HANDBUCH DER NEUROCHIRURGIE

HERAUSGEGEBEN VON

H. OLIVECRONA
STOCKHOLM

W. TÖNNIS
KÖLN/RH.

ERSTER BAND / ERSTER TEIL

GRUNDLAGEN I

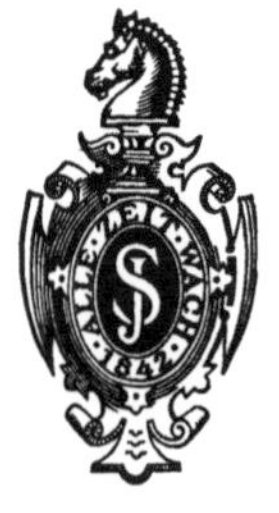

SPRINGER-VERLAG
BERLIN · GÖTTINGEN · HEIDELBERG
1959

GRUNDLAGEN I

ANGEWANDTE ANATOMIE · PHYSIOLOGIE PATHOPHYSIOLOGIE

BEARBEITET VON

H. FERNER · R. KAUTZKY · E. KUGELBERG
W. MAURER · G. SCHALTENBRAND
H.W. STEINMANN · W. TÖNNIS · H. WOLFF
K.J. ZÜLCH

MIT 471 ZUM TEIL FARBIGEN ABBILDUNGEN

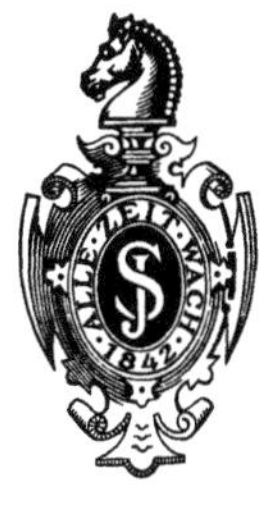

SPRINGER-VERLAG
BERLIN · GÖTTINGEN · HEIDELBERG
1959

ISBN 978-3-642-48625-8 ISBN 978-3-642-48624-1 (eBook)
DOI 10.1007/978-3-642-48624-1

Softcover reprint of the hardcover 1st edition 1959

Vorwort.

Im Schrifttum vermissen wir eine systematische Darstellung der Fortschritte in der Neurochirurgie seit HARVEY CUSHING. Welche Erweiterung unseres Wissens um die Grundlagen brachte die Physiologie. Mit welcher Sicherheit können wir heute die Temperatur und den Kreislauf den Erfordernissen des Hirnstoffwechsels nach Traumen bzw. bei und nach Operationen anpassen. Viele noch überwiegend morphologisch gesehene Phänomene erfuhren durch die mehr pathophysiologische Betrachtung neue erfolgreiche Deutung. Die endokrinologische Forschung hat für Diagnostik und Therapie über die Hypophysenadenome hinaus wesentliche neue Gesichtspunkte gebracht.

Der Ausbau der Kontrastmethoden — sowohl hinsichtlich ihrer ungefährlicheren Anwendbarkeit wie ihrer diagnostischen Erfolgssicherheit — hat zu einer sehr wesentlichen Förderung der Artdiagnose der Geschwülste beigetragen. Wir könnten uns heute die Diagnostik eines Großhirnglioms ohne Serienangiogramm kaum vorstellen. Welche Aufschlüsse vermittelt uns doch auch das Serienangiogramm durch die Feststellung der Zirkulationsverlangsamung hinsichtlich der unmittelbaren und späteren Prognose. Die im Ausbau begriffene Isotopendiagnostik verdient sicherlich Beachtung. Die elektrencephalographische Untersuchung gehört bereits zu den Standardmethoden der Diagnostik.

Technik und Methoden der operativen Behandlung erfuhren durch die moderne Anaesthesie eine Entwicklung, die vielleicht noch nicht abgeschlossen sein dürfte. Besondere Fortschritte lassen sich auf dem Gebiete der Gefäßmißbildungen und Blutungen sowie der Epilepsiebehandlung (Hemisphärektomie) und Schläfenlappenepilepsie erkennen. Neben die operative Behandlung der Schmerzzustände sind die operativen und stereotaktischen Behandlungsmethoden psychischer und extrapyramidaler Krankheitszustände getreten. Katamnesen größerer Krankengruppen der Hirngeschwülste lassen die Behandlungsergebnisse kritischer als bisher erkennen. Wir haben versucht, durch eine solche zusammenfassende Darstellung der vielfachen Fragestellungen und ihrer Ergebnisse in Zusammenarbeit mit unseren früheren Mitarbeitern und einzelnen Kollegen von Nachbargebieten, die uns durch die langjährige Zusammenarbeit vertraut sind, ein solches „Handbuch der Neurochirurgie" erstehen zu lassen.

Wir haben den Verlust zweier unserer Mitarbeiter zu beklagen. Privatdozent Dr. OLOF SJÖQVIST und Professor Dr. MARIO MILLETTI sind noch vor Fertigstellung ihrer Beiträge verstorben. Diese Beiträge mußten deswegen von anderen zum Abschluß gebracht werden.

Zum Schluß möchten wir dem Verlag für die schöne Ausstattung des Werkes und das große Verständnis, das er den langsam arbeitenden Autoren gegenüber gehabt hat, danken.

Stockholm und Köln, den 27. Juli 1959. H. OLIVECRONA W. TÖNNIS

Inhaltsverzeichnis.

Angewandte Anatomie des Gehirns und seiner Hüllen.

Von Professor Dr. HELMUT FERNER-Hamburg (jetzt Homburg/Saar) und Professor Dr. RUDOLF KAUTZKY-Hamburg. Mit 53 Abbildungen.

Die Produktion und Zirkulation des Liquors und ihre Störungen.

Von Professor Dr. G. SCHALTENBRAND-Würzburg und Professor Dr. H. WOLFF-Kiel, jetzt Sanderbusch (Oldenburg). Mit 56 Abbildungen.

Störungen des intrakraniellen Druckes.

Die Massenverschiebungen und Formveränderungen des Hirns bei raumfordernden und schrumpfenden Prozessen und ihre Bedeutung für die klinische und röntgenologische Diagnostik.

Von Professor Dr. Klaus-Joachim Zülch-Köln. Mit 99 Abbildungen.

Pathophysiologie und Klinik der intrakraniellen Drucksteigerung.

Von Professor Dr. W. Tönnis-Köln. Mit 57 Abbildungen.

Klinische Elektrencephalographie.

Von Dr. H. W. STEINMANN-Köln. Mit 80 Abbildungen.

Clinical electromyography.

By Professor Dr. Eric Kugelberg-Stockholm/Schweden. With 13 Figures.

Grundlagen und Technik des Arbeitens mit radioaktiven Isotopen.

Von Professor Dr. W. Maurer-Köln. Mit 113 Abbildungen.

Angewandte Anatomie des Gehirns und seiner Hüllen.

Von

Helmut Ferner und Rudolf Kautzky.

Mit 53 Abbildungen.

Die Berechtigung und die Notwendigkeit, ein Handbuch der Neurochirurgie mit einem Abschnitt einzuleiten, der die Anatomie des Gehirns und seiner Hüllen mit besonderer Berücksichtigung der Postulate der Neurochirurgie darlegt, ergibt sich daraus, daß die rein anatomischen Darstellungen den Anforderungen der Hirnchirurgie nicht immer in ausreichendem Maße gerecht werden. Die Herausgeber haben sich zweifellos von ähnlichen Erwägungen leiten lassen, wenn sie die Abfassung dieses Kapitels als gemeinsame Aufgabe einem Anatomen und einem Neurochirurgen übertrugen.

Bei dem zur Verfügung stehenden Raume war es natürlich nicht möglich, die Anatomie des Gehirns und seiner Hüllen systematisch und topographisch umfassend und vollständig abzuhandeln. Es erschien uns daher zweckmäßig, manche Regionen eingehender zu erörtern, wie es im topographischen Abschnitt geschehen ist, und anderes zu raffen oder wegzulassen.

Die Teilung des Stoffes in einen systematischen Abschnitt und einen solchen, in dem die topographische Anatomie spezieller, neurochirurgisch besonders wichtiger Regionen im Hirnbereich zur Darstellung kam, ließ gelegentliche Wiederholungen nicht ganz vermeiden. Wir waren aber bestrebt, sie nur auf das unbedingt notwendige Ausmaß zu beschränken.

Eine Besonderheit der topographischen Darstellung lag weiter darin, daß der sonst in der Anatomie üblichen getrennten Besprechung von Schädelbasis und Gehirn hier nicht gefolgt werden konnte, da es für den Hirnchirurgen ja gerade auf die Verbindungen von Schädelbasis und Gehirn in ihrer natürlichen topographischen Situation besonders ankommt.

Die Abbildungen wurden zum größten Teil nach anatomischen Präparaten, welche zu diesem Zweck jeweils hergestellt wurden, gezeichnet und ihre Themen nach neurochirurgischen Bedürfnissen ausgerichtet. Die Abbildungen des II. Teiles erlauben eine Orientierung im Bereiche der betreffenden Region, wobei der Ausschnitt mit Absicht größer gehalten wurde, als er gemeinhin dem Operateur zu Gesicht kommen wird. Die Zeichnungen für die Abbildungen wurden von Fräulein Dr. Ilse Müller, Fräulein Ingrid Schaumburg und Herrn Hans Brandt mit großer Kunstfertigkeit ausgeführt, wofür wir ihnen auch an dieser Stelle danken möchten. Bei der Herstellung mehrerer Injektionspräparate leistete der Präparator am Anatomischen Institut der Universität Hamburg, Herr Otto Schlüter, wertvolle Hilfe.

In einer etwas schwierigen Lage befanden wir uns im Hinblick auf die Verwendung der anatomischen Namen. Bekanntlich wurden die Baseler Nomina anatomica des Jahres 1895 durch die Jenenser Nomenklatur im Jahre 1935 abgelöst. Letztere hat jedoch eine internationale Anerkennung und Verwendung nicht finden können und sich mit wenigen Ausnahmen außerhalb Deutschlands nicht eingebürgert. Das dadurch entstandene Nomenklaturchaos ist durch eine internationale Nomenklaturtagung dahingehend aufgelöst worden, daß man im wesentlichen zu den alten Baseler anatomischen Namen zurückgekehrt ist (Nomina anatomica: Oxford 1950, Paris 1955). Aus diesem Grunde haben wir auch diese verwendet.

A. Das Neurocranium und sein Inhalt.

Als Neurocranium bezeichnet man den Teil des Schädels, der das Gehirn umschließt. Es ist außen von der sehr gefäßreichen Kopfschwarte bedeckt, die gemeinsam mit dem Kopfhaar einen hervorragenden Wärmeschutz darstellt. Durch die knöcherne Schädelkapsel ist das Gehirn wie kaum ein anderes Organ gegen direkte mechanische Schädigungen (Druck-, Riß- und Quetschwirkungen usw.) geschützt. Erschütterungen und Prelleffekte mildert die besondere Art der Fixierung des Gehirns in der starren Knochenkapsel durch die Konstruktion der Hirnhäute und das in ihnen enthaltene äußere Liquorkissen. Der innere Aufbau des Gehirns, dessen Zustandekommen phylo- und ontogenetisch verfolgt werden kann, erweckt den Eindruck besonderer, auf die Erhaltung des Lebens gerichteter Zweckmäßigkeit, finden sich doch die für die biologische Existenz des Menschen unentbehrlichen vegetativen Zentren zu innerst in der Schädelkapsel, während die im obigen Sinne eher entbehrlichen Mark- und Rindenmassen des Großhirns die Stammhirnteile umlagern. Der zentralste Teil des embryonalen Neuralrohres ist ein liquorerfülltes Lumen, welches am ausgebildeten Hirn die inneren Liquorräume, die Ventrikel, bildet. Über ihre Bedeutung und Aufgabe wissen wir heute noch so gut wie nichts. Es ist nicht ausgeschlossen, daß der Liquor für die Funktion der den Ventrikelwandungen benachbarten Regulationszentren von Bedeutung ist.

I. Die Kopfschwarte.

Als „Kopfschwarte“ wird die gesamte, bis 1 cm dicke Weichteilauflagerung bezeichnet, welche die Konvexität der knöchernen Schädelkapsel überzieht. Sie besteht aus der mit der Galea aponeurotica *fest verbundenen* Kopfhaut und kann nach einem zirkulären Schnitt oder bei der Skalpierung verhältnismäßig leicht abgezogen werden.

Die Kopfhaut selbst ist durch eine subcutane Fettgewebsschicht mit der Galea verbunden. Diese Sehnenplatte ist auf dem Periost der Schädelknochen gut verschieblich und umschließt die Wölbung der Schädelknochen eng wie eine Kappe. Die Subcutis wird von radiären Bindegewebsplatten und -strängen durchzogen, welche Haut und Galea verbinden und die Fettläppchen abgrenzen. Vorne, hinten und seitlich geht die Galea in den M. frontalis, occipitalis und temporo-parietalis über, die als Teile der mimischen Muskulatur vom N. facialis innerviert werden. Der M. frontalis liegt im Bereich der haarfreien Stirn und entspringt vom oberen Orbitalrand und von der Nasenwurzel. Der Ursprung des M. occipitalis entspricht der Linea nuchae superior und reicht seitlich bis zur Basis des Warzenfortsatzes. Der Muskel fixiert die Aponeurose hinten, während seitlich der M. temporo-parietalis in den parietalen Teil der Aponeurose einstrahlt. Die Galea geht vorne und hinten als breite Sehne direkt in die Muskeln über, löst sich hingegen seitlich in mehrere Blätter auf. Ohne am Jochbogen selbst Ansatz zu finden, verbindet sie sich hier mit der Fascia temporalis.

Zwischen Galea und Periost der Schädelknochen ermöglicht eine *subaponeurotische Verschiebeschicht* eine passive und aktive Beweglichkeit der Kopfschwarte, letztere durch die erwähnten Muskeln. Der subaponeurotische Bindegewebsspalt stellt ein auf der ganzen Kalotte zusammenhängendes Spatium dar. Subaponeurotische Hämatome und Empyeme haben daher die Möglichkeit, sich über die ganze Schädelwölbung auszubreiten, da sie im Gegensatz zu den subperiostalen Hämatomen an den Schädelnähten keine Begrenzung finden. Das Periost der platten Schädelknochen haftet diesen beim Erwachsenen ziemlich fest an und ist besonders innig mit dem Bindegewebe der Suturen verbunden. Beim Neugeborenen kann durch Blutungen das Periost leichter abgehoben werden (Cephalhämatom).

Die *Blutgefäße der Kopfschwarte* mit ihren Verzweigungen liegen hauptsächlich in der Subcutis, also außerhalb der Galea. Zum Teil durchbohren sie diese aber auch, in die Tiefe ziehend, und gehen dann Verbindungen mit den Gefäßen der Diploe ein. Zwischen den vom Periost aus in die Schädelknochen eindringenden Arterien und denen,

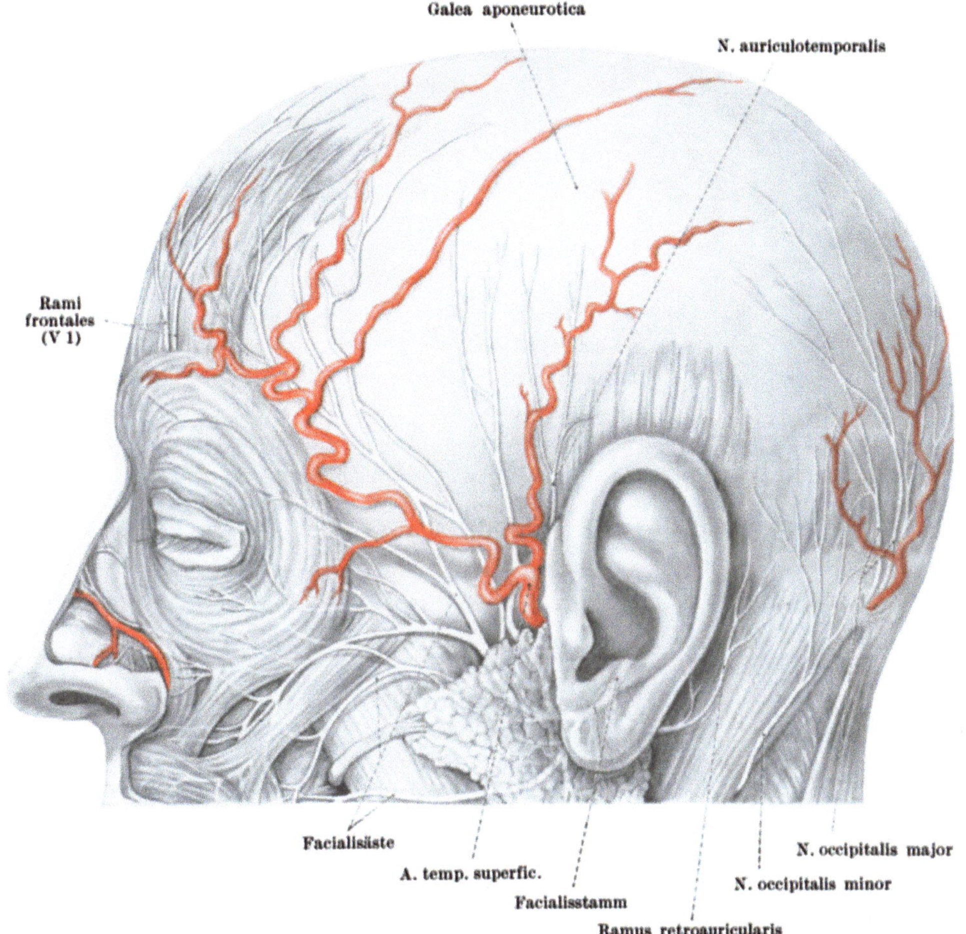

Abb. 1. Arterien und Nerven der seitlichen Schädelwandung und des Schädeldaches. A. retroauricularis nicht eingezeichnet. (Nach einer Abbildung von M. CLARA: Das Nervensystem des Menschen, Leipzig 1942, etwas verändert.)

welche aus der Dura kommend die Knochen versorgen, bestehen über die Diploe Anastomosen. Als direkte Verbindungen der Venen der Kopfschwarte mit den Sinus der Dura sind die Emissarien wichtig (s. S. 8).

Die Gefäße der Kopfschwarte (Arterien und Begleitvenen) sind an der Stirn die A. frontalis medialis und lateralis als Endäste der A. ophthalmica. Sie treten am oberen Orbitalrand aus der Augenhöhle auf die Stirn über und steigen gegen den Scheitel auf. In der Schläfen- und Parietalregion breitet sich die vor dem äußeren Gehörgang vorbeiziehende A. temporalis superficialis aus, welche sich in einen frontalen und parietalen Ast teilt. Hinter der Ohrmuschel findet sich die A. retroauricularis und in der Hinterhauptsregion die A. occipitalis. Beide Gefäße sind Äste der A. carotis externa. Die Dichte der Gefäßversorgung und die zahlreichen Anastomosen erklären die gute Heilungstendenz von Wunden der Kopfschwarte. Auch bei zerrissenen und nur mehr an einem Stiel hängenden Hautlappen tritt in diesen Bereichen gewöhnlich keine Nekrose ein.

Die *sensiblen Nerven,* welche zur Kopfschwarte aufsteigen, folgen in ihrem Verlaufe grob den Arterienstämmen. Ihren Verlauf und ihre Versorgungsgebiete veranschaulichen die Abb. 1 und 2. Die Endäste des N. frontalis (1. Trigeminusast), welche am Margo supraorbitalis aus der Orbita auf die Stirn übertreten, versorgen die Stirnhaut bis hinauf gegen den Scheitel. Dem N. zygomaticotemporalis (2. Trigeminusast) entspricht ein schmaler, zungenförmiger Hautstreifen im Bereich der *lateralen* Stirn und der vorderen Schläfenregion, der aber die Scheitellinie nicht erreicht. Der N. zygomaticofacialis verbleibt im Gesichtsbereich. Aus dem 3. Trigeminusast kommt der N. auriculotemporalis und begleitet die Vasa temporalia superficialia scheitelwärts, um die Schläfen- und mittlere Scheitelregion zu versorgen. Hinter dem Ohr greift vom Hals her der N. occipitalis minor auf das Kopfgebiet über, während der größte Teil der Occipitalregion vom N. occipitalis major versorgt wird. Er steigt von hinten her, nachdem er die Sehne des M. trapezius durchbohrt hat, bis zur Scheitelregion auf und findet in der Ohr-Scheitellinie Anschluß an das Versorgungsgebiet des N. frontalis.

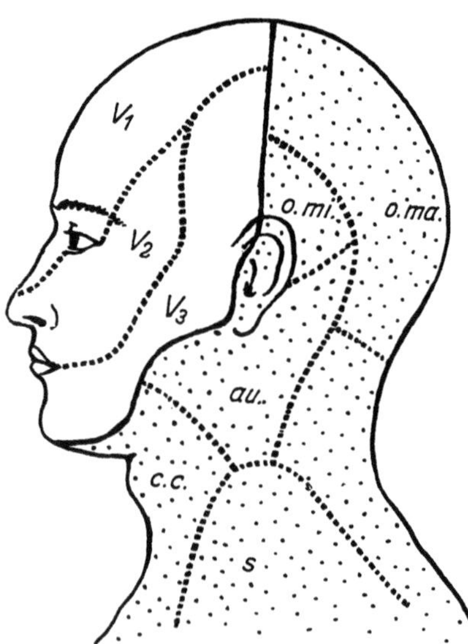

Abb. 2. Die Felder der Hautinnervation am Kopf. V_1, V_2, V_3 = Trigeminusäste. *o. mi.* N. occipitalis minor; *o. ma.* N. occipitalis major; *au.* N. auricularis magnus; *c. c.* N. cutaneus colli; *s* Nn. supraclaviculares; unbezeichnet Rr. dorsales der Spinalnerven; Sensibilität des VII, IX, X ist nicht berücksichtigt.

Der *Lymphabfluß* von der Kopfschwarte nimmt im einzelnen verschiedene Wege, welche jedoch schließlich alle in den tiefen Halslymphknoten zusammenlaufen. Die Lymphgefäße von der Stirn, vom Oberlid und der vordersten Scheitelregion, etwa dem Versorgungsgebiet des 1. Trigeminusastes entsprechend, fließen zu den Lymphonodi praeauriculares ab, welche vor dem äußeren Gehörgang und in der Fossa retromandibularis gelegen sind (Abb. 3). Das Scheitelgebiet des Kopfes leitet die Lymphe zu den Lymphonodi retroauriculares hinter dem Ohr, an der Basis des Warzenfortsatzes. Die regionären Lymphknoten der gesamten Hinterhauptregion und des hintersten Scheitelgebiets finden sich als Lymphonodi occipitales oberflächlich an der Ansatzsehne des M. trapezius und M. sternocleidomastoideus. Die Lymphgefäße des Gesichts, insbesondere der Nase, des Unterlides, der Lippen- und Wangenregion ziehen schräg nach abwärts und hinten zu den Lymphonodi submandibulares am Unterkieferrand. Alle Gruppen der erwähnten regionären Lymphknoten finden eine gemeinsame Sammelstelle in den tiefen Halslymphknoten (Lymphonodi cervicales profundi) entlang des oberen Abschnittes der V. jugularis interna.

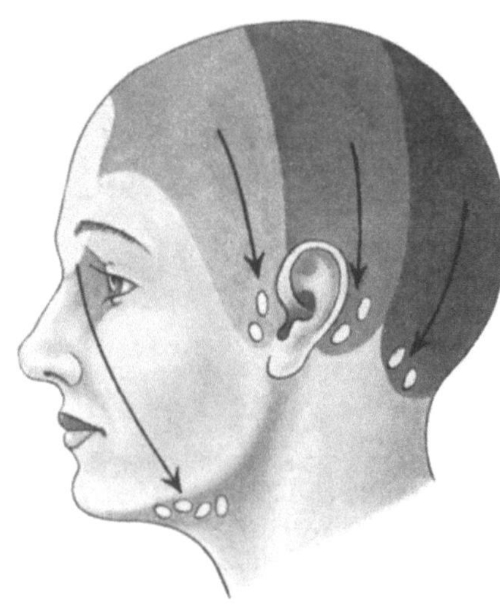

Abb. 3. Der Lymphabfluß des Kopfes zu den submandibularen, präauricularen, retroauricularen und occipitalen Lymphknoten.

II. Die Schädelkapsel.

Das knöcherne Gehäuse, welches das Gehirn und seine Häute beherbergt, der Hirnschädel oder das Neurocranium, umschließt einen annähernd eiförmigen Raum, welcher von basal her stark „eingedrückt" ist. In der Medianregion der Basis ragen Türkensattel und Clivus und beiderseits die beiden Keilbeinflügel, die Felsenbeine und Orbitaldächer nach innen vor.

Während das Dach der Schädelkapsel, die Kalotte, mehr oder weniger glatt und gleichmäßig gewölbt ist und, von den Emissarien abgesehen, eine wirklich geschlossene knöcherne Kapsel vorstellt, ist die Hirnseite der Schädelbasis durch markante Vorsprünge in 3 Schädelgruben gegliedert und mit zahlreichen Löchern und Kanälen versehen, durch welche das verlängerte Mark, die Hirnnerven und Blutgefäße durchziehen.

Die zwischen Crista galli und dem Hinterhauptsloch gelegenen medianen und paramedianen Teile der Schädelbasis haben zum Nasen-Rachenraum, die vorderen Schädel-

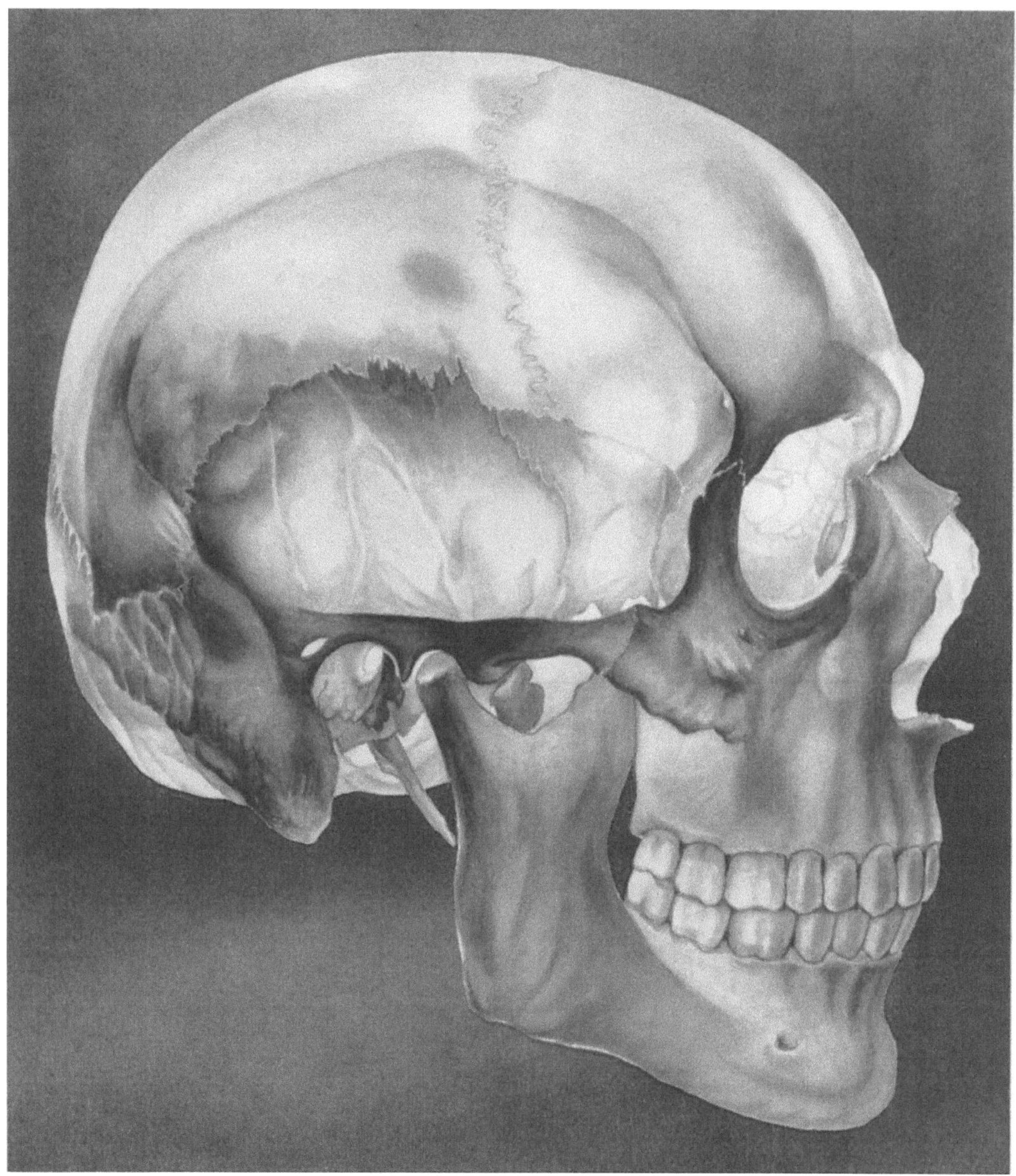

Abb. 4. Von innen durchleuchteter Schädel zur Sichtbarmachung der dünneren (hellen) und massiveren (dunklen) Teile des Hirnschädels.

gruben überdies zur Orbita und die mittleren zu den Räumen des Mittel- und Innenohrs enge topographische Beziehungen, die von großer praktischer Bedeutung sind (S. 14 und Abb. 9, 13).

Eine Linie, welche dem größten Schädelumfang folgt, trennt in konventioneller Weise das „Schädeldach“ von der „Schädelbasis“. Diese Linie geht frontal durch die Glabella dicht über der Nasenwurzel und erreicht am Hinterhaupt die Protuberantia occipitalis externa. Der Eiform des Schädels entsprechend ist das Oval vorne schmäler als hinten.

An der Bildung des Schädeldaches sind das Stirnbein, die beiden Scheitelbeine und das Hinterhauptsbein, an der Seitenwandung beiderseits ergänzend der große Keilbeinflügel und die Schläfenbeinschuppe beteiligt. Die letzteren können recht dünn sein (Abb. 4), werden aber von außen durch eine dicke Weichteilauflagerung bedeckt. Die Dicke der Knochenwandung und damit ihre Festigkeit variiert in den einzelnen Regionen erheblich. Sie ist auch vom Alter abhängig und individuell sehr unterschiedlich.

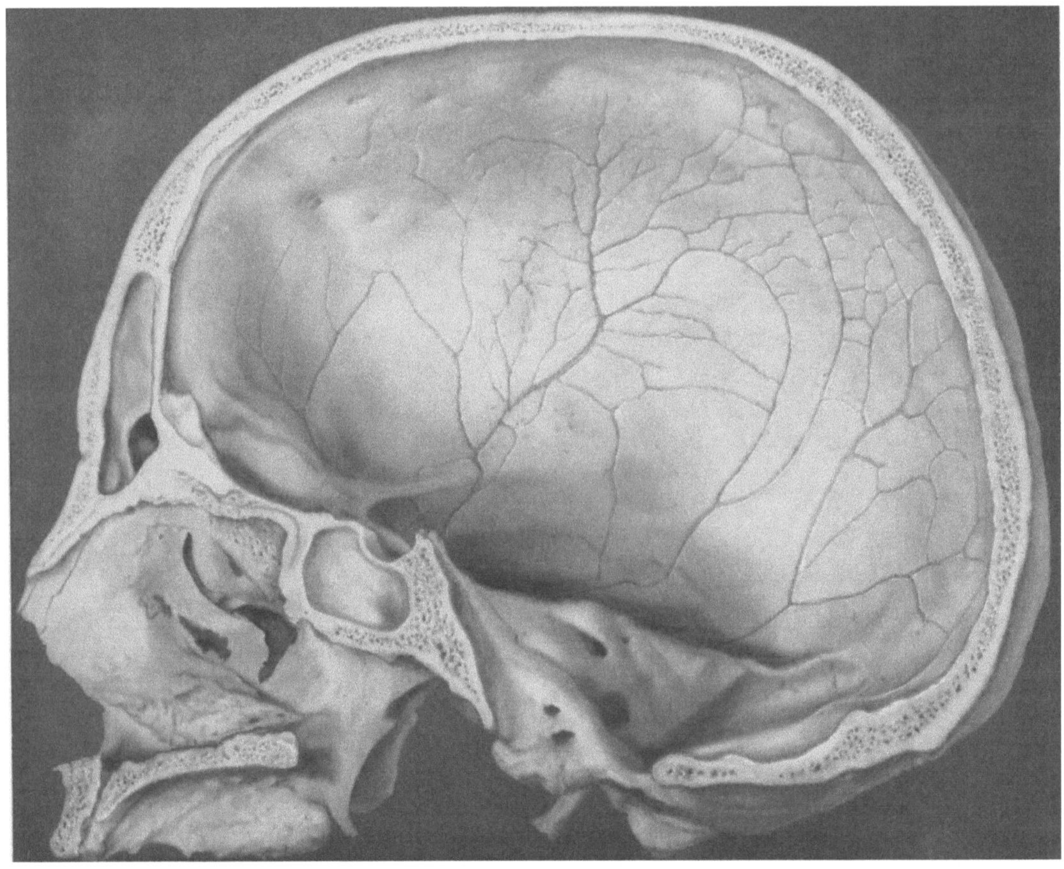

Abb. 5. Medianschnitt des knöchernen Schädels. Innenansicht der knöchernen Schädelwand mit den Furchen des Baumes der A. meningea media (beachte die Anastomosen zwischen den Ästen), den Foveolae der Pacchionischen Granulationen, den Juga cerebralia und den Impressiones digitatae (nur in der vorderen Schädelgrube deutlich). Die Schichten des Knochens sind gut zu erkennen: Lamina interna und externa, dazwischen die Diploe.

Die festeren Teile des Hirnschädels können zum Teil als Abstützungen der Kaudruckpfeiler aufgefaßt werden (Abb. 4). Ein „Eckzahnpfeiler" geht vom vorderen seitlichen Teil des Oberkiefers aus und setzt sich nach oben, den Eingang der Augenhöhle besonders nach medial umrandend, als festerer medianer Stirnpfeiler bis in die Gegend der Haargrenze fort. Von der hinteren Oberkieferregion geht ein „Molarenpfeiler" aus und setzt sich nach oben in den Jochbogen fort. Über diesen ist er nach hinten zum Warzenfortsatz, nach vorne zum Margo infraorbitalis und nach vorne und oben zum Margo supraorbitalis abgestützt. Von hier aus setzt er sich als lateraler Stirnpfeiler an der seitlichen Schädelwandung vor der Kranznaht nach oben fort, ohne jedoch die Scheitellinie selbst zu erreichen. An seinem Abgang am Ursprung des Jochfortsatzes des Stirnbeins findet sich der stärkste Teil des Os frontale. Eine besonders massive Knochenregion stellt weiter die Wurzel des Mastoids dar und setzt sich als „Mastoidpfeiler" senkrecht nach oben fort. Ein vierter festerer Knochenpfeiler wird in der Medianregion der Hinterhauptsschuppe angetroffen. Seitlicher Stirnpfeiler und Mastoidpfeiler begrenzen die Schläfenregion, in deren Bereich der Knochen sehr dünn ist, so daß er operativ gebrochen werden kann, was im Bereiche der festeren Teile nicht möglich ist.

Das knöcherne Schädeldach besteht im allgemeinen aus einer Lamina externa, interna und der Diploe. An dünnen Stellen fehlt die Diploe, so daß die innere und äußere Knochentafel als einheitliche dünne Platte erscheinen. An umschriebenen Stellen kann besonders bei alten Menschen der Knochen papierdünn sein oder überhaupt fehlen. Der kindliche Schädel hat noch keine Diploe, daher brechen die Knochenplatten bei Gewalteinwirkungen glatt durch „wie eine Eierschale".

Da die platten Knochen des Schädeldaches elastisch sind, geben sie bei Gewalteinwirkungen zunächst nach. Die innere Knochentafel ist schon an und für sich dünner

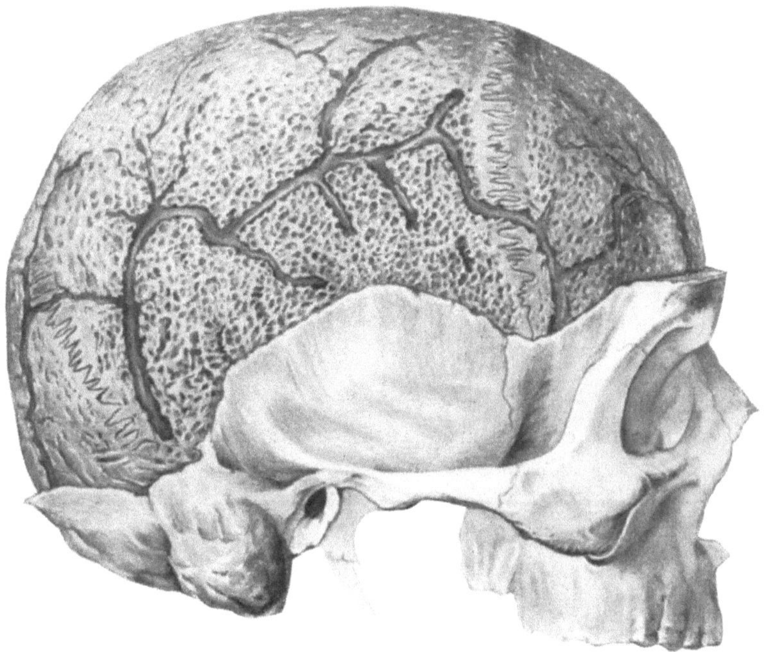

Abb. 6. Die Knochenkanäle der Diploevenen durch Abtragung der Lamina externa sichtbar gemacht. (Nach einer Abbildung von SPALTEHOLTZ.)

und bricht oder splittert besonders leicht, zumal sie bei Kompression von außen auch unter einer stärkeren Zugbelastung steht als die äußere. Die Absprengungen der inneren Knochentafel sind daher in der Regel nicht nur ausgedehnter als die der äußeren, sondern können auch ohne Fraktur der äußeren Tafel allein auftreten.

Das Relief der ansonsten glatten Innenseite des Schädeldaches ist durch die Impressiones digitatae, Arterien- und Venenfurchen und die Grübchen der PACCHIONIschen Granulationen gekennzeichnet (Abb. 5). Die Impressiones und die Juga cerebralia entsprechen einer Modellierung, welche auf die Gehirnoberfläche mit ihren Windungen und Furchen zu beziehen ist. Sie sind an der Basis im Bereich der vorderen und mittleren Schädelgrube besonders deutlich (Abb. 9), erstrecken sich aber von da aus auch ein Stück weit auf die Seitenwandung, gewöhnlich aber nicht auf die Konvexität.

Die Arterienfurchen in der mittleren Schädelgrube und an den inneren Frontal- und Parietalflächen des Schädeldaches beherbergen den Baum der A. meningea media mit 2 Begleitvenen. Die Furchen können streckenweise zu Kanälen geschlossen sein, wie z. B. am lateralen Ende des kleinen Keilbeinflügels. Die Arterie verläuft zwischen Dura und Knochen und dient gleichermaßen der Ernährung beider Organe. Zwei entsprechende kleine Arterien, je eine in der vorderen und hinteren Schädelgrube, A. meningea frontalis und occipitalis, haben keine praktische Bedeutung.

Ein weiteres Relief bedingen einige der großen Blutleiter der Dura. Der frontal noch schmale und sich nach occipital vertiefende und verbreiternde Sulcus sagittalis für den oberen gleichnamigen Sinus hat seitliche Ausstülpungen (Fossae laterales) zur Aufnahme der Lacunae laterales. An der Protuberantia occipitalis interna setzt er sich jederseits in den Sulcus transversus und dieser an der Pyramidenbasis weiter in den tief eingegrabenen Sulcus sigmoideus fort.

Zu einer recht weitgehenden, wenn auch örtlich umschriebenen Verdünnung des Schädeldaches können die Foveolae granulares Veranlassung geben. Sie finden sich als Abdrücke der Pacchionischen Granulationen hauptsächlich zu beiden Seiten der Sagittalnaht und der Kranznaht.

Das Blut, welches den Knochen der Schädelwölbung von innen aus den Aa. meningeae und von außen durch die Arterien der Kopfschwarte zugeführt wird, sammelt sich in der Diploe in den sog. *Diploevenen* (V. diploicae), die nach Zahl und Ausbildung variieren können und untereinander netzartig zusammenhängen. Ihr Abfluß erfolgt in der Hauptsache gegen die Schädelbasis. Diese Venen sind sehr dünnwandig und in platten Kanälchen der Schädelknochen untergebracht. Allerorts stehen sie nach außen mit den Venen der Schädeloberfläche und nach innen mit den duralen Venen in Verbindung. Nahe der Schädelbasis vermindert sich die Zahl der Stämme durch Zusammenfluß. An bestimmten Stellen teilen sich diese Hauptstämme T- oder Y-förmig und münden mit einem Schenkel nach außen in die Kopfvenen und mit dem anderen Schenkel nach innen in einen Blutleiter der Dura ein. Eben diese Stellen sind die Emissarien.

Seit Breschet werden jederseits eine frontale, eine vordere und hintere temporale und eine occipitale Diploevene unterschieden (Abb. 6). Die V. diploica frontalis mündet nach außen in die V. frontalis und nach innen in den Anfangsteil des Sinus sagittalis superior. Die vordere temporale Vene gibt ihr Blut nach außen in die V. temporalis profunda und nach innen in den Sinus sphenoparietalis ab. Die hintere temporale Diploevene mündet im Emissarium mastoideum nach außen in die tiefen Venen im Bereiche des Ohres und der Hinterhauptsregion und nach innen in den Sinus sigmoideus. Die V. diploica occipitalis schließlich endet gewöhnlich im Emissarium occipitale am Confluens sinuum oder seitlich davon im Sinus transversus. Die Diploevenen aus den basalen Teilen der Hinterhauptsschuppe münden im Emissarium condylicum nach außen in den Plexus vertebralis und nach innen in den Bulbus superior der V. jugularis interna.

Auf Röntgenbildern können die normalen Knochenvenen des Schädeldaches besonders im Parietalbereich — netzig oder sternförmig angeordnet — sehr ausgeprägt in Erscheinung treten. Ein solcher Befund darf nicht irrtümlich als pathologisch bewertet werden.

III. Die Schädelbasis.

Die Unterteilung der Schädelbasis in drei paarige Schädelgruben, eine vordere, mittlere und hintere, und eine Medianregion, welche die Lamina cribrosa, den Türkensattel, den Clivus und das große Hinterhauptsloch umfaßt, entspricht praktischen und didaktischen Gesichtspunkten (Abb. 8). Im Bereich der ganzen Basis ist die Dura ziemlich fest mit dem Knochen verwachsen, insbesondere an den Durchtrittsstellen der Nerven und Gefäße.

Die *vordere Schädelgrube* (Fossa cranii anterior) reicht occipitalwärts bis zur geschwungenen scharfen Kante des kleinen Keilbeinflügels, der am Gehirn dem basalen Anfangsteil der Sylvischen Furche entspricht. In der Dura dieser Kante verläuft der Sinus sphenoparietalis, welcher unter der Wurzel des Processus clinoideus anterior in den Sinus cavernosus mündet. Als Boden der vorderen Schädelgrube wölbt sich das Orbitaldach mit den Abdrücken der basalen Windungen und Furchen gegen die Orbitalfläche des Stirnhirns vor und fällt nur medialwärts rinnenförmig zur länglichen Siebbeinplatte ab (Abb. 9). Die medialen Teile des basalen Stirnhirns springen daher kielartig nasalwärts vor und sind in dieser breiten Rinne untergebracht (Abb. 10). Am tiefsten

Punkt der Rinne liegen die Bulbi olfactorii unmittelbar nebeneinander, nur durch den Falxursprung an der Crista galli voneinander getrennt, der Siebbeinplatte auf. Am freien Falxrande gehen sie in den dreikantigen Tractus olfactorius über. Die Fila olfactoria und zarte arachnoidale Verspannungen fixieren den Bulbus in seiner Lage. Durch eine der vorderen Öffnungen der Siebbeinplatte tritt auch der extradural gelegene N. ethmoideus anterior (aus dem 1. Trigeminusast) und eine gleichnamige Arterie in die Nasenhöhle ein. Vorher gibt die Arterie einen kleinen Ast, die A. meningea frontalis, zur Dura des Stirnpols ab.

An der Medialseite des Tractus findet sich, mit ihm parallel verlaufend, der N. terminalis, ein recht dünner Nerv. Er hat sein Ausbreitungsgebiet im Bereiche des Organon vomeronasale (Jacobson) und in der oberen Nasenschleimhaut im Bereiche der Riechregion. Nachdem er durch die Siebbeinplatte in den Schädel eingetreten ist, begleitet er den Tractus olfactorius und senkt sich im Bereich des Trigonum olfactorium in das Gehirn ein. Über seine funktionelle Bedeutung und seine Endigung innerhalb des Gehirns ist nichts Sicheres bekannt. Es wird lediglich vermutet, daß er auch für die Innervation der Glandulae olfactoriae oder für die vegetative Versorgung der Nasengefäße, vielleicht auch der einiger Hirngefäßabschnitte von Bedeutung ist.

Der *Türkensattel* (Sella turcica) wird vom Keilbeinkörper und den Wurzeln der beiden Keilbeinflügel gebildet. Der zentrale, grübchenförmig vertiefte Teil (Fossa hypophyseos) beherbergt den bohnenförmigen Körper der Hypophyse und wird vorne vom Tuberculum sellae und hinten von dem lehnenartigen Dorsum sellae begrenzt. Seitlich am Keilbeinkörper fällt die Hypophysengrube jederseits gegen die mittlere Schädelgrube ab. Dieser Abfall des Keilbeinkörpers wird in der Hauptsache vom Sulcus caroticus eingenommen, welcher die Carotis interna in ihrem Sinus cavernosus-Teil aufnimmt. Die Eckpunkte, zwischen denen sich das Diaphragma sellae ausspannt, sind die paarigen Processus clinoidei anteriores und posteriores. Der Abstand der Spitzen zwischen den vorderen ist größer als zwischen den hinteren, so daß die Verbindungslinien ein Trapez ergeben. Die medialwärts und nach hinten ragenden Spitzen der vorderen Clinoidfortsätze sind nicht selten medial durch eine Knochenspange abgestützt, so daß die Carotis interna durch ein knöchern umrandetes Loch unmittelbar hinter dem Foramen opticum in den Duralraum eintritt. Der quere Knochenwulst des Dorsum sellae wird seitlich durch die hinteren Clinoidfortsätze etwas überragt. Am marcerierten Schädel fällt der laterale Rand der Rückenlehne des Türkensattels in einer gut ausgeprägten Knochenkante senkrecht bis zur Pyramidenspitze ab und bildet hier mit der oberen Pyramidenkante einen nahezu rechten Winkel. Durch den Duraüberzug und die besondere Art der Anheftung des Tentoriums an den Processus clinoidei wird sowohl der scharfe Rand gemildert als auch der Winkel selbst abgeflacht. Die Fixierung des vordersten Tentoriumzipfels an der Sella erfolgt derart, daß sich vom Porus trigemini ein kürzerer, nahezu querer Schenkel am hinteren Clinoidfortsatz und ein langer, sagittaler Schenkel am vorderen Clinoidfortsatz anheftet. Letzterer stellt eine Art Fortsetzung des Tentoriumrandes rostralwärts bis zum kleinen Keilbeinflügel vor. Zwischen diesen beiden spitzwinklig auseinanderweichenden Durafalten (Plica petroclinoidea anterior und posterior) ist die harte Hirnhaut zu einer Mulde eingesunken, in welcher der N. oculomotorius in die Dura eintritt. Es handelt sich also um das Dach des Sinus cavernosus. Unter dem kürzeren queren Schenkel, der den rechten Winkel zwischen seitlicher Dorsumkante und oberer Pyramidenkante überbrückt, treten der Sinus petrosus inferior und superior aus dem Sinus cavernosus nach hinten aus und der N. abducens in den Sinus cavernosus ein. Über die Duraverhältnisse des Sinus cavernosus und die Hirnnerven dieser Region wird später zusammenhängend berichtet werden (S. 70).

Der oberste Teil der lateralen Knochenkante des Dorsum sellae und seine durale Fortsetzung zur oberen Pyramidenkante, welche den Ursprung der Sinus petrosi überbrückt, ist die sog. „Clivuskante". Ihr liegt der N. oculomotorius an der Lateralseite des hinteren Clinoidfortsatzes in seiner leptomeningealen Verlaufsstrecke unmittelbar an, oft in einer kleinen flachen Rinne (Abb. 7). Hier kann er durch eine Medialverlagerung des Gyrus hippocampi gegen den Knochen gedrückt und geschädigt werden (Clivuskantensyndrom).

An der Unterseite des rostralsten, spitz zulaufenden freien Tentoriumanteils tritt der N. trochlearis in die Dura ein. Man muß den freien Tentoriumsrand etwas umkrempeln, um ihn von oben sehen zu können. Seine Eintrittsstelle in die Dura liegt hart über dem vorderen Rande des Porus trigemini. Von hier aus strebt der N. trochlearis intradural im Dach des Sinus cavernosus der Fissura orbitalis superior zu.

Die *mittlere Schädelgrube* nimmt den größten Teil des Temporallappens auf. Der Pol des Schläfenlappens, der sich unter dem Überhang des kleinen Keilbeinflügels nach rostral vorwölbt, wird nur durch ein sehr dünnes Knochenplättchen, welches den hinteren Abschnitt der seitlichen Orbitalwand darstellt, von der Augenhöhle getrennt (Abb. 48).

Die Grenze der mittleren gegen die hintere Schädelgrube bildet am macerierten Schädel die obere Pyramidenkante. In einem Winkel von 45^0 zur Mediansagittalen verläuft sie vom Türkensattel lateral- und occipitalwärts und erreicht die seitliche Schädelwandung im Bereiche des Mastoids. Am Weichteilschädel wird die mittlere Schädelgrube aber durch den Tentoriumansatz kontinuierlich bis zum Sulcus transversus fortgesetzt und zu einem großen ovalen Raum ergänzt, welcher supratentoriell den Occipitallappen aufnimmt. Eine Grenze ist am Duraschädel an der Pyramidenkante nicht wahrzunehmen, wohl aber ist eine solche mit der Pinzette tastbar (Abb. 18).

In der Dura der mittleren Schädelgrube sieht man von der tiefsten Stelle aus, vom Foramen spinae aufsteigend, die A. meningea media mit ihren beiden Begleitvenen lateral- und rostralwärts verlaufen (Abb. 7). Der Stamm teilt sich sehr bald meist in 2 Äste, welche schräg nach vorne und lateral über den großen Keilbeinflügel an der Schläfenbeinschuppe und an der Innenseite des Scheitelbeines aufsteigen.

Am Seitenabhang des Türkensattels breitet sich der Sinus cavernosus aus, dessen laterale Wand den 1. und 2. Trigeminusast umschließt. Die diesbezüglichen Einzelheiten sind in den einschlägigen Kapiteln (S. 70 und Abb. 43) genauer geschildert.

Im Hiatus facialis, einer Öffnung auf der cerebralen Pyramidenfläche, tritt der N. petrosus superficialis major aus und verläuft extradural in einer tiefen Furche parallel zur Pyramidenachse rostral- und medialwärts. Er durchbohrt dann gewöhnlich die Fibrocartilago basalis, welche das Foramen lacerum ausfüllt, und gelangt durch den Canalis Vidianus in der Basis des Flügelfortsatzes zum Ganglion sphenopalatinum. In diesem Kanal wird er vom sympathischen N. pterygoideus profundus (vom Carotisgeflecht stammend) begleitet. Lateral von ihm findet sich in einem eigenen Knochenkanal oder in einer tiefen Furche der N. petrosus superficialis minor. Er kommt aus dem N. glossopharyngicus und zieht zum Ganglion oticum.

Die *hintere Schädelgrube* ist der Boden des infratentoriellen Raumes. Er enthält das gesamte Rautenhirn mit den zugehörigen Hirnnerven (Abb. 7). Diese prägen so sehr das Bild der hinteren Schädelgrube, daß ihre gemeinsame Beschreibung sinnvoll erscheint. Im großen Hinterhauptsloch geht die Medulla oblongata in das Rückenmark über und füllt den vorderen Abschnitt der geräumigen rundlichen Öffnung aus, die im rostralen Umfang durch die vorspringenden Kondylenhöcker eingeengt erscheint. Der größte quere Durchmesser des Hinterhauptsloches beträgt etwa 3,0 bis 3,5 cm, der sagittale Durchmesser 3,5 cm. Die dorsale Hälfte des Hinterhauptsloches wird durch die große Zisterne eingenommen. Vom seitlichen Umfang des Rückenmarks entspringt eine leptomeningeale, frontal gestellte Platte, das Ligamentum denticulatum, dessen kranialste Zacke sich am lateralen Umfang des Foramen occipitale magnum, jedoch schon innerhalb der Schädelhöhle, festheftet. Am verlängerten Mark reicht das genannte Ligament bis nahe an die untersten Bündel des N. hypoglossus hinauf. Es endet unvermittelt mit einem freien konkaven Rand innerhalb der Schädelhöhle.

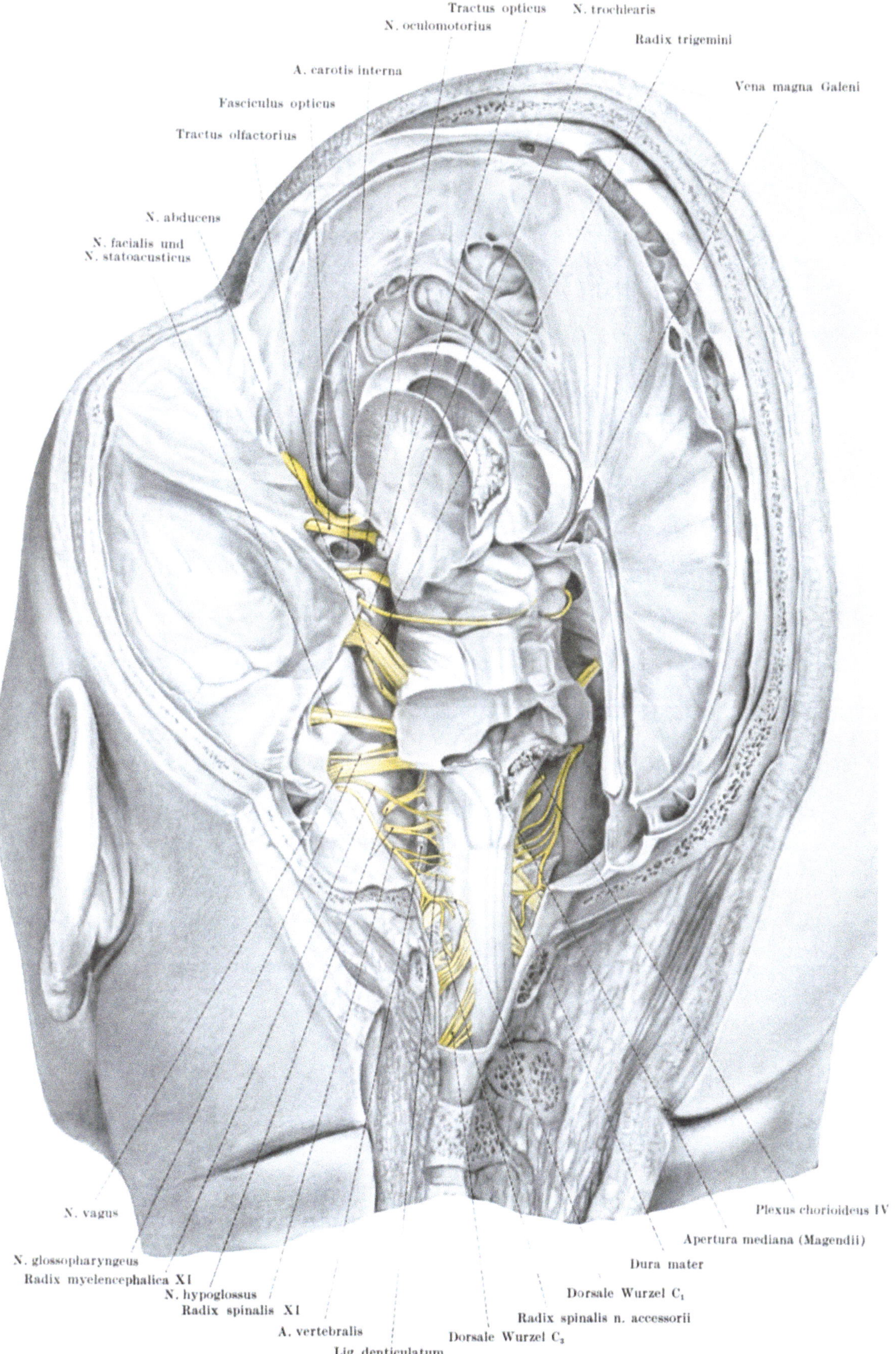

Abb. 7. Hirnstamm und Hirnnerven in ihrer topographischen Beziehung zur Schädelbasis. Man übersieht die gesamte leptomeningeale Verlaufsstrecke der 12 Hirnnerven.

Dorsal vom Ligamentum denticulatum finden sich die dorsalen Wurzeln, von denen die erste im Niveau des Hinterhauptsloches abgeht. Zwischen ihnen und dem Ligamentum denticulatum, seiner Dorsalfläche unmittelbar angelagert, zieht die *Radix spinalis nervi accessorii*. Die schwache, nur aus einem Bündel bestehende erste dorsale Wurzel verschmilzt im Bereiche des großen Hinterhauptsloches eine Strecke weit mit der Radix spinalis nervi accessorii (Abb. 7). Nach der Trennung strebt die Radix spinalis XI aufsteigend dem Foramen jugulare zu und nimmt auf diesem Wege mehrere dünne Zuschüsse aus der Medulla oblongata als *Radix myelencephalica* auf. Der letzte Faden kommt aus der Furche hinter dem unteren Pol der Olive, ist sehr lang und erreicht den Stamm erst im Foramen jugulare. In einer gemeinsamen Duraöffnung verläßt der N. accessorius mit dem Vagus die Schädelhöhle.

Die *A. vertebralis* tritt von lateral her unmittelbar vor und über dem Austritt der ersten Wurzel in den Duraraum ein und liegt dann ventral vom Ligamentum denticulatum. Ihr Eintritt erfolgt also schon caudal vom Hinterhauptsloch. Nicht selten gibt die A. vertebralis gleich nach ihrem Eintritt die A. cerebelli inferior (posterior) ab, welche dann an der Dorsalseite des Ligaments parallel mit ihr seitlich am verlängerten Mark schräg medialwärts aufsteigt und dabei die Radix spinalis XI ventral überkreuzt. Unmittelbar nach ihrem Eintritt biegt die A. vertebralis kranialwärts um und zieht durch das Hinterhauptsloch geradlinig und medialwärts aufsteigend zum hinteren Brückenrand, wo sie sich spitzwinklig mit dem entsprechenden Gefäß der Gegenseite zur *A. basilaris* vereinigt. Oft sind die beiden Vertebralarterien ungleich stark, die rechte hat häufig ein größeres Kaliber als die linke. Die A. vertebralis kreuzt auf ihrem intraduralen Wege, ventral liegend, die Wurzelbündel des N. hypoglossus und den unteren Pol der Olive.

Die Wurzelbündel des *N. hypoglossus* bilden 2 Gruppen; die obere Gruppe besteht aus Fäden, welche in der Furche zwischen Pyramide und Olive entspringen, die untere Gruppe, meist 2 Fäden, entspringt am unteren Pol der Olive (Abb. 7). Die oberen Bündel verlaufen lateralwärts absteigend, während die unteren Bündel in rein transversalem Verlauf den Canalis hypoglossi erreichen. Die beiden Gruppen verlassen oft den Duralraum in 2 getrennten Duraöffnungen. Zwischen den Bündeln kann die A. cerebelli inferior (posterior) ihren Ursprung nehmen (Abb. 50).

Der *N. abducens* entspringt weiter rostral paramedian in der Furche zwischen Brücke und Pyramide. Er wendet sich neben der A. basilaris hervortretend und rostralwärts aufsteigend nach lateral und tritt 1 cm unterhalb des vorderen Umfanges des Porus trigemini am Clivus in die Dura ein. Extradural zieht er bis zur Pyramidenspitze, überkreuzt in einem Knocheneinschnitt liegend die Pyramidenkante rechtwinklig am vorderen Umfang des Porus trigemini (Abducensbrücke) und gelangt auf diese Weise in den Sinus cavernosus. Dem rostralen Rande des Trigeminusbeutels zunächst unmittelbar anliegend, findet er sich weiter distal zwischen A. carotis interna und dem vorderen Pol des Gasserschen Ganglions (Abb. 43). Im weiteren Verlauf unterkreuzt er spitzwinklig den N. ophthalmicus und erreicht die Fissura orbitalis superior.

Die *Nn. facialis* und *statoacusticus* entspringen aus dem Kleinhirnbrückenwinkel des Rautenhirns, der Acusticus dorsal vom Facialis. In rein transversalem Verlauf, ein wenig aufsteigend, erreichen sie gemeinsam den Porus und Meatus acusticus internus, welcher eine durale und leptomeningeale Ausstülpung bis zum Fundus des inneren Gehörganges enthält. Zwischen beiden Hirnnerven liegt der N. intermedius.

Die *Nn. vagus* und *glossopharyngeus* entspringen aus dem Gehirn in der Furche dorsal von der Olive, doch nur im Bereiche der kranialen Hälfte dieser Furche. Der Glossopharyngeuus liegt kranial, der Faserfächer des Vagus caudal. Sie verlaufen transversal, jedoch leicht absteigend und ein wenig occipitalwärts. Sie verlassen den Schädel durch die Pars nervosa des Foramen jugulare, wo sich für den N. glossopharyngeus oft ein eigenes Duraloch findet. Die ganze Vagusgruppe (IX, X, XI) wird von einer leptomeningealen Scheide bis an die Visceralseite des Schädels begleitet. Über die Fossula petrosa und den Canalicus cochleae kommuniziert auf diese Weise der Liquorraum des Schädels mit den perilymphatischen Räumen des Innenohres.

Auch im Bereich der Schädelbasis werden massivere und schwächere Regionen angetroffen, letztere besonders dort, wo sich mehrere Öffnungen für Gefäß- und Nervendurchtritte auf engem Raum zusammendrängen (Abb. 8). Sie sind vielfach Prädilektionsstellen für die Schädelbasisbrüche. Festere Teile der Basis in der Medianregion sind die Umrandung des großen Hinterhauptsloches, nach hinten fortgesetzt in der Crista occipitalis interna bis zur Protuberanz, nach vorn über den Clivus zur Sella, deren Festigkeit auch vom Grad der Pneumatisation des Keilbeinkörpers abhängt. Seitwärts

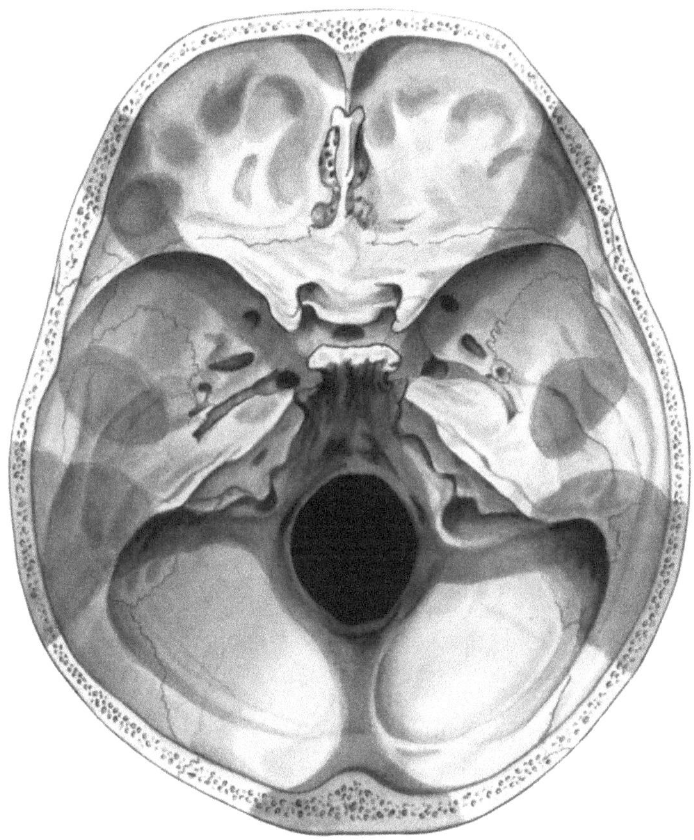

Abb. 8. Die festeren (massiveren) Partien der Schädelbasis durch dunklere graue Tönung hervorgehoben.

findet sich ein hinterer festerer Querbalken vom Hinterhauptsloch über die Pyramidenbasis zum Mastoid reichend und ein vorderer, von der Clivuskante über die Ala magna des Keilbeins zum Processus zygomasticus des Stirnbeins ziehend, wo er durch den seitlichen Stirnpfeiler eine Fortsetzung findet.

IV. Die Nasennebenhöhlen (Sinus paranasales) und ihre Beziehungen zur Schädelbasis.

Die mit Schleimhaut ausgekleideten und mit Luft erfüllten Nebenhöhlen der Nase haben mit Ausnahme der Oberkieferhöhle sämtlich außerordentlich enge nachbarliche Beziehungen zur vorderen Schädelgrube. Vielfach ist ihre Schleimhaut lediglich durch ein dünnes Knochenplättchen von der Dura geschieden. Die Ausdehnung der Sinus und damit ihr Rauminhalt ist individuell sehr variabel, ein Umstand, der in jedem Falle eine besondere Situation ergeben kann. Trotzdem erscheint es zweckmäßig, die im allgemeinen vorliegenden topischen Beziehungen zwischen der Nase und ihren Nebenhöhlen einerseits und der vorderen Schädelgrube andererseits darzustellen.

Die 2,5 cm lange Siebplatte der vorderen Schädelgrube wird unmittelbar von der Schleimhaut des Nasenfornix und dahinter von der des Recessus sphenoethmoidalis in einem länglichen, 2—3 mm breiten sagittalen Streifen unterlagert. Seitlich von der Lamina cribriformis schließt sich beiderseits die obere Reihe der *Siebbeinzellen* an (Abb. 9). Sie unterlagern das mediobasale Stirnhirn, welches hier gegen die tiefliegende Siebbeinplatte kielartig vorspringt, in einem sagittalen, etwa 1 cm breiten Streifen, der vorn breiter als hinten ist.

Die *Siebbeinzellen* (Sinus ethmoidei) bilden ein Labyrinth, das von dünnen Knochenplättchen begrenzt wird: lateral von der medialen Orbitalwand und dem Tränenbein,

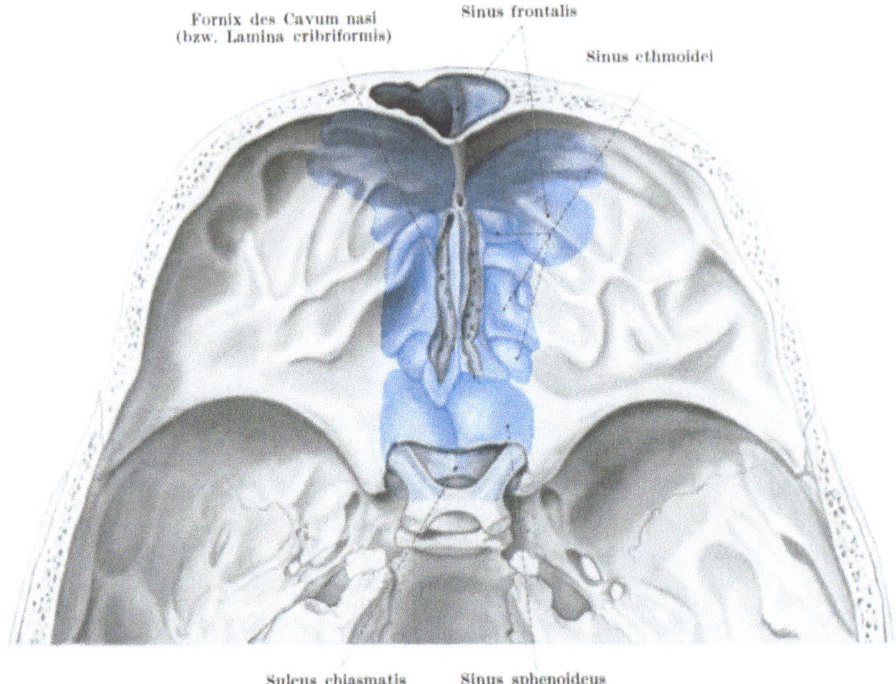

Abb. 9. Die Lagebeziehungen des Fornix der Nasenhöhle und der Nasennebenhöhlen zur vorderen Schädelgrube und zum Türkensattel. Vgl. mit Abb. 10.

medial gegen die Nasenhöhle von der oberen und mittleren Muschel, oben vom Stirnbein, nämlich der Randpartie der Incisura ethmoidea, und unten durch abschließende Knochenplättchen des Siebbeins. Es pflegen vordere und hintere Siebbeinzellen unterschieden zu werden. Da die obere und mittlere Muschel schräg nach hinten abfallende Ursprungslinien haben, münden die vorderen Siebbeinzellen in den mittleren Nasengang (einschließlich der größten, der sog. Bulla ethmoidea), zum Teil auch in den Ductus nasofrontalis und in den Hiatus semilunaris selbst ein. Die hinteren Siebbeinzellen haben ihre Ausmündungen in den oberen Nasengang. Bei beiden Gruppen kann eine obere Reihe, welche in besonders enge Beziehung zum Stirnhirn tritt, und eine untere Reihe unterschieden werden.

Vor den Siebbeinzellen dehnt sich in die Schuppe des Stirnbeins hinein und lateralwärts die Siebbeinzellen überragend die paarige *Stirnhöhle* (Sinus frontalis) aus. Zwischen Fällen, in denen die Stirnhöhlen nicht größer als mittlere Siebbeinzellen sind, und solchen, in denen sie sich stirnwärts bis über die Augenbrauenwülste, seitlich bis zum Jochfortsatz und nach hinten im Orbitaldach bis zum kleinen Keilbeinflügel ausdehnen, gibt es alle Übergänge (Abb. 11). Ihr Rauminhalt schwankt daher zwischen 5 und 30 cm³.

Die Stirnhöhlen können demnach Aussackungen nach lateral (Recessus zygomaticus), parietalwärts in die Schuppe des Stirnbeins (Recessus frontalis) und nach hinten ins Orbitaldach (Recessus orbitalis) vortreiben, welches auf diese Weise doppelwandig werden kann. In extremen Fällen kann von der Stirnhöhle aus sogar der kleine Keilbein-

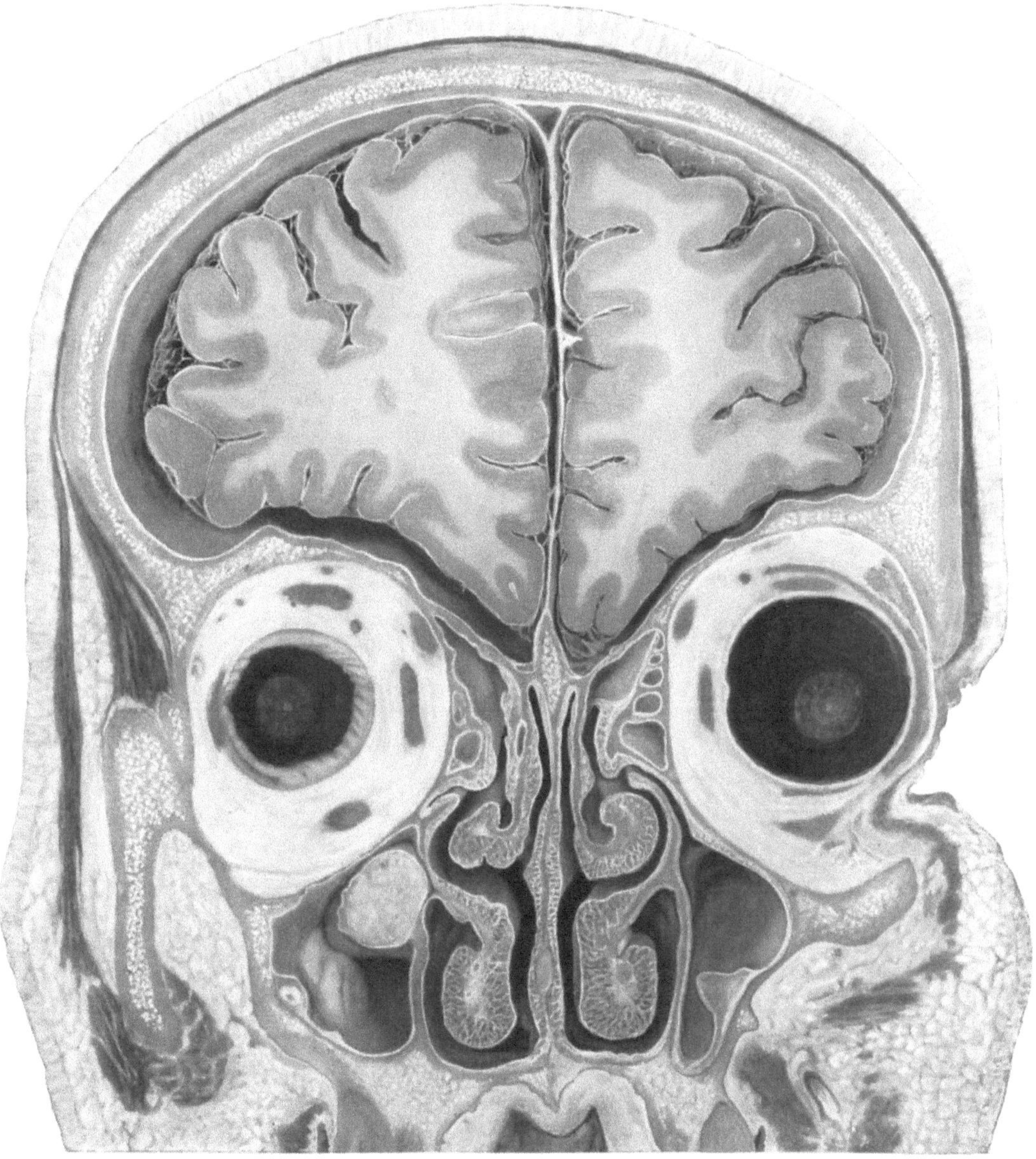

Abb. 10. Frontalschnitt durch den Kopf im Niveau der Crista galli. Blick von dorsal. Im Bulbus oculi sieht man auf die Dorsalfläche der Linse. Beachte die räumlichen Beziehungen des basalen Stirnhirns zur Orbita, zum Nasenfornix und zu den Siebbeinzellen. Das basale Stirnhirn ragt mit seinen medialen Anteilen kielartig in die Grube der Lamina cribriformis hinein. Das Dach der Orbita dagegen ist gegen die Basis des Stirnhirns vorgewölbt. Die linke Oberkieferhöhle enthält eine Geschwulst.

flügel mit dem zugehörigen Processus clinoideus pneumatisiert werden. Oft sind die beiden Stirnhöhlen ganz asymmetrisch entwickelt und die Scheidewand nach der einen oder anderen Seite verschoben. Wandständige dünne Knochenleisten bewirken überdies eine unvollständige Kammerung.

Vom mittleren Nasengang her ist die Stirnhöhle durch den Ductus nasofrontalis zugänglich. Der Gang steigt vom vorderen oberen Bereich des Hiatus semilunaris gegen die Stirnhöhle auf und nimmt, wie erwähnt, die Ausmündungen einiger vorderer Siebbeinzellen auf.

Am Sagittalschnitt ist die Stirnhöhle dreieckig. Eine lang ausgezogene Spitze erstreckt sich verschieden weit in die Schuppe des Stirnbeins hinein und breitet sich meistens seitlich über die Augenbrauenwülste hinaus aus. Aus diesem Grunde kommt der Stirnpol

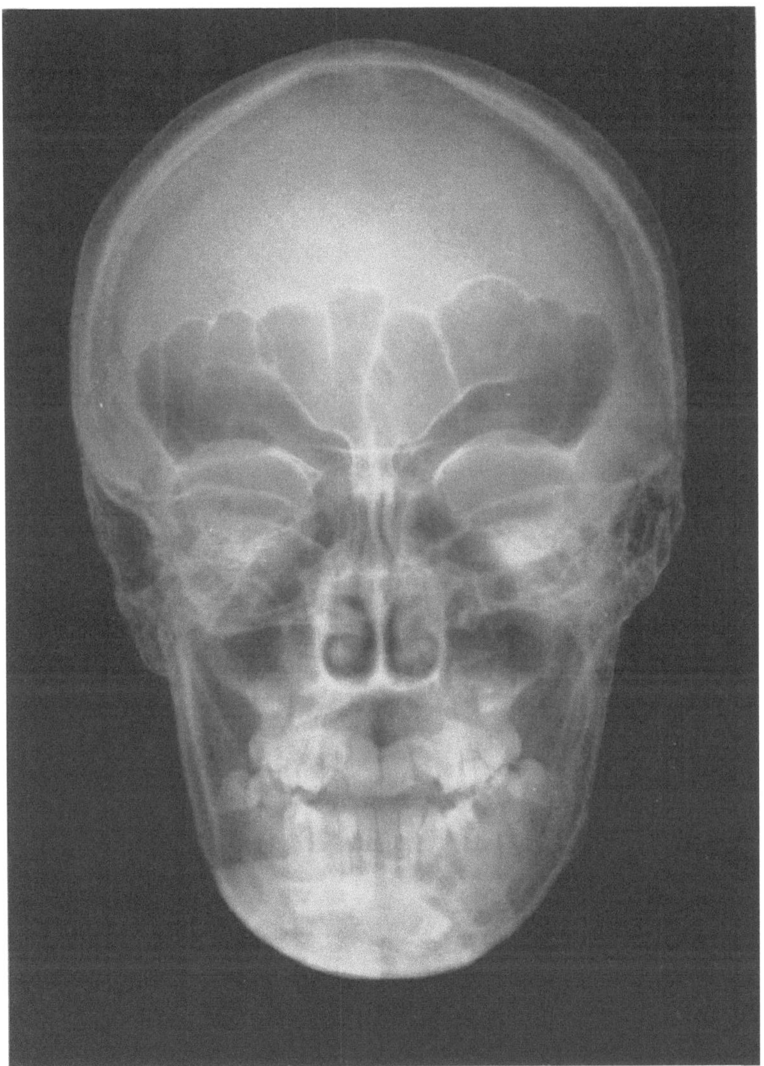

Abb. 11. Extreme Ausbildung der Stirnhöhlen bei einem jungen Menschen (18 Jahre alt).

des Großhirns und das basale Stirnhirn mit der Stirnhöhle in unmittelbare nachbarliche Beziehung.

Die Ausbildung der Stirnhöhle beginnt erst verhältnismäßig spät, am Ende des 1. Lebensjahres, durch Vordringen der Nasenschleimhaut unter gleichzeitiger Resorption von Knochensubstanz. Auch ihre Vergrößerung in der Kindheit geht nur allmählich vonstatten; noch im 6. Lebensjahr ist sie nur etwa erbsengroß. Erst mit dem 25. Lebensjahr pflegt sie ihre endgültige, individuell sehr unterschiedliche Ausdehnung zu erreichen.

Die *Keilbeinhöhle* (Sinus sphenoideus) entwickelt sich ebenfalls paarig von der hinteren Nasenwandung her in den Körper des Keilbeins hinein. Ihr Zugang findet sich an der Vorderfläche des Keilbeinkörpers als linsengroße Öffnung im sog. Recessus sphenoethmoideus der Nasenhöhle (oberster und hinterster Teil derselben) (Abb. 12).

Die Keilbeinhöhle bildet sich in anderer Weise aus wie die übrigen Nasennebenhöhlen. Schon im 3. Embryonalmonat schnürt sich hinten oben in der Nasenhöhle ein kleines Bläschen ab, das aber zunächst noch keine Beziehungen zum Körper des Keilbeines hat. Beim Neugeborenen sind die Ausmaße der Keilbeinhöhle bereits 4:2:2 mm. Der größte Durchmesser steht vertikal.

Die beiden Keilbeinhöhlen sind durch ein oft sehr stark aus der Mittelebene abweichendes Septum voneinander getrennt. Wie bei der Stirnhöhle kann die Geräumigkeit der Keilbeinhöhlen außerordentlich verschieden sein. In Fällen, in denen die Keilbeinhöhlen nur erbsengroß sind, erreichen sie das Gebiet der Hypophysengrube nicht. In den meisten Fällen wird etwa die vordere Hälfte des Keilbeinkörpers pneumatisiert. Es reicht dann die Höhle bis zur Mitte der Hypophysengrube, während der hintere Teil

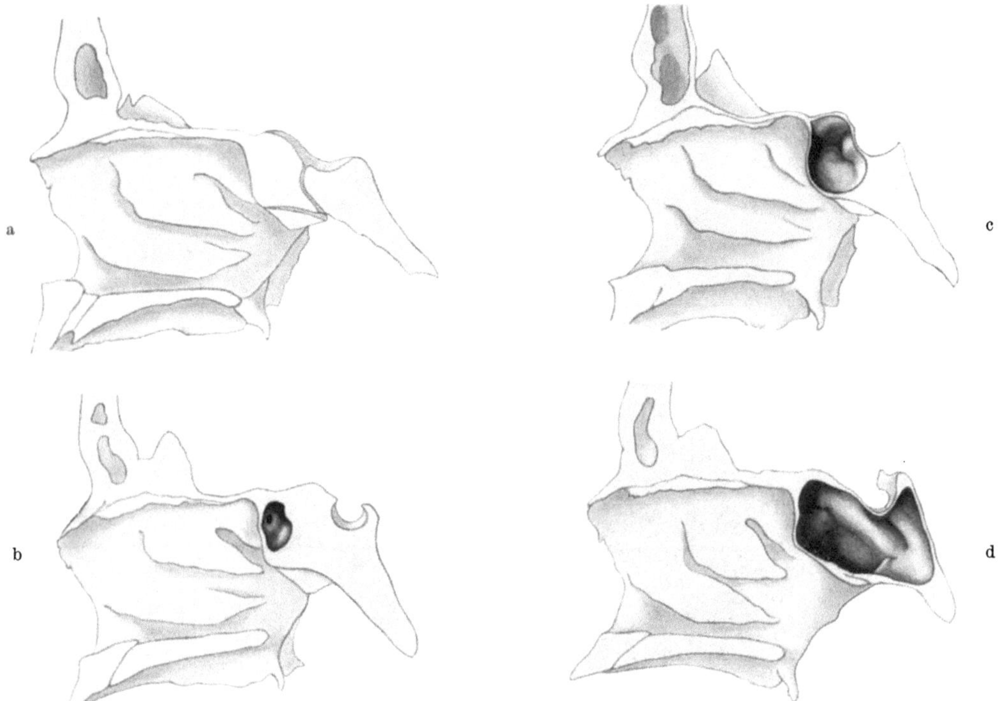

Abb. 12a—d. Verschiedene Grade der Pneumatisation des Keilbeinkörpers und die Beziehungen der Hypophysengrube zur Keilbeinhöhle. a fehlende, b geringe, c mittlere und d excessive Pneumatisation des Keilbeinkörpers. Beachte links oben den erhaltenen Canalis craniopharyngicus, die abnorm flache Sella und rechts unten den herausmodellierten Carotiswulst.

des Keilbeinkörpers aus spongiösem Knochen besteht. In den Fällen maximaler Ausdehnung der Keilbeinhöhlen ist dann schließlich der ganze Körper des Keilbeins und das Hinterhauptsbein im Bereiche des Clivus ausgehöhlt, so daß die Hypophysengrube in ihrer ganzen Ausdehnung von der Keilbeinhöhle unterlagert ist und diese auch weiter hinten den Clivus erreicht (Abb. 12). Bei starker Ausdehnung der Keilbeinhöhlen werden der N. opticus und die A. carotis interna von einer dünnen Knochenhülle umgeben und erscheinen gleichsam durch die Pneumatisation herausmodelliert. Man findet dann einen in die Keilbeinhöhle seitlich vorne und oben vorspringenden „Opticuswulst“ und dahinter einen „Carotiswulst“.

V. Die Beziehungen des Mittel- und Innenohrs zum Boden der mittleren Schädelgrube.

Die hinteren Abschnitte der mittleren Schädelgrube haben enge nachbarliche Beziehungen zu den Räumen des Mittel- und Innenohrs. Vom Innenohr ist auf der cerebralen Pyramidenfläche reliefbildend die Prominentia arcuata hervorzuheben, welche den oberen

Bogengang enthält, während die übrigen Teile des Labyrinthes in den zentraleren Regionen des Felsenbeins untergebracht sind. Vor der Prominentia arcuata gelangt der N. facialis mit seinem äußeren Knie nahe an die Oberfläche, um nach vorne den N. petrosus superficialis major zu entlassen. Am macerierten Schädel öffnet sich hier der Canalis facialis mit einem Hiatus, welcher sich nach vorne in der Richtung der Pyramidenachse durch eine Furche

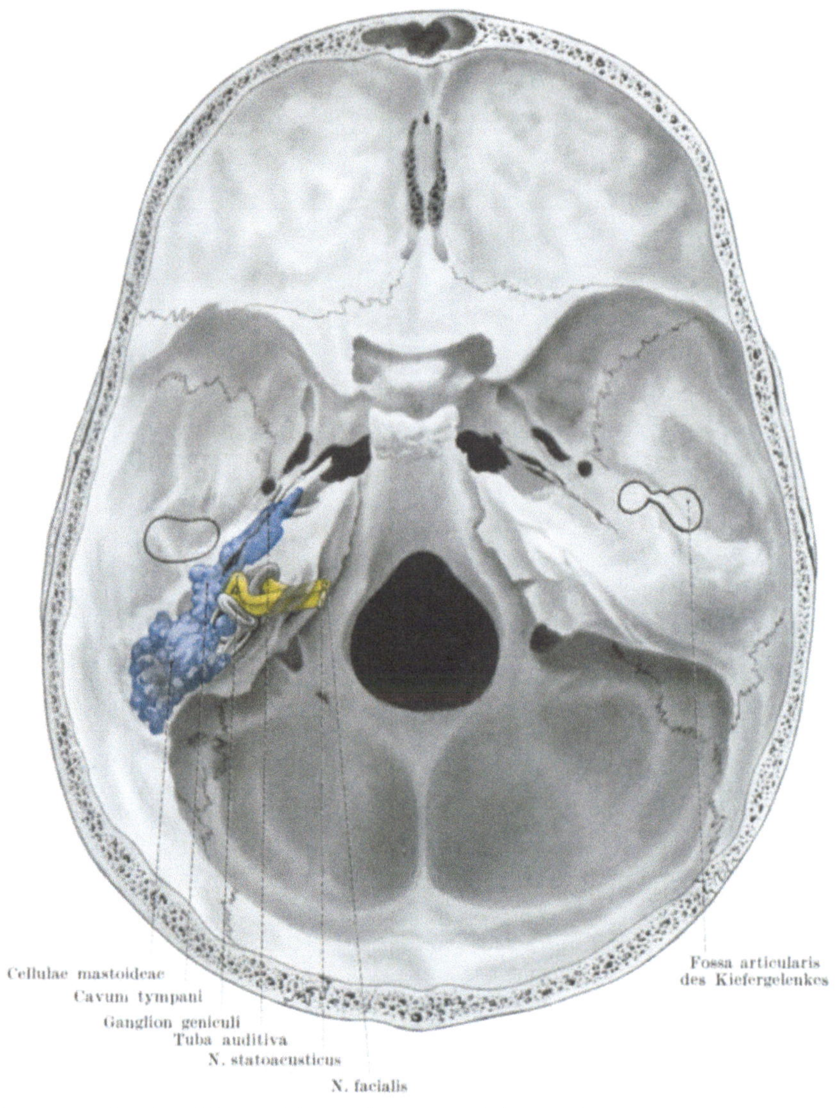

Abb. 13. Projektion der Mittelohr- und Innenohrräume auf die mittlere Schädelgrube. Nach Füllung mit Woodschem Metall und Röntgenaufnahme gezeichnet.

fortsetzt. An der cerebellaren Pyramidenfläche liegt der ovale Porus acusticus internus und von hier ausgehend der Meatus. 1 cm weiter occipital in der Fossa subarcuata findet sich die Mündung des Canaliculus vestibuli, welcher den Ductus und Saccus endolymphaceus enthält.

Lateral vom Labyrinth breiten sich die lufterfüllten und von Schleimhaut ausgekleideten Räume des Mittelohrs aus. Ein Knochenplättchen, Tegmen tympani, trennt die Paukenhöhle als zentralsten Abschnitt von der Dura der mittleren Schädelgrube. Es ist nicht dicker als $^1/_2$—1 mm und weist nicht selten Dehiszenzen auf, so daß stellenweise Dura und Schleimhaut unmittelbar miteinander in Berührung kommen können. Über das Antrum tympanicum geht die Paukenhöhle nach hinten in die Cellulae mastoideae über, welche in verschiedener Ausbildung und Ausdehnung das gesamte Gebiet der Pyramidenbasis und des Warzenfortsatzes pneumatisieren. Sie gewinnen enge Beziehungen zur Dura der mittleren und hinteren Schädelgrube einerseits und zum Sinus sigmoideus andererseits (Abb. 15). Nach rostral und medial steht die Paukenhöhle durch die Tuba auditiva (Eustachii) mit dem Nasopharynx in Verbindung.

Im seitlichen Teil der mittleren Schädelgrube, 1 cm lateral und occipital vom Foramen spinae, trennt ein besonders dünnes Knochenplättchen die Dura von der Fossa articularis des Kiefergelenks. Unter bestimmten Bedingungen kann bei Gewalteinwirkungen an dieser Stelle das Kieferköpfchen in den Hirnraum vordringen.

VI. Die Hirnhäute.

Gehirn und Rückenmark haben eine verhältnismäßig weiche Konsistenz, so daß zur Gewährleistung und Erhaltung von Form und Funktion besondere Einrichtungen notwendig sind: die Unterbringung des Zentralnervensystems in der Schädelkapsel und im Rückenmarkskanal und die Hüllen des Gehirns mit Septen und einem Liquorkissen, in welchem das Gehirn fast schwerelos schwimmt wie der Embryo im Amnionwasser. Die nervöse Substanz des Zentralnervensystems selbst besitzt kein eigenes, für die Formerhaltung bestimmtes bindegewebiges Gerüst, sondern nur Blutgefäße mit spärlichem mesodermalem Begleitgewebe. Freilich werden mächtige kompakte Fasersysteme wie der Balken und andere zur Erhaltung einer gewissen Eigenform beitragen können. Es erscheint nicht abwegig anzunehmen, daß überdies der im Arterienbaum herrschende Blutdruck eine Bedeutung für die Formerhaltung des Gehirns gewinnt. In dieser Richtung sprechen Beobachtungen bei Hirnoperationen: Künstlich erzeugte Hypotension bewirkt ein „Zusammenfallen“ des Gehirns, was auf die Verminderung des cerebralen Blutvolumens und die Abnahme des arteriellen Druckes zu beziehen sein dürfte.

An der Gehirnoberfläche wirkt die Pia mater als eine bindegewebige Kapsel, die durch eine Gitterfaserschicht fest mit der Membrana limitans gliae verbunden ist. Nach außen folgt eine regionär sehr unterschiedlich tiefe und durch arachnoideale Balken gekammerte Liquorhülle, welche gegen die Dura wiederum durch ein dünnes, glasartig durchsichtiges Bindegewebshäutchen, die Arachnoidea, abgeschlossen wird, so daß nach außen keine Flüssigkeit übertreten kann. Die beiden marginalen Bindegewebsplatten (Pia und Arachnoidea) und das dazwischen liegende Balkenwerk bilden zusammen die weiche Hirnhaut oder Leptomeninx. Sie ist biologisch und pathophysiologisch eine Einheit. Der leptomeningeale Liquorraum, das Cavum subarachnoidale oder leptomeningicum, ist stellenweise schwammartig gekammert, an anderen Stellen nur von spärlichen, radiären Bälkchen durchzogen. Die Divergenz zwischen Hirnoberfläche einerseits und Knochen bzw. Dura andererseits hat besonders im Bereiche des Hirnstamms seenartige Vertiefungen des Liquorraums zur Folge, welche untereinander zusammenhängen und Zisternen genannt werden (s. S. 26).

1. Die Dura mater.

Die Dura mater als eine ziemlich dicke, derbe Hülle aus parallelfaserigem Bindegewebe stellt gleichzeitig das innere Periost der Schädelknochen vor. Breite septenartige Bildungen der Dura, die keine knöcherne Grundlage besitzen, ragen in den eiförmigen Raum der Schädelkapsel hinein wie die Falx cerebri und das Tentorium cerebelli. Sie bedingen eine unvollständige Kammerung in 3 Räume, einen paarigen für die rechte und linke Hemisphäre und einen caudalen unpaaren für das Rautenhirn (Abb. 14). Ihre mechanische Bedeutung liegt unter anderem in der Verhinderung allzu grober Massenverschiebungen von Hirnteilen und in der Aufnahme inkompressibler Abflußwege des venösen Hirnbluts, der Sinus durae matris. Die großen Blutleiter sehen wir vorwiegend am Ursprung der Durasepten ausgebildet. Sie sind im Querschnitt dreieckig. Wo große Blutleiter an anderer Stelle liegen, sind sie so tief in den Knochen eingegraben, daß ihr

Querschnitt einen Halbkreis bildet und sie Einflüssen einer intrakraniellen Druckerhöhung bzw. deren Folgen entzogen sind (z. B. der Sinus sigmoideus, Abb. 15).

Die Dura kleidet aber nicht nur glatt als dickes, inneres Periost die Schädelhöhle aus, sondern bildet außerdem einige Aussackungen, die am knöchernen Schädel nicht in gleicher Weise vorhanden sind, wie z. B. den duralen Trigeminusbeutel und die Hypo-

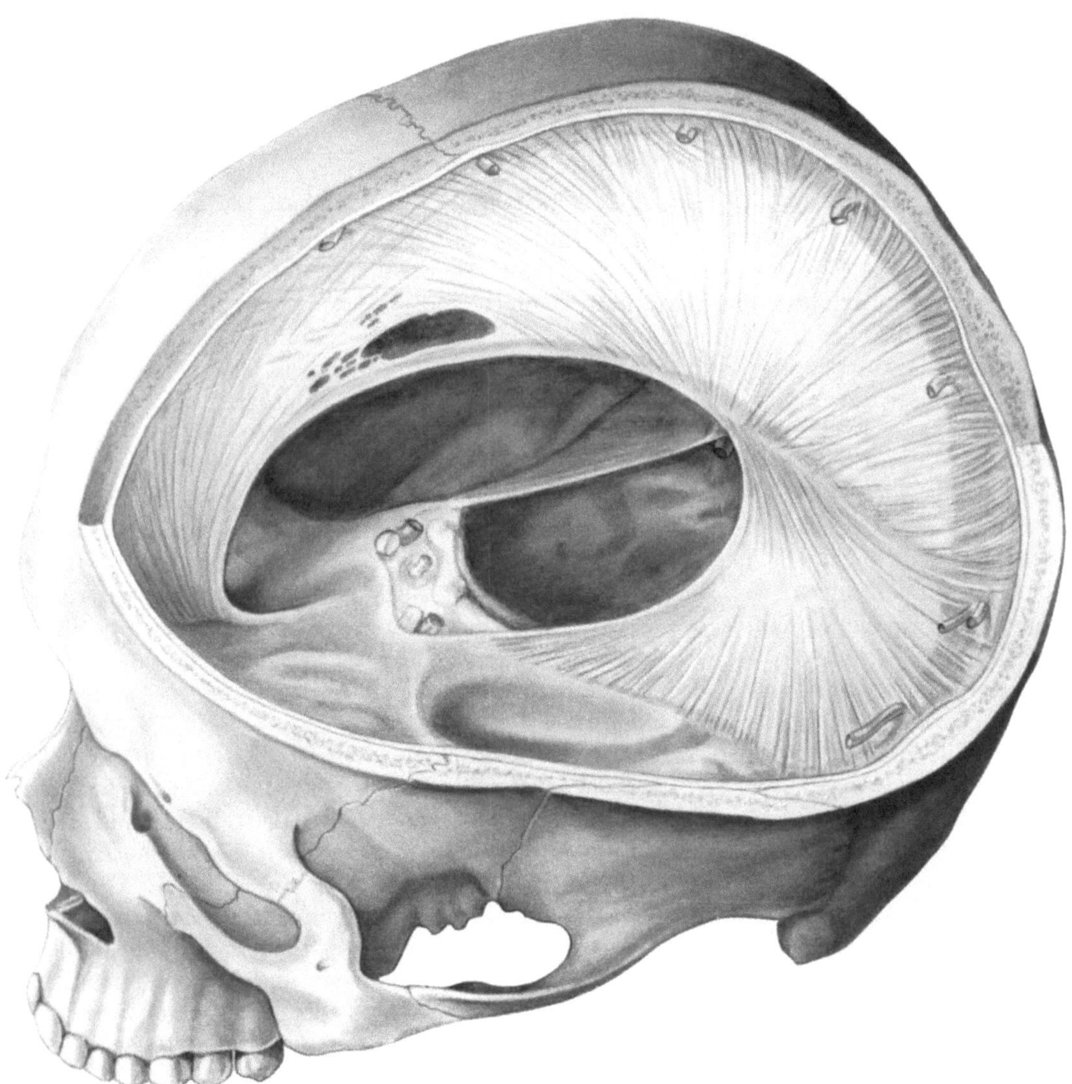

Abb. 14. Die Kammerung der Schädelhöhle durch die Durasepten: Falx cerebri und Tentorium cerebelli. Rechter und linker Hemisphärenraum und infratentoriell Rautenhirnraum. Beachte die charakteristische Faserung der Durasepten und die Defekte in der Falx cerebri.

physenhöhle. An anderen Orten der Basis hingegen, z. B. im Bereiche des Türkensattels, wirkt die Dura glättend und die Knochenstruktur vereinfachend.

Noch beim Neugeborenen und beim Kind ist die harte Hirnhaut recht innig mit dem Knochen verbunden, läßt sich aber später, jenseits des 10. Lebensjahres, an der Konvexität verhältnismäßig leicht vom Knochen abziehen. An der Schädelbasis hingegen, speziell den medialen Regionen, haftet sie besonders im Bereiche der Foramina außerordentlich fest und kann z. B. an der Crista galli und der Crista petrosa überhaupt nur scharf mit dem Messer gelöst werden.

Die Stämme der Hirnarterien müssen, um in den Subarachnoidalraum und an die Oberfläche des Gehirns zu gelangen, die Dura *und* Arachnoidea durchbohren, ebenso die Hirnnerven, um ihren Bestimmungsort zu erreichen. An den Durchtrittsstellen der Nerven geht die Dura in das Epineurium über.

Wir unterscheiden im Verlaufe der Hirnnerven primäre Austrittstellen, welche dem Eintritt in die Dura entsprechen, und sekundäre an den Foramina der knöchernen Schädelbasis. Dazwischen liegt eine oft lange extradurale Verlaufsstrecke wie beim N. abducens. Erstere dokumentieren onto- und phylogenetisch ursprünglichere Verhältnisse, da z. B. die Hirnnervenganglien zunächst extradural angelegt und erst später in den Duralraum einbezogen werden. Die Hirnnerven III, IV und VI treten in die Dura ein und verlaufen eine Strecke weit innerhalb derselben, bevor sie ihre knöchernen Austrittstellen erreichen. Die übrigen werden von einer sackartigen Ausstülpung der Dura begleitet, welche neben den Nervenbündeln auch die Leptomeninx und einen Fortsatz des Subarachnoidalraums enthält (V, VII, VIII, IX, X). Die Durascheide des N. opticus reicht bis zum Bulbus, der Durabeutel des Trigeminus bis zum GASSERschen Ganglion, bekannt als Cavum Meckeli und Trigeminuszisterne. Den Meatus acusticus internus kleidet die Dura bis zu seinem Grunde aus, und die in ihm enthaltenen Nerven werden bis zum Fundus von Leptomeninx und Liquor begleitet. Auch mit dem N. vagus ist ein wenige Millimeter tiefer duraler und leptomeningealer Trichter ausgestülpt.

Zwischen der glatten Außenfläche der Arachnoidea und der inneren Fläche der Dura findet sich ein virtueller Spalt, das Spatium subdurale. An den Durchtrittstellen der Gefäße und Nerven durch die Dura und Arachnoidea ist dieser Spalt unterbrochen, da sich hier Dura und Arachnoidea miteinander verbinden und mit der Gefäßwand verlötet sind.

Der arteriellen Versorgung der Dura und gleichzeitig der Schädelknochen von innen her dienen die *Aa. meningeae*, die rückläufig von jeweils 2 Vv. commitantes begleitet sind. Die wichtigste, weil größte, durale Arterie ist die *A. meningea media.* Sie entspringt extrakranial aus der A. maxillaris interna unmittelbar vor dem Kiefergelenk und tritt durch das Foramen spinae in die Schädelhöhle ein. Epidural in einer Knochenfurche eingebettet, wendet sie sich am Boden der mittleren Schädelgrube entlang der Sutura sphenosquamosa rostral- und lateralwärts bis gegen das laterale Ende des kleinen Keilbeinflügels (hier oft eine Strecke weit in einen Knochenkanal eingebettet), um dann nach occipital umzubiegen und scheitelwärts aufzusteigen. An dieser Stelle oder auch schon früher, gleich nach ihrem Eintritt in den Schädel, teilt sie sich in einen vorderen und hinteren Ast (Abb. 5). Regelmäßig verbindet sie sich durch die Fissura orbitalis superior (in ihrem lateralen Winkel) oder durch ein eigenes Loch mit der A. lacrimalis in der Orbita (wichtige Anastomose für die A. ophthalmica), ausnahmsweise kann sie auch überhaupt aus der A. lacrimalis entspringen. Der beschriebenen Arterienanastomose entspricht die V. ophthalmo-meningea (HYRTL). Sie stellt eine Verbindung zwischen den Venen der Orbita und der V. meningea media her.

Die kleine *A. meningea anterior* geht am rostralen Ende der Lamina cribrosa aus der A. ethmoidea anterior (A. ophthalmica) hervor, ist also ein Endast der Carotis interna, und versorgt ein kleines Areal der Dura am Stirnpol und an der Falx. In die hintere Schädelgrube tritt meist durch das Foramen jugulare die *A. meningea posterior* (aus der A. pharyngica ascendens) ein. Sie versorgt zusammen mit einem Ramus meningicus der A. vertebralis die Dura im subtentoriellen Raum. Durch das Emissarium mastoideum tritt ein Duraast aus der A. occipitalis ein.

Ein mediansagittales Durablatt, die *Hirnsichel* oder *Falx cerebri,* welche sich von der Crista galli bis zur Protuberantia occipitalis interna und zum stumpfen Grad des Tentoriums ausspannt, senkt sich zwischen die Großhirnhemisphären in die Fissura interhemisphaerica ein. Die Falx cerebri ist nicht gleichmäßig breit, vielmehr vorne deutlich schmäler als hinten (Abb. 16). Über der Crista galli mißt sie radiär nur 2, höchstens $2^1/_2$ cm, im Bereich der Kranznaht $2^1/_2$—3 cm und hinten am Splenium etwa 4 cm. Entlang der Ansatzstelle der Falx am Tentorium verläuft der Sinus rectus. Seine Länge beträgt rund 5 cm.

Während der freie konkave Rand der Hirnsichel hinten bis zum Splenium des Balkens heranreicht, ist er vorne am Knie 1 cm oder mehr von ihm entfernt, und noch weiter basal beträgt die kürzeste Entfernung zwischen der Lamina terminalis und dem freien Rande der Hirnsichel $2^3/_4$ cm. Es sind daher große Teile der Medialflächen des Stirnhirns beider Seiten nicht durch Dura voneinander geschieden, da der Balken erst in der Mitte vom konkaven Rande der Falx erreicht wird, dort wo er seinen charakteristischen Knick macht (Abb. 16). Von der Falx unbedeckt sind folgende Windungsteile: Die Area parolfactoria und der Gyrus subcallosus basal vom Rostrum, die hintere Hälfte des Gyrus frontalis inferior auf der Medialseite und jene Teile des Gyrus cinguli, welche Rostrum und Genu des Balkens umlagern. Das geschilderte Verhalten ist für die Möglichkeit einer pathologischen Verlagerung der entsprechenden Teile einer Hemisphäre auf die Gegenseite bedeutsam (s. S. 64). Im Bereiche der Falx selbst ist hingegen eine Seitenverschiebung von Hirnteilen nur unter besonderen Bedingungen in geringem Ausmaße möglich. Massenverschiebungen des Großhirns werden also vornehmlich in den rostralen, balkennahen Teilen der medialen Stirnhirnfläche möglich sein, weniger im Parietalgebiet und nicht im Occipitalgebiet. Der Raum zwischen den falxfreien Anteilen der medialen Hemisphärenflächen wird von Leptomeninx und Liquor ausgefüllt (Cisterna corporis callosi).

Der Ansatz der Falx an der Schädelkalotte enthält den Sinus sagittalis superior, ihr freier konkaver Rand den Sinus sagittalis inferior. Dieser Rand ist insbesondere in den frontalen Teilen nicht scharf. Die Hirnsichel wird balkenwärts zunehmend dünner, ist oft von Lücken durchbrochen, und schließlich gehen feine Fäserchen von einem zerfransten Rande unmittelbar in das arachnoideale Bälkchenwerk über. Hier ist ein subduraler Spalt auch als virtuelle Bildung nicht vorhanden.

Die Hirnsichel läßt schon makroskopisch deutlich gerichtete Faserzüge erkennen (Abb. 14). Es handelt sich im wesentlichen um 2 große Faserfächer, einen vorderen und einen hinteren. Der vordere geht von der Crista galli aus, die Faserbündel verlaufen in frontal-konvexem Bogen parietalwärts, die längsten finden ihr Ende an der Falxanheftung jenseits der Kranznaht. Der größere hintere Fächer, der ein Areal von 180° beschickt, nimmt von der Zeltspitze seinen Ausgang und ist gleichsam eine Fortsetzung der gesammelten Tentoriumstrahlung. Von dieser Spitze ziehen lange Bögen nach vorne, welche parietalwärts konvex sind. Sie überschneiden sich, da sie die Kranznaht nach frontal überholen, torbogenartig mit dem vorderen Fächer. An dieser Stelle, unter der Kranznaht, ist die Falx nahe ihrem konkaven Rande schon bei jungen Menschen dünn oder von größeren und kleineren Lücken durchsetzt und weist im mittleren und höheren Alter nicht selten ein ovales Loch auf, dessen Form sich aus der Faseranordnung ergibt (Abb. 14 und 16). In diesen Fällen bildet nicht selten der skeletierte Sinus sagittalis inferior die untere Begrenzung des Falxloches, welches bei Massenverschiebungen ebenfalls eine Rolle spielen könnte. Es entspricht ihm ein Windungsgebiet des Gyrus frontalis superior an der Medialfläche unmittelbar vor dem Lobulus paracentralis.

Subtentoriell in der hinteren Schädelgrube scheint die Falx als ein niedriges und variables Duraseptum längs der Crista occipitalis interna fortgesetzt. Diese *Kleinhirnsichel,* Falx cerebelli, entspricht der tiefen Einziehung des Unterwurms und enthält den Sinus occipitalis.

Auch das *Kleinhirnzelt,* Tentorium cerebelli, kann als Durafalte aufgefaßt werden und ist wie die Sichel zweiblättrig. Oberes und unteres Blatt sind fest miteinander verwachsen. Das Tentorium entspringt als Fortsetzung der parietalen Dura von einer doppelten transversalen Knochenlinie, die durch die Ränder des Sulcus transversus am Occipitale und des Sulcus petrosus superior an der oberen Pyramidenkante gebildet wird. Entlang dieser Knochenleisten haftet die Dura außerordentlich fest. Von der Pyramidenspitze und dem Porus trigemini springt das Tentorium auf die Clinoidfortsätze im Bereiche des Türkensattels über. Es heftet sich mit einem kürzeren, medialwärts gerichteten Schenkel jederseits am hinteren Clinoidfortsatz und mit einem längeren lateralen und rostralwärts gerichteten Schenkel am vorderen Clinoidfortsatz fest und bildet dadurch das Dach des Sinus cavernosus (s. S. 9).

Das Zelt ist vornehmlich in einer transversalen Ebene ausgespannt. Erst medial gegen die Zeltspitze steigt es steil an. Die Linie, in der Falx und Tentorium aufeinander-

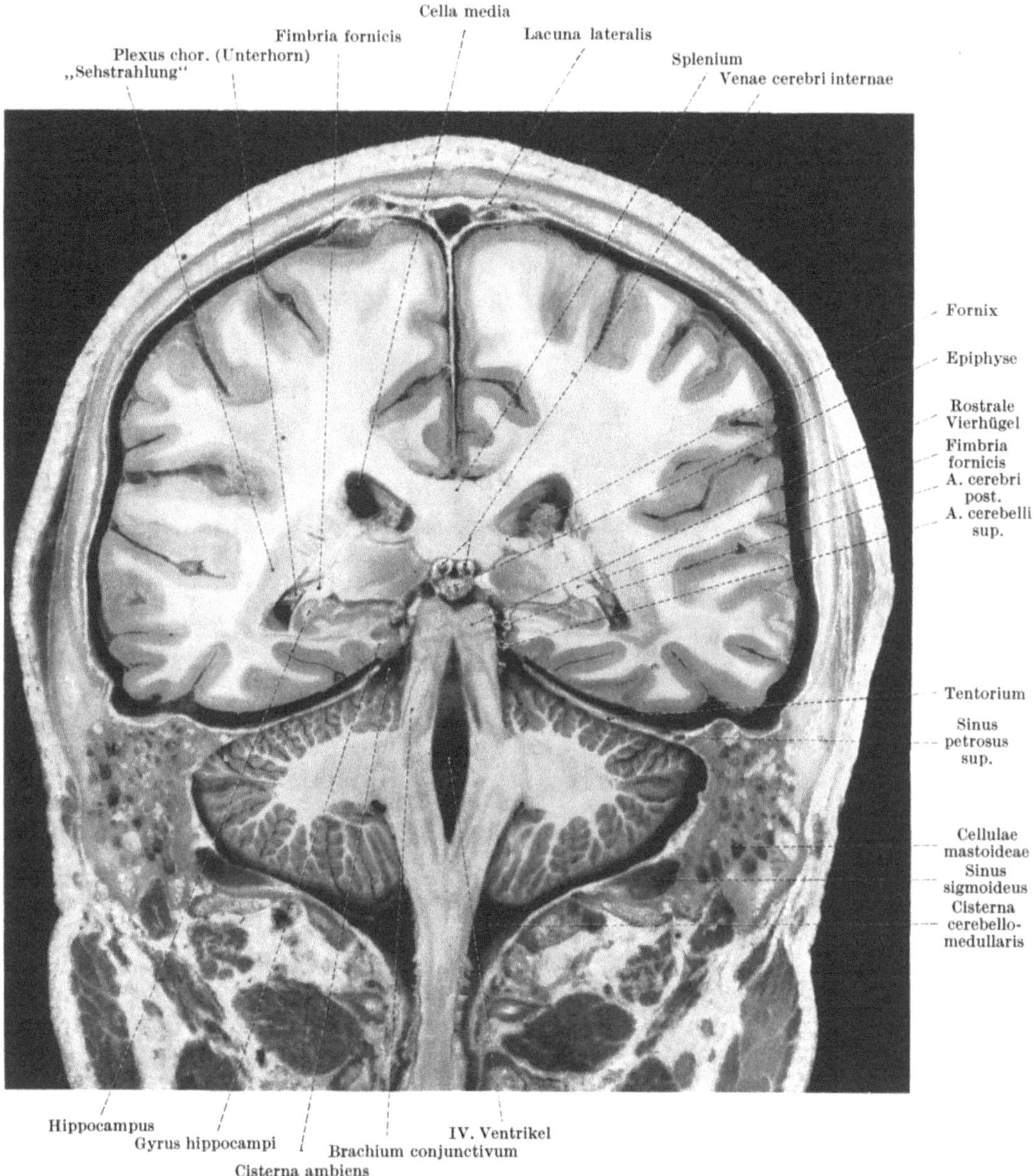

Abb. 15. Frontalschnitt durch den Hirnschädel im Niveau der Epiphyse und der vorderen Vierhügel. Unvollständige Kammerung durch die dreistrahlig angeordneten Durasepten. Blick auf die dorsale Schnittfläche. Dem freien Tentoriumrand liegt oben der Gyrus hippocampi mit der A. cerebri posterior auf. (Stelle der Einklemmung!)

treffen und die dem Verlaufe des Sinus rectus entspricht, ist bei aufrechtem Stand etwa 45° gegen die Horizontale geneigt. Vergleichen wir das Tentorium mit einem Rundzelt, so ist das vordere Drittel, dem Tentoriumschlitz entsprechend, herausgeschnitten. Der freie Tentoriumrand, welcher das Foramen tentorii begrenzt und das Mittelhirn umfaßt, fällt von der Zeltspitze lateralwärts und bogenförmig steil ab, biegt aber dann rostralwärts in die Horizontale zur Anheftungsstelle um. Am freien Rand kann man daher einen mehr vertikal und bogenförmig verlaufenden hinteren Abschnitt und einen mehr sagittal, horizontal und gerade verlaufenden vorderen Anteil unterscheiden. Der allmähliche Übergang entspricht der Gegend des Trigonum lemnisci an der Seitenfläche des Mittelhirns, von welcher der Tentoriumrand etwa $^1/_2$ cm, der Tiefe der Cisterna ambiens entsprechend, entfernt ist (Abb. 15).

Am Splenium des Balkens wird der Isthmus gyri fornicati beider Seiten nicht mehr durch die Falx, sondern durch die aufsteigende V. cerebri magna Galeni getrennt. Der Gyrus hippocampi überragt beiderseits in seinem ganzen Verlauf den Tentoriumrand nach medial und ist der Seitenfläche des Mittelhirns und der Vierhügelplatte benachbart (Abb. 15). Auch im rostralen Bereiche der leicht konvergierenden Tentoriumkanten überragt der Uncus gyri hippocampi den freien Rand medialwärts (Abb. 38). Der hintere spleniumnahe Abschnitt des Gyrus hippocampi springt etwas in den subtentoriellen Raum hinein vor und kommt auf diese Weise in unmittelbaren Kontakt mit dem Kleinhirnwurm in der Culmengegend. Die geschilderten Verhältnisse sind wichtig im Hinblick auf Verlagerungen von Hirnteilen in axialer Richtung, worauf S. 64 näher eingegangen wird.

2. Die Leptomeninx.

Die weiche Hirnhaut ist, wie bereits erwähnt, biologisch und pathophysiologisch als einheitliches bindegewebiges Organ aufzufassen, welches als Träger des Liquorkissens und als Verteiler der Blutgefäße des Gehirns von großer Bedeutung ist. Auch anatomisch präparatorisch ist es nicht überall möglich, die beiden Schichten, Pia und Arachnoidea, voneinander zu trennen, vielmehr sind an bestimmten Orten beide zu einer einzigen Bindegewebsschicht solid verschmolzen und ein eigentlicher Subarachnoidalraum ist gar nicht vorhanden. An anderen Stellen wie den Zisternen weichen äußeres und inneres Grenzblatt weit auseinander, der Liquorraum ist tief. Anordnung und Dichte der Bälkchen wechseln von Ort zu Ort in starkem Maße. Die klassische Unterteilung in Pia, Arachnoidea und Subarachnoidalraum mag vornehmlich seine didaktische Berechtigung haben.

Die *Pia mater* umgibt als bindegewebige Hülle die nervöse Substanz des Gehirns unmittelbar und ist innig mit der Membrana limitans gliae verschmolzen. An der Grenze zwischen nervöser Substanz und Pia findet sich eine Gitterfaserhülle. Die Pia bedeckt die Oberfläche des Gehirns und folgt ihr in alle Furchen zwischen den Windungen, denen sie bis in die Tiefe folgt. In der Pia findet die Aufteilung und die Verteilung der kleineren Blutgefäße statt, die aus dem im arachnoidalen Balkenwerk aufgehängten größeren Gefäßen gespeist werden. Mit der Pia dringen die Gefäße in das Innere der Furchen bis in die Tiefe vor. Spärliches piales Bindegewebe folgt den Gefäßen, welche von einer dünnen Liquorscheide umgeben sind, in das Innere der Hirnsubstanz hinein. An der Gesamtheit der eindringenden Blutgefäße ist das Gehirn wie an „tausend Fäden" aufgehängt, wodurch eine allseitige, weiche und elastische Fixierung bei Erhaltung der notwendigen Verschieblichkeit gewährleistet wird.

Auf die Beteiligung der Pia am Aufbau der Telae choriodeae und der Plexus chorioidei wird S. 34 eingegangen.

Die *Arachnoidea* ist ein sehr dünnes, beim lebenden Menschen glasartig durchsichtiges Bindegewebshäutchen. Nur am fixierten Präparat erscheint sie milchig getrübt. Sie liegt der Innenfläche der Dura überall unmittelbar an, der Subduralspalt ist virtuell. Die Arachnoidea folgt allen Ausstülpungen des Duraraums bis ins einzelne, wie der Trigeminusbucht, dem inneren Gehörgang usw. Den frei in den Schädelraum vorragenden Durablättern ist sie an beiden Seiten angelagert. Im ganzen ahmt also die Arachnoidea getreulich die Innenfläche der Dura und nicht die Oberfläche des Gehirns nach, über dessen Einschnitte sie hinwegzieht.

Histologisch besteht die Arachnoidea aus einander überkreuzenden Bindegewebsfaserbündeln mit Fibrocyten. Ihre Außenseite bilden abgeplattete Bindegewebszellen, welche endothelartig glatt die der Dura zugewendete Fläche überziehen („Arachnoidalepithel"). Bei Erwachsenen, vereinzelt aber auch schon beim Embryo und Kind, findet man mit dem Lebensalter zunehmend überall scheibenförmige oder kugelförmige kernreiche Zellansammlungen dieser Deckschicht, welche unter dem Namen *„zellige Flecke"* oder *„zellige*

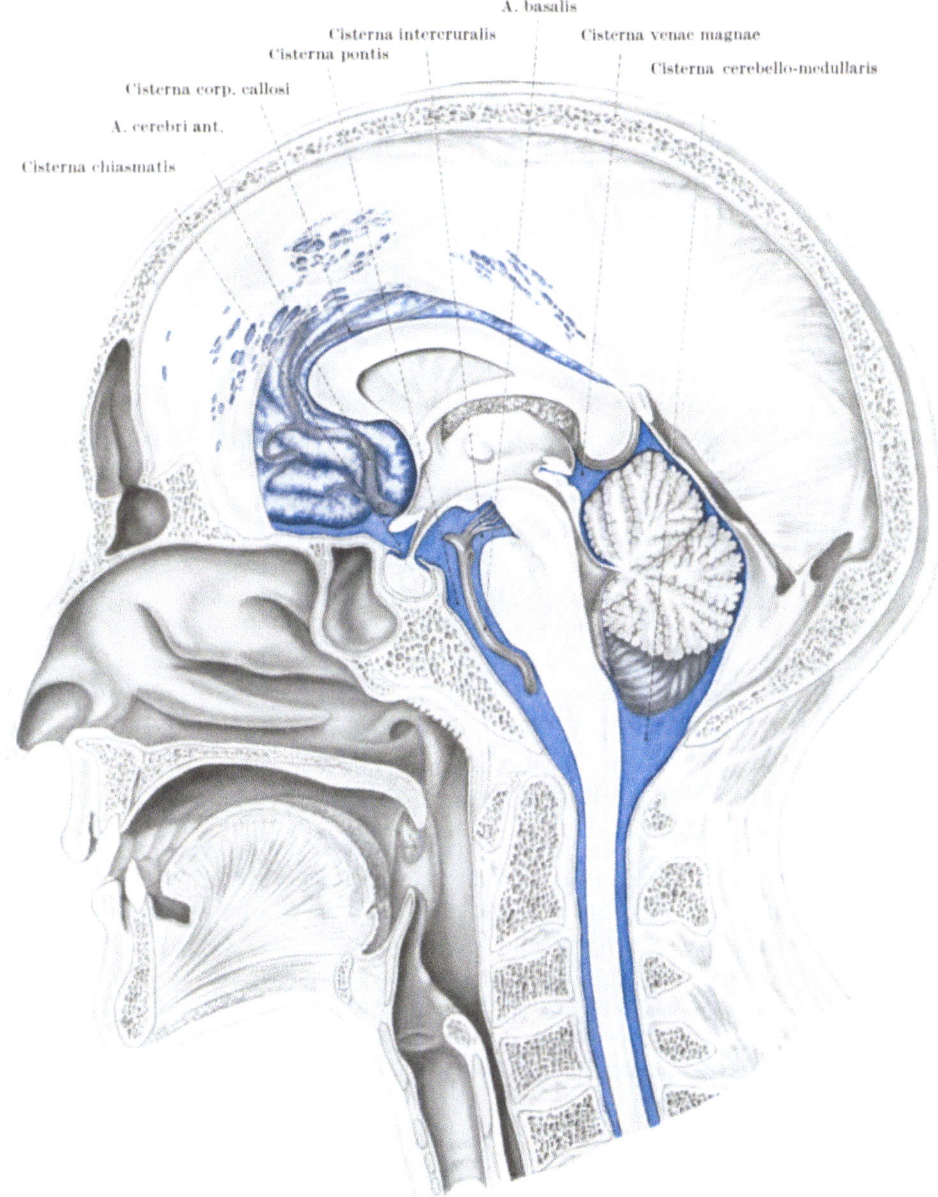

Abb. 16. Die äußeren Liquorräume (blau) mit den Cisternen auf dem Medianschnitt durch den Kopf. Beachte die Beziehungen des freien Falxrandes zum Balken, zur medialen Hemisphärenfläche und zur A. cerebri anterior. Kommunikation des Liquors der Cisterna chiasmatis entlang des Hypophysenstieles mit der Cisterna hypophyseos. Liquor bedeckt beim Menschen die Oberseite der Hypophyse.

Knötchen" bekannt sind. Im Schnittbild imponieren sie als spindelige oder rundliche Häufungen von Zellkernen mit deutlich konzentrischer Schichtung. Im Zentrum kommt es häufig aus unbekannten Gründen zu hyaliner Degeneration und Verkalkung, Veränderungen, welche das ganze Gebilde ergreifen können und das Vorkommen der „Kalkkugeln" in den Hirnhäuten besonders älterer Menschen erklären. Die zelligen Flecke und die Kalkkugeln sind vielleicht als potentielle Ausgangsstellen der Meningeome aufzufassen, deren histologischer Aufbau ihnen weitgehend entspricht. Zellige Knötchen im Bereiche des Sinus cavernosus sind irrtümlich als „Glomusorgane“ beschrieben worden.

Die *Arachnoidalzotten* (Granulationes arachnoidales Pacchioni) sind mit den zelligen Knötchen genetisch verwandt. Es handelt sich um dünnstielige, knollenförmige Ausstülpungen der Arachnoidea in die Sinus der Dura, in die Dura selbst und sogar in den Knochen hinein, welche dann mit ihren Kuppen in den Foveolae granulares gelegen sind. Sie entstehen aus soliden Wucherungen der oberflächlichen arachnoidalen Deckschicht und werden später durch das Auftreten kollagener Fasern lamelliert, um schließlich die Beschaffenheit des Gallertgewebes anzunehmen (Ferner 1940). Die Arachnoidalzotten sind solid und gefäßlos. Sie bestehen aus einem weichen sulzigen Bindegewebe mit sternförmigen Zellen. Ihre Oberfläche ist von platten Deckzellen überzogen, die ihrerseits zellige Flecke bilden. Das Fehlen von eigentlichen Liquorkammern in den Zotten, ihre dünnen Stiele und die Tatsache, daß sie in nennenswerter Ausbildung erst jenseits des 10. Lebensjahres auftreten und im Alter verkalken, sprechen gegen die Vorstellung, daß ihnen eine wesentliche Rolle bei der Liquorabgabe an das Venensystem zukomme. Wir nehmen heute vielmehr an, daß der Liquorabfluß im ganzen Subarachnoidalraum durch die auffallend dünnen Wände der im Balkenwerk aufgehängten Venen stattfindet. Ein gleicher Mechanismus ist für das Kammerwasser des Auges und seinen Abstrom über den Sinus venosus sclerae schon lange bekannt. Man hatte die Arachnoidalzotten deswegen mit dem Abströmen des Liquors in Zusammenhang gebracht, weil sie einzeln oder in ganzen Rasen vornehmlich in unmittelbarer Nachbarschaft der großen Sinus und ihrer seitlichen Ausbuchtungen gefunden werden. Obwohl sie bei der Injektion eines Farbstoffs in den Subarachnoidalraum etwas von diesem Farbstoff aufnehmen, handelt es sich doch nicht um richtige Ausstülpungen des Liquorraums. Innerhalb der Sinus ist nur eine Zellschicht als Grenze zum Stroma vorhanden, von der nicht zu entscheiden ist, ob es sich um Endothel oder um die arachnoidale Deckschicht handelt.

3. Der Subarachnoidalraum und die Zisternen.

Den Raum zwischen der Pia mater, welche der Oberfläche des Gehirns in allen Einzelheiten folgt, und der Arachnoidea, welche die Innenfläche der Dura nachzeichnet, nennt man Subarachnoidalraum oder Cavum leptomeningicum. Es ist mit Liquor gefüllt und in den einzelnen Regionen sehr verschieden mächtig. Die äußeren Liquorräume des Gehirns sind besonders tief an der Hirnbasis und überhaupt im Bereiche des Hirnstamms, auf der Höhe der Groß- und Kleinhirnwindungen hingegen weitgehend reduziert, nichtsdestoweniger sind die extracerebralen Liquorräume eine Einheit. Stellen besonderer Tiefe werden als Zisternen bezeichnet. Das Gesamtvolumen der äußeren Liquorräume ist vom Verhältnis des Hirnvolumens zum Schädelvolumen abhängig. Die äußeren und die inneren Liquorräume ermöglichen daher Veränderungen des Hirnvolumens in der starren Knochenkapsel: Bei Volumenzunahme des Gehirns wird die Liquormenge vermindert und bei Verkleinerung des Gehirns der Liquor vermehrt.

Die größte und auch praktisch wichtigste Zisterne ist die unpaare *Cisterna cerebellomedullaris*. Die der Kleinhirnoberfläche eng anliegende Arachnoidea löst sich im Bereiche der Tonsillen von der Oberfläche los und spannt sich, der Innenseite der Dura folgend, zur Medulla oblongata aus. Auf diese Weise entsteht ein großer Liquorraum, der im Sagittalschnitt dreieckig ist (Abb. 16 und 17). Die Spitze des Dreiecks liegt an der Apertura mediana. Die Zisterne ist von spärlichen, aber langen radiären Bälkchen durchzogen und wird ventralwärts durch das verlängerte Mark und die frontale Platte des Ligamentum denticulatum abgeschlossen, welches sich, wie bereits erwähnt, bis in die hintere Schädelgrube fortsetzt. Über seinen freien konkaven Rand kann man aus der großen Zisterne in die lateralen Abschnitte der basalen Zisterne gelangen. Durch die große Zisterne hindurch verlaufen die Wurzelbündel der Vagusgruppe und der stark gewundene Anfangsteil der A. cerebellaris inferior (posterior) (Abb. 31).

Die *basale Zisterne* ist jenes ausgedehnte Liquorgebiet, das sich an der Ventralseite des Hirnstamms und in seinen basalen seitlichen Regionen von der Medulla oblongata bis nach rostral zu den Nn. optici erstreckt. Man pflegt sie in mehrere Unterabschnitte aufzuteilen: Die mediale unpaare Brückenzisterne zwischen der Brücke und dem Clivus

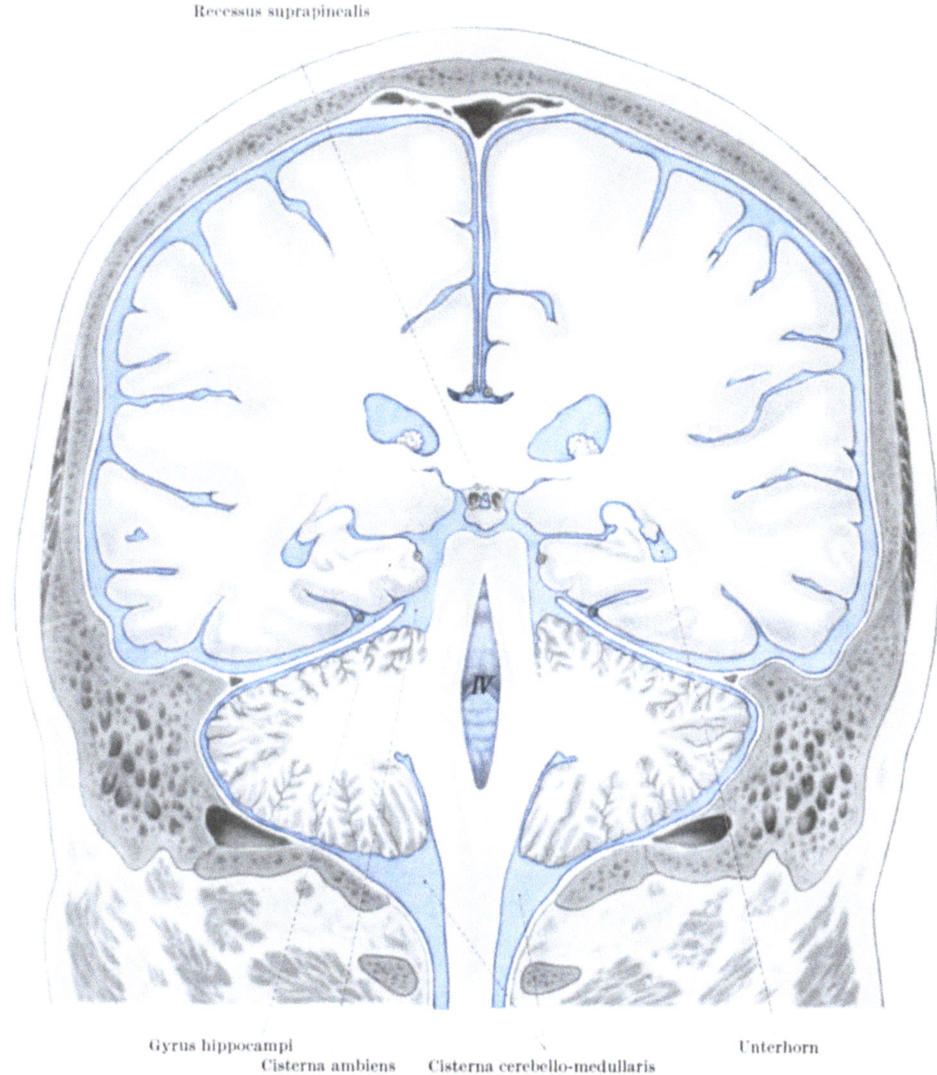

Abb. 17. Die extracerebralen Liquorräume (blau) auf dem Frontalschnitt durch den Schädel, der im Niveau der Epiphyse geführt ist (Abb. 15). Sanduhrartige Einschnürung der äußeren Liquorräume im Bereiche des Tentoriumschlitzes. Vgl. mit Abb. 15. *IV* = V. Ventrikel, dessen Dach man sieht.

— durchschnittlich $^1/_2$ cm tief — reicht vom Vorderrand des großen Hinterhauptslochs bis nahezu an das Dorsum sellae. Sie geht lateralwärts jederseits in die *lateralen Brückenzisternen* über, welche am Tentoriumursprung entlang des Felsenbeins ihre seitliche Begrenzung finden. Die dorsale Wand bilden die Unter- und Vorderfläche der Kleinhirnhemisphären. Die mediale Brückenzisterne enthält den N. abducens, die Aa. vertebrales und die A. basalis. Die seitliche Brückenzisterne oder Kleinhirnbrückenwinkelzisterne beherbergt die leptomeningealen Strecken des N. hypoglossus, die Radix myelencephalica des N. accessorius, die Vagusgruppe, den N. facialis und statoacusticus und die Pars compacta der Trigeminuswurzel. Nahe der Pyramidenspitze am Porus trigemini setzt sich die laterale Brückenzisterne als *Trigeminuszisterne* längs der Pars triangularis der Trigeminuswurzel in das Cavum Meckeli hinein bis zum Gasserschen Ganglion fort (s. S. 74 und Abb. 45).

Die *Cisterna interpeduncularis* nimmt den Raum zwischen dem Dorsum sellae (Clivus) und der basalen Fläche des Mittelhirns ein. Rostralwärts reicht sie bis zu den Corpora mamillaria und bis zum Hypophysenstiel, caudal bis zum vorderen Rand der Brücke. Im Bereiche der Fossa interpeduncularis zwischen den Hirnschenkeln ist sie besonders tief und wird vom Stamm des N. oculomotorius durchzogen. Sie enthält weiter den rostralen Abschnitt der A. basalis mit ihren Endästen sowie die von ventral in das Mittelhirn eindringenden paramedianen Arterien, von denen die rostralste den Thalamus erreicht und die medialen und caudalen Kerngebiete desselben versorgt.

Die *Cisterna ambiens* (Abb. 17) folgt als eine Fortsetzung der vorderen basalen Zisternenregion dorsalwärts dem freien Rand des Tentoriums. Sie umgreift also die Hirnschenkel und das Mittelhirn bis zur Vierhügelregion, wo die Zisternen beider Seiten zusammentreffen. Die Cisterna ambiens enthält den N. trochlearis, welcher parallel zum freien Tentoriumrand verläuft. Außerdem durchziehen die Zisterne die A. cerebri posterior und von ihr zur Tela chorioidea prosencephali, zu den Plexus und den Stammganglien abgehende Äste, eine Arterie zur Vierhügelplatte, die A. cerebelli superior und die V. basalis Rosenthali, welche in die V. cerebri magna einmündet (Abb. 51). Scheitelwärts gegen das Splenium des Balkens und gegen die Epiphyse geht die Cisterna ambiens in die *Cisterna venae magnae Galeni* und weiter nach vorne in die *Cisterna corporis callosi* über. In der Epiphysenregion ist der Raum von dichtem, mit der Zirbel fest verwachsenem arachnoidalem Gewebe ausgefüllt (bei der Präparation reißt die Epiphyse leicht im Bereich der Habenulae ab).

Um das Mittelhirn bilden demnach die Cisterna interpeduncularis, ambiens und V. magnae Galeni einen ringförmigen Liquorraum, der durch den vorspringenden freien Tentoriumrand eingeengt erscheint. Diese sanduhrartige Enge ist die einzige Verbindung der supra- und infratentoriellen extracerebralen Liquorräume. Der gesamte von der großen Zisterne ausgehende Liquorstrom muß durch diese Enge hindurch, um auf die Konvexität zu gelangen.

Die Cisterna interpeduncularis geht rostralwärts in die *Cisterna chiasmatis* über. Es handelt sich um einen recht geräumigen Liquorsee, welcher das Chiasma opticum mit dem Anfangsteil der Nn. optici, das Infundibulum mit dem Hypophysenstiel sowie die Endgabel der A. carotis interna und die Anfangsteile der vorderen und mittleren Hirnarterie enthält. Die Zisterne wird oben von der Regio olfactoria und der Substantia perforata anterior, seitlich von dem Uncus gyri hippocampi und dem Limen insulae, unten von dem Diaphragma sellae und jener Duraplatte begrenzt, welche das Dach des Sinus cavernosus bildet (Abb. 16).

Die Cisterna chiasmatis wird rostral- und lateralwärts durch mehrere Liquorbahnen fortgesetzt: sie geht lateralwärts entlang der A. cerebri media als *Cisterna cerebri lateralis* in die Sylvische Furche über und setzt sich auf die Konvexität fort. In der Tiefe der Sylvischen Furche liegt die *Cisterna insulae*. Die Cisterna chiasmatis geht andererseits auch rostral- und aufwärts längs der A. cerebri anterior über das Balkenknie in die unpaare *Cisterna corporis callosi* über, welche in der Tiefe der Hemisphärenspalte zwischen dem äußeren Bogen des Balkens und dem freien Falxrand sich ausdehnt, um am Splenium wieder mit der Cisterna venae magnae Galeni zusammenzutreffen. Das Verbindungsstück zwischen Cisterna chiasmatis und Corporis callosi wird als *Cisterna laminae terminalis* beschrieben.

Ein besonderes Interesse dürfen die Beziehungen der Leptomeninx und des Liquorraums zur intrasellären Hypophyse beanspruchen. Das Loch im Diaphragma sellae für den Durchtritt des Hypophysenstiels ist bei jüngeren Menschen meist klein, bei älteren ist das Diaphragma oft bis auf einen schmalen Randsaum reduziert, so daß ein großes Loch besteht und nahezu die ganze obere Fläche der Hypophyse zutage liegt. Am Rande des Diaphragmalochs verbinden sich Dura und Arachnoidea, indem sie ineinander übergehen (Abb. 41). Durch das so entstandene Loch, welches nicht nur die Dura, sondern auch die Arachnoidea betrifft, ist der Subarachnoidalraum hernien- oder prolapsartig in den Sellaraum ausgestülpt und bedeckt regelmäßig die obere Fläche und in variabler Weise die Seiten-, Vorder- und Rückenteile der Hypophyse. Subarachnoidales Gewebe mit Liquorkammern und allen Derivaten der Leptomeninx wie Arachnoidalzotten, zellige Knötchen, Kalkkugeln und dünnwandige Venen erfüllt den Raum zwischen der oberen Fläche der Hypophyse und dem Diaphragma sellae. Entlang des Hypophysenstiels ist die Verbindung mit dem Boden der Cisterna chiasmatis hergestellt (FERNER 1955). Es bestehen hier also ähnliche Verhältnisse wie am Ganglion Gasseri im Hinblick auf die Trigeminuszisterne (s. S. 68). Beim Menschen besteht offenbar die Tendenz, Gebilde des knöchernen Schädelraums, welche ursprünglich extradural gelegen waren, in den Dura- und Leptomeningealraum einzubeziehen. Es erscheint uns nicht abwegig, die drei die Hypophyse umhüllenden Schichten (Stratum fibrosum innen, Stratum vasculare in der Mitte und Stratum periostale außen) mit den Hirnhäuten in Parallele zu setzen.

Bei Füllung der extracerebralen Liquorräume an der Leiche vom Foramen occipitale aus konnten wir regelmäßig eine Füllung des infradiaphragmalen Liquorraums feststellen, obwohl keine Druckanwendung erfolgte. Bei der Luftfüllung dürfte diese Hypophysenzisterne auf dem Röntgenbild keinen positiven Befund ergeben, da es sich um einen Liquorraum von nur mikroskopischer Tiefe handelt. Indessen ist nicht von der Hand zu weisen, daß die geschilderten Verhältnisse für das Problem der Sellaausweitung bei Erhöhung des intrakraniellen Druckes eine Rolle spielen.

4. Die Innervation der Hirnhäute.

Alle Hirnarterien werden in ihrem ganzen Verlaufe von den sympathischen periarteriellen Geflechten versorgt, welche teils vom sympathischen Plexus caroticus internus im Sinus cavernosus, teils vom Plexus a. vertebralis ihren Ausgang nehmen. Im übrigen sind unsere Kenntnisse über Einzelheiten der Innervation der Hirnhäute noch lückenhaft. Zweifellos aber gelangen auch von den Hirnnerven und wahrscheinlich auch von den oberen Cervicalnerven Ästchen an die Hirnhäute und ihre Gefäße. (Die sensiblen Innervationsareale der harten und weichen Hirnhaut decken sich offenbar weitgehend, was ontogenetisch aus der gemeinsamen Anlage der Meninx primitiva verständlich wird.)

In neuerer Zeit ist die sensible Innervation der Hirnhäute von PENFIELD und McNAUGHTON (1940) und von KAUTZKY (1951) bearbeitet worden. KAUTZKY und WOLTER führten den morphologischen Nachweis, daß Duraästchen aus dem N. trigeminus entlang der Brückenvenen auch auf die Leptomeninx übertreten.

Die Hirnhäute an der Basis des Stirnhirns, am vorderen Stirnpol, an der medialen Hemisphärenfläche (Falx) und um den gesamten Occipitallappen werden aus dem N. ophthalmicus innerviert (N. tentorii zur Dura der Occipitalregion). Die Hirnhäute im Bereiche der mittleren Schädelgrube, also an der Basalfläche des Schläfenlappens, sowie über der konvexen Hemisphärenfläche, mit Ausnahme der Stirnpolregion vorne und des Occipitallappens hinten werden vom 2. und 3. Trigeminusast versorgt. Die parasympathischen Fasern für diese Region entspringen wahrscheinlich aus dem N. petrosus superficialis maior und schließen sich der A. carotis interna an. Die Hirnhäute im subtentoriellen Raum dürften mit Ausnahme eines ringförmigen Gebiets um das Foramen occipitale magnum, das Hirnhautästchen aus den cervicalen Spinalnervenwurzeln zugeordnet ist, vom N. glossopharyngeus und N. vagus innerviert werden.

VII. Das Ventrikelsystem mit den wandbildenden und benachbarten Hirnteilen.

Die Anatomie des Ventrikelsystems mit den wandbildenden und benachbarten Hirnteilen ist für die Neurochirurgie in vielfacher Hinsicht von Bedeutung. Die intracerebralen Liquorräume leiten sich von dem zentralen Lumen des Neuralrohrs her, werden aber durch die Massenentwicklung der einzelnen Hirnteile in mannigfacher Weise differenziert und ausgestaltet. Durch die verschiedene Massenzunahme einzelner Hirnteile wird das Ventrikelsystem relativ enger und behält nicht überall seine ursprüngliche zentrale Lage. Im übrigen ist seine Weite unter anderem vom Lebensalter abhängig. Die intracerebralen

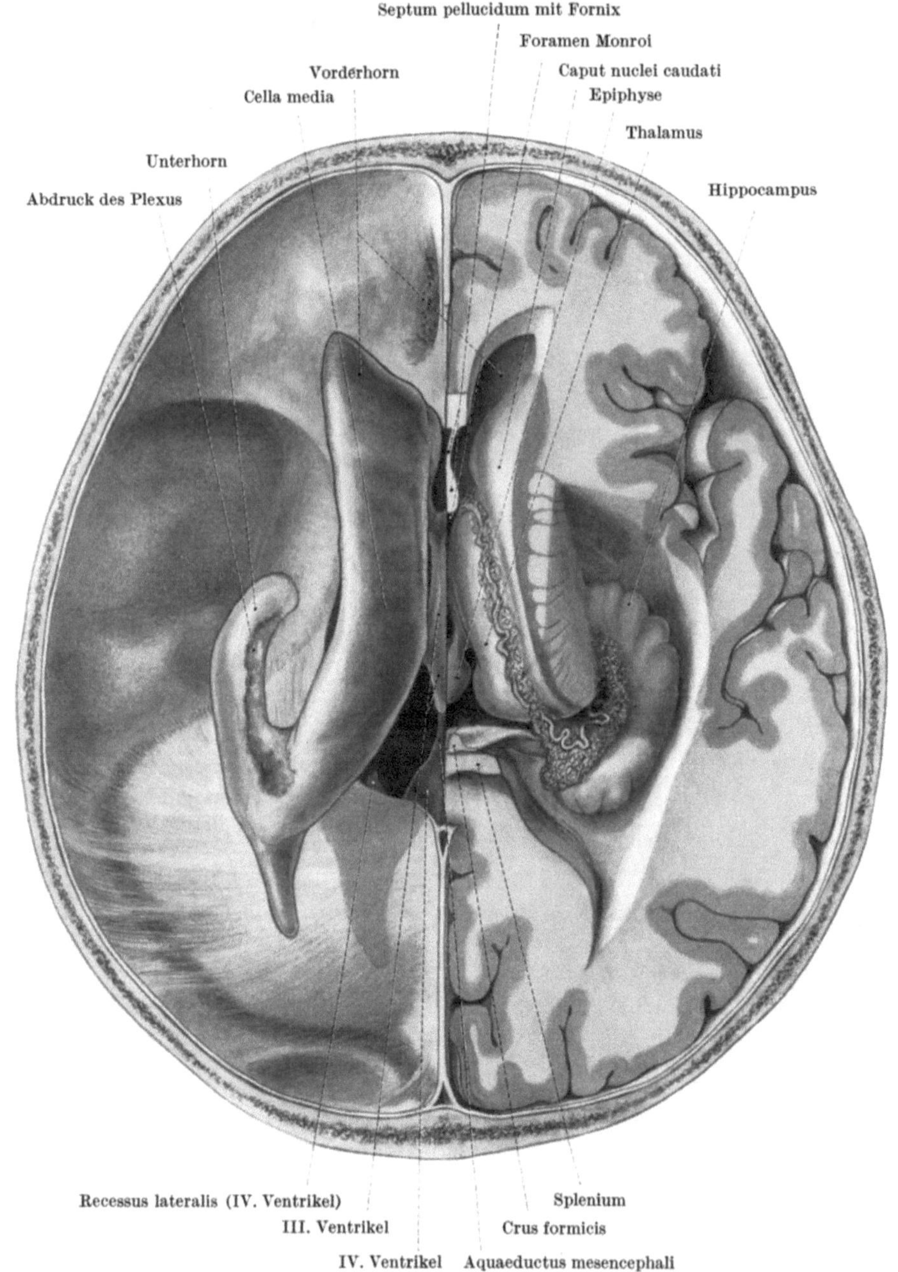

Abb. 18. Lage und Form der Seitenventrikel innerhalb des Schädels in der Ansicht von oben. Links: Ausguß der Ventrikel mit Woodschem Metall in situ. Rechts: Präparatorische Darstellung des Seitenventrikels ausgehend von einem Horizontalschnitt durch das Großhirn im Niveau der Cella media.

Liquorräume bilden schließlich ein in den einzelnen Hirnteilen verschieden gestaltetes, kommunizierendes und von Ependym ausgekleidetes Röhrensystem, das nach außen mit den extracerebralen Liquorräumen nur durch 3 Öffnungen im Bereiche des caudalen Abschnitts in Verbindung steht. Man unterscheidet den paarigen Seitenventrikel (I. und

II. Ventrikel) in den beiden Endhirnhemisphären, den III. Ventrikel im Zwischenhirn, den Aquaeductus cerebri (Sylvii) im Mittelhirn und den IV. Ventrikel im Rautenhirn (Abb. 19).

1. Die Seitenventrikel.

Der Seitenventrikel einer jeden Großhirnhemisphäre ist gestaltlich mit einem Hufeisen zu vergleichen, dessen ungleiche Schenkel frontalwärts zeigen. Der untere ist kürzer und graziler als der obere. Das Hufeisen ist außerdem gegen die Sagittalebene in einem

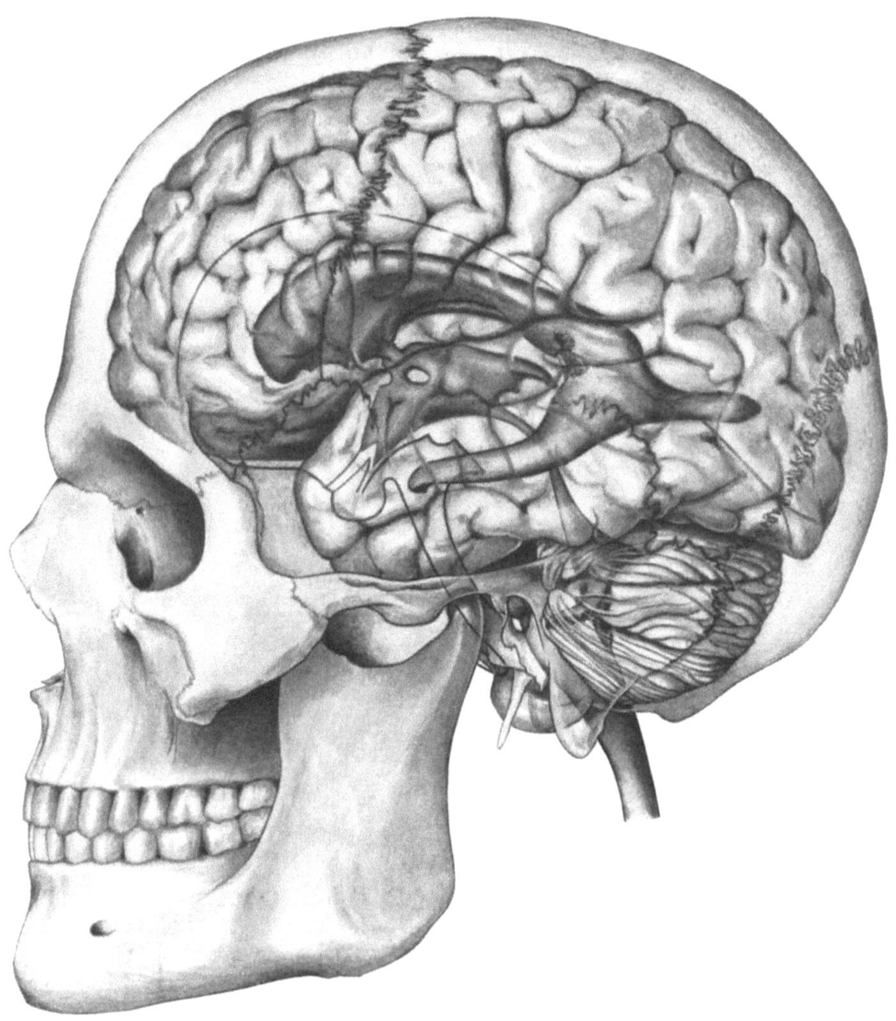

Abb. 19. Die Hirnventrikel von der Seite in ihrer topographischen Lage innerhalb des Gehirns und des knöchernen Schädels. Die Weite des Vorderhorns in diesem Falle ist abnorm, es überschreitet normalerweise die Kranznaht frontalwärts nicht. Die basale Kontur des Hirnstammes sowie die Mediankontur der Schädelbasis ist durch eine einfache Linie gekennzeichnet (aus KAUTZKY-ZÜLCH).

Winkel von 60° geneigt, so daß der untere Schenkel von der Mittellinie weiter entfernt ist als der obere. Am ausgebildeten Gehirn umgreift das Hufeisen die Stammganglien, wobei das Dach des oberen Schenkels vom Balken gebildet wird. Die beschreibende Anatomie unterscheidet mehrere Abschnitte, die den einzelnen Lappen der Hemisphäre zuzuordnen sind. Der spaltförmige Zentralteil über dem Thalamus (Pars parietalis, Cella media) gehört dem Parietallappen an und breitet sich in der Transversalebene aus. Er geht rostralwärts am vorderen Pol des Thalamus in das Vorderhorn (Cornu frontale) im Stirnlappen über. Occipital am Pulvinar thalami („Trigonum" ventriculi lateralis) setzt er sich einerseits in den Occipitallappen als Hinterhorn (Cornu occipitale) und in den Temporallappen als Unterhorn (Cornu temporale) fort. Das löffelförmige Vorderhorn wird lateral vom Caput nuclei caudati, medial vom Septum pellucidum und oben sowie vorne von dem rostralen Teil der Balkenstrahlung begrenzt. Das Vorderhorn enthält keinen Plexus chorioideus. Den Boden der spaltförmigen Pars parietalis bilden von medial nach lateral der Fornix, der Plexus chorioideus und die von der Lamina affixa bedeckte Oberseite des Thalamus. Als laterale Wand findet sich die Cauda des Schwanzkerns, welche vom Thalamus durch die Stria terminalis deutlich abgegrenzt ist (Abb. 18). Das Dach bildet der Truncus des Balkens. Der Plexus chorioideus des Parietalteils ist vorne am Foramen Monroi schmal und liegt auf der Medialseite des Bodens. Wie der Fornix verbreitert er sich nach hinten zunehmend und ist am Pulvinar thalami zu dem mächtigen Glomus chorioideum verdickt, das den Thalamus hinten völlig bedeckt. Die Verdickung entspricht dem Abgang des nach Form und Ausbildung sehr variablen Hinterhorns, das wie das Vorderhorn keinen eigenen Plexus enthält. Der Ventrikel ist hier am Abgang des Hinterhorns besonders weit. Auf der Medialseite des Hinterhorns springt der sog. Calcar avis (der Fissura calcarina entsprechend) vor. Im grazilen Unterhorn, das gegen seine Spitze zu spaltförmig wird, sind bodenbildend am Abgang das Trigonum collaterale und weiter vorne die Eminentia collateralis (entsprechend der Fissura collateralis). Die Medialseite wird vom Pes hippocampi mit seinen Digitationen eingenommen, während das Dach durch den herumbiegenden stabförmigen Endteil der Cauda des Schwanzkerns gebildet ist. Vor der Schwanzspitze des Nucleus caudatus liegt der Nucleus amygdalae.

2. Die Region des Foramen interventriculare Monroi.

Die *Foramina interventricularia Monroi* verbinden jederseits die beiden Seitenventrikel mit dem rostralen Abschnitt des 3. Ventrikels. Für die operative Eröffnung des Seitenventrikels und zwar für den hier in Frage kommenden vorderen Teil, bieten sich zwei Möglichkeiten: man geht entweder durch den Balken oder durch das Stirnhirn vor.

Von den meisten Hirnchirurgen wird der Zugang durch das Stirnhirn gewählt. Die Rinde der mittleren Stirnwindung wird präzentral mit einem Sagittalschnitt incidiert oder ovalär excidiert und dann der weiße Markmantel, der infolge des Hydrocephalus mehr oder weniger verdünnt ist, bis in die cranio-laterale Wand des Seitenventrikels durchtrennt. Spreizt man diesen Spalt, so übersieht man die erwünschte Region, d. h. das Vorderhorn und den frontalen Teil der Cella media des Seitenventrikels (Abb. 20). Das Vorderhorn, in das man von oben und außen blickt, stellt sich als eine kahnartige Grube dar. Die Vorderwand des Thalamus fällt vom Tuberculum thalami steil gegen den Boden des Vorderhorns ab. Seine mediale Wand bildet das Septum pellucidum, das sich als paarige paramediane Platte zwischen Rostrum, Genu und vorderem Teil des Truncus corporis callosi ausspannt. Zwischen beiden Septen findet sich ein schmaler, flüssigkeitserfüllter Spalt, das Cavum septi pellucidi. Es ist sehr verschieden weit und entsteht unabhängig vom Ventrikel sekundär durch Gewebszerfall innerhalb des Septum pellucidum. Das Septum pellucidum ist blendend weiß und von den Vv. septi pellucidi durchzogen, die sich von frontal nach occipital sammeln. Die laterale Wand bildet der als grauer Hügel erscheinende Kopf des Nucleus caudatus, auf dessen Oberfläche ebenfalls mehrere Venen sichtbar sind, welche der V. thalamostriata zustreben. Er verjüngt sich occipitalwärts zum Schwanz und gibt auch in der Cella media die laterale Wand des Ventrikels ab. Genau in der Mitte des Gesichtsfelds erblickt man am Grunde des Ventrikels das etwa linsengroße Foramen Monroi. Den rostralen Rand des Foramen Monroi bildet der scharfe Bogen der Columna fornicis (Pars libera), seine hintere Umrandung der vordere untere Pol des Thalamus. Den unteren und hinteren Rand des Foramens sieht man jedoch nicht. Er ist vom Plexus chorioideus bedeckt, der hier in den 3. Ventrikel übertritt. Vom Foramen Monroi steigt der Plexus, der hier einen rundlichen Querschnitt hat, an seiner medialen Seite vom Fornix begleitet, über den vorderen Pol und das Tuberculum thalami zunächst in paramedianer Lage scheitelwärts auf, um dann occipital umzubiegen und sich breiter werdend allmählich von der Mittellinie zu entfernen. Die laterale Haftlinie der Tela am Thalamus und der schmale anschließende Streifen der Thalamusoberfläche (Lamina affixa) sind großenteils von dem graurötlichen, aus zahllosen Wärzchen bestehenden Plexus bedeckt und daher kaum sichtbar. Erst die V. thalamostriata, die in der Furche zwischen Thalamus und Nucleus caudatus (Stria terminalis) in occipito-frontaler Richtung dem Foramen Monroi zustrebt, ist wieder zu sehen. Diese Vene vereinigt sich im Foramen mit den Vv. septi pellucidi und der

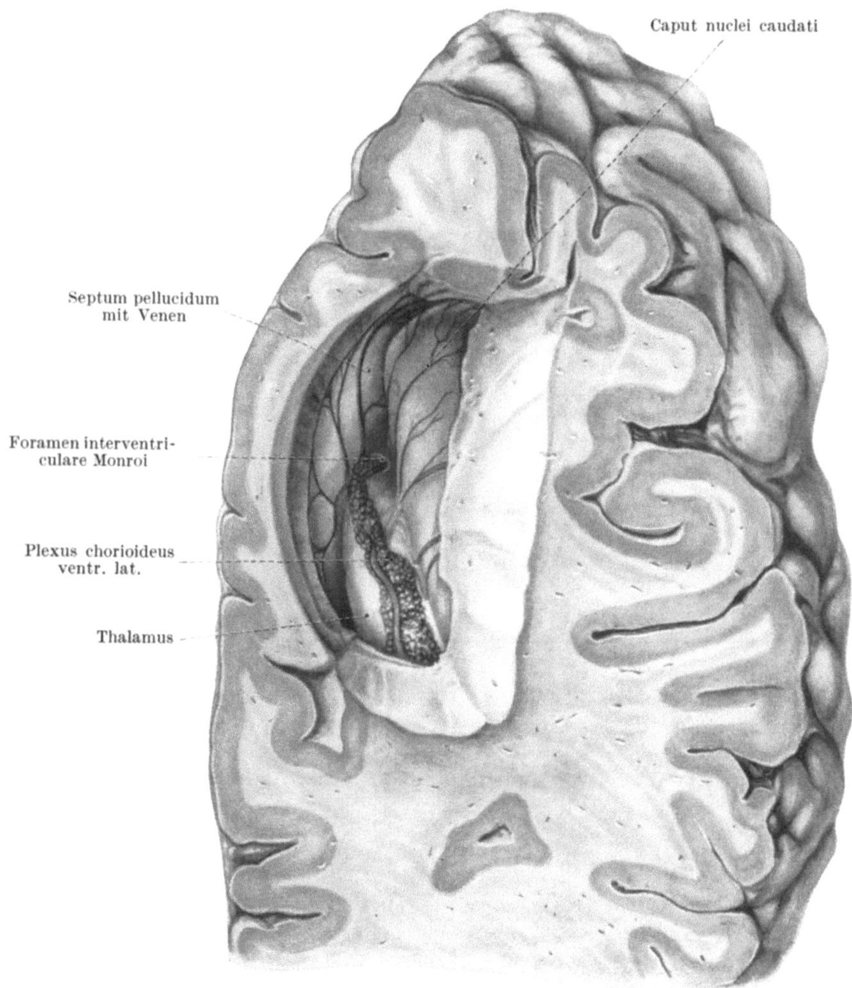

Abb. 20. Einblick von oben und lateral auf die Region des Foramen interventriculare Monroi im rechten Seitenventrikel (ausgehend von einem Horizontalschnitt knapp über dem Balken).

V. chorioidea aus dem Plexus selbst zur V. cerebri interna, welche im Dach des 3. Ventrikels — bei der beschriebenen Freilegung nicht sichtbar — in Richtung auf die Epiphysengegend verläuft (Abb. 34). Die genannten großen Venen sind bei operativen Eingriffen peinlich zu schonen. Am entbehrlichsten sind die Venen des Septum pellucidum. Will man durch das Foramen Monroi in den 3. Ventrikel sehen, so muß und kann man unbeschadet seinen vorderen Rand, d. h. den Fornix und das anschließende Septum pellucidum, spalten. Man sieht dann von oben in das Infundibulum und kann günstigenfalls die Fornixsäule der anderen Seite und den Recessus triangularis erkennen. Als solchen bezeichnet man bekanntlich die dreieckige Grube zwischen den beiden Columnae fornicis und der Commissura anterior. Durch Perforation des dünnen Septum pellucidum erreicht man das Vorderhorn der Gegenseite.

3. Der 3. Ventrikel.

Der *3. Ventrikel* ist der mediansagittale spaltförmige Liquorraum des Zwischenhirns, dessen Seitenwandung jederseits die mediale Thalamusfläche oben und der Hypothalamus basal bildet. Durch eine Grenzfurche (Sulcus hypothalamicus), welche vom Foramen Monroi in leicht S-förmiger Krümmung unterhalb der Massa intermedia zum Abgang des Aquäduktes führt, wird der Thalamus vom Hypothalamus abgesetzt. Dieser Sulcus hypothalamicus entspricht dem Sulcus limitans des Grundbauplans des Nervenrohrs. Die Seitenansicht des 3. Ventrikels ergibt einen annähernd dreiseitigen Umriß, der allerdings durch die Ausbildung mehrerer Aussackungen (Recessus) gezackt ist (Abb. 19). Die rostrale untere Spitze des Dreiecks entspricht dem Recessus chiasmatis, die occipitale,

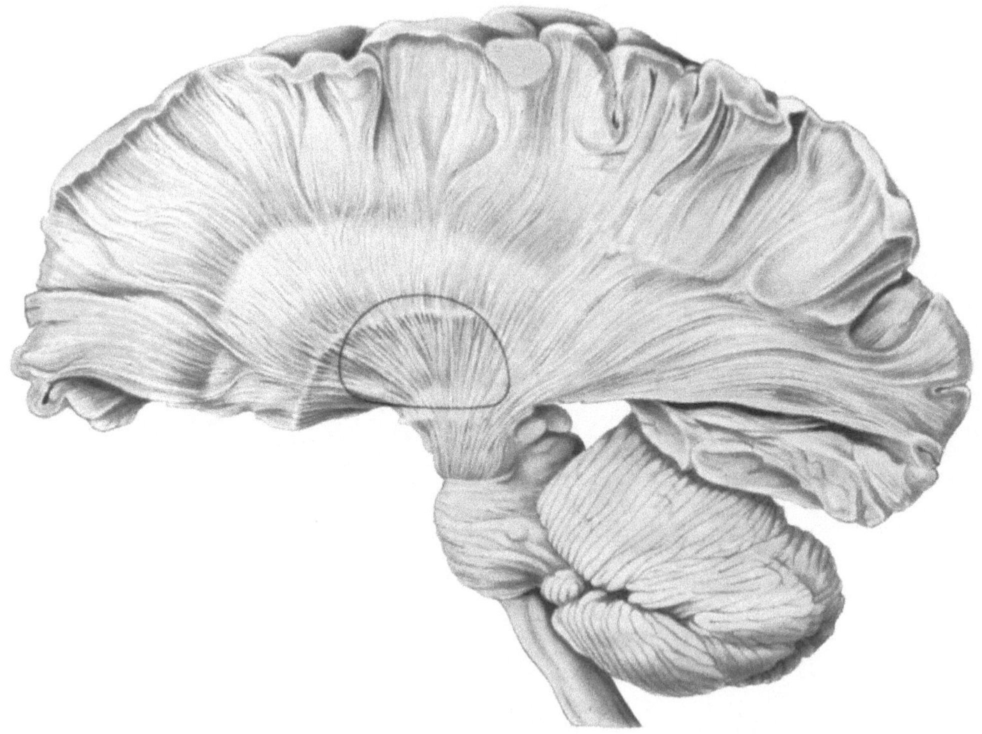

Abb. 21. Der Faserfächer der linken Hemisphäre. Ansicht von lateral. Der Linsenkern ist durch eine Umrißlinie angegeben.

ang ausgezogene dem Recessus suprapinealis und die obere abgestumpfte Spitze dem Fornixbogen vor dem Foramen Monroi. Außer den genannten sind 3 weitere Recessus zu nennen: Der Recessus triangularis (Rest des unpaarigen Anteils des Endhirnventrikels) rostral oben zwischen den beiden Fornixschenkeln, nach rostral durch die vordere Commissur abgeschlossen, dann der Recessus hypophyseos im Infundibulum und der Recessus pinealis über der Commissura posterior. Dem Umriß des 3. Ventrikels in der Seitenansicht entsprechen folgende Wandteile: Vom oberen abgestumpften Winkel des Dreiecks beginnend, dem wie erwähnt, der Bogen der Columna fornicis in jenem Anteil, welcher das Foramen Monroi umrandet, entspricht, bildet die Tela chorioidea das „Dach" des 3. Ventrikels nach occipital bis zu seinem Ende im Recessus suprapinealis. Die Tela chorioidea weist auf der Innenseite einen paarigen paramedian in der Sagittalen verlaufenden Plexus chorioideus auf. Die Tela selbst haftet an der Medialfläche des Thalamus beiderseits an der Stria medullaris thalami. Das leptomeningeale Bindegewebe der Tela setzt sich lateralwärts unter dem Fornix in den Seitenventrikel fort und bildet die Grundlage des Plexus dortselbst (Abb. 34). Die gesamte leptomeningeale Platte mit den Plexus heißt daher Tela chorioidea prosencephali. Die hintere Begrenzung des 3. Ventrikels bildet die obere Epiphysenfläche, die Commissura habenularum, der Recessus pinealis, die hintere Commissur und der Abgang des Aquäduktes. Den in leicht nach oben konvexem Bogen gegen den hypothalamischen Teil des 3. Ventrikels abfallenden Boden bilden die Corpora mamillaria, das Tuber cinereum, das Infundibulum hypophyseos und das Chiasma opticum. Vom rostralen Ende des Ventrikelbodens, dem Recessus chiasmatis, steigt die Lamina terminalis (ursprünglich rostrales Ende des Neuralrohrs) gegen die Commissura rostralis und gegen das Foramen Monroi empor.

Den Ventrikelräumen des Vorderhirns liegen die Stammganglien und der Thalamus, welche verschiedentlich wandbildend sind, sowie die Capsula interna des Linsenkerns unmittelbar benachbart. Zwischen Thalamus und Nucleus caudatus medial und dem Linsenkern lateral durchbrechen die langen Projektionsbahnen von und zur Hirnrinde den Komplex der Stammganglien, eine Enge, welche von allen langen Bahnen passiert werden muß, so daß sie hier in der „Capsula interna“ auf engem Raum zusammengedrängt sind. Die langen Bahnen werden basalwärts fächerförmig gesammelt und erfahren gleichzeitig eine Torsion, bevor sie die Hirnschenkel erreichen, deren Faserung die auslaufende Drehung noch erkennen lassen (Abb. 21). Da die Faserstrahlung der inneren Kapsel während der Entwicklung der Formgestaltung der Endhirnhemisphäre folgt, umlagert sie im Bogen (entsprechend der Ausbildung des Temporallappens) den Linsenkern. Man kann daher topographisch einen prä-, supra-, retro- und infralentikulären Anteil der inneren Kapsel unterscheiden, der der Faserung des Stirn-, Scheitel-, Hinterhaupts- und Schläfenlappens entspricht. Auf Horizontalschnitten kann man einen vorderen Schenkel der inneren Kapsel zwischen Kopf des Schwanzkerns und Linsenkern, einen hinteren Schenkel zwischen Thalamus und Linsenkern unterscheiden, welche in einem „Knie“ (am rostralen Pol des Thalamus) ineinander übergehen. Am Schnittbild stellt sich die innere Kapsel somit als ein nach temporal offener Winkel dar. Im Bereiche der inneren Kapsel lassen die langen Projektionsbahnen eine charakteristische topographische Ordnung erkennen. Es enthält der vordere Schenkel die frontale Brückenbahn und den vorderen Thalamusstiel als Verbindung des Thalamus mit der Rinde des Stirnhirns, das „Knie“ die motorische Hirnnervenbahn und der hintere Schenkel der Reihe nach vorne die Pyramidenbahn (die Fasern der oberen Extremität vor denen der unteren), dann folgt schon nahe dem occipitalen Pol des Thalamus der „obere Thalamusstiel“ (Tractus thalamo-corticalis, Taststrahlung) und schließlich die temporooccipitale Brückenbahn. Den Abschluß bilden im retro- und infralentikulären Teil die Hörstrahlung von den primären Hörzentren zum Rindenzentrum in den HESCHLschen Querwindungen, und nach occipital-medial die Sehstrahlung als hinterer Thalamusstiel (Tractus geniculocorticalis). Der Anfangsteil der *Sehbahn* gewinnt

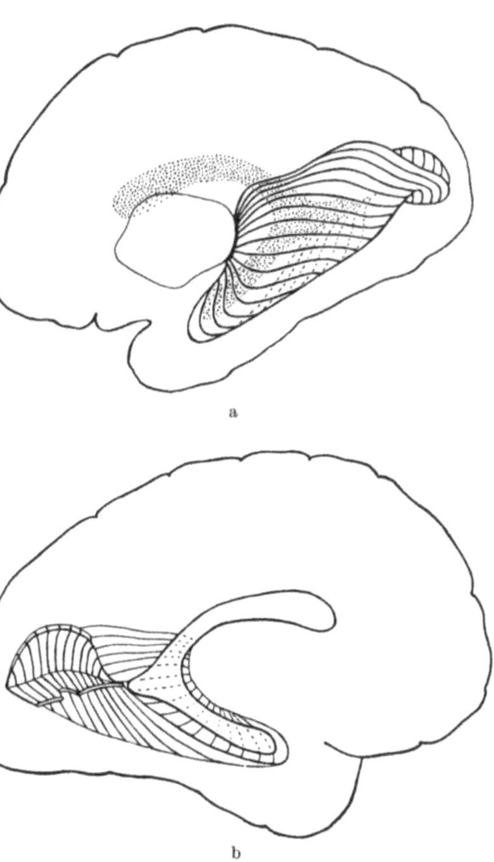

Abb. 22a u. b. Linke Großhirnhemisphäre von lateral und medial. Verlauf der Sehbahn in ihrer topographischen Beziehung zum Unterhorn und Hinterhorn des Seitenventrikels. Die Fortsetzung der temporalen Fasern zur unteren Calcarinalippe punktiert (oben). (Nach PFEIFER 1925).

enge topographische Beziehungen zum Unterhorn und Hinterhorn des Seitenventrikels, die praktisch von Bedeutung sind. Die Hauptmasse der Neuriten der Sehbahn gehen vom lateralen Kniehöcker aus.

Durch den retro- und sublentikulären Teil der inneren Kapsel gelangt die sich fächerartig ausbreitende Sehbahn zunächst nach lateral, biegt occipitalwärts um und bildet an der Seitenwand von Unterhorn und Hinterhorn eine sagittale Platte (Sehmarklamelle), deren Fasern occipitalwärts als GRATIOLETsche Sehstrahlung in den Hinterhauptslappen eintreten. Die Fasern der Sehbahn enden in der Calcarinarinde, aber auch in anderen Teilen des Cuneus, des Gyrus lingualis und der Rinde des Occipitalpoles, soweit diese Rindenteile als „Area striata" gekennzeichnet sind.

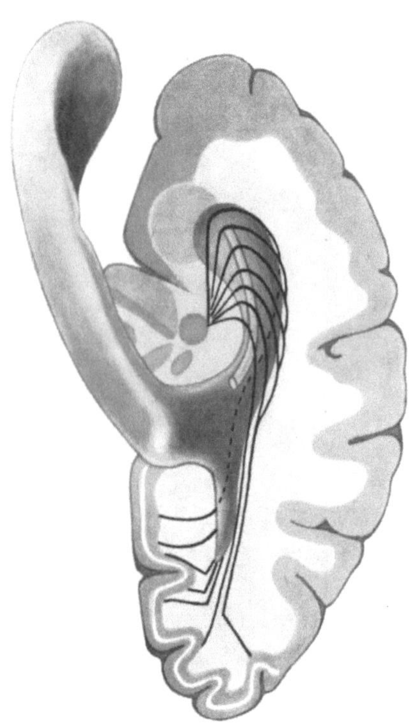

Abb. 22c. Die Sehbahn (temporale Fasern) vom lateralen Kniehöcker bis zur Rinde des Occipitallappens in ihrer räumlichen Beziehung zum Unterhorn und Hinterhorn des Seitenventrikels. (Nach ELZE: Anatomie des Menschen, Bd. 3, Abb. 110. Springer 1932 etwas verändert).

Die vorwiegend sublentikulären *temporalen* Fasern erreichen nicht auf dem kürzesten Wege die Sehrinde, sondern beschreiben einen Umweg, welcher mit der Entwicklung des Temporallappens in Zusammenhang steht. Von der Capsula interna aus wenden sich die temporalen Fasern der Sehbahn zunächst nach rostral, lateral und unten. Sie verlaufen in der Richtung auf den Schläfenpol teilweise bis zur Spitze des Unterhorns. Unter dem Dach des Unterhorns biegen sie in einer Haarnadelkurve um (temporales Knie der Sehbahn) und verlaufen, die Seitenwand des Unterhorns modellierend, nun erst occipitalwärts. Der Außenseite des Unterhorns liegen die temporalen Faserplatten der Sehbahn so eng an, daß sie das Unterhorn gleichsam abformen. Zwischen dem Boden des Unterhorns und der tief einschneidenden Fissura collateralis hindurch gelangen sie schließlich zu ihrem Endgebiet, der *unteren Calcarinalippe*. Vorher erfahren sie eine nochmalige Abknickung nach medial unter dem Unterhorn hindurch (occipitales Knie der Sehbahn) (Abb. 22c).

Die vorwiegend retrolentikulären *parietalen* Fasern der Sehbahn verlaufen lateral über den Ursprung des Hinterhorns hinweg gleich nach occipital. Sie liegen dem Hinterhorn lateral an und erreichen über den Calcar avis in der Hauptsache die kürzere *obere Calcarinalippe*, sowie die Rinde des Cuneus und des Occipitalpoles. Auch der Faserzustrom für die obere Lippe geht somit unter der Basis des Hinterhorns hindurch, die ganze Faserplatte rollt sich spiralig in den Markkegel des Hinterhauptslappens hinein.

Die temporalen Faserplatten der Sehmarklamelle enthalten die Fasern aus den unteren Netzhauthälften und enden in den unteren Calcarinalippen. Die parietalen Fasern der Sehbahn stammen aus den oberen Netzhauthälften und enden in den oberen Calcarinalippen, mit Ausnahme der obersten, die zur unteren Lippe ganz hinten ziehen. Ganz allgemein erreichen die unteren temporalen bzw. parietalen Fasern die Calcarinalippen jeweils in den vorderen rostralen Anteilen, und die oberen Fasern in den occipitalen Anteilen.

Die Netzhaut einschließlich der Macula ist in gesetzmäßiger Weise auf die Sehrinde projiziert.

Basal wird der Linsenkern, insbesondere der Globus pallidus, durch ein Markblatt unterlagert, das als Linsenkernschlinge (Ansa lenticularis) bekannt ist. Der Globus pallidus als primäres extrapyramidal motorisches Kerngebiet ist durch die Linsenkernschlinge mit den tiefer gelegenen Kernen dieses Systems (Corpus Luysi, Nucleus ruber, Substantia nigra, Substantia reticularis), den Oculomotoriuskernen, aber auch mit dem Thalamus und der Großhirnrinde verbunden.

Der Liquorraum des Mittelhirns ist ein feiner Kanal, der Aquaeductus cerebri Sylvii, welcher den 3. Ventrikel, an der Commissura posterior beginnend, mit der rostralen Spitze des 4. Ventrikels verbindet. In der Seitenansicht verläuft er mit leicht dorsal konvexer Krümmung. Dorsal vom Aquädukt stellt die Lamina quadrigemina den sensiblen Flügelplattenanteil, ventral von ihm die Mittelhirnhaube den motorischen Grundplattenanteil vor, dem die Hirnschenkel als Neuhirnanteil basal aufliegen.

4. Der 4. Ventrikel.

Der 4. Ventrikel ist der dem Rautenhirn zugehörige Liquorraum, dessen Ausgußform an einen Kegel erinnert. Seine Spitze ist gegen den Aquädukt gerichtet, seine caudal gerichtete Basis entspricht der Tela chorioidea. Die Fossa rhomboidea als Boden des 4. Ventrikels hat dem ganzen Hirnteil seinen Namen gegeben. Als „Dach“ sehen wir von einem Querfirst (Fastigium) zwei nach kranial und nach caudal abfallende Deckplatten unterschiedlicher Beschaffenheit ausgebildet. Aus den beiden seitlichen Ecken der auf der Spitze stehenden Raute gehen jederseits bogenförmig um das Corpus restiforme nach ventral, am Ende tubenförmig erweitert, Fortsätze, die Recessus laterales, ab, und öffnen sich am Flocculus in die laterale Brückenzisterne mit je einem Foramen laterale Luschkae.

Die Seitenbegrenzung der Raute bilden rostral die Bindearme, seitlich die Brückenarme und Strickkörper und caudal das Tuberculum cinereum, cuneatum und die Clava (Abb. 51). Die vordere Fläche des Daches bis zum Fastigium ist das Velum medullare anterius, das zum Mittelhirn zu rechnen ist und sich zwischen den Bindearmen ausspannt. Die untere Fläche des Querdaches im Anschluß an das steile Fastigium ist zunächst ein dünnes Markplättchen, das Velum medullare posterius, während der größere Teil von der Tela chorioidea ventriculi quarti gebildet wird. Nahe der caudalen Spitze des Ventrikels hat die Tela eine unpaare mediane Öffnung, die Apertura mediana Magendii, welche die Kommunikation des Liquors mit der großen Zisterne ermöglicht. Die Tela besteht, wie auch die des 3. Ventrikels, aus einem inneren ependymalen und einem äußeren gefäßführendem pialen Blatt. Der nach innen vorgestülpte paarige Plexus chorioideus ist jederseits hakenförmig gebogen derart, daß von der Apertura mediana beginnend ein paramedianer sagittaler Schenkel bis zum Velum medullare posterius gelangt und hier umbiegt, um entlang des Recessus lateralis das Foramen Luschkae zu erreichen und als „BOCHDALEKsches Blumenkörbchen“ beiderseits aus diesem hervorzuragen.

Die Oberfläche der Rautengrube ist nicht glatt, sondern bietet ein reichhaltiges Relief, das enge topographische Beziehungen zu den in der unterlagernden Brückenhaube gelegenen Hirnnervenkernen besitzt (Abb. 51). Eine mediane Längsfurche, Fissura mediana, teilt die Rautengrube in zwei gleiche Hälften. Sie wird jederseits von einem flachen Längswulst (Eminentia medialis) flankiert, der sich caudalwärts verschmälert und schließlich in einer Spitze (Trigonum hypoglossi) ausläuft. In der rostralen Hälfte läßt die Eminentia medialis eine flache rundliche Erhebung, den Colliculus facialis erkennen. Seitlich wird sie wiederum durch eine Längsfurche, den Sulcus limitans begrenzt. Im lateralen Teil der Rautengrube schließlich erhebt sich der Boden am Eingang in den Recessus lateralis zur Area vestibularis. Die Grenze zwischen Brücke und verlängertem Mark markieren im Bereiche der Rautengrube die quer über die größte Breite hinwegziehenden Striae medullares. In der caudalen Spitze der Rautengrube schließt sich lateral an das Hypoglossusdreieck die kleine dreieckige Ala cinerea und, von dieser durch die Stria separans getrennt, die Area postrema an.

Unter den Hirnnervenkernen sind die motorischen Ursprungskerne, die sensiblen Endkerne und die parasympathischen Ursprungskerne zu unterscheiden (Abb. 23). Die motorischen Ursprungskerne liegen streng paramedian im Bereiche der Eminentia medialis. Von den somatomotorischen Kernen sind der N. oculomotorius (mit den zugehörigen para-

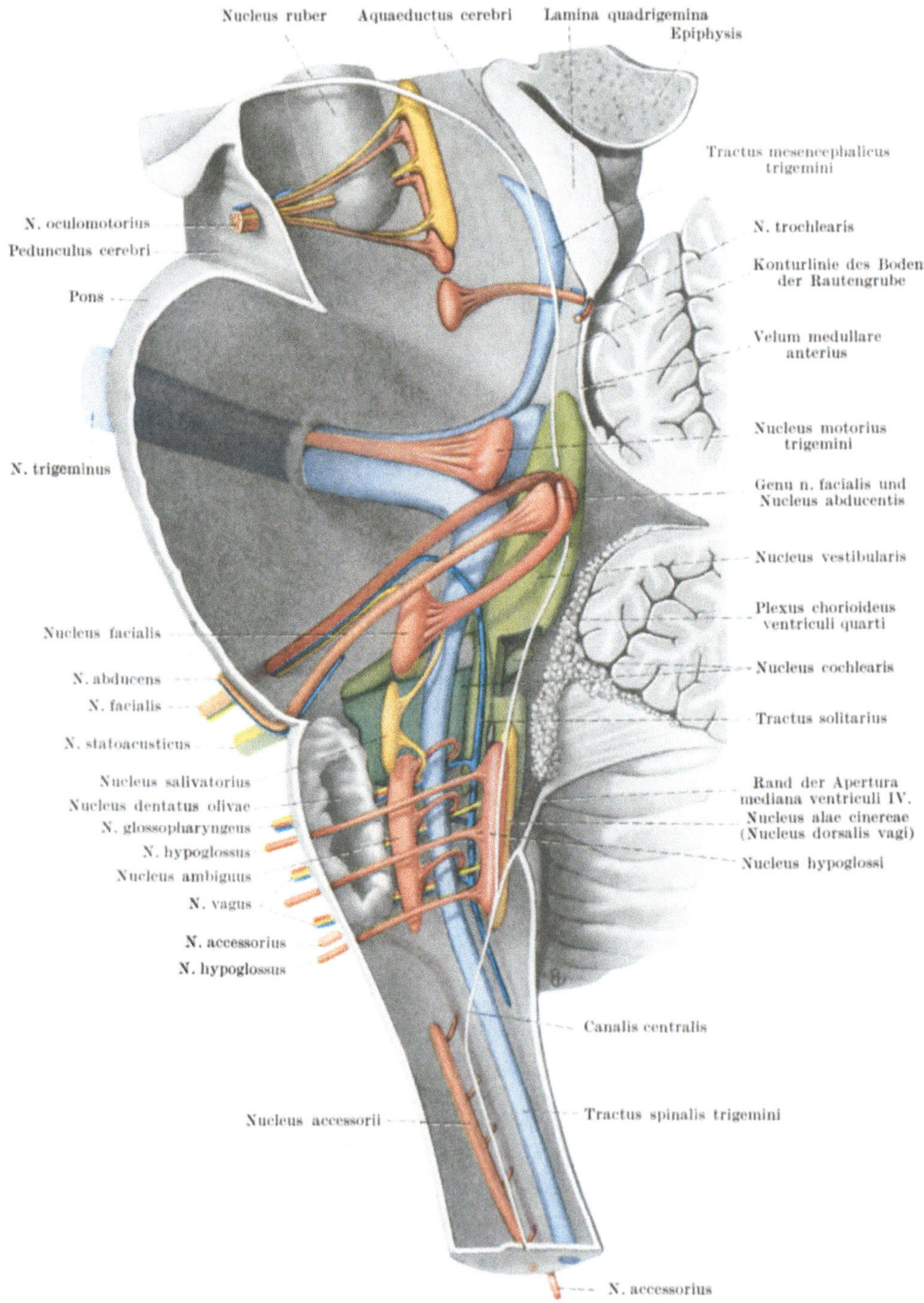

Abb. 23. Die Lage der Hirnnervenkerne in der rechten Seite des Hirnstammes und der intracerebrale Verlauf der Hirnnerven. Die Kerne sind vom Sagittalschnitt aus dargestellt, die Oberfläche des Hirnstammes ist als Hohlform gedacht. Rot: motorische Kerne und Fasern, gelb: parasympathische Kerne und Fasern, blau: sensible Kerne und Fasern, grün: Cochlearis- und Vestibulariskerne. (Nach Elze in Braus, Anatomie des Menschen, Bd. 3, Abb. 76. Springer 1932).

sympathischen Kernen) und der N. trochlearis kranial von der Rautengrube in der Mittelhirnhaube ventral vom Aquädukt gelegen, während der Abducenskern im Gebiete des Colliculus facialis und der Hypoglossuskern in dem erwähnten Hypoglossusdreieck, caudalwärts über die Grenze der Rautengrube fortgesetzt, zu finden ist. Die somatomotorischen Kerne sind alle der Ventrikeloberfläche unmittelbar benachbart und bilden die „mediale Reihe". Die motorischen Kerne der Kiemenbogennerven (V, VII, IX, X) bilden eine laterale tiefer gelegene Reihe. Es handelt sich um „somatisierte", ursprünglich im Dienste der Visceromotorik stehende motorische Nerven. Als Folge der „Aufklappung" des Nervenrohrs im Bereiche der Rautengrube liegen sie um ein weniges weiter lateral als die Kerne der somatomotorischen Reihe und auch sekundär nach ventral in die Tiefe verschoben, so daß ihre Neuriten, am ausgeprägtesten beim N. facialis, nach ihrem Ursprung ein sog. „inneres Knie" beschreiben. Der motorische Trigeminuskern liegt am weitesten kranial in der Höhe des Locus caeruleus der Rautengrube, der motorische Facialiskern in Höhe des Colliculus facialis, etwas lateral und caudal vom Abducenskern. Der motorische Kern des N. glossopharyngicus und N. vagus, der Nucleus ambiguus, schließt sich als länglicher Kern caudalwärts an und liegt mit seinem caudalen Ende ventral und lateral vom Hypoglossuskern. In der Fortsetzung der seitlichen Reihe der motorischen Kerne findet sich schon außerhalb, d. h. caudal von der Rautengrube, der bis ins Cervicalmark herabreichende motorische Kern des N. accessorius.

Von den sensiblen Hirnnervenkernen liegt der Hauptkern des N. trigeminus im Bereiche des oberen lateralen Teils der Rautengrube. Er wird caudalwärts bis ins Halsmark als Nucleus tractus spinalis V und kranialwärts als Nucleus mesencephalicus fortgesetzt. Der Tractus spinalis V liegt im Bereich des Tuberculum cinereum oberflächennah und kann hier isoliert durchtrennt werden (Tractotomie nach SJÖQUIST). Der sensible Kern des N. glossopharyngicus und N. vagus ist der Nucleus alae cinereae, dessen Lage durch die Bezeichnung charakterisiert wird. Auch er ist über die caudale Grenze der Rautengrube hinweg etwas verlängert. Die Geschmacksfasern aller Hirnnerven enden im Nucleus tractus solitarii, der in die Tiefe verschoben, lateral vom Nucleus alae cinereae und diesen caudalwärts überflügelnd, gefunden wird. Die Vestibularis- und Cochleariskerne nehmen die Region der Area vestibularis bis in den Recessus lateralis hinein ein.

Die parasympathischen Kerne liegen wiederum zur Rautengrube oberflächennah. Für den Trigeminus ist ein parasympathischer Kern nicht mit Sicherheit bekannt, hingegen sind parasympathische Kerne dem N. facialis, N. glossopharyngicus und N. vagus zugeordnet, deren Lage aus der Abb. 23 zu ersehen ist.

VIII. Die Hirngefäße.

1. Die Arterien des Gehirns.

Das Gefäßnetz des Kopfes wird insgesamt von 4 großen Arterienstämmen gespeist, den paarigen Carotiden und Vertebralarterien. Der Gesichtsteil des Kopfes ist vorwiegend Versorgungsgebiet der A. carotis externa. Nur die Augenhöhle, die medialen Anteile der Stirn sowie rostrale Teile der Nasenhöhle werden von der A. ophthalmica und ihren Endästen versorgt und sind damit der A. carotis interna zugeordnet.

Der arterielle Blutzufluß zum Gehirn erfolgt durch die beiden Aa. carotides internae, welche vorne an der Felsenbeinspitze durch den gleichnamigen Kanal in die Schädelhöhle gelangen, und die beiden Aa. vertebrales, die durch das große Hinterhauptsloch eintreten. Beide Paare müssen die Dura und die arachnoideale Grenzmembran durchbohren, um in den leptomeningealen Raum und von hier aus mit ihren Ästen an die Oberfläche des Gehirns heranzulangen. Der Durchtritt der A. carotis interna erfolgt beiderseits am Türkensattel, medial und an der Unterseite der Basis des Processus clinoideus anterior. Die A. vertebralis betritt seitlich an der unteren Zirkumferenz des großen Hinterhauptslochs den Dural- und Leptomeningealraum. Die größeren Äste der Hirnarterien verlaufen sodann im Maschenwerk des Cavum leptomeningicum aufgehängt und von Liquor umspült, während sich ihre feineren Aufzweigungen in der Pia verteilen und von hier in die nervöse Substanz selbst eindringen. Auf einem Medianschnitt durch das Gehirn kann die Grenze der Irrigationsgebiete der A. carotis interna und der A. vertebralis durch eine Linie angegeben werden, welche der Fissura parieto-occipitalis von der Mantelkante an folgt, das Splenium vom Balken abtrennt und am Thalamus rostralwärts ausbuchtend zu den Corpora mamillaria zieht.

Neurochirurgisch wichtig vor allem für die Hirnwunden und ihre Heilung ist die Tatsache, daß der Hirnmantel aus 2 Richtungen arteriell versorgt wird: 1. durch Gefäße, die von der Hirnoberfläche durch die Rinde in die Tiefe eindringen (Rami corticales), und 2. aus den paraventrikulären und ganglionären Arterien des Circulus Willisi (Abb. 30) (Rami centrales sive perforantes). Zwischen den Endstrecken dieser beiden Quellgebiete besteht im Hemisphärenmark eine relativ „gefäßarme Zone“, welche die Entwicklung von Ernährungsstörungen und von Entzündungs- und Einschmelzungsprozessen fördert. Die Situation wirkt sich besonders dann ungünstig aus, wenn es durch einen Prolaps bei offener Knochenlücke zu einer Einklemmung von Rindenteilen und damit zu einem Verschluß von corticalen Arterien kommt. Dann entstehen im Mark nekrotische Bezirke, welche die Ausbreitung einer Infektion fördern (fortschreitende Markphlegmone). Die gefäßreiche paraventrikuläre Zone begünstigt andererseits die Entwicklung eines Granulationswalls und hält dadurch die Perforation eines Hirnabscesses in den Ventrikel hintan.

Auch die venöse Ableitung des Blutes aus dem Hirnmantel (Pallium) erfolgt nach verschiedenen Richtungen: nach außen zu den corticalen (äußeren) und nach innen zu den zentralen Venen des Gehirns. Im Bereiche des weichen Markmantels der Hemisphäre besteht demnach eine venöse „Wasserscheide“, welche der arteriellen „gefäßarmen“ Zone entspricht (s. S. 56).

Die Stromgebiete der Carotiden und Vertebralarterien sind zwar anatomisch innerhalb des Schädels durch wechselnd starke Anastomosen (Circulus arteriosus Willisi) verbunden, funktionell aber normalerweise weitgehend voneinander unabhängig, wie die cerebrale Angiographie gelehrt hat. Das Blut aus der A. carotis interna gelangt fast ausschließlich in die gleichseitige A. cerebri anterior und media, gelegentlich auch in die gleichseitige A. cerebri posterior[1] und in die gegenseitige A. cerebri anterior. Das Blut aus der A. vertebralis speist über die A. basilaris in der Regel ausschließlich die subtentoriellen Gefäße und beide Aa. cerebri posteriores. Den Ausfall einer oder mehrerer der genannten Arterien können die anderen über den Circulus arteriosus ersetzen, doch geschieht dies in unterschiedlicher Vollkommenheit. In welchem Maße die Substitution gelingt, hängt von sehr verschiedenen Umständen ab, so vor allem von den anatomischen Gegebenheiten, vom Alter des Patienten (Wandbeschaffenheit der Gefäße) und von der Geschwindigkeit, in der ein Gefäßausfall erfolgt. Es kann bei langsamer Entwicklung der Störung sogar der Verschluß beider Carotiden kompensiert werden und die Versorgung des Gehirns außer über die Aa. vertebrales über die Anastomosen der A. carotis externa zur A. carotis interna und über die Halsäste der Aa. subclaviae erfolgen. Jenseits des Circulus arteriosus werden die Hirnarterien funktionell als Endarterien angesehen, d. h. sie haben vor ihrem Capillargebiet keine ausreichenden Anastomosen. Die Endgebiete der einzelnen Großhirn- und Kleinhirnarterien sind jedoch anatomisch über kleine Arterien und Präcapillaren miteinander verbunden. Es gelingt bei der Injektion einer gefärbten Revertexlösung z. B. in die A. cerebri anterior oder posterior regelmäßig, rückläufig von der Mantelkante aus die A. cerebri media zu füllen. Ähnliches gilt für die Kleinhirnarterien. Die Capillaren werden dabei nicht gefüllt. Die corticalen Verbindungen sind besonders deutlich am embryonalen Gehirn ausgebildet. Die Funktion der A. ophthalmica wird im allgemeinen ohne Störung von Nachbargefäßen übernommen, auch wenn sie plötzlich

[1] In 15—20% der Fälle entspringt die A. cerebri posterior aus der A. carotis interna.

unterbrochen wird. Das gleiche gilt von allen anderen Kopfgefäßen, die nicht an der Hirnversorgung teilhaben.

Im Zusammenhang mit der Möglichkeit eines Verschlusses der zum Gehirn führenden Arterien interessieren die Möglichkeiten der Ausbildung von vikariierenden Kollateralkreisläufen. Bei Verschluß der A. carotis interna können folgende Kollateralkreisläufe gebahnt werden:

1. via A. carotis externa—A. facialis—A. angularis und über die A. ophthalmica rückläufig zum Carotissiphon.

2. via A. carotis externa—A. temporalis superficialis—Ramus frontalis derselben—A. supraorbitalis—A. ophthalmica zum Carotissiphon (eigene Beobachtung).

3. via A. carotis externa—A. maxillaris—A. meningea media—Anastomose zur A. lacrimalis—A. ophthalmica—Carotis interna.

Bei Verschluß der A. vertebralis können sich Kollateralen über die A. carotis externa und die Muskeläste der A. occipitalis ausbilden, welche im Bereiche der Nackenregion mit Muskelästen der A. vertebralis anastomosieren und rückläufig die A. vertebralis mit Blut versorgen.

Die **A. carotis interna** durchsetzt im Canalis caroticus des Felsenbeins die knöcherne Schädelbasis.

Die A. carotis interna verläßt den Knochenkanal an der Pyramidenspitze und strebt medial- und rostralwärts der Seitenfläche des Keilbeinkörpers zu. Auf dieser Strecke ist sie an ihrer oberen und lateralen Seite durch ein dünnes knöchernes oder bindegewebiges Septum vom Mittelteil des darüberliegenden Ganglion Gasseri geschieden. Über dem Foramen lacerum steigt sie sodann fast vertikal in einer Furche der Seitenfläche des Keilbeinkörpers auf und ist hier dem frontalen Pol des Gasserschen Ganglion benachbart (Ganglionabschnitt, C 5). Die A. carotis interna biegt dann rostralwärts um und verläuft in sagittaler Richtung leicht ansteigend nach vorne gegen die Wurzel des Processus clinoideus anterior, an welcher sie etwas nach lateral ausweicht. In diesem Sinus cavernosus-Abschnitt (C 4) liegt sie in einer Furche der Seitenwand des Keilbeinkörpers beiderseits der Hypophysengrube. Ihre mediale Wand ist durch ein Durablatt von der Hypophyse getrennt. Unter der Wurzel des vorderen Clinoidfortsatzes macht die Carotis interna hierauf eine scharfe Krümmung, deren Konvexität nach vorne gerichtet ist (Carotisknie, C 3), und erscheint nach Durchtritt durch die Dura und die arachnoidale Grenzmembran dann occipitalwärts gerichtet am medialen Rande des genannten Knochenfortsatzes unter dem in das Foramen opticum eintretenden N. opticus. Ihr weiterer Verlauf liegt im Subarachnoidalraum (Zisternenabschnitt, C 2). Von der Pyramidenspitze bis zur Wurzel des vorderen Clinoidfortsatzes liegt die Carotis interna innerhalb des Sinus cavernosus und wird von seinen venösen Räumen und dem bindegewebigen Balkenwerk umgeben (Abb. 43).

Die beschriebene Verlaufsstrecke der Carotis hat insofern neurochirurgisches Interesse, als sie von Tumoren der Schädelbasis verlagert oder von diesen eingeschlossen werden kann. Bei der Operation derartiger Blastome, z. B. der Chordome, kann es zu einer Verletzung des Gefäßes kommen.

Auch bei der freihändigen Punktion des Foramen ovale kann man die A. carotis interna bei ihrem Austritt aus dem Kanal treffen, was aber ziemlich gefahrlos ist.

Im Sinus cavernosus finden sich häufig kongenitale „infraclinoidale" Aneurysmen der Carotis, die mit dem Abgang der embryonalen Trigeminusarterie in Zusammenhang gebracht werden. Die Nachbarschaft zu den entsprechenden Hirnnerven (N. oculomotorius, trochlearis, besonders aber N. ophthalmicus, abducens und zum Sympathicus) erklärt die dabei auftretenden Symptome. An der gleichen Stelle kommt das seiner Genese nach ganz andersartige arteriovenöse Carotis-Sinus cavernosus-Aneurysma vor. Es handelt sich dabei um eine meist traumatisch bedingte Perforation der Carotis in den Sinus cavernosus.

Von dem konvexen Umfang des vorderen Carotisknies, unmittelbar nach dem Eintritt in den Subarachnoidalraum, entspringt die recht zarte A. ophthalmica, die mit dem

N. opticus, zunächst unter ihm rostralwärts ziehend, in den Canalis opticus eintritt (Abb. 43).

Im Zisternenabschnitt liegt die Carotis interna vorne zunächst unter dem N. opticus, gelangt occipitalwärts ein wenig aufsteigend an den lateralen Rand des Nerven und des Chiasma und biegt am Außenrande des Chiasma lateralwärts um. In ihrem letzten Abschnitt verläuft sie nach lateral oben und etwas rostralwärts (C 1). 1,5—2 cm seitlich von der Sella teilt sie sich in ihre beiden cerebralen Endarterien (Carotisgabel). Knapp vor oder in der letzten Krümmung (lateral vom Chiasma) entläßt sie in occipitaler Richtung die A. communicans posterior und kurz darauf die A. chorioidea anterior, welche occipitalwärts divergieren, da sich erstere dem N. oculomotorius nach medial und letztere dem Tractus opticus nach lateral anschließt.

Aus der Carotisgabel gehen die Aa. cerebri anterior und media hervor. Die A. cerebri media setzt sich über die Spitze des Processus clinoideus anterior hinweg fort und betritt die Sylvische Furche. In der Ansicht von oben bilden Sinus cavernosus- und Zisternenabschnitt eine enge Schlinge (Abb. 24).

a) Die intraduralen Äste der A. carotis interna.

Aus dem Zisternenabschnitt entspringen außer der bereits erwähnten A. ophthalmica folgende Äste:

1. Die „oberen“ Hypophysenarterien, mehrere (meist 4) kleine Arterien, ziehen an die Unterseite des Chiasma und zum Hypophysenstiel, in den sie eindringen. Sie versorgen diesen und die Adenohypophyse (Abb. 42 und S. 70).

2. Die A. communicans posterior ist die Verbindung der A. carotis interna mit der A. cerebri posterior. Im Verein mit der unpaaren A. communicans anterior zwischen den beiden Aa. cerebri anteriores wird suprasellär der *Circulus arteriosus Willisi* der Endhirnarterien geschlossen. Die Dicke und Ausbildung der A. communicans posterior ist im einzelnen sehr wechselnd. Bald ist sie ein ganz dünnes Ästchen, bald (15—20%) handelt es sich um ein starkes Gefäß, welches dann praktisch als das Anfangsstück der A. cerebri posterior anzusehen ist (Abb. 24). Außerdem können sich die Arterien auf der rechten und der linken Seite ganz verschieden verhalten. Die A. communicans posterior zieht nach ihrem Ursprung aus der letzten Carotis interna-Krümmung occipitalwärts über den Rand des Diaphragma sellae und den Processus clinoideus posterior hinweg. Ihre Länge beträgt 12—15 mm. Die Arterien beider Seiten konvergieren occipitalwärts gegen die Mittellinie und verlaufen der Medialseite des N. oculomotorius anliegend mit diesem parallel. Sie geben außerdem Ästchen ab zum Chiasma, N. oculomotorius, Tuber cinereum, zum Hirnschenkelfuß, zu den ventralen Thalamuskernen und zum Schwanz des Nucleus caudatus.

3. Die A. chorioidea anterior entspringt gewöhnlich 1—2 mm distal vom Ursprung der A. communicans posterior (Abb. 24 und 25), ihr Ursprung kann ausnahmsweise weiter nach lateral bis auf den Anfangsteil der A. cerebri media verschoben sein. Sie verläuft occipitalwärts und legt sich der Unterseite des Tractus opticus an seinem medialen Rande an, dem sie bis zum lateralen Kniehöcker angelagert bleibt. Die beiden Aa. chorioideae divergieren also und verlaufen occipitalwärts ansteigend. Am lateralen Kniehöcker dringt die Arterie sich aufteilend durch die Fissura chorioidea in den Plexus chorioideus des Unterhorns nahe seiner Spitze ein. Sie versorgt ihn sowie den Hippocampus bis in die Gegend des Glomus am Abgang des Hinterhorns. In dieser Region anastomosiert sie mit den Ästen der A. chorioidea posterior (aus der A. cerebri posterior), welche mit mehreren Ästen die übrigen Teile des Aderhautplexus des Seitenventrikels und des 3. Ventrikels vom Trigonum bis zum Foramen Monroi versorgt. Die A. chorioidea anterior ist kaum dicker als ein Zwirnsfaden. Sie ist nicht immer vorhanden und kann andererseits gelegentlich auch in mehrere Äste zerfallen. Bald nach ihrem Ursprung gibt sie mehrere Ästchen ab, die mit dem Anfangsteil des Tractus opticus, den sie versorgen, nach hinten verlaufen und halben Weges bis zum lateralen Kniehöcker an seiner lateralen Seite im hintersten Winkel der Substantia perforata anterior in das Gehirn eindringen (Abb. 25). Sie versorgen das Knie und den hinteren Schenkel der Capsula interna (besonders basal)

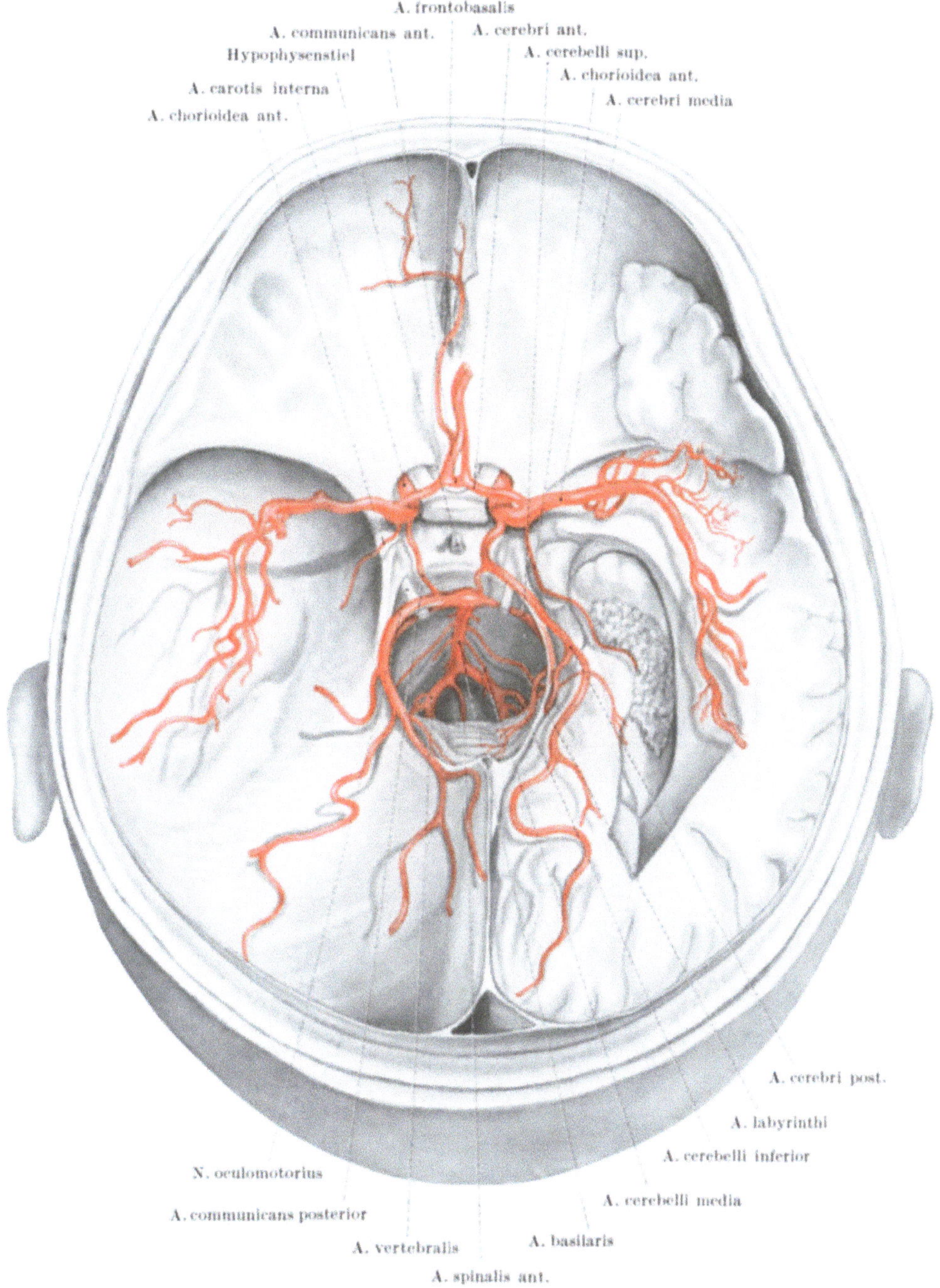

Abb. 24. Der Circulus arteriosus Willisi und die Stämme der Aa. cerebri in ihrer Lage zur Schädelbasis und zum Tentorium. Links ist die Hemisphäre ausgeräumt, rechts Teile des Occipital- und Temporallappens belassen. Durch den Tentoriumschlitz sieht man auf die A. basalis und die Aa. vertebrales mit ihren Ästen. An der Zeltspitze nähern sich die beiden Aa. cerebri posteriores mit dem occipitalen Hauptast bis auf wenige Millimeter. (Injektionspräparat mit Revertex.)

mit dem Anfangsteil der Sehstrahlung, außerdem die mediale, zum Knie der inneren Kapsel gerichtete Spitze des Globus pallidus, den Schwanz des Nucleus caudatus, den Nucleus hypothalamicus, den ventrolateralen Teil des Thalamus, die rostralen Teile der

Substantia nigra und des Nucleus ruber mit der Ansa lenticularis, Nucleus amygdalae, Tuber cinereum und Corpus mamillare. Ein Endast der A. chorioidea anterior verläuft in der Stria terminalis zwischen Thalamus und Nucleus caudatus nach vorne.

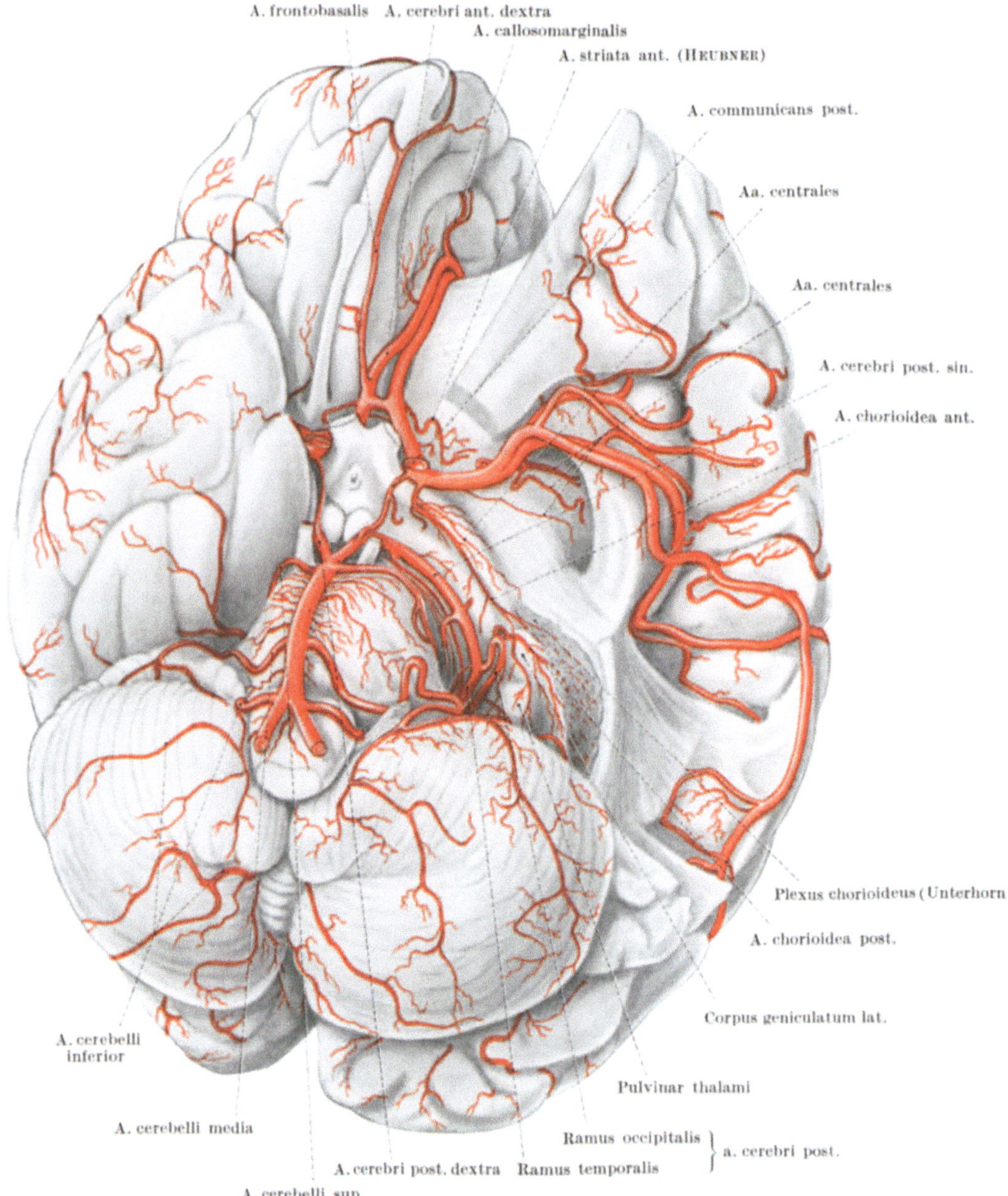

Abb. 25. Die Arterien auf der Hirnbasis. Von der linken Hemisphäre ist ein Teil des Stirnlappens entfernt, um auf Rostrum und Genu des Balkens sehen zu können, ebenso ist der Temporallappen abgetragen, um die Aa. insulares, die A. chorioidea anterior und ihren Eintritt in den Plexus chorioideus des Unterhorns, sowie die A. cerebri posterior und ihre Teilung in die beiden Hauptäste sichtbar zu machen. Der Abgang und der Verlauf der 3 Kleinhirnarterien sind zu übersehen. Beachte die Aa. centrales aus den Ästen der Carotisgabel mit der HEUBNERschen Arterie für die rostralen Teile der Stammganglien und der inneren Kapsel. Vgl. mit Abb. 29. Injektionspräparat.

4. Die A. cerebri anterior entsteht aus der T-förmigen Gabelung der A. carotis interna als medialer Ast und versorgt mit kleineren „zentralen" Ästchen rostrale Teile des Striatums und mit „corticalen" Ästen die ganze mediale Hemisphärenfläche mit Ausnahme der des

Hinterhauptlappens, außerdem den Balken mit Ausnahme des Splenium. An der Mantelkante greifen ihre Endäste gut daumenbreit auf die konvexe Hemisphärenfläche über. Die A. cerebri anterior wendet sich nach ihrem Ursprung medial- und rostralwärts. Zwischen Chiasma einerseits und dem Trigonum olfactorium andererseits hindurchschlüpfend tritt sie, der Stria olfactoria medialis folgend, fast rechtwinklig umbiegend von basal her in die Fissura interhemisphaerica ein (Abb. 25). Ihr erstes Stück vom Ursprung bis zum Eintritt in die Fissura interhemisphaerica kann als Chiasmaabschnitt (A 1) bezeichnet werden. Der chiasmanahe Teil des N. opticus wird von der Carotis und der A. cerebri anterior gabelförmig umfaßt. Am Eintritt in die Fissur kommen die beiden Aa. cerebrales anteriores einander so nahe, daß die A. communicans anterior als verbindendes Querstück nur 1—2 mm lang ist. Diese Verbindung liegt unmittelbar vor der Lamina terminalis und kann hier am Luftbild des III. Ventrikels eine Aussparung bedingen. Ihre Ausbildung variiert nicht unbeträchtlich, sie kann doppelt sein oder auch fehlen. Es können auch beide Aa. cerebri anteriores ein Stück weit überhaupt miteinander verschmolzen sein. Aus dem Chiasmaabschnitt entspringen mehrere kleine Ästchen, welche nach kurzem Verlauf von basal her in das Gehirn eindringen, für das Trigonum olfactorium, die Stria olfactoria, das Septum pellucidum und oft ein feineres Ästchen, das die Vorderfläche des Balkenschnabels versorgt. Schon in der Nähe der A. communicans anterior entläßt die A. cerebri anterior rückläufig konstant ein stärkeres Ästchen, das im vorderen Bereiche der Substantia perforata anterior in das Gehirn eindringt und als A. striata anterior (A. cerebri anterior recurrens, HEUBNERsche Arterie) bekannt ist (Abb. 25 und 29). Von ihr und 1—2 weiteren Ästchen aus dem Chiasmaabschnitt werden der vordere Schenkel der inneren Kapsel einschließlich ihres Knies und rostrale Teile des Striatums versorgt.

Im nächsten Abschnitt (A 2, Orbitalabschnitt) finden wir die A. cerebri anterior an der medialen Hemisphärenfläche, in der Cisterna corporis callosi. Zunächst liegt sie der Regio parolfactoria an und steigt in leicht S-förmiger Krümmung bis zum Rostrum und zum Genu des Balkens auf. Um das Knie herumbiegend (A 3, Knie der A. cerebri anterior), liegt sie dann der Oberseite des Balkens im Sulcus corporis callosi eng an und erreicht hinten nahezu das Splenium. Während ihres Verlaufs gibt sie gegen die Mantelkante eine Reihe von Ästen ab, von denen 2—3 unterhalb und im Bereich des Balkenknies die Regel sind (Abb. 26): Die *A. frontobasalis* (orbitalis), die *A. frontopolaris* und die *A. callosomarginalis*. Die erstgenannte verläuft parallel und nahe der basalen Mantelkante nach rostral und versorgt die medial-basale Orbitalfläche des Stirnhirns (Abb. 25). Die A. frontopolaris erreicht schräg rostralwärts aufsteigend den Stirnpol und tritt, wie alle weiteren Arterien, mit ihren Endzweigen über die Mantelkante auf die konvexe Hemisphärenfläche über, wo sie einen 1—2 fingerbreiten Streifen versorgen. Sie kann mit einem eigenen oberen und unteren Ast aus der A. cerebri ant. entspringen. Die A. callosomarginalis entspringt am vorderen oberen Umfang des Balkenknies und kann eine Strecke weit parallel zum Hauptstamm im Sulcus cinguli verlaufen. Vor der Balkenmitte biegen ihre Endäste zur Mantelkante hinauf und versorgen die Medialfläche des über dem Balken liegenden Stirnhirns. Die unter dem Rostrum und am Balkenknie abgehenden Äste der A. cerebri anterior sind frontalwärts, die folgenden vertikal aufwärts und die hintersten Äste schräg nach rückwärts und aufwärts gerichtet.

Das der Oberseite des Corpus callosum anliegende Stück der A. cerebri anterior kann als Balkenabschnitt (A 4) bezeichnet werden. Die aus diesem Abschnitt abgehenden Endäste der A. cerebri anterior (A 5) versorgen auf der medialen Hemisphärenfläche die hinteren Stirnhirnanteile, das Scheitelhirn, insbesondere die Gegend des Gyrus paracentralis, und Teile des Praecuneus. Die letzteren Äste anastomosieren im Gebiete der Fissura parieto-occipitalis mit den Endästen der A. cerebri posterior. Die Fissur selbst kann das eine Mal einen Endast der A. cerebri anterior, das andere Mal einen der A. cerebri posterior enthalten.

Während ihres ganzen Verlaufs über dem Balken gibt die A. cerebri anterior kleine direkte Ästchen (horizontal abgehend) nach lateral an die Balkenoberfläche und solche zum Gyrus cinguli (vertikal aufsteigend) ab. Der über dem Balken verlaufende Endast heißt *A. pericallosa*. Das Splenium selbst wird von hinten her durch die A. cerebri posterior versorgt.

In ihrer Verlaufsstrecke zwischen dem Abgang der A. communicans anterior und dem Balkenknie können die beiden Aa. cerebri anteriores auch hintereinander liegen. Die anatomische Präparation und die Arteriographie der Hirngefäße hat gezeigt, daß die A. cerebri anterior im Interhemisphärenspalt auch größere Äste zur gegenseitigen Hirnhälfte abgeben kann.

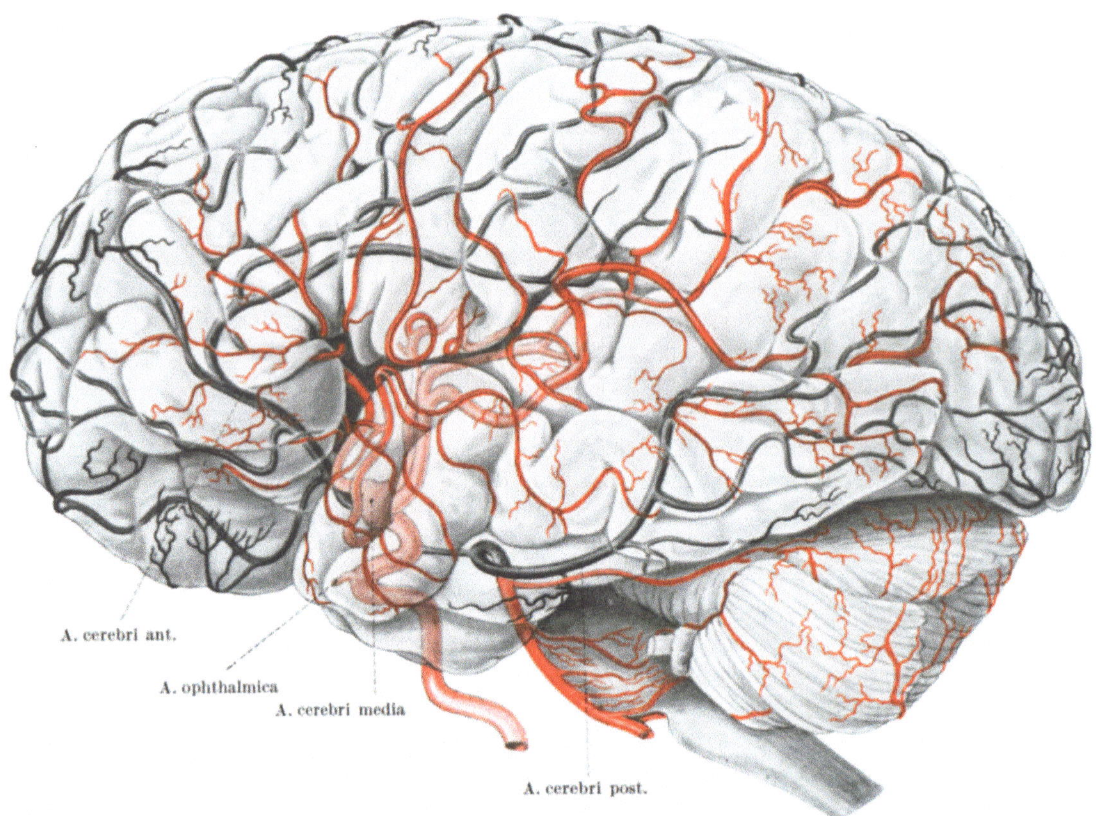

Abb. 26. Die Arterien der linken Hemisphäre in der Ansicht von lateral. Injektionspräparat. A. cerebri media und ihre Äste rot, A. cerebri anterior und posterior grau, A. basilaris, Brücken und Kleinhirnarterien rot. Die Hirnsubstanz ist durchscheinend gedacht, so daß die Darstellung unmittelbar mit einem entsprechenden arteriographischen Bild vergleichbar ist. Die Endäste der vorderen und hinteren Hirnarterie greifen über die Mantelkante auf die Konvexität über.

Der operative Verschluß der vorderen Großhirnarterien muß jenseits der A. communicans anterior trotzdem unter allen Umständen vermieden werden.

5. Die A. cerebri media. Die A. cerebri media versorgt mit „corticalen“ Ästen den größten Teil der konvexen Hemisphärenfläche und mit „zentralen“ Ästchen rostrale Teile der Stammganglien und der inneren Kapsel. Sie ist der laterale, stärkere Ast aus der Carotisgabel und die eigentliche Fortsetzung derselben lateralwärts in Richtung auf das Limen insulae und die Sylvische Furche. In diesem ihrem ersten, dem „Keilbeinabschnitt“ (M 1) beschreibt die A. cerebri media in der Horizontalen einen nach frontal leicht konvexen Bogen und biegt am Limen insulae zunächst scharf parietal- und occipitalwärts um (Abb. 24). Sie unterlagert bis zum Eintritt in die Sylvische Furche die Substantia perforata anterior, durch deren Öffnungen die „zentralen Ästchen“ für die Stammganglien eindringen. Schon am Beginn ihrer 2. Verlaufsstrecke, des „Inselabschnittes“ (M 2), teilt sie sich baumartig in mehrere stärkere und schwächere „corticale“

Äste (Sylvische Gefäßgruppe), welche in der Ebene der Sylvischen Fissur Schlingen bilden und sowohl über die Ränder aller Opercula nach oben auf die Stirn- und Schläfen-

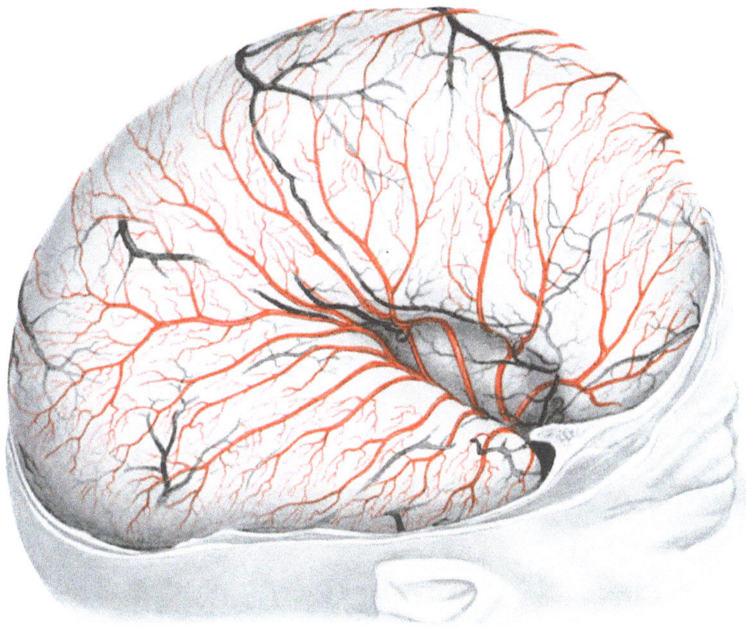

Abb. 27a. Die A. cerebri media mit ihren corticalen Ästen bei einem 28 cm langen menschlichen Fetus. In dem noch windungslosen Gehirn verlaufen die Arterien nahezu gestreckt vom Limen insulae strahlenförmig über den Rand der Opercula hinweg. Beachte die starken Anastomosen mit der A. cerebri anterior.

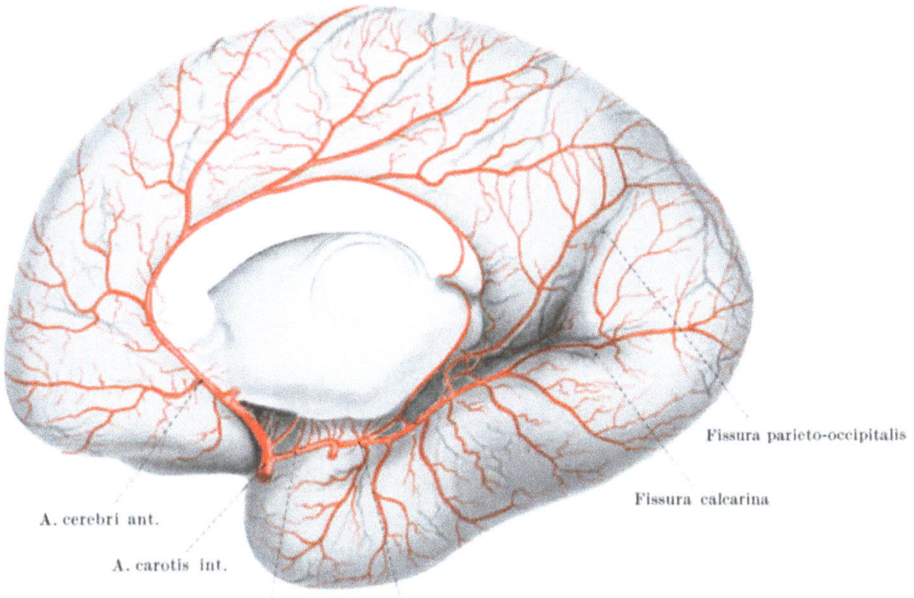

Abb. 27b. Die A. cerebri anterior und posterior bei einem 28 cm langen menschlichen Fetus. Injektionspräparat. Beachte die Anastomosen im Bereiche des Praecuneus.

windungen (M 3) und basalwärts auf die Temporalwindungen übertreten als auch als lange Endäste in der Richtung auf den Gyrus angularis zum Parietallappen ansteigen

(M 4 und M 5). Der gesamte Arterienbaum bildet einen Fächer von etwa 270°, freilich mit sehr ungleich langen und ungleich starken Radien (Abb. 27). So sind die Äste für das basale und vordere Stirn- und Schläfenhirn klein und relativ kurz, während ihre Länge gegen das hintere Stirn- und Schläfenhirn immer mehr zunimmt und die längsten und stärksten Äste das Parietalhirn erreichen.

Die Abb. 28 demonstriert die Lage, den Verlauf und die Aufzweigung der corticalen Äste und deren zungenförmige Irrigationsgebiete. Dem Fächer von frontal über parietal nach temporal folgend, sind anzuführen:

1. *A. frontobasalis lateralis* zur unteren Stirnwindung und zu den basalen Windungen über dem Orbitaldach,

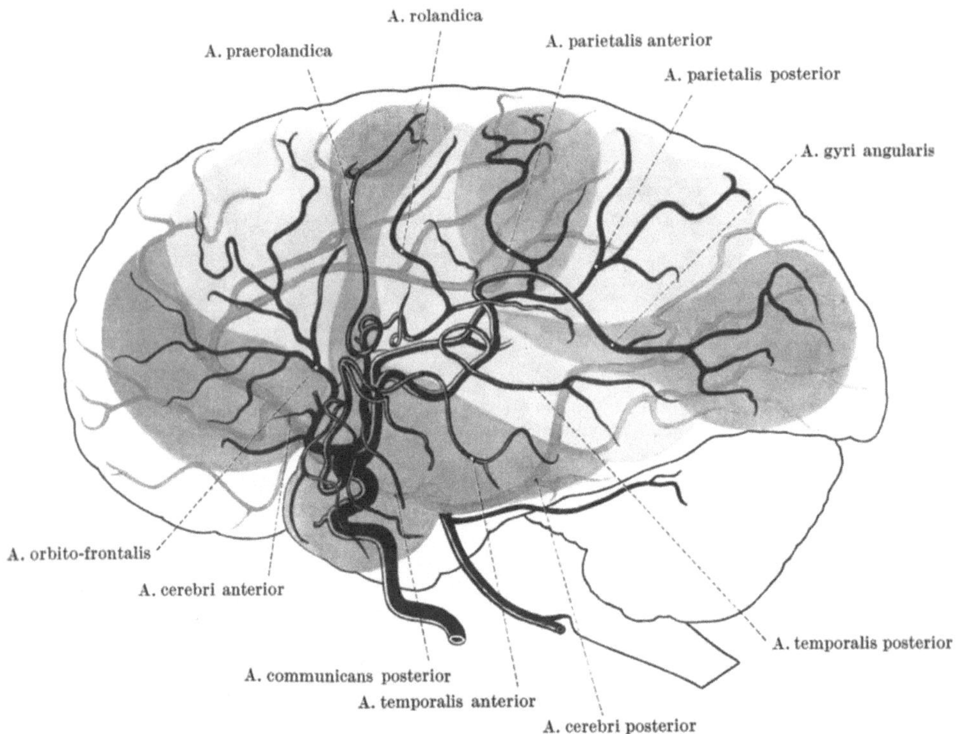

Abb. 28. Die zungenförmigen Irrigationsgebiete der Rindenäste der A. cerebri media auf der konvexen Hemisphärenfläche. A. cerebri anterior und posterior grau. Die über die Mantelkante tretenden Äste weggelassen. Vgl. mit Abb. 26.

2. *A. triangularis*, zieht über die Pars triangularis (motorisches Sprachzentrum) hinweg zur unteren und mittleren Stirnwindung,
3. *A. praerolandica*, im Sulcus praecentralis oder in seiner Nachbarschaft aufsteigend,
4. *A. rolandica*, im Sulcus centralis oder in seiner Nähe aufsteigend,
5. *A. parietalis anterior* für die vorderen Teile des Parietallappens,
6. *A. parietalis posterior* für die hinteren Teile des Parietallappens,
7. *A. gyri angularis* über die gleichnamige Windung hinweg occipitalwärts bis über die Grenze des Occipitallappens hinweg,
8. *A. temporalis posterior* zu den hinteren Abschnitten der oberen und mittleren Temporalwindung,
9. *Aa. temporales mediae* und *anteriores* für die übrigen Teile des Temporallappens einschließlich des Temporalpols.

Die Äste 1—5 (Rami ascendentes) entspringen gewöhnlich von einem stärkeren gemeinsamen Stamm des Inselabschnitts, während aus dem 2. Hauptstamm die Endäste 6—8 hervorgehen. Der Stamm der A. cerebri media und ihre Äste zur motorischen Region und zur Sprachregion müssen bei Operationen unbedingt geschont werden.

Die arterielle Versorgung der Stammganglien. Aus den beiden transversalen Anfangsstücken der Aa. cerebri anterior und media entspringen 10—20 „zentrale“ Ästchen für die rostralen Abschnitte der Stammganglien und den vorderen Schenkel der inneren Kapsel (Aa. striaticae et capsulae internae). Die Gesamtheit der von dem Querbalken abgehenden Aa. perforantes bildet einen etwas torquierten Fächer, der weder genau in der Frontalen noch in der Sagittalen ausgerichtet ist. Abb. 29 gibt ein Korrosionspräparat wieder. Die Ästchen aus der A. cerebri anterior sind oben bereits besprochen. Aus der A. cerebri media entspringt etwa 1 cm lateral von ihrem Ursprung ein Büschel von Aa. perforantes. Die dicht nebeneinander einzeln entspringenden Ästchen treten in die Substantia perforata anterior ein, ziehen nach lateral oben und zum Teil nach lateral rostral und oben, wobei sie fächerförmig auseinanderweichen. Dann machen die meisten, besonders die längeren, einen fast rechtwinkligen Knick nach parietal und medial. Sie versorgen das Putamen, die innere Kapsel mit Ausnahme des hinteren Schenkels und den Kopf des Schwanzkerns. Ein starker lateraler Ast, der an der Außenseite des Putamens aufsteigt, wurde von CHARCOT „Arterie der Hirnhaemorrhagie“ genannt. Ein kleinerer lateraler erreicht das Claustrum und von innen her die Rinde der Insel (Abb. 30). Mit den Arterien der Stammganglien verlaufen auch rückläufig einige Venen, welche in die V. cerebri media einmünden. Das Versorgungsgebiet der Aa. perforantes aus der Carotisgabel liegt somit ganz überwiegend rostral vom vorderen Pol des Thalamus. Der Hauptteil des Thalamus, der Globus pallidus und der hintere Schenkel der inneren Kapsel wird von den Aa. perforantes aus der A. chorioidea anterior (s. dort) und Ästchen der A. cerebri posterior, welche am Pulvinar thalami und auf seiner dorsalen Fläche eindringen, versorgt.

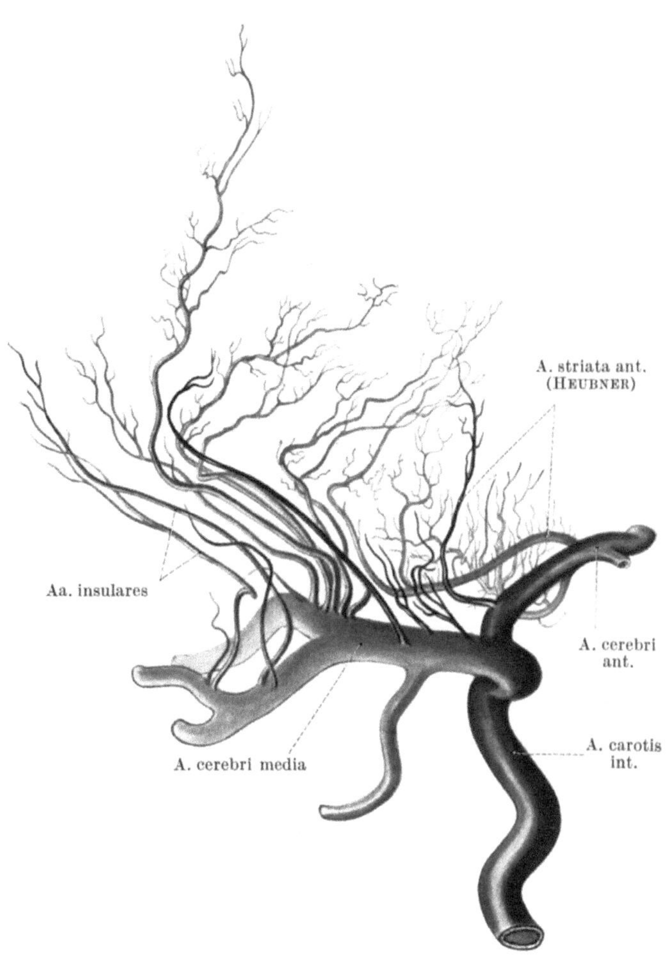

Abb. 29. Die zentralen Äste aus der linken Carotisgabel für die Stammganglien und die innere Kapsel von occipital gesehen. Korrosionspräparat mit Plastoid (vgl. Abb. 30).

6. Die A. cerebri posterior soll des Zusammenhangs wegen im Anschluß an die Äste der Carotis abgehandelt werden, obwohl sie nur seltener als Verlängerung des R. communicans post. aus dieser entspringt. Im allgemeinen geht sie am vorderen Brückenrande in Höhe des Dorsum sellae als paariger Endast aus der A. basilaris hervor. Die Arterie versorgt mit corticalen Ästen den gesamten Hinterhauptslappen und die basale Fläche des Schläfenlappens einschließlich seiner seitlichen Kante. Außerdem in wechselndem Ausmaß einen Streifen vor der Fissura parieto-occipitalis, das Splenium des Balkens, die Tela chorioidea prosencephali und den Hauptteil des Plexus des 3. und des Seitenventrikels, die Vierhügelplatte (zusammen mit der A. cerebelli superior) und die Zirbel. Zentrale Äste dringen in den lateralen Kniehöcker und in das Pulvinar thalami ein.

Ein kurzes Anfangsstück der A. cerebri posterior bis zum Abgang der A. communicans posterior ist nach lateral und vorne gerichtet. Aus diesem Stück dringen zentrale paramediane Äste in die Mittelhirnhaube und den medialen Thalamuskern ein. Dann biegt die A. cerebri posterior um den N. oculomotorius, der sie stets von der oberen Kleinhirnarterie trennt, occipitalwärts und etwas ansteigend um (Abb. 24, 25). Sie umschlingt den Hirnschenkelfuß (P_1 und P_2) nahe dem vorderen Brückenrand bis zur Region des medialen Kniehöckers, wo sie sich an den lateralen Kniehöcker und unter den Überhang des Pulvinar thalami schmiegt und sich in der Regel in ihre 2 großen corticalen Hauptäste gabelt (einen medialen und lateralen). Die Teilung kann aber auch schon früher erfolgen. Zu den Durasepten hat die A. cerebri posterior eine charakteristisch topische

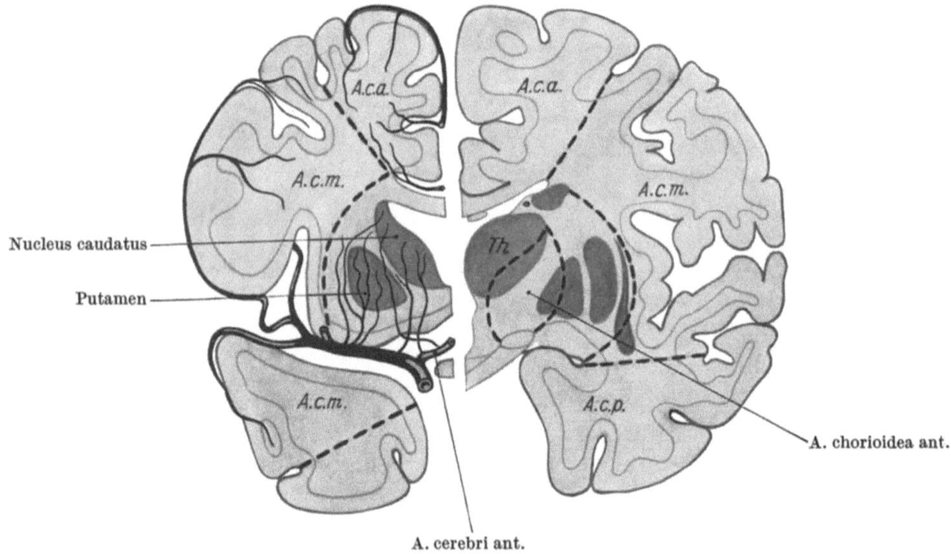

Abb. 30. Die zentralen und corticalen Äste der A. carotis interna auf dem Frontalschnitt durch das Gehirn im Niveau der Carotisgabel (links) und die Versorgungsareale (rechts). Auf der linken Bildseite verläuft der Schnitt vor dem Thalamus, auf der rechten durch den Thalamus. A.c.a. A. cerebri anterior, A.c.m. A. cerebri media, A.c.p. A. cerebri posterior.

Beziehung: Nach ihrem Ursprung überkreuzt sie den vorderen Zeltrand spitzwinklig nach oben und folgt dann dem ganzen freien Zeltrand an seiner Oberseite. Der mediale Ast gelangt fast zur Zeltspitze. Hier haben sich die medialen Äste beider Seiten einander stark genähert (Abb. 24) und sind am Zelt auch bindegewebig fixiert. Aus dem Bogenstück um das Mittelhirn entspringen zahlreiche Äste:

1. Ästchen zur Substantia perforata posterior dringen in die Haube des Mittelhirns ein (*Aa. interpedunculares* und *pedunculares*).

2. Ein langer Ast, gleich nach dem Abgang der A. communicans posterior entspringend, verläuft parallel mit dem Hauptgefäß zum Trigonum lemnisci und zu den Vierhügeln.

3. *Aa. chorioideae posteriores* in wechselnder Anzahl (1—3) (Abb. 31). Eine konstante geht lateral vom N. oculomotorius ab, zieht parallel mit dem Hauptstamm zu den vorderen Vierhügeln und tritt hier oder schon früher in die Tela chorioidea prosencephali und in den Plexus chorioideus des 3. Ventrikels von occipital her ein. Von ihr geht ein Ast zu den Vierhügeln ab und bildet zusammen mit Ästchen aus der A. cerebelli superior ein Netz. Zu dem Plexus des Seitenventrikels ziehen Äste verschiedener Anzahl und Stärke leicht bogenförmig unter dem Gyrus dentatus hindurch. Sie versorgen einen Teil des Glomus und die vorderen Anteile des Plexus bis zum Foramen Monroi. Dort anastomosieren sie mit den Ästchen, die im Dach des 3. Ventrikels verlaufen.

4. Am seitlichen Rande des Hirnschenkelfußes entspringen 1—2 corticale Ästchen für den Gyrus hippocampi und die vordere basale Rinde des Temporallappens.

5. An der gleichen Stelle entspringen Ästchen zum lateralen Kniehöcker mit Anastomose zur A. chorioidea anterior, zum Pulvinar thalami, zur Fascia dentata und zum Hippocampus.

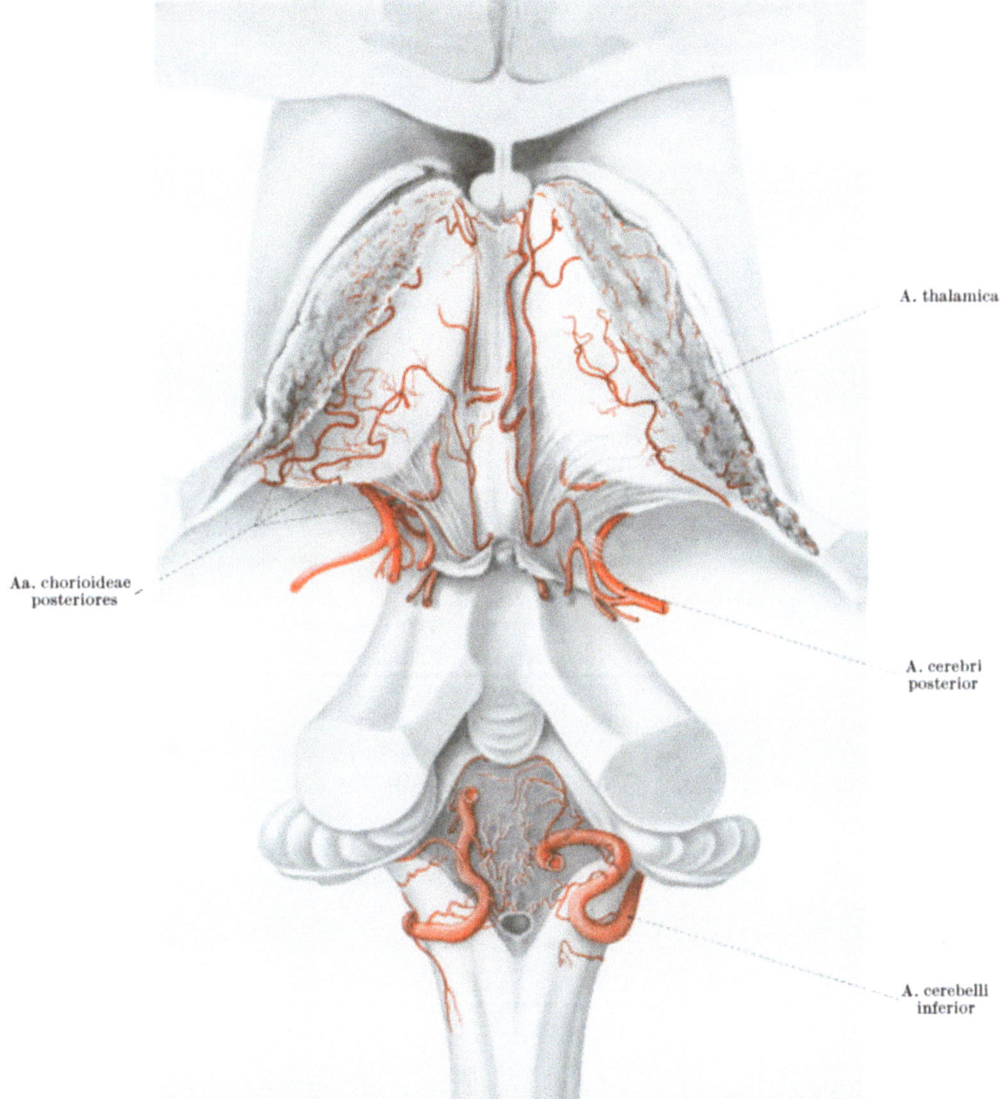

Abb. 31. Die Arterien der Tela chorioidea prosencephali (aus der A. cerebri posterior) und die Arterien der Tela chorioidea ventriculi quarti (aus der A. cerebelli inferior). Injektionspräparat.

Caudal vom lateralen Kniehöcker erfolgt dann die Teilung der A. cerebri posterior in die beiden corticalen Hauptäste:

Der mediale (= *occipitale*, im Arteriogramm obere) *Hauptast* (P_4), verläuft in einer Furche unter dem Pulvinar thalami zur Zeltspitze und betritt hier die Medialseite der Hemisphäre. Nahe der Zeltspitze gibt er Äste zum Isthmus gyri fornicati, zum Splenium, Pulvinar thalami, Vierhügel, Zirbel, zur Rinde des Cuneus und des Gyrus lingualis ab. Die langen Endäste verlaufen in den entsprechenden Fissuren als A. parietooccipitalis und A. calcarina, welch letztere wegen der Versorgung der Sehrinde von besonderer Bedeutung ist.

Der laterale (= *temporale*, im Arteriogramm untere) *Hauptast* (P_3) ist für die basale Fläche des hinteren Temporal- und der basalen und konvexen Fläche des Occipitallappens bestimmt. Die Äste gelangen an der Seitenkante der Hemisphäre auch am Temporallappen ein wenig auf die konvexe Fläche (Abb. 26).

b) Die Äste aus der A. vertebralis und der A. basilaris.

Die *A. vertebralis* steigt im Canalis arteriae vertebralis der Halswirbelquerfortsätze auf und erreicht die Unterfläche der Massa lateralis des Atlas. Hier wendet sie sich nach lateral, passiert, wieder in die Vertikale einbiegend, das Foramen costotransversarium des Atlas und wendet sich im Sulcus atlantis scharf nach dorsomedial. In sanftem dorsal-konvexem Bogen medialwärts verlaufend, erreicht sie den unteren Rand des großen Hinterhauptslochs an seinem größten queren Durchmesser und durchbohrt hier die Dura.

Im Bereich des obersten Halswirbels gibt die A. vertebralis einige kleine Muskeläste ab, die mit Aufzweigungen der A. occipitalis anastomosieren (s. S. 41) (Abb. 37).

Die horizontale Verlaufsstrecke der A. vertebralis im Sulcus atlantis ist neurochirurgisch aus 2 Gründen von besonderem Interesse. Einmal muß man bei der Freilegung der hinteren Schädelgrube mit Entfernung des Atlasbogens auf die Arterie achten. Andererseits ist von Maslowski eine Methode angegeben worden, die Arterie an dieser Stelle für die Angiographie percutan durch eine hinter der Mastoidspitze horizontal etwa $4^1/_2$ cm eindringende Kanüle zu punktieren.

Nach ihrem Eintritt in den Subarachnoidalraum wendet sich die Arterie, die Vorderflächen der Medulla oblongata umgreifend, in mediokranialer Richtung dem Clivus zu, wo sie sich am caudalen Brückenrande mit dem Gefäß der anderen Seite zur A. basilaris vereinigt. Auf ihrem Wege durch die basale Zisterne liegt die A. vertebralis ventral vom Ligamentum denticulatum und ventral von den Wurzelfäden des N. hypoglossus. Der Zusammenfluß zur A. basilaris erfolgt an der Brücken-Bulbusgrenze und entspricht etwa der Mitte des Clivus. Die *A. basilaris* liegt in der Regel in der Medianfurche der Brücke, kann aber auch gewunden verlaufen. Sie zerfällt am vorderen Rande der Brücke in die beiden rechtwinklig abgehenden Aa. cerebri posteriores, über deren Verbindungsäste zur Carotis interna der Circulus anteriosus gebildet wird. Auf dem geschilderten Weg entspringen aus der A. vertebralis und basilaris eine Anzahl von Ästen, welche das innere Ohr, das gesamte Rautenhirn, Mittelhirn, Teile des temporalen und das ganze occipitale Endhirn versorgen. Es sind folgende Äste aus der A. vertebralis und A. basilaris hervorzuheben (Abb. 24 und 25).

1. **Ein Ramus meningicus** wird vor dem Durchtritt durch die Membrana atlanto-occipitalis zur Dura der hinteren Schädelgruppe abgegeben.

2. **Die A. spinalis posterior** geht von jeder der beiden Vertebralarterien unmittelbar nach dem Eintritt in den Subarachnoidalraum als ein etwa 1 mm dicker Ast ab und verläuft an der Dorsalseite des Rückenmarks caudalwärts.

3. **Die A. spinalis anterior** entspringt kurz vor der Vereinigung der beiden Vertebralarterien jederseits. Sie ziehen caudalwärts und vereinigen sich spitzwinklig in der Mittellinie. Das nun unpaare Gefäß liegt in der Fissura mediana des Rückenmarks. Ursprung und Verlauf variieren, so kann z. B. ein entsprechend stärkeres Gefäß nur mit einseitigem Ursprung vorhanden sein.

4. **Die Rami ad pontem** (aus der A. basilaris), eine Anzahl (3—5) kleiner Arterien, welche gegen die Brückenarme verlaufen und von ventral her in die Substanz der Brücke eindringen.

5. **Die A. labyrinthi** (A. auditiva interna), ebenfalls aus der A. basilaris, ist ein langes dünnes Gefäß, das lateralwärts und etwas rückwärts verläuft und mit dem N. statoacusticus in den inneren Gehörgang eindringt. Die lange dünne Arterie versorgt das Labyrinth. Ihre Erhaltung ist jedoch für die Labyrinthfunktion offenbar nicht lebensnotwendig. Sie entspringt häufig auch von der A. cerebelli media.

6. Die Arterien des Kleinhirns. Das Kleinhirn wird regulär jederseits von 3 Arterien versorgt, welche, dem Vorgehen von ELZE (1932) folgend, besonders im Hinblick auf die Reihenfolge ihres Abgangs von der A. vertebralis bzw. basilaris als untere, mittlere (oder laterale) und obere Kleinhirnarterie zu bezeichnen sind. Die Bezeichnungen A. cerebelli inferior posterior, inferior anterior und superior der anatomischen Nomenklatur sind nicht nur unpraktisch, sondern auch sachlich nicht präzise. Die Kleinhirnarterien wechseln in ihrem Kaliber nicht unbeträchtlich, ihre Irrigationsgebiete sind deshalb individuell verschieden ausgedehnt. Ist z. B. die untere Kleinhirnarterie schwächer, dann ist die mittlere stärker und umgekehrt. Auch zwischen der rechten und linken Seite können beträchtliche Unterschiede vorhanden sein.

a) Die *A. cerebelli inferior* geht gewöhnlich von der Mitte der intrakranialen Verlaufsstrecke der A. vertebralis ab (gelegentlich auch weiter unten oder weiter oben), tritt zwischen den Ursprungsfäden des N. hypoglossus nach dorsal, passiert am unteren Pol die Tonsillen und schiebt sich, mehrere Schlingen bildend, in den Spalt zwischen der Tela des 4. Ventrikels und der Kleinhirnunterfläche ein (Abb. 31). Aus dem oft stark gewundenen Abschnitt über dem Ventrikeldach entspringen die Versorgungsäste für die Tela und den Plexus des 4. Ventrikels, weiter ein Ast, der an der Außenfläche des Unterwurms aufsteigt, und Äste, welche, um den caudalen Rand des Kleinhirns herumbiegend, an der unteren Fläche des Kleinhirns aufsteigen. Gewöhnlich findet sich ein medialer und ein lateraler Ast. Wir haben einen Fall beobachtet, bei dem von der rechten A. cerebelli inferior über dem Dach des 4. Ventrikels ein starker Ast entsprang, der über die Mittellinie hinweg auf die linke Seite gelangte und sich dort als A. cerebelli inferior sinistra aufteilte.

b) Die *A. cerebelli media* (oder auch lateralis) geht gewöhnlich etwas rostral vom caudalen Brückenrand aus der A. basilaris ab, verläuft nach lateral gegen den Kleinhirnbrückenwinkel und den oberen Pol der Olive (Abb. 25). Sie kommt hier in unmittelbare nachbarliche Beziehung zu den Wurzeln des N. facialis und N. statoacusticus, an die sie Ästchen abgibt. Sie umschlingt dann den Flocculus und dringt seitlich entlang des Brückenarms ein Stück weit in das Kleinhirn hinein. Dann kehrt sie zum BOCHDALEKschen Blumenkörbchen zurück und teilt sich in einen medialen und lateralen Ast für die Seitenteile der unteren Kleinhirnfläche. Vor ihr entspringt im Kleinhirnbrückenwinkel oft die A. labyrinthi.

c) Die *A. cerebelli superior* entspringt kurz vor der Bifurkation der A. basilaris etwa $^1/_2$ cm caudal vom vorderen Brückenrande hinter dem N. oculomotorius. In der Grenzfurche zwischen Brücke und Hirnschenkel zieht sie occipital- und dorsalwärts. Oft zweigeteilt gelangt sie entlang des N. trochlearis auf die Bindearme und das Velum medullare anterius mit Ästchen zu dem arteriellen Netz der Vierhügelplatte. Von hier treten ihre Äste auf die obere Fläche des Kleinhirns und auf den Oberwurm über. Ein seitlicher Ast läuft entlang des gebogenen seitlichen Randes des Cerebellum, der aber auch von der A. cerebelli media ausgehen kann. Die Äste dringen von der Oberfläche aus in das Mark ein und versorgen auch die Kleinhirnkerne des Markes, ein zweiter Ast tritt schon vorher entlang des oberen Randes des Brückenarms ein. Das Gefäß bleibt immer unterhalb des freien Zeltrandes.

2. Die arterielle Blutversorgung des Mittelhirns, der Brücke und des verlängerten Markes.

Die arterielle Versorgung der caudalen Hirnstammteile erfolgt ganz überwiegend von ventral her derart, daß von den großen basalen Gefäßen einerseits Aa. paramedianae bis in die Ventrikelregion vordringen, und andererseits durch Arterien, welche beiderseits an der äußeren Zirkumferenz des Hirnstamms herumlaufen und während ihres ganzen Verlaufes radiär in das Innere Versorgungsäste entsenden (Aa. circumferentes longae et breves). Eine eingehende Untersuchung der arteriellen Versorgung des gesamten Hirnstamms haben die Arbeiten von BÖHNE (1927) zum Gegenstand.

Für das *Mittelhirn* stammen die paramedianen Äste aus den Aa. communicantes posteriores und aus dem Endstück der A. basilaris bzw. dem Anfangsstück der A. cerebri posterior. Die Aa. circumferentes gehen von der Gruppe von Arterien ab, die den Hirnschenkelfuß seitlich umströmen: A. cerebri posterior, Aa. chorioideae posteriores, A. quadrigemina, A. cerebelli superior. In die *Brücke* und in das *verlängerte Mark* dringen paramediane Äste aus der A. basilaris bzw. A. vertebralis ein. Die an der Basalfläche der Brücke lateralwärts ziehenden 4—5 kleinen Brückenarterien entsprechen den Aa. circumferentes breves für die lateralen Abschnitte der Brücke. Die langen Aa. circumferentes sind die Kleinhirnarterien.

Eine Übersicht über die arterielle Versorgung der Telae und der Plexus gibt die Abb. 31.

3. Die Hirnvenen.

Der venöse Abfluß aus dem Gehirn unterscheidet sich von dem anderer Organe dadurch, daß die Hauptmasse der Hirnvenen nicht parallel zu den Arterien verläuft. Die von der Basis gegen die Konvexität strebenden Arterien des Gehirns haben nur unscheinbare rückläufige Begleitvenen. Die Hauptmasse der corticalen Venen sammelt sich vielmehr in entgegengesetzter Richtung an der Konvexität und mündet in die Blutleiter der harten Hirnhaut ein. Vorher durchbohren sie wiederum die arachnoidale Außenschicht und werden kurz vor ihrem Eintritt in den Sinus oft in der Dura eingeschlossen. Auch die inneren Hirnvenen nehmen eigene Wege.

Die Stämme der äußeren (corticalen) und inneren Hirnvenen treffen im Confluens sinuum an der Protuberantia occipitalis interna zusammen. Hier teilt sich der Blutstrom nach rechts und links und wird jederseits über den Sinus transversus und sigmoideus der V. jugularis interna zugeführt und durch diese abgeleitet. Außer dieser Hauptableitung gibt es eine bemerkenswerte Anzahl von kleineren Verbindungen der Sinus mit extrakraniellen Venen, besonders im Bereiche des Sinus cavernosus, die bei Abflußhindernissen des Hauptweges eine praktische Bedeutung haben können. Neben den vorwiegend an der Schädelbasis im Bereiche der mittleren und hinteren Schädelgrube vorhandenen Abflußwegen dürften die Emissarien eine geringere Rolle spielen.

Vom Sinus cavernosus leiten durch den Canalis caroticus Venengeflechte in den oberen Parapharyngealraum entlang der Carotis interna, andere von kavernösem Bau entlang des N. mandibularis. Sie können als extrakranielle Ausstülpung des Sinus cavernosus aufgefaßt werden. Eine weitere Verbindung des Sinus cavernosus besteht zum Plexus pterygoideus in der tiefen Gesichtsregion durch das Foramen spinae hindurch. Nach rostral bestehen über die Vv. ophthalmicae ebenfalls Verbindungen zum Plexus pterygoideus und zu den tiefen und oberflächlichen Gesichtsvenen. Der aus dem Sinus cavernosus kommende Sinus petrosus inferior zieht durch den vorderen Abschnitt des Foramen jugulare und mündet bereits außerhalb des Schädels spitzwinklig in die V. jugularis interna ein. Endlich besteht eine mächtige venöse Verbindung über den Sinus marginalis an der inneren Umrandung des großen Hinterhauptslochs durch dieses hindurch zum Plexus venosus vertebralis internus.

Die *äußeren Hirnvenen* sammeln sich aus pialen Netzen, liegen dann im Balkenwerk des Subarachnoidalraums eingebettet und entstehen durch Zusammenfluß an der konvexen, basalen und medialen Fläche der Hemisphären. Sie streben in 3 Gruppen dem Sinus sagittalis superior, dem Sinus sphenoparietalis und dem Sinus transversus zu (Abb. 33).

In den Sinus sagittalis superior ergießen sich gewöhnlich jederseits 10—12 Venenstämme, deren Kaliber von vorn nach hinten zunimmt (Vv. ascendentes). Im hintersten Abschnitt des Sinus münden keine größeren Venen ein. An der Konvexität verlaufen die äußeren Hirnvenen annähernd senkrecht auf den Sinus zu, besonders die mittleren und hinteren, biegen sodann aber rostralwärts um und ziehen spitzwinklig nach vorne. Die Einmündung erfolgt also oft gegen die Strömungsrichtung im Sinus, gelegentlich biegen einzelne auch in einer Haarnadelkurve im Mündungsstück um, so daß sie in der

Strömungsrichtung einmünden. Vor ihrer Einmündung nehmen sie die Venen von der medialen Fläche der Hemisphäre auf. Die Hauptstämme liegen ziemlich oberflächlich über den Furchen, sind aber auch über die Windungen hinweg durch Anastomosen verbunden. In Sinusnähe durchbrechen sie die arachnoidale Deckschicht und verlöten in einer Furche derselben eingebettet mit der Innenfläche der Dura. Dieses Verhalten

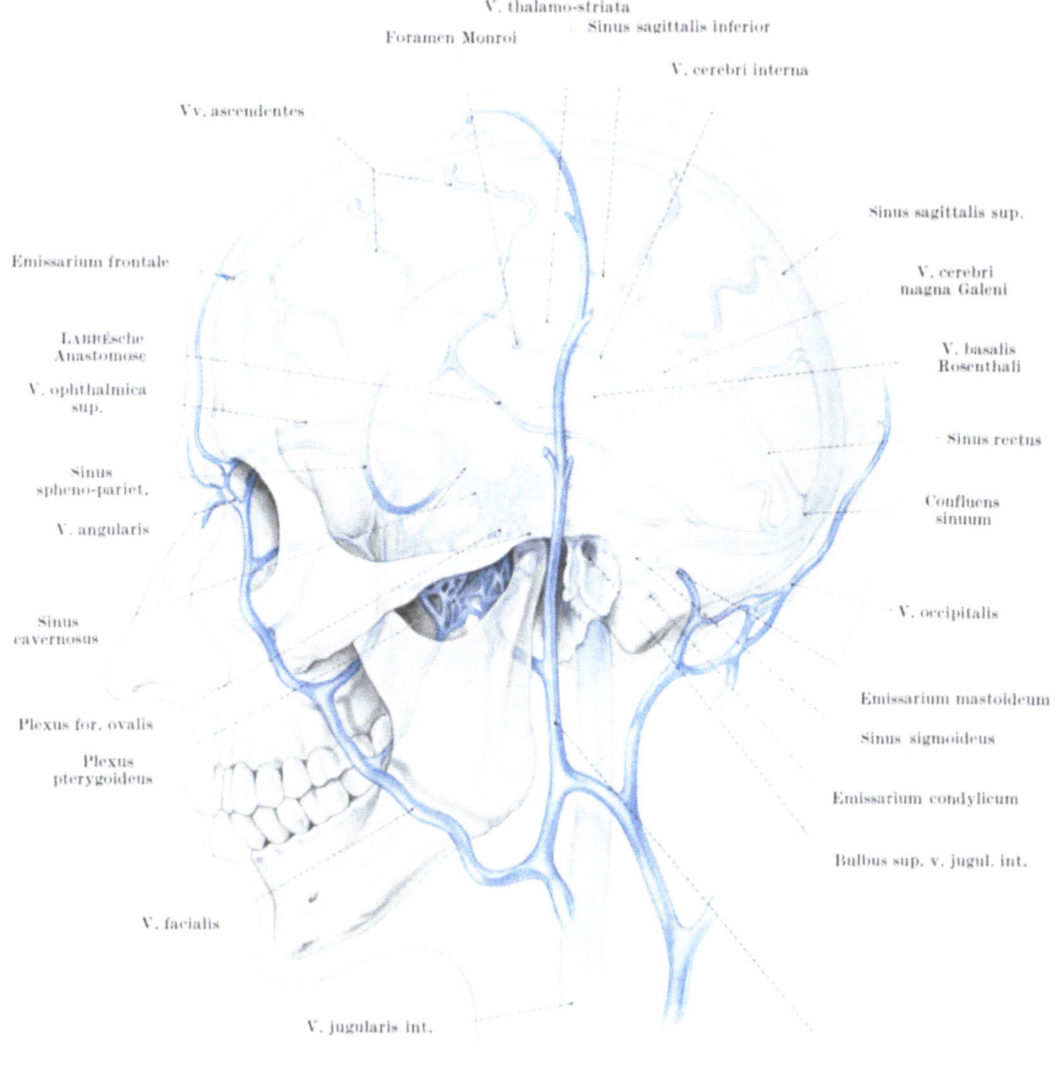

Abb. 32. Die venösen Sinus der Dura, die Vv. cerebri internae und externae und deren Verbindungen mit den extrakranialen Venen. Die Profilansicht ist mit einem lateralen Phlebogramm direkt vergleichbar (unter Benützung einer Abbildung von M. CLARA).

hat vielleicht eine Bedeutung bei der Erklärung und Entstehung der subduralen Hämatome. Es gibt demnach strenggenommen keine „Brückenvenen“ im Sinne von Venenstückchen, welche frei den Subduralspalt durchqueren (KÖNIG 1950).

Eine weitere Sammelstelle der Venen aus dem Gebiete der Fissura cerebri lateralis findet sich am basalen Beginn der SYLVIschen Furche. Die Vv. sphenoparietales münden in den gleichnamigen Sinus ein, so daß das Blut dieser Region in den Sinus cavernosus abgeleitet wird. Die dritte Gruppe von äußeren Großhirnvenen sind die Vv. occipitales und Vv. temporales externae. Sie münden von den konvexen und basalen Flächen der entsprechenden Hirnteile in den Sinus petrosus superior und in den Sinus transversus ein (Abb. 47). Eine Vene aus dem Rindengebiet der Sylvischen Furche mündet direkt in den Sinus cavernosus oder in den Sinus sphenoparietalis ein (V. cerebri media superficialis).

In der Zentralfurche findet sich häufig eine besonders starke Vene, die V. Rolandica, welche bei Operationen geschont werden soll. Ihre Unterbindung kann eine spastische Hemiparese zur Folge haben. Häufig ist sie am unteren Rande der Zentralfurche durch eine vertikale Anastomose (Trolardsche Vene) entlang der Sylvischen Furche nach basal und rostral mit dem Sinus sphenoparietalis verbunden. Eine andere große horizontale Anastomose, die Labbésche Vene, stellt eine Verbindung der Sylvischen Venengruppe nach hinten über den Schläfenlappen zum Sinus transversus her (Abb. 32). Bei einer Beschreibung der äußeren Hirnvenen muß man sich jedoch vor Augen halten, daß ihre Variabilität nach Lage und Kaliber sehr ausgesprochen ist.

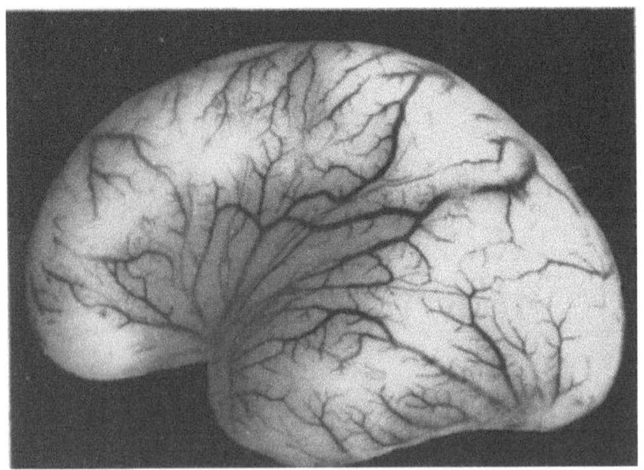

Abb. 33. Die Venen der Konvexität bei einem noch windungslosen embryonalen Gehirn.

Die *inneren Venen des Vorderhirns* weisen im Gegensatz zu den äußeren eine bemerkenswerte Konstanz ihrer Hauptstämme auf. Die erste Sammlung des Blutes aus dem Markmantel des Endhirns und aus den Kerngebieten des End- und Zwischenhirns erfolgt in der Nähe des Foramen interventriculare Monroi unter dem Fornix. Hier vereinigen

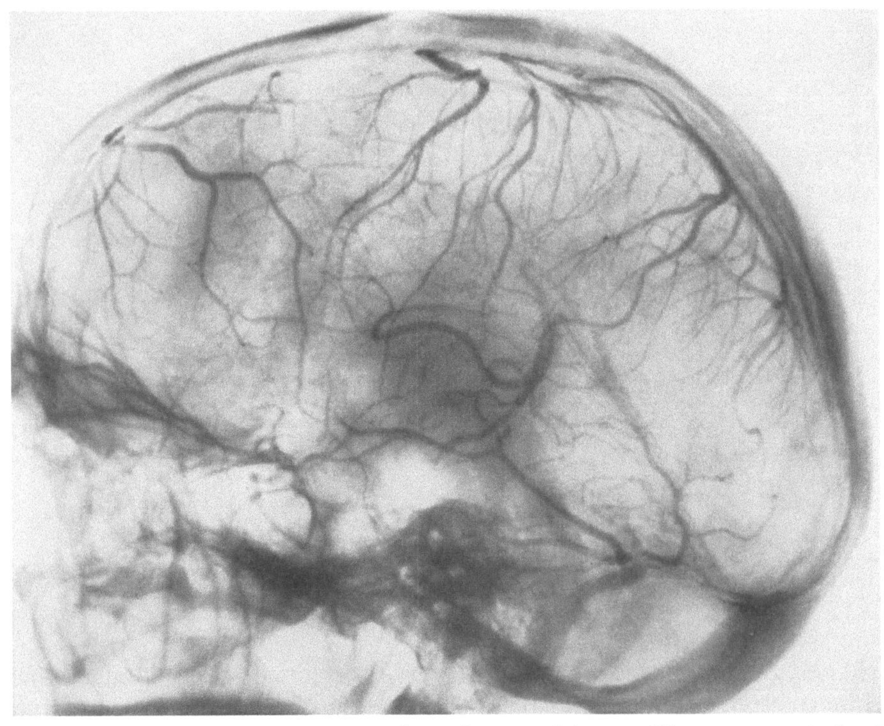

Abb. 33a. Phlebogramm 2. Ordnung. Füllung der äußeren und inneren Hirnvenen, sowie des Sinus rectus und sigmoideus. Vgl. mit Abb. 32.

sich von occipital kommend die V. chorioidea aus dem Adergeflecht des Seitenventrikels und die V. thalamo-striata (im Sulcus terminalis gelegen) mit den von rostral kommenden Vv. septi pellucidi jederseits zur V. cerebri interna. Die Vv. septi pellucidi (meist 2 auf jeder Seite) sammeln das Blut aus dem frontalen ventrikelnahen Markmantel des Endhirns. Eine entsprechende Markvene aus dem Occipitallappen verläuft an der Medialseite des Hinterhorns und mündet in die V. cerebri interna kurz vor deren Vereinigung mit der entsprechenden Vene der Gegenseite (Abb. 34). Eine temporale Markvene schließlich ist vorne im Dach des Unterhorns sichtbar, tritt durch die Fissura chorioidea aus und mündet in die V. basalis Rosenthali (Abb. 35).

Die V. chorioidea beginnt im Unterhorn des Seitenventrikels und anastomosiert dort durch die Fissura chorioidea mit den Venen der Hirnbasis, steigt stark geschlängelt mit dem Plexus und zum Teil an seiner Oberseite sichtbar in die Cella media bis zum vorderen Pol des Thalamus auf. Die V. thalamo-striata sammelt das Blut aus dem Thalamus, dem Corpus striatum und aus dem inneren Markmantel des hinteren frontalen und parietalen

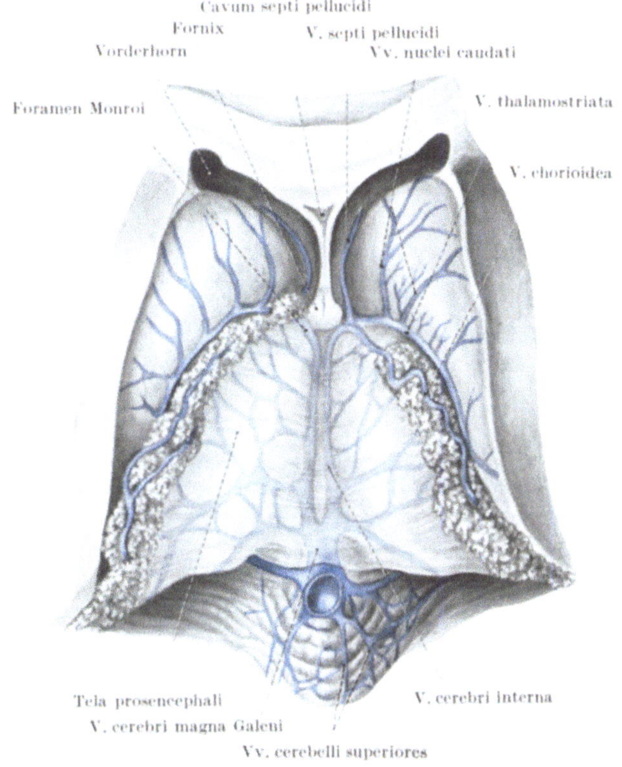

Abb. 34. Die Zuflüsse der Vv. cerebri internae im Gebiet des Septum pellucidum, des Schwanzkernes und der Tela chorioidea prosencephali. (Nach Rauber-Kopsch, Lehrbuch und Atlas der Anatomie des Menschen, Bd. 2, 19. Aufl. Stuttgart: Georg Thieme 1955.)

Endhirns. Sie verläuft im Sulcus terminalis nach rostral. Am vorderen Pol des Thalamus biegt sie medialwärts zur Vereinigungsstelle um.

Die paarige V. cerebri interna liegt in dem leptomeningealen Dach des 3. Ventrikel (Tela chorioidea). Die Venen beider Seiten verlaufen hier dicht nebeneinander (oft auch übereinander) unter dem medialen Rande des Fornix parallel oder lyraförmig nach hinten, umfassen die Zirbeldrüse und vereinigen sich an oder über der Epiphysenspitze zur V. cerebri magna Galeni. Dieser dicke und kurze Venenstamm wendet sich bogenförmig um das Splenium des Balkens aufwärts und mündet spitzwinklig gegen den Strom in den Sinus sagittalis inferior ein, der an dieser Stelle in den Sinus rectus übergeht (Abb. 34, 51).

Die V. cerebri interna steht in ihrem ganzen Verlauf durch zahlreiche quere Anastomosen unter dem Fornix hindurch mit den Venen des Plexus chorioideus des Seitenventrikels in Verbindung.

Die V. magna Galeni oder das Endstück der V. cerebri interna nimmt nahe der Zirbeldrüse beiderseits den Stamm einer starken, an der Seite der Pedunculi aufsteigenden V. basalis Rosenthali auf. Ihr Quellgebiet liegt an der medialen Hemisphärenfläche und an der Hirnbasis (Abb. 35). Den stärksten Zufluß erhält die V. basalis durch die V. cerebri anterior, welche das Blut von der medialen Hemisphärenfläche über dem

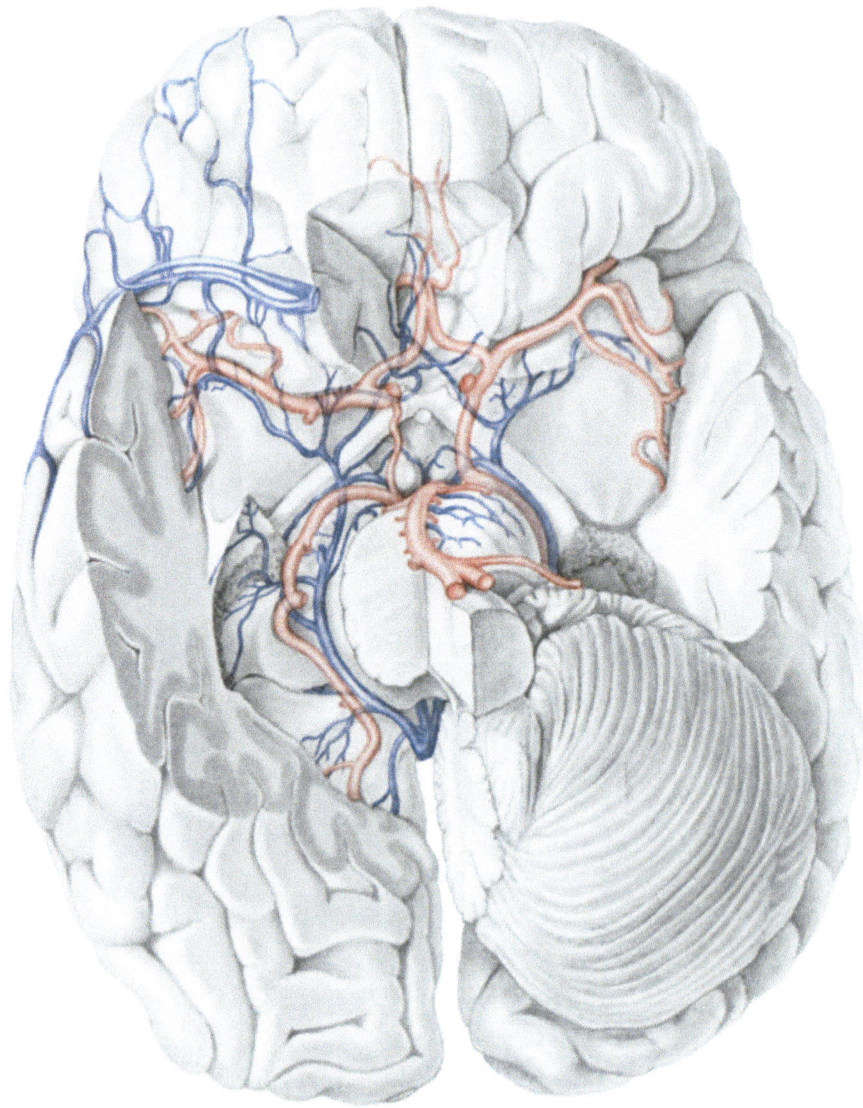

Abb. 35. Die V. basalis Rosenthali an der Hirnbasis mit ihren Zuflüssen und Verbindungen. Teile des Quellgebietes der ROSENTHALschen Vene bilden einen „Circulus venosus" um die Chiasmaregion, an dem sich die V. cerebri anterior, die V. cerebri media (profunda) und die V. interpeduncularis beteiligen. Die im Dach des Unterhorns einmündende Vene (auf der linken Bildseite), welche das venöse Blut aus dem inneren Markmantel des Temporallappens ableitet, wird „V. temporalis interna" genannt. Man achte auch auf die V. cerebri media superficialis.

Balken sammelt. Um das Balkenknie herum erreicht sie die Hirnbasis, wo die Venen beider Seiten vor dem Chiasma manchmal durch einen queren Ast verbunden sind. Seitlich vom Chiasma vereinigt sie sich mit der V. cerebri media profunda aus der Tiefe der SYLVIschen Furche und mit Venen von der Brücke und den Hirnschenkeln. Die V. cerebri media kann allerdings auch im Sinus spheno-parietalis oder Sinus cavernosus enden.

Weitere Zuflüsse der V. cerebri magna sind neben der bereits erwähnten Vene des Hinterhorns, dann im Gebiet der Zirbeldrüse die sog. V. azygos conarii aus der Zirbeldrüse selbst und der Vierhügelplatte, die Vv. cerebri posteriores inferiores von der Basalfläche des Occipitallappens und die Vv. cerebelli superiores mediae von der oberen Fläche des Kleinhirns (letztere können aber auch erst weiter hinten einmünden).

Die äußeren *Venen des Rautenhirns* zeigen in ihren Hauptstämmen eine gewisse Regelmäßigkeit. An der oberen planen Kleinhirnfläche finden sich die *Vv. cerebellares superiores* mit einem medialen und einem lateralen Hauptstamm sowie eine unpaare *V. vermiana sup.* Sie münden in die V. magna Galeni, in den Sinus rectus und transversus ein. Einige Venen der oberen Kleinhirnfläche treten direkt in das Tentorium und nach verschieden langem Verlauf in den Sinus rectus und den Sinus transversus ein. An der Kleinhirnunterfläche sammelt sich das venöse Blut zu den *Vv. cerebellares inferiores*, unter denen jederseits eine große laterale, sowie eine *V. vermiana inf.* und *paravermiana* unterschieden werden können. Letztere münden von unten her in den Sinus transversus, erstere in den Sinus petrosus superior oder sigmoideus ein. Aus den lateralsten Teilen der Kleinhirnhemisphäre sammelt sich ein Venenstamm am Flocculus und mündet hinten in den Sinus petrosus superior. In unmittelbarer Nachbarschaft der Trigeminuswurzel ergießt sich die sog. *V. petrosa* in den Sinus petrosus superior. Sie entsteht durch Zusammenfluß von Venen der Pyramiden, der Oliven, des Kleinhirnbrückenwinkels und der Brücke (Abb. 36). Ihre Wurzeln im Gebiete der Medulla oblongata stehen mit den Venen des Rückenmarks in Verbindung.

4. Die Sinus der Dura mater.

Die Blutleiter der Dura unterscheiden sich von den übrigen Venen vor allem durch ihren Wandbau. Die glatte Muskulatur fehlt der Sinuswand vollkommen. Diese besteht nur aus Dura und Intima.

Die im Querschnitt meist dreieckigen Blutleiter sind nicht contractil, obwohl eine gewisse passive Weiter- und Engerstellung möglich ist. Der Abfluß des Blutes ist bei Volumenschwankungen des Gehirns gewährleistet. Das Lumen der größeren Sinus kann netzartig von Bälkchen durchzogen sein, sie besitzen aber keine echten Klappen. Die Mehrzahl der Blutleiter finden wir in Beziehung zu den freien Durasepten, besonders entlang ihrer Ursprünge, daher auch der dreieckige Querschnitt. An anderen Stellen sind die Sinus in sehr tiefen Knochenfurchen eingelagert und im Querschnitt halbkreisartig, z. B. der Sinus sigmoideus.

Im einzelnen werden folgende Teilstrecken unterschieden:

1. Der Sinus sagittalis superior, entlang der Anheftung der Hirnsichel im gleichnamigen Sulcus. Er beginnt am Foramen caecum des Stirnbeins, durch das er beim Neugeborenen regelmäßig mit den äußeren Nasenvenen in Verbindung steht. Durch die Einmündung der Hirnvenen von der Konvexität nimmt sein Kaliber occipitalwärts immer mehr zu. Im Confluens sinuum geht der Hauptteil des Blutes gewöhnlich in den rechten Sinus transversus über, während mit dem linken eine etwas kleinere Kommunikation besteht. In einem Viertel der Fälle ist es umgekehrt.

2. Der Sinus transversus verläuft in der gleichnamigen Furche im occipitalen Zeltursprung eingeschlossen nach lateral bis zur Wurzel des Mastoids und nimmt regelmäßig Venen des Occipitallappens und der Kleinhirnoberfläche auf. Unter bogenförmiger Änderung seiner Richtung setzt er sich rostralwärts in den Sinus sigmoideus fort. Dieser ist in einer tiefen Furche der cerebellaren Pyramidenfläche eingegraben und halbzylindrisch, da er keine Beziehungen zu einem Duraseptum hat (Abb. 15).

Es kommt als Varietät vor, daß sich der Sinus sagittalis superior in der Mediansagittalen über den Confluens sinuum hinab bis an den Rand des Foramen occipitale magnum fortsetzt und hier lateral abweichend direkt in den Bulbus venae jugularis internae einmündet. In solchen Fällen kann der Sinus transversus und sigmoideus einer der beiden Seiten fehlen.

3. Der Sinus sigmoideus findet in einer ballonförmigen Ausweitung der V. jugularis interna im Bereiche des Foramen jugulare sein Ende. Dieser Bulbus venae jugularis internae ist in einer tiefen Nische an der Unterfläche des Felsenbeins und des Hinterhauptsbeins untergebracht. Die Bedeutung des Bulbus liegt strömungsdynamisch vor allem darin, daß er unter normalen Bedingungen den Hauptabfluß des Hirnbluts darstellt. Dagegen

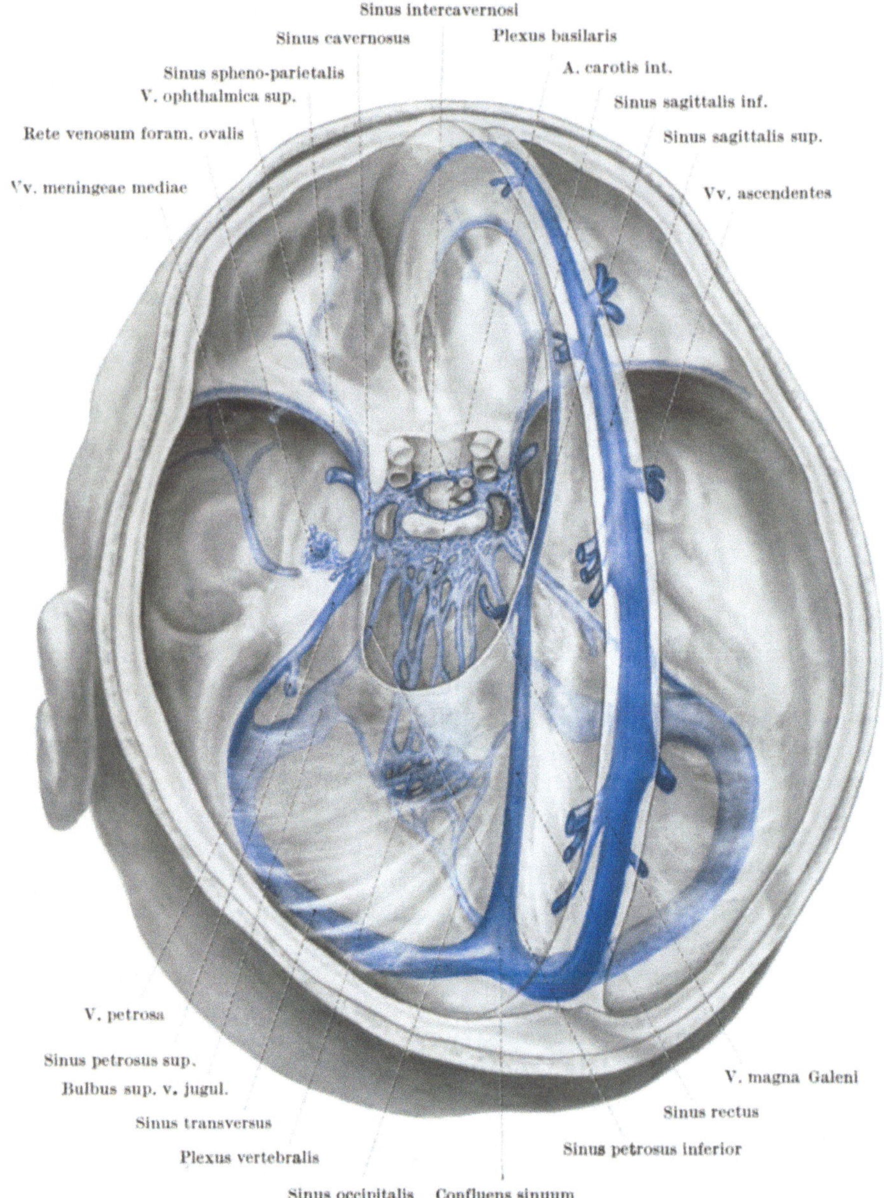

Abb. 36. Die Sinus durae matris. Falx und Tentorium sind durchsichtig dargestellt.

werden auf Phlebogrammen die Emissarien kaum jemals gefüllt gefunden. Nur selten stellt sich die V. cervicalis profunda dar, auch dann nicht, wenn es sich um eine Vertebralisfüllung handelt.

Der Sinus sigmoideus geht über eine scharfkantige „Bulbusschwelle", einer Knochenleiste des Hinterhauptsbeins, in den eigentlichen Bulbusraum über. An seinem Eingang besteht eine Verengung, welche strömungsdynamisch als exzentrische Einspritzdüse wirkt (v. KÜGELGEN, Verh. anat. Ges. **1953**, 203). Der Bulbus selbst ist der „Strudelkopf". Da die Einmündung exzentrisch ist, entsteht eine Wirbelkammer. Die in ihm kreisende Strömung ist außen am schnellsten und innen am langsamsten. In der Mitte tritt ein Sog auf, der die Abströmung in die V. jugularis interna begünstigt. Außerdem wirkt eine solche Wirbelkammer als Rückschlagventil. Die Durchströmungsgröße in jedem Foramen jugulare wird etwa auf 350 cm^3 Blut je Minute berechnet. Es könnte auf diese Weise auch die Höhe des Venendrucks innerhalb des Schädels gegenüber dem niedrigen Druck in den Venen außerhalb des Schädels erklärt werden.

4. Eingeschlossen im konkaven Falxrande verläuft der schwächere **Sinus sagittalis inferior.** Er geht an der Tentoriumspitze nach Aufnahme der V. magna Galeni nahezu geradlinig oder nur mit einem leichten Knick in den **Sinus rectus** über. Dieser liegt in der Ansatzlinie der Falx am Tentorium in der Mediansagittalen und mündet in den Confluens sinuum. Sein Verhalten bei der Einmündung und die Verteilung seines Blutes in den rechten und linken Sinus transversus wechselt von Fall zu Fall.

An Injektionspräparaten haben wir verhältnismäßig häufig eine vertikale Verbindung des Sinus sagittalis superior mit dem Anfangsteil des Sinus rectus beobachtet, welche in ihrem Verlaufe etwa der Fissura parietooccipitalis entsprach.

5. **Der Sinus cavernosus** nimmt unter den Sinus der Schädelbasis eine zentrale Stellung ein, welche durch seine baulichen Eigentümlichkeiten und seine zahlreichen Verbindungen mit intra- und extrakranialen Venen bedingt ist. Seine Zuflüsse von frontal sind beiderseits die Vv. ophthalmicae superiores aus der Orbita (durch die Fissura orbitalis superior). Von lateral entlang des freien Randes des kleinen Keilbeinflügels kommt der Sinus sphenoparietalis und mündet in seinen rostralen oberen Abschnitt an der Wurzel des vorderen Clinoidfortsatzes ein. Verbindungen über die Mittellinie hinweg in der Sella turcica vor und hinter der Hypophyse sind der Sinus intercavernosus anterior und posterior. Ihnen zuzurechnen ist das weitmaschige Venennetz, welches als Stratum vasculare die ganze Hypophyse umgibt. Verbindungen des Sinus cavernosus nach außen durch die Schädelbasis hindurch werden S. 71 beschrieben. Verbindungen nach occipital sind der Plexus basilaris in der Dura auf dem Clivus und nach hinten und lateral die paarigen Sinus petrosus superior und inferior. Der obere entlang der Felsenbeinkante in der gleichnamigen Knochenfurche mündet in den Übergangsteil des Sinus transversus in den Sinus sigmoideus. Der untere liegt in der entsprechenden Knochenfurche und tritt gewöhnlich am vorderen Umfang des Foramen jugulare aus dem Schädel aus. Er mündet in die V. jugularis interna außerhalb des Schädels ein.

6. **Der Sinus occipitalis** verbindet entlang der Crista occipitalis den Plexus marginalis foraminis occipitalis mit dem Confluens sinuum. Außerdem steht er direkt mit dem Bulbus der V. jugularis interna, mit dem Plexus vertebralis und dem Foramen condylicum in Verbindung.

IX. Die Verschieblichkeit der Hirnteile innerhalb der Schädelkapsel.

Von größter Bedeutung für die Neurochirurgie sind alle jene Krankheitsvorgänge, die entweder mit einer intrakranialen Substanzzunahme oder mit einem Verlust an Hirngewebe einhergehen, also die raumfordernden und schrumpfenden intrakranialen Prozesse. Da das Volumen der knöchernen Schädelkapsel — wenigstens beim Erwachsenen — unveränderlich ist und das Hirngewebe als inkompressibel gilt, ist eine Massenzunahme oder -abnahme immer nur dadurch möglich, daß sie durch einen gegensinnigen Vorgang — der meist nur an anderer Stelle der Schädelhöhle möglich ist — kompensiert wird. Dieser kompensatorische Mechanismus besteht vor allem in *Veränderungen der intrakranialen Liquormenge,* d. h. einer Vergrößerung oder Verkleinerung der Liquorräume. Da die Massenzunahme und der kompensatorische Liquorverlust (oder umgekehrt) räumlich voneinander entfernt vor sich gehen, muß es bei jedem dieser Krankheitsprozesse zu intrakranialen *Massenverschiebungen* kommen. Diese sind abhängig von der Art und Lokalisation der Erkrankung und von der Verschieblichkeit der Gehirnteile innerhalb der Schädelhöhle — also von den intrakranialen *anatomischen Gegebenheiten.* Nur das letztgenannte Moment interessiert an dieser Stelle. Seine Bedeutung kann jedoch nur unter Berücksichtigung pathologischer Vorgänge geschildert werden.

Der Ersatz von Hirnsubstanz bei den sog. *Schrumpfungsprozessen* durch die Vergrößerung der Liquorräume bedingt weit weniger Verschiebungsvorgänge als die raumfordernden Prozesse. Der Substanzverlust kann nämlich durch die Erweiterung *vorwiegend* der *örtlichen* Liquorräume praktisch unbegrenzt ersetzt werden.

Viel schwieriger sind die Verhältnisse bei den *raumfordernden Prozessen.* Auf die Möglichkeit der Schädelvergrößerung, besonders beim Kinde, auf die Auspressung von

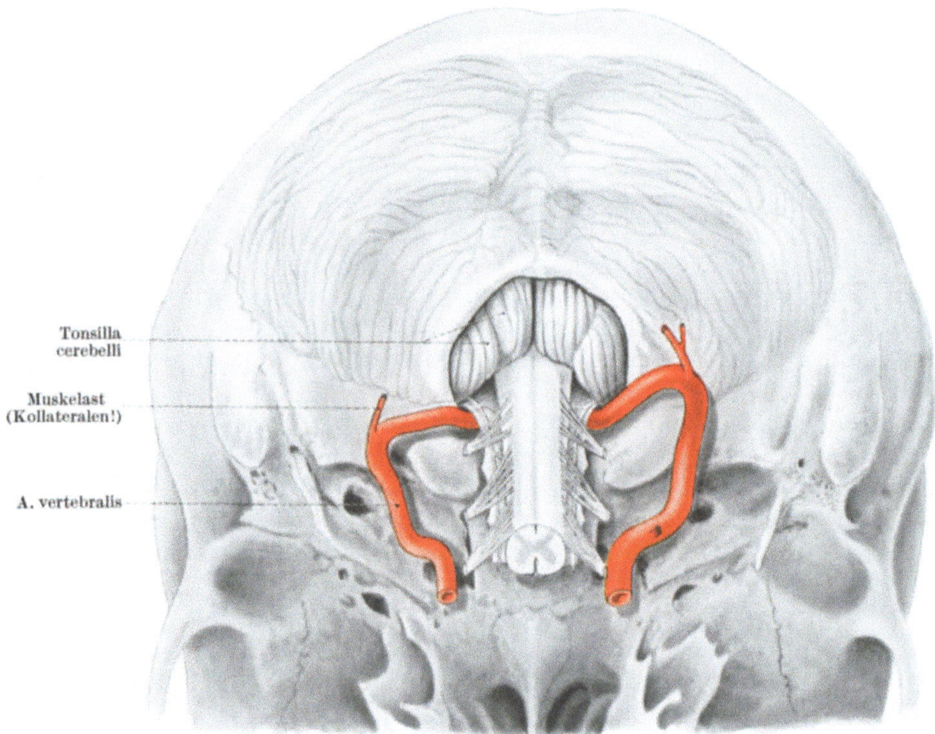

Abb. 37. Die Hirnteile im Bereiche des großen Hinterhauptloches. Einblick von caudal. Das Rückenmark ist nach ventral geklappt.

Blut aus dem Schädelinnern und auf die Druckatrophie des Gehirns soll hier nicht eingegangen werden. Die Kompensation einer Substanzzunahme durch Verkleinerung der Liquorräume ist zunächst durch deren normale Größe begrenzt. Abgesehen davon aber ist die für den Kompensationsvorgang notwendige Verschieblichkeit des Gehirns ebenso durch seine *innere Faserstruktur* wie seine *äußere Fixierung* beschränkt. Auch wirkt ihr der *Liquorsekretionsdruck* entgegen.

Die *innere Struktur des Gehirns* setzt Formveränderungen, die ja die Vorbedingung jeder Verschiebung innerhalb der geschlossenen Schädelkapsel sind, einen gewissen Widerstand entgegen. Vor allem scheinen die großen Fasersysteme wie der Balken und die innere Kapsel für die Formerhaltung des Gehirns von Bedeutung zu sein.

Noch wichtiger als die innere Struktur scheint die *äußere Fixierung* des Gehirns innerhalb der Schädelhöhle in diesem Sinne zu sein. Das Gehirn ist in den äußeren Liquorräumen schwebend, mittels einer großen Zahl von *Gewebssträngen* an der Schädelkapsel lose verankert: An der ganzen Oberfläche, besonders aber entlang des Sinus sagittalis superior und des Sinus transversus durch die Brückenvenen und durch die Pacchionischen Granulationen, welche teilweise in Knochengrübchen fixiert sind, an der Basis außerdem durch die großen Arterien und Nerven und durch den Hypophysenstiel. Abgesehen davon aber ist der intrakraniale Raum durch 2 breite und *feste Duraplatten*, die Falx und das Tentorium, partiell gekammert. Diese Septen ragen von der Kalotte tief in Spalten des Gehirns hinein, dienen ihm zur Auf- und Anlagerung und verhindern so allzu große Verschiebungen bzw. modifizieren diese.

Die 3 durch Falx und Tentorium entstehenden Abteilungen des Hirnschädels sind: der nahezu einheitliche Raum der vorderen und mittleren Schädelgrube rechts und links (Hemisphärenräume) und der infratentorielle Teil der Schädelhöhle für das Rautenhirn. Auch die vordere und mittlere Schädelgrube jeder Seite sind durch einen Vorsprung,

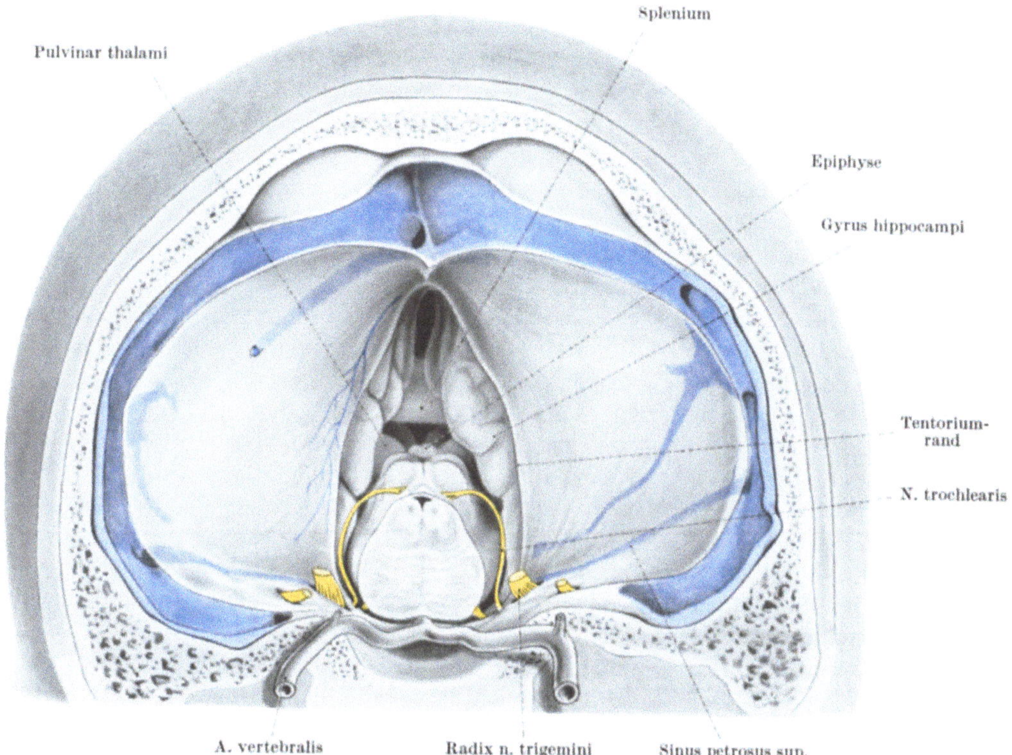

Abb. 38. Die Hirnteile im Bereiche des Tentoriumschlitzes; Blick aus der hinteren Schädelgrube auf den Mittelhirnquerschnitt, den Gyrus hippocampi beiderseits und das Splenium des Balkens.

die Kante des kleinen Keilbeinflügels, voneinander geschieden. Doch ist diese Trennung eine nur eben angedeutete und spielt bei weitem nicht die Rolle der Falx oder des Tentoriums. Die beiden erstgenannten rechts und links der Falx liegenden Abteilungen des Hirnschädels nehmen je eine Großhirnhemisphäre auf. Sie kommunizieren breit unterhalb des freien Falxrandes miteinander. Die hintere Schädelgrube steht mit den beiden anderen Schädelkammern durch den relativ engen Tentoriumschlitz in Verbindung, dessen Ränder das Mittelhirn umfassen.

Innerhalb einer dieser 3 Abteilungen des Schädelraums können sich raumfordernde Prozesse verhältnismäßig unbehindert entwickeln. Reichen aber die Kompensationsmöglichkeiten der von dem Krankheitsprozeß zunächst befallenen Schädelkammer nicht aus, so wird der Vorgang wesentlich komplizierter. Es sind grundsätzlich 2 Verschiebungsmöglichkeiten gegeben: eine *Seitenverschiebung* zwischen den beiden supratentoriellen Kammern, also aus der linken in die rechte Schädelhälfte oder umgekehrt, und eine *axiale Verschiebung* zwischen dem supratentoriellen und dem infratentoriellen Raum und schließlich vom infratentoriellen Raum in den Spinalkanal.

Da die Trennwände, die Falx und das Tentorium, nur unter bestimmten Bedingungen und nur wenig dislozierbar sind, können sich die Verschiebungsvorgänge praktisch nur im Rahmen der Kommunikationsöffnungen, also unterhalb der Falx und im Bereich des Tentoriumschlitzes abspielen. Überdies ist das Ausmaß der Gesamtverschieblichkeit begrenzt. So können auch nur jene Gehirnteile die Kommunikationsöffnung passieren, die ihr unmittelbar anliegen. Bei der *Seitenverschiebung* sind das der Balken, der Gyrus cinguli und die Stammganglien. Der Gyrus cinguli ist ohne weiteres aber auch nur im Frontalbereich beweglich, in dem die Falx nicht bis an die Balkenoberfläche reicht (Abb. 16). Im Parietalgebiet kann er nur dann über die Mittellinie verschoben werden, wenn der Balken durch eine gleichzeitige Basalverlagerung vom Falxrand entfernt wird. Wichtig zu betonen ist in diesem Zusammenhang, daß bei fehlender Verschiebung bzw. Schrägstellung der Falx mit dem Gyrus cinguli auch nur die dem Balken unmittelbar aufliegende A. epicallosa verschoben wird, nicht aber die der Falx anliegende A. calosomarginalis und frontopolaris. Dies ist für die angiographische Diagnostik von Bedeutung.

Die *Axialverschiebung* im Tentoriumschlitz erfolgt meist von rostral nach caudal. Dabei sind die verschieblichen Hirnteile das Mittelhirn und der Gyrus hippocampi. Drängt ein infratentorieller Prozeß rostralwärts, so kann umgekehrt auch der Oberwurm in den Tentoriumschlitz eintreten.

Wird der Schädelinhalt durch das Foramen occipitale magnum in den Spinalkanal verlagert, so betrifft dies vorwiegend die Kleinhirntonsillen.

Bei allen Formen der beschriebenen Verschiebungsbewegungen zwängen sich die den Kommunikationsöffnungen anliegenden bzw. benachbarten Hirnteile gleichsam durch eine zu enge Türe in den Nachbarraum (Zisternenprolaps). Durch diese „Einklemmung" kommt es einerseits zu einer Druckschädigung der eingezwängten Hirnteile und Gefäße, andererseits zu einer Beengung der die Kommunikationsöffnungen passierenden inneren und äußeren Liquorwege. Durch die auf diese Weise entstandene Behinderung des Liquorabflusses tritt eine *Liquorstauung* und damit eine zusätzliche *Drucksteigerung* in den stromaufwärts gelegenen Ventrikelteilen auf. Eine solche Drucksteigerung im Ventrikel wirkt unter Umständen dem Drucke eines raumfordernden Prozesses entgegen und behindert oder beeinflußt die Verschiebungsmöglichkeit von Hirnteilen. Die topographischen Verhältnisse im Bereiche der Engen der Durakammern bilden für die Beurteilung der Einklemmungserscheinungen eine wichtige Grundlage (Abb. 37 und 38).

Der krankhafte Prozeß kann aber auch innerhalb der Liquorwege lokalisiert sein und dadurch den Liquorabfluß aus den Ventrikeln blockieren. Es kommt dann durch Liquorstauung zur Erweiterung der stromaufwärts gelegenen Liquorräume zum Hydrocephalus: Resultiert eine Liquordrucksteigerung nur in einem Seitenventrikel, wird dieser erweitert, beeinflußt die Seitenverschieblichkeit und drängt den gleichseitigen Gyrus hippocampi in den Tentoriumschlitz. Eine doppelseitige Liquordrucksteigerung führt zum symmetrischen Hydrocephalus und zu axialen Massenverschiebungen aus dem supratentoriellen Raum durch den Tentoriumschlitz in den infratentoriellen und aus diesem fortgesetzt durch das Foramen occipitale magnum in den Spinalkanal.

B. Topographie neurochirurgisch wichtiger Regionen.

1. Chiasma- und Hypophysenregion.

Als Zugang zur Region des Chiasma opticum, der Hypophyse und des vorderen Teiles des Circulus arteriosus Willisi wird heute von den Neurochirurgen wohl allgemein der intradurale Weg über dem Orbitaldach dem kleinen Keilbeinflügel entlang gewählt. Deshalb soll die Region auch aus dieser Blickrichtung geschildert werden.

Früher ging man extradural vor, im übrigen dem eben geschilderten Wege entsprechend. Es wurde die Dura über den lateralen Anteilen des Orbitaldaches abgelöst, extradural bis in die Gegend des Processus clinoideus anterior vorgedrungen und erst hier die Dura eröffnet. Ein anderer älterer

Weg, allerdings nur zur Hypophyse, führte transnasal. In einigen Varianten konnte in der Medianebene nach Spaltung des Nasenseptums und nach Wegnahme der vorderen und unteren Wandung der Keilbeinhöhle durch diese hindurch der Boden der Sella erreicht werden.

Wenn man nach der üblichen Stirnhirnfreilegung[1] durch einen Eröffnungsschnitt der Dura, der nur entlang des basalen Umfangs der Trepanationsöffnung geführt zu werden braucht, die lateralen Stirnhirnteile über dem kleinen Keilbeinhügel anhebt, so bietet sich folgendes Bild (Abb. 39): Man übersieht das ganze von der Dura überkleidete Orbitaldach mit den hier deutlich ausgeprägten Juga cerebralia und den Impressiones digitatae. Occipitalwärts endet das Orbitaldach mit der konkaven Kante des kleinen Keilbeinflügels. Die basale Fläche des Stirnhirns läßt sich hierbei ohne Schwierigkeiten hochheben, da sie nicht durch übertretende Gefäße an die Dura fixiert ist. Nur einige sehr zarte, eben noch sichtbare Bindegewebsstränge, welche den Subduralraum überqueren, reißen beim Anheben von selbst ab. In der Tiefe des Blickfelds nahe dem vorderen Clinoidfortsatz senkt sich der Tractus olfactorius in die Basis des Stirnhirns ein, während der Bulbus olfactorius vorne und ganz medial mit seinen Fila olfactoria an der Siebplatte haftet. Bei stärkerem Anheben des Stirnhirns, das der Eingriff meist erforderlich macht, reißen der Tractus olfactorius oder die Fila olfactoria durch.

Hinter dem Keilbeinflügelrand sieht man den Anfangsteil der Fissura cerebri lateralis Sylvii und die obere Fläche des Schläfenpols, die regelmäßig durch einmündende Brückenvenen an den Sinus sphenoparietalis fixiert ist. Folgt der Blick dem nach medial und hinten in die Tiefe ziehenden Rand des kleinen Keilbeinflügels, so gelangt er zum Processus clinoideus anterior. Hier haftet die Leptomeninx an der Pachymeninx fest. Aber schon durch das zarte Anheben des Stirnhirns oder durch Nachhelfen mit einer stumpfen Pinzette werden diese Verbindungen leicht durchrissen, und man übersieht jetzt das weiße Band des N. opticus auf der freigelegten Seite. Das beschriebene Vorgehen hat die Cisterna chiasmatis eröffnet und reichlichen Liquorabfluß zur Folge.

Der Tractus olfactorius überkreuzt den N. opticus spitzwinklig an dessen Oberseite unmittelbar hinter dem Foramen opticum. Die beiden sensorischen Hirnbahnen (nicht Hirnnerven), um welche es sich hier handelt, bilden auf diese Weise ein X, freilich mit ungleich langen Schenkeln. Der Tractus olfactorius liegt oben, kommt von medial vorne und zieht nach lateral hinten. Der Sehnerv kommt von lateral vorne und gelangt nach medial zum Chiasma. Die Kreuzung erfolgt, wie erwähnt, am Foramen opticum.

Das beherrschende Gebilde der Zisternenregion ist das Chiasma opticum, dessen obere und vordere Fläche zu sehen ist. Der gleichseitige N. opticus liegt völlig frei, vom gegenseitigen sieht man zumindest gut die vordere mediale Kante. Die beiden Nerven umschließen mit dem Limbus sphenoideus ein gleichschenkliges Dreieck, dessen hintere abgerundete Spitze vom Chiasma gebildet wird. Die seichte Querfurche zwischen den beiden Foramina optica nennt die beschreibende Anatomie Sulcus chiasmatis. Seine vordere Begrenzung gegen das Planum sphenoidale ist eine niedrige Leiste, der Limbus sphenoideus, seine hintere das Tuberculum sellae. Der Sulcus chiasmatis birgt aber nicht das Chiasma, welches immer weiter hinten liegt, über ihn projiziert sich vielmehr der occipitalste Teil des Gyrus rectus.

In dem dreieckigen Areal zwischen den Sehnerven erscheint als Boden vorne eben dieser Sulcus chiasmatis und hinten der vordere Abschnitt des Diaphragma sellae. Es ist bei intrasellären Tumoren gewöhnlich vorgewölbt, während gleichzeitig der N. opticus stark verlängert erscheint. Der Tumor füllt den Raum zwischen Chiasma und den Nn. optici aus.

Schon normalerweise ist die Länge der Nn. optici und damit auch die Lage des Chiasma, welches weiter nach vorne oder hinten rücken kann, recht verschieden (Abb. 40). In 79% der Fälle liegt das Chiasma mit seinem vorderen größeren Teil über dem Diaphragma und mit seinem hinteren Abschnitt über dem Dorsum sellae. In 12% erscheint es rostralwärts

[1] Eine Eröffnung der Stirnhöhle, die bei ausgiebiger Pneumatisation des Stirnbeins gelegentlich vorkommen kann, soll tunlichst vermieden werden.

gerückt und dann im ganzen über dem Diaphragma. In 5% steht es noch weiter vorn, nahe dem Sulcus chiasmatis. In diesen seltenen Fällen ist die intrakraniale Verlaufs-

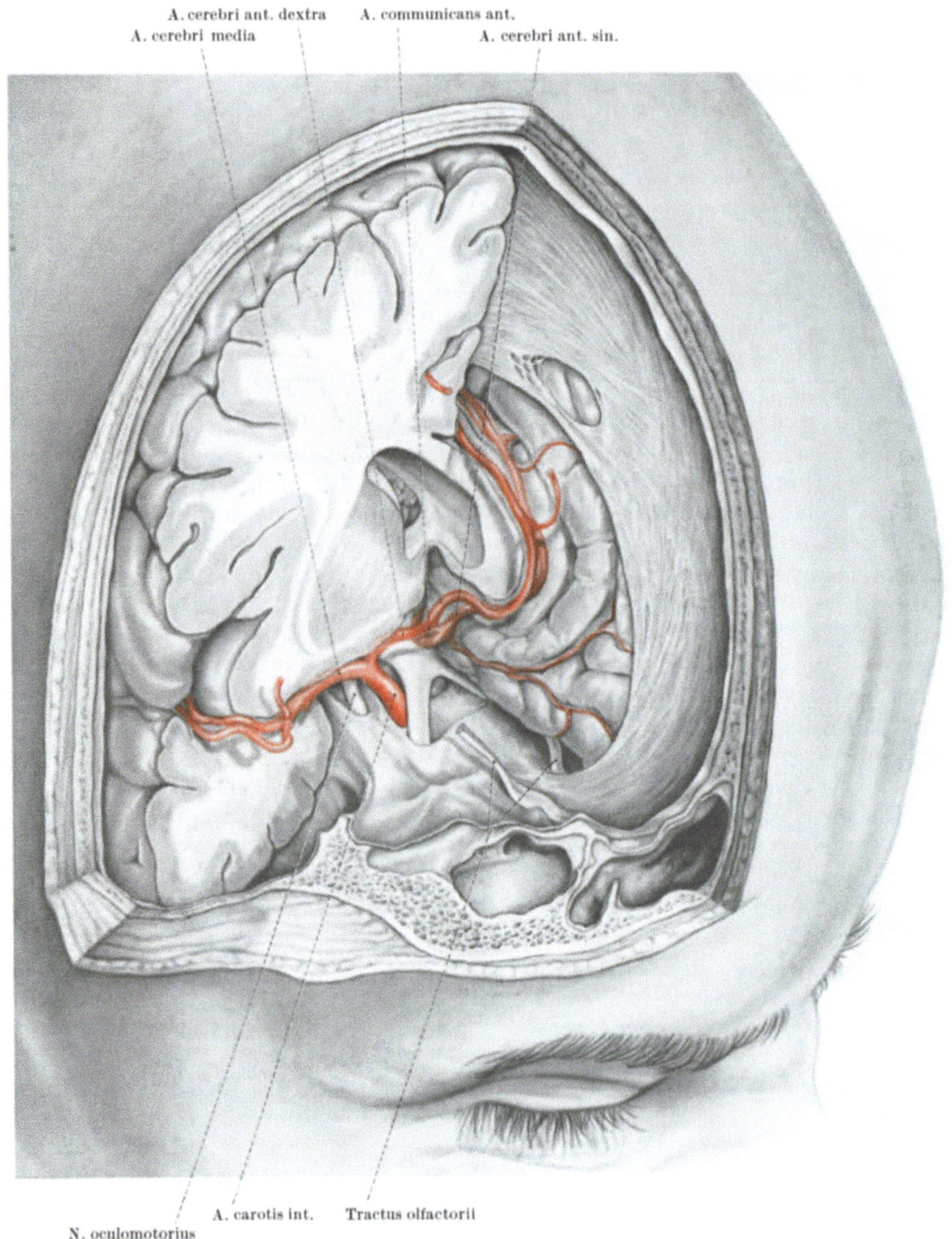

Abb. 39. Die Chiasma- und Hypophysenregion, dem operativen Zugang entsprechend dargestellt. Der Stirnlappen der rechten Hemisphäre und der Pol des Temporallappens sind durch einen Frontalschnitt im Niveau der Carotisgabel abgetragen. Man sieht im Vordergrund den eröffneten Sinus frontalis, dahinter das Orbitaldach bis zur Ala parva des Keilbeines, medial die Falx und die mediale Fläche der linken Hemisphäre mit den beiden Aa. cerebri anteriores. In der Tiefe des Chiasma mit den beiden Sehnerven, die Carotisgabel und vor dem Chiasma das dreieckige Zugangsfeld zur Hypophyse.

strecke der Nn. optici extrem kurz. Liegt das Chiasma weit vorne, dann weichen die Nn. optici in einem stumpfen Winkel auseinander, der Zugang zwischen ihnen zum

Diaphragma ist sehr eng oder überhaupt nicht möglich. Ist das Chiasma hingegen weit nach hinten gerückt, dann ist der Winkel der auseinanderweichenden Sehnerven ein spitzer, das Opticusdreieck ist geräumig und der Zugang zum Diaphragma sellae erleichtert.

Sind die Optici nicht allzu kurz, kann man durch leichtes Anheben der vorderen Chiasmakante unter dieser den Eintritt des Hypophysenstiels in das Diaphragmaloch sehen.

Parietalwärts ist das Chiasma durch eine dünne Platte der rostralen Hirnwandung, die Lamina terminalis, mit der vorderen Commissur verbunden. Durch vorsichtiges Lösen des hinteren Endes des Gyrus rectus kann die Lamina terminalis sichtbar gemacht werden. Beim Hydrocephalus internus wölbt sie sich blasenartig vor und ist mit einer spitzen Pinzette leicht zu perforieren (Ventriculostomie nach STOOCKEY). Das Chiasma geht nach hinten leicht ansteigend beiderseits in den Tractus opticus über, welcher sich um den Hirnschenkelfuß herumschlingt und im lateralen Kniehöcker endet.

Die Tractus optici, das Chiasma und die beiden Sehnerven liegen in einer Ebene, welche zur Schädelbasis in einem nach hinten offenen Winkel ansteigt. Das Chiasma und die Tractus optici schweben etwa $^{1}/_{2}$—$^{3}/_{4}$ cm über dem Diaphragma bzw. über dem Dorsum sellae (Abb. 43).

In der Medianebene erscheinen hinter dem Chiasma als schlanker Trichter das Infundibulum und der Hypophysenstiel, der nach unten und rostral gerichtet ist. Sie legen sich von unten und hinten her an das Chiasma an. Der Hypophysenstiel verjüngt sich absteigend und verschwindet in einer Öffnung des Diaphragma sellae (Abb. 43). Der Neigungswinkel des Hypophysenstiels zur Ebene der Schädelbasis beträgt etwa 45°, ist allerdings von der Lage des Chiasma abhängig. Er durchzieht die Cisterna chiasmatis in ihrer größten Tiefe.

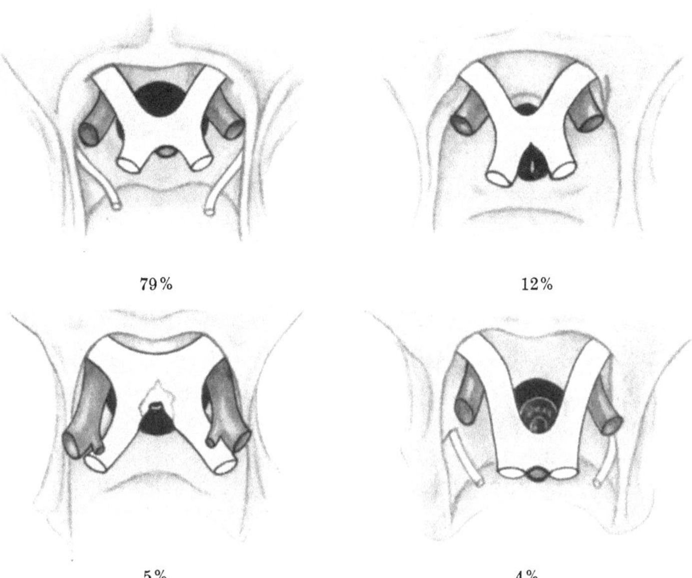

Abb. 40. Die Variationen der Lage des Chiasma zur Hypophyse in der Ansicht von oben. Am häufigsten (in 79% der Fälle) liegt das Chiasma in der Mitte über dem Türkensattel, in 12% ist es rostralwärts gerückt, in 5% liegt es ganz weit vorne nahezu im Sulcus chiasmatis und in 4% ganz weit hinten über dem Dorsum sellae! Nach der Lage des Chiasma richtet sich die Länge der N. optici innerhalb der Schädelhöhle. [Nach SCHAEFFER: Anat. Rec. 28 (1924)].

Der N. opticus tritt medial von der Wurzel des vorderen Clinoidfortsatzes in den Canalis opticus ein. Unterhalb des Nerven und zum Teil unter der Wurzel des Clinoidfortsatzes erscheint die A. carotis interna als ein beim Lebenden glattes, grauviolett gefärbtes und etwas silbrig glänzendes pulsierendes Gefäß. Sie zieht ziemlich genau in der Sagittalebene horizontal nach hinten. Dadurch bildet sie mit dem nach medial zum Chiasma verlaufenden N. opticus einen nach hinten offenen spitzen Winkel. Er wird nach hinten durch den Tractus opticus zu einem kleinen dreieckigen Feld geschlossen, in dessen Tiefe man wieder auf das Diaphragma und den Hypophysenstiel trifft. Die Austrittsstelle der Carotis interna aus dem Sinus cavernosus selbst ist vom Sehnerven verdeckt und dadurch meist auch der Abgang der A. ophthalmica vom konvexen Umfang des Carotisknies nicht ohne weiteres sichtbar. Durch leichtes Anheben und Medialverschieben des Sehnerven kann man jedoch den Ursprung des zarten Gefäßes und seinen

Anfangsabschnitt meist unschwer zur Ansicht bringen. Die A. ophthalmica verschwindet nach vorne unter dem N. opticus an seiner Lateralseite liegend im Sehnervenkanal.

Verfolgt man die A. carotis interna im Zisternenbereich occipitalwärts weiter, so gelangt man nach etwa 2 cm Verlauf an das hintere und occipital konvexe Knie und kann lateral davon ihre Teilungsstelle, die Carotisgabel, eben noch zur Darstellung bringen. Die A. cerebri media zieht nach lateral und ein wenig nach vorne, die A. cerebri anterior nach medial und vorn. Letztere kreuzt variabel den hintersten Abschnitt des Sehnerven oder die laterale Chiasmakante bzw. ihren Übergang in den Tractus opticus und gelangt über dem Chiasma und vor der Lamina terminalis hart bis an die Mittellinie. An dieser Stelle verbindet sie sich durch die kurze A. communicans anterior mit dem gleichen Gefäß der anderen Seite und verschwindet im Interhemisphärenspalt. Drängt man die A. carotis int. etwas nach medial, so gelingt es, auch etwas auf ihre Unterseite und auf die Konvexität ihres hinteren Knies zu sehen. Hier erkennt man den Ursprung des Ramus communicans posterior und der A. chorioidea anterior (Abb. 24). Lateral und basal davon erblickt man den langen Ausläufer der Tentoriumkante und den Übergang des Diaphragma sellae in die obere bzw. die laterale Wand des Sinus cavernosus. Zwischen dem langen und dem kurzen Anheftungsschenkel des Tentoriums sieht man im Dach des Sinus cavernosus den Eintritt des N. oculomotorius in die Dura. Von der A. carotis interna der Gegenseite kann man sich durch Anheben des Sehnerven nur die mediale Fläche zu Gesicht bringen.

Hirnhäute und Subarachnoidalraum im Hypophysenbereich.

Die Hypophysengrube (Fossa hypophyseos) zwischen dem Dorsum und dem Tuberculum sellae wird seitlich gegen den Sinus cavernosus und gegen die Carotis interna durch je ein sagittales Durablatt abgegrenzt und zum Hypophysenbett ergänzt. Ein transversales Durablatt, das Diaphragma sellae, trennt in unvollständiger Weise den Hypophysenraum vom übrigen Hirnraum ab, unvollständig deswegen, weil der Hypophysenstiel durch ein zentrales Loch im Diaphragma durchgesteckt ist. Die rundliche oder ovale Öffnung ist sehr verschieden groß. Vorwiegend bei jüngeren Menschen umschließen die Ränder des Diaphragmalochs den Hypophysenstiel verhältnismäßig eng nahe seinem unteren Ende, wo er den geringsten Durchmesser hat. In anderen Fällen, meist bei älteren Menschen, kann das Loch linsengroß und das Diaphragma bis auf einen schmalen Randsaum reduziert sein, so daß nahezu die ganze obere Fläche der intrasellären Hypophyse keine durale Bedeckung hat und gegen den Schädelinnenraum frei zutage liegt.

Die Hypophyse selbst ist zuinnerst von einer bindegewebigen Organkapsel, dann von einer lockeren Mittelschicht mit einem dünnwandigen Venennetz und außen von der bindegewebigen duralen Sellaauskleidung umgeben.

Bemerkenswert ist das Verhalten der Leptomeninx, insbesondere des arachnoidalen Liquorraums im Bereiche des Diaphragma und der intrasellären Hypophyse beim Menschen.

Die mikroskopische Untersuchung von Frontal- und Sagittalschnitten durch die gesamte Hypophysenregion des Menschen einschließlich der Cisterna chiasmatis läßt eindeutig erkennen, daß die Dura am Diaphragmaloch nicht etwa mit einem freien Rande endet (wie etwa das Tentorium), sondern am Umfang des Loches mit der Arachnoidea verklebt ist. Der Subduralraum ist an dieser Stelle zirkulär unterbrochen (Abb. 41). Durch das so entstandene Loch ist das subarachnoidale Gewebe mit seinen Liquorkammern entlang des Hypophysenstiels auf die obere Fläche der Hypophyse fortgesetzt und breitet sich schirmartig zwischen der oberen Hypophysenfläche und der Unterfläche des Diaphragma aus. Diese spaltartige Hypophysenzisterne ist eine echte Ausstülpung der Cisterna chiasmatis mit einer Enge am Diaphragmaloch. Sie enthält alle Derivate der Leptomeninx, die Arachnoidalzotten, Liquorkammern, zellige Knötchen und Kalkkugeln. Am Seitenabfall der Hypophyse ist das leptomeningeale Gewebe mit

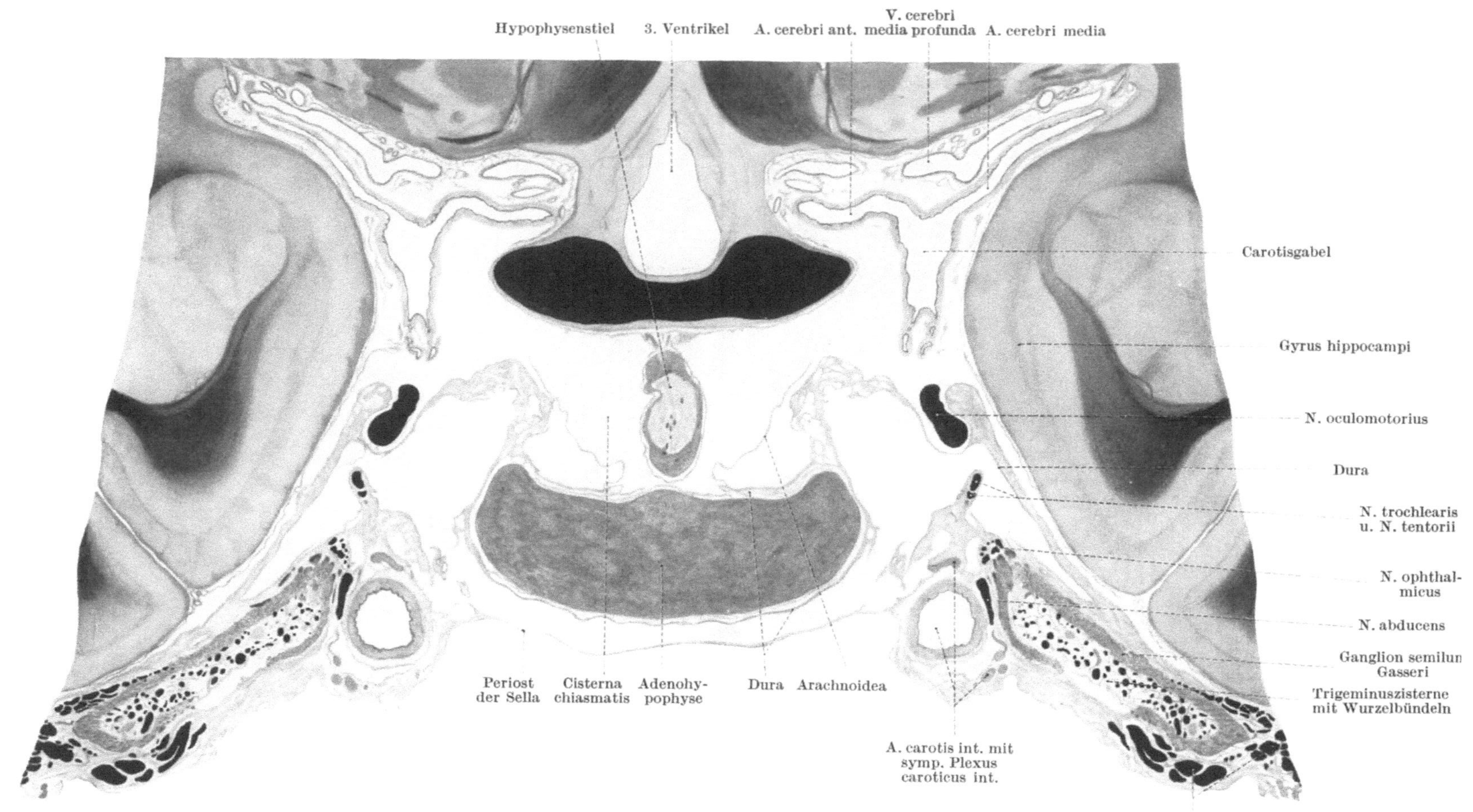

Abb. 41. Frontalschnitt durch die Chiasma-Hypophysenregion und den occipitalen Teil des Sinus cavernosus. WEIGERTsche Markscheidenfärbung. Der Schnitt geht genau durch das Loch im Diaphragma sellae. Der Hypophysenstiel ist von Pia überzogen. Beachte das Verhalten der Arachnoidea am Diaphragma sellae! Die Cisterna chiasmatis wird von den Gyri hippocampi seitlich begrenzt. Im Schnitt sind weiter getroffen oben das Chiasma, die Carotisgabel mit entsprechenden Venen, unten die A. carotis interna mit dem sympathischen Plexus, der Sinus cavernosus und das Ganglion semilunare Gasseri, in dessen Sinus ganglii die Wurzelbündel erkennbar sind. Der große Raum beiderseits der Hypophyse entspricht z. T. dem herauspräparierten Proc. clinoideus anterior.

dem Bindegewebe der Hypophysenhüllen verschmolzen, ebenso mit der Unterfläche des Diaphragma. Ein Subduralspalt existiert nicht. Am Diaphragmaloch ist also der Subarachnoidalraum hernien- oder prolapsartig in den infradiaphragmalen Raum hineingestülpt. Die Hypophysenzisterne bedeckt die obere Fläche der Hypophyse wie eine Haube, die seitlich, hinten und vorne individuell verschieden weit herabreicht. Bei Füllungen der extracerebralen Liquorräume mit Ausgußmassen haben wir beim erwachsenen Menschen die Hypophysenzisterne immer gefüllt gefunden, obwohl weit vom Ort, nämlich vom Hinterhauptsloch aus und ohne Anwendung von Druck eingefüllt wurde (Ferner 1955).

Die beschriebenen Verhältnisse, denen bislang kaum eine Beachtung geschenkt wurde, können für die Erklärung der Sellaausweitung, wie sie bei Fällen von gesteigertem Hirndruck beobachtet werden, von Bedeutung sein. Sie haben offensichtlich nur für den erwachsenen Menschen Gültigkeit, da bei menschlichen Embryonen und bei Tieren andere Verhältnisse vorliegen.

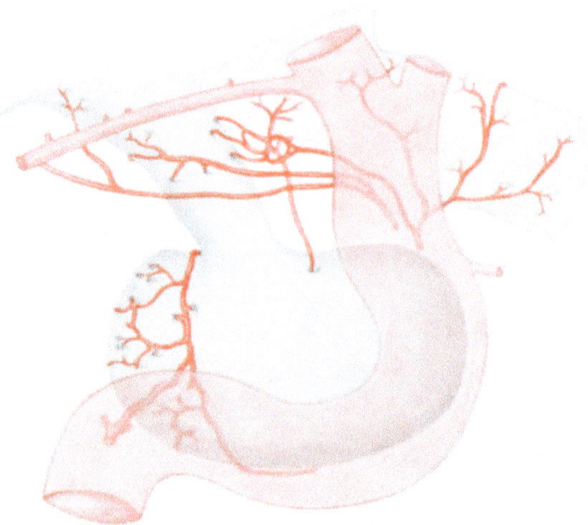

Abb. 42. Die arteriellen Zuflüsse der Hypophyse. Die rechte Seite ist teilweise durch den Verlauf der A. carotis interna verdeckt. Die „untere Hypophysenarterie“ entspringt aus dem Sinus cavernosus-Abschnitt, die „oberen Hypophysenarterien“ (mehrere) aus dem Zisternenabschnitt der A. carotis interna (nach McConnell, Anat. Rec. **115**, S. 175, 1953).

Arterien der Hypophyse.

Der arteriellen Blutversorgung der Hypophyse dienen 2 paarige Äste bzw. Astgruppen aus der A. carotis interna. Der Vorderlappen der Hypophyse erhält auf jeder Seite sein Blut vornehmlich durch 2—4 „obere Hypophysenarterien“, den Hinterlappen erreicht jederseits eine „untere Hypophysenarterie“ (Abb. 42).

Nach ihrem Eintritt in den Subarachnoidalraum entspringen aus dem Zisternenabschnitt der A. carotis interna 3—4 kleine Arterien, die auch einen kurzen gemeinsamen Stamm haben können. Sie werden als obere Hypophysenarterien bezeichnet. Sie verlaufen medialwärts zur Unterfläche des Chiasma und dringen am vorderen und seitlichen Umfang in den Hypophysenstiel ein, um innerhalb desselben, einzelne auch außerhalb, nach abwärts in den Vorderlappen zu gelangen.

Die untere Hypophysenarterie entspringt ebenfalls aus der A. carotis interna, jedoch schon aus der Medialseite des Sinus cavernosus-Abschnittes. Durch den Sinus hindurch medialwärts ziehend erreicht sie die laterale Fläche des Hinterlappens und teilt sich in 2 Äste. Der obere steigt seitlich aufwärts und verbindet sich am hinteren Umfang des Hypophysenstiels mit dem entsprechenden Ast der Gegenseite. Der untere Ast verläuft basalwärts und anastomosiert entlang der Trennfurche zwischen Hinter- und Vorderlappen mit dem gleichen Ast der Gegenseite (Abb. 42).

2. Sinus cavernosus.

Zu beiden Seiten der Hypophyse und am seitlichen Abfall des Türkensattels breitet sich an der Schädelbasis der paarige Sinus cavernosus aus als eine Sammelstelle des venösen Blutes aus den rostralen Hirnteilen und aus der Orbita. Er erstreckt sich von der Fissura orbitalis superior vorne bis zur Pyramidenspitze hinten.

Der Sinus cavernosus ist durch einige Besonderheiten gekennzeichnet: die Kammerung, der er seinen Namen verdankt, seine vielfältigen Verbindungen mit intra- und extrakranialen Blutbahnen, die Einlagerung der A. carotis interna und seine engen topographischen Beziehungen zu einer Reihe von Hirnnerven. Es ist daher verständlich, daß die topographischen Beziehungen für die Symptomatologie vieler Krankheitsprozesse von Bedeutung sind, obgleich der Sinus selbst nur selten Operationsgebiet sein wird.

Der im Frontalschnitt etwa kommaförmige Blutraum des Sinus entspricht der Dissoziation des periostalen und duralen Blattes der Pachymeninx (Abb. 41). Seine mediale Wandung bildet oben ein dünnes Durablatt, das ihn vom Hypophysenraum scheidet, und unten die von Periost überzogene Seitenfläche des Keilbeinkörpers. Bei ausgedehnter Pneumatisation desselben ist der Blutraum nur durch ein dünnes Knochenplättchen von der Keilbeinhöhle getrennt. Die obere Wand (Decke) des Sinus sind die beiden Durafalten, welche das Zelt vorne jederseits an dem vorderen und hinteren Clinoidfortsatz anheften (Plica petroclinoidea anterior und posterior) und die wannenförmige Vertiefung zwischen beiden. Die seitliche Wand, welche von der längeren Plica petroclinoidea anterior senkrecht abfällt, bildet die Dura der mittleren Schädelgrube und an der Basis der Trigeminusbeutel mit dem GASSERschen Ganglion. An der Schädelbasis geht der Sinus, nach occipital der Carotis folgend, in das die Arterie umgebende Venengeflecht über (Abb. 36).

Jeder Sinus cavernosus nimmt vorne den Sinus sphenoparietalis und eine V. ophthalmica auf. Aus dem Schläfenlappen können Brückenvenen auch direkt in den Sinus eintreten. Er entläßt nach occipital an dem Seitenabfall des Dorsum sellae den Sinus petrosus superior und inferior. Der kleinere Sinus superior zieht nach seinem Ursprung oben über die Umrandung des Porus trigemini hinweg. Der größere Sinus petrosus inferior gelangt entlang des Clivusrandes in sanftem Bogen zum Foramen jugulare. Unter der Dura des Clivus breitet sich der Plexus basalis aus, durch den die Sinus petrosi inferiores beider Seiten miteinander verbunden sind. Der Sinus cavernosus steht außerdem über die Mittellinie hinweg durch den Sinus intercavernosus anterior und posterior mit der Gegenseite und mit dem die Hypophyse umgebenden Venenbett in Verbindung.

Von besonderer praktischer Bedeutung sind die Kommunikationen des Sinus cavernosus mit den ausgedehnten Venengeflechten des oberen Parapharyngealraums und mit dem Plexus venosus pterygoideus der tiefen Gesichtsregion:

1. entlang der A. carotis interna mit einem die Arterie im Canalis caroticus umgebenden Rete venosum, welches bis in den Parapharyngealraum den Charakter eines gekammerten Fortsatzes des Sinus beibehält.

2. entlang des N. mandibularis als Rete venosum foraminis ovalis (ebenfalls teilweise gekammert) und

3. durch seine Verbindungen mit den Vv. meningeae mediae durch das Foramen spinae.

Die genannten Verbindungen haben insbesondere als Wege für die aus der Gesichtsregion aufsteigenden Infektionen eine große Bedeutung (Sinusthrombose).

Der Blutabfluß aus dem Sinus cavernosus, der im allgemeinen nach occipital zum Bulbus der Jugularvene gerichtet ist, ist im übrigen von den jeweils herrschenden Druckverhältnissen abhängig. Für die Hämodynamik sind daher Sogwirkungen und vielleicht auch die pulsatorischen Volumschwankungen der A. carotis interna von Bedeutung.

Die A. carotis interna tritt von lateral und basal her aus ihrem Kanal in den Sinus ein (Abb. 43). In ihrem ersten Abschnitt ist ihr das Ganglion Gasseri lateral angelagert. Hierauf legt sie sich im Sulcus caroticus der Seitenfläche des Keilbeinkörpers an. Im ganzen Sinusabschnitt ist die Arterie nur von wenig Trabekelbindegewebe umgeben. Bei Verletzungen ergießt sich das arterielle Carotisblut unter Druck in den Sinus und führt zu dem charakteristischen Bild des Carotis-Sinus cavernosus-Aneurysmas. Das klinische Bild der säckchenförmigen, nicht perforierten intrakavernösen Aneurysmen läßt sich ebenfalls aus den anatomischen Gegebenheiten ableiten.

Eine Reihe von Hirnnerven gerät in sehr enge Beziehung zum Sinus und zu seinen Wandungen.

Der N. oculomotorius tritt vor dem hinteren Clinoidfortsatz in die oben geschilderte wannenförmige Vertiefung der oberen Wandung des Sinus ein. Unmittelbar vor seinem

Duraeintritt liegt der Nerv der seitlichen Kante des Dorsum sellae bzw. seinem Duraüberzug an („Clivuskante") und kann an dieser Stelle bei Uncuseinklemmung (s. S. 64)

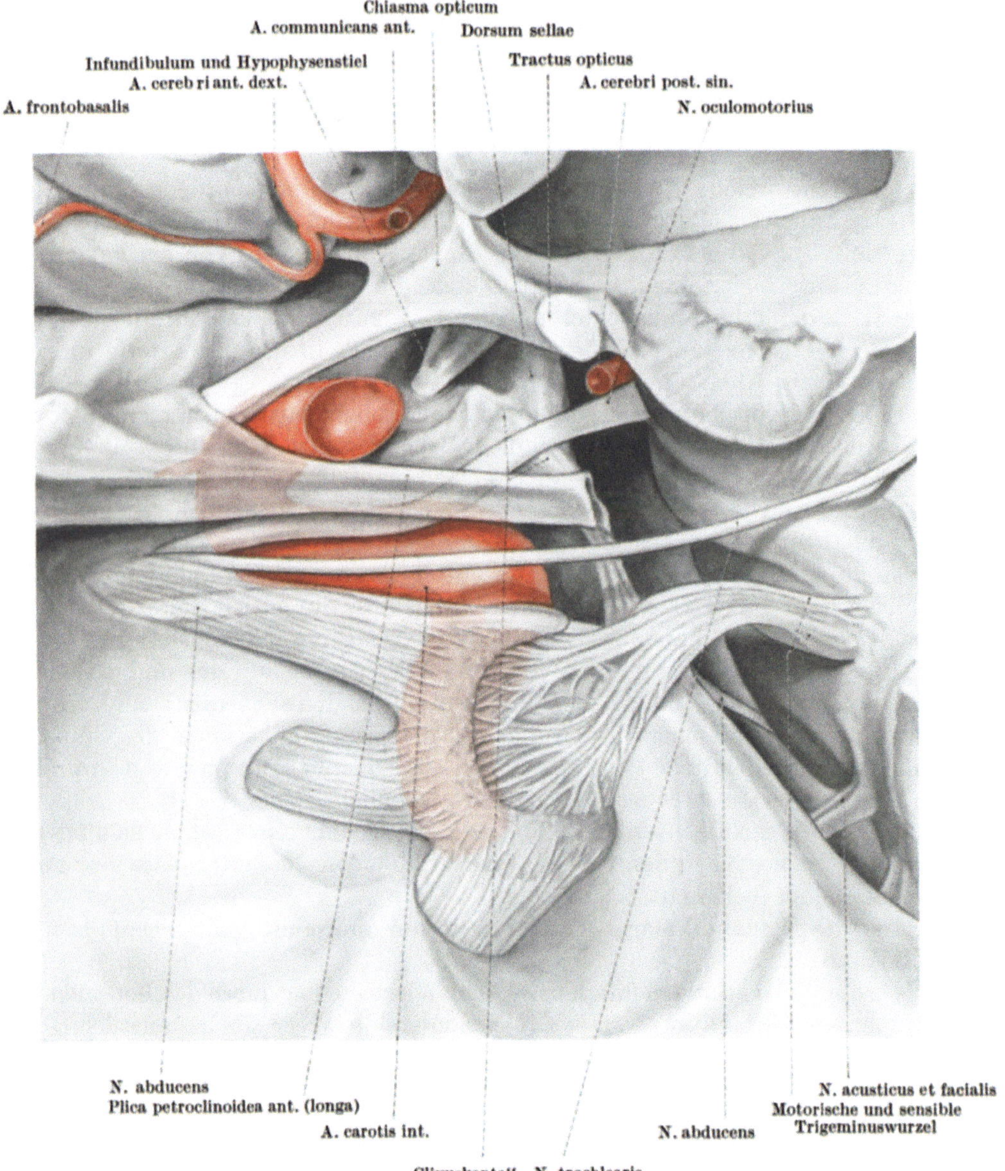

Abb. 43. Topographie des Sinus cavernosus, der Sellaregion und der intrakranialen Trigeminusanteile (linke Seite, Blick von lateral). Die seitliche Durawand des Sinus cavernosus unterhalb der Plica petroclinoidea anterior, die Dura über dem Ganglion Gasseri und seinen Ästen und das Tentorium sind abgetragen. Man erkennt den Ganglienabschnitt, den Sinus cavernosus-Abschnitt und den Cisternenabschnitt der Carotis interna. Der N. oculomotorius zieht über die „Clivuskante" hinweg. Beachte die Lage des Infundibulums, die Neigung des Hypophysenstieles und seine Beziehung zum Chiasma. Der 3. Ventrikel ist eröffnet, hinter dem Tractus opticus Querschnitt des linken Hirnschenkels.

gegen den Knochen bzw. die Dura gedrückt werden, wodurch die entsprechenden Symptome ihre Erklärung finden.

Der N. trochlearis dringt genau genommen schon in der hinteren Schädelgrube in die Dura ein. Diese Stelle findet sich an der Unterseite des Tentoriums über dem vorderen Rande des Porus trigemini. Der Nerv liegt sodann in der Plica petroclinoidea anterior eingebettet und nähert sich rostralwärts mehr und mehr dem N. oculomotorius, den er aber erst in der Orbita kreuzt.

In halber Höhe der seitlichen Durawand des Sinus trifft man auf Frontalschnitten den N. ophthalmicus und eventuell darunter den N. maxillaris, wenn der Schnitt entsprechend geführt ist.

Der N. abducens betritt den Sinus bereits extradural nach einer etwa $1^1/_2$ cm langen Verlaufsstrecke zwischen Clivusoberfläche und Dura. Er überquert die Pyramidenspitze unter dem Abgang des Sinus petrosus inferior. Hier findet sich ein Knochenhäkchen (Abducensbrücke). Der Nerv liegt dann zwischen A. carotis interna und dem rostralen Horn des GASSERschen Ganglions (Abb. 43). Sein weiterer Verlauf ist parallel zum N. ophthalmicus, wobei er von seinem oberen medialen Rand bedeckt ist, und den er schließlich vor Erreichen der Fissur spitzwinklig unterkreuzt.

In dem Bindegewebe um die A. carotis interna trifft man auf die mächtigen Nervenstämme des vegetativen Plexus caroticus internus, von denen mehrere das Kaliber des N. abducens besitzen und mit dem sie streckenweise zu einem Strang verschmolzen sind (Abb. 41). Es handelt sich um die intrakraniale Fortsetzung des Truncus sympathicus, dessen Hauptteil sich im Bereiche des Sinus den genannten Hirnnerven anschließt, während der kleinere Teil der A. carotis interna und ihren Aufzweigungen in die Schädelhöhle folgt.

3. Die intrakranialen Anteile des N. trigeminus.

Der innerhalb des knöchernen Schädels gelegene Abschnitt des N. trigeminus — und nur dieser ist hier darzustellen — besteht aus der Trigeminuswurzel, dem Ganglion semilunare (Gasseri) und den proximalen Anteilen der 3 Trigeminusäste (N. ophthalmicus, maxillaris und mandibularis, Abb. 44).

Die Trigeminuswurzel und ihre topographischen Beziehungen.

Die Trigeminuswurzel entspringt jederseits aus den lateralen Anteilen der Brücke, nahe deren rostralem Rand, in 2 Teilen: der sensiblen Portio major und der motorischen Portio minor. Die sensible Wurzel stellt bei ihrem Austritt[1] aus der Brücke einen etwa 2×4 mm im Querschnitt messenden ovalen Strang dar. Die motorische Wurzel ist wesentlich dünner. Sie entsteht aus mehreren zarten Wurzelbündelchen, die rostral von der Portio major entspringen und sich bald zu einem zarten Nerven etwa von der Dicke des N. trochlearis (1 mm Durchmesser) vereinigen. Von der Brückenoberfläche streben die beiden Wurzelanteile rostralwärts und ein wenig aufsteigend der Pyramidenspitze zu, wobei sie sich einander allmählich nähern. Sie durchsetzen auf dieser Verlaufsstrecke den vorderen Anteil der Kleinhirnbrückenwinkelzisterne. Wegen ihrer geschlossenen Strangformation nennt man diesen Abschnitt der sensiblen Wurzel Pars compacta.

Rostralwärts nähert sich die Pars compacta, der die allmählich herantretende motorische Wurzel schließlich rostral anliegt, der Unterfläche des Tentoriums bzw. dem freien Tentoriumrand. Diesen erreicht sie jedoch nicht. Vielmehr liegt sie an der Pyramidenkante immer noch etwa 3 mm caudal und lateral vom freien Tentoriumrand. Von besonderer Wichtigkeit sind in diesem Bereiche die topographischen Beziehungen der Trigeminuswurzel zum N. trochlearis, zur A. cerebelli superior und zu Venen, die von der Kleinhirnhemisphäre zum Sinus petrosus superior ziehen (Abb. 48). Der N. trochlearis verläuft ziemlich genau entlang des ganzen freien Tentoriumrandes bzw. unmittelbar unter ihm. Die A. cerebelli superior entspringt als vorletzter Ast der A. basilaris unmittelbar hinter dem Dorsum sellae, wendet sich den Hirnschenkel umgreifend lateralwärts, erreicht den N. trochlearis knapp vor seinem Eintritt an der Unterseite

[1] „Austritt“ nach dem gewöhnlichen Sprachgebrauch, für den sensiblen Anteil müßte es eigentlich „Eintritt“ heißen.

des Tentoriumrandes und folgt der Tentoriumkante, um sie dann in caudaler Richtung allmählich verlassend die Kleinhirnoberfläche zu versorgen. Beide Gebilde liegen also dem distalsten Abschnitt der Pars compacta (mit der Portio minor) rostral sehr nahe, und zwar die Arterie näher als der Nerv. Die ebenfalls erwähnten Brückenvenen zwischen Kleinhirn und Sinus petrosus superior sind sehr variabel ausgebildet. Sie können der Trigeminuswurzel unmittelbar anliegen und auch Verbindungen zu den Venen der Cisterna ambiens (z. B. zur V. basalis Rosenthali) besitzen (Abb. 48).

Es ist weiter erwähnenswert, daß Venen genau an der Stelle in den Sinus petrosus superior einmünden können, an der er die Trigeminuswurzel kreuzt, also über dem Porus trigemini. Wenn der Sinus an dieser Stelle durchtrennt wird, wovon anschließend zu sprechen sein wird, kann es zu Blutungen aus mehreren venösen Gefäßen kommen.

Die Trigeminuswurzel erreicht nach dem beschriebenen Verlauf den sog. Porus trigemini unmittelbar unter dem Ansatz des Tentoriums an der oberen Pyramidenkante

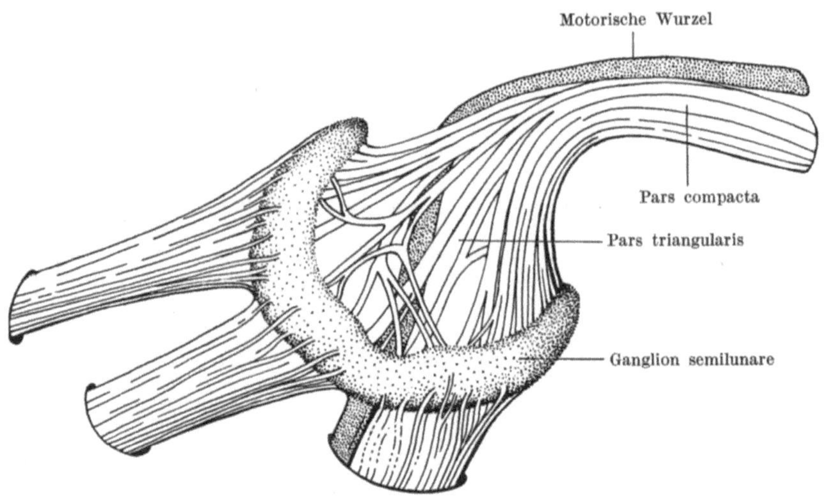

Abb. 44. Die intrakranialen Anteile des N. trigeminus und der Verlauf der motorischen Wurzel. [Nach Ferner, Z. Anat. **114** (1948).]

nahe der Pyramidenspitze. Der oberen Pyramidenkante liegt der Sinus petrosus superior in seiner ganzen Länge auf. Nur an einer etwa 5 mm langen Strecke an der Pyramidenspitze unmittelbar nach seinem Ursprung aus dem Sinus cavernosus hat der Sinus petrosus superior keine unmittelbare Knochenbeziehung, sondern überbrückt den Eingang in das Cavum Meckeli an seiner Oberseite. Diesen Eingang nennt man Porus trigemini, weil an dieser Stelle die Trigeminuswurzel aus der hinteren Schädelgrube über die obere Pyramidenkante hinweg in die mittlere Schädelgrube übertritt.

Es ist auch von praktischen Gesichtspunkten aus wichtig, sich die Hirnhautverhältnisse dieser Region klarzumachen. Dabei muß man von folgender Vorstellung ausgehen: Die beiden Schädelgruben trennt als Grenzwall die Felsenbeinkante (Abb. 45). An der oberen Felsenbeinkante treffen die Durahüllen beider Schädelgruben aufeinander und setzen sich als frei in die Schädelhöhle vorragende Falte (Tentorium) fort. Die beiden Durablätter des Tentoriums sind fest miteinander verwachsen. An der Stelle des Porus trigemini schiebt sich nun eine beutelförmige Ausstülpung der hinteren Schädelgrube mit allen Hüllen lateralwärts unter die Dura der mittleren Schädelgrube hinein (Abb. 45). Man nennt diesen auch mit Leptomeninx ausgekleideten und Liquor enthaltenden Durabeutel seit langem Cavum Meckeli. Seine obere Fläche verwächst fest mit der Dura der mittleren Schädelgrube. Seine untere Fläche liegt der sog. Impressio trigemini der cerebralen Pyramidenfläche und der A. carotis interna auf. Die Ausbuchtung des Subarachnoidalraums bis zum Ganglion Gasseri nennt man Trigeminuszisterne (Ferner

1940, 1948). In ihr liegt die Pars triangularis der Trigeminuswurzel und am lateralwärts gewendeten Grunde des Beutels das Ganglion semilunare[1].

Die Trigeminuswurzel betritt, wie erwähnt, die Cisterna trigemini durch den Porus. Diese Öffnung ist relativ eng. Vielleicht spielt eine mechanische Beeinträchtigung der Trigeminuswurzel in diesem Bereich eine ursächliche Rolle in der Pathogenese der Trigeminusneuralgie (Operation nach TAARNHØJ). Beim Durchtritt durch den Porus erfährt die Trigeminuswurzel eine Knickung in 2 Ebenen, in der Frontalebene über die Pyramidenkante hinweg basalwärts und in der horizontalen Ebene lateralwärts.

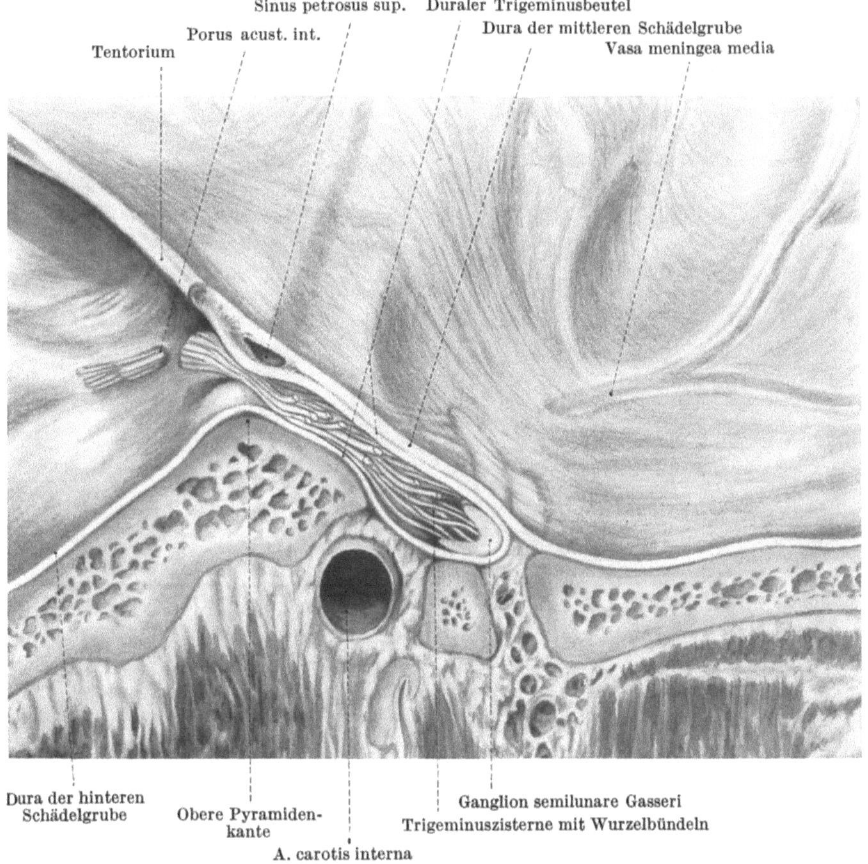

Abb. 45. Schräger Schnitt durch die Schädelbasis im Bereiche des Ganglion Gasseri. Die Schnittrichtung senkrecht zur Pyramidenachse erläutert die Abb. 46. Der durale Trigeminusbeutel (Cavum Meckeli) ist aus der hinteren Schädelgrube unter die Dura der mittleren Schädelgrube vorgestülpt. Der Eingang ist der Porus trigemini. Der Beutel enthält am Grunde ganz lateral das Ganglion Gasseri und die Wurzelbündel in einer arachnoidalen Ausstülpung mit Liquor (Trigeminuszisterne).

Gleichzeitig plattet sich die ganze Wurzel ab, und der bislang kompakte Strang splittert sich zu einem flächenhaften dreieckigen Fächer auf, der am konkaven Rande des Ganglion semilunare endet. Man nennt deshalb den Abschnitt der Wurzel vom Porus bis zum Ganglion Pars triangularis. Die Knickung erfolgt so, daß die rostralen Wurzelbündel in sanfter gekrümmtem Bogen, die occipitalen stärker gekrümmt das Ganglion erreichen (Abb. 44).

Die Trigeminuswurzel zerfällt aber in der Cisterna trigemini nicht nur in einzelne, peripherwärts spitzwinklig divergierende Nervenbündel, sondern diese Fäden durch-

[1] Eine weit peripherwärts vorgeschobene leptomeningeale Begleitung der Hirnnerven mit Liquor ist nicht allein für den N. trigeminus charakteristisch, sondern läßt sich in gleicher Weise auch entlang des N. opticus, N. statoacusticus und facialis (hier bis zum Grunde des inneren Gehörgangs) und an der Vagusgruppe bis in den Bereich des Ganglion nodosum verfolgen.

flechten sich auch untereinander in individuell sehr verschieden ausgiebiger Weise. Zwischen den beiden Extremen, wenig anastomosierende dicke Wurzelbündel einerseits und dünne netzig verflochtene andererseits, gibt es alle Zwischenformen. Diese Tatsache spielt bei der partiellen Durchschneidung der Wurzel hinsichtlich des Effektes eine große Rolle. Die Durchschneidung erfolgt in der Regel so, daß nur die äußeren occipitalen $^2/_3$ der Wurzel durchtrennt werden, das rostrale Drittel aber erhalten bleibt. Ist die Verflechtung eine geringe, dann wird man durch den Eingriff eine recht saubere Anaesthesie des 2. und 3. Astes erhalten. Bestehen ausgiebige gangliennahe Anastomosen, so erzielt man nur eine allmählich von der Stirn zum Unterkiefer sich intensivierende Hypaesthesie (Abb. 44 und 48).

Die motorische Wurzel tritt am rostralen Rand der sensiblen, dieser eng anliegend, durch den Porus. In der Trigeminuszisterne liegt sie auf der Knochenseite, von der

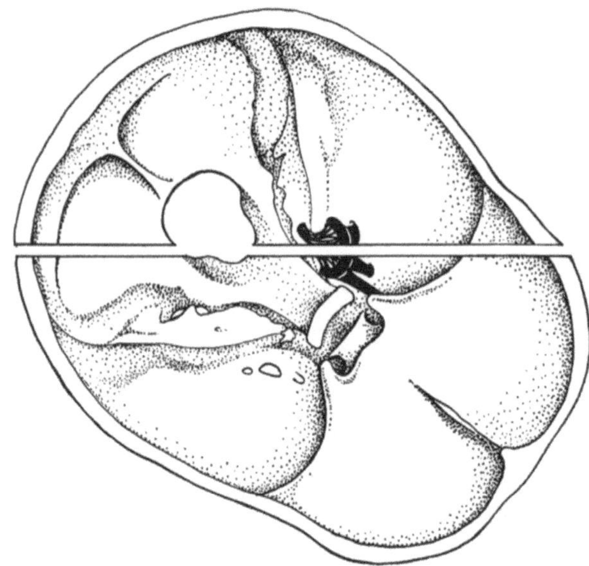

Abb. 46. Skizze zur Erläuterung der Schnittrichtung in Abb. 45. Blick auf die dorsale Schnittfläche.

sensiblen Wurzel bedeckt. Sie imponiert hier als ein geschlossenes Nervenbündel und vollführt eine ausgesprochene frontal konvexe Krümmung, wobei sie in spitzem Winkel die deutlich dünneren sensiblen Fäden unterkreuzt. So gelangt die motorische Wurzel, nachdem sie die ganze Zisterne durchlaufen hat, an jene Stelle des Ganglions, die der Grenze des 2. und 3. Astes entspricht. Jenseits des Ganglions schließt sie sich dem N. mandibularis an seinem rostralen Umfang an.

Alle Wurzelteile sind von Liquor umspült, der durch den Porus mit den übrigen Liquorräumen frei kommuniziert. Der Liquorraum der Trigeminuszisterne endet an der konkaven und kahnartig ausgehöhlten, nach medial gewendeten Fläche des GASSERschen Ganglions. An seiner konvexen Fläche ist das Ganglion fest mit dem Boden des Durabeutels verwachsen (Abb. 45).

Das Ganglion semilunare Gasseri und die 3 Äste des N. trigeminus.

Das Ganglion semilunare hat bei Betrachtung von oben her die Form eines Viertelmonds (nicht eines Halbmonds, wie sein Name vermuten ließe). Sein konvexer Rand ist nach lateral, der konkave nach medial gerichtet. Die größte Längsausdehnung mißt 12—15 mm. Am lateralen Umfang des Ganglions entspringen seine 3 Äste, am medialen gefurchten Umfang die beschriebenen Wurzelbündel.

Die Gehirnseite des Ganglions (obere Fläche) ist plan und erhebt sich nicht über das Niveau der Äste und der Wurzel. Die Dura zieht über die genannten Teile glatt hinweg, so daß kein Relief entsteht und die Anteile nur undeutlich oder gar nicht durchscheinen. Die Knochenseite des Ganglions hingegen (untere Fläche) imponiert als halbringförmiger Wulst mit 2 knotenförmigen Anschwellungen, die den Nervenzellansammlungen im Einzugsgebiet des 2. und 3. Astes entsprechen. Die beiden Verdickungen sind nur durch eine dünne Substanzbrücke verbunden, der auf der Knochenseite die motorische Wurzel anliegt.

Nach Wegnahme der Dura hebt sich das Ganglion selbst durch seine graubraune Farbe deutlich von den ein- und austretenden weißen Nervenbündeln ab. Sein occipitales Horn liegt der Impressio trigemini des Felsenbeins auf, sein Mittelteil ruht über der A. carotis interna auf einer Bindegewebsplatte, welche sich von der Pyramidenspitze gegen die mediale Umrandung des Foramen ovale ausspannt, während das rostrale und medialwärts gebogene Horn der Ganglionsichel die Seitenfläche des Keilbeinkörpers nahezu erreicht. Die erwähnte Bindegewebsplatte, die auch durch ein Knochenplättchen verstärkt sein kann, trennt den Mittelteil des Ganglions von der darunterliegenden A. carotis interna unmittelbar nach ihrem Übertritt aus dem Carotiskanal in den Sinus cavernosus. Das frontale Horn überkreuzt die Arterie ein wenig nach occipital und projiziert sich auf die Lingula ossis sphenoidei. Der N. abducens wird von der vorderen Randkontur des Trigeminusbeutels bedeckt, mit der er parallel läuft. Er liegt zwischen der Carotis interna medial und dem rostralen Pol des Ganglions lateral (Abb. 43).

Erst Querschnitte durch das Ganglion vermögen eine genauere Vorstellung von seiner räumlichen Form, die etwa mit einem liegenden dickwandigen Kanu vergleichbar ist, und seinen Beziehungen zu den Ästen und Wurzelbündeln zu geben. An seiner konkaven Fläche findet sich eine Höhlung (Sinus ganglii), in deren Bereich die hier noch dünnen Wurzelbündel zentralwärts austreten. Auch der Sinus des Ganglions ist von Liquor erfüllt, aber nicht überall gleich tief und geräumig. Er ist rostral relativ weit und seichter, occipital im Bereiche des 3. Astes hingegen spaltförmig und tief.

Die äußere Oberfläche des Ganglions ist fest mit der Dura verwachsen, nur die den Sinus begrenzenden Lippen, eine obere und eine untere, sind frei. Der Verwachsungsrand verläuft etwa in der Mitte der oberen und unteren Fläche. Die Arachnoidalmembran des Trigeminusbeutels heftet sich an den freien Kanten der konkaven Ganglienlippen an, überzieht die ganze konvexe Oberfläche des Ganglions und ist mit ihr fest verwachsen.

An der Konvexität entläßt das Ganglion die 3 Äste. Man kann die Formation ganz gut mit dem gespreizten Daumen, Zeigefinger und Mittelfinger der kontralateralen Hand vergleichen. Der Daumen entspräche dem 3. Ast. Die Dura des Trigeminusbeutels setzt sich als Epineurium auf die Äste fort, ohne daß eine scharfe Grenze erkennbar wäre.

Der 1. Ast (N. opthalmicus) strebt in der lateralen Wand des Sinus cavernosus der Fissura orbitalis superior zu. An seinem medialen Umfang liegt ihm der N. abducens, und oben der N. trochlearis und N. oculomotorius an, welche in der vorderen petroclinoidalen Falte der Dura verlaufen. Der 2. Ast (N. maxillaris) erreicht extradural den Canalis rotundus. Der 3. Ast (N. mandibularis) verläßt die Schädelhöhle durch das Foramen ovale. Seine intrakraniale Verlaufsstrecke beträgt nur 2—3 mm. Er ist von einem Venengeflecht umgeben, welches eine direkte Kommunikation zwischen dem Sinus cavernosus und dem Plexus pterygoideus im Bereiche der Kaumuskeln herstellt.

Operative Zugangswege zu den intrakranialen Teilen des Trigeminus gibt es grundsätzlich zwei. Entweder wird ein Vorgehen von der hinteren Schädelgrube aus durch die Kleinhirnbrückenwinkelregion auf die Pars compacta gewählt, oder man dringt aus der mittleren Schädelgrube von der Schläfengegend her unter dem Temporallappen vor. Die erste Möglichkeit soll bei der Darstellung des Kleinhirnbrückenwinkels besprochen werden. Der temporale Zugang kann auf extra- oder intraduralem Wege erfolgen. Bei der Extraduralmethode wird die Dura von einer kleinen temporalen Trepanationsöffnung aus vom Knochen der mittleren Schädelgrube abgedrängt. Sie haftet an der Sutura sphenopetrosa fester als am übrigen Knochen und läßt sich im ganzen leicht loslösen. Die auftretenden Blutungen sind vorwiegend venös. In der Tiefe des Operationsfelds hängt die Dura im Bereiche der A. meningea media fest am Foramen spinae. Nach

Durchtrennung der Arterie und nach der Blutstillung durch Verstopfen des Foramen spinae ergibt sich eine weitere festere Haftung der Dura am Foramen ovale, dessen Rand man mit einem kleinen Häkchen abtasten kann.

Das Foramen spinae ist gelegentlich doppelt für die Arterie und ihre Begleitvenen ausgebildet und kann auch unmittelbar in das Foramen ovale übergehen. Occipital

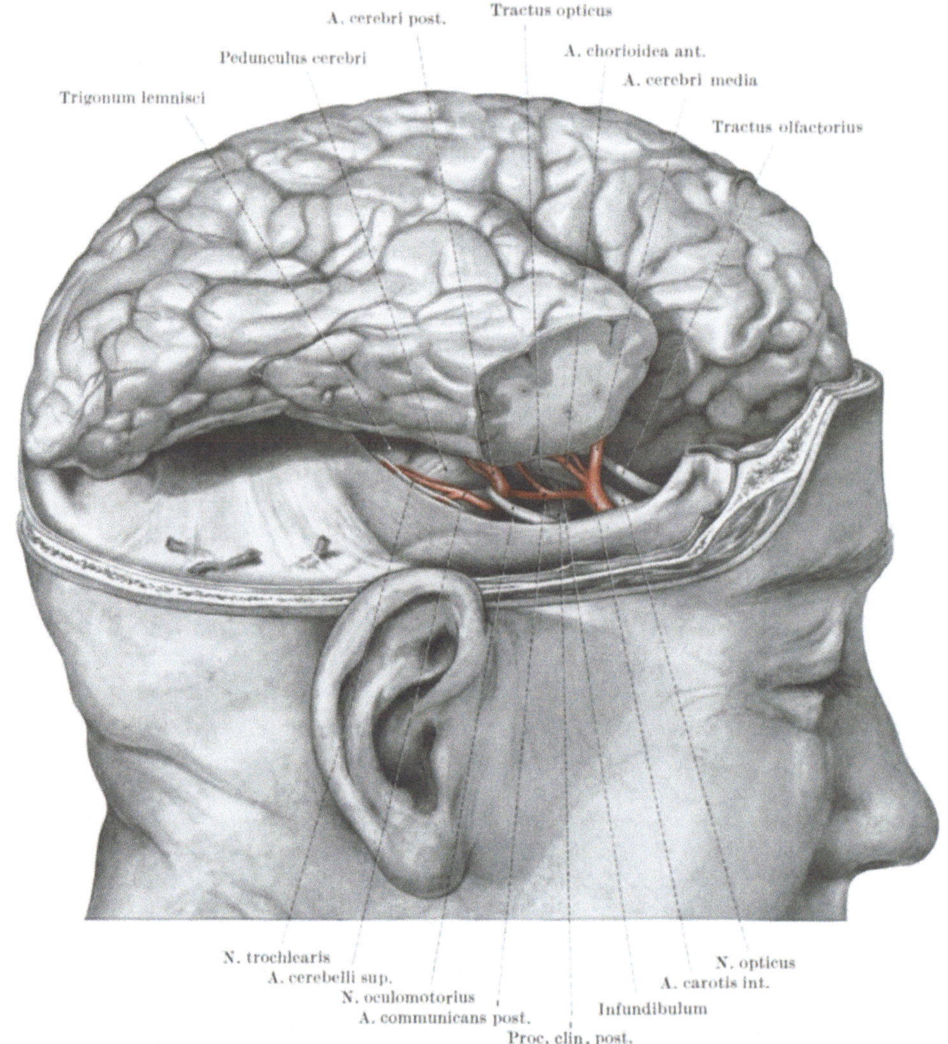

Abb. 47. Einblick von rechts über die mittlere Schädelgrube hinweg auf den rechten Hirnschenkel (Seitenfläche), den Circulus arteriosus Willisi und die Hirnnerven der Sellaregion. Die gehärtete Hemisphäre ist hochgehoben. Um den Einblick zu ermöglichen, ist der Temporalpol gekappt. Der scharfe Rand des kleinen Keilbeinflügels setzt sich über den durch Dura maskierten Proc. clinoideus anterior kontinuierlich in den Tentoriumrand fort. „Brückenvenen" (vom Hinterhaupts- und Schläfenlappen) (hier durchtrennt) münden nach einer wechselnd langen intraduralen Verlaufsstrecke in den Sinus transversus ein. Alle Teile des Rautenhirns werden durch das Tentorium verdeckt, nur der rostralste Teil der Brücke (an der A. cerebelli superior) ist im Tentoriumschlitz zu erkennen. Über ihm erkennt man den rechten Pedunculus cerebri, der sich mit einer deutlichen Furche gegen die Brücke absetzt. In dieser Furche verlaufen bereits in 2 Äste geteilt die A. cerebelli superior und der N. trochlearis. Dorsal von der Basis pedunculi, durch denSulcus mesencephalicus lateralis abgesetzt, ist das Trigonum lemnisci zu erkennen, in welchem die Schmerzbahn sehr oberflächlich gelegen und chirurgisch erreichbar ist. An der Ventralseite sieht man den N. oculomotorius zwischen der A. cerebri posterior und der A. cerebelli superior austreten und über die „Clivuskante" hinweg in das durale Dach des Sinus cavernosus eintreten. Er wird an seiner Medialseite von der A. communicans posterior begleitet (hier ist sie vorne mit der Hemisphäre etwas hochgezogen). Aneurysmen an ihrem Abgang von der Carotis interna können daher Oculomotoriusparesen verursachen. Der Tractus opticus wird occipitalwärts von der A. chorioidea anterior begleitet. Die kleineren Arterien (nicht beschriftet) sind Aa. perforantes.

von den erwähnten Öffnungen haftet die Dura an den Furchen für den N. petrosus superficialis major und minor wieder sehr fest. Um sie weiter medialwärts vom Knochen der Schädelbasis abdrängen zu können, muß man sie entlang der Furchen scharf lösen. Auf diese Weise wird man am ehesten eine Schädigung des Ganglion geniculi und des N. facialis durch Zerren vermeiden. Hat man sodann den Rand des Foramen ovale

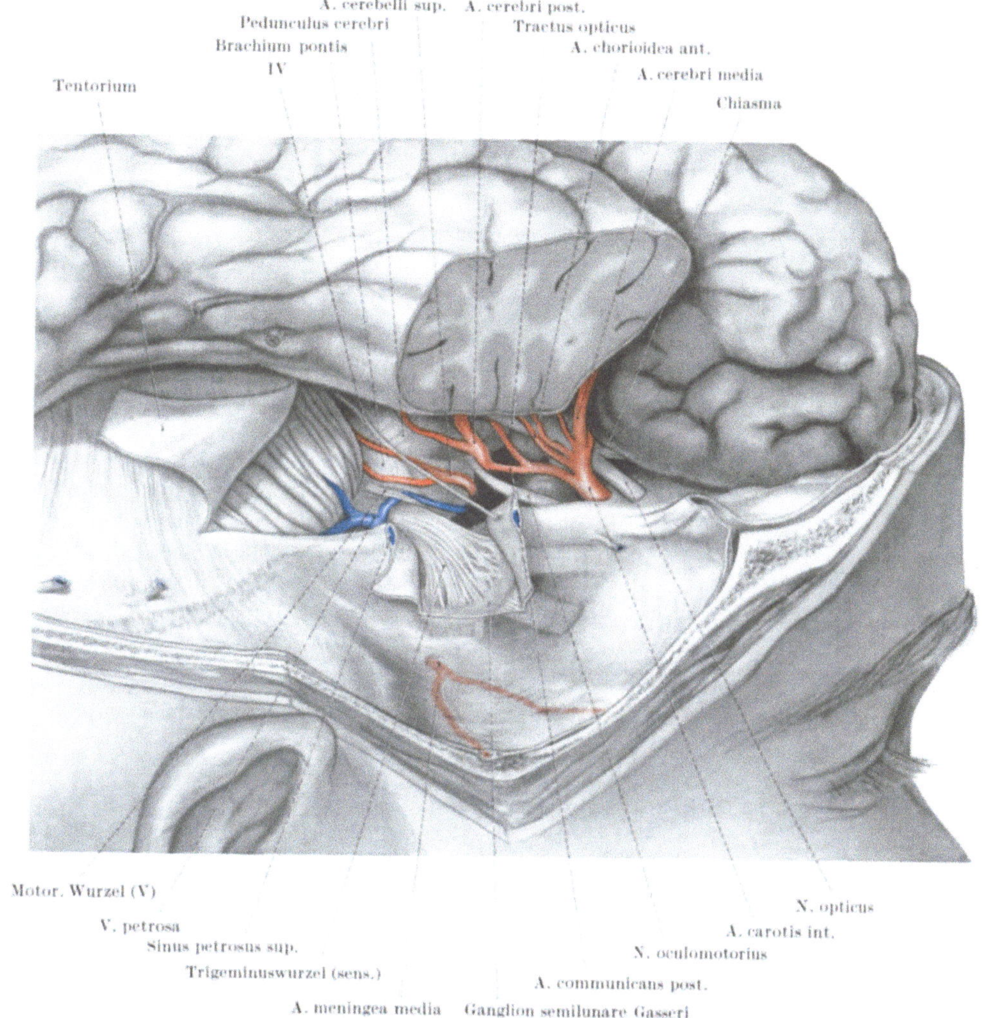

Abb. 48. Einblick von lateral auf das Mittelhirn und den Circulus arteriosus Willisi wie in Abb. 47. Durch Zurückschlagen eines Tentoriumzipfels sind rostrale Teile der Brücke, der rechte Brückenarm mit dem Ursprung der Trigeminuswurzel (Portio maior und minor) und durch Aufklappen des duralen Trigeminusbeutels der ganze Verlauf der Trigeminuswurzel mit dem Ganglion semilunare Gasseri in ihrer Lage zueinander sichtbar gemacht. Beim Eröffnen des duralen Trigeminusbeutels ist der Sinus petrosus superior durchtrennt worden, da er über der Trigeminuswurzel hinwegzieht. Der Sinus petrosus superior nimmt knapp occipital vom Porus trigemini eine Vene vom Kleinhirn auf (V. petrosa), in welche in diesem Falle von ventral kommend, die V. basalis Rosenthali einmündet (Varietät, nicht selten, vgl. auch Hochstetter). Sie tritt zwischen der motorischen und der sensiblen Wurzel hindurch. Über dem Chiasma sieht man den Abgang der A. cerebri anterior.

dargestellt, kann man die Dura der mittleren Schädelgrube halb scharf und halb stumpf von der lateralen Fläche des N. mandibularis, weiter fortschreitend von der Hirnseite des Gasserschen Ganglions und vom N. maxillaris ablösen. Man dringt so in die Schicht zwischen der Dura der mittleren Schädelgrube und der oberen Fläche des Durabeutels ein. Dabei sind stärkere venöse Blutungen aus dem bereits genannten Rete foraminis ovalis und aus den Venen im Winkel zwischen den Trigeminusästen nicht immer vermeidbar. Das beschriebene Vorgehen wird so lange fortgesetzt, bis man den konkaven medialen Rand des Ganglions erreicht und hier die Fluktuation der Cisterna trigemini mit ihrer dünnen pachy- und leptomeningealen Hülle tastet. Nach Eröffnung dieser Hülle kommt es zu reichlichem Liquorabfluß aus der Trigeminuszisterne, und die Pars triangularis der Wurzel wird sichtbar. Bis auf die rostralsten, dem 1. Ast entsprechenden Wurzelbündel ist der Fächer der Wurzelfäden in Ganglionnähe gut zu überblicken.

Bei intraduralem Vorgehen ist die im übrigen ähnliche Situation übersichtlicher. Nach Anlegung einer Knochenlücke wird die Dura eröffnet und der Schläfenlappen angehoben. In der Regel ist das Anheben nicht durch Brückenvenen erschwert. Man übersieht den Boden nahezu der ganzen mittleren Schädelgrube, vor allem die cerebrale Pyramidenfläche und den großen Keilbeinflügel mit seinem Relief. Nach medial geht die cerebrale Pyramidenfläche in das Tentorium über. Die Pyramidenkante bildet im duraausgekleideten Schädel eine nur undeutliche Grenze, die durch Tasten mit einer Pinzette erkannt werden kann. Lateral tastet man unter der Dura harten Knochen, medial das federnde Tentorium. Zudem schimmert manchmal der die obere Pyramidenkante markierende Sinus petrosus superior bläulich durch die Dura durch (Abb. 48). Tastet man die harte Pyramidenkante in rostraler Richtung ab, so gelangt man nahe der Pyramidenspitze auf eine weiche Stelle, das Dach der Trigeminuszisterne. Der Sinus petrosus superior zieht, wie bereits erwähnt, über den Porus trigemini hinweg, um rostralwärts in den Sinus cavernosus überzugehen.

Wenn man die Dura über der Cisterna trigemini öffnet, liegen die Wurzelbündel unmittelbar zutage, da sie nicht mit der Dura verwachsen sind. Das Ganglion freizulegen ist schwieriger und praktisch auch überflüssig. Setzt man die Duraöffnung medialwärts gegen den Porus und das Tentorium fort, so muß der Sinus petrosus superior durchtrennt werden. Man erkennt dabei, daß der freie Rand des Porus sich relativ eng um die Wurzel legt gerade an der Stelle, an der die Wurzel auch die verhältnismäßig scharfe Pyramidenkante überschreitet und dabei ihre Richtung ändert. Mit der Durchtrennung des Tentoriums ist man in die hintere Schädelgrube gelangt und erkennt deutlich die Leptomeninx der Kleinhirnbrückenwinkelzisterne, welche beutelartig ausgestülpt, die Wurzel in die Zisterne begleitet. Die Arachnoidalmembran ist allerdings so dünn, daß sie bei der Eröffnung der Dura meist ebenfalls zerrissen wird.

An der Unterseite der sensiblen Wurzel findet man die bereits beschriebene motorische Trigeminuswurzel, die meist erst nach der Entfernung der sensiblen Bündel zur Darstellung gelangt.

4. Der Kleinhirnbrückenwinkel.

Unter dem Kleinhirnbrückenwinkel versteht man die lateralen Anteile der hinteren Schädelgrube, genauer die Gegend der Cisterna pontocerebellaris, jener großen Zisterne, welche von der lateralen Kleinhirnhemisphärenoberfläche, der Brücke und der cerebellaren Pyramidenfläche umschlossen wird. Die Region ist neurochirurgisch von besonderer Wichtigkeit, da sie die Hirnnerven V—XI beherbergt und ein Prädilektionsort bestimmter operabler Geschwülste ist.

Chirurgisch kann die Region auf 3 Wegen erreicht werden: dem occipitalen, dem temporalen durch das Tentorium und auf dem Weg durch das Felsenbein.

Der neurochirurgisch meistbeschrittene Weg ist der occipitale. Es soll daher die Region aus dieser Blickrichtung beschrieben werden.

Die Unterschuppe des Os occipitale kann durch verschiedene Weichteilschnitte freigelegt werden. Im besonderen stehen zur Wahl ein Bogenschnitt oder ein medianer oder paramedianer Längsschnitt. Der Bogenschnitt durchtrennt die Nackenmuskeln quer und erlaubt keine Erweiterung der Trepanationslücke über die Muskelansätze hinaus, die für die Naht erhalten werden müssen. Der paramediane Längsschnitt ergibt den unmittelbarsten, bequemsten und einen nach allen Richtungen erweiterungsfähigen Zugang. Er zerstört allerdings etwas mehr Muskulatur als der Medianschnitt, von dem aus der Zugang nicht ganz so unbehindert ist. Die Unterschuppe des Os occipitale wird mit der Zange bis an den Rand des Sinus transversus und sigmoideus entfernt (Abb. 49). Dabei trifft man stets auf das Emissarium mastoideum, gelegentlich auf Mastoidzellen. Letztere sind ja bekanntlich sehr variabel stark ausgebildet. Für die Duraöffnung genügt ein Bogenschnitt entlang dem lateralen Rand der Knochenlücke. Vom Kleinhirnbrückenwinkel ist zunächst nichts zu sehen. Erst durch Medialverdrängung des lateralen Klein-

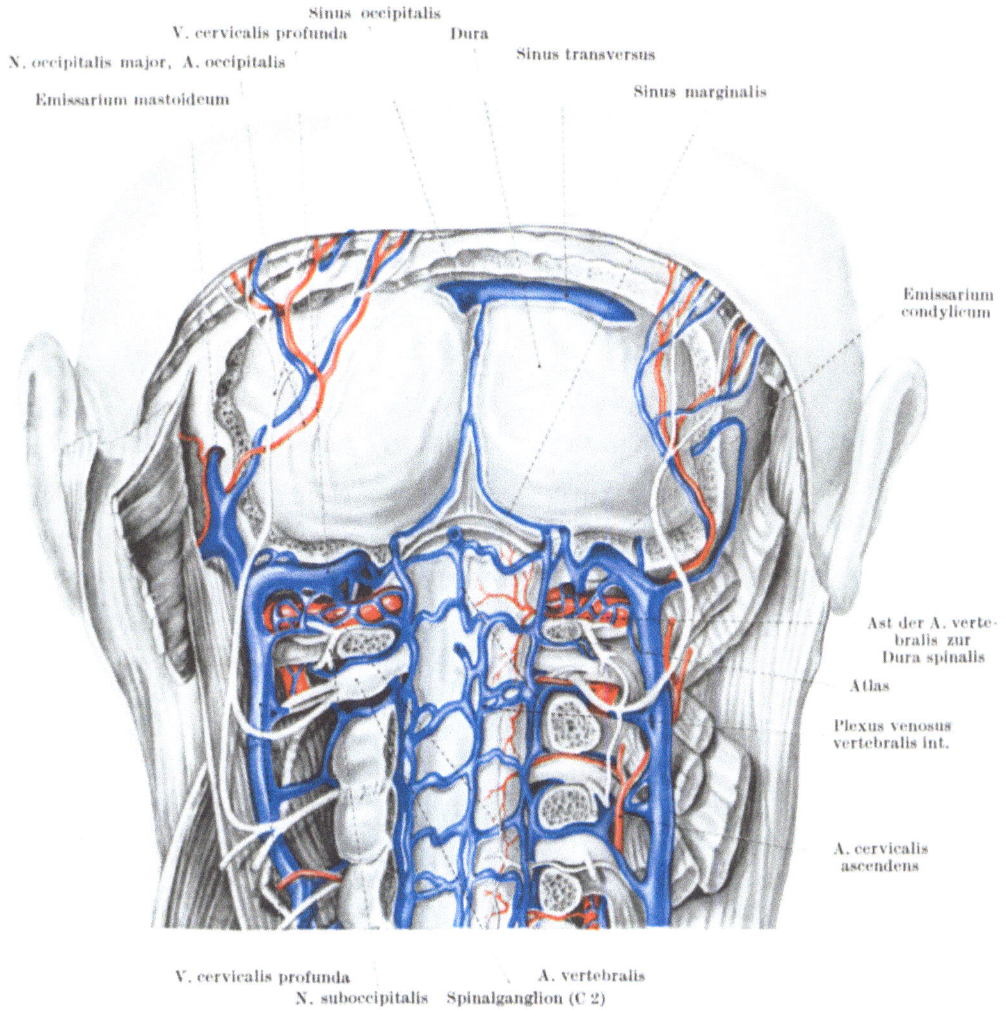

Abb. 49. Zugang zur hinteren Schädelgrube. Nach Abtragen der Unterschuppe des Os occipitale und der Wirbelbogen ist die Dura der hinteren Schädelgrube und die spinale Dura freigelegt. Den „Rahmen“ des Knochendefektes bilden die beiderseitigen Sinus transversi und sigmoidei. Verlauf und Astabgabe der A. vertebralis in der Atlasregion. Die A. vertebralis gibt im Occipitalbereich einen regelmäßigen Muskelast ab, siehe Abb. 27. V. cervicalis profunda mit Zuflüssen und Verbindungen. (In Anlehnung an PERNKOPF: Topographische Anatomie des Menschen, Bd. 3, Tafel 27, Abb. 32. Urban & Schwarzenberg 1952).

hirnhemisphärenpols erlangt man einen Einblick in die in Rede stehende Region. Dieses Manöver wird durch den Abfluß von Liquor aus der Cisterna cerebellomedullaris und pontocerebellaris, deren Arachnoidea man mit einer Pinzette anreißt, sehr erleichtert.

Man erhält so einen Überblick über die ganze Kleinhirnbrückenwinkelzisterne und ihren Inhalt (Abb. 50). An ihrem caudalen Ende ziehen die dünnen Wurzelbündel von Glossopharyngeus, Vagus und Accessorius von der Olivengegend gegen das Foramen jugulare. Dieses bzw. der in ihm endende Sinus sigmoideus schimmern dunkel durch die Dura durch. Auch kann man ihn durch Tasten mit einer Pinzette als weiche Aussparung in dem harten umgebenden Knochen erkennen. Zwischen den beschriebenen Nervenbündeln verläuft gewöhnlich ein schwächerer Ast der A. vertebralis. Folgt man der cerebellaren Pyramidenfläche rostralwärts, so gelangt man nach dem eben sichtbaren Höcker der Apertura externa aquaeductus vestibuli an den Porus acusticus internus. Zwischen ihm und der Brücke spannt sich ein weißleuchtender Nervenstrang aus, dem eine ganz zarte

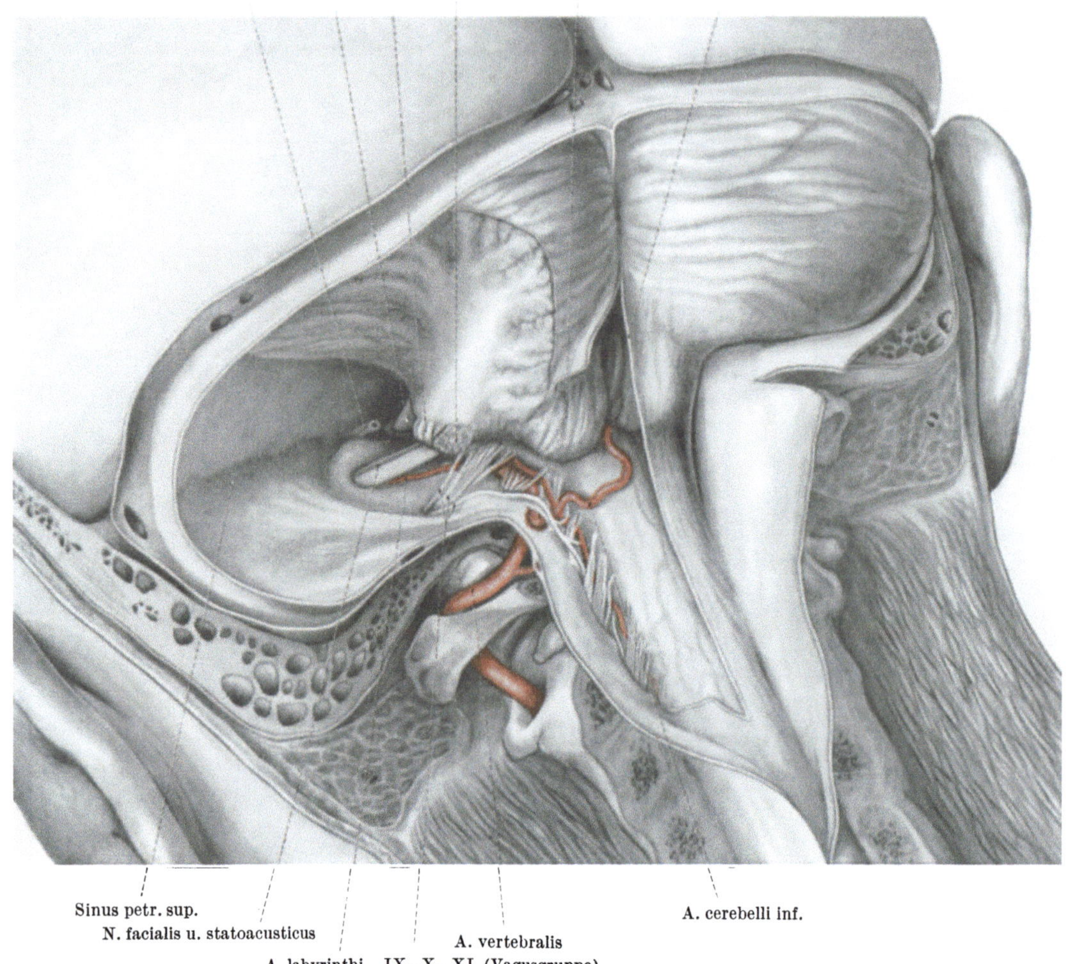

Abb. 50. Region des linken Kleinhirnbrückenwinkels und der großen Cisterne. Die lateralen Teile der linken Kleinhirnhemisphäre sind abgetragen, so daß man die Unterseite des Tentoriums und die cerebellare Pyramidenfläche mit dem Porus acusticus internus und den eintretenden Nn. facialis und statoacusticus übersehen kann. Ganz in der Tiefe sieht man den Stumpf der V. petrosa bzw. ihr Mündungsstück und weißlich die Pars compacta der Trigeminuswurzel im Porus trigemini verschwinden. Am Hinterhauptsloch durchbricht die A. vertebralis die Dura und entläßt die untere Kleinhirnarterie, welche am seitlichen und dorsalen Umfang des verlängerten Markes in der großen Cisterne aufsteigt und an der Medialseite der Tonsille verschwindet.

Arterie mehr oder weniger dicht anliegt. Es sind die Nn. facialis, intermedius und statoacusticus und die A. labyrinthi. Meist sind sie von einer zarten Arachnoidalhülle umgeben, die man zur Darstellung der genannten Gebilde erst ein wenig zerreißen muß. Die gegenseitige Lage der in den Porus eintretenden Hirnnerven ist von großer praktischer Bedeutung, da nicht selten eine operative Durchtrennung der einzelnen Teile erforderlich ist. Die Lagebeziehung ergibt sich aus dem bekannten Bild des Porusgrundes (Abb. 13).

Bei dem eben beschriebenen Zugang von occipital liegt somit der N. vestibularis am oberflächlichsten und der N. facialis am tiefsten, zwischen beiden der eben erkennbare fadenförmige N. intermedius, der N. cochlearis etwas basal vom N. facialis. Meist — so bei der Operation wegen MENIÈREscher Erkrankung — ist die Trennung von Facialis und Statoacusticus notwendig; sie ist leicht. Folgt man dem Felsenbein weiter rostralwärts, wobei man an seiner kranialen Kante, die dem Tentorium zum Ansatz dient, den Sinus petrosus superior durchschimmern sehen kann, so trifft man gewöhnlich auf eine etwa zündholzstarke Vene, die den genannten Sinus mit der Kleinhirnhemisphäre verbindet. Sie wird V. petrosa genannt. Diese Vene kann unter Umständen die Sicht in die Tiefe des Kleinhirnbrückenwinkels stark behindern und muß gelegentlich durchtrennt werden. Wenn das geschehen ist und auch einige hier gewöhnlich stärkere Arachnoidalmembranen durchrissen sind, erblickt man ganz in der Tiefe die sensible Trigeminuswurzel. Sie stellt einen starken Strang dar, der die Dicke des gesamten, im Porus verschwindenden Bündels übertrifft. Ihre Verlaufsrichtung unterscheidet sich vom N. facialis-statoacusticus erheblich. Während dieser ziemlich transversal verläuft, zieht sie in sagittaler Richtung schräg von mediocaudal nach frontolateral, um hier in der Cisterna trigemini zu verschwinden. Die motorische Wurzel des N. trigeminus liegt mehrere Millimeter frontal von der sensiblen und kann von dieser ziemlich verdeckt sein. Der Trigeminuswurzel können die Endäste der A. basilaris eng anliegen, besonders die A. cerebelli superior.

Wenn in pathologischen Fällen der ganze Hirnstamm nach der Gegenseite verdrängt ist, kann man außer den genannten Gebilden noch mehr oder weniger große Teile des Clivus, die A. basilaris und den N. abducens bis zu seinem Eintritt in die Dura sehen.

5. Die große Zisterne.

Die Region der großen Zisterne hat neurochirurgisch in mehrfacher Hinsicht praktisches Interesse. Es seien nur die Zisternenpunktion, die Operationen nach TORKILDSEN, nach SJÖQUIST und alle Operationen im Bereiche des Kleinhirns und des IV. Ventrikels angeführt.

Um sich einen breiten Zugang zu diesen Regionen (große Zisterne, Tonsillen und Unterfläche des Kleinhirns, Dach des 4. Ventrikels und 4. Ventrikel selbst) zu verschaffen, müssen die Schädelknochen im Bereiche der beiden hinteren Schädelgruben innerhalb des durch den Verlauf der Sinus transversi und sigmoidei gegebenen Rahmens und außerdem der dorsale Atlasbogen abgetragen werden. Zur Durchführung der Fensterung wird zunächst die Unterschuppe des Hinterhauptsbeins von ihrer Weichteilbedeckung befreit, indem die Muskelansätze (M. trapezius, splenius capitis, transverso-occipitalis und die tiefen kurzen Nackenmuskeln) einschließlich des Periostes vom Knochen abgelöst werden. Dabei sind Blutungen besonders aus den regionären Emissarien, den Occipitalgefäßen und den dorsalen vertebralen Venengeflechten zu gewärtigen. Deshalb ist die Kenntnis der hier befindlichen Emissarien von Bedeutung.

Das Emissarium occipitale verbindet den Confluens sinuum mit den Vv. occipitales beiderseits. Seine äußere Mündung findet sich etwa $^1/_2$ cm unterhalb der Protuberantia occipitalis externa, sie kann doppelt sein oder auch fehlen. Am hinteren Umfang der Basis des Warzenfortsatzes treten beiderseits die großen Emissaria mastoidea aus, welche den Sinus sigmoides nach außen und dorsalwärts mit den seitlichen occipitalen Venen, außerdem mit der V. retroauricularis und der V. cervicalis profunda verbinden. Ganz in der Tiefe unmittelbar neben dem Hinterhauptsloch in den Gruben hinter den beiden Kondylen münden jederseits die *Emissaria condylica.* Sie stellen eine Verbindung zwischen dem Endabschnitt des Sinus sigmoides nahe dem Foramen jugulare und den tiefen dorsalen vertebralen Venengeflechten (Plexus venosi vertebrales externi dorsales) her. Diese venösen Geflechte liegen teilweise den Wirbelbögen dorsal unmittelbar an, erfüllen zum Teil auch die Räume auf und zwischen den kurzen Atlanto-occipital-Muskeln.

Von den Arterien sind seitlich die *A. occipitalis* und in der Furche des dorsalen Atlasbogens die *A. vertebralis* zu berücksichtigen (Abb. 49). Die A. occipitalis betritt die Hinterhauptsregion am dorsalen Umfang der Basis des Warzenfortsatzes und steigt etwa entlang der Lamda-Naht, medialwärts konvergierend, gegen die Scheitelregion auf. An der Linea nuchalis terminalis durchbohrt sie dann die Ansatzsehne des M. trapezius. Die A. vertebralis ist vor ihrem Eintritt in die Dura in ihrer transversalen Verlaufsstrecke in einer Furche auf der kranialen Seite des dorsalen Atlasbogens eingebettet. Sie kann hier auch zum Zwecke der Unterbindung in dem Dreieck zwischen den beiden Mm. obliqui und dem M. rectus capitis maior aufgesucht werden.

Die Nerven der Nacken- und Hinterhauptsregion entstammen den dorsalen Ästen der 3 obersten cervicalen Spinalnerven, welche sich in einen lateralen, rein motorischen Ast für die Nackenmuskulatur und einen medialen Ast, der motorische und sensible Fasern enthält, aufteilen. Die Hauptzweige durchbohren dorsalwärts die überlagernden Muskeln.

Der dorsale Ast des 1. Cervicalnerven wird N. suboccipitalis genannt und erscheint im Sulcus der A. vertebralis des Atlas, unter der Arterie nach dorsal ziehend. Er ist rein motorisch und versorgt die kleinen tiefen Nackenmuskeln (Mm. recti und obliqui). Aus dem dorsalen Ast des 2. Cervicalnerven entsteht als Hauptast der sensible N. occipitalis maior. Er umschlingt den caudalen Rand des M. obliquus atlantis, steigt neben der Mittellinie auf, durchbohrt den M. transverso-occipitalis und die Ansatzsehne des M. trapecius am Hinterhaupt und gelangt unter die Haut, wo er mit der A. occipitalis zusammentrifft und, sich verzweigend, die Haut des Hinterhaupts bis zur Scheitelohrlinie versorgt (Abb. 2). Der N. occipitalis tertius ist der dorsale Ast des 3. Cervicalnerven. Er kann sich mit dem N. occipitalis zu einem Stamm verbinden oder auch selbständig die Mediangegend des Hinterhaupts versorgen.

Nach Entfernung der Unterschuppe und des dorsalen Atlasbogens liegt die Dura der cerebellaren Schädelgrube und ihr trichterförmiger Übergang in die spinale Dura frei. Am Hinterhauptsloch ist sie fest mit dem Periost des Knochens verwachsen. Zwischen den Vorwölbungen der Kleinhirnhemisphären deutet eine mediane Einziehung den Verlauf des Sinus occipitalis an. Dieser liegt in der Basis der Falx cerebelli, nimmt vom Confluens sinuum seinen Ausgang, umgreift als Sinus marginalis das Foramen occipitale magnum, um sich ventral- und lateralwärts mit dem Endabschnitt des Sinus sigmoideus zu verbinden. Im Bereiche des Hinterhauptslochs anastomosiert er ausgiebig mit den inneren Venengeflechten des Wirbelkanals.

Nach Eröffnung der Dura wird die dünne *glasartige,* durchsichtige Arachnoidea sichtbar. Sie liegt den dorsalen Flächen des Kleinhirns sehr eng an und ist im Bereiche des Wurmes eingezogen. In der kranialen Grenzfurche zwischen den Tonsillen und den Kleinhirnhemisphären hebt sich die Arachnoidea, die der Dura wie überall eng anliegt, zunehmend von der tonsillaren Oberfläche und dem Unterwurm ab und überbrückt so den caudalwärts rasch tiefer werdenden subarachnoidalen Raum zwischen den Tonsillen und dem Unterwurm einerseits und dem verlängerten Mark andererseits. Die so entstehende Zisterne heißt *Cisterna magna* oder *cerebellomedullaris.* Ihre Tiefe beträgt bis zu 2 cm. Nach Eröffnung der Arachnoidea erkennt man die dorsale Kleinhirnoberfläche, in der Medianen den Unterwurm, seitlich die Hemisphären. Zwei zapfenförmige paramediane Hemisphärenteile, die Tonsillen des Kleinhirns, legen sich den lateralen Partien der dorsalen Oblongatafläche an. Sie sind in der Tiefe über die Mittellinie hinweg durch die *Uvula* des Unterwurms verbunden.

Die große Zisterne wird ventral von der Dorsalseite des verlängerten Markes, kranial von den Unterflächen der Tonsillen und der Uvula bzw. dem Unterwurm und lateral und dorsal von der Arachnoidea begrenzt. Zu beiden Seiten des verlängerten Markes und entlang der Unterfläche der Tonsillen steht die große Zisterne ventral- und lateralwärts mit der Region des Kleinhirnbrückenwinkels und den caudalen Teilen der Brückenzisternen in breiter Kommunikation. Die von Pia überzogene Dorsalfläche des verlängerten Markes mit ihren Gefäßen liegt mit ihren caudalen Teilen frei, während die kranialen Abschnitte einschließlich der Region des Foramen Magendii von den Tonsillen

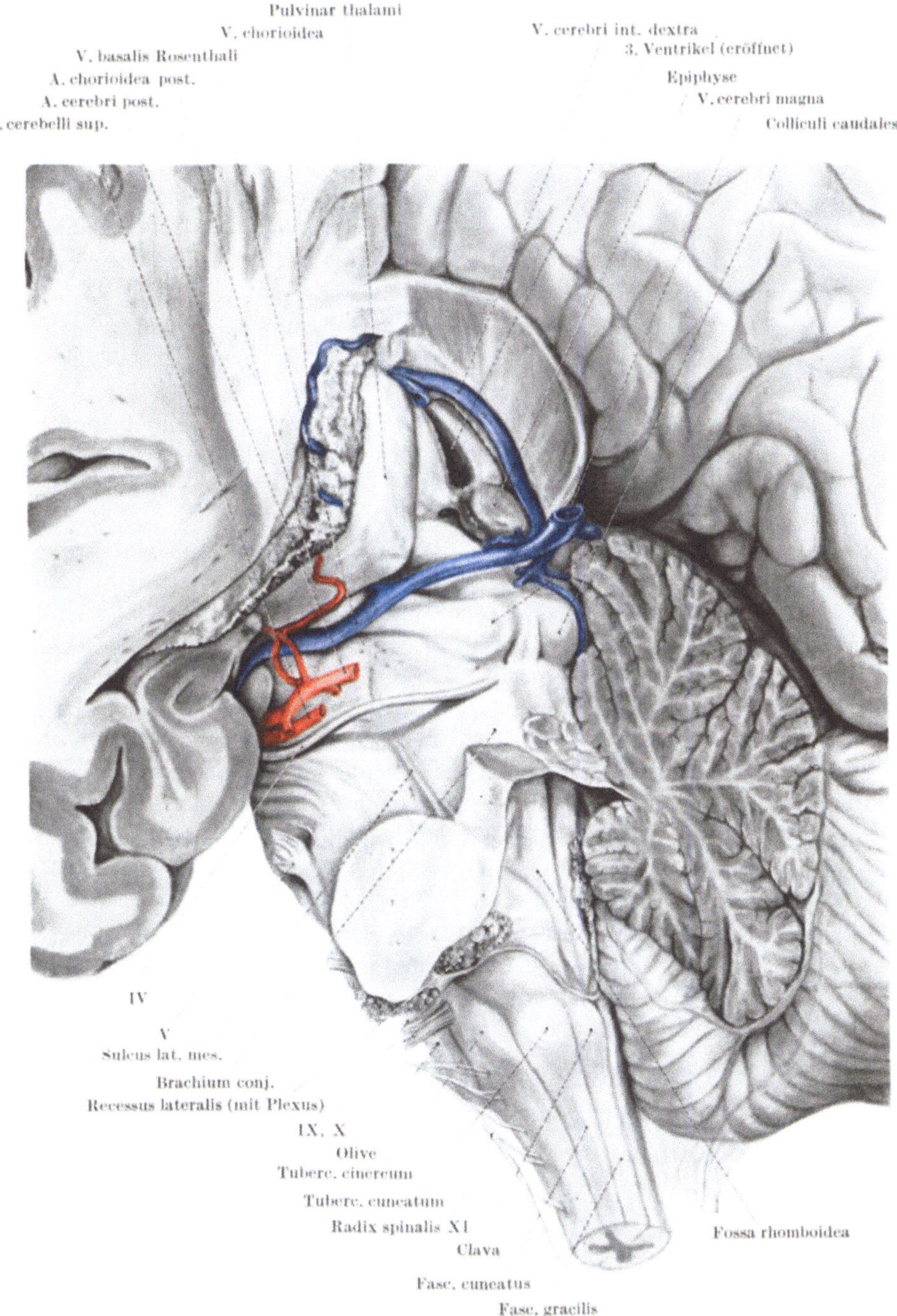

Abb. 51. Der Hirnstamm von dorsal und lateral. Linke Kleinhirnhemisphäre und linker Occipitallappen abgetragen. Epiphysen-Vierhügelregion. Region der Cisterna ambiens mit V. basalis Rosenthali und Arterien, Rautengrube mit Recessus lateralis und mit aus dem Foramen laterale Luschkae herausragendem BOCHDALEKschem Blumenkörbchen.

bedeckt sind und erst durch leichtes Anheben derselben sichtbar werden. Im Bereich der großen Zisterne ist das Trabekelwerk des Leptomeningealraums relativ spärlich und besteht aus langen, ziemlich dünnen und geraden Bälkchen, welche sich von der Dorsalseite des Hirnstamms radiär gegen die Arachnoidea ausspannen. Zwischen Medulla oblongata und der Kleinhirnunterseite schiebt sich, oft mehrere Schlingen bildend, die A. cerebelli inferior ein.

Durch die Abtragung des dorsalen Atlasbogens sind auch die kranialen Abschnitte des Rückenmarks von dorsal her zu überblicken (Abb. 50). Man sieht die dorsalen Wurzelbündel der cervicalen Spinalnerven und ihren Ursprung im Sulcus dorsolateralis. Die einzelnen Fäden konvergieren fächerförmig gegen das entsprechende Foramen intervertebrale. Die dorsale Wurzel des 1. Cervicalnerven ist auffallend schwach, besteht nur aus wenigen Fäden und tritt in der Höhe des Hinterhauptslochs aus dem Rückenmark aus. Da, wo die Wurzelfäden die Radix spinalis des N. accessorius überkreuzen, verbinden sie sich mit ihm. Ihr Austritt erfolgt zwischen Occipitale und Atlas. Auch die dorsalen Wurzelfäden von C 2 sind noch weniger zahlreich als die der folgenden. Es sind etwa 4—6 Fila gegenüber 10—12 bei der folgenden.

Zwischen ventralen und dorsalen Fila radicularia spannt sich das Ligamentum denticulatum als frontal gestellte Platte aus, welches sich mit seiner letzten kranialsten Zacke noch über dem 1. Cervicalnerven schon innerhalb der Schädelhöhle unter Verbreiterung lateral an der Dura nahe dem Foramen jugulare festheftet. Es endet somit bereits im Bereiche der Oblongata mit einem freien sichelförmigen Rand, kann allerdings auf beiden Seiten verschieden hoch hinaufreichen. Die Radix spinalis des N. accessorius liegt dem Ligamentum denticulatum auf seiner dorsalen Seite an.

Die Dorsalseite der Medulla oblongata kann man sichtbar machen, wenn man die Tonsillen auseinanderspreizt und gleichzeitig den Unterwurm etwas anhebt. Man erkennt dann neben der dorsalen Medianfurche paramedian jederseits den Fasciculus gracilis (GOLL), welcher kranial unterhalb der Rautengrube mit einer keulenförmigen Auftreibung, der Clava, endet. Sie enthält den Kern des GOLLschen Stranges (Nucleus fasciculi gracilis). Lateral davon und parallel dazu verlaufend findet sich der Fasciculus cuneatus (BURDACH) mit seiner kranialen Endanschwellung, dem Tuberculum fasciculi cuneati mit dem entsprechenden Kern. Über den beiden Endanschwellungen haftet die Tela chorioidea des 4. Ventrikels mit der medianen Öffnung, der Apertura Magendii.

Durchtrennt man die Tela und spreizt die Tonsillen, dann wird an der Unterseite der Tela der Plexus sichtbar, und man kann den Boden der Rautengrube bis in die kranialen Abschnitte überblicken (Abb. 51).

Lateral vom Tuberculum cuneatum, etwas weiter kranial als dieses, findet sich das Tuberculum cinereum, daß allerdings nur beim Kinde als deutliche Vorwölbung sichtbar ist. Es enthält die spinale Trigeminusbahn mit ihrem Endkern. Das Tuberculum cinereum bildet die Seitenkante der Medulla oblongata. Durch eine Furche von ihm getrennt, schließt bereits auf der Ventralseite die Olive an. In der Furche zwischen beiden Gebilden treten im kranialen Teil die Wurzelbündel des N. glossopharyngeus und N. vagus aus und legen sich von caudal her an den Recessus lateralis ventriculi IV an. Caudalwärts anschließend, ein wenig nach dorsal gerückt, also genau in der Seitenlinie, treten die myelencephalen und spinalen Wurzelfäden des N. accessorius aus.

6. Epiphysen- und Vierhügelregion.

Die Notwendigkeit, diese zentral gelegenen Hirnteile operativ zugänglich zu machen, ist vor allem bei Tumoren gegeben. Die Schwierigkeiten liegen in der Auseinandersetzung mit den großen aus dem Innern des Gehirns und von der Oberfläche kommenden Venen, welche der Epiphyse unmittelbar seitlich, oben und hinten angelegt sind.

Nach Aufklappung des Schädels über dem Parietal- und Occipitallappen der Großhirnhemisphäre einer Seite wird die Dura eröffnet und zurückgeschlagen. Im Bereiche der Mantelkante treten die Venen der konvexen Hirnfläche als Brückenvenen vom Gehirn in die Dura über, um in den Sinus sagittalis superior einzumünden. Nach ihrer Unterbindung kann man in dem Spalt zwischen der Falx und medialer Hemisphärenfläche in die Tiefe dringen und durch Abdrängen des Occipitalhirns nach lateral einen Zugang zunächst zum occipitalen Teil des Balkens, dem sog. Splenium, sowie zum freien Rand und zur Spitze des Tentoriums und zu seiner Verbindung mit der Falx gewinnen (Abb. 52).

Die Epiphyse selbst ist noch nicht sichtbar, da sie ebenso wie die rostralen Vierhügel von oben her völlig vom Splenium bedeckt ist. Sie wird zugänglich nach Spaltung des

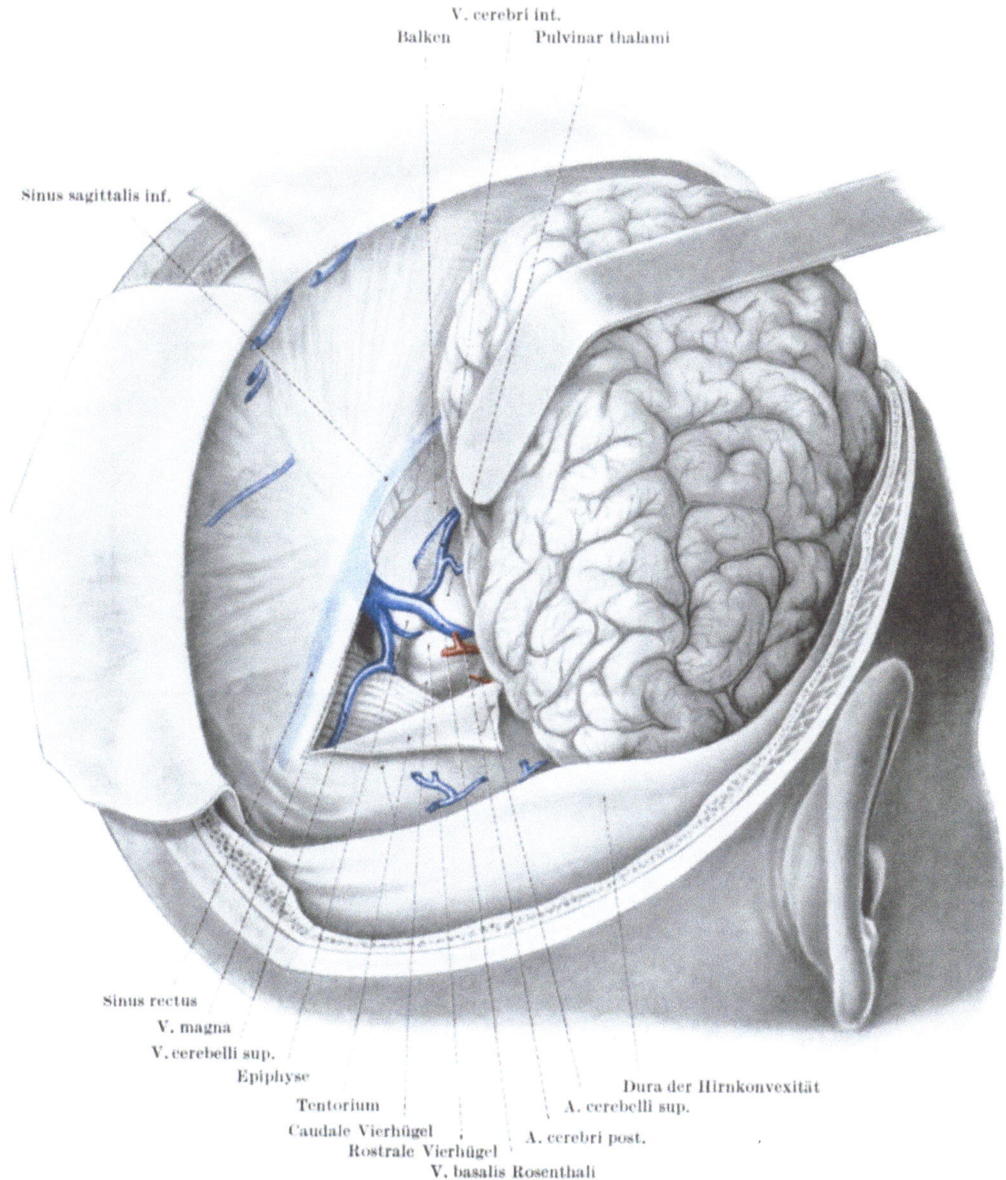

Abb. 52. Epiphysen-Vierhügelregion von dorsal und occipital. Die rechte Hemisphäre ist seitwärts gedrängt und ein Tentoriumzipfel zurückgeschlagen. Die Epiphyse wird von einem Venentrichter eingefaßt, dessen Stiel die V. magna Galeni ist.

Spleniums in der Mittellinie. Um die Vierhügelregion zu erreichen, wird ein Lappen im Tentorium gebildet derart, daß das Tentorium von seinem freien Rand aus nach occipital eingeschnitten wird. Man überblickt nun, allerdings durch relativ dichtes arachnoidales Gewebe und mehrere Venen behindert, die Vierhügelregion, besonders wenn der vordere Rand des Kleinhirns etwas zurückgezogen wird. Auf diese Weise tritt auch das Relief der Seitenfläche des Mittelhirns zutage mit den schräg nach vorne ziehenden Brachia der Vierhügel. Das vordere Brachium ist kurz, das hintere länger. Sie stellen die Bahnverbindung mit dem lateralen bzw. medialen Kniehöcker her. Durch den Sulcus mesencephali lateralis heben sich die Hirnschenkel deutlich ab. Durch diese Furche, den hinteren Vierhügelarm und die Grenzfurche gegen das Brachium conjunctivum wird ein dreieckiges Feld am Seitenabhang des Mittelhirns begrenzt, das Trigonum

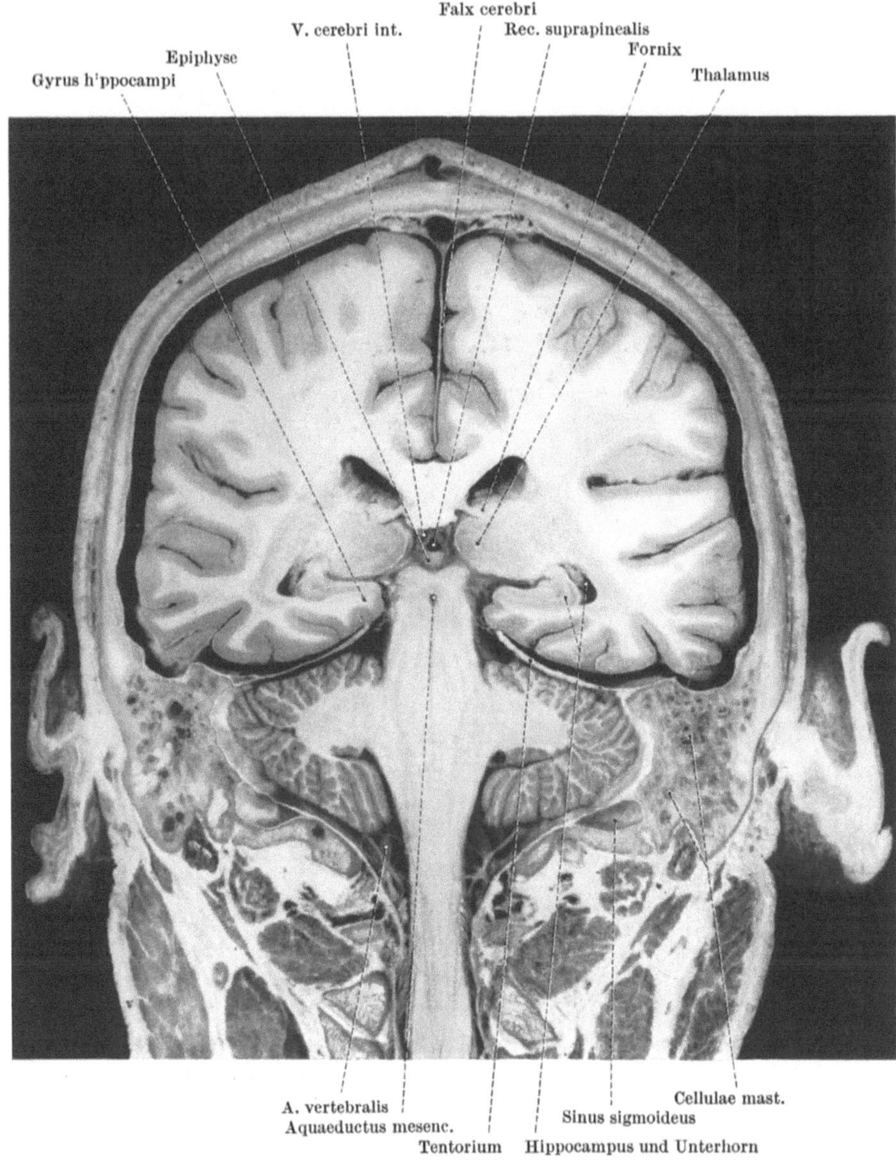

Abb. 53. Epiphysen-Vierhügelregion auf dem Frontalschnitt durch den Schädel. Ventrale Schnittfläche.

lemnisci, in dem die Fasern der Hörbahn, lemniscus lateralis, und die des Tractus spinothalamicus (Schmerzbahn) sehr oberflächennahe liegen. Nach rostral wird die Region durch das überhängende Pulvinar thalami abgeschlossen, unter dessen Überhang sich die Kniehöcker finden.

Der tiefe Liquorraum an der Seitenfläche des Mittelhirns ist die Cisterna anbiens. Durch sie gelangt die A. cerebri posterior und die A. cerebelli superior begleitet von der V. basalis Rosenthali um die Hirnschenkel herum nach dorsal. Hier trennen sich ihre Wege.

Die Epiphyse selbst ist in dichtes arachnoidales Bindegewebe eingeschlossen, von dem die Oberfläche nur scharf mit dem Messer befreit werden kann. Sie liegt in dem Spalt zwischen der Unterseite des Splenium und der Furche zwischen den rostralen Vierhügeln. Sie ist von mehreren großen Venen eingeschlossen (Abb. 52).

Ihrer oberen und seitlichen Fläche liegen jederseits die beiden Vv. cerebri internae auf, welche sich an der Epiphysenspitze vereinigen. Von lateral aus der Cisterna ambiens und über die rostralen Vierhügeln kommt die V. basalis Rosenthali. Von hinten her mündet in den Zusammenfluß der Hirnvenen eine große Vene ein, welche am vorderen Rande des Kleinhirns aus je einer Vene von der oberen und vorderen Fläche des Kleinhirns (Vv. vermianae) entsteht. An der Epiphysenspitze nimmt sie noch je eine kleinere Vene von der Epiphyse und von der Vierhügelplatte auf (V. azygos conarii, V. quadrigemina).

Literatur.

Abbie, A. A.: The morphology of the fore-brain arteries with especial reference to the evolution of the basal ganglia. Brain **68**, 433 (1934).

Atkinson, W. J.: The anterior inferior cerebellar artery. Its variations, pontine distribution and significance in the surgery of cerebellopontine angle tumours. J. of Neur. **12**, 137 (1949).

Bailey, P.: Peculiarities of the intracranial veneous system and their clinical significance. Arch. of Neur. **32**, 1105 (1934).

— Die Hirngeschwülste. Stuttgart: Ferdinand Enke 1951.

Berczeller u. Kugler: Freilegung der Arteria vertebralis am Sulcus atlantis. Beitrag zur Arteriographie des Stromgebietes der Arteria vertebralis-basilaris. Arch. klin. Chir. **190**, 810 (1937).

Böhne, C.: Über die arterielle Blutversorgung der subcortikalen Ganglien. Z. Anat. **81**, 151 (1926).

— Über die arterielle Blutversorgung der Pons. Z. Anat. **84**, 777 (1927).

— Über die arterielle Blutversorgung der Medulla oblangata. Z. Anat. **84**, 760 (1927).

Clara, M.: Das Nervensystem des Menschen, 2. Aufl. Leipzig: Johann Ambrosius Barth 1953.

Dandy, W. E.: Hirnchirurgie. 1938.

Ecker, A. D.: The normal cerebral angiogram. Springfield, Ill.: Charles C. Thomas, Publishers 1951.

Eecken, H. M. van der, and R. D. Adams: The anatomy and functional significance of the meningeal arteriae anastomoses of the human brain. J. of Neuropath. **12**, 132 (1953).

Elze, C.: Anatomie des Menschen, Bd. 3: Zentrales Nervensystem. Berlin: Springer 1932.

Ferner, H.: Über den Bau des Ganglion semilunare Gasseri und der Trigeminuswurzel beim Menschen. Z. Anat. **110**, 391 (1940).

— Zur Anatomie der intrakranialen Abschnitte des N. trigeminus. Z. Anat. **114**, 108 (1948).

— Die Trigeminuszisterne und ihre praktische Bedeutung für die Alkoholinjektion in das Gasserсche Ganglion. Nervenarzt **1949**, 26.

— Die Beziehungen der Leptomeninx und des Subarachnoidalraumes zur intrasellären Hypophyse des Menschen. 2. Symp. Dtsch. Ges. f. Endokrinologie. Heidelberg: Springer 1956, S. 151.

Fischer, E.: Die Lageabweichungen der vorderen Hirnarterie im Gefäßbild. Zbl. Neurochir. **3**, 300 (1938).

— Die arteriographische Diagnostik der Stirnhirn- und oralen Stammgangliengeschwülste. Zbl. Neurochir. **4**, 72 (1939).

Grosser, O.: Topographische Anatomie. Wien: Springer 1950.

Häussler, G.: Über stereoskopische Arteriogramme der Carotis interna. Zbl. Neurochir. **5**, 313 (1938).

Hafferl, A.: Das Arteriensystem. In Handbuch der vergleichenden Anatomie der Wirbeltiere, Bd. 6, S. 563. 1933.

— Lehrbuch der topographischen Anatomie. Berlin-Göttingen-Heidelberg: Springer 1953.

Henle, J.: Handbuch der Anatomie des Menschen. Braunschweig: F. Vieweg & Sohn 1868.

Henschen, C., u. J. Klingler: Neuro-anatomische Studie zu den Entschmerzungsoperationen in der medullo-pontinen Schmerzbahn. Acta anat. (Basel) **11**, 19 (1951).

Heubner, J. O. L.: Zur Topographie der Ernährungsgebiete der einzelnen Hirnarterien. Cbl. med. Wiss. **10**, 817 (1872).

Hiller, F.: Die Zirkulationsstörungen des Rückenmarkes und Gehirns. In O. Bumke und O. Foerster, Handbuch der Neurologie, Bd. 11, S. 178—465. Berlin: Springer 1936.

Hochstetter, F.: Über einige Fälle einer bisher anscheinend noch nicht beobachteten Varietät der A. cerebralis posterior des Menschen. Z. Anat. **107**, 633 (1937).

Hultquist, G. T.: Zur Kenntnis der Morphologie und funktionellen Bedeutung der Anomalien der basalen Hirnarterien. Z. Neur. **173**, 466 (1941).

Johanson, C.: The central veins and deep dural sinuses of the brain. Acta radiol. (Stockh.) Suppl. **107**, 1954.

KAUTZKY, R.: Ein Grundplan der cerebrospinalen Innervation der Hirnhäute und Hirngefäße. Z. Anat. 115, 570 (1951).
— Fehlerquellen bei der Durchführung des operativen intrakranialen Karotisverschlusses. Zbl. Neurochir. 13, 65—71 (1953).
—, u. K. J. ZÜLCH: Neurologisch-neurochirurgische Röntgendiagnostik. Heidelberg: Springer 1955.
KEY, A., u. G. RETZIUS: Studien in der Anatomie des Nervensystems und des Bindegewebes. Stockholm: P. A. Norstedt & Söner 1875/76.
KILIAN, G.: Die Nebenhöhlen der Nase in ihren Lagebeziehungen zu den Nachbarorganen. Jena: Gustav Fischer 1903.
KLEISS, E.: Die verschiedenen Formen des Circulus arteriosus Willisi. Anat. Anz. 92, 216 (1942).
KOPSCH, FR.: Die Nomina anatomica 1895 (B.N.A.) und 1935 (I.N.A.). Leipzig: Georg Thieme 1937.
— Lehrbuch der Anatomie des Menschen s. RAUBER-KOPSCH.
KRAYENBÜHL, H., u. HS. R. RICHTER: Die zerebrale Angiographie. Stuttgart: Georg Thieme 1952.
MALL, F. P.: On the development of the blood vessels of the brain in the human embryo. Amer. J. Anat. 4, 1 (1904).
MCCONNELL, E. M.: The arterial blood supply of the human hypophysis cerebri. Anat. Rec. 115, 175—204 (1953).
MISCH, W.: Die cerebralen Gefäßverschlüsse und ihre klinischen Syndrome. (Sammelreferat der Arbeiten von FOIX und seinen Schülern.) Zbl. Neur. 53, 673—691 (1929).
MITTERWALLNER, FR. v.: Variationsstatistische Untersuchungen an den basalen Hirngefäßen. Acta anat. (Basel) 24, 51 (1955).
MONIZ, E.: Die cerebrale Arteriographie und Phlebographie. In Handbuch der Neurologie, Erg.-Bd. 2. Berlin: Springer 1940.
Nomina anatomica: Osford 1950; Paris 1955. Privatdruck London u. Colchester 1955.
O'CONELL, J. E. A.: Some observations on the cerebral veins. Brain 57, 484 (1934).
OLIVEROS, L. G.: Venas del cerebelo. Arch. espan. Morf. 8, 251 (1950).
PADGET, D. H.: The development of the cranial arteries in the human embryo. Contrib. Embryol. Carnegie Inst. 32, 205 (1948).
PENFIELD, W., and F. MCNAUGHTON: Dural headache and Innervation of the dura mater. Arch. of Neur. 44, 43 (1940).
PERNKOPF, E.: Topographische Anatomie des Menschen, Bd. 3: Hals. Wien u. Innsbruck: Urban & Schwarzenberg 1952.
PFEIFER, R. A.: Myelogenetisch-anatomische Untersuchungen über den zentralen Abschnitt der Sehleitung. Berlin: Springer 1925.
PFUHL, W.: Anatomische Stellungnahme zum Problem der praefrontalen Leukotomie. Nervenarzt 25, 20 (1954).
RAUBER-KOPSCH: Lehrbuch und Atlas der Anatomie des Menschen, Bd. 2, 19. Aufl. Stuttgart: Georg Thieme 1955.
RICHTER, H.: Collaterals between the external carotid and the vertebral artery in cases of thrombosis of the internal carotid artery. Acta radiol. (Stockh.) 40, 108 (1953).
RIECHERT, T.: Die Arteriographie der Hirngefäße. Berlin u. München: Urban & Schwarzenberg 1949.
— Zur Phlebographie der Hirngefäße. Zbl. Chir. 12, 662 (1939).
ROGERS, L.: The function of the circulus arteriosus of Willis. Brain 70, 171 (1947).
SCHAEFFER, J. P.: Some points in the regional anatomy of the optic pathway with especial references to tumors of the hypophysis cerebri and resulting ocular changes. Anat. Rec. 28, 243 (1924).
SCHLESINGER, B.: The venous drainage of the brain with special reference of the GALENIC system. Brain 62, 274 (1939).
SCHWARZ, TH., u. L. FINK: Morphologie und Entstehung der traumatischen Blutungen in Gehirn und Schädel des Neugeborenen. Z. Kinderheilk. 40, 427 (1926). — Erg. inn. Med. 31, 165 (1927).
SIEGLBAUER, F.: Lehrbuch der normalen Anatomie des Menschen, 4. Aufl. Berlin u. Wien: Urban & Schwarzenberg 1940.
SPALTEHOLZ, W.: Handatlas der Anatomie des Menschen, Bd. 3, 14. Aufl. Leipzig: S. Hirzel 1940.
STIEVE, H.: Nomina anatomica. Jena 1936.
TANDLER, J.: Zur Entwicklungsgeschichte der Kopfarterien bei den Mammalia. Morph. Jb. 30, 275 (1902).
—, u. E. RANZI: Chirurgische Anatomie und Operationstechnik des Zentralnervensystems. Berlin: Springer 1920.
TESTUT, L.: Traité d'anatomie humaine, Bd. 2. Paris: Gaston Doin 1921.
TÖNNIS, W.: Die Chirurgie des Gehirns und seiner Häute. In KIRSCHNER-NORDMANN, Chirurgie, Bd. 3. Berlin: Urban & Schwarzenberg 1948.
TOLDT-HOCHSTETTER: Anatomischer Atlas, Bd. 3, 17. Aufl. Berlin u. Wien: Urban & Schwarzenberg 1937.
TORKILDSEN, A.: Carotid angiography. Munksgaard 1949.

Die Produktion und Zirkulation des Liquors und ihre Störungen.

Von

G. Schaltenbrand und H. Wolff.

Mit 57 Abbildungen.

A. Entwicklung und Bau der Liquorräume.

Innere und äußere Liquorräume sind entwicklungsgeschichtlich verschiedener Herkunft. Das Ventrikelsystem entsteht aus der Ektodermrinne, die sich zum Neuralrohr schließt, während das das Zentralnervensystem umgebende Gewebe, die ursprüngliche Meninx primitiva der Fische, mesodermaler Abstammung ist. Aus Transplantationsversuchen des Neuralrohrs und der Neuralleiste von Flexner, Harvey und Burr geht allerdings hervor, daß die Leptomeninx sich aus der Neuralleiste entwickelt, also ein Bindegewebe ektodermalen Ursprungs darstellt. Bei den niederen Fischen tritt phylogenetisch zum erstenmal ein abgeschlossener Hohlraum des Medullarrohrs auf. Er ist gefüllt mit körpereigener Flüssigkeit, dem Liquor. Das Zentralnervensystem ist bei den niederen Fischen von einer Bindegewebsschicht umgeben, der erwähnten Meninx primitiva, welche noch nicht in Pia, Arachnoidea und Dura differenziert ist. Durch Einstülpung sehr gefäßreicher Meningenareale in verdünnte Abschnitte des Medullarrohrs der dorsalen hinteren Kopfgegend entstehen die Plexus chorioidei, deren Stroma bindegewebig und deren Epithel neuroepithelialer Abkunft ist. Bei den Knochenfischen finden sich schon die Anfänge äußerer Liquorräume. Von der Deckplatte des 4. Ventrikels aus bilden sich liquorführende Hohlräume, die um das Kleinhirn und den Hirnstamm angeordnet sind. Nach Weed zeigen Säugetierembryonen in ihrer Ontogenese eine ähnliche Entwicklung des Liquorsystems. *Der Liquor füllt bei am Lande lebenden* Wirbeltieren nicht nur die Ventrikel aus, sondern

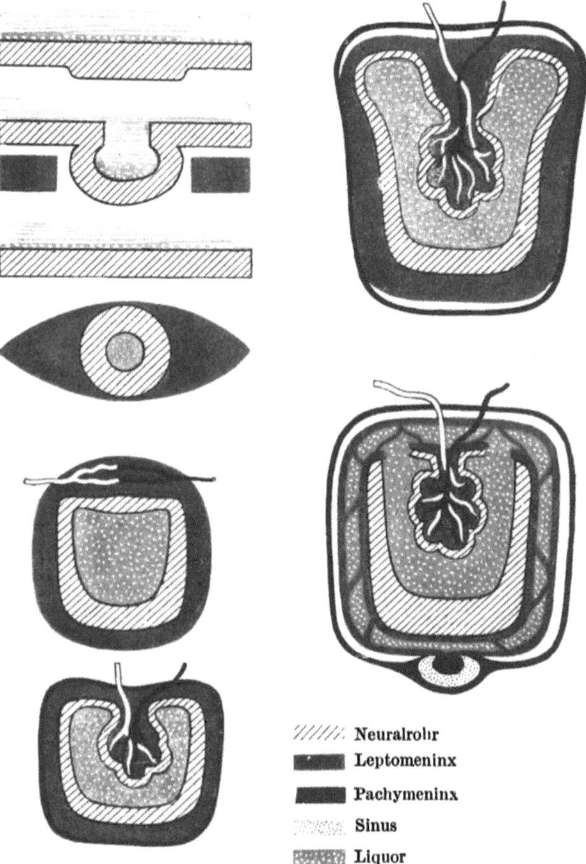

Abb. 1. Entwicklung des Liquorsystems.

umgibt die gesamte Oberfläche des Zentralnervensystems. Die Liquorräume werden von der Auskleidung der Ventrikel, den Meningen und den Plexus chorioidei allseits eingeschlossen.

I. Entwicklung des Ventrikelsystems.

In dem Kopfende des Medullarrohres entstehen 3 bläschenförmige Erweiterungen, die primären Hirnblasen, die mit dem Zentralkanal des Rückenmarks in Verbindung stehen. Ende des 3., Anfang des 4. Embryonalmonats finden sich bereits fünf Bläschen, die durch eine Unterteilung der Vorderhirn- und der Hinterhirnblase in je zwei Hirnblasen zustande kommen. Die bedeutendste räumliche Ausdehnung erfährt die Vorderhirnblase, das Telencephalon, das durch die Entwicklung der Falx in zwei symmetrische Hälften unterteilt wird und schließlich den Hirnmantel und darin die Seitenventrikel bildet. Die Kommunikationsöffnung der beiden Seitenventrikel wird immer kleiner, und das Foramen Monroi bildet schließlich den Rest der Verbindung zwischen Seitenventrikel und 3. Ventrikel. Der vordere Abschnitt des 3. Ventrikels entsteht aus der Vorderhirnblase, während der hintere Abschnitt vom Zwischenhirnbläschen gebildet wird. Von den vorderen, unteren Seitenwandabschnitten des 3. Ventrikels nehmen die beiden Augenblasen ihren Ursprung. Der Recessus opticus ist der Rest dieser Anlage. Dahinter findet sich der Recessus infundibuli, der zu der Hypophyse hinführt. Über der Epiphyse bildet sich im hinteren Abschnitt des 3. Ventrikels der Recessus pinealis. Die Mittelhirnblase wird zum Aquaeductus Sylvii, der Verbindung zwischen 3. und 4. Ventrikel. Der 4. Ventrikel ist der Hohlraum der Hinterhirnblase, der in seiner Entwicklung ebenfalls eine Umformung erfährt (Abb. 2).

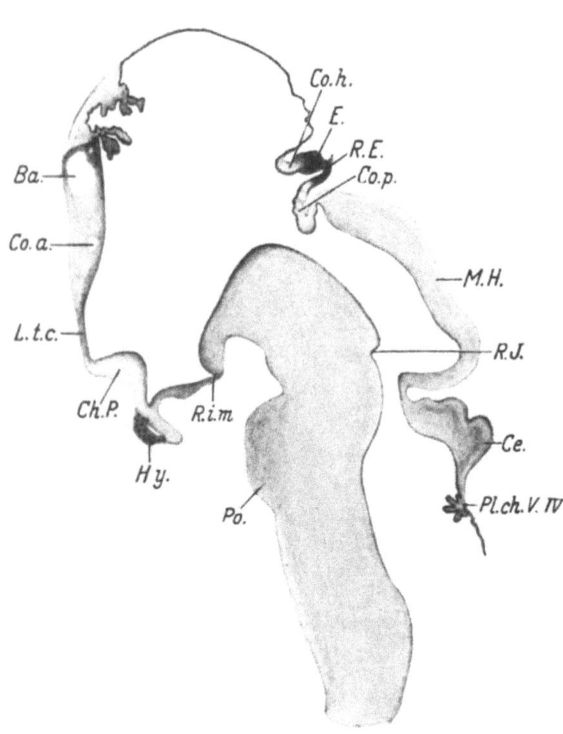

Abb. 2. Sagittalschnitt durch die Hirnanlage eines menschlichen Embryo von 80 mm Länge, nach Hochstetter. *Ba.* Balkenanlage; *Co.a.* Commissura anterior; *L.t.c.* Lamina terminalis cinerea; *Ch.P.* Chiasmaplatte; *Hy.* Hypophyse; *R.i.m.* Recessus inframammillaris; *Po.* Brücke; *Co.h.* Commissura habenularum; *E.* Epiphyse; *R.E.* Recessus epiphyseos; *Co.p.* Commissura posterior; *M.H.* Mittelhirn; *R.J.* Recessus Isthmi; *Ce.* Kleinhirn; *Pl.ch.V. IV* Plexus chorioideus ventriculi IV.

II. Bau der Liquorräume.

Bei einem kleinen Prozentsatz menschlicher Individuen findet man noch einen 5. Ventrikel, eine Höhlenbildung im Septum pellucidum. Die endgültige Konfiguration der Ventrikel ist auf den Abb. 3a—d nach Ausgüssen des Ventrikelsystems zu erkennen. Da diese Ausgüsse in situ angefertigt wurden, entsprechen sie den Formen beim Lebenden weitgehend. Je nach Schädelform und Größe zeigt das Ventrikelsystem unterschiedliche Konturen und Ausdehnung, insbesondere tritt dieser Unterschied beim Lang-, Rund- und Kurzschädel in Erscheinung. Langschädel zeigen gewöhnlich auch ein langgestrecktes Ventrikelsystem mit ausgesprochener Spornbildung des linken oder beider Hinterhörner und glatter Begrenzung der Ventrikelwand. Dagegen finden sich bei Rund-, besonders aber bei Kurzschädeln, Ventrikel mit unregelmäßigen, eingekerbten Wandkonturen im Bereich der Vorderhörner und der Hinterhörner, denen die Spornbildung gewöhnlich fehlt.

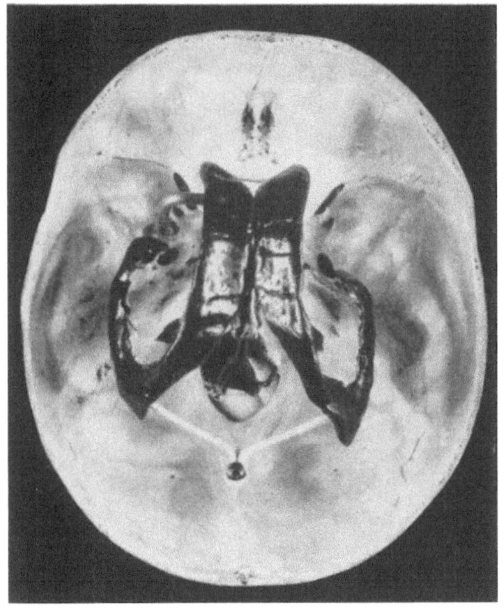

a

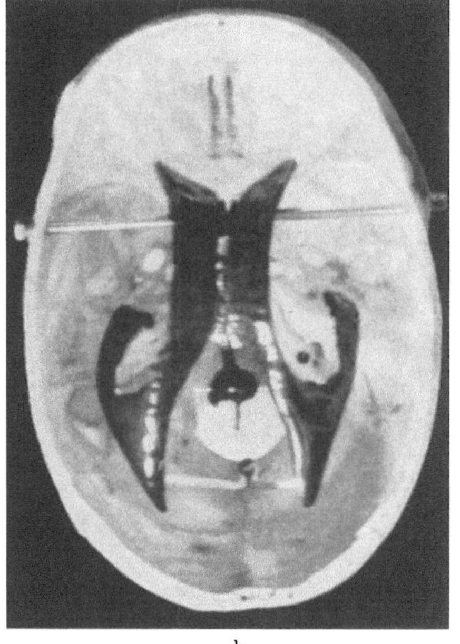

b

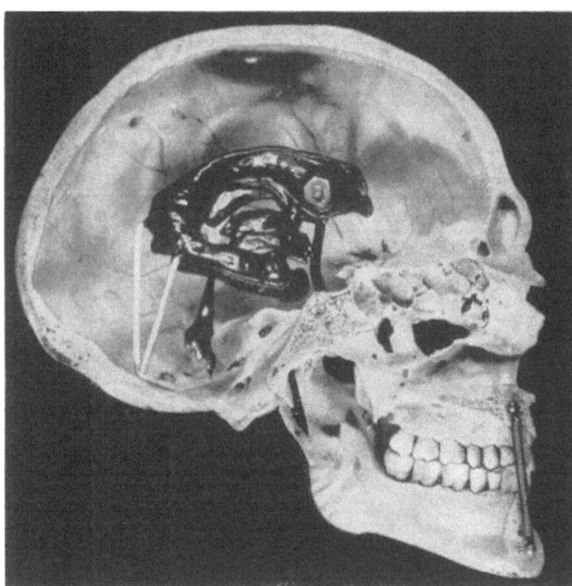

c

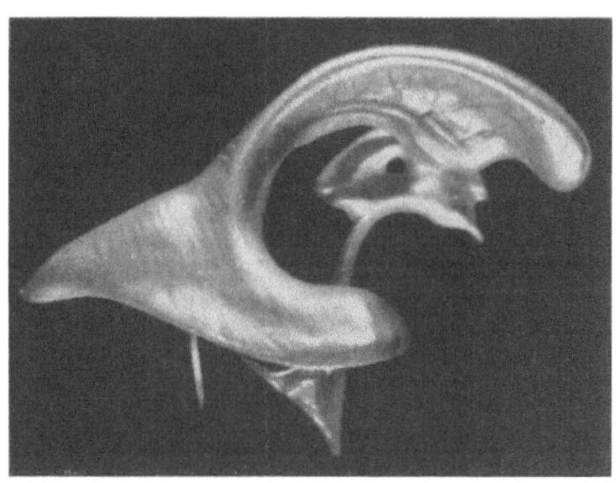

d

Abb. 3a—d. a In den Schädel montiertes Ausgußventrikelsystem eines Rund-Schädels in Aufsicht. b Ventrikelsystem eines Lang-Schädels in Aufsicht. c Ventrikelsystem eines Kurz-Schädels in Seitenansicht. d Seitliche Ansicht eines Ventrikelausgusses von durchschnittlicher Größe und Konfiguration.

III. Plexus chorioideus.

1. Entwicklung.

Nach JIMÉNEZ-CASTELLANOS sollen schon Menschen-, Meerschweinchen- und Rattenfeten von 4 mm Länge im vorderen Teil des Neuralrohres kubische Zellen und Höhlen, die mit Ependym ausgekleidet sind, erkennen lassen, während 10 mm lange Früchte schon die Anfänge des Plexus zeigen. Beim menschlichen Embryo von 13,8 mm Länge sind die Anlagen der Plexus chorioidei deutlich zu erkennen. Embryonen des 4.—5. Monats haben schon einen hochentwickelten Plexus. Seine Gefäßversorgung stammt aus der A. carotis int. und der A. cerebri post. [HOCHSTETTER (Abb. 4)].

Das Plexusepithel zeigt entwicklungsgeschichtlich den gleichen Ursprung wie das Ependym. Im 2.—6. Embryonalmonat erreichen die Plexus chorioidei ihre höchste

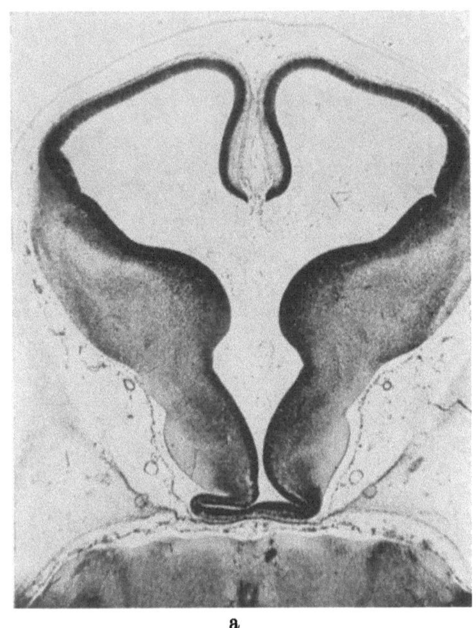

a

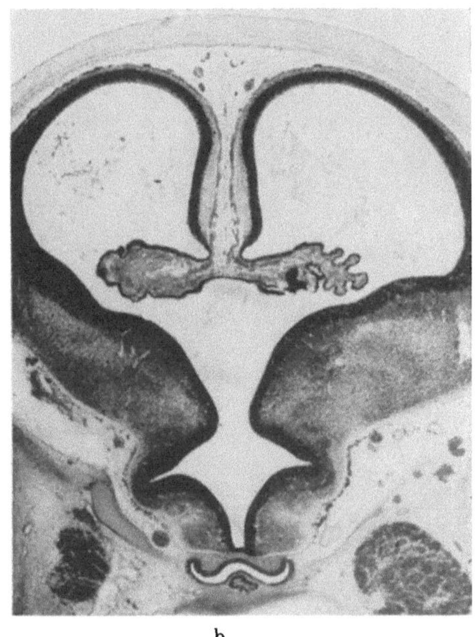

b

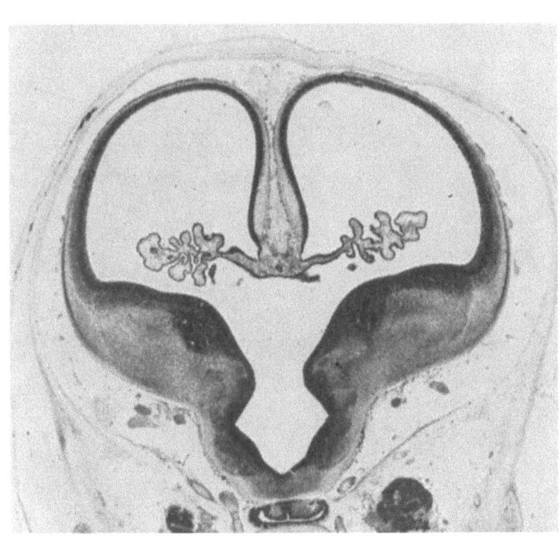

c

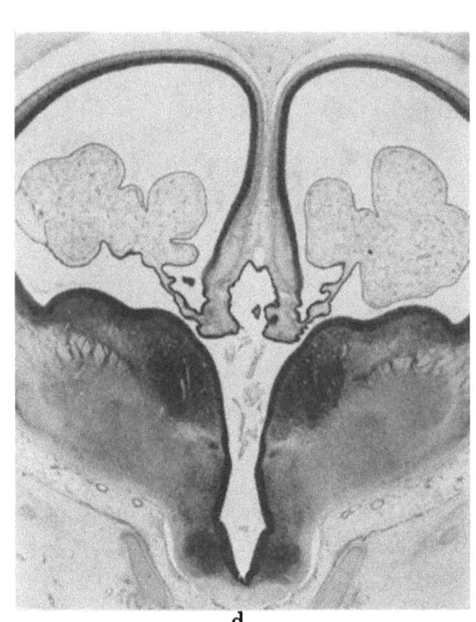

d

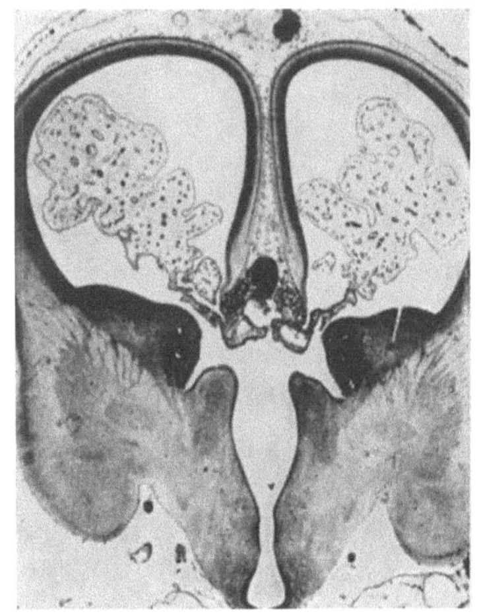

e

Abb. 4a—e. Entwicklung des Plexus chorioideus, der Seitenventrikel und des 3. Ventrikels beim menschlichen Embryo nach Präparaten von SPATZ.

a Embryo von 15 mm Länge (es ist noch keine Anlage des Plexus erkennbar); b 17 mm; c 27 mm; d 37 mm; e 50 mm langer Embryo.

relative Größe und bleiben dann in ihrem Wachstum im Verhältnis zum Gehirn zurück. Der Plexus des 3. Ventrikels ist paarig angelegt, es findet sich ein Plexus lat. und med., die entsprechend der Entwicklung dieses Ventrikels auch unterschiedlichen Ursprungs sind.

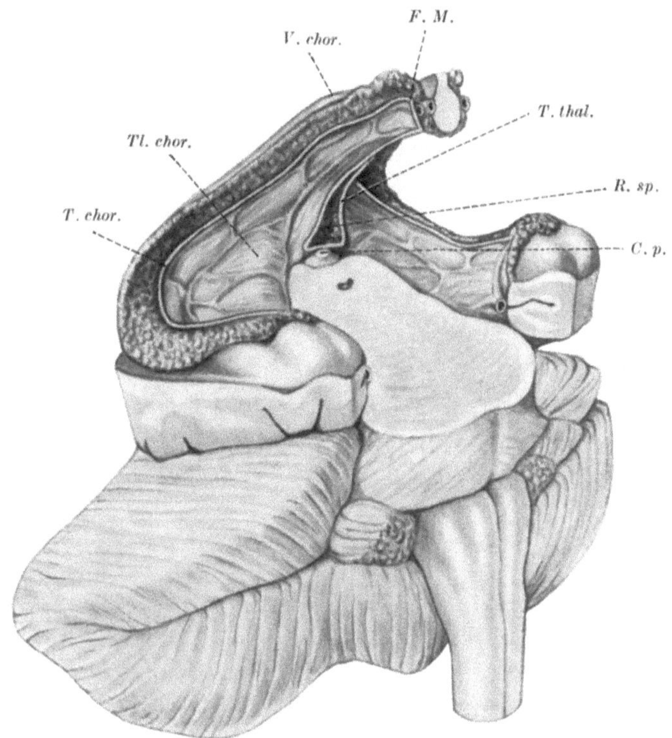

Abb. 5a. Plexus chorioideus des 3. Ventrikels und des Seitenventrikels nach einem Präparat von SCHALTENBRAND und ELZE. *C. p.* Corpus pineale; *R. sp.* Recessus suprapinealis; *T. thal.* Taenia thalami; *F. M.* Foramen Monroi mit Übergang zwischen Taenia thalami zu Taenia chorioidea; *V. chor.* Velum choriod.; *Tl. chor.* Tela chorioidea; *T. chor.* Taenia chorioidea.

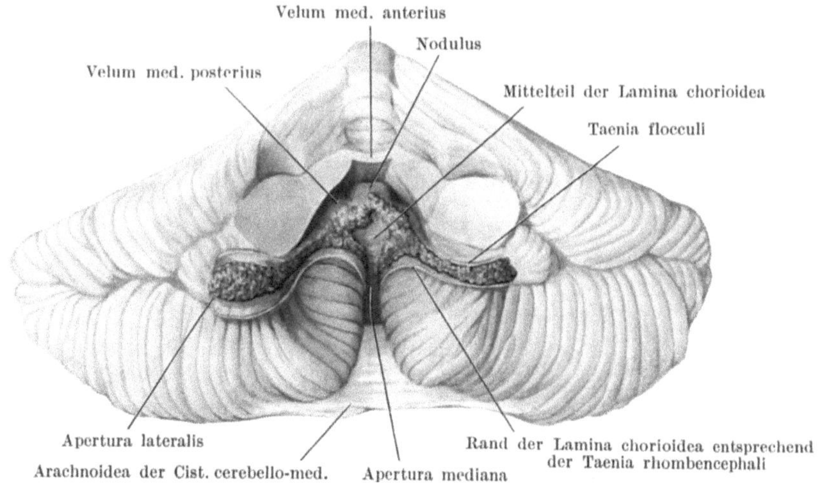

Abb. 5b. Anordnung des Plexus chorioideus des 4. Ventrikels, nach einem Präparat von ELZE.

2. Form.

Die Ausdehnung des Plexus chorioideus bei abgeschlossener Entwicklung ist auf den Abb. 5a und b zu erkennen. Der Plexus der Seitenventrikel sitzt an der Taenia thalami fest und erstreckt sich in erheblicher Ausdehnung weit in die Ventrikel hinein.

Im Hinterhorn erreicht er seine größte Entfaltung (GLOMUS). Durch das Foramen Monroi zieht er in den 3. Ventrikel (s. auch Abb. 6). Der Plexus des 4. Ventrikels verläßt diesen bei den meisten Individuen durch die Foramina Luschkae und bildet im äußeren Liquorraum die sog. BOCHDALEKschen Blumenkörbchen. Die Anheftungsstelle (Tela chorioidea) zeigt wechselnde Formen.

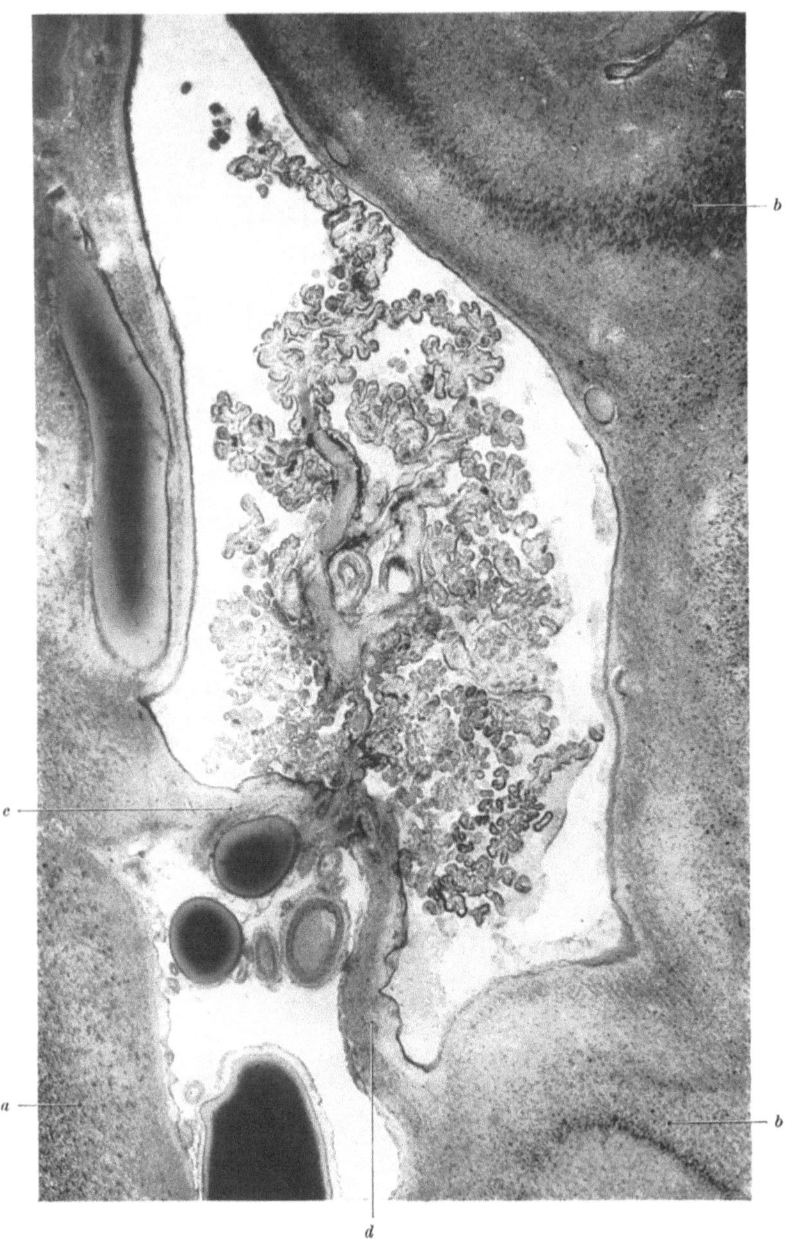

Abb. 6. Unterhorn des Schläfenlappens mit Plexus chorioideus. Galleinfärbung. *a* Hirnstamm; *b* Hippocampus; *c* Taenia des Hirnstamms; *d* Taenia fornicis; zwischen den beiden Tänien Eintritt der Gefäße zwischen die vorgestülpten Blätter der Chorioidealplatte.

3. Mikroskopischer Bau.

Die mikroskopische Untersuchung der Plexus chorioidei zeigt im Stroma entlang der Gefäße zartes, reticuläres Bindegewebe und spärliche elastische Fasern. Die Capillaren des Plexus haben 8—15 μ Durchmesser und sind damit 2—19mal so dick wie gewöhnliche Capillaren. Bei Versuchen an Albinokaninchen beobachtete GRETHE VILSTRUP, daß die Zahl der Arteriolen die der Venolen in den Plexus chorioidei erheblich übertrifft. 75 Gew.-% des Plexus bestehen bei diesen Tieren aus Gefäßen. Die Arterien kreuzen in ihrem Verlauf häufig die Venen. Bei der Erweiterung der Arterien kommt es zu einer venösen Stauung durch Kompression der Venen. Nach Histamininjektion nimmt das Gewicht der Plexus um das 3—4fache durch die Gefäßerweiterung zu, ein Teil der Gewichtszunahme kommt allerdings durch ein starkes Ödem zustande. Lymphspalten sind bisher im Plexus nicht mit Sicherheit nachgewiesen worden. Der Plexus ist mit einem auffallend reichen Nervengeflecht versorgt, das nach STÖHR im 4. Ventrikel aus der Hirnsubstanz, im 3. Ventrikel aus den Tänien eintritt.

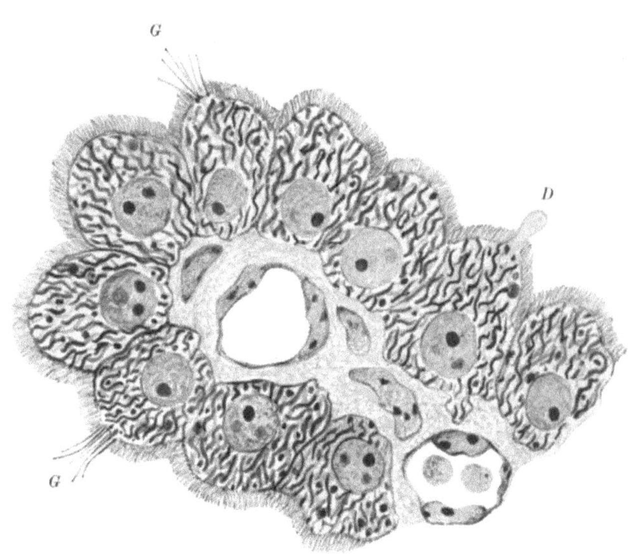

Abb. 7. Schematische Zeichnung vom Plexus chorioideus des Hundes, Methode nach BRODERSEN. *G* Geißeln; *D* Durchbruch eines Protoplasmafortsatzes durch den Bürstensaum.

Nach v. BAKAY jr. stammt ein Teil dieser Nerven aus dem cervicalen Sympathicus. Nur ein Teil der Plexusnerven zeigt nach Durchtrennung des Halssympathicus degenerative Veränderungen. JUNET, SCHAPIRO und BURTON beobachteten Terminalendigungen der Nerven im Stroma, aber auch in den Epithelzellen des Plexus bei der Maus, anderen Säugetieren und beim Menschen.

Zwischen Plexusepithel und Stroma befindet sich die Basalmembran, die von LEONHARDT 1952 als Membrana limitans plexus chorioidei bezeichnet wurde. Auf den nach PERDRAU gefärbten Schnitten erkennt man unter dem Epithel eine flächenhafte Verdichtung des Bindegewebes. An dieser Membran sind elektrische Spannungen wirksam, wie das in Versuchen von STIEHLER und FLEXNER mit verschiedenen Farbstoffen nachgewiesen wurde. Die elektrische Spannung zwischen Stroma und Epithel beträgt nach diesen Autoren 0,23 Volt, was für den Übertritt von elektrisch geladenen Molekülen von Bedeutung ist. Und zwar bewegten sich bei diesen Versuchen basische Farbstoffe vom Stroma zum Epithel und saure Farbstoffe in umgekehrter Richtung vom Epithel zum Stroma, während amphotere Farbstoffe sich in den Zellschichten diesseits und jenseits der Basalmembran gleichmäßig speicherten. Diese Versuche waren bei einem p_H von 7,4 durchgeführt worden. Der Sauerstoffverbrauch ging bei wechselndem p_H dem

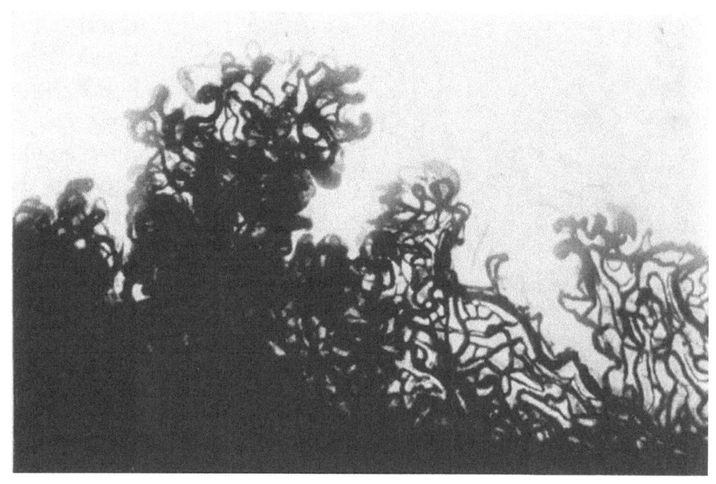

Abb. 8. Totalpräparat des injizierten Plexus chorioideus vom Pavian; Seitenventrikel, Carminfärbung. Vergr. 57mal. (Nach PETERSEN.)

Potentialgefälle an der Basalmembran parallel, was als Ausdruck unterschiedlicher Transportleistung bei p_H-Änderungen aufgefaßt wird.

Die Epithelzellen des Plexus haben eine fast würfelförmige Gestalt; an der Basis und an der Seitenfläche sind sie scharf begrenzt, während sie an der freien Oberfläche zum Liquorraum unscharfe Konturen haben, die an Dicke die übrigen Zellmembranen übertreffen und Bürstensäume erkennen lassen. Im Protoplasma, das bei ultraviolettem Licht in ungefärbtem Zustand fluoresciert, lassen sich mit geeigneten Färbemethoden fadenförmige Mitochondrien, etwa 30—40 an Zahl, darstellen. Ihre Anordnung erscheint manchmal senkrecht zu der freien Oberfläche, kann aber verschiedene Formen und Gliederungen zeigen. Die Epithelzellen haben nach HAECKEL einen Durchmesser von 15—20 μ, bei Erwachsenen sind sie etwas kleiner als bei Kindern. Zwischen den einzelnen Plexuszellen findet sich eine Zementsubstanz, die nach starker Färbung mit HEIDENHAINschem Hämatoxylin zu sehen ist. KALVARYJSKI beschreibt diese Zwischenzellensubstanz als eine Fortsetzung der Basalmembran, so daß die Epithelzellen wie in Körben sitzen. Nur am lebendwarm fixierten Plexus läßt sich an dessen freiem Rand die bürstensaumartige Schicht, die eine feine senkrechte Streifung erkennen läßt, sichtbar machen. Bei Betrachtung im Polarisationsmikroskop erkennt man einen doppelt konturierten Rand, dem der Bürstensaum aufsitzt. Diese Schicht von 1—3 μ Dicke soll nach KALVARYJSKI aus einer dichten Anhäufung von Körnchen, der Bürstensaum aus einer solchen von Stäbchen bestehen, die auf den Körnern ruhen. Ähnliche Zellstrukturen findet man in den Tubuli contorti der Niere und in den syncytialen Lagern des Chorionepithels. Der Bürstensaum lebender Zellen zeigt ein undulierendes Flimmern von der Größenordnung der BRAUNschen Molekularbewegung. SCHALTENBRAND und BRODERSEN sahen bei sorgfältigster Präparation zungenartige Protoplasmafortsätze, die den Bürstensaum durchbrechen. Sie nehmen an, daß es sich bei der Darstellung dieser Plasmafortsätze um eine bestimmte Funktionsphase der Plexusepithelzellen handelt.

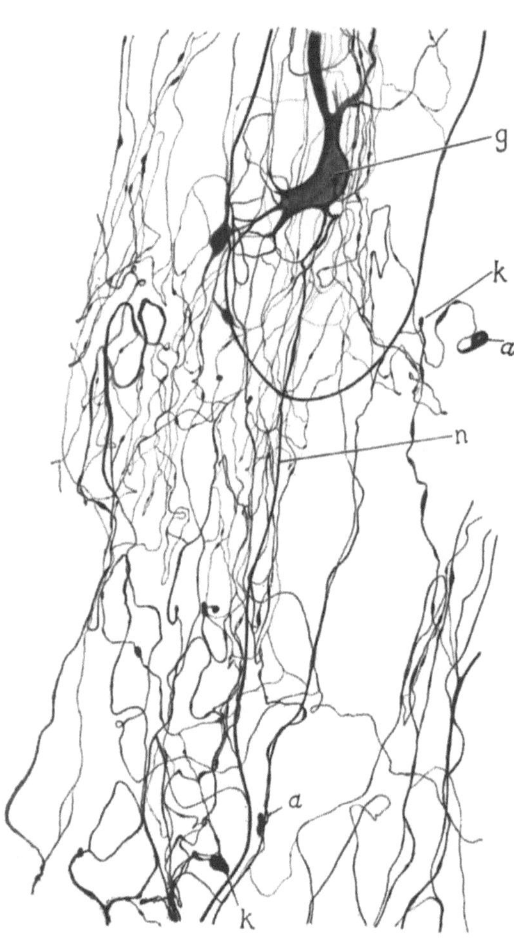

Abb. 9. Nervengeflecht aus der Tela chorioidea des 4. Ventrikels. Mensch. *g* Ganglienzelle; *a* und *k* Endkörperchen; *n* ein Fortsatz der Ganglienzelle. Natronlauge-Silbermethode nach O. SCHULTZE. Vergr. 250mal.

Schon geringe Verletzungen der Epithelzellen führen zu stellenweisen schaum- oder schwammartigen Veränderungen des Bürstensaums. Einige Plexuszellen tragen Geißeln. Diese sind in Tierpräparaten häufig gefunden worden, beim Menschen nur am sofort fixierten Plexus Hingerichteter [SCHALTENBRAND (Abb. 10)]. Die Länge der Geißeln beträgt etwa das 4—5fache der Höhe des Bürstensaums. An der Basis der Geißeln oder Cilien waren Blepharoblasten zu erkennen. Der Zellkern des Plexusepithels liegt in der Mitte der Zelle und nimmt ein Drittel des Querschnitts ein. Die Kerne sind groß, von blasigem Charakter und haben ein feines, netzartiges Chromatingerüst sowie zwei oder drei Nucleoli verschiedener Größe, die von einem hellen Hof umgeben sind. Innerhalb des Protoplasmas finden sich glänzende, runde, gelbbraune Kugeln, die aus fettartigen Substanzen bestehen und alkohollöslich sind. Diese können auch maulbeerartige Formen annehmen. Außer dem schon beschriebenen Mitochondrialapparat findet man im Plasma der Zellen kleinste Vacuolen, die im lebendfrisch fixierten Material in wesentlich geringerer Zahl als in schon geschädigten Zellen vorkommen. Man nimmt an, daß sie aus Mitochondrien entstehen. Der GOLGI-Apparat besteht aus feinen Lipoidtröpfchen. Die drei Strukturelemente Vacuolen, Mitochondrien und GOLGI-Apparat stehen zueinander nicht nur anatomisch

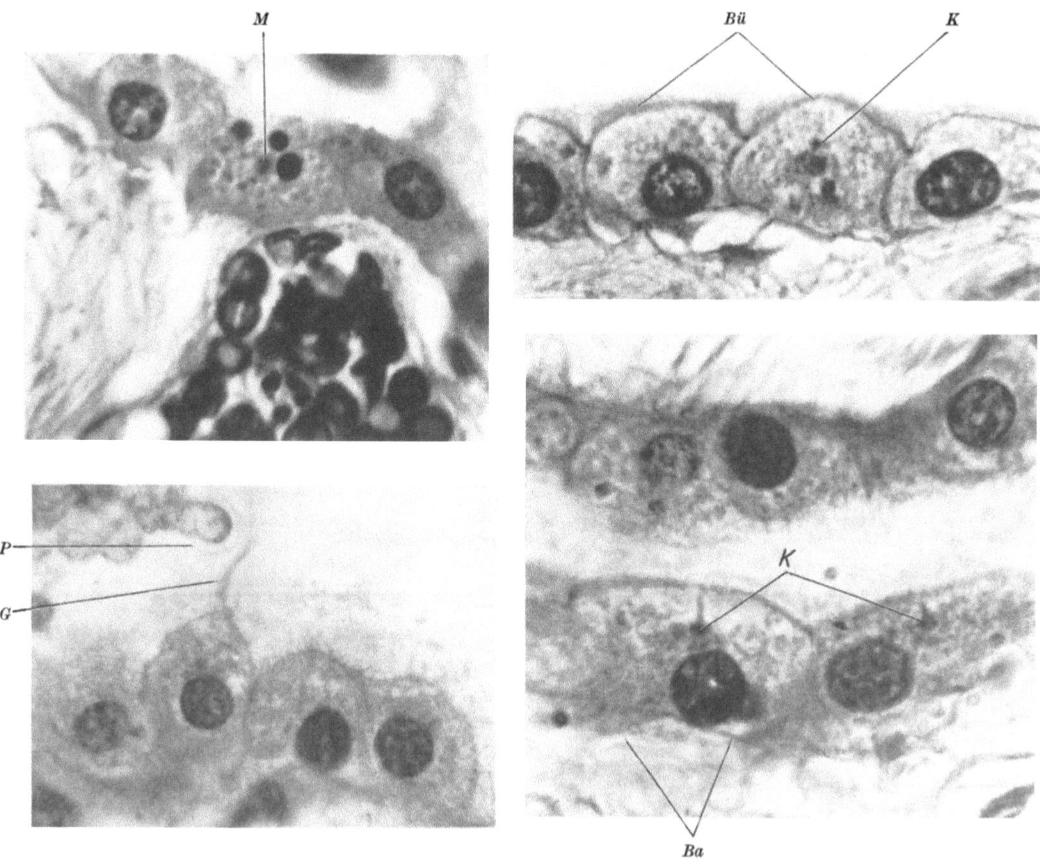

Abb. 10. Plexusepithel eines Hingerichteten. Präparate von LEONHARD. Färbung nach PASINI-WALTER, Photographie von SCHALTENBRAND. Vergr. 1800mal. *P* Plasmafortsatz; *G* Geißel; *M* Makrophage; *Bü* Bürstensaum; *K* Kondriokonten mit Geißelschaft; *Ba* Basalmembran.

sondern auch funktionell in sehr enger Beziehung. GALEOTTI, ENGEL und PELLIZI haben angenommen, daß die Granula des Epithels mit der sekretorischen Funktion dieser Zellen zusammenhängen. SCHALTENBRAND weist darauf hin, daß die Vacuolenbildung der Zellen bei sorgfältiger Präparation nach der BRODERSENschen Methode in so geringer Zahl vorkommen, daß die Vacuolen kaum als Sekretionsprodukt der Zelle anzusehen sind. WEN CHAO MA hat 1928 an Zellen anderer Organe nachgewiesen, daß der GOLGI-Apparat den Organellen entspricht, die sich während des Lebens mit Neutralrot färben. Bei Zellen, bei denen sich der GOLGI-Apparat in der Nähe der freien Oberfläche befindet, sollen sekretorische Fähigkeiten bestehen. Bei Zellen mit resorptiven Eigenschaften fänden sich jedoch diese Organellen der Zelle in der capillarnahen Cellularsubstanz. Da in der Plexuszelle die Lipoide des GOLGI-Apparats gleichmäßig über das Lumen verteilt sind, kann aus diesen Zusammenhängen weder auf eine sekretorische, noch auf eine resorptive Funktion geschlossen werden.

Mikrochemisch konnten MANGILI und später YOSHIMURA im embryonalen Plexusepithel bis zum 6. Schwangerschaftsmonat Glykogen nachweisen, das aber nach der Geburt schnell verschwindet. Außerdem wurden mit geeigneten Färbeverfahren im GOLGI-Apparat Vitamin C-Körnchen dargestellt (GIROUD und LEBLANC). WISLOCKI und DEMPSEY haben saure Phosphatase färberisch nachgewiesen. Der Plexus zeigt im Alter Veränderungen. Es finden sich siegelringartige Gebilde in den Epithelzellen, ebenso sah VOLKMANN Pigmentanhäufungen in den Epithelien, die er als Abnutzungserscheinungen auffaßt. Die Farbstoffe sind an Fett bzw. an Lipoid gebunden.

Die Ventrikel werden innen von dem *Ependym* ausgekleidet, das in seiner Entwicklung anfangs große Ähnlichkeit mit den Zellen des Plexus chorioideus zeigt. Als wesentlicher Unterschied ist hervorzuheben, daß das Protoplasma des Ependyms nach abgeschlossener Entwicklung überhaupt keine Granula aufweist. Außerdem ist der freie Rand des Ependyms von einem dünnen Saum bedeckt und trägt Cilien, die ja am Plexusepithel, wie berichtet wurde, nur ganz selten gefunden werden. Die Ependymzellen besitzen Protoplasmafortsätze, die in die darunter gelegene Schicht der Neuroglia eindringen, welche im Verhältnis zum Stroma des Plexus chorioideus außerordentlich gefäßarm ist. Die Plexuszellen sind beim Fetus zylindrisch geformt und viel höher als beim Erwachsenen (PETERSEN, zit. bei GUTTMANN).

IV. Zisternen und äußere Liquorräume.

Der das Gehirn und das Rückenmark außen umgebende Liquor befindet sich zwischen einem Maschenwerk der Spinngewebehaut (Arachnoidea), die außen von einem Endothel bedeckt ist, welches an der äußeren Begrenzung zur Dura eine dünne kontinuierliche Schicht bildet und von der Dura durch einen feinen Spalt (Subduralraum) getrennt ist. Die Arachnoidea läßt sich von der Dura leicht abheben. Die innere Schicht ist mit der Pia fest verbunden und sitzt der Hirnoberfläche an. Sie ist mit der Pia-Gliamembran (Membrana limitans gliae) fest verwachsen. Zwischen diesen beiden Lamellen der Arachnoidea und deren Maschenwerk kann sich unter normalen Bedingungen der Liquor bewegen. Da die Oberfläche des Gehirns im Gegensatz zur Dura unregelmäßig begrenzt ist (Sulci, Gyri, Fissurae, Lobuli, Bulbi, Nervi usw.), zeigen die Arachnoidalräume erhebliche Tiefenunterschiede, die im Bereich der tiefsten Furchen und Einbuchtungen als Zisternen bezeichnet werden. Besonders viele dieser weiten liquorführenden Räume finden sich an der Schädelbasis, weiterhin an der Fissura sagittalis und transversa cerebri, der Fossa Sylvii usw.

Eine der großen Zisternen, wie sie im Abschnitt über die Encephalographie und über die Topographische Anatomie beschrieben sind, ist die *Cisterna cerebello-medullaris.* Da sie häufig zur Liquorgewinnung punktiert wird, ist die Kenntnis ihrer Lage und räumlichen Ausdehnung von besonderem Interesse. Sie wird vorn von der Medulla oblongata, oben von der Kleinhirnfläche und dem Wurm des Kleinhirns, hinten von der Dura und der darüberliegenden Membrana atlanto-occipitalis begrenzt. Nach unten setzt sie sich in den Arachnoidalraum des Rückenmarks fort. Die Tiefe der Cisterne ist außerordentlich variabel und soll nach AYER, BLUM, ESKUCHEN und SICARD 1,5—2 cm, der Querdurchmesser soll nach DAWSON 5—6, ja gelegentlich 7 cm (MEMMESHEIMER) betragen. Doch kommt es häufig bei nur geringem seitlichem Abweichen der Kanülenspitze zu Störungen des Liquorabflusses, so daß die große Breite der Zisterne für die Liquorpunktion geringere Bedeutung hat, als man erwarten müßte. Die Verbindung mit den inneren Liquorräumen wird durch die Foramina Luschkae und das Foramen Magendi gewährleistet, zu denen noch eine weitere Öffnung, die 1952 von ELZE nachgewiesen wurde, hinzukommt. ELZE fand bei sorgfältiger Präparation der Lamina chorioidea des 4. Ventrikels bei mehreren Menschen ein Loch zwischen Velum und Plexus von etwa $^1/_2$ cm^2 Größe. Diese Verbindungswege können sehr eng sein; das Foramen Magendi kann sogar völlig fehlen, so daß bei der Encephalographie ein Liquor-Luftaustausch zwischen Zisterne und

Ventrikelsystem bei 4—8% der Patienten nicht zustande kommt. Da die Foramina Luschkae fast vollständig durch die BOCHDALEKschen Blumenkörbchen (Plexus des 4. Ventrikels) ausgefüllt sein können, strömt bei diesen Menschen der Liquor zwar von oben nach unten bzw. aus den Ventrikeln in den Subarachnoidalraum, dagegen dringt die Luft nicht von außen in die Ventrikel ein. Die Cisterna magna steht in breiter Verbindung mit einer Reihe von Zisternen der Schädelbasis.

Der nächste größere Liquorraum ist die *Cisterna pontis* (25—30 mm lang nach KEY und RETZIUS), die die Brücke wie ein Mantel umgibt. Sie besteht aus einem Mittelteil und 2 Fortsätzen, die sich nach seitlich und oben hin erstrecken. Die *Cisterna ambiens* führt an den Hirnschenkeln entlang, um diese herum zur Fissura cerebri transversa. Sie erstreckt sich zwischen dem Pallium und der Oberfläche des Kleinhirns, den Corpora quadrigemina und dem Corpus pineale und wird hinten zum Teil von dem Tentorium cerebelli und vorn von einer Duplikatur der Pia ausgefüllt. Beim Hydrocephalus occlusus kann es in diesem Raume zu einer divertikelartigen Ausstülpung der III. Hirnkammer kommen. Die Cisterna ambiens steht in Verbindung mit der *Cisterna corporis callosi*. Die übrigen Zisternen der basalen Hirnfläche (Cisternae basales) sind die *Cisternae interpedunculares* und die *Cisterna chiasmatis*.

Die Liquoransammlung um den Hypophysenstiel und die Sehnervenkreuzung hat encephalographisch Bedeutung für die Feststellung pathologischer Prozesse dieser ophthalmologisch symptomenreichen Region, so z. B. bei arachnoidalen Verklebungen in diesem Gebiet. Die weitere Fortsetzung des basalen äußeren Liquorraums wird auch *Cisterna laminae cinereae terminalis* genannt, die sich nach oben bis zum Balken hinauf erstreckt. Die Cisterna chiasmatis steht außerdem in Verbindung mit der Cisterna Fossae Sylvii, die sich an der Grenze zwischen Stirn- und Schläfenlappen bzw. Zentralregion und Schläfenlappen entlangzieht. Gelegentlich stellt sich auch encephalographisch eine Liquoransammlung zwischen Pallium und Insula Rheilii dar, besonders bei hirnatrophischen Prozessen. Eine größere Liquormenge sieht man auch häufig encephalographisch unterhalb des Tentoriums, zwischen diesem und der Kleinhirnoberfläche. Die Sulci sind bei älteren Personen über dem frontalen Hirnabschnitt gewöhnlich weiter als über dem occipitalen.

V. Perivasculäre Scheiden.

Die Gefäße, die vom Subarachnoidalraum ins Gehirn oder in das Rückenmark eindringen, werden von Piagewebe begleitet. Die kollagenen und reticulären Fibrillen des perivasculären Bindegewebes gehen unmittelbar in das Piagewebe über. Die Pia-Gliamembran umhüllt die eindringenden Gefäße wie ein geschlossener Schlauch. Sie bildet die Grenzfläche der weichen Hirnhaut zum Gehirn und ist mit der Membrana limitans gliae fest verlötet. Diese besteht aus den Fußplatten der Ependymzellen, Spongioblasten, Astrocyten und Gliafasern. Daß es sich hierbei an den größeren Gefäßen um eine geschlossene Membran handelt, haben SCHALTENBRAND und BAILEY 1928 mit Hilfe von Einspritzungen hyper- und hypotonischer Lösungen in die Gefäße zeigen können. Die Verbindungen des pial-arachnoidalen und des perivasculären Bindegewebes erfolgt in den Piatrichtern um die Gefäße. An dem unteren Ende dieser Trichter legt sich die Pia den Gefäßen fest an und bildet da einen belastungsfähigen Ring, der eine Einschnürung des Gefäßlumens verursachen kann. Es können bei ansteigendem Druck flüssige, aber auch corpusculäre Substanzen vom Arachnoidalraum aus durch diesen Ring das perivasculäre Bindegewebe passieren, und auch Tumorzellen können hier durchwachsen.

Dieses perivasculäre Gewebe reicht allerdings nur bis zu den Präcapillaren, denn die Capillaren bestehen lediglich noch aus Intimazellen, die zu einem Rohr geschlossen sind und von vereinzelten Muskel- und Gliazellen umgeben werden. Es ist nicht wahrscheinlich, daß zwischen diesen beiden Zellagen ein liquor- oder lymphgefüllter Spaltraum vorhanden ist (NIESSING 1952).

Der perivasculäre Raum um die Gefäße größeren Kalibers wird auch VIRCHOW-ROBINscher Raum genannt. Über die Zellstrukturen dieses Spaltes gibt es 2 Ansichten. Einmal soll das Bindegewebe in 2 Blätter geteilt sein [Arachnoidea und Pia (CUSHING 1914, 1925)], zum anderen soll das Bindegewebe des VIRCHOW-ROBINschen Raumes ein einheitliches, dehnbares, lockeres Maschenwerk

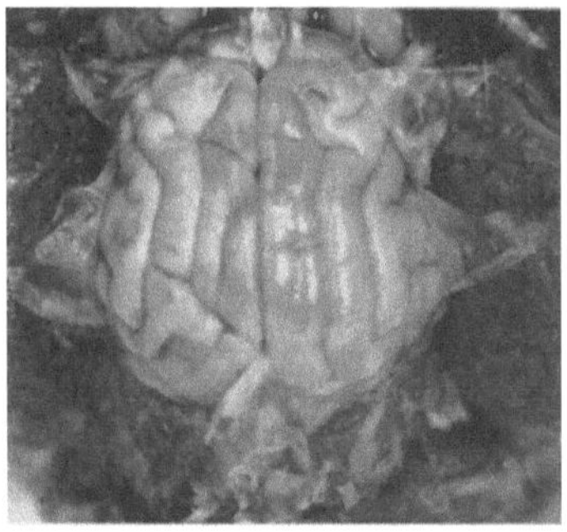

a

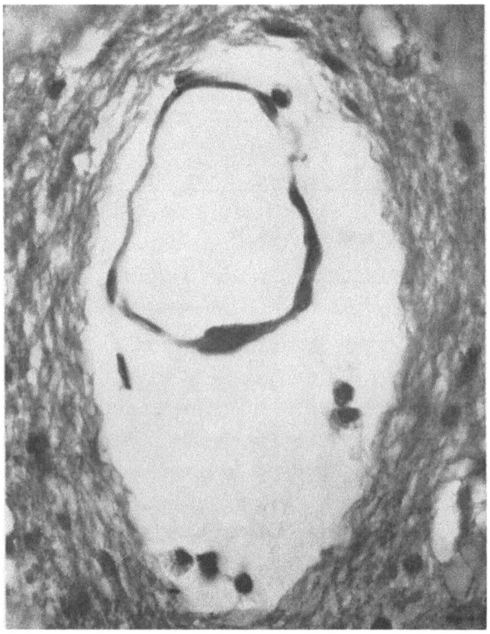

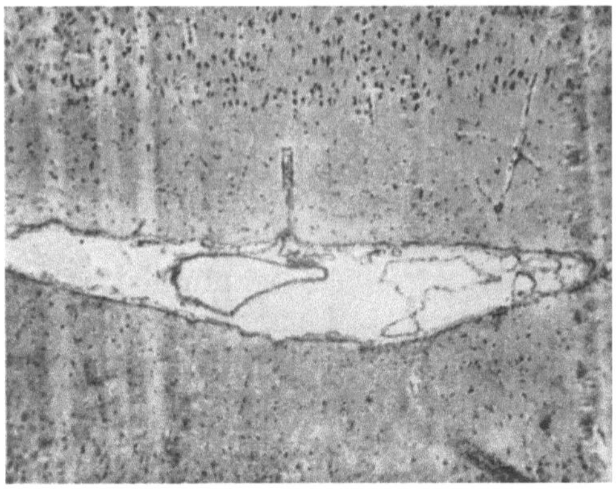

b

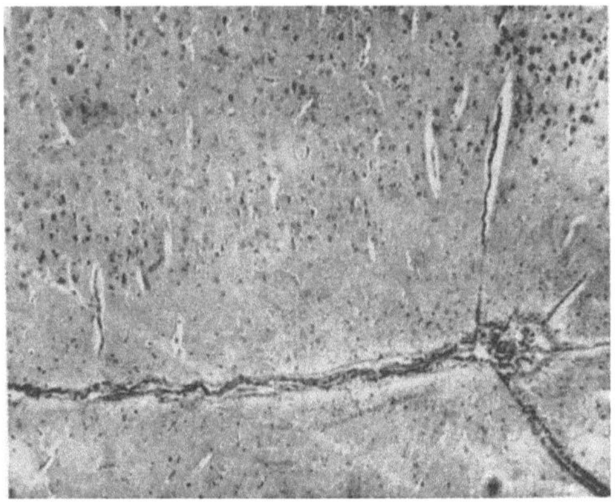

c

d

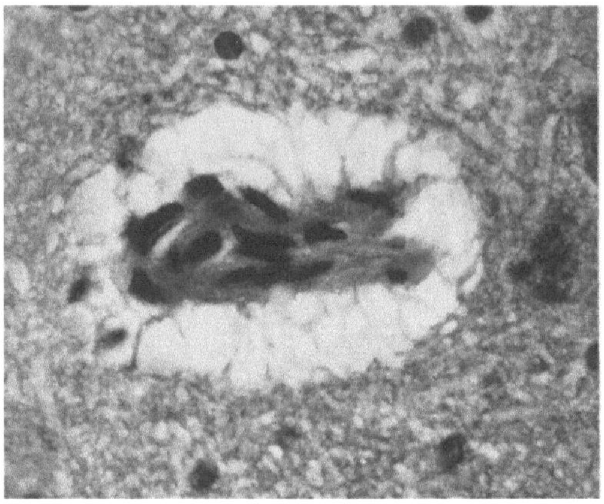

e

Abb. 11a—e. Unterschiedliche Reaktion der beiden Hemisphären einer Katze nach Injektion hypertonischer Kochsalzlösung in die linke Carotis und destillierten Wassers in die rechte Carotis. a Die linke Hemisphäre ist geschrumpft. Arachnoidalräume und VIRCHOW-ROBINsche Räume sind mächtig erweitert (b u. d). Auf der rechten Seite findet sich viel Flüssigkeit intracellulär und in den HISSschen Räumen, dagegen sind die Meningen und die perivasculären Räume kollabiert (c u. e). (Aus SCHALTENBRAND und BAILEY.)

darstellen, das an der Oberfläche der Gefäße und an der Membrana limitans gliae sich verdichtet (SPIELMEYER 1922). NIESSING hat bei der Maus in der Nähe der Meningen die erste Anordnung nachgewiesen.

Die VIRCHOW-ROBINschen Räume wurden von SPIELMEYER 1922, WEED 1924, KUBIE 1925 als Lymphspalten des Gehirns angesehen. WEED vermutet auf Grund seiner Untersuchungen mit Farbstoffen, daß eine Strömung vom Arachnoidalraum in den perivasculären Raum nicht besteht, sondern hält eine Flüssigkeitsbewegung in umgekehrter Richtung für möglich. Diese Ansicht wird aber von SCHALTENBRAND und BAILEY sowie anderen Autoren bezweifelt. Nach Einspritzungen, z. B. von Trypanblau, in den äußeren Liquorraum finden sich farbstoffgefüllte Makrophagen in allen Abschnitten des Meningealraums, auch entlang der Gefäße bis tief in das Zentralnervensystem hinein (GOLDMANN 1912/13, KUBIE, SPATZ 1925). Daraus lassen sich aber bindende Schlüsse über die Liquorbewegung nicht ziehen, weil die kolloidalen Farbstoffteilchen von den Phagocyten in die perivasculären Scheiden gebracht worden sein können (SCHALTENBRAND).

VI. Arachnoidalzotten.

Die Arachnoidalzotten wurden von PACCHIONI 1741 entdeckt und von ihm sowie von HALLER 1757 für Drüsen gehalten. Erst KEY und RETZIUS 1875 und WEED 1923

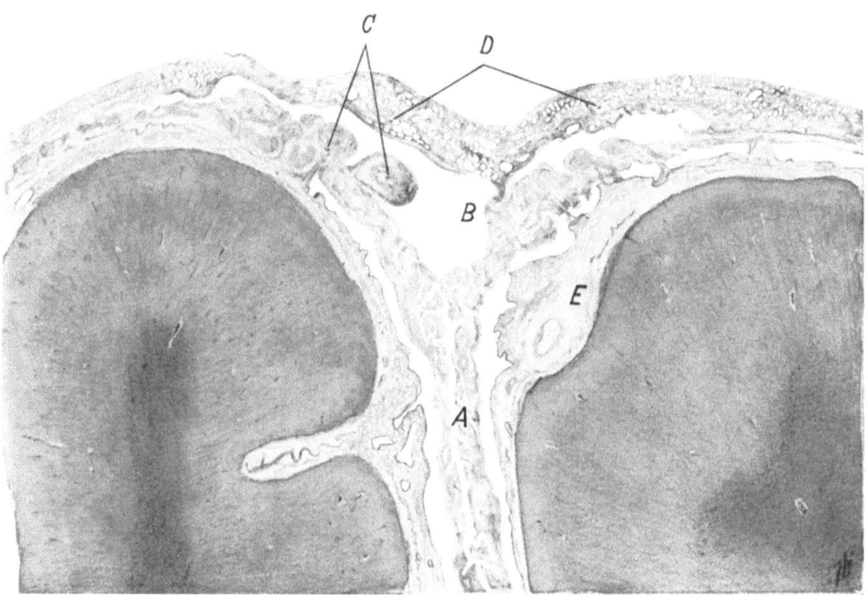

Abb. 12a. Frontalschnitt durch den Sinus longitudinalis beim Menschen. *A* Falx; *B* Sinus longitudinalis superior; *C* PACCHIONIsche Granulationen; *D* Dura; *E* Pia, Arachnoidea.

haben nachgewiesen, daß über sie ein Abflußweg des Liquors führt. Die Arachnoidalzotten finden sich im Bereich fast sämtlicher Hirnsinus, den venösen Blutleitern in der harten Hirnhaut. Besonders reichlich sind sie entlang des Sinus sagittalis superior angeordnet, in dessen Lacunen sie in der Mehrzahl eindringen. Sie können dabei eine so große Ausdehnung zeigen, daß sie nicht nur die Dura zu einer wenige Zellschichten betragenden Membran verdünnen, sondern auch den Schädelknochen pilzförmig arrodieren, so daß im Knochen tiefe Lücken entstehen. Die PACCHIONIschen Granulationen, wie die großen Arachnoidalzotten auch genannt werden, sind pilz-, birnen-, traubenförmige oder vielgestaltige Ausstülpungen der Arachnoidea in die Dura hinein. Auch der intradurale Anteil dieser „Zotten" kann in der Form sehr variabel und vielsträngig sein, bis schließlich eine kolbige Anschwellung, die in den venösen Blutraum hineinreicht, das Gebilde abschließt. KEY und RETZIUS konnten durch Injektionsversuche zeigen, daß Farbstoffe aus dem Liquorraum über diese Zotten in die Sinus übertreten, auch wenn der Injektionsdruck ganz gering gewesen war, was WEED 1923 mit der Berliner Blau-Reaktion bestätigte.

Ein feines, arachnoidales Gewebenetz kollagener Natur füllt diese Zotten aus und schließt sich an der Oberfläche zu einer Membran zusammen. KEY und RETZIUS beobachteten in dieser Membran Stomata, im Inneren der Zotten größere Hohlräume. Dagegen konnten sie solche Öffnungen in der doppelten Mesothelbekleidung, der äußeren Hülle der PACCHIONIschen Granulationen, nicht nachweisen. Injektionen in den Subduralraum zeigten unter anderem Füllungen zwischen den Mesothelschichten der Arachnoidalzotten, die aber mit dem Liquorraum nicht kommunizieren. Bei stärkerem Druck während der Injektion in die Liquorräume füllen sich die Arachnoidalzotten prall an und ragen vergrößert und aufrecht in die Blutleiter hinein, die dann von diesen fast vollkommen aus-

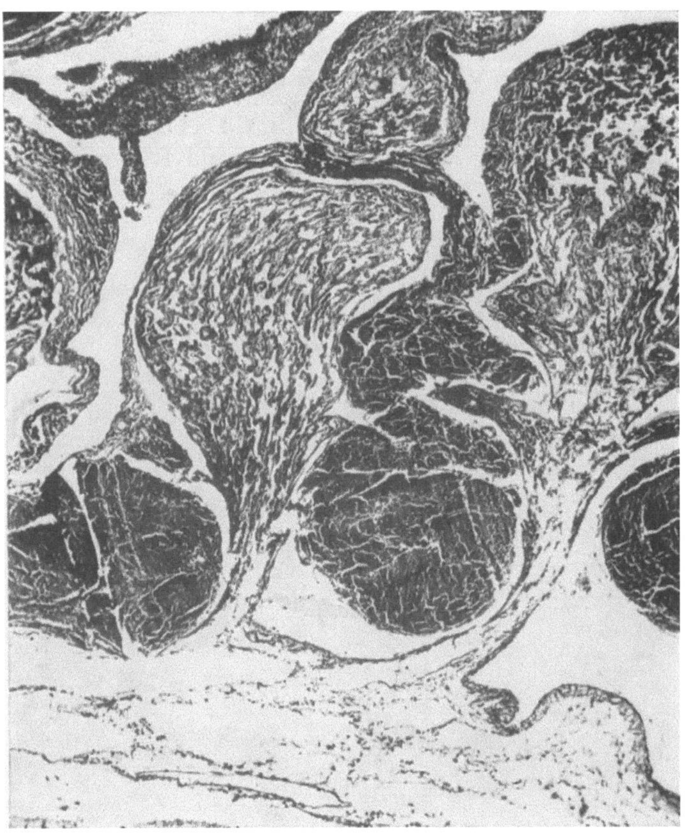

Abb. 12b. Arachnoidalzotten des Sinus longitudinalis der Katze. Phosphorwolframsäure-Hämatoxylinfärbung. Vergr. 70mal.

gefüllt sind. Sie haben dünne Stiele, die durch die engen Duraöffnungen und oft vielgewundenen Duralkanäle hindurchtreten und sich im Lumen der Lacunen oder des Sinus stark vergrößern.

Die Arachnoidalzotten sind bei fast allen Tierarten nachzuweisen, beim Menschen sind sie aber vergleichsweise weitaus am größten. Während bei Feten und bei Säuglingen die Arachnoidalzotten nur mit Hilfe von Lupenvergrößerung oder mikroskopischer Untersuchung gefunden werden können, sieht man sie bei zunehmendem Alter in wachsender Zahl und Größe schon mit freiem Auge.

Die histologische Untersuchung der Arachnoidalzotten zeigte gewöhnlich auch eine Anzahl von Makrophagen und Lymphocyten wie auch sonst in der Arachnoidea. Eine Gefäßversorgung der Arachnoidalzotten bzw. der PACCHIONIschen Granulationen hat bisher, außer KOLESNIKOW (1940), keiner der Untersucher gefunden. Bei alten Menschen finden sich fast regelmäßig in den Arachnoidalzotten Konkrementbildungen (Abb. 12a—c).

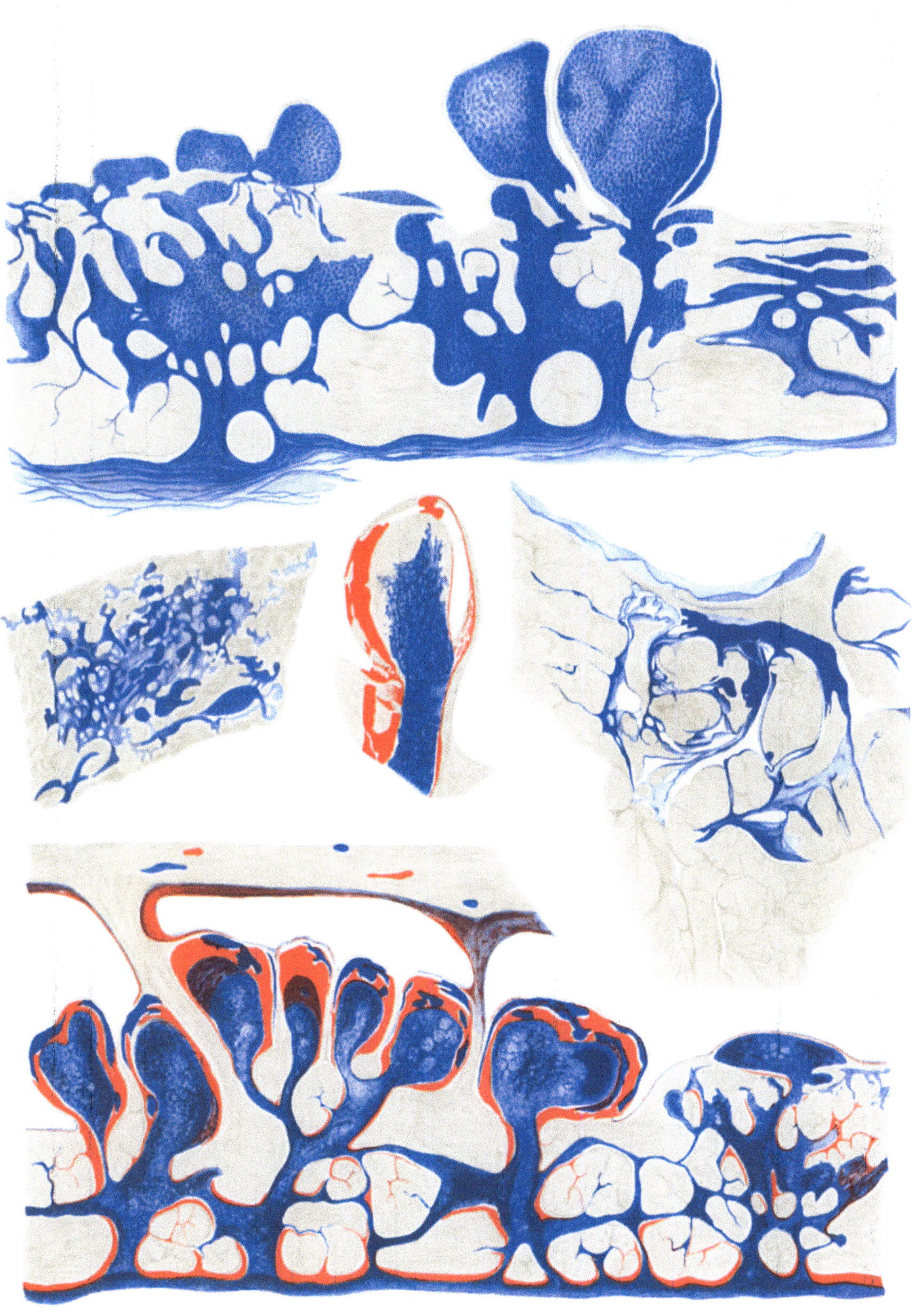

Abb. 12c. Injektionspräparat der PACCHIONIschen Granulationen. (Nach KEY und RETZIUS.) Blau: Arachnoidalraum, rot: Subduralspalt.

VII. Perineurale Scheiden.

Die *Spinalnerven* werden an ihren Austrittsstellen von einer Fortsetzung der Dura, der Arachnoidea und der Pia als Scheide begleitet, die die Gestalt eines Schlauches oder einer trichterförmigen Ausstülpung annimmt. Diese Scheiden verschmelzen mit der bindegewebigen Kapsel des Intervertebralganglions und finden hier meist ihr Ende. Im

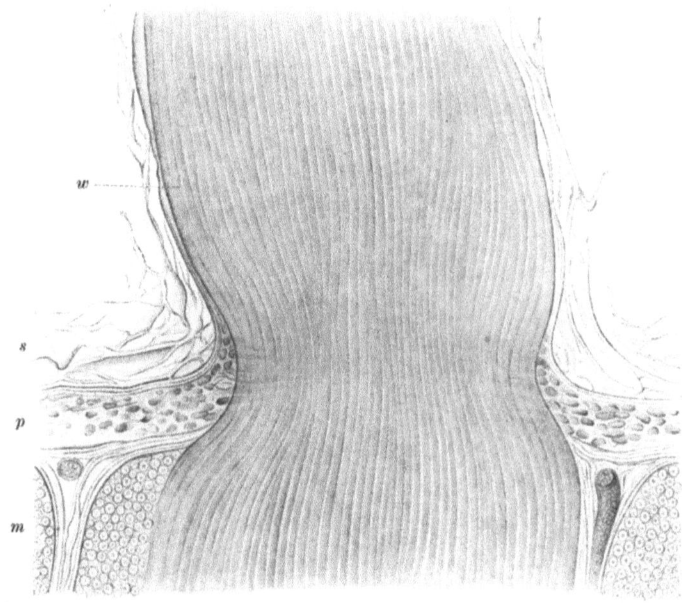

Abb. 13. Spinale Nervenwurzel nach KEY und RETZIUS. *m* medulla spinalis; *p* pia mater; *s* Spinnwebhaut; *w* Nervenwurzel.

Bereich dieser Nervenscheiden, auch in den Nerven eingelagert, findet man beim erwachsenen Menschen häufig kleine knötchenförmige Zellenansammlungen der Pia-Arachnoidea, die in ihrem Aufbau an die arachnoidalen Zellwucherungen erinnern. Nach VEITH werden diese Granulationen mit dem Alter und mit der Anzahl durchgemachter entzündlicher

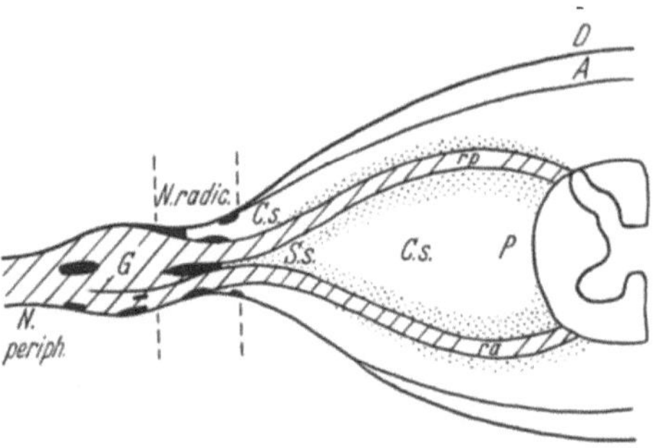

Abb. 14a. Typische Lokalisation der unspezifischen granulierenden interstitiellen Entzündung (schwarze Felder). *ra* Vordere Wurzel; *rp* hintere Wurzel; *D* Dura; *A* Arachnoidea; *P* Pia; *C.s.* Subarachnoidalraum; *S.s.* Subarachnoidalgewebe; *G* Ganglion. [Aus G. VEITH (1949).]

Erkrankungen häufiger. Bei Injektionspräparaten von KEY und RETZIUS zeigte es sich, daß die Nervenscheiden sowohl vom Subduralspalt als auch vom Subarachnoidalraum aufgefüllt werden können, und daß diese Füllungen eine Strecke weit getrennt in den Nervenscheiden zu verfolgen sind, dann aber an der Verbindungsstelle beider Spalträume ineinander übergehen und zwischen die einzelnen Nervenfasern eindringen.

Für den Liquorabfluß entlang der *Hirnnerven* liegen ähnliche Verhältnisse vor, jedoch mit kleinen Unterschieden für die einzelnen Nerven. Der *Opticus* ist in seiner ganzen

Länge bis zum Eintritt in den Bulbus von einer Dura-, sowie Pia- und Arachnoidalscheide umgeben. Bei älteren Individuen können diese Scheiden teilweise miteinander verwachsen sein. Der *Statoacusticus* wird bis in den Canalis acusticus internus von der Pia und Arachnoidea begleitet. Dort geht der Hüllmantel in das Periost der Schnecke über. Subarachnoidal- und Subduralraum stehen in Verbindung mit der Perilymphe des Labyrinths (KEY und RETZIUS). Den *Trigeminus* begleitet eine Arachnoidalscheide mit einem Subarachnoidalraum bis zur sog. Cisterna trigemini, die in einer Duraausstülpung

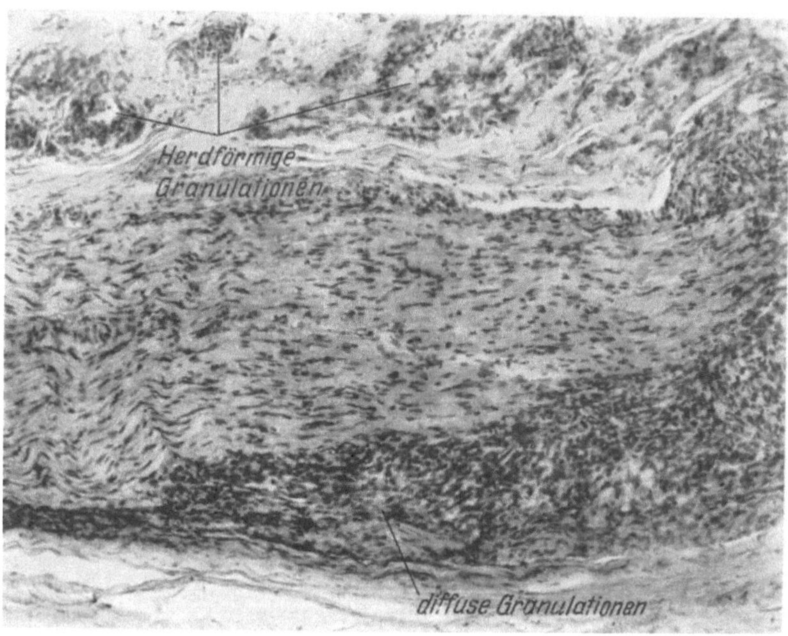

Abb. 14b. Diffuse Granulationen im Perineurium, herdförmige Granulationen im lockeren Bindegewebe zwischen Nervenfaserbündeln. Wurzelnerv (NISSL-Färbung.) [Aus G. VEITH (1949).]

der hinteren Schädelgrube liegt und das Ganglion Gasseri aufnimmt. *Oculomotorius, Abducens* und *Facialis* werden nur ein kurzes Stück von Pia- und Arachnoideahüllen begleitet, die in das Perineurium übergehen. Arachnoidale Zellhaufen finden sich auch in allen diesen meningealen Scheiden der Hirnnerven. Diese Granulationen sind von RICHTER u. a. als tabische Granulationen beschrieben worden, ohne jedoch für einen bestimmten entzündlichen Prozeß charakteristisch zu sein (ELSTER 1951, KUMPF 1952).

B. Der Liquor.

I. Physikalische Eigenschaften.

Aus den nachfolgenden Tabellen von HINSBERG und GEINITZ sind die physikalischen Daten des Liquors und die Mengen der darin enthaltenen Substanzen im Vergleich zum Blutserum zu finden.

Die Zahlen der Tabellen geben zum Teil Mittelwerte von gesunden Personen an und lassen ausgesprochene Abweichungen unberücksichtigt. So kann die *Menge* des *Liquors* beim Säugling (40—60 cm³) selbstverständlich nicht mit der des Erwachsenen auch nur annähernd übereinstimmen. Nach amerikanischen Angaben aus Physician's Handbook beträgt die Liquormenge des Erwachsenen 120—140 cm³. Davon finden sich in den beiden Seitenventrikeln zusammen 20—30 cm³, im 3. und 4. Ventrikel etwa 5 cm³, in den Subarachnoidalräumen und Zisternen des Schädels 25 cm³ und in ihrem spinalen Abschnitt 75 cm³. Die *Farbe* des normalen Liquors ist wasserklar, sein spezifisches Gewicht 1003—1009, im Mittel 1007. Der *osmotische Druck* ist entsprechend dem

Tabelle 1. *Allgemeine und physikalische Normalwerte im Lumballiquor und Serum.*

	Liquor	Serum
Gesamtmenge	100—180 cm^3	
Täglich neugebildete Menge . .	etwa $^1/_2$ Liter	
Druck (im Liegen)	60—200 mm H_2O	
Farbe	wasserklar, farblos; in den ersten 3 Lebenswochen xanthochrom	
Temperatur	zwischen axillarer und rectaler Temperatur	
Gefrierpunktserniedrigung . . .	$0{,}56^0$ C	$0{,}56^0$ C
Osmotischer Druck in % NaCl	0,917	0,921 (= 400 mm Wasser)
Spezifisches Gewicht	1003—1009, i. M. 1007	1029—1032
p_H	7,35—7,9, i. M. 7,4	7,38—7,40
Alkalireserve in Vol.-% CO_2 .	50,6—57,4	55—65 (Mann) 50—60 (Frau)
Wassergehalt	etwa 99 %	89—92 %
Viscosität		
im OSTWALD-Viscosimeter . .	1,01—1,06, i. M. 1,05	1,6—2,0
im HÖPPLER-Viscosimeter . .	0,725—0,808, i. M. 0,774	1,11—1,41, i. M. 1,22
Oberflächenspannung		
dynamischer Wert	62,1—65,1, i. M. 63,6 dyn	55—60 dyn
statischer Wert	59,5—62,5, i. M. 61,0 dyn	
stalagmometrisch	101—105 Stalagmometertropfen	
Elektrische Leitfähigkeit . . .	$1{,}31$—$1{,}38 \times 10^2$	$1{,}06$—$1{,}19 \times 10^2$
Refraktometerwert	1,33494—1,33510, i. M. 1,33502	1,34836—1,35132
Interferometerwert	1360—1380	1348—1350

Tabelle 2. *Normalwerte im Liquor lumbalis und im Blutserum des Menschen.*

Bestandteil	Liquor	Serum
Acetessigsäure	negativ	s. Aceton
Acetaldehyd	0,1—0,2 mg-%	im Blut 0,32—0,5 mg-%
Aceton	negativ	0,8—5 mg-% (Gesamtaceton)
Adeninnucleotid	< 0,1 mg-%	
Äthylalkohol	2—8 mg-%, i. M. 7,3 mg-%	0,2—6 (—30) mg-%
Albumin	15—25, i. M. 20 mg-%	4—6 %
KAFKA-Wert	0,6—1,1, i. M. 0,8 Teilstriche	
Aluminium	0,0125 mg-%	0,07 mg-%
Ammoniak	negativ oder 0,096—0,097 mg-%	0,004 mg-% (CONWAY); 0,05 mg-% (VAN SLYKE); 0,08—0,11 mg-% (FOLIN)
Aminosäuren	Amino-N: 1,6—2,7, i. M. 2,2 mg-%	Amino-N: 3,4—5,5, i. M. 4,2 mg-%
Arginin	0,60 mg-%	2,3 mg-%
Histidin	0,17 mg-%	1,4 mg-%
Isoleucin	0,098 mg-%	1,6 mg-%
Leucin	0,14 mg-%	2,0 mg-%
Lysin	0,28 mg-%	2,9 mg-%
Phenylalanin	0,19 mg-%	1,4 mg-%
Threonin	0,28 mg-%	2,0 mg-%
Tyrosin	0,20 mg-%	1,5 mg-%
Valin	0,21 mg-%	2,8 mg-%
Methionin	0,04 mg-%	0,27—0,35 mg-%
Cystin	0,18 mg-%	1,9—1,98 mg-%
Tryptophan	negativ	7,4—10,0 mg-%

Tabelle 2 (Fortsetzung).

Bestandteil	Liquor	Serum
Anionenrest (organische Säuren)	14—44, i. M. 25 mMol/l	9 mMol/l
Anorganische Bestandteile . .	882 mg-%	880 mg-%
Bernsteinsäure	0,3—0,4 mg-%	0,6—0,7 mg-%
Bisulfitbindende Substanzen .	0,42—3,07 mg-%	bis 5,75 mg-%
Blei	0,014—0,038 mg-%	0,005—0,02 mg-%
Brenztraubensäure	0,6—2 mg-%	0,77—1,16 mg-%
Brom	0,10—0,15 oder 0,16—0,40 mg-%	0,8—1,8 mg-%
Calcium	4,4—6,8, i. M. 5,5 mg-%	9—11 mg-%
Chlor	400—460 mg-%	320—360 mg-%; Kind: 320—400 mg-%
Chloride, als NaCl ber.	680—760 mg-% (= 265—296 mg-% Na)	560—630 mg-% (= 220—248 mg-% Na)
als KCl ber.	40 mg-% (= 20,98 mg-% K)	
Cholesterin	0,05—0,6 mg-%	100—250 mg-%
Cholin	0,009—0,037 oder 0,089—0,21 mg-%	0,05—0,7—2,0 mg-%
Citronensäure	45 γ	1,4—2,3 mg-%
Eisen	0,022—0,040 mg-%	0,08—0,14 mg-%
Eiweiß (gesamt)		6—8 %; Säugling 5,6—6,6 %
Volumetrisch	bis 31,2, i. M. 24 mg-%	
Kafka-Wert	0,8—1,3, i. M. 1,0 Teilstriche	
Nephelometrisch	bis 41 mg-%	
Colorimetrisch	bis 45 mg-%	
Kjeldahlometrisch	bis 35 mg-% (Abelin) bis 61,1 mg-% (Izikowitz)	
Eiweißquotient $\left(\frac{\text{Globulin}}{\text{Albumin}}\right)$ . .	0,1—0,4	1,5—2,5
Kafka-Wert	0,1—0,4	
Eiweißzucker	11,7—13,0 mg-%	im Plasma 0,03—0,13 %
Euglobulin	negativ	0,1—0,4 %
Feste Bestandteile	1 %	7—9 %
Fermente		
Proteinasen	negativ	+
Pseudocholinesterase	+	+
Acetylcholinesterase	+	
Fermente		
Amylase	+	8—32 W. E.
Phosphatase	+	1,5—4,0 E.
Lipase	gelegentlich +	+
Fettsäuren	1—5 mg-%	290—420 mg-%
Fibrinogen	negativ	0,3—0,6 % (Plasma)
Globulin	2,5—9, i. M. 5 mg-%	2—4 %
Kafka-Wert	0,1—0,3, i. M. 0,2 Teilstriche	
Hämolysin	negativ	
Harnsäure	0,3—2,1 mg-%	2—4,57 (—7) mg-%
Harnstoff	6—16 oder 10—48 mg-%	20—45 mg-%
Histamin	0,2—3,0 γ-%	2—10 γ-%
Hydratationskoeffizient		
Wert nach Kafka	1,0—7,5, i. M. 2,0	
Indoxylschwefelsäure	negativ	0,02—0,08 mg-%
Jod	0,010—0,018 mg-%; Kind 0,04—0,06 mg-%	0,012—0,014 mg-%
Kalium	8,5—16,8, i. M. 11,7 mg-%	16—23 mg-%; Kind 16—20 mg-%
Kochsalz	680—760 mg-%	580—630 mg-%
Kohlendioxydspannung	50 Vol.-%	50—65 Vol.-%
Kohlenstoff (gesamt)	102—109 mg-%	
Kreatin	0,46—1,87 mg-%	2,4—4,3 mg-%; Kind 6,5 mg-%
Kreatinin	0,5—2,2 mg-%	4—6 mg-%; Kind 8 mg-%
Kupfer	0,014—0,015 mg-%	0,08—0,14, i. M. 0,11 mg-%

Tabelle 2 (Fortsetzung).

Bestandteil	Liquor	Serum
Magnesium	1,0—1,3 oder 2,2—4,0, i. M. 3,0 mg-%	1,0—3,0 mg-%
Milchsäure	8—15, i. M. 14,8 mg-%	10—20 mg-%
Natrium	308—350 mg-%	280—350 mg-%
Nitrate	Spuren	
Organische Bestandteile	118 mg-%	
Oxalsäure	> 0,2—2,5 mg-%	3—4 mg-%
β-Oxybuttersäure	negativ	0,5—3,0 mg-%
Phenole	negativ	1—2 mg-%
Phosphor, gesamt	1,37—2,8, i. M. 1,8 mg-%	7—15, i. M. 13 mg-%
anorganisch	1,0—1,85, i. M. 1,3 mg-%	2—5, i. M. 3 mg-%; Kind 4—6 mg-%
Lipoid-Phosphor	0,011—0,048 oder 0,9—1 mg-%	3—7 mg-%
Rhodan	0,030—0,060 oder 0,06—0,29 mg-%	im Blut 0,1—0,2 mg-%
Sauerstoffspannung	1,2 Vol.-%	
Schwefel		
Gesamt	47,2—62 mg-%	70 mg-% oder 110—160 mg-% (nicht enteiweißt)
Anorganisch	0,25—1,3 mg-%	0,5—4 mg-%
Neutralschwefel	23,9—40,3 mg-%	
Gesamtsulfat-S	18,6—26,5 mg-%	
Sulfate	8—9 mg-%	
Stickstoff		
Gesamt-N	15,7—21,5, i. M. 18,6 mg-%	1,04—1,2 %
Rest-N	11—20 mg-%	20—40 mg-%
Rest-N: Eiweiß-N	6,6	0,03
Trockenrückstand	etwa 1 %	8—11 %
Vitamine		
Ascorbinsäure	0,3—2,1 mg-% (Brustkinder 3,05—6,05 mg-%)	0,4—1,0 mg-%
Aneurin	0,2—2,5 γ-%	2—5 γ-%
Gesamtaneurin	bis 18,5 γ-%	4—8 γ-%
Nicotinsäure	10—50, i. M. 26 γ-%	310—520 γ-%
Xanthoproteinwert	6—10	13—28
In nichtenteiweißtem Liquor	20—32	
Zucker	40—85 (bis 100) mg-%	50—110 mg-%
Liquorzucker / Blutzucker	0,6—0,7	

DONNAN-Gleichgewicht niedriger als im Blut und entspricht einer 0,917 %igen Kochsalzlösung. Die Gefrierpunktserniedrigung kann im pathologischen Liquor 0,48—0,74° C betragen. Die *Oberflächenspannung* des Liquors ist ähnlich der des Urins und Magensafts. Der Zisternenliquor hat eine geringere Spannung als der lumbale. Mit sinkender Temperatur nimmt die Oberflächenspannung ab, und man findet nach Wiedererwärmen andere Werte. Die *Wasserstoffionenkonzentration* liegt zwischen 7,35 und 7,9, im Mittel 7,4, nach längerem Stehen sinkt der p_H-Wert des Liquors durch Entweichen von CO_2. Die *elektrische Leitfähigkeit* des Liquors ist infolge des geringen Eiweißgehalts höher als die des Serums. *Spektrophotometrische* Untersuchungen im Liquor zeigten im sichtbaren Bereich von 4600—6800 Å eine Absorptionsbande, manchmal aber auch eine schwache Bande bei 4900, 5300 und 5800 Å. Im ultravioletten Licht zeigt das Absorptionsspektrum eine große Veränderlichkeit. Bei Gehirnerschütterungen und Schizophrenie (SPIEGEL und Mitarbeiter) soll der Liquor eine spezifische Absorptionsbande bei 2650 Å zeigen, was die Autoren auf Nucleotide und ihre Derivate zurückführen. Bei erhöhtem Eiweißgehalt sollen diese Absorptionsbande bis 2750 Å verschoben sein. Eine spektrophotometrische Wirkung sollen Eiweißmenge und Harnsäure des Liquors haben. Nach spektralphotometrischen Untersuchungen von STEGER hat der normale frische Liquor ein Absorptionsmaximum bei 2650 Å, dessen Höhe zum größten Teil abhängig ist von dem Gehalt des Liquors an Ascorbinsäure und Phosphorverbindungen, namentlich den organischen. Durch Luftzutritt, Bebrütung, Ultraviolettbestrahlung und Zusatz von Serum verschwindet das Maximum bei 2650 Å. Eiweißreiche Liquores zeigen kein Maximum bei 2650 Å, sondern bei 2790 Å. Nach fraktionierter Auftrennung des Liquors fand er in den einzelnen Eiweißfraktionen spektralphotometrisch das gleiche Absorptionsmaximum bei 2790 Å für Albumin, γ-, β- und α-Globulin.

Die dem Albumin elektrophoretisch vorauswandernde Fraktion ergab spektralphotometrisch eine eindeutige Absorption im Bereich von 2350—2040 Å. Wahrscheinlich handelt es sich dabei um eine bestimmte Aminosäure, die in der Vorfraktion besonders angereichert ist. Die Maxima der übrigen Eiweißfraktionen sollen durch den jeweiligen Gehalt an ringförmigen Aminosäuren bedingt sein.

Das *Fluorescenzspektrum* des Liquors erstreckt sich von 4050—5900 Å, mit einem Emissionsmaximum bei 4660 Å (DELERMA und SALVI). Der Refraktometerwert beträgt 1,33494—1,33510, der Interferometerwert 1360—1380.

II. Anorganische Bestandteile.

Die anorganischen Bestandteile des Liquors überwiegen mengenmäßig die organischen erheblich. Etwa 1% des Liquors besteht aus gelösten Bestandteilen, von denen im Mittel 882 mg-% Mineralsalze und nur 118 mg-% organische Bestandteile sind (POLONOVSKI). Bei der Feststellung der *Natriumwerte* des Liquors schwanken die Zahlen zwischen 308 bis 358 mg-%, im Mittel 325 mg-%. Ein unterschiedlicher Natriumgehalt des Liquors in verschiedenen Höhen konnte nicht festgestellt werden. Bei Meningitis tbc. kommt es zu Änderungen der Normalzahlen. Der *Kaliumgehalt* des Liquors zeigt große Schwankungen, vor allen Dingen eine Zunahme von den Ventrikeln nach caudalwärts. Die Zunahme des Kaliums im Lumbalbereich wird auf die Abnahme des Zuckergehalts des Liquors zurückgeführt. Bei Urämie ist der Kaliumgehalt des Liquors erhöht gefunden worden. Das *Calcium* ist im Liquor wegen des niederen Eiweißgehalts fast nur in ionisierter Form vorhanden. Das *Magnesium* findet sich im Liquor in größerer Menge als im Serum. Bei pathologischen Liquorveränderungen kann es sowohl vermindert als auch vermehrt sein. Die höchsten Werte liegen bei 24 mg-% (Progressive Paralyse).

Eisen, *Kupfer* und *Aluminium* finden sich im Liquor in geringerer Menge als im Blutserum. Eine besondere diagnostische Bedeutung kommt ihnen zur Zeit noch nicht zu, ihre Bestimmung ist laboratoriumsmäßig schwierig. Die *Bleiwerte* des Liquors sind bis 14 γ-% noch als normal anzusehen. Bei Bleivergiftungen kommt es zu einem erheblichen Anstieg des Bleispiegels bis zu Werten von 493 γ-%. Der *Chlorgehalt* des Liquors entspricht der DONNAN-Regel und beträgt etwa 123% des Blutgehalts. Unter pathologischen Verhältnissen kann es zu einer Verminderung, aber auch Vermehrung des Chlorgehalts kommen. Der *Jod-* und *Bromgehalt* des Liquors liegt niedriger als der des Blutes. Die Liquorwerte entsprechen nicht dem DONNAN-Gleichgewicht. Der *Phosphorgehalt* des Liquors liegt wesentlich niedriger als der des Blutes, etwa bei 1,3 mg-%. Bei Meningitis kommt es zu einem Anstieg des Wertes.

III. Organische Bestandteile.

Die organischen Bestandteile haben bei der routinemäßigen Untersuchung bisher ein größeres Interesse gefunden als die anorganischen. Ein Ausdruck der Menge aller organischen Liquorbestandteile ist der Gesamtkohlenstoffgehalt, der nach POLONOVSKI und GALBRUN 102—109 mg-% beträgt. Die Eiweißkörper des Liquors haben von jeher bei der Liquordiagnostik eine große Rolle gespielt, und auch heute sind wieder durch die Elektrophoreseuntersuchungen unsere Kenntnisse über die Eiweißkörper erweitert worden.

1. Stickstoffhaltige Substanzen.

Außer den Eiweißkörpern und den Aminosäuren finden sich im Liquor noch eine Reihe stickstoffhaltiger Substanzen. So beträgt der Rest-N-Gehalt des normalen Liquors 11—20 mg-%, was im Verhältnis zu der geringen Eiweißmenge ein sehr hoher Wert ist, wenn man Vergleiche mit dem Serum zieht. Der Quotient RN/EN beträgt im Liquor 6,6, im Blut 0,03 (KAFKA). REICHE fand bei Urämie eine RN-Erhöhung im Liquor bis 280 mg-%. Unabhängig vom Serumgehalt soll der Rest-N-Spiegel bei verschiedenen Erkrankungen des Zentralnervensystems und der Meningen im Liquor höher als im Serum sein. Untersuchungen von PRUCKNER über den Rest-N-Gehalt des Liquors bei den Erkrankungen des Zentralnervensystems ergaben keine signifikanten quantitativen Unterschiede. Sie fand jedoch einen Stickstoffquotienten im Liquor, der bei zwei zeitlich auseinanderliegenden Rest-N-Bestimmungen mit der LEIPERTschen Hypobromidmethode zu erhalten war, mit dem sich charakteristische Abweichungen von der Norm feststellen ließen (Rest-N_2 : Rest-N_1 = 1,30 : 2,30, pathologisch von 1,25 an).

Xanthoprotein und *Indican* kommen schon normalerweise in kleinen Mengen im Liquor vor (10 Teilstriche) und können bei Urämie sowie Meningitis stark vermehrt sein. *Tryptophan* (Bestimmung nach VOISINET, modifiziert nach FÜRTH und NOBEL) kommt im normalen Liquor nicht vor, sondern nur bei Meningitis, insbesondere bei Meningitis tuberculosa und auch bei Paralyse (2 mg-%).

Der *Harnstoffgehalt* des Liquors (normal 10—48 mg-%, STRAUBE) ist abhängig von dem des Serums.

Harnsäure findet sich regelmäßig im Liquor in einer Menge von 0,3—2,1 mg-%. Wenn die Harnsäure im Blut vermehrt ist, kann sie im Liquor ebenfalls hoch sein und fast die Werte des Blutes erreichen. Ein Ansteigen der Urate im Liquor soll auch unabhängig vom Serumspiegel z. B. nach epileptischen Anfällen vorkommen.

Der *Kreatin-* und *Kreatiningehalt* des Liquors wurde bei neurologischen Erkrankungen nicht verändert gefunden. Er ist abhängig vom Serumgehalt. *Ammoniak* kann im Liquor gelegentlich nachgewiesen werden. Man vermutet, daß NH_3 erst außerhalb des Körpers aus Glutamin entsteht.

Histamin und *Cholin* sind im Liquor in sehr geringen Mengen nachzuweisen. *Acetylcholin* ist dagegen nur im pathologischen Liquor nachgewiesen worden (Meningitis, Epilepsie).

Adenin-Nucleotid wurde mit dem biologischen Test am Froschherz im Liquor nachgewiesen.

Chromoproteide: Hämoglobin, Bilirubin, Urobilin und Urobilinogen kommen nur unter pathologischen Bedingungen im Liquor vor.

2. Kohlenhydrate und ihre Abkömmlinge.

Der normale *Zuckergehalt* beträgt 40—80 mg-%. Die Angaben der verschiedenen Autoren zeigen jedoch Schwankungen. Werte von 40 mg-% sind schon auffällig nieder, und man muß nach einer Erklärung für eine so kleine Zuckermenge suchen. Die Zuckerbestimmungsmethoden entsprechen denen im Blut (HAGEDORN-JENSEN, FOLIN-WU und UJSAGHY). Der Zuckergehalt des Liquors ist beim Gesunden abhängig von der Menge des Blutzuckers und erreicht im Ventrikelliquor fast gleichhohe Werte. Den Schwankungen des Blutzuckerspiegels folgt der Liquorzucker etwa $^1/_2$—$1^1/_2$ Std später nach. Die Höhe des Liquorzuckers im lumbalen Abschnitt beträgt etwa 60% des Blutzuckers. Die abnorme Vermehrung der Liquorzuckermenge ist ein Phänomen von umstrittener pathognomonischer Bedeutung und nur bei gleichzeitiger Blutzuckerbestimmung verwendbar (Encephalitis). Der Liquorzucker kann nicht nur beim Diabetes vermehrt sein, sondern auch bei Niereninsuffizienz (RIEBELING). Nach Apoplexien ist der Liquorzucker ebenfalls hoch. Gleichzeitig findet man aber auch Blutzuckervermehrung und Glykosurie.

Eine Senkung des Liquorzuckers unter 40 mg-% hat diagnostische Bedeutung. Man findet sie häufig bei Meningitiden. Ihre Entstehungsweise ist noch umstritten. Der Verbrauch des Liquorzuckers durch Bakterien und Leukocyten ist nicht eindeutig erwiesen. Zu Beginn von bakteriellen Meningitiden wurde der Liquorzucker häufig normal gefunden. RIEBELING nimmt an, daß der Zuckerabbau durch die Meningen bei bakteriellen Meningitiden ansteigt. Zur Beurteilung des Liquorzuckers ist es daher zweckmäßig, zur Zeit der Liquorpunktion eine Blutzuckerbestimmung durchzuführen. Der Liquorzuckerspiegel verändert sich durch KH-Zufuhr nur wenig im Gegensatz zum Blutzucker, so daß bei vergleichender Untersuchung der Patient in nüchternem Zustand punktiert werden soll.

Aldehyde und *Ketone* finden sich im Liquor in einer Menge von 0,42—0,307 mg-%, im Blut bis 5,75 mg-%. Eine Vermehrung dieser Substanzen soll bei Vitamin B_1-Mangelkrankheiten gefunden worden sein (bisulfitbindende Substanzen).

3. Lipoide.

Die *Lipoidwerte* des Liquors sind mit zum Teil unterschiedlichen Methoden bestimmt worden (KNAUER, HEIDRICH, RUDY, SEUBERLING, LIER, RÖDER u. a.). Die Bestimmungsmethoden erfordern im allgemeinen große Liquormengen. RIEBELING bestimmte die sog. Lipoidzahl (ätherlösliche Substanzen des Liquors). Zur Bestimmung der Lipoidzahl sind nach RIEBELING 2—4 cm³ Liquor erforderlich. Unter den Lipoiden des Liquors finden sich Lecithin, Cephalin, freies Cholesterin und Cholesterinester, Neutralfett sowie Sphingomyelin.

Die Hirnlipoidreaktion nach LEHMANN-FACIUS (1937), insbesondere für die Diagnostik der Schizophrenie verwendet, hat bei Nachprüfungen Anlaß zur Kritik gegeben, so daß ihre Brauchbarkeit noch fraglich ist.

Cholesterin kommt normalerweise im Liquor im Verhältnis zum Serum in sehr geringen Mengen vor. Es wird nach der Methode von RUDY bestimmt. Die meisten organisch-pathologischen Hirnprozesse führen zu einer Erhöhung des Cholesterins (Lues des Zentralnervensystems, Hirnblutungen, Meningitis, MS, Tumoren u. a.).

4. Organische Säuren.

Fettsäuren, die normal 1,0—5,0 mg-% betragen, sollen bei Epilepsie, Encephalitis, Arteriosklerose u. a. m. vermehrt gefunden werden.

Der *Milchsäuregehalt* beträgt normal 6—7 mg-%. Hohe Werte wurden besonders bei Meningitis tuberculosa (bis 22,5 mg-%) gefunden, aber auch bei Epilepsie und Eklampsie soll der Milchsäurewert erhöht sein. Ihre Entstehung aus dem Liquorzucker ist wahrscheinlich, und ihre Kurve verläuft der Kurve des Liquorzuckers entgegengesetzt.

Citronensäure kommt nur in geringen Mengen vor (45 γ-%). Bei höherem Alter steigt der Wert im Liquor angeblich mehr an als im Serum. Liquor-Blutquotient 0,34—0,96.

Aceton, *Acetessigsäure* und β-Oxy-*Buttersäure* kommen im normalen Liquor nicht vor, dagegen bei Diabetes, Hungerzuständen, Alkoholintoxikation und organischen Hirnerkrankungen (Epilepsie). Der *Acetaldehydgehalt* beträgt normal 0,1—0,2 mg-% und soll bei Diabetes sowie Paralyse vermehrt sein.

5. Alkohol.

Der *Äthylalkoholgehalt* kann bei Alkoholintoxikation im Liquor wesentlich höher sein als im Blut, da der Abfall im Liquor langsamer vonstatten geht. Der *Brenztraubensäuregehalt* des Liquors soll nach CHOREMIS und LASCH weitgehend unabhängig von den Blutwerten sein, im Durchschnitt aber diesen entsprechen und bei entzündlichen Erkrankungen im Liquor ansteigen. Im hepatischen Koma ist ebenfalls ein Anstieg des Brenztraubensäurespiegels beobachtet worden (bis 9,2 mg-%). Erhöhte Brenztraubensäurewerte sollen bei Erkrankungen des Nervensystems durch B_1-Mangel in Erscheinung treten (Platt, Lu). Für die Richtigkeit dieser Ansicht fehlen aber überzeugende Untersuchungen. Verluste von Brenztraubensäure sollen auch bei längerem Stehen des Liquors, im Gegensatz zum Blut, nicht auftreten.

6. Der gefärbte Liquor.

Außer Blutbeimengungen können Farbstoffe des Serums eine gelbliche Färbung des Liquors herbeiführen, aber auch Bakterien bei Meningitis erzeugen gelbe Farbstoffe im Liquor. Die Xanthochromie des Liquors durch Hämoglobin und dessen Derivate führen zu positiver Benzidinreaktion. Die Farbstoffe des Blutserums sind wahrscheinlich Lipoide. Crosby und Mitarbeiter weisen darauf hin, daß eine Gelbfärbung des Liquors auch bei Carotinämie vorkommt. Es gelang ihnen außerdem 3 weitere, verschiedene Substanzen bei Gelbfärbung des Liquors nachzuweisen. Mestrezat und Davos haben schon einen Lipoidcharakter dieser Farbstoffe, die aus dem Serum stammen, angenommen. Die Xanthochromie bei Ikterus ist nur gering und tritt ausschließlich bei sehr hohen Blutwerten des Bilirubins und Urobilins, besonders beim Icterus gravis neonatorum auf. Beim Neugeborenen soll sich während der ersten 3 Wochen regelmäßig eine Xanthochromie des Liquors nachweisen lassen. Melanosarkome des Zentralnervensystems oder der Meningen können zu einer schwarzblauen Verfärbung des Liquors führen (Melaninnachweis). Außerdem sollen Flavine eine Gelbfärbung des Liquors hervorrufen können. Das Multiple Myelom (Chlorom) kann mit einer grünlich bis gelben Färbung einhergehen. Aber auch durch Medikamente kann der Liquor gelegentlich gefärbt werden.

7. Fermente.

Fermente finden sich im normalen Liquor nicht oder nur in Spuren, können dagegen im pathologischen Liquor in Erscheinung treten. Sie stammen zum Teil aus den Leukocyten. *Peptidasen, Trypsin, Katepsin* kommen ausschließlich bei krankhaften Prozessen des Zentralnervensystems vor. *Lipase* soll dagegen gelegentlich im normalen Liquor gefunden werden und nicht aus dem Blut, sondern aus dem Zentralnervensystem stammen (Salvi). Seuberling fand den Lipasegehalt in verschiedener Punktionshöhe gleich. *Cholinesterase* und *Pseudocholinesterase* sind regelmäßig im Liquor vorhanden. *Phosphatasen* (0,1—0,2 Bodansky-Einheiten) finden sich im normalen Liquor. Seuberling hat schon 1937 eine sehr exakt arbeitende Methode zur Bestimmung der Phosphatase im Liquor mit kleinen Untersuchungsmengen (2 cm^3 Liquor) angegeben. *Desoxyribonucleasen* und *Nucleasen* sollen sich nach Elektroschock und Gehirnerschütterungen im Liquor nachweisen lassen. Kovacs fand Desoxyribonuclease in pathologisch verändertem Liquor, nicht aber im normalen und im Liquor von Poliomyelitiskranken. *Amylasen* kommen im Liquor vor. Die „*Diastase*" soll bei luischen Erkrankungen des Zentralnervensystems vermindert sein (Marchionini-Ottenstein). *Lysozym* ist im Liquor bei entzündlichen Erkrankungen vermehrt nachzuweisen (Meningitis). Die Menge des Lysozyms soll der Leukocytenzahl des Liquors entsprechen. Eine Vermehrung des Lysozyms ist wahrscheinlich mit der Kaliumpermanganatprobe nachzuweisen: 1 cm^3 Liquor mit 0,1 cm^3 einer 5%igen Kaliumpermanganatlösung, Entfärbung tritt nach 20 min ein. Bei pathologischem Liquor kommt es zu erheblich schnellerer Entfärbung (Meningitis und Poliomyelitis). Die Methode ist sehr einfach und für die Routineuntersuchung des Liquors geeignet (Rabe und Curnen, Ferrencz).

Desaminasen sollen nur im pathologischen Liquor gefunden werden. Der Liquor soll normalerweise keine *Oxydase, Peroxydase* und *Katalase* enthalten. Von Kafka wurde eine antitryptische Wirkung des Liquors beobachtet und eine blutgerinnungsfördernde Eigenschaft nachgewiesen (Thrombokinase und Faktor 7).

Das Abderhalden*sche neurolytische Ferment* hat bei zahlreichen Untersuchungen unterschiedliche Ergebnisse gebracht, eine abschließende Beurteilung ist zur Zeit auf Grund der vorliegenden Arbeiten noch nicht möglich.

Neurolytische Eigenschaften des Liquors stellte auch SPERANSKY fest. Sie sollen bei Erkrankungen des Zentralnervensystems verschieden stark ausgeprägt sein.

KOVACS untersuchte die cerebrolytische Wirkung durch Bestimmung des anorganischen Phosphors in einer Aufschwemmung von Hirn im Liquor vor und nach Einwirkung (37° C). Normaler Liquor hatte keine cerebrolytische Wirkung.

8. Vitamine.

Ascorbinsäure ist im Liquor nur in reduzierter Form enthalten. Nach einigen Autoren sollen die Werte im Liquor höher sein als im Serum. Bei „Avitaminosen" soll es zu erheblicher Senkung des Vitaminspiegels auch im Liquor kommen. Bei Vitamin C- und Vitamin B_1-Avitaminosen meint man, aus einer verminderten Ausscheidung im Urin nach Vitamingaben auf ein Defizit schließen zu können. Der normale Vitamin C-Gehalt im Liquor beträgt 0,3—2,1 mg-%.

Vitamin B_1 ist nur in sehr geringer Menge im Liquor vorhanden und kann mit der Thiochrommethode nachgewiesen werden (0,2—2,5 γ-%). Auch *Cocarboxylase* findet sich im Liquor.

Vitamin B_2 (Lactoflavin) ist bisher nach STEPP, KÜHNAU und SCHRÖDER im Liquor nicht nachgewiesen worden.

Nicotinsäure findet sich in einer Menge von 12—35 γ-% regelmäßig im Liquor (VEROTTI).

Vitamin A und *E* wurden bisher im Liquor nicht gefunden.

9. Hormone.

Hypophysenhinterlappenhormone sind schon 1924 im Uterusversuch von TRENDELENBURG im Liquor nachgewiesen worden. Ihre Menge soll vom Ventrikel- zum lumbalen Liquor abnehmen. Der Liquor hat außerdem nach MACCINI eine pupillenerweiternde Wirkung. Bei Schwangeren, insbesondere aber bei Blasenmole, Chorionepitheliom und Zwillingsgraviditäten wurden auch *gonadotrope Hormone* im Liquor festgestellt. *Adrenocorticotrope Hormone* sind bei Hypertonie und Morbus Cushing im Liquor gefunden worden (VAN BOGAERT, LACHNIT und WEISS). Auch eine blutzuckersteigernde Wirkung wurde von einer Reihe von Autoren beobachtet, von anderen aber nicht bestätigt. Eine thyreotrope Wirkung des Liquors stellten SCHITTENHELM und EISLER fest. Auch die Hypophysenvorderlappenhormone sollen im Ventrikelliquor in größerer Menge vorhanden sein als im lumbalen. *Adrenalin* ist bisher im Liquor nicht nachgewiesen worden.

IV. Eiweißbestimmung im Liquor.

1. Schätzungsmethoden.

Neben der Zellzählung und den Kolloidreaktionen ist die Eiweißbestimmung im Liquor in der Klinik für diagnostische Zwecke ein aufschlußreiches Verfahren. Wenn genaue quantitative Untersuchungen nicht durchgeführt werden können oder zu wenig Liquor zur Verfügung steht, gibt die PANDY-Reaktion zum Nachweis der Eiweißvermehrung im Liquor brauchbare Resultate (Eintropfen von Liquor in eine Carbolsäurelösung). Eine leichte Opalescenz ist noch als normal anzusehen. Die Intensität der Trübung steht in direktem Verhältnis zum Eiweißgehalt. Die Vermehrung der Globuline wird durch die PANDY-Reaktion besser angezeigt als die Vermehrung der Albumine. Zur Feststellung der Globulinvermehrung wird die NONNEsche Reaktion (NONNE, APELT, SCHUMM) ausgeführt (gleiche Teile Liquor und Ammoniumsulfatlösung geben bei Globulinvermehrung eine rauchig-weiße Trübung). Es gibt noch andere Verfahren, z. B. die WEICHBRODTsche Sublimatreaktion und die BRAUN-HUSLERsche Salzsäurereaktion, die aber gegenüber den erstgenannten keine Vorteile aufweisen.

2. Quantitative Methoden.

Als zuverlässigste, quantitative Eiweißbestimmungsmethode gilt das KJELDAHL-*Verfahren*, mit dem die Menge des Eiweißstickstoffs bestimmt wird (IZIKOWITZ). Die verschiedenen Nachprüfer (OLFSON, TROLLE) wiesen jedoch auf die Schwierigkeiten hin, die durch den geringen Eiweißgehalt des Liquors entstehen. 1943 wurde eine Mikro-KJELDAHL-Methode von ABELIN bekanntgegeben. Versuche, das Verfahren auch in der Klinik zu verwenden (LINDEMEIER), erbrachten keine genügende Genauigkeit.

In Deutschland wird die KAFKAsche Bestimmung der *Eiweißrelationswerte* zur Zeit noch am häufigsten angewendet. Sie ist eine Verbesserung der von NISSL angegebenen volumetrischen Methode, bei der das Eiweiß mit dem ESBACHschen Reagens ausgefällt und nach Zentrifugieren in einem graduierten Röhrchen gemessen wird. Die Bestimmung der Globuline geschieht durch Aussalzen dieser Eiweißfraktion mit dem NONNEschen Reagens und Umfällen des gewaschenen Sediments mit ESBACH-Lösung. Danach wird wie bei der Gesamteiweißbestimmung verfahren. Die erforderliche Liquormenge für beide Bestimmungen beträgt 1,2 cm^3. Diese Methode ist einfach und für die Praxis infolgedessen gut brauchbar. Eine Umrechnung auf Milligrammprozent Eiweiß ist durch Kontrollen mit Hilfe des KJELDAHL-Stickstoffbestimmungsverfahren möglich. Die größte Fehlerquelle dieser Methode liegt im Zentrifugierungsprozeß, der für normalen Eiweißgehalt einen zu geringen Wert im Verhältnis zu großen Eiweißmengen ergibt. Man kann jedoch diesen Fehler durch Liquorverdünnung verringern. Durch Übung lassen sich auch bei unregelmäßiger Oberfläche des Sediments brauchbare Schätzungen von Bruchteilen einer KAFKA-Einheit erzielen.

STEGER konnte mit Hilfe elektrophoretischer Untersuchungen nachweisen, daß der Eiweißquotient nach der von KAFKA ermittelten Methode ungenau ist, denn bei der Ammoniumsulfatfällung werden quantitativ nicht die gesamten Globuline aus der „Lösung“ entfernt. Fast vollständig wird das γ-, dagegen unvollständig das α- und β-Globulin ausgesalzen. Außer den Globulinen wurde von STEGER auch Albumin im Sediment, also unter den ausgeflockten Eiweißkörpern gefunden.

Gebräuchlich ist außerdem die *Salpetersäureschichtprobe* nach ROBERTS, STOLNIKOW, BRANDENBERG u. a. Sie zeigt eben noch einen Eiweißgehalt von $^1/_{30}$% an. Eine Verdünnungsreihe des Liquors ermöglicht dann die Eiweißmengenbestimmung. Die bei uns übliche Bestimmung nach GRAHE, die auf diesem Prinzip beruht, reicht an die Genauigkeit der KAFKA-Methode nicht heran, und man entbehrt dabei die Möglichkeit einer Differenzierung von Globulin und Albumin. Die *diaphanometrische* Methode nach MESTREZAT, die in Frankreich gebräuchlich ist, vergleicht die Trübung, die durch Eiweißfällung im Liquor mit *Trichloressigsäure* entsteht, mit einer Standardlösung. RAVAUT und BOYER vergleichen die Trübung des Liquors, die nach Versetzen mit *Sulfosalicylsäure* zustande kommt, mit einer Ausfällung von Silbersalzen aus einer Silbernitratlösung durch Kochsalz. DENNIS und AYER messen nephelometrisch das durch Sulfosalicylsäure gefällte Eiweiß, indem sie es mit einer Serumstandardlösung von 30 mg-% Eiweißgehalt vergleichen. Die Trübungsintensität kann elektrisch registriert werden (ROEDER 1943), wodurch diese Verfahren genauer werden.

Zu den *Farbmethoden* rechnet man 1. die WEICHSELBAUMsche *Biuretreaktion*, die im Liquor nach der Modifikation von DITTEBRANDT auch elektrophotometrisch durchgeführt wird, 2. die *Xanthoproteinreaktion* nach DUENSING und EDERLE. Die Biuretreaktion soll im Liquor zu hohe Werte im Vergleich zu den anderen genannten Verfahren ergeben, da durch sie alle Substanzen mit doppelter Peptidbindung erfaßt werden. Die Xanthoproteinreaktionsmethode wird von den Autoren als brauchbar angegeben und mit dem Mikro-KJELDAHL-Verfahren und den KAFKA-Relationswerten gut übereinstimmend gefunden, besonders bei niederen Eiweißwerten. Es wird dabei die Farbintensität der Xanthoproteinreaktion des durch Trichloressigsäure ausgefällten Eiweißes elektrophotometrisch gemessen. Die Globuline können in der gleichen Weise nach Ammoniumsulfatfällung bestimmt werden.

Einen neuen Weg beschritten FÜHR und HINZ, indem sie das Liquoreiweiß mit einer *Eisessigmethanollösung*, die mit B-Amidoschwarz gefärbt ist, fällten und nach Waschen des Sediments und Wiederauflösen in NaOH die Extinktion des Amidoschwarz elektrophotometrisch bestimmten. Nachprüfungen liegen noch nicht vor, jedoch hat diese Methode neben dem Vorteil, nur sehr geringe Mengen von Liquor nötig zu haben (0,2 cm^3 für eine Doppelbestimmung), den Nachteil eines relativ hohen Zeitaufwandes.

In Frankreich wurde eine colorimetrische Methode von FOLIN-CIOCALTEAU entwickelt, die in letzter Zeit von WALDMANN und Mitarbeitern nachgeprüft wurde. WALDMANN hebt hervor, daß diese Methode genauer ist als die von den Amerikanern entwickelte nephelometrische, da die Fällung des Eiweißes mit Trichloressigsäure in ihrem Ergebnis von dem Quotienten Albumin/Globulin stark abhängig sei. Er empfiehlt die Eiweißbestimmung nach FOLIN und CIOCALTEAU zur Anwendung für die Gesundheitsämter, besonders auch, weil dafür nur 0,2 ml Liquor gebraucht werden.

Von STEGER ist in jüngster Zeit eine Farbmethode zur Gesamteiweißbestimmung entwickelt worden. Dabei wird der Liquor mit einer Bromphenolblaulösung gemischt und danach das Eiweiß mit Trichloressigsäure gefällt. Der Farbstoffschwund im Zentrifugat wird elektrophotometrisch bestimmt. Dieses Vorgehen erlaubt eine exakte Messung sehr niedriger Eiweißkonzentrationen. Ein Auswaschen — wie bei der Methode von FÜHR und HINTZ — entfällt, so daß dieses Verfahren weniger Zeit beansprucht.

KABAT, GLUSMAN und KNAUB bestimmten Albumine und Globuline durch die Präcipitinreaktion. Diese Methode war schon von KAFKA, allerdings zu anderen Zwecken, und später von BEHOW zur quantitativen Albuminbestimmung benützt worden. Sie ist nicht sehr kompliziert, scheint aber für eine Routinemethode noch nicht genügend erprobt zu sein. Sehr schnell und exakt kann das Gesamteiweiß im Liquor ermittelt werden durch Bestimmung der Extinktion bei 2790 Å im ultravioletten Licht. Jedoch ist dies — wie STEGER gezeigt hat — erst möglich, nachdem durch Zusatz von n/2 HCl zum Liquor (1:1) das Absorptionsmaximum bei 2650 Å zum Verschwinden gebracht ist und so das „Eiweißmaximum" bei 2790 Å sich herausstellt. Die Eichung muß an normalem Liquor erfolgen, da die einzelnen Eiweißfraktionen eine unterschiedliche Extinktionshöhe im ultravioletten Licht bei 2790 Å haben.

Viele der hier angeführten Verfahren haben ihre Fehler. Die nephelometrischen Methoden sind im allgemeinen nicht sehr exakt und zeigen infolgedessen die größten Schwankungen. Die Biuretmethode ergibt zu hohe Werte und auch eine erhebliche Streuung bei Eiweißvermehrung, die nach H. BAUER wahrscheinlich auf einem Miterfassen von Mucoproteiden beruht. Die Fällungsmethoden mit Sulfosalicylsäure bei lichtelektrischer Messung ergeben nach DUENSING ebenfalls zu hohe Werte. Die Xanthoproteinreaktion gibt nur mäßige Farbintensitätsänderungen infolge des außerordentlich geringen Eiweißgehalts im Liquor und der dadurch bedingten geringen Farbentwicklung. Auch die KJELDAHL-Methode leidet an Ungenauigkeit infolge des niederen Liquoreiweißgehalts, und der Fehler wird durch die Umrechnung (Multiplikation mit 6,2) erhöht.

V. Elektrophorese der Liquoreiweißkörper.

Die Eiweißkörper des Liquors unterscheiden sich von denen des Blutes nicht nur in ihrer Gesamtmenge, sondern auch in ihrer relativen Zusammensetzung. Während man im Blut durch fraktioniertes Aussalzen Albumin, Fibrinogen, Euglobulin, Pseudoglobulin und Restglobulin unterscheiden konnte, fand man mit den gleichen Methoden im normalen Liquor nur Restglobulin (6 mg-%) und Albumin (24 mg-%). Diese Eiweißdifferenzierungsverfahren haben sich in der Klinik nicht eingeführt. Sie wurden durch eine jüngere Methode, die Elektrophorese, verdrängt. Mit der elektrophoretischen Untersuchung der Eiweißkörper nach TISELIUS gelingt es, diese, infolge ihrer unterschiedlichen elektrischen Ladung und Molekülgröße, bei einem p_H von 7,9—8,6 in verschiedene Fraktionen quantitativ aufzuteilen. Bei den genannten p_H reagieren alle Plasmaproteine alkalisch und wandern als Anionen zur Anode (Wuhrmann und Wunderly). Schon 1938 versuchte Hesselwik die Liquoreiweißkörper mit dieser Methode aufzugliedern. Es gelang ihm jedoch wegen der zu niederen Konzentration der Proteine im Liquor nicht. Zur elektrophoretischen Untersuchung des Liquors muß dieser erst „eingeengt" werden, d. h. die Eiweißkörper müssen in eine stärkere Konzentration gebracht werden. Der Proteingehalt des eingeengten Liquors soll 1—2% betragen. Der Liquor muß also auf $^1/_{100}$ oder $^1/_{200}$ seines Volumens eingeengt werden. Solche Eindickungsverfahren sind nun verschiedenen Autoren in unterschiedlicher Weise gelungen (Kabat 1943, Moore und Landow, K. F. und L. Scheid, Steger u. a.). Durch den Apparat von Antweiler und besonders die Papierelektrophorese nach Grassmann und Hannig konnte die dafür erforderliche Liquormenge erheblich vermindert werden. Die Papierelektrophorese ermöglichte es, die Methode auf eine breitere Basis zu stellen, weil damit das Verfahren erheblich vereinfacht und verbilligt wurde, so daß beliebig viele Untersuchungen jetzt durchführbar sind.

Zur Eindickung des Liquors wurden

1. Dialyse gegen Kollidon oder Dextran,
2. Fällung der Eiweißkörper durch Aceton und Ultrazentrifugieren (15000 U/min),
3. Ultrafiltration unter hohem Druck durch ein eiweißdichtes Filter oder durch ein Saugverfahren angewendet.

Angeblich soll weder die Acetonfällung noch der Überdruck zu einer störenden Veränderung der Eiweißkörper führen. Der so eingeengte Liquor wird zusammen mit einer Veronal-Veronalnatrium-Pufferlösung an das Kathodenende eines in Stromschluß befindlichen Filterpapierstreifens gebracht, der in einer feuchten Kammer zwischen 2 Glasplatten liegt, und durch den ein Gleichstrom von etwa 110 V fließt. Nach 10stündiger Durchströmung ist eine ausreichende Trennung der einzelnen Eiweißbestandteile zustande gekommen. Der Papierstreifen kann getrocknet und mit Amidoschwarz B, Bromphenolblau oder Azocarmin gefärbt werden. Die Entfärbung des Filterpapiers wird mit Methanol vorgenommen. Beide Lösungen enthalten Eisessig oder 1%iges Sublimat zur Eiweißfällung. Die prozentuale Eiweißmengenbestimmung auf dem Papierstreifen erfolgt mit Hilfe lichtelektrischer Messung, wozu heute direkt schreibende Geräte zur Verfügung stehen. Die Ergänzung der Gaussschen Kurven und die Berechnung der Eiweißfraktionswerte werden nach der von Grassmann und Hannig angegebenen Methode durchgeführt.

Am weitesten oder schnellsten wandert auf dem Papierstreifen das Präalbumin. Fisk, Chanutin und Klingman konnten in dieser, dem Albumin vorgelagerten Fraktion, die sie als X-Fraktion bezeichnen, zwei verschiedene Anteile unterscheiden: X und X_1.

Ob die Vorfraktion den Albuminen zugerechnet werden darf, ist unsicher, da über die Natur dieser Substanzen noch keine genügenden Kenntnisse vorliegen. Bei pathologisch verändertem Liquor, insbesondere bei Eiweißvermehrung, sinkt ihr prozentualer Anteil stark ab. Die höchsten Werte der X- bzw. X_1-Fraktion finden sich bei Anfallsleiden und nach schweren Kopftraumen.

Es folgen dann, genau wie im Pherogramm des Blutserums, die Albumin- und Globulinfraktionen α, β und γ, wobei der Liquor wieder einen Unterschied in der vorläufig als τ-Fraktion bezeichneten Phase des Pherogramms erkennen läßt, die zwischen den β- und γ-Globulinen liegt.

Das Liquorpherogramm unterscheidet sich vom Pherogramm des Serums durch die Menge der schneller als die Albumine wandernden Vorfraktion, weiter durch eine geringere Höhe der α-Fraktion, insbesondere des α_1 und durch die größere Menge der τ- oder β-Fraktion, die nicht identisch mit der φ-Fraktion des Serums ist, sowie einer geringeren Abzeichnung der Differenz zwischen Gipfel und Tälern der Pherogrammkurve (Bauer).

Die Bedenken, die gegen das Vorkommen der besonderen Fraktion des Liquors (Vorfraktion und τ-Fraktion) erhoben wurden, nämlich daß es sich hierbei um Kunstprodukte durch die Aufarbeitung des Liquors handele, konnten zerstreut werden, da bei allen, auch den schonendsten Verfahren, diese Fraktionen nachzuweisen sind. Die Globuline haben im Liquor eine andere quantitative Verteilung wie im Plasma. Im normalen Liquor liegt die γ-Fraktion wesentlich niederer als im Serum, dagegen findet sich ein deutlicher Gipfel im Bereich der β-Fraktion. Nach F. W. Aly gelingt es, bei jeder gesunden Person mit einer bestimmten Papierelektrophoresetechnik im Serum eine Vorfraktion, etwa in einer Menge von 0,2—0,3 %, nachzuweisen.

Nach Steger zeigt die Zusammensetzung des normalen Liquors, hinsichtlich seiner prozentualen Verteilung und der absoluten Menge der Eiweißkörper in den verschiedenen Abschnitten des Liquorsystems, erhebliche Unterschiede. Während die Vorfraktion vom Ventrikel zum lumbalen Liquor von 13,7 % auf 3,2 % abnimmt, steigt der Albumingehalt von 37,5% im Ventrikelliquor auf 65,9 % im lumbalen Liquor. Die γ-Fraktion fällt von 9,2 % auf 5,7 % und ebenso kommt es zu einem Abfall der β- und geringer der α-Fraktion (s. Abb. 17a—c, Steger).

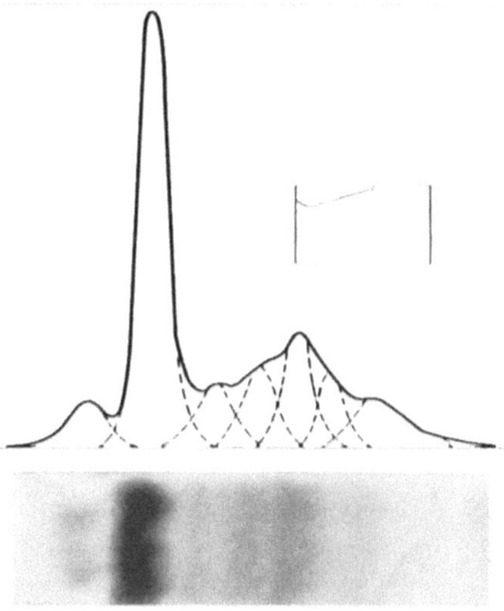

Abb. 15. Elektrophoretogramm eines normalen Liquors. (Nach Steger.)

Der Abfall der Albuminwerte unter 45 % entspricht dem erhöhten Kafkaschen Globulin-Albuminquotienten, nur kann elektrophoretisch diese Feststellung exakter durchgeführt werden. Ähnlich den Befunden im Serum ist auch im Liquor der Globulin-Albuminquotient eine Größe, die dadurch beeinflußt wird, daß die Zunahme der Globuline mit einer Abnahme des Albumins verbunden ist. Der fehlerhafte Kafka-Quotient soll nach Steger, Yde und Lange, wie erwähnt, durch ungenügende Ausfällung der Globuline mit Ammoniumsulfat bei stark verdünnten Eiweißlösungen zustande kommen. Dieser Fehler wird jedoch kleiner oder unwesentlich bei pathologischer Vermehrung der Globuline im Liquor (Plückthun und Matthes).

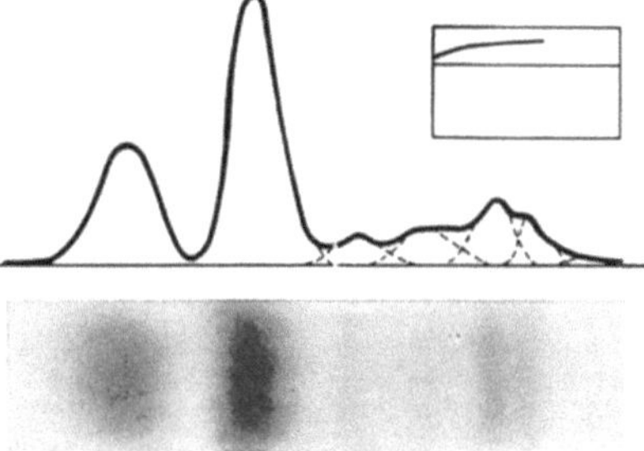

Abb. 16. Ungewöhnlich hohe Vorfraktion im Ventrikelliquor. Im Gesamteiweißgehalt kommt die Vermehrung der Vorfraktion zum Ausdruck, sie hat aber keinen Einfluß auf die Normomastixreaktion. (Nach Steger.)

Im pathologisch veränderten Liquor zeigen die Pherogramme nach Bauer einige typische Kurven, die nach den Globulinfraktionen sich in einen α-, β- und γ-Typ unterteilen lassen. So findet sich z. B. der α-Typ bei akuter otogener Meningitis, der β-Typ vorzugsweise bei Epilepsie, postkontusionellen Syndromen, Cerebralsklerosen und hirnatrophischen Prozessen. Bei reinen β-Typen wurden so gut wie nie pathologische Mastixkurven oder andere Liquorveränderungen beobachtet, die mit den routinemäßigen Untersuchungen hätten nachgewiesen werden können. In der Gruppe des γ-Typs häufen sich die Befunde entzündlicher Erkrankungen, und zwar besonders die Multiple Sklerose und die Lues (Abb. 18a—c). Unter Mischpherogramm versteht man nach Bauer ein Kurvenbild, das bei einer Vermischung des Liquoreiweißes mit dem des Blutplasmas gefunden wird. Charakterisiert ist dieser Kurventyp durch fehlende oder niedere Vorfraktion, durch schlecht trennbare τ-Fraktion und deutliches Hervortreten der α_1- und α_2-Fraktionen. Zu diesen einzelnen Kurventypen des Liquorpherogrammes gibt es Übergänge jeglicher

Art. Bei der Bezeichnung der Kurven bzw. Charakterisierung eines Liquorpherogramms kann jeweils die quantitativ am stärksten abweichende Fraktion hervorgehoben werden, also z. B. Normaltyp, Mischtyp, β-Typ usw.

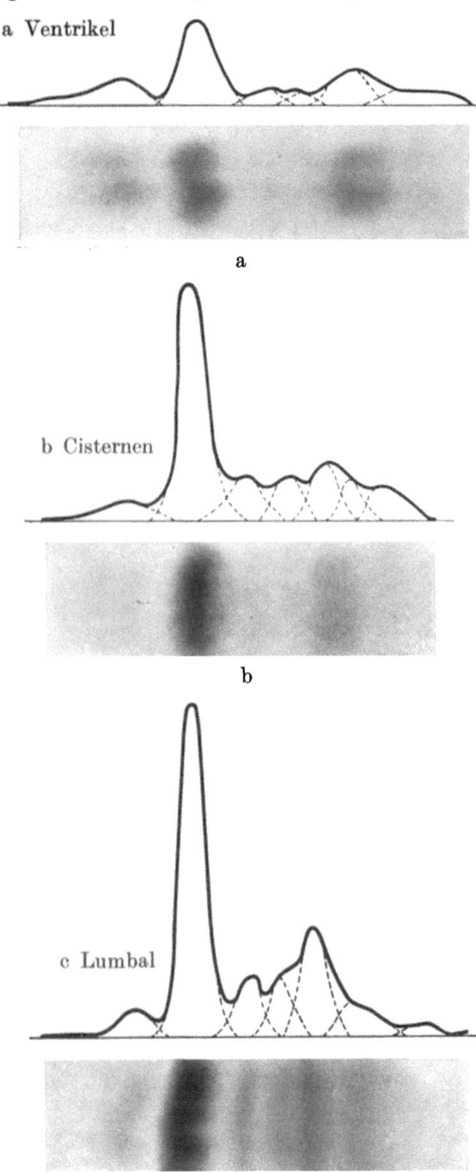

Abb. 17a—c. Liquor-Elektrophoretogramme aus den 3 verschiedenen Etagen: Ventrikel, Zisterne, Lumbalsack. Gesamteiweißwerte nach KAFKA und Normomastixkurve jeweils normal. Vorfraktion von Ventrikel nach lumbal abnehmend, Globulinfraktionen mit Betonung des β-Gipfels in den 3 Abschnitten ungefähr im gleichen Verhältnis stehend. (Nach STEGER.)

Der wesentlichste Vorteil der elektrophoretischen Untersuchung des Liquors für die Diagnostik ist die Unterscheidung der einzelnen Globulinfraktionen und die Möglichkeit, daraus Schlüsse auf bestimmte krankhafte Vorgänge im Liquorraum zu ziehen. Es gelingt mit Hilfe des Pherogramms (Abb. 19a und b), ein Bild der akuten Entzündung von dem der subakut chronischen zu unterscheiden. Die akute Entzündung ist durch eine Vermehrung der α- und der γ-Globuline und Verminderung der Albumine gekennzeichnet. Die chronische Entzündung zeigt eine Kurve mit einem höheren Albumingipfel als bei der akuten und eine stärkere Vermehrung der γ-Globuline. Weiterhin kann als feststehend die starke Angleichung des Pherogramms des Liquors an das des Serums bei sehr hohen Eiweißwerten im Liquor angesehen werden, wie das besonders von STEGER herausgestellt wurde.

So aufschlußreich die Liquorelektrophorese für die Erforschung des Liquors ist, kann man sie heute noch nicht als allgemeine, klinische Laboratoriumsmethode ansehen, da die Liquormenge, die dafür erforderlich ist, immer noch etwa 5—6 cm³ beträgt und man nicht zugunsten des Pherogramms die übrigen Untersuchungen vernachlässigen kann. Ferner ist die Auswertung der Pherogrammkurven noch mit Zeitaufwand verbunden.

Der Streit, ob sämtliche Eiweißkörper des Liquors aus dem Serum bzw. Plasma stammen oder zum Teil aus dem Gehirn oder den Meningen herrühren, ist noch unentschieden. Es ist aber selbstverständlich, daß die Liquoreiweißkörper auf dem Wege der Liquorresorption dem Blut zugeführt werden müssen, also notwendigerweise im Serum vorhanden sind, wenn sie da auch quantitativ nicht in Erscheinung treten.

Mit Hilfe des Pherogramms lassen sich im Serum und Plasma, aber auch im „eingeengten" Liquor, die Lipo- und Glykoproteide darstellen. Nach einer Dreiteilung des Fließpapierstreifens, der bis zu seiner Anfärbung, wie oben geschildert, behandelt wurde, werden ein Teil mit Amidoschwarz B 10 zur Darstellung der Liquorproteine, der zweite mit Sudanschwarz B zur Färbung der Lipoproteide und schließlich der dritte nach Behandlung mit Perjodsäure mit Fuchsinsulfit tingiert, um die proteingebundenen Kohlenhydrate sichtbar zu machen. Im Serum handelt es sich dabei um eiweißgebundene Mannose und Galaktose sowie Glucosamin (BERGSTERMANN u. a.), die bei entzündlichen Prozessen und Malignomen im Gesamtserum stark vermehrt gefunden wurden (KNEDEL). Die Anfärbbarkeit der verschiedenen Glykoproteide ist jedoch sehr unterschiedlich, so daß eine Berechnung der einzelnen Komponenten mit Hilfe von Färbemethoden keine genauen Ergebnisse bringt. Man kann aber chemisch

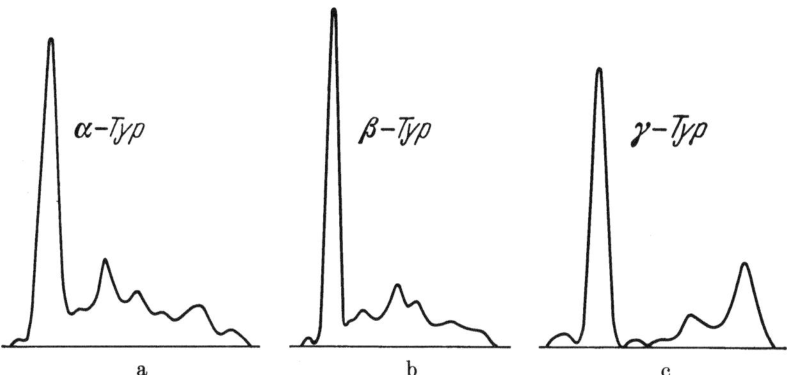

Abb. 18a—c. a α-Typ des Liquor-Elektrophoretogramms bei akuter otogener Meningitis; b β-Typ bei hirnorganischem Anfallsleiden nach Kopftrauma; c γ-Typ bei Multipler Sklerose. (Nach BAUER.)

diese Unterteilung vornehmen (KNEDEL). Gelegentlich fand BAUER auch bei einem akut verlaufenden, tödlich endigenden MS-Fall eine abnorme Vermehrung der Glykoproteide, wobei die in der α-Globulinfraktion liegende Zuckerbande besonders vermehrt war. Die Pherogramme normaler Liquorproben haben ihre Zuckerproteidbande bei α_2 oder β.

Die Lipoproteide sollen im Liquor nach Mitteilung von BAUER bei der MS ein sehr gut feststellbares Unterscheidungskriterium gegenüber den elektrophoretischen Befunden im Serum zeigen. Während im Serum 2 Hauptfraktionen, eine kleinere zwischen Albumin und α_1-Globulin, die zweite größere im Bereich der β-Globuline liegen, soll der Liquor

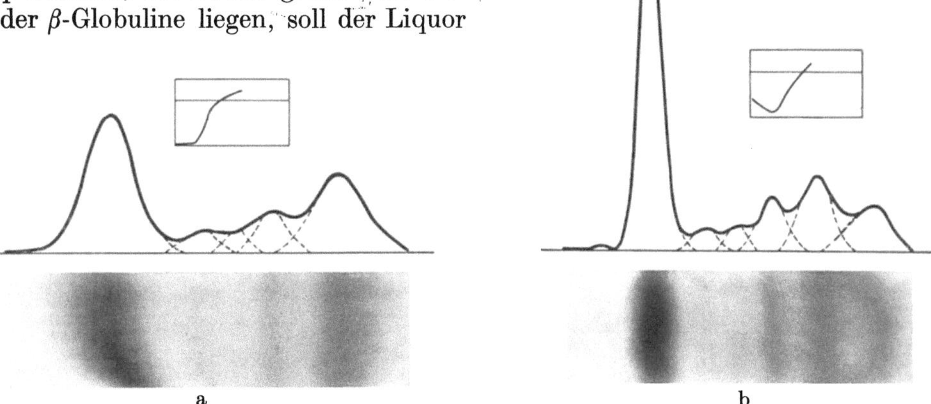

Abb. 19a u. b. Multiple Sklerose-Liquor mit normalem Gesamteiweiß, aber erhöhtem Eiweißquotienten (nach KAFKA); Linksausfall der Mastixkurve. (Nach STEGER.)

nur eine Bande, die der kleineren im Serum entspricht, aufweisen. Eine β-Lipoidbande soll aber bei einer ganzen Anzahl von pathologischen Liquoren vorhanden sein, z. B. bei Tumoren, Blutungen in den Liquorraum, eitrigen Meningitiden usw.

STEGER weist darauf hin, daß man bei der Beurteilung von Lipoidpherogrammen des Liquors vorsichtig vorgehen müsse, da unter den Bedingungen der Liquoreinengung Veränderungen der Lösungsverhältnisse entstehen können, die einen Vergleich mit den Befunden im Serum nicht erlauben. Er berichtet über Verschiebungen der β-Bande

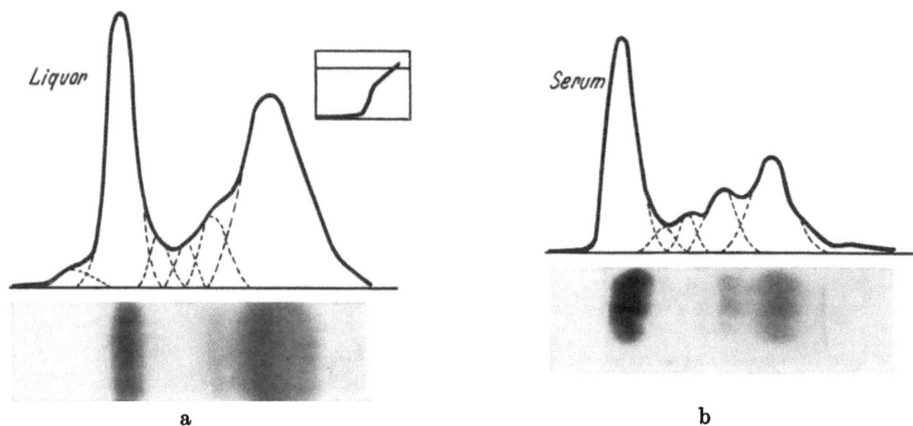

Abb. 20a u. b. Starke γ-Globulinanreicherung im Liquor einer Taboparalyse bei gleichzeitiger Globulinvermehrung im Serum. (Nach STEGER.)

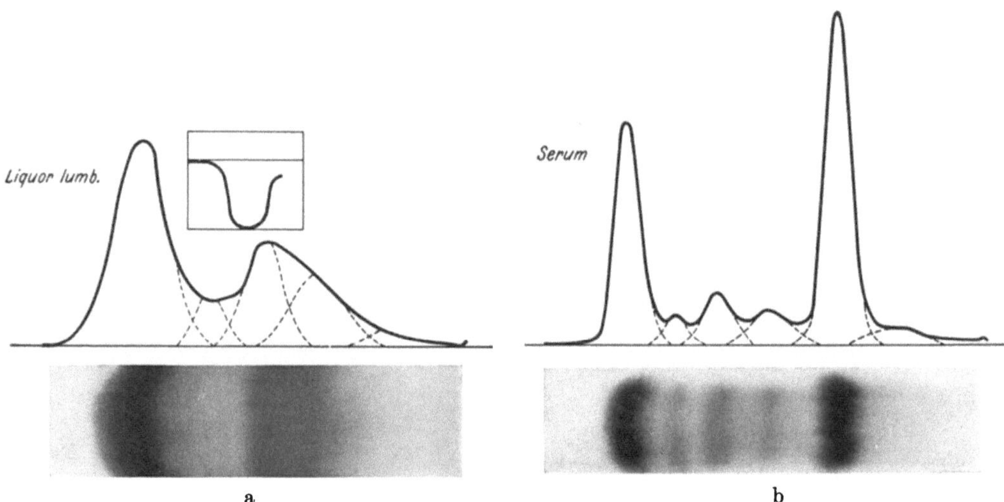

Abb. 21a u. b. γ-Plasmocytom, Liquor- und Serum-Elektrophoretogramm. (Nach STEGER.)

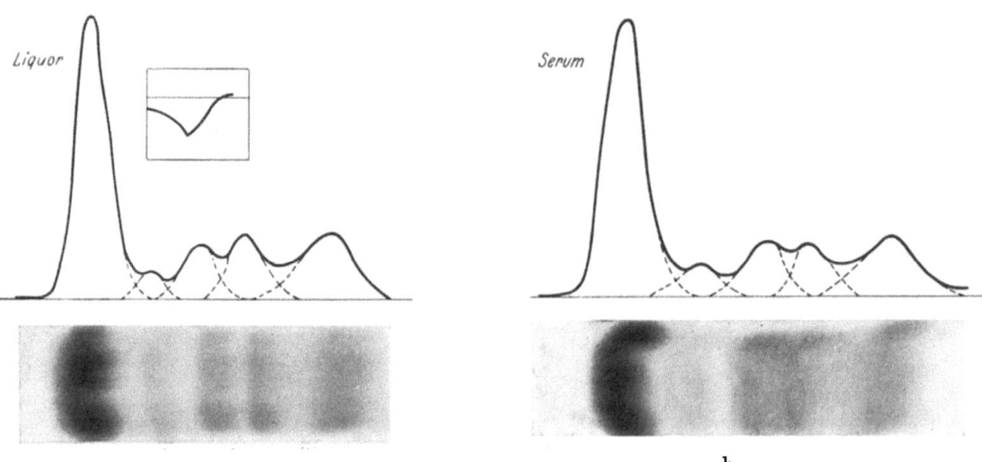

Abb. 22a u. b. Liquor- und Serum-Elektrophoretogramm bei Polyneuritis Guillain-Barré. (Nach STEGER.)

bei WILSONscher Pseudosklerose und beim Plasmocytom, bei denen das Lipoproteid nur bis zum γ-Globulin heranreicht. Bislang scheint die Elektrophorese der Lipo- und der Glykoproteide noch keinen sicheren diagnostischen Wert erlangt zu haben.

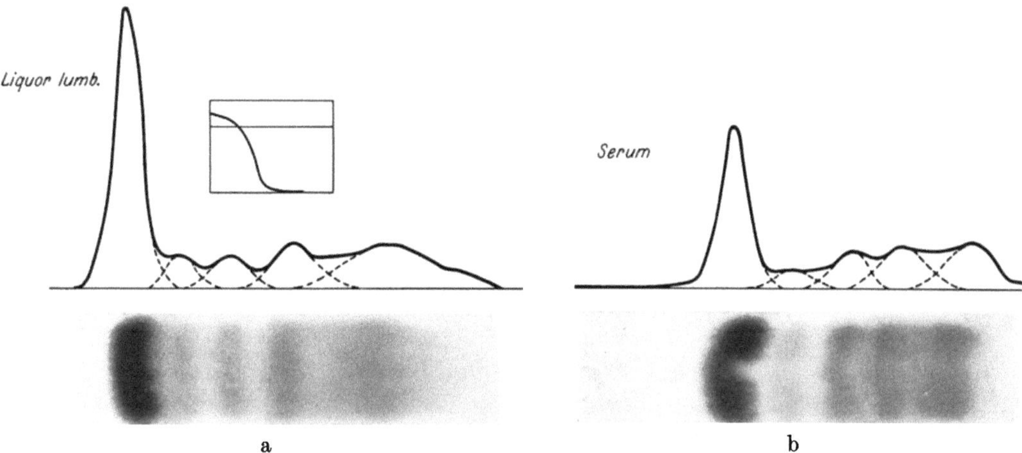

Abb. 23a u. b. Stopliquor- und Serum-Elektrophoretogramm bei totalem Spinalblock infolge arachnitischer Verklebungen. Große Ähnlichkeit der Kurven. Im Liquor etwas höherer Gehalt an Albumin, im Serum sind die α_2- und β-Globuline etwas höher als im Liquor; α_1- und γ-Globuline in Serum und Liquor übereinstimmend. (Nach STEGER).

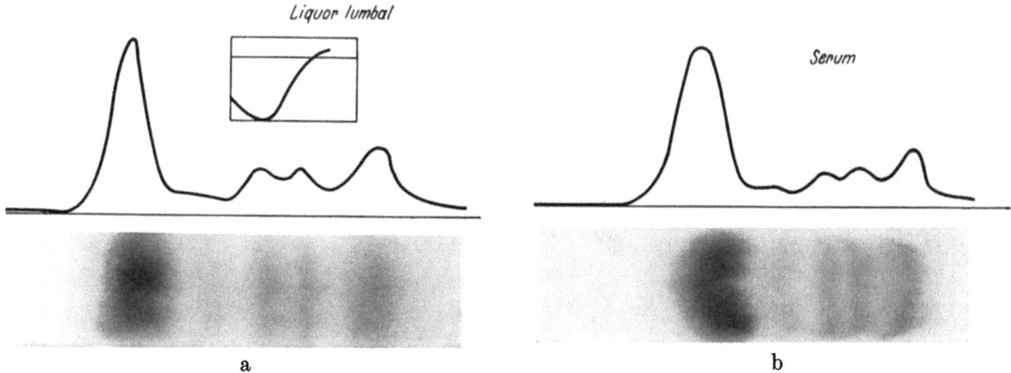

Abb. 24a u. b. Liquor- und Serum-Elektrophoretogramm bei einer chronisch-aseptischen Meningitis. (Nach STEGER.)

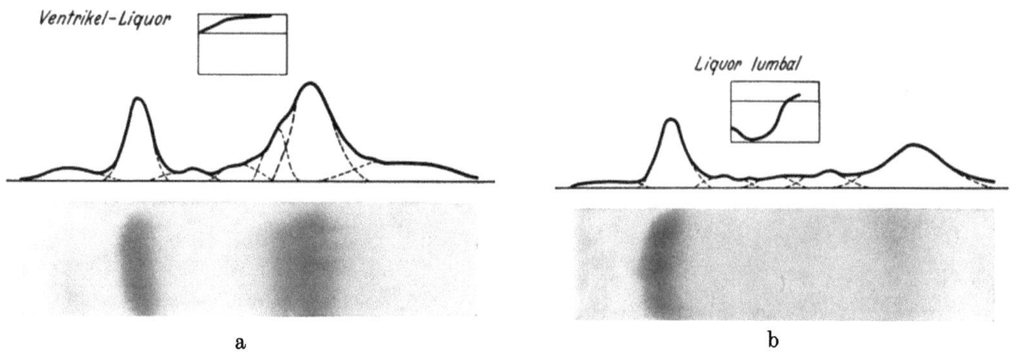

Abb. 25a u. b. a Ventrikel-Liquor bei Hirntumor, hoher β-Globulingipfel, KAFKA-Werte und Normomastixkurve normal. Zum Vergleich: b ein Multipler Sklerose-Liquor, der unter den gleichen Bedingungen „gewandert" ist und γ-Globulinvermehrung mit gleichzeitig erhöhtem Eiweißquotienten und pathologischem Linksausfall der Normomastixkurve aufweist. (Nach STEGER.)

VI. Kolloidreaktionen.

Die Kolloidreaktionen sind in der Liquordiagnostik zur Zeit noch ein unentbehrliches Hilfsmittel und gehören zu den routinemäßigen Untersuchungsverfahren. Sie können krankhafte Veränderungen anzeigen, die mit Hilfe der übrigen Untersuchungsmethoden mit Ausnahme der Elektrophorese nicht erfaßt werden. Die Kolloidreaktionen beruhen darauf, daß ein Sol aus einer Lösung durch Eiweißkörper gefällt oder daß eine durch Säure herbeigeführte Fällung des Sols durch Puffersubstanzen (Eiweißkolloide) verhindert wird (Salzsäure-Kollargolreaktion). 1912 haben LANGE die Goldsolreaktion und 1915 EMANUEL die Mastixharzreaktion in die Liquordiagnostik eingeführt. In Frankreich wird die Benzoe-Harzreaktion verwendet. Die von RIEBELING 1938 angegebene Salzsäure-Kollargolreaktion ist eine wesentliche Ergänzung der bis dahin üblichen Kolloidmethoden. Man prüft mit den Kolloidreaktionen die Einwirkung einer aufsteigenden Reihe von Liquorverdünnungen auf die kolloidale Gold-, Silber-, Harz- oder Paraffinlösung, wodurch Verwandlungen des feindispersen in ein grobdisperses Kolloidsystem auftreten (Trübung oder Ausfällung bei einem bestimmten Verdünnungsgrad) und kurvenmäßig dargestellt werden. Gleichzeitig können bei den Schwermetallkolloiden Farbumschläge diesen Vorgang anzeigen.

Schon vor der elektrophoretischen Ära haben SAMSON und später DUENSING wichtige Grundlagen zur Klärung der Zusammenhänge zwischen Kurvenverlauf und Eiweißkörpern des Liquors bei den Kolloidreaktionen erarbeitet. Die Elektrolyte und Lipoide des Liquors scheinen keinen Einfluß auf den Kolloidkurvenverlauf zu haben. Die obengenannten Autoren konnten zeigen, daß die *Globuline* entscheidend auf die Form der Kurven Einfluß nehmen und zwar nicht nur die Vermehrung der Globuline insgesamt, sondern auch die einzelnen Fraktionen des Globulins bzw. die „Qualität" des Globulins führen zu einer unterschiedlichen Fällung des Sols. Eine Anreicherung des „normalen" Globulins ergibt keine Veränderung der Kurven bzw. das Verhältnis Globulin zu Albumin ist nicht entscheidend für die Kurvenform. Durch die Schutzfunktion der Albumine kann die Fällungszone des Globulins beeinflußt werden. Die Menge der Eiweißkörper (Albumine) bewirkt jedoch lediglich eine Verschiebung der Kurven nach rechts oder links, hat aber auf die Tiefe und Breite der Fällungszone keinen Einfluß. Damit ist auch die Beobachtung hochgradig veränderter Liquorkurven, z. B. bei der Multiplen Sklerose, bei normaler Eiweißmenge und normalen Eiweißquotienten verständlich. K. F. und L. sowie W. SCHEID haben den Einfluß der Eiweißkörper auf die Kolloidreaktionen, insbesondere die Mastixreaktion, geprüft. Sie haben mit reinen elektrophoretisch getrennten Eiweißfraktionen gearbeitet. Dabei hatten die γ-Globuline die stärkste Kolloidfällungseigenschaft, die in den höchsten Konzentrationen am ausgesprochensten war, während das β-Globulin bei stärkerer Konzentration eine Schutzwirkung zeigt, bei Verdünnung aber eine Ausflockung herbeiführt, die dann bei stärkerer Verdünnung wieder verschwindet. Wenn SCHEID und Mitarbeiter auch mit reinen Eiweißfraktionen und konstantem p_H durch Dialyse gegen Phosphatpuffer gearbeitet haben, den sie auch zur Verdünnung des Liquors benutzten, so daß ihre Ergebnisse mit den üblichen klinischen Untersuchungen nicht ohne weiteres verglichen werden können, erlauben sie doch einen gewissen Einblick in die Wirkung der Globuline auf die Kolloidreaktionen.

Die Salzsäure-Kollargolreaktion zeigt beim normalen Liquor eine Fällung im 4. oder 5. Röhrchen, die nach KASTEIN zustande kommt, weil in diesem Röhrchen das p_H des Gemisches in der isoelektrischen Zone der Albumine liege, während die Globuline im normalen Liquor für den Kurvenablauf ohne Bedeutung seien. Alkalireserve und Eiweißmenge bestimmten den Kurvenverlauf. Pathologische Salzsäure-Kollargolreaktionen sind charakterisiert durch eine mäßig oder stark verkürzte oder verlängerte Schutzzone, die dann durch Fällungszonen unterbrochen werden kann. Es lassen sich etwa 9 Kurventypen unterscheiden. Beim Vergleich der Ergebnisse von Normomastix- und Salzsäure-Kollargolreaktionen krankhaft veränderter Liquoren findet sich Übereinstimmung in etwa $^4/_5$ der Untersuchungen (BOVENTER und WEISE). KRÖGER stellte fest, daß eine Blutbeimengung bis 25000/3 Erythrocyten den Kurvenverlauf der Salzsäure-Kollargolreaktion nicht beeinflußt.

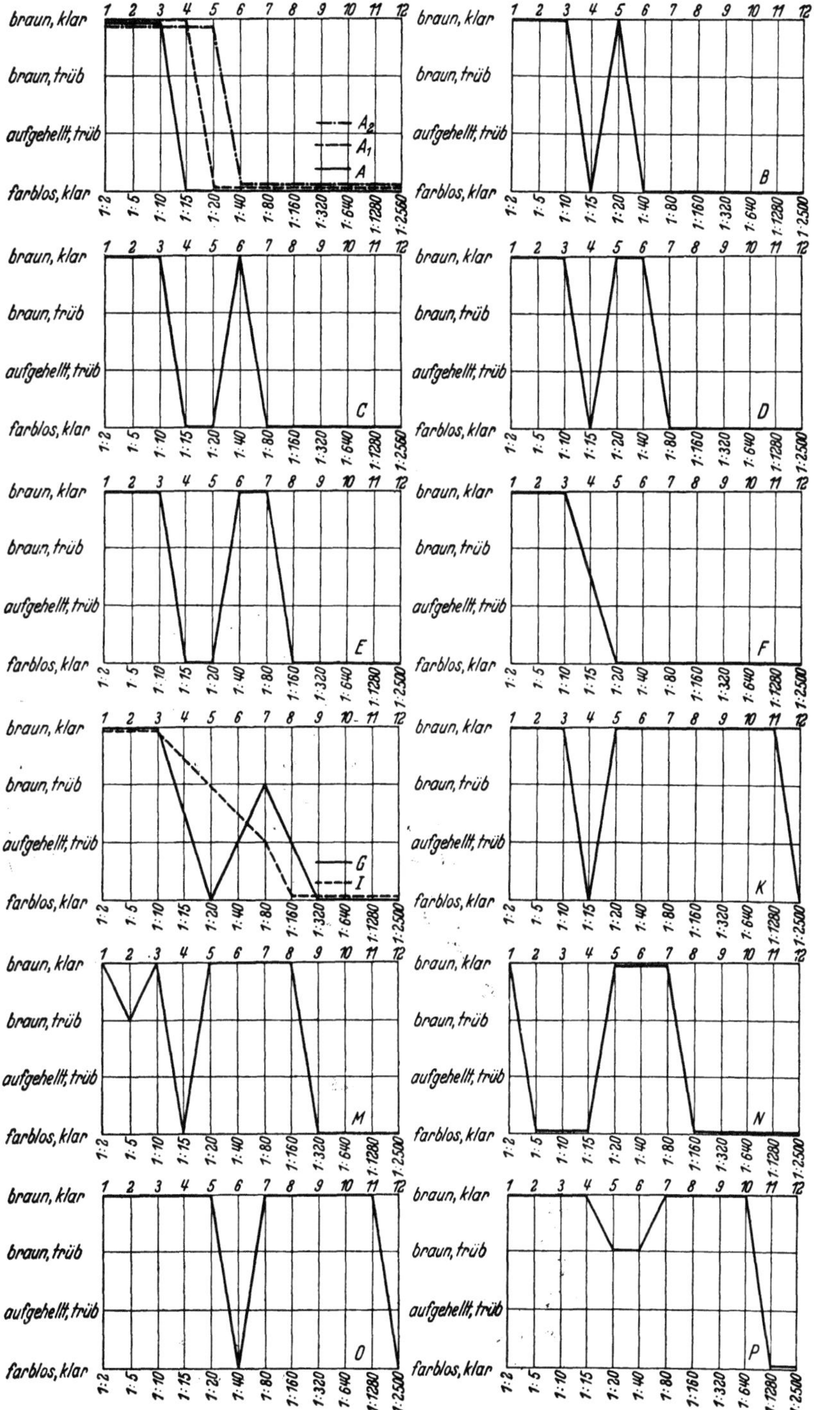

Abb. 26. Kurvenbilder der Salzsäure-Kollargolreaktion nach RIEBELING. A Normalkurve; A_1, A_2 pathologische Kurven (verbreiterte Schutzzone); B, G, D verschiedene organische Nervenleiden; E Lues cerebri (WaR +) und Arachnoiditis; F, G, I Arteriosklerose, Urämie, Apoplexie, Encephalomalacie; K Meningitis; M behandelte Paralyse, Tabes, Multiple Sklerose; N unbehandelte Paralyse, Tabes, Multiple Sklerose; D Meningitis; P Tabes.

VII. Papierchromatographie.

Die Ergebnisse der Aminosäurebestimmungen im Liquor mit der papierchromatographischen Methode der verschiedenen Autoren stimmen noch nicht überein. Auch erweckt es den Anschein, als wenn bisher noch keine diagnostisch verwertbaren Befunde damit erhoben werden können. Nach SCHÖNENBERG gelingt es nicht, regelmäßig im normalen Liquor papierchromatographisch Aminosäuren nachzuweisen. Dabei scheint aber die angewendete Methode von entscheidendem Einfluß zu sein. Man wird bei diesem Verfahren noch warten müssen, bis ausreichende Erfahrungen gesammelt worden sind. Im Liquor, der keine entzündlichen Veränderungen erkennen ließ, fand SCHÖNENBERG am häufigsten Glutamin und Glutamin gleichzeitig mit Serin kombiniert, dann Glutaminsäure und schließlich noch Glykokoll, wenn 0,1 cm³ Liquor für das Chromatogramm verwendet wurden. Wurde eine größere Menge[1] enteiweißten und entsalzten Liquors auf das Papier aufgetropft, ließen sich außerdem gelegentlich noch Spuren von Alanin, Histidin, Valin und Leucin nachweisen. Der Gehalt und die Zahl freier Aminosäuren nimmt im meningitisch veränderten Liquor zu. Asparaginsäure, Cystin, Threonin, Lysin, Histidin, Prolin und Tyrosin wurden bei Meningitis im Liquor gefunden. Glutamin ist die am häufigsten im normalen Liquor vorhandene Aminosäure, und ihre Konzentration im Liquor ist größer als im Plasma, so daß der Schluß naheliegt, den Abstammungsort des Glutamins in das Gehirn zu verlegen. Beim Coma hepaticum soll Glutamin im Liquor stark vermehrt vorkommen. STEGER hat papierchromatographisch Phosphor im Liquor nachgewiesen. Dies gelang aber nur bei solchen Liquores, die gleichzeitig eine hohe Absorption bei 2650 Å hatten.

VIII. Antikörper und Antigene des Liquors.

KAFKA hat das Problem des Antikörpergehalts im Liquor eingehend behandelt (1953). Antikörper gegen Syphilis sind im Liquor am längsten bekannt. Sie werden wahrscheinlich in den Meningen gebildet. Ein Übertritt aus dem Blut bei gesteigerter Permeabilität konnte verschiedentlich nachgewiesen werden, doch erscheint es wünschenswert, diese Reaktionen mit einem für Lues spezifischen Verfahren (NELSON-*Test*) zu überprüfen, da unspezifische positive Reaktionen mit den bisherigen Prüfungsverfahren bei den verschiedensten Erkrankungen festgestellt wurden. Das Vorkommen des *Mittelstücks des Komplements* im normalen Liquor wurde von KAFKA nachgewiesen. Der *hämolytische Amboceptor* ist gewöhnlich nicht vorhanden. Er wurde jedoch bei Graviden ante partum (BENDER) und bei Säuglingen in den ersten 3 Lebensmonaten (MOSSIK) gefunden, er ist bei sehr hohem Serumspiegel einmal auch im Liquor trotz normalen übrigen Liquorbefundes festgestellt worden. Regelmäßig findet er sich im Liquor bei Steigerungen der Permeabilität der Gefäße. Ein Übertritt des *Komplements* findet unter normalen Bedingungen nicht statt. KLEINSCHMIDT konnte nachweisen, daß sensibilisierte Hammelblutkörperchen vom Normalamboceptor des Liquors *agglutiniert* werden, doch tritt diese Agglutination nur ein, wenn die Verdünnung des Liquors geringer ist als bei der Hämolysereaktion. Die *bactericide* Eigenschaft des Liquors scheint durch die Leukocyten maßgeblich beeinflußt zu werden (MARGULIES). KAFKA lehnt jedoch die Annahme ab, daß der Liquor eine bactericide Wirkung habe. *Komplementbindende Antikörper* sind im normalen Liquor nicht vorhanden.

Antigene sind gelegentlich im Liquor Erkrankter nachgewiesen worden (Tetanus- und Lyssatoxin, Fleckfieberantigen). *Pathogene Keime* wurden verschiedentlich im Liquor gefunden, ohne daß meningitische Veränderungen des Liquors bestanden hätten (Typhus abdominalis, Tbc.).

Bei meningitischen Erkrankungen und anderen Zuständen gesteigerter Gefäß-Permeabilität treten erfahrungsgemäß Antikörper und Toxine aus dem Serum in den Liquor über (s. oben). Der Eintritt dieser Substanzen in den Liquor auf dem Nervenwege wird für

[1] 0,5—1,0 cm³.

einen Teil von ihnen angenommen. Nach intrathecaler Injektion von Antigenen (Bakterien) ist ein Auftreten von Antikörpern im Liquor vor ihrem Erscheinen im Blut nachgewiesen worden. Die Versuchsbedingungen sind unübersichtlich, doch wird man in Analogie zu der Lues auch hier eine autochthone Entstehung der Antikörper in den Meningen annehmen dürfen.

IX. Funktion des Liquors.

Die wichtigste Funktion des Liquors ist eine statische. Das Gehirn ist eine weiche Masse, die außerhalb der Schädelhöhle, von Luft umgeben, sich auf der Unterfläche ausbreitet und seine ursprüngliche Gestalt verliert. Wieder in Flüssigkeit von gleichem oder ähnlichem spezifischem Gewicht des Liquors eingebracht, nimmt es seine normale Gestalt an. Um seine Form zu behalten, muß das Gehirn also in einer Flüssigkeit (Liquor) schwimmen. In seinem Milieu, dem Liquor, ist das Gehirn in der kassetten- oder hängebrückenähnlichen Struktur der Meningen aufgehängt, wobei die Gefäße, die zusammen mit der Leptomeninx sich tief in die Gehirnmasse einsenken, besondere Fixpunkte darstellen.

Der dünne Flüssigkeitsmantel über der Konvexität hat außerdem eine Schutzwirkung bei Gewalteinwirkungen, Erschütterungen und plötzlichen Änderungen schneller Bewegungen. Erfahrungsgemäß treten nach Kopftraumen vor allem dort Schädigungen des Gehirns auf, wo es dem knöchernen Schädel aufliegt bzw. nur ein sehr dünner Liquormantel vorhanden ist, besonders an der Basis der Schläfenlappen und der Stirnlappen. Tierversuche haben gezeigt, daß nach weitgehender Entfernung des Liquors bei gleichen Versuchsbedingungen die traumatischen Hirnschädigungen viel ausgedehnter waren als bei normaler Füllung der Liquorräume.

Die Ansicht Monakows, Hauptmanns u. a. m., daß die Ernährung des Gehirns über den Liquor zustande kommt, läßt sich heute nicht mehr aufrechterhalten, da dem Liquor die wichtigsten Nahrungsstoffe (Sauerstoff, Kohlenhydrate usw.) in der notwendigen Menge fehlen. Weiterhin ist auch unverständlich, warum gerade das Gehirn mit seiner starken Blutversorgung eine Ausnahme gegenüber anderen Organen des Körpers machen sollte.

Es ist noch nicht entschieden, ob über den Liquor Stoffwechselprodukte des Gehirns in nennenswerter Menge abwandern. Doch ist wohl anzunehmen, daß an der Oberfläche ein Stoffaustausch stattfindet, dagegen fehlen Anhaltspunkte dafür, daß Abfallprodukte auf dem Weg über die Virchow-Robinschen Räume aus dem Gehirn über die Meningen in den Liquor abfließen.

Ob dem Liquor noch eine besondere Vehikelfunktion für Hormone bzw. Wirkstoffe zukommt, indem er diese direkt unter Umgehung der Blutbahn an das Erfolgsorgan (subependymäre Ganglienzellen) heranbringt, ist bisher nicht geklärt.

Bargmann und Schiebler haben in den Ependymzellen des apikalen Abschnitts des Subkommissuralorgans beim Hunde mit Chromhämatoxilin gefärbte Granula gefunden und halten es für möglich, daß diese Granula Wirkstoffe sind, die in den Liquor abwandern.

X. Liquorproduktion.

Unter normalen Bedingungen produzieren die Plexus chorioidei den größten Teil des Liquors. Schon Nuck hat 1696 vermutet, daß der Plexus chorioideus eine Drüse sei. Quincke hat 1872 auf Grund von klinischen Beobachtungen und von Tierversuchen eine Liquorströmung von den Ventrikeln in die Subarachnoidalräume angenommen. Die gleiche Ansicht haben später Dandy, Cushing und Weed auf Grund eigener experimenteller Untersuchungen vertreten. Die Arbeiten von Zand, Spatz, Schaltenbrand und Putnam u. a. m. haben diese Auffassung gestützt. Dandy, Blackfan, Frazier und Peet, Cushing, Magnus und Jakoby, sowie Schaltenbrand und Putnam haben nach operativer Freilegung des Plexus chorioideus aus diesem das Hervorquellen von Liquor beobachtet. Dandy zeigte, daß durch pathologische oder experimentelle Verstopfung eines Foramen Monroi *der* Seitenventrikel hydrocephalisch erweitert wird, dessen Abfluß blockiert wurde. Eine Abflußbehinderung im Aquädukt führte zu einem Hydrocephalus der beiden Seiten- und des 3. Ventrikels, und schließlich bewirkte eine Verlegung des Abflusses im Bereich des 4. Ventrikels eine Erweiterung sämtlicher Abschnitte der inneren Liquorräume. Wustmann (1934) sah im Tierversuch röntgenologisch eine Aufhellung des intraventrikulären Thorotrastschattens um die Plexus herum und konnte dieses Phänomen durch Pilocarpininjektion beschleunigen. Außerdem zeigte Dandy 1925, daß durch Exstirpation der Plexus die Liquorproduktion vermindert wird. Nach Entfernung des Plexus chorioideus des einen Seitenventrikels führte die Verstopfung des Foramen Monroi der gleichen Seite nicht mehr zu einer hydrocephalischen Erweiterung dieses Ventrikels.

Liquor kann aber auch von den Meningen erzeugt werden, wie z. B. auch von den Capillaren seröser Oberflächen in Körperhöhlen liquorähnliche Flüssigkeiten gebildet

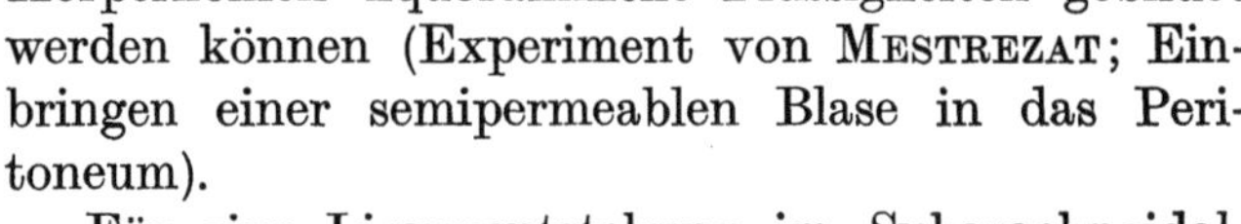

werden können (Experiment von Mestrezat; Einbringen einer semipermeablen Blase in das Peritoneum).

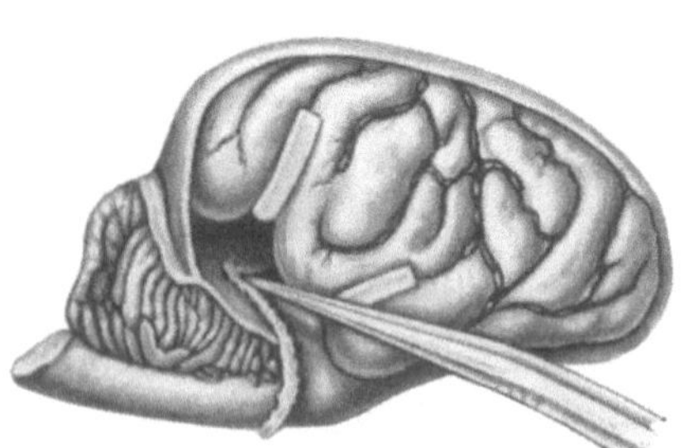

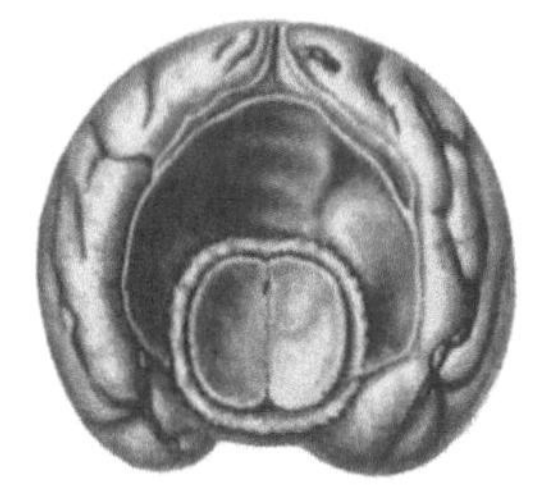

Abb. 27a. Blockierung der Liquorbahn durch einen jodierten Gazestreifen, der um das Mesencephalon gelegt wird. Die untere Abbildung zeigt den Streifen in situ, er hat zu einer bindegewebigen Obliteration der subarachnoidalen Räume geführt. Es entsteht hierauf ein kommunizierender Hydrocephalus.

Für eine Liquorentstehung im Subarachnoidalraum spricht auch die Feststellung, daß nach Blokkierung des Liquorabflusses aus den Ventrikeln (Verschluß der Foramina Magendi und Luschkae) die Subarachnoidalräume mit Liquor gefüllt bleiben. Eine nennenswerte Abweichung der Zusammensetzung dieses Liquors konnte mit den üblichen Untersuchungsmethoden bei diesen Kranken nicht festgestellt werden.

Auch nach einer Blockierung des Wirbelkanals durch Tumoren oder experimentelle Eingriffe (Weigelt 1923) sind die Liquorräume caudalwärts mit einer Flüssigkeit gefüllt, die sich aber erheblich von der normalen Zusammensetzung des Nervenwassers unterscheidet (Eiweiß- und NaCl-Anstieg).

Auch dem Ependym wird die Fähigkeit, Liquor zu bilden, zugeschrieben (Fuchs, Luschka, Franzini, Jacoby und Magnus). Jakoby und Magnus haben ihre Ansicht auf Grund von mikroskopischen Beobachtungen vorgebracht, während die übrigen Autoren diese Funktion des Ependyms aus der histologischen Struktur geschlossen haben. Die Beweiskraft von Farbstoffversuchen (man konnte auch Farbstoffe aus dem Ependym austreten sehen) ist nach quantitativen Untersuchungen von Kafka in Frage gestellt, da er, je nach der Menge bzw. Konzentration des eingespritzten Farbstoffs, diesen sich einmal nur im Plexusepithel anreichern sah, zum andernmal aber an allen Oberflächen eine Diffusion desselben beobachtete.

Weed 1914, Spielmeyer 1922 und Kubie 1925 nehmen an, daß aus den Virchow-Robinschen Räumen Lymphe des Gehirns in den Liquorraum austritt. Spina sah bei Hunden, bei denen die zentrale vegetative Innervation unterbrochen und die Hirnoberfläche verschorft war, nach intravenöser Adrenalininjektion aus der Hirnsubstanz Flüssigkeit austreten. Die perivasculären Räume sind unter normalen Umständen an den meisten Gefäßen nicht zu sehen, treten aber in Erscheinung, sobald Ödeme, Blutungen, und vor allem ein nennenswertes osmotisches Gefälle zwischen Gefäß und dessen Umgebung entsteht.

Die Ansicht, daß der Liquor die Lymphe des Gehirns darstelle und somit vom Gehirn selbst gebildet werde, ist nicht aufrechtzuerhalten, insbesondere deswegen nicht, weil die Verlegung der Virchow-Robinschen Räume keine perivasculäre Liquorstauung zur

Folge hat (Schaltenbrand und Bailey). Auch eine Vermehrung der Liquorproduktion nach Verabfolgung von Lymphagoga (Pepton, Hirudin, Glucose) haben Heidenhain und Cavazani nicht feststellen können, was ebenfalls dafür spricht, daß der Liquor keine Gehirnlymphe ist.

Ein Vergleich des Sauerstoffverbrauchs zwischen Plexus chorioideus und Hirnsubstanz (Krebs und Rosenhagen 1931) ergab für den Plexus etwa doppelt so hohe Werte wie

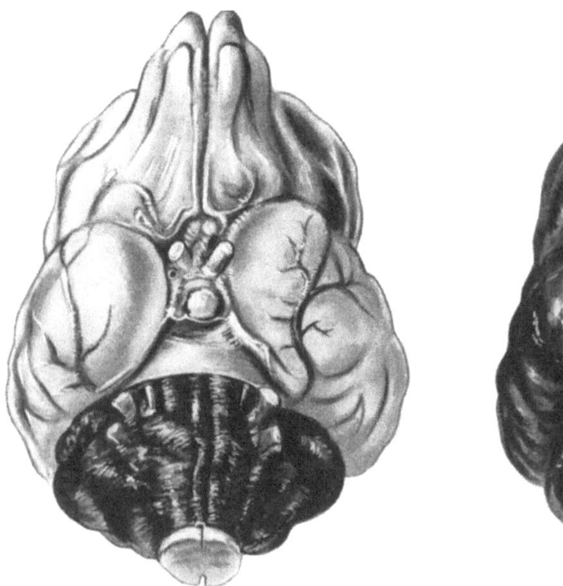

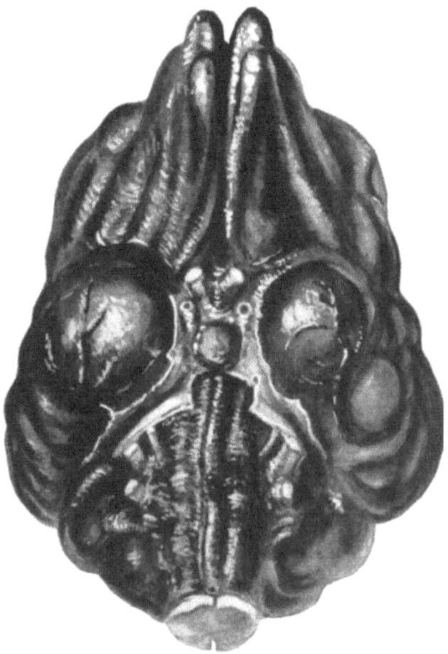

Abb. 27b zeigt das Ergebnis der obigen Operation (links). Bei Tuscheeinspritzung vom Subarachnoidalraum des Rückenmarks aus gelingt es nicht mehr, die Subarachnoidalräume des Großhirns zu injizieren. Rechts ein normales Hirn zum Vergleich.

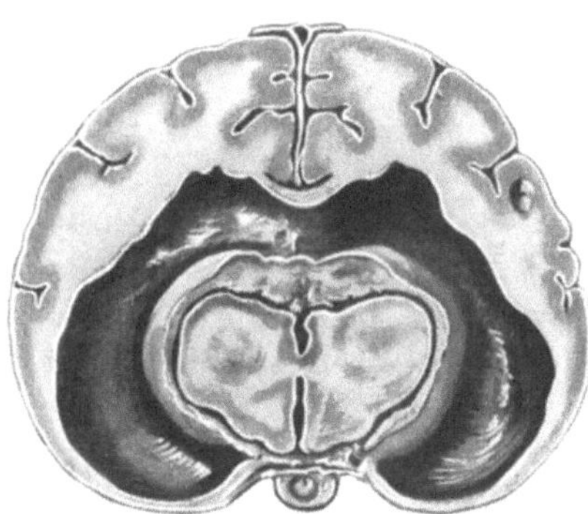

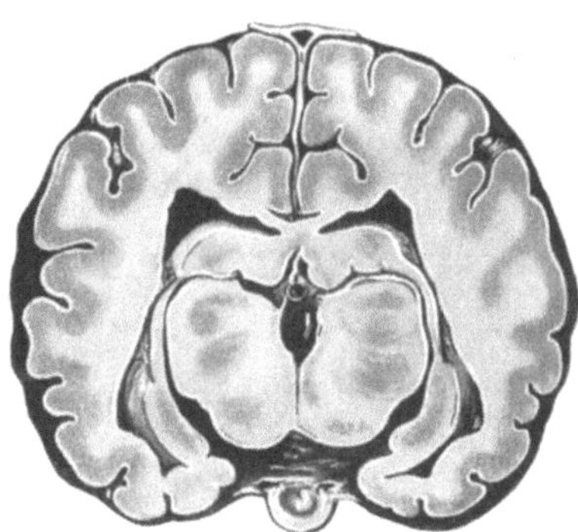

Abb. 27c. Frontalschnitt durch die beiden Gehirne. [Aus W. E. Dandy (1919)].

für die Hirnrinde, was auf eine erhebliche Aktivität des Plexusepithels hinweist und mit der Liquorproduktion in Zusammenhang gebracht werden muß, da eine andere Funktion des Plexus bisher nicht bekannt ist.

Es ist noch nicht mit Sicherheit entschieden, was für ein Vorgang zur Produktion des Liquors führt. Für den Mechanismus der Liquorproduktion werden 1. Sekretion, 2. Dialyse angenommen. Die ältere Anschauung ist die Sekretionstheorie.

Einige Autoren beobachteten, daß Substanzen, die eine Sekretionssteigerung echter Drüsen bewirken, auch eine vermehrte Liquorproduktion zur Folge hatten (Äther, Muscarin Petit und Girard 1901, Pilocarpin Meek 1907, Extrakt des Plexus chorioideus Halliburton und Dixon 1913/14). Meek und Moore 1915 sahen eine Verminderung der Sekretion durch Atropin und Scopolamin. Versuche mit intravenöser Injektion von

Harnstoff (Rietti) bei Hunden, deren Nieren ausgeschaltet worden waren, wurden auch zur Stütze dieser Auffassung herangezogen. Becht, Matill und Gunnar überprüften mit einer anderen Versuchsanordnung die Ergebnisse von Dixon und Halliburton, konnten sie aber nicht bestätigen. Sie fanden lediglich mit dem Extrakt aus dem Plexus chorioideus eine Sekretionssteigerung. Sicard und Mestrezat haben die Sekretionstheorie auf Grund eigener Versuche angezweifelt. Im Liquor finden sich keine spezifischen Drüsenprodukte, und man kann daher die Liquorproduktion höchstens mit der Harn-, Schweiß- und Tränenbildung vergleichen.

Die 2. Theorie ist die der Dialyse. Würde diese Hypothese zutreffen, müßte die Elektrolytkonzentration im Liquor der Donnan-Regel entsprechen, die aussagt, daß in 2 Flüssigkeiten, die durch eine semipermeable Membran getrennt sind, negativ geladene Ionen auf der Seite der geringeren Eiweißkonzentration in größerer Menge vorhanden sein müssen, um das osmotische Gleichgewicht aufrechtzuerhalten. Da nun das Serum viel mehr Eiweiß enthält als der Liquor, muß die Konzentration der Anionen im Liquor höher sein als im Blut. Die Cl-Ionen entsprechen ungefähr der Donnan-Regel, dagegen die Werte für Rhodan, aber vor allem für Magnesium und häufig auch für Calcium nicht. Um diese Unstimmigkeiten zu erklären, spricht man von einer physiologischen Permeabilität der Zellwand (Höber). Dieses bedeutet, daß die lebende Zelle aktiv verschiedene Mengen gelöster Stoffe aus dem umgebenden Milieu auswählt. Da zweifellos von der Hirnoberfläche und den Meningen zahlreiche Elektrolyte, aber auch Eiweiß und Lipoide in den Liquor gelangen, gestattet eine Liquoruntersuchung aus dem Lumbal- oder Zisternenraum keinen Schluß auf die Art der Liquorentstehung im Plexus chorioideus. Es ist möglich, daß der Liquor als reines Produkt des Plexus ohne Beimengungen aus Gehirn und Meningen einem Dialysat weitgehend entspricht.

Obwohl der Liquor viele Ähnlichkeiten mit dem Kammerwasser des Auges und der Lymphe des Ohrlabyrinths hat, zeigt doch jede dieser Flüssigkeiten ihre besondere Zusammensetzung. Das Kammerwasser z. B. enthält mehr Milchsäure als der Liquor und das Blut (Gaedertz und Wittgenstein 1927). Auch der Magnesiumspiegel im Kammerwasser entspricht nicht dem des Liquors, dagegen dem des Blutes.

XI. Resorption des Liquors.

Die grundlegenden Arbeiten über die Abflußwege des Liquors verdanken wir Quincke 1872 sowie Key und Retzius 1875, deren Arbeiten auch heute noch unveränderten Wert besitzen. Goldmann 1913, Weed 1914, Wustmann, Löhr und Jakoby haben in verschiedenen Verfahren die Beobachtungen von Key und Retzius sowie Quincke bestätigt. Der größte Teil dieser Versuche zur Klärung des Liquorabflusses ist an Tieren vorgenommen worden. Die Feststellungen am Menschen stimmen aber weitgehend mit den Tierversuchen überein. Durch Injektionen von Farblösungen (Tusche, Eisenammoniumcitrat-Lösung und Ferroferricyankalium und Fixierung mit Salzsäure und Formalin, Mennige, aber auch isotonische Kaliumcarbonatferrocyanüreisenammoniumcitrat-Lösung, Thorotrast, Perabrodil u. a. m.) wurden Beobachtungen über die Liquorabflußwege gemacht, wobei auch der von Weed vorgebrachte Einwand widerlegt wurde, es seien bei den Untersuchungen von Key und Retzius unphysiologisch hohe Drucke bei der Injektion der Farbstoffe angewendet worden. Key und Retzius haben in ihren Originalarbeiten und in ihrem zweibändigen Werk ausdrücklich darauf hingewiesen, daß in einigen ihrer Injektionsversuche ein nennenswerter Überdruck vermieden wurde, so daß dieser Vorwurf zu Unrecht erhoben worden war, um so mehr, als wohl die Kritiker seinerzeit sich darüber nicht im klaren waren, wie hoch der Liquordruck schon unter physiologischen Bedingungen ansteigen kann[1]. Heute steht man außerdem wieder auf dem Standpunkt, daß nur corpusculäre Farbstoffe, wie sie von Key und Retzius sowie Quincke benutzt wurden, für Liquorzirkulationsuntersuchungen brauchbar sind.

[1] Die höchsten Drucke, die von Key und Retzius angewendet wurden, haben 60 mm Hg = 78 cm H_2O nicht überschritten.

Bei den genannten Versuchen stellten sich als Abflußwege des Liquors die PACCHIONIschen Granulationen und die Nervenscheiden dar. Daß unter besonderen osmotischen Verhältnissen jedoch der Abfluß des Liquors auch direkt durch das Gefäßsystem (Capillaren und Venolen) stattfinden kann, ist sehr wahrscheinlich. So haben DANDY, HOWARD und COOPER 1949 nachgewiesen, daß aus dem spinalen Anteil des Liquorraums chemische Substanzen sehr schnell im venösen Blut, aber erst sehr spät im Ductus thoracicus, also im Lymphsystem, erscheinen, wohin der Liquor aus den Nervenscheiden abfließt. Die PACCHIONIschen Granulationen bzw. die Arachnoidalzotten scheinen für den Abfluß des Liquors eine wichtige Rolle zu spielen. (Von einigen Autoren wird ihnen aber jedwede Bedeutung für diese Funktion abgesprochen.) Der anatomische Bau der Zotten kann zur Auffassung verleiten, daß durch sie, wie durch Sicherheitsventile, der Liquor bei akuten Drucksteigerungen im Schädelhohlraum in das Venensystem abfließt. Sichere Kenntnisse über diesen *Ventilmechanismus* besitzen wir allerdings nicht. Wesentliche Befunde sprechen für eine Mitwirkung der PACCHIONIschen Granulationen an der Liquorresorption, vor allem die oben beschriebenen Ergebnisse der Injektionsversuche von KEY und RETZIUS, sowie die Stomata an der Oberfläche der Zottenmembran. In der darüberliegenden Mesothelschicht sind jedoch Spaltbildungen, wie erwähnt, nicht beobachtet worden, so daß der Durchtritt des Liquors durch diese doppelte Zellage dem Austritt von Blutwasser aus den Capillaren ähnlich sein wird. Daß vom Subduralspalt aus der Raum zwischen Endothel und Oberfläche der Arachnoidalzotten mit Kontrastmitteln gefüllt werden kann, ist von KEY und RETZIUS gezeigt worden. Dagegen kommen unter normalen Verhältnissen Liquoransammlungen im Subduralraum nicht vor, so daß die Bedingungen für den Übertritt des Liquors aus dem Zottenstroma in die Venen und Lacunen der Sinus noch aufgeklärt werden muß. Besonders auch deswegen, weil die strang- oder fingerförmigen Arachnoidalzüge in der Dura lediglich eine Haltefunktion haben. Sie führen zu einer Verankerung der Leptomeninx und damit des Gehirns und des Rückenmarks an der Dura. Einen Beweis für den Liquorabflußweg über die Arachnoidalzotten scheinen die WEEDschen Versuche mit der Berliner Blau-Reaktion erbracht zu haben. WEED zeigte mit seinem Injektionsverfahren, daß die Arachnoidalzotten und venösen Sinus stark blau gefärbt waren im Gegensatz zu den VIRCHOW-ROBINschen Räumen und Venenwänden der Meningen.

Nach intravenöser Injektion hypertonischer Glucoselösungen gelang es WEED mit der gleichen Methode der Berliner Blau-Reaktion nach Einspritzung von Eisensalzen in den Liquorraum, die Färbung der perivasculären Scheiden, Capillaren und Venen zu demonstrieren. Aus diesen Feststellungen kann man schließen, daß sämtliche Gefäße auf osmotischem Wege Wasser aus dem Liquorraum aufnehmen können, ja, man konnte sogar im Farbstoffversuch zeigen, daß der Plexus chorioideus bei Injektion konzentrierter Salzlösungen Liquor resorbiert. Wenn bei diesen abnormen Versuchsbedingungen der Liquor direkt über Capillaren und Venen in das Blut gelangt, ist mit der Möglichkeit durchaus zu rechnen, daß auch unter physiologischen Bedingungen der Liquor diesen Weg gehen kann, wie das von FRAZIER, PEET, DANDY, BLACKFAN, CESTAN, RISER und LABORDE angenommen wird.

Die Ansicht SEPPs, daß der Liquor über die perivasculären Scheiden ins Gehirn eindringt, wird von den meisten Autoren abgelehnt. Die sehr schnelle Resorption von Abrodil bei Myelographien und das rasche Verschwinden intrathecal injizierter Medikamente aus dem Liquorraum zeigen, daß diese Substanzen durch die Meningen schnell in das Blut diffundieren.

Der Abfluß des Liquors in die Scheiden der Hirnnerven ist schon aus dem histologischen Bau und Verlauf der Arachnoidalscheiden, die weiter oben geschildert wurden, abzuleiten, und so findet man tatsächlich bei Injektionsversuchen in der Schleimhaut der Nase, dem Epichorioidalraum, und Episkleralraum des Auges sowie dem perilymphatischen Raum des Ohrlabyrinths Kontrastmittel, das in den Nervenscheiden des Opticus, Olfactorius und Acusticus bis dahin geflossen ist. Der Liquorabfluß über die spinalen Wurzeln ist nicht nur durch Tierversuche, sondern auch durch zahlreiche Beobachtungen in der Klinik mit Kontrastmitteln (Jodipin, Lipiodol, Pantopak, Thorotrast und Perabrodil) nachgewiesen worden. Aus weiteren Versuchen, insbesondere von WEED u. a., ist zu schließen, daß der Abfluß über die Lymphwege quantitativ weit hinter dem über das Venensystem zurückbleibt.

Von NAÑAGAS u. a. wird angenommen, daß die Liquorresorption über das Ependym der Ventrikel stattfindet. In Farbstoffversuchen konnten SPATZ, JORNS, ALOV u. a. zeigen, daß diese gelösten Farbstoffe, je nach Konzentration und Art der Farbe, auch von den Ventrikeln in die Hirnsubstanz eindringen können, was aber noch nichts über den physiologischen Abflußweg des Liquors besagt. Eine Diffusion körperfremder oder konzentrierter gelöster Stoffe in die Gehirnsubstanz zeigt nur, daß z. B. Medikamente, die in den Arachnoidalraum eingebracht werden, direkt in die Gehirnsubstanz eindringen können, ohne erst den Weg über das Blut nehmen zu müssen. Direkte Applikation von Medikamenten auf das Zwischenhirn oder die Medulla oblongata kann, z. B. bei Hirnoperationen zur Beseitigung von Atemstörungen, zu gutem Erfolg führen (Lobelin).

XII. Liquordruck.

1. Liquordruckmessung.

Der Liquordruck wird nach allgemeiner Gepflogenheit in Horizontallagerung und Entspannung gemessen. Er beträgt normalerweise 10—20 cm Wasser. Die Meßergebnisse können aber nur unter Berücksichtigung des allgemeinen Zustands des Individuums beurteilt werden, denn bei Menschen mit Fettleibigkeit (NETTELBLAD) z. B. finden sich hohe bzw. abnorm gesteigerte Liquordruckwerte, und umgekehrt gehen Vasomotorenkollaps, hohes Alter, Kachexie usw. mit niederen Liquordruckwerten einher.

Die Liquordruckmessung bei aufrechter Körperhaltung ergibt bei der Lumbalpunktion höhere, bei der Suboccipitalpunktion tiefere Werte als im Liegen. Diese Druckänderung wird durch die hydrostatischen Verhältnisse im Liquorsystem, aber auch durch veränderte Venenfüllungen und Venendrucke hervorgerufen. Der Druck in der Cisterna magna cerebellomedullaris während des Sitzens beträgt etwa ± 0 und zeigt nur Schwankungen von wenigen Zentimetern H_2O bei beruhigtem und entspanntem Patienten (Ruhedruck). Der Liquordruck bei der Lumbalpunktion im Stehen oder Sitzen ist von der Höhe der darüber befindlichen Liquorsäule abhängig, aber niederer als diese. Beim liegenden Patienten führt eine Senkung des Kopfes unter die Horizontale kein Abfallen, sondern ein Ansteigen des Liquordrucks infolge der Zunahme der intrakraniellen Venenfüllung herbei.

Es besteht ein konstantes Verhältnis zwischen Größe der Liquorräume und Druckabfall nach Liquorabfluß aus der Punktionskanüle. SCHALTENBRAND hat 1933 auf die Möglichkeit hingewiesen, bei Ventrikelpunktionen aus dem Druckabfall des Liquors auf die Größe des Ventrikelraums zu schließen. SCHALTENBRAND gab auch eine besondere Kanüle für diesen Zweck an. AYALA (1927) hat mit Hilfe einer Formel versucht, aus der Menge des entnommenen Liquors, dem Anfangs- und Enddruck, eine relative Zahl für die Gesamtliquormenge zu errechnen. Es steht fest, daß bei kleinem Liquorraum die Entnahme einer bestimmten Menge von Liquor zu einem starken und umgekehrt bei großem Liquorraum zu einem nur geringen Druckabfall führt. Dieses gilt auch für das Ventrikelsystem, was SCHALTENBRAND, wie erwähnt, aufgezeigt hat. Der Druck sinkt nach Entnahme kleiner Liquormengen von 1 cm^3 durchschnittlich um 1 cm Wasser (PAPPENHEIM). Legt sich bei stark verringerter Liquormenge die Dura spinalis durch elastischen Zug auf die Medulla spinalis, so muß der Liquordruck auf annähernd 0 absinken, was durch die Beobachtungen, die wir bei Liquorhypotension gemacht haben, recht eindrucksvoll bestätigt wurde.

Je weiter die intrakraniellen und die spinalen Liquorräume sind, um so größer ist die Möglichkeit, Volumschwankungen durch elastische Verformung der den Liquor einschließenden Wandungen zu kompensieren. Dabei muß allerdings im Schädel die Liquorvolumenab- oder zunahme durch Venenfüllungsänderung ausgeglichen werden.

Außer AYALA, SCHALTENBRAND, WEED und BECHER haben 1951 BENDER, KEHRER und KNEBEL in Übereinstimmung mit den Erstgenannten die Wanddehnbarkeit des Liquorsystems als Erklärung des sog. *Windkesseleffektes* bei Liquordruckschwankungen, die infolge von Atmung, Puls und Liquorfluß durch die Punktionsnadel auftreten, angeführt. POLLOCK, L. J. und B. BOSHES haben 1936 über den Elastizitätsfaktor des Liquordrucks und über den Liquordruck überhaupt eine eingehende experimentelle Arbeit verfaßt. Sie kamen zu der Überzeugung, daß die Anwendung der AYALAschen Formel für die Praxis entbehrlich sei, doch stellen die Autoren die Zusammenhänge zwischen Liquormenge und Liquordruckabfall nach Liquorentnahme nicht in Abrede.

Unter den vielen Manometern, die zur Liquordruckmessung benützt werden, ist das von QUINCKE angegebene Glasrohr mit Gummischlauchverbindung zur Punktionskanüle das brauchbarste. Es soll einen möglichst geringen Kubikinhalt mit einer lichten Weite des Rohres von 2 mm Durchmesser haben. Jedoch versagt es bei der Messung von negativen Druckwerten. Dazu benutzt man eine teilweise mit Flüssigkeit gefüllte U-förmige Röhre, die schon mit der Punktionskanüle verbunden sein muß, wenn die Dura durchstochen wird, weil sonst durch Lufteintritt in den Liquorraum ein Ausgleich mit dem Atmosphärendruck zustande kommt. Für exakte Liquordruckmessungen benutzt man ein Glasrohrmanometer, das mit steriler, physiologischer Kochsalzlösung gefüllt ist und mit Hilfe eines verhältnismäßig langen Verbindungsschlauchs aus durchscheinendem Ventil*gummi* so eingestellt wird, daß der Flüssigkeitsspiegel die ursprüngliche Füllungshöhe bei der Druckmessung einnimmt. Dadurch vermeidet man das Ausfließen des Liquors aus den Liquorräumen und den dadurch hervorgerufenen Druckabfall. Fortlaufende Liquordruckregistrierungen werden mit der MAREYschen Kapsel und photographischer Lichtstrahlübertragung oder elektrisch z. B. mit dem Druckmeßgerät der Atlas-Werke durchgeführt. Bei dieser Apparatur wird ein STATHAM-Element verwendet, das den mechanischen Druck und die Druckschwankungen in elektrischen Strom verwandelt, der dann z. B. mit einem Kathodenstrahl-Oszillographen photographisch registriert werden kann.

2. Faktoren des Liquordrucks.

Die Voraussetzung für eine Liquordruckentwicklung ist der Sekretionsdruck, aber vor allen anderen Bedingungen der Widerstand, der dem Liquorabfluß entgegenwirkt, oder der Druck, der zum Zustandekommen der Liquorresorption erforderlich ist. Unter physiologischen Bedingungen besteht zwischen Liquorabflußwiderstand und Venendruck eine feststehende Beziehung, so daß es unmöglich ist, die einzelnen Faktoren, die auf den Liquordruck einwirken, getrennt zu betrachten.

In einem ähnlichen Verhältnis stehen hydrostatischer Liquordruck und Elastizität der Liquorraumwandung, wobei allerdings unter normalen Bedingungen der intrakranielle Liquorraum als Teilfaktor aus diesen Betrachtungen über hydrostatischen Druck und über Wandelastizität auszunehmen ist.

Es sind demnach

1. Sekretionsdruck und Abflußwiderstand,
2. hydrostatischer Faktor und Elastizität der Dura,
3. Venen- und Arteriendruck

als Teilkomponenten des normalen Liquordrucks in Betracht zu ziehen. Der Sekretionsdruck läßt sich gelegentlich bei akutem Ventrikelverschluß z. B. bei MONROI-Cysten messen. Eine routinemäßige Methode steht aber dafür nicht zur Verfügung. Der Widerstand, der den Liquorabfluß hemmt, kann auch nur annähernd gemessen werden, weil die Menge des abfließenden Liquors nicht exakt feststellbar und die Größe der im Liquor vorhandenen Moleküle eine für die Abflußgeschwindigkeit entscheidende Rolle spielt.

Der hydrostatische Faktor ist der experimentellen Untersuchung gut zugänglich. Die daraus gezogenen Schlüsse führen jedoch zu Fehlbeurteilungen, wenn nicht der Venendruck und der Einfluß der Venenfüllung auf den Liquorraum berücksichtigt werden.

3. Substanzen, welche die Liquorproduktion beeinflussen.

Die Liquorproduktion des Plexus chorioideus ist von seiner Durchblutung und von innervatorischen Einflüssen abhängig. Die sehr starke Versorgung des Plexus mit marklosen Nervenfasern muß offenbar mit seiner Funktion in Zusammenhang stehen. Es sind nun zahlreiche Untersuchungen über die Beeinflussung der Liquorproduktion mit körpereigenen Wirkstoffen und Medikamenten gemacht worden. Da aber oft der Anstieg des Liquordrucks als Zeichen vermehrter Liquorproduktion gewertet wurde, sind diese Versuche nicht beweisend. Einwirkungen der verabfolgten Substanzen auf den Venendruck können eine Liquorproduktionsänderung vortäuschen. Ähnlich liegen die Voraussetzungen auch bei der Beurteilung der Liquorproduktion durch Beobachtung der Abflußmenge aus einer Liquorfistel. Diese Ergebnisse sind auch nur zu verwerten, wenn gleichzeitig der Durchblutungsfaktor des Schädelhohlraums (Gehirns) berücksichtigt wird. Es müßte also gleichzeitig noch die intrakranielle Blutmenge registriert werden, was leider bei den Untersuchungen von Dixon und Halliburton, Meek und Moore nicht geschehen ist. Nach Halliburton und Dixon führen Chloroform, Äther, Chloral, Alkohol, Chorioidextrakt, Hirnextrakt und Kohlendioxyd zu einer deutlichen Vermehrung der ausfließenden Liquormenge. Atropin, Pilocarpin u. a. hatten nur geringe gleichsinnige Wirkung. Hypophysenextrakt, Harnstoff, Cocain, Coffein, Strychnin u. a. m. hatten keinen oder vermindernden Effekt.

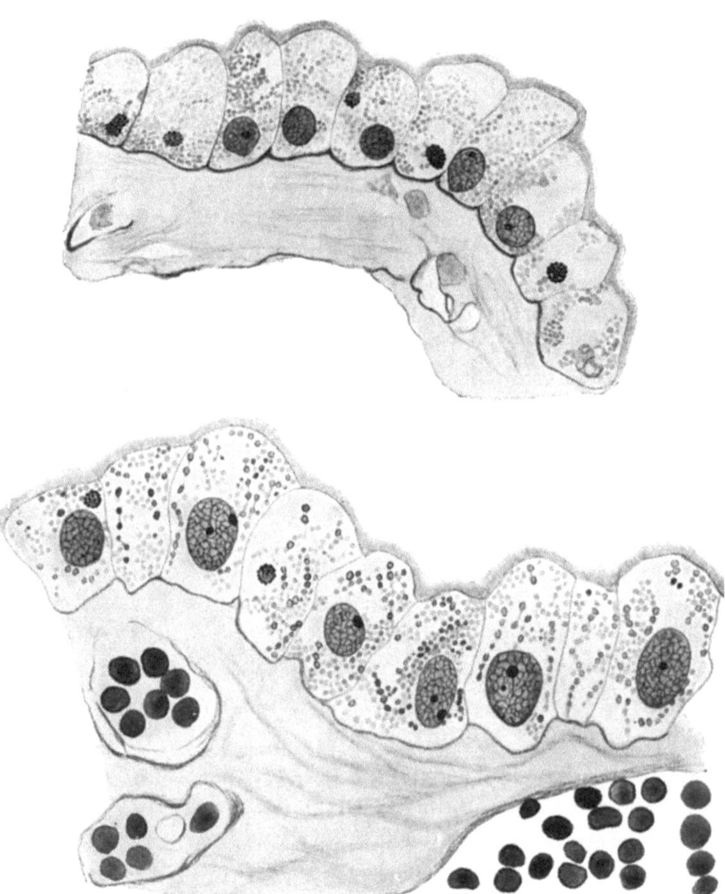

Abb. 28. Schwellung der Plexuszellen des Kaninchens nach Äthernarkose. Oben: Nach $^1/_2$stündiger Narkose. Unten: Nach 2stündiger Narkose desselben Tieres. Trophische Veränderungen und Rarifizierung der Mitochondrien.

Die Wirkungsweise der einzelnen Substanzen ist aber unterschiedlich beurteilt worden. Nach Halliburton und Dixon führten bei der Katze 5 cm^3 eines 1%igen Chorioidextrakts nach intravenöser Injektion zu einer deutlichen Erniedrigung des arteriellen Druckes und zu einer geringen Erhöhung des Liquordrucks, und zwar nur für die Dauer von 2 min. Aus diesen Feststellungen entsteht doch der Eindruck, daß diese „drucksteigernde“ Wirkung ausschließlich „gefäßabhängig“ ist und keine spezifische Wirkung auf die „Liquorproduktion“ darstellt. Eine endgültige Entscheidung über die sekretionssteigernde Wirkung dieser Präparate ist unter anderem auch deshalb nicht möglich, weil bei Kranken mit ausgesprochener Hypotension die in großer Zahl dafür empfohlenen Präparate keinen therapeutischen Effekt zeigen.

Wesentlich günstiger sind nach unseren Erfahrungen die Erfolge der Osmotherapie. WEED, HAUG u. a. konnten ja schon zeigen, daß mit hypertonischen Lösungen eine erhebliche Resorption des Liquors zu erzielen ist, und umgekehrt gelingt es mit großen Mengen (2 Liter) hypotonischer Lösungen nach schneller intravenöser Infusion, den Liquordruck zu steigern. Aber auch mit diesem Verfahren ist die Druckänderung des Liquors nur ein Teilphänomen, das mit Entquellung oder Schwellung der Gewebe parallel läuft. Ähnlich wirkt auch die Weitstellung der Arterien des Kopfes durch Novocaininjektion in den Halssympathicus bzw. in das Ganglion stellatum gleichzeitig auch auf das Volumen des Gehirns, wenn eine abnorme Gefäßverengerung vor der Injektion bestand.

4. Die MONRO-KELLIE-Doktrin.

Der schottische Anatom ALEXANDER MONRO stellte 1783 die These auf, die zirkulierende Blutmenge im Schädel sei jederzeit gleich groß, da das unkomprimierbare Gehirn *in einer* starren, knöchernen Umhüllung eingeschlossen sei. Er hatte noch keine Kenntnis von der Existenz des Liquors, trotz der damals darüber schon vorliegenden Publikationen von HALLER und COTUGNO. Deshalb nahm er an, daß bei konstanter Größe des Schädelhohlraums eine Änderung der Arterienfüllung durch eine entsprechende des Venenvolumens kompensiert werden müsse.

Diese originelle Hypothese erhielt anscheinend ihre Bestätigung durch die Beobachtung von GEORGE KELLIE, der 1824, in Edinburgh, darüber berichtete. KELLIE hatte seine Beobachtungen an Tieren oder erhängten und erfrorenen Menschen gemacht. Er bestätigte, daß der intrakranielle Blutgehalt der Tiere durch Ausbluten, sei es durch Venaesectio oder arterielle Blutungen, quantitativ nicht beeinflußt werden konnte, wenn nicht eine ausgedehnte Trepanation die Einwirkung des Atmosphärendrucks auf den Schädelinhalt möglich machte. Diese Lehre wurde als MONRO-KELLIE-Doktrin bekannt und hatte einen großen Einfluß auf die einschlägigen, pathophysiologischen Überlegungen dieser Zeit.

Die Doktrin wurde 1846 durch BURROWS ergänzt, der in diese Betrachtungen das Vorhandensein des Liquor cerebrospinalis als weiteres, raumfüllendes Element des Schädelhohlraums und des Wirbelkanals einfügte. Durch die Arbeiten von MAGENDIE, 1825, war die Existenz des Liquors bekannt geworden, so daß BURROWS von diesem neuen Gesichtspunkt ausgehend, die Experimente KELLIEs wiederholte. Er konnte durch verschiedene Lagerung der Tiere beim Ausbluten verschieden große Blutmengen im Schädelhohlraum nachweisen und erklärte diese Feststellung durch den Einfluß der Liquorverschiebung. So war BURROWS der erste, der das reziproke, quantitative Verhältnis von Gehirn, Blut und Liquor in der Schädelhöhle erkannt hatte.

DONDERS, KUSSMAUL und TENNER beobachteten durch ein Schädelfenster die Weite der intrakraniellen Gefäße und schlossen auf Grund ihrer Feststellungen auf eine variable intrakranielle Blutmenge. 1896 stellte LEONARD HILL neuerlich fest, daß die intrakranielle Blutmenge nur geringe quantitative Unterschiede aufweise. Er führte bei seinen Experimenten zum erstenmal intrakranielle Liquor-, Arterien- und Venendruckmessungen durch.

DIXON und HALLIBURTON prüften 1914 die gleiche Frage mit ähnlichen experimentellen Methoden, wie sie HILL angewendet hatte, und zwar wurde von ihnen der Druck im Confluens sinuum und der Liquordruck gemessen. Sie bestätigten die Auffassung von HILL und der vorher Genannten.

WEED, MCKIBBEN und HUXON stellten 1919 eingehende Untersuchungen zur Klärung der tatsächlichen Bedeutung der MONRO-KELLIE-Doktrin an. Durch intravenöse Injektion von 30%iger Kochsalzlösung konnten sie negative Liquordruckwerte erzeugen.

Die mit diesem Verfahren gefundenen Ergebnisse schienen vorerst die Doktrin voll zu bestätigen. Spätere Untersuchungen ergaben jedoch genauere Einzelheiten über die Auswirkungen des Schädel- und Wirbelskeletts auf die Druckverhältnisse in dem von

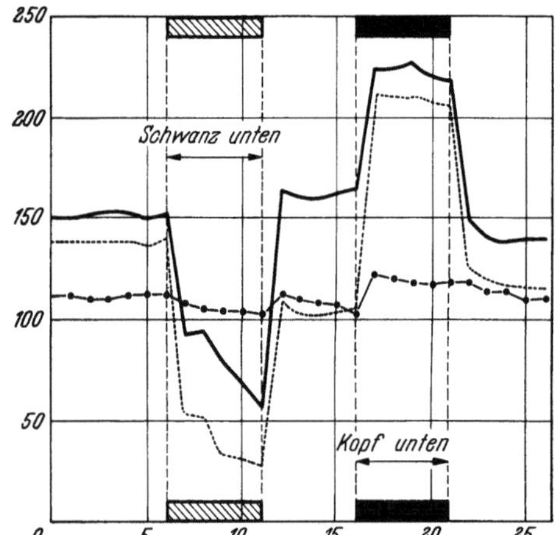

Abb. 29a. ——— Liquordruck in der Cisterna magna; —·—·—·— Druck in der Carotis; ------------ Druck im Sinus sagittalis. Liquor-, Venen- und Carotisdruck bei einem Hundeversuch. (Nach WEED.) Der Liquordruck liegt dauernd höher als der Venendruck. Der Arteriendruck wird durch Kopfhoch- und -tieflagerung nicht verändert, lediglich der Venen- und Liquordruck.

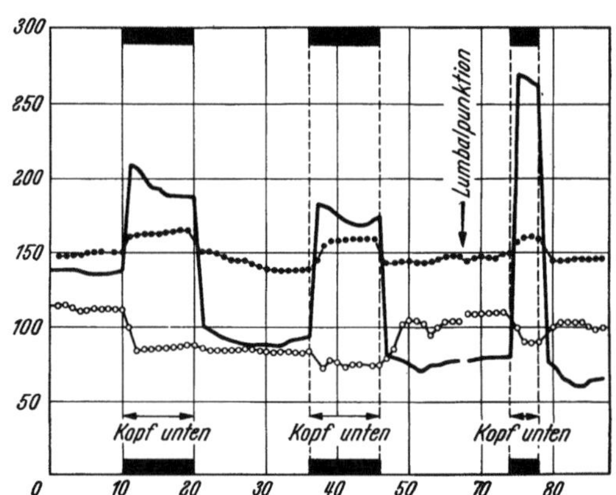

Abb. 29b. Das Tier befand sich in horizontaler Lage mit Ausnahme der durch schwarze Blöcke markierten Zeiten, in welchen das Tier in vertikaler Haltung mit dem Kopf nach unten hing. Während der Zeit von der 57.—58. min wurde eine Liquorpunktion vorgenommen, und der Liquordruck stieg höher an als bei der vorhergehenden Kopftieflagerung.

ihnen umschlossenen Hohlraum. Bei gleichzeitiger Druckmessung im Sinus longitudinalis, in der Cisterna magna cerebellomedullaris, in den Arterien und Venen einer Extremität wurde die Beeinflussung sämtlicher Druckwerte durch Lageänderungen registriert. Die Tiere wurden aus der Horizontal- in eine Vertikallage gebracht, wobei einmal der Kopf, das andere Mal der Schwanz nach unten hing. Die Untersuchungsergebnisse weisen Werte auf, wie sie bei einem halbstarren System zu erwarten waren. In einem völlig geschlossenen System wäre eine Änderung des Liquordrucks ausgeblieben. Es fanden sich jedoch bei diesen Untersuchungen Zu- und Abnahmen des Liquordrucks, die nicht so groß waren, wie sie in einem offenen Rohrsystem hätten auftreten müssen, sondern sie betrugen nur ein Drittel oder ein Viertel der zu erwartenden Druckänderung im offenen Rohrsystem (Abb. 29a—c).

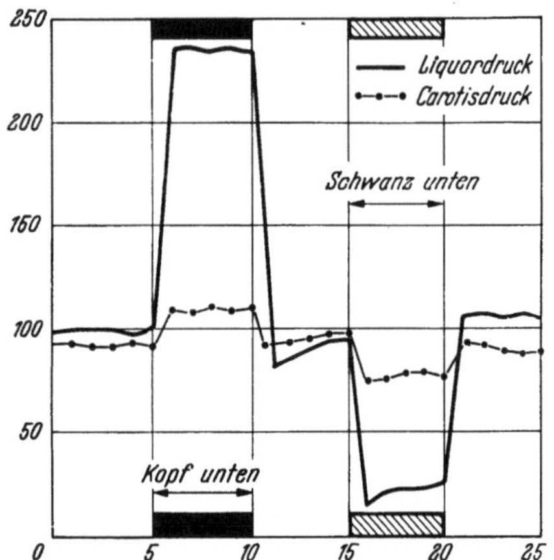

Abb. 29c. Nach Anbringen einer Trepanation im thorakalen Bereich des Wirbelkanals kam es ebenfalls bei Kopftieflagerung zu einem stärkeren Anstieg des Liquordruckes. (Nach WEED und LEXNER.)

WEED fand außerdem bei diesen Versuchen, daß bei Kopfhängelage der Versuchstiere mehr Liquor resorbiert wurde als in Horizontalstellung. Infolgedessen war der Liquordruck in Normalhaltung der Tiere nach Kopftieflagerung niedriger als vorher. Umgekehrt war die Liquorresorption in aufrechter Stellung mit dem Kopf nach oben vermindert und der Liquordruck nach Wiedereinnahme der Horizontalhaltung erhöht.

Wurden nun die gleichen Experimente bei Tieren vorgenommen, deren Wirbelbögen und Schädelknochen zum großen Teil entfernt worden waren, fanden sich, wie zu erwarten war, Druckänderungen, die dem Offenrohrsystem nahekamen. Die Untersuchungen des Liquordrucks bei Hunden, Katzen und Affen zeigten keine prinzipiellen Unterschiede gegenüber den Liquordruckverhältnissen des Menschen, so daß besondere anatomische Einrichtungen bei Säugetieren mit aufrechtem Gang zum Schutz des Zentralnervensystems nicht vorhanden zu sein scheinen.

Die unterschiedliche Venenfüllung des Schädelhohlraums ist eines der volumändernden Elemente. Das zweite ist der Liquor, der auf seinen physiologischen Abflußwegen, aber vor allen Dingen aus dem Schädel durch das Foramen occipitale magnum in den Duralsack der Wirbelsäule ausweichen kann. Dieser ist elastisch, da zwischen Dura und Knochen komprimierbare Gewebselemente und Venenplexus vorhanden sind, die eine Erweiterung des spinalen Duralsackes ermöglichen. Die Dehnung der Dura nach außen hin, also eine Erweiterung des Duraschlauches, ist jedoch wesentlich weniger ergiebig als seine Verkleinerung, die dadurch zustande kommt, daß die Dura zusammensinkt und sich an das Rückenmark dicht anlegt.

5. Beziehungen zwischen Blutkreislauf und Liquorzirkulation.

Zwischen Liquorproduktion, -druck, -bewegung sowie -resorption und Blutkreislauf bestehen sehr weitgehende Beziehungen. Am besten bekannt sind diese Zusammenhänge zwischen der Füllung des venösen Abschnitts der Blutbahn und dem Liquordruck. Der in der Klinik geübte QUECKENSTEDTsche Versuch ist ein Beispiel dafür und zeigt das Ansteigen des Liquordrucks bei venöser Stauung im Schädelhohlraum. Besonders führen aber Herzfehler mit Stauung im großen Kreislauf und auch lokale venöse Abflußbehinderung im Bereich der oberen Thoraxapertur und des Mediastinums zu gesteigerter Liquorproduktion und erhöhtem Liquordruck bei wahrscheinlich vermindertem Liquorabfluß. Patienten mit Verstopfungen der venösen Blutleiter im Schädel (Sinus- und Venen thrombosen) haben ebenfalls sehr erhebliche Liquordruckerhöhungen.

Sinus- oder Venenthrombosen können auch zu Auffälligkeiten beim modifizierten QUECKENSTEDTschen Versuch führen (ZANGE und KINDLER). In Seitenlage bewirkt bei normalen Bedingungen die einseitige Kompression der tiefer gelegenen Jugularvene eine geringe Zunahme des Liquordrucks, während die Jugularkompression der anderen Seite keine Liquordruckzunahme zur Folge hat. Bei der Thrombose einer Jugularvene oder eines Sinus transversus zeigt die Kompression der freien Seite den gleichen Effekt, den man sonst bei doppelseitiger jugularer Stauung erhält.

Schon geringe psychische Erregungen haben durch die dadurch hervorgerufene veränderte Hirndurchblutung eine Zunahme des Liquordrucks zur Folge, was durch viele Beobachter festgestellt wurde. Aber auch ein pathologisch erhöhter arterieller Druck führt zu Drucksteigerungen der Cerebrospinalflüssigkeit, soweit er auf den Venendruck steigernd einwirkt. F. FREMONT-SMITH und H. MERRITT haben 1933 eine gleichzeitige arterielle Blut- und Liquordruckmessung bei 1606 Fällen durchgeführt. Davon hatten 1418 Patienten innere und neurologische Erkrankungen, bei denen aber keine Liquordrucksteigerung durch Erkrankung des Zentralnervensystems bestand. 120 Kranke hatten Liquordrucksteigerungen bei intrakraniellen, raumfordernden Prozessen und 66 Fälle bei Urämie und dekompensierten Herzfehlern. Die Autoren kamen zu der Überzeugung, daß eine Abhängigkeit von Liquordruck und arteriellem Druck nicht vorhanden ist. Ihre Tabellen zeigen jedoch, daß besonders der diastolische arterielle Blutdruck mit einer Auswirkung auf den Liquordruck einhergeht, und zwar so, daß Arterien- und Liquordruck sich im gleichen Sinn verändern. Doch ist die Liquordrucksteigerung bei hohem diastolischem Druck verhältnismäßig gering. Bei Kranken mit arterieller Hypertension fällt außerdem noch das verhältnismäßig seltene Auftreten von postpunktionellen Beschwerden auf.

Den Einfluß des Blutdrucks auf das Hirnvolumen zeigen die Beobachtungen bei Hirnoperationen. Durch Injektion von Pendiomid oder anderen ähnlich wirkenden, blutdrucksenkenden Medikamenten kann man bei freigelegtem Gehirn dieses deutlich an Umfang und Konsistenz abnehmen sehen. Die Volumänderung des Gehirns muß auch den Liquordruck beeinflussen.

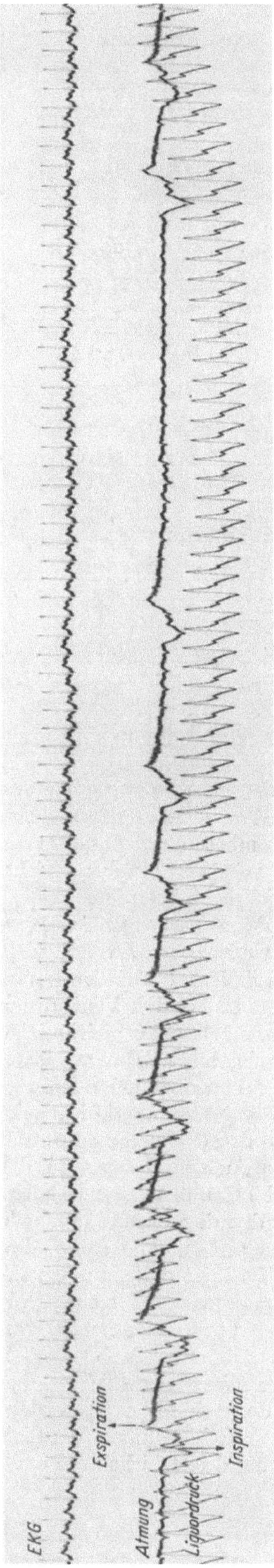

Abb. 30a. Bei hohem Liquordruck zwischen 50—60 cm Wasser besteht CHEYNE-STOKESsche Atmung, hohe pulsatorische Liquordruckschwankungen, bei nur geringen respiratorischen Liquordruckschwankungen, außerdem eine langsame Liquordruckschwankung, die innerhalb von 60 sec eine vollständige Wellenbewegung ausführt. In der Atempause erreicht der Liquordruck den tiefsten Punkt, bei frequenter Atmung den höchsten. (Nach H. WOLFF.)

Bei der Liquordruckmessung erkennt man zwei voneinander unabhängige rhythmische Druckschwankungen, die respiratorische und die pulssynchrone Liquordruckbewegung. Nach den Registrierungen von BECHER u. a. fallen die Gipfel der Liquorpulswelle bei lumbaler Messung mit den tiefsten Punkten der Radialispulskurve und des Gehirnpulses zusammen. Auf der Höhe der Inspiration findet sich der Tiefpunkt, am Ende der Exspiration der höchste Punkt der zweiten rhythmischen Bewegung der Liquordruckkurve. Es ist hervorzuheben, daß bei hohem Liquordruck infolge des geänderten Elastizitätsfaktors die Puls- aber nicht die respiratorischen Schwankungen des Liquordrucks sehr groß sind und umgekehrt bei sehr niederem Druck ausbleiben. Ein Verschwinden der respiratorischen Druckschwankungen, z. B. bei Meningitis, ist wahrscheinlich auf die pralle, durch die Entzündung bedingte Gefäßfüllung zurückzuführen. Puls- und Atemschwankungen sind auch unterhalb einer Liquorblockade bei der Lumbalpunktion zu beobachten und hängen mit Druckschwankungen im Venensystem des spinalen Liquorabschnitts der Pia und des periduralen Raumes zusammen, sie zeigen aber inspiratorischen Anstieg und exspiratorischen Abfall. LULLIES und EWIG haben auch bei Gesunden eine derartige Umkehr der Beziehungen zwischen Atmung und Liquordruck beschrieben, die mit dem Atemtyp in Zusammenhang stehen (thorakale oder abdominelle Atmung). Bei Suboccipitalpunktionen im Sitzen ist die Wirkung dieser beiden Phänomene auf die Entleerung des Liquors aus der Cisterna magna zu sehen.

Bei Kranken mit erhöhtem Hirndruck kann man auch noch eine weitere periodische Liquordruckschwankung beobachten, die zuerst von MOSSO und später von W. VUJIC bei schlafenden Personen festgestellt wurde, und die wir bei Patienten mit Hirntumoren und auch Liquordrucksteigerungen anderer Genese beobachteten. Der Druckanstieg und -abfall wiederholt sich in Zeitabständen von etwa 25—40 sec und erreicht etwa 10 cm H_2O. Wir möchten diese Druckbewegung auf eine Änderung der intrakraniellen Blutmenge, die mit einer Änderung der Tiefe der Atmung einhergeht, zurückführen, wie man sie beim CHEYNE-STOKESschen Atemtyp kennt, und wie sie in ähnlicher Weise auch im Schlaf beobachtet werden kann. Eine deutliche Liquordruckzunahme wird im Schlaf beobachtet, die wir unter anderem auch auf den Füllungszustand der Hirnvenen zurückführen möchten, der unter dem Wechsel der Abflußbedingungen im Thoraxraum zunimmt.

Die Abhängigkeit der Liquordruckschwankungen vom Venendruck zeigt eine Registrierung des Liquordrucks in der Cisterna cerebellomedullaris, des Venendrucks in der V. jugularis und des intrapulmonalen Druckes bei einem narkotisierten Hund, der nach Intubation künstlich beatmet wurde. Die Druckschwankungen in allen 3 Manometern verlaufen gleich-

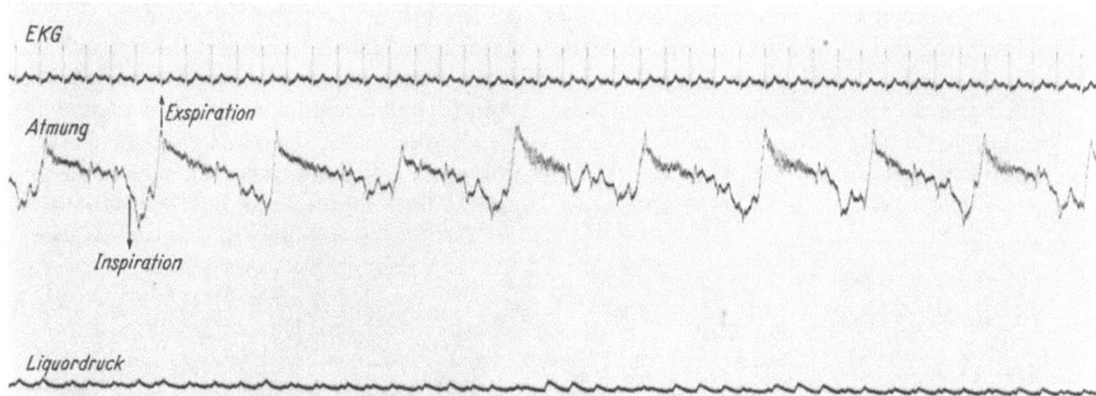

Abb. 30b. Nach Ablassen von Liquor bis zu einem Druck 9 cm normale Atmung, Fehlen der langsamen, periodischen Liquordruckbewegungen, nur geringe pulsatorische und Atemdruckschwankungen. (Nach H. WOLFF.)

zeitig und parallel. Der „Arterienpuls" ist bei dieser Registrierung in der V. jugularis deutlicher zu sehen, also größer als im Liquor, so daß keine Bedenken bestehen, auch die pulsatorischen Liquordruckschwankungen auf die Pulsschwankungen des Venendrucks zurückzuführen (Abb. 31a und b).

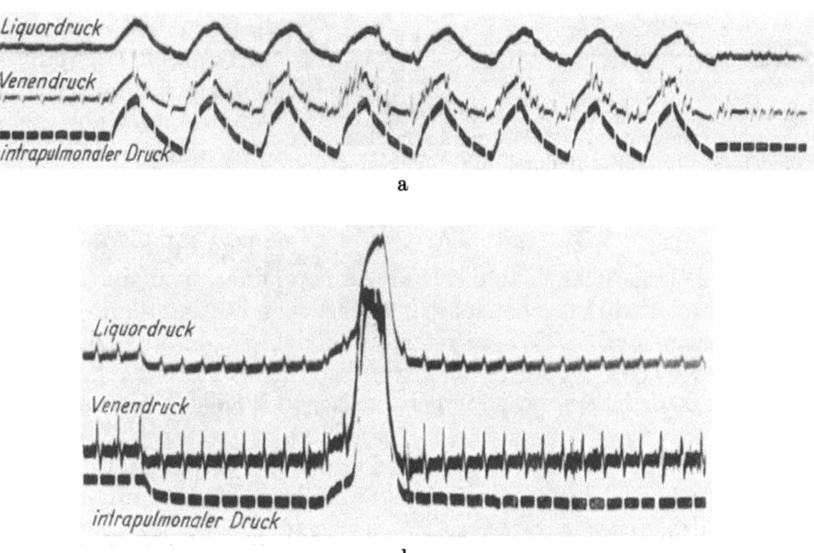

Abb. 31a u. b. a Untere Kurve intrapulmonaler Druck, darin Sekundenzeitschreibung; mittlere Kurve Venendruck; obere Kurve Liquordruck. Eine einmalige erhebliche Erhöhung des intrapulmonalen Druckes führt zu einer entsprechenden Erhöhung des Venen- und Liquordrucks. (Nach ANSCHÜTZ und SEUSING.) b Passive, manuelle Beatmung durch Trachealkatheter zeigt gleichzeitigen Anstieg und Abfall aller 3 Druckkurven.

Nach Einspritzung von Kontrastmitteln zur Myelographie kann man röntgenologisch die Bewegungen des Liquors in der Cisterna magna oder dem Spinalkanal sehen oder auch kymographisch darstellen. ALOV sah mit dem binocularen Mikroskop, nachdem er die Dura eines Tieres mit Glycerin durchsichtig gemacht hatte, außer der craniocaudalen Bewegung noch eine rotierende der in den Liquorraum eingebrachten Farbstoffpartikel.

Schon durch die Untersuchungen von Forbes und Wolff, H. G. Weed u. v. a. sind Beziehungen zwischen Venen- und Liquordruck registriert worden, und zwar liegt nach diesen Autoren der Liquordruck unter normalen Bedingungen höher als der Druck in den Sinus bzw. in den Venen, während nach den Messungen von Noell und Schneider im Tierversuch der Venendruck höher als der Liquordruck registriert wurde. Wenn ein Liquorabfluß in die Venen oder Sinus bzw. in den venösen Abschnitt der Capillaren stattfinden soll, muß ein Druckgefälle vom Liquor zum Venensystem vorhanden sein.

Bei zahlreichen kombinierten Venen- und Liquordruckmessungen, die H. Wolff bei Kranken, die keine Störungen hatten, die den Liquordruck in pathologischer Weise hätten beeinflussen können, durchführte, fand sich auch bei Menschen in nicht narkotisiertem Zustand der Venendruck (gemessen in der V. cubitalis) regelmäßig etwas niederer (10—40 mm H_2O) als der Liquordruck (gemessen durch Lumbalpunktion). Die Messung wurde in horizontaler Rückenlage durchgeführt und der Flüssigkeitsspiegel der Manometer mit Hilfe einer Wasserwaage direkt miteinander verglichen. Es war ja schon davon die Rede, daß der Liquordruck weitgehend unter normalen Bedingungen vom Venendruck abhängt. Zu dieser Feststellung kamen schon Th. I. C. v. Storch, E. A. Carmichael und T. E. Banks. Obwohl sie selbst den Venendruck nicht gemessen hatten, ergaben ihre Überlegungen hinsichtlich der Ergebnisse ihrer Untersuchungen, bei denen der Einfluß abdomineller oder jugularer Kompression auf den Liquordruck in Horizontallage oder im Sitzen festgestellt wurde, und Beobachtungen bei Kranken mit blockierenden intraspinalen Prozessen, daß der Liquordruck durch den Druck der intraduralen Venen bestimmt wird. Bei den Druckmessungen im Liquor- und im Venensystem muß daher als Null- oder Ausgangspunkt die Höhe des rechten Herzvorhofs gewählt werden. Erst auf dieser gemeinsamen Basis lassen sich die tatsächlichen Beziehungen zwischen beiden Systemen experimentell feststellen.

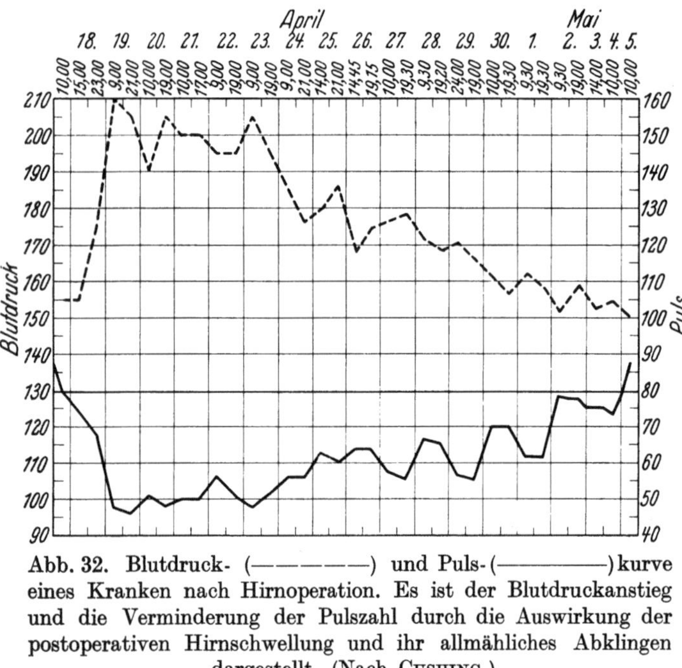

Abb. 32. Blutdruck- (— — — —) und Puls- (————) kurve eines Kranken nach Hirnoperation. Es ist der Blutdruckanstieg und die Verminderung der Pulszahl durch die Auswirkung der postoperativen Hirnschwellung und ihr allmähliches Abklingen dargestellt. (Nach Cushing.)

Aber nicht nur der Blutdruck zeigt Auswirkungen auf den Liquordruck, sondern umgekehrt bestehen auch Beziehungen zwischen abnormem Anstieg des Liquordrucks und der Durchblutung des Zentralnervensystems. Der Liquordruck kann so hoch ansteigen, daß es zu einer Störung der Durchblutung des Gehirns und dadurch zu irreparablen Hirnschäden kommt. Wir sprechen dann von einem dekompensierten Liquorhochdruck. Gegen diese bedrohliche Entwicklung der akuten Liquor- oder Hirndrucksteigerung wirkt eine reflektorische Erhöhung des arteriellen Blutdrucks im gesamten Kreislauf. Die beginnende Anoxie der Nervenzellen wird durch die Überwindung der Capillarkompression infolge des ansteigenden Blutdruckes behoben. Cushing hat diesen Reflex beim Kaninchen anschaulich machen können, indem er durch stufenförmige Liquordrucksteigerung den Blutdruck in ähnlicher Form hochtrieb, bis durch das Versagen des Kreislaufs eine von Krämpfen begleitete Anämie des Gehirns einsetzte. Unter den geschilderten Symptomen ging das Tier schließlich zugrunde. Beim Menschen kann z. B. ein epidurales

Hämatom eine ähnliche Entwicklung zeigen, und erst die Entleerung des Hämatoms führt alsbald zum Blutdruckabfall. Nach Durchschneidung der Nerven des Aortenbogens und des Carotissinus und gelegentlich auch bei entzündlichen Erkrankungen der Medulla oblongata, z. B. bei Poliomyelitis, kommt es auch zu arteriellen Blutdrucksteigerungen, die man als Entzügelungshochdruck bezeichnet. M. Fog beobachtete bei Liquordrucksteigerung um 15—20% cerebrale Gefäßerweiterungen, wenn die Druckerhöhung anhaltend war. Bei kurz dauernder Druckzunahme wurden die Venen komprimiert, und

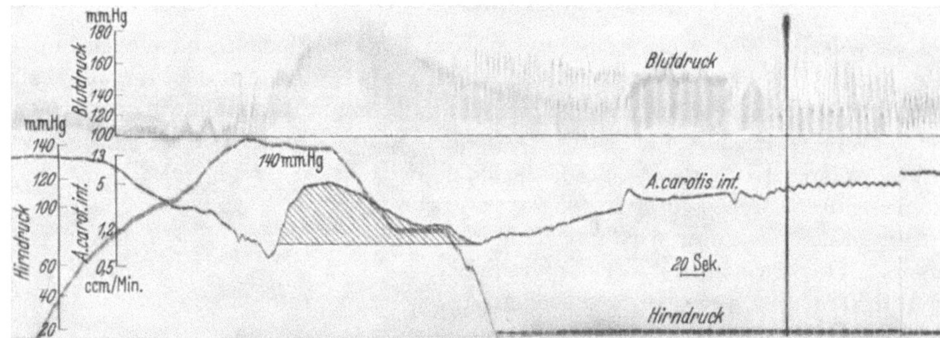

Abb. 33. Steigerung des Liquordruckes bei Meningitis über die Blutdruckhöhe veranlaßt hier wie beim nichtmeningitiskranken Gehirn einen Blutdruckanstieg mit druckpassiver Mehrdurchblutung („Cushing-Reflex"). (Nach Stierlen.)

nur die kleinen Arterien erweiterten sich. Bei ständiger Druckerhöhung kam es zu einer Verlangsamung der Blutströmungsgeschwindigkeit, doch blieb das Minutenvolumen durch die Erweiterung der Strombahn gleich oder nahm zu. Erst wenn der Liquordruck sich dem Arteriendruck näherte, kam es zur Blutdruckzunahme. Nach dem Absinken des Liquordrucks und in dessen Gefolge der Abnahme des arteriellen Druckes blieb die Hirndurchblutung einige Zeit noch erhöht (Stierlen).

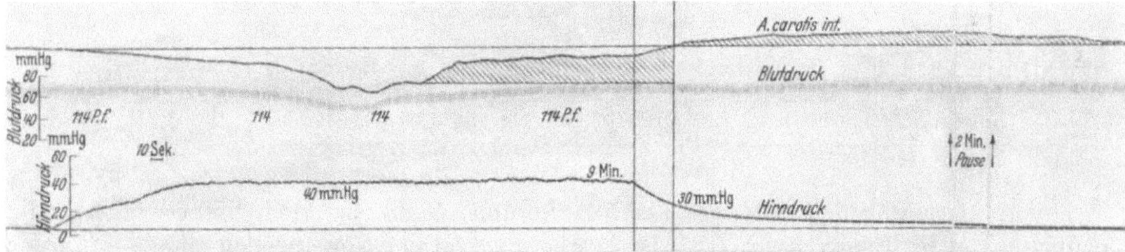

Abb. 34. Im Anfangsstadium der Meningitis ist bei Steigerung des Liquordrucks zunächst noch die gleiche Gefäßreaktion wie am normalen Gehirn vorhanden: Minderdurchblutung — teilweiser Durchblutungsausgleich — anschließende Mehrdurchblutung. (Nach Stierlen.)

Für die erhöhten Liquordruckwerte, die bei langem Bestehen Störungen herbeiführen, wie z. B. Kopfschmerzen und Stauungspapille, lassen sich absolute, immer zutreffende Zahlen nicht angeben. Doch fand Wolff bei vielen, sehr sorgfältigen Liquordruckmessungen an Patienten nach Hirnoperationen und an Kranken mit Meningitis bei normalem Blutdruck (120/70 mm Hg) die obere Grenze des Liquordrucks, der ohne Beschwerden ertragen wurde, bei etwa 28 cm Wasser. Bei den Messungen von Wolff waren die Ergebnisse bei operierten Patienten besser zu beurteilen als bei den leicht erregbaren und empfindlichen Meningitiskranken. In Tierversuchen haben Noell und Schneider mit Hilfe der Reinschen Stromuhr die Auswirkung von Liquordrucksteigerungen auf die Hirndurchblutung geprüft. Sie stellten dabei fest, daß eine Steigerung des Liquordruckes über den Venendruck zu einer Drosselung des Blutabflusses führt, die durch Druckanstieg im Kreislauf intermittierend gesprengt wird. Die so entstehende Verminderung der Blutversorgung des Gehirns ist abhängig vom mittleren arteriellen Druck und dem Liquordruck. Der Anstieg des Liquordruckes mußte bei diesen Tierversuchen mindestens 40 mm Hg (545 mm H_2O) betragen, damit Durchblutungsstörungen des Gehirns auftraten. Eine verminderte Durchblutung des Gehirns führte zu einem Anstieg des Venendruckes und Erweiterung der Venen infolge Sauerstoffmangels. Die Autoren kommen auf Grund ihrer Untersuchungsergebnisse zu der Überzeugung, daß der Sauerstoffmangel des Parenchyms infolge der allgemeinen intrakraniellen Drucksteigerung von geringerer Bedeutung sei als die direkten Druckwirkungen raumfordernder Prozesse.

Bei chronischer Hirndrucksteigerung müssen andere Mechanismen wirksam werden, um die Anoxie des Gehirns zu verhüten, denn eine Blutdrucksteigerung ist bei diesen Kranken gewöhnlich nicht vorhanden. Es schafft hier eine Entquellung der Hirnsubstanz und eine Massenverschiebung vorübergehend Raum. Durch den anhaltenden Druck kommt es zu einer Kompression des Gehirns, einer Verdichtung des Gewebes durch Flüssigkeitsabgabe in die Blutgefäße. Dadurch wird das Hirnvolumen vermindert. Die anwachsende Tension des Schädelhohlraums kann aber auch bei chronischen, drucksteigernden Prozessen einen kritischen Punkt erreichen, wenn es zu einer Kompression der Arterien

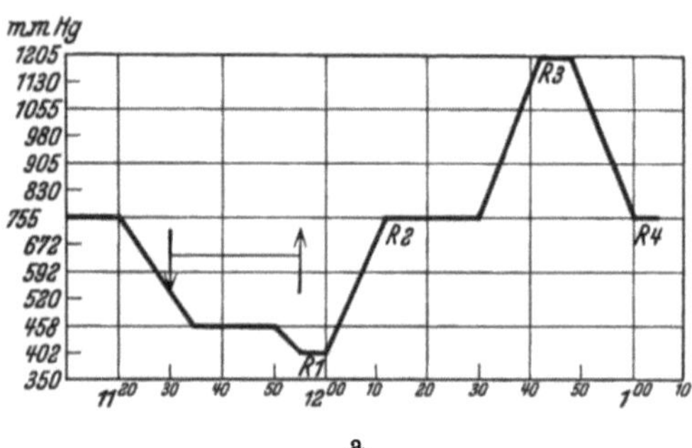

a

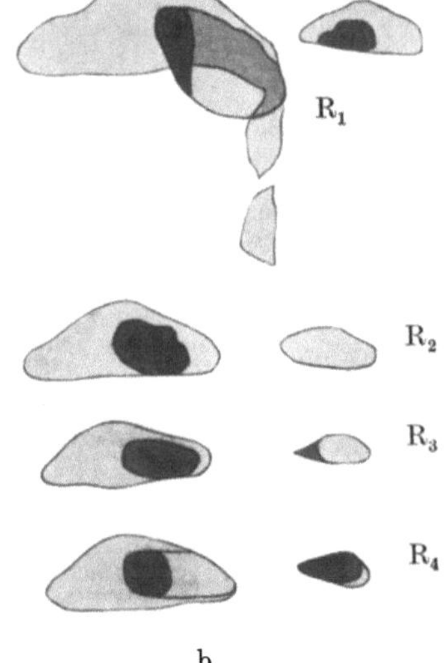

b

Abb. 35a u. b. Darstellung der unterschiedlichen Ventrikelfüllung eines Encephalogramms bei verändertem Atmosphärendruck. a Luftdruckkurve in mm Hg. ↓—↑ bedeutet die Encephalographie. R_1, R_2, R_3 und R_4 bedeuten Röntgenaufnahmen. b R_1 12^{00} Uhr 402 mm Hg, R_2 12^{12} Uhr normaler Druck, R_3 12^{42} Uhr 1205 mm Hg, R_4 1^{00} Uhr normaler Druck. (Nach SCHALTENBRAND.)

in einem umschriebenen Teil des Gehirns kommt, denn bei dem hohen Sauerstoffbedürfnis des Hirnparenchyms tritt der Erstickungstod der Nervenzellen schnell ein, und die Zellsubstanzen mit großen Molekülen zerfallen in kleinmolekulare Stoffe. Der osmotische Druck der so veränderten Hirnsubstanz wächst stark an, und es wird Wasser eingelagert, es entsteht eine Hirnschwellung, die einen Circulus vitiosus einleitet.

Die Massenverschiebung und Verformung des Gehirns, das Ausfüllen der Liquorräume ermöglicht eine Weile die Kompensation bedrohlicher, in einer bestimmten Richtung sich ausbreitender, raumfordernder Prozesse im Schädel. Für diesen Vorgang prägte SPATZ den Ausdruck „Zisternenverquellung“. Den Raumgewinn durch diese Zisternenverquellung und Ventrikelkompression schätzt man auf etwa 30—40 cm^3. Das Einpressen des Kleinhirns in das Foramen magnum und die Kompression des Aquaeductus durch den Druck des Tentoriums können jedoch sehr schnell diesen Raumgewinn durch die Stauung des Liquorabflusses zunichte machen und den tödlichen Ausgang durch Atemstillstand und Hyperthermie herbeiführen.

Die Zunahme der Hirnmasse aber hat wahrscheinlich noch einen weiteren drucksteigernden Effekt, der über die Verkleinerung der liquorresorbierenden Fläche geht, auch wenn der Weg für den Liquorabfluß aus den Ventrikeln noch nicht verlegt ist. Der größte Teil des Liquors fließt über den subarachnoidalen, cerebralen Liquorraum ab. Wird dieser durch eine Vergrößerung der Hirnmasse verlegt, bleibt nur noch der spinale Abflußweg übrig, der dann wahrscheinlich bei vermehrter Liquorbildung die Resorption des Liquors nur noch bei erhöhtem Druck bewerkstelligen kann. Aus experimentellen Beobachtungen von Fog, Rasch und Stürup sowie Säker u. a. ist die Resorptions- oder Abflußgeschwindigkeit des Liquors oder der einfließenden physiologischen NaCl-Lösung in den Liquorraum vom Liquordruck abhängig. Je höher der Druck, um so größer der Abfluß, bzw. der Einlauf der NaCl-Lösung.

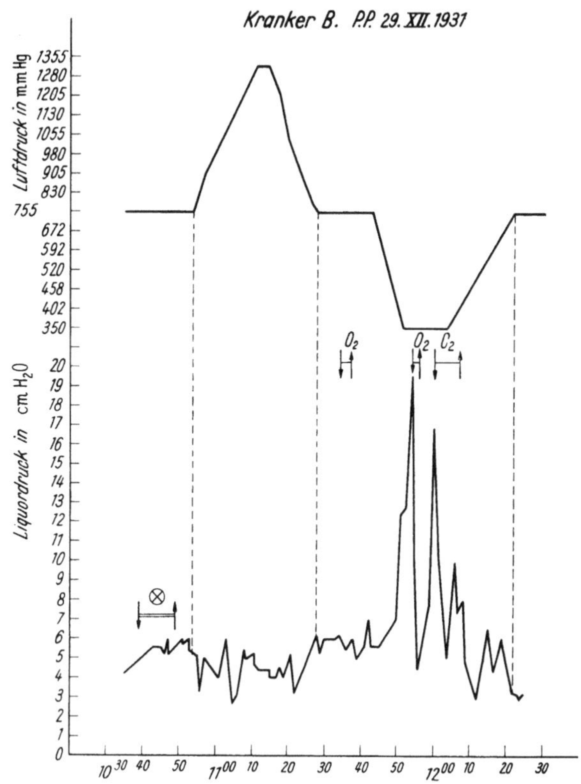

Abb. 36. Beziehung zwischen Luftdruck, Sauerstoffdruck und Liquordruck bei einem Kranken mit progressiver Paralyse. Oben Luftdruck in mm Hg, unten Liquordruck in cm Wasser. Eine Erhöhung des Atmosphärendrucks auf 1320 mm Hg hat keinen Einfluß auf den Liquordruck. Eine Erniedrigung des Atmosphärendrucks auf 350 mm Hg bewirkt einen starken Anstieg des Liquordrucks, der durch Sauerstoffgabe (O_2) unterbrochen werden kann. Sauerstoff bei normalem Luftdruck hatte keinen Einfluß auf den Liquordruck. (Nach Schaltenbrand.)

Abnorm niedere Liquordruckwerte sind schon lange bekannt, es wurde ihnen aber kein diagnostischer Wert beigemessen. Am längsten kennt man wohl den niederen Liquordruck bei Syringomyelie mit den Läsionen im Seitenhorn des Rückenmarks. Wolff konnte auch bei 2 Kranken mit ausgedehnter Sklerodermie abnorm tiefen Liquordruck (4 cm Wasser) messen, ohne daß deshalb nennenswerte Beschwerden, wie sie sonst vom Liquorunterdruck her bekannt sind, bestanden hätten. Chirurgische Eingriffe am Grenzstrang des Sympathicus führen nicht nur zu Veränderungen der Blutversorgung, sondern haben auch einen Einfluß auf den Liquordruck. Kollapszustände während einer Zisternenpunktion führen zu einem schnellen Absinken des Liquordrucks mit Luftaspiration in die Liquorräume des Schädels, wenn die Suboccipitalpunktion im Sitzen durchgeführt wird. Ähnliche Stürze des Liquordrucks sind bei epileptischen Anfällen, die in einer bestimmten Phase zu Gefäßkontraktionen führen, beobachtet worden. Nach unseren Schätzungen der dabei eingedrungenen Luftmenge können beim Erwachsenen Volumenschwankungen im Schädel von etwa 50 cm^3 eintreten. Da man während einer Lumbalpunktion beim sitzenden Erwachsenen etwa 50 cm^3 Liquor ablassen kann, ohne Luft einzublasen, darf man annehmen, daß eine zusätzliche Venen- und vielleicht Capillarfüllung, entsprechend der entnommenen Liquormenge, möglich ist.

XIII. Wirkungen des Luftdrucks auf die Liquorzirkulation.

Schaltenbrand konnte bei seinen Untersuchungen in der Pneumatischen Kammer Liquordrucksteigerungen bei Herabsetzung des Luftdrucks beobachten. Bei Abfall des Luftdrucks bis zu einem Manometerstand von 400 mm Hg konnte Sauerstoffatmung den Anstieg des Liquordrucks beseitigen oder ihm vorbeugen. Jenseits dieser Druckgrenze erfolgte aber ein Liquordruckanstieg, der durch Sauerstoffatmung nicht mehr beeinflußt werden konnte. Eine Steigerung des Luftdrucks bis zu 1350 mm Hg hatte keinen Einfluß auf Liquor- oder Blutdruck, Pulsfrequenz und Pulsamplitude.

Eine in die Ventrikel eingebrachte Luftblase verhielt sich bei Veränderung des Luftdrucks so, als wenn keine Schädelkalotte sie von der atmosphärischen Luft abschlösse.

Sie vergrößerte sich bei abnehmendem bzw. verkleinerte sich bei zunehmendem Luftdruck. Beschwerdefreiheit bestand jedoch nur bei einem ganz bestimmten Atmosphärendruck.

Während des Marokko-Krieges kam es bei Lufttransporten Verwundeter mit offenen Hirnverletzungen bei höherem Aufstieg der Flugzeuge zu Hirnprolapsen, die durch Transporte in Flugzeugen mit gleichbleibendem atmosphärischem Druck vermieden werden konnten. Die Zunahme des Hirnvolumens wird durch 2 Momente bedingt: einmal durch Ausdehnung der eingedrungenen Luft in den inneren Liquorräumen, zum anderen aber auch durch Zunahme der Gefäßfüllung infolge Sauerstoffmangels.

Durch forcierte Atmung gelingt es regelmäßig, den Liquordruck zu senken; da ein erhöhter Sauerstoffgehalt des Blutes diesen Effekt nicht herbeiführt, muß man annehmen, daß die Verminderung der CO_2-Menge im Blut die Venen- und Liquordrucksenkung bewirkt.

XIV. Osmotischer Druck und Liquorzirkulation.

Die Konzentration des Blutes an diffusiblen Substanzen beeinflußt die Liquorproduktion bzw. Resorption, wie schon verschiedentlich erwähnt. Über das hinausgehend aber wird die Ausdehnung der Liquorräume durch die Größenzu- oder -abnahme des Gehirns und der Leptomeninx verändert.

Diese Beziehungen wurden in vielen Versuchen, vor allen Dingen von Weed, später von Schaltenbrand und Bailey u. a. untersucht. Dabei zeigte es sich, daß hypertonische Lösungen, je nach ihrer Konzentration, den Geweben, aber auch dem Liquor Wasser entziehen. Dafür dringt durch Diffusion z. B. Traubenzuckerlösung in die Gewebe ein, was späterhin bei Hirntumoren und Schwellungszuständen des Gehirns zu Komplikationen führen kann. Schaltenbrand und Bailey haben das im Tierversuch sehr eindrucksvoll demonstrieren können, indem sie die eine Carotis einer Katze mit hypertonischer, die andere mit hypotonischer Lösung durchströmten. Die hypotonische Lösung führte zur Vergrößerung der einen, die hypertonische Lösung zur Verkleinerung der anderen Hirnhälfte (Abb. 11a). Zur Entwässerung und Herabsetzung von Hirnschwellungszuständen hat sich, wie Murphy 1936 mitgeteilt hat, besonders gut eine 50%ige Rohrzuckerlösung geeignet, die eine 8 Std anhaltende Diurese erzeugt, ohne in den Liquor oder das Gehirn einzudringen, und vollständig wieder durch den Urin ausgeschieden wird. Murphy hebt hervor, daß mit dieser Methode, die sonst nach Glucoseinjektion auftretende Hirnschwellung vermieden werden könne. Massermann und Haug konnten zeigen, daß die Neubildung des Liquors nach großen Infusionsmengen (500 cm^3 35%ige Traubenzuckerlösung intravenös) erheblich verlangsamt wird. Bei den Infusionen hatte auch die Temperatur der infundierten Flüssigkeiten einen Einfluß auf den Liquordruck. Temperatur unter Körperwärme führt zu einer Senkung, Temperatur über Körperwärme zu einem Anstieg des Liquordrucks.

XV. Hyperliquorrhoe.

Schaltenbrand vertritt auf Grund von Mengenzunahmen mehrerer Liquorbestandteile in verschiedenen Abschnitten des Liquorraums (Ventrikel-, Zisternen-, Lumbalraum) die Ansicht, daß diese Zunahme der Konzentration verschiedener Substanzen durch Zustrom aus dem umgebenden Gewebe entsteht (Abb. 37). Daraus ist abzuleiten, daß bei vergrößerter Zirkulationsgeschwindigkeit die Konzentrationszunahme von Eiweiß, Chlor, Lipoiden und Fermenten (Phosphatase) usw. geringer sein muß als bei durchschnittlicher Geschwindigkeit des Liquorstromes. Man könnte allerdings auch noch vermuten, daß eine Resorption von Liquorwasser zu dem gleichen Phänomen führt. Diese Annahme ist jedoch weniger wahrscheinlich. Für beide Hypothesen aber ist zutreffend, daß eine beschleunigte Zirkulation eine Verminderung, eine verlangsamte eine Vermehrung der Trockensubstanz des Liquors bewirkt. Für die Richtigkeit dieser Ansicht spricht die Beobachtung, daß ein vermehrter Liquorabfluß, durch Punktion z. B., bald zu einer

Verminderung des Liquoreiweißes durch Nachströmen von Ventrikelliquor führt. Da der Liquorabfluß aber unter normalen Bedingungen weitgehend vom Liquorsekretionsdruck

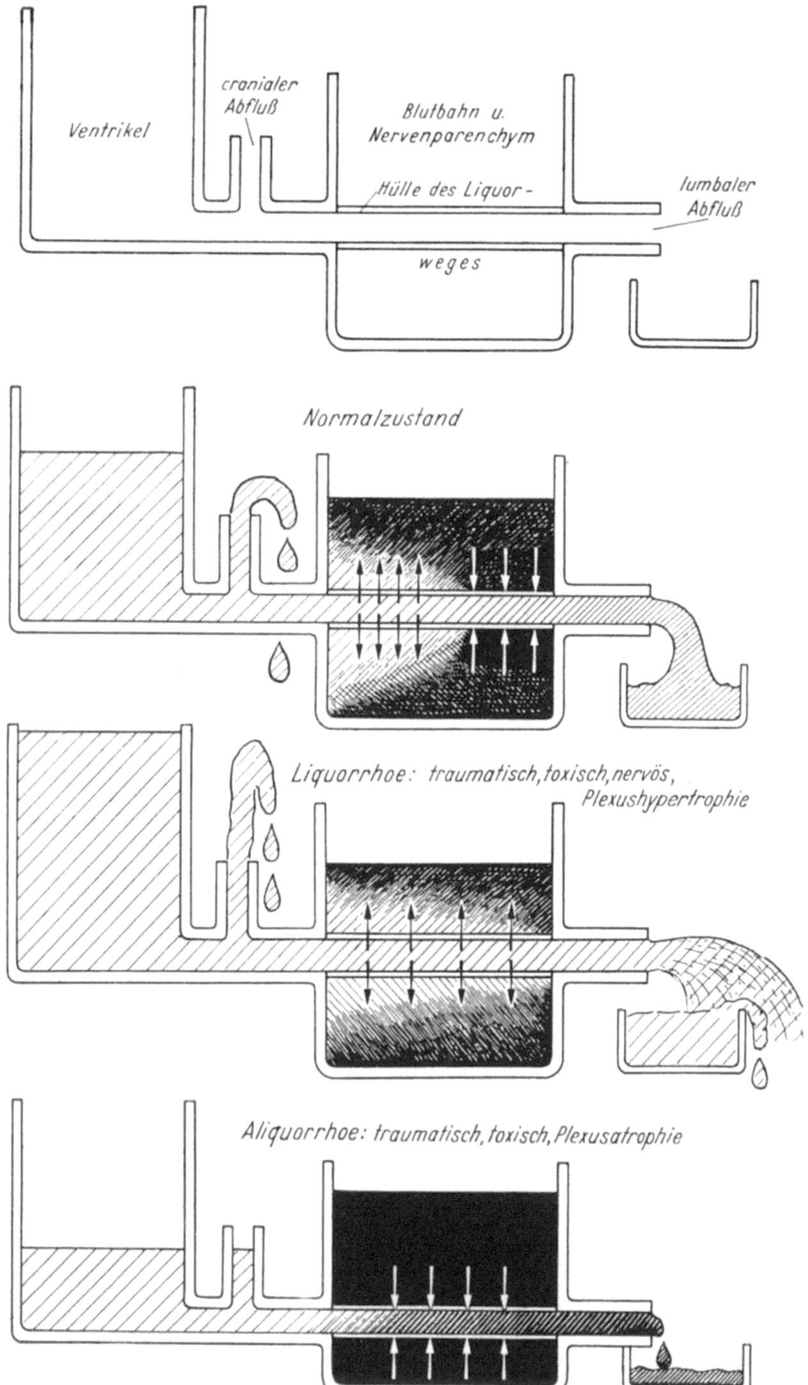

Abb. 37. Die Menge zahlreicher organischer und anorganischer Substanzen ist von der Geschwindigkeit der Liquorströmung abhängig. Bei langsamem Liquorstrom diffundieren größere Stoffmengen in den Liquor als bei schneller Strömung. (Nach SCHALTENBRAND.)

abhängig ist, muß es bei vermehrter Liquorproduktion zu einem subnormalen Liquorbefund kommen, und wir sind berechtigt, wie SCHALTENBRAND vorschlägt, von Hyperliquorrhoe zu sprechen. In Analogie zur Nierenfunktion wird man auch für die Liquorproduktionsänderungen innervatorische Einflüsse, die die Durchblutung steuern, aber auch das Wasserangebot verantwortlich machen müssen. Subnormaler Liquor ist z. B. bei Kranken mit Schädeltraumen, bei vegetativ Stigmatisierten, Epileptikern, vor allem aber bei Hydrocephalus und auch nach Infusion von hypotonischen Lösungen beobachtet worden.

Die Menge des je Tag produzierten Liquors wurde beim Menschen durch direkte Ableitung aus dem Aquaeductus Sylvii von SJÖQVIST mit 520 cm³ gemessen. DANDY u. v. a. m. fanden im Tierversuch etwa eine 4malige Erneuerung des Liquors, was bei einer Übertragung auf die Liquormengen beim Menschen (110—150 cm³) eine annähernd gleiche Zahl ergeben würde.

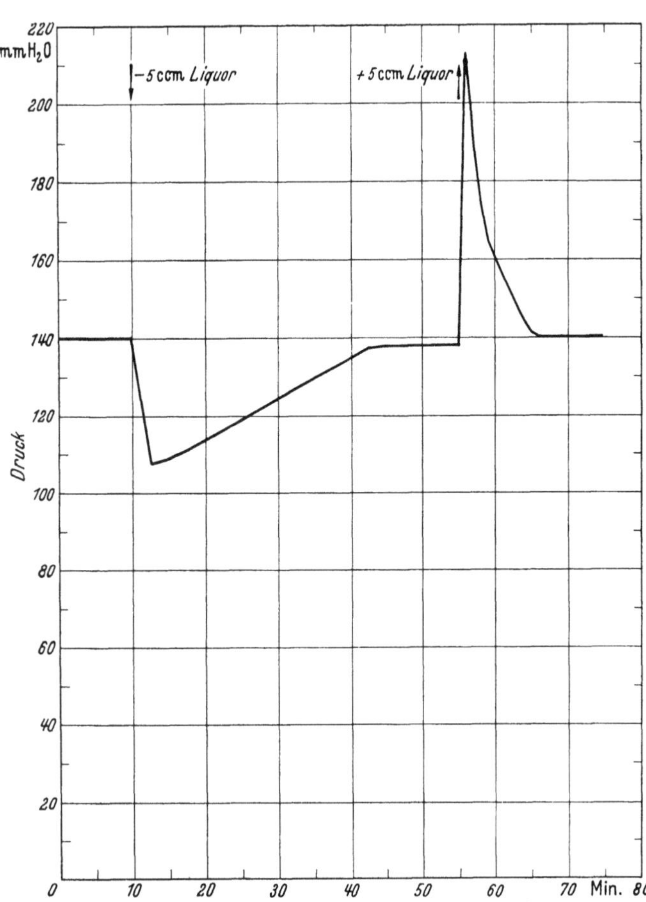

Abb. 38a. Normale Liquordruckkurve bei SCHALTENBRAND-WÖRDEHOFFschem Versuch. Nach Abnahme von 5 cm³ Liquor fällt der Druck um 35 mm und erreicht erst nach 20 min den Ausgangsdruck wieder. Nach Injektion von 5 cm³ Liquor steigt der Druck um 70 mm und fällt etwa nach 10 min wieder zur Norm ab. (Nach SCHALTENBRAND u. WÖRDEHOFF.)

SCHALTENBRAND und WÖRDEHOFF haben in Anlehnung an die HAUGschen Arbeiten ein Verfahren angegeben, mit dem sie über Produktion und Resorption des Liquors klinisch Anhaltspunkte zu gewinnen suchen. Bei der Lumbalpunktion werden nach Einstellung des Ruhedrucks 5 cm³ Liquor entnommen und die Zeit bis zur Wiedererlangung des ursprünglichen Ruhedruckwerts registriert, dann die entnommene Liquormenge reinjiziert und die Zeit notiert bis zum abermaligen Druckausgleich. Die „Sekretionszeit" betrug in Normalfällen 20—40 min, die Resorptionszeit 8—15 min. Dieses Verfahren bringt bei bestimmten Erkrankungen des Liquorsystems aufschlußreiche Abweichungen von der Norm. So war z. B. bei der Blockade der Liquorpassage nicht nur die Sekretion, sondern auch die Resorption hochgradig gestört, wobei der hohe Eiweißgehalt des Liquors wohl von wesentlicher Bedeutung ist. Bei chronischen Entzündungen der Meningen kam es zu einer starken Verlangsamung der Resorptionszeit. Bei Erweiterung der Liquorräume durch atrophische Prozesse des Zentralnervensystems fiel ein nur geringer Liquordruckabfall und -anstieg auf.

Von SÄKER wurde gegen dieses Verfahren Einwände erhoben, die jedoch am wesentlichen vorbeigehen (1. die Stichlochdrainage führe zu störendem Liquorabfluß, 2. die Methode gebe keine direkte, für die Liquorresorption charakteristische Zahl, 3. die Viscosität des Liquor täusche eine Resorptionsstörung vor). Es ist mehr als unwahrscheinlich, daß bei einer Lumbalpunktion bei einmaligem Durchstechen der Dura neben der Kanüle Liquor abfließt, besonders, wenn man die Untersuchung im Liegen durchführt. Den Beweis dafür liefert SÄKER durch seine eigenen Untersuchungen. SCHALTENBRAND und WÖRDEHOFF haben nicht behauptet, daß mit ihrem Verfahren die Liquorproduktion und der Liquorabfluß insgesamt gemessen werden, sondern lediglich, daß mit ihrer Methode Ergebnisse erzielt werden, die durch die Bildung und den Abfluß des Liquors bestimmt werden. Selbstverständlich muß der Eiweißgehalt des Liquors bei diesem Verfahren in Rechnung gestellt werden. Denn ein eiweißreicher Liquor mit „riesigen"

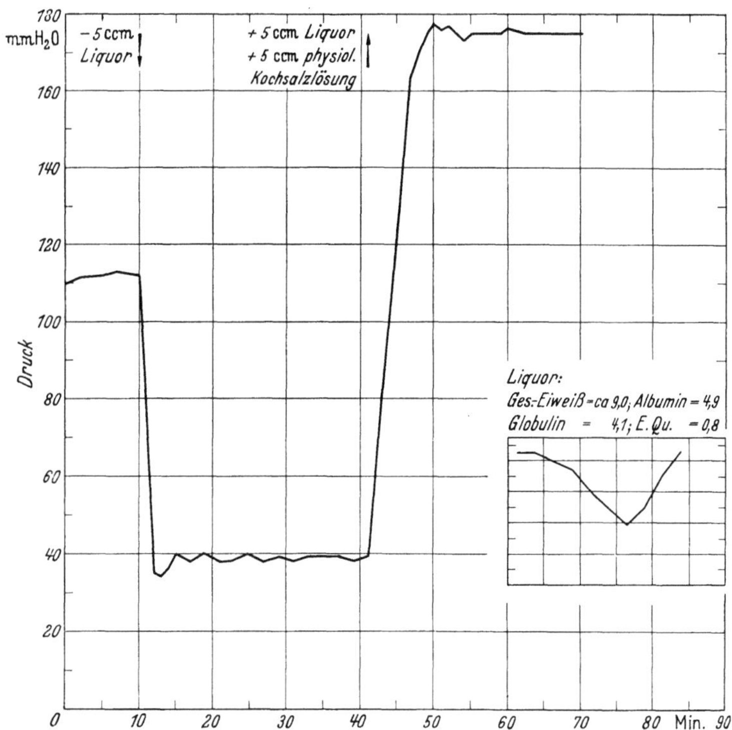

Abb. 38b. Liquordruckkurve beim Blocksyndrom. Abfall des Druckes um 73 mm nach Entfernen von 5 cm³ Liquor. Kein Anstieg des Liquordrucks innerhalb von 40 min. Nach Reinjektion von 10 cm³ Anstieg vom Anfangsdruck aus um 70 mm, ohne Tendenz zum Abfall des Liquordrucks. (Nach SCHALTENBRAND u. WÖRDEHOFF.)

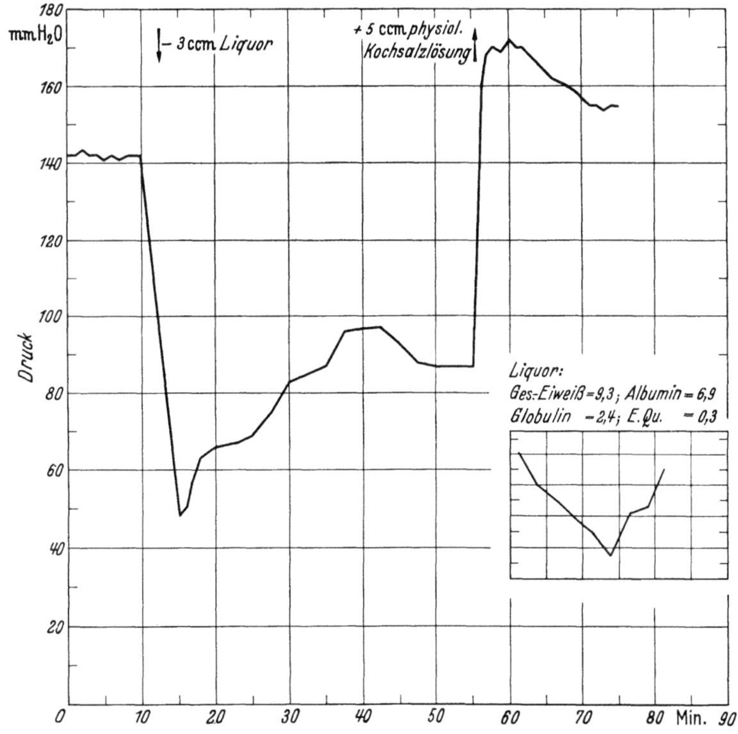

Abb. 38c. Liquordruckkurve bei einer unvollständigen Blockbildung. (Nach SCHALTENBRAND u. WÖRDEHOFF.)

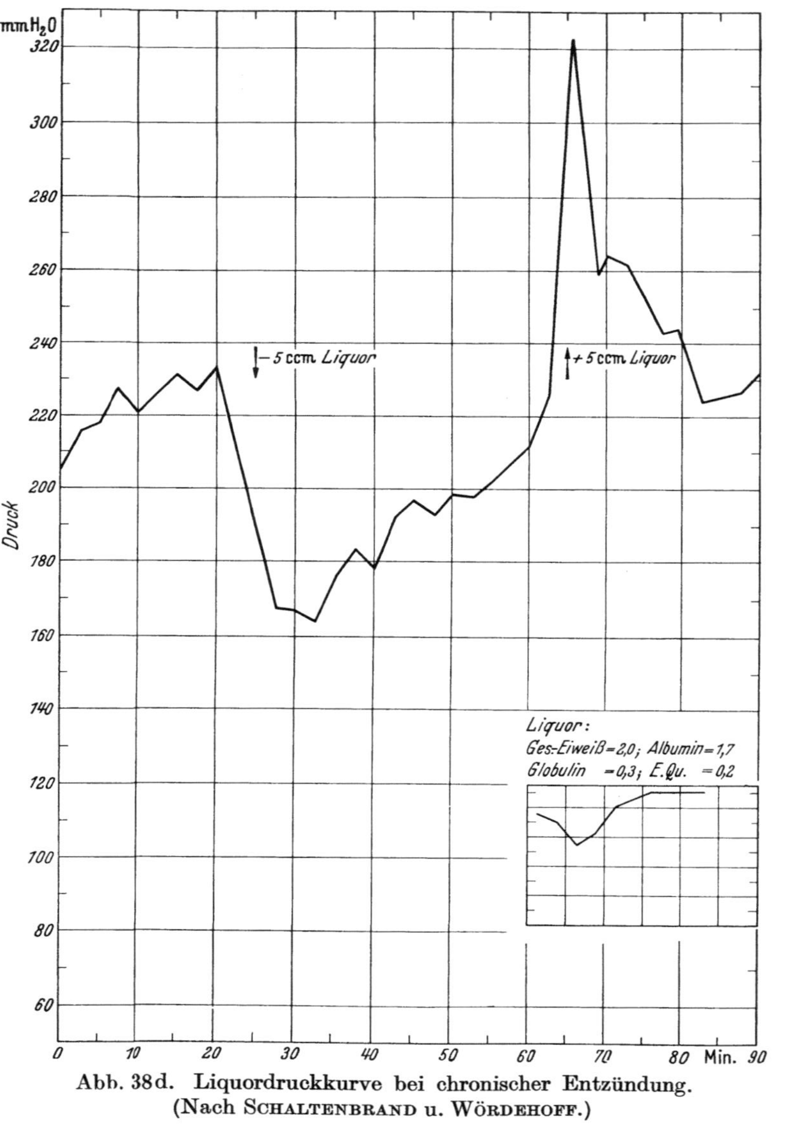

Abb. 38d. Liquordruckkurve bei chronischer Entzündung. (Nach SCHALTENBRAND u. WÖRDEHOFF.)

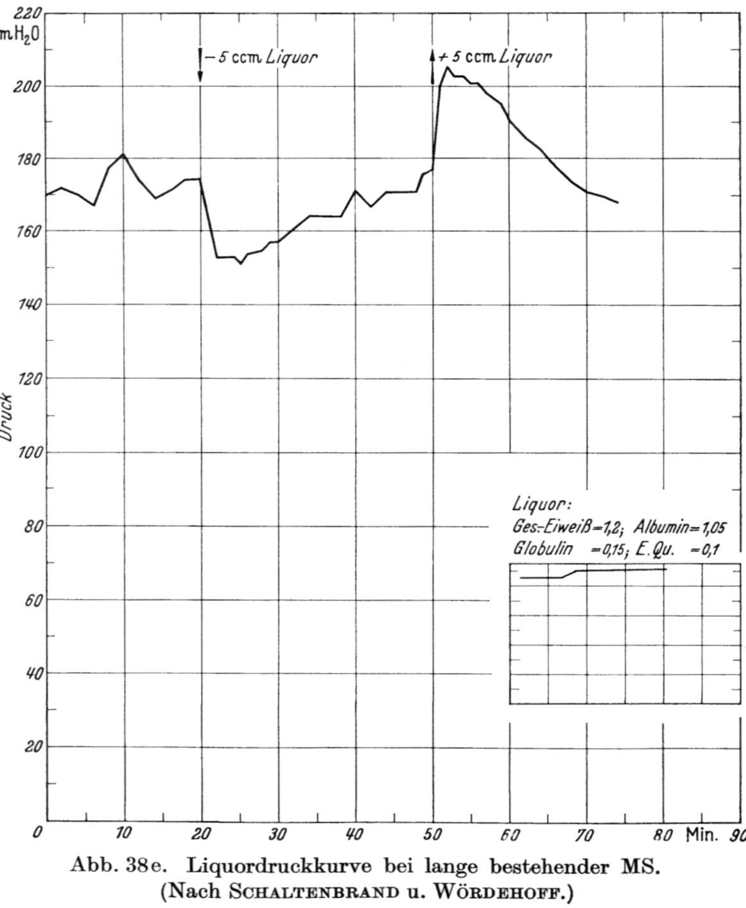

Abb. 38e. Liquordruckkurve bei lange bestehender MS. (Nach SCHALTENBRAND u. WÖRDEHOFF.)

Molekülverbänden, die die Poren der Membranen verstopfen, fließt langsamer ab als eine Flüssigkeit mit kleinen Molekülen. Wenn man etwas an dieser Methode aussetzen will, dann ist es der erhebliche Zeitaufwand, der dieses Verfahren als Routineuntersuchung in der klinischen Praxis nicht empfiehlt.

XVI. Aliquorrhoe.

1. Essentielle Aliquorrhoe.

Es gibt krankhafte Zustände, bei denen die Liquorsekretion vermindert ist oder aufgehört hat. SCHALTENBRAND hat 1940 zum erstenmal über Kranke berichtet, bei denen er eine abnorm verminderte Liquorproduktion annahm, weil 1. der Liquordruck krankhaft vermindetr war und 2. die Liquorzusammensetzung bei diesen Patienten eine erhebliche Vermehrung des Eiweißes und eine Xanthochromie aufwies. Er nannte dieses Syndrom Aliquorrhoe. Andere bezeichneten es nach ihm als Hypoliquorrhoe. Dieses

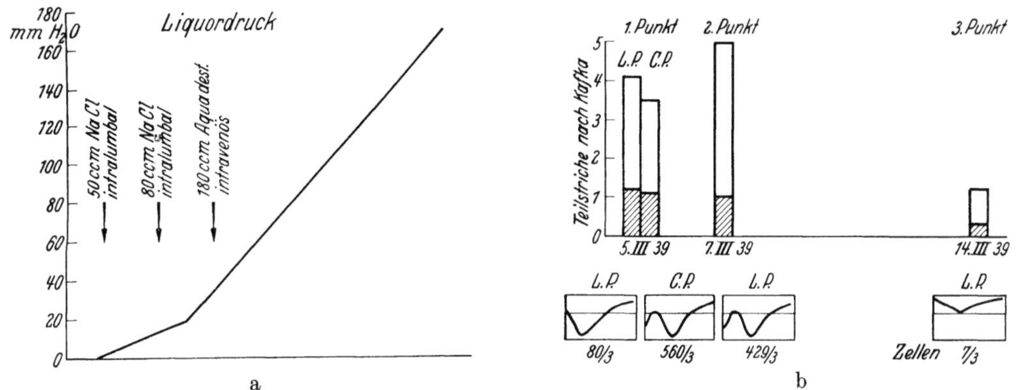

Abb. 39a u. b. Liquordruckkurve und dazugehörige Liquorbefunde bei einer Patientin mit Aliquorrhoe. Der schraffierte Anteil der Säulen stellt den Globulinwert dar, die weiße Säule den Gesamteiweißwert. Zellzahl und Eiweißwert sind zur Zeit des abnorm niederen Liquordrucks erheblich erhöht. (Nach SCHALTENBRAND.)

Krankheitsbild ist nicht häufig. Die Patientinnen SCHALTENBRANDs, die im 3. Jahrzehnt standen, sind im Verlauf von 3 Jahren zur Beobachtung gekommen. Es entwickelte sich bei ihnen ohne bekannte Ursache ein Liquorunterdrucksyndrom. Wir haben 1952 eine Patientin beobachtet, die nach einer Fehlgeburt mit einer Hypotension erkrankte und halten es daher für möglich, daß Komplikationen während Schwangerschaften bei diesen Frauen eine Rolle spielen können.

Die Beschwerden beim Liquorunterdrucksyndrom bestehen in Kopfschmerzen, die sich bei aufrechter Körperhaltung verstärken, Schwindel, Übelkeit, Erbrechen, Ohrensausen, Nackensteifigkeit und Benommenheit sowie abnorme psychische Verhaltensweisen, depressive oder euphorisch-manische Bilder, wobei jedoch die depressiv-weinerliche Verstimmung nach unseren Beobachtungen häufiger ist. Wenn auch die geschilderten Symptome das Krankheitsbild ausreichend charakterisieren, so kann doch, besonders bei stark benommenen Kranken, eine Liquorpunktion notwendig werden, um eine sichere Abgrenzung gegen eine Meningitis oder ein anderes hypertensionelles Syndrom durchzuführen. Die krankhaften Vorgänge, die mit abnorm niederem Liquordruck einhergehen, kann man in 2 Kategorien einteilen, ohne daß jedoch im Einzelfalle eine Einordnung immer durchführbar ist; 1. kann eine verminderte Liquorproduktion, wie schon ausgeführt, und 2. ein vermehrter Liquorabfluß, z. B. durch Verletzung der Dura, zur Hypotonie führen. Da aber ein vermehrter Liquorabfluß auch seinerseits wahrscheinlich zu verminderter Liquorproduktion führen kann, ist eine Trennung dieser Ursachen dann nicht mehr möglich. Vegetative Innervationsstörungen können ein hypotensionelles Syndrom erzeugen, wie es bei Syringomyelie bekannt ist, und wie es WOLFF bei fortgeschrittenen Fällen von Sklerodermie festgestellt hat. Auch marantische und ausgetrocknete Kranke haben gewöhnlich einen abnorm niederen Liquordruck. Doch unterscheiden sich diese Patienten von denen mit akut entstehender Hypotonie durch ihre verhältnismäßig geringen subjektiven Beschwerden. Posttraumatische Liquorhypotensionen stehen zahlenmäßig an der Spitze, wenn wir die Lumbalpunktion auch als Trauma ansehen wollen. Es folgen dann die postoperativen hypotensionellen Zustände, besonders bei Kindern, bei denen Operationen der hinteren Schädelgrube den Liquorabfluß wieder in Gang brachten.

2. Hypotension bei subduralem Hämatom.

Das subdurale Hämatom oder die Pachymeningiosis haemorrhagica gehen ebenfalls häufig mit abnorm niederem Liquordruck und entsprechenden Liquorveränderungen einher. Bei der Entstehung der beiden letztgenannten Krankheitsbilder hält WOLFF die *Liquorhypotension* für eine der wichtigsten Ursachen. Und zwar wegen der schon genannten Beziehungen zwischen Liquordruck und Venenfüllung, da auch ohne traumatische Verletzungen (Brückenvene) Diapedesisblutungen bei stark reduziertem Liquordruck nach seiner Auffassung zu einem subduralen Hämatom führen können. Damit lassen sich dann auch die schichtweisen oder periodischen Blutungen erklären, die nach aufrechter Körperhaltung entstehen und während der Bettruhe wieder zum Stillstand kommen, denn bei Horizontallage vermindert sich der Sog im Schädelhohlraum. WOLFF glaubt, den in letzter Zeit häufig vorwiegend frontalen Sitz der subduralen Hämatome auf die Entwicklung der Blutansammlung während der Rückenlage des Kranken zurückführen zu müssen und die parietale Lokalisation auf eine Entwicklung des Hämatoms in aufrechter Haltung oder Seitenlage. Das subdurale Hämatom dürfte eine spezifische Erkrankung des Menschen oder der Wirbeltiere mit aufrechtem Gang sein, und zwar wegen der dadurch herbeigeführten Begünstigung des Auftretens besonders tiefen Liquordrucks im Schädelhohlraum. Bei Kranken ohne stärkere pathologische Liquorveränderungen konnten wir verschiedentlich bei Liquordruckwerten von etwa -15 bis -20 cm H_2O Blutungen in den Liquor beobachten, die sofort aufhörten, wenn der Druck auf ± 0 ausgeglichen wurde. Bei älteren Menschen mit subduraler Blutung kann auch nach operativer Entfernung des Hämatoms ohne entsprechende Therapie die Hirnentquellung viele Tage bestehenbleiben. Die Liquorveränderungen beim subduralen Hämatom und der Pachymeningiosis haemorrhagica interna bestehen oft in Gelbfärbung und Eiweißvermehrung mit entsprechenden Kolloidkurven, während die Zellzahl kaum vermehrt ist. Eine *subdurale Liquoransammlung*, ein sog. Hydrom, kann klinisch fast mit den gleichen Zeichen einhergehen wie das subdurale Hämatom. Ein Zusammenhang zwischen chronischem subduralem Hämatom und Liquorunterdruck muß angenommen werden, da das subdurale Hämatom die Hypotension unterhält, denn nach operativer Beseitigung der Blutansammlung werden kaum Rezidive beobachtet. Daß bei sehr vielen subduralen Hämatomen eine Stauungspapille auftritt, spricht nicht gegen diese Auffassung, denn bei Rückkehr der normalen Liquorproduktion und Abklingen der Hirnentquellung muß die Blutansammlung sich wie ein Tumor auswirken.

3. Posttraumatische Hypotension.

Diese Störung ist vor allen Dingen von französischen Autoren (LERICHE, DELANNOY, DEMAREZ) sowie SPROCKHOFF u. a. beschrieben worden. Auch wir haben solche Kranke beobachtet, bei denen mit und ohne Blutungen in den Liquorraum posttraumatisch Hypotensionen aufgetreten waren, und bei denen das Krankheitsbild durch eine entsprechende Therapie (Infusion hypotonischer Lösungen) sich schnell günstig beeinflussen ließ. Die Zahl der Schädelverletzten, bei denen eine Hypotension auftritt, wurde sehr unterschiedlich angegeben und schwankte zwischen 10—22%. WANKE konnte zeigen, daß bei vielen dieser Kranken mit posttraumatischer Hypotension eine erhebliche Diurese besteht, die geeignet ist, die Hypotension zu erzeugen oder zu verschlimmern. Da die posttraumatische Hypotension eine der häufigsten Formen des Liquorunterdruckes ist, wird es verständlich, daß bei gleichzeitig auftretenden Venenverletzungen im Schädelhohlraum sich dadurch subdurale Hämatome entwickeln können. Lumbalpunktionen können zu einer rapiden Verschlechterung des Zustands führen. Es ist daher die Zisternenpunktion bei derartigen Patienten vorzuziehen.

4. Postpunktioneller Meningismus.

1909 hat G. Hosemann zum erstenmal festgestellt, daß Beschwerden nach Lumbalanaesthesie bei der überwiegenden Mehrzahl der Kranken durch einen abnorm niederen oder negativen Liquordruck hervorgerufen werden. Bei 80 Kontrollpunktionen fand er 66mal erniedrigten und nur 14mal erhöhten Liquordruck. Bei den Untersuchungen von Hosemann handelte es sich aber immerhin um Patienten, bei denen Injektionen in den Liquorraum vorangegangen sind, und Injektionen, gleichgültig welcher Art, gehen mit einer meningealen Reizung einher, die zu einem meningitisähnlichen Bilde führen können. Kontrollpunktionen bei postpunktionellen Kopfschmerzen, die wir durchführten, ergaben überhaupt keine Liquordrucksteigerungen, im Gegensatz zu anderen Autoren (Moschik de Reya u. v. a.), die nach einem kurzen Intervall von 24 Std Liquordrucksteigerungen feststellten. Am tiefsten sind die Liquordruckwerte bei Patienten mit postpunktionellem Meningismus, die nach der Punktion keine Bettruhe eingehalten haben. Um negative Druckwerte messen zu können, wird die Kontrollumbalpunktion im Sitzen vorgenommen und dann erst der Patient horizontal gelagert. Beim sitzenden Kranken findet man keine negativen Druckwerte bei der Lumbalpunktion. Es fließt regelmäßig Liquor in das Manometer während der Punktion ein. Bei Patienten mit postpunktionellem Meningismus, die längere Zeit vor der Kontrollpunktion im Bett gelegen haben, fanden wir auch regelmäßig eine Verminderung des Liquordrucks gegenüber dem Wert bei der ersten Punktion, der jedoch viel geringer war (6—8 cm Wasser) als bei Kranken, die außer Bett waren. Charakteristisch war bei den Patienten, die Bettruhe eingehalten hatten, daß während der Kontrollpunktion durch Liquorentnahme von etwa 3—4 cm^3 der Liquordruck schnell auf sehr niedere Werte abfiel, im Gegensatz zu dem Liquordruckabfall während der ersten Punktion. Durch Pressen oder veränderte Lagerung des Kopfes kommt es bei diesen „Bettlägerigen“ schnell zu einem Nachfließen des Liquors und zu einem Druckanstieg. Aus diesem schnellen Liquordruckabfall muß man auf eine Verkleinerung der Liquorräume im Spinalkanal schließen, die durch eine vermehrte Venenfüllung, vielleicht aber auch durch ein Ödem der Rückenmarkshäute und des Zentralnervensystems entstehen kann. Daß die Ursache des postpunktionellen Unterdrucks die „Stichlochdrainage“ ist, haben viele Autoren und letzthin Säker wieder gezeigt Die Ursache der Beschwerden wird auf ein Mißverhältnis zwischen Liquormenge und Gefäßfüllung zurückgeführt. Hemmer konnte elektroencephalographisch zeigen, daß der Liquorunterdruck auch zu einer Funktionsstörung des Gehirns führt, die durch ein Ödem oder eine Durchblutungsänderung zustande kommen kann. Abb-Rhüsen beobachtete einen hypotensionellen Zustand nach intralumbaler Tetanusseruminjektion.

Die Behandlung des hypotensionellen Syndroms läßt sich durch strenge Bettruhe mit Tieflagerung des Kopfes, durch Medikamente mit durchblutungsändernder Wirkung (Sympathicomimetica, Hydergin, Ronicol, Coffein, Desoxycorticosteron) durchführen. Ja, es wurde sogar Cortison und ACTH angewendet. Bei stärkeren Störungen kommt man damit oft nicht zum Ziel, dagegen erreicht man häufiger durch eine Infusion von $1^1/_2$—2 Litern $^1/_2$%iger Kochsalzlösung intravenös bzw. mit einer direkten Auffüllung der Liquorräume mit körperwarmer physiologischer Kochsalzlösung oder Luft durch Suboccipitalpunktion eine Beseitigung des Syndroms. In letzter Zeit wurden auch epidurale Injektionen angeblich mit Erfolg verwendet. Die Kochsalzlösung soll körperwarm verabfolgt werden, weil sie sonst, intrathecal eingespritzt, heftige Schmerzen verursacht. Nach Zisternenpunktionen kommt es infolge des geringeren Liquordrucks in diesem Abschnitt des Spinalkanals und der derberen Beschaffenheit der Dura in diesem Bereich zu keiner Liquordrainage und daher zu keinem postpunktionellen Meningismus.

XVII. Übertritt von Substanzen aus dem Blut in den Liquor und das Gehirn und umgekehrt.

1. Blut-Liquorschranke.

Für die Durchführung einer antibiotischen oder chemischen Behandlung von Infektionskrankheiten des Zentralnervensystems und der Meningen ist es von Bedeutung, in welchem Ausmaß Medikamente bakteriostatischer Wirkung aus dem Blut in den Liquorraum, in die Meningen und in das Gehirn übertreten. Untersuchungen mit Farbstoffen von Goldmann mit Trypanblau, von Walter mit Bromsalzen und von Ehrlich und Kafka mit Uranin sowie Eichhorn und Mitarbeitern mit Salicylsäure zeigten, daß die Konzentration dieser Substanzen im Blut wesentlich höher als im Liquor war, bzw. daß bestimmte Farben überhaupt nicht in den Liquor übertraten. Normalerweise finden sich im Liquor auch keine hämolysierenden Eiweißkörper und kein Komplement. Sie gelangen nur unter krankhaften Zuständen mit gesteigerter Permeabilität aus dem Serum in den Liquor. Man sprach deshalb von einer Blut-Liquorschranke. Schaltenbrand und Bailey, sowie Spatz legen auf Grund ihrer Versuche die Blut-Liquorschranke und Blut-Hirnschranke in die Intima der Gefäße, ohne der Membrana limitans gliae dabei entscheidende Bedeutung beizumessen. Diese Auffassung wird heute von den meisten Autoren geteilt. Niessing zeigte mit seinen sorgfältigen histologischen Untersuchungen, daß die Capillaren des Gehirns keine geschlossene Membrana limitans gliae besitzen und die anliegenden Astrocyten infolge ihres aktiven Formenwandels nur wechselnden Kontakt mit den Capillarwänden haben. Moran konnte jedoch letzthin mit Hilfe elektronenmikroskopischer Bilder eine zweite, um das Endothel der Capillaren liegende Membran darstellen, die als geschlossene Membrana limitans gliae angesehen werden muß. Schaltenbrand und Bailey haben aus theoretischen Erwägungen, die sie an die Ergebnisse ihrer einschlägigen Versuche knüpften, eine derartige Gefäßhülle schon vermutet. Die Frage bleibt noch offen, ob der Blut-Liquorschranke bzw. der Blut-Hirnschranke eine besondere Rolle innerhalb der Permeabilität der Gefäße überhaupt zukommt. Der Übertritt von gelösten Substanzen aus dem Blut in den Liquor entspricht weitgehend der Donnan-Regel. Auch bei dem Übertritt von Substanzen aus dem Blut ins Gehirn dürften ähnliche Bedingungen bestehen, die jedoch der Untersuchung bisher weniger gut zugänglich waren. Allgemeine Gesetzmäßigkeiten lassen sich nicht aufstellen, doch spielen Form und Größe des Moleküls sowie seine elektrische Ladung für die Permeabilität von Substanzen eine entscheidende Rolle. Große, elektrisch negativ geladene Moleküle gelangen nach Broman schlecht durch die „Schranke“.

Demme, Burkhard u. a. konnten nachweisen, daß z. B. Coliphagen aus dem Blut in den Liquor übergehen, während Subtilisphagen (Burkhard) dieses schon nicht mehr tun. Mit der Walterschen Brommethode, wie auch mit den anderen genannten Methoden wurde ein sog. Quotient, das Verhältnis zwischen Bromgehalt (BrNa) des Serums und des Liquors festgestellt, der normalerweise 2,9—3,5 betragen soll. Der Quotient kann bei krankhaften Störungen der Permeabilität kleiner werden, so daß der Bromgehalt des Blutes und des Liquors nur geringere Unterschiede aufweist. Bei Meningitis und anderen entzündlichen Erkrankungen, insbesondere aber auch Intoxikationen (Pseudourämien, Urämie) steigt die Durchlässigkeit der Gefäße.

Während die Brom- und Farbmethoden von mehr theoretischem Interesse sind, zeigten nun die Behandlungsversuche mit Salvarsan, Sulfonamiden und anderen bakteriostatischen Substanzen (Antibiotica) sehr unterschiedliche Übertrittsverhältnisse in den Liquor, was allerdings auf den therapeutischen Effekt keine entscheidende Auswirkung hat. Zum Beispiel ist die Wirkung des Salvarsans bei der Lues des Nervensystems gut, ohne daß nennenswerte Mengen im Liquor nachzuweisen waren. Man konnte jedoch mit dem Liquor salvarsanbehandelter Kranker einen leptospirociden Effekt nachweisen, während gewöhnlicher Liquor diese Eigenschaften nicht haben soll. Das gleiche gilt für Penicillin und Streptomycin. Das Penicillin-G-Diäthylaminoäthylesterhydrojodid (Pulmo 500) diffundiert jedoch, wie SCHIMMEL und Mitarbeiter gezeigt haben, in 10fach größerer Menge in den Liquor als Penicillin G. Es scheint die Konzentration in den Geweben für die Wirkung dieser Bacteriostatica von größerer Bedeutung zu sein als ihre Konzentration im Liquor. Trotzdem gehört einem Medikament mit gleicher bakteriostatischer Wirkung der Vorzug, das in größerer Menge in den Liquor übertritt.

Wenn von einer Schrankenfunktion im eigentlichen Sinne nur bei einem Übertritt von Substanzen aus dem Blut in den Liquor und ins Zentralnervensystem gesprochen werden kann, hat die Wanderung gelöster und kolloider Stoffe aus dem Gehirn in den Liquor und aus dem Liquor ins Gehirn auch klinisches Interesse. Die klassischen Versuche GOLDMANNs z. B. mit Trypanblauinjektionen in die Blutbahn zeigten keine Färbung des Gehirns, geringe Färbung des Liquors und Anhäufung des Farbstoffes im Plexus chorioideus. Zum Nachweis von Liquorpassagestörungen und abnormen Resorptionsverhältnissen des Liquors werden eine Reihe von Substanzen in den Liquor eingespritzt und ihr Durchtritt bzw. ihre Ausscheidung geprüft. Der FÖRSTERschen Resorptionsprobe mit Jodkali sind mit Recht von verschiedener Seite Unzuverlässigkeiten vorgeworfen und ihre Brauchbarkeit angezweifelt worden. Sie hat aber immer noch eine Bedeutung zur Feststellung der freien Liquorpassage nach Injektion in die Hirnkammern. Zu dem gleichen Zweck wurden Indigocarmin, Methylenblau, neutrale Phenosulfophthaleinlösung und Streptomycin verwendet. Passagestörungen lassen sich mit ausreichender Sicherheit jedoch nur mit corpusculären Farbstoffen nachweisen, weil sie nicht resorbiert werden und somit auf dem Blutwege nicht unterhalb des Stops in den Liquor gelangen können. Sie verstopfen jedoch, in größerer Menge angewendet, die Liquorabflußwege.

2. Untersuchungen der Blut-Hirn-, Blut-Liquor- und Liquor-Hirnschranke mit Hilfe der Isotopen.

Mit Hilfe der radioaktiven Elemente kann man die Permeabilität verschiedener Substanzen, z. B. Natrium^{24}, Phosphor^{32}, Schwefel^{35} in Form von Aminosäuren und Jod^{131} sowie Brom^{82} in den verschiedenen Abschnitten des Zentralnervensystems nachweisen. So konnte unter anderen H. J. CROW in Hundeversuchen radioaktives Natrium auf seinem Wege nach intravenöser Injektion in das Nervensystem und den Liquor sowie die Muskulatur verfolgen. Er zeigte, daß Plasma und Muskulatur etwa im gleichen Ausmaße radioaktives Jod schon unmittelbar nach der Injektion enthalten, so daß eine Schranke zwischen Blutgefäßen und Muskulatur praktisch nicht vorhanden ist. Dagegen war im Zisternenliquor erst nach etwa 20 Std die gleiche Menge radioaktiven Natriums wie im Blut nachweisbar. Im lumbalen Liquor fand sich erst nach etwas längerer Zeit ein Ausgleich des Natriums mit dem des Plasmas. Im Hirnstamm und der Hirnrinde war ebenfalls innerhalb 20 Std der gleiche Wert wie im Plasma erreicht. Die größte Menge des radioaktiven Elements fand sich im Ventrikelliquor und durch Diffusion aus diesem im Hirnstamm und den periventrikulären Abschnitten des Hirnparenchyms. Ein Teil des radioaktiven Natriums im Hirnstamm kommt aus dem Liquor. Dieses konnte CROW dadurch beweisen, daß nach Ableiten des Liquor mit einer Sonde aus dem Aquaeductus Sylvii sich die radioaktive Natriummenge im Hirnstamm erheblich verminderte. Im übrigen erreicht das Natrium durch die Capillaren der Hirnsubstanz die Nervenzellen.

Untersuchungen von COHN, GAITONDE und D. RICHTER mit Schwefel^{35} enthaltenden Methionin nach intraperitonealer und nach intracisternaler Injektion bei Ratten zeigten, daß nach Injektion in den Liquorraum das Rattengehirn mehr Schwefel aufgenommen hatte als nach intraperitonealer Gabe. Im übrigen war jedoch die Verteilung des radioaktiven Schwefels im Gehirn von der Injektionsweise weitgehend unabhängig. WALLACE und BRODIE beobachteten nach Injektion von Brom und Jod und SWEET von radioaktivem Chlor, daß die Anionen unabhängig von ihrem Vorhandensein im Liquor durch die *Capillaren in das Hirnparenchym gelangen*. GRÖNTOFT zeigte in Kaninchenversuchen, daß der radioaktive Phosphor entsprechend der Vascularisation in unterschiedlicher Menge von den einzelnen Hirnabschnitten aufgenommen wird. Bei Berücksichtigung der Durchblutung konnte er zeigen, daß in den basalen Ganglien sowohl bei erwachsenen als auch bei jugendlichen Tieren etwas weniger Phosphor eingelagert war als in den übrigen Hirnabschnitten. Außerdem stimmten die Phosphormengen in den einzelnen Hirnabschnitten bei den neugeborenen Tieren mit denen der alten Tiere nicht vollkommen überein, doch war bei den Neugeborenen die Permeabilität nur wenig größer.

Auch hinsichtlich der Strömung und der Resorption des Liquors sind Isotopenuntersuchungen durchgeführt worden. Es berichteten EICHLER, LINDER und SCHMEISSER über Versuche am Hund mit radioaktivem Natrium, das sie lumbal injizierten. Die Autoren glauben auf Grund ihrer Beobachtungen eine kranial gerichtete Strömung des Liquors nachgewiesen und damit eine lumbale Liquorproduktionsstätte aufgefunden zu haben. Dieser Mitteilung wurde von BECKER u. a. mit Recht widersprochen, indem er dieser Auslegung der Versuchsergebnisse die Feststellungen, die mit Hilfe von corpusculären Farbstoffen (Tusche) gemacht worden sind, entgegenhielt.

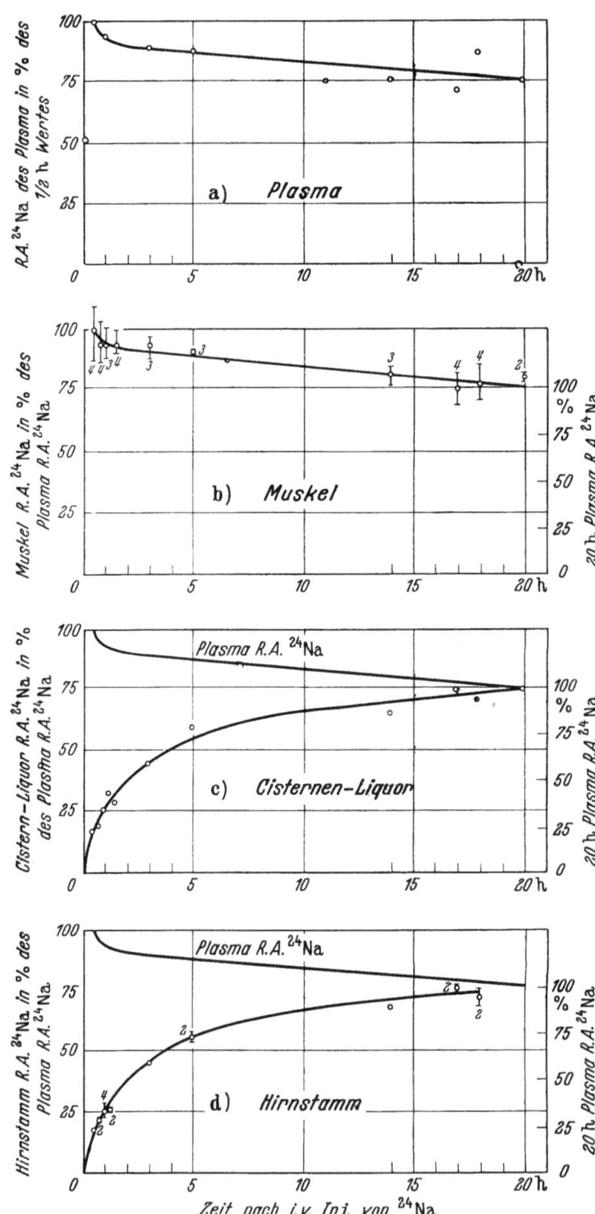

Abb. 40a—d. a Radioaktives Natrium im Plasma nach intravenöser Injektion nach CROW. b Radioaktives Natrium im Muskel nach intravenöser Injektion. c Radioaktives Natrium in Plasma und Zisternenliquor nach intravenöser Injektion. d Radioaktives Natrium in Plasma und Hirnstamm nach intravenöser Injektion.

Über die Verteilung radioaktiver Brom-, Natrium- und Phosphormengen im Liquor haben HOWARD und KOPPER Untersuchungen angestellt. Letzthin berichtete EICHHORN über Versuche mit radioaktivem Jod, die er am Menschen durchführte. Übereinstimmend mit ALOV, der allerdings mit corpusculären Farbstoffen gearbeitet hatte, kam EICHHORN zu der Überzeugung, daß eine aktive Liquorströmung mit Ausnahme der durch die Sekretion und Resorption bedingten Liquorbewegung nicht bestehe. Die Ausbreitung des radioaktiven Jodes im Liquorraum erfolge lediglich durch Diffusion. Die Kontrolle der Liquorresorption in die Blutbahn gelang mit Hilfe der Isotopen recht gut. Schon nach sehr kurzer Zeit (1—5 min) konnte das Jod im Venenblut und in der Schilddrüse nachgewiesen werden. 24—26 Std nach intrathecaler Injektion war das isotrope Jod aus dem Liquor verschwunden.

XVIII. Hydrocephales Syndrom.

Zu mehr oder weniger starken Erweiterungen der Liquorräume kommt es nicht nur bei Verlegungen der Liquorabflußwege aus den Ventrikeln (Foramen Monroi, Aquaeductus Sylvii, Foramen Magendi usw.), wie sie durch Tumoren, aber auch Entzündungen, z. B. bei Ependymitis, auftreten können, sondern vor allem auch bei Verlegung der peripheren Abflußwege des Liquors durch Ausscheidungen von Fibrin bei Blutungen in den Liquorraum usw. Eine vorübergehende Behinderung des Liquorabflusses kann auch bei hohem Eiweißgehalt (SCHALTENBRAND) zustande kommen. WEED hat schon auf diese Zusammenhänge hingewiesen. Er konnte zeigen, daß durch Einbringen von grobdispersen Substanzen (Tusche) die Liquorabflußwege verstopft werden können, und daß dann dadurch ein Hydrocephalus entsteht. Außer der Verlegung der Liquorabflußwege führen alle Hirnerkrankungen, die zu einem Gewebeschwund Anlaß geben, zu einer Erweiterung des Ventrikelsystems, jedoch ohne Zeichen einer Liquorpassage- oder Liquorresorptionsstörung. WOLFF hat erhebliche Bedenken gegen die Annahme eines Hydrocephalus hypersecretorius, da eigene Versuche und Versuche anderer immer wieder gezeigt haben, daß Liquordrucksteigerungen durch Injektion auch von größeren Flüssigkeitsmengen in den Liquorraum sehr schnell wieder ausgeglichen werden und erst eine Behinderung des Liquorabflusses bzw. der Liquorresorption länger anhaltende Liquordrucksteigerungen nach intrathecaler Injektion zur Beobachtung brachten.

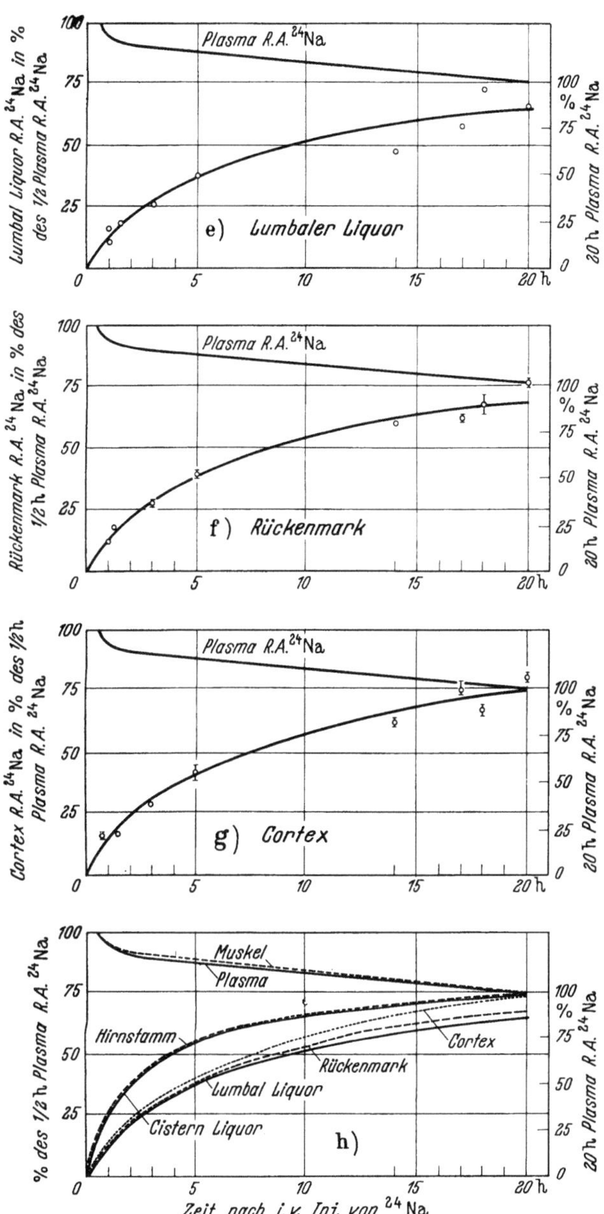

Abb. 40 e—h. e Radioaktives Natrium in Plasma und Lumballiquor nach intravenöser Injektion. f Radioaktives Natrium in Plasma und Rückenmark nach intravenöser Injektion. g Radioaktives Natrium in Plasma und Hirnrinde nach intravenöser Injektion. h Darstellung der bisher aufgestellten Kurven in einem gemeinsamen Koordinatensystem.

Trotzdem gibt es sicher eine echte Liquorrhoe (SCHALTENBRAND), also eine vermehrte Liquorproduktion mit beschleunigtem Liquorabfluß. Hierher gehören wahrscheinlich die akuten „hydrocephalen Zustände“ mit starker Steigerung des Liquordrucks, mit Stauungspapille und den übrigen Erscheinungen gesteigerten Hirndrucks, die ursprünglich von QUINCKE als Meningitis serosa, von anderen später gelegentlich als Pseudotumor cerebri bezeichnet wurden. Da im Liquor eine Zellvermehrung fehlt, ist die Bezeichnung Meningitis für diese krankhaften Zustände aufgegeben worden. Durch die Röntgenkontrastverfahren kann man einen Tumor ausschließen. Der Liquor ist normal, gelegentlich aber auch subnormal. Pathogenetisch kommen sicher verschiedene Ursachen für dieses Syndrom in Betracht, vor allem anderen aber Störungen der Blutzirkulation im Schädelhohlraum. Schädeltraumen, Infekte, besonders der Nasennebenhöhlen, vielleicht auch angioneurotische Ödeme der Meningen und Thrombosen der Hirnblutleiter werden als Ursachen solcher „Pseudotumoren" gefunden.

XIX. Blutiger Liquor.

Bei krankhaften Blutungen in den Liquorraum, aber auch durch Beimengung von Blut zum Liquor infolge Gefäßverletzungen während der Punktion entsteht blutiger Liquor. Die dem Liquor beigemengte Blutmenge läßt sich durch Erythrocytenzählung bestimmen. Es spricht der unterschiedliche Blutgehalt des Liquors beim Abfluß aus der Punktionskanüle für eine artifizielle Blutbeimengung, im Gegensatz zu gleichbleibender blutiger Liquorbeschaffenheit bei pathologischer Blutung. Eine starke, durch die Punktion hervorgerufene Blutbeimengung zum Liquor führt außerdem zur Gerinnung des Punktats, dagegen niemals die pathologische Liquorblutung.

Als Ursache für pathologischen Blutgehalt des Liquors kommen apoplektische Blutungen mit Durchbruch in den Liquorraum, Schädeltraumen, subarachnoidale Blutungen, selten Pachymeningiosis haemorrhagica interna, Purpura cerebri sowie Milzbrand und andere Meningitiden und auch Hirntumoren (Glioblastoma multiforme), schließlich Insolationen, Sinus- und Venenthrombosen in Betracht. Durchschnittlich tritt einen Tag nach der Blutung in den Liquor eine Xanthochromie auf, jedoch frühestens nach 4 Std erkennt man nach Abzentrifugieren bzw. Absetzen der Erythrocyten eine gelbliche Verfärbung des Liquors. Artifizielle Blutbeimengungen zeigen diese Xanthochromie nicht. Die Benzidinprobe nach Schlack ist im Liquor zu differentialdiagnostischen Zwecken verwertbar, ebenso der mikroskopische Nachweis von Pigmentkristallen. Nach Zentrifugieren des Liquors ist die Benzidinprobe nur bei pathologischen Blutungen positiv. Nach einer Tabelle von Samson ist die Verwertbarkeit des Liquors zu diagnostischen Zwecken bei artifizieller Blutbeimengung aufgeführt (Tabelle 3).

Das Verschwinden der Xanthochromie im Liquor nach einer Blutung in den Liquorraum ist weitgehend abhängig von der Bildung koagulierter Blutmassen. Im Durchschnitt kann man danach etwa 3 Wochen lang eine Xanthochromie des Liquors beobachten. Nach Schlack, Linkint, de Castro und Leschke kommt die Gelbfärbung des Liquors, wie schon weiter oben ausgeführt wurde, nicht nur durch Bilirubin zustande, das aus Hämoglobin im Liquor entstanden ist, sondern auch durch Übertritt aus dem Serum bei Ikterus. Durch das Lagern des Liquors soll das aus dem Serum stammende „indirekte" Bilirubin nach einigen Tagen entfärbt werden, nicht dagegen das im Liquor entstandene Bilirubin. Der Bilirubinspiegel im Liquor bei Ikterus soll, auch bei schwerster Erkrankung, 0,5 mg-% nicht übersteigen. Bei kurz dauernden ikterischen Zuständen soll nach Gundel und Jakobi erst bei 15 mg-% Bilirubingehalt des Serums dieses in den Liquor übertreten, jedoch nicht regelmäßig. Bei länger anhaltendem Ikterus und Permeabilitätssteigerung der Blut-Liquorschranke genügen schon geringere Bilirubinkonzentrationen im Serum, um den Liquor gelb zu färben.

Nach Putkonen und Kajanne soll eine Blutbeimengung zum Liquor, die 10000/3 Erythrocyten entspricht, mit einer Eiweißvermehrung um 3 mg-% einhergehen. Außerdem soll eine Plasmabeimischung von „15000/3 Erythrocyten" pathologische Normomastixkurven abschwächen. Im Gegensatz zu dieser Mitteilung stellte Kafka fest, daß bei Paralyse auch bei größerer Plasmazugabe keine nennenswerten Veränderungen der Normomastixkurven erzielt wurden.

Bei stark positiver Wassermannscher Reaktion im Serum soll eine Blutmenge, die 15000/3 Erythrocyten im Liquor entspricht, eine positive Wassermannsche Reaktion im

Tabelle 3.

Eiweißreaktionen bei verschieden stark blutigem normalem Liquor (nach SAMSON)				Eiweißrelation und Kolloidkurven bei normalem blutigem Liquor (nach SAMSON)				
Zahl der roten Blutkörperchen	Phase I	WEICH-BRODT-Reaktion	PANDY-Reaktion	Zahl der roten Blutkörperchen	Gesamt-Eiweiß (1,0)	Globulin (0,2)	Albumin (0,8)	Mastix-kurven-abbildung
0/3—6000/3	ø	ø	ø	12000/3	1,1	0,3	0,8	
bis 12000/3	ø	ø	Spur opal	25000/3	1,2	0,3	0,9	
bis 25000/3	Spur opal	ø	opal	50000/3	1,4	0,4	1,0	
bis 50000/3	opal	ø	(+)	100000/3	1,8	0,6	1,2	
bis 100000/3	(+)	opal	+	200000/3	2,6	0,9	1,5	
bis 200000/3	+	(+)	+++	400000/3	4,5	1,8	2,7	
bis 400000/3	++	++	+++					

normalen Liquor hervorrufen (PUTKONEN und KAJANNE). G. COLBERG hat in einer Dissertation aus der Klinik SCHALTENBRANDs die Frage des blutigen Liquors mit neuen Methoden noch einmal bearbeitet. Die Eiweißmenge des Liquors, nach STEGER mit der Bromphenolblaumethode und der UV-Methode bestimmt, wurde nach den Untersuchungen von COLBERG erst ab 50000/3 Erythrocyten zu signifikant erhöhten Werten vermehrt. Bluthämolysate führten im Gegensatz zu Plasmabeifügungen zum Liquor niemals zu einer pathologischen Normomastixreaktion, was nach COLBERG und STEGER auf den hohen β-Globulingehalt der Erythrocyten zurückzuführen ist. Plasmazusatz in einer Menge, die 50000/3 Erythrocyten entspricht, führt durch die relative Vermehrung der γ-Globuline schon zu einer geringen Ausfällung in der Normomastixreaktion. Vergleichende Eiweißbestimmungen zeigten die Überlegenheit der genannten Methoden STEGERs gegenüber der KAFKAschen Methode.

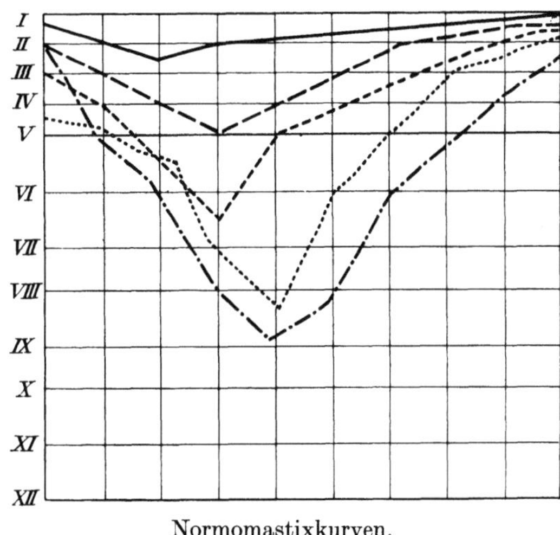

Normomastixkurven.

XX. Liquorzellen.

Der Zellgehalt des normalen Liquors ist minimal. Nach SAMSON soll der Ventrikelliquor 1/3—2/3, der Zisternenliquor 0/3—4/3, der Lumballiquor 0/3—8/3 Zellen in 3 mm³ (Lymphocyten) enthalten. Etwa die Hälfte der normalen Liquorproben lassen überhaupt keine Zellen bei Zählung in der FUCHS-ROSENTHAL-Kammer erkennen. Zweckmäßigerweise zählt man die Liquorzellen unmittelbar nach der Punktion, bevor eine Sedimentierung eingetreten ist, und ohne Zufügung von Farblösungen. Man kann schon in der Zählkammer mit stärkerer Vergrößerung rote Blutzellen von weißen unterscheiden und auch die verschiedenen Arten der weißen Zellen bis zu einem gewissen Grade erkennen. Bei stärkerer Blutbeimengung zum Liquor werden die Erythrocyten in einer für Blutuntersuchungen üblichen Zählkammer, die Leukocyten wie gewöhnlich nach Mischen mit Eisessig 1:10 gezählt und die durch die Blutbeimengung dem Liquor zugefügten weißen Zellen daraus berechnet. Entsprechend den Verhältniszahlen im Blut kommen auf 1000 rote etwa 1—2 weiße Blutzellen, die abgezogen werden müssen. Eine gleichzeitig vorgenommene Zählung der Leukocyten im Blut erlaubt eine genaue Zellzahlberechnung. Als Farbstoffe zur Färbung der Leukocyten können sowohl Fuchsin als auch Methylviolett benutzt werden. Liquor, der länger gestanden hat, kann zur Zellzählung nur mit Vorbehalt verwendet werden, da es zu einer Autolyse und zu degenerativen Veränderungen der Zellen kommen kann. Der Zellzählung im Liquor haften alle die Fehlerquellen an, die wir von dieser Untersuchung des Blutes her kennen. Die in Deutschland gebräuchliche Zählkammer nach FUCHS-ROSENTHAL enthält 3 mm³ Liquor, JESSEN verwandte eine Zählkammer mit 20 mm³ Inhalt, die genauere Angaben über den Zellgehalt des Liquors ermöglicht. Formolzusatz zum Liquor 1:19 soll eine Zellzählung noch längere Zeit nach der Punktion ermöglichen. SCHEID kam auf Grund seiner Untersuchungen zu der Überzeugung, daß Zellzählungen nach mehreren Tagen auch noch verwendbare Resultate ergeben, was von anderen Autoren aber bestritten wird.

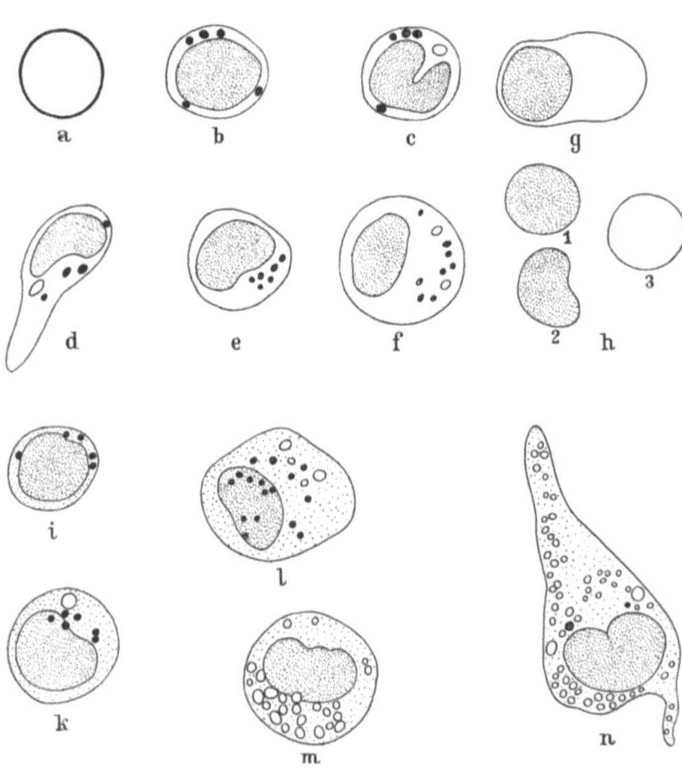

Abb. 41a—n. Skizze von Lymphocyten und Phagocyten aus normalem Katzenliquor bei supravitaler Färbung nach KUBIE und SCHULTZ. a Erythrocyt zum Vergleich; b und c kleiner Lymphocyt mit Mitochondrien und einer Vacuole von Neutralrot; d und e mittelgroßer Lymphocyt; d bewegt sich aktiv nach links unten; f großer Lymphocyt; g beginnender Zerfall mit Kernaustritt; h_1 und h_2 nackte Lymphocytenkerne; h_3 leerer Cytoplasmaklumpen; i kleiner Lymphocyt; k mittelgroßer Lymphocyt; l großer Lymphocyt; m und n Monocyten.

Bei Zellvermehrungen oder bei bestimmten Erkrankungen empfiehlt es sich, die Zellen im Ausstrich zu färben, um sie einer besseren Beurteilung zugänglich zu machen. Man kann dazu Farblösungen nach MAY-GRÜNWALD und Giemsalösung wie bei Blutpräparaten oder Methylgrünpyronin verwenden, sowie nach LEISHMAN färben. Die Liquorzellen werden sehr leicht überfärbt, so daß man seine Färbemethoden gegenüber der gewöhnlichen Blutfärbung zeitlich verkürzen muß. 2 min May-Grünwald und 5 min Giemsalösung (1 Tropfen Farblösung auf 1 cm³ H_2O). Außerdem muß bei eiweißarmem Liquor diesem nach FORSTER Serum 10:1 zugesetzt werden, damit die Zellen auf dem Objektträger festkleben. Untersuchungen der Liquorzellen mit Vital- oder Supravitalfärbungen oder gar nach ALZHEIMER nach Einbettung in Celloidin sowie schließlich Untersuchung des Nativliquorsediments mit dem Phasenkontrastmikroskop sind üblich.

Außer Lymphocyten finden sich im Liquor gelegentlich Wanderzellen (Monocyten) und polygonale Epithelien. Schon bei geringen Zellvermehrungen nehmen die Lymphocyten an Zahl zu, es finden sich Makrophagen und polynucleäre Leukocyten in größerer Menge. Bei chronischen Entzündungen überwiegen Makrophagen und Lymphocyten, bei akuten die segmentkernigen, weißen Blutzellen. Die Lymphocyten und Makrophagen stammen nach KUBIE und SCHULTZ aus den Meningen, und man soll sie bei supravitaler Färbung von den Monocyten und den Polynucleären, die aus dem Blute stammen, unterscheiden können. Nach KUBIE gelingt die Differenzierung der Liquorzellen am besten durch vitale Färbung mit Neutralrot und Janusgrün in einer geheizten Kammer. Die Polynucleären sind durch die zahlreichen Granula und ihre starke Eigenbewegung charakterisiert. Die Lymphocyten mit einer Kerngröße, die einem Erythrocyten entspricht, haben nur einen geringen Protoplasmasaum, in dem sich einzelne mit Janusgün gefärbte Mitochondrien erkennen lassen. Ihre Bewegungen sind weniger schnell. In Monocyten und Plasmazellen sind neben großen Kernen zahlreiche Vacuolen zu sehen. Die Vacuolen der Plasmazellen färben sich verschieden stark an, was durch das unterschiedliche p_H der einzelnen Vacuolen erklärt wird. Die Vacuolen der Monocyten sind groß und oft leer.

JUNKER konnte mit dem Phasenkontrastmikroskop auch ohne geheizten Objektträger die Beobachtungen von KUBIE und SCHULTZ wiederholen.

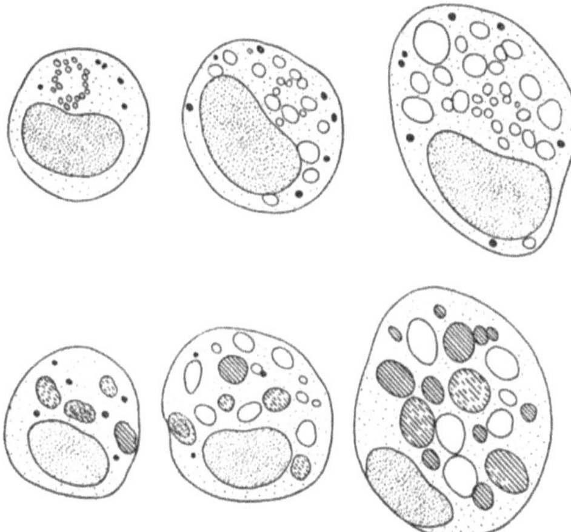

Abb. 42. Die Skizzen der 3 Funktionsstadien reifer Phagocyten bei supravitaler Färbung von Liquorzellen nach KUBIE und SCHULTZ. Die Mitochondrien sind als tiefschwarze Punkte gezeichnet, die neutralroten Vacuolen durch Kreise verschiedener Größe. Die einheitliche Färbung dieser Vacuolen in den Monocyten wird durch Weglassen einer Schattierung angedeutet, die wechselnde Farbtiefe der Vacuolen bei den Plasmocyten durch Schattierung. Die Farbunterschiede des Neutralrots sind auf Unterschiede im p_H zurückzuführen. Von den Monocyten ist auch die klare Zone um den sog. Hof des Kernes herum kennzeichnend. Ebenso die periphere Stellung der größeren Vacuolen und der Mitochondrien. Die Phagocyten wurden durch Reizung der Meningen mit Trypanblaueinspritzungen gewonnen.

Die Gitterzellen, die sich nach BANNWARTH aus Lymphocyten, Leukocyten, vor allem aber aus histiogenen Zellen entwickeln können, sind wahrscheinlich ähnliche Zelldegenerationsformen wie die Kugelzellen, die JUNKER sich aus Granulocyten im Laufe von 70 min entwickeln sah. Fibroblasten, Endothelien, Ependym und vielleicht auch manchmal Plexusepithelzellen werden im Liquor außerordentlich selten beobachtet. Die sehr zahlreichen zugrunde gehenden Zellen und Kernschatten, die in Ausstrichen und auch in dem nach QUENSEL gefärbten Nativsediment zur Beobachtung kommen, sind gewöhnlich nach ihrer Herkunft nicht mehr zu bestimmen.

SCHÖNENBERG hat darauf hingewiesen, daß bei schonender Gewinnung des Liquorsediments die beim Zentrifugieren auftretenden Zellveränderungen zu vermeiden und bei sorgfältiger Färbung die Liquorzellen einwandfrei darstellbar sind. SAYK entwickelte dann eine Sedimentierkammer, die es gestattet, die Liquorzellen direkt auf den später zur Untersuchung verwendeten Objektträger zu sedimentieren. Diese Methode erlaubt es, die Liquorzellen genau so schön zur Darstellung zu bringen wie die Leukocyten im gefärbten Blutausstrichpräparat. Mit diesem Verfahren konnte SAYK auch feststellen, daß schon sehr schnell nach der Punktion regressive Veränderungen der Liquorzellen auftreten, und zwar zuerst der Granulocyten, die bereits 1 Std nach der Entnahme Veränderungen am Protoplasma zeigen, und daß nach 2—3 Std Kernveränderungen auftreten, die bis zur Auflösung gehen. Die Degenerationen der Monocyten folgen zeitlich denen der Granulocyten, während die histiogenen Zellen und Lymphocyten am widerstandsfähigsten sind. Je nach Zellgehalt genügen $^1/_2$—3 cm^3 Liquor, um mit dem SAYKschen Verfahren ein gutes Sediment mit der Sedimentkammer zu erhalten. Die Sedimentierzeiten betragen 20—90 min.

C. Der Liquor bei speziellen Erkrankungen.

I. Meningitisches Syndrom.

Die Diagnose der Meningitis ist nur bei einem Teil der Kranken durch das klinische Krankheitsbild, also die objektiven Krankheitszeichen und die Klagen zu stellen. Die Liquoruntersuchung kann gelegentlich erhebliche entzündliche Veränderungen

Abb. 43. 2/3 Zellbild (normaler Liquor).

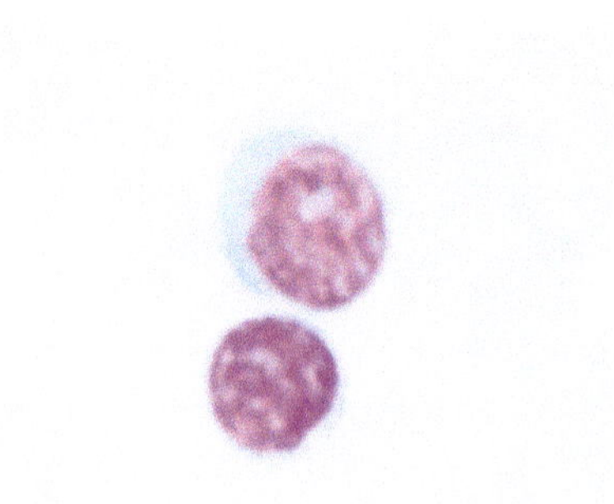

Abb. 44. 3/3 Zellbild (normaler Liquor).

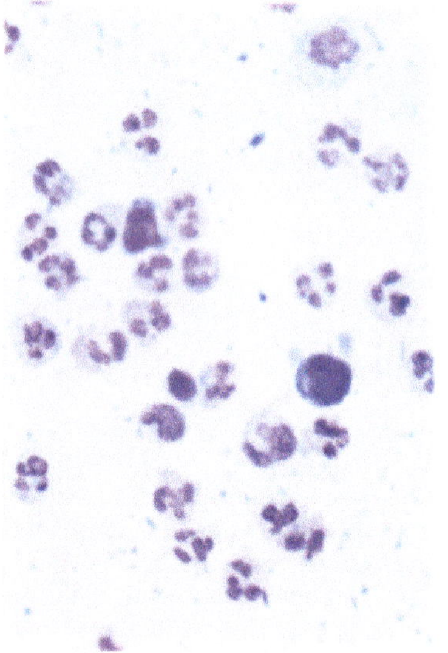

Abb. 45. 720/3 Zellbild (akute Meningitis, abakteriell).

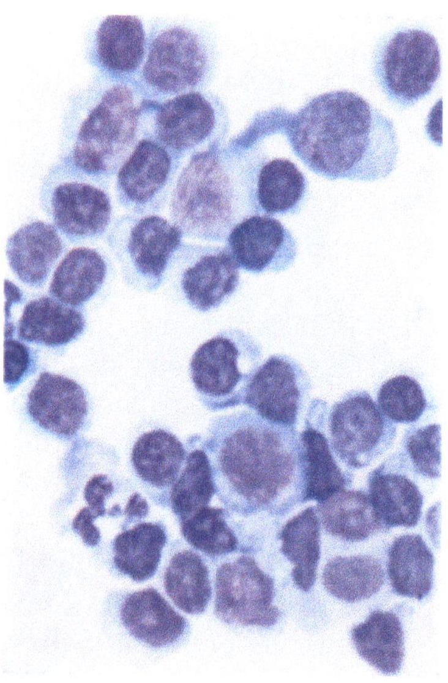

Abb. 46. 524/3 Zellbild (Meningitis tbc. im subakuten Stadium).

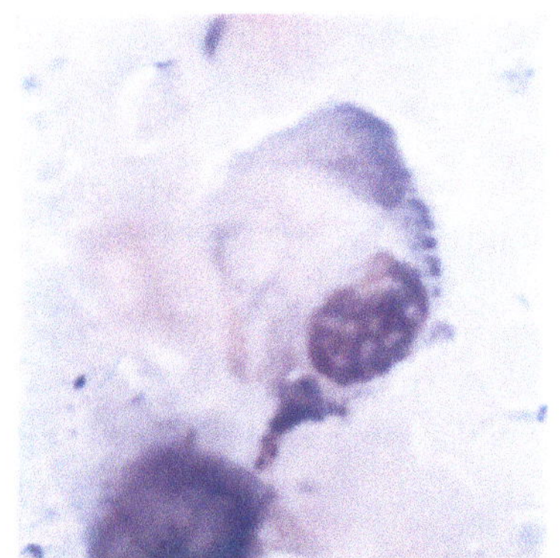

Abb. 47. 126/3 Zellbild (in den Seitenventrikel durchgebrochene Metastase eines einförmigen Magencarcinoms).

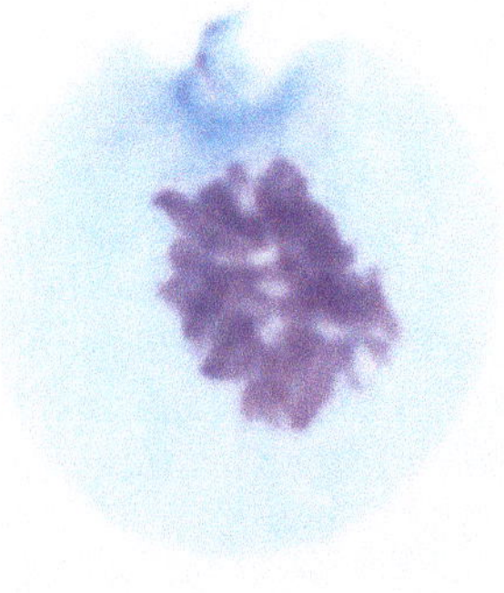

Abb. 48. Mitose aus dem gleichen Zellbild wie Abb. 47.

aufdecken, obwohl klinische Symptome der Meningitis kaum oder überhaupt nicht vorgelegen hatten. Es ist daher unerläßlich, zur Klärung der Differentialdiagnose „Meningitis" die Liquoruntersuchung durchzuführen. Besonders häufig findet man diese Diskrepanz zwischen klinischen Erscheinungen und Liquorbefund im Anfangsstadium der tuberkulösen und vor allem der syphilitischen Meningitis. Der Liquor ist beim meningitischen Syndrom durch die Zellvermehrung charakterisiert, die zu Beginn vorwiegend aus polynucleären und wenigen Makrophagen sowie Endothelzellen, später aus lymphocytären Elementen besteht, und durch die Vermehrung des Eiweißes, das häufig auch Fibrinbestandteile enthält und zu Spinngewebegerinnseln oder Gerinnseln überhaupt führen kann. Der Liquordruck ist gewöhnlich mehr oder weniger stark *erhöht*, je nach Heftigkeit der Entzündung. Die höchsten Liquordruckwerte werden daher bei Meningitiskranken gemessen (40—60 cm Wasser). Die Kolloidreaktionen zeigen gewöhnlich einen Ausfall im rechten Teil der Kurve. Der Zuckerspiegel ist häufig erniedrigt, und die Erreger lassen sich im Liquor oft nachweisen. Gewöhnlich ist der Liquor getrübt oder eitrig; schon bei einer Zellvermehrung von 400—600/3 kann man eine Trübung bei Betrachtung des Liquors gegen einen schwarzen Hintergrund und seitlich durchfallendem Licht erkennen. Bei den subakuten oder chronischen Formen der Meningitis überschreiten die Zellzahlen 2000—3000/3 nur selten, auch bei sympathischen Meningitiden, die von einem entzündlichen Herd in der Nachbarschaft auf die Meningen fortgeleitet sind, liegt die Zellzahl verhältnismäßig niedrig.

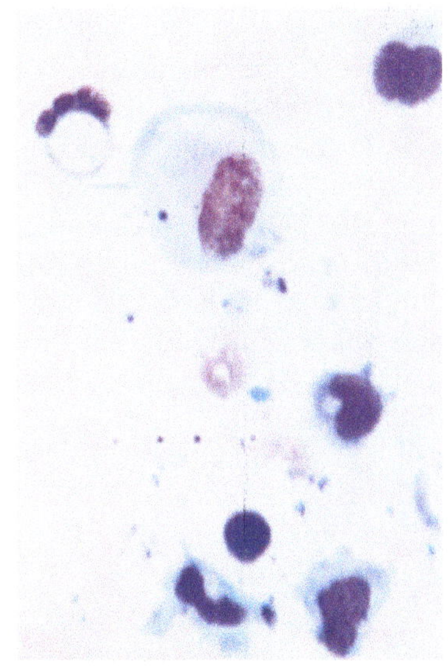

Abb. 49. 76/3 Zellbild (Ganglio-Neurocytom am Boden des 3. Ventrikels, die Ventrikelwand durchwachsend). (Abb. 43—49 nach Farbphotographien von J. Sayk.)

Ein eitriger Liquor wird bei Entzündungen der Meningen durch Bakterien beobachtet. Eine Ausnahme machen jedoch die Meningitis tuberculosa und das Boeckscher Sarkoid. Bei allgemeinen Infektionskrankheiten kann es zu mäßigen Zellvermehrungen kommen ohne manifeste Meningitis oder Encephalitis. Die Pleocytose beträgt dann meist unter 100/3. Bei den luischen Erkrankungen (Tabes, Paralyse, Lues cerebrospinalis) überschreitet die Zellzahl selten 100/3—200/3 (Ausnahme: luische Meningitis). Dasselbe gilt für die multiple Sklerose. Nach intrathecaler Injektion von Medikamenten, aber auch nach Lumbalpunktionen sowie nach Blutungen in den Arachnoidalraum tritt eine Pleocytose, meist mäßigen Grades, in Erscheinung.

Der charakteristischste Befund des Liquors bei Meningitis ist, wie schon erwähnt, die Zellvermehrung. Die Eiweißvermehrung, die wir bei der Meningitis sehen, ist nicht charakteristisch und kann auch durch andere krankhafte Zustände entstehen, bei denen infolge gesteigerter Permeabilität der Gefäße Serum in den Liquor übertritt. Entsprechend der Heftigkeit der Entzündungsvorgänge im Liquor finden sich bei den bakteriellen Meningitiden auch die höchsten Eiweißwerte. Der Eiweißquotient ist gewöhnlich erhöht, bleibt aber meist unter 1. Das Fibrin, das wir bei Meningitis im Liquor sehr häufig finden, kann mit 25—28%iger Ammonsulfatlösung ausgefällt werden. Bei der Tbc-Meningitis bleiben die Eiweißwerte verhältnismäßig niedrig und überschreiten das 3—6fache der Norm nur selten. Ein plötzliches Ansteigen der Eiweißwerte im lumbalen Liquor mit Abfall der Zellzahl oder auch ohne diesen zeigt eine Verklebung, eine beginnende Blockierung der Liquorpassage an. Bei den bakteriellen Meningitiden sind derartige Verklebungen im späteren Verlauf der Erkrankung geradezu die Regel, und es können sich die Zeichen eines Nonne-Froinschen Syndroms manifestieren, also Gelbfärbung des Liquors und sehr hoher Eiweißgehalt, pathologischer Queckenstedtscher

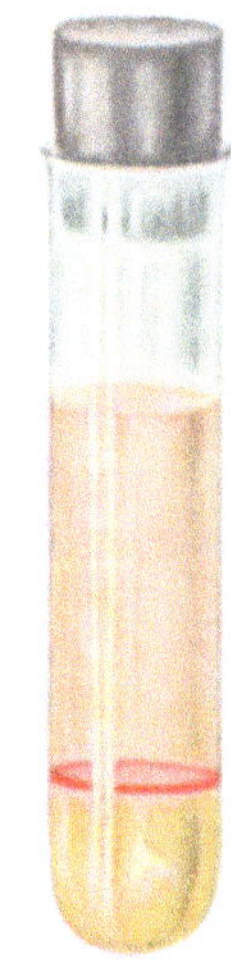

Abb. 50. Blutig-eitriger Liquor bei Meningitis mit multiplen cerebralen Abscessen.

Versuch und schneller Abfall des Liquordrucks nach Entleerung geringer Liquormengen bei der Lumbalpunktion. Gelegentlich läuft die Meningitis dann nur auf der einen Seite der Blockade ab, so daß die Zisternenpunktion bzw. Punktionen in verschiedenen Höhen zur Klärung des Krankheitsbilds nötig sind.

Die Kolloidreaktionen bei Meningitis sind nicht nur von diagnostischer, sondern auch von prognostischer Bedeutung. Sie geben Auskunft über Rückgang oder Fortschritt der entzündlichen Vorgänge. Die Tiefe der „Meningitiszacke" ist, wie wir schon ausführten, abhängig von der Art des Eiweißes, die Verschiebung der Zacke nach rechts von der Menge der Eiweißkörper. Die Verschiebung der Zacke nach links und oben ist als prognostisch günstig anzusehen, eine neuerliche Vertiefung und Verbreiterung als ungünstig. Es kommen nicht selten Normomastixkurven mit doppeltem Maximum, also mit einer Flockung im Anfangs- und einer zweiten im Endteil der Kurve vor. Die Salzsäure-Kollargolreaktion zeigt eine stark verlängerte Schutzzone mit ein oder zwei Fällungszonen. Unspezifische Luesreaktionen kommen im stark eiweißhaltigen Liquor bei der Meningitis ebenfalls vor. Die Verminderung des Liquorzuckers wird bei den bakteriellen und durch Pilze hervorgerufenen Meningitiden beobachtet, ebenso das Auftreten von Milchsäure. Die Chloride sind vermindert. Die Hämolysinreaktion ist stark positiv. Desgleichen die Tryptophanreaktion. Die bakteriellen Erreger der Meningitis lassen sich häufig kulturell und mikroskopisch nachweisen. Der Bakteriennachweis ist jedoch in letzter Zeit dadurch oft erschwert, daß den meisten Patienten schon vor der Liquoruntersuchung bakteriostatische Substanzen verabfolgt wurden. Dagegen können öfter keimspezifische Agglutinine oder Präcipitine im Liquor oder Blut nachgewiesen werden.

Die belebten Organismen, die Meningitiden hervorrufen, sind in Tabelle 4, 5 und 6 zusammengestellt:

Tabelle 4. *Mikroorganismen, die Meningitiden hervorrufen.*

Bakterien:

- Bact. pyocyaneum (Ps. aeruginosa)
- Staphylococcus pyogenes aureus (M. pyogenes var. aureus)
- Gonococcus (N. genorrhoeae)
- Meningococcus (N. meningitis)
- Streptococcus — Strept. pyogenes
- Enterococcus — Strept. faecalis
- Pneumococcus (D. pneumoniae)
- Listerella monocytogenes (Erysipelothrix monocytogenes)
- Bact. coli (E. coli)
- Bact. lactis aerogenes (A. aerogenes)
- Bact. proteus (Proteus vulgare)
- Bact. typhi u. a.
- Erreger der Typhus-Paratyphus-Enteritis-gruppe (S. typhi u. a. Salmonellenarten)
- Bact. prodigiosum (Serratia marcescens)
- Bact. pestis (Pasteurella pestis)
- Bact. tularense (Bact. tularense)
- Bact. influenzae (H. influenzae)
- Tuberkelbacterium (Mycobact. tuberculosis)
- Actinomyceten (A. israeli)

Spirochäten:

- Spir. pallida (Trep. pallidum)
- Weil-Spirochäten (Lept. ictero haemorrhagiae)
- Feldfieberspirochäten (L. grippotyphosa, L. sejroe und weitere Arten)
- Erreger der Hundeseuche (L. canicola)
- Erreger der Schweinehüterkrankheit (L. pomona)

Tabelle 5. *Neurotrope Viren.*

I.

Basisreservoir im Menschen: weltweite Verbreitung.

1. Sporadisch und epidemisch: Poliomyelitis, Viren der Coxsackiegruppe, Viren der Echogruppe.
2. Sporadisch: Mumps, Herpes simplex, Lymphogranuloma venereum, infektiöse Mononucleose, Zoster, M. C. virus; Virus der Stomatitis aphthosa.

II.

Basisreservoir außerhalb des Menschen, weite Verbreitung, also beschränkte Verteilung:

1. Durch Arthropoden übertragene Encephalitiden:

St. Louis-Encephalitis	(1933)
Japan. B-Encephalitis	(1924, 1936)
Westliche Encephalitis	(1930)

Östliche Encephalitis (1933), sowie
Venezuela-Pferdeencephalitis (1938)
Looping-ill (1930)
Russische Fernöstliche Encephalitis (durch Zecken übertragen).

2. Durch Tiersekrete oder -exkrete übertragene Encephalitiden:
Tollwut (1881)
Lymphocytäre Chorio-Meningitis (Mäuse 1934)
B-Virus (Affe 1934)

Tabelle 6. *Rickettsienerkrankungen, die mit Encephalomeningitiden einhergehen können.*

	Erreger	Übertragen durch
I. a) Das klassische Fleckfieber	R. prowazekii	Läuse
b) BRILLsche Erkrankung	R. prowazekii	Läuse
c) Murines Fleckfieber	R. mooserii	Flöhe
II. a) Rocky Mountain spotted fever	R. rickettsi	Zecken
b) Sao Paulo-Fieber	R. brasiliensis	Zecken
c) Kenya-Fieber, fièvre boutonneuse, Exanthematisches Zeckenfieber, Marseille-Fieber	R. conorii	Zecken
d) Südafrikanisches Zeckenfieber, Tickbit-fever	R. pijperii	Schildzeckenarten
e) Weitere Zeckenfieber in Indien und den Malaiischen Staaten	?	?
f) Rickettsienpocken	R. akarii	Mäusemilben
III. Tsutsugamushi-Gruppe: Kedanikrankheit, Japanisches Flußfieber	R. orientalis	Milben
IV. Qu.-Fieber	R. oder Coxiella burnetii	Zecken und Nahrungsmittel
V. Fünftage- oder Wolhynisches Fieber	R. quintana	Läuse und Zecken

Tabelle 7.

Pilze und Protozoen:

Torula (Cryptococcus neoformans)
Soor (Candida albicans)
Blastomyceten (Blastomyces dermatidis)
Histoplasma (Histoplasma capsulatum)
Maduramyces (Monosporium apiospermum)
Actinomyces (Actinobacterium israelii 90%, Nocardia asteroides 10%)
Aspergillen (Aspergillus fumigatus)
Mucor (Mucor rhizopodiformis)
Sporotrichum (Sporotrichum schenkii)
Toxoplasma (Toxoplasma gondii)
Coccidioidose (Coccidioides immitis)

Unbekannte Erreger:

Lymphogranulomatose
Morbus Besnier-Boeck-Schaumann
Chronisch-aseptische Meningitis (SCHALTENBRAND)

Von den angeführten Erregern rufen einen chronischen Verlauf der Meningitis hervor: die Lues, Tuberkulose, Aktinomykose, Sporotrichose, Toxoplasmose, Cysticerkose, Bang, Choriomeningitis, Zostermeningitis, Coccidioidose, Torula, Maduromyceten, Leptospiren, Besnier-Boeck-Schaumann, MOLLARETsche Meningitis (wahrscheinlich Virus MC), außerdem die Meningitiden bei Lymphogranulomatose, Multiple Sklerose, Tumorenmeningitis bei Medulloblastom, Pinealom, Carcinom- und Sarkommetastasen.

Die Entstehungsbedingungen der Meningitiden sind unterschiedlich, und es kann hier im einzelnen nicht darauf eingegangen werden, dagegen muß noch hervorgehoben werden, daß nur außerordentlich selten bei Punktionen durch die Kanüle infektiöses Material in den Liquor gebracht wird, so daß die Punktion kaum jemals Ursache einer bakteriellen Meningitis werden kann. Viel häufiger kann es infolge der Punktion zu Druckänderungen im Liquorsystem und dadurch zum Einbruch von Abscessen in die Ventrikel oder in den Subarachnoidalraum kommen. Nicht selten treten bakterielle Meningitiden nach intrathecalen Injektionen unsteriler Lösungen auf. Meningitische Reaktionen können nach Injektionen in den Liquor entstehen, z. B. durch Luft, Anaesthetica, physiologische Kochsalzlösung, Sulfonamide, Penicillin, Streptomycin, Neoteben, Salvarsan, Sera usw.

Ferner durch andere Medikamente von geringerer Bedeutung: Coffein, Lobelin, Vitamin B u. a. m. Es kommt auch zu meningitischen Reaktionen bei Bleimeningoencephalopathie bei mit Atebrin behandelter Malaria, bei Ascaridiasis, weiterhin zur Meningitis sympathica bei Erkrankungen des Ohres, der Nase und der Nebenhöhlen, ferner bei cerebralen Abscessen und Erweichungsherden des Gehirns. Jeder Fremdkörper im Liquor verursacht einen meningitischen Reiz.

1. Tbc-Meningitis.

Seit durch die Tuberculostatica die Prognose der Meningitis tuberculosa günstig geworden ist, kommen in Deutschland viele solcher Kranker zur klinischen Behandlung. Demme unterteilt die Meningitis tuberculosa in

1. die Tuberkulose der Meningen als Teilerscheinung einer Miliartuberkulose,
2. die eigentliche Meningitis vorwiegend exsudativer Form,
3. die entzündliche Beteiligung der Meningen an einer Encephalitis tuberculosa,
4. sympathische Meningitis als Reaktion auf einen Tuberkel des Zentralnervensystems.

Nach unseren Beobachtungen hat die 3. Form die schlechteste Prognose, da auch nach so gut wie völliger Abheilung der Meningitis die Patienten an ihrer Encephalitis zugrunde gehen können. Im übrigen hat sich die Prognose dieses Leidens so weitgehend gebessert, daß fast alle Kranken, die nicht in extrem schlechtem Zustand zur Behandlung kommen, am Leben bleiben und wieder arbeitsfähig werden.

Der Nachweis von Tbc-Bacillen zu Beginn der Erkrankung gelingt nur bei einem geringen Teil der Fälle. Kulturverfahren und Tierversuch halten sich etwa in ihren positiven Ergebnissen das Gleichgewicht. Für die Diagnose kommen jedoch die bakteriologischen Ergebnisse zu spät, der mikroskopische Nachweis der Tbc-Bacillen im Fibringerinnsel muß angestrebt werden. Die tuberkulöse Ätiologie muß oft durch den übrigen Befund (Lunge, Augenhintergrund) oder aus dem Verlauf gestellt werden, wobei die Intracutanreaktion nach Mendel-Mantoux und die Agglutinationsprobe, aber besonders die Komplementbindungsreaktion mit Erythrocyten, die mit gereinigtem Tuberkulin sensibilisiert wurden (Schiff), und der Behandlungserfolg mit Tuberculostaticis wertvolle Dienste leisten können. Die stärksten meningitischen Veränderungen finden sich bei der exsudativen Entzündung der Meningen (Form 2 nach Demme). Tbc-Bacillen sollen sich fast regelmäßig im Liquor dieser Kranken nachweisen lassen, die Eiweißwerte sollen höher liegen als bei den übrigen Formen. Verklebungen der Meningen treten hier fast regelmäßig auf, doch ist die Blockade der Liquorzirkulation meist nicht vollständig. Es kommt bei der Lumbalpunktion noch zu einem Anstieg des Liquordrucks nach längerem Pressen (Queckenstedt usw.). Bei nichtausreichender Behandlung weist oft ein starker Anstieg des Liquordrucks und beginnende Stauungspapille auf eine Verschlechterung des Zustands und auf den letalen Ausgang hin.

Die Behandlung wird zweckmäßig kombiniert durchgeführt, Streptomycin, PAS, vor allem aber INH, das von den genannten Präparaten am besten in den Liquor übertritt bei gleichzeitig sehr guter, tuberkulostatischer Wirkung. Die Behandlung mit unspezifischen Methoden (Fieberstöße [Pyrifer], Röntgenbestrahlung und Überwärmungsbäder) führten in Kombination mit den Tuberculostaticis (Streptomycin und PAS) Rezidive, die trotz antituberkulöser Behandlung aufgetreten waren, zur Besserung (Kurve). Die Dauer der Behandlung soll mindestens $^1/_2$ Jahr betragen, muß aber bei Rezidiven erheblich länger durchgeführt werden. Es empfiehlt sich auch, nach völliger Heilung der Meningitis INH und PAS und schließlich nur noch PAS monatelang ambulant weiter zu verabfolgen, weil damit Rezidive vermieden werden können. Intrathecale Injektionen sind bei gleichzeitiger INH-Behandlung nicht notwendig und führen zu meningealen Reizungen (Streptomycinmeningitis) und begünstigen dadurch das Auftreten von meningealen Verklebungen. Für eine gute Wirkung der Behandlung spricht der Anstieg und das Gleichbleiben des Liquorzuckerspiegels (über 50 mg-%) sowie ein Rückgang der Pleo-

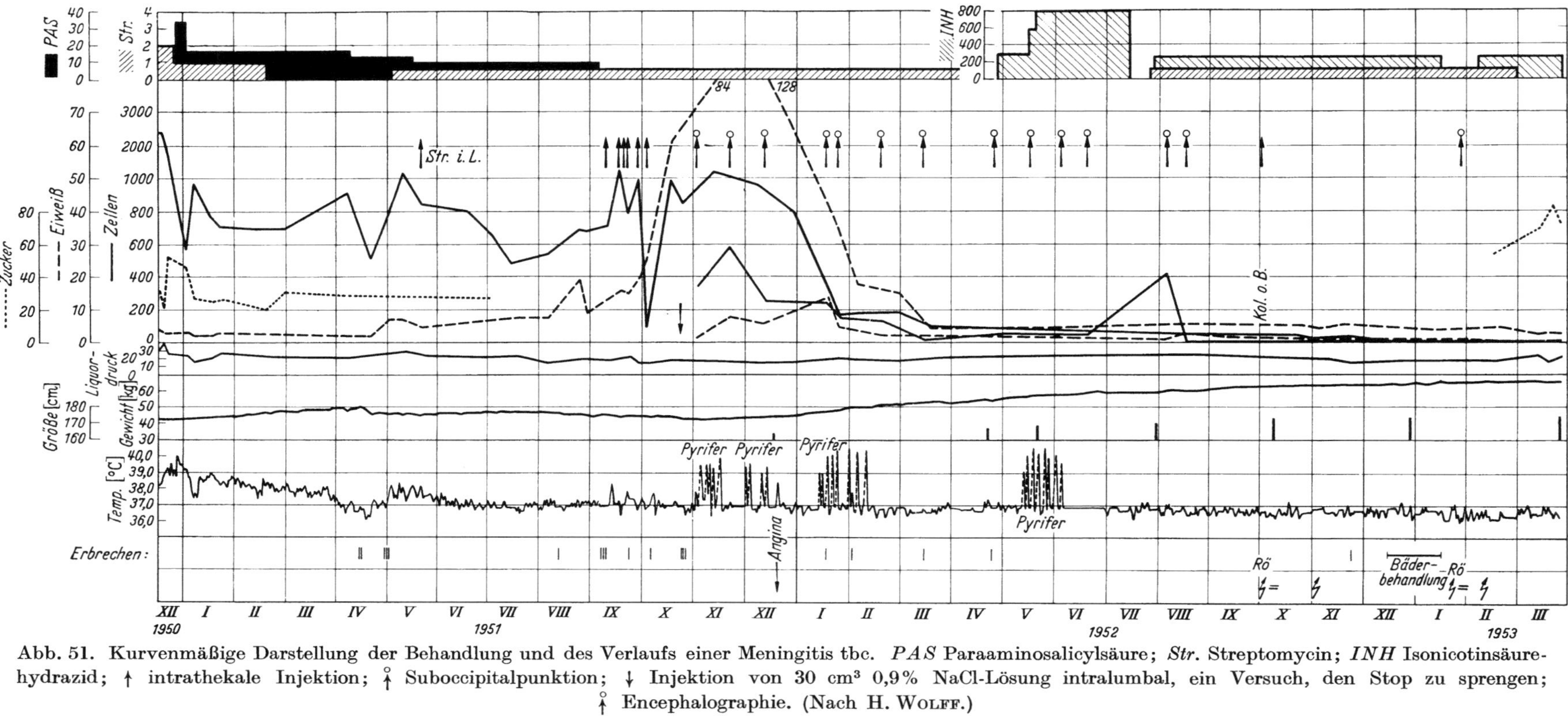

Abb. 51. Kurvenmäßige Darstellung der Behandlung und des Verlaufs einer Meningitis tbc. *PAS* Paraaminosalicylsäure; *Str.* Streptomycin; *INH* Isonicotinsäurehydrazid; ↑ intrathekale Injektion; ⫯ Suboccipitalpunktion; ↓ Injektion von 30 cm³ 0,9% NaCl-Lösung intralumbal, ein Versuch, den Stop zu sprengen; ⫯ Encephalographie. (Nach H. WOLFF.)

cytose, der Eiweißwerte und der Ausfällungen in den Kolloidkurven. Eine völlige Sanierung des Liquors ist infolge der ausgedehnten Adhäsionen oft erst nach Jahren zu erreichen. Eine chirurgische Behandlung, um die Liquorzirkulationshindernisse zu beseitigen, ist gelegentlich vorgenommen worden, war aber bei unseren Patienten, trotz häufig ausgedehnter Adhäsionen, nicht erforderlich.

2. Epidemische Meningitis.

Die Meningokokkenmeningitis hat in Deutschland an Bedeutung sehr verloren, da nur noch vereinzelte Fälle zur Beobachtung kommen. Besonders auffällig bzw. gefährdet sind dagegen Völkerstämme, bei denen Meningokokkeninfektionen bis dahin nicht vorkamen (MORIYAMA und LEDENTU). So starben z. B. von 8431 Erkrankten 3376 bei einer Epidemie in Französisch-Westafrika im Jahre 1939 (MARQUE). Witterungseinflüsse (Trockenperioden) scheinen beim Auftreten von Epidemien gelegentlich begünstigend zu wirken (PERGER und PORTOIS). Bacillenträger sollen die Quelle der Infektion sein. Bei 20% gesunder Personen konnten zur Zeit einer Epidemie Meningokokken nachgewiesen werden (SILVERTHORN). Bei Meningokokkensepsis konnte STEWART-WALLACE auch in einzelnen Fällen im Liquor Meningokokken nachweisen, ohne weitere meningitische Liquorveränderungen. Vor der antibiotischen Ära sahen wir die Meningokokkenmeningitis in der Klinik häufiger als jetzt. Obwohl die Patienten mit dieser Erkrankung im allgemeinen Fieber haben, sieht man gelegentlich Kranke mit normalen oder subnormalen Temperaturen, so daß das Fieber nicht immer ein sicherer Hinweis auf die infektiöse Natur des Zustandsbilds ist. Es bleiben aber regelmäßig noch die klinischen Symptome wie Nackensteifigkeit, Benommenheit und der positive Kernig zur Diagnosestellung.

Der Liquor selbst zeigt bei diesen Kranken außer der starken Druckerhöhung eine trübe, milchiggelbe Verfärbung, aber nur selten eine dickeitrig-rahmige Beschaffenheit. Im gefärbten Ausstrich finden sich gewöhnlich, meist aber nur sehr spärlich, gramnegative intracelluläre Diplokokken. Die Bakterienkulturen müssen noch vom warmen Liquor (Brutschrankaufbewahrung) abgeimpft werden. Gelegentlich ist, besonders bei schon behandelten Patienten, kein Bakteriennachweis möglich. Mit der Präcipitinreaktion, manchmal aber auch mit der Komplementbindungsreaktion gelingt noch die Sicherung der Diagnose nach dem 7. Krankheitstage. Die Komplementbindungsreaktion verschwindet aber nach überstandener Krankheit schon nach 2—3 Wochen (KRAG). Die sehr schwere, meist tödlich verlaufende Meningokokkensepsis der Kinder geht mit Kreislaufversagen und Nebennierennekrose einher und wird als WATERHOUSE-FRIDERICHSEN-Syndrom bezeichnet (BLOCK und SCHAEFER). Verklebungen treten auch hier frühzeitig und fast regelmäßig auf. Es kommt dann zu abnormen Ergebnissen bei der Liquorpunktion, und zwar zu niederem oder sehr schnell abfallendem Druck. Schließlich kann im weiteren Verlauf die Punktion ohne Förderung von Liquor bleiben.

Die Zellen des Liquors bestehen anfangs aus segmentkernigen Leukocyten, denen auch hier die Lymphocyten in zunehmender Menge folgen. Fibringerinnsel im Liquor zeigen gewöhnlich viel gröbere Struktur als bei der Tbc-Meningitis. Auch die Eiweißwerte steigen höher an als bei der letztgenannten Meningitisform. Zu Beginn der Erkrankung kann die Eiweißvermehrung gering sein, im späteren Verlauf kommt es häufig zu einem starken Anstieg des Eiweißquotienten. Der Liquorzucker ist hier vermindert und kann sogar völlig fehlen.

Die Behandlung hat durch die Sulfonamide und Antibiotica (Penicillin) wesentliche Fortschritte gemacht. Die Heilungsaussichten sind bei Kranken, die nicht in sehr schlechtem Zustand zur Behandlung kommen, als verhältnismäßig gut zu bezeichnen. Auch hier ist eine intralumbale Injektion von Medikamenten nicht erforderlich. Auch bei der Meningokokkenmeningitis kommt es nicht selten zu klinischen, encephalitischen Symptomen, wobei Kinder extrapyramidale, Erwachsene mehr pyramidalcorticale Bilder bieten sollen. Fox und Mitarbeiter fanden häufiger (bei 24% ihrer Kranken) Glykosurie, was nach ihrer Auffassung gelegentlich zu einer Verwechslung mit einem Coma diabeticum führen kann.

3. Pneumokokkenmeningitis und andere bakterielle Meningitiden.

Bei Pneumokokkenmeningitis ist der Liquor meist eitrig und gelbgrünlich verfärbt. Im Ausstrich lassen sich die grampositiven, vorwiegend extracellulär liegenden Diplokokken in ihrer Kapsel erkennen. Auch im Kulturverfahren sind die Erreger verhältnismäßig leicht nachweisbar. Etwas über 3‰ der an Lobärpneumonie Erkrankten sollen nach Zwicker von einer Meningitis befallen werden. Die günstigsten Erfolge werden mit einer kombinierten Sulfonamid-Penicillinbehandlung erzielt. Die Prognose dieses Leidens ist weitgehend abhängig von der Beseitigung des Primärherds im Mittel- und Innenohr, den Nebenhöhlen oder der Lunge.

Streptokokken- oder *Staphylokokken*-Meningitiden treten fortgeleitet bei Ohr- und Nebenhöhlenerkrankungen oder metastatisch auf. Sie sind charakterisiert durch den dick eitrigen Liquor. Die Erreger sind im Ausstrich gewöhnlich nicht zu erkennen, dagegen kulturell meist gut nachweisbar. Auch hier muß bei der Behandlung nach Möglichkeit der Primärherd beseitigt werden. Die Meningitis selbst wird mit Penicillin oder neueren Antibioticis, eventuell kombiniert mit Sulfonamiden, bekämpft.

Bei *Influenza*-Meningitis finden sich im Ausstrich des Liquorsediments häufig gramnegative Stäbchen. Die Behandlung wird zweckmäßig mit Streptomycin oder Terramycin durchgeführt. Die Kombination mit Sulfonamiden ist ratsam.

Auch bei der *Pyocyaneus-*, *Proteus-* und *Coli*-Meningitis zeigt die Streptomycin-, aber auch die Chloromycetin- und Terramycinbehandlung Erfolge.

4. Spirochäten und Leptospiren.

Unter den durch *Spirochäten* hervorgerufenen Meningitiden bzw. Erkrankungen des Zentralnervensystems steht auch heute noch die *Syphilis* an erster Stelle. Da ihre Diagnostik sich weitgehend auf die Liquoruntersuchungen stützt und auch in der Neurochirurgie differentialdiagnostisch eine luische Erkrankung gelegentlich in Betracht gezogen werden muß, wird der Liquorbefund bei syphilitischen Erkrankungen ausführlicher dargestellt. Es genügt selbstverständlich nicht, sich allein auf die Luesreaktionen im Liquor zu verlassen, um so mehr als diese durch die verschiedensten Erkrankungen der Meningen, besonders solcher, die mit stärkerer Eiweißvermehrung einhergehen, positiv sein können.

Je intensiver eine Lues behandelt wurde, desto geringer ist die Wahrscheinlichkeit einer später auftretenden neurologischen Komplikation. Liquorkontrollen sind von dem 2.—5. Jahre nach der Infektion erforderlich, da erfahrungsgemäß Kranke, die bis zu diesem Zeitpunkt keinerlei pathologische Liquorveränderungen zeigen, später nur in geringem Maße durch eine Neurosyphilis bedroht sind. Vereinzelte Fälle sind aber immer wieder beobachtet worden, die dieser Regel nicht entsprechen (Scheid u. a.).

Die Lues soll schon vereinzelt im primären Stadium Liquorveränderungen verursachen, es ist jedoch bisher nicht gelungen, mit dem Liquor von Syphiliskranken im 1. Stadium Kaninchen zu infizieren. Dagegen sind krankhafte Liquorveränderungen im Sekundärstadium häufig, und positive Impfergebnisse mit dem Liquor solcher Kranker sind erzielt worden.

Die Diagnose einer Lues des Zentralnervensystems soll den Liquorbefund lediglich als einen, wenn auch wesentlichen Befund verwerten und sich im übrigen auf die klinische Untersuchung und die Anamnese stützen. Ein sehr wichtiger Hinweis auf die syphilitische Ursache krankhafter Liquorveränderungen sind die positiven Luesreaktionen im Blut. Der Liquor selbst zeigt bei unbehandelten Fällen fast regelmäßig ebenfalls positive Luesreaktionen, wobei die häufigsten Ausnahmen bei der Lues cerebrospinalis der

Arteriitis syphilitica HEUBNER gefunden werden. Zum mindesten ist die Wassermannsche Reaktion bei geringen Liquormengen (0,2 cm³) häufig negativ, bei 1 cm³ zeigen jedoch unbehandelte Kranke recht oft positive Reaktionen.

Die luische Meningitis verläuft meist chronisch, die Pleocytose bewegt sich gewöhnlich zwischen 100/3 und 1000/3 Zellen, und die Wassermannsche Reaktion ist stark positiv, die Eiweißvermehrung kann recht erheblich sein. Der Eiweißquotient ist nur gering erhöht. Der Liquor ist gelegentlich xanthochrom und trübe. Auch Spinnwebgerinnsel werden gelegentlich beobachtet. Der Zuckergehalt ist dem meningitischen Befund entsprechend vermindert. Die Kolloidkurven sind den Befunden bei anderen Meningitisformen ähnlich.

Die *Progressive Paralyse* ist charakterisiert durch eine mäßige Pleocytose, meist Lymphocyten, weniger Plasmazellen, sowie „Gitterzellen" und vereinzelt auch Makrophagen und polynucleäre Leukocyten. Die Eiweißreaktionen sind deutlich positiv, der Eiweißgehalt beträgt das 2—3fache der Norm, wobei der hohe Eiweißquotient über 1,0 hervorzuheben ist. Es besteht ein hoher Hydratationskoeffizient. Die Globulinvermehrung wird in der Hauptsache durch die γ-Globuline hervorgerufen. Die Kolloidkurven sind durch einen tiefen Linksausfall charakterisiert, die Salzsäure-Kollargolreaktion zeigt am Anfang und Ende der Kurve eine Fällungszone bei verlängerter Schutzzone. Die Luesreaktionen sind stark positiv, die Gefäßpermeabilität ist erhöht, dementsprechend findet sich im Paralyseliquor Normalamboceptor. Nach spezifischer Behandlung verschwindet zuerst die Pleocytose, im Lauf von Monaten gehen die Eiweißwerte gelegentlich bis zur Norm zurück, dementsprechend verändern sich die Kolloidkurven. Die Luesreaktionen werden schließlich auch negativ.

Die *Tabes dorsalis* zeigt weniger ausgesprochene Liquorveränderungen als die Paralyse. Im Gegensatz zur Paralyse kann die Wassermannsche Reaktion häufiger negativ sein, die Eiweißvermehrung ist geringer und der Eiweißquotient gewöhnlich kleiner, die Kolloidkurven sind nicht so tief und nicht so weit nach links gelagert. Fast $^1/_3$ der Kranken haben nach DEMME im Liquor und über die Hälfte im Blut eine negative Wassermannsche Reaktion. Völlig normale Liquorbefunde bei Tabes sprechen für einen stationären Prozeß, doch wurden auch fortschreitende neurologische Symptome gelegentlich bei normalem Liquor beobachtet. Die Behandlungsmethoden der „Metalues" haben sich im letzten Jahrzehnt wesentlich geändert. Es ist heute kaum noch notwendig, die Patienten einer Malariakur oder einer anderen Fieberbehandlung zuzuführen, seit die Antibiotica ihre gute Wirksamkeit auch bei der Syphilis unter Beweis gestellt haben.

Die Penicillinbehandlung wurde zuerst in großem Ausmaße in Amerika verwendet, aber auch in Europa liegen inzwischen zahlreiche Mitteilungen vor, nach denen z. B. die Paralysebehandlung mit Penicillin allein oder kombiniert mit Wismut die gleichen Erfolge haben soll wie die Malariabehandlung. Es ist von Bedeutung dieses hervorzuheben, da die Penicillinbehandlung für den Kranken viel weniger Gefahrenmomente in sich birgt als eine Malariakur. Bei gleichzeitigem Vorliegen von Aortitis und Leberlues wurde auch durch Penicillin eine HERXHEIMER-Reaktion verursacht. Diese läßt sich jedoch durch eine 14tägige Vorbehandlung mit Bi-Präparaten gewöhnlich vermeiden. Nach den Erfahrungen des einen von uns (SCHALTENBRAND) genügt leider meistens eine Penicillinbehandlung mit 10—20 Millionen Einheiten nicht, um eine Neurolues zu coupieren. Es ist erforderlich, in diesem Stadium möglichst viele Mittel aus unserem Arsenal der antiluischen Behandlung hintereinander lange Zeit anzuwenden, um eine Sanierung zu erreichen.

Die *„aseptische Meningitis"*, die mit konjunktivaler und ciliarer Beteiligung sowie periodischem, etwa 8 Tage anhaltendem Fieber, das nach 4—14 Tagen rezidiviert, verläuft, ist für eine Leptospirenerkrankung verdächtig, besonders, wenn gleichzeitig Muskelkrämpfe und Muskelschmerzen sowie Ikterus auftreten. Der Nachweis kann mit Hilfe des Agglutinationstestes oder der Komplementbindungsreaktion geführt werden (GAETHGENS). Die Komplementbindungsreaktion tritt im Verlauf der 2. Krankheitswoche auf und erreicht ihr Maximum 1—2 Monate nach Beginn der Erkrankung. Die Agglutinationsprobe bleibt länger positiv als die Komplementbindungsreaktion. Unspezifische Mitreaktionen treten fast regelmäßig auf und können sogar früher erscheinen als die spezifischen Antikörper. Besonders Canicolaantikörper sollen nach GAETHGENS spät auftreten. Die Proben sind im Blut anzustellen. Leptospiren können gelegentlich zu Beginn der Erkrankung aus dem Blut, später aus dem Urin gezüchtet werden (Meerschweinchenversuch, GAIRDNER und REILLEY). Ein chronischer Verlauf dieser Meningitis wurde von MURGATROYD, CRASSOUSIS und WERNER SCHEID beschrieben. SCHALTENBRAND beobachtete einen Krankheitsfall einer chronischen Leptospirenmeningitis, der mit den Zeichen einer Querschnittsmyelitis verlief.

1917 wurde von COSTA-TROISIER die Meningitis bei WEILscher Krankheit zum erstenmal beobachtet, 1928 wurde von TARASSOF und EPPSTEIN die Meningitis bei Wasserfieber in Rußland, hervorgerufen durch Leptospira gripposa, beschrieben, 1937 die Meningitis bei Leptospira canicola-Erkrankungen. Schon 1914 hatte BOUCHET auf die Schweinehütermeningitis hingewiesen, die wohl durch Schweineurin auf den Menschen übertragen wird, und als deren Erreger die Leptospira pomona von GSELL nachgewiesen werden konnte. Auf der Insel Sejrö wurde von BORG PETERSEN eine Leptospiramenigitis beobachtet, die später auch in Oberitalien und der Schweiz festgestellt wurde und unter dem Namen Leptospira Sejrö bekannt wurde. Der Überträger dieser Meningitis soll die Maus sein, ebenso wie bei der Leptospira grippotyphosa. Die Leptospira mitis und die in der Tabelle 4 genannten Leptospiren können auch Meningitiden hervorrufen. Die Liquorbefunde sind meist durch eine mäßige Pleocytose, die jedoch auch gelegentlich hohe Zahlen erreichen kann, charakterisiert. Die anfängliche Leukocytose geht in eine Lymphocytose über. Bis zum Verschwinden der Pleocytose dauert es gewöhnlich einige Wochen. Die Eiweißvermehrung ist gering und verschwindet bald nach Abklingen der Krankheitserscheinungen, die Ausfälle in den Kolloidkurven sind für Meningitis charakteristisch und liegen meist im Mittelteil der Kurven. Die Behandlung wurde anfangs mit Penicillin versucht, besonders günstige Wirkungen wurden durch Aureomycin und Atebrin erzielt.

5. Virusmeningitiden.

Bisher sind lediglich die in der Tabelle 5 zusammengestellten Viren als Ursache meningitischer Erkrankungen sicher nachgewiesen worden. Es kommen jedoch immer wieder endemische oder auch epidemische Meningitiden vor, deren Erreger unbekannt bleiben, so daß damit zu rechnen ist, daß im Laufe der Zeit noch eine Reihe weiterer Virusarten, die zu einer Meningitis führen können, gefunden werden. Auch bei den Virusmeningitiden ist die Meningitis gewöhnlich mit einer Encephalitis kombiniert. Das Syndrom der Meningitis aseptica acuta, das seinerzeit von WALLGREEN aufgestellt worden war, wird, wie inzwischen aufgeklärt wurde, nicht nur von Viren, sondern auch, wie schon beschrieben, von Leptospiren hervorgerufen. Da es oft nicht gelingt, die menschenpathogenen Viren auf Laboratoriumstiere zu übertragen, glaubt DALLDORF, daß etwa 70% der menschenpathogenen Viren noch nicht bekannt sind. Die Prognose der Virusmeningitis ist im allgemeinen besser als die der Meningitis bei Pilz-, Bakterien- und Leptospirenerkrankungen. Tödliche Verläufe sind mit Ausnahme der Poliomyelitis verhältnismäßig selten. PETTE nimmt an, daß es keinen charakteristischen anatomischen Befund für die einzelnen Formen der Virusmeningitis gibt, wie er für die bakteriellen Meningitiden von GIESE aufgezeigt wurde. Auch das klinische Bild der Virusmeningitis unterscheidet sich bei den einzelnen Arten häufig zu wenig, als daß daraus eine ätiologische Diagnose gestellt werden könnte (KELLER).

Auf Tiere kann die Poliomyelitis, die Mumps und die lymphocytäre Choriomeningitis übertragen werden. An Testmethoden zum Auffinden von Antikörpern im Serum stehen heute die Komplementbindungsreaktion (KBR), der Neutralisationstest und die Hämagglutinationshemmungsreaktion zur Verfügung. Diese Verfahren eignen sich zum

Nachweis der lymphocytären Choriomeningitis, der Mumps- und Herpesmeningitis, der Poliomyelitis und vielleicht auch der Coxsackie-Erkrankung. Seit 1949 (ENDERS und Mitarbeiter) gelingt es, neurotrope Viren in Gewebekulturen zu züchten. Mit dieser Methode ist die Unterscheidung der einzelnen Virusarten möglich. Das aus dem Stuhl und Nervengewebe durch Ultrazentrifugieren angereicherte Material wächst auf Gewebekulturen und kann mit Hilfe des Neutralisationstestes identifiziert werden (KERSTING).

Die Virusmeningitis läßt sich von den bakteriellen Meningitiden durch das klinische Krankheitsbild abtrennen. Sie ist charakterisiert durch das Fehlen der Leukocytose sowie einer relativen Lymphocytose im Blut und durch eine normale oder nur gering beschleunigte BSG. Im Liquor besteht eine relativ geringe Pleocytose, die 1000/3 nur selten überschreitet. Der Rückgang der Zellzahl findet verhältnismäßig schnell nach der Entfieberung statt. Der Zuckergehalt des Liquors ist normal. Die Eiweißvermehrung ist zu Beginn der Erkrankung gering, sie kann jedoch später, besonders bei Poliomyelitis auf erhebliche Werte ansteigen. Ein allmählicher Temperaturabfall und die Resistenz gegen bakteriostatische und antibiotische Therapie weisen auch auf eine Virusmeningitis hin.

Die *Encephalitis epidemica* (Encephalitis Economo), deren Virus nicht bekannt ist, zeigt nur geringe Zellvermehrung im Liquor. Die Pleocytose erreicht ihren Höhepunkt in der 2. Krankheitswoche und sinkt dann rasch ab. Auch hier wie bei den übrigen Virusencephalomeningitiden, findet man vorwiegend Lymphocyten, in den ersten Tagen jedoch eine polynucleäre Pleocytose, gelegentlich auch bluthaltigen Liquor, Xanthochromie und geringe Eiweißvermehrung. Verschiedene Autoren (ECONOMO, LÖFFLER und LÜTHY, DOPTER) fanden bei der Encephalitis epidemica einen Anstieg des Zuckers im Liquor (bis 140 mg-%). Doch ist der Liquorzucker bei der Encephalitis A nicht regelmäßig hoch. Der Quotient Liquorzucker: Blutzucker soll erhöht sein (WICHMANN). Sowohl bei Encephalitis epidemica wie auch bei der Poliomyelitis sind die Luesreaktionen im Liquor gelegentlich positiv gefunden worden.

Bei den Encephalitisfolgezuständen (Parkinsonismus) ist der Liquor meist normal, jedoch wurden gelegentlich auch länger anhaltende, geringe Abweichungen von der Norm beobachtet (DEMME).

Das *Poliomyelitisvirus* führt recht häufig zu fieberhaften Meningitiden, auch ohne Lähmungserscheinungen. Im Vordergrund der poliomyelitischen Meningitis steht zu Beginn wieder die Pleocytose. Die Eiweißwerte können bis zu dem 3—4fachen der Norm im späteren Verlauf der Erkrankung ansteigen. Von den Kolloidkurven ist besonders die Salzsäure-Collargolreaktion (S.C.R.) als krankhaft verändert hervorzuheben. Im Verlauf einer Poliomyelitisepidemie beobachteten wir mehrere Patienten mit LANDRYscher Paralyse und sind der Ansicht, daß das Poliomyelitisvirus direkt oder mittelbar bei diesen Patienten die symmetrisch schnell aufsteigenden Lähmungserscheinungen und die charakteristischen Liquorveränderungen (sehr hohe Eiweißwerte) hervorgerufen hat. Während Poliomyelitisepidemien ergeben Liquoruntersuchungen bei „Gesunden", die mit Erkrankten in Berührung kamen, häufig pathologische Veränderungen. PETTE weist darauf hin, daß die Häufigkeit dieser Diagnose von der Zahl der durchgeführten Lumbalpunktionen abhängt. Bei der Epidemie in Kopenhagen 1950 wurde von WEIS und Mitarbeitern der Liquor von 724 Kranken untersucht, von denen nur 97 Lähmungen hatten. Bei 6 Patienten fand sich eine Pleocytose von über 2400/3. Bei Gelähmten und Nichtgelähmten war die Zellzahl im Liquor etwa gleich hoch.

Inzwischen gelingt es mit Hilfe einer für Poliomyelitis verwendbaren Komplementbindungsreaktion, die Diagnose auch der aparalytischen Fälle zu sichern.

DOPTER fand bei 1705 *Mumps*-Kranken 158 meningitische Komplikationen, AFZELIUS-ALM beobachtete bei jedem 4. Kranken meningitische Zeichen. KLEINSCHMIDT registrierte bei dieser Meningitisform Zellzahlen zwischen 42—5585/3, und zwar vorwiegend mononucleäre Zellen. Die Meningitis kann auch ohne Parotitis bzw. Hoden- und Pankreasbeteiligung auftreten. Kinder erkranken wesentlich häufiger an meningitischen Erscheinungen als Erwachsene (50:10%). Durch Verimpfen des Liquors auf die Allantois bebrüteter Hühnereier kann gelegentlich der Virusnachweis innerhalb der ersten 6 Tage der Krankheit erbracht werden (HENLE und MCDOUGAL, KLÖNE und LENARTZ).

Die *infektiöse Mononucleose* (PFEIFFERsches Drüsenfieber) kann ebenfalls mit einer Meningitis einhergehen (GSELL 1937). STIEFEL beobachtete bei 76 Fällen von Drüsenfieber 7mal meningitische Symptome. Auch eine Facialislähmung wurde von VIVELL bei einem $1^1/_2$jährigen Kind mit Drüsenfieber gesehen. Mono- und Polyneuritiden scheinen dabei vorzukommen. Der Nachweis dieser Zusammenhänge gelingt durch den körperlichen Befund (Drüsen- und Milzschwellung) sowie die Monocytose des Blutes, aber auch durch die HAGANATZIU-DEICHERsche Reaktion. Der Erregernachweis ist noch nicht gelungen. Gleichzeitig mit der Meningitis treten auch hier häufig cerebrale und cerebelläre Symptome auf (CHRISTIAN und FASTJE).

Die *lymphocytäre Choriomeningitis* (ARMSTRONG) tritt vorwiegend in der kälteren Jahreszeit auf und wird durch Nagetiere auf den Menschen übertragen. Ein grippeartiges Krankheitsbild besteht neben der Meningitis. Latente Infektionen in der Umgebung der Kranken sind häufig. Es werden wie bei der Poliomyelitis verschiedene Virusstämme angenommen. DALLDORF beobachtete, daß mit dem Choriomeningitisvirus geimpfte Affen gegen Poliomyelitisvirus immun werden.

Auch das Virus des *Herpes simplex* kann Meningoencephalitis verursachen (LEVADITI, DOERR, SILBERSTEIN, PETTE). HAYMAKER und WILDI konnten 1951 eine durch Herpesvirus bedingte Meningoencephalitis sicher nachweisen. Die serologische Diagnose ist nur bei Anstieg des Antikörpertiters verwertbar, da fast die Hälfte aller Menschen Antikörper gegen das Herpesvirus besitzen.

Es wird vermutet, daß das *Zoster*- und das Varicellenvirus gewisse Ähnlichkeiten haben oder identisch sind. Das Virus selbst ist noch nicht nachgewiesen. Klinisch kann eine lang anhaltende Pleocytose bestehen, häufig ohne nennenswerte Meningitiszeichen. Zoster ohne Bläschenausschlag mit meningitischen Symptomen ist oft beobachtet worden.

Coxsackie-Virus (CV) kann aus dem Stuhl von Meningitiskranken gelegentlich gezüchtet werden. Es sind 2 Virusstämme A und B unterschieden worden. Bei Virus A soll das Krankheitsbild der Herpangina bestehen, bei Virus B die Bornholmsche Krankheit, die epidemische Myalgie oder Pleurodynie. HÜBNER hat jedoch das Coxsackie-Virus aus dem Stuhl zahlreicher gesunder Kinder und Erwachsener isoliert, so daß der kausale Zusammenhang zwischen Coxsackie-Virus und den oben genannten Krankheitsbildern noch weiter gesichert werden muß.

Die gutartige, rezidivierende *Endothel-Leukocytenmeningitis* (MOLLARET) kann sich über Jahre hindurch mit akuten, fieberhaften, meningitischen Schüben in Zwischenräumen von Wochen und Monaten wiederholen. Die Zellzahl im Liquor kann recht hoch, bis zu 10000/3, ansteigen und verschwindet sehr schnell nach dem akuten Stadium. Der Liquor ist opalescent bis trübe, im Sediment besteht die Hälfte der Zellen aus sehr großen Endothelien, die andere Hälfte aus Lymphocyten und polynucleären Leukocyten. 1951 züchtete MOLLARET aus dem Liquor solcher Kranker auf der Chorio-Allantoismembran des Hühnerembryos ein Virus, das elektronenoptisch dargestellt werden konnte. Durch den Neutralisationstest wurde eine Verwandtschaft mit dem Grippevirus B festgestellt. Nach dem klinischen Verlauf ist eine Leptospirose differentialdiagnostisch in Betracht zu ziehen. Mehrere Autoren haben die Beobachtungen von MOLLARET bestätigt. Das Krankheitsbild beginnt plötzlich aus voller Gesundheit, entwickelt sich innerhalb 1 Std zu einem ausgeprägten meningitischen Syndrom und geht mit Schüttelfrost und Temperaturanstieg bis auf 40° C einher. Ein Befall anderer Organe wurde nicht beobachtet. Nach 1—2 Tagen ist das akute Krankheitsbild abgeklungen. WOLFF beobachtete einen Kranken mit dem genannten Syndrom, bei dem die meningitischen Schübe von cerebralen Krampfanfällen begleitet waren und im Liquor bei sonst gleichem Befund die Endothelzellen nicht vermehrt waren. Auch bei diesem Kranken klang die Meningitis *ohne Behandlung* in wenigen Tagen ab. STENVERS sah gleichzeitig eine Parotisschwellung und hebt deswegen eine gewisse Ähnlichkeit mit der BESNIER-BOECK-SCHAUMANNschen Krankheit hervor.

Auch bei LYSSA (Tollwut) finden sich meningitische Reaktionen. Ebenso bei *Encephalitis post vaccinationem* und anderen bei Virusinfektionen auftretenden Encephalitiden (Encephalitis japonica, St. Louis u. a. m.).

6. Rickettsien.

Durch Rickettsien werden gelegentlich außer Encephalitiden auch meningeale Reaktionen wie z. B. bei Fleckfieber, Wolhynischem Fieber und Russischem Kopfschmerzfieber hervorgerufen. Bei diesen Kranken können die WEIL-FELIX-Reaktion und die Wassermannsche Reaktion außer im Serum auch im Liquor positiv sein. Blutungen in den Liquor und Xanthrochromie werden gelegentlich beobachtet. Die Liquorveränderungen bei Wolhynischem Fieber sind selten und gewöhnlich nur gering.

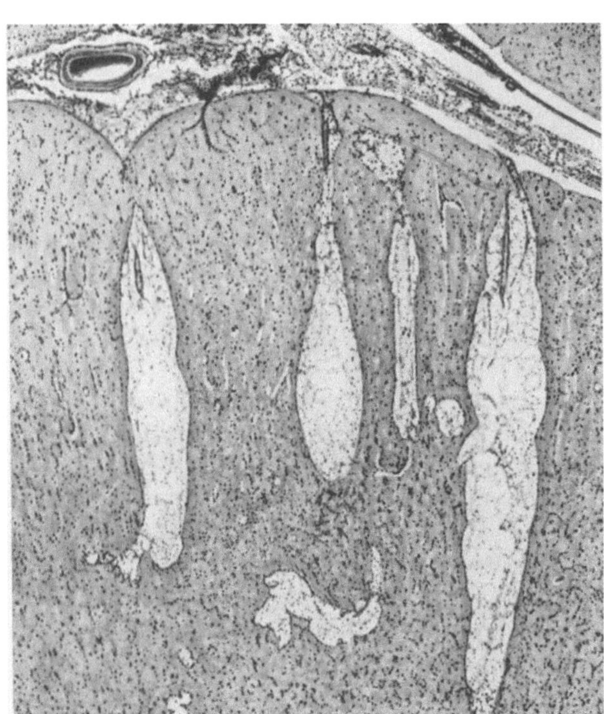

Abb. 52. Torulameningitis beim Menschen. Die Erreger sind durch die Piatrichter in die perivasculären Räume eingebrochen, haben diese aufgebläht und aufgerissen und wachsen auch in den HISschen Räumen weiter. (Nach SCHALTENBRAND.)

7. Pilze.

Die chronischen Meningitiden bei Pilzerkrankungen können mit Exacerbationen und Remissionen einhergehen. Während des Rückgangs der Erscheinungen kann weitgehende Beschwerdefreiheit bestehen, die jedoch durch körperliche Belastung schnell einem meningitischen Syndrom weicht, das mit Kopfschmerzen, Brechreiz, Stauungspapille, Hirnnervenlähmungen, gesteigerter Erregbarkeit, Überempfindlichkeit, Temperaturen und mannigfachen Wurzelsymptomen verbunden ist.

Unter den 500 bekannten Hefearten (LAAS und GEIGER) sind nur wenige humanpathogen. Öfter werden Individuen befallen, deren Widerstandskraft durch konsumierende Leiden wie Lymphogranulomatose oder chronischen Gelenkrheumatismus (GERMAIN-MORVAU) herabgesetzt ist. Auch nach länger anhaltender Behandlung von Kranken mit Streptomycin und den sog. Breitbandantibiotica kann die Widerstandskraft gegen Pilzerkrankungen darnieder liegen und eine Pilzinfektion sich entwickeln. Die Meningitis entsteht gewöhnlich auf metastatischem Wege nach vorhergegangener Lungenerkrankung. Gelegentlich wird die Eintrittspforte nicht gefunden (QUODBACH, HEINE). Die gewebliche Reaktion des Zentralnervensystems auf diese Erreger ist auffallend gering. Die Meningitis ist lymphocytärer Natur, es finden sich aber auch mehrkernige mit Hefezellen beladene Phagocyten im Liquor. Die cerebralen Symptome konkurrieren mit den meningitischen. Die Erreger findet man gewöhnlich auch in den befallenen Lymphdrüsen. Veränderungen (Granulome) am Augenhintergrund wurden beobachtet. Blutreaktionen zum Nachweis werden verwendet (Moniliasis). Die Diagnose kann aber nur durch den Erregernachweis im Liquor gesichert werden. Der Erreger der *Torulameningitis* ist der Cryptococcus neoformans. Dieser Hefepilz ist mit einer stark lichtbrechenden Membran und einer Schleimkapsel umgeben, die durch Tuschezusatz zum Liquor als heller Hof bei mikroskopischer Betrachtung in Erscheinung tritt. Die Hefesprossen ermöglichen schon bei der Untersuchung des nativen Liquorsediments eine Unterscheidung von Lymphocyten. Auch bei Pilzmeningitis ist der Liquorzucker vermindert. Die Therapie war bisher wenig erfolgversprechend. WILSON und DURYEA behandelten einen Patienten mit Aktidion und konnten nach 20monatiger Behandlung ein Verschwinden der Erreger aus dem Liquor feststellen. Aktidion ist ein Antibioticum, das aus verschiedenen Streptomycesstämmen gewonnen wird und bei einer Konzentration von 0,0002 mg/cm³ das Wachstum der Torula hemmt.

Der *Schimmelpilz* (Aspergillus) kann auch eine Meningitis verursachen (LINK). Die Krankheitsverläufe sind dabei stürmisch und führen nach wenigen Tagen zum Tode. WOLFF und COWEN berichten über die *Mucomycosis* des Zentralnervensystems mit meningitischen Symptomen. Die *Aktinomykose* als Ursache einer Meningitis wurde von BÜRGSTEIN zusammenfassend abgehandelt. Der Erreger des Madurafußes, *Maduramyces*, wurde von WOLFF, BENHAM und MOUNT in Westindien als Meningitis- und Encephalitiserreger nachgewiesen. Die *Sporotrichose* des Gehirns ist ebenfalls als Ursache einer Meningitis mit allen charakteristischen Symptomen beschrieben worden (CRAIG und GATES, AUFDERMAUER, PILLER und FISCHER), desgleichen die *Moniliasis*. Die Moniliasis kann gelegentlich auch beim Erwachsenen, nicht nur bei Kindern, zu cerebralen Komplikationen führen. Ihre Behandlung mit Nipasol hat günstige Ergebnisse, besonders bei der pulmonalen Form der Erkrankung, gezeigt.

Von MÜLLER und SCHALTENBRAND wurde *Coccidioides immitis* bei einem aus amerikanischer Gefangenschaft heimgekehrten Soldaten als Meningitiserreger nachgewiesen. In Nord- und Südamerika verursachen diese Erreger häufiger Meningitiden, und zwar besonders im St. Joachimstal in Kalifornien. Ein Übergreifen des Entzündungsprozesses auf das Zentralnervensystem wurde bei dem Fall von MÜLLER und SCHALTENBRAND nicht beobachtet. Das Krankheitsbild erinnerte an Torula bzw. an Tbc-Meningitis. Sporenhaltige Cysten sicherten die autoptische Diagnose. Mit dem meningitischen Bild geht häufig eine Reaktion des Organismus mit Erythema nodosum und Polyarthritis einher. Hautbefall kann gleichzeitig bestehen.

8. Tierische Erreger.

Die Toxoplasmose führt gelegentlich zu chronischen meningoencephalomyelitischen Krankheitsbildern. Der Erreger ist wahrscheinlich ein Protozoon, Toxoplasma gondii. Seine Form ist halbmond- oder bananenähnlich und zeigt etwa die Größe eines Erythrocyten. Die Vermehrung geschieht durch Längsteilung oder Schizogonie und Zerfall in 6—100 Tochterzellen. Da diese anscheinend nur intracellulär stattfindet, kommt es zu Auftreibung der Wirtszellen, zu Pseudocysten. Außer den cerebralen Symptomen finden sich Augenerkrankungen. Der Nachweis des Erregers im Liquor gelingt bei besonders schonender Behandlung des Sediments bei Säuglingen mit konnataler Toxoplasmose. FRANKE glaubt aber auch beim Erwachsenen die Erreger im Liquor gefunden zu haben. Mäuse und Goldhamster sollen mit Erfolg mit dem infektiösen Material geimpft werden können. Eine Komplementbindungsreaktion nach WESTPHAL, aber vor allem der SABIN-FELDMAN-Test, eine Serum-Farbreaktion, die bei einer Verdünnung von 1:25 als positiv angesehen wird, verwendet man zur Diagnose. Ihr Wert ist jedoch umstritten. Nach Abklingen der entzündlichen Prozesse verkalken diese gelegentlich und können röntgenologisch dargestellt werden, ähnlich wie die Finnen der Cysticerkose. Da ein größerer Teil von neurologischen Kranken (25—30%) einen positiven SABIN-FELDMAN-Test hat, ist anzunehmen, daß die Infektion sehr häufig ist und ohne Folgen wieder abheilen kann.

Die *Cysticerkose*, die *Trichinose*, das *Schistosoma haematobium* (Bilharziasis) und die *Trypanomiasis* (Schlafkrankheit) können mit meningitischen Syndromen vergesellschaftet sein. In Mitteleuropa ist lediglich die Cysticerkose des Gehirns häufiger feststellbar. Eine Eosinophilie im Blut und wenige eosinophile Granulocyten im Liquor sollen dafür charakteristisch sein, sind aber nicht immer nachweisbar, und auch die Komplementbindungsreaktion im Blut kann gelegentlich negativ bleiben. Epileptische Anfälle vom Jackson-Typ, aber auch andere Herdsymptome und hydrocephalische Erscheinungen beim Sitz der Parasiten im Bereich der abführenden Liquorwege (4. Ventrikel), können klinische Zeichen sein, die neben der Eiweiß- und Zellvermehrung im Liquor auf die Ätiologie der Meningitis hinweisen.

Wurmerkrankungen (Ascaridiasis) können durch ihre Toxine zu allergischen meningoencephalitischen Krankheitsbildern führen, die gelegentlich auch mit cerebralen Krampfanfällen einhergehen und nach Abtreibung der Würmer völlig abklingen (Schaechter, Galli-Valerio).

9. Tumoren.

Maligne in die *Meningen metastasierende Tumoren* können mit dem klinischen Bild einer Meningitis einhergehen. Das Pinealom, ein im Gehirn autochthon entstehender Tumor, muß besonders bei Kindern differentialdiagnostisch bei chronischen Meningitiden in Betracht gezogen werden, um so mehr, als die Pleocytose des Liquors, die meist unter 1000/3 Zellen bleibt, zum großen Teil durch Tumorzellen zustande kommt, die sich von Lymphocyten nur wenig unterscheiden (Kalm und Magun). Insbesondere sind Medulloblastome, Melanosarkome und Carcinommetastasen bei meningitischem Liquorbefund auszuschließen.

10. Unbekannte Erreger.

Nach Wepler, Winkelmann und Moore soll auch die *Lymphogranulomatose* zu einer chronischen Meningitis führen. Wir haben solche Kranke nicht beobachtet, dagegen kommt es nicht selten durch Destruktion einzelner Wirbelkörper zu einer Kompression des Spinalkanals, einer Querschnittslähmung und einem Nonne-Froinschen Syndrom im Liquor.

Das Boeck*sche Sarkoid* ist eine der Tuberkulose ähnliche Granulomerkrankung, welche neben anderen Körperorganen auch die Meningen und das Zentralnervensystem befallen kann. Sie unterscheidet sich von der gewöhnlichen Tuberkulose durch folgende Kriterien: 1. protrahierter Verlauf, 2. negative Tuberkulinreaktion, 3. fehlende Verkäsung, 4. Fehlen des Tuberkelbacillennachweises.

Ein großer Teil der klinisch als Boecksches Sarkoid diagnostizierten Fälle hält diesen Kriterien nicht stand, insbesondere ist bei einem Teil der Fälle bei der Sektion doch noch ein positiver Tuberkelbacillenbefund erbracht worden. Deswegen sind zahlreiche Autoren der Meinung, daß es sich bei dem Boeckschen Sarkoid lediglich um eine Sonderform der Tuberkulose handelt, die infolge besonderer Immunitätsverhältnisse atypisch verlaufen ist. Sie begründen ihre Auffassung durch Beobachtungen ähnlicher Formen der produktiven Tuberkulose bei Ratten, aber auch bei Pferden, Hunden und Katzen nach experimenteller Infektion. Es muß jedoch die Möglichkeit zugegeben werden, daß es auch eine nichttuberkulöse Form des Boeckschen Sarkoids gibt, denn das Vorhandensein epitheloidzelliger Tuberkel mit Riesenzellen vom Langhansschen Typ ist keineswegs für die Tuberkulose spezifisch.

Beim Boeckschen *Sarkoid* mit Meningitis ist ein Nachweis der Erreger im Liquor bisher nicht gelungen, selbst in Probeexcisionen von befallenen Lymphknoten und Hautefflorescenzen ist der Tuberkelbacillennachweis nur ganz selten positiv verlaufen. Die Zellzahl im Liquor ist, entsprechend der produktiven Form der Entzündung, verhältnismäßig niedrig und liegt gewöhnlich unter 1000/3. Sie betrug bei Kranken, die wir sahen, zwischen 100 und 300/3. Zur Diagnose des Boeckschen Sarkoids des Nervensystems ist der übrige klinische Befund an den Lymphknoten, der Lunge, Milz, Leber, Haut und den Knochen, insbesondere das Röntgenbild der Lunge, unerläßlich, da das neurologische Syndrom außerordentlich variabel ist und bisher keine sicheren Kriterien für die Art der Erkrankung erkennen läßt. Gleichzeitig mit der Meningitis kann es zu den verschiedensten granulomatösen, encephalitischen Herden kommen, die sich in der

Umgebung der Gefäße entwickeln und zu Verwechslungen mit Hirntumoren Anlaß geben. Im Vordergrund stehen auch hier oft basalmeningitische Erscheinungen (HEERFORD-Syndrom: Neurouveoparotitis) und vor allem endokrine Störungen im Sinne einer Infundibulumschädigung. Die Behandlung mit tuberkulostatischen Präparaten ist wie auch bei den meisten produktiven Tuberkulosen wenig wirksam. Röntgenbestrahlung, Fieberbehandlung sowie Gaben von Cortison und ACTH bei gleichzeitiger tuberkulostatischer Medikation sind gelegentlich erfolgversprechend.

SCHALTENBRAND faßt als chronisch aseptisch *Meningitis*-Erkrankungen zusammen, die chronisch verlaufen und zum Teil nach jahrelanger Dauer mit Pleocytosen von 200—800/3, starker Eiweißvermehrung im Liquor (3—9 KAFKA-Einheiten) und neurologischen Ausfallserscheinungen zur Beobachtung kamen. Ein Teil der Erkrankten hatte wiederholt Fieberschübe durchgemacht. Bisher war es nicht möglich, die Ätiologie dieser chronischen Meningitis zu klären. Bei der Autopsie eines solchen Meningitiskranken durch SCHALTENBRAND und eines weiteren durch DÖRING waren keine Anhaltspunkte für eine Tuberkulose oder ein BOECKsches Sarkoid bzw. eine Lues zu finden. Durch die klinische, vor allem aber durch serologische Untersuchungen, wurde bei SCHALTENBRANDs Kranken Toxoplasmose, Cysticerkose, Pilzmeningitis, Tuberkulose, Typhus, Bang, Leptospiren sowie Virusmeningitis ausgeschlossen. Erfreulicherweise konnten in den letzten Jahren durch eine Behandlung, wie sie bei der Tbc-Meningitis geschildert wurde, Streptomycin, PAS, Conteben und Röntgenbestrahlungen bei mehreren Fällen, im Laufe eines Vierteljahres gute Erfolge mit weitgehender Sanierung des Liquors, Rückgang der neurologischen Symptome und Besserung des Allgemeinzustandes erzielt werden.

11. Allergische Meningitis.

BANNWARTH beschrieb 15 Patienten mit chronischen, lymphocytären Meningitiden, die er in verschiedene Gruppen einteilt, bei denen auch Hirnnervenlähmungen (Facialis- und Augenmuskellähmungen) und Stauungspapille vorkamen. Bei anderen Patienten waren neuritische und polyneuritische Symptome gleichzeitig vorhanden. In der Vorgeschichte fanden sich rheumatische Erkrankungen der Gelenke und Herde in der Muskulatur. BANNWARTH führt die Pathogenese auf einen allergischen entzündlichen Vorgang zurück. Ob zwischen den Beobachtungen SCHALTENBRANDs und diesen BANNWARTHs Parallelen bestehen, läßt sich nicht sicher sagen, aber nach der Beschreibung doch vermuten. v. MORITZ fand bei Erythema nodosum meningitische Erscheinungen mit Augenmuskelstörungen. Da der Liquor aber normal war, dürfte es sich um eine „Meningitis serosa“ (QUINCKE) gehandelt haben. UTZ berichtet über einen Kranken, der im Anschluß an eine Typhusschutzimpfung und reichlichen Alkoholgenuß an einer Meningitis erkrankt war. Schließlich ist die hyperergische Genese einer Meningitis bei einem Patienten SPARs als Ursache des tödlichen Ausgangs anzunehmen, der eine wiederholte Tetanusantitoxinserum-Injektion 14 Tage nach der Erstinjektion intralumbal und intramuskulär erhalten hatte. Dieser Kranke starb am gleichen Tage, und die Sektion zeigte eine fibrinoide Verquellung der Meningen an der Basis und Konvexität des Gehirns sowie Degeneration der Gefäßwände und leukocytäre Infiltration. Außerdem fanden sich teilweise thrombosierte Gefäße. Da aber schon meningitische Symptome bestanden hatten (Nackensteifigkeit), läßt auch diese Beobachtung Zweifel an der alleinigen allergischen Genese aufkommen. Ferner wurde letzthin das wiederholte Auftreten einer Meningitis nach intramuskulärer Penicillininjektion bei einem Kleinkind mitgeteilt. TAILLENS berichtet 1949, daß bei Kranken, die wegen einer Meningitis mit Penicillin behandelt wurden, meningitische Symptome bestehenblieben und erst nach Absetzen der Penicillingaben zum Abklingen gebracht werden konnten. Diese „allergische“ Meningitis war wie auch ein von WOLFF beobachteter Fall bei Terramycinmedikation durch hohe Zellzahlen und niederen Eiweißwert im Liquor gekennzeichnet.

Wie schon erwähnt, wurden bei Kindern mit Ascaridiasis auch allergische Meningitiden beobachtet, die nach Beseitigung der Würmer abklangen.

Wolff beobachtete bei einem Automechaniker, der während eines katarrhalischen Infekts Nitrolack ohne Schutzmaske gespritzt hatte, eine akute Meningitis mit 11000/3 Zellen, fast ausschließlich eosinophilen Leukocyten, geringer Eiweißvermehrung (1,7 Kafka-Einheiten) und normalen Zuckerwerten, ohne Fieber und nur geringer Liquordrucksteigerung, Erst nach dem schnellen Abklingen der meningitischen Symptome trat auch im Blut eine Eosinophilie auf.

II. Arachnopathie.

Die Arachnopathie zeigt bei der Lokalisation an der Schädelbasis, und zwar im Bereich des Chiasmas, gewöhnlich einen normalen Liquorbefund. Dagegen beschrieb Zange bei der „Arachnitis" der hinteren Schädelgrube Gelbfärbung, Eiweißvermehrung und Zellvermehrung bis 100/3 sowie hydrocephalische Symptome. Die Arachnopathia spinalis

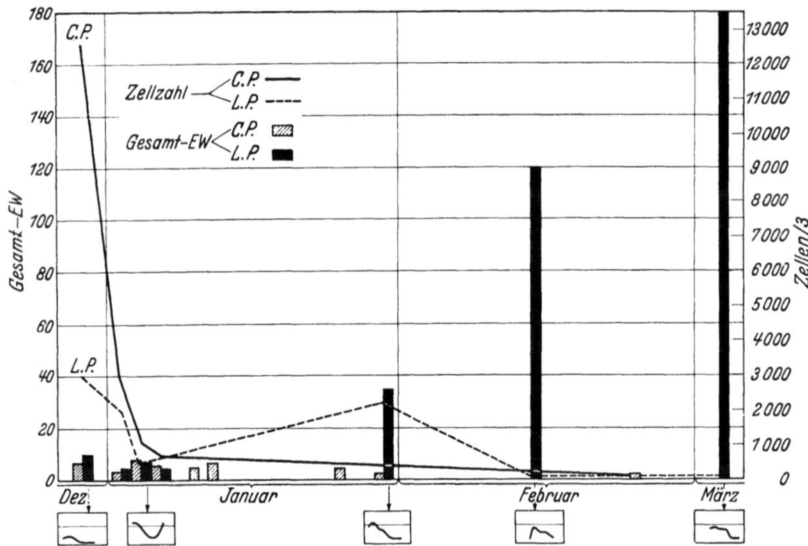

Abb. 53. Meningopathia serofibrinosa im Liquorbild nach Schaltenbrand und Többel. Im Anfangsstadium der Erkrankung meningitisches Bild mit hohen Zellwerten. Im Laufe der Monate sinken die Zellwerte ab und die Eiweißwerte steigen ständig an.

zeigt Veränderungen, wie sie beim partiellen oder totalen Block auftreten. Als Ursache der Arachnopathien kommen die verschiedensten entzündlichen Vorgänge in der Nachbarschaft der Meningen und in diesen selbst in Betracht, aber auch Tumoren des Gehirns bzw. des Wirbelkanals, selten extradurale spinale Abscesse. Von französischen Autoren wird häufig die Lues als Ursache einer Arachnopathie angegeben. Bei den Störungen in der hinteren Schädelgrube mit Symptomen der caudalen Hirnnerven muß immer auch an eine Mißbildung im Sinne des Arnold-Chiarischen Syndroms gedacht werden. Sehr oft findet man arachnoidale Adhäsionen, Verwachsungen bei Atlasassimilation oder Manifestation eines Occipitalwirbels mit basaler Impression, die nach Beobachtungen von Wolff jedoch gewöhnlich mit normalem Liquorbefund einhergehen.

III. Pachymeningiose.

Zwischen Leptomeninx und Pachymeninx bestehen unmittelbare Beziehungen, so daß Entzündungen gewöhnlich beide Hirn- bzw. Rückenmarkshäute befallen. Charakteristisch ist der von Schaltenbrand und Többel mitgeteilte Fall einer serofibrinösen Meningopathie des Spinalkanals. Bei einem Hirnschußverletzten entwickelte sich eine eitrige Meningitis, die nach entsprechender Behandlung allmählich abklang. Im Liquor dagegen zeigte sich eine langsame, kontinuierliche Zunahme der Eiweißmenge bei normalem Zellgehalt, während Wurzelsymptome des Brustabschnitts auftraten. Der Liquor im Spinalkanal gerann, und es entwickelte sich ein Querschnittssyndrom mit caudalen Symptomen. Die Lumbalpunktion verlief zu dieser Zeit ergebnislos. Schon vorher hatte die Eiweißmenge im Lumballiquor so zugenommen, daß dieser nach der Punktion gleich gerann. Der QUECKENSTEDTsche Versuch war jedoch unauffällig, und die eingebrachte Luft stieg ungehindert bis in die Hirnventrikel. Die autoptische Untersuchung zeigte schließlich ein durchgehendes, bindegewebiges Granulationsgewebe, das den ganzen Spinalkanal bis hinauf zum Brustabschnitt ausfüllte und Dura wie Arachnoidea durch dichte Gewebemassen, das Rückenmark ummauernd, aneinanderlötete (Abb. 54). Im Caudagebiet fanden sich geronnene Eiweißmassen. SCHALTENBRAND und TÖBEL vergleichen diesen Vorgang mit der Nephrose, der Pleuritis oder Endocarditis serofibrinosa, also einer serösen Entzündung, bei der eine abnorme Durchlässigkeit der Capillaren für Eiweißkörper des Serums und eine zusätzliche toxische Gewebeschädigung besteht. Sie schlagen auch den Namen Meningeose dafür vor, da die Bezeichnung Meningitis diesem entzündlichen Vorgang nicht gerecht wird. Man versteht im allgemeinen unter Meningitis eine stärkere Gewebsreaktion mit Hervortreten zelliger Elemente. Je nach Art des anatomischen Bildes werden nun diese krankhaften Veränderungen als Meningeosis adhaesiva oder serosa cystica, als Pachymeningeosis fibrosa, serosa sowie haemorrhagica bezeichnet.

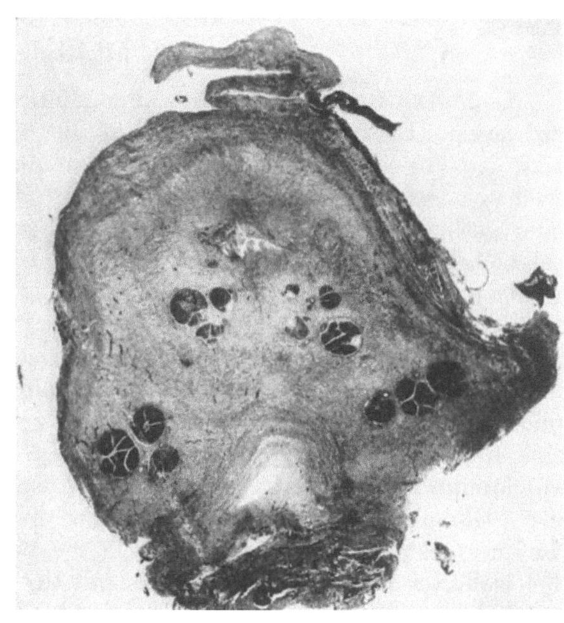

Abb. 54. Anatomischer Befund bei Meningopathia serofibrinosa. Die Caudawurzeln sind in eine gelatinöse Masse eingebettet, die sich in fibroblastischer Organisation befindet. (Nach SCHALTENBRAND.)

Derartige Entzündungen im Bereich der mittleren Schädelgrube können differentialdiagnostisch große Schwierigkeiten z. B. bei der Abtrennung gegenüber einem Keilbeinmeningeom bereiten, da Exophthalmus sowie Opticusschädigungen mit entsprechenden Gesichtsfeldeinschränkungen sowohl bei Meningeomen des Keilbeins als auch bei Pachymeningeosen und Cavernosusthrombosen dieser Gegend auftreten. Am brauchbarsten zur Abtrennung dieses Syndroms von dem Keilbeinmeningeom ist die Arteriographie. Liquorveränderungen wurden im allgemeinen bei diesen Pachymeningiosen vermißt, wie das schon bei den adhäsiven Arachnopathien erwähnt wurde. Als Ursache dieser Pachymeningopathien wurden die verschiedensten lokalen, entzündlichen und traumatischen Einwirkungen, aber auch allgemeine Infektionen in Betracht gezogen, ohne daß es im Einzelfall immer gelingt, in der Anamnese brauchbare Angaben darüber zu erhalten. Bei der Pachymeningeosis des Spinalkanals spielen offenbar fortgeleitete Entzündungen vom Urogenitalapparat, die in den Wirbelkanal einbrechen, eine Rolle. Die Dura ist bei diesen fibrös-hyperplastischen Prozessen deutlich verdickt und brüchig. Bei den akuten Entzündungen ist die Behandlung mit Antibioticis und

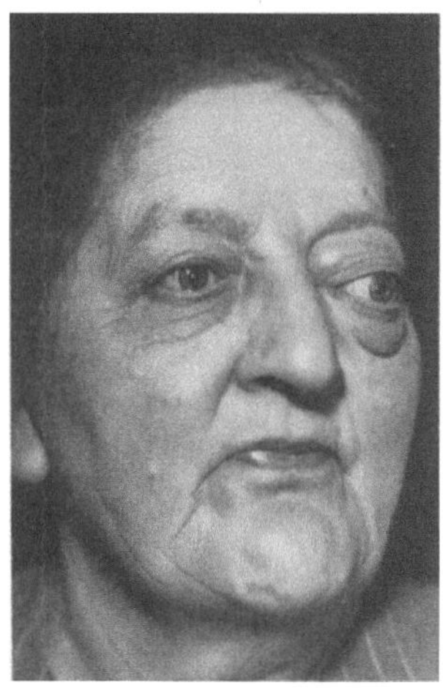

Abb. 55. Exophthalmus links bei „entzündlichem“ Keilbeinsyndrom mit stärkeren knöchernen Reaktionen. (Nach BUES, PIPER u. WOLFF.)

Sulfonamiden zu versuchen, operative Behandlung muß bei den chronischen und alten Fällen mit mechanischer Schädigung der Medulla spinalis und der Hirnnerven (Opticus) sowie zur Beseitigung von Abscessen durchgeführt werden.

IV. Multiple Sklerose.

Nach DEMME sollen 75—85% aller Multiple Sklerose-Kranken Liquorveränderungen aufweisen. Dieses trifft besonders für die Pleocytose zu, die allerdings meist nur gering ist (10—100/3 Zellen). Außer der Zellvermehrung (bei 19%) finden sich als nächstes charakteristisches Symptom pathologische Kolloidkurven bei oft normalem oder gering erhöhtem Eiweißwert (34% SEUBERLING, 65% nach BAUER), und zwar zeigt besonders die Normomastixreaktion in ihrem Anfangsteil einen mehr oder weniger tiefen Ausfall (Paralysekurve). Die Eiweißwerte können jedoch auch häufig (62% der Fälle nach DEMME, 21% nach BAUER) gering erhöht sein. Die Eiweißrelation ist meist normal, jedoch wurde Globulinvermehrung und Anstieg des Eiweißquotienten nicht selten gefunden, aber auch Albuminvermehrung wurde beobachtet. Elektrophoretisch sind besonders die γ-Globuline vermehrt (STEGER). BAUER beschreibt auch eine für Multiple Sklerose charakteristische Lipoproteidbande zwischen Albumin und α_1-Globulin im Gegensatz zum Serum, wo außer der ersten noch eine zweite im Bereich der β-Globuline nachzuweisen ist. Zucker und Chloride sind im Liquor nicht verändert, die Luesreaktionen sind negativ. Die Permeabilität der Blut-Liquorschranke ist gesteigert. Bei isolierter retrobulbärer Neuritis, mit der häufig eine Multiple Sklerose beginnt, ist der Liquor gewöhnlich normal. SCHEID konnte in Übereinstimmung mit anderen Untersuchern unter 23 Fällen drei pathologische Liquorbefunde bei Opticusneuritis feststellen. Isolierte Augenmuskelparesen zeigen ebenfalls normale Liquorwerte.

V. Polyneuritis.

Die *Polyneuritis* führt zu charakteristischen Liquorveränderungen, wie sie vor allem von GUILLAIN-BARRÉ, aber auch von QUECKENSTEDT und WALTER aufgezeigt wurden. Es findet sich eine erhebliche Eiweißvermehrung ohne entsprechenden Anstieg der Zellzahl (Dissociation albumino-cytologique). Häufig zeigt der Liquor eine gelbliche Farbe, der Globulin-Albuminquotient ist normal. Durch die elektrophoretische Untersuchung (STEGER) konnte gezeigt werden, daß es sich hierbei um sog. Mischpherogramme handelt, also um den Übertritt des Serumeiweißes in den Liquor bzw. um eine erhebliche Verstärkung der Permabilität der Gefäße (Dysorie: SCHÜRMANN, SCHALTENBRAND). Aber auch das Pherogramm des Serumeiweißes zeigt gelegentlich Veränderungen wie bei Leberschäden. Es wurde von SCHALTENBRAND die Bezeichnung „seröse Polyneuritis" vorgeschlagen. Die Eiweißvermehrung im Liquor kann sehr hohe Grade erreichen. So beobachtete WOLFF bei einem Kranken mit LANDRYscher Paralyse in der 3. Krankheitswoche einen Wert von 23 KAFKA-Einheiten. Die Kolloidreaktionen zeigen tiefe, verhältnismäßig breite Fällungszonen von verschiedener Lokalisation. Bei der Salzsäure-Kollargolreaktion ist die Schutzzone stark verlängert, und es finden sich Fällungszonen im Anfangsteil, später auch im Endteil der Kurve. Die Pleocytose kann zu Beginn der Erkrankung hohe Werte erreichen, 650/3 (WOLFF), liegt jedoch meist unter 100/3 Zellen. Die geschilderten Liquorveränderungen finden sich bei der sog. idiopathischen Polyneuritis, bei Polyneuritiden infolge von Erfrierungen und Verbrennungen sowie nach Wundinfektionen. Aber auch die Liquorveränderungen bei postinfektiösen Polyneuritiden, z. B. nach Diphtherie, entsprechen weitgehend den oben geschilderten Befunden. BANNWARTH ist der Ansicht, daß die Pathogenese dieser Polyneuritiden eine allergische ist, da sich die gleichen Befunde bei Polyneuritiden nach Seruminjektionen und Impfungen zeigen (Abb. 56). KOLLE, SCHALTENBRAND und TÖBEL haben kürzlich wieder dafür plädiert, daß ein wesentlicher Teil dieser serösen Polyneuritiden virusbedingte Krankheiten sein dürften. In diesem Sinne spricht das epidemische Auftreten, die gelegentlichen Fälle innerhalb Poliomyelitisepidemien und die Verschlechterung des Leidens unter ACTH- und Cortisonbehandlung.

Die polyneuritischen Störungen bei Salvarsan-, Arsen-, Blei- und Quecksilber-, Thallium- und chronischer Alkoholvergiftung u. a. m. können, ebenso wie die Polyneuritiden bei Tbc und anderen Infektionskrankheiten, mit völlig normalen Liquorbefunden oder leicht vermehrten Eiweißwerten einhergehen, wenn nicht gleichzeitig cerebrale oder spinale Affektionen vorliegen. Die pathologischen Liquorveränderungen bei *Neuralgien* und *Plexusneuritiden* dürften in der Hauptsache auf mechanische Momente zurückzuführen sein, und zwar auf die durch die Osteochondrose der Wirbelsäule verursachten Einwirkungen auf die Meningen und Wurzelnerven. Ein Unterschied gegenüber den sog. „echten“ Neuritiden ist bei der Liquoruntersuchung nicht feststellbar. Die Befunde sind charakterisiert durch geringe Eiweiß- und Zellvermehrung sowie mäßig tiefen Ausfall der Kolloidreaktionen im Anfangsteil der Kurven bei lumbaler Punktion. Der zisternale Liquor ist meist normal oder zeigt nur geringe Abweichungen. Bei den *Neuritiden* der *Hirnnerven* finden sich gewöhnlich, wie schon erwähnt, normale, gelegentlich auch gering pathologische Liquorbefunde, insbesondere treten Zell- und schwache Eiweißvermehrung in Erscheinung.

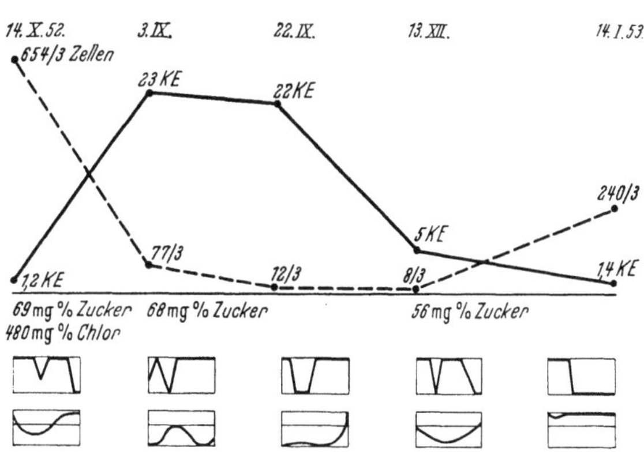

Abb. 56. Liquorkurve bei LANDRYscher Paralyse. (Nach H. WOLFF.)

VI. Gefäßerkrankungen.

Die HEUBNER*sche Endarteriitis* wurde im Zusammenhang mit den übrigen luischen Erkrankungen des Zentralnervensystems erwähnt. Wesentlich häufiger als die luischen sind die *arteriosklerotischen* cerebralen Komplikationen, die in der überwiegenden Mehrzahl mit Blutdrucksteigerungen einhergehen. Ein arterieller diastolischer Druck über 110 mm Hg und ein Alter über 50 Jahren ist bei einem plötzlich aufgetretenen cerebralen Syndrom verdächtig auf einen encephalomalacischen oder apoplektischen Insult, besonders wenn gleichzeitig ein abnorm hoher Blut- und Liquorzuckerspiegel festgestellt wird. Viel weniger charakteristisch ist der übrige Liquorbefund, der vollkommen normal sein kann, oder nur geringe Eiweißvermehrung mit normalem Globulin-Albuminquotienten und einer Zellvermehrung (10—15/3) aufweist, wenn nicht eine Blutung in den Liquor stattgefunden hat. Eiweiß- und Zellvermehrung sind ebenso atypisch wie die Kolloidreaktionen, von denen besonders aber die Salzsäure-Kollargolreaktion einen pathologischen Verlauf zeigt.

Weniger häufig, aber differentialdiagnostisch oft schwierig, sind die *Endangitis obliterans Rokitanski, Winniwarter-Bürger* und die *Periarteriitis nodosa* Kussmaul bzw. die Panarteriitis. Gelegentlich kommen Kranke im 3.—4. Lebensjahrzehnt zur Beobachtung, die zuerst Symptome des Zentralnervensystems haben, und bei denen die Diagnose zwischen Tumor cerebri und Multipler Sklerose wechselt, bis endlich eine Probeexcision eines schmerzhaften, subcutanen Knötchens oder Durchblutungsstörungen der Extremitäten die Klärung des Krankheitsbildes bringen. Ähnlich wie bei den luischen und arteriosklerotischen Gefäßerkrankungen ist der Liquorbefund nur wenig typisch und ähnelt dem bei der Arteriosklerose geschilderten. Die Luesreaktionen sind allerdings regelmäßig negativ.

VII. Tumor cerebri.

Das Liquorsyndrom bei Hirngeschwülsten soll hier nur kurz erwähnt werden, da es im Kapitel über die Hirntumoren ausführlich dargestellt wird. *Tumorzellen* sind im Liquor selten nachweisbar, am häufigsten noch bei meningealer Karzinose oder Sarkomatose im Erwachsenenalter, bei Kindern und Jugendlichen beim Medulloblastom und Pinealom. Nach PLAUT finden sich im Liquor bei Teratomen manchmal auch Kalk- und Cholesterinkristalle. Der Liquordruck ist oft erhöht, kann aber auch bei langsam wachsenden Tumoren normale Werte haben. Eine Hirnschwellung ist häufig auch Ursache für die Liquordrucksteigerung. Die Zellzahl ist gewöhnlich nur gering vermehrt. Hohe Zellzahlen wurden aber gelegentlich auch beobachtet. WOLFF sah bei einer Kranken, die ein Glioblastom der frontalen Balkengegend hatte, einen meningitischen Befund mit 16000/3 polynucleären Zellen und deutlicher Eiweißvermehrung (5 KAFKA-Einheiten). Die Eiweißvermehrung ist die häufigste Veränderung des Liquors bei Hirntumoren, dabei ist der Anteil der Albumine meist größer als der der Globuline. Hohe Eiweißwerte finden sich besonders bei Meningeomen und Neurinomen, aber auch Gliomen der Hirnbasis und bei Kleinhirnbrückenwinkel-Tumoren im Zisternen- und lumbalen Liquor, nicht dagegen im Ventrikelliquor. Die Kolloidreaktionen entsprechen den Eiweißwerten, oft finden sich normale Kurven, häufig aber auch geringe Ausfällungen im Anfangsteil. Tumoren von ventrikelnahem Sitz führen zu Eiweißvermehrung, dagegen fehlt diese bei oberflächennahen Tumoren der Konvexität.

Literatur.

Zusammenfassende Darstellungen.

DEMME, H.: Die Liquordiagnostik in Klinik und Praxis, 2. Aufl. München u. Berlin: Urban & Schwarzenberg 1950.
— Der Liquor (Referat). Fortschr. Neur. **9**, 277 (1937); **11**, 205 (1939); **13**, 26 (1941); **18**, 169 (1950); **21**, 455 (1953); **24**, 113 (1956).
ESKUCHEN, K.: Liquoruntersuchung. In Neue Deutsche Klinik, Bd. 6. Berlin u. Wien: Urban & Schwarzenberg 1930.
— Die Lumbalpunktion. Berlin u. Wien 1919.
— Die Zisternenpunktion. Erg. inn. Med. **34**, 234 (1928).
GEORGI, F., u. OE. FISCHER: Liquor. In Handbuch der Neurologie, Bd. 7/1. Berlin: Springer 1935.
GUTTMANN, L.: Physiologie und Pathologie der Liquormechanik und Liquordynamik. In Handbuch der Neurologie, Bd. 7/2. Berlin 1935.
HINSBERG, K., u. W. GEINITZ: Liquor cerebrospinalis. In HOPPE-SEYLER/THIERFELDERS Handbuch der physiologisch- und pathologisch-chemischen Analyse, 10. Aufl., Bd. 5. Berlin-Göttingen-Heidelberg: Springer 1953.
JESSEN, H.: Cytologie du liquide cephalorachidien normal chez l'homme. Paris: Masson & Co. 1936.
KAFKA, V.: Die Cerebrospinalflüssigkeit. Leipzig: Franz Deutike 1930.
— Taschenbuch der praktischen Untersuchungsmethoden der Körperflüssigkeiten bei Nerven- und Geisteskrankheiten, 5. Aufl. Basel u. New York 1948.
— Der heutige Stand der Liquordiagnostik. Dtsch. Nervenheilk. **163**, 564 (1949/50).
LÜTHY, F.: Liquor cerebrospinalis einschließlich Röntgendiagnostik der Liquorräume. In Handbuch der inneren Medizin, Bd. 5/1. Berlin: Springer 1939.
— In Handbuch der inneren Medizin, Bd. 5/1, S. 1048—1081. Berlin: Springer 1953.
MERRIT, H. H., and F. FREMONT-SMITH: The cerebrospinal fluid. Philadelphia u. London 1938.
MESTREZAT, W.: Le liquide cephalorachidien normal et pathologique. Paris: A. Maloine 1912.
MEYER, H. H.: Der Liquor. Untersuchung und Diagnostik. Berlin-Göttingen-Heidelberg: Springer 1949.
NEEL, A.: The content of cells and proteins in the normal cerebrospinal fluid. Kopenhagen: Einar Munksgaard 1939.
PETTE, H.: Die akut entzündlichen Erkrankungen des Nervensystems. Leipzig: Georg Thieme 1942.
PLAUT: Normale und pathologische Physiologie des Liquor cerebrospinalis. In Handbuch der Physiologie, Bd. 10. Berlin: Springer 1919.
RAVAUT et BOYER: Presse méd. **1920**, 42.
REHM, O.: Atlas der Cerebrospinalflüssigkeit. Jena: Gustav Fischer 1932.
RISER, R.: Le liquide cephalorachidien. Paris: Masson & Cie. 1929.
ROEDER, R., u. O. REHM: Die Cerebrospinalflüssigkeit. Berlin 1942.

SAMSON, K.: Die Liquordiagnostik im Kindesalter. Erg. inn. Med. **41**, 553 (1931).
SCHALTENBRAND, G.: Die Nervenkrankheiten. Stuttgart: Georg Thieme 1951.
SCHELLER, H.: Liquorbefunde bei Hirntumoren. Mschr. Psychiatr. **95**, 257 (1937).
SCHÖNENBERG, H.: Der heutige Stand der Liquordiagnostik im Kindesalter. Erg. inn. Med., N. F. **6**, 100 (1955).
SPERANSKY, A. D.: Grundlagen der Theorie der Medizin. Kap. 5—13. Berlin 1950.
WALTER, F. K.: Die Blut-Liquorschranke. Leipzig: Georg Thieme 1929.
WOLFF, H.: Die Bedeutung des verminderten Liquordruckes in der Klinik. Leipzig: Georg Thieme 1942.

Einzelarbeiten.

ABAIMOVA, N. S.: Über einige Liquorsonderheiten nach Entfernung von Arachnoidendotheliomen des Gehirns. Vopr. Nejrochir. **15**, 47—50 (1951) [Russisch].
ABB-RÜHSEN, L.: Aliquorrhoe nach intralumbaler Tetanusinjektion. Nervenarzt **20**, 31 (1949).
ABDULAEV, D. M.: Die Cerebrospinalflüssigkeit bei komatöser Malaria. Klin. Med. **28**, H. 8, 67—69 (1950) [Russisch].
ABELIN, J.: Über die quantitative Bestimmung des Eiweißes im Liquor cerebrospinalis. Schweiz. med. Wschr. **1943**, 332.
AGOSTINI, LUCIANO: Sulla presenza nel liquor di un „fattore reticolocitogeno“. Riv. Biol., N. S. **42**, 339—355 (1950).
AKERREN, Y.: The pressure of the cerebrospinal fluid on hyperventilation. Acta psychiatr. (København.) **28**, 231—236 (1954).
ALAJOUANINE, TH., R. THUREL et L. DURUPT: Dosage de l'albumine du liquide céphalo-rachidien. Etude comparative des méthodes de Sicard-Cantaloube et de Ravaut-Boyer (néphélémétrie). (Soc. Neurol., Paris, 6. März 1947.) Revue neur. **79**, 205—207 (1947).
ALCABER, TOMÁS: Über den Nachweis von Acetylcholin im Liquor cerebrospinalis, besonders bei Psychosen. (Physiol. Inst. der Univ. Valencia.) Arch. f. Psychiatr. u. Z. Neur. **180**, 202—205 (1948).
ALÉS-REINLEIN, J. M., E. ARJONA-TRIGUEROS y S. OBRADOR-ALCALDE: Contribución al diagnóstico de la cisticercosis del neurolje por el estudio del liquido cefalorraquideo. Rev. clin. españ. **40**, 12—18 (1951).
ALOV, I. A.: Die Bewegung der Cerebrospinalflüssigkeit im System des subarachnoidalen Raumes des Gehirns und Rückenmarks. Vopr. Nejrochir. **13**, H. 5, 28—34 [Russisch].
— Die Veränderungen des Abflusses der Cerebrospinalflüssigkeit durch die Spinnwebhaut unter den Bedingungen der experimentellen aseptischen Meningitis. Nevropat. i t. d. **18**, 3, 43—48 (1949) [Russisch].
ALY, F. W.: Über das Vorkommen einer elektrophoretisch ähnlich wie das Liquorpräalbumin, wandernden Fraktion im Serum. Verh. dtsch. Ges. inn. Med. **1955**, 284—287.
D'ANDREA, FAUST, e MARIO CONGIU: Contributo allo studio della cuprorachia nelle malattie del sistema nervoso. Nota I: La cuprorachia nel „Liquores normali“. Acta neurol. (Napoli) **7**, 633—637 (1952).
ANDRELL, P. O.: Gas equilibria in the cerebrospinal fluid spaces. Acta med. scand. (Stockh.) **143**, 110—119 (1952).
ANTONI, NILS: Punctio-diagnostic. Introductory lecture. Acta psychiatr. (København.) Suppl. **59**, 17—40 (1950).
ARCANGELI, P., R. GALLETTI e M. NISTRI: Ricerche sulla permeabilita della barriera ematoliquorale in soggetti cefalalgici, saggiata col metodo della fluorescina. Riv. crit. Clin. med. **51**, 403—422 (1951).
ARCHAMBAULT, JULES: The relationship between changes in cerebrospinal fluid and the phase and activity of neurosyphilis. Canad. J. Publ. Health **41**, 464—470 (1950).
— Avoidable meningitis. Lancet **1947 II**, 883—884.
AYER, SICARD u. DAWSEN: Zit. nach L. GUTTMANN, Physiologie und Pathologie der Liquormechanik und Liquordynamik. In Handbuch der Neurologie (BUMKE-FÖRSTER), Bd. 7/2, S. 42—43.
BABLIK, L.: Liquor und Temperatur beim Hirnabsceß. Mschr. Ohrenheilk. **82**, 364—367 (1948).
BACCARINI, VINCENZO, e MAURIZIO VOLPICELLI: L'istamina nel liquido cerebrospinale. Rass. Neur. veget. **8**, 483—487 (1951).
BAGLEY jr., CHARLES, RAYMOND K. THOMPSON and R. M. N. CROSBY: Distention of the subarachnoid space with cerebrospinal fluid in infants; enlargement of the head and spasticity; surgical correction Ann. Surg. **129**, 662—676 (1949).
BAKAY, L.: Phylogenesis of the perivascular spaces of the brain. Nature (Lond.) **160**, 789—790 (1947).
— Studies on the absorption of dyes and radioactive phosphorus into the brain from the cerebrospinal fluid. Zbl. Neurochir. **12**, 15—21 (1952).
BANG, E. DA CUNHA: Revised Queckenstedt test. With special reference to the diagnosis of cervical disc protrusions. Acta psychiatr. (København.) **30**, 1—10 (1955).
BANNWARTH, A.: Die Zellen der Cerebrospinalflüssigkeit. Arch. f. Psychiatr. **100**, 533 (1933).

Barba, G. D.: La sostanze proteiche del liquido cefalorachidiano. Chir. e Pat. sper. **2**, 682—700 (1954).
Bargmann, W., u. Th. H. Schiebler: Histologische und cytochemische Untersuchungen am Subcommissuralorgan von Säugern. Z. Zellforsch. **37**, 583—596 (1952).
Barnola, José, y G. Tovar-Escobar: El examen bacteriologico del liquido cefalor-raquideo. Consideraciones acerca de la etiologia de las meningitis en el Hospital „José Manuel de los Ríos" de Caracas. Arch. Venezol. Puericult. y Pediatr. **13**, 5—11 (1950).
Barone, A., e E. Alongi: Richerche sulla neurolisi liquorale. Quad. Acta neurol. **3**, 377—394 (1953).
Barth, Erich: Speranskys Liquorpumpe und ihre therapeutische Anwendung. Dtsch. Gesundheitswesen **1950**, 392—397.
Barucci, Mario: Il quoziente emato-liquorale dell'urea. Riv. Pat. nerv. **71**, 199—204 (1950).
Bauer, H.: Über die Bedeutung der Papier-Elektrophorese des Liquors für die klinische Forschung. Dtsch. Z. Nervenheilk. **170**, 381—401 (1953).
— Zur Frage der Identität der Liquorproteine mit den Eiweißkörpern des Blutserums. I. u. II. Dtsch. Z. Nervenheilk. **175**, 354, 488 (1956/57).
— K. H. Garbade u. Th. Bücher: Stoffwechselfermente im Liquor. Zbl. Neur. **122**, 17 (1953).
Bauer, Helmut, u. Ingeborg Angelstein: Zur Methodik der Gesamteiweißbestimmung im Liquor. Klin. Wschr. **1952**, 277—279.
Baumann, Rud.: Liquorzucker-Blutzuckerkorrelation nach Insulinbelastung bei Meningitis. Tbc. Z. ärztl. Fortbildg **44**, 282—285 (1950).
Becher: Zur Frage der Liquorströmung. Münch. med. Wschr. **1921**.
Becht, F. G., and Gunnar: A study of the volume changes of the cerebrospinal fluid after adrenalin, pituitrin and atropin. Amer. J. Physiol. **56**, 231 (1922).
Beck, Karl H., and Benjamin P. Clark: Aid to interpretation of changes in the cerebrospinal fluid in pediatric cases. (Milwaukee Children's Hosp.). Amer. J. Dis. Childr. **74**, 714—715 (1947).
Becker, Alfred: Spezielle Liquorveränderungen bei Pneumokokken-Meningitis. Arch. Ohren- usw. Heilk. u. Z. Hals- usw. Heilk. **156**, 217—221.
Becker, H.: Strömt der spinale Liquor von caudal nach cranial? Nervenarzt **23**, 146—148 (1952).
Becker, Hermann: Erwiderung zur Arbeit von Eichler, Linder und Schmeiser. Erlauben Versuche mit Radionatrium die Annahme einer Liquorbildung im Lumbalraum? Klin. Wschr. **1951**, 706—707.
Bedford, T. H. B.: The effect of injected solutions on the cell content of the cerebrospinal fluid. Brit. J. Pharmacol. **3**, 80—83 (1948).
Behrens, H.: Die Blut-Liquor-Schranke beim Pferd. Dtsch. tierärztl. Wschr. **1951**, 205—206.
— Der Liquor cerebrospinalis des Pferdes. Dtsch. tierärztl. Wschr. **1951**, 290—293, 307—308.
— Qualitative Eiweißreaktionen des normalen Liquor cerebrospinalis des Pferdes. Tierärztl. Umsch. **8**, 240—241 (1953).
—, u. G. Bartels: Beitrag zur Glykolyse im Liquor cerebrospinalis des Pferdes. Mh. Vet.-med. **6**, 418—423 (1951).
Bekaert, J.: Influence de la teneur en potassium, calcium et magnesium du liquide céphalo-rachidien sur les mouvements de l'estomac. Arch. internat. Physiol. **58**, 69—89 (1950).
—, and G. Demeester: The influence of glucose and insulin upon the potassium concentration of serum and cerebrospinal fluid. Arch. internat. Physiol. **58**, 262—264 (1951).
Bender, Franz, Hans Kehrer u. Rudolf Knebel: Über die Wanddehnbarkeit des cerebrospinalen Liquorsystems. Z. exper. Med. **117**, 312—318 (1951).
— — — Über das Verhalten des Liquordruckes bei psychischen Vorgängen. Z. exper. Med. **117**, 349—358 (1951).
Berek, K., u. K. Eckel: Die Behandlung der Mumps-Encephalomyelitis mittels subtotaler Liquortransfusion. Dtsch. Z. Nervenheilk. **165**, 72—79 (1951).
Berg, L.: Hypoglycorrhachia of non-infectious origin: Diffuse meningeal neoplasia. Neurology (Minneapolis) **3**, 811 (1953).
Bergouignan, M.: Hypertension et hyperalbuminose du liquide céphalorachidien au cours d'un myxoedème. Revue neur. **79**, 50—51 (1947).
Bering jr., E. A.: Water exchange in the brain and cerebrospinal fluid. Studies on the intraventricular instillation of deuterium (heavy water). J. of Neurosurg. **11**, 234—242 (1954).
Berman, L. B., L. W. Lapham and E. Pastore: Jaundice and xanthochromia of the spinal fluid. J. Labor. a. Clin. Med. **44**, 273—279 (1954).
Betz, Konrad, u. Heinrich Koch: Lumbal-occipitale Liquordissoziation (Befunde bei Hirntumoren). Med. Klin. **1949**, 1470—1473.
Beynon, David: Prolonged abnormality of cerebrospinal fluid after cisternal streptomycin. Lancet **1951 I**, 322—324.
Beyreder, J.: Über eine monocytäre Reaktion im Liquor cerebrospinalis bei Meningitis epidemica. Wien. Z. inn. Med. **30**, 169 (1949).
Bick, Günther: Zur Frage von autochthonen Liquorantikörperchen und Liquorveränderungen bei Leptospirenmeningitis. Münch. med. Wschr. **1952**, 1109—1112.

BICKERSTAFF, EDWIN R.: Changes in the cerebrospinal fluid during pneumoencephalography. Lancet **1950 II**, 683—685.

— Changes in the cerebrospinal fluid after pneumo-encephalography. Lancet **1951 I**, 1209—1210.

TAQUES-BITTENCOURT, JOSÉ MARIO, y HORACIO MARTINS CANELAS: Bluthirnschranke. Arqu. Neuro-Psiquiatr. **5**, 181—201 (1947) [Portugiesisch].

BJÖRK, HARRY: Minimum pressure of the spinal fluid. Acta psychiatr. (Københ.) **27**, 213—217 (1952).

BLEULER, M.: Organisches Psychosyndrom und Liquor cerebrospinalis. Pract. otol. etc. (Basel) **10**, 156—161 (1948).

BLOMBERG, LARS-H.: Granular ependymitis demonstrated intra vitam. Acta psychiatr. (Københ.) **27**, 219—222 (1952).

—, u. LARS LINDÉN: Zur Frage der Bettruhe nach Lumbalpunktion. Sv. Läkartidn. **1950**, 144—145.

BLUME u. PÜSCHEL: Vitamin B_1 im Liquor bei entzündlichen Veränderungen des Gehirns und seiner Häute. Mschr. Kinderheilk. **98**, 147 (1950).

BOOIJ, JOH.: Electrophoresis in cerebro-spinal fluid-proteines. Fol. psychiatr. néerl. **52**, 247—253 (1949).

— Elektrophorese der Eiweißstoffe des Liquors. Nederl. Tijdschr. Geneesk. **1950**, 64—65 [Holländisch].

— Electrophoresis in cerebrospinal fluid proteins. The significance of the gamma-globulin fraction in particular. Third communication. Fol. psychiatr. néerl. **55**, 137—149 (1952).

— Electrophoresis in cerebro-spinal fluid-proteins. Fol. psychiatr. néerl. **53**, 502—508 (1950).

BOROWSKI, J., A. ILTGEN u. KOCH: Über Nachuntersuchungen und eingehendere Liquor-Eiweißuntersuchungen bei Poliomyelitis. Ärztl. Wschr. **1950**, 528—532.

BORREGUERO, A. D.: La patologia diencefalica en psiquiatria. Las alterationes des liquido cefalorraquideo. Rev. Psiquiatr. y Psicol. med. **1**, 250—279 (1953).

BOSCHI, GAETANO: Praktische Synthese über die Physio-Pathologie der Cerebrospinal-Flüssigkeit. Acta psychiatr. (Københ.) **27**, 231—237 (1952).

BOSSERT, O.: Veränderungen des Liquors und Folgeerscheinungen der Streptomycin-Therapie. Tuberkulosenarzt **3**, 534—535 (1949).

BOUCKAERT, J. J., u. J. LEUSEN: Technique pour l'étude des influences directes du liquide céphalorachidien sur les centres nerveux supérieurs. Experientia (Basel) **5**, 452 (1949).

BOVENTER, K., u. H. WEISE: Erfahrungen mit der Salzsäure-Collargol-Reaktion im Liquor cerebrospinalis. Nervenarzt **19**, 285 (1948).

BREDMOSE, GEORG V.: Spinalflüssigkeitsuntersuchungen bei Geistesschwachen. Nord. Med. **41**, 112—113 u. engl. Zus.fass. 113 (1949) [Dänisch].

BRENN, HANS: Hat die Paralysekurve im Liquor der multiplen Sklerose Beziehungen zu Art und Verlauf der Erkrankung? Schweiz. Arch. Neur. **63**, 114—127 (1949).

BRION, S., P. DELAVEAU et G. GUIOT: Actinomycose du système nerveux central due à Nocardia asteroides. Semaine Hôp. **1955**, 2899—2904.

BRODERSEN, J.: Über den Bau der Thymocyten und eine neue histologische Methode. Z. mikrosk.-anat. Forsch. **22**, 142 (1930).

BRODY, HENRY, and EDWARD A. HOROWITZ: Gonadotropin in spinal fluid in a case of twin pregnancy. Criticism of spinal fluid test for diagnosis of hydatiform mole. Amer. J. Obstetr. **59**, 685—688 (1950).

BRONISCH, FRIEDRICH WILHELM: Zur klinischen Symptomatologie des Hirnabscesses unter besonderer Berücksichtigung der Liquorbefunde. Klin. Wschr. **1947**, 398—400.

— Liquordruckstudien bei komprimierenden Rückenmarksprozessen. Nervenarzt **21**, 309—312 (1950).

BRÜGGEMANN, W., u. H. WINDUS: Untersuchungen über die Produktion und Resorption des Liquors bei der tuberkulösen Meningitis. Klin. Wschr. **1950**, 716—717.

BRYK, V. E.: Zur Frage der Entstehungsursachen der nichteitrigen Meningitis nach Entfernung von Cholesteatomen des Gehirns und des Rückenmarks. Vopr. Nejrochir. **15**, 38—43 (1951) [Russisch].

BÜCHER, TH., D. MATZELT u. D. PETTE: Papierelektropherogramm der Eiweißkörper des Liquor cerebrospinalis. Naturwiss. **39**, 114 (1952).

— — — Papier-Elektrophorese von Liquor cerebrospinalis. Klin. Wschr. **1952**, 325—330.

BÜNGER, P., A. LASS u. G. MÜLLER: Untersuchungen über die Diffusion von Isonikotinsäurehydrazid in den Liquor cerebrospinalis. Dtsch. med. Wschr. **1952**, 1162—1163.

BUES, E.: Formen des posttraumatischen Kopfschmerzes. Stuttgart: Georg Thieme 1956.

BULLOCK, F. N., u. H. H. FLEISCHHACKER: Interpretation of the Pandy test. Acta psychiatr. (Københ.) **26**, 149, 153 (1951).

BUNGART: Zur Physiologie und Pathologie des Subarachnoidealraumes und des Liquor cerebrospinalis. Festschrift zur Feier des 10jährigen Bestehens der Akademie für prakt. Medizin in Köln. Bonn 1915.

BURCHARD, H. v. D.: Migräne als Symptom verminderten Liquordruckes. Dtsch. med. Wschr. **1952**, 736—738.

BURGMANN, G. P.: Tumorzellen im Liquor cerebrospinalis bei Medulloblastomen des Kleinhirns bei Kindern. Vopr. Nejrochir. **15**, H. 6, 35—39 (1951) [Russisch].

— Über die Cytose des ventriculären Liquor cerebrospinalis bei multiformen Spongioblastomen. Vopr. Nejrochir. **17**, H. 4, 29—34 (1953) [Russisch].

— Über die bei Medulloblastomen im Liquor cerebrospinalis aufgeschwemmten Tumorzellen. Vopr. Nejrochir. **18**, H. 6, 36—40 (1954) [Russisch].

BURIAN, KURT: Untersuchungen über den Liquorlipoidgehalt bei otogenen Hirnabscessen. Mschr. Ohrenheilk. **84**, 185—189 (1950).

— Liquorstudien bei entzündlichen Ohrerkrankungen. Mschr. Ohrenheilk. **84**, 305—309 (1950).

— Oto- und rhinogene Liquorveränderungen. Arch. Ohren- usw. Heilk. u. Z. Hals- usw. Heilk. **156**, 204—211 (1950).

BURROWS, G.: On disorders of the cerebral circulation. London 1846.

BURTIN, P., et J. J. POCIDALO: Etude quantitative des gamma-globulines dans le liquide céphalorachidien par une méthode immuno-chimique. Presse méd. **1954**, 1072—1074.

BURTON, L. P.: Terminaisons nerveuses dans le plexus chorioide supoisson rouge. C. r. Physiques Genève **59**, 171—173 (1942).

BUSCAINO, GIUSEPPE ANDREA: Le frazioni proteiche del liquido cefalo-rachidiano. Acta neurol. (Napoli) **3**, 297—319 (1948).

CALDWELL, WILLIAM G.: The treatment of postlumbar puncture headache with DHE-45 (dihydroergotamine). West. J. Surg. etc. **58**, 11—13 (1950).

CAMPBELL, THOMAS M.: Poliomyelitis in Cleveland during 1947. Arch. of Pediatr. **65**, 617—621 (1948).

CANELAS, H. M., A. S. F. NETTO, M. I. VALENTE, J. A. LEVY y I. M. T. BITTENCOURT: Untersuchung der Beziehungen zwischen den Glukosegehalten im Liquor cerebrospinalis und im Blut. Arqu. Neuro-Psiquiatr. **11**, 371—385 (1953).

CAPOBIANCO, A., M. RAMBALDI e C. VACCA: Modificazioni emato-liquorali dell' acido lattico e dell'acido piruvico in traumatizzati cranici. Riv. Med. aeronaut. **15**, 543—550 (1952).

CAPUTO, LUIGI: Contributo alla reazione di D'Andrea nel liquor. Quad. Acta neurol. **3**, 475—479 (1953).

CASCIO, G., e R. PURPERA: Dosaggio dell'idrazide dell'acido isonicotinico nel liquor con metodo biologico. Minerva pediatr. (Torino) **6**, 101—104 (1954).

CASPANI, R., C. STICCA e F. TOSCANO: Richerche elettroforetiche sul quadro proteico serico e liquorale della meningite tubercolare. Arch. Sci. med. **97**, 1—15 (1954).

CASPARI, R.: Possibilità di applicazione e resultati dell'indagine elettroforetica nello studio del liquor c. s. normale. Minerv. med. (Torino) **1952 I**, 1346—1348.

CAVAZZINI, E.: Contribution à la physiologie du liquide cérebro-spinal. Arch. ital. Biol. **37**, 30—32 (1902).

CERVINI, CLAUDIO: Meningite tubercolore e reazione del triptofano. Arch. „E. Maragliano Pat." **3**, 1693—1704 (1948).

CESTAN, RISER et LABORDE: Les bases expérimentales du traitement intraventriculaire et intraméningé. Absorption des substances étrangères introduites dans les ventricules et les espaces arachnoidiens. Revue neur. **1924**, 12.

— — — L'absorption des substances étrangères au niveau des espaces sousarachnoidiens spinaux chez l'homme. C. r. Soc. Biol. Paris **88**, 661 (1927).

CHAO, WEN, and HSI CHUN CHANG: The relation of the mitochondria-Golgicomplex to secretion. II. Intravital staining with neutral red and sudan III. Chin. J. Physiol. **2**, 381 (1928).

— — The relation of the mitochondria-Golgicomplex to secretion. III. Physiological identification of the vitally staines mitochondria golgi material. Chin. J. Physiol. **3**, 29 (1929).

CHAPUIS, ROLAND: A propos des données usuelles du liquide céphalorachidien et de leur interprétation. Praxis (Bern) **1950**, 535—539.

CHAROCOPOS, SP. A., J.-C. MARAGARITIS u. N. MOSCHOS: Die Strömung des Liquor meningitis-tuberkulosa-kranker Kinder. Z. Kinderheilk. **74**, 119—122.

— — u. A. ZAFIRIS: Die Prüfung der Permeabilität der Blut-Liquor-Schranke im Verlaufe der Meningitis tuberculosa. Ann. paediatr. (Basel) **181**, 184—188 (1953).

CHENAR, C. DE: Copper sulfate as reagent in cerebrospinal fluid analysis. Texas Rep. Biol. a. Med. **12**, 453—463 (1954).

CHESTER, N. FRAZIER, and H. C. PIAN: Relative infectivity of blood and cerebrospinal fluid in secondary syphilis. Amer. J. Med. **6**, 443—448 (1949).

CHOREMIS, K., CERVOS, KONSTANTINIDES u. PANTAZIS: Meningitis tuberculosa, im Licht neuer klinischer Beobachtungen und Laborbefunde. Helvet. paediatr. Acta **5**, 5—17 (1950).

— V. CONSTANDTINIDES u. PH. NICOLAIDES: Pyruvic acid in the cerebrospinal fluid during various infectious diseases with central nervous system involvement. Ann. paediatr. (Basel) **180**, 337—345 (1953).

COHN, GAITONDE u. D. RICHTER: The uptake into the ratbrain 35 S methione. Vortr. gehalten auf dem 12. Internat. Kongr. für Neuropathologie, Sept. 1955.

COLIER, W. A., u. W. KRAMER: Hämagglutination durch Pockenvirus. Antonie van Leeuwenhoek **16**, 79—84 (1950).

Colling, K. G., and R. J. Rossiter: Cholinesterases of cerebrospinal fluid. Canad. J. Res., Sect. E **27**, 327—340 (1949).

— — Alkaline and acid phosphatase in cerebrospinal fluid. Canad. J. Res., Sect. E **28**, 56—68 (1950).

Costa, S., et J. Troisier: Méningite avec subictere dans la spirochaetose ictéro-haemorrhagique. Bull. Inst. Patsuer **15**, 141 (1917).

Coumont, Paul, et G. Déries: Recherche des anticorps agglutinants dans le liquide céphalorachidien des meningites tuberculeuses. C. r. Soc. Biol. Paris **143**, 158—160 (1949).

Crassousi: Über einen Fall von Meningo-Encephalitis mit Ikterus. Nervenarzt **10**, 27 (1937).

Cristol, Paul, C. Bénézech et J. Llory: Rapport des chlorures aux électrolytes totaux en fonction du raux des chlorures dans le liquide céphalo-rachidien. Montpellier méd. **43**, 586—592 (1953).

Crosby, R.M.N., and Glenn L. Weiland: Xanthochromia of the cerebrospinal fluid. II. Preliminary description of several new colored substances. Arch. of Neur. **69**, 732—736 (1953).

Crow, H. J.: The blood-brain barrier in relation to radioactive sodium. Vortr. gehalten auf dem 2. internat. Kongr. für Neuropathologie, Sept. 1955.

Cruz-Ferreira, Fernando S. da: Beitrag zur Kenntnis der Cerebrospinalflüssigkeit bei Trypanosomiasis des Menschen. Gaz. méd. portug. **3**, 397—407 (1950) [Portugiesisch].

Cuadra, Manuel: Cisticercosis cerebral y eosinofilia en el liquido céfalo raquídeo. Rev. Neuro-psiquiatr. (Lima) **12**, 339—366 (1949).

Cuker, M. B., i S. E. Gansburg: Die Veränderungen des Liquor cerebrospinalis bei Poliomyelitis. Nevropat. i t. d. **18**, 3, 40—43 (1949) [Russisch].

Cumings, J. N.: The examination of the cerebrospinal fluid and cerebral cyst fluid by paper strip electrophoresis. J. of Neur., N. S. **16**, 152—157 (1953).

Cunningham, R. S., and L. S. Kubie: Fixation of the cells of the cerebrospinal fluid with iodine vapor. Arch. of Neur. **15**, 761 (1926).

Cushing, H.: Concerning a definite regulatory mechanism of the vasomotor centre which controls blood pressure during cerebral compression. Bull. Johns Hopkins Hosp. **12**, No 126 (1901).

— Observation and measurement of pial vessels. Amer. J. Med. Sci. **124**, 375 (1902).

— L. H. Weed and P. Wegefarth: Studies on the cerebrospinal fluid and its pathway. I. Introduction. J. Med. Res. **31**, No 1 (1914).

— — — Studies on the cerebrospinal fluid and its pathway. II. The theories of drainage of cerebrospinal fluid with an analysis of the methods of investigation. — The third circulation and its channels. The Cameron Prize lectures. Oxford Univ. Press 1925.

Cutinelli, C., e G. Marotta: Lisozima e meningiti. (Ist. di Microbiol., Univ. Napoli.) Acta neurol. (Napoli) **2**, 376—385 (1947).

Cutler, J. C., Th. J. Bauer, E. V. Price and B. H. Schwimmer: Comparison of spinal fluid findings among syphilitic and nonsyphilitic individuals. Amer. J. Syph. **38**, 447—458 (1954).

Dalco, C.: Influenza di soluzioni ipertoniche sulla pressione del liquido cefalo-rachidiano. Minerva med. (Torino) **1951 II**, 767—769.

Dandy, W. E.: Experimental hydrocephalus. Ann. Surg. **70**, 129 (1919).

—, and K. D. Blackfan: Internal hydrocephalus, an experimental, clinical and pathological study. Amer. J. Dis. Childr. **8**, 406 (1914).

— — Internal hydrocephalus. II. Amer. J. Dis. Childr. **14**, 424 (1917).

— — An experimental and clinical study of internal hydrocephalus. J. Amer. Med. Assoc. **61**, 2216 (1913).

Davis, Loyal: A contribution to the physio-pathology of the choroid plexus. J. of Neurosurg. **7**, 368—369 (1950).

Davis, M. R., G. R. Cannefax and E. B. Johnwick: Cerebrospinal fluid-a comparative study of specimens taken from the cisterna magna and lumbar subarachnoid space. J. Vener. Dis. Informat. **32**, 284—288 (1951).

Davis, R. A.: Cerebrospinal fluid changes following closed craniocerebral injuries. Neurology (Minneapolis) **4**, 422—428 (1954).

Delannoy, E., et R. Demarez: L'hypotension du liquide céphalo-rachidien consécutive aux traumatismes fermes du crane. J. de Chir. **53**, 449—460 (1939).

Delcourt, R., et Ch. Manet: Application au liquide céphalo-rachidien des réactions de floculation sérique. Le thymol-test. Note préliminaire. Acta neurol. et psychiatr. belg. **49**, 96—101 (1949).

Demme, H.: Die Liquordiagnostik in Klinik und Praxis, 2. Aufl. München u. Berlin: Urban & Schwarzenberg 1950.

— Meningitis. Fortschr. Neur. **20**, 103—172 (1952).

Destunis, G.: Zur Frage der ambulanten Lumbalpunktion. Dtsch. Gesundheitswesen **1951**, 847—848.

Dickel, Hans: Vergleichende Untersuchungen von Occipital- und Lumballiquor bei 238 Syphilitikern zur Prüfung auf gleichwertige diagnostische Brauchbarkeit von Occipitalpunktion (OP.) und Lumbalpunktion (LP.) für die Liquorüberwachung. Arch. f. Dermat. **192**, 124—143 (1951).

— Zur Liquorüberwachung der Syphilitiker mit einigen Bemerkungen über die Syphilis des Zentralnervensystems. Münch. med. Wschr. **1915**, 415—422.

DIECKHOFF, J.: Histamin und Acetylcholin in Blut und Liquor bei toxischen Krankheitszuständen (Diphtherie-Scharlach-Dysenterie). Arch. Kinderheilk. **138**, 49—59 (1949).

DIENST, W.: Die Bewertung der Suboccipital- und Lumbalpunktion für die Syphilisdiagnose. Dermat. Wschr. **1949**, 90—91.

— Vergleichende Untersuchungen zwischen Occipital- und Lumbalpunktionen bei Syphiliskranken. Dermat. Wschr. **1950**, 127—132.

DIXON, W. E., and W. D. HALLIBURTON: The cerebrospinal fluid. Secretion of the fluid. J. of Physiol. **47** (1913/14).

— — Cerebrospinal fluid. The general effects of increasing the cerebrospinal pressure. J. of Physiol. **48**, 317 (1914).

DODDS, E. C.: Biochemistry of endolymph, perlymph and cerebrospinal fluid. J. Laryng. a. Otol. **67**, 466—473 (1953).

DODGE, jr., HENRY W., GEORGE P. SAYRE and HENDRIK J. SVIEN: Sugar content of the cerebrospinal fluid in diffuse neoplatic invilvement of the meninges. Proc. Staff Meet. Mayo Clin. **27**, 259—266 (1952).

DÖNHARDT, A.: Zur Liquordiagnose der Poliomyelitis. Z. inn. Med. **3**, 300—307 (1948).

DOMAZOV, S. A.: Zisternenpunktion bei Tumoren der hinteren Schädelgrube. Vopr. Nejrochir. **15**, H. 1, 19—32 (1951) [Russisch].

DONDERS, F. C.: Die Bewegungen des Gehirns und Veränderungen der Gefäßfüllung der Pia mater. Schmidts Jb. **69**, 16 (1851).

DONOVAN, ALFRED M., JOSEPH M. FOLEY and WILLIAM C. MOLONEY: The precipitation of cerebrospinal fluid globulin by zinc sulfate. J. Labor. a. Clin. Med. **37**, 374—381 (1951).

DOWZENKO, ANATOLE: Altérations du liquide céphalo-rachidien dans le syndrome de GUILLAIN-BARRÉ et dans la moelle comme contribution à la théorie de la réaction de WEICHBRODT. (Clin. Neurol. Univ. Varsovie.) Schweiz. Arch. Neur. **61**, 149—151 (1948).

DRIESEN, WILHELM: Sulfonamidkonzentration im Liquor cerebrospinalis mit entzündlicher Reaktion im Liquorraum nach Hirnoperationen. Dtsch. Z. Nervenheilk. **169**, 322—326 (1952).

DRIPPS, R. D., and L. D. VANDAM: Hazards of lumbar punction. J. Amer. Med. Assoc. **147**, 1118 bis 1121 (1951).

DROPMANN, K.: Beitrag zur Liquorzelldiagnostik. Dtsch. Z. Nervenheilk. **178**, 131 (1958).

DUBOIS, R.: Observations sur la glycorachie. Schweiz. med. Wschr. **1952**, 401—403.

DUENSING, FRIEDRICH: Die Absorption der Liquorultrafiltrate Schizophrener im ultravioletten Licht. Nervenarzt **18**, 277—279 (1937).

— Zur Theorie und praktischen Auswertung der Goldsol-Reaktion. Z. Neur. **169**, 471 (1940).

— Über RIEBELINGs Salzsäure-Collargol-Reaktion zur Untersuchung des Liquor cerebrospinalis. Z. Neur. **171**, 758 (1941).

— Die Untersuchung des Liquoreiweißes mittels der lichtelektrisch ausgewerteten Xanthoprotein-Reaktion. Med. Klin. **1949**, 740.

DUSSIK, K. TH., u. K. BEREK: Möglichst totale Liquortransfusion in der Behandlung akut entzündlicher Erkrankungen des zentralen Nervensystems. Festschr. OTTO PÖTZL, S. 164—180, 1949.

DZULYNSKA, J., and J. TOWPIK: Cholesterol in the cerebrospinal fluid in neurosyphilis. Przegl. dermat. **4**, 451—464 (1954).

ECKEL, KURT: Der Liquortonograph, ein klinisches Gerät für Untersuchungen über die Liquordynamik. Acta neurochir. (Wien) **2**, 431—440 (1952).

ECKES, K. H., u. D. MUTSCHLER: Veränderungen des Liquorzellgehaltes während fraktionierter Encephalographie. Nervenarzt **24**, 302—303 (1953).

ECONOMO: Die Encephalitis lethargica. Leipzig: Georg Thieme 1917.

EDERLE, W.: Über quantitative Eiweißbestimmung im Liquor cerebrospinalis. Dtsch. med. Wschr. **1949**, 1411.

EEG-OLOFSSON, RICHARD, HUGO NIHLÉN u. SVEN BROHULT: Some remarks on the determination of proteins in cerebrospinal fluid. Festschr. NILS ANTONI. Acta psychiatr. (København.) Suppl. **46**, 94—104 (1947).

EFIMOVA, A. A.: Die klinische Beurteilung der Ergebnisse der Untersuchung des Liquor cerebrospinalis bei Meningitis tuberculosa nach Streptomycintherapie. Pediatr. **1952**, H. 4, 34—41 [Russisch].

EGREJAS, G., et P. POLÓNIO: Die Kollargol-Salzsäure-Reaktion von RIEBELING. An. portug. Psiquiatr. **1**, 45—73 u. engl., dtsch. u. franz. Zus.fass. 73—74 (1949).

EICHHORN, O.: Zur Frage der Elektrolytfunktionen bei Geisteskrankheiten. Nervenarzt **25**, 207—209 (1954).

— Untersuchungen über den Mineralstoffwechsel des ZNS. Wien. Z. Nervenheilk. **9**, 165—170 (1954).

— Untersuchungen über Störung und Resorption des spinalen Liquor. Dtsch. Z. Nervenheilk. **174**, 31—41 (1955).

—, u. MOSCHIK DE REYA: Über die Schrankenprobleme des Z. N. S. Arch. f. Psychiatr. u. Z. Neur. **118**, 274—288 (1952).

Eichler, O., F. Linder u. K. Schmeiser: Schlußwort, Versuche mit Radionatrium erlauben die Annahme einer Liquorbildung im Lumbalraum. Klin. Wschr. **1951**, 707—708.

— — — Über die Bildung von Liquor im Lumbalraum nachgewiesen durch Radionatrium. Klin. Wschr. **1951**, 9.

Eicke, Werner J.: Fettkörnchenzellen im Liquor. Nervenarzt **20**, 551—554 (1949).

Elliott, K. A. C., and Nora Henderson: Blood and spinal fluid guanidine in epilepsy. Canad. J. Res., Sect. E **27**, 211—213 (1949).

Elsässer, K.-H.: Zur Frage der Abderhaldenschen Reaktion im Liquor. Allg. Z. Psychiatr. **124**, 228—235 (1949).

— Zur Frage der Abwehrproteinasen im Liquor. Dtsch. Gesundheitswesen **4**, 174 (1949).

— Welche Gefahren können sich bei der Suboccipitalpunktion ergeben? Dtsch. Gesundheitswesen **1951**, 913—914.

— Die Abderhaldensche Reaktion im Liquor. Psychiatr., Neurol. u. med. Psychol. **5**, 185—194 (1953).

Elster, K.: Die Veränderungen an den Wurzelnerven bei Hypertonie und ihre klinische Bedeutung. Arch. f. Psychiatr. u. Z. Neur. **187**, 69 (1951).

Engel, D.: Blood-brain barrier in concussion. Remarks on Sten Zetterholm's article on „Blood-spinal fluid permeability to bromide in closed head injuries". Acta psychiatr. (København.) **23**, 231—234 (1948).

Engel, E. A.: Über die Sekretionserscheinungen in den Zellen der Plexus chorioidei des Menschen. Arch. Zellforsch. **2**, 191 (1908).

Engelmeier, M. P.: Über atypische Beschwerden nach der Lumbalpunktion. Medizinische **1953**, 1579—1581.

Epstein, Leopold: Quantitative fractional protein determination in the cerebrospinal fluid according to Lehmann's modification of the biuret method. (Investigations on 98 patients, whereby a comparison with Pandy's, Nonne's and Bisgaard's methods and the mastix reaction is given.) (Neuro-Surg. Dep., Södersjukh., Stockholm.) Acta psychiatr. (København.) **22**, 211—241 (1947).

Erdmann, G.: Phasenkontrastmikroskopische Untersuchung des Liquor cerebrospinalis bei Meningitis tuberculosa. Fol. Haemat. (Lpz.) **72**, 359—373 (1954).

Esche, Paul vor dem: Die MKR bei bakteriell verunreinigten Liquores. Z. Immun.forsch. **108**, 525—538 (1951).

Esente, Ivan, e Alberto Giotti: Ricerche sulla presenza di sostanze pressorie nel liquor di soggetti glaucomatose. Giorn. ital. Oftalm. **2**, 477—479 (1949).

Esser, H.: Die elektrophoretische Untersuchung der Liquoreiweißkörper und ihre klinische Bedeutung. Münch. med. Wschr. **1952**, 2313—2318.

Esser, H., u. F. Heinzler: Eine Methode zur Gewinnung der Proteine aus Liquor cerebrospinalis und anderen schwach eiweißhaltigen Lösungen durch Filtration mit Überdruck für die Elektrophorese in Filterpapier. Klin. Wschr. **1952**, 600—601.

— — Elektrophoretische Eiweißanalysen im Liquor cerebrospinalis. Dtsch. med. Wschr. **1952**, 1329—1330.

— — Ergebnis elektrophoretischer Trennungen der Eiweißkörper bei einem Plasmocytom in Blut, Harn und Liquor. Med. Klin. **1952**, 535—536.

— — u. H. Wild: Ein einfaches Verfahren der Einengung des Liquor cerebrospinalis zur Bestimmung der Eiweißfraktionen mit Hilfe der Elektrophorese in Filterpapier. Klin. Wschr. **1952**, 228—229.

— H. Sous u. H. Wild: Untersuchungen über die biologische Aktivität des Penicillins im Liquor nach intramuskulärer Verabreichung des Penicillin-Diäthyl-aminoäthylesterhydrojodid. Med. Klin. **1954**, 73—76.

Ewerbeck, Hans: Die elektrophoretische Darstellung normalen menschlichen Liquors. Klin. Wschr. **1950**, 692—693.

Ewig, W., u. H. Lullies: Der Einfluß der Atmung auf die Druckschwankungen im Cerebrospinalkanal. Z. exper. Med. **43**, 764 (1924).

— — Die pulsatorischen Druckschwankungen im Spinalkanal. Z. exper. Med. **43**, 782 (1924).

Fabian, Gerd, u. Hans-Joachim Gorkow: Systematische Untersuchungen der Cerebrospinalflüssigkeit beim Abdominaltyphus schwerer, aber komplikationsloser Form und beim Paratyphus. Dtsch. Gesundheitswesen **1951**, 841—847.

Falco, Arturo de: Riattivazione delle reazioni sierologische per la lue nel „liquor" in seguito a iniezioni sottoaracnoidee di „triod". Acta neurol. (Napoli) **2**, 588—602 (1947).

— Ulteriore contributo alla riattivazione delle reazioni sierologiche per la lue nel liquor. Acta neurol. (Napoli) **4**, 470—477 (1949).

Fay, J., and P. Settlage: Cerebrospinal fluid pressure adjustment to change in body position. Neurology (Minneapolis) **3**, 916—921 (1953).

Fenjes, J., u. A. Hedri: Zur Frage der Osmoregulation des Liquordruckes. Acta physiol. (Budapest) **4**, 97—106 (1953).

FERENCZ, P., u. D. BODA: Über das Erscheinen von Harnsäure in der Cerebrospinalflüssigkeit toxikosekranker Säuglinge. Ann. paediatr. (Basel) **175**, 459—473 (1950).
— — Der Nachweis von Tuberkulin aus Liquor von an Meningitis tuberculosa leidenden Patienten. Orv. Hetil. **1952**, 322—329.
FERRARIS, MARIO: La reazione di ROSEGGER nel quadro dell'attuale evoluzione della meningite tubercolare. Sistema nerv. (Milano) **2**, 54—60 (1950).
—, e S. ROSSI: Osservazioni sul metodo della chloruro-cristalizzazione applicato al liquido cefalorachidiano. Arch. Psicol. neurol. **13**, 96—100 (1952).
FERRONI, ALDO: Comportamento della calcemia e della calciorachia nel tetano. Acta neurol. (Napoli) **3**, 320—323 (1948).
FIELD, E. J., and J. B. BRIERLEY: The retroorbital tissues as a site of outflow of cerebrospinal fluid. Proc. Soc. Med. **42**, 447—450 (1949).
FISH, A. A., A. CHANUTIN and W. V. KLINGMAN: Observations on a rapidly migrating electrophoretic component of cerebrospinal fluid. Proc. Soc. Exper. Biol. a. Med. **78**, 1—3 (1951).
FISHMAN, R. A., and R. J. HALLA: Exchange of albumin between plasma and cerebrospinalis. Amer. J. Physiol. **175**, 96—98 (1953).
FLETCHER, A. P.: C.S.F.-isoniacid levels in tuberculous meningitis. Lancet **1953 II**, 694—696.
FLEXNER, L. B.: The development of the meninges in amphibia: a study of normal and experimental animals. Contrib. to Embryol. **20** (1929).
FLÜGEL, F.: Ergebnisse der ABDERHALDENschen Abwehrfermentreaktion im Liquor. Allg. Z. Psychiatr. **124**, 266—278 (1949).
FOG, M., G. RASCH u. G. STÜRUP: Über die Resorption der Cerebrospinalflüssigkeit. Skand. Arch. Physiol. (Berl. u. Lpz.) **69**, 127—150 (1934).
FORBES, H. S., and H. G. WOLFF: Cerebral circulation. III. The vasomotor control of cerebral vessels. Arch. of Neur. **19**, 1057—1086 (1928).
FORD, DAVID, FREDERIC L. ELDRIDGE and CLIFFORD G. GRULEE jr.: Spinal fluid in acute poliomyelitis. Amer. J. Dis. Childr. **79**, 633—639 (1950).
FOUQUET, J.: Le diagnostic précoce de la méningite tuberculeuse. Semaine Hôp. **1950**, 844—849.
FRANCO, V., and B. KLEIN: The microdetermination of chlorides in serum and spinal fluid. J. Labor. a. Clin. Med. **37**, 950—954 (1951).
FRANZINI, M.: Sulla struttura e la funzione dei plessi coroidei. Sperimentale **61**, 415—435 (1907).
FRAUCHIGER, E., u. G. SCHMID: Poliomyelitisgleiche Liquorbefunde bei Rindern in Gehöften mit Fällen von menschlicher Kinderlähmung. Schweiz. med. Wschr. **1949**.
FRAZIER and PEET: Factors of influence in the origin and circulation of cerebrospinal fluid. Amer. J. Physiol. **35**, 268 (1914).
— — The action of glandular extract on the secretion of cerebrospinal fluid. Amer. J. Physiol. **36**, 464 (1914/15).
FREMONT-SMITH, F.: The nature of the cerebrospinal fluid. Arch. of Neur. **17**, 307—332 (1927).
— H. H. MERRIT, M. P. CARROLL and G. W. THOMAS: The equilibrium between cerebrospinal fluid and blood plasma. Arch. of Neur. **25**, 1271 (1931).
FRIEDE, REINHARD: Die Stria terminalis als Einrichtung der Liquorresorption. Z. Zellforsch. **38**, 178—184 (1953).
FRIEDMANN, R. H., A. F. HARTMANN, H. WOLF, M. MORTON and R. B. GERSTUNG: Mode of action of streptomycin in relation to the changes in spinal fluid sugar in tuberculous meningitis. J. of Pediatr. **42**, 157—160 (1953).
— DON L. THURSTON and A. HARTMANN: Mode of action of streptomycin in relation to the changes in spinal fluid sugar in tuberculous meningitis. J. of Pediatr. **42**, 171—176 (1953).
FÜHR, JÜRGEN, u. OTTO-SUIL HINZ: Eine einfache kolorimetrische Methode zur Liquoreiweißbestimmung. Klin. Wschr. **1953**, 153—155.
FUJII, MICHIO: A study on the quantity of pyruvic acid contained in the cerebrospinal fluid. J. Med. Coll. **2**, 27—42 (1951).
FUJII, R., u. F. SAKATA: Zur Frühdiagnostik der tuberkulösen Meningitis mit Uranin (Fluorescein-Natrium). Z. Kinderheilk. **73**, 1—7 (1953).
GAETHGENS, W.: Beitrag zur Serodiagnose der WEILschen Krankheit. Klin. Wschr. **1933 I**, 697 bis 698. — Z. Immunforsch. **96**, 287 (1939).
GAIRDNER, DOUGLAS: Early diagnosis of tuberculous meningitis. Brit. Med. J. **1947**, 4531, 747.
GALEOTTI, G.: Studio morfologico e citologico della volta del diencefalo in alcuni vertebrati. Riv. Pat. nerv. **2** (1897).
GALLAGHER, E., and C. G. CAMPBELL: Lumbar-puncture headache. Lancet **1954 II**, 678.
GARSCHE, R., u. F. SOUCHON: Über das Verhalten des anorganischen Phosphors im Liquor bei der tuberkulösen Meningitis unter Streptomycinbehandlung. Ann. paediatr. (Basel) **179**, 239—249 (1952).
GARTMANN, HEINZ: Zwischenfälle bei Suboccipital- und Lumbalpunktionen. Z. ärztl. Fortbildg **44**, 144—149 (1950).
GAWENDA-DZIERZYŃSKA, I., u. J. TOWPIK: Das Eindringen von Penicillin in die Cerebrospinalflüssigkeit. Med. dóswiadcz. i mikrobiol. **3**, 109—120 mit engl. Zus.fass. 120 (1951) [Polnisch].

GEIGER, I., G. HARRER u. K. ROTTER: Das Vorkommen von Abwehrproteinasen im Liquor cerebrospinalis. Z. Vitamin-, Hormon- u. Fermentforsch. **3**, 1—12 (1949).
GINCBURG, I. A.: Zur Charakteristik der Geschwulstzellen in der Cerebrospinalflüssigkeit bei malignen Tumoren. Vopr. Nejrochir. **13**, H. 6, 28—34 (1949) [Russisch].
GIORDANO, G. G., e LUIGI SAITTA: Determinazione enzimatico-fotometrica dell'acido urico nel „liquor". Acta neurol. (Napoli) **5**, 193—199 (1950).
—, e P. SALCI: Sull'attivita lipolitica del liquor nella neurolues. Acta neurol. (Napoli) **6**, 665—668 (1951).
GLEISS, JÖRN, u. KARL HINSBERG: Vergleichende Liquoreiweißbestimmung und ihre Bedeutung für die Liquoreiweißdiagnostik. Arch. Kinderheilk. **139**, 65—80 (1950).
GLESNER, G.: Lumbar puncture headaches. Anesthesiology **11**, 702—708 (1950).
GLOOR, P.: L'hypotension intracranienne. Rapport de 23 observations. Réflexions sur la pathogénie des états hypotensifs. Schweiz. med. Wschr. **1951**, 326—330.
GLOZ, H. C.: Der Einfluß von Ultrakurzwellendurchflutungen auf den Druck des Liquor cerebrospinalis und auf die Netzhautgefäße. Strahlenther. **80**, 535—558 (1949).
— Die Vermehrung der Liquorproduktion bei Ultrakurzwellendurchflutungen dse Kopfes. Arch. physik. Ther. **3**, 45—50 (1951).
GOEDHART, C.: Die Notwendigkeit der Liquoruntersuchung bei der Behandlung des Säuglings mit angeborener Syphilis. Nederl. Tijdschr. Geneesk. **1949**, 25—26.
GÖRTZ, WALDEMAR: Über einen Fall von progressiver Paralyse mit normalem Liquorbefund in der Spätlatenz. Nervenarzt **18**, 415—416 (1947).
GOHR, H., u. O. SCHOLL: Untersuchungen über das Vorhandensein von gerinnungshemmenden und gerinnungsfördernden Substanzen im Liquor cerebrospinalis bei verschiedenen Nervenkrankheiten. Dtsch. Gesundheitswesen **1953**, 1336—1342.
GOLDENSOHN, ELI S., RICHARD W. WHITEHEAD, THOMAS M. PARRY, JOSEPH N. SPENCER, ROBERT F. GROVER and WILLIAM B. DRAPER: Studies on diffusion respiration. IX. Effect of diffusion respiration and high concentrations of CO_2 on cerebrospinal fluid pressure of anesthetized dogs. Amer. J. Physiol. **165**, 334—340 (1951).
GOLDMANN, E.: Die äußere und innere Sekretion des gesunden und kranken Organismus im Lichte der „vitalen Färbung". Bruns' Beitr. **64**, 192 (1909); **78**, 1 (1912).
— Vitalfärbung am Zentralnervensystem. Beitrag zur Physio-Pathologie des Plexus chorioideus und der Hirnhäute. Abh. kgl. preuß. Akad. Wiss., Physik.-med. Kl. **1913**, Nr 1.
— Experimentelle Untersuchungen über die Funktion der Plexus chorioidei und der Hirnhäute. Arch. klin. Chir. **101** (1913).
GORDON, T. WANNAMAKERS: The dynamics of lumbar puncture. U. S. Armed Forc. Med. J. **2**, 67—73 (1951).
GOTO, SH.: Relation between the labyrinthine and the cerebrospinal fluid. Nagoya J. Med. Sci. **16**, 165—174 (1953).
GRATTAROLA, FELICE RICCARDO, e GIUSEPPE KLUZER: Fisiopatologia della circolazione liquorale e idrocefalo esperimentale. Acta neurol. (Napoli) **5**, 385—401 (1950).
GREVEN, HERBERT: Experimentelle Untersuchungen zur Frage der Liquorzirkulation zwischen dem Perilymphraum des Labyrinths und den Subarachnoidalräumen. Arch. Ohren- usw. Heilk. u. Z. Hals- usw. Heilk. **162**, 1—11 (1952).
GRIES, G., F. W. ALY u. H. F. v. OLDERSHAUSEN: Zur Methodik der Papierelektrophorese des Liquor cerebrospinalis. Klin. Wschr. **1953**, 644—649.
GRINSCHGL, N. MOSCHIK DE REYA u. O. EICHHORN: Neue experimentelle Untersuchungen über die Blut-Liquor-Schranke. Confinia neur. (Basel) **12**, 133—145, 231—244 u. 261—291 (1952).
GRISCI, ALFONSO, HUGO MALOSETTI y J. GHERARDI: Eosinofilia en el liquido céfalor-raquideo. Rev. Tbc. Uruguay **17**, 7—19 (1949).
GRÖNTOFT: Blood-brainbarrier in the foetus and the newborn. Vortr. gehalten auf dem 2. Internat. Kongr. für Neuropathologie, Sept. 1955.
GROS, HELMUT: Die Bedeutung der Liquorzuckerbestimmung für die Diagnose und Prognose der Poliomyelitis. Dtsch. med. Wschr. **1948**, 609—610.
GSELL, B.: Klinik der Leptospirenerkrankungen. Erg. inn. Med., N. F. **1** (1949).
— Die Leptospirosen. Bern: Huber 1951.
— OTTO u. ERNST WIESMANN: Leptospirosis typ mitis. Schweiz. med. Wschr. **1948**, 503—506.
GWALTER, H., u. W. PULVER: Über die diagnostische und prognostische Bedeutung der Liquorveränderungen bei Meningitis tuberculosa, speziell der Zucker- und Chloridwerte, unter der Behandlung mit Streptomycin und z. T. mit PAS. Schweiz. med. Wschr. **1951**, 637—639.
HAARDT, WILHELM: Spontanes Pneumencephalon bei Liquorfistel am inneren Gehörgang. Mschr. Ohrenheilk. **81**, 392—396 (1947).
HABECH, D.: Goldsolreaktion und Papierelektrophorese des Liquor cerebrospinalis. Arch. Psychiat. Nervenkr. **196**, 291 (1957).
— Zur Bedeutung der Salzsäure-Collargol-Reaktion in der Liquoreiweißkörper-Diagnostik. Dtsch. Z. Nervenheilk. **177**, 309 (1958).

HAECKEL, E.: Zur normalen und pathologischen Anatomie des Plexus chorioideus. Virchows Arch. **16**, 153, 289 (1859).
HALLER: Elementa physiologiae corporis humani. 1762.
— v., u. V. HALLERSTEIN: Cerebrospinales Nervensystem. In Handbuch der vergleichenden Anatomie der Wirbeltiere, Bd. II/1. Berlin u. Wien 1934.
HALLERMANN, W., u. R. HEMMER: Liquor und Electroencephalogramm bei chronisch rezidivierender Augenentzündung. Klin. Mbl Augenheilk. **120**, 60—69.
HALLMANN, NIILO, u. HIKKA TÄHKA: Observation on the cerebrospinal fluid in infantile diarrhea. Acta paediatr. (Stockh.) **41**, 437—448 (1952).
HANSEN, HANS-GEORG: Zum Erregernachweis der Toxoplasmose in vivo. Medizinische **1952**, 148—150.
HANZAL, F.: Glucolactic quotient of the cerebrospinal fluid. Neurol. a. Psychiatr. ceskoslov. **18**, 107—113 u. engl. Zus.fass. 113 (1955).
HARDGROVE, MAURICE, JOSEPH FURLONG and GEORGE MURPHY: Cerebrospinal fluid studies in arthritis. (20. Ann. Meet., Chicago, 31. X. and 1. XI. 1947.) J. Labor. a. Clin. Med. **32**, 1542 (1947).
HARRER, GERHART, u. KURT LOIBL: Über die diagnostische Bedeutung der Hitze-Koagulation von Serum und Liquor bei Verletzungen des Gehirns. (Versorgungskrankenh. für Hirn-, Rückenmark- und Nervenverletzte, Ochsenhausen i. Wttb.). Klin. Wschr. **1947**, 880—882.
HART, JAMES R., and R. J. WHITACRE: Pencil-point needle in prevention of postspinal headache. J. Amer. Med. Assoc. **147**, 657—658 (1951).
HARTOG JAGER, W. A. DEN, and J. FAHRENHORST: Ultraviolet spectrography of the cerebrospinal fluid. Fol. psychiatr. néerl. **55**, 364—384 (1952).
HARVEY, R. W. S.: Observations on the laboratory diagnosis of tuberculous meningitis. Brit. Med. J. **1952**, No 4780, 360—363.
HARVEY, S., H. S. BURR and E. VAN CAMPENHOUT: An experimental study of the origins of the meninges. Proc. Soc. Exper. Biol. a. Med. **22** (1924).
— — — The development of the meninges. Arch. of Neur. **15**, 545—568 (1926).
— — — Development of the meninges further experiments. Arch. of Neur. **29**, 683—690 (1933).
HASCHE: Der Nachweis von Tumorzellen im Liquor cerebrospinalis als diagnostisches Hilfsmittel im Rahmen der Tumordiagnostik. Psychiatr., Neurol. u. med. Psychol. **1**, 94 (1949).
— Der Nachweis von Tumorzellen im Liquor cerebrospinalis im Rahmen der Tumordiagnostik. Psychiatr., Neurol. u. med. Psychol. **2**, 9—14 (1950).
HASSIN, G. B.: The cerebrospinal fluid pathways. J. of Neuropath. **6**, 172—176 (1947).
— Cerebrospinal fluid. Its origin, nature and function. J. of Neuropath. **7**, 172—181 (1948).
HAUG, K.: Klinische und pharmacodynamische Untersuchungen des Liquordrucks vermittels Dauerdruckmessungen bei Geisteskranken. Arch. f. Psychiatr. **97**, 185 (1932).
—, u. L. GÖTTKE: Liquordruck und Liquorchemismus vor und nach Entfernung größerer Liquormengen und deren Beeinflußbarkeit durch Pharmaca. Arch. f. Psychiatr. **97**, 185 (1932); **99**, 426—495 (1933).
HAUPT, H.: Über nekrobiotische Vorgänge an Liquorzellen. Z. Kinderheilk. **74**, 519—529 (1954).
HAUPTMANN, A.: Untersuchungen über die Blut-Liquorschranke bei Psychosen. Z. Neur. **100** (1926).
— Der Weg über den Liquor. Klin. Wschr. **1925**, Nr 27 (1927).
HAUSDORF, G.: Über eine neue Methode der Kochsalzbestimmung im Blut, Harn und Liquor cerebrospinalis. Biochem. Z. **318**, 63—66 (1947).
HAUSER, W.: Über den Nachweis des L.E.-Faktors im Liquor cerebrospinalis bei Lupus erythematodes cum exacerbatione acuta des ZNS. Med. Klin. **1951**, 412.
HAVARD, L. C., and E. B. JOHNWICH: Cisternal puncture for examination of cerebrospinal fluid. J. Vener. Dis. Informat. **32**, 86—90 (1951).
HEEPE, FRITZ, u. JÖRG JENSEN: Die Prüfung der Liquorpassage mit Streptomycin. Klin. Wschr. **1951**, 520.
— HELMUT KARTE u. ELISABETH LAMBRECHT: Die Gesamteiweißbestimmung im Liquor mittels lichtelektrischer Messung der Trübung durch Sulfosalicylsäure, Trichloressigsäure und Ferrocyankali-Essigsäure. Z. Kinderheilk. **69**, 331—340 (1951).
—, u. ELISABETH LAMBRECHT: Über den diagnostischen Wert der Ferrocyankali-Essigsäure-Reaktion nach PAWLOWITSCH im Liquor. Dtsch. Z. Nervenheilk. **166**, 218—222 (1951).
HEINE, J., A. LAUER u. C. MUMME: Generalisierte Blastomykose und Lymphogranulomatose. Beitr. path. Anat. **104**, 1 (1940).
HEINKE, E.: Erfahrungen mit der CHEDIAKschen Mikroreaktion im Liquor. Dtsch. med. Wschr. **1951**, 668—669.
HELD, I.: Eine neue Methode zur Zählung und Differenzierung der Liquorzellen. Dtsch. med. Wschr. **1954**, 255—256.
HENDERSON, W. R., and C. G. DE GUTIÉRREZ-MAHONAY: Cerebrospinal fluid in 302 cases of intracranial tumour, abscess, and subdural haematoma. Brit. Med. J. **1950**, No 4668, 1461—1465.
HERRMANN: Der gegenwärtige Stand der Liquorforschung bezügl. des Zentralnervensystems. Nervenarzt **20**, 139 (1949).

HESSELBERG, I.: The Rappaport-Eichhorn flocculation reaction in spinal fluid. Acta path. scand. (København.) **33**, 177—181 (1953).

HILL, L.: Physiology and pathology of the cerebral circulation. London: J. & A. Churchill 1896.

HINSBERG, K., u. W. GEINITZ: Liquor cerebrospinal. In HOPPE-SEYLER/THIERFELDERS Handbuch der physiologischen und pathologisch-chemischen Analyse, 10. Aufl., Bd. 5. Berlin-Göttingen-Heidelberg: Springer 1953.

—, u. JÖRN GLEISS: Über die Bestimmung der Proteine in Liquor cerebrospinalis. Klin. Wschr. **1950**, 444—448.

HOCH, HANS, ALFRED CHANUTIN and TIRUS PANKEY jr.: Electrophoretic studies on cerebrospinal fluid. Proc. Soc. Exper. Biol. a. Med. **81**, 628—633 (1952).

— — — Electrophoretic studies on cerebrospinal fluid. Proc. Exper. Biol. a. Med. **81**, 628—633 (1952).

HOCHSTETTER, F.: Über die Entwicklung der Plexus chorioidei der Seitenkammern des menschlichen Gehirns. Anat. Anz. **45**, 225—238 (1913).

— Beiträge zur Entwicklungsgeschichte des menschlichen Gehirns in 2 Teilen. Wien u. Leipzig: Franz Deuticke 1929.

— Über die Entwicklung und Differenzierung der Hüllen des menschlichen Gehirns. Gegenbaurs morph. Jb. **83**, 359—494 (1939).

HOEL, J.: Das Verhalten des Liquorzuckers bei Meningitis tuberculosa. Nord. Med. **47**, 56—57 (1952).

HÖRBST: Über Liquorrhoe. Mschr. Ohrenheilk. **81**, 636—638 u. Diskussion (1947).

HOFFMANN, ERICH: Zur Agglutinationsreaktion mit Palligen bei Neurolues im Liquor und anderen Syphilisproblemen. Dermat. Wschr. **120**, 575—576 (1949).

HOFFMANN, KURT, u. ALBERT MASSENBERG: Zur Frühdiagnose der Meningitis tuberculosa durch Membranfiltration des Liquors und Tbc-Antikörpernachweis. Z. Hyg. **132**, 319—324 (1951).

HOFMANN, A.: Veränderungen der Liquor-Eiweißfraktionen bei verschiedenen neurologischen Krankheitsbildern. Untersuchungen von 1000 Liquores mit neueren Methoden. Diss. Würzburg, Neurolog. Univ.-Klin. 1956.

HOHMANN, H.: Die Eiweißverminderung im Liquor. Nervenarzt **25**, 55—59 (1954).

HOLLSTRÖM, EINAR: A seroresistent case of third generation syphilis with liquor changes. Acta dermato-vener. (Stockh.) **28**, 1—6 (1947).

HOLZER, W., u. A. STEINBÄCKER: Zur Hitzekoagulation im Liquor cerebrospinalis. Wien. Z. Nervenheilk. **3**, 210—217 (1950).

HORENCNY, K., u. E. WAGENHOFER: Beitrag zur Untersuchung und Diagnostik des Liquor cerebrospinalis im Kindesalter. Bratislav. lék. Listy **34**, 148—168 (1954).

HORIKOSHI, AKIRA: Studies on nephritis. II. Relation between hypertension and changes of cerebrospinalfluid on the experimental uremia and on the injuries of small bloodvessels caused by lysolecithine. J. Mie. Med. Coll. **2**, 43—53 (1951).

HORNE, S. F.: The validity of withholding treatment in the presence of Dattner-Thomas formula in the spinal fluid. Amer. J. Syph. **33**, 454—461 (1949).

HOSEMANN, G.: Nachwirkung der Lumbalanästhesie und ihre Bekämpfung. Zbl. Chir., Beil. **1909**, Nr 31. — Verh. dtsch. Ges. Chir. (38. Kongr.) **1909**.

HOWARD, F., u. E. R. A. KOPPER: Departure of substances from the spinal theca. Lancet **1919 II**, 937.

HOWARTH, F.: Observations on the passage of a colloid from cerebrospinal fluid to blood and tissues. Brit. J. Pharmacol. **7**, 573—580 (1952).

HUBBARD, ROBER S., and JOHN ZOLL: Entrance of intravenously injected sucrose into the cerebrospinal fluid. Proc. Soc. Exper. Biol. a. Med. **70**, 394—396 (1949).

HÜBNER, R. J., R. M. COLE, E. O. BEEMAN, I. A. BELL and J. H. PEERS: Herpangina. J. Amer. Med. Assoc. **145**, 628 (1951).

HÜLLSTRUNG, HERBERT: Zur Frage der Durchlässigkeit der Blut-Liquorschranke für organische Arsenverbindungen. Arch. f. Dermat. **188**, 58—69 (1949).

HUNTER, G., H. V. SMITH and L. M. TAYLOR: On the bromide test of permeability of the barrier between blood and cerebrospinal fluid- an assessment. Biochemic. J. **56**, 588—597 (1954).

IARIA, C. T., R. H. LONGO e A. BENINI: Der Liquor cerebrospinalis bei Meningitis parotidica. Arqu. Neuro-Psiquiatr. **12**, 259—263 (1954).

IMHOFF, M.: Zusammenhang zwischen Höhe der UV-Absorption des Liquors bei 265 mμ und dem Gehalt an Ascorbinsäure und Phosphorverbindungen. Diss. Würzburg 1959.

INGRAHAM, FRANC D., ROBERT A. SEARS, FOBERT P. WOODS and ORVILLE T. BAILEY: Further studies on the treatment of experimental hydrocephalus. Attemps to drain the cerebrospinal fluid into the pleural cavity and the thoracic duct. J. of Neurosurg. **6**, 207—215.

JACOB, O.: Die diagnostische und prognostische Bedeutung des Liquorbefundes bei otogenen endokraniellen Erkrankungen. Z. Laryng. usw. **28**, 169—184 (1949).

JAHNEL, FRANZ: Über *unspezifische und* fälschlich positive Luesreaktion im Liquor. Nervenarzt **22**, 361—365 (1951).

Jakobi, W.: Paroxysmale Gefäßveränderungen nach experimentell gesetzter Hyperventilation beim Hunde. Z. Neur. **102**, 625 (1926).
—, u. W. Magnus: Über Mikroskopie und Mikrophotographie bei auffallendem Licht am lebenden Gehirn. Dtsch. med. Wschr. **1925**, 1362.
Janbon, M., L. Bertrand et P. Izarn: Hyperlipidorachie dans un cas de neuromyélite optique. Revue neur. **81**, 740—747 (1949).
— G. Moustardier, L. Bertrand et J. Salvaing: Réactions de Bordet-Wasserman positives dans le L. C. R. au cours de la tuberculose méningée traitée par streptomycine. Semaine Hôp. **1951**, 381—386.
Jela i , F.: Transovale Punktion der Cisterna pontis. Mschr. Psychiatr. **123**, 85—96 (1952).
Jensen, K. A., and Inger Kioer: Problems concerning the estimation of the chemosensitivity of microbes and measuring of penicillin and streptomycin concentrations in the blood and spinal fluid. Acta path. scand. (København.) **25**, 146—151 (1948).
Jentzer, Albert: Les écoulements du liquide céphalorachidien dans les traumatismes craniens. Revue neur. **84**, 399—440 (1951).
Jiménez-Castellanos, Juan, y Calvo-Rubio: Morfogenesis del substrato de drenaje cefalorraquideo referiao a las primeras fases del desarrollo. Prensa méd. argent. **1950**, 1901—1908.
Johnson, Chester Earle, and Georgia Lee Allison Johnson: Cerebrospinal fluid studies in advanced dementia praecox. Amer. J. Psychiatry **104**, 778—780 (1948).
Jorns: Liquorresorption innerhalb der Hirnkammern. Arch. klin. Chir. (Kongr.ber.) **173**, 163 (1932). — Zbl. Neur. **66**, 753 (1933).
— Experimentelle Untersuchungen über die Resorptionsvorgänge in den Hirnkammern. Arch. klin. Chir. **171**, 326—360 (1932). — Zbl. Neur. **65**, 532 (1933).
Junet, W.: Terminaisons nerveuses intra épithéliales dans les plexus choroides de la souis. C. r. Soc. Biol. Paris **95**, 1397—1398 (1926). Ref. Ber. Biol. **3**, 836 (1927).
— Fracture crânienne avec liquorrhea. (Soc. méd. de Genèvè, Séance, 13. V. 1948.) Praxis (Bern) **37**, 417 (1948).
Junker: Die Zellen des Liquor cerebrospinalis im Phasenkontrastmikroskop. Dtsch. Z. Nervenheilk. **166**, 347 (1951).
Kabat, E. A., D. Freedman, J. Murray and V. Knauer: Eine Untersuchung des kristallisierten Albumins, des Gammaglubulins und des Gesamteiweißes im Liquor von 100 Fällen von Sclerosis multiplex und bei andern Krankheiten. Amer. J. Med. **4**, 653 (1948).
— Murray, Glusman and Vesta Knaub: Quantitative estimation of the albumin and gamma globulin in normal and pathologic cerebrospinal fluid by immunochemical methods. Amer. J. Med. **4**, 653—662 (1948).
Käser, R.: Zur Anwendung der Suboccipitalpunktion in der Oto-Rhinologie. Pract. otol. etc. (Basel) **10**, 489—502 (1948).
Kafka, V.: Zur Geschichte der Eiweißforschung der Cerebrospinalflüssigkeit. Acta psychiatr. (København.) **21**, 857 (1946).
— Der heutige Stand der Liquordiagnostik. Dtsch. Z. Nervenheilk. **163**, 564—576 (1950).
— Über gerinnungsaktive Stoffe und die Gerinnungsrelation in der Cerebrospinalflüssigkeit. Acta psychiatr. (København.) **25**, 67—84 (1950).
— Kritische Bemerkungen zur Technik der Eiweißbestimmung in der Cerebrospinalflüssigkeit. Nervenarzt **22**, 341—344 (1951).
— Die Bedeutung der fraktionierten Liquoreiweißbestimmung bei Syphilis. Hautarzt **2**, 67—69 (1952).
— Zur Frage der Herkunft der Liquoreiweißkörper. Dtsch. Z. Z. Nervenheilk. **168**, 77—83 (1952).
— Die biologische Prüfung der meningealen Permeabilität. Sv. Läkartidn. **1952**, 3178—3182 [Schwedisch].
— Liquor cerebrospinalis und Immunitätsforschung. Fortschr. Neur. **21**, 311—341 (1953).
— Bemerkungen zur Technik der Eiweißrelation der Cerebrospinalflüssigkeit. Klin. Wschr. **1955**, 405—406.
— Über den gerinnungsaktiven Körper in der Cerebrospinalflüssigkeit. Nervenarzt **26**, 166—167 (1955).
Kajtor, Ferenc: Der praktische Wert der Liquoruntersuchung bei Hirntumoren. Mschr. Psychiatr. **114**, 36—53 (1947).
Kalsbeek, F., J. A. Cohen and B. R. Bovens: Cholinesterase in cerebrospinal fluid. Biochim. et Biophysica Acta **5**, 548—560 (1950).
Kalvaryiski, B. E.: Sur la membrane basale et la bordure en Brosse des cellules épithéliales des plexus choroides. C. r. Soc. Biol. Paris **90**, 903—904 (1924).
— Noucelle contribution à l'étude cytologique des cellules épitheliales des plexus choroides. C. r. Soc. Biol. Paris **90**, 1362 (1924).
— Weitere Untersuchungen über den Bau des Plexus chorioideus des Gehirns. Polska Gaz. lek. **3**, 362—363 (1924).
Kaplan, Lawrence, and Foster Kennedy: The effect of head posture on the manometrics of the cerebrospinal fluid in cervical lesions: a new diagnostic test. Brain **73**, 337—345 (1950).

KARTASEVA, V. V.: Veränderungen des Liquor cerebrospinalis und des Blutes bei Milbenencephalitis II. Nevropat. i t. d. **7**, H. 2, 38—42 (1952).
— Veränderungen der Cerebrospinalflüssigkeit und des Blutes bei der japanischen Encephalitis. Ž. Nevropat. **52**, H. 5, 31—33 (1952).
— Veränderungen des Liquor cerebrospinalis bei Poliomyelitis. Ž. Nevropat. **54**, 250—253 (1954).
KASTEIN, G. W.: Über die Bestimmung des isoelektrischen Punktes der Eiweißkörper des Liquor und des Serums. Klin. Wschr. **1941**, 1103.
KATAOKA, KIKUO: The total fatty acid in the cerebrospinal fluid in japanese encephalitis. Iryo (Tokyo) **6**, 710—715 u. engl. Zus.fass. 716 (1952).
KAZMEIER, F.: Vergleichende Untersuchungen über die Aminosäurenzusammensetzung des Serum- und Liquoreiweißes. Z. klin. Med. **151**, 101—137 (1953).
— H. ESSER u. F. HEINZLER: Untersuchungen über Eiweiß und Aminosäuren in Blut und Liquor cerebrospinalis. Verh. dtsch Ges. inn. Med. **57**, 515—519 (1951).
KEHRER, H. E.: Über Zwischenfälle bei der Suboccipitalpunktion. Dtsch. Z. Nervenheilk. **161**, 98—110 (1949).
— Über die Suboccipitalpunktion. Unter besonderer Berücksichtigung des Liquordruckes im Sitzen. Fortschr. Diagn. u. Ther. **1**, H. 2 (1949).
— Der Hydrocephalus internus und externus. Basel u. New York: S. Karger 1955.
KELLIE, G.: Appearances observed in the dissection of two individuals, death of cold and congestion of the brain. Trans Med.-Chir. Soc. Edinburgh **1**, 84 (1824).
KEMALI, D.: Il potere batteriolitico del liquido cefalo rachidiano nelle malattie del sistema nervoso. Acta neurol. (Napoli) **4**, 56—61 (1949).
— Chromatografia degli aminoacidi liberi nel liquido cefalorachidiano. Acta neurol. (Napoli) **6**, 312—317 (1951).
—, e G. PORCELLATI: La cromatografia di ripartizione su carta degli aminoacidi liberi nel liquido cefalo-rachidiano. Acta neurol. (Napoli) **8**, 321—344 (1953).
KEY u. RETZIUS: Studien in der Anatomie des Nervensystems und des Bindegewebes, Stockholm 1875.
KIHN, LILLI: Die klinische Bedeutung der Salzsäure-Collargol-Reaktion. Dtsch. Gesundheitswesen **1949**, 1070—1077.
KINDLER, W.: Die Bedeutung der Liquordruckprüfung für die Erkennung otogener endokranieller Verwicklungen. HNO-Wegweiser **1**, 14—18 (1947).
— Die Liquordiagnostik bei komplizierten Entzündungen, Verletzungen und Geschwülsten im Bereich von Ohr, Nase und Hals. Arch. Ohren- usw. Heilk. u. Z. Hals- usw. Heilk. **156**, 113—154 (1949).
—, u. A. STENDER: Entstehung, Symptomatologie und Therapie lebensbedrohlicher Blutungen infolge Suboccipitalpunktion. Arch. Ohren- usw. Heilk. u. Z. Hals- usw. Heilk. **161**, 445—453 (1952).
KIRCHMAIR, HEINRICH: Liquorstudien. I. Liquorzucker-Blutzucker-Relation bei gesunden und bei an Meningitis tuberculosa erkrankten Kindern. Z. Kinderheilk. **66**, 274—282 (1944).
KLAUE, RUDOLF: Über eine bisher unbekannte Form des Liquorunterdruckes. Nervenarzt **19**, 380—383 (1948).
KLEINSCHMIDT, ALBRECHT: Hämagglutinationen in normalem und pathologischem Liquor. Z. Immun.forsch. **106**, 514—518 (1949).
KLEY *II*, ERICH: Bau und Inhalt des Modiolus und seine anatomischen Beziehungen zum Liquorsystem des Labyrinths und des Gehirns beim Menschen. Z. Laryng. usw. **28**, 271—280 (1949).
KLIMCKE, W.: Über Dissoziation des lumbalen und suboccipitalen Liquors bei organischen Erkrankungen des Zentralnervensystems. Med. Klin. **1947**, 475.
— Über die Dissoziation des lumbalen und zisternalen Liquors bei Erkrankungen des Zentralnervensystems und seiner Häute. Fortschr. Diagn. u. Ther. **1**, 9—12 (1949).
— Über Liquorentnahmen und ihre jeweiligen Indikationen. Neue med. Welt **1950**, 944—945.
KLÖNE, WILHELM: Isolierung des Mumpsvirus aus dem Liquor bei Mumps-Meningoencephalitis. Klin. Wschr. **1952**, 782—783.
KNEDEL, M.: Quantitative Glykoproteidbestimmungen in isolierten Serum-Eiweißfraktionen. Verh. dtsch. Ges. inn. Med. **1955**, 284—287.
KOCH, RICHARD A.: The value of divided cerebrospinal fluid specimens. J. Vener. Dis. Informat. **31**, 251—254 (1951).
KOENIGSTEIN, HANS: Shifting of cations in the cerebrospinal fluid as a cause of pruritus. J. Invest. Dermat. **17**, 99—123 (1951).
KÖNYVES-KOLONICS, L., u. I. HUSZÁK: Der Normal-Hämolysingehalt des Liquors bei multipler Sklerose und verschiedenen anderen Erkrankungen des Nervensystems. Wien. Z. Nervenheilk. **2**, 296—301 (1949).
KOLLE, K., G. SCHALTENBRAND u. FR. TÖBEL: Zur Frage der infektiösen Polyneuritis. Dtsch. Z. Nervenheilk. **167**, 215—237 (1951).
KORTING, G. W., B. OSTERTAG u. R. SCHMITZ: Über den Einfluß von Hyaluronidase auf die Blut-Liquorschranke. Medizinische **1952**, 649—651.

KOVACS, E.: Further studies on the neurolytic properties of the spinal fluid in health and disease. Canad. J. Med. Sci. **31**, 109—116 (1953).
— Autolysis in normal and pathological cerebrospinal fluids. Canad. J. Med. Sci. **31**, 350—366 (1953).
— Nucleases in the cerebrospinal fluid. Ribonuclease in normal, neurologically normal, and in pathological CSF'S. Canad. J. Med. Sci. **31**, 437—446 (1953).
— Nucleases in the cerebrospinal fluid. II. Desoxyribonuclease in health and disease. J. of Pediatr. **45**, 569—574 (1954).
— Ultraviolet light absorption in normal and in pathological cerebrospinal fluids. Canad. J. Biochem. a. Physiol. **32**, 526—538 (1954).
— Lecithinases in normal and in pathological cerebrospinal fluids. Canad. J. Biochem. a. Physiol. **33**, 99—106 (1955).
KRAH, ERNST, u. KATHARINA SCHADE: Das Auftreten der Blutgruppensubstanz im pathologisch veränderten Liquor cerebrospinalis. Klin. Wschr. **1950**, 312—314.
KRAHL, PETER: Die Erkrankung und Beurteilung genuiner Liquorblutungen bei rhinogener Meningitis mit offenkundiger oder versteckter hämorrhagischer Diathese. HNO-Wegweiser **3**, 110—115 (1952).
KRAIS, WOLFGANG: Multiple Sklerose und Liquorbefund. Dtsch. med. Wschr. **1949**, 1229—1230.
KRAL, V. A., and H. E. LEHMAN: Further studies on the iron content of the cerebrospinal fluid in psychoses. Arch. of Neur. **68**, 321—328 (1952).
KRAUSE, WERNER W.: Der Liquorzuckerstoffwechsel bei Meningitiden. Vorl. Mitt. Klin. Wschr. **1949**, 26—27.
KREBS, H. A., u. H. ROSENHAGEN: Über den Stoffwechsel des Plexus chorioideus. Z. Neur. **134**, 643 (1931).
KREJCI, FRIEDRICH: Der Wert der quantitativen Eiweißbestimmung im Liquor bei sulfonamidbehandelten Meningitiden. Mschr. Ohrenheilk. **83**, 68—77 (1949).
KROISS, O.: Vergleichende Untersuchungen des zisternalen und des lumbalen Liquors. Med. Klin. **1949**, 759—760.
KRUEGER, JOHN E., V. K. STOELTING and J. P. GRAF: Etiology and treatment of postspinal headaches. Anesthesiology **12**, 477—485 (1951).
KUBIE, L. S., and HETTLER: The cerebral circulation. Arch. of Neur. **6**, 749—755 (1928).
—, and G. M. SCHULTZ: Vital and supravital studies of the cells of the cerebrospinal fluid and of the meninges in cats. Bull. Johns Hopkins Hosp. **37**, No 2 (1925).
KÜNZER, WILHELM: Über Säuglings-Liquorbefunde bei der Durchfallepidemie 1945. Dtsch. med. Wschr. **1948**, 238—239.
— Über Reizerscheinungen im Säuglingsliquor nach Lumbalpunktionen. Z. Kinderheilk. **66**, 135 bis 149 (1948).
— Beitrag zur qualitativen Liquorzelldiagnostik. Mit besonderer Berücksichtigung des Meningogramms bei Meningitis tuberculosa und dessen Veränderungen unter Streptomycinbehandlung. Z. Kinderheilk. **67**, 439—454 (1949).
KUGELMEIER, L. M.: Die Funktion der zentralnervösen Schranken, speziell im Fieberschock. Med. Mschr. **3**, 167—176 (1949).
KULKOC, A. E.: Über einige Gesetzmäßigkeiten der Temperaturveränderungen des Liquor cerebrospinalis im Subarachnoidalraum. 5. Mitt. Nevropat. i t. d. **20**, H. 5, 81—83 (1951) [Russisch].
KUMAGAI, KENZABURO, and YOSHIHIKO KUROKOCHI: New method of diagnosis of Japanese B encephalitis. Jap. Med. J. **3**, 237—242 (1950).
KUMPF, W.: Beitrag zur Pathologie der Duradurchtrittsstelle von Hirnnerven (Nerv. oculomotorius, abducens und facialis). Diss. Erlangen 1952.
KWAPINSKI, J.: Permanganate test in the cerebrospinal fluid according to the author's own method. Polski Tygodnik Lek. **7**, 1203—1209 (1952).
KYSLONZIL, E.: Liquorveränderungen beim Hirnabsceß. Mschr. Ohrenheilk. **82**, 367—370 (1948).
LAAS u. GEIGER: Blastomykose bei Lymphogranulomatose. Dtsch. Z. Nervenheilk. **159**, 314 (1948).
LABHART, H., W. SCHWEIZER u. H. STAUB: Mikroelektrophoretische Untersuchung von normalem und pathologischem Liquor cerebrospinalis. Confinia neur. (Basel) **11**, 325—339 (1951).
LACHNIT, V., u. I. WEIS: ACTH-Nachweis im Liquor bei M. Cushing. Wien. klin. Wschr. **1954**, 279—280.
LAHDENSUU, SAKARI: Experiments on the permeability of the meninges and lumbar canal in children. Ann. med. int. fenn. **36**, 536—541 (1947).
LALLEMAND CARPIO, A., y J. M. CASALLA CHACON: Reacciones de WASSERMANN inespecificas en líquido cefalorraquídeo a própósito de un caso de cisticercosis cerebral. Med. colonial. **21**, 248—268 (1953).
LAMBERS, Über die Permeabilität der Blutliquorschranke bei tuberkulöser Meningitis. Mschr. Kinderheilk. **102**, 77—78 (1954).
— Der Liquorzucker nach intravenöser Traubenzuckerbelastung unter normalen und pathologischen Bedingungen. Klin. Wschr. **1955**, 222—225.

LANGE, CARL, and JOHN K. MILLER: Interpretation of findings in the cerebrospinal fluid. J. Labor. a. Clin. Med. **36**, 399—406 (1950).
— — and ALBERT H. HARRIS: Examination of cerebrospinal fluid and blood. Amer. J. Clin. Path. **20**, 872—876 (1950).
LAPEYSSONIE, L.: Les réactions sérologiques dans le liquide céphalorachidien des trypanosomes et suspects de trypanosomiase. Ann. méd.-psychol. **111**, 500—512 (1953).
LARSON, CH. P., J. T. ROBSON and CH. C. REBERGER: Cytologic diagnosis of tumor cells in cerebrospinal fluid. J. of Neurosurg. **10**, 337—341 (1953).
LASCH, FRITZ: Über den Brenztraubensäuregehalt im Liquor cerebrospinalis und seine diagnostische Bedeutung. Klin. Wschr. **1953**, 941—946.
LASS, A., u. H. J. TEPE: Beitrag zur Methodik der Papierelektrophorese von Liquor cerebrospinalis. Ärztl. Forsch. **7**, 74—76 (1953).
LAVERGNE, V. DE, P. KISSEL et G. LAMY: Accidents de la ponction lombaire au cours des méningites tuberculeuses traitées par la streptomycine. Mécanisme du cône de pression. Bull. Soc. méd. Hôp. Paris **66**, 1514—1518 (1950).
LAWRENCE, H. SOPHIAN, and VALENTIVE J. CONNOLLY: Ultraviolet absorption spectra of normal cerebrospinal fluid. J. Physic. Chem. **55**, 712—716 (1951).
LAZATEVIČ, L. P.: Die Veränderungen des intrakraniellen Druckes nach wiederholten Punktionen. Vestn. Otol. i t. d. **12**, H. 4, 22—27 (1950) [Russisch].
LEBLANC, E.: Les épithéliaux endocrines dans le toil du centricule moyen chez un lézard algérien. C. r. Soc. Biol. Paris **83**, 162 (1920).
— Modifications expérimentales de la cellule épithéliale des plexus choroides chez les reptiles. C. r. Soc. Biol. Paris **83**, 163 (1920).
LEHMANN, H. E., and V. A. KRAL: Studies on the iron content of cerebrospinal fluid in different psychotic conditions. Arch of. Neur. **65**, 326—336 (1951).
LEHSAU, HANS-BOY: Über Liquoruntersuchungen mit der Salzsäure-Collargol-Reaktion. Klin. Wschr. **1950**, 508—511.
LEIFER, WILLIAM: Observations on spinal fluid in lymphogranuloma venereum. Arch. of Dermat. **56**, 699—705 (1947).
LEIPOLD, W.: Durchlässigkeitsverhältnisse der Blut-Liquorschranke. Greifswald: H. Adler 1928.
LENNARTZ, HILDE: Antikörpernachweis im Liquor bei der Mumpsinfektion. Klin. Wschr. **1953**, 957—958.
LEONHARDT, H.: Farbstofftransport zwischen Bindegewebszellen und Epithelzellen über Protoplasmabrücken im Plexus chorioideus. Z. Anat. **115**, 37—44 (1950).
— Intraplasmatischer Stofftransport und Blutgehirnschranke. Z. mikrosk.-anat. Forsch. **58**, 449 bis 530 (1952).
LEONI, G.: Ricerche sul compertamento delle principali reazioni per la metalue eseguite su liquores irradiati con microonde. Giorn. Psichiatr. clin. **82**, 1017—1029 (1954).
LERMA, B. DE, e P. SALVI: Spettrofotometria di fluorescenza del liquor normale. Acta neurol. (Napoli) **3**, 271—272 (1948).
— — Nuove ricerche di spettrofotometria e valutazione biochimica preliminare della fluorescenza del liquor umano normale. Acta neurol. (Napoli) **4**, 74—77 (1949).
— — Ricerche di spettrofotometria quantitativa di fluorescenza sul liquor umano in condizioni normali e patologiche. Acta neurol. (Napoli) **5**, 64—82 (1950).
LEUSEN, J.: Influences des modifications simultanées de la concentration en ions K et Ca du liquide céphalorachidien sur le système vasomoteur. Experientia (Basel) **4**, 154—155 (1948).
— Influence du p_H du liquide céphalo-rachidien sur le p_H sanguin. Arch. internat. Physiol. **58**, 115—116 (1950).
LEVADITI, S., u. R. DOERR: Précis de virologie médicale. Paris: Mason & Cie 1945.
— — Ergebnisse der neueren experimentellen Forschung über die Ätiologie des Herpes simplex und des Zoster. 1. Forts. Zbl. Hautkrkh. **15**, 1 (1925a).
LEVANTO, ANTERO: Diphtheriebacillen im Blut und im Liquor. Ein Fall im Lichte von Tierversuchen. Duodecim (Helsinki) **67**, 44—50 (1951) [Finnisch].
LEWIS, R. C., and K. A. C. ELLIOTT: Clinical uses of an artificial cerebrospinal fluid. J. of Neurosurg. **7**, 256—260 (1950).
LICKINT, FRITZ: Der Harnstoff-Stickstoffgehalt des Liquor cerebrospinalis. Arch. f. Psychiatr. u. Z. Neur. **186**, 192—197 (1951).
— Der Reststickstoffgehalt des Liquor cerebrospinalis. Arch. f. Psychiatr. u. Z. Neur. **186**, 198—203 (1951).
LILLIE, H. J., and ARTHUR A. SPOR: Esacpe of cerebrospinal fluid into the wounds of operations on the temporal bone. Arch. of Otolaryng. **46**, 779 (1947).
LINCK, KONRAD: Blut-, Urin- und Liquoralkoholkurve des Menschen bei akuter Alkoholvergiftung und der Zeitpunkt des Todeseintritts. Dtsch. Z. gerichtl. Med. **39**, 514—528 (1949).
LINDAHL, O.: The pressure in the epidural space in operated cases of sciatica. Acta orthop. scand. (København.) **22**, 232—236 (1953).

LINDER, F., O. EICHLER u. K. SCHMEISER: Nachweis einer Liquorzirkulation mit radioaktiven Isotopen und ihre Bedeutung für die Lumbal- bzw. Spinalanästhesie. Langenbecks Arch. u. Dtsch. Z. Chir. **267**, 286—289 (1951).
LINDQVIST, TORSTEN, u. ERIK MOBERG: Spontaneous hypoliquorrhea. Acta med. scand. (Stockh.) **132**, 556—561 (1949).
LINEHAN, J. J.: Diagnosis of poliomyelitis. Brit. Med. J. No 4542, 174 **1948**,.
LINZ, R.: Influence du liquide céphalorachidien humain sur la sensibilité des bactéries à la streptomycine. C. r. Soc. Biol. Paris **144**, 726—728 (1950).
—, et E. LECOCQ: Le liquide céphalorachidien humain comme milieu de culture pour les bactéries. C. r. Soc. Biol. Paris **144**, 724—725 (1950).
LOEDER, MICHAEL: Lumbalpunktion ambulant. Medizinische **1952**, 1557—1558.
LÖFFLER, H.: Encephalitis A. Rev. med. Swisse rom. **66**, 877. Ref. Schweiz. med. Wschr. **1946**, 576.
LÖFFLER, W., u. S. MÖSCHLIN: Resultate der kombinierten Behandlung der Meningitis tuberculosa mit Streptomycin und Paraaminosalizylsäure (PAS), im Vergleich zur Behandlung mit Streptomycin allein. Schweiz. med. Wschr. **1950**, 365.
LÖHR u. JAKOBY: Die Darstellung der peripheren Nerven im Röntgenbild. Arch. klin. Chir. **1932**.
LÖWENTHAL, A.: Recherches sur la teneur en potassium du liquide céphalorachidien de l'homme normal et pathologique. Acta neurol. et psychiatr. belg. **54**, 192—199 (1954).
LÓPEZ IBOR, J., and E. OLIVARES: Methods for the reactivation of negative fluids in neurosyphilis. J. Nerv. Dis. **117**, 329—333 (1953).
LOTMAR, F.: Beitrag zum Liquorbefund bei multipler Sklerose. Schweiz. Arch. Neur. **66**, 193—216 (1950).
LOUTE, J.: Le diagnostic précoce de la méningite tuberculeuse. Acta paediatr. belg. **3**, 197—219 (1949).
LOVE, J. GRAFTON, and JAMES R. GAY: Spontaneous cerebrospinal rhinorrhea: successful surgical treatment. Arch. of Otolaryng. **46**, 40—44 (1947).
LUDEWIG, STEPHAN: Glutamine, glutamic acid, and γ-Aminobutyric acid in cerebrospinal fluids. Arch. of Neur. **70**, 268—270 (1953).
LÜTHI, F.: Encephalitis A. Schweiz. Arch. Neur. **63**, 389 (1949).
LÜTZENKIRCHEN, A., u. G. POLEMANN: PAS-Liquorspiegel nach peroraler Verabreichung bei normalen Meningen. Z. Hautkrkh. **11**, 186—189 (1951).
LUSH, BRANDON, MARY F. CROWLEY, ERNEST FLETCHER and J. F. BUCHAN: Total and differential protein levels in the blood and cerebrospinal fluid in rheumatoid arthritis. Ann. Rheumat. Dis. **10**, 153—162 (1951).
MADER, A.: Der Liquor bei tuberkulöser Meningitis. Z. Tbk. **97**, 3034 (1951).
MADONICK, M. J., K. BERKE and I. SCHIFFER: Pleocytosis and meningeal signs in uremia. Report on sixty-two cases. Arch. of Neur. **64**, 431—436 (1950).
—, and J. MARGOLIS: Protein content of spinal fluid in diabetes mellitus. Report on one hundred cases. Arch. of Neur. **68**, 641—644 (1952).
—, and NATHAN SAVITSKY: Spinal fluid sugar in subarachnoid hemorrhage. J. Nerv. Dis. **108**, 45—53 (1948).
—, and S. SOLOMON: Total protein content of cerebropinal fluid in multiple myeloma. Neurology (Minneapolis) **3**, 369—374 (1953).
MAGENDIE, F.: Recherches sur le liquide céphalo-rachidien. Paris 1825.
MAGNUS, W., u. W. JAKOBI: Über den Liquor cerebrospinalis und das Hirnödem. Arch. klin. Chir. **136**, 625 (1925).
MALLISON, ROBERT: Über Pleocytose im Liquor bei postdiphtherischer Nervenschädigung und Bemerkungen zur klinischen Symptomatologie. Nervenarzt **20**, 510—513 (1949).
MARGARIA, R.: On the functions of cerebrospinal fluid. Exper. Med. a. Surg. **11**, 297—301 (1953).
MARINELLI, LUIGI, u. VALENTINO GIUNTI: Concentration en glucose de la liqueur c. r. et centres nerveux glycorégulateurs. Schweiz. med. Wschr. **1947**, 1231—1232.
MARSHALL, JOHN: Lumbar-puncture headache. J. of Neur. **13**, 71—74 (1950).
MARTENSSON, J., u. T. THUNBERG: Studies on the citric acid in the cerebrospinal fluid. Acta med. scand. (Stockh.) **140**, 454—463 (1951).
MARTIUS-CANELAS, H.: Lipoide und anorganischer Phosphor in den Körperflüssigkeiten bei Neuroanämie. Arqu. Neuro-Psiquiatr. 8, 249—256 (1950).
MASON, J. K., W. KLYNE and BERNARD LENNOX: Potassium levels in the cerebrospinal fluid after death. J. Clin. Path. **4**, 231—233 (1951).
MASSAO TAMURA: On the cerebro-spinal fluid pressure of toxemias of late pregnancy. Tohoku J. Exper. Med. **53**, 389—398 (1951).
MASSENBERG, ALBERT, u. HELMUT KÜTTNER: Tbc-Antikörper in Liquor und Serum bei Streptomycinbehandlung. Klin. Wschr. **1949**, 234—235.
MASSERMANN, J. H.: Effects of the intrav. administr. of hypertonic solutions of sucrose. With special reference to the cerebrosp. fluid pressure. Bull. Johns Hopkins Hosp. **57**, 12 (1935).
MAYERHOFER, E.: Die Untersuchung des Liquor cerebrospinalis in mehreren Fraktionen. Österr. Z. Kinderheilk. **3**, 87—94 (1949).

McCormack, L. J., J. B. Hazard, W. J. Gardner and J. G. Klotz: Cerebrospinal fluid changes in secondary carcinoma of meninges. Amer. J. Clin. Path. **23**, 470—478 (1953).

Meek, W. J.: A study of the chorioid plexus. J. Comp. Neur. **17**, 286 (1907).

Memmesheimer: Technik und Anwendung der suboccipitalen oder Cisternenpunktion. Stuttgart: Montana-Verlag 1929.

— Über Dissoziation des lumbalen und occipitalen Liquor bei organischen Krankheiten des Zentralnervensystems. Med. Klin. **1948**, 250.

Meneghini, C. L.: Il comportamento degli anticorpi antitreponemici e antilipoideo nelle lue nervosa. Giorn. ital. Dermat. **92**, 103—113 (1951).

Menemey, W.-H. Mac: L'examen clinique du liquide céphalorachidien. Acta clin. belg. **7**, 388—402 (1952).

Mertens, Hans-Georg, u. Bernd Warnecke: Über unspezifische Luesreaktionen im Liquor. Klin. Wschr. **1952**, 679—684.

Mescolini, G.: Il liquor nelle meningiti tubercolari trattate con streptomicina. Osservazioni sulle forme cliniche primitive e secondarie ad altre localizzozioni. Lotta Tbc. **21**, 559—575 (1951).

Mestrezat, M.: Le liquide céphalorachidien. Paris: Maloine 1912.

— L'origine du liquide céphalo-rachidien. Perméabilité meningée capillaire et composition de cette humeur. Revue neur. **34**, 330—337 (1927).

Meyer, Hans Joachim: Liquorveränderungen bei Hirntumoren. Arch. f. Psychiatr. u. Z. Neur. **182**, 681—705 (1949).

— Die Liquorveränderungen beim Hirnabsceß und ihre differentialdiagnostische Bedeutung. Nervenarzt **21**, 171—175 (1950).

— Liquorbefunde nach Hirnoperationen und postoperative aseptische Meningitis. Dtsch. Z. Nervenheilk. **165**, 177—200 (1951).

Michajlovskij, V. S.: Die diagnostische Bedeutung liquordynamischer Untersuchungen bei Doppelpunktionen. Vopr. Nejrochir. **17**, H. 6, 28—31 (1953).

Mies, Hans-Jürgen: Einengung von Liquor cerebrospinalis als Vorbereitung zur Papierelektrophorese. Ein einfaches und schonendes Verfahren. Klin. Wschr. **1953**, 159—161.

Miletto, Guy: Notes sur le liquide céphalique dans la trypanosomiase humaine africaine. Semaine Hôp. **1951**, 466—469.

Modena, L., L. Cazzaroli e S. Mantovanelli: Contributo allo studio della cromatografia su carta applicata alla diagnose liquorale. Prima nota: Composizione del liquor normale. Il Fracastoro (Verona) **47**, 98—101 (1954).

Moena, Alberto G., y S. Jorge Weibel: Modificaciones de la curva del mastic coloidal por la estreptomicina en el liquido cefalo raquideo. Estudio in vitro e in vivo. An. Farmacia Bioquim. **20**, 25—32 (1949).

Möse, J., u. O. Laurentschitsch: Über die Einwirkung abgestufter Essigsäure-Vanadatgemische auf den Liquor cerebrospinalis. Klin. Med. (Wien) **4**, 665—669 (1949).

Mollaret, M. P.: La méningite endothélio-leucocytaire multirecurrente benigne, syndrome nouveau où maladie nouvelle? Revue Neur. **76**, 57 (1944).

Monakow, C. v.: Schweiz. Arch. Neur. **8**, 233 (1922). Festschrift für Ramon y Cajal.

Mond, Wolfgang: Über den Gehalt von Na, K und Ca im normalen und pathologisch veränderten Liquor. Klin. Wschr. **1952**, 87—88.

Monro, A.: Observations of the structure and functions of the nervous system. Edinburgh: Creech-Johnson 1783.

Moore, J. W.: Fracture of the base of the skull with escape of cerebrospinal fluid from the ear. The effect of atropine and epinephrin upon the secretion. Amer. J. Med. Sci. **149**, 591 (1915).

Moschik de Reya, N., O. Eichhorn u. G. Grinschgl: Über die praktische Bedeutung der Funktionsprüfung der Blut-Liquorschranke mit Salicylsäure. Wien. Z. Nervenheilk. **6**, 205—218 (1953).

Müller u. G. Schaltenbrand: Coccidioidose der Meningen. Nervenarzt **19**, 327—333 (1948).

Müller, O. H., A. A. Jaworski, A. C. Silverman and M. J. Elwood: The effect of age on the protein concentration of cerebrospinal fluid of „normal" individuals and patients with poliomyelitis and other diseases. Amer. J. Med. Sci. **228**, 510—519 (1954).

Müller, Ragnar, u. Wilhelm v. Döbeln: Cytological examination of the cerebrospinal fluid by means of the phase contrast microscope. Acta psychiatr. (København.) Suppl. **46**, 226—239 (1947).

Müller-Eckhard, H.: Über den Einfluß der vegetativ-nervösen Reaktionslage auf den Verlauf der Liquordruckstörungen nach Commotio cerebri. Ärztl. Wschr. **1948**, 106—113.

Mulé, Filippo, e Lillo Garufi: Variazioni dei valori del glutatione nel liquor dei meningitici tubercolari trattati con streptomicina. Pediatria, Riv. **58**, 325—341 (1950).

Munch-Petersen, C. J.: Der Zuckergehalt der Cerebrospinalflüssigkeit. Acta med. scand. (Stockh.) **74**, H. 1 (1930).

— The copper content in cerebrospinal fluid in adults (and children) with and without sufferings in the central nervous system. Acta psychiatr. (København.) **25**, 251—268 (1950).

— The production of the cerebro-spinal fluid in relation to the adrenalin-liquor-saccarum-reaction for hypothalamic lesion. Acta psychiatr. (København.) Suppl. **74**, 95—97 (1951).

MUNCK DE, P.: Symptômes d'urémie par injection intracisternale de liquide céphalorachidien d'urémiques chez le chien. Schweiz. med. Wschr. **1949**, 907.

MURPHY, E. F.: Cerebrospinal fluid in carcinomatosis of the meninges. Lancet **1955 I**, 231—232.

MURPHY, F. D., R. A. HERSHBERG and ALEX M. KATZ: The effect of intravenous injections of sucroresolution (50%) on the cerebrosp. fluid pressure, the blood pressure and clinical course in cases of chronic hypertension. Amer. J. Med. Sci. **192**, 510—517 (1936).

NAÑAGAS, J. C.: Experimental studies on hydrocephalus. Bull. Johns Hopkins Hosp. **32**, 381 (1921).

NASSUPHIS, P.: Otosklerose und Liquor. Arch. Ohren- usw. Heilk. u. Z. Hals- usw. Heilk. **156**, 221 bis 228 (1950).

NEEL, AXEL V.: The cell and protein content of about 12000 personally examined cerebrospinal fluids (lumbar fluids) and the technique employed in the examination of the proteins. Acta psychiatr. (Københ.) Suppl. **46**, 253—267 (1947).

— Über den lumbalen Discusprolaps, insbesondere über die Veränderungen der Spinalflüssigkeit. Ugeskr. Laeg. **1949**, 373—374 [Dänisch].

— Der Gehalt der Cerebrospinalflüssigkeit an Zellen und Proteinen. Nord. Med. **43**, 1022—1025 (1950) [Dänisch].

— The content of cells and protein in the cerebrospinal fluid. Acta psychiatr. (Københ.) **25**, 275—283 (1950).

NELSON, H. SCHIMMEL, WILLIAM W. WILSON, WALTER V. MATTEUCCI and HARRISON F. FLIPPIN: The iodide of diethylaminoethylester penicillin-G, neopenil, III: unusually heigh penicillin concentrations in cerebrospinal fluid following intramuscular administration. Amer. J. Med. Sci. **224**, 247—251 (1952).

NETTELBLAD, AKE: Liquorstudien. Sv. Läkartidn. **1953**, 908—921 [Schwedisch].

NEUBERGER, FRIEDRICH: Über die Anfertigung und Verwertbarkeit von Liquor-Trockenpräparaten. Mschr. Ohrenheilk. **83**, 97—104 (1949).

NEUBERT, FRANK R.: Observations on the sugar content of the cerebrospinal fluid. FOSTER KENNEDY's syndrome. Brit. J. Ophthalm. **35**, 621—622 (1951).

NEUJEAN, G.: Contribution à l'étude des liquides rachidiens et céphaliques dans la maladie du sommeil à „Trypanosoma gambiense". Ann. Soc. belge Méd. trop. **30**, 1125—1387 (1950).

— Contribution à „Trypanosoma gambiense". Rev. méd. Liège **6**, 720—729 (1951).

NICOLAJ, P.: L'interpretazione del reperto liquorale nella meningite tubercolare. Clin. pediatr. **36**, 597—614 (1954).

NIESSING, K.: Über den histologischen Aufbau der Bluthirnschranke. Dtsch. Z. Nervenheilk. **168**, 485—498 (1952).

NOELL, WERNER, u. MAX SCHNEIDER: Zur Hämodynamik der Gehirndurchblutung bei Liquordrucksteigerung. Arch. f. Psychiatr. u. Z. Neur. **180**, 713—730 (1948).

NÖTZELL, H.: Tödlich verlaufende Toxoplasmose bei einem Erwachsenen. Beitr. Path. anat. **111**, 419 (1951).

NUCK: Adenographia curiosa. 1696.

ODESSKY, L., PH. ROSENBLATT, ANDREW V. BEDO and L. LANDAU: Cerebrospinal fluid inorganic phosphorus in normal individuals and in those with viral involvement of the central nervous system. J. Labor. a. Clin. Med. **41**, 745—753 (1953).

— — J. G. LOEFFLER and L. LANDAU: Inorganic phosphorus in cerebrospinal fluid in mumps meningo-encephalitis. Amer. J. Clin. Path. **24**, 35—38 (1954).

OELSSNER, WOLFGANG: Neurologische Beobachtungen bei einer Typhus-abdominalis-Epidemie mit besonderer Berücksichtigung pathologischer Liquorveränderungen. Nervenarzt **18**, 517—521 (1947).

OJALA, AIMO: On changes in the cerebrospinal fluid during measles. Ann. med. int. fenn. **36**, 321—331 (1947).

OLDERSHAUSEN, H. F. v., F. W. ALY u. G. GRIES: Über die Veränderungen der Liquor- und Serumproteine bei der tuberkulösen Meningitis. Klin. Wschr. **1953**, 649—654.

— G. GRIES u. F. W. ALY: Zur klinischen Bedeutung von Liquor- und Serumelektrophoreseuntersuchungen bei der Poliomyelitis anterior acuta. Dtsch. Z. Nervenheilk. **170**, 254—260 (1953).

— — — Der Einfluß der Chemotherapie auf die Liquorproteine bei der tuberkulösen Meningitis nach elektrophoretischen Untersuchungen. Beitr. Klin. Tbk. **111**, 97—101 (1954).

ORTIZ, A. T.: La citología del líquido céfalorraquídeo, después de la inyección de distintas sustancias. III. Anesthésicos. Laboratorio (Granada) **5**, 429—434 (1950).

— La citología del líquido céfalorraquideo después de la inyección intratecal de distintas substancias. Laboratorio (Granada) **5**, 511—516 (1950).

— La citologia del liquido cefalorraquideo después de la inyección intratecal de distintas substancias. Laboratorio (Granada) **6**, 227—234 (1951).

— La citologia del liquido cefalorraquideo después de la inyección intratecal de distintas substancias. V. Penicilina. Arch. Med. exper. (Madrid) **15**, 61—68 (1952).

OSTAPOWICZ, GEORG: Verhalten des Liquordruckes bei intraarterieller Infusion in die Karotis im Tierexperiment. Z. inn. Med. **7**, 933—948 (1952).

OWEN, CATHERINE K., JOHN J. OWEN, WARREN F. SERGENT and J. W. MCGOWAN: Twenty-six gauge spinal needles for the prevention of spinal headache. Amer. J. Surg. **85**, 98—103 (1953).

OYE, E. VAN, et E. PEEL: Contribution à l'étude de la cellule mûriforme de Mott dans le liquide céphalorachidien des trypanosés. Acta trop. (Basel) **8**, 18—31 (1951).

PACCHIONI, A.: Dissertatio physico-anatomica de dura meninges. Rom 1721.

PAGAVA, I. K.: Die diagnostische und prognostische Bedeutung biologischer Liquormerkmale bei tuberkulöser Meningitis. Vopr. Pediatr. **20**, H. 4, 17—19 (1952) [Russisch].

PAILLARD, R., et G. ADE: La réaction de BORDET-WASSERMANN de 2472 liquides cephalo-rachidiens. Dermatologica (Basel) **104**, 265—267 (1952).

PANSINI, K., B. PURETIĆ et I. ŠVEL: Contribution à l'étude de la physiologie et de la pathologie du liquide céphalo-rachidien en rapport avec les modifications de la méningite tuberculeuse. Ann. paediatr. (Basel) **179**, 129—135 (1952).

PAPAROPOLI, G., e F. INSINNA: La prova dell'alcool sublimato di DI MARIA applicata al liquor. Minerva med. (Torino) **1953 II**, 13—16.

PAPPENHEIM, M.: Die Lumbalpunktion. Riccola-Verlag 1922.

PAQUE, C.: Le p_H du liquide céphalorachidien intervient-il dans le traitement des méningitides aiguës purulentes de l'enfance? Presse méd. **1954**, 1364—1366.

PASOLINI, F.: Contributo allo studio del comportamento del liquor nella sclerosi disseminata. Acta neurol. (Napoli) **5**, 342—346 (1950).

PELC, S., et J. N. CUMINGS: La teneur en acide citrique du liquide contenu dans les kystes de tumeurs cérébrales et du liquide céphalo-rachidien ventriculaire et lombaire. Acta neurol. et psychiatr. belg. **53**, 766—774 (1953).

PELLIZZI, B.: Experimentelle histologische Untersuchungen über die Plexus chorioidei. Fol. neurobiologica **5**, 305—341 (1911).

— Recher ches histologiques et expérimentales sur les plexus choroides. Arch. ital. Biol. **55**, 313 (1911).

PERNIS, BENVENUTO: Sulla presenza e sul significato del plombo nel liquor. Med. Lav. **43**, 251—258 (1952).

PÉRONNET, MARCEL, et JACQUES HUGONNET: Nouvelle méthode colorimétrique de dosage du glucose dans le plasma sanguin et le liquide céphalo-rachidien. C. r. Acad. Sci. Paris **232**, 2150—2152 (1951).

PERRIS, C.: A proposito di un facile metodo per una rapida valutazione della iperalbuminosi del liquor cefalo-rachidiano. Neopsichiatr. **20**, 70—77 (1954).

PETIT, A., et J. GIRARD: Processus sécrétoires dans les cellules de revêtement des plexus choroides des ventricules lateraux, consécutifs à l'administration de muscarine et d'ether. C. r. Soc. Biol. Paris **53**, 825 (1901).

PETRANTONI, SALVATORE, e FAVIO MARZI: La reazione di ROSEGGER nella meningite tubercolare. Riv. spér. Freniatr. **76**, 269—277 (1952).

PETROVA, R. S.: Zum Problem der ambulanten Durchführung der Lumbalpunktion. Vestn. Venerol. **1953**, H. 3, 40—43.

PETRY, F.: Über den Punktionskomplex. Medizinische **1954**, 852—855.

PETTE, H.: Virusmeningitis. Dtsch. Z. Nervenheilk. **171**, 261—274 (1954).

PICKERING, G. W.: Lumbar puncture headache. Brain **71**, 274—280 (1948).

PIEPER, J.: Über die besonderen Eiweißfraktionen des Liquor cerebrospinalis. Klin. Wschr. **1954**, 597—600.

PIERRE, H., KLOTZ et HERVÉ: Etude préliminaire de certaines variations du liquide céphalorachidien chez le chien parathyréoprive. Ann. d'Endocrin. **13**, 102—115 (1952).

PLATANIA, SALVATORE, e LUIGI PUGLIESI: Ricerche sul tasso ematico e liquorale della fosfatasi alcalina in ammalati mentali e nervosi. Acta neurol. (Napoli) **5**, 95—100 (1950).

PLATT, WILLIAM R.: Exfoliative-cell diagnosis of central nervous system lesions. Arch. of Neur. **66**, 119—144 (1951).

PLÜCKTHUN, HANS, u. ANSGAR MATTHES: Papierelektrophoretische Studien am Liquoreiweiß. Z. Kinderheilk. **72**, 521—531 (1953).

PLUM, C. M.: Die Bestimmung des Proteingehalts im Liquor cerebrospinalis. Ugeskr. Laeg. **1954**, 1094—1100.

POGGIALI, ADRIANO: Attività lisozimica del liquido cefalo-rachidiano in condizioni normali e patologiche. Rass. Neuropsichiatr. **7**, 81—96 (1953).

POLONI, ALFREDO: Azione sulla diuresi del liquor di depressi, maniaci e chizofrenici. Rass. Neuropsichiatr. **5**, 193—199 (1951).

POTHMANN, F. J.: Tbc.-Antikörpernachweis im Liquor. Mschr. Kinderheilk. **98**, 142—144 (1950).

— H. HUBERT u. D. WILMS: Tuberkelbakteriennachweis aus dem Liquor mit Hilfe des Membranfiltergerätes. Arch. f. Hyg. **135**, 203—221 (1951).

—, u. D. WILMS: Tbk.-Antikörper-Nachweis im Liquor. Beitr. Klin. Tbk. **103**, 271—282 (1950).

PRATUSEVIČ, R. M.: Über Veränderungen des Ascorbinsäuregehalts im Liquor cerebrospinalis und im Blut bei einigen Neuroinfektionen bei Kindern. II. Nevropat. i t. d. **7**, H. 2, 64—68 (1952).

PRUCKNER, F.: Der Stickstoffquotient, eine neue charakteristische Größe des Liquor cerebrospinalis. Nervenarzt **24**, 30—33 (1953).
—, u. E. MANUELIDIS: Zur Stickstoffbestimmung in der Cerebrospinalflüssigkeit. Arch. f. Psychiatr. u. Z. Neur. **187**, 39—44 (1951).
— V. REINCKE u. G. SIMON: Untersuchungen über den Reststickstoffgehalt der Cerebrospinalflüssigkeit. Arch. f. Psychiatr. u. Z. Neur. **189**, 503—520 (1952).
—, u. G. SCHWUTTKE: Methode zur Einengung des Liquor cerebrospinalis zur Herstellung von Elektro-Pherogrammen. Arch. f. Psychiatr. u. Z. Neur. **193**, 48—50 (1955).
PUCA, ANNIBALE, e P. LAMPITELLA: Potere battericida del liquido C. R. di sogetti sottoposti ad elettroshock. Rass. Neuropsichiatr. **4**, 494—501 (1950).
PUNTIGAM, F., E. ORTH u. G. KUBIN: Über den Nachweis von Vaccinevirus in der Rückenmarksflüssigkeit von Jungrindern. Z. Hyg. **135**, 225—230 (1952).
PUTKONEN, TAUNO, and HEIKKI KAJANNE: Contamination of cerebrospinal fluid by blood in examinations for neurosyphilis. Ann. med. int. fenn. **40**, 28—36 (1951).
PUTNAM, T. J., and E. ASK-UPMARK: The cerebral circulation. XXIX. Microscopic observations of the living choroid plexus and ependyma of the cat. Arch. of Neur. **32**, 72—80 (1934).
QUINCKE: Zur Physiologie der Cerebrospinalflüssigkeit. Arch. Anat. u. Physiol. **1872**, 153.
— Die Lumbalpunktion des Hydrocephalus. Berl. klin. Wschr. **1891**, 929—965.
— Über Hydrocephalus. Verh. des X. Kongr. für Inn. Med. zu Wiesbaden 1891.
RAO, LEO: El p_H del líquido céfalorraquídeo en los traumatismos de cráneo. Su valor pronóstico. El p_H del liquido céfalorraquídeo en neurocirurgía. Su valor pronóstico en el postoperatorio. El bloquwo de los plexos coroídeos. Prensa méd. argent. **1953**, 1358—1360.
REGINSTER, ALBERT: La signification de la présence du bacille de KOCH dans le liquide céphalorachidien. Acta clin. belg. **5**, 231—236 (1950).
REINER, E. R.: The cerebrospinal fluid in methyl alcohol poisoning. Arch. of Neur. **64**, 528—535 (1950).
REIS, J. B. DOS: Der Wert des Vorhandenseins neutrophiler Granulocyten ohne Vermehrung der Zellen des Liquor cerebrospinalis. Arqu. Neuro-Psiquiatr. **5**, 225—234 (1947).
— D. GIORGI e A BEI: Der anfängliche Liquor cerebrospinalis bei Meningitis tuberculosa Arqu. Neuro-Psiquiatr. **12**, 227—235 (1955).
REISS, M., and R. E. HEMPHILL: Cholinesterase activity in cerebrospinal fluid. Nature (Lond.) **161**, 18 (1948).
REITMANN, F., W. HULME and B. THOMAS: The significance of aminoacids in neuro-psychiatric disease. J. Ment. Sci. **100**, 149—153 (1954).
REY-ARDID, RAMON: Primeros resultados de la aplicación del bombeo espinal en el tratamiento de algunas psicosis. Congr. de Neuro-Psiquiatr. 1951, S. 179—182.
— Die Anwendung von Liquor-Pump-Methoden in der Psychiatrie. Mschr. Psychiatr. **123**, 354—361 (1952).
RICE, GLEN G., and C. HARWELL DABBS: The use of peridural and subarachnoid injections of saline solution in the treatment of severe postspinal headache. Anesthesiology **11**, 17—23 (1950).
RICH, M., P. SCHEINBERG and M. S. BELLE: Relationship between cerebrospinal fluid pressure changes and cerebral blood flow. Circulation Res. **1**, 389—395 (1953).
RICHTER, D., R. M. C. DAWSON and LINFORD REES: A note on the ammonia and glutamine content of the cerebrospinal fluid. J. Ment. Sci. **95**, 148—152 (1949).
RIEBELING, C.: Kypographie des Liquors. Untersuchungen zur Wirkung des Liquoı auf die Kristallisation von Kupferchlorid. Ann. Neuropsichiatr. e Psicoanal. **1**, 31—40 (1954).
RISER, M.: Le liquide céphalorachidien et la physio-, pathologie ventriculo-méningée. Bilogie méd. **26**, 1—95 (1936).
RISETTI, UMBERTO: Sul valore della reazione di SPICCA nella lue del sistema nervoso. Neopsichiatr. **17**, 98—103 (1953).
ROBBINS, J. HOLDEN and PAUL H. SETTLAGE: The Speranskii method of spinal pumping in the treatment of arthritis. Amer. J. Med. Sci. **222**, 663—676 (1951).
ROBOZ, ELIZABETH, WALTER C. HESS and FRANCIS M. FORSTER: Quantitative determination of gamma globulin in cerebrospinal fluid. Neurology (Minneapolis) **3**, 410—416 (1953).
ROBOZ, E., W. C. HESS and D. M. TEMPLE: Paper electrophoretic estimation of proteins in cerebrospinal fluid. J. Labor. a. Clin. Med. **43**, 785—790 (1954).
RODECK, HEINZ: Zur Frage der Kaliumbestimmung im Liquor cerebrospinalis. Dtsch. Z. Nervenheilk. **166**, 268—272 (1951).
ROEMER, GERD BENNO: Spirochätenagglutinine im Liquor cerebrospinalis bei Syphilis des Zentralnervensystems. Klin. Wschr. **1948**, 561—564.
— Agglutinine im Liquor cerebrospinalis Fleckfieberkranker. Ärztl. Wschr. **1947**, 1034—1037.
ROSENOW, GEORGE: Experimental studies with cerebrospinal fluid of leukemic patients. Acta haematol. (Basel) **8**, 53—63 (1952).

ROZINA, S. B.: Schnellmethode zur Färbung der Zellen der Cerebrospinalflüssigkeit. Klin. Med. (Moskau) **29**, H. 12, 77—79 (1951).

RUBINO, A., e P. SALVI: Sulla spettro-diagnostica liquorale die fluorescenza della meningite tubercolare. Acta neurol. (Napoli) **7**, 332—339 (1952).

RUDOLPH, GÜNTHER: Antikörpernachweis im Liquor bei Meningitis tuberculosa. Z. Kinderheilk. **68**, 259—266 (1950).

RUNDSTRÖM, R., and G. v. REIS: Antistreptolysin content of cerebrospinal fluid. Amer. J. Dis. Childr. **79**, 438—441 (1950).

RYDER, H. W., F. F. ESPEY, F. D. KIMBELL, E. I. PENKA, A. ROSENAUER, B. PODOLSKY and J. P. EVANS: The mechanism of the change in cerebrospinal fluid pressure following an induced change in the volume of the fluid space. J. Labor. a. Clin. Med. **41**, 428—435 (1953).

SACCIANOCE, M.: Le variazioni del liquor in seguito an angiografia cere brale. Acta neurol. (Napoli) **9**, 334—344 (1954).

SACK, HEINZ: Der blutige Liquor. Med. Rdsch. **1**, 134—140 (1947).

SÄKER, G.: Stichlochdrainage, postpunktionelle Kopfschmerzen und Liquorresorptionsprüfungen. Nervenarzt **24**, 237—240 (1953).

SAFONAVA, G. A., i Z. JU. SVETNIK: Das Liquor-Hypertensions-Syndrom bei Hypertonieerkrankung. Sovet. Med. **16**, H. 7, 24—26 (1952) [Russisch].

SAIFER, A., A. M. RABINER, I. ORESKES and B. W. VOLK: Electrophoretic and chemical serumprotein fractions in multiple sclerosis. Amer. J. Med. Sci. **225**, 287—298 (1953).

SALVI, P., e G. G. GIORDANO: Sulla specificità della lipasi tributirrinolitica del liquor. Acta neurol. (Napoli) **4**, 49—55 (1949).

—, e E. ZARA: Spettrofotometria quantitativa di fluorescenza del liquor nella schizofrenia. Acta neurol. **7**, 49—58 (1952).

SANCHEZ-PEREZ, I. M.: Contributions à l'étude de la circulation cérébrale et de ses applications cliniques. J. de Radiol. **35**, 372—375 (1954).

SANDRUCCI, M. GOMIRATO: Ricerche sul quadro elettroforetico del liquor e suoi rapporti con il quadro proteico ematico. Minerva pediatr. (Torino) **6**, 173—179 (1954).

SARTESCHI, PIETRO: La cefalea da ipotensione liquorale „primitiva". Riv. sper. Freniatr. **75**, 209—226 (1951).

SAVAGE, OSWALD: SPERANSKY's method of spinal pumping in rheumatiod arthritis. Brit. Med. J. **1948**, No 4549, 496—497.

SAVOLAINEN, TAPIO: On the presence of yeast fungi in the cerebrospinal fluid in oto- and rhinogenic meningitis. Acta oto-laryng. (Stockh.) **37**, 339—346 (1949).

SAYK, J.: Ergebnisse neuer liquor-cytologischer Untersuchungen mit dem Sedimentierkammer-Verfahren. Ärztl. Wschr. **9**, 1042 (1954).

— Zur Liquordiagnostik bei der multiplen Sklerose. Ärztl. Wschr. **11**, 788 (1956).

— u. R. LEMKE †: Fortschritte der Liquorcytologie bei der Diagnostik bösartiger Hirngeschwülste. Psychiat., Neurol. u. med. Psychol. **10**, H. 4 (1957).

SAYK, J.: Zur Differenzierung des Liquorzellbildes. Ergebnisse neuer liquorcytologischer Untersuchungen mit dem Sedimentier-Verfahren. Ärztl. Wschr. **1955**, 250—255.

SBÀRBORI, FRANCESCO: Il liquorismo e la criminalità nel dopoguerra. Riv. sper. Freniatr. **75**, 327—339 (1951).

SCHALTENBRAND, G.: Sobre una familia con entermedad de RECKLINGHAUSEN. Prensa méd. argent. **1933**.

— Akute Aliquorrhoe. Verh. dtsch. Ges. inn. Med. (52. Kongr. Wiesbaden) **1940**, 473—481.

— Anatomie und Physiologie der Liquorzirkulation. Arch. Ohr- usw. Heilk. u. Z. Hals- usw. Heilk. **156**, 1—29 (1949).

— Normal and pathological physiology of the cerebrospinal fluid circulation. Lancet **1953 I**, 805—808.

— Die chronischen Meningitiden. Dtsch. Z. Nervenheilk. **171**, 275—297 (1954).

—, u. P. BAILEY: Die perivaskuläre Piagliamembran des Gehirns. J. Psychol. u. Neur. **35**, 199 (1928).

—, and YU-LIN CHENG: Is there acommunication between the stroma of chorioid plexus and the meninges? Chin. J. Physiol. **5**, 191—198 (1931).

— WEN CHAO MA u. YU LIN CHENG: Zur Pathophysiologie des Plexus chorioideus. Dtsch. Z. Nervenheilk. **117**, 118, 119, 570 (1931).

—, u. T. PUTNAM: Untersuchungen zum Kreislauf des Liquor cerebrospinalis mit Hilfe intravenöser Fluorescineinspritzungen. Dtsch. Z. Nervenheilk. **96**, 123—132 (1927).

—, u. TÖBEL: Serofibrinöse Meningopathie des Spinalkanals nach einer infizierten Hirnverletzung. Arch. f. Psychiatr. u. Z. Neur. **180**, 592 (1948).

—, u. W. TÖNNIS: Traumatischer Hydrocephalus. Zbl. Neurochir. I **1936**, 42—50.

—, u. P. WÖRDEHOFF: Ein einfaches Verfahren zur Bestimmung der Liquorproduktion und Resorption in der Klinik. Nervenarzt **18**, 458—463 (1947).

SCHEGA, HANS-WOLFGANG: Über Drucksteigerungen im Liquorsystem als Ursache von Zwischenfällen bei epiduralen Injektionen. Klin. Wschr. **1951**, 180—184.

SCHEID, K. F., u. LOTTE SCHEID: Studien zur pathologischen Physiologie des Liquor cerebrospinalis. IV. Mitt. Die Normomastixreaktion und die modifizierte Mastixreaktion (m.M.R.), ihre kolloidchemischen Grundlagen und ihre pathophysiologische Bedeutung für die Klinik. Arch. f. Psychiatr. u. Z. Neur. **179**, 316—336 (1948).

— — u. WERNER SCHNEID: Studien zur pathologischen Physiologie des Liquor cerebrospinalis. V. Mitt. Vergleichende Untersuchungen über die Kolloidreaktion, ihre kolloidchemischen Mechanismen und ihre praktische Anwendung in der Diagnostik. Arch. f. Psychiatr. u. Z. Neur. **179**, 337 bis 370 (1948).

SCHEID, W.: Der zufällige Fehler bei der üblichen Zählung der Liquorzellen. Dtsch. Z. Nervenheilk. **149**, 254 (1939).

— Über akute, idiopathische, abakterielle Meningitiden. Dtsch. Z. Nervenheilk. **159**, 269 (1948).

— Leptospirose und Nervensystem. Fortschr. Neur. **17**, 295 (1949).

— Zur prognostischen Wertigkeit normaler Liquorbefunde während der Spätlatenz der Lues und bei Tabikern. Nervenarzt **20**, 154—159 (1949).

— Diphtherielähmungen und Liquorveränderungen. Nervenarzt **22**, 81—87 (1951).

SCHEIFFARTH, F., u. H. KELLER: Zur diagnostischen Verwertbarkeit der Abwehrfermentreaktion im Liquor bei tuberkulöser Meningitis. Klin. Wschr. **1950**, 756—757.

SCHLIPKÖTER, H.W., G.B. ROEMER u. F. J. POTHMANN: Der Nachweis von Spirochaetenantikörpern im Liquor mit Hilfe der Agglutinationsreaktion. Wien. med. Wschr. **1954**, 669—671.

SCHMITT, W.: Das Verhalten der Rückenmarkflüssigkeit vom Primäreffekt bis zur progressiven Paralyse. Dtsch. Gesundheitswesen **1949**, 874—880.

SCHMÖGER, R.: Die Liquordiagnostik der Meningitis tuberculosa unter besonderer Berücksichtigung der Salzsäure-Collargol-Reaktion. Mschr. Kinderheilk. **100**, 309—319 (1952).

SCHNEIDER, G., and G. WALLENIUS: Electrophoretic studies on cerebrospinal fluid proteins. Scand. J. Clin. a. Labor. Invest. **3**, 145—150 (1951).

SCHNEIDER, R.: Ist das Spinnengewebsgerinnsel im Liquor cerebrospinal beweisend für tuberkulöse Meningitis? Ärztl. Wschr. **1950**, 702—703.

SCHÖNENBERG, H.: Eine einfache Methode zur Herstellung gut differenzierbarer Liquorzellpräparate. Dtsch. med. Wschr. **1949**, 881.

— Das Liquorzellbild bei der Meningitis tuberculosa. Mschr. Kinderheilk. **97**, 509—515 (1950).

— Über das Liquorzellbild bei der idiopathischen mononucleären Meningitis. Z. Kinderheilk. **69**, 274—284 (1951).

— Untersuchungen über Vitalspeicherung in Liquorzellen sowie phasenkontrast- und fluorescenzmikroskopische Beobachtungen über den Zerfall der Liquorzellen. Z. Kinderheilk. **72**, 157—180 (1952).

— Die Wasserstoffionenkonzentration des normalen und entzündlich veränderten Liquor cerebrospinalis. Z. exper. Med. **120**, 96—100 (1952).

— Das Liquorzellbild bei den entzündlichen Erkrankungen der Meningen im Kindesalter. Ann. paediatr. (Basel) **181**, 65—98 (1953).

— Papierchromatographische Liquoruntersuchungen. Z. Kinderheilk. **73**, 8—16 (1953).

— Papierchromatographische Liquoruntersuchungen. Die Papierchromatographie der Aminosäuren des Liquor bei zentralnervösen, entzündlichen Erkrankungen. Z. Kinderheilk. **75**, 301—306 (1954).

— Der heutige Stand der Liquordiagnostik im Kindesalter. Erg. inn. Med., N. F. **6**, 100—184 (1955).

— Möglichkeiten und Grenzen der Liquordiagnostik bei den entzündlichen zentralnervösen Erkrankungen im Kindesalter. Ärztl. Forsch. **9**, I/33—I/41 (1955).

—, u. KLAUS MENZEL: Ein Beitrag zum Problem der „radiometrischen Passageprüfung" des Liquor cerebrospinalis. Z. Kinderheilk. **73**, 17—22 (1953).

SCHÜRMANN, FRIEDR.: Endokranielle otogene oder rhinogene Komplikationen und bluthaltiger Liquor. Z. Laryng. usw. **1**, 224—227 (1948).

— Endokranielle Komplikationen bei Eiterungen der Ohren bzw. Nebenhöhlen und blutigem Liquor. HNO-Wegweiser **1**, 189 (1948).

SCIARRA, D., and S. CARTER: Lumbar puncture headache. J. Amer. Med. Assoc. **148**, 841—842 (1952).

SEELISCH, F.: Über die Salzsäure-Kollargolreaktion des Liquor cerebrospinalis und deren diagnostische Verwertbarkeit. Klin. Med. (Wien) **2**, 501—512 (1947).

SEPP, E.: Die Dynamik der Blutzirkulation im Gehirn. Berlin: Springer 1928.

ŠESTERIKOVA, T. P., E. K. JUZEFOVIČ u. V. P. ČERNJUK: Biochemische Veränderungen der Cerebrospinalflüssigkeit bei mit Streptomycin geheilter tuberkulöser Meningitis. Probl. Tbk. **1952**, H. 2, 42—48 [Russisch].

SIEGRIST, H., u. H. H. MEYER: Der Kaliumgehalt des Liquor. Klin. Wschr. **1954**, 549—552.

SJÖQVIST, O.: Beobachtungen über die Liquorsekretion beim Menschen. Zbl. Neurochir. **2**, 8—17 (1937).

SMYTHE, LOWELL, GWENDOLYN SMYTHE and PAUL SETTLAGE: The effect of intravenous urea on cerebrospinal fluid pressure in monkeys. J. of Neuropath. **9**, 438—442 (1950).

SOLÉ, A.: Die Stagoskopie des Liquor cerebrospinalis. Wien. Arch. f. Psychol. **4**, 83—93 (1954).

SOLOMON, JAMES D., STANLEY W. HIER and OLAF BERGEIM: Free amino acids in cerebrospinal fluid. J. of biol. Chem. **171**, 695—700 (1947).

SONDERMANN, R.: Über die Beziehungen zwischen Augendruck, retinalem Gefäßdruck und Liquordruck. Klin. Mbl. Augenheilk. **114**, 161—168 (1949).

SOPHIAN, L. H., and V. J. O'CONNOLLY: Ultraviolet absorption spectra of normal cerebrospinal fluid. J. Physic. Chem. **55**, 712—716 (1951).

SPATZ, H.: Versuche zur Nutzbarmachung der E. Goldmannschen Vitalfarbstoffversuche für die Pathologie des Zentralnervensystems. Allg. Z. Psychiatr. **80**, 285—288 (1925).

— Die Bedeutung der vitalen Färbung für die Lehre vom Stoffaustausch zwischen dem Zentralnervensystem und dem übrigen Körper. Arch. of Psychiatr. **101**, 267 (1934).

SPERANSKY, A. D.: Grundlagen der Theorie der Medizin, Kap. 5—13. Berlin 1950.

SPIEGEL-ADOLF, M.: Cerebrospinal fluid. Progr. in Neur. a. Psychiatry 8, 283—299 (1953).

— H. W. BAIRD, E. G. SZEKELY and H. T. WYCIS: Cerebrospinal fluid studies in infant children with cerebral palsy and other neurologic disorders. Pediatrics **14**, 215—221 (1954).

—, and M. MARKS: Cerebrospinal fluid. Progr. in Neur. a. Psychiatry 4, 273—290 (1949).

—, P. H. WILCOX and E. A. SPIEGEL: Cerebrospinal fluid changes in electroshock treatment of psychoses. Amer. J. Psychiatry **104**, 697—706 (1948).

—, and H. T. WYCIS: Ultrapectrophotometry of cerebrospinal fluids in tumors of the central nervous system. Confinia neur. (Basel) **11**, 87—97 (1951).

— — and E. A. SPIEGEL: Chemical analysis of spectrophotometric findings in the cerebrospinal fluid. J. Nerv. Dis. **113**, 529—537 (1951).

SPIELMEYER, W.: Histopathologie des Nervensystems, Bd. 1. Berlin 1922.

SPIEWAKOWSKI, TADEUSZ: The reaction of the meninges to the letting out of the cerebrospinal fluid. Neur. Neurochirch. Psychiatr. polska **3**, 157—160 (1953).

SPINA, A.: Experimentelle Untersuchungen über die Bildung des Liquor c. sp. Pflügers Arch. **76** (1899).

SPINK, WESLEY W., and ANNE KIMBALL: Comperative study of agglutinins and complement-fixing antibodies for brucella in blood and cerebrospinal fluid. Proc. Soc. Exper. Biol. a. Med. **73**, 67—69 (1950).

SPOSITO, MARIO, e GIORGIO NAVA: Gli elettroliti del liquor cerebrospinale nella uremia, nel tetano ed in varie sindromi neurologiche e psichiche. Arch. „E. Maragliano" Pat. **5**, 771—777 (1950).

SPRIGGS, A. I.: Malignant cells in cerebrospinal fluid. J. Clin. Path. **7**, 122—130 (1954).

SPROCKHOFF, H.: Erniedrigung des Schädelinnendrucks. Nervenarzt **11**, 609—613 (1938).

— Postoperative Zustände von Erniedrigung des Schädelinnendrucks bei Hirnoperierten. Beitrag zur Pathophysiologie des Liquorsystems. Nervenarzt **13**, H. 8 (1940).

STALDER, GERHARD: Über die Tryptophanprobe im Liquor cerebrospinalis. Ann. paediatr. (Basel) **1951**, 270—291.

STAMMLER, A.: Der Plasmalogengehalt des Liquor cerebrospinalis. Arch. f. Psychiatr. u. Z. Neur. **192**, 556—563 (1954).

STARY, Z., H. BODUR u. S. G. LISIE: Über den Kohlehydratgehalt der Liquorproteine. Klin. Wschr. **1953**, 339—340.

STECHERN, A., u. N. URBAN: Untersuchungen zum Kalium- und Natriumspiegel im fraktionierten Liquor. Z. Kinderheilk. **69**, 596—604 (1951).

STEFANINI, MARIO, e ENRICO SCHERGNA: Sulla presenza di sostanze flogogene nel liquor (con particolare riguardo alle malattie a probabile patogenesi iperergica del sistema nervoso). Riv. Clin. med. **50**, 108—119 (1950).

STEGER, J.: Elektrophoretische Untersuchungen des Liquor. Dtsch. Z. Nervenheilk. **171**, 1—19 (1953).

— Blut- und Liquorveränderungen bei der Polyneuritis. Dtsch. Z. Nervenheilk. **170**, 106—121 (1953).

— Elektrophoretische Untersuchungen von eiweißarmen Körperflüssigkeiten (Liquor und Urin). Münch. med. Wschr. **1954**, 747—750.

— Beitrag zur Liquordiagnostik. Habil.-Schr. Würzburg 1955.

— Erfahrungen über neue Eiweißbestimmungsmethoden für den Liquor. Ber. phys.-med. Ges. Würzburg, N. F. **107** (1955).

STEGER, J., u. R. STEGER: Ultraviolettabsorptionsmessungen des Liquors. Dtsch. Z. Nervenheilk. **178**, 141—162 (1958).

STEIN, JOSEPH M., and MAX FINK: Spinal fluid findings following cerebral angiography. Neurology (Minneapolis) **3**, 137—138 (1953).

STEIN, W., u. M. TUSZKIEWICZOWA: Inkomplette spezifische Antikörper im tuberkulösen Liquor cerebrospinalis. Neur. Neurochir. Psychiatr. polska **4**, 375—382 (1954).

STENDER, A.: Concerning Queckenstedt and his test. J. of Neurosurg. **6**, 337—340 (1949).

— Über lebensbedrohliche Blutungen nach Suboccipitalpunktion und ihre chirurgische Behandlung. Ärztl. Wschr. **1952**, 1200—1203.

STERN, KARL, ANDREA M. CULLEN, VIRGINIA T. BARBER and RUTH RICHTER: Peptidases in the cerebrospinal fluid. Canad. *Med. Assoc.* J. **63**, 473—475 (1950).

STERN, W. EUGENE: The lumbar cerebrospinal fluid protein in intracranial meningiomas. Brain **73**, 72—83 (1950).
STIEHLER, R. D., and L. B. FLEXNER: A mechanism of secretion in the chorioid plexus. The conversion of oxidation-reduction energy into work J. of Biol. Chem. **126**, 603 (1938).
STIER, CHRISTEL: Zur Pathogenese der Eiweißvermehrung im Liquor bei der Poliomyelitis. Dtsch. med. Rdsch. **1949**, 1178—1182.
STÖHR, G.: Luesreaktionen bei Hirntumoren. Med. Klin. **1952**, 957—960.
STÖHR, PH.: Über die Innervation des Plexus chorioideus des Menschen. Z. Anat. **63**, 562—607 (1922).
STOJKOV, N.: Diagnostic and prognostic effect of liquor in basilar meningitis. Med. Arch. **8**, H. 1, 121—133 (1954).
STORCH, v., CARMICHEAL and BANKS: Factors producing lumbar cerebrospinal fluid. Pressure in man in the erect posture. Arch. of Neur. **38**, 1158—1175 (1937).
STORCH, THEODORE J. C. v., TIFFANY LAWYER jr. and ALBERT H. HARRIS: Colloidal gold reaction in multiple sclerosis. Arch. of Neur. **64**, 668—675 (1950).
STRAUB, GÜNTHER: Der Bleigehalt im Blut und Liquor cerebrospinalis bei experimenteller Bleivergiftung. Klin. Wschr. **1948**, 595—597.
STÜMPKE: Lumbal- und Occipitalpunktion. (Rundfrage.) Z. Hautkrkh. **6**, 156—161, 207—211, 271—273 (1949).
STÜTTGEN, G., u. W. JACOB: Die H-Substanzen des menschlichen Liquors. Nervenarzt **23**, 60—62 (1952).
SÜDHOF, HEINRICH, u. HELLMUT KELLNER: Die Alkalireserve im Liquor bei der tuberkulösen Meningitis. Klin. Wschr. **1953**, 555—557.
SZYMONSKI, K.: Changes in the cerebrospinal fluid as a factor in early diagnosis of Heine-Medin-disease. Polski Tygodnik Lek. **9**, 357—362 (1954).
TAILLENS, J. P.: Allergie et meningisme penicillinique. Ref. Zbl. Neur. **107**, 398 (1949).
TANGE, R.: Liquorzellvermehrung bei Hirntumoren mit Vortäuschung einer lymphocytären Meningitis. Nervenarzt **24**, 507—509 (1953).
TAPIA, R. GARCIA: Alteraciones des liquido cefaloraquideo en las complicationes otogenas. Bol. españ. otol. etc. **6**, Nr 3, 57—75 (1953).
TAPIE, JEAN: Les indications de la ponction lombaire dans les miliaires tuberculeuses. Bull. Soc. méd. Hôp. Paris **66**, 222—223 (1950).
TAPPEINER: Salvarsan-Encephalitis, bzw. cerebrale Reaktion des 9. Tages. Klin. Med. (Wien) **3**, 332 (1948).
TAYLOR, L. M., H. V. SMITH and G. HUNTER: The blood-c.-s.-F. barrier to bromide in diagnosis of tuberculous meningitis. Lancet **1954 I**, 700—702.
TENG, PAUL, and FRANK L. MELENAY: Bacitracin levels in the cerebrospinal fluid after parenteral injections. Bacitracin therapy of experimental staphylococcal meningitis in the sog. Surgery **27**, 403—413 (1950).
TESCHLER, LÁSZLÓ: Der Bacillenbefund des cisternalen und lumbalen Liquor bei tuberkulöser Meningitis. Orv. Hetil. **91**, 31—32 (1950) [Ungarisch].
TEUSCH, WALTER: Beziehungen zwischen der PANDY-Reaktion und den liquologischen Luesreaktionen. Med. Mschr. **4**, 290—291 (1950).
THOMAS, E. W.: Blood and spinal fluid tests for reagin after treatment of neurosyphilis. J. Amer. Med. Assoc. **153**, 718—722 (1953).
THUREL, R., J. POUJOL et F. CONTAMIN: Cancer du poumon révélé par une métastase cérébrale avec présence de cellules cancéreuses dans le L. C.-R., remarquables effects de la radiothérapie. Revue neur. 81, 612—613 (1949).
TIETZ, CARL-JOACHIM, u. FRITZ HEEPE: Bakterioskopischer Tuberkelbacillennachweis auf Membranfilter aus dem Liquor bei tuberkulöser Meningitis. Med. Klin. **1950**, 111—114.
TILIS, A. JU.: Die Störung der Wärmeregelung, Atmung, Hämodynamik und Zusammensetzung von Blut und Liquor bei Überwärmung durch Sonnenhitze. Arch. Pat. (Moskau) **12**, H. 1, 76—84 (1950) [Russisch].
TOLONE, SALVATORE: Il complesso batteriolitico del liquido cefalo-rachidiano. Acta neurol. (Napoli) **2**, 545—577 (1947).
TRIER, MOGENS: Abacterial meningo-encephalitis with increased protein content in the cerebrospinal fluid. Acta psychiatr. (Københ.) **23**, 329—346 (1948).
TROISIER, J.: La spirochaetose méningée experimentale. Ann. Inst. Pasteur **49**, 343 (1932).
— et BARIÉTY: Les leptospiroses anicteriques. 25. Kongr. Frankr. de med. presse II, 1801, 1938.
TSUKER, M.: Innervation of the chorioid plexus. Arch. of Neur. 58, 474—483 (1947).
TUBINA, M., PH. BENDA et J. CONSTANS: Lodium radio-actif ^{24}Na et Liquide céphalo-rachidien. Applications au diagnostic des méningites tuberculeuses et des compressions médullaires. Revue neur. **85**, 17—35 (1951).
ULBRICHT, HANS: Phasenkontrastmikroskopische Liquorzelluntersuchungen. Arch. f. Dermat. **194**, 308—313 (1952).

ULRICH: Veränderungen des Liquorbildes und des Encephalogramms durch Cardiazolschock und Elektrokrampf. Psychiatr., Neurol. u. med. Psychol. **1**, 93—94 (1949).

URAS, A.: Particolari reperti pressori liquorali evedenziati con la nuova tecnica die Longo e Uccheddu per la esplorazione degli spazi subaracnoidei in casi di localizzazione alta die processi patologici midollari. Acta neurol. (Napoli) **8**, 794—800 (1953).

VALENTINE, F. C. O.: Diagnosis of tuberculous meningitis. Brit. Med. J. **1949**, No 4595, 195.

VARGA, F., u. K. KUN: Verhalten des Liquorzuckers bei experimenteller steriler Hirnhautreizung. Experientia (Basel) **6**, 21 (1950).

VASIL'EV, T. V.: Der Zustand des Liquor cerebrospinalis nach beendeter Syphilistherapie. Sovet. Med. **13**, H. 10, 14—17 (1949) [Russisch].

VENTRA, D., e A. W. D'AGOSTINO: Il quoziente emato-liquorale della creatinina nelle affezioni del sistema nervoso. Suo comportamento nelle terapie endorachidee. Acta neurol. (Napoli) **5**, 709—722 (1950).

VERHAEGEN, P.: Considérations sur la tension du liquide céphalo-rachidien chez le noir du Congo. Ann. Soc. belge Méd. trop. **32**, 693—698 (1952).

VERJAAL, A., u. TH. B. KRAFT: Ist eine vollständig horizontale Lage nach Lumbalpunktion notwendig? Nederl. Tijdschr. Geneesk. **1954**, 1493—1494.

VERLINDE, J. D., and O. MAKSTENIEKS: Repeated isolation of toxoplasma from the cerebral fluid and from the blood, and the antibody response in four cases of congenital toxoplasmosis. J. Microbiol. a. Serol. **16**, 366—372 (1950).

VERSTRAETEN, J. M.: Influence de la concentration en calcium, potassium et magnésium du liquide céphalorachidien sur la consommation d'oxygène. Experientia (Basel) **5**, 251 (1949).

VIGNOLO-LUTATI, U., e P. C. GAMALERO: Sul comportamento della concentratione ematica e liquorale dell'acido P.-amino-salicilico in bambini affeti da meningite tubercolare. Minerva pediatr. (Torino) **5**, 241—245 (1953).

VIKLICKY, JOSEF: Diagnostik des Gehirnödems mittels einer neuen Liquor-Kolloidreaktion. Schweiz. med. Wschr. **1948**, 955—956.

VIKLICKÝ, J.: On the finding of tumor cells in the cerebrospinal fluid. Lék. Listy **7**, 6—10 (1952).

VILARDI, G.: Indagini sul liquor cefalo-rachidiano di uomini e di conigli per svelare attività mucinolitica of antimuconilitica. Acta med. ital. **7**, 1—325 (1952).

VILSTRUP, G.: Studies on the chorioid circulation. Novi Libri, Books and periodicals from Ejnar Munksgaard. 1952.

VOHWINKEL, K. H.: Zur Frage der Lumbal- oder Occipitalpunktion. Z. Hautkrkh. **6**, 312—315 (1949).

VOLK, B. W., A. SAIFER and A. M. RABINER: Protein fractions in serum and cerebrospinal fluid in multiple sclerosis. Ann. New York Acad. Sci. **58**, 602—612 (1954).

VOLKMANN, R. v.: Morphologie, Entstehung und Vorkommen des Abnutzungspigments im Epithel des menschlichen Plexus chorioideus. Z. Anat. **102**, 211—231 (1933).

VOSS, FRIEDRICH: Provokation eines Neurorezidivs durch Occipitalpunktion. Z. Hautkrkh. **7**, 47—49 (1949).

VOZNAJA, A. C.: Der Einfluß eines Blutzusatzes auf den Eiweißgehalt und auf die Cytose des Liquor cerebrospinalis. Vopr. Nejrochir. **15**, H. 2, 49—51 (1951) [Russisch].

VUJIC, W.: Schlaf und Liquordruck. Beitrag zur Physiologie und Pathologie des Schlafes. Zbl. Neur. **68**, 358.

WAGENHOFER, E., u. J. ZUCHA: Die Papierelektrophorese der Cerebrospinalflüssigkeit. Bratislav. lék. Listy **34**, 713—727 dtsch., engl. u. franz. Zus.fass. 725—727 (1954).

WAGENHOFFER, E., u. J. ZUCHA: Cerebrospinal fluid and paper electrophoresis. Neurol. u. Psychiatr. ceskoslov. **18**, 93—107 (1955).

WAGNER, FREDERIK F.: The protein content of the spinal fluid in spinal subarachnoid block. A report on 838 double punctures. Acta psychiatr. (Københ.) **22**, 283—301 (1947).

WALKER, B. S., N. TELLES and E. PASTORE: Paper chromatography of the amino acids of cerebrospinal fluid. Ann. New York Acid. Sci. **58**, 595—601 (1954).

WALLENIUS, GUNNAR: Electrophoretic patterns of cerebrospinal fluid and serum compared in normal and pathological conditions. Acta Soc. Med. Upsaliensis **57**, 138—146 (1952).

WALTER, F. K.: Theorie und Praxis der Permeabilitätsprüfung mittels der Brommethode. Arch. f. Psychiatr. **79**, 363 (1927).

— Die Blut-Liquorschranke. Leipzig: Georg Thieme 1929.

— Pathologische Physiologie der frischen, geschlossenen Hirnverletzung, insbesondere der Hirnerschütterung. Klinische, anatomische und experimentelle Befunde. Stuttgart: Georg Thieme 1948.

— Schädel-Hirntrauma und vegetatives Nervensystem. Wien. med. Wschr. **1950**, 196.

WAWERSIK, FRITZ, u. HANS-JOCHEN BÖCKLER: Über elektrophotometrische Bestimmung des Liquoreiweißes. Klin. Wschr. **1951**, 552—553.

WEBER, H.: Über das Kationen-Anionen-Verhältnis im Liquor unter normalen und pathologischen Bedingungen. Mschr. Kinderheilk. **102**, 75—77 (1954).

Weed, L. H.: The formation of the cranial subarachnoid spaces. Anat. Rec. **10** (1916).
— On the development of the meningeal spaces in pig and man. Carnegie Inst. of Washington, publ. Contrib. to Embryol. **1917**.
— The absolution of cerebrospinal fluid into the venous system. Amer. J. Anat. **31** (1923).
— The effects of hypotonic solutions upon the cell-morphology of the choroid plexuses and central nervous system. Amer. J. Anat. **32**, 253 (1924).
— Some limitations of the Monro-Kellie-hypothesis. Arch. Surg. **18**, 1049—1068 (1929).
— Certain anatomical and physiological aspects of the meninges and cerebrospinal fluid. Brain **58**, 383 (1935).
—, and L. B. Flexner: Further observations upon the Monro-Kellie-hypothesis. Bull. Johns Hopkins Hosp. **3**, 196—223 (1932).
—, and Hugson: An anatomical consideration of the cerebrospinal fluid. Anat. Rec. **12** (1917).
— — The dual source of cerebrospinal fluid. J. Med. Res. **31**, 93 (1914).
— — Studies on cerebrospinal fluid; the pathways of escape from the subarachnoid spaces with particular reference to the arachnoid villi. J. Med. Res. **31** (1919).
Weigeldt, W.: Studien zur Physiologie und Pathologie des Liquor cerebrospinalis. Jena: Gustav Fischer 1923.
Weis, J., Bentzon u. T. Hilden: Spinal fluid findings in acute anterior poliomyelitis. Acta med. scand. (Stockh.) **146**, 93—97 (1953).
Weise, Hermann: Die Zuckerwerte im fraktioniert entnommenen Liquor bei Meningitis. Nervenarzt **21**, 167—171 (1950).
— Zuckerwerte des normalen Liquors bei fraktionierter Entnahme. Klin. Wschr. **1950**, 416—418.
— Die differentialdiagnostische Bedeutung des Liquorzuckers. Dtsch. med. Rdsch. **1950**, 120—122.
—, u. Adolf Schrader: Auswertung von 300 Liquorbefunden bei der multiplen Sklerose. Z. klin. Med. **145**, 576—581 (1949).
Wesener, G.: Über ambulante Lumbalpunktion. Dermat. Wschr. **126**, 924—932 (1952).
Wesselmann, E., u. H. Ewerbeck: Die Liquorelektrophorese und ihre klinische Bedeutung, dargestellt am Beispiel der tuberkulösen Meningitis. Mschr. Kinderheilk. **102**, 188—191 (1954).
Whitehead, T. P., and S. R. F. Whittaker: A method for the determination of glutamine in cerebrospinal fluid and the results in hepatic coma. J. Clin. Path. 8, 81—84 (1955).
Wikoff, H. L., and P. Kazdan: A critique of methods for determinations of protein in cerebrospinal fluid. Amer. J. Clin. Path. **21**, 1173—1177 (1951).
Wilson, H. M., and A. Duryea: Kryptococcus meningitis torulosis treated with a new antibiotic Actidione. Arch. of Neur. **66**, 470—480 (1951).
Wislocki, G. B., and E. W. Dempsey: The chemical cytology of the choroid plexus and blood brain barrier of the rhesus monkey (macaca mulatta). J. Comp. Neur. **88**, 319 (1948).
—, and E. H. Leduc: Vital staining of the hematoencephalis barrier by silver nitrate and trypan blue, and cytological comparisons of the neurohypophysis, pineal body, area postrema, intercolumnar tubercle and supraoptic crest. J. Comp. Neur. **96**, 371—410 (1952).
—, and T. D. Putnam: Absorption from the ventricles in experimentally produced internal hydrocephalus. Amer. J. Anat. **29**, No 3 (1921).
Wittgenstein, A., u. A. H. Krebs: Studien zur Permeabilität der Meningen unter besonderer Berücksichtigung physikalisch-chemischer Gesichtspunkte. Z. exper. Med. **49**, 563—586 (1926).
Woiski, J. Renato, J. Baptista dos Reis e Helda E. V. de Barros: Cerebrospinalflüssigkeit des Neugeborenen. Der Begriff der Normalität. Arqu. Neuro-Psiquiatr. **7**, 264—272 u. engl. Zus.fass. 272—273 (1949) [Portugiesisch].
Wolf, A., R. H. Benham and L. Mount: Maduromycotic meningitis. J. of Neuropath. 8, 107 (1948).
Wolff, H.: Das „normale" Encephalogramm. Dtsch. Z. Nervenheilk. **1940**.
— Die Erniedrigung des Schädelinnendrucks. Ther. Gegenw. **1942**, H. 1.
— Zur unspezifischen Behandlung der Meningitis tuberculosa. Med. Klin. **1953**, 1401—1403.
— Aliquorrhoe. Fortschr. Med. **1953**.
— Landrysche Paralyse während der Poliomyelitisepidemie 1952. Ärztl. Wschr. **1953**, 28.
— Eosinophile Meningitis. Nervenarzt **1955**.
Wolff, H. G., and H. S. Forbes: Cerebral circulation. III. The vasomotor control of cerebral vessels. Arch. of Neur. **19**, 1057—1086 (1928).
— — The cerebral circulation. IV. The action of hypertonic solutions. Arch. of Neur. **20**, 73 (1928).
— — Cerebral circulation. V. Observations of the pial circulation during changes in intracranial pressure. Arch. of Neur. **20**, 1035—1047 (1928).
Wollemann, M., u. I. Huszák: Über den Ursprung der Acetylcholinesterase in pathologischen Liquoren. Wien. klin. Wschr. **1949**, 90—92.
Wozonig, Helmut: Liquorveränderungen bei Malaria. Wien. Z. inn. Med. **1947**, 262—278.
— Eiweißkörper und Kolloidreaktionen im Liquor bei natürlicher Malaria. Z. Immun.forsch. **106**, 329—338 (1949).
— Permeabilitätsverhältnisse der Blutliquorschranke bei natürlicher Malaria. Z. Immun.forsch. **106**, 416—426 (1949).

WUHRMANN, F., u. CH. WUNDERLY: Die Bluteiweißkörper des Menschen. Basel 1951.

— — u. P. DE NICOLA: Über die Heterogenität der Gammaglobuline im krankheitshalber veränderten Blutserum. Klin. Wschr. **1950**, 667.

WUSTMANN, O.: Bewegungsvorgänge im Liquorsystem. Klin. Wschr. **1934 I**, 666—668. — Zbl. Neur. **73**, 61 (1934).

— Bewegungsvorgänge im Liquorsystem. Ein experimenteller Beitrag zur Vermeidung des postoperativen Hydrocephalus nach Meningocelenoperation. Zbl. Chir. **78**, 1297 (1935).

WYERS, H. J. G., u. J. C. W. BAKKER: Der Liquor cerebrospinalis von normalen termingemäß geborenen Kindern. Mschr. Kindergeneesk. **22**, 253—263 (1954).

YAHR, M. D., S. S. GOLDENSOHN and E. A. KABAT: Further studies on the gammaglobulin content of cerebrospinal fluid in multiple sclerosis and other neurological diseases. Ann. New York Acad. Sci. **58**, 613—624 (1954).

YOSHIMURA, K.: Das histochemische Verhalten des menschlichen Plexus chorioideus. Arb. neur. Inst. Wien. **18**, 1—14 (1908—1910).

ZAND: Les plexus chorioides. Revue neur. **1924—1933**.

ZAPPI, FRANCO, e MARIA LUISA CASORAT: I chetoacidi del liquor umano normale. Studio cromatografico. Ric. Sci. **21**, 372—378 (1951).

ZETTERHOLM, STEN: Blood-spinal fluid permeability to bromide in closed head injuries. Clinical studies with a modified WALTER's bromide test in 230 pathological cases and a control material, and with a follow-up by questionnaire after 6 months and 2 years respectively. Acta psychiatr. (Københ.) Suppl. **45** (1947).

ZILBERSEJD, S. M.: Die diagnostische Bedeutung der Veränderungen des Liquor cerebrospinalis bei akuter Poliomyelitis. Ž. Nevropat. i t. d. **55**, 136—139 (1955) [Russisch].

ZLINSKAJA, M. V.: Untersuchung der Dynamik der cerebrospinalen Flüssigkeit bei Meningitiden. Nevropat. i t. d. **20**, H. 2, 22—24 (1951) [Russisch].

ZWICKER, M.: Meningitis bei lobärer Pneumonie. Ärztl. Wschr. **1949**, 197.

Störungen des intrakraniellen Druckes.

Die Massenverschiebungen und Formveränderungen des Hirns bei raumfordernden und schrumpfenden Prozessen und ihre Bedeutung für die klinische und röntgenologische Diagnostik.

Von

K. J. ZÜLCH.

Mit 99 Abbildungen.

A. Allgemeiner Teil.

Wir diagnostizieren in der Neurochirurgie die raumfordernden und die schrumpfenden Prozesse des Hirns auf Grund der Symptome in der Vorgeschichte, im neurologischen und im röntgenologischen Befund. Die Symptome entstehen durch die Beeinträchtigung des Schädel- oder Hirngewebes. Infolge der Eigenart der physikalischen Bedingungen im Schädelinnenraum und im Hirn kann sich der Einfluß des krankhaften Prozesses — wie wir noch sehen werden — auf das Hirngewebe und seine Funktionen in direkter *Nähe* des Herdes, aber auch *fernab* bemerkbar machen.

Der Kliniker hat das seit langem bemerkt und immer versucht, direkt vom Herd ausgelöste — und daher *lokalisatorisch einwandfreie* — *Nachbarschafts*-Symptome von den in der Ferne entstehenden — und daher *lokalisatorisch meist trügerischen* — *Fern*-Symptomen zu unterscheiden. Die Entstehung beider Arten von Symptomen kann man aber nur verstehen, wenn man einerseits die Morphologie, d. h. Sitz, Art und Ausdehnung der krankhaften Prozesse, andererseits ihre Wirkung auf das Nachbargewebe (Schädel mit Inhalt, d. h. Hirnhäuten, Hirn und Gefäßen, Liquorräumen usw.) sowie die Fernwirkungen kennt.

Die *raumfordernden krankhaften Prozesse* selbst werden in Band III dieses Handbuches ausführlich unter diesem Gesichtspunkte beschrieben und durch zahlreiche Abbildungen von Art, Größe, Vorzugssitz, Wachstum der Tumoren und die Reaktionen des Hirns bei den verschiedenen Arten illustriert. Die angewandte *Röntgen*diagnostik findet man in Band II dieses Handbuches. Im folgenden Kapitel sollen die *allgemeinen Regeln* für das Verhalten raumfordernder und schrumpfender Prozesse gegenüber dem Hirn aus den vielen Einzelbeobachtungen abgeleitet und nunmehr *zusammenfassend* dargestellt werden.

Raumfordernde Prozesse im Schädel haben eine Sonderstellung im Körper. Keine andere Leibeshöhle besitzt derart starre Wände wie der Schädel, der zudem noch durch Durablätter in mehrere Unterabteilungen gekammert ist. Nirgendwo im Körper sind daher die Massenverschiebungen beim Wachstum eines raumfordernden Prozesses so kompliziert (und spielen sich zudem an einem funktionell so differenzierten Organ ab!) wie im Schädelinnenraum.

Hirnmasse, Gefäße, Durchblutung und Liquorstrom werden oft bei Auftreten raumfordernder Prozesse bis zum Eintreten katastrophaler und lebensgefährlicher Folgen beeinträchtigt. Das gilt besonders für die Vorgänge mit Entstehung von „*Einklemmungen*" *am Hirnstamm.*

Die Störung der Hirnfunktionen einschließlich der Entstehung der vital bedrohlichen Situationen und der Röntgenkontrastbilder des Pneumogramms und Angiogramms kann nur von dem verstanden und richtig gedeutet werden, der die typischen und atypischen Massenverschiebungen im Schädelinnenraum *in allen Einzelheiten kennt* (KAUTZKY u. ZÜLCH 1955).

So kann diese Lehre von der Entstehung der örtlichen und allgemeinen intrakraniellen Druckerhöhung, die bisher allzu gern als ein Spezialgebiet der Morphologen aufgefaßt wurde, *in ihrer klinischen Bedeutung gar nicht unterschätzt werden.*

In der Aufklärung der Formveränderungen und Massenverschiebungen, die den pathologischen Pneumogrammen und Angiogrammen zugrunde liegen, sind wir heute bereits sehr weit fortgeschritten. Wir befinden uns aber in arger Verlegenheit, wenn wir die funktionelle Bedeutung der Massenverschiebungen am Hirnstamm im *einzelnen* erklären sollen. Insbesondere kann der Morphologe bisher kaum Auskunft geben, ob etwa eine Atemstörung „diencephal", „bulbär" oder durch Störung einer der „Bahnen" oder gar durch Veränderungen der „extrakraniellen Zirkulationsapparate" oder „allerperipherst" hervorgerufen wird. Er muß sich auch umgekehrt Zurückhaltung auflegen in der funktionellen Deutung etwaiger grotesker mechanischer Verunstaltungen von Hirnteilen im Einzelfalle, da er ja nur die „Schlußphase" des Geschehens zu Gesicht bekommt.

Wir haben hochgradigste morphologische Einklemmungen beobachtet, *ohne* daß das klinische Bild darauf hingewiesen hätte, und andererseits war auch bei schwersten klinischen Einklemmungserscheinungen oft der morphologische Befund auffallend gering. Darauf hat auch MATTOS PIMENTA (1955) hingewiesen.

Man könnte daher zweifeln, ob es überhaupt einen Sinn hat, die morphologischen Veränderungen des Hirns bei raumfordernden und schrumpfenden Prozessen so ausgedehnt zu beschreiben, wie das im folgenden geschehen wird.

Zwei Argumente sprechen für diesen Versuch: 1. wird es hoffentlich im Bereich naher Zukunft möglich sein, durch genauere experimentelle Studien der Massenverschiebungen — etwa beim Affen — die resultierenden Funktionsstörungen mit den morphologischen Veränderungen auch im einzelnen zu korrelieren und nun festzustellen, durch welche Schädigung von Hirnteilen bzw. Hirnversorgungsgebieten dieses oder jenes Symptom tatsächlich entsteht; 2. ist zu betonen, daß das Studium der Massenverschiebungen sich ja nicht erschöpft in der Erklärung der Funktionsstörungen beim erhöhten intrakraniellen Druck. Mir scheint — worauf ich eben hinwies — daß nur derjenige das *Röntgenkontrastbild richtig versteht,* der eine ins einzelne gehende Vorstellung von den Massenverschiebungen und Formveränderungen des Hirns, seiner Liquorräume und seiner Gefäße hat, wenn er nicht röntgenologische Symptome einfach auswendig lernen will, was als andere Möglichkeit sonst nur übrigbliebe. Die Bedeutung der Einklemmungen und der verschiedenen Formen der Massenverschiebungen für die *elektrische Hirnaktivität* (s. CABIESES' These 33) muß noch im einzelnen untersucht werden, da wir auch hier am Anfang stehen.

So deutet JUNG etwa EEG-Herde im Schläfenlappen bei Prozessen der hinteren Schädelgrube als Folge der Durchblutungsstörung infolge Strangulation der *A. cerebri posterior* durch den „Druckkonus nach oben", TÖNNIS u. STEINMANN hingegen als Folge einer örtlichen *venösen* Stauung. Wir stehen also auch hier noch in voller Ungewißheit.

So wird die Lehre von der Entstehung des erhöhten intrakraniellen Druckes und der Massenverschiebungen und Formveränderungen zu einem zentralen Problem für den neurochirurgischen und neurologischen Kliniker und für den Röntgenologen.

I. Historischer Überblick.

Unzweifelhaft hat CHIARI (1891, 1895 — s. SPATZ u. STROESCU 1934) als erster eine besondere Formveränderung des Hirns beim erhöhten intrakraniellen Druck beschrieben, nämlich die zapfenförmige Verlagerung, Verziehung und Einpressung der Tonsillen ins Foramen occipitale magnum beim *frühkindlichen* Hydrocephalus occlusus. Sie ist heute noch äußerst wichtig, in ihrer Pathogenese aber immer noch umstritten. Dieses Phänomen hat später seinen heute noch meist gebrauchten Namen „Arnold-Chiarische Mißbildung" bekommen, obwohl der Mißbildungscharakter noch zur Debatte steht. Denn in der Mehrzahl der Fälle handelt es sich nach unseren heutigen Anschauungen um einen besonders stark ausgebildeten cerebellären Druckconus (s. SPATZ u. STROESCU 1934 und S. 265).

Dieser cerebelläre Druckconus ist dann bei Tumoren zuerst von PIERRE MARIE (1900) beschrieben worden. Auch HENSCHEN erwähnte 1910 die herabgepreßten Tonsillen bei Brückenwinkel- und Felsenbeintumoren. 1917 hat CUSHING diese Beobachtung bestätigt und ihr den heutigen Namen des „cerebellaren Druckkonus" gegeben. Dieser Name (bzw. der des „Tonsillen-Druckkonus") hat sich heute überall durchgesetzt.

War bisher ein Einzelphänomen aus den Formveränderungen beim Hirndruck beschrieben worden, so verdanken wir die erste *systematische* Untersuchung der Massenverschiebungen bei Tumoren MEYER (1920), der die Verlagerung von Hirnteilen über die harten Kanten des Schädelknochens und der Dura als eine Bildung von „Hirnhernien" bezeichnete. MEYER stellte auch schon richtig die drei großen, für die Verschiebungsvorgänge wichtigen Barrieren heraus: die *Falx*, den *Tentoriumschlitz* und das *Foramen occipitale magnum.* DIETRICH beschrieb dann 1921 die Zapfenbildung der Tonsillen beim kongenitalen Hydrocephalus und verließ bei seiner Erklärung dieses Vorganges weitgehend die Mißbildungstheorie von ARNOLD und CHIARI. Weitere ähnliche Beschreibungen stammen von SCHLEUSSING (1931) und KEHRER (1931).

Die zweite, inzwischen überaus wichtig gewordene Form der Einklemmung von Hirnmassen, die Bildung des „temporalen Druckkonus" wurde erst 1930 von VINCENT, THIEBAUT und RAPPOPORT genau beschrieben und in ihrer Bedeutung gewürdigt. Die Verfasser konnten bereits richtig auf die schweren klinischen Erscheinungen hinweisen, die durch diese Einklemmung von Hirnteilen hervorgerufen werden. Diese Einpressung medialer Schläfenlappenteile wurde auch von VAN GEHUCHTEN (1933) und BAILEY (1933) studiert. Der erste fand schwere vasculäre Schäden am Hirnstamm bei dieser Massenverschiebung.

Bereits 1929 hatten aber KERNOHAN u. WOLTMAN die Verschiebungen des Hirnstammes im Tentoriumschlitz untersucht und festgestellt, daß es bei diesen Verlagerungen zur Einkerbung und Erweichung des gegenseitigen Mittelhirnrandes bzw. der Hirnschenkelkante kommen könnte, die gegen den freien Rand des Tentoriumschlitzes gepreßt wurde (tentorial notch). Daraus erklärten sich die in derartigen Fällen klinisch beobachteten *homolateralen* Pyramidenbahnsymptome. Ein derartiger Fall war übrigens bereits vorher (1927) von GROENEVELD u. SCHALTENBRAND mitgeteilt worden. Wichtige Arbeiten verdanken wir auch SPATZ und seinen Mitarbeitern (1934, 1937).

In schneller Folge erschienen dann von 1937 ab weitere, sehr wichtige Arbeiten über das Thema der Massenverschiebungen. JEFFERSON (1937, 1938) betonte die Zeichen mit einer „falschen" lokalisatorischen Bedeutung, die durch den „tentoriellen (s. oben ‚temporalen') Druckkonus" entstehen konnten, insbesondere auch die Möglichkeit der Entstehung einer „Enthirnungsstarre" bei diesem Verschiebungsvorgang.

CAIRNS wies 1937 auf die Möglichkeit der Verlagerung von Kleinhirn-Vorderlappenteilen durch den Tentoriumschlitz *nach oben* beim Kleinhirntumor hin. MOORE u. STERN (1938) zeigten die Blutungen und hämorrhagischen Infarkte, die bei manchen Hirntumoren durch die Massenverschiebungen hervorgerufen werden können, insbesondere auch den Infarkt im Occipitallappen, der aber zum erstenmal bereits von MEYER (1920) erwähnt worden war. Schließlich gab TÖNNIS (ebenfalls 1937) in seinem Referat vor den deutschen Neurologen und Psychiatern eine grundlegende und systematische Analyse über die Entstehung des örtlichen und allgemeinen Hirndrucks.

TÖNNIS zeigte, welche Faktoren an der Entstehung des Hirndrucks beteiligt waren, und wie es von der örtlichen Erhöhung des Hirndrucks durch Ausbreitung zum allgemeinen Hirndruck kommen konnte. Er faßte hier zum erstenmal die Zusammenwirkung aller durch das Geschwulstwachstum bedingten raumfordernden Größen zusammen, die vorher vorwiegend als Einzelfaktoren gewertet worden waren. Er sah auch klar die Entstehung der „Zisternenverquellungen" im Gefolge des örtlichen Hirndrucks.

Zwar verdanken wir genauere Untersuchungen über die Entstehung des Hirndrucks bereits REICHARDT und vor ihm auch KOCHER, HAUPTMANN und SAUERBRUCH, wobei sich KOCHER besonders auf Experimente von CUSHING stützte. Für unseren Zusammenhang sind besonders wichtig die Erfahrungen von REICHARDT (1927), der die bei der Entstehung des Hirndrucks wirksamen Größen erfaßt hatte und die Bedeutung des Blutes, der Zunahme der Hirnsubstanz durch Hirnschwellung und der Liquor-Produktion und -Resorption analysiert hatte. Doch war ihm das Problem der Massenverschiebungen in ihrer Bedeutung entgangen, obwohl er — wie alle Autoren seinerzeit — wußte, daß die lebensbedrohliche Symptomatologie beim erhöhten Hirndruck durch Druckschädigung der Medulla oblongata entstand.

In den gleichen Jahren bearbeiteten ausführlich auch MANSUY (1937) und LEBEAU (1938) in ihren Thesen die Fragen des Hirndrucks und insbesondere auch der Bedeutung des *Hirnödems* für die Massenverschiebungen und lieferten wertvolle Einzelbeobachtungen.

Mit den klinischen Phänomenen hatte sich insbesondere OLIVECRONA befaßt und 1936 am Beispiel gewisser Kleinhirntumoren in klassischer Form die klinischen Syndrome der Einklemmungserscheinungen beim cerebellaren Druckconus beschrieben. Damit setzte er die ersten Untersuchungen CUSHINGs über dieses Thema fort.

Es folgten dann die systematischen Arbeiten der TÖNNISschen Schule mit dem Ziel, seine Anschauungen über die Entstehung des Hirndrucks — die er bisher nur aus der klinischen Beobachtung gewonnen hatte — nunmehr auch experimentell und durch genaue morphologische Untersuchung an Serien von nichtoperierten Hirnen zu unterbauen. Auch sollte die Bedeutung von Hirnödem und Hirnschwellung genau erfaßt werden (HÄUSSLER 1938, ZÜLCH 1940, 1941, 1943, 1952, 1953). Über die Ergebnisse berichteten zunächst ZÜLCH (1938) und RIESSNER (1938) und schließlich beide Verfasser in einer ausführlichen Arbeit gemeinsam 1939. Sie beschrieben systematisch noch einmal die beim raumfordernden Prozeß und bei den Liquorblockaden (Hydrocephalus occlusus) entstehenden Formveränderungen und Massenverschiebungen. Sie wiesen nach, daß die sog. „Zisternenverquellungen" durch Hirnteile nicht Bestandteil einer örtlichen Hirnschwellung, sondern Teil eines allgemeinen mechanischen Verschiebungsvorganges waren. Weiter beschrieben sie in einem klinischen Teil auch die beiden großen Syndrome der Einklemmungserscheinungen beim temporalen und cerebellaren Druckconus. Sie unterschieden bei den Einklemmungserscheinungen die akuten, chronischen und intermittierend subakut verlaufenden Formen. Schließlich haben RIESSNER u. ZÜLCH auch zum erstenmal eine systematische Beschreibung der jeweils resultierenden morphologischen Syndrome der Hirnhernien bei *verschiedenem Sitz* des Tumors gegeben, was für die Röntgendiagnostik von großer Bedeutung wurde.

Rasch wurden diese Ergebnisse von PICHLER (1939) bestätigt. Es schlossen sich aus dem Tönnisschen Arbeitskreis die Arbeiten von PERRET an, der 1940 über die experimentellen Massenverschiebungen nach künstlich gesetzten raumfordernden Prozessen (Paraffinplomben) berichtete und die Beobachtungen von TÖNNIS, RIESSNER u. ZÜLCH (1939) im wesentlichen bestätigte. 1940 erweiterte PERRET dann seine Ergebnisse, indem er sehr aufschlußreich das experimentell erzeugte Hirnödem und die Hirnschwellung als raumfordernde Größen bei der Entstehung des Hirndrucks bestätigen konnte.

In einer wichtigen Studie gelang es SORGO (1939), ebenfalls aus der Tönnis-Schule, beim experimentell erzeugten temporalen Druckconus der Katze die klinischen Phänomene genau zu analysieren. Er betonte die Bedeutung der dabei entstehenden halbseitigen Pupillenerweiterung und wies darauf hin, daß dieses Symptom wahrscheinlich beim Menschen oft differentialdiagnostisch in zweifelhaften Fällen die Unterscheidung der „temporalen" und „cerebellären" Einklemmung ermöglichen könnte. Später ist dieses Thema noch einmal von ETHELBERG (1955) aufgegriffen worden, der auf die Bedeutung der vestibulo-oculären Reflexe für die Diagnose der Einklemmung am Tentoriumschlitz hinwies.

In einer Arbeit von FINKELMANN (1938) wurde das Vordringen von Frontalwindungen in die mittlere Schädelgrube (wie von ZÜLCH 1938) beschrieben und weiter die Einpressung des Gyrus rectus in den vorderen Chiasmawinkel (wie vor ihm von SPATZ und STROESCU 1934). Es folgten dann Arbeiten von REID und CONE (1939) und REID (1940) sowie von SCHWARTZ und ROSNER (1940) und PERRIA (1942), die sich sämtlich mit den Hernien am Tentoriumschlitz befaßten. SCHWARTZ und ROSNER versuchten in ihrer wichtigen Arbeit ebenfalls eine Korrelation zwischen den Massenverschiebungen und den klinischen Einklemmungssyndromen herzustellen. Seit 1941 begann dann CARILLO systematisch das Studium der Massenverschiebungen im Gebiet aller Zisternen.

Bei den Hirnverletzungen des Krieges und den Komplikationen durch Infektion zeigte sich die Bedeutung der Massenverschiebungen für das Überleben der Patienten besonders deutlich. Hier begann FISCHER-BRÜGGE (1943) seine Studien über das Entstehen des äußeren Hirnprolapses und die Veränderungen am N. oculomotorius, die aber erst 1949 in entsprechenden Arbeiten systematisch zusammengefaßt wurden. ZÜLCH zeigte 1941 die Hernienbildungen nach Hirnverletzungen, die durch Infektion kompliziert waren. Prozentual fanden sich grobe Verschiebungen in die Cisterna interhemisphaerica in 42%, in die Cisterna lateralis in 48%, in die Cisterna chiasmatis in 45%, in die Cisterna basalis in 73%, in die Cisterna ambiens in 34% und in die Cisterna magna in 92%. Mehrere Abbildungen zeigten das gerade in den Fällen mit starkem Hirnödem geradezu drastische Ausmaß dieser „Hernien".

EVANS u. SCHEINKER (1943) sahen den temporalen Druckconus auch bei sub- und epiduralen Hämatomen entstehen, wobei die Wirkung eines zusätzlich auftretenden Hirnödems betont wurde. SCHEINKER selbst befaßte sich dann noch weiter mit den Massenverschiebungen und betonte 1945 das Vorkommen der „transtentoriellen Hernienbildung" des Hirnstammes bei Ödem, Trauma und Tumor und wies auf die oft sichtbaren kleinen venösen Blutungen im Hirnstamm hin, die erst kürzlich wieder großes Interesse gefunden haben.

E. FISCHER (E. FISCHER-BRÜGGE) hatte sich seit 1940 mit den Erscheinungsformen der Zisternenverquellungen im *Angiogramm* befaßt und insbesondere auch die Entstehung der halbseitigen Pupillenstörungen untersucht (1949, 1950, 1951). Er bezog pathogenetisch die Entstehung der halbseitigen Pupillenstörung auf einen Druck (Pressung) des N. oculomotorius an der Clivuskante im Gegensatz zu WELTE, der sie (1943) als Druckwirkung des vorgequollenen Uncus auf den gleichen Nerven erklärt hatte, ähnlich übrigens wie nach ihm KOCH (1949). Doch hatte die ganze Diskussion über die Entstehung der Dilatation der Pupille auf der Seite des raumfordernden Prozesses eigentlich schon mit REID und CONE (1921) begonnen.

Weitere Arbeiten zum Problem der Massenverschiebungen aus dieser Zeit stammen von ODIE (1941), der die operative Dekompression des Atlas zur Beseitigung der cerebellären Einklemmung vorschlug, und von CATELAND (1944). Auch ATKINSON (1942) wies auf die Entstehung der Hirnhernien bei der Volumenzunahme des Hirns hin und besprach anschließend die klinischen Bilder.

Die röntgenologische Diagnostik der Massenverschiebungen begann mit den Arbeiten von Fischer-Brügge (1940). Hier hat Fischer wie auf dem ganzen Gebiet der Angiographie einen absoluten Vorstoß in ein Neuland gemacht. Später finden wir dann in den verschiedensten Lagern Versuche, die röntgenologische Diagnostik voranzutreiben. So beschrieb Quarti (1950) die Hernien am Tentoriumschlitz im Ventrikulogramm und die dabei entstehende Pinealisverschiebung. Eckert (1948) zeigte die Verschiebung des Hirnstammes nach oben bei Brückenwinkeltumoren, wobei er insbesondere auf die Anhebung des hinteren Teiles des 3. Ventrikels im Pneumogramm hinwies.

In seinem Übersichtsreferat gab Zülch (1950) einen Überblick über den heutigen Stand der Kenntnisse von den Massenverschiebungen und ihrer Bedeutung für die Angiographie. Er beschrieb erstmalig schematisch das seitliche Angiogramm der Verlagerung der A. cerebri posterior bzw. communicans posterior beim temporalen Druckconus auf Grund von drei eigenen Beobachtungen. Der Hinweis auf die Möglichkeit der angiographischen Diagnose dieser „Hirnhernie" wurde von Pia aufgegriffen und systematisch weiterverfolgt, der nun auch das a.p.-Angiogramm beschreiben konnte (Pia und Tönnis 1952, und Pia 1953). Die Seitenverlagerung der A. cerebelli inferior posterior im a.p.-Vertebralis-Angiogramm versuchten Sjögren (1953) und Hauge (1954) näher zu beschreiben, um durch diese positiven Befunde die Gefährdung eines Patienten mit Hirndruck durch einen cerebellaren Druckconus wahrscheinlich zu machen. Die Kranialverlagerung der A. cerebri posterior bei raumfordernden Prozessen der hinteren Schädelgrube schließlich hat Decker (1953) diagnostisch gewertet, wobei er sich, wie die vorgenannten Autoren auf Ecker (1951) stützen konnte, der die Varianten der genannten Gefäße beschrieben hatte.

Immer wieder wiesen chirurgische Arbeiten auf die Gefahren der verschiedenen Einklemmungen hin, so zeigte Guiot (1947) die Gefährdung durch die „temporale Hernie", wobei er den Weg zu ihrer operativen Beseitigung erneut beschrieb, wie auch Munro u. Sisson (1952) sich ebenfalls für eine operative Lösung der Hernie einsetzten.

Eine sehr interessante Diskussion über die Entstehung der temporalen Epilepsie nahm ihren Ausgangspunkt von der These von Earle, Baldwin u. Penfield (1953), die es für möglich hielten, daß der Uncus bei der Geburt eingeklemmt und geschädigt würde, und daß von dieser folgenden Narbenbildung die „temporalen" psychomotorischen Anfälle ihren Ausgang nehmen könnten. —

Einen Höhepunkt in der Diskussion unseres Themas bildete der VI. Lateinamerikanische Neurochirurgen-Kongreß in Montevideo, wo das Thema der Massenverschiebungen einschließlich der Diagnostik und Therapie ausgedehnt abgehandelt wurden. An dieser Diskussion nahmen teil: Azambuja, Cabieses u. a., Carrea u. a., Ghersi, Matera u. a., Mattos Pimenta, Niemeyer, Petr u. a., Serrano u. a., Verbiest (1955).

Aus diesen Beiträgen heben sich besonders durch die systematische Analyse die angiographische Studie von Niemeyer und der Beitrag von Mattos Pimenta über die chirurgische Behandlung heraus.

Inzwischen fand das Thema auch Diskussion in Lehrbuch- und Handbuchbeiträgen. So beschrieben 1955 Kautzky u. Zülch in ihrem Buch über die neurochirurgisch-neurologische Röntgendiagnostik systematisch die Entstehung der Massenverschiebungen und ihre Bedeutung für die Abweichungen im Pneumogramm und Angiogramm. Zahlreiche Kontrastbilder wurden durch entsprechende schematische Zeichnungen analysiert. Lindenberg versuchte in seinem Handbuchbeitrag (1955) wie auch in einer späteren Arbeit (1955) die durch die Massenverschiebungen entstehenden gefäßabhängigen Veränderungen und Schädigungen des Gewebes zu beschreiben. Schließlich waren die Massenverschiebungen erneut Verhandlungsthema auf dem Symposium Neuroradiologicum 1955 in London. Hier gaben Azambuja u. Lindgren einen Überblick über die morphologischen, pneumographischen und angiographischen Veränderungen. Auf dem gleichzeitig stattfindenen Internationalen Neuropathologenkongreß schließlich wiesen Johnson u. Yates wie auch Yates u. Johnson auf die besonderen Veränderungen bei Einklemmungen am Tentoriumschlitz hin und versuchten die Pathogenese der beim erhöhten intrakraniellen Druck auftretenden kleinen Blutungen im Mittelhirn und in der Brückengegend zu analysieren.

Aus diesem historischen Überblick können wir ersehen, daß wir heute über die morphologischen Vorgänge der Massenverschiebungen, über ihre Pathogenese und funktionelle Bedeutung, d. h. auch ihre klinische Malignität sehr gut Bescheid wissen.

II. Die Regeln der Massenverschiebungen bei den raumfordernden und schrumpfenden Prozessen: Der Inhalt des Schädels und die Verschieblichkeit der Hirnmassen.

Der Hirnschädel stellt beim Erwachsenen einen starrwandigen und sozusagen „wasserdicht gekapselten" Raum dar (watertight box), der nur einen Ausgang hat: das Foramen occipitale magnum (die Emissarien spielen praktisch keine Rolle!). Der Schädelinhalt besteht aus Hirn, Liquor und Blut, die praktisch nicht komprimierbar sind (Abb. 1). Der Schädelraum und damit sein Inhalt können also beim Erwachsenen ohne Massenausgleich nicht wesentlich vergrößert oder verkleinert werden. Bildet sich daher im

Schädelinnenraum ein raumfordernder Prozeß aus, so kann dieser sein Volumen nur auf Kosten eines der normalen Bestandteile vermehren. Handelt es sich aber um einen schrumpfenden (Abb. 30) Prozeß, so muß sich einer der normalen Bestandteile vergrößern. Anders ist es aber beim kindlichen Schädel, der noch elastisch und nachgiebig ist, also sein Fassungsvermögen verändern kann (s. unten).

Der Volumenausgleich. Unter den Bestandteilen des Schädelinhaltes ist der *Liquor* am leichtesten verschieblich. Er vermag durch das Foramen occipitale magnum frei ein- und auszutreten, Hirnmassen dagegen vermögen es nur in einem sehr beschränktem Maße. Deshalb wird eine pathologische Zu- oder Abnahme des Schädelinhaltes am ehesten durch eine Veränderung der Liquormenge ausgeglichen. Der Zuwachs an Masse im Schädelinnern führt also meist zu einem Verlust an Liquor in den Furchen, den Zisternen und in den Ventrikeln; eine gewebliche Schrumpfung hingegen bedingt gewöhnlich eine Ausweitung dieser Liquorräume.

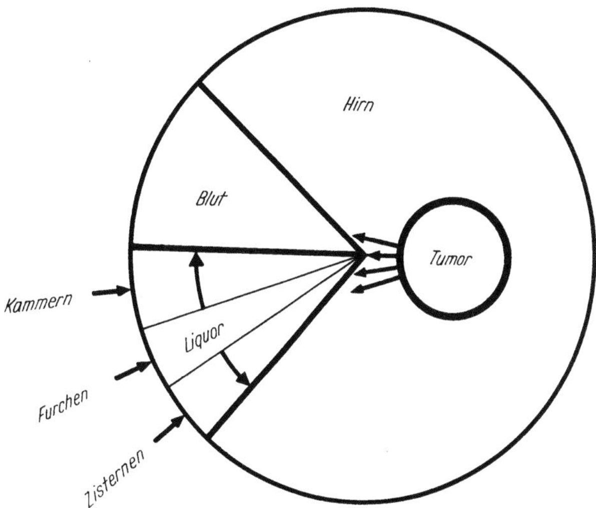

Abb. 1. Der „wasserdicht“ gekapselte Schädelinnenraum ist mit Hirn, Liquor und Blut gefüllt. Wächst dort zusätzlich ein Tumor, so müssen die anderen Bestandteile den Raum dafür hergeben, zuerst der leicht verschiebliche Liquor cerebrospinalis. (Die Volumenanteile entsprechen etwa den tatsächlichen Verhältnissen.) (Aus KAUTZKY u. ZÜLCH.)

Der Füllungsgrad der *Blutgefäße* (s. Abb. 1 u. 6) ändert sich druckpassiv nur wenig. Die Blutsinus dürften ihr Volumen — im Gegensatz zu REICHARDT 1927 — überhaupt kaum ändern (TÖNNIS 1937). Das *Gehirn* selbst verliert an Volumen nur durch Kompression mit Ausdrücken von Gewebswasser oder bei langanhaltendem Druck (z. B. Hydrocephalus occlusus) durch Atrophie mit Fettkörnchenzellen-Abbau.

Anders als beim *Erwachsenen* aber liegen die Verhältnisse beim *kindlichen Schädel*. Dieser kann sich durch Sprengung der Nähte, Dehnung der Dura und der Weichteile erweitern und so im Innenraum zusätzliches Volumen für jeden raumfordernden Prozeß selbst schaffen: Es entsteht die allgemeine Schädelvergrößerung beim Hydrocephalus occlusus. Selten entstehen unter *örtlichem* Hirndruck auch begrenzte Ausweitungen des Schädeldaches in der Nachbarschaft, z. B. der Konvexität (meist Temporalschuppe) bei kongenitalen Arachnoidalcysten (s. ZÜLCH, Bd. III dieses Handbuches, Abb. 438, 439). Da das Hirn den Schädel formt, bleibt umgekehrt das Schädelvolumen bei den frühkindlichen Hirnschäden der Hemiplegia infantilis entweder örtlich (halbseitig) zurück, oder es wird das fehlende Volumen durch Ausweitung der luftfüllenden Kammern der Nachbarschaft (Nebenhöhlen, Mastoid) gedeckt (s. auch NOETZEL 1949). —

Ein solcher Ausgleichsvorgang mit Zu- und Abnahme von Schädelinhalt bzw. örtlichen Veränderungen der Schädelinnenform führt zu Massenverschiebungen der Hirnteile und gewöhnlich auch zu recht deutlichen Formveränderungen des Gehirns, die sich wieder auf die benachbarten Blutgefäße und Liquorräume auswirken. Die Massenverschiebungen und Formveränderungen des Hirns bei raumfordernden oder schrumpfenden Prozessen beeinflussen also *Form* und *Lage* der Hirngefäße und der *inneren* und *äußeren* Liquorräume. Diese Verschiebungsvorgänge können durch Kontrastabbildung dieser Räume, d. h. durch *Angiographie* und *Pneumographie* sichtbar gemacht werden.

Da die Massenverschiebungen — wie wir auf S. 274ff. sehen werden — in einer gewissen gesetzmäßigen — und zwar *topischen* — Beziehung zu den raumfordernden oder schrumpfenden Prozessen stehen, erlaubt die Analyse der Kontrastmittelbilder umgekehrt auch

Schlüsse auf den *Sitz*, manchmal sogar auch auf die *Art* des volumenverändernden Prozesses. *Eine genaue Kenntnis der Massenverschiebungen ist daher eine Vorbedingung für jede Analyse der Kontrastmittelverfahren am Hirn.* Ich habe aber oben schon darauf hingewiesen, daß auch das *neurologische Syndrom* und die *vitale Situation* des *Patienten* oft von den Massenverschiebungen abhängen. Davon wird später noch genauer die Rede sein (s. S. 281 ff.). Zunächst sollen uns jetzt die Grundregeln im Ablauf der Massenverschiebungen interessieren.

III. Die raumfordernden Größen.

Welche krankhaften Prozesse führen im Gehirn zu Massenverschiebungen und Formveränderungen?

1. Die Neubildungen

Wir sahen oben, daß sowohl *raumfordernde* wie auch *schrumpfende* Prozesse zu Massenverschiebungen führen. *Welcher Art* der raumfordernde oder schrumpfende Prozeß ist, bleibt zunächst für die Analyse der *Regeln* der Massenverschiebungen gleich.

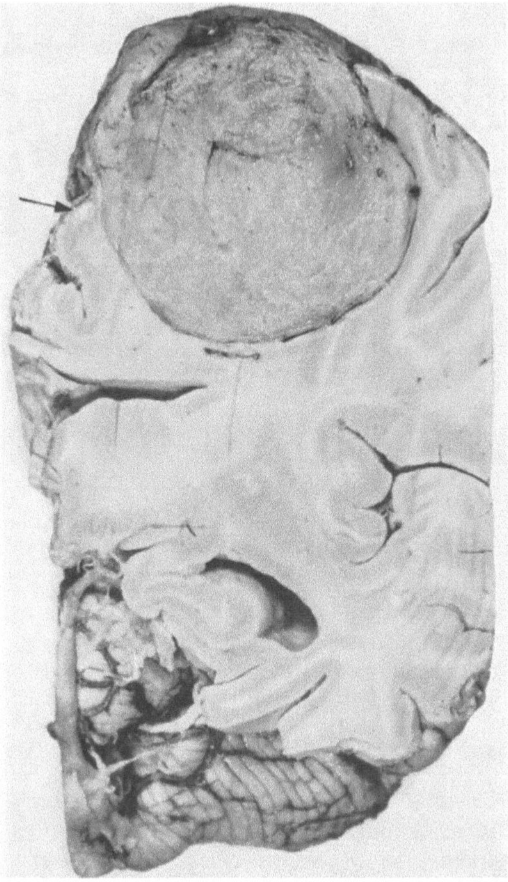

Eine *raumfordernde Größe* kann z. B. sein ein Blastom (Abb. 2) oder ein Absceß, ein Granulom oder ein Parasit, eine Arachnoidalcyste oder eine Blutung im Hirn, Subdural- (Abb. 3) oder Epidural-Raum (Abb. 4) oder in den äußeren oder inneren Liquorräumen: Subarachnoidalblutung, Haematocephalus internus. Es kann auch ein Ödem oder eine Hirnschwellung (Abb. 5) und gar der Eiter einer Meningitis oder eines Abscesses sein. Selten ist auch eine Hyperämie der volumenvermehrende Faktor (Abb. 6, 51).

Zülch zeigte z. B. 1941, daß bei der infizierten Hirnwunde in den verschiedenen Phasen der Infektion und Heilung die folgenden Größen als volumenvermehrende Faktoren auftreten: die Vermehrung des *Blutes* (Hyperämie, intraventrikuläre, intracerebrale, intraarachnoidale, subdurale oder extradurale Blutung), die Vermehrung des inneren *Liquors* (Hypersekretion: Liquorrhoe — Hydrocephalus occlusus), oder des äußeren Liquors (Arachnitis serosa oder cystica, Hydrocephalus aresorptivus) die Ansammlung des *Eiters* (Absceß, abscedierter Steck- oder Durchschußkanal — Meningitis — subdurales Empyem) oder schließlich eine Vergrößerung der Hirnmasse durch *Ödem*, seltener auch durch *Schwellung*.

Abb. 2. Volumenvermehrung durch extracerebralen Tumor (Meningiom des mittleren Sinusdrittels) mit Massenverschiebungen zur Gegenseite. Der Balken wurde über der Cella media hochgradig gesenkt. (Aus Riessner u. Zülch, Abb. 25.)

Auch im Schrifttum haben verschiedene Verfasser die Bedeutung der einzelnen Größen für die Massenverschiebungen („Zisternenverquellungen") betont. So z. B. Spatz und Stroescu (1934): die bilaterale oder subdurale Blutung; Riessner u. Zülch (1939): Ödem, Blutung, Absceß; Lebeau (1938): Ödem; Perria (1942): Erweichungen, Blutungen; Scheinker u. Evans (1945), Aring u. Evans,

Reid und Cone, Schwartz und Rosner und zahlreiche andere (s. Rodriguez et al. 1945): Hämatome und Ödeme.

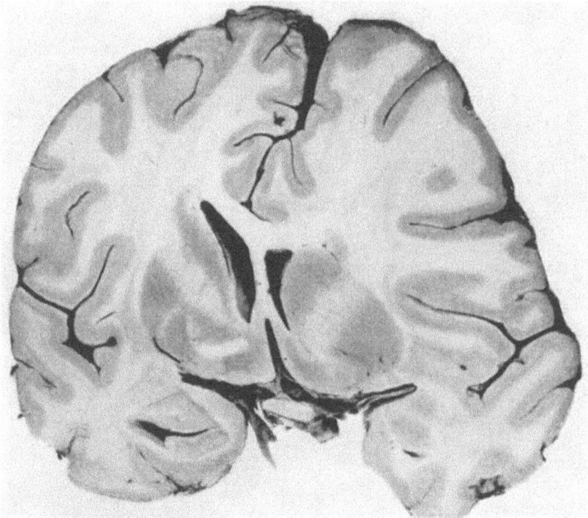

Abb. 3. Typische Eindellung der linken Hemisphäre durch ein subdurales Hämatom mit entsprechenden Massenverschiebungen.

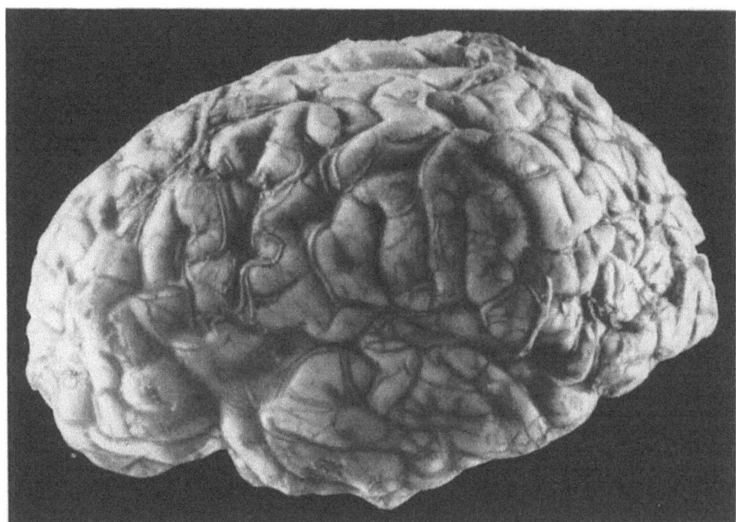

Abb. 4. Eindellung des Hirns und Massenverschiebung zur Gegenseite durch ein frontal gelegenes epidurales Hämatom.

2. Die Bedeutung des Hydrocephalus occlusus als raumfordernder Faktor und die Entstehung eines Hydrocephalus occlusus internus durch „relative“ Verlegung der Liquorbahnen.

Es wurde oben (s. S. 213) betont, daß jede *totale Blockade* der Liquorbahn zum Hydrocephalus occlusus partialis oder totalis (Abb. 7) führt, und daß damit auch der Liquor *allein* als raumfordernde Größe auftreten kann (Abb. 1). Bei der Schilderung des Wachstums des Hirntumors wurde aber darauf hingewiesen, daß die Massenverschiebungen auch eine *relative Blockade* der Liquorstrombahn herbeiführen können, und daß sich damit der Liquor *zusätzlich* als raumfordernde Größe bemerkbar machen kann. Derartige „sekundäre“ Blockaden der Liquorbahn sollen jetzt aufgezählt werden.

Bei einer Blockade der Liquorräume erweitert sich der „stromaufwärts“ gelegene Teil, sofern er Plexus enthält. Wenn also etwa die Cella media durch einen großen extracerebralen Tumor (Meningiom) eingedrückt wird (etwa Bd. III dieses Handbuches, Abb. 280),

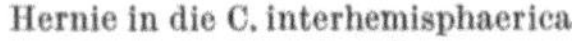

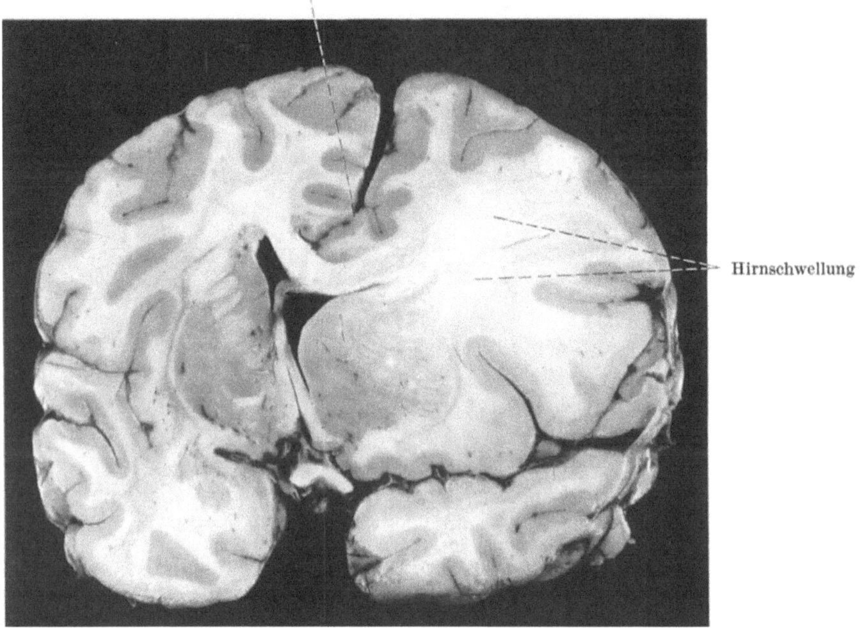

Abb. 5. Volumenvermehrung des linken Centrum semiovale durch Hirnschwellung bei pflaumengroßem Gliablastoma multiforme des linken basalen Frontallappens. Hochgradige Massenverschiebung zur Gegenseite. (Aus RIESSNER u. ZÜLCH, Abb. 26.)

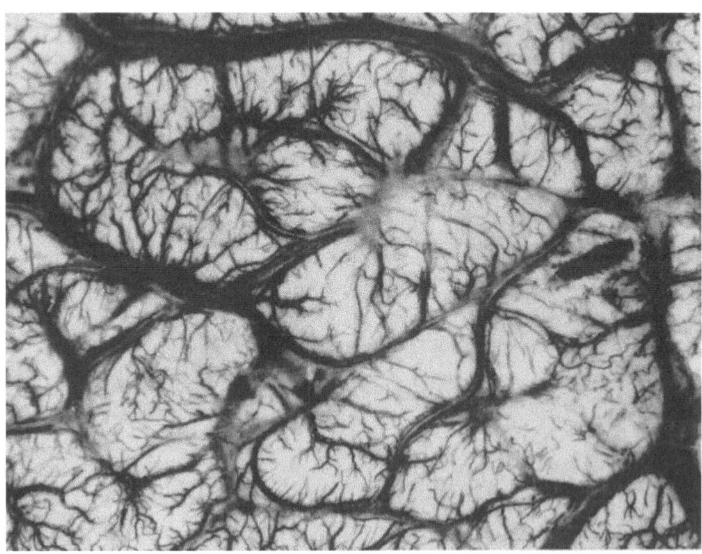

Abb. 6. Hochgradige Hyperämie durch Volumenvermehrung bei Tod im Status epilepticus (s. Abb. 51).

dann kann zusätzlich ein Hydrocephalus occlusus von Trigonum und Unterhorn entstehen. Das Unterhorn alleine kann sich hydrocephal erweitern, wenn ein Meningiom sich im Trigonum am Glomus des Plexus entwickelt. An dieser Stelle im Trigonum kann es auch bei Hirnverletzungen mit Eröffnung des Ventrikelsystems zu einer Verklebung zwischen dem Glomus und dem gegenüberliegenden Ependym kommen, was eine bedrohliche Erweiterung des abgeschlossenen Unterhorns herbeiführt (s. ZÜLCH 1941, S. 221).

Wenn durch ein riesiges frontales Glioblastom mit Hirnschwellung der gesamten Hemisphäre durch Abscherung ein Block der Foramina Monroi entsteht, dann kommt es zum Hydrocephalus occlusus, der sich aber nur am Gegenventrikel bemerkbar machen kann, weil die Raumbeengung auf der Tumorseite die Entwicklung eines Hydrocephalus nicht gestattet. Oder es kann schließlich ein temporaler oder parietaler Tumor einen so massiven temporalen Druckconus neben dem Mittelhirn in den Tentoriumschlitz pressen, daß der Aquädukt eine relative Blockade erleidet. Das dürfte bei der Mehrzahl der großen Schläfenlappentumoren der Fall sein. Aber auch hier kommt es zum Hydrocephalus gewöhnlich nur auf der Gegenseite. Dieser ist nur mäßig, da der Verschluß auch nicht vollständig ist. Immerhin tritt nun eine neue raumfordernde Größe, nämlich der Liquor auf, der gesamte supratentorielle Druck wird weiter gesteigert. Damit nimmt auch die Massenverschiebung in achsialer Richtung zu, und die Gefahr der Einklemmung von Hirnteilen an den Engen rückt immer mehr in den Bereich der Möglichkeit.

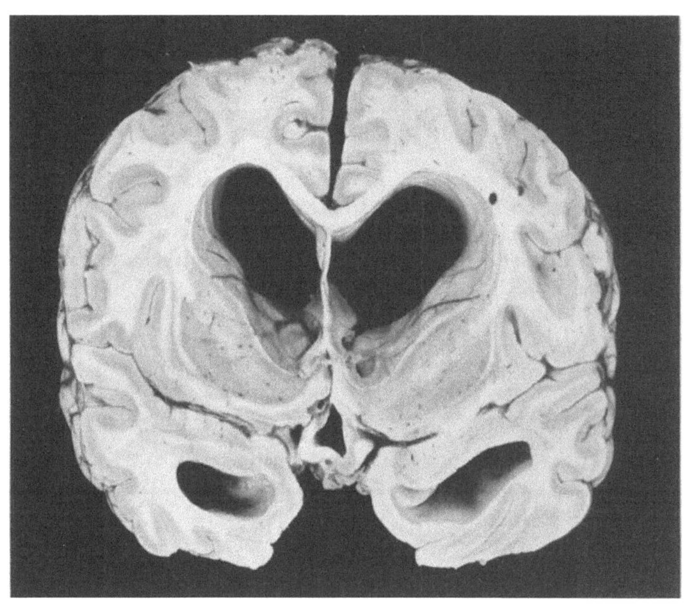

Abb. 7. Typischer Hydrocephalus occlusus durch Verschluß der hinteren Schädelgrube. Das Septum ist noch nicht gerissen, der Balken aber bereits bis zum unteren Falxrand angehoben (s. S. 215ff.).

Auch die stärkste Einkeilung der Tonsillen ins Foramen occipitale magnum (nach unserer Einteilung III. Grades, s. Abb. 68) dürfte hier zum relativen Block der Liquorbahn führen können. Zumindest waren auch BLACKWOOD et al. (1949) dieser Ansicht.

Die besondere Rolle des *Liquors* als raumfordernder Faktor bei infizierten Hirnwunden wurde von ZÜLCH (1941, s. Tabelle S. 231) betont. Er zeigte erstmalig die Verlegung des Aquäduktes durch Eiter (1941, Abb. 9, 10 und 11), der Foramina Monroi (Abb. 7) und die Abscherung des Unterhornes und Vorderhornes (1941, S. 221) bei der Infektion der inneren Liquorwege. Durch diese Blockaden entstanden die entsprechenden örtlichen Hydrocephali occlusi. Auch wies er auf die häufige Verklebung der Ausgänge des 4. Ventrikels hin (Rec. lateralis, Verstopfung der Cisterna magna mit Eiter: s. 1941, Abb. 12). Nach seinen Erfahrungen kam die „*Aquaeduktblockade*" eher nach Ventrikeröffnung und „*primärer*" Ventrikelinfektion, der *Verschluß* der Ausgänge des *4. Ventrikels* häufiger nach basaler Meningitis und Infektion über die Konvexität zustande.

3. Hirnödem und Hirnschwellung als raumfordernde Größen.

Hirnödem und Hirnschwellung als Reaktion des Hirns auf Gewächsbildung und damit als zusätzliche raumfordernde Größen werden in Bd. III dieses Handbuches, S. 102 kurz erwähnt. Sie sollen hier aber etwas ausführlicher besprochen werden, da diese beiden Begriffe im Bereich der Klinik und der Morphologie doch noch recht verschieden definiert werden.

So spricht der Kliniker bereits ganz sicher und unproblematisch von der posttraumatischen „Ödemphase“, d.h. dem 3.—5. Tag nach Schädeltrauma bzw. Operation, während der Morphologe Schwierigkeiten hat, zu dieser Zeit eine allgemeine Vermehrung des Gewebswassers zu zeigen, ohne aber durch diesen Befund die Berechtigung der Diagnose des Klinikers bereits anzweifeln zu wollen. Es mag an unserer noch unzureichenden Methodik liegen, daß wir den Nachweis noch nicht führen können.

Um aber wenigstens eine gewisse Angleichung in den Vorstellungen von Klinik und Morphologie herbeizuführen, soll im folgenden zusammenfassend über unsere derzeitigen Kenntnisse der Morphologie und Pathogenese berichtet werden.

Definition: Nach den Definitionen der Allgemeinpathologen ist Ödem eine *wäßrige Durchtränkung* der Gewebe durch Auftreten überreicher, aus den Gefäßen stammender Flüssigkeit in den Gewebsspalten (Ribbert-Hamperl). Ein Hirnödem war auch erstmalig durch Anton (1904) in klassischer Form beschrieben worden. Den Ausdruck *Hirnschwellung* gab es früher *nur* in der Deutschen Neuropathologie, nachdem er 1905 durch Reichardt begründet worden war. Erst jetzt beginnt die Unterscheidung von Hirnödem und Hirnschwellung auch im Auslande diskutiert zu werden (Einzelheiten s. Zülch 1953, S. 180).

So sagt etwa bei der Besprechung des Schaltenbrandschen Lehrbuches der amerikanische Referent, er wisse nicht, was mit Hirnschwellung gemeint sei. Und Greenfield gab in seinem Referat vor dem Neuropathologen-Kongreß 1952 in Rom zwar eine Übersicht über die Wirkung des Hirnödems als entmarkenden Faktor. Er beschrieb dieses aber nur an den *Folgen* für das Gewebe, ohne die Ansammlung von Gewebsflüssigkeit gezeigt oder erwähnt zu haben. Er meint sogar, es sei noch ungeklärt, ob ein Hirnödem *ohne lokale* Ursache entstehen könne. Er habe z. B. bei Verbrennungen usw. das Hirn untersucht, und es habe „geschwollen“ gewirkt, histologisch aber habe er keine Veränderungen bemerkt. Sonst erwähnt er eine „Hirnschwellung” nicht. Auch die Französische Schule (Alajouanine u. Hornet, Lebeau) kennen im wesentlichen nur das Hirnödem.

Die Unterscheidung einer Hirn*schwellung* von einem Hirn*ödem* stammt also von Reichardt (1905). „Hirnschwellung“ sollte einen ganz speziellen Zustand des Gehirns bedeuten, der über die Definition der „Schwellung“ der allgemeinen Pathologie hinausging.

In der Allgemeinpathologie versteht man unter Schwellung „jede Zunahme der Gewebsmasse . . . gleich aus welcher Ursache“ (Dietrich). Es handelt sich also dort um eine Volumensvermehrung, deren Ursache und Entstehung an sich noch nicht näher bestimmt sind.

Historisch interessant ist, daß Reichardt zur Unterscheidung einer Hirnschwellung von einem Ödem gekommen war, als er mit der Messung des Schädelinnenraumes beschäftigt war. Er verglich die Schädelkapazität mit dem Hirngewicht. Er stellte damals fest, daß es zwischen beiden eine Differenz gab, die normalerweise beim Menschen um 10% lag. Er stellte gleichzeitig fest, daß bei gewissen psychiatrischen Erkrankungen — vornehmlich der Katatonie — diese Differenzzahl kleiner wurde bzw. völlig verschwand. Als Indicator der „Hirnschwellung“ galten ihm das Verhältnis von „Schädelinnenraumszahl“ zu „Hirngewichtszahl“. Es mußte dabei aber ausgeschlossen werden, daß die Volumensvermehrung „Folge war von Hyperaemie oder der Anwesenheit vermehrter freier Flüssigkeit (Hirnödem, Hydrops meningeus, Hydrocephalus) und auch nicht die Folge von histologischen Veränderungen im Sinne einer Geschwulst oder geschwulstähnlichen Bildungen, oder von sog. Entzündungen des Gehirns (Eiterung, Absceß usw.)“.

Reichardts Definition der Hirnschwellung war also eine physikalische Definition per exclusionem. In seinem Handbuchartikel 1957 hat er darauf hingewiesen, daß Hirnschwellung auch noch durch die Trockenheit der Hirnoberfläche, ferner durch eine etwas vermehrte Konsistenz der Hirnmasse, nicht aber immer durch eine Klebrigkeit der Schnittfläche charakterisiert werde..

Histologisch waren einheitliche Abweichungen im Hirn nicht zu erkennen, Reichardt selbst stand der von Spatz bzw. Grünthal unter anderem Verfassern beschriebenen Klasmatodendrose bzw. amöboiden Schwellung der Glia als kennzeichnendem Merkmal sehr skeptisch gegenüber.

Reichardt hat sich 1957 noch einmal zu seiner ursprünglichen physikalischen Definition bekannt. Es muß aber darauf hingewiesen werden, daß diese Art von Diagnose zur Voraussetzung hat, daß ein „normales“ Hirngewicht für einen bestimmten Schädelinnenraum angegeben werden kann. *Nun ist heute nachgewiesen, daß vom 25. Lebensjahr ab beim Menschen „physiologischerweise“ eine Hirnatrophie einsetzen kann, daß diese aber individuell verschieden stark ausgeprägt ist.*

Bei diesem Stand der Kenntnisse ist m. W. nach die Möglichkeit für eine *physikalische Definition der Hirnschwellung nicht mehr gegeben.*

Durch diese Feststellung soll kein Einwand gegen das Bestehen der Hirnschwellung an sich im Sinne REICHARDTs erhoben werden, die ich vielmehr von Beginn meiner Untersuchungen an zunächst als Arbeitshypothese, später aber auch als einen morphologisch definierbaren Prozeß herausgestellt habe (1940).

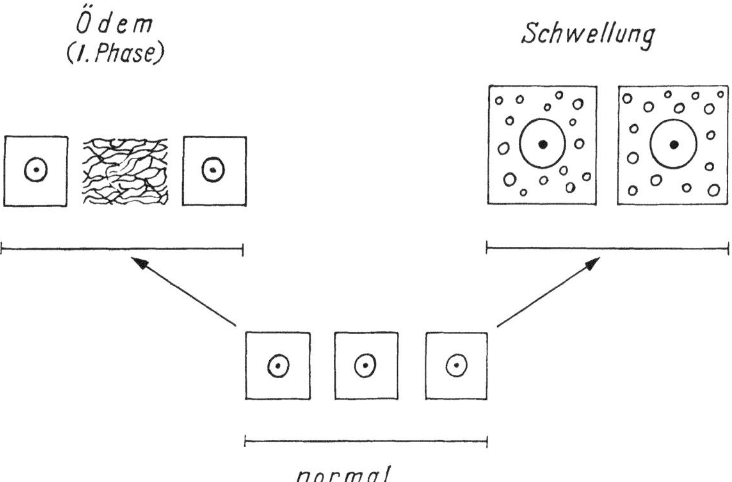

Abb. 8. „Ödem" (I. Phase). Die Volumenvermehrung erfolgt durch Ansammlung *inter*cellulärer Flüssigkeit (Ödem I. Phase) oder *intra*cellulären Wassers oder Eiweißes (Schwellung).

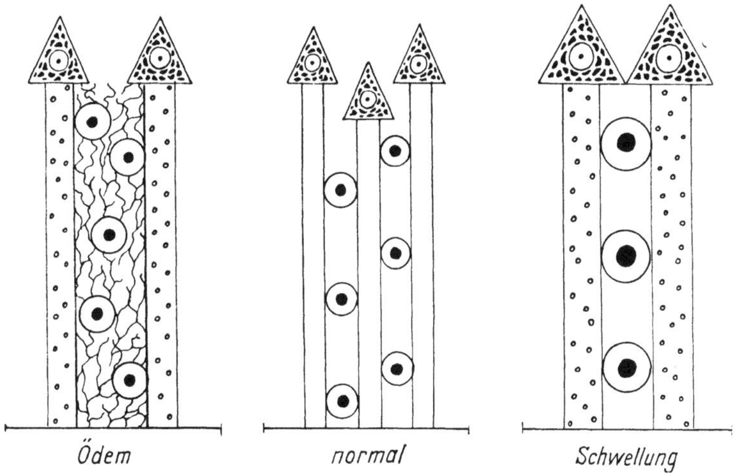

Abb. 9. „Ödem" (II. Phase). In der II. Phase hat das Parenchym einen Teil des Ödems intracellulär aufgenommen. [Quellung, sekundäre Hirnschwellung (s. Abb. 8).] (Aus ZÜLCH 1952, Abb. 1 und 2.)

Aus dieser Vorstellung, die Hirnschwellung sei eine nur physikalisch feststellbare Volumenvermehrung, hat sich bei späteren Untersuchungen die These ergeben, daß es sich bei ihr um eine rein intracelluläre Vermehrung des Gewebswassers handeln sollte. (Zur besseren Verständigung siehe Abb. 8 und 9.) In diesen Abbildungen wird aber nicht nur die *primäre* Ansammlung von Wasser zwischen den Zellen — Hirnödem — postuliert, sondern eine *spätere* Quellung des Gewebes in der extracellulär liegenden Flüssigkeit *(sekundäre Hirnschwellung)*. Man ist dadurch zur Unterscheidung einer *intercellulären* und einer *intracellulären* Ansammlung von Flüssigkeit bzw. Vermehrung des Gewebswassers gekommen. In dieser Form wird die REICHARDTsche Hirnschwellung oft definiert.

Ich betone allerdings, daß diese Abbildung mit der Charakterisierung von Hirnödem und Hirnschwellung als inter- und intracelluläre Wasservermehrung im wesentlichen den vergangenen „klassischen" Auffassungen entspricht. Es ist durch die physikochemischen Untersuchungen (s. Selbach, Selbach u. Selbach, Riebeling u. a.) aber auch heute noch nicht geklärt, wieweit bei beiden nur eine inter- bzw. intracelluläre *Wasser*vermehrung vorkommt, oder wieweit die Volumenvergrößerung im wesentlichen nur auf eine Vermehrung der *Trockensubstanzen*, vorwiegend von Eiweißstoffen zurückgeht.

Ich bin bei meinen Arbeiten von der *Arbeitshypothese* ausgegangen, daß Hirnödem und Hirnschwellung konträre Zustände sind, die sich als Endpunkt auf einer Geraden gegenüberstehen, in deren Mitte es Mischungen von beiden gibt (da die Pathogenese menschlicher Erkrankungen vielfältiger ist als die Modellfälle der Experimente), wo es aber insbesondere auch die „sekundäre" Hirnschwellung gibt — korrekter müßte man sie „Quellung" nennen — durch Flüssigkeits- bzw. Eiweißaufnahme des Gewebes aus dem Ödem.

Ich nehme jetzt das Bild voraus, das ich mir bisher als Arbeitshypothese gemacht habe. Ich glaube, es gibt eine

I. Hirnschwellung.

1. Die *primäre allgemeine Hirnschwellung*. Hier handelt es sich wahrscheinlich um eine Mitreaktion des Hirns auf eine allgemeine Stoffwechselstörung oder endogene bzw. exogene Vergiftung, die mit einer Störung an der Blut-Hirn-Schranke einhergeht. Es kommt an den Ganglien- und Gliazellen, und zwar vornehmlich an den Markscheiden, zur Volumenvermehrung, wahrscheinlich besonders durch Anreicherung von Eiweißsubstanzen bzw. auch durch Vermehrung von Wasser. Auch werden Eiweiß-„Entmischungen" (grob- und feintropfige Entmischung, ähnlich der „trüben Schwellung" der Pathologie) eine Rolle spielen. Diese primäre allgemeine Hirnschwellung wird von Allgemeinerkrankungen, z. B. vom Charakter der Schizophrenie, aber auch von endogenen (z. B. Urämie) bzw. exogenen (gewerbliche Gifte) Vergiftungen hervorgerufen.

2. Eine *örtliche kollaterale Hirnschwellung* geht vermutlich auf eine örtliche Stoffwechselstörung ähnlicher Art zurück. Sie ruft eine Hirnschwellung, z.B. in der Umgebung maligner Geschwülste hervor (Glioblastome, Metastasen).

3. Es kann eine *sekundäre Hirnschwellung* durch Quellung des Gewebes im Ödem auftreten.

II. Hirnödem.

1. Die vorwiegend *physikalisch* entstandenen Ödeme (Transsudate). Gut definiert sind örtliche Transsudate im Hirn, die durch Sperrung des venösen Schenkels entstehen, wie bei Venen- und Sinusblockade (Thrombose, Ligatur usw.). Sie betreffen die Rinde stärker als das Mark und sind eiweißarm. Merkwürdigerweise führt die allgemeine Rückstauung im Venensystem bei der allgemeinen Herzinsuffizienz mit Ödemneigung im Körper nicht zum *Hirn*ödem.

Die sog. „vasomotorisch" entstandenen Ödeme nach allgemeinem Hirntrauma (Commotio) führen wahrscheinlich zu einer allgemeinen Volumenvermehrung (Durchfeuchtung), sie sind aber morphologisch bisher noch nicht sicher faßbar. Ob sie daher in diese Gruppe gehören, ist noch nicht geklärt.

2. Vorwiegend *reaktive „chemisch"* entstandene Ödeme. Ödeme dieser Art entstehen am Rande von Herden mit grober Veränderung des Chemismus — z. B. P_H-Störungen — als „chemische" Reaktion. Sie umgeben bei Eiterungen und Phlegmonen als ein großer Mantel das Exsudat, bei Gewebsnekrosen (Erweichung) bilden sie eine relative schmale Grenzzone. Als eine ähnliche Randzone finden sie sich um Hirnblutungen (Massenblutungen, Kontusionsherde). Sie liegen vorwiegend pericapillär und perivenös und sind — je nach Prozeß — verschieden eiweißreich. Wahrscheinlich gehören in diese Gruppe auch die perivenösen Ödeme bei der sog. postinfektiösen bzw. postvaccinalen Encephalitis. Hier handelt es sich zwar wahrscheinlich um allergische Vorgänge, die aber ebenfalls zu einem „exsudativen" Ödem führen.

Gewebsschäden durch Ödem und Schwellung, Schwellungs- und Ödemprozesse des Hirns wirken bei längerer Dauer oder bei stärkerem Eiweißgehalt des Ödems markschädigend bzw. markzerstörend (demyelinisierend). Im Grau führen sie offensichtlich schnell zu einer Quellung des Nachbargewebes, so daß eine spongiöse Auflockerung resultiert. Für beide kann man festhalten, daß ein Ödem desto schneller durch Quellung („sekundäre Hirnschwellung") des benachbarten Gewebes verschwindet, je eiweißärmer es ist. Eiweißreiche Ödeme hingegen lassen sich lange färberisch nachweisen.

Ödem und Schwellungsvorgänge des Hirns können daher morphologisch an folgenden Kennzeichen erkannt bzw. differenziert werden, wobei sowohl die *Topik* wie auch die *Art* der Veränderungen eine Rolle spielen.

1. Die Hirnschwellung führt zur Quellung, mangelnden Färbbarkeit und später Demyelinisation der Markscheiden und zur Quellung der Oligoglia und Astroglia (Klasmatodendrose).

2. Hirnödem als eiweißarmes Transsudat wird schnell aufgesaugt und es vergrößert dadurch bei der späteren Alkoholdehydration des Gewebes die pericellulären und perivasculären Spalträume, so daß man den Vorgang am eingebetteten Präparat an diesem *Äquivalent* erkennen kann. Reichlicher ausgetretene, aber eiweißarme Ödeme führen zur spongiösen Auflockerung des pericapillären und perivenösen Gewebes in Rinde und Mark. Sie werden an diesem Merkmal erkannt. Eiweißreiche Ödeme lassen sich im allgemeinen direkt als solche perivasculär anfärben. Das Endstadium langdauernder eiweißreicher perivenöser Ödeme im Mark ist gewöhnlich ein breiter spongiöser perivenöser Gewebsmantel mit Makrophagen, jetzt aber ohne färbbares Ödem.

Aus der Topik und Art der Veränderung läßt sich also heute bereits eine recht genaue Information über die Art und das Stadium des Hirnödems und der Hirnschwellung gewinnen.

Ich werde im folgenden versuchen, einen Überblick über die genaueren morphologischen Befunde und meine Deutungen zu geben, um damit die Grundlagen für weitere experimentelle Untersuchungen zu schaffen, die nach meiner Meinung allein Klarheit über die Pathogenese dieser Zustände geben können.

Ich habe hier von einer Wiedergabe weiteren Schrifttums zum Thema Hirnschwellung und Hirnödem abgesehen, das ausführlich von Zülch (1952 bzw. 1953) zitiert wurde. Als neuere bzw. ergänzende Arbeiten s. die folgenden Schrifttumsreferenzen:

Bakay, Becker-Gerlach, Berg, Burkhardt, Cannon, Colombo-Rovati, Drori-Tartakoff-Lemay, Edström-Essex, Eich u. Wiemers, Elliot-Jasper, de Ello-de Jalon-Obrador, Evans-Espey, Friede, Gädeke, Gerlach, Greenfield, Grünthal, Jacob, Jenkins, Lewin-Wycis-Young, Mayerhofer, Niessing, Pentschew, Pia, Riebeling, Rothschild, Sassaroli, Scheinker, Scheinker-Segerberg, Scholz, Small-Krehl, Speckmann, Steinmann, Vincent-Le Beau-Guiot, Wallace, Wilke, Wilke-Gensel, Zen Ruffinen.

Die morphologischen Befunde.

Die äußeren Merkmale von Hirnödem und Hirnschwellung.

Sowohl Hirnödem wie auch Hirnschwellung können zu den Veränderungen des erhöhten *Hirndrucks* führen (Trockenheit der Durainnenfläche, Verschwinden des Liquors aus den Furchen, Abflachung der Windungen). Vom Äußeren des Hirns her ist daher eine sichere Unterscheidung nicht möglich. Auf den frisch geschnittenen Hirn*scheiben* hingegen läßt sich eine Unterscheidung recht gut treffen, wenn man sich an die alte Pathologen-Regel hält: Wenn die Flüssigkeit abfließt und die Blutpunkte verstreichen, handelt es sich um ein Hirnödem, ist die Oberfläche der Scheibe trocken und bleiben die Blutpunkte stehen, so handelt es sich um eine Hirnschwellung. Ich möchte also einen ganz wesentlichen Nachdruck auf diese Entscheidung legen, ob die Schnittfläche trocken oder feucht ist. Diese Unterscheidung kann nur bei ganz alten Ödemen Schwierigkeiten machen, die bereits im Begriffe sind, wieder zu verschwinden, und wo eine sekundäre Schwellung (Quellung) des Hirngewebes stattgefunden hat. Aber darauf gehen wir bei der Besprechung der Pathogenese noch ein.

Der Ausdruck *Quellung* ist nach den Definitionen der Allgemeinpathologie eine Vermehrung der kolloidgebundenen Flüssigkeit. Quellung ist also eine kolloidosmotisch definierte Form der Wasserbindung.

Abb. 10. Hochgradige Ödemüberflutung (das Mark ist grünlich gefärbt) der ganzen linken Hemisphäre bei eichelgroßer Bronchial-Carcinom-Metastase unter dem frontalen Operculum. Es wurde mehrfach punktiert (s. Stichkanäle). Die U-Fasern sind ausgespart (Pfeile!).

Leider läßt sich am länger formalinfixierten Material nicht mehr klar unterscheiden, ob eine Schnittfläche trocken oder feucht ist.

Ein sehr wesentliches Merkmal *beider Zustände* scheint mir die Markverbreiterung zu sein (s. Abb. 5, 10, 11, 12—14). Die Ursache dieser Markverbreiterung werden wir unten noch kennenlernen. Während bei der Hirnschwellung die Rinde im allgemeinen nicht verbreitert ist, kann diese beim Hirnödem sehr deutlich verdickt sein (Abb. 20 und 21). Es ist mir aber nicht gelungen, bereits makroskopisch eine derartige Rindenvergrößerung durch Ödem mit Sicherheit vorauszusagen. Es handelt sich hier um einen rein histologischen Befund.

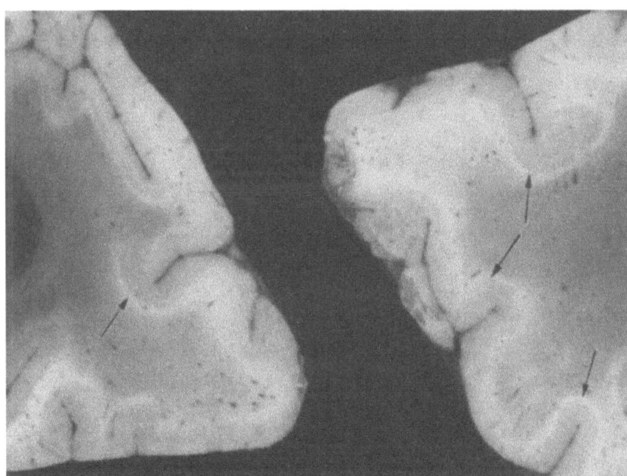

Abb. 11. Dunkel braun-grün gefärbtes hochgradiges Ödem mit Aussparung der U-Fasern (Pfeile!) bei Melanosarkom-Metastase.

Die Hirnkonsistenz. Ich habe 1953 (S. 186) die verschiedenen Beschreibungen der Literatur über die Hirnkonsistenz bei diesen beiden Zuständen aufgezählt. Ich selbst habe am ehesten beim Ödem eine *prall elastische*, in fortgeschrittenen Fällen *gummiartige*, bei stärkstem eiweißreichem Ödem und nach langem Bestehen *teigig-matschige* Konsistenz festgestellt. Bei der Hirnschwellung sah ich sie eher *fest-klebrig*, bei stärkerer Ausbildung *teigig-klebrig*. Mir scheint, daß bei ganz frischer Hirnschwellung eine Verfestigung des Gewebes eintritt, die aber später wieder abnimmt.

Die topische Verteilung: Bei den großen Marködemen und bei der Hirnschwellung sind die U-Fasern, wie man bereits makroskopisch sieht, fast völlig unbeteiligt (s. Abb. 10, 11 und 12). Es gibt aber seltene Fälle, wo umgekehrt gerade die U-Fasern besonders stark vom Ödem betroffen sind (Abb. 26). Bei den infizierten Ödemen der Hirnwunden dringt

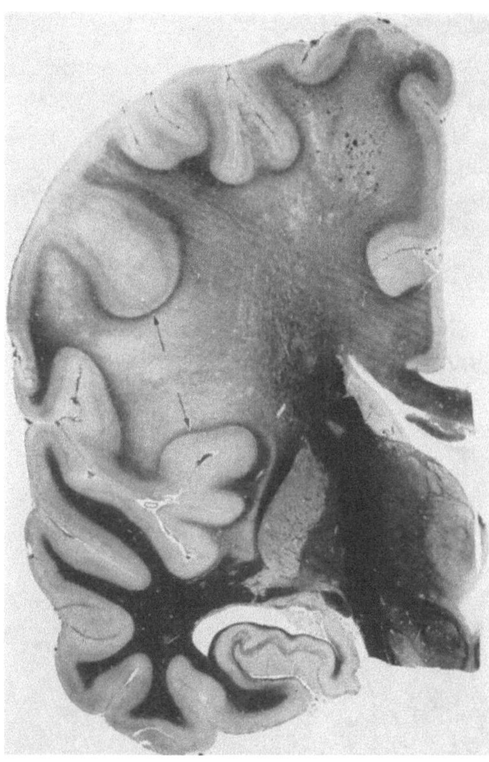

Abb. 12. Dichtes Ödem im Mark einer parietalen, abscedierten Schußwunde mit breiter Trepanationsöffnung. Das Ödem ist längs der Capsula externa subcortical unter die Insel geflossen, stoppt aber im Temporallappen. Die U-Fasern sind gut erhalten (Pfeile). Tod 25 Tage nach Verletzung (s. ZÜLCH 1943, Abb. 1).

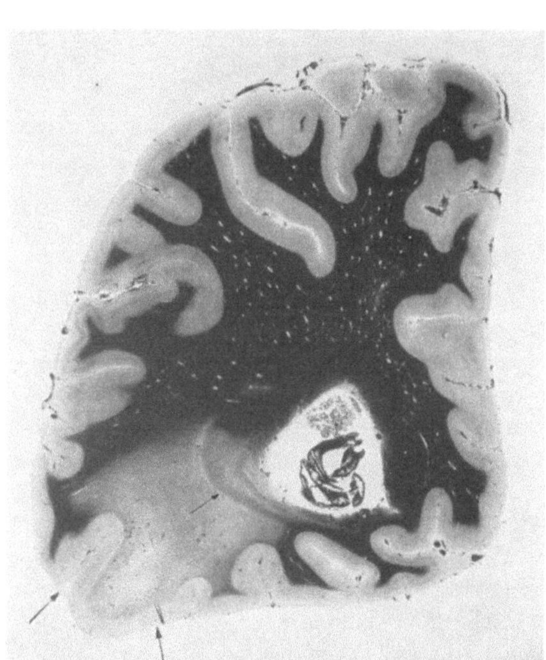

Abb. 13. Umschriebene Entmarkung in der 4. Temporalwindung und dem Temporalmark bis zum Hinterhorn, benachbart zu einem Schußkanal mit foudroyanter Infektion. Die Sehstrahlung ist mit befallen (Pfeile!). Im Mark hochgradiges, sehr eiweißreiches Ödem. Tod am 4. Tage. Keine wesentlichen Hernien oder Massenverschiebungen, kein örtlicher Hirndruck.

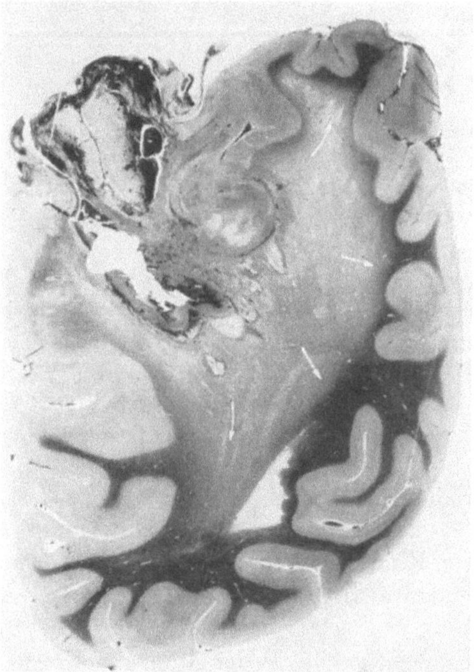

Abb. 14. Hochgradige Verbreiterung, Ödemdurchtränkung und weitgehende Demyelinisation (Pfeile!) des gesamten zentralen Parieto-Occipital-Gebietes bei infiziertem Steckschuß im Inselgebiet. Einschuß parietal. Prolaps der Trepanationsstelle (s. ZÜLCH, Virchows Arch. 1943, Abb. 9b, vgl. Abb. 9a, l. c.).

in besonders schweren Fällen die Flüssigkeit in die ganze Hemisphäre vor. Zunächst umgibt das Ödem die Wunde in einer *dicken Schale* (Abb. 14), von wo aus es in die einzelnen Markstrahlen vordringt. Das Übergreifen auf *benachbarte Lappen* findet man bei allen Fällen mit stärkerer Infektion, besonders bei buchtiger Form der Abscesse; bei multiplen Abscessen und bei langen abscedierten Steckschußkanälen entsteht eine Überflutung der *ganzen Hemisphäre* (Abb. 12). Vor größeren fest zusammenhängenden Markmassen (isolierte Faserbündel wie innere Kapsel, Sehstrahlung, Commissuren) macht das Ödem in seiner Ausbreitung zunächst halt. Es dringt dann in einzelnen „Ödemstraßen" in diese Markmassen ein (Abb. 14, 24 und 25). Andererseits kann das Ödem gelegentlich auch gerade diesen Markbahnen folgen und an ihrer Außenwand entlangziehen.

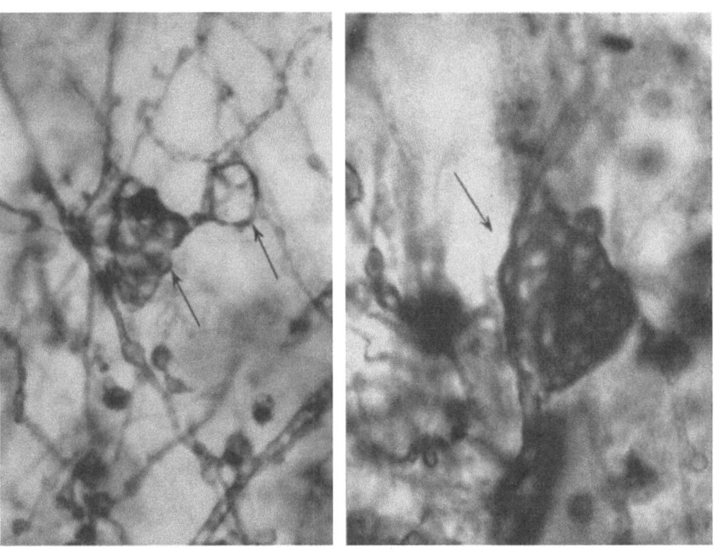

Abb. 15. Feinvacuolige Schwellung der Markscheiden teils zu großen traubenartigen Körpern, teils im ganzen Verlauf der Markscheide: primäre Hirnschwellung. (Nach Zülch 1940, Abb. 7, 8.)

Systematischer Katalog der Eigenschaften von Hirnschwellung und Hirnödem.

Hirnschwellung.

Modell. Glioblastom und andere maligne Tumoren ohne Blutungen, Schizophrenie mit Katatonie-Tod, andere „toxische" Prozesse (s. Zülch 1953).

Befunde. Makroskopisch: Volumenvermehrung durch Verbreiterung des Markes (Abb. 1, Zülch 1940), trockene Schnittfläche der Hirnscheiben. Die Blutpunkte bleiben stehen, *u. U. Kleinhirndruckconus* (eigene Beobachtung) (Abb. 67, Mitte, s. Pintos', Abb. 6). *Mikroskopisch:* feinvacuoläre „traubige" Auftreibung der Markscheiden, entweder örtlich und dann besonders stark (Abb. 15) oder im ganzen Verlauf (Abb. 8, 9a, Zülch 1940). Schaumige Auftreibung auch der Axone im Mark ohne Veränderung in der Rinde (Abb. 17). Im Endstadium völliger schaumiger Zerfall der Markscheiden (Markfraß!) und Axone, bei spezifischer Färbung dargestellt. Bei HE-Färbungen spongiöse Auflockerung des Gewebes, bei Masson-Färbung kein Ödem dargestellt. Gleichzeitig Schwellung der Oligoglia sowie der Astroglia zur Clasmatodendrose. Bei bestimmten Fällen (Schizophrenie) auch mitotische Vermehrung der Oligoglia (Abb. 18 und 19). Aktivierung der Capillarendothelien und Beginn einer Polyblastenbildung (Abb. 19).

Differentialdiagnose. Bei Masson-Färbung keine Farbänderung der geschwollenen Markmassen. Keine sonstigen Zeichen für altes Ödem oder „sekundäre" Schwellung, s. unten.

Die „sekundäre Hirnschwellung". In eiweißarmen (s. oben) oder -reichen Ödemen verändert sich das Gewebe sehr schnell (ZÜLCH 1943, S. 27ff.). Bereits von ANTON u.

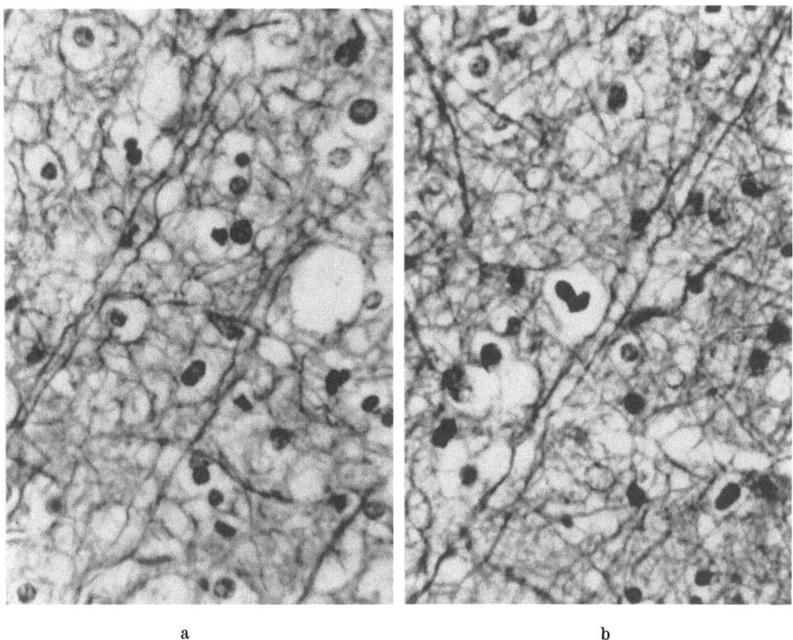

a b

Abb. 16a u. b. Schaumige und blasige Auftreibung der Axone. Hirnschwellung. Fall 5232, imprägniert nach BODIAN, 432mal vergrößert. (Aus ZÜLCH 1953, Abb. 3.)

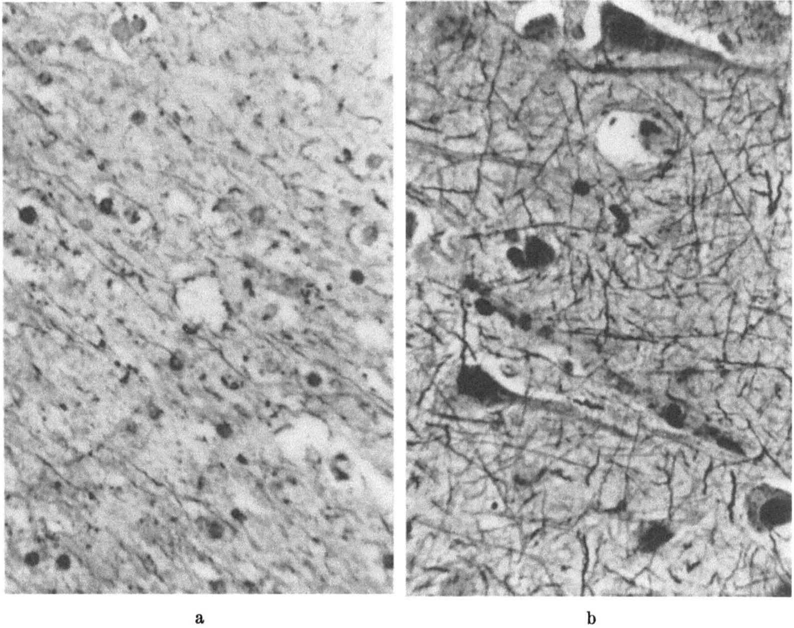

a b

Abb. 17a u. b. Auflösung und Zerfall der Achsenzylinder bei Hirnschwellung (Katatonie). Fall 5386, a Mark, imprägniert nach BODIAN; b Rinde. 432mal vergrößert. (Aus ZÜLCH 1953, Abb. 4.)

SCHMAUS wurde auf diese Aufquellung der Gewebselemente im Hirnödem hingewiesen. Es kommt zur schaumigen Auftreibung mit folgender hochgradiger Demyelinisation infolge Quellung und Zerfall der Markscheiden (Abb. 12—14), die sich bis zum Markfraß (ZÜLCH *1953*, S. *192*), d. h. einer „Ödemnekrose" im Sinne von HANS JACOB steigern kann. Weiter kommt es zur Aufquellung der Oligodendroglia bis zum Platzen (Abb. 24a und 25b) und der Astroglia, oft über das Stadium der Clasmatodendrose. Der sekundäre

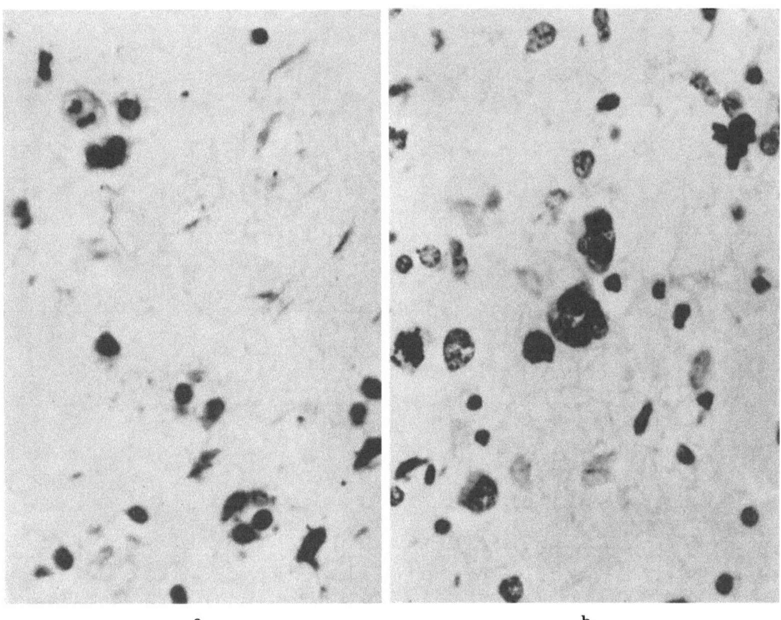

a b

Abb. 18a u. b. Starke Hirnschwellung mit Verbreiterung der Markscheiden. Mitotische Vermehrung der Oligodendroglia. a Fall 5218, 316mal vergrößert; b Fall 5232, 432mal vergrößert. Kresylviolettfärbung. (Aus Zülch 1953, Abb. 5.)

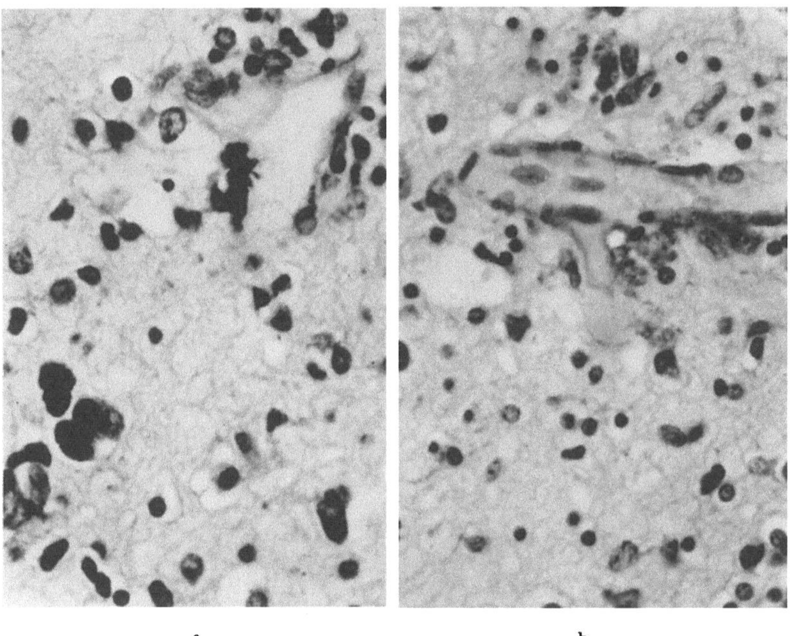

a b

Abb. 19a u. b. a Hochgradige Vermehrung der Oligodendroglia mit Bildung großer chromatinreicher Kerne in Grüppchen und mit einzelnen helleren, schaumigen Kernen (Hirnschwellung). b Aktivierung der Capillarendothelien und Beginn der Polyblastenbildung. Fall 5232, 432mal vergrößert. Kresylviolettfärbung. (Aus Zülch 1953, Abb. 6.)

„Hirnquellungsring“ ist in klassischer Ausbildung um die Ödemzone einer Punktionswunde (Ventrikelpunktion) zu sehen (Zülch 1943).

Hirnödem.

Eiweißarme Transsudate (hämodynamisches Ödem). Modell: Hämodynamisches bzw. mechanisches Stauungstranssudat (nicht infiziert) z. B. bei Sinusverlegung (Sinusthrombose in *diffuser* Form bzw. bei Venenthrombose oder Unterbindung in *örtlicher*

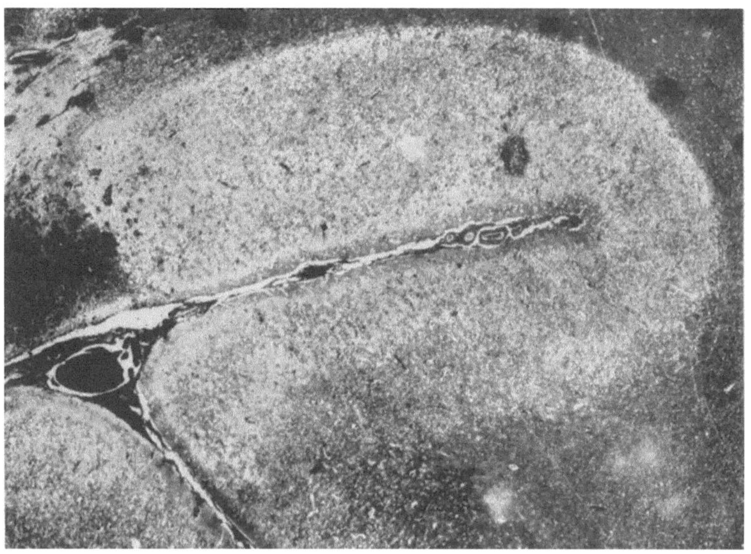

Abb. 20. Hochgradiges Rindenödem durch Rinden-Venen-Thrombose. Erweiterung aller pericapillären und pericellulären Räume. Das Mark ist praktisch kaum befallen (s. Abb. 21). In der Nähe Rindenkontusion nach Tangentialschuß vor 3 Tagen. (Aus ZÜLCH 1943, Abb. 4.)

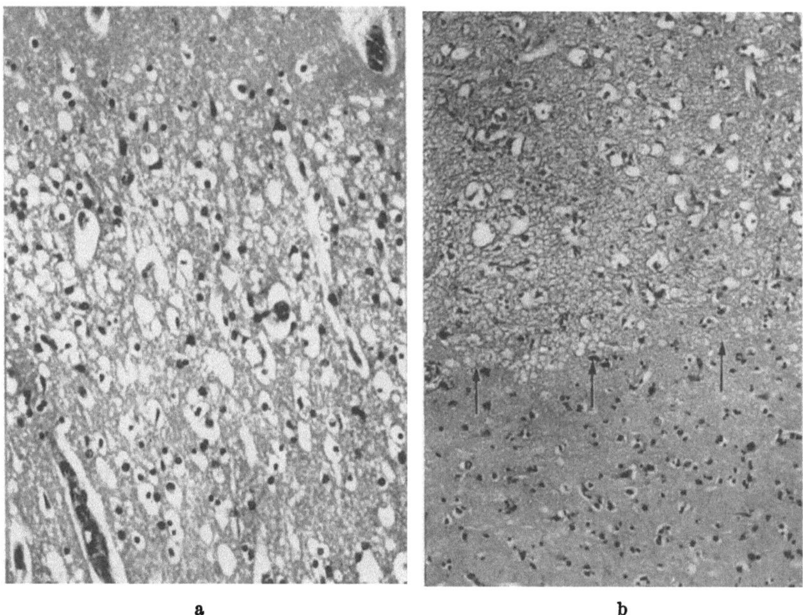

Abb. 21a u. b. a *Links:* starke Vergrößerung der pericellulären und pericapillären Räume in der Rinde. Äquivalent des Rindenödems, Vergr. 164fach, HE-Färbung. b *Rechts:* scharf abgegrenztes Rindenödem Vergr. 96fach, HE-Färbung (s. ZÜLCH 1943, Abb. 5b).

Begrenzung. Ähnlich auch bei Aqua dest.-Injektion in die Carotis (SCHALTENBRAND und BAILEY). Entsteht anscheinend *nicht* bei längerem zentralem Kreislaufversagen mit Körperödemen. Wohl aber entstehen Stauungsödeme im Rückenmark an den kritischen Grenzzonen (Segment D_4 usw., ZÜLCH, Dtsch. Z. Nervenheilk, 1954, Abb. 4—7).

Makroskopisch. Allgemeine oder örtliche Vergrößerung von Rinde und Mark. Schnittfläche im I. Stadium feucht, im II. Stadium (wann?) auch trocken.

Mikroskopisch. Hauptsächlich Rindenödem, eiweißarm. Das Ödem kann in der Rinde durch Masson-Färbung praktisch nicht nachgewiesen werden, sondern wird am „Aequivalentbild“ (Abb. 20) erkannt, da „die Rinde“ wahrscheinlich im Transsudat sogleich quillt. Man sieht eine mäßige oder groteske Vergrößerung der pericellulären (ALAJOUANINE u. HORNET) und pericapillären Räume (Abb. 21a und b), die bei örtlicher Ausbreitung scharf begrenzt sein kann (Abb. 21b). Im Mark ist der pericapilläre Flüssigkeitsaustritt — und damit die spongiöse Auflokkerung — viel geringer, entsprechend der mindestens 5fach geringeren Zahl der Capillaren. Aber auch hier wird das eiweißarme Ödem wahrscheinlich schnell vom Gewebe „aufgesaugt“.

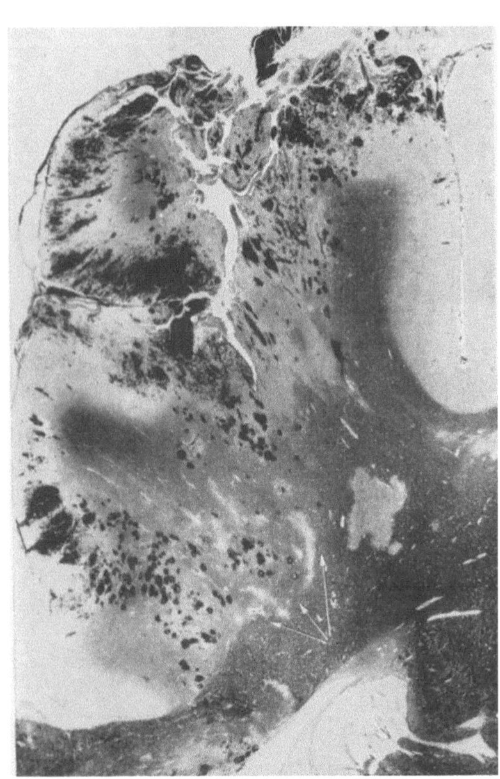

Abb. 22. Frischer Kontusionsherd (7 Tage nach Verwundung) mit Blutungen und Randödem. Perivenöses Ödem der Tiefe. Ein kleiner, gefäßabhängiger Erweichungsherd.

Eiweißarme Transsudate (dysregulatorisches Ödem). Modell: Postkommotionelles Ödem? Das postkommotionelle Ödem ist bisher vorwiegend „klinisch“ postuliert. Möglicherweise wird es, da eiweißarm, sehr schnell vom Gewebe „aufgesaugt“. Es fehlen aber auch die Äquivalentbilder. Es ist wahrscheinlich eine diffus über das ganze Hirn verbreitete Durchfeuchtung und wohl auch pneumographisch nachweisbar (enge Ventrikel, Verstreichen der Arachnoidalräume). Lokal ist es anscheinend nicht stark genug vertreten, um morphologisch erfaßt zu werden. Es ist bei Masson-Trichrom-Methode aber auch färberisch negativ.

Eiweißreiche Exsudate (entzündliches Ödem, nicht infiziert). Modell: Peritraumatisches Ödem, symptomatische perifokale Entzündung beim nekrotischen Gewebszerfall. Sitz: $^1/_2$—1 cm um den Wundherd, vorwiegend mit pericapillärer und perivenöser Anordnung (s. Abb. 24, 25, 27 und 28), Einsickern des Ödems in eventuell traumatische Gewebsrisse (Abb. 24b), die „vollaufen“. Eventuell über einen Lappen ausgebreitet, wenn Wunde entsprechend Ödem in der „landkartenartig“ begrenzten Randzone einer Erweichung (Abb. 22) bzw. um eine Massenblutung. Im II. Stadium mäßige sekundäre Quellung des Gewebes.

Pathogenese. Genau untersucht an der quasi-experimentellen Hirnwunde der Ventrikelpunktion bzw. bei Hirnverletzungen des Krieges (ZÜLCH 1940, 1943, S. 16). Nach 5 Std deutlich zu sehen, nach 20 Std sehr ausgeprägt (1943, Abb. 3a, b), nach 3 Tagen in 1 cm breiter Randzone.

Eiweißreiche Exsudate (entzündliches Ödem, infiziert). Modell: Infizierte Hirnwunde, Hirnabsceß. Sitz: In der ersten Phase in direkter Nachbarschaft des Herdes hauptsächlich pericapillär und perivenös (Abb. 25a, b und 27a, b) gemischt mit zelligen Infiltraten. Bei Abscessen breitet sich das infizierte Exsudat phlegmonös zur Durchtränkung des ganzen Lappens, ja der Hemisphäre aus (Abb. 12 und 14). Unter Umständen erhebliche Raumbeengung (Abb. 10)! Das Exsudat dringt dabei z. B. in die Markstrahlen der

Gyri vor, läuft entlang den Markbahnen und der interfasciculären Glia (ZÜLCH 1943, S. 123), hört aber an den U-Fasern auf (1941, S. 229/230). „Es dringt dann besonders entlang den Markfaserbündeln vor, etwa zwischen den Striae des Corpus striatum,

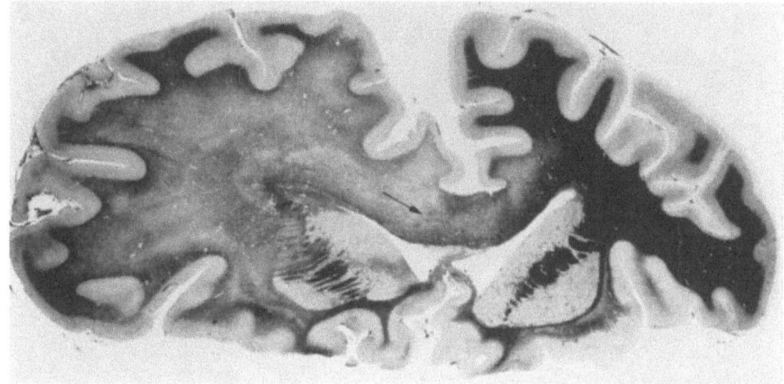

Abb. 23. Aufquellung und Verbreiterung des gesamten Frontallappenmarkes durch Hirnödem nach Resektion des Frontallappens mit Oligodendrogliom 3 Tage zuvor. Das Ödem ist medial betont und greift auf Balken und Gyrus cinguli der Gegenseite über. (ZÜLCH 1940, Abb. 2.)

den Faserzügen der inneren Kapsel und des Vicq d'Azyrschen Bündels oder zwischen den Bahnen der Capsula externa und extrema, wobei Putamen und Inselrinde ödemfrei bleiben. Besonders regelmäßig war es entlang den Encephalitisstraßen vom

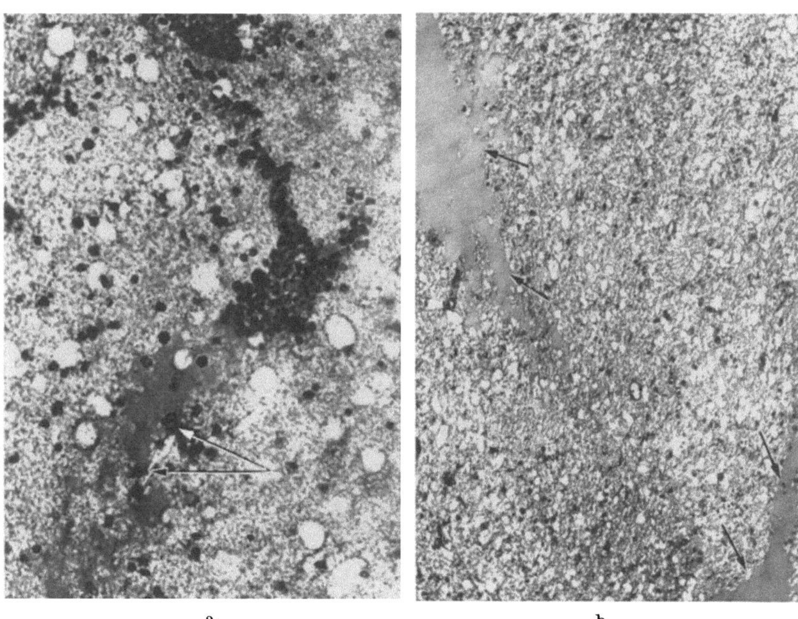

a b

Abb. 24a u. b. a Traumatisches Ödem dicht unterhalb eines Kontusionsherdes (Schußwunde) in der Zone der Rhexis- und Diapedesisblutungen (nicht infiziert). Tod am 2. Tag nach Trauma. Masson-Färbung, Paraffinschnitt, Vergr. 140fach. b Ausbreitung des Ödems in langen Straßen innerhalb der inneren Kapsel, d. h. frei von den Gefäßen. Quellung des Hirngewebes im Ödem und vacuoläre Desintegration nach Paraffineinbettung. Masson-Färbung, Vergr. 72fach. (ZÜLCH 1943, Abb. 11.)

Absceß-Boden zur Ventrikelwand und in sonstigen phlegmonösen Teilen des Bindegewebes nachzuweisen, so daß man hier von einer Ödemphlegmone oder phlegmonösen Encephalitis sprechen kann (1941, S. 229/230)".

Hier im eiweißreichen Ödem kommt es zu ganz grober (Abb. 14) und sehr frühzeitiger (Abb. 13, nach 4 Tagen) *foudroyanter* Markzerstörung, Axonauflösung, Schwellung von

Astro- und Oligo-Glia und der Gefäßwände, in weniger schweren Fällen zur Proliferation der Mikroglia und zur granulomatösen Wucherung der Gefäßwände (ZÜLCH 1943, Abb. 24).

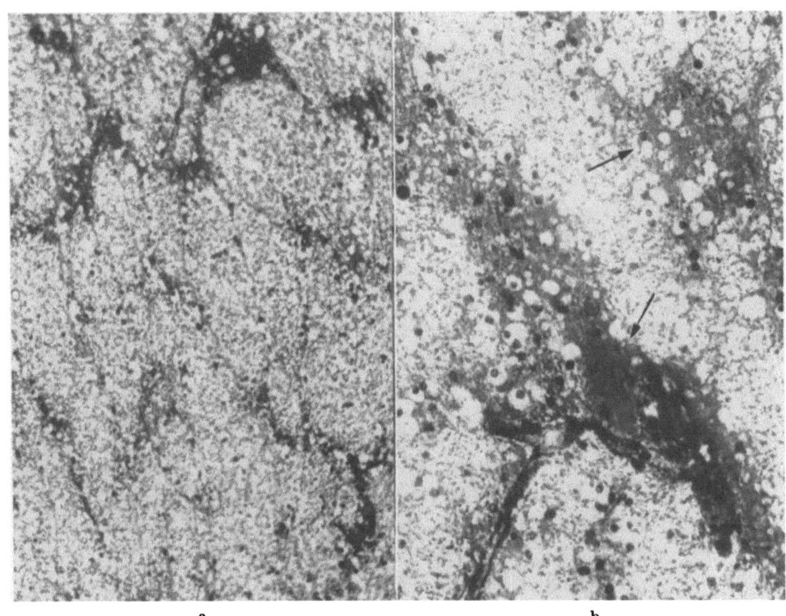

Abb. 25a u. b. Diffuse, pericapilläre Ödeme im Anfangsstadium bei Ödemphlegmone. Völlige Quellung des Gewebes im Ödem und vacuoläre Desintegration bei Paraffineinbettung. Masson-Färbung. a Vergr. 72fach. b Vergr. 196fach. (ZÜLCH 1943, Abb. 10.)

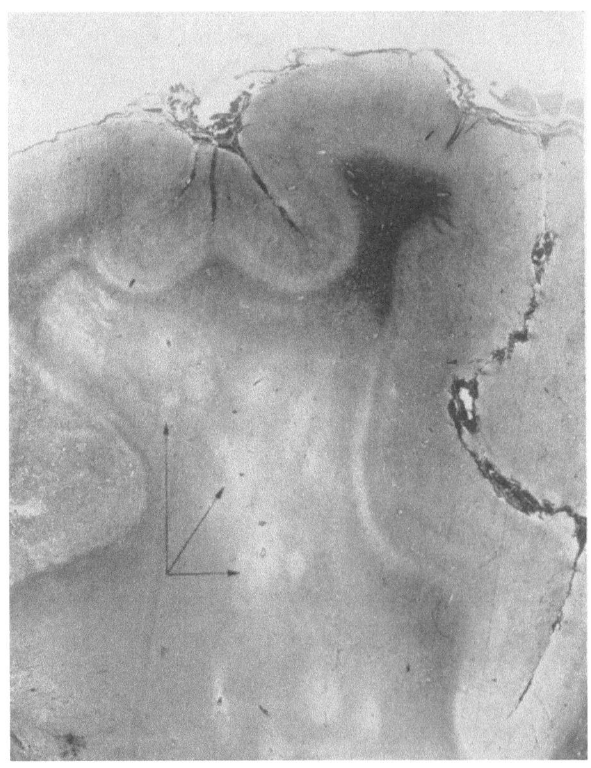

Abb. 26. Starke Verbreiterung eines Markstrahles durch Ödem mit entsprechender inkompletter Demyelinisation. Perivenös völliger „Markfraß". Auch in den U-Fasern ist die Entmarkung (und Ödemansammlung) stärker. Vgl. rechts oben den nicht befallenen Markstrahl. Schwerste Ödemphlegmone (s. Abb. 28). (Vgl. ZÜLCH 1943, Abb. 18.)

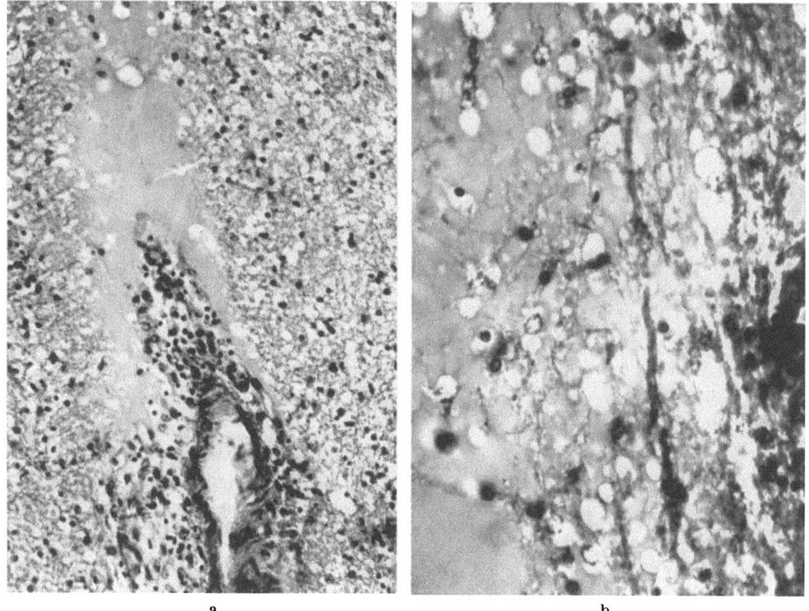

a b

Abb. 27a u. b. a Eiweißreicher Ödemsee am Rande (außerhalb der Wand!) einer Vene mit entzündlichem Infiltrat. Quellung des Gewebes 1 cm von einem Absceß entfernt. Ödem mit vacuolärer Desintegration nach Paraffineinbettung. HE-Färbung, Vergr. 160fach. b Quellung der Markscheiden im entzündlichen eiweißreichen Ödem. Die hellen Flecke entsprechen gequollenen Zellen meist aus der Oligoglia. Paraffineinbettung. Masson-Färbung, Vergr. 200fach. (ZÜLCH 1941, Abb. 15.)

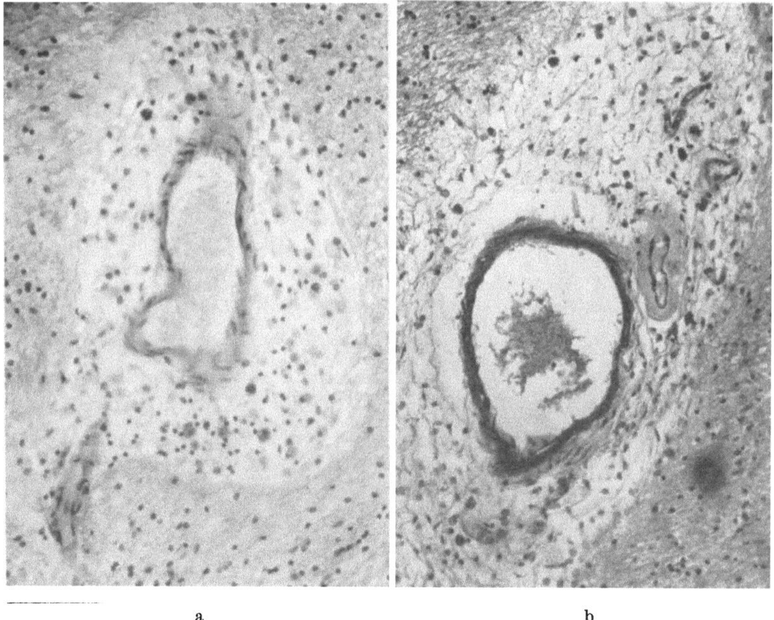

a b

Abb. 28a u. b. Gefäße im Gebiet eines alten Ödems: Um das Lumen liegt kranzförmig ein feines Gerüst aus gequollenen Bindegewebsmaschen mit Histiocyten und Körnchenzellen. Ein Ödem ist jetzt färberisch nicht mehr nachweisbar. Man sieht das Äquivalent (Schrumpfung bei Paraffineinbettung) des hochgradig gequollenen Gewebes. a Vergr. 86fach, Kresylviolettfärbung. b Vergr. 92fach, HE-Färbung (s. ZÜLCH 1943, Abb. 25).

Stadium der Rückbildung der Ödeme. Nimmt das Ödem nicht höchste Grade ein, so wird es langsam resorbiert, teils vom Gewebe aufgesaugt (vacuolige Aufquellung der Zellen), teils von den Gefäßen rückresorbiert. Als Indicator für früheres eiweißreiches

Exsudat bleiben 1. die epitheliale „acidophile“ Veränderung der Oligodendroglia (Zülch 1943, S. 39), 2. die amöboide Schwellung und Vergrößerung der Astroglia mit Blaufärbung in der Masson-Methode, 3. das Bestehen perivenöser Aufhellungsringe spongiösen Charakters mit Makrophagen (s. Abb. 28a und b), 4. die Aufquellung und Vermehrung der kollagenen Fasern in den Capillar- und Venen-Wänden, besonders deutlich bei Masson-Färbung (tiefblau).

Eiweißreiche Ödeme (z. B. sog. allergisches Ödem ?). (Exsudat ? Frage der „Infektion“ bisher nicht geklärt). Modell: *perivenöse Encephalitis*, postinfektiös, postvaccinal oder allergisch-experimentell entstehend. Sitz: perivenös, vorwiegend im Mark, selten an einer großen Vene, die aus dem Mark austretend, die Rinde oder große Stammganglien durchzieht. Wahrscheinlich in der ersten Phase rein seröse Ausschwitzung, später gemischt serös-leuko-lymphocytär, erhebliche Neigung zur Demyelinisation durch Quellung (s. oben). Die Entmarkung kann zu markstückgroßen Herden zusammenfließen. Veränderungen besonders an den Markscheiden, weniger stark an den Axonen. Anschließend Aktivierung des Gefäßwandbindegewebes und Ausbildung von Polyblasten (Zülch 1956, Handbuch der Neurochirurgie Bd. III, Abb. 351c). In seltenen Fällen kann der Prozeß raumfordernd wirken (Pneumogramm, Zülch 1954, Abb. 9). Rückbildung dieser Ödeme ähnlich Abb. 28.

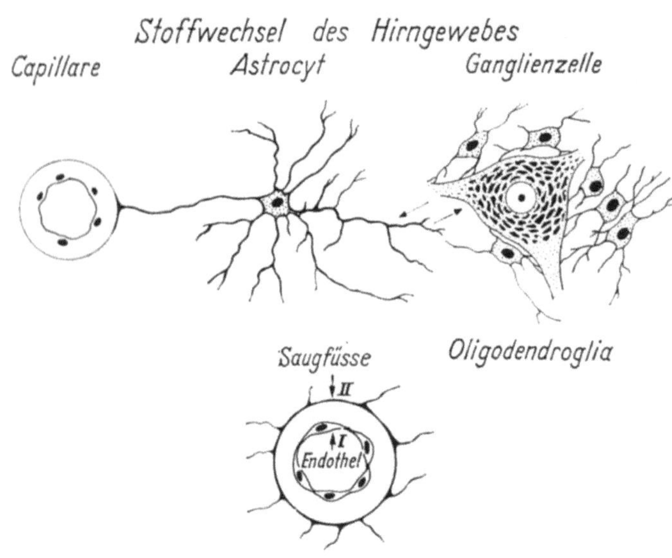

Abb. 29. Man muß zwischen Blut und Hirn 2 Schranken vermuten: 1. am Endothel, 2. „an den Saugfüßen“ bzw. den Astrocyten selbst. (Aus Zülch 1952, Abb. 3.)

Pathogenese von Hirnschwellung und Hirnödem.

Die *primäre* Hirnschwellung ist wahrscheinlich eine Parenchymdegeneration oder besser nach dem Vorschlage Altmanns! (1955) eine „Pathobiose“ (Heubner). Sie hat wahrscheinlich enge Beziehungen zu den degenerativen Vorgängen am Cytoplasma, die in der Allgemeinpathologie als körnige „albuminöse“ Degeneration bzw. „vacuoläre“ Transformation oder „fein- oder grobtropfige“ Entmischung jeweils bezeichnet wurden. Sie entsprechen makroskopisch dem Bild der trüben Schwellung. Auf diese Möglichkeit des Vergleiches habe ich in früheren Arbeiten (1940, 1943, 1953) hingewiesen. Dieser pathobiotische Vorgang an der Zelle wurde bisher teils auf eine Wasservermehrung, teils auf eine Eiweißanschoppung zurückgeführt. Es wurden aber auch Entmischungsvorgänge und Veränderungen im Sol-Gel-Zustand in Erwägung gezogen. Altmann (1955) glaubt, daß die Mitochondrien-Schwellung der wesentliche Vorgang sei, und daß diese Schwellung vorwiegend durch eine Wasseraufnahme entstände. Er hält aber bei Fortdauer einer Permeabilitäts-Störung auch das Eindringen von Eiweiß für möglich. Die soeben im Zusammenhang mit der trüben Schwellung gebrauchten Namen stellen nach Altmann verschiedene Zustände im zeitlichen Ablauf bzw. in der Pathogenese des gleichen Prozesses dar. Altmann weist aber schließlich darauf hin, daß die wäßrigen Vacuolen bzw. die sog. „blasige“ Entartung der Zelle mit diesem Vorgang der trüben Schwellung nichts zu tun haben. Ich habe an anderer Stelle (1952, S. 184) bereits diese Anschauungen der Allgemeinpathologie zitiert und die Möglichkeit eines Vergleiches zwischen Hirnschwellung und trüber Schwellung der Zelle erwogen, nachdem mich

RÖSSLE (ZÜLCH 1940) in dieser Auffassung bestärkt hatte. Allerdings ist der ganze Vorgang im Hirn noch besonders wenig geklärt, da die in der Pathologie mögliche Untersuchung durch Zellkultur bzw. Biopsie der parenchymatösen Organe für das Hirn weitgehend fortfällt. Wahrscheinlich wird bei der Deutung dieser ganzen Vorgänge die Frage der Blut-Hirnschranke eine wesentliche Rolle spielen, die allerdings wiederum das Hirn von den anderen Organen unterscheidet, denn die übrigen Blut-Parenchymschranken sind, soweit heute bekannt, nur durch eine Schranke gesichert. Demgegenüber ist aber wahrscheinlich die Blut-Hirnschranke doppelt gesichert: Zu der Endothelschranke kommt noch die der Astrocyten-Saugfüße bzw. des ganzen Astrocyten (s. Abb. 29).

Die zwischen Ganglienzelle und Blut geschaltete Astroglia hätte nach HELD, ROUSSY-OBERLING u. a. eine nutritive Funktion, wäre „im Alltag schon ein Träger der Zellmembran, ein hochgezüchtetes Glied der Stoffwechselfunktion und bildete damit neben dem Gefäßendothel einen mindestens gleichberechtigten Partner beim Aufbau der Schranke". Die Vergröberung dieser Schranke durch toxische Schädigung würde den Durchtritt auch von Eiweißkörpern erlauben und damit die Grundlage der Hirnschwellung geben. Die Hirnschwellung wäre im Beginn nur „eine pathologische Fehlsteuerung des Eiweiß-Stoffwechsels im normalen Säftestrom". „Erst im Endzustand der Hirnschwellung zerfiele die Astroglia und es entstünden dann irreversible Veränderungen und damit eine völlige Fehlsteuerung im Blutgewebsaustausch" (ZÜLCH 1952, S. 183). So könnte die primäre Hirnschwellung entstehen.

Auch SCHALTENBRAND hat sich 1957 (III. Internationaler Neuropathologen-Kongreß, S. 85) ausdrücklich zu dieser Ansicht über die Bluthirnschranke bekannt. „Es gibt doch heute ziemlich viel Beweise dafür, daß der Flüssigkeitstransport vom Blut zum Gehirn und umgekehrt im wesentlichen quer durch die Capillarwand erfolgt, und zwar intracellulär und nicht durch irgendwelche intercelluläre Räume. ... es handelt sich offensichtlich um eine aktive Leistung der Glia, welche die notwendigen Materialien zu den Ganglienzellen und Achsenzylindern hintransportiert und wieder wegtransportiert..."

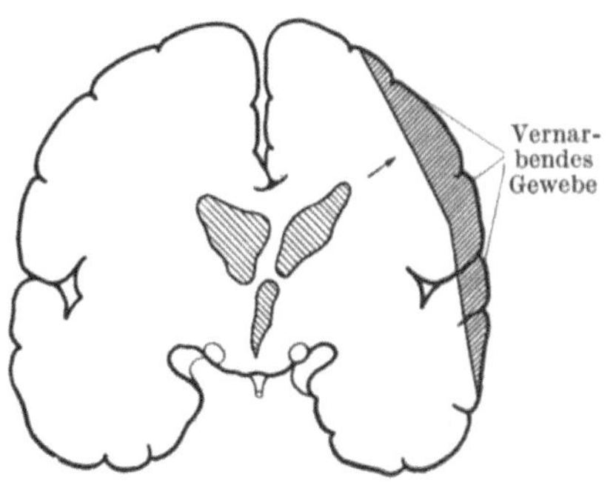

Abb. 30. Halbschematische Abbildung des anatomischen Präparates einer flächenhaften Hirnkontusion (schwarz schraffiert) mit Schrumpfung und „Ventrikelwanderung". Ein ähnlicher Vorgang kann sich bei der Erweichung nach Gefäßverschluß (Carotissperre) abspielen. (Aus KAUTZKY u. ZÜLCH.)

Im Gegensatz dazu liegt die Störung beim Hirnödem an der Endothelschranke; die Verkittung der Gefäßwand ist gelockert, die Flüssigkeit tritt zwischen den Wandzellen aus. Die eiweißreichen Ödeme wirken offenbar besonders stark „andauend" auf das Gewebe, halten sich aber wegen der kolloidosmotischen Druckverhältnisse zunächst perivasculär, während die eiweißarmen sehr schnell diffus im Gewebe verschwinden. Die Ödemmäntel um die Capillaren bilden eine zusätzliche Behinderung für den O_2-Austausch, so daß sich Ödem- und Anoxieschäden hier überdecken (SCHOLZ).

IV. Die Bedeutung der Schrumpfungsvorgänge für die Massenverschiebungen.

Bei den Schrumpfungsvorgängen ist es — *normale Verschieblichkeit der Gewebe vorausgesetzt* — ebenso belanglos wie bei den raumfordernden Prozessen, wie und auf welche Art der Volumenverlust entstanden ist. Es ist gleichgültig, ob er Spätfolge einer Verletzung oder Entzündung, eines Gefäßverschlusses oder einer Durchblutungsstörung, eines Ödems mit folgender Hirnatrophie oder gar einer „systematischen

Hirnatrophie“ vom Typus Pick oder Alzheimer ist. Wichtig sind auch hier nur der Volumen*verlust* und der *Sitz* derselben. Grundsätzlich bleiben also für alle schrumpfenden Prozesse die Regeln der Massenverschiebungen gleich.

V. Die Morphologie der normalen Gewebe im Schädelinnenraum als Voraussetzung der Massenverschiebungen.

1. Die Lage des Hirns im Schädel und die Verschieblichkeit der Hirnmassen.

Die Besonderheiten der Lage des Hirns im Schädelinnenraum wirken sich neben dem Volumen auctum bei den Massenverschiebungen aus und modifizieren die Wirkung

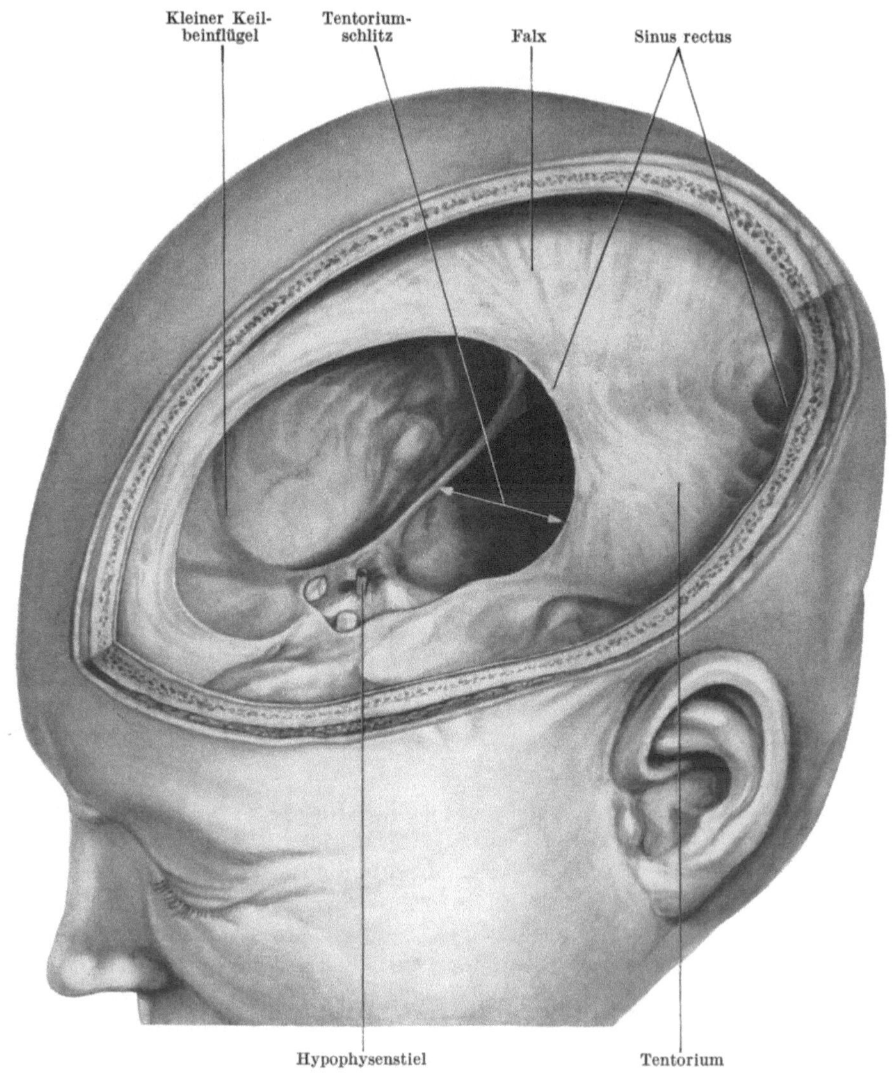

Abb. 31. Die Kammerung des Schädels durch Falx und Tentorium. Der Pfeil geht quer durch den Tentoriumschlitz. (Aus Kautzky u. Zülch.)

der Vermehrung der 4 Hauptfaktoren: Tumor, Liquor, Blut sowie Hirnmasse mit Ödem und Schwellung. Das Hirn hängt, in seinem Liquorbett schwebend, in der Schädelkapsel, die mit Dura ausgekleidet ist. An dieser ist es nur lose durch Hirnnerven, Gefäße und Hypophysenstiel mit der Basis verankert. Weiter hängt es durch die Venen in der

Mittellinie mit der Wölbung des Schädels in festem Zusammenhang. Der Schädelinnenraum ist durch die Falx und das Tentorium in drei große Räume geteilt (Abb. 31). Da das Hirn diesen Duraplatten lose an- und aufliegt, stützen sie die Hirnmasse und verhindern größere Verschiebungen. Durch die Kammerung entsteht auf jeder Seite der Raum der vorderen und mittleren Schädelgrube, sowie außerdem der infratentorielle Teil der Schädelhöhle, der etwas ungenau auch hintere Schädelgrube genannt wird. Zudem besteht eine Stufenbildung an der Basis durch den kleinen Keilbeinflügel, wodurch die mittlere von der vorderen Schädelgrube abgetrennt wird. Diese Trennung ist jedoch nur angedeutet und ergibt sich aus der verschiedenen Höhe der beiden Schädelgruben. Sie spielt bei weitem nicht die Rolle der Falx oder des Tentoriums. Die rechts und links der Falx und oberhalb des Tentoriums liegenden Abteilungen des Hirnschädels nehmen je eine Großhirnhemisphäre auf. Die Schädelhälften kommunizieren oberhalb des Tentoriums unterhalb der Falx noch recht breit miteinander. Die hintere Schädelgrube steht mit den beiden anderen Hemisphärenkammern jedoch nur durch den relativ engen Tentoriumschlitz in Verbindung, dessen Ränder das Mittelhirn umfassen (s. Abb. 31). Die hintere Schädelgrube hingegen öffnet sich durch das relativ enge Foramen occipitale magnum gegen den Spinalkanal nur sehr wenig. Diese Kammerung des Schädelinnenraumes erlaubt größere Verschiebungen nur innerhalb einer Hemisphäre oder von einer Hemisphäre zur anderen unterhalb der Falx in *seitlicher* Richtung oder schließlich durch den Tentoriumschlitz *achsial* nach unten oder oben. Doch behindern auch die äußere Fixierung des Gehirns an der Dura durch Venen, Arterien, Nerven und Hypophysenstiel sowie die innere Struktur des Gehirns, besonders sein Gehalt an langen weißen Markbahnen (Balken und übrige Commissuren, Assoziationsbahnen, innere Kapsel, Corona radiata und Hirnschenkel) die Massenverschiebungen und Formveränderungen bis zu einem gewissen Grade, oder sie modifizieren sie zumindest. Die erwähnten Öffnungen zwischen den Schädelhöhlen sind nun für die Richtung, die Stärke und die Form der Massenverschiebungen des Hirns bei raumfordernden Prozessen von großer Bedeutung, wie wir unten im speziellen Teil noch sehen werden (s. KAUTZKY-ZÜLCH).

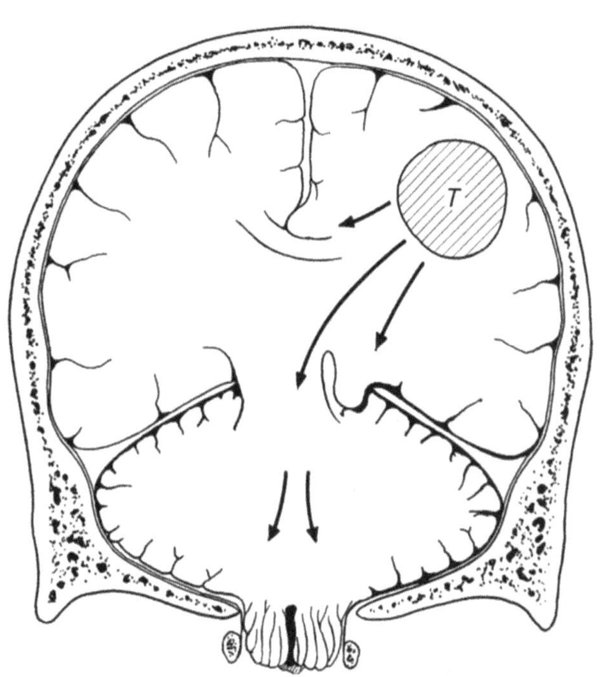

Abb. 32. Halbschematisches Modell der Massenverschiebungen bei einem Tumor des Parietallappens. Oben: Der Gyrus cinguli wird zur Gegenseite verschoben. Mitte: Neben dem Hirnstamm werden mediale Anteile des Temporallappens als Hernie in die hintere Schädelgrube gepreßt. Unten: Der Hirnstamm wird nach caudal verschoben und die Tonsillen in das Foramen magnum vorgetrieben. — Über dem Tumor sind die Windungen abgeplattet. (Aus KAUTZKY u. ZÜLCH.)

Von der örtlichen zur allgemeinen intrakraniellen Druckerhöhung.

1. Phase. In der Entwicklung raumfordernder Prozesse können mehrere Phasen unterschieden werden. Ein Tumor preßt in der *1. Phase* nach außen in jeder Richtung und verdrängt die anliegenden Hirnmassen (Abb. 1 und 32). Dabei gewinnt er Raum, indem er zunächst den Liquor aus den benachbarten Furchen und Zisternen auspreßt, wobei die Windungen abgeplattet werden und Hirnteile in die Zisternen vorgetrieben werden (sog. *Hirnhernien*) (s. u. und Abb. 32). Weiter werden die benachbarten Kammerteile örtlich eingedellt. So dehnt sich also ein raumfordernder Prozeß zunächst in seiner „eigenen Schädelgrube" auf Kosten der äußeren und inneren Liquorräume aus. Dabei entstehen die Zeichen des „örtlichen Hirndruckes" (Abb. 33): die Abflachung der Windungen, das Verstreichen der Furchen, die Hernien in etwaige benachbarte Zisternen und die Eindellung benachbarter Ventrikelteile (s. S. 213).

Wahrscheinlich wird sich dieser Vorgang allerdings bei sehr akut ablaufenden Prozessen etwas ändern. Es ist anzunehmen, daß dabei das Auspressen des Liquors aus den benachbarten Furchen nicht so leicht gelingt wie bei langsamer wachsenden raumfordernden Prozessen. So werden sich also bei *akut* verlaufenden volumensteigernden Prozessen sehr viel schneller auch in der *Ferne* Massenverschiebungen ausbilden als bei den langsamer wachsenden raumfordernden Prozessen, weil sich in der Nähe nicht genügend neuer Raum ergibt.

Im *altersatrophischen Hirn* mit weiten Furchen dauert es im allgemeinen viel länger, bis sich die Volumenzunahme so deutlich bemerkbar macht, da sie lange durch die erweiterten äußeren Liquorräume abgefangen werden kann und die Verschiebungen nach der Tiefe deshalb später auftreten. Für die pneumographische Darstellung ergeben sich daraus Fehlerquellen (s. Abb. 82 bei KAUTZKY-ZÜLCH).

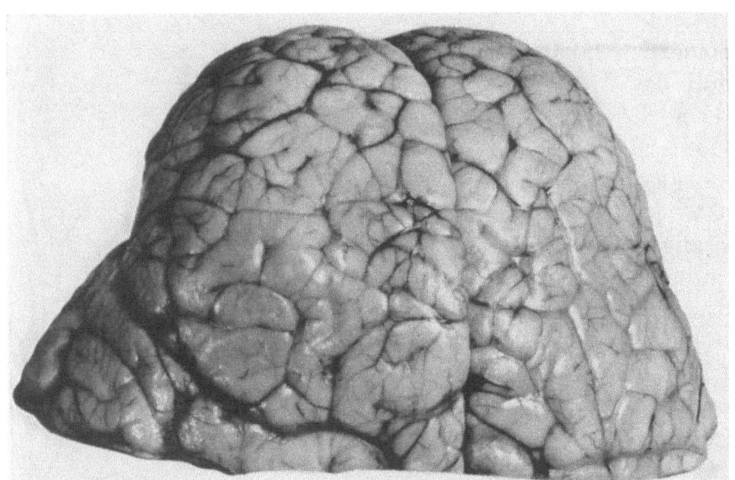

Abb. 33. Abplattung der Windungen und Verstreichen der Furchen bei Hydrocephalus occlusus mit Block in der hinteren Schädelgrube. (Zeichen des „allgemeinen Hirndrucks".)

2. Phase. Nimmt beim weiteren Wachstum des raumfordernden Prozesses das Volumen des betroffenen Hirnteiles zu, so kann es nicht mehr durch Auspressung der benachbarten Liquorräume *örtlich* kompensiert werden. Das gilt insbesondere dann, wenn als Reaktion auf die Geschwulst sich Ödem und Schwellung der Nachbarschaft als zusätzliche raumfordernde Größe hinzugesellen. Jetzt müssen weiter abliegende Reserveräume in Anspruch genommen werden. Es kommt also zu ausgedehnteren Massenverschiebungen, und der Druck überträgt sich auf die ganze Hemisphäre (Abb. 32 und 36). Bald aber reichen auch die Reserveräume einer Hemisphäre zur Aufnahme des Volumen auctum nicht mehr aus. Es müssen ausgedehntere Verschiebungen von Hirnmassen eintreten, um immer neue Liquorräume zur Kompensation zu gewinnen. Also erfolgt die Verlagerung von Hirnmassen in die Nachbarkammern: unter der Falx in die gegenseitige Hälfte (Abb. 32 oben) des supratentoriellen Raumes, eventuell auch jetzt schon durch den Tentoriumschlitz „achsial" in die hintere Schädelgrube (Abb. 32 unten).

Die Massenverschiebungen folgen bestimmten Regeln. Diese sind das Ergebnis einer großen Zahl wirksamer Faktoren, die die Druckkraft modifizieren. Zwar übt jeder raumfordernde Prozeß — wie wir oben sahen — zunächst einen *gleichmäßigen* Druck auf die Nachbarschaft aus. Eigentlich müßte sich also eine gleichmäßige Massenverschiebung in allen Richtungen ergeben. Doch stehen gewisse Momente einer gleichmäßigen Massenverschiebung nach allen Richtungen entgegen. Diese sind — wie oben erwähnt — 1. die innere Faserstruktur des Gehirns mit Versteifung durch grobe Markbahnen, 2. die äußere Fixierung des Gehirns durch die Arterien, Venen und den Hypophysenstiel, 3. der Sekretionsdruck des Liquors, der einer Kompression eines abgeschnittenen Liquorkammerteiles (mit Plexus) entgegenarbeitet, und 4. der Blutdruck, der auf die Streckung aller gekrümmten Arterienteile hinwirkt.

Die drei großen Hirnarterien verlaufen nämlich in zahlreichen großen Krümmungen (Bogen), was bei dem schwebenden Gleichgewicht, in dem sich die Hirnmasse im Schädelinnenraum befindet, auf eine Erhaltung der äußeren Ei-Form des Hirns hinwirkt; denn die Arterien versuchen, sich infolge der Wirkung des Blutdrucks ständig in den Bogen zu strecken, wodurch das Hirn gegen die knöcherne Wand gepreßt wird (KAUTZKY u. ZÜLCH 1955).

Als 5. Faktor wirkt die Kammerung des Hirns einer gleichmäßigen Massenverlagerung in allen Richtungen entgegen, was bereits oben besprochen wurde. Die Falx selbst und das Tentorium (Abb. 35) sind nur ganz wenig verschieblich, sie geben einem Druck nur nach, der *benachbart* durch einen großen raumfordernden Prozeß und zwar *chronisch* über längere Zeit ausgeübt wird. Nur dann stellt sich die Falx im Frontal- oder Parietalgebiet schräg (Abb. 2 und 34), und das Tentorium kann sich nach oben oder unten ausbeulen, wie durch die Kontrastmittel-Röntgenologie nachgewiesen ist (Anhebung eines Hinterhorns bei manchen raumfordernden Prozessen einer Kleinhirnhemisphäre, z.B. bei großen Acusticusneurinomen). Infolge dieser Starrheit von Falx und Tentorium sind Verschiebungen von Hirnmassen unter der *Falx* nur von einer Schädelhälfte in die andere *unter dem unteren Falxrande* möglich, und aus dem supratentoriellen Raum *durch* den *Tentoriumschlitz* in die hintere Schädelgrube und umgekehrt. Dagegen sind Verlagerungen von Hirnmassen aus der hinteren Schädelgrube in den Spinalkanal nur mit einem geringen Volumen möglich. (Druckconus, s. u. S. 265.)

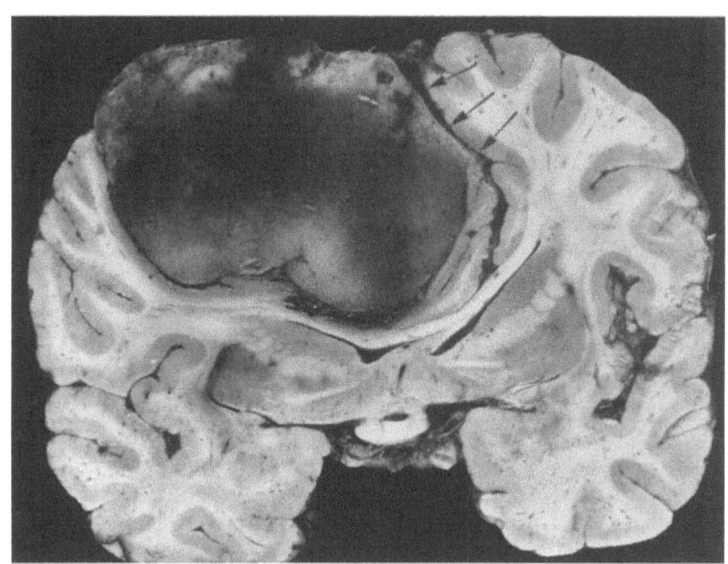

Abb. 34. Starke Schrägstellung der Falx (Pfeile!), (s. Abb. 44 rechts, KAHN et al.) durch riesiges, parasagittales Meningeom des mittleren Sinusdrittels. Höchstgradige Massenverschiebung zur Gegenseite und Verlagerung sowie Verformung beider Vorderhörner bzw. Cellae mediae.

Aber auch unter dem unteren Falxrand ist — wie wir später noch genauer sehen werden (s. S. 249) — die Verschieblichkeit der Hirnmassen verschieden. Am leichtesten erfolgen Verschiebungen im *Frontalbereich*, wo zwischen dem unteren Falxrand und dem Balken ein weiter Zwischenraum liegt. Denn die Cisterna interhemisphaerica ist hier sehr hoch (s. Abb. 40 und 46) bzw. reicht weit nach rostral. Parietal hingegen liegt die Falx dem Balkensplenium fast an. Sie hält also dort den Balken — und damit die angrenzenden Hirnmassen — infolge der Verstrebung mit den Faserzügen des Centrum semiovale praktisch in der Mittellinie fest (s. Abb. 35). Seitenverschiebungen können *nur dann* auch im *Parietalgebiet ausgiebig* erfolgen, wenn der raumfordernde Prozeß den Balken vorher von der unteren Falxkante abgedrängt hat (s. Abb. 2 und 34, so z.B. beim Meningiom des mittleren Sinusdrittels bzw. großen parietalen cystischen Astrocytomen). Ist auf die beschriebene Weise der Massenausgleich noch nicht möglich, so muß sich ein komplizierter Verschiebungsvorgang einstellen, durch den zunächst Teile des Parietallappens (bzw. besonders ausgeprägt sieht man dies bei raumfordernden Prozessen des Occipitallappens,

s. Abb. 36, III) in caudal-rostraler Richtung (in der Forelschen Achse des Gehirns) gedrängt werden. Das werden wir bei der Besprechung der occipitalen und frontalen in Polnähe liegenden raumfordernden Prozesse noch genauer sehen (s. S. 275, 280). Zusammengefaßt: Erst wenn die Hirnmassen von occipital in Richtung nach frontal oder aber, wie wir oben sahen, im Parietalgebiet von dorsal nach basal verlagert wurden, können sie unter dem freien Falx-Rand auch ausgiebig zur Gegenseite verschoben werden.

Die von einer Seite auf die andere unter dem Falxrand herübergleitenden Hirnteile bestehen in erster Linie aus dem Balken und Gyrus cinguli, Teilen des medialen Stirnlappens (bzw. Scheitellappens) und tiefen Mark- und Stammganglienteilen um den 3. Ventrikel (Abb. 36, 46 und 47).

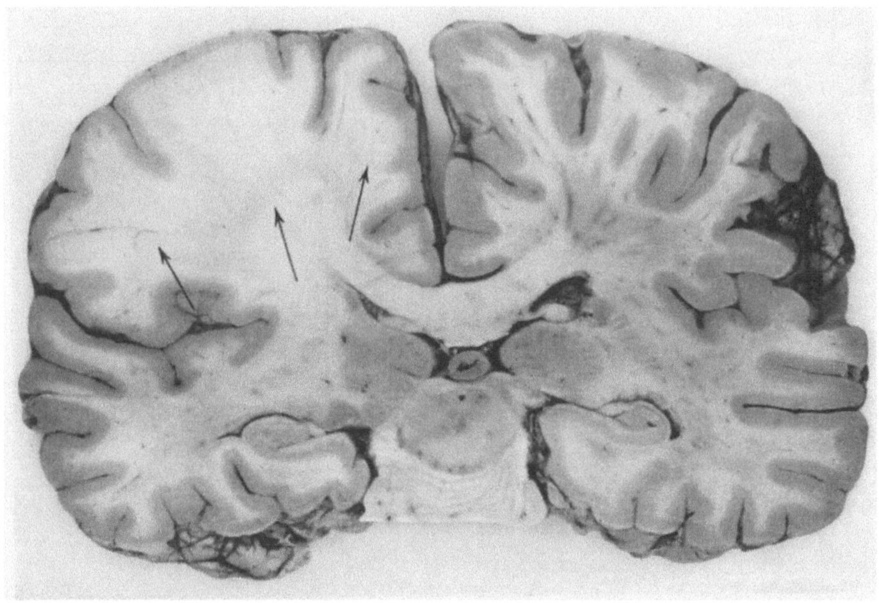

Abb. 35. Riesige Hirnschwellung im Parietallappen bei Glioblastom. Keine seitliche Verschiebung des Gyrus cinguli infolge der Barrierewirkung der Falx, wohl aber eine geringe des tiefer liegenden Mittelhirns und der Zirbel, die offensichtlich durch das vordringende Pulvinar verlagert wurden (s. S. 287/88 und 289 ff.). (Aus Zülch 1941, Abb. 1.)

Fassen wir diese Verschiebungsvorgänge beim raumfordernden Prozeß noch einmal in wenigen Worten zusammen, so richtet sich in der ersten Phase der Druck gegen die Nachbarschaft und führt zur Ausfüllung der Reserveräume in den Furchen, Zisternen und benachbarten Kammerteilen. In der zweiten Phase erfolgt die Massenverschiebung innerhalb der gleichen Hemisphäre gegen die benachbarten Lappen und in dem von der Falx freigelassenen Teil der medialen Schnittebene auch in Richtung auf die Gegenhemisphäre (s. Abb. 32). Gleichzeitig mit diesem Vorgang der Seitenverschiebung kann sich der Druck und die Verlagerung aber auch *achsial* (Zülch 1951) durch den Tentoriumschlitz in die hintere Schädelgrube fortpflanzen, und zwar besonders dann, wenn der raumfordernde Prozeß in der Längsachse des Hirns „drückt" — d. h. vornehmlich vom Frontallappen aus wirkt — (Abb. 36, I). Dabei wird der ganze Hirnstamm nach caudal verlagert und damit ebenfalls weiterer Reserveraum für eine supratentorielle Geschwulst gewonnen. Diese rostral-caudale Verschiebung kann sich dann von der hinteren Schädelgrube weiter gegen den Spinalkanal fortsetzen. Auch dadurch wird ein zusätzlicher Raum für das Geschwulstwachstum gewonnen.

Für eine frühzeitige „achsiale" Verschiebung spricht z. B. die sehr frühe Ausbildung des cerebellaren Druckconus bei *Frontal*lappentumoren (Olivecrona, Riessner u. Zülch 1939) bzw. die Verlagerung der Zirbel nach abwärts (nachgewiesen bei Messungen des Kalkschattens im seitlichen Röntgenbild, s. S. 289 ff.).

Liegt der raumfordernde Prozeß hingegen mehr *lateral* (temporal, parieto-lateral), so richtet sich der Hauptdruck zunächst von lateral gegen die Mittellinie des Hirns, weniger gegen die hintere Schädelgrube. Bei occipitalen Tumoren hingegen erfolgt die Verschiebung in erster Linie nach rostral (frontal) und dann erst zur Gegenseite.

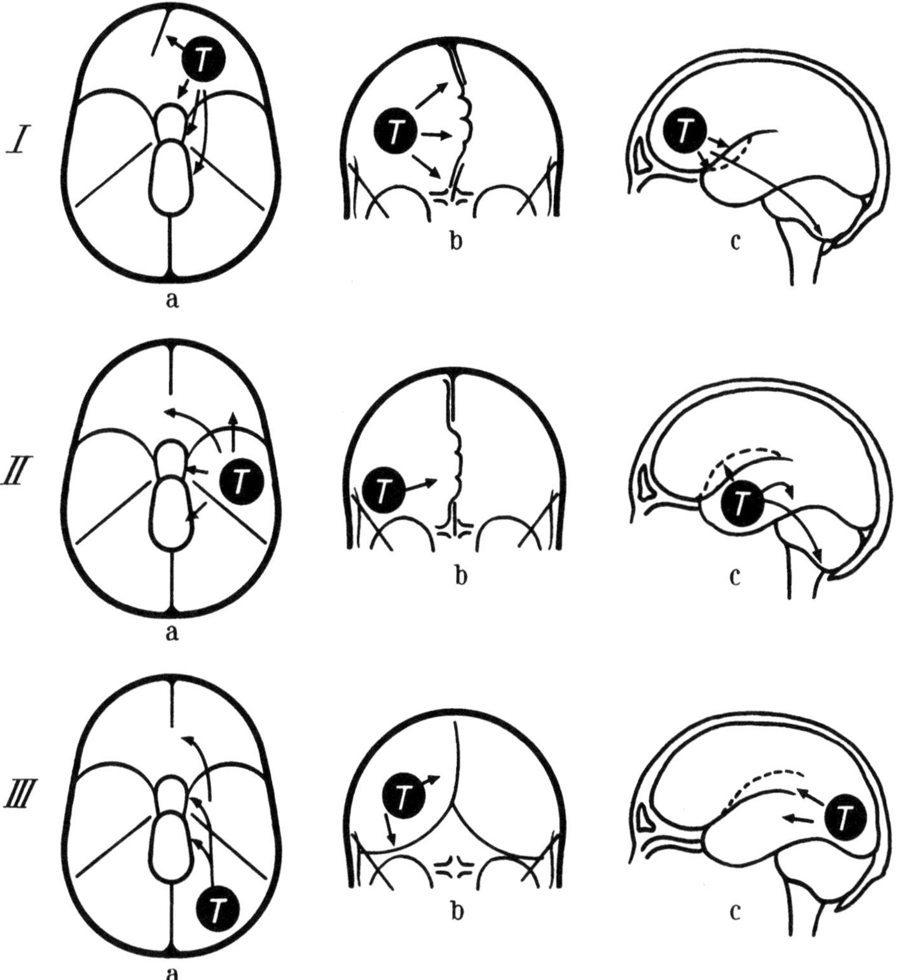

Abb. 36. Schema der wichtigsten Massenverschiebungen bei *I* frontalen, *II* temporalen und *III* occipitalen Tumoren. *I* Hier drückt der frontale Tumor auf die Falx, stellt sie schräg (s. Abb. 34), preßt über den Keilbeinflügel gegen den oberen Temporallappen und verschiebt den Hirnstamm frühzeitig „achsial"; *II* der temporale Tumor drückt gegen den Frontallappen und verschiebt die Fissura Sylvii nach vorne-oben, den Uncus aber gegen den Tentoriumschlitz. Die Kraft reicht frontal nicht aus, um die Falx schräg zu stellen (s. Abb. 53); *III* der occipitale Tumor muß — da in einem kegelförmigen Raum der Dura gelegen — erst die benachbarten Hirnmassen nach vorne drücken, wo er aber noch frontale Hirnteile über die Mittellinie zur Gegenseite verlagern kann. Die Fissura Sylvii wird angehoben. (Aus KAUTZKY u. ZÜLCH.)

Die besonderen Verschiebungsmöglichkeiten einer Hemisphäre nach seitlich in Richtung auf die Gegenhemisphäre bei jedem gleichmäßig auf die Konvexität ausgeübten Druck führt zu einer sehr typischen Eindellung mit einer Prädilektion im Fronto-Temporo-Parietalgebiet. An dieser Stelle findet sich infolgedessen der Raum zur Ausbreitung eines subduralen gekapselten Hämatoms, wie ZEHNDER (1937, seine Abb. 2) richtig gezeigt hat (s. Abb. 3).

Bei den von lateral wirkenden Verschiebungen kommt es auch sehr frühzeitig zur Verlagerung von Hirnteilen in die basalen Zisternen (Cisterna basalis und ambiens: sog. temporaler oder tentorieller Druckconus). Diese Hirnteile werden dann erst sekundär vom supratentoriellen Druck erfaßt und nach basal durch den Tentoriumschlitz in die hintere Schädelgrube hineingepreßt. Es erfolgt dann *nach* der Seitenverschiebung auch eine „achsiale" Verlagerung des Hirnstammes bei den lateral liegenden raumfordernden Prozessen. Dadurch gerät die hintere Schädelgrube auch bei lateralen Tumoren unter Druck, wenn auch meist erst später als bei den ersterwähnten, in der Mittelachse liegenden raumfordernden Prozessen. Es bildet sich so zu dem temporalen Druckconus auch der cerebellare Druckconus aus (Abb. 32).

Diese Beispiele haben uns gezeigt, wie sich auf den verschiedensten Wegen die örtliche Zunahme des Volumens auf die Nachbarschaft auswirkt, wie der *örtlich erhöhte intrakranielle Druck* entsteht, wie dieser dann auch auf die ganze Hemisphäre und die Gegenseite übergreift, und wie sich schließlich der supratentoriell erhöhte Druck auch in die hintere Schädelgrube fortsetzt: *Aus der örtlichen ist der allgemeine intrakranielle Überdruck entstanden* (s. Tönnis, Tafel 1, 1937, 1948).

2. Die Anatomie der normalen Reserveräume und die Entstehung von Hirn-„Hernien"[1] im Gebiet der Zisternen bei raumbeengenden Prozessen.

Wir haben soeben das Wachstum eines raumfordernden Prozesses und die dabei entstehenden Möglichkeiten der Formveränderungen des Hirns kennengelernt. Wir sahen, daß dabei mehrere Phasen unterschieden werden können, und stellten fest, daß Hirnmassen in allen „möglichen" Richtungen von einer Schädelgrube in die andere verlagert werden können: von der mittleren Schädelgrube über den kleinen Keilbeinflügel in die vordere Schädelgrube und umgekehrt, von der einen Hemisphäre unter der Falx zur Gegenseite, vom supratentoriellen Raum durch den Tentoriumschlitz in die hintere Schädelgrube und umgekehrt sowie von dort durch das Foramen occipitale magnum in den Spinalkanal. Sämtliche Durchtrittstellen sind ganz oder teilweise von *scharfen Kanten* des Knochens oder der Dura begrenzt. Bei der Verlagerung gleiten nun die Hirnteile über diese scharfen Kanten. Normalerweise sind sie gepolstert durch die Liquorräume der Zisternen (s. S. 246 ff.). Dadurch wird zwar verhindert, daß das Hirn bei mäßigen Schleuderungen an den erwähnten scharfen Kanten Beschädigungen erleidet.

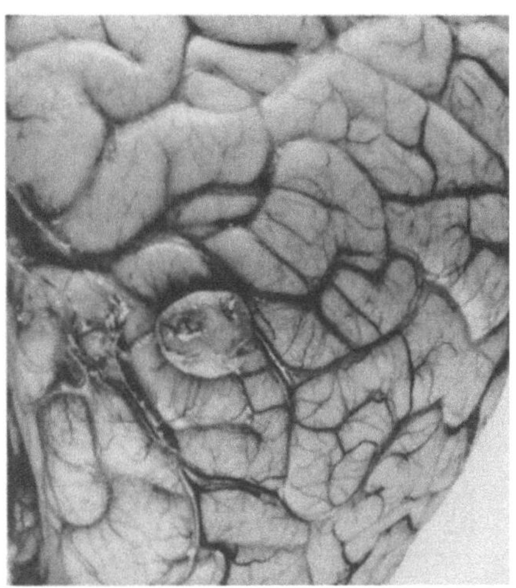

Abb. 37. Kirschkerngroßer „Prolaps" in das occipitale Ventrikelbohrloch bei Hydrocephalus occlusus durch Blockade in der hinteren Schädelgrube. (Aus Zülch 1941, Abb. 2.)

Bei starken Traumen aber reicht diese Polsterung nicht aus. Man findet in der Nähe dieser scharfen Kanten Kontusionsherde (s. Zülch, Bd. IV dieses Handbuches und insbesondere auch Lindenberg 1955).

Werden nun bei raumfordernden Prozessen Hirnmassen in die Zisternen vorgedrückt und pressen sich dabei gegen die scharfen Kanten vor, so zeichnen sich scharfe Schnürfurchen an den verlagerten Hirnteilen ab. Durch diese Formveränderung der in und durch die Zisternen verlagerten Hirnmassen haben diese besonders frühzeitig Beachtung gefunden (s. S. 210, „Historisches") ohne daß aber damals ausreichend klar wurde, daß es sich bei dieser Hernienbildung nur um einen *Teilausschnitt* aus dem ganzen Vorgang der Massenverschiebungen handelte. Tatsächlich sind die Hernien nur die „Indikatoren"

[1] Nachdem sich jetzt die Bezeichnung „Hirnhernie" im internationalen Sprachgebrauch durchgesetzt hat, habe ich meinen Vorschlag (1941, Anm. 3), die Meyerschen Hirnhernien als „innere Prolapse" zu bezeichnen, aufgegeben, obwohl auch heute noch manche Bedenken gegen die Meyersche Bezeichnung der „Hernien" sprechen. Insbesondere fehlt auch hier der aufschlußreiche sprachliche Gegensatz zum „äußeren" Prolaps bei eröffnetem Schädel; dieser kennzeichnete meines Erachtens die Dynamik und die Verwandtschaft dieser beiden Verschiebungsvorgänge sehr treffend.

(Riessner u. Zülch 1939) für die weit ausgedehnteren Massenverschiebungen bei raumfordernden Prozessen.

Neben diesen „Hernien" gibt es auch echte „Prolapse" bei Eröffnung des Schädels und erhöhtem intrakraniellem Druck (s. Anm. S. 240), z. B. auch in die Bohrlöcher der Ventrikelpunktion (s. Abb. 37).

Eine Mittelstellung zwischen den Hernien und diesen echten Prolapsen sind die sog. „Hirnsubstanzhernien", kleinste Prolapse von Hirngewebe in die Dehiszenzen der Dura

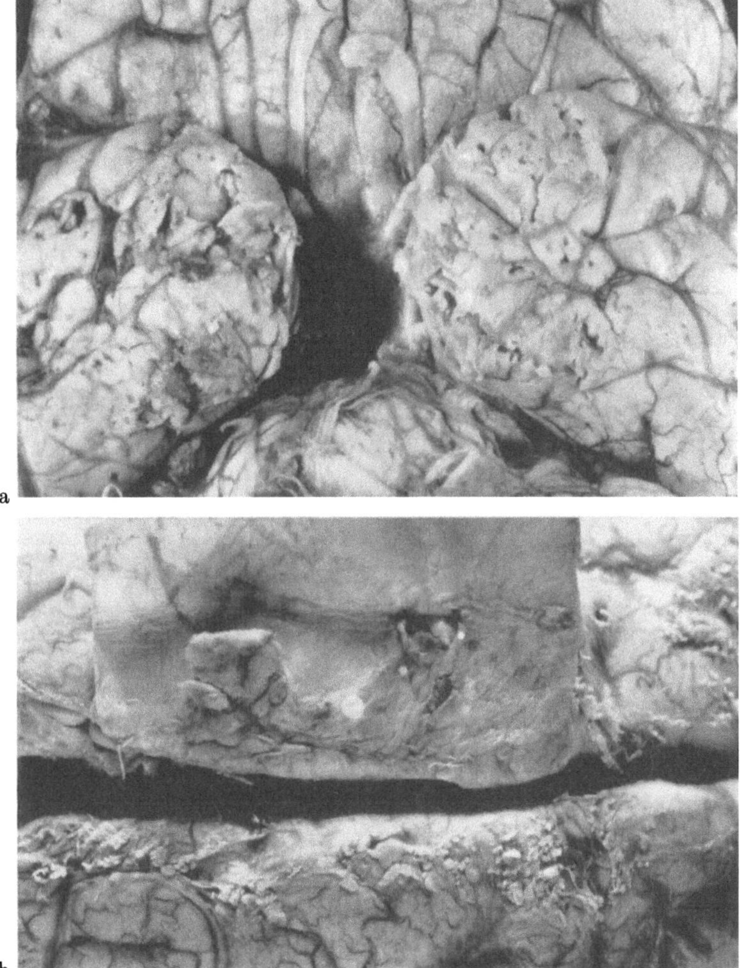

Abb. 38 a u. b. a Man erkennt an der Basis des Temporallappens kleine Löcher im Hirngewebe. Hier sind die in die Dehiszenzen der Dura vorgedrungenen „Hirnsubstanzhernien" abgerissen. b Prolaps von Hirngewebe durch die Dura in eine Pacchionische Granulation. Man findet diese beiden Arten der Hernien nur bei langem, chronisch anhaltendem, gesteigertem intrakraniellem Druck.

der Basis bei hochgradiger Erhöhung des intrakraniellen Druckes (Abb. 38a) bzw. in die Pacchionischen Granulationen (Abb. 38b).

Die *topischen Beziehungen der Hernien zu den Zisternen* wurden zum erstenmal von Spatz richtig erfaßt (Spatz u. Stroescu 1934, Hasenjäger u. Spatz 1937). Spatz u. Mitarb. aber sahen diese „Zisternenverquellungen" als einen lokalen Schwellungsvorgang an den physiologischerweise bereits *in den Zisternen* liegenden Windungen an. Sie wandten sich nachdrücklich gegen eine mechanische Erklärung des Verschiebungsvorganges. Gegen diese Auffassung von Spatz hatte sich Ostertag bereits 1935 gewandt. Tönnis hat dann in seinem Referat 1937 eine Hirndrucklehre entwickelt, die auf dem Prinzip der *mechanischen Massenverdrängungen* begründet war. Er hat durch seine

Mitarbeiter Riessner u. Zülch und insbesondere durch experimentelle Untersuchungen von Perret und Sorgo die Richtigkeit seiner Auffassung beweisen lassen.

Perret konnte z. B. zeigen, daß die gleichen „Zisternenverquellungen" auch bei Ersatz eines natürlichen raumfordernden Prozesses durch einen künstlichen Paraffintumor entstehen, d. h. „ohne Hirnschwellung" (Abb. 39).

Den drastischsten Beweis aber lieferten Riessner u. Zülch (s. Perret 1940, S. 18), die mit Hilfe eines in den Subduralraum der Katze eingeführten Gummiballons die Entstehung der „Zisternenverquellung" in der Cisterna magna nach Entfernung des Atlas im Status nascendi beobachten konnten: die Tonsillen traten bereits Sekunden nach Aufblasen des Ballons im supratentoriellen Raum durch das Foramen occipitale magnum aus und verschwanden sofort wieder, wenn der Ballon entleert wurde, d. h. die raumfordernde Größe verschwand. Dieses Experiment beweist, daß „Hernien" acutissime entstehen können, wenn nur die Volumenvermehrung rasch eintritt. Diese Versuche mit experimentell gesetzten raumfordernden Prozessen wurden später von mehreren Verfassern, u. a. von Petr und von Cabieses wiederholt (s. S. 212).

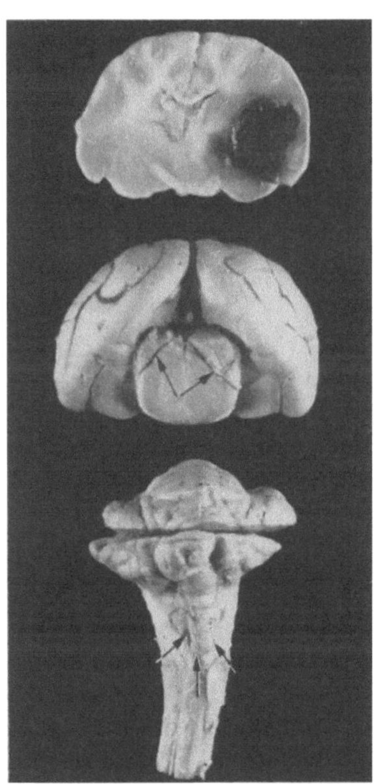

Abb. 39. Präparat aus der Experimentalstudie von Perret. Durch Injektion einer rotgefärbten Paraffinplombe ins rechte Temporalgebiet wurden doppelseitige (rechts wesentlich stärkere, s. Pfeile!) Hernien in die Cisterna ambiens sowie ein cerebellarer Druckconus II. Grades in die Cisterna magna herabgetrieben. Bisher kein wesentliches Hirnödem oder Schwellung nachweisbar.

Der Ausdruck „Zisternenverquellung" entspricht daher nicht der Pathogenese. „Hernie" charakterisiert den Vorgang besser, da es sich um eine Verlagerung von Körperteilen in einen präformierten Raum handelt. Ostertags „Zisternentamponade" oder der jetzt von ihm gebrauchte Ausdruck „Zisternenverkeilung" (1944) beschreibt den Vorgang der „Ausfüllung" zwar sehr gut, weist aber nicht ausreichend auf die Pathogenese hin. „Zisternen-Hernie" ist daher wohl die beste Bezeichnung, obwohl es sprachlich Schwierigkeiten macht, die Beziehung zu den Zisternen richtig auszudrücken, was wieder wegen der heutigen röntgenologischen Diagnostik wünschenswert wäre.

Korrekt also ist: „Hirnhernie in die Cisterna ambiens". „Ambiens"-Hernie klingt zwar sprachlich nicht schön, wird sich aber wohl wegen seiner Kürze und Prägnanz durchsetzen, zumal wir ja auch von direkten oder indirekten „Inguinalhernien" sprechen. Die Ausdrücke „temporale" oder „cerebellare" Hernie oder „Druckkonus" sind zwar sprachlich einwandfrei, heben aber diese Beziehung zu den Zisternen nicht genügend hervor.

Pia hat den Ausdruck „Tamponade" wieder aufgegriffen und unterscheidet jetzt 3 Formen: 1. die Zisternen-Hernien, 2. die Zisternen-Tamponade, womit er ausdrücken will, daß die Zisterne durch Absceß, Cyste oder Blutung ausgefüllt ist, und schließlich 3. eine Zwischenform zwischen den beiden, bei der der vorgedrungene Teil aus Hirn plus „Tumor" besteht.

Die Bildung dieser Hirnhernien und der anderen „Einschnürungen" kann nun zahlreiche weitere Komplikationen mit sich bringen: zum ersten können Teile der *inneren Liquorbahn* an einer ihrer großen „Engen" durch die Hernie *komprimiert* werden: der Aquädukt im Tentoriumschlitz, das Foramen Magendi im occipitale magnum; dadurch kann eine zusätzliche relative Behinderung des Liquorstromes entstehen und als zusätzliche raumfordernde Größe sich ein mäßiger Hydrocephalus occlusus bemerkbar machen. Auf diese Vorgänge wurde auf S. 215 ff. näher eingegangen.

Da alle drei großen *Hirnarterien* durch die Hauptzisternen der Liquorräume verlaufen, können sie von den Hirnhernien erfaßt und gegen scharfe Kanten *gequetscht* bzw.

stranguliert werden. Durch diesen Vorgang kann die Versorgung der von den Arterien abhängigen Hirnteile mehr oder weniger beeinträchtigt werden (s. S. 285 ff.). Wichtig ist dieser Vorgang für die Deutung von Fernsymptomen im neurologischen Befund bzw. im Elektroencephalogramm. Am stärksten bemerkbar macht sich diese Strangulation an der A. cerebri posterior, wo es durch die Schnürung am scharfen Rand des Tentoriumschlitzes zu blutigen Infarkten im Versorgungsgebiet der Arterie mit entsprechenden klinischen Syndromen kommen kann (s. S. 285 ff.).

Am wichtigsten aber ist die Gefahr, daß bei den lateralen bzw. achsialen Verschiebungen des Hirnstammes das *Mittelhirn* durch den temporalen Druckconus im Tentoriumschlitz oder die *Medulla oblongata* bei den achsialen Verschiebungen durch die pfropfenartig vorgedrungenen Kleinhirntonsillen *gequetscht* werden kann. Dadurch werden an beiden Stellen „vitale“ Zentren „eingeklemmt“. Diesen äußerst lebensbedrohlichen Vorgängen der *Einklemmung* mißt die Klinik in den letzten Jahren wachsende Bedeutung zu. Die Angiographie und auch die Pneumographie können uns gelegentlich helfen, diese Vorgänge verhältnismäßig früh zu erkennen, bevor sich die lebensbedrohlichen Einklemmungserscheinungen klinisch voll geltend machen (Zülch 1950; Pia 1953; Tönnis u. Pia 1953; Ecker 1951; Azambuja u. Lindgren 1955; Niemeyer 1955).

Die Bedeutung der Massenverschiebungen für das Leben des Patienten.

Die Einklemmung von Hirnteilen bildet für das Leben des Patienten oft eine tödliche Gefährdung. An den zwei erwähnten Stellen können sie daher zeitweilig eine „vitale“ Bedeutung haben.

Die Einklemmung geht also weit über die örtliche Gefährdung durch den primär verursachenden raumfordernden Prozeß hinaus, besonders bei gutartigen Tumoren. Denn auf die Dauer wirkt dadurch selbst der gutartigste raumfordernde Prozeß klinisch „maligne“, d. h. tödlich. *So müssen wir nach ihrer klinischen Bedeutung — die wir versuchen aus den Symptomen zu erkennen, das wird im klinischen Teil noch genauer diskutiert werden — „vital bedrohliche“ und „nicht bedrohliche“ Massenverschiebungen unterscheiden. Es können aber auch „vital bedrohliche“ Typen der Massenverschiebungen zeitlich und graduell in einer „noch nicht bedrohlichen“ Phase stehen.*

Experimentelle Untersuchungen. Die Wirkung der raumfordernden Prozesse auf das Hirn ist auch experimentell studiert worden. So setzte Perret künstliche Paraffintumoren (Abb. 39), Riessner und Zülch verwandten das Volumen eines Gummiballons (s. Perret 1940), Reid u. Coone, Morson (1953), Petr et al. (1955) und Cabieses (1955) verwandten ebenfalls künstliche raumfordernde Prozesse, um die Massenverschiebungen zu studieren. Eine experimentelle Untersuchung des Ablaufes der schrumpfenden Prozesse steht anscheinend noch aus.

VI. Die Bedeutung von Sitz, Art und Wachstumsgeschwindigkeit der raumfordernden Prozesse für die intrakranialen Massenverschiebungen.

Es wird bereits nach den bisherigen Feststellungen verständlich sein, daß *Form* und *Grad* der Massenverschiebungen sehr wesentlich von dem *Sitz* und dem *Volumen* des raumfordernden Prozesses abhängen. Das wird aber unten (s. S. 274) noch für die einzelnen Tumorgruppen bewiesen werden. Hier sei aber bereits auf einige allgemeine Regeln bei der Entstehung der Massenverschiebungen hingewiesen. Nach dem *Sitz* müssen wir zwei große Gruppen von raumfordernden Prozessen unterscheiden: 1. die (lateralen oder) Hemisphären-Prozesse, 2. die (meist medial liegenden) innerhalb oder unmittelbar nahe dem Ventrikelsystem gelegenen Prozesse, besonders soweit sie in der medialen Liquorstrombahn zwischen Foramen Monroi und Foramen Magendi lokalisiert sind. Bei der 1. Gruppe spielen sich die Massenverschiebungen während des Wachstums des raumfordernden Prozesses nach den eben entwickelten Regeln (s. S. 234) in verschiedenen Phasen ab. Bei der 2. Gruppe hingegen entsteht sehr rasch der Hydrocephalus occlusus, der dann bald das ganze Bild beherrscht. Das wurde auf S. 215 dargestellt.

Eine gewisse Mittelstellung zwischen diesen beiden großen Gruppen nimmt eine 3. Gruppe ein: die Stammganglien-Tumoren. Bei ihnen steht bald der eine, bald der andere Vorgang bei der Entstehung der Formveränderungen mehr im Vordergrund.

Aber nicht nur der *Sitz*, sondern auch die *Art* der raumfordernden Prozesse beeinflußt den Ablauf der Massenverschiebungen. Höchst wirksam ist zunächst einmal die Tatsache, daß raumbeengende Prozesse *bestimmter Art* überhaupt *nur an bestimmten Stellen* des Hirns vorkommen können, etwa die Ependymcysten zwischen den Foramina Monroi, die Ventrikel-Meningiome im Trigonum oder sehr selten im 3. Ventrikel, die Epidermoide im Seitenventrikel am Unterhorn bzw. bis hin zum Trigonum, die Ependymome in den Seitenkammern am Foramen Monroi, die Astrocytome im Frontallappen als frontomedialer, frontodorsaler und frontolateraler Tumor mit bestimmten Wachstumsformen, d. h. Infiltration des Septums, Ausbildung einer großen Cyste rostral von der Vorderhornspitze bzw. Infiltration der Insel usw. (Zülch 1951). Auf diese engen Korrelationen zwischen dem Sitz der raumfordernden Prozesse und ihrer Art sowie den besonderen Wachstumsformen wird auch in Bd. III dieses Handbuches, S. 51ff., ausdrücklich eingegangen.

Aber auch die *Art* und die *besonderen Formen des Wachstums* haben sehr enge Beziehungen. So ist es nicht gleichgültig, ob das Wachstum eines Tumors *rein infiltrierend* oder *rein verdrängend* erfolgt: Ein infiltrierend wachsender Tumor wirkt meist weniger raumfordernd als ein verdrängend wachsender; doch kommt bei den infiltrierend, aber *destruierend* wachsenden — d. h. meist malignen — Tumoren vom Typus des Glioblastoms und der Metastase nun noch dazu, daß gerade diese Prozesse sehr stark das umliegende Hirngewebe beeinflussen. Sie können ein Hirnödem oder eine Hirnschwellung und damit einen zusätzlichen raumfordernden Faktor erzeugen.

Die *Art* eines raumfordernden Prozesses aber steht nun wieder in sehr enger Relation zu dem *Wachstumstempo* des zusätzlichen Volumens. Ein langsam sich entwickelndes Blastom — ein Meningiom — wird dem Hirn gewöhnlich eher die Möglichkeit zum Ausweichen geben als ein malignes und damit sich rasch entwickelndes Gewächs, bei dem sich zudem noch sehr schnell Hirnödem und Hirnschwellung als zusätzliche Faktoren einstellen: es kommt daher beim Meningiom weniger häufig bereits im Anfang zu den großen Massenverschiebungen mit den relativen Blockaden der Liquorbahn z. B. durch Abscherung der Foramina Monroi. Man findet beim Meningiom eher *„kleine Ventrikel"* als bei den genannten Gewächsgruppen der Glioblastome und Metastasen. Bei den letzten und bei manchen Abscessen finden sich hingegen sehr früh durch die starken kollateralen Ödeme bzw. die Hirnschwellung die hochgradigen Raumbeengungen sowie eine starke Achsen- und Seitenverschiebung, die sehr schnell zur „Einklemmung" und zum allgemeinen Hirndruck führen. Gerade bei diesen Prozessen findet man daher auch nicht so selten die großen *hydrocephalen Erweiterungen* der Gegenkammer.

Aber eine weitere Korrelation besteht zwischen der Art des Tumors und den Reaktionen des Hirns auf sein Wachstum: die Tumoren der höheren Altersklassen, z. B. die Meningiome, häufen sich besonders in den höheren Altersklassen der 4., 5. und 6. Jahrzehnte, in denen die Reserveräume der äußeren Furchen durch die Altersatrophie schon größer sind als bei Jugendlichen. Das Meningiom wird also im allgemeinen mehr Reserveraum in direkter Nachbarschaft vorfinden als Tumoren der jugendlichen Altersgruppen. Diese Tatsache der bei Älteren erweiterten Arachnoidalräume besonders im Frontallappen kann sich auch für die Diagnostik erschwerend auswirken, wie z. B. Kautzky-Zülch durch ihre Abb. 82 gezeigt haben. Dort war bei einem Glioblastom des Frontallappens die Seitenverschiebung und damit die Verlagerung der Ventrikel außergewöhnlich gering, weil das Volumen der Geschwulst fast völlig durch die äußeren Liquorräume gedeckt war.

Die verschiedenen Faktoren der „Wachstumsgeschwindigkeit" der Tumoren wirken sich nun auch klinisch aus. Das komplizierte Zusammenspiel der verschiedenen Faktoren usw. kann Sitz und Stärke der Massenverschiebungen derart beeinflussen, daß auch die kritische Gefährdung durch die Einklemmungen direkt davon abhängt.

Diese Faktoren sind: der *Sitz* des Tumors und insbesondere die *Beziehung zur Liquorbahn* und die dadurch entstehenden weiteren Massenverschiebungen, also die zusätzliche Reaktion des Liquorsystems, die *Art* des Tumors und die daraus folgende *Reaktion* des *Hirngewebes* (Ödem und Schwellung usw.), daneben auch andere äußere Faktoren, wie zufällige Wasserbelastung usw.

Es wurde oben bereits darauf hingewiesen, daß bei sehr akut entstehenden, raumfordernden Prozessen unter Umständen die äußeren Liquorräume als Reserveraum weitgehend ausfallen, da es bei der Schnelligkeit der Volumenvermehrung kaum gelingt, den Liquor aus den Furchen auszupressen und zur Resorption zu bringen. In diesen Fällen wird es daher zu besonders starken Massenverlagerungen auf größere Entfernung, insbesondere auch in „achsialer" Richtung kommen. Meist wird es sich um Blutungen mit verschiedenem Sitz im Hirn bzw. seinen äußeren Räumen handeln (epidurale Blutung, akute Subduralblutung).

Das Tempo der Massenverschiebungen und die Einklemmungen.

Bereits am klinischen Ablauf zeigten RIESSNER u. ZÜLCH (1939), daß auch die Einklemmungen in verschiedenem zeitlichem Tempo ablaufen konnten. Sie zeigten Fälle „akuter", „chronischer" und „intermittierender" Einklemmungserscheinungen durch den Tonsillendruckconus des Kleinhirns. Bei der Einklemmung am Tentoriumschlitz hatten sie allerdings nur „akute" Formen gesehen.

Bei ihren Untersuchungen über die Einklemmung am Tentoriumschlitz wiesen JOHNSON u. YATES (1955) darauf hin, daß die Geschwindigkeit ein Hauptfaktor für die klinische Bedeutung einer Einklemmung am Tentoriumschlitz sei. Sie unterschieden danach 1. die *Katastrophen*reaktion der Einklemmung bei der intrakraniellen Massenblutung, 2. den *langsam* zunehmenden Hydrocephalus mit Tentoriumdruckconus; ein solcher Fall erzeugte allerdings nur wenig klinische Phänomene der Einklemmung, 3. die *akute* oder *subakute* Einklemmung bei Oberflächenblutungen nach Trauma usw., und 4. *akut bis chronische* Formen der Einklemmung wie beim Hirntumor oder Absceß.

Das Tempo bei der Entstehung der morphologischen Einklemmung hat also eine besondere Bedeutung für das Auftreten der *klinischen Phänomene* der Einklemmung. RIESSNER u. ZÜLCH wiesen 1939 aber auch darauf hin, daß die schwersten morphologischen Einklemmungen bei der Autopsie gefunden werden könnten, ohne daß diesen ein klinischer Befund entsprochen hätte, und daß umgekehrt relativ mittelgradige morphologische Einklemmungen klinisch bereits schwerste Einklemmungsbilder erzeugt hatten. Es besteht also keine ganz deutliche morphologisch-funktionelle Korrelation. *Der entscheidende Faktor dürfte die durch die Einklemmung entstehende Mangeldurchblutung bzw. Hypoxie sein.* Auf diese Tatsachen hat besonders auch CABIESES hingewiesen, der bei der Operation in Lokalanaesthesie fand, daß schwerste und von anderen Verfassern als absolut tödlich bezeichnete Grade von Einklemmungen tatsächlich voll reversibel waren, ja, daß Temporalhernien auch ohne alle Symptome bestehen konnten.

B. Spezieller Teil.

Die Massenverschiebungen unter der Falx, über den kleinen Keilbeinflügel, durch den Tentoriumschlitz, das Foramen occipitale magnum und die sonstigen Begrenzungen der Schädelhöhlenabschnitte.

A. MEYER hat 1920 die Bedeutung der Falx, des Tentoriumschlitzes und des Foramen magnum für die Entstehung der Hirnhernien betont. SPATZ u. Mitarb. (1934, 1937) haben später — unter anderen Vorstellungen über die Pathogenese — auf die *topischen* Beziehungen dieser Hirnhernien zu den Zisternen hingewiesen. Diese Beziehungen haben in letzter Zeit an Bedeutung gewonnen, nachdem es durch die Kontrastmittel-Diagnostik, insbesondere durch die *Zisternographie* unter Überdruck, gelungen ist, derartige Hirnhernien in den Zisternen darzustellen und damit in vivo zu diagnostizieren (AZAMBUJA u. LINDGREN 1955).

Für die *angiographische* Diagnostik haben diese topischen Beziehungen allerdings keine wesentliche Bedeutung. Es ist daher wichtig, zunächst einmal die Zisternen zu beschreiben und abzugrenzen.

Die Abgrenzung und Benennung der Zisternen. Bei der Benennung und Abgrenzung der Zisternen in der äußeren Liquorstrombahn folgen wir den Angaben von Key und Retzius, sowie von Spatz und Stroescu (1934) mit den Modifikationen, wie sie Kautzky u. Zülch (1955) gebraucht haben, um die Nomenklatur den Röntgenbefunden besser anzugleichen. (Wegen der genauen röntgenologischen Abgrenzung der Zisternen s. Lilliquist 1956, Lenzi u. Canossi 1956).

Die Zisternen bilden die Hauptstrombahn des Liquors von den Ausgängen am 4. Ventrikel bis hin zu den Pacchionischen Granulationen. Abflüsse über die einzelnen Furchen

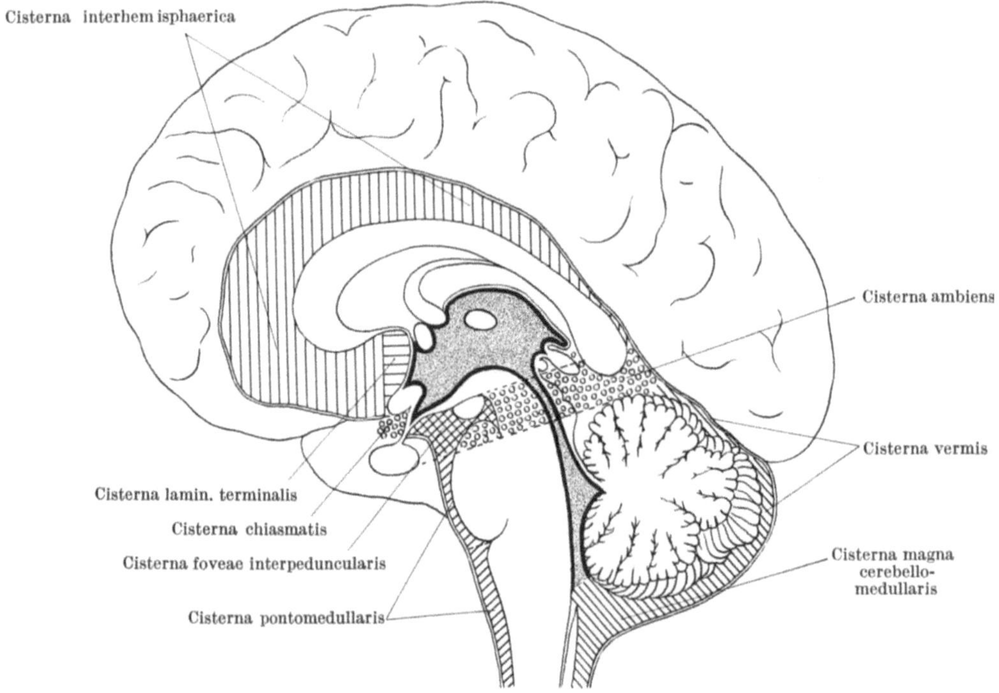

Abb. 40. Die Hauptzisternen des Hirns auf einem Medianschnitt. (Aus Kautzky u. Zülch.)

hingegen scheinen — außer an der Konvexität — nur eine untergeordnete Rolle für den Gesamtstrom des Liquors zu bilden. Sämtliche Zisternen bilden daher ein zusammenhängendes System von Erweiterungen der äußeren Liquorstrombahn: Von der Cisterna magna occipitalis (Abb. 40) führt der Hauptliquorstrom an der Vorderseite des verlängerten Markes über die Cisterna medullae et pontis (Cisterna pontomedullaris) zu der Cisterna interpeduncularis und zu dem System der „basalen Zisternen" (im weiteren Sinne). Von dort aus geht anscheinend die Hauptliquorbahn über die beiden Cisternae fissurae Sylvii (laterales) gegen die Konvexität, wo sich der Liquorstrom in den Furchen ausbreitet und nach den heutigen Anschauungen in seiner Hauptmasse durch die Pacchionischen Granulationen aufgenommen wird.

Zu dieser einen Hauptbahn gibt es mehrere Nebenbahnen bzw. Nebenzuflüsse. In die Cisterna pontis z. B. führt ein Nebenweg direkt aus dem 4. Ventrikel über die beiden Recessus laterales und die Cisternae ponto-cerebellares der Brückenwinkel. Von den Cisternae basales aus hingegen zweigt eine Bahn beiderseits nach seitlich ab, die den Hirnstamm umgreift und als Cisternae ambientes (Abb. 40, 42 und 45) bis zur Zirbel hinleiten, wo sich die Wege der beiden Seiten zunächst vereinigen (Vena cisternae magna

Galeni [Abb. 41]). Diese Vena cisternae magna Galeni ist ein Raum oberhalb der Vierhügelplatte und gegen den Kleinhirnvorderlappen hin. Der gleiche Punkt der Zirbel

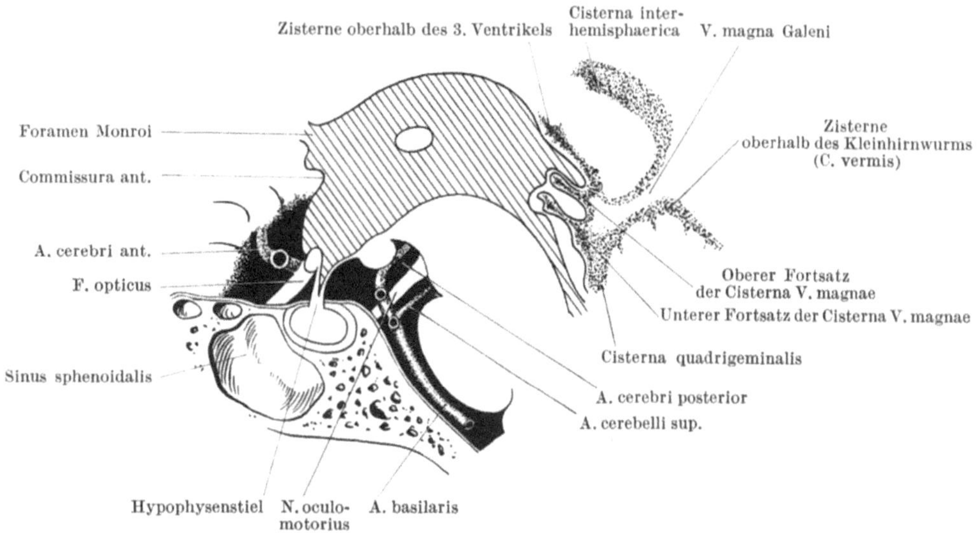

Abb. 41. Auf den Zisternogrammen lassen sich oft die hier abgebildeten Strukturen als Aussparungen erkennen. Außerdem können sich in der Zirbelgegend einige umschriebene Luftschatten um Balken und Zirbel bzw. Vena magna Galeni abzeichnen (s. KAUTZKY u. ZÜLCH 1955).

wird aber auch durch eine Bahn in der Mittellinie erreicht, die über die äußeren Liquorräume des Kleinhirn-Wurmes hinweg (Abb. 40 und 41) von der Cisterna magna aus verläuft. Schließlich erreicht diesen zentralen Treffpunkt der Zisternen im Zirbelgebiet noch eine letzte mediale Bahn, die von den Cisternae basales aus nach vorne über die Cisterna chiasmatis,

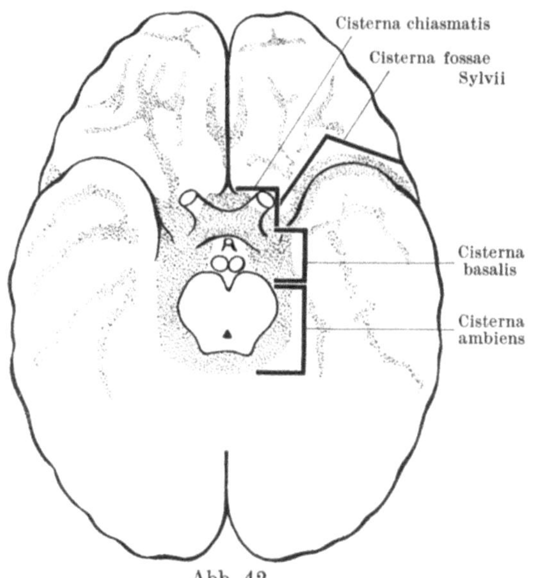

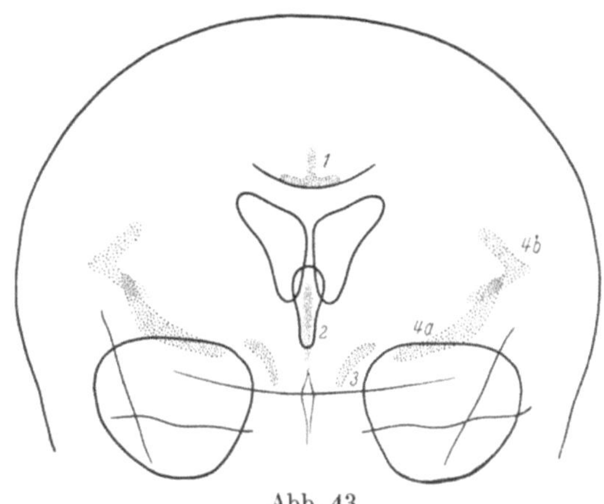

Abb. 42. Die Grenzen der basalen Zisternen (s. KAUTZKY u. ZÜLCH 1955).

Abb. 43. Schematische Skizze der Zisternen im a. p.-Pneumogramm. Cisterna interhemisphaerica (*1*), Cisterna lamin. terminalis (*2*), Cisterna basalis (*3*), Keilbeinabschnitt (*4a*), Inselabschnitt der Cisterna fossae Sylvii (Cisterna insulae) (*4b*) (s. KAUTZKY u. ZÜLCH 1955).

die Cisterna laminae terminalis (Abb. 40 und 43,*2*), zur Cisterna interhemisphaerica hinzieht. Der weitere Verlauf dieses Weges geht an der Oberfläche des Balkens entlang bis zum Splenium, wo die Verbindung zu der Cisterna magna Galeni hergestellt wird

(Abb. 40, 41 und 43). In diesem vielverzweigten System der äußeren Liquorbahnen müssen jetzt die einzelnen Zisternen abgegrenzt werden.

Die Cisterna magna cerebellomedullaris, die Cisterna pontomedullaris. Die Cisterna magna liegt am Ausgang des Foramen Magendi (Abb. 40). Dieses bildet gewissermaßen die flache Spitze einer Pyramide, deren Boden die Membrana atlantooccipitalis bildet. Die Zisterne reicht also vom Foramen Magendi nach oben, nach unten und nach beiden Seiten über und hinter die Tonsillen und hinter das verlängerte Mark. Vom Foramen Magendi aus führt beiderseits um die Tonsillen und um das verlängerte Mark herum eine Verbindung zur Vorderseite des Rückenmarks, wo die Cisterna medullae oblongatae liegt (Abb. 40). An diese schließt sich nach rostral die Zisterne am vorderen Brückenrand an (Cisterna pontis) (Abb. 40). Beide Zisternen werden gelegentlich auch zu einer zusammengefaßt: Cisterna pontomedullaris. Von dieser reichen oberhalb der Oliven und am Unterrand der Brücke 2 Fortsätze in die Brückenwinkel. Diese stellen den Anschluß zu den dort gelegenen Cisternae pontocerebellares her, die sich aus den Recessus laterales beiderseits entwickeln.

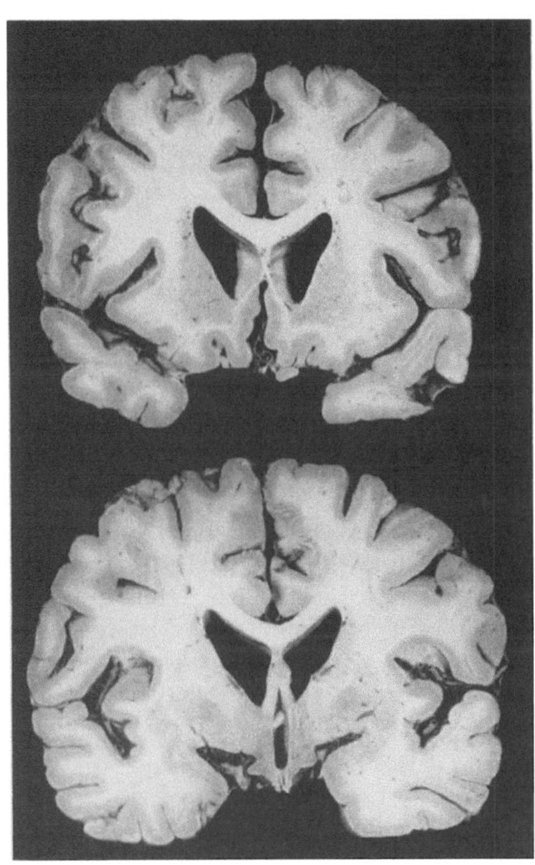

Abb. 44. Die erweiterten Zisternen auf 2 Frontalscheiben eines altersatrophischen Hirns (vgl. Abb. 45). Man erkennt besonders die Cisterna fissur. Sylvii mit dem Inselabschnitt der Zisterne, die Cisterna interhemisphaerica sowie die Cisternae basales. (Aus KAUTZKY u. ZÜLCH.)

In der Cisterna pontomedullaris verläuft die A. basilaris bis zum vorderen oberen Brückenrand (Abb. 41), wo sie sich teilt. Die Cisterna pontis geht vorne über in das zentrale Bassin der Fovea interpeduncularis (sive Cisterna intercruralis) (Abb. 40 und 41). Hier beginnt das System der basalen Zisternen (im weiteren Sinne, Abb. 40 und 42).

Über die Aufgliederung der „basalen Zisternen“ im weiteren Sinne herrschen noch Unklarheiten und Meinungsverschiedenheiten. Ich möchte die folgende Unterteilung vorschlagen (Abb. 40, 41 und 42): Den Raum in der Mitte zwischen den beiden Hirnschenkeln bis an den hinteren Rand des Hypophysenstieles bezeichne ich als Cisterna *interpeduncularis* sive *intercruralis* (Abb. 40). Am Vorderrand des Hypophysenstieles — wiederum in der Mittellinie — bis zum Beginn der Cisterna laminae terminales und nach beiden Seiten bis an den Beginn der Cisternae fissura laterales grenze ich die Cisterna *chiasmatis* ab (s. Abb. 42).

Lateral vom Hypophysenstiel bis in die Fissura transversa reichen die beiden Cisternae „basales“ (im engeren Sinne), die die Unci umspülen, s. Abb. 42; die Cisternae basales gehen vorne seitlich in die Cisternae fissurae lateralis, den Beginn der Sylviischen Furche über, wobei sie gleichzeitig die seitlichen Fortsätze der Cisterna chiasmatis berühren (Abb. 42). Die Cisterna interhemisphaerica liegt in der Mittellinie vor der Cisterna chiasmatis. Der Teil der Cisterna interhemisphaerica, der an der Vorderwand der Lamina terminalis liegt, wird wegen der besonderen röntgenologischen Darstellung als ein gesonderter Raum als „Cisterna laminae terminalis“ abgegrenzt. Diese ist im Cisternogramm sehr deutlich sichtbar (man muß sie streng vom 3. Ventrikel unterscheiden!) (s. Abb. 43).

Von der Cisterna *interpeduncularis* gehen nach außen oben beiderseits den Hirnstamm umschlingend die beiden Cisternae *ambientes* ab. Die beiden Cisternae ambientes umschlingen den Hirnschenkel und finden sich in der Gegend der Zirbel zusammen, wo ein neues ausgedehntes Liquorbassin entsteht. Der Mittelpunkt ist die *Cisterna venae magnae Galeni*. Nach hinten zu gegen das Kleinhirn läßt sich die Cisterna vermis abgrenzen, schließlich kann man noch einen besonderen Fortsatz, der sich nach unten oberhalb des Vierhügeldaches erstreckt, abgrenzen (Cisterna quadrigeminalis) (Abb. 41).

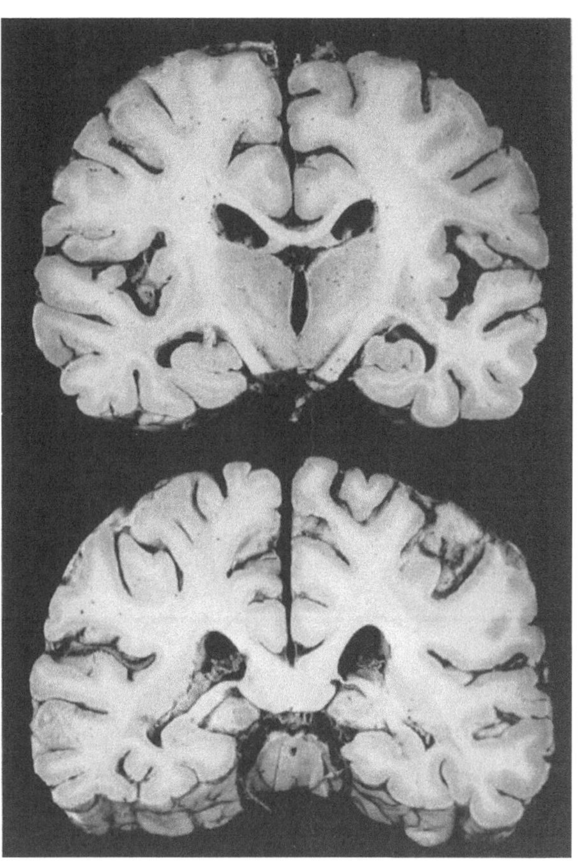

Abb. 45. Die erweiterten Zisternen auf 2 Frontalscheiben eines altersatrophischen Hirns (vgl. Abb. 44). Man erkennt besonders die Cisterna ambiens beiderseits, Cisterna Venae magnae Galeni, Cisterna interhemisphaerica und basalis. (Aus KAUTZKY u. ZÜLCH.)

I. Die Massenverschiebungen unter der Falx (durch die Cisterna interhemisphaerica).

Liegt ein Prozeß halbseitig in einer Großhirnhemisphäre, so erzeugt er in der 2. Phase (s. S. 236) eine Verlagerung von Hirnmassen unter der Falx über die Mittellinie zur Gegenseite. Das ist aber nur frontal möglich. Der untere Falxrand liegt nämlich dem Balkensplenium praktisch auf (Abb. 40 und 46). Im Parietalgebiet sind also Massenverschiebungen zunächst nicht möglich, weil der Gyrus cinguli durch den unteren Falxrand vor einer Verschiebung zur Gegenseite geschützt wird (Abb. 35).

Anders liegen die Verhältnisse im mittleren und vorderen Anteil des Balkens, wo der untere Rand sich von der Falx immer mehr entfernt (s. Abb. 40 und 46), mit anderen Worten ausgesprochen: Die Cisterna interhemisphaerica ist vor dem Balken-Rostrum und über dem vorderen Drittel des Balkens sehr hoch, im mittleren Drittel verliert sie an Höhe, um schließlich im hinteren Drittel praktisch zu verschwinden.

Seitenverschiebungen sind deshalb dort am besten möglich, wo der untere Balkenrand weit vom Unterrand der Falx entfernt ist, d. h. im vorderen und in zweiter Linie auch im mittleren Anteil (Abb. 46). Die seitliche Verlagerung von Hirnteilen wird aber durch die basale Fixierung des Hirns gebremst (Hypophysenstiel, Hirnnerven, Arteria carotis). Grundsätzlich ist die seitliche Verschiebung in dem Drittel der Zisterne am stärksten, das dem raumfordernden Prozeß am nächsten liegt, so etwa beim frontalen Tumor im vorderen Drittel. Doch wird diese Regel durch die eben besprochenen Besonderheiten der Lage eines Tumors zum Balken modifiziert: Im hinteren Anteil sind Verschiebungen nicht möglich, wenn der Balken nicht vorher von dem unteren Falxrande freikommt, d. h. sich entfernt. Dies aber ist nur bei großen parietodorsal bzw. auch parietolateral gelegenen Tumoren möglich, wenn vorher durch Herabpressung des Hirns der Balken mit der Arteria epicallosa von der unteren Falxkante abgedrängt wird

(s. Abb. 2 und 47). Trotzdem sind auch bei den parietolateralen bzw. parietodorsalen raumfordernden Prozessen oft die Massenverschiebungen im vorderen Drittel noch stärker als hinten ausgeprägt (s. Kautzky-Zülch 1955, Abb. 48/49).

Die Arteria cerebri anterior bzw. epicallosa und callosomarginalis liegen in der Cisterna interhemisphaerica und folgen damit allen Massenverschiebungen in diesem

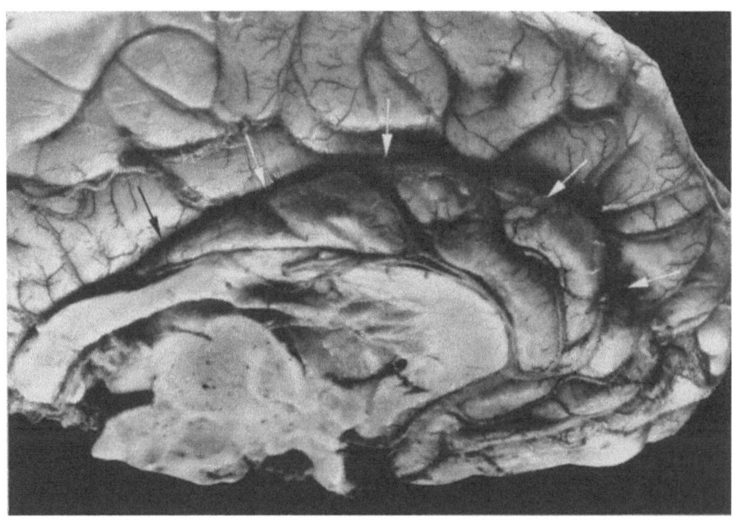

Abb. 46. Hochgradige Massenverschiebung durch die Cisterna interhemisphaerica zur rechten Seite. Die Arteria epicallosa bzw. callosomarginalis wurden gleichmäßig verlagert (keine Dissoziation [s. S. 251]). Die Pfeile zeigen den unteren Falxrand an!

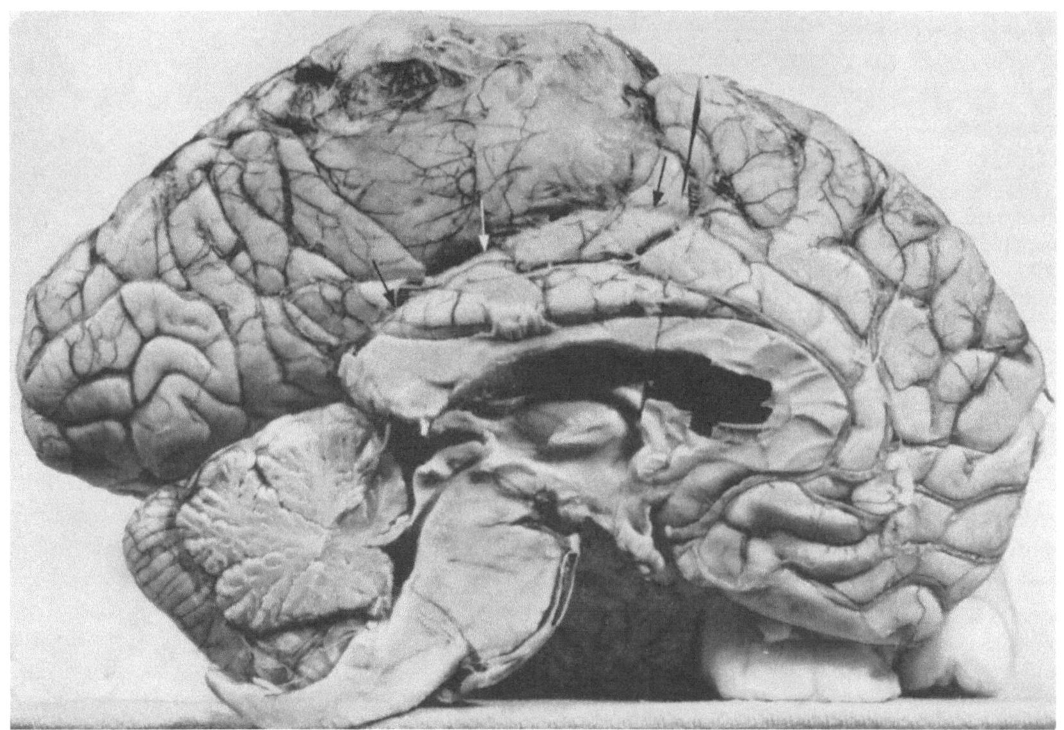

Abb. 47. Starke Hernienbildung durch die Cisterna interhemisphaerica bei parasagittalem Meningeom des mittleren Sinusdrittels, die nur am Splenium fehlt (Pfeile!). Der Balken und die herdseitige Cella media sind entsprechend gesenkt. Vorne ist die seitliche Verlagerung besonders basal erkennbar (vgl. Abb. 46). (Riessner u. Zülch, Abb. 24.)

Gebiet, soweit die Gefäße nicht durch die besondere Lage der Falx festgehalten werden. Das aber findet dann statt, wenn die Arteria callosomarginalis neben oder oberhalb des unteren Falxrandes zu liegen kommt, d. h. wenn die Falx sich relativ weit nach basal herabsenkt bzw. Varianten des Gefäßes vorliegen, z. B. die vorzeitige Teilung in die

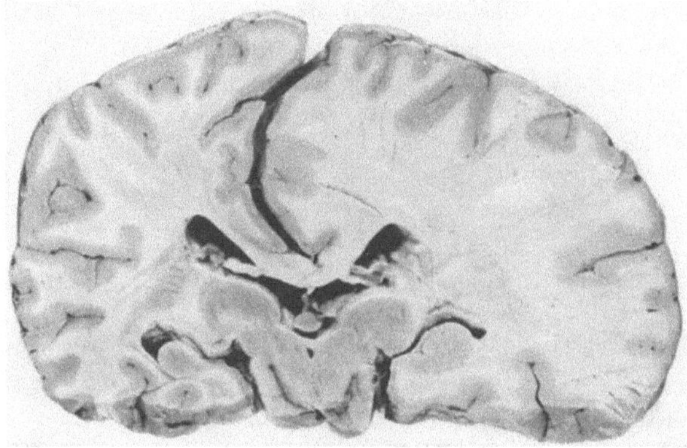

Abb. 48. Riesige temporoparietale Hirnschwellung bei temporalem Glioblastom. Es besteht basal kaum eine Massenverschiebung, da die Falx fast nicht ausgebildet ist. Es handelt sich um eine seltene Variante, die aber die Kontrastmitteldiagnostik u. U. erheblich stören kann (s. Abb. 35).

beiden Äste mit frühzeitiger dorsaler Verlagerung der Arteria callosomarginalis. Durch den geschilderten Vorgang kommt es dann zur „Dissoziation" der beiden Gefäße im a. p.-Angiogramm (E. Fischer 1939), wobei nur die dem Balken direkt aufliegende Arteria epicallosa, nicht aber die von der Falx vor Seitwärtsverlagerung geschützte Arteria callosomarginalis über die Mittellinie verschoben werden.

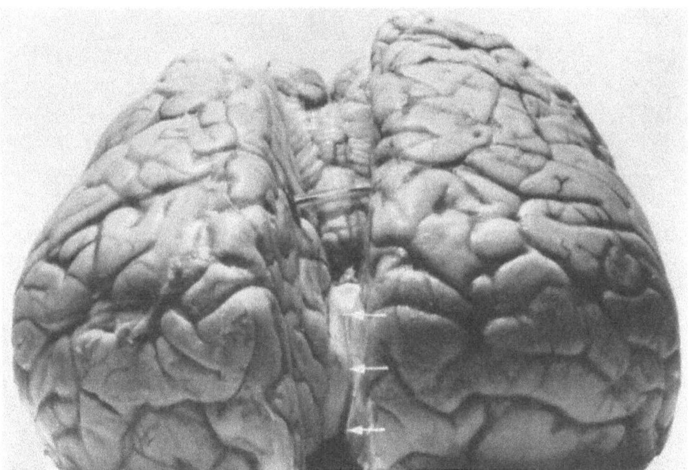

Abb. 49. Tiefe Schnürfurche an der Oberfläche des Balkenspleniums bei hochgradigem Hydrocephalus occlusus. (Abb. 6 von Riessner u. Zülch.)

Sehr eigenartige Varianten der Verschiebungsbilder können auch entstehen, wenn in seltenen Fällen die Falx sehr niedrig ist (s. Abb. 48). Die dabei entstehenden Röntgen-Kontrastbilder stimmen mit den üblichen nicht überein, weil die resultierenden Massenverschiebungen sich vorwiegend in dem Raum zwischen Schädelkalotte und Balken abspielen, die Ventrikel aber weitgehend unbeteiligt lassen.

Auf das wichtige Verhalten der Arteria frontopolaris bei den Massenverschiebungen durch den vorderen Anteil der Cisterna interhemisphaerica wird noch an anderer Stelle eingegangen (s. S. 277).

Wichtig sind die Verlagerungen von Hirnteilen unter der Falx nicht nur in *lateraler*, sondern auch in *dorsaler* Richtung. Beim Hydrocephalus occlusus wird die untere und vordere Balkenkante (s. besonders Müller-Hiller-Spatz, Bilder zur makroskopischen Anatomie, Tafel III/IV) nach oben und vorne gegen die Falxkante verlagert, bis sich diese auf dem Balken einpreßt und eine weitere Anhebung oder Vorwärtsverlagerung nicht mehr zuläßt (Abb. 49 und 50). Bei diesem Vorgang gibt es gelegentlich auch petechiale Blutungen in die dabei entstehenden Schnürfurchen (s. Abb. 50). Da der Balken sich im vorderen Anteil erheblich anheben läßt bzw. nach rostral nachgeben kann, bis er

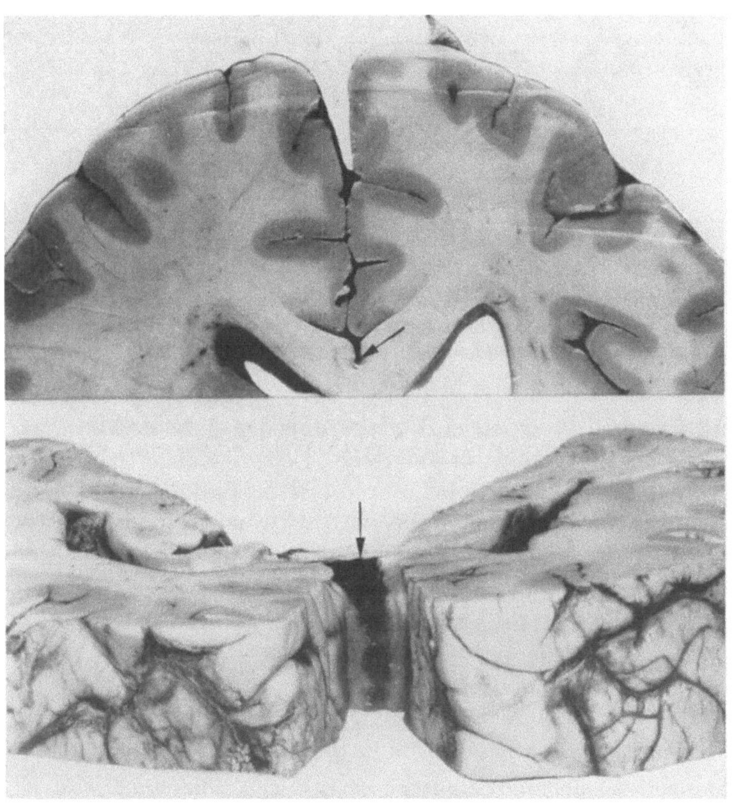

Abb. 50. Oben: Scharfe Schnürfurche an der Vorderfläche des Balkenrostrums auf einem Horizontalschnitt durch das Hirn, der Balken ist vorne an der Falxkante angekommen. Hydrocephalus occlusus durch Tumor der hinteren Schädelgrube. (Abb. 7 von Riessner u. Zülch.) Unten: Blutungen in die Schnürfurche des Balkens.

gegen die obere bzw. vordere Falxkante anstößt, bildet sich der Hydrocephalus occlusus zunächst am stärksten in den *Vorderhörnern* aus. Im parietalen Gebiet dagegen bildet die untere Falxkante sehr schnell einen Widerstand für den empordrängenden Balken (wenn nicht eine Falxvariante vorliegt, wie bei Abb. 48), wobei dann der Balken gegen den unteren Falxrand angepreßt wird und die scharfe Kante sich auf der Oberfläche einschnürt (Abb. 50). Dadurch ist hinten der Anhebung des Balkens frühzeitig eine Grenze gesetzt, und erst in der 2. Phase des Hydrocephalus occlusus nehmen alle Teile der Seitenkammer unter starker Veränderung der Gewebsstrukturen an der weiteren Vergrößerung teil. Aus diesem Vorgang ergibt sich, daß angiographisch in diesem Augenblick die Kontur der Arteria cerebri anterior bzw. epicallosa im Seitenbild der unteren Falxkontur entspricht.

In der nächsten Phase des Hydrocephalus kann der Balken beidseits der Falx noch weiter gedehnt und hochgezerrt werden, bis er gelegentlich in den Endstadien entweder von der unteren Falxkante zerschnitten wird oder aber reißt. Ein ähnliches Reißen wird beim Hydrocephalus occlusus am Septum regelmäßig beobachtet, so daß später beide Seitenkammern frei miteinander kommunizieren. Aus dem beschriebenen Vorgang erklärt sich, daß im a.p.-Pneumogramm der Falx-Balkenwinkel bei den stärkeren Graden des Hydrocephalus immer spitzer wird.

Nicht nur beim Hydrocephalus occlusus wird der Balken angehoben, sondern auch bei gewissen allgemeinen Hirnschwellungszuständen ist das möglich. Wir haben das z. B. in einem Falle einer allgemeinen Hirnschwellung mit hochgradiger Hyperämie aller Gefäße nach einem langwährenden Status epilepticus gesehen. Dort war der Balken tief durch die Falx eingeschnitten worden (s. Abb. 51). Volumenvermehrender Faktor waren in diesem Falle vorwiegend Hirnschwellung und Hyperämie *aller* Gefäße (Abb. 6 und 51).

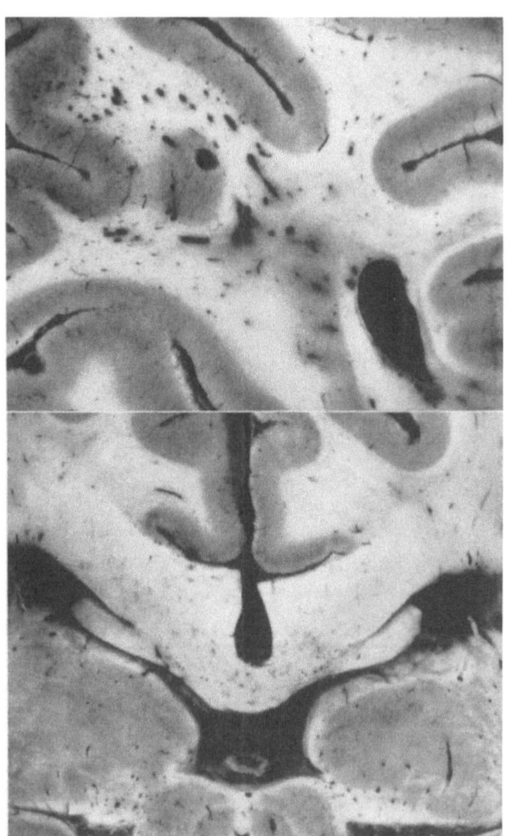

Abb. 51. Oben: Hochgradige Volumenvermehrung durch Hyperämie der arachnoidalen (s. Abb. 6) und cerebralen Gefäße (tiefe Markvenen!). Unten: Durch die Volumenvermehrung wurde im Parietalgebiet der Balken angehoben und durch die untere Falxkante eingeschnitten!

II. Die Massenverschiebungen über den kleinen Keilbeinflügel (Veränderungen im Gebiet der Cisterna fissurae lateralis).

Eine Volumenvermehrung in der vorderen oder mittleren Schädelgrube muß auch zu einem Volumenausgleich über den kleinen Keilbeinflügel führen, der diese beiden Schädelhöhlenabschnitte voneinander trennt, also von frontoorbitalen Windungen in die mittlere Schädelgrube bei Frontaltumoren und von Temporalwindungen ins Frontalgebiet bei Schläfenlappentumoren. Dieser Vorgang ist erst sehr spät erkannt worden. So haben Hasenjäger u. Spatz (1937) dem Bestehen einer „medialen" Verquellung nur geringe Beachtung geschenkt Dabei sind diese Verlagerungen im Gebiet der Cisterna fissurae Sylvii wegen der Analyse der Angiogramme von besonderer Wichtigkeit: Die Arteria cerebri media verläuft entlang dem kleinen Keilbeinflügel und macht daher alle Massenverschiebungen mit, zumal sie die „Wasserscheide" (Abb. 91) (Zülch 1950) zwischen den frontoparietal- bzw. temporal- oder temporooccipital gelegenen raumfordernden Prozessen ist. Es gibt damit Verlagerungen (Druckconi, Hernien) in beiden Richtungen, d. h. von frontal nach temporal — also *von oben nach unten* — bzw. auch von temporal nach frontal, d. h. *von unten nach oben*.

Zwar handelt es sich bei diesen Massenverlagerungen nicht um einen Ausgleich durch eine umschriebene Öffnung — wie Tentoriumschlitz oder Foramen occipitale magnum —, so daß ein eigentlicher zapfenförmiger Druckconus nicht gebildet wird. Für praktische Zwecke könnte man aber doch von einem „frontalen Druckkonus" nach „hinten" (bzw. unten) oder von einem „temporalen Druckkonus" nach „vorne" (bzw. oben) sprechen, etwa im Gegensatz zu dem bisher bekannten temporalen Druckconus nach „medial". Der kleine Keilbeinflügel hinterläßt regelmäßig an den vorbeigleitenden Massen eine scharfe Schnürfurche. Diese ist ein guter Indicator für die Verschiebungsrichtung (Abb. 52).

Die Verschiebung von „oben" nach „unten". Bei raumfordernden Prozessen in einem Frontallappen werden rückwärtige Anteile des gleichseitigen frontoorbitalen

Windungsgebietes über den kleinen Keilbeinflügel in die mittlere Schädelgrube verschoben (Riessner u. Zülch 1939; Antoni 1949). Diese Verschiebung ist auch im seitlichen Angiogramm durch die Senkung des M-2-Abschnittes der Arteria cerebri media sichtbar (Riessner u. Zülch 1939; Zülch 1950). Oft ist diese Veränderung im Seitenbild der

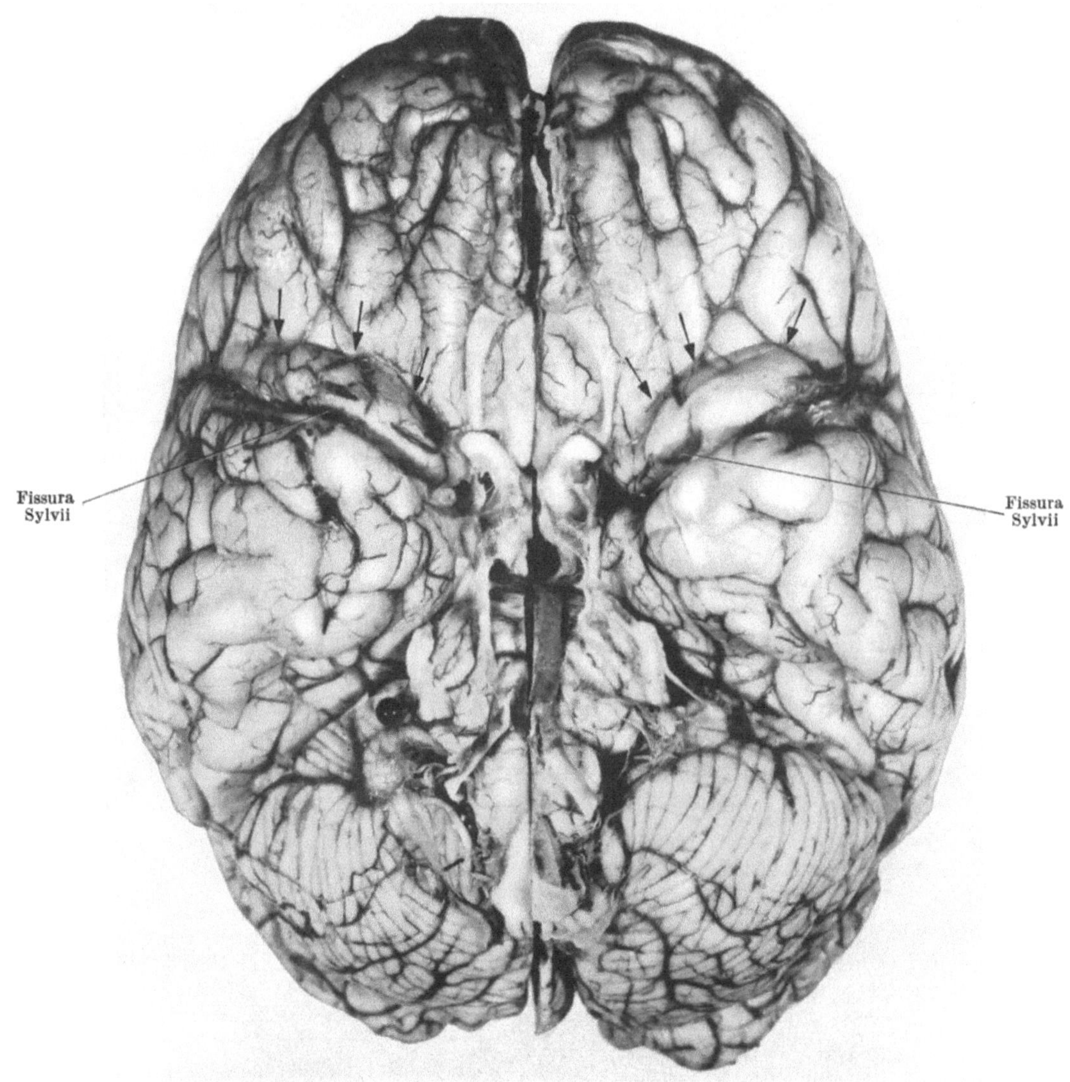

Abb. 52. Frontallappen-Hernien nach unten: Vordringen von caudalen Teilen der Frontoorbitalwindungen über den Keilbeinflügel (s. Pfeile!) in die mittlere Schädelgrube bei Hydrocephalus occlusus. Die herabgedrängte und nach rückwärts verlagerte Fissura Sylvii ist gespreizt (s. Hinweislinie). (Abb. 18 von Riessner u. Zülch.)

einzige Hinweis auf einen Frontallappentumor. Merkwürdigerweise findet sich die gleiche Verlagerung von frontoorbitalen Teilen in die mittlere Schädelgrube über den Keilbeinflügel auch beim Hydrocephalus occlusus, und zwar auf beiden Seiten (Abb. 52) (natürlich auch im Angiogramm! Riessner u. Zülch 1939). Eine Erklärung für diesen Vorgang ist noch nicht gefunden.

Ein doppelseitiger Druckconus von „oben nach unten" findet sich aber auch gelegentlich bei sehr großen, einseitigen Frontallappen-Prozessen. Hier werden außer der Verschiebung frontoorbitaler Teile über den Keilbeinflügel gegen die mittlere Schädelgrube auf der Herdseite natürlich auch Massen über die Mittellinie in das Gebiet des gegenseitigen Frontallappens verdrängt. Dieser gegenseitige Frontallappen begegnet der Raumbeengung, in dem er ebenfalls frontoorbitale Teile in die mittlere Schädelgrube verlagert. Doch ist der „gegenseitige frontale Druckconus nach unten" immer schwächer ausgeprägt, als der herdseitige. Über die paradoxe Verschiebung von gegenseitigen Frontallappenteilen beim *Temporallappentumor* (s. S. 255 unten).

Verschiebungen von „unten" nach „oben". Ein raumfordernder Prozeß im Temporallappen führt zur Verdrängung der benachbarten Hirnteile — unter anderem auch — über

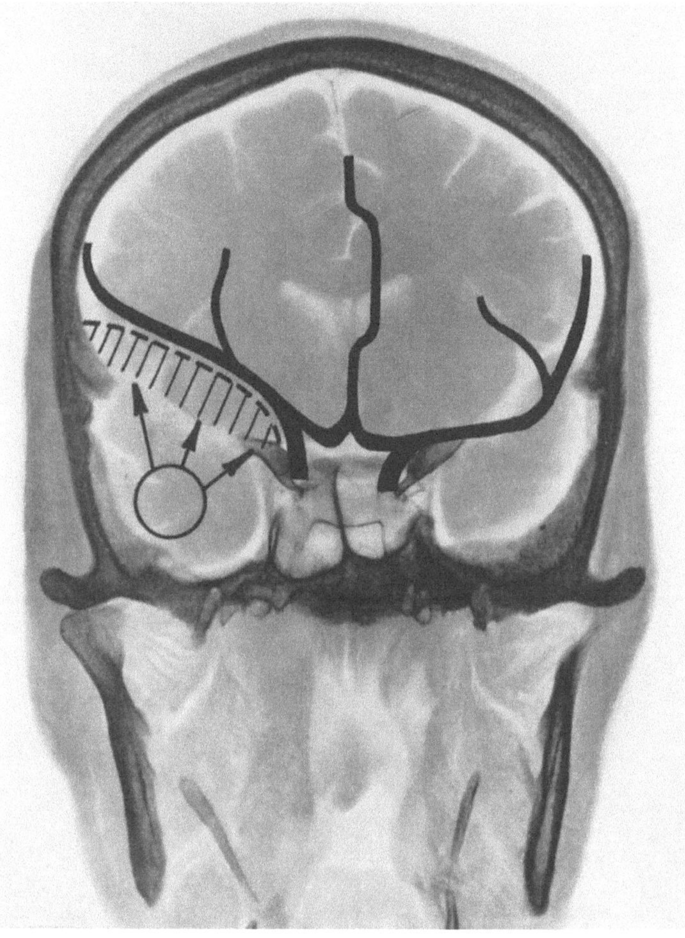

Abb. 53. Verlagerung von Temporallappenteilen über den kleinen Keilbeinflügel nach oben und vorne mit entsprechender Verschiebung der Fissura Sylvii und der Arteria cerebri media (s. Pfeile) bei Temporallappentumor (s. auch Abb. 54 und 55).

den kleinen Keilbeinflügel gegen den Frontallappen. Hierbei wird die Fissura Sylvii gemeinsam mit den Gefäßen der Sylviischen Gruppe verschoben (Abb. 53—55). Je näher der Tumor dem kleinen Keilbeinflügel gelegen ist, desto stärker ist im allgemeinen die Verschiebung nach oben und vorne. Dabei pressen die über den Keilbeinflügel verlagerten temporalen Windungen sich ein tiefes Bett in die Basis der frontoorbitalen Windungen (Abb. 55). Dieser Massenverlagerung folgen die Gefäße der Fissura Sylvii nach oben und vorne (Abb. 53, 54 und 55). Gelegentlich findet man in einem solchen Fall bei besonders hochgradiger Massenverschiebung gegen den herdseitigen Frontallappen einen sehr komplizierten kreisförmig ablaufenden Verlagerungsprozeß. Zunächst werden Windungen vom herdseitigen Temporallappen gegen den herdseitigen Frontallappen verlagert. Dieser begegnet der Raumbeengung durch eine (Weiter-) Verlagerung von Teilen nach medial in den *gegenseitigen* Frontallappen. Von hier aus wieder werden frontoorbitale Windungen des Frontallappens der Gegenseite über den Keilbeinflügel in die mittlere Schädelgrube der *Gegenseite* verschoben. Es kommt also zu einer kreisförmigen Ausgleichs-

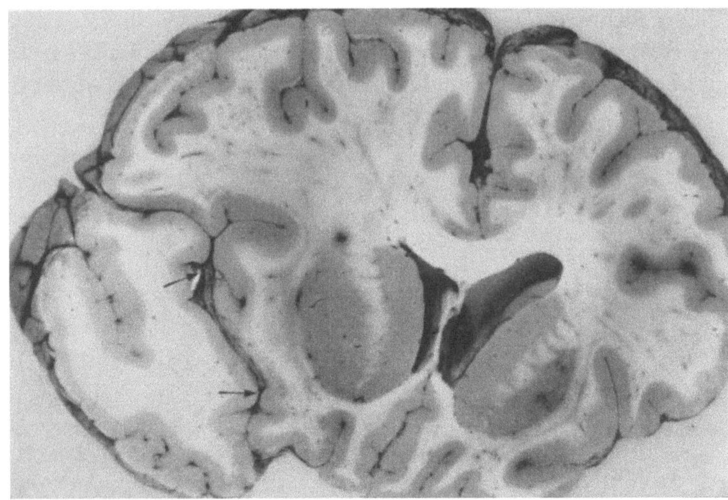

Abb. 54. Gleichsinniger Vorgang wie in Abb. 53. (Abb. 19b von Riessner u. Zülch.)

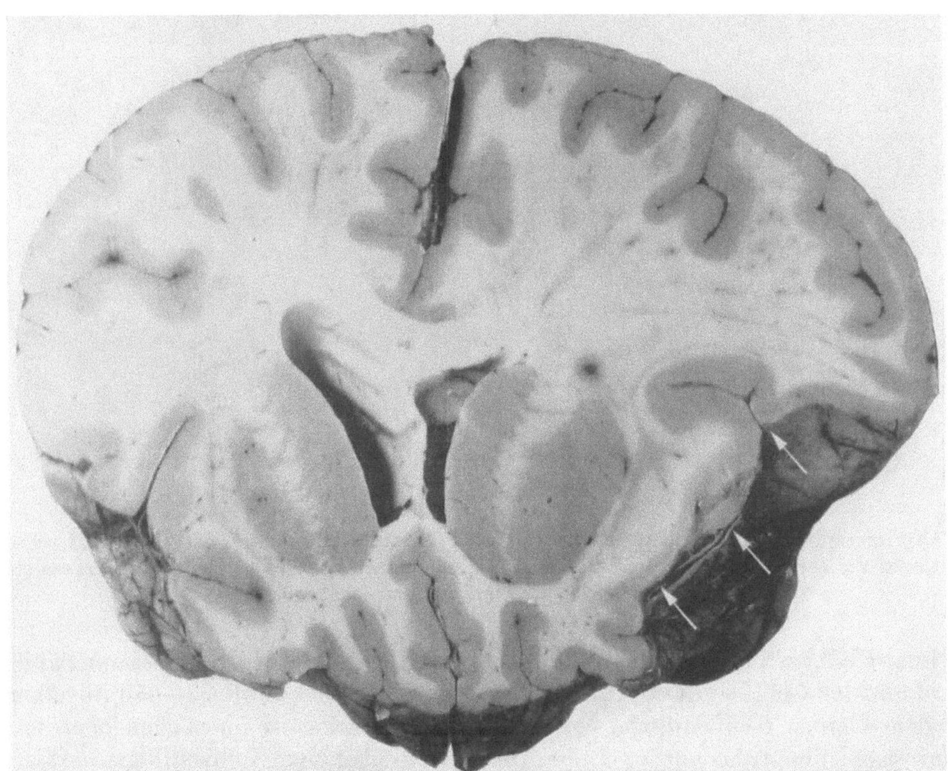

Abb. 55. Gleichsinniger Vorgang wie in Abb. 54: Die vorgedrängten Temporallappenteile haben ein Bett in den Frontallappen gegraben. Die Arteria cerebri media ist angeschnitten (Pfeile).

bewegung: herdseitiger Temporallappen → herdseitiger Frontallappen → gegenseitiger Frontallappen → gegenseitiger Temporallappen.

Liegt der Prozeß im Temporallappen weiter hinten bzw. temporooccipital, so kommt es zwar auch noch zu einer Verschiebung über den Keilbeinflügel gegen den Frontallappen, doch ist diese wesentlich geringer und richtet sich besonders nach oben. Hier liegt die *Hauptverlagerung* im hinteren Temporallappen und besteht ebenfalls in einer Anhebung der Sylviischen Furche.

III. Die Verschiebungen durch den Tentoriumschlitz (Cisterna basalis und ambiens, Cisterna venae Galeni). Der temporale oder tentorielle Druckconus. Der cerebelläre Druckconus nach oben.

Eine Volumenvermehrung im supratentoriellen Raum führt am Ende der 1. bzw. in der 2. Phase zum Massenausgleich durch den Tentoriumschlitz, und zwar *einerseits* in der Mittellinie durch achsiale Verschiebung des ganzen Hirnstammes und anderer-

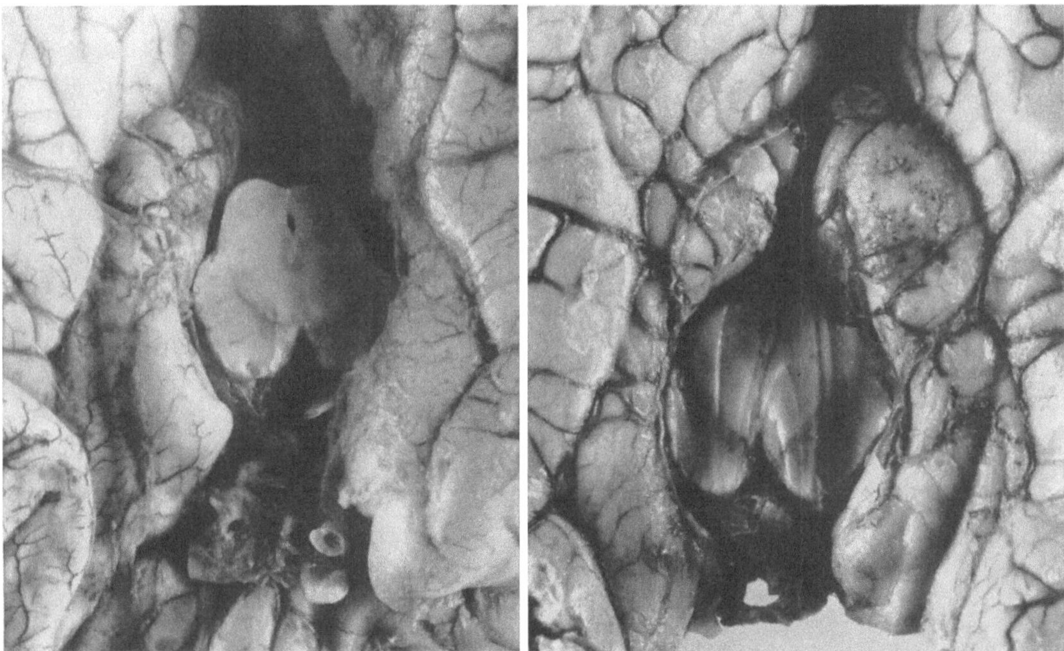

Abb. 56. *Links:* Große ringförmige Hernie durch Cisterna interhemisphaerica, ambiens und basalis mit seitlicher Verlagerung aber ohne wesentliche Verformung des Mittelhirns. *Rechts:* Hochgradige Hernie durch Cisterna ambiens und basalis mit petechialen Blutungen, zipfelförmiger kleinerer Hernie der Cisterna ambiens der Gegenseite. Seitenverschiebung, aber nur geringe Verformung des Mittelhirns. (Abb. 8 von RIESSNER u. ZÜLCH.)

seits in transversaler Richtung durch Einpressung von Teilen des Temporallappens in den Tentoriumschlitz mit Verlagerung in die hintere Schädelgrube. Ein guter Indicator für die „achsiale" Verschiebung des Hirnstammes (RIESSNER u. ZÜLCH 1939; SCHEINKER 1945; ECKER 1949; ZÜLCH 1951) bildet die Verlagerung der verkalkten Pinealis im Seitenbild, die seit langem von den Röntgenologen studiert wurde (SCHÜLLER, NAFFZIGER, VASTINE u. KINNEY, FRAY, DE CRINIS-RÜSKEN, LORENZ, LILJA s. S. 289). Auch die Verformung der Arteria cerebri posterior (ZÜLCH 1950; PIA u. TÖNNIS 1953; NIEMEYER 1955) im Seitenangiogramm zeigt oft Massenverschiebungen durch den Tentoriumschlitz an. Wir können, je nach den beteiligten Zisternen, den „*temporalen* oder tentoriellen Druckconus" in einen vorderen (Cisterna basalis) und in einen hinteren (Cisterna ambiens) oder in einen kombinierten Druckconus in beide Zisternen trennen (Abb. 56—58, 60, 61 und 84) (s. Historischer Teil).

Tritt die Volumenvermehrung im infratentoriellen Raum ein (hintere Schädelgrube), so kommt es zur Verlagerung von Kleinhirnteilen nach *oben* gleichzeitig mit einer sinngemäßen Verschiebung des Hirnstammes sowie zum Tonsillendruckconus nach *unten.*

Dieser cerebelläre Druckconus „von unten nach oben" (Cairns 1937, Lebeau 1938, Zülch 1938, Riessner-Zülch 1939) tritt im wesentlichen nur durch die Cisterna ambiens.

Der vordere, „temporale" Druckconus.

Temporallappenteile werden durch den Tentoriumschlitz nach abwärts verschoben, sowohl bei Volumenvermehrung der ganzen Hemisphäre (hier besonders auch durch breitflächige, großvolumige Prozesse wie ein subdurales Hämatom) wie auch bei Temporallappentumoren selbst. Dabei gräbt sich der scharfe Rand des Schlitzes tief in den vorgewölbten Teil (Abb. 56 und 57) ein (Impressio tentorii, Spatz u. Stroescu 1934). In diesen vorgequetschten Teilen kann es auch zu petechialen Blutungen kommen (Abb. 56).

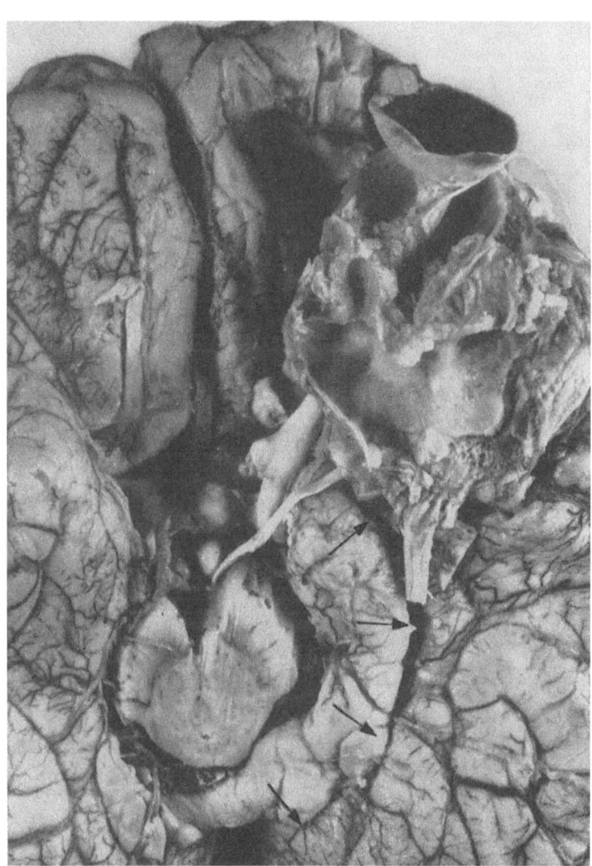

Abb. 57. Große temporale Hernie in die Cisterna basalis und ambiens (Incisur s. Pfeile!) bei großem Meningeom des kleinen Keilbeinflügels, s. die verschiedenen Kerben im N. III. (Abb. 9 von Riessner u. Zülch.) Fortsetzung der Hernie in die Cisterna interhemisphaerica: „Ringhernie".

Der Tentoriumschlitz hat physiologischerweise verschiedene Größe, worauf sowohl Cabieses wie auch Kinal (persönliche Mitteilung!) hingewiesen haben. Nach Pia hat der Tentoriumschlitz „die Form des gotischen Spitzbogenfensters".

Um einen Anhalt dafür zu haben, ob der Uncus tatsächlich in die Cisterna basalis vorgepreßt ist, oder ob es sich um eine normalerweise bereits auf dem Uncus abgeprägte Incisura tentorii handelt, kann man die Angaben von Schwartz u. Rosner verwenden, die für die normalen Verhältnisse ein Vordrängen des Uncus in die Cisterna basalis von 2 bis 4 mm, für die Hernien aber bis 20 mm gefunden haben (Abb. 56—58, 60 und 84).

Cabieses hat auch Messungen am Tentoriumschlitz vorgenommen und maß den freien Raum lateral zwischen Durakante und Mittelhirn bei 43 % von 100 Leichen mit 0 mm (d. h. einen virtuellen Raum), bei den übrigen soll er zwischen 1—7 mm betragen haben.

Cabieses weist darauf hin, daß die Zeltform des Tentoriums sehr sinnvoll das Mittelhirn gegen Druck von oben — außen — schützt. Doch gilt dies wohl nur für akute traumatische Verschiebungsvorgänge beim Springen und Stürzen, nicht aber für die langsamen Massenverschiebungen bei raumfordernden Prozessen.

Zur *beiderseitigen* Ausbildung von Uncus-Hernien im Gebiet der Cisterna basalis, wenn auch meist nur geringen Volumens, kommt es beim allgemeinen Hirndruck, z. B. auch bei doppelseitiger Hirnschwellung bzw. manchen Formen des Hydrocephalus occlusus. Treten nur die beiden Unci in die Cisternae basales, fehlt also eine Verschiebung im hinteren Raum, d. h. der Cisterna ambiens, so wird der Hirnstamm (die Pedunculi) vorwiegend nach hinten und medial gedrängt.

In der Cisterna basalis verläuft die Arteria communicans posterior. Sie wird meist bei starken Massenverlagerungen in dem Gebiet der Zisterne von dem Verschiebungsvorgang erfaßt und folgt der Verschiebung nach innen und unten (a.p.-Angiogramm: Pia 1953).

Abgesehen von der erwähnten Verlagerung des Hirnstammes nach rückwärts haben auch Johnson u. Yates kaum eine Schädigung des Mittelhirns bei diesen Fällen gesehen.

Earle, Baldwin und Penfield fanden bei 100 von 157 operierten Patienten mit „temporalen Anfällen" morphologische Veränderungen im excidierten Material und eine Vorgeschichte, die auf eine „Kompression oder Anoxie" bei der Geburt hinwies. Besonders waren der Uncus, der Hippocampus und die erste benachbarte Temporalwindung befallen. Diese Läsion war so typisch, daß die Verfasser sie als „Incisural sclerosis" bezeichneten. Äste der Arteria cerebri posterior, media und der Arteria chorioidalis anterior, die den freien Rand des Tentoriums kreuzen, könnten durch Hernienbildung am Tentoriumschlitz komprimiert werden und diese Ausfälle bedingen. Dies scheint nach Ansicht der Verfasser besonders leicht möglich bei der Arteria chorioidalis anterior.

Auch Lindenberg zeigt 1955, daß durch Pressung des Uncus in den Tentoriumschlitz eine Drucknekrose (seine Abb. 3, 8, 10) entsteht. Wieweit allerdings bei der

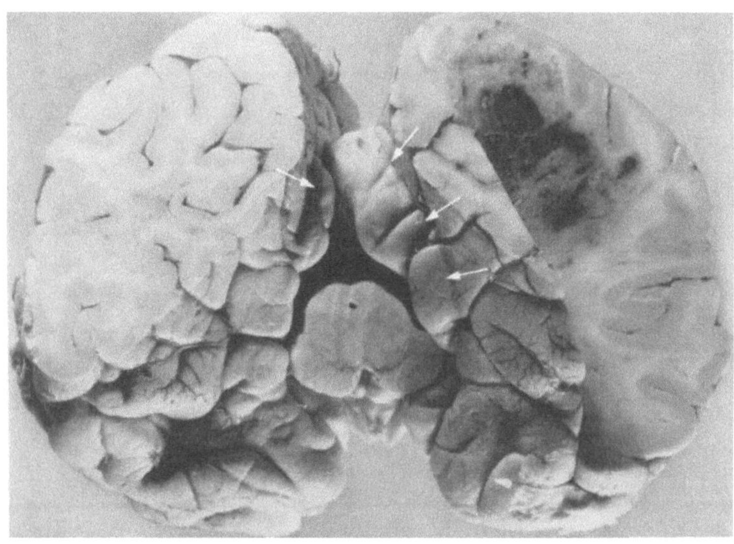

Abb. 58. Sehr erhebliche Hernie rechts durch die Cisterna interhemisphaerica und ambiens mit Druck aufs Mittelhirn ohne starke Verformung. Die laterale Hirnschenkelkante trennt diese Hernie von einer zweiten „Uncus"-Hernie in die Cisterna basalis ab. Kleine zipfelförmige Hernie auch in die Cisterna ambiens der linken Seite. (Abb. 11 von Riessner u. Zülch.)

Pathogenese die akute Einwirkung auf das Gefäß durch das Trauma eine Rolle spielt und wieweit tatsächlich eine mechanische Abschnürung bei Verschiebungen, das muß noch durch weitere Untersuchungen geklärt werden. Bei einem Druck infolge raumbeengenden Prozesses ist diese Drucknekrose jedenfalls eminent selten (s. S. 288).

Lindenberg ist auch der Auffassung, daß die Stammganglienarterien am scharfen Rande des Tentoriumschlitzes stranguliert werden können. Er bezieht Blutungen im Thalamus und Hirnstamm auf eine derartige Strangulation (1957, 1144ff.).

Der hintere (obere) temporale Druckconus (Cisterna ambiens).

Liegt der raumfordernde Prozeß besonders im Parietallappen (Abb. 58), so werden Ausgleichsvorgänge und Massenverschiebungen auch besonders durch die Cisterna ambiens ablaufen. Die Hernie besteht dann aus Teilen des Gyrus hippocampi und lingualis und schiebt sich hauptsächlich von lateral gegen die Vierhügelplatte vor (Abb. 58—60, 62 und 84). Diese wird nach medial und abwärts gepreßt. In der Cisterna ambiens liegt die Arteria cerebri posterior. Ihre Verformung durch diese Hernie ist jedoch verschiedengradig. Manchmal wird sie voll von der Hernie erfaßt und bogenförmig gesenkt (s. Abb. 84 bei Kautzky-Zülch). Oft aber verdrängt die Hernie sie auch im Anfangsabschnitt nur nach medial, und nur der zweite Abschnitt (P 2 von Niemeyer 1953, 1955) wird bogenförmig gesenkt (s. Abb. 56 li. und re.). Ein Teil der Arteria cerebri posterior muß jedoch *in jedem*

Fall von der Hernie erfaßt und gesenkt werden, dies im Gegensatz zum cerebellären Druckconus, wo oft jede Mitbeteiligung und Verlagerung der Arteria cerebelli inferior posterior

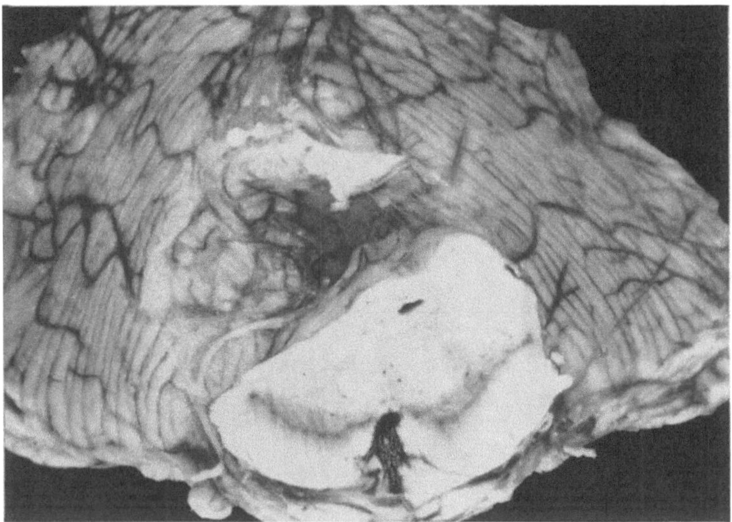

Abb. 59. Hochgradige Verformung und basale Verschiebung des Mittelhirns durch eine Hernie im Gebiet der Cisterna ambiens und Vena Galeni.

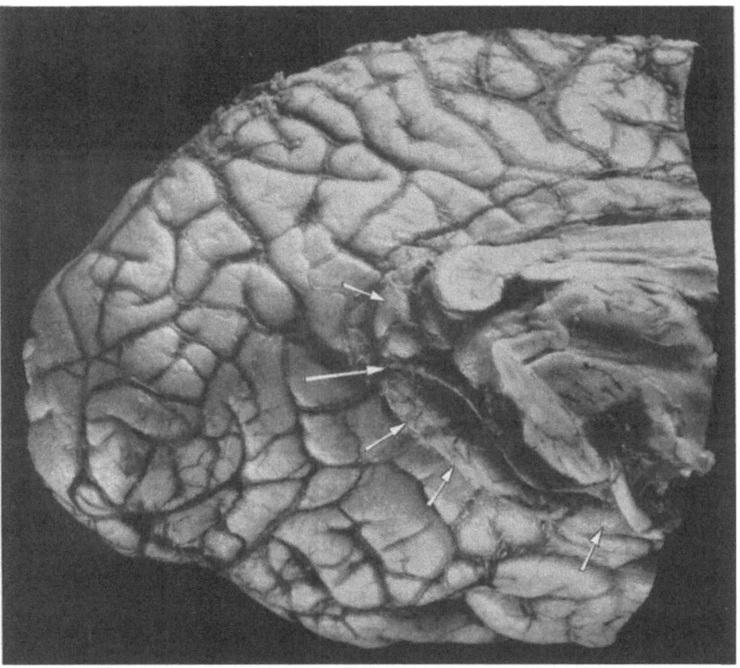

Abb. 60. Große Hernie in der Cisterna ambiens und basalis; die Arteria cerebri posterior liegt vorwiegend medial zur Hernie und ist von ihr kaum abwärts verschoben, ja an dem Punkte, wo die Hernie kreuzt, ist die Hernie „eingeschnitten". Geringer hämorrhagischer Infarkt in der Rinde des mediobasalen Occipitallappens.

fehlen kann. Denn die Arterie muß — medial von der Hernie liegend — unter der Hernie hinweglaufen, um die Oberfläche des Tentoriums zu gewinnen und dort die beiden Haupttäste zum Occipitallappen abzugeben. Doch scheint es, als ob die Arterie die Hernie auch zerschneiden (durchhämmern?) kann (Abb. 57 und 60).

Die Abb. 57 und 84 zeigen also, daß sich die Hernie zu der Arteria cerebri posterior nicht gleichsinnig verhält. In einem Falle (Abb. 84) erfaßt sie die Arterie in ganzer Länge und drängt sie nach abwärts und ein wenig nach medial. Im anderen Falle hingegen bleibt die Arterie medial von der Hernie in der Cisterna basalis liegen und wird nur nach medial verdrängt (Abb. 60), was man im a. p.-Angiogramm sieht, wie PIA gezeigt hat. Die Arterie muß jedoch im hinteren Verlauf der Hernie diese überkreuzen, um

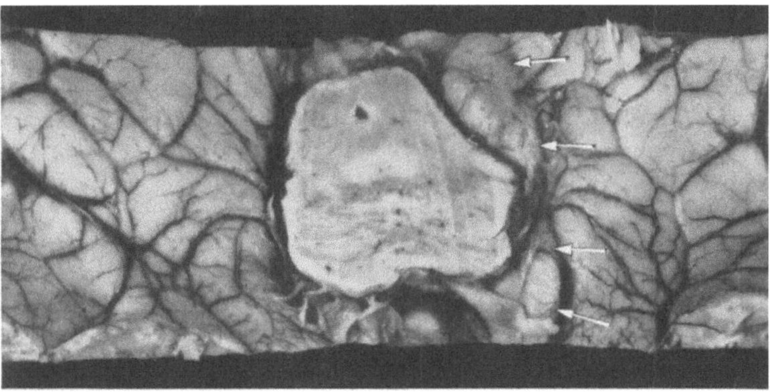

Abb. 61. Hirn mit je einer zipfelförmigen Hernie in die Cisterna basalis und ambiens rechts, die durch den Hirnschenkelfuß getrennt sind.

den Tentoriumschlitz und den Weg zum supratentoriellen Raum in den Occipitallappen zu finden. An dieser Stelle *kann* sie offensichtlich auch das Herniengewebe zerhämmern und durch ein „Tal" zwischen den beiden persistierenden Hernien-Anteilen hindurchziehen. Doch wird dies eine Ausnahme sein (Abb. 57 und 60). In der Mehrzahl dagegen wird sie die Hernie überziehen, muß hier also einen Bogen nach unten und lateral machen. Daß man bisher diesen Bogen arteriographisch noch nicht darstellen kann, könnte daran liegen, daß er wahrscheinlich etwa in der horizontalen Ebene verläuft und damit

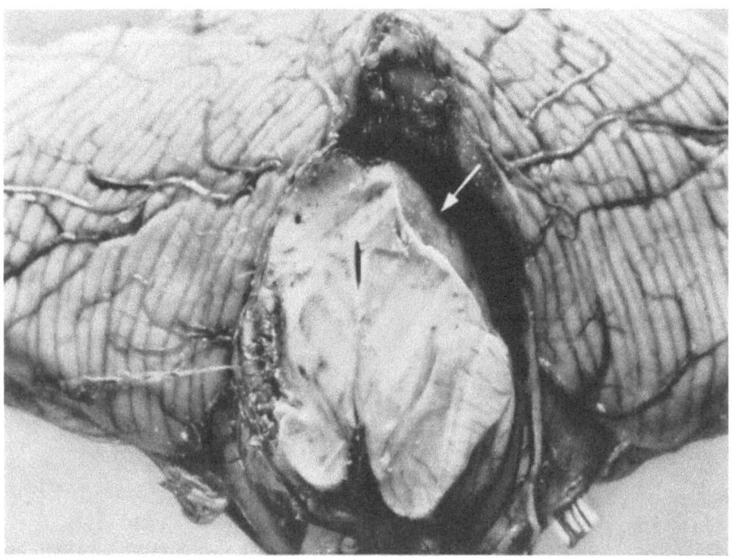

Abb. 62. Druck aufs Mittelhirn durch eine „Ambiens-Hernie" von oben-seitlich mit entsprechender Verformung. Blutige Erweichung am gegenseitigen oberen Hirnschenkel. (Abb. 13 von RIESSNER u. ZÜLCH.)

— röntgenorthograd getroffen — nicht abgebildet wird. Es wäre zu versuchen mit Schrägaufnahmen ähnlich wie zur Darstellung von Aneurysmen, diesen Bogen dennoch darzustellen und damit diese Einklemmung zu sichern, die andernfalls in diesen Fällen nur durch die Medialverlagerung der Arterie eine gewisse Wahrscheinlichkeit erhält.

Es gibt im Tentoriumschlitz auch durch die Cisterna ambiens ein- oder doppelseitige Hernien. Bei halbseitiger Ausbildung des raumbeengenden Prozesses ist die Hernie auch im allgemeinen nur halbseitig vorhanden, eventuell sieht man auf der Gegenseite eine

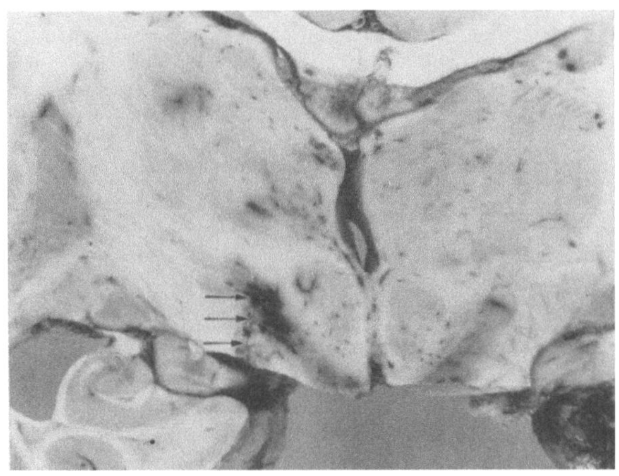

a

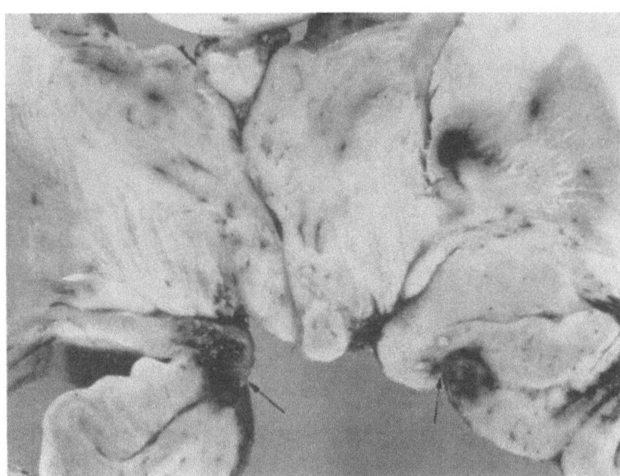

b

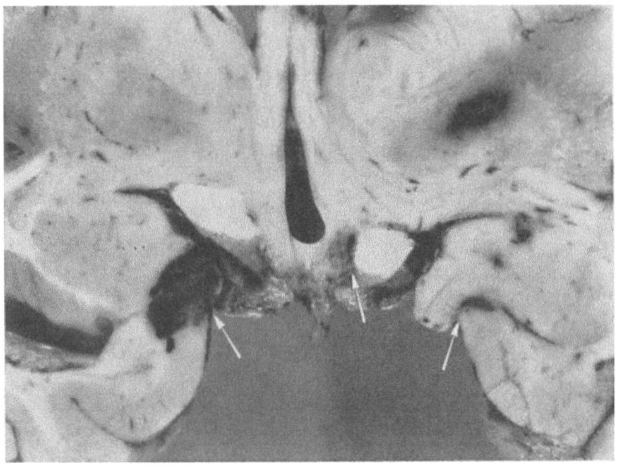

c

Abb. 63a—c. a Tiefes Einschneiden des linken Tentoriumrandes bis in die Substantia nigra. Kleinere Blutungen im linken Thalamus und im linken Fornix. Hämorrhagische Erweichung in der rechten 4. Temporalwindung. b Blutige Zertrümmerung am linken Uncus, weniger stark am rechten Uncus, beide durch Quetschung am Tentoriumrand. Kleine Blutung im rechten Pallidum. c Leichte Verschiebung des Hirnstammes nach links bei doppelseitigem — rechts riesigem — subduralem Hämatom. Quetschung mit Blutungen links am Mandelkern durch Druck gegen den Tentoriumrand bzw. die Sellakante, ähnliche leichtere Quetschung am rechten Infundibulumrand und am Hypophysenstiel. Kirschkerngroße Blutung im rechten Pallidum.

kleine zipfelförmige Hernie in den oberen hinteren Rand der Cisterna ambiens vordringen (Abb. 58). In einzelnen Fällen sind die Hernien in die *beiden* Zisternen (basalis und ambiens, vordere und hintere Hernie) voneinander durch den Hirnschenkelfuß getrennt (Abb. 61) (Spatz u. Stroescu 1934, Abb. 14), meist aber gehen sie ineinander über (Abb. 56, 57, 60 und 84), obwohl auch hier eine von den beiden stärker ausgebildet sein kann. Auch bei doppelseitigen, raumfordernden Prozessen können sie durch die laterale Kante der Hirnschenkel getrennt sein (s. z. B. die Abb. 14 bei Spatz u. Stroescu 1934).

Liegt der raumfordernde Prozeß parietodorsal, hat er ein großes Volumen, und senkt er den Balken sehr stark, so kommt es meist zu einer „*ringförmigen Hernie*" in *alle Zisternen* (Cisterna interhemisphaerica, ambiens, basalis, s. Abb. 18 bei Spatz u. Stroescu 1934, Riessner u. Zülch 1939 nannten dies Phänomen einen „Verquellungsring"). Gelegentlich wird bei der seitlichen Verschiebung das Mittelhirn gegen den Tentoriumschlitz der anderen Seite gepreßt. Es entsteht dabei eine blutige (Abb. 62 und 81) Erweichung (Groeneveld und Schaltenbrand 1927; Kernohan und Woltman 1929; Riessner u. Zülch 1939). Dies soll nach Kernohan u. Woltman in etwa 12% der Fälle vorkommen (homolaterale Pyramidenbahnsymptome!).

In einem Falle sahen wir, daß der Einschnitt durch den Tentoriumschlitz (Abb. 63a—c) der Gegenseite bis tief hinein in die Substantia nigra führte. Es handelte sich um ein riesiges doppelseitiges subdurales

Hämatom. Es wurde dabei auch sogar die Arteria cerebri posterior der Gegenseite stranguliert, als diese über den freien Rand des Tentoriumschlitzes zog (s. Abb. 85), und es entstand ein *doppelseitiger* blutiger Infarkt (s. S. 285ff.).

JOHNSON u. YATES (1956) haben darauf hingewiesen, daß, wenn nicht vorher der *Uncus* in den Tentoriumschlitz schon eingetreten ist, viel eher Hirnwindungen aus *hinteren* Teilen, d. h. rückwärts des Mittelhirns eintreten und auf dieses pressen. So deuten sie ein angedeutetes Vierhügelsyndrom bei 4 Patienten, davon bei dreien mit frontalen raumfordernden Prozessen. Durch den tentoriellen Druckconus soll übrigens nach diesem Verfasser auch ein Diabetes insipidus entstehen können.

RIISHEDE und ETHELBERG teilten 1953 sogar 5 Fälle mit, bei denen eine Einklemmung im Tentoriumschlitz das Kontrastmittel in der Carotis interna (?) blockiert haben soll. Diese Vorgänge der Verlagerung und Einklemmung des Carotissyphons durch den temporalen Druckconus sind bisher morphologisch noch wenig untersucht, obwohl sie angiographisch recht gut bekannt sind.

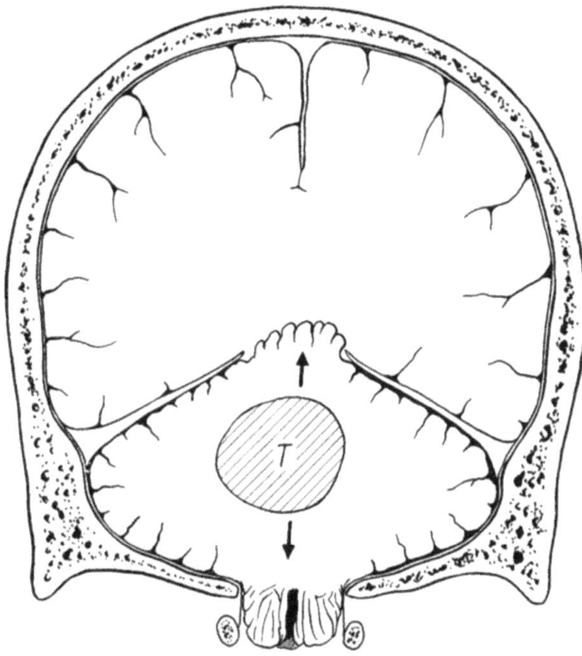

Abb. 64. Halbschematisches Modell der Massenverschiebungen bei einem Tumor der hinteren Schädelgrube. Je ein Druckconus wird nach „oben" in den Tentoriumschlitz und nach „unten" in das Foramen magnum gepreßt („Tonsillendruckconus"). (Aus KAUTZKY u. ZÜLCH.)

Das erklärt sich daraus, daß die Arterie bei der Autopsie gerade an der wichtigsten Stelle abgetrennt wird, ihre „Stauchung" (s. z. B. Abb. 91) also später kaum mehr richtig beurteilt werden kann.

Der cerebelläre Druckconus nach oben.

Kommt es zu einer Volumenvermehrung in der hinteren Schädelgrube, so dringen Teile des Vorderlappens des Kleinhirns (CAIRNS 1937, ZÜLCH 1938, LEBEAU 1938, RIESSNER u. ZÜLCH 1939) entweder in der Mittellinie oder neben der Vierhügelplatte (s. Abb. 65) nach oben. Lateral bildet sich ein solcher Druckconus nach oben, besonders bei lateralem Sitz der Geschwulst in den Hemisphären, was PETR (1955) experimentell zeigen konnte (s. Abb. 66). Dringen die nach oben verlagerten Teile in den Tentoriumschlitz neben dem Mittelhirn vor, so schieben sie das Mittelhirndach nach vorne oben bzw. nach vorne seitlich oben. In solchem Falle wird der ganze Hirnstamm nach oben verlagert, was man auch an der Anhebung des Bodens des 3. Ventrikels beobachten kann, worauf besonders ECKER (1947) für die Acusticusneurinome hingewiesen hat. Im gleichen Sinne wird bei diesem Druckconus auch die Arteria cerebelli superior nach *oben* verschoben (s. Abb. 8 bei NIEMEYER 1955), was angiographisch gut gezeigt werden kann.

Wie in der Cisterna magna Teile eines Acusticusneurinoms selbst an der Bildung des „Druckkonus" teilnehmen (s. Abb. 69), so können sie sich auch an der Bildung des *oberen* cerebellären Druckconus beteiligen und im Tentoriumschlitz erscheinen, worauf Olivecrona (1927) und Tönnis (1948) hingewiesen haben. Daß Kombinationen

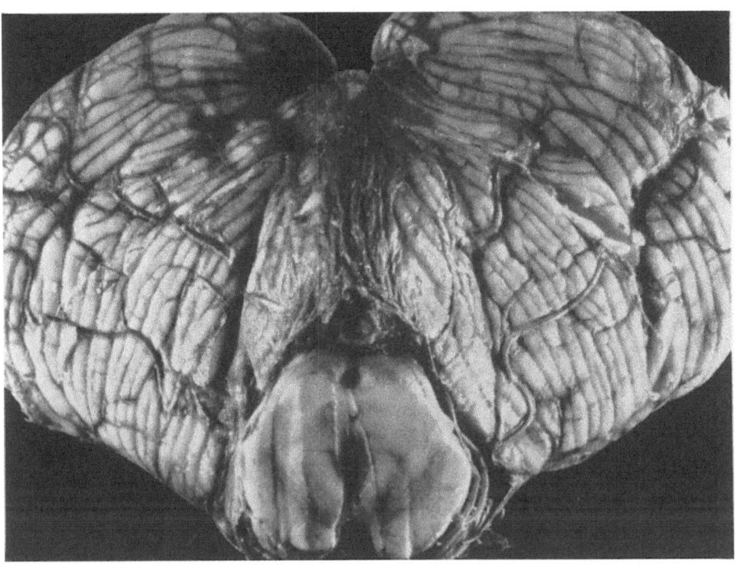

Abb. 65. „Druckconus nach oben" bei großem Mittellinientumor des Kleinhirns. Starke achsiale Verschiebung des Mittelhirns nach oben fast ohne seitliche Verlagerung.

verschiedener Druckconi stattfinden können, zeigt das Beispiel des Tumors der hinteren Schädelgrube (Abb. 64) besonders gut: Hier kommt es zum Kleinhirndruckconus

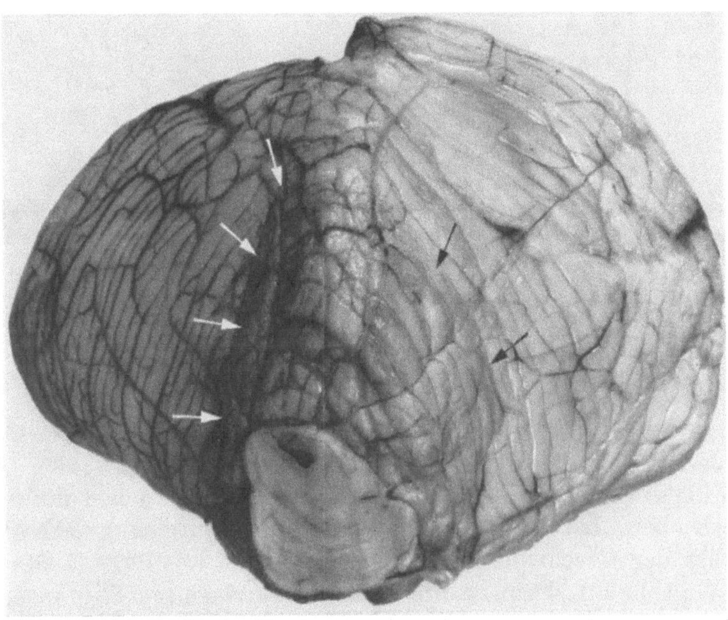

Abb. 66. Pyramidenförmige Hernie des Kleinhirnvorderlappens — Kleinhirndruckconus „nach oben" — in den Tentoriumschlitz bei großem cystischem Spongioblastom (sog. Astrocytom), Verschiebung und Quetschung des Mittelhirns; der Aquädukt ist nach rechts verschoben (Aquäduktzeichen von Quarti u. Columella). (Abb. 15 von Riessner u. Zülch; die Pfeile zeigen den Abdruck des Tentoriumschlitzes.)

nach oben und nach unten. Aber auch das gleichzeitige Bestehen eines „temporalen Druckconus" und eines „Tonsillendruckconus" (Abb. 32) ist recht häufig (s. Riessner-Zülch, Tabelle S. 51ff.). Darauf hat auch Cabieses in seiner These 27 hingewiesen.

IV. Die Verschiebungen durchs Foramen occipitale magnum (durch die Cisterna magna cerebellomedullaris): Der cerebelläre Druckconus nach unten (Tonsillendruckconus).

Eine Volumenvermehrung in der *hinteren Schädelgrube* führt 1. durch Verschiebung der Tonsillen und des unteren Teiles der Medulla oblongata achsial nach *abwärts*, 2. durch Verlagerung des Lobus anterior achsial nach *aufwärts* zum Volumenausgleich. Dabei prägt

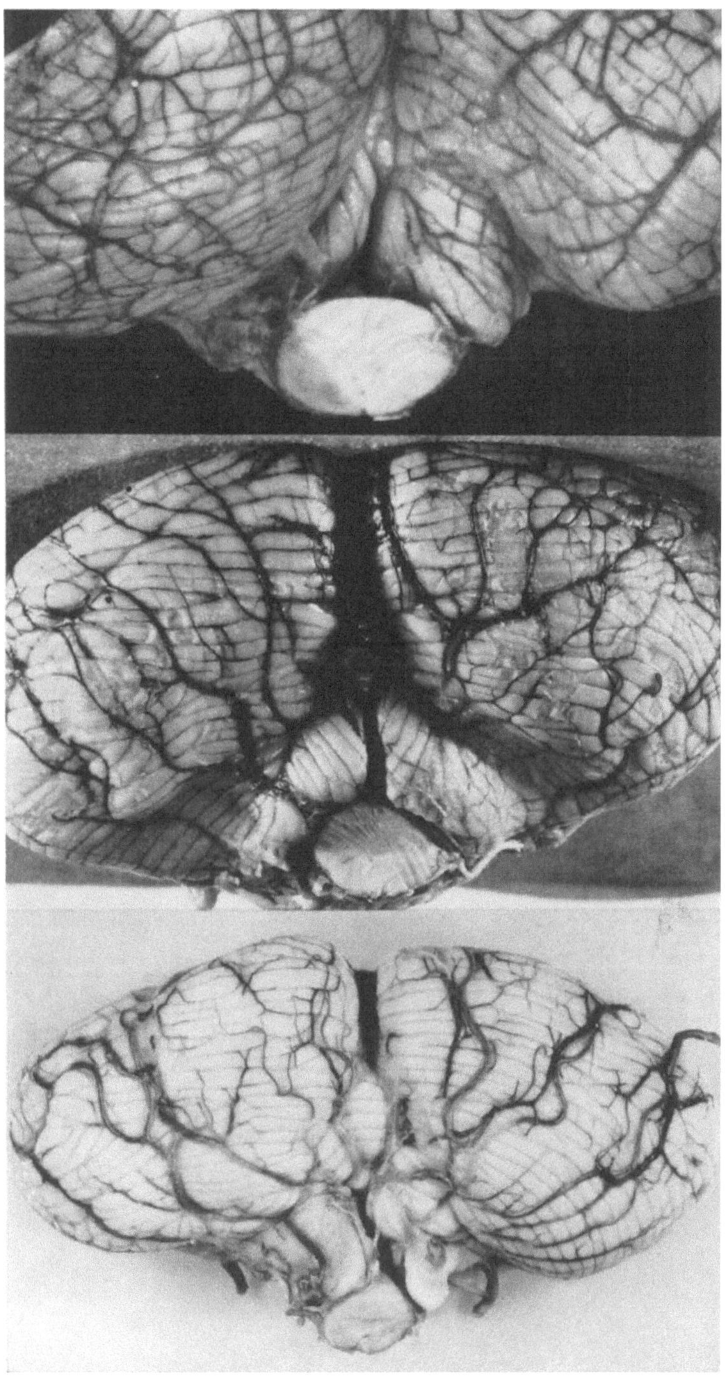

Abb. 67. Oben: Vorwiegend rechtsseitiger Tonsillendruckconus. Mitte: Beidseitiger Druckconus I. Grades bei Hirnschwellung (Katatonie). Unten: „Druckconus" bei einem atrophischen Prozeß des Gehirns.

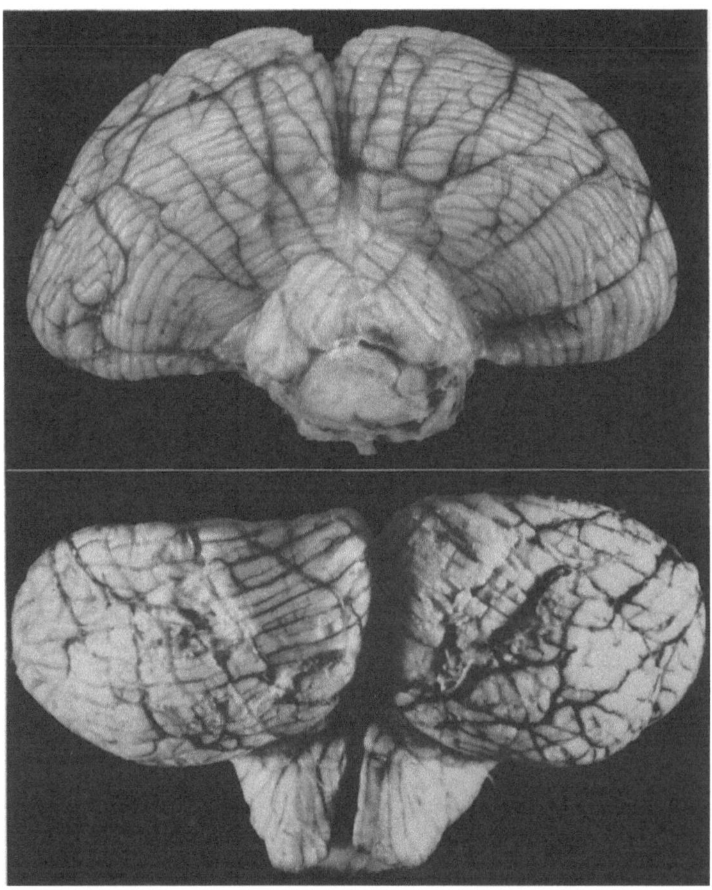

Abb. 68. Oben: Tonsillendruckconus II.—III. Grades. Unten: Tonsillendruckconus III. Grades.

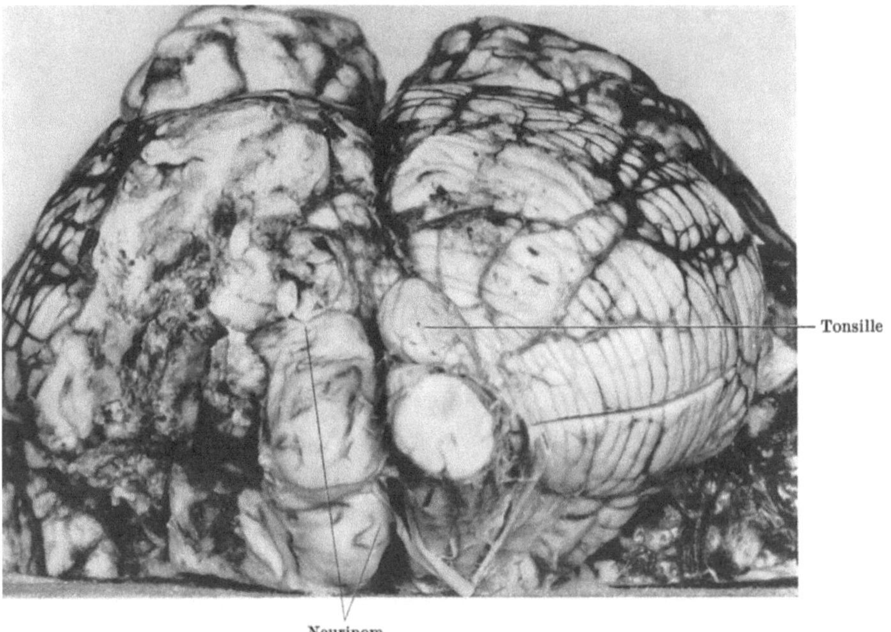

Abb. 69. Doppelseitiger „Druckconus“ ins Foramen occipitale, der rechts aus der Tonsille besteht, links aus dem Zapfen eines Acusticusneurinoms, das bis ins Foramen magnum vordringt. Links Resektion eines Kleinhirnanteils zur besseren Freilegung des Kleinhirnbrückenwinkels. (Aus Riessner u. Zülch, Abb. 22.)

sich beim Durchtreten der Tonsillen durchs Foramen occipitale magnum der knöcherne Rand als eine scharfe Kante an den Tonsillen ab (Schnürfurche). Diese gestattet uns auch, die Länge des verschobenen Tonsillenteils, d. h. den Grad der Verschiebung zu erkennen. Für den praktischen Gebrauch unterscheiden wir 3 Grade: 1. den deutlichen Abdruck einer Schnürfurche an den Tonsillen (Abb. 67 oben), 2. das deutliche Vordringen der Tonsillen nach abwärts (Abb. 67 Mitte, 68 oben), 3. das Vordringen der Tonsillen nach abwärts in Form eines langen Zapfens (Abb. 68 oben und unten). Dieser 3. Grad wird beim kindlichen Schädel noch weit überschritten, wo der Druckconus gelegentlich bis zur 5. Cervicalwurzel herabreichen kann. Diese Form ist dann auch bekannt unter dem Namen der sog. Arnold-Chiarischen Mißbildung (SPATZ u. STROESCU 1934). Derartige zapfenartig ausgebildete Tonsillen finden sich übrigens gelegentlich auch bei Blutungen des Neugeborenen (RYDBERG, s. RIESSNER u. ZÜLCH 1939, S. 33).

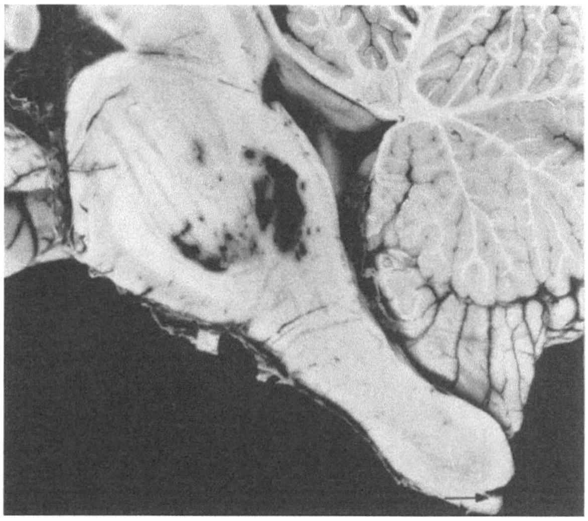

Abb. 70. Eigenartige pilzförmige Vorwölbung (s. Pfeil) der Medulla oblongata unterhalb eines Tonsillendruckconus, für den sie als Widerlager dient. Doppelseitiger Tonsillendruckconus. Acusticusneurinom. Brückenblutungen vorwiegend in den dorsalen und caudalen Anteilen. (Aus RIESSNER u. ZÜLCH, Abb. 23.)

Oben sahen wir die Entstehung eines cerebellären Druckconus durch Massenausgleich vom supratentoriellen in den infratentoriellen Raum und weiter durchs Foramen occipitale magnum in den Spinalkanal. Zunächst hatte man geglaubt, daß der Tonsillendruckconus nur bei raumfordernden Prozessen in der hinteren Schädelgrube entsteht. RIESSNER u. ZÜLCH zeigten erstmalig, daß ein ausgeprägtes Syndrom der Tonsilleneinklemmung morphologisch wie auch klinisch nicht nur wie von OLIVECRONA beschrieben bei raumfordernden Prozessen der *hinteren* Schädelgrube, sondern auch bei supratentoriellen, besonders auch frontalen Tumoren vorkommen kann.

Der Druckconus nach unten kann doppelseitig gleichmäßig (Abb. 68 unten), halbseitig stärker (Abb. 67 oben) oder in seltenen Fällen auch rein halbseitig ausgebildet sein. Die stärker vergrößerte Tonsille liegt gewöhnlich auf der Seite des cerebellären („Tonsillenzeichen" von SCHÖNBAUER) oder cerebralen, raumfordernden Prozesses.

Zwischen den Tonsillen kann bei Tumoren des 4. Ventrikels ein Geschwulstzapfen vorragen und an der Bildung des Druckconus teilnehmen (s. Bd. III dieses Handbuches, Abb. 213, 214, 31). Gelegentlich kann ein derartiger Geschwulstzapfen auch neben den Tonsillen herabgeschoben werden. Es handelt sich dann meist um ein in das Foramen magnum herabreichendes Acusticusneurinom (s. Abb. 69) bzw. craniospinales Meningeom. Gelegentlich liegen in den vorgepreßten Tonsillen selbst auch Blastome, z. B. Angioblastome und Metastasen, die dann bei einer Zisternenpunktion „anpunktiert" werden können.

Die Tonsillen können dann, wenn sich in ihnen ein Tumor (z. B. Angioblastom) ausbildet, besonders hochgradig raumbeengend auf die benachbarten Strukturen einwirken, so daß die Arteriae vertebrales weitgehend abgequetscht werden. Dann füllt sich die Arteria basilaris bei der Angiographie retrograd von der Arteria carotis aus [Beobachtung von ZÜLCH u. E. E. SCHMID, autoptisch gesichert (s. S. 273 unten)]. Selten findet sich ein Druckconus auch einmal an einem Hirn ohne Hirndruck bzw. raumfordernden Prozeß (s. Abb. 67 unten HASENJÄGER u. SPATZ, RIESSNER und ZÜLCH).

Man kann diesen Vorgang noch nicht sicher erklären. Man könnte daran denken, daß hier die Tonsillen bei einem früheren raumfordernden Prozeß herabgedrängt und durch arachnitische

Verwachsungen festgehalten wurden, z. B. bei den bekannten allgemeinen Schwellungsprozessen des Hirns — Pseudotumor cerebri —, bei denen ein monatelanger intrakranieller Druck besteht, der später folgenlos abklingt. Dafür sprechen neurochirurgische Erfahrungen (z. B. FOERSTER, RIESSNER u. ZÜLCH 1939).

Bei langdauernden und hochgradigen cerebellären Druckconi kommt es zu pericapillären Blutungen und Parenchymatrophie der Schnürstelle (s. S. 293).

An der Dorsalfläche der Medulla oblongata kann gelegentlich caudal vom Druckconus eine Anschwellung entstehen, die später bei weiterem Herabgleiten des Druckconus für diesen als Widerlager wirkt. Dann pressen sich die Tonsillen vor der Clava ein und schieben die Medulla oblongata mit dieser Vorwölbung als Widerlager herab, bis dieser Teil die Medulla oblongata knopfförmig überragt (s. Abb. 70) (DAVID, THIEFFRY, ASKANAZY 1936; RIESSNER u. ZÜLCH 1939, Abb. 23a u. b, Abb. 28).

Durch den cerebellaren Druckconus kann die Arteria cerebelli inferior posterior mit herabgedrängt werden. Doch hängt diese Verschiebung des Gefäßes von seiner Lage zu den Tonsillen ab. Es wird daher oft, wenn es sich nämlich medial um die Tonsillen herumschlingt, von den herabdrängenden Tonsillen nicht erfaßt. In diesem Falle bleibt das Vertebralisangiogramm „stumm“ auf die Frage nach einer Tonsilleneinklemmung. Die „Tamponade“ der Zisterne durch den cerebellären Druckconus kann durch eine Luftsichel auch im Zisternogramm erkannt werden.

Der spinale Druckconus nach oben. Ein hochsitzender spinaler Tumor wird gelegentlich durch das Foramen occipitale magnum nach oben gepreßt und drückt die Medulla oblongata nach oben, wodurch es zur Blockade der Liquorstrombahn und zum entsprechenden Hydrocephalus occlusus kommt (s. TÖNNIS u. NITTNER 1957).

V. Die achsialen Verschiebungen des Hirnstammes und die Entstehung der Blutungen in Mittelhirn und Brücke.

Bereits RIESSNER u. ZÜLCH (1939) erwähnten die starken Verlagerungen der Hirnachse bei Massenverschiebungen. ZÜLCH prägte 1951 dafür den Begriff der „achsialen“ Verschiebung.

Wie tief der Hirnstamm tatsächlich achsial nach abwärts verschoben werden kann, zeigt neben den röntgenologisch gemessenen Zirbelverschiebungen besonders die Abb. 63. Dort geht der Einschnitt des freien Tentoriumrandes bis tief in die Substantia nigra, was beweist, daß diese etwa um 1—$1^1/_2$ cm tiefer getreten ist, als der normalen Lage entspricht.

SCHEINKER hat 1948 geradezu von einer “franc herniation of the rostral portion of the brain stem trough the tentorial opening associated with oedema and haemorrhages in the midbrain” gesprochen. Diese kleinen Blutungen im Hirnstamm (Abb. 70 und 71) hatten seinerzeit RIESSNER u. ZÜLCH in ihrer Abb. 8 und 23a abgebildet. SCHEINKER hat sie genau studiert und auf einen perivenösen Blutaustritt bezogen.

Geht man jedoch auf frühere Arbeiten zurück, so zeigt sich, daß um die Entstehung der Blutungen bereits eine lange Diskussion im Gange ist. Bereits ATWATER hatte 1911 sich ausführlich mit diesem Thema befaßt und hatte anhand der Untersuchung von 67 Fällen die Kombination von großen Kapselblutungen und kleinen Blutungen im Brückengebiet bei 30% gefunden. In anderen Fällen aber waren diese Brückenblutungen offensichtlich direkt traumatisch bedingt. Er hatte weiter vermutet, daß die Kombination von Arterienwand-Erkrankung (Arteriosklerose) und eines erhöhten intrakraniellen Druckes für die Entstehung der Blutungen verantwortlich sei. Bei Kapselblutungen hatte auch GREENACRE derartige Blutungen im Brückengebiet festgestellt (in 15 von 128 Fällen). Zur Pathogenese hatte sich auch BAGLEY geäußert und eine Stauung im Rückfluß der Vena magna Galeni vermutet. WILSON u. WINKELMAN (1928) fanden diese Blutungen bei 6% der Hirntumoren und bei 20% tödlicher Hirntraumen. Sie beschuldigten die Abflachung der Brücke und die dadurch entstehende Zirkulationsstörungen, daneben eine Ungleichheit des supra- und infratentoriellen Druckes für die Entstehung dieser Brückenblutungen. Dadurch sollten die Arterien gedehnt werden und ein finaler Blutdruckanstieg könne sie dann zum Reißen bringen. MOORE u. STERN hatten diese Brückenblutungen bei 14% der Hirntumoren oder Hirnabscesse gefunden, SCHWARTZ u. ROSNER in 83 von 100 Fällen, wo sich eine Temporalhernie ausgebildet hatte. DOTT u. BLACKWOOD (1949) nahmen an, daß der obere Teil der Arteria basilaris durch die Arteriae posteriores sehr gut befestigt sei. Würde der Hirnstamm herabgeschoben, so käme es zur Dehnung der kleineren Arterien und damit zur Rißblutung (s. unten DILL et. al.). CANNON schließlich glaubte, daß eine venöse Stase durch Rückflußbehinderung der Vena magna Galeni am Tentorium der Grund für die Entstehung dieser Blutungen sei. Demgegenüber hält LINDENBERG die Blutungen in Brücke und

Mittelhirn für sekundärer Natur und venöser Entstehung. Er will aber die Blutungen in Mittelhirn und in der Brücke unterscheiden; während er annimmt, daß bei den Brückenblutungen die Caudalverschiebung zu einer Abknickung der Paramedianäste führt und damit zu einer Rückstauung, glaubt er auf diesen Mechanismus bei der Erklärung der Mittelhirnblutungen verzichten zu können. Obwohl beide auch nebeneinander vorkämen, ja bei stärkerer Ausbildung ineinander übergingen, sollte man ihre Entstehung, so sagt LINDENBERG, doch wenigstens im Prinzip trennen.

DILL et al. (1939) haben anscheinend als erste die Genese der Frühblutungen *experimentell* untersucht. Sie gingen von der Beobachtung beim Menschen aus, daß so häufig bei Hirntumoren oder bei anderen massenvergrößernden Prozessen Blutungen in der Brücken-Mittelhirn-Gegend auftreten. Sie erhöhten daher experimentell beim Hund unter Modifikation einer früher (1909) von EYSTER et al. vorgenommenen Anordnung den supratentoriellen Druck. Es wurde durch ein Bohrloch ein Gummiballon eingeführt und dieser durch physiologische Kochsalzlösung aufgeblasen und dadurch abrupt das Großhirn unter Druck gesetzt. Sie führten dies in Intervallen von 10 und 20 min durch. 3—6 derartiger Prozeduren genügten, um bei den Hunden Brückenblutungen hervorzurufen. Es entstanden symmetrische Blutungen in Brücke und Medulla, die von Stecknadelkopfgröße bis zu $^1/_2$ cm Durchmesser gingen. In einem Fall waren derartige Blutungen auch in den Stammganglien zu erkennen.

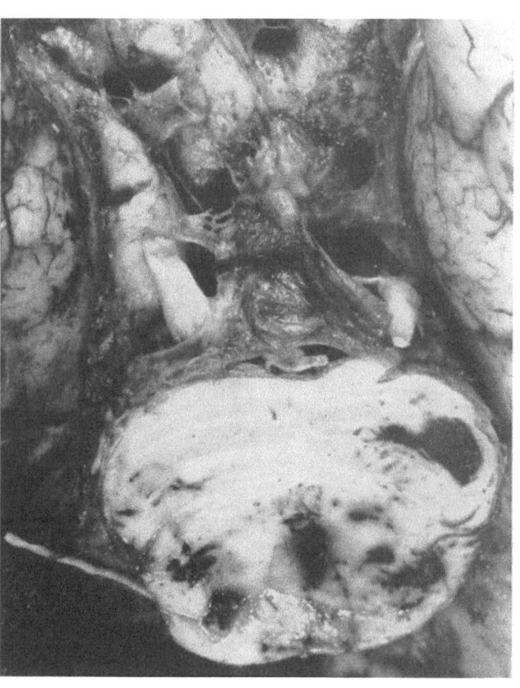

Abb. 71. Kleine Massenblutungen in der dorsalen Brücke bei rechtsseitigem ausgedehntem subduralem Hämatom. Uncushernie rechts, Subarachnoidalblutungen im Hippocampusgebiet, Schnürfurche im rechten N. III.

Eine Anoxie konnte durch entsprechende Experimente ausgeschlossen werden. Den Verff. schien es, daß die Kompression des Hirns eine Hernienbildung von Brücke und Medulla oblongata gegen das Foramen magnum hervorrufe. Diese Hernienbildung verursache eine laterale Kompression der Brücke mit Ausziehung in der longitudinalen Achse. Dadurch entstände ein beträchtlicher Zug an den kleinen Gefäßen dieses Gebietes, besonders an den langen zentralen Zweigen der A. basilaris, und zwar an den Stellen, wo sie ziemlich fest fixiert waren, wie an dem Ausgangspunkt von Verzweigungen und an den Verzweigungen der venösen Kanäle. Derartige Blutungen kämen also auch an den Venen vor, wodurch man mit einiger Sicherheit sagen könne, daß ein arterieller Spasmus keine Rolle spielen könne.

Die gründlichste morphologische Arbeit verdanken wir JOHNSON u. YATES (1956). Diese beiden Autoren fanden keine Erweiterung oder Stauung im Venensystem um den Hirnstamm. Venöse Blutungen fanden sich nur unter dem Ependym. Sie sahen daher die Mittelhirn- und Brückenblutungen als *arteriell* an, wobei sie die Abwärtsverlagerung des Hirnstammes als einen wesentlichen Faktor betrachteten. Bei postmortalen Injektionen ließ sich auch feststellen, daß die Arterienenden tatsächlich eingerissen waren: Das Kontrastmittel trat selbst bei niedrigem Druck aus. Die Verfasser wiesen weiter darauf hin, daß offensichtlich noch ein anderer Prozeß für das Einreißen der Arterien eine Rolle spielen könne, nämlich eine Streckung des Mittelhirns in der Längsachse (s. Abb. 5, der Verfasser) mit Elongation in verticobasaler Richtung, wodurch es ebenfalls zu Abrissen käme.

WOLTMAN (1953) sah mehrfach statt der Blutungen ischämische Nekrosen im Hirnstamm, ähnlich wie LINDENBERG im Thalamus (s. seine Abb. 53a—d sowie Abb. 55). Übrigens hatten BODECHTEL u. DÖRING bereits 1938 cerebrale Zirkulationsstörungen bei Hirngeschwülsten genau untersucht und weitab vom Operationsfeld histologisch faßbare Veränderungen beschreiben können. Sie hatten 10 Fälle solcher Mittelhirnblutungen gesehen, und zwar immer gepaart mit hochgradiger Hirnschwellung. Über die Pathogenese ließen sich die Verfasser allerdings nicht aus.

Die *Häufigkeit* dieser Blutungen wurde übrigens von POPPEN et al. (1952) in einer größeren Serie bestimmt. Sie fanden bei 258 Todesfällen nach supratentoriellem Tumor 36mal Blutungen in Mittelhirn und Brücke.

Zusammengefaßt sei also festgestellt, daß bisher der intrakranielle Druck (ATWATER, WILSON u. WINKELMAN), Atheromatose (ATWATER), venöse Rückstauung (BAGLEY 1923, SCHEINKER 1945, LINDENBERG 1955), arterielle Stauung (MOORE u. STERN, POPPEN et al., CANNON 1951) für die Entstehung angeschuldigt wurden. Doch ist die Pathogenese noch nicht endgültig geklärt. Am meisten Wahrscheinlichkeit hat die Deutung als Rißblutungen am Ende der kleinen Mittelhirn- und Brückenarterien (bzw. auch Venen ?).

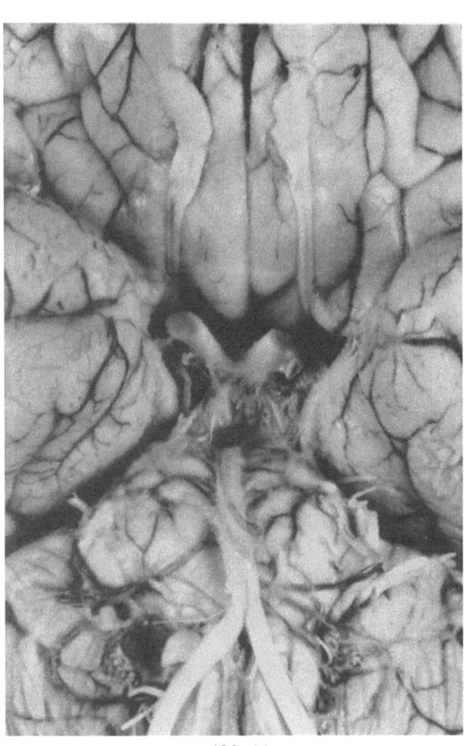

Abb. 72

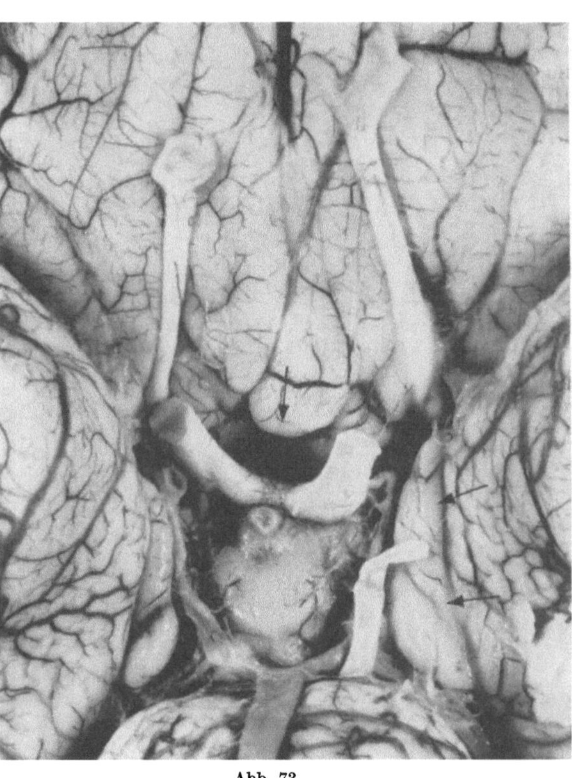

Abb. 73

Abb. 72. Erstes Stadium einer vorwiegend rechtsseitigen Hernienbildung in den vorderen Chiasmawinkel. Kleine Uncushernie rechts, Temporallappentumor.

Abb. 73. Doppelseitige (links — Pfeil — wesentlich stärker als rechts ausgeprägte) Hernie in den vorderen Chiasmawinkel bei monstrocellulärem Sarkom des linken Frontallappens mit reichlicher Hirnschwellung. Distale Kerbe am linken N. III. Beidseitige (links stärker als rechts ausgeprägte) Uncushernie in die Cisterna basalis. Die Cisterna interpeduncularis ist durch das Infundibulum ausgefüllt. (Aus RIESSNER u. ZÜLCH, Abb. 3.)

Die funktionelle Bedeutung der Blutungen.

Um die funktionellen Störungen durch die achsiale Verschiebung des Hirnstammes, eventuell mit Blutungen, in ihrer ganzen Bedeutung zu erfassen, sei nur hingewiesen auf die neueren Anschauungen von der Funktion der Substantia reticularis (MAGOUN s. FRENCH), deren Bedeutung auf dem Internationalen Kongreß in Brüssel 1957 in allen Einzelheiten gezeigt wurde. Auf diesen Kongreß-Bericht sei verwiesen.

Meine persönliche Auffassung geht allerdings dahin, daß es die *Verschiebung* mit den dadurch bedingten *Durchblutungs- und Ernährungsstörungen* ist, die die Gefährdung bringt. Die Blutungen sind nur die dramatische Schlußphase dieser Achsialverschiebungen. Außerdem sind sie die „Indikatoren“ für das dramatische Ausmaß der achsialen Verlagerung.

Die Verschiebungen in den vorderen und seitlichen Sehnervenwinkel (Cisterna chiasmatis, Cisterna laminae terminalis).

Die Volumenvermehrung im Frontalgebiet führt zu einem Massenausgleich nach hinten, vorzüglich über den kleinen Keilbeinflügel in die mittlere Schädelgrube. Weiter können Teile eines oder beider Gyri recti „pilzförmig" in den vorderen Chiasmawinkel eintreten (Abb. 72 und 73). (SPATZ u. STROESCU 1934, Abb. 15; ZÜLCH 1938; WINKELMAN 1938; RIESSNER u. ZÜLCH 1939, Anm. S. 18). Im einzelnen spielt sich diese Verschiebung besonders beim Frontallappentumor, und zwar vorwiegend auf der einen Seite, ab. *Beide*

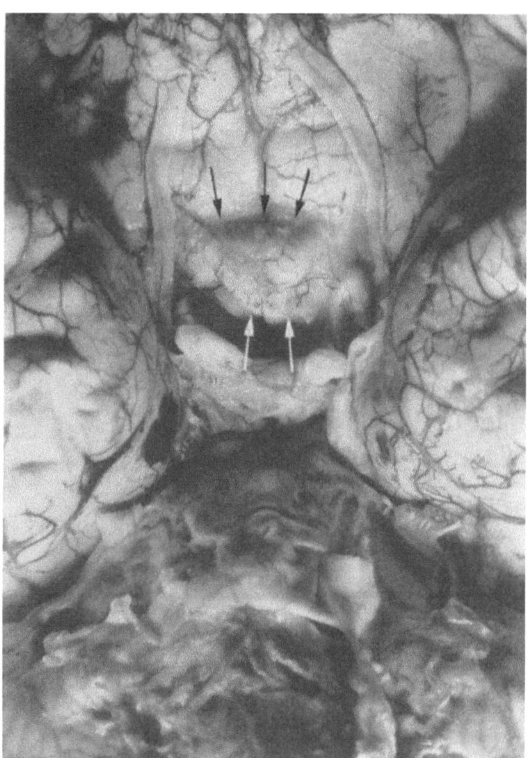

Abb. 74. Einpressung beider Gyri rectii (weiße Pfeile) in den vorderen Chiasmawinkel. Das Chiasma wurde anscheinend durch die Hernie nach hinten unten in die Sella gepreßt, so daß sich die vordere Sellakante als Furche abdrückt (schwarze Pfeile).

Gyri recti hingegen werden hauptsächlich beim allgemeinen Hirndruck (Hydrocephalus occlusus, allgemeine Hirnschwellung) in den vorderen Chiasmawinkel hineingepreßt (s. Abb. 52). Besondere Beachtung hat seit 1940 E. FISCHER (-BRÜGGE) diesem Phänomen geschenkt. Wenn sich der Gyrus rectus bei den lateralen Massenverschiebungen direkt an der Hirnbasis nach seitlich in den lateralen Sehnervenwinkel vorschiebt und am Unterrand der Cisterna laminae terminalis erscheint, so verlagert er nämlich gleichzeitig die Arteria cerebri anterior nach medial und abwärts (Abb. 75). Dabei schnürt die Arterie sich mit einer Furche in die Medialfläche des Gyrus rectus ein (FISCHER-BRÜGGE 1950, Abb. 17a—b, 18a—e, 1951 Abb. 14). FISCHER-BRÜGGE führt ein Fehlen der Arteria cerebri anterior im Angiogramm (beider Ebenen) u. a. auf diesen Verlagerungsvorgang mit Strangulation der Arteria cerebri anterior zurück (s. ETHELBERG 1951). NIEMEYER (1955) schließt sich dieser Deutung zwar an, schränkt sie aber ein durch den Hinweis auf die zahlreichen physiologischen Varianten im normalen Gefäßaufbau dieser Gegend, insbesondere auch der Ausbildung der Arteria communicans anterior, was ich nur bestätigen kann. Er zeigt aber Angiogramme mit den oben beschriebenen Verlagerungen der Anterior. CARILLO et al. (1955) glauben, daß auch

Gesichtsfeldausfälle durch diese Druckconi gegen das Chiasma bei Frontallappentumoren entstehen können.

Anscheinend gibt es gelegentlich auch eine Einpressung von Hirnteilen in den seitlichen Sehnervenwinkel. Hier handelt es sich um Teile des Temporallappens (1. Temporalwindung oral vom Uncus). Auch können Teile des lateralen Chiasmas umgekehrt in den Beginn der Fissura lateralis gepreßt werden (s. Abb. 76).

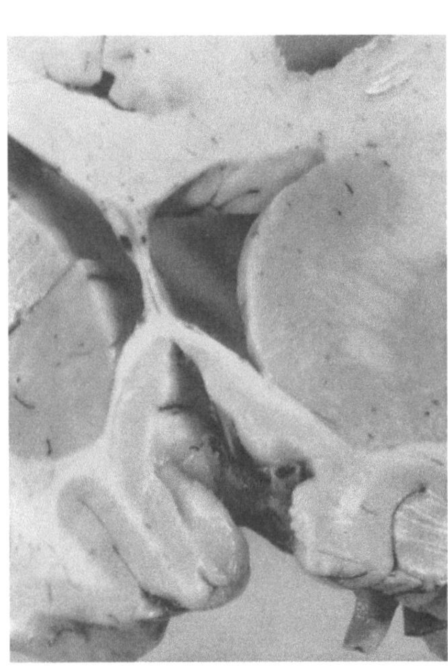

Abb. 75

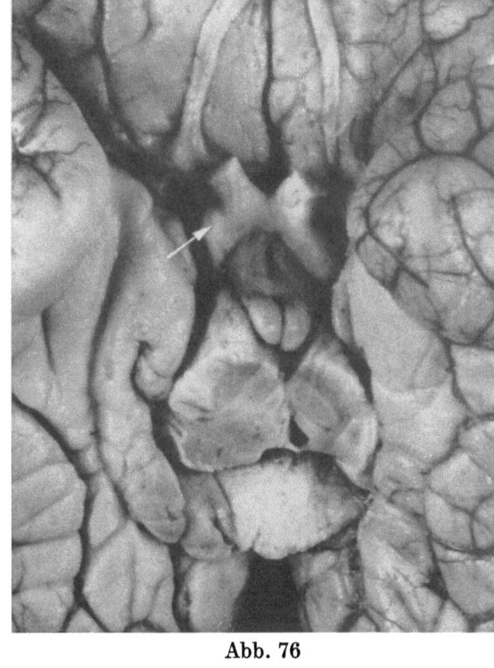

Abb. 76

Abb. 75. Blick von vorne auf eine Hirnscheibe: Starke frontale Massenverschiebung nach rechts. Die rechte Arteria cerebri anterior ist etwas angehoben, die linke gesenkt. Linksseitiges cystisches frontodorsales Astrocytom (s. die angeschnittene große Cyste oben links!).

Abb. 76. Uncushernie rechts bei Temporallappentumor. Am Tractus opticus rechts bemerkt man dicht hinter dem Chiasma eine warzenartige Vorwölbung (Pfeil!) nach außen. (Abb. 4 von Riessner u. Zülch.)

VI. Massenverschiebungen von bisher unbekannter funktioneller Bedeutung.

Cisterna pontocerebellaris. Bei raumfordernden Prozessen der hinteren Schädelgrube wird verständlicherweise auch die Brückenwinkelzisterne beider Seiten von den anliegenden Hirnteilen ausgefüllt. Über die funktionelle Bedeutung dieser Einpressung von Hirnteilen sind wir noch nicht sicher informiert. Tönnis hat erwogen, ob nicht die bei größeren Acusticusneurinomen gelegentlich festgestellte Funktionsschädigung des Nervus statoacusticus auf der *Gegenseite* auf eine derartige Einpressung von Hirnteilen gegen den Brückenwinkel und damit gegen den Nerven zustande käme.

Auch kann sich im Brückenwinkel natürlich ein Tumor entwickeln und so die Zisterne ausfüllen. Wichtig scheint es heute, darauf hinzuweisen, daß die Zisterne selbst bei extremer Raumbeengung anscheinend weder durch Tumor noch durch Hirnteile *total* ausgefüllt wird. Zum mindesten läßt sich bei der Zisternographie eigenartigerweise eine Luftsichel oberhalb und unterhalb des Tumors zeigen (s. z. B. Zisternogramm bei Kautzky-Zülch, Abb. 79).

Cisterna pontomedullaris. Die Einpressung von Hirnteilen in die Zisterne am vorderen Brückenrand wurde bereits von Spatz und Stroescu diskutiert und von Carillo et al. (1955) näher beschrieben (s. Davidoff u. Epstein, Gardner et al.). Sie hat wohl hauptsächlich für das Seitenangiogramm der Arteria vertebralis eine Bedeutung. Dort kann man bei cerebellaren Tumoren die Arteria basilaris nach vorne-oben gepreßt sehen, wodurch das von DECKER erwähnte Zeichen entsteht: Der sonst spitze Winkel der Arteria basilaris mit der Arteria cerebri posterior wird stumpf. Andererseits findet man beim Vierhügeltumor eine Verlagerung der Brücke nach vorwärts-abwärts, ebenfalls mit Einpressung von Hirnmassen in die Zisterne, wodurch natürlich die Arteria basilaris gleich artig, d. h. nach vorwärts-abwärts verschoben wird, worauf KAUTZKY-ZÜLCH (1955) hingewiesen haben. CUSHING hatte bereits 1911 die These entwickelt, daß die beim Hirndruck des Kindes so oft vorhandenen Lähmungen eines oder beider Nervi abducentes, wahrscheinlich durch Strangulation dieses Nerven gegen Seitenäste der Arteria basilaris (also in dieser Zisterne!) entstehen könnten. BLACKWOOD et al. (1949) haben diese These übernommen, indem sie die Lähmung des N. 6 auf eine Pressung des Hirnstammes bezogen.

Cisterna venae magnae Galeni. Alle Vierhügeltumoren obliterieren zunächst auch die Cisterna venae magnae. CARILLO et al. (1955, ihre Abb. 8), haben aber darauf hingewiesen, daß auch Hirnhernien von suprapineal bzw. von lateral in die Zisterne eindringen können. Auch die Ausstülpung des Daches des 4. Ventrikels kann diese Zisterne von unten her ausfüllen. RIESSNER u. ZÜLCH (Fall 955, S. 16/17) und ZÜLCH 1950 zeigten schließlich, daß die Zisterne auch durch den vergrößerten Recessus suprapinealis (OLIVECRONA) bzw. durch eine von seitlich vordringende sackförmige Ausstülpung der Arachnoidea eingenommen werden kann. Auf diesen Befund wurde an anderer Stelle (KAUTZKY u. ZÜLCH S. 94) bereits hingewiesen.

Wird der Hirnstamm achsial nach unten verschoben, so wird natürlich die Vena magna, die in dieser Zisterne liegt, besonders leicht gezerrt werden, da sie am Dreieck-Falx-Tentorium festhängt, das sehr stabil nach allen Seiten gegen Verschiebungen abgesichert ist. Dieser Vorgang der Zerrung der Vena magna galt früher als eine der Ursachen des Hydrocephalus occlusus (Rückstauung).

Cisterna interpeduncularis. SPATZ u. STROESCU (1934) hatten betont, daß die Corpora mamillaria in diese Zisterne hineingepreßt werden könnten. CARILLO et al. (1955) zeigten in Abb. 5 B, daß sich auch der hintere Teil des 3. Ventrikels in diesen Raum vorstülpen kann, was ja eine lange gesicherte Beobachtung beim Hydrocephalus occlusus des Kindesalters gewesen ist.

Die Pathogenese von Durchblutungsstörungen beim erhöhten intrakranialen Druck (s. auch S. 285). Die Pathogenese der Durchblutungsstörungen beim Auftreten von Hirnhernien ist noch nicht sicher geklärt. Bisher ist der Morphologe imstande zu zeigen, daß es im Ausbreitungsgebiet derartiger Arterien zu Gewebsschädigungen vom Typus der roten Infarkte, seltener weißer Infarkte (Abb. 84, 85, 97 und 98), kommt. Dem entspricht die klinische Beobachtung von ETHELBERG u. RIISHEDE, daß es bei Einklemmung am Mittelhirn recht häufig zu „Obskurationen", d. h. Sehstörungen corticaler Art durch Durchblutungsminderung im Occipitallappen kommt. In einem weiteren klinischen Befund wurde auf derartige Durchblutungsstörungen im Occipitallappen hingewiesen, obwohl bisher der morphologische Vorgang zwar erklärt werden kann, jedoch die morphologischen Folgen im Gewebe noch niemals gezeigt wurden: es handelt sich um die temporooccipitalen EEG-Herde bei Prozessen in der hinteren Schädelgrube (JUNG, STEINMANN), wie sie uns auch einmal zu einer Fehldiagnose veranlaßt haben.

58jähriger Patient mit Angioblastom der Tonsillen, im EEG temporaler Herd links, ebenso rechtsseitige zentrale Facialisparese. Bei dem Versuch der Luftfüllung keine Ventrikeldarstellung, der Versuch der Ventrikelpunktion mißlang. Bei der Angiographie Füllung von 5 der 6 Hirnarterien von der linken Carotis aus, d. h. mit Ausnahme der gegenseitigen A. cerebri media. Eine weitere Diagnostik wurde vom Patienten abgelehnt, ebenso alle Eingriffe. Er starb 1 Jahr später im akuten Hirndruck. Autoptisch wurde ein großes Angioblastom der li. Tonsille gefunden, das offensichtlich die beiden Vertebrales abgequetscht hatte und möglicherweise einen Druckconus nach oben auf der linken Seite erzeugt hatte (s. S. 267 unten).

Es ist mehrfach eingewendet worden, daß eine *Quetschung* von Arterien durch die *Hirnmasse* gegen einen *anderen Hirnteil* aus physikalischen Gründen unmöglich sei

(s. Abb. 77 oben). Diese Vorstellung kann auch tatsächlich durch die Gegenüberstellung der Ziffern der höchsten Werte des intrakraniellen Druckes und des durchschnittlichen Arteriendruckes widerlegt werden. Es ist allerdings nicht etwa möglich anzunehmen, daß — wie das ausgedrückt worden ist — das Hirn wie ein Pudding die Arterie gegen eine Wand drückt (Abb. 77) und dabei zuquetscht.

Tatsächlich aber liegen die Verhältnisse anders. Es handelt sich um Durchblutungsstörungen im Versorgungsgebiet einer Arterie, *die in die Länge gezerrt worden ist* und über scharfe Kanten gequetscht wird (Abb. 77 unten). In der Tat beweist die Angiographie, daß in der Mehrzahl der Fälle hier noch Blut durch die Arterie hindurchgeht, aber anatomische Präparate zeigen, daß u. U. auch eine Durchhämmerung des Herniengewebes erfolgt (s. Abb. 57 und 60). M. Schneider (persönliche Mitteilung) hat mir die Richtigkeit meiner Auffassungen bestätigt und die Volumenbeengung der Arterie und die Durchblutungsminderung durch die Feinmorphologie der Arterienwand erklärt: Danach führt die Funktion der Spiralmuskulatur der Hirnarterie bei Längsdehnung automatisch zur Volumeneinengung. — Gäbe es keine Engen an den Austrittsstellen des Tentoriumschlitzes und des Foramen magnum, wären diese Engpässe nicht von scharfen Kanten der Dura und des Knochens begrenzt, wären diese Kanten vielmehr sanft und mit elastischen Massen gepolstert, so wären die Formveränderungen der Hirnmasse selbst und des Verlaufes der Gefäße an der Bildungsstätte der Hernien wahrscheinlich nicht so einschneidend, daß es zu erheblichen Durchblutungsstörungen kommen würde.

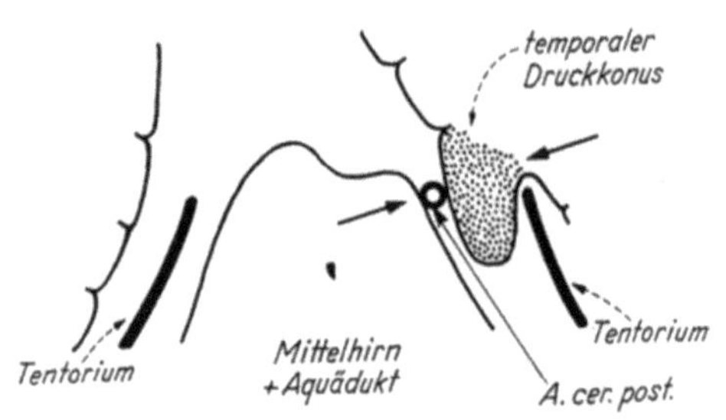

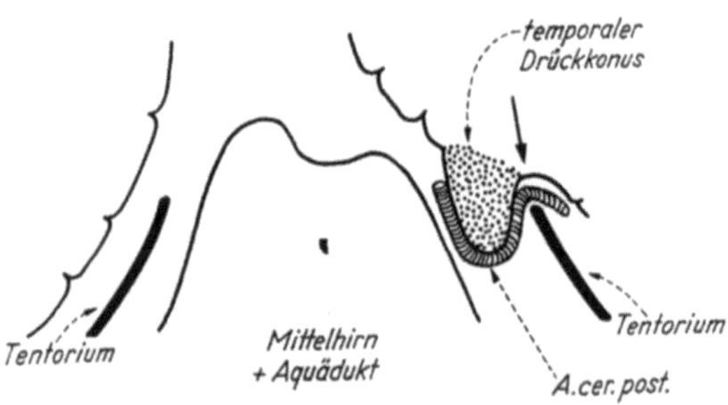

Abb. 77. Zur Entstehung der hämorrhagischen Infarkte im Occipitallappen bei „temporalem Druckconus". Es ist nicht etwa ausschlaggebend, daß die Arteria cerebri post. flach durch die Hirnhernie gequetscht wird (s. Abb. 60 und 90, zweiter Pfeil von oben). Wichtig ist vielmehr, daß die Arterie tatsächlich über den scharfen Rand des Tentoriumschlitzes gezerrt und in der Längsrichtung gedehnt wird *(unten)*.

VII. Die Beschreibung der jeweiligen regionären Syndrome der Massenverschiebungen (morphologische Herniensyndrome) bei den raumfordernden Prozessen verschiedener Lokalisation und Entstehung.

Nachdem ich in den letzten Kapiteln *systematisch* die Veränderungen der Massenverschiebungen *in den einzelnen Zisternen* sowie in den sonstigen benachbarten Teilen des Hirns beschrieben habe, sollen nunmehr *systematisch* die jeweiligen Massenverschiebungen (d. h. die morphologischen Herniensyndrome) bei *verschiedenem Sitz* der raumfordernden Prozesse noch einmal zusammengefaßt dargestellt werden. Wir können nur bei genauer Kenntnis dieser Verhältnisse die Veränderungen in den „normalen" und pathologischen Kontrastmittelbildern von Hirngefäßen, Ventrikeln, Zisternen und Furchen richtig analysieren. Wer die Massenverschiebungen des Hirns morphologisch nicht genau versteht und ihre Syndrome beherrscht, kann zwar die Syndrome der pathologischen Angiogramme und Pneumogramme als Bild „auswendig lernen", wird sie aber nicht erklären und deshalb auch bei den geringsten Varianten nicht mehr verstehen und richtig deuten können. Auch muß der Operateur die Formveränderungen und Massenverschiebungen bei den einzelnen Tumoren verschiedenen Sitzes genau kennen, wenn er zur Entlastung lebensbedrohlicher Einklemmungen vorgehen will. Eine derartige systematische Analyse wurde erstmalig von Riessner u. Zülch (1939, S. 41ff.), gestützt auf Tabellen einer Serie nichtoperierter Tumoren, gegeben.

Allerdings werde ich im folgenden die Tumoren sozusagen als „synthetische" raumfordernde Prozesse betrachten müssen, die der besonderen Eigenart des Einzelfalles beraubt sind. Insbesondere kann ich hier auch noch nicht die besondere Lage des Tumors in jedem einzelnen Quadranten des Lappens berücksichtigen. Zülch hat in Band III, S. 51 dieses Handbuches darauf hingewiesen, welche Bedeutung der Sitz und die Ausbreitung in den verschiedenen Lappenteilen (Sektoren) für die einzelnen Arten hat. Er hat als Beispiel auf das verschiedenartige Wachstum etwa der *frontalen* Astrocytome hingewiesen, von denen die frontolateralen gewöhnlich gleichzeitig in die Inselgegend einwachsen, die frontomedialen das Septum pellucidum auftreiben und die frontodorsalen eine rostral der Vorderhornspitze gelegene größere Cyste auszubilden pflegen (Bd. III dieses Hand-

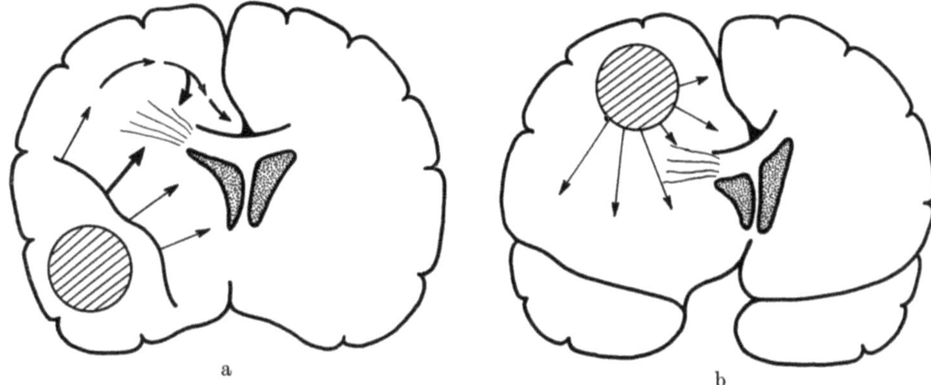

Abb. 78a und b. Die Unterschiede in der Balkenstellung bei temporalen und frontalen Tumoren lassen sich aus den dabei entstehenden Druckkräften erklären. a Beim Temporallappen-Tumor heben sich 2 Kräftepaare auf, es wirkt ein direkter Druck von unten und ein entgegengesetzt arbeitender Druck von oben (Hernie des Gyrus cinguli), der Balken bleibt waagerecht stehen. b Beim hinteren Frontallappentumor starke Senkung des herdseitigen Balkens, beide Kräfte arbeiten kongruent.

buches, Abb. 125—129, 131—133). Danach können sich „frontale" Astrocytome in jeder Beziehung grundverschieden verhalten, was sich auch im Syndrom der Massenverschiebungen auswirken muß.

a) Frontale Tumoren. Eben habe ich darauf hingewiesen, daß es zur Zeit noch nicht möglich ist, die Verschiebungssyndrome für die Tumoren der *verschiedenen Sektoren* des Frontallappens zu beschreiben. Die folgenden Ausführungen gelten also *generell für alle* Frontallappentumoren mit allen aus einer Verallgemeinerung entstehenden Fehlern.

Die frontalen Tumoren haben nur die Möglichkeit, die benachbarten Hirnteile nach *rückwärts* und dann nach *medial unter* der Falx zur Gegenseite oder nach *abwärts* über den kleinen Keilbeinflügel in die mittlere Schädelgrube zu drängen. Nach medial gelingt nur eine leichte Verschiebung der Falx bis zur Schrägstellung (s. Abb. 34). Frontallappentumoren verursachen daher in jedem Falle besonders eindrucksvolle Verschiebungen zur Gegenseite im vorderen und mittleren Drittel der Cisterna interhemisphaerica und basal davon (s. Abb. 46). Weiter findet sich recht regelmäßig der „frontale Druckkonus nach unten" in die mittlere Schädelgrube.

Bei der Verschiebung unter der Falx zur Gegenseite gibt diese nur nach, wenn der Tumor mit großer Masse auf längere Zeit hindurch gegen dieselbe drückt; dann stellt sie sich schräg, und auch die von der Falx bisher zurückgehaltenen Frontallappenteile gleiten jetzt mit ihren Gefäßen etwas über die Mittellinie. Die seitliche Form der verschobenen Anterior im a.p.-Angiogramm wird nunmehr rund und bogig (s. Abb. 79re.). Es entstehen die sog. „Nahzeichen" von Fischer-Brügge.

Die Schrägstellung der Falx bei raumfordernden Prozessen kann man, wenn sie verkalkt ist, auch im Nativbild erkennen (s. z. B. Abb. 77 rechts, in Kahn: „Correlative Neurosurgery" usw.).

Die Verschiebung der frontal und medial am Septum bzw. Rostrum liegenden Teile des Hirns über die Mittellinie zur Gegenseite sieht man zwar auch als Folge von *fernab*, d. h. nicht im Frontallappen, sondern z. B. parietal (Abb. 47) bzw. occipital oder temporal liegenden (Abb. 36) raumfordernden Prozessen. Diese haben zwar die Kraft, die unter der vorderen Falx liegenden leichter beweglichen Hirnteile noch zur Gegenseite zu verschieben. Sie können aber die Falx selbst nicht mehr schräg stellen, da der örtliche Druck nicht mehr stark genug ist. Im Angiogramm sieht man hier die sog. *Parallelverschiebung* der Arteria cerebri anterior (Abb. 79 li.), eines der „Fernzeichen" von Fischer-Brügge. Diese entstehen also dadurch, daß die frontale Falx bei den „Fernverschiebungen" in der Mittellinie stehenbleibt, bei „Nahverschiebungen" aber sich schräg stellt.

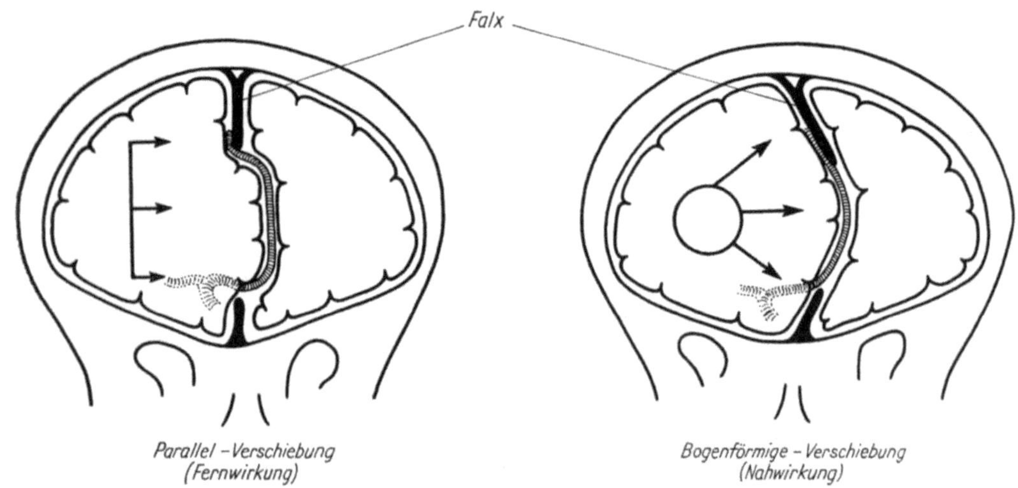

Abb. 79. Entstehung der „Fernzeichen" von Fischer-Brügge. Bei örtlich benachbartem raumforderndem Prozeß (im Frontallappen) stellt sich die Falx schräg, die Kontur der Arteria cerebri ant. im a. p.-Angiogramm ist bogenförmig. Liegt der Prozeß fernab, so reicht der Druck nicht mehr zur Verlagerung der Falx. Es entsteht die „Parallel-Verschiebung" der Arteria cerebri anterior. (Aus Zülch 1957/58, Abb. 6.)

Bleibt aber die Falx in der Mittellinie stehen, so werden nur die A. 1- bis A. 3-Abschnitte der Arteria cerebri anterior auf die Gegenseite verlagert, wobei die Kerbenbildung in den Gefäßen der verschobenen Hirnteile besonders scharf ist und die Anterior sozusagen mit einem scharfen Knick wieder hinter die Falx zurückkehren muß (Abb. 79 li.). Man sieht also im a. p.-Angiogramm dorsal eine Kerbe im Verlauf der Anterior, das sog. „Falxzeichen" von Fischer-Brügge.

Durch dieses Verhalten der Falx erklären sich noch zwei weitere Zeichen Fischer-Brügges: Die „Dissoziation" bzw. das „Frontopolarzeichen". Wenn die Falx gerade so weit herunterreicht, daß sie *die* Hirnteile noch in der Mittellinie zurückhält — in denen die Arteria callosomarginalis verläuft — während sie den Balken mit der Arteria epicallosa schon zur Verschiebung freigibt, so kann sich bei fernab liegenden Prozessen nur der basale Hirnteil mit der Arteria epicallosa seitlich verschieben, nicht dagegen die dorsal liegende Arteria callosomarginalis, die vielmehr in der Mittellinie festgehalten wird. Es kommt daher zur „Dissoziation" dieser beiden Gefäße als „Fernzeichen".

Ein frontal, d. h. *nahe* gelegener Prozeß hingegen würde die Falx selbst und *mit dieser* die Arteria callosomarginalis schräg stellen und über die Mittellinie verschieben, wodurch eine gleichmäßigere Verlagerung beider Gefäße zustande kommt (s. Abb. 7 und 124a bei Kautzky-Zülch 1955).

Auf den gleichen Vorgang an der Falx geht schließlich das sog. „Frontopolarzeichen" von FISCHER-BRÜGGE zurück. Steht die Falx schräg, so ist mit ihr das gesamte Ausbreitungsgebiet der Arteria frontopolaris weitgehend über die Mittellinie verschoben, es fehlt jeder Zug an der Abgangsstelle des Gefäßes von der Anterior. Wird dagegen das Ausbreitungsgebiet dieser Arterie am Frontallappen von der Falx in der Mittellinie festgehalten und wird nur die Abzweigungsstelle der Arteria frontopolaris aus der Anterior von der Seitenverschiebung erfaßt, so entsteht eine Spannung, ein Zug an der Ursprungsstelle des Stammes aus der Anterior, der sich im Angiogramm als Knick bemerkbar macht: das „Frontopolarzeichen". Dies ist wieder ein Fernzeichen im Sinne FISCHERs, das zustande kommt, weil die Falx in der Mittellinie festgehalten wurde.

Alle drei Fernzeichen sprechen aber nur für eine *fehlende Schrägstellung der Falx*, d. h. gelten als Zeichen dafür, daß der Prozeß wahrscheinlich fernab liegt und sein Druck nicht mehr ausreicht, um die Falx selbst schräg zu stellen. Irrtümer können natürlich entstehen, wenn der raumfordernde Prozeß im Frontallappen selbst nur sehr wenig neues Volumen entwickelt, wie bei manchen Oligodendrogliomen.

Neben den erwähnten Massenverschiebungen treten beim Frontallappentumor auch frontobasal liegende Teile über den kleinen Keilbeinflügel in die mittlere Schädelgrube. Sie verschieben die Fissura Sylvii mit ihren Gefäßen von oben nach hinten-unten. Das wirkt sich im Angiogramm (im Seitenbild) durch eine leichte Senkung des sog. M-2-Abschnittes der Gefäße der Sylviischen Gruppe (s. Abb. 52, 91 u. S. 253) aus, die von dieser Massenverschiebung ja mit erfaßt werden. Dieser Druck wirkt sich auch auf den Temporalpol, d. h. auf die Unterhornspitze aus und drängt diese etwas nach abwärts, worauf LINDGREN hingewiesen hat.

Größere frontale raumfordernde Prozesse aber wirken (wie wir auf S. 238 gezeigt haben) besonders frühzeitig in der Achse (achsial) gegen den Tentoriumschlitz und verschieben den Hirnstamm nach abwärts. Auffällig früh findet sich daher oft bei Frontallappentumoren ein cerebellärer Druckconus, während es zu seitlichen Verschiebungen des Temporallappens in die Cisterna basalis bzw. in die Cisterna ambiens nur dann kommt, wenn gleichzeitig eine erhebliche Hirnschwellung der ganzen Hemisphäre besteht, wodurch die Raumbeengung sich besonders nach parietal zu verbreitert (RIESSNER u. ZÜLCH 1939). Auf die „achsiale Verschiebung" des Hirnstammes geht auch die früher schon lange beobachtete Verlagerung der Pinealis nach hinten-unten bei Frontallappentumoren zurück (s. S. 289ff.).

Je nach der mehr dorsalen oder basalen Lage des raumfordernden Prozesses im Frontallappen ist verständlicherweise auch in der bogigen Verschiebung der Anterior (s. Abb. 79re.) das Maximum der Verlagerung entweder dorsal, in der Mitte oder basisnahe am stärksten ausgeprägt (FISCHER-BRÜGGE, Abb. 2, 1950). Das gleiche gilt für das Verhalten des Vorderhornes. Dieses ist um so stärker gesenkt, je weiter dorsalwärts der Tumor liegt und je größer er ist (KAUTZKY-ZÜLCH 1955, S. 70ff); je lateraler und weiter rückwärts sich der Frontaltumor aber ausbildet, desto mehr gleichen (im Pneumogramm!) die Massenverschiebungen denen des Temporallappentumors. Wenn es also im Pneumogramm oft ohne die besondere Abbildung des Unterhornes nicht gleich gelingt, einen Frontolateral-Tumor von einem Temporallappentumor zu unterscheiden, so gibt uns die Angiographie sofort die Aufklärung, da die Fissura Sylvii als Wasserscheide zwischen frontalen und temporalen Tumoren gelten kann (Abb. 91). Ausnahme: die frontotemporalen Tumoren!

Bei basalen und mediobasalen Tumoren des Frontallappens können übrigens laterale Massenverschiebungen fast fehlen. Die Verlagerung der Massen erfolgt dann fast ausschließlich nach oben (Vorderhörner) und in der Achse nach occipital bzw. gegen den Temporallappen hin und dann weiter durch den Tentoriumschlitz. So erklärt sich der oft sehr starke Tonsillendruckconus bei Olfactoriusmeningeomen. Bei allen Frontaltumoren ist die Verschiebung auch im *vorderen* Drittel der Cisterna interhemisphaerica *stärker* als im mittleren Drittel (Ausnahme nur, wenn die ganze Hemisphäre durch

Hirnschwellung vergrößert ist, s. oben). Darum ist beim Frontaltumor auch im Pneumogramm die „Septum-3. Ventrikellinie“ dissoziiert, d. h. das Septum (Abb. 80) ist stärker nach lateral verschoben als der weiter occipitalwärts liegende 3. Ventrikel (Sorgo 1941, Kautzky-Zülch 1955) (s. S. 278 unten, 279, 280).

b) Die parietalen Tumoren. Ein raumfordernder Prozeß im Scheitellappen kann hauptsächlich durch Verschiebung von Hirnmassen nach vorne und unten, nur wenig aber durch Verschiebung nach hinten (s. S. 237, 238), Raum gewinnen, während eine Verlagerung von Hirnmassen direkt zur Gegenseite über die Mittellinie nur *unter besonderen Umständen* möglich ist. In den weiter vorn — d. h. frontotemporal gelegenen — Partien hingegen sind Verschiebungen zur Gegenseite leicht möglich. *Örtlich* — d. h. parietal — wird zunächst die Cella media und mit ihr der Balken und die Arteria epicallosa nach abwärts gedrängt. Da die Falx hier im Parietalgebiet weit in die Tiefe vordringt und dem Balken direkt aufliegt (s. Abb. 40 und 46), sind Seitenverschiebungen in direkter Nachbarschaft nur möglich, wenn zuvor eine *Verlagerung* des Balkens nach *abwärts* erfolgt ist. Die Seitenverlagerungen finden also hauptsächlich im vorderen und mittleren Drittel der Cisterna interhemisphaerica statt; im hinteren Drittel im allgemeinen nur dann, wenn der Balken vom unteren Falxrand vorher abgedrängt wurde, wie auf S. 249 beschrieben. Interessant ist allerdings, daß selbst dann bei den Seitenverschiebungen die der Cisterna interhemisphaerica des *vorderen* Drittels anliegenden Teile im allgemeinen immer noch stärker verschoben werden als die direkt benachbarten Teile im *mittleren* Drittel der Zisterne. So erklärt sich die an sich paradoxe Tatsache, daß im p. a.-Pneumogramm des Parietallappentumors der am meisten zur Gegenseite verschobene Teil der Cella media zugleich auch gewöhnlich am weitesten *frontal* liegt (s. Kautzky-Zülch, Abb. 48/49).

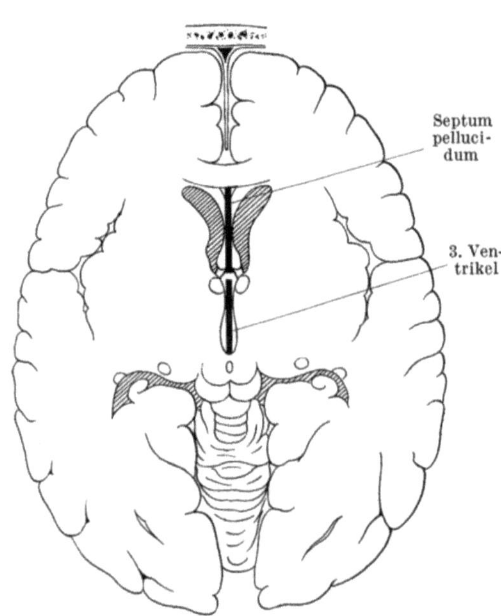

Abb. 80. Das Schema zeigt die Lage von Septum pellucidum und 3. Ventrikel „hintereinander“ in der Längsachse des Hirns. Sie werden also normalerweise auf dem a. p.-Pneumogramm auf der „Mittellinie“ dargestellt. Da sie aber bei Massenverschiebungen oft nicht gleich stark verlagert werden, erklärt sich die „Dissoziation“ beider Konturen auf Pneumogrammen frontaler, temporaler bzw. parietaler Tumoren. (Aus Kautzky u. Zülch.)

Ich habe soeben darauf hingewiesen, daß der Balken im hinteren Drittel der Cisterna interhemisphaerica, d. h. parietal nach seitlich nur verschoben werden kann, wenn er zuvor von der Falx abgedrängt wurde, d. h. besonders bei großen extracerebralen Tumoren des Scheitellappens (Meningiome der Konvexität bzw. des mittleren Sinusdrittels u. a., s. Abb. 2 und 47). Dagegen ist die Verschieblichkeit der basisnahe liegenden Teile um den 3. Ventrikel auch im Parietalgebiet gut, ja, diese Teile sind oft stärker verschoben als die vorne basal am Septum und in der Nachbarschaft liegenden Hirnteile. Daher findet sich im a. p.-Pneumogramm des Parietallappentumors auch eine Dissoziation der „Septum-3. Ventrikel-Geraden“ (s. Sorgo 1940, Kautzky-Zülch 1955, S. 68): d. h. der 3. Ventrikel ist stärker verschoben als das Septum. Aber hier ist die Dissoziation gerade umgekehrt als beim Frontallappen-Prozeß (Abb. 80).

Interessant sind beim Parietallappentumor natürlich auch die Massenverschiebungen gegen den Tentoriumschlitz nach lateral-unten. Die Verlagerung ist verständlicherweise im hinteren Teil des Tentoriumschlitzes, d. h. im Gebiet der *Cisterna ambiens* am *stärksten.* Die Mittelhirnplatte wird im *Haubengebiet* stärker verformt als im Fußanteil des Mittelhirns. Wenn die Hirnschwellung der Hemisphäre recht groß ist bzw. der Tumor ein großes Volumen hat, dann wird die Massenverlagerung aber auch gegen die Cisterna basalis vordringen. Es bildet sich also eine große Basalishernie aus, die gegen das Fußgebiet vorpreßt. Gelegentlich sind die beiden Hernien durch den Hirnschenkelfuß getrennt (Abb. 61). Meist aber bildet sich eine „Ringhernie" (Abb. 57).

c) Temporale Tumoren. Der raumfordernde Prozeß im Schläfenlappen verschiebt die benachbarten Hirnmassen gleichzeitig nach oben, nach medial, aber nur wenig nach hinten, da ein Ausweichen in den tütenförmig eingeschlossenen Occipitallappen wie beim Parietaltumor schlecht möglich ist. Die Verlagerung erkennt man sehr gut an der Verschiebung der Fissura Sylvii und der darin verlaufenden Gefäße der Sylviischen Gruppe der Arteria cerebri media. *Diese bildet ja die „Wasserscheide"* (Abb. 91) *zwischen dem Temporal- und dem Frontopartietalgebiet.* Liegt der raumfordernde Prozeß polnahe, so wird die Verschiebung gegen den basalen Frontallappen besonders groß sein (Abb. 78). Dann wird die Fissura Sylvii besonders stark angehoben und nach frontobasal verlagert. Das ist übrigens aus der Verschiebung der Sylviischen Gefäßgruppe im a. p.- und im Seitenbild gut zu erkennen und wurde aus den anatomischen Abbildungen 53—55 sehr klar bewiesen. Liegt der Prozeß im Temporallappen weiter hinten, so ist diese Verschiebung gegen den Frontallappen und nach oben weniger ausgeprägt, hingegen drängen sich die Temporallappenmassen gegen den Scheitellappen, es wird also der hintere Teil der Fissura Sylvii stärker angehoben (Abb. 91).

Besonders ausgeprägt ist natürlich beim Temporallappen-Tumor auch die Verlagerung nach medial, die ja nur vorne ein wenig durch das ansteigende Massiv der Sella gehemmt wird. Eine Eigenart des seitlichen Verschiebungsvorganges bei Temporallappentumoren ist die horizontale Richtung unter dem Balken, wobei die sonst übliche Senkung des Balkens (sog. Balkenpressung von Winkelbauer) fehlt.

Das erklärt sich vielleicht aus einem Gegeneinanderwirken von Kräften: Der Balken wird ja einerseits zum Massenausgleich mit den anliegenden Gebieten zur Gegenseite verschoben, wobei er eine Drehbewegung zusammen mit dem über ihm liegenden Gyrus cinguli um die untere Falxkante macht, wobei er eher gesenkt wird. Andererseits wirkt ein temporaler raumfordernder Prozeß von unten seitlich direkt gegen das Massiv der Balkenstrahlung im Centrum semiovale, so daß dieses nach oben gedrängt wird. Wahrscheinlich heben sich diese beiden Kräfte weitgehend auf (Abb. 78), und der Balken bleibt bei der Seitwärtsverschiebung waagerecht stehen (s. Tönnis 1938, Riessner u. Zülch 1939).

Gleichzeitig drängt der Tumor aber auch nach medial durch Verschiebung der Stammganglien gegen den 3. Ventrikel vor. Dieser wird bogig verformt. Er erhält die charakteristische Kontur des a. p.-Pneumogramms beim Temporaltumor. Die Seitenverschiebung im Gebiet des 3. Ventrikels ist, weil örtlich dem Tumor benachbart und nur wenig behindert, stärker ausgeprägt als die seitliche Massenverschiebung weiter frontal an den um das Rostrum gelegenen Balkenanteilen. Infolgedessen wird das Septum weniger zur Gegenseite verschoben als der 3. Ventrikel. Es kommt also auch beim Temporallappentumor zur „Dissoziation", der „Septum-3. Ventrikel-Geraden" (Abb. 80) im a. p.-Pneumogramm, d. h. der 3. Ventrikel ist im ganzen stärker verschoben als das Septum (Sorgo 1941, Kautzky-Zülch 1955).

Bei diesem seitlichen Verschiebungsvorgang dringen Hirnteile der Basis, besonders des Uncus, des Hippocampus sowie des Gyrus lingualis in die Cisterna basalis ein und weiter durch den Tentoriumschlitz in die hintere Schädelgrube, wodurch der „temporale Druckconus" entsteht (s. S. 257ff.). Dieser ist besonders charakteristisch für den Temporallappentumor. Er ist gewöhnlich im Gebiet der Cisterna basalis stärker ausgeprägt als im Gebiet der Cisterna ambiens, wo die Verlagerung nur bei gleichzeitiger Ausdehnung des Tumors nach occipital und parietal sich ebenfalls stärker ausbildet. Eine derartige Volumenvermehrung findet man besonders bei großen Temporallappentumoren mit starker Hirnschwellung (maligne Tumoren) bzw. auch bei Abscessen mit ausgeprägtem Hirnödem.

Während durch den vorderen temporalen Druckconus hauptsächlich das Hirnschenkelbzw. *Mittelhirnfuß*gebiet erfaßt wird, drängt die in die Cisterna ambiens sich ausbreitende

Hernie hauptsächlich gegen das *Vierhügelmassiv*. Die in den Zisternen verlaufenden Gefäße werden oft von der Hernie erfaßt und nach medial und basal verlagert und in die hintere Schädelgrube herabgedrängt (s. Abb. 56, 60 und 84). Die angiographische Darstellung der Arteria communicans posterior bzw. der Arteria cerebri posterior kann also auf die Gefahr der Mittelhirneinklemmung hinweisen (Zülch 1950; Pia und Tönnis 1953; Lindgren 1955). Bei dieser Hernie findet man auch durch Strangulation der Arteria cerebri posterior hämorrhagische Infarkte im Occipitallappen (s. S. 285ff. und Abb. 84, 85). Schließlich ist noch die Schädigung des N. 3 und der Pinealis bei diesem Verschiebungsvorgang zu erwähnen (s. S. 282).

Die Massenverlagerung im Tentoriumschlitz mit Verformung des Mittelhirns kann auch zur relativen Beengung des Aquäduktes und zum zusätzlichen Hydrocephalus der vorliegenden „Kammerteile" führen. Er kann sich allerdings beim Temporallappen nur an der Gegenseite auswirken, da der Tumor am ganzen homolateralen Ventrikel und am 3. Ventrikel die Entstehung des Hydrocephalus behindert (s. S. 215). So kann man die fast regelmäßig vorhandene Erweiterung des Gegenventrikels erklären. Alle größeren temporalen Tumoren mit tentoriellem Druckconus führen in der 2. Phase auch zu einer „achsialen Verschiebung" mit Massenverlagerung in die hintere Schädelgrube und damit zum cerebellären Druckconus.

d) Die occipitalen Tumoren. Der raumfordernde Prozeß im Hinterhauptslappen entwickelt sich in einem kegel- bzw. tütenförmigen Raum, aus dem Verschiebungen praktisch nur nach rostral möglich sind (Tönnis 1938). Eine geringe Ausbeulung der Falx nach medial und des Tentoriums nach basal dürfte aber stattfinden (s. Abb. 36, III). Ein Massenausgleich zur Gegenseite kann also erst erfolgen, wenn zunächst Hirnmassen von occipital nach vorne, d. h. nach temporal, parietal, ja auch nach frontal verlagert wurden. Es wirken also bei großen Occipitallappentumoren die Seitenverschiebungen bis in die vordersten Anteile hinein. So findet man Verschiebungen zur Gegenseite im vordersten Drittel der Cisterna interhemisphaerica — d. h. im Gebiet der Vorderhornspitzen bzw. -hauptteile —, auch werden Temporallappenteile gelegentlich von unten nach oben über den Keilbeinflügel gegen den Frontallappen zu verschoben, was man im Angiogramm (M-2-Abschnitt) noch deutlich erkennen kann (Abb. 91).

Ähnlich wie beim temporalen Tumor wird auch das dem Tumor näher liegende Gebiet um den 3. Ventrikel stärker nach seitlich verlagert als das weiter vorn liegende um das Septum: Dissoziation der Septum-3. Ventrikel-Graden (s. S. 278, 279). Der 3. Ventrikel ist dadurch stärker verlagert als das Septum.

Da eine Einwirkung gegen den Balken von unten wie beim Temporallappentumor fehlt, findet man niemals den waagerecht stehenden Balken (s. S. 279 und Abb. 78a), sondern die „Balkenpressung auf der Herdseite (s. Abb. 78b).

Raumfordernde Prozesse der hinteren Schädelgrube.

Bei den raumfordernden Prozessen der hinteren Schädelgrube bestehen die zwei Möglichkeiten des Druckausgleiches nach oben gegen den Tentoriumschlitz (Cairns, Riessner-Zülch, Ecker) und nach unten gegen das Foramen occipitale magnum (Tonsillendruckconus, Cushing) (Abb. 64). Je nach der Lage des Prozesses zur Mittelachse ist die „herdseitige" Tonsille u. U. stärker herabgedrückt („Tonsillenzeichen" von Schönbauer) (Abb. 67 oben), bzw. die betreffenden benachbarten Teile des Lobus anterior des Kleinhirns sind neben dem Mittelhirn stärker heraufgepreßt (s. Abb. 66). Dieser Vorgang bewirkt gleichzeitig eine seitliche Verschiebung des Aquädukts, was wieder zu einer besseren Darstellung bei seitlicher Lagerung des Schädels auf der Herdseite führt: Aquäduktzeichen von Quarti und Columella (1949), s. Kautzky-Zülch, S. 97.

Das Vordringen des Kleinhirndruckconus von unten nach oben schließt den Tentoriumschlitz und verhindert damit die *Herabdrängung* von temporalen und Parietallappen-Teilen (temporaler Druckconus) als Folge des Hydrocephalus occlusus. Die gegenteilige Angabe von Jefferson haben wir beim Kleinhirntumor niemals bestätigen können. Sie wäre nur beim Verschluß der Liquorbahn am Ausgang des 4. Ventrikels denkbar. Bei dieser Form des Hydrocephalus occlusus ist die Verlagerung von Kleinhirnteilen durch den Tentoriumschlitz nach oben relativ gering.

Der Aquädukt wird durch den „Kleinhirndruckconus nach oben" verformt und gestaucht sowie knickförmig — d. h. in der Längsachse von seitlich gesehen — verändert. Diese knickförmige Verformung tritt besonders bei Sitz des Tumors im Oberwurm auf. Tumoren im Unterwurm bzw. im 4. Ventrikel bewirken eher eine nur mäßige Knickung bzw. noch bogige Veränderung des Aquäduktes. Je näher dem Foramen magnum der Prozeß liegt, desto sanfter ist also der Bogen des Aquäduktes (Kautzky-Zülch), je näher dem Tentoriumschlitz, desto stärker ist der Aquädukt geknickt (s. Band III, Abb. 29, 71).

Liegt der raumfordernde Prozeß im Brückenwinkel, so wird der Hirnstamm achsial nach oben gedrückt, mit ihm der 4. Ventrikel und die Arteria basilaris (Ecker 1949), wodurch das caudale Ende des 3. Ventrikels angehoben wird.

Bei den raumfordernden Prozessen der hinteren Schädelgrube, die zur Bildung eines „Druckconus nach oben" führen, wird auch die Arteria cerebri posterior *nach oben* verschoben (Angiogramm der Vertebralis, Niemeyer 1955). Durch den „Kleinhirndruckconus nach unten" (Tonsillendruckconus) wird oft die Arteria cerebelli posterior inferior nach unten verlagert, was sich angiographisch gelegentlich darstellen läßt (Sjögren, Niemeyer).

Es sei auf den Hydrocephalus occlusus der vorderen 3 Kammern hingewiesen, der bei raumfordernden Prozessen der hinteren Schädelgrube zu entstehen pflegt. Angiographisch ist dieser Hydrocephalus durch die Ausweitung der Arteria cerebri anterior bzw. epicallosa im seitlichen Angiogramm zu erkennen. Es ist wichtig, hier auf eine Kleinigkeit hinzuweisen, die oft verwirrend wirken kann. Durch die Verschiebung von frontoorbitalen Teilen in die mittlere Schädelgrube (Riessner-Zülch) beim Hydrocephalus occlusus (Abb. 52) wird die Fissura Sylvii nach unten-hinten verschoben, d. h. im Seitenangiogramm der M-2-Abschnitt etwas nach rückwärts und abwärts gedrängt. Dadurch entsteht eine — nach oben konvexe — bogige Kontur der Arteria cerebri media. Sie entsteht aber durch Senkung des Anfangsteiles! Wenn man die hydrocephale Ausweitung der Arteria cerebri anterior nicht genügend beachtet, könnte man zur Fehldiagnose eines temporalen raumfordernden Prozesses kommen (s. Abb. 127, Kautzky-Zülch).

Zum Schluß sei auf die eigenartige Vorwölbung der Dorsalfläche der Medulla oblongata unterhalb eines Kleinhirndruckconus in seltenen Fällen (s. Abb. 70) verwiesen, da sie den Operateur veranlassen kann, dort einen kleinen Tumor an der Oblongata zu vermuten (s. David, Thieffry u. Askenazy 1936).

VIII. Die feineren morphologischen Vorgänge bei der „Einklemmung" von Hirnteilen (Tentoriumschlitz, Foramen occipitale magnum).

Wir wissen heute seit den Arbeiten von Vincent, daß die Einklemmung am Tentoriumschlitz eine tödliche Bedrohung für den Patienten bilden kann. Es kommt daher darauf an, diese Gefahr klinisch möglichst frühzeitig zu erkennen. Hinweise darauf ergeben sich aus der Störung von 4 Funktionskreisen:

1. Mittelhirn und N. 3.
2. Arteria cerebri post. und Sehrinde.
3. Liquorbahn: relative zusätzliche Beengung.
4. Röntgenbefunde:
   a) Pinealisverschiebung im Nativbild.
   b) Posteriorverschiebung im Angiogramm.
   c) Mittelhirnverschiebung im Cisternogramm.

1. Das Syndrom der Einklemmung der Vierhügelplatte und des N. 3.

LEBEAU (1938, 1944) und RIESSNER u. ZÜLCH hatten hervorgehoben, daß die Einklemmungen des Mittelhirns u. U. ein typisches Vierhügelsyndrom machen könnten, und zwar sowohl der „Kleinhirndruckconus" von unten nach oben wie auch der „temporale" Druckconus von oben nach unten. Auch SORGO hat in seiner experimentellen Arbeit auf eventuelle halbseitige Pupillenstörungen oder sonstige Augenmuskelsymptome als Trennungsmerkmal der beiden Einklemmungssyndrome des Mittelhirns und der Medulla oblongata durch den temporalen und Tonsillen-Druckconus hingewiesen. Seitdem haben sich viele Autoren — z. B. VAN DER SWAN (1953) — mit der Differential-Diagnose befaßt, doch wird darauf im klinischen Teil dieses Handbuchbeitrages genau eingegangen. Hier soll nur betont werden, welche Rolle die morphologischen Veränderungen am N. III für die Diagnostik der Einklemmung im Tentoriumschlitz spielen. Bei halbseitigen großen Volumenvermehrungen einer Hemisphäre, insbesondere auch bei flächenhaften Prozessen wie bei den subduralen oder epiduralen Hämatomen ebenso wie bei örtlich in der Nähe des N. III entstehenden raumfordernden Vorgängen finden sich *ein* oder *zwei* Schnürringe im Verlaufe des Nerven. Diese beiden Schnürfurchen sind voneinander etwa $^1/_2$ cm entfernt. Die erste liegt proximal kurz nach dem Austritt aus der Brücke (Abb. 83) an der Stelle, wo der Nerv zwischen der Arteria cerebri posterior und Arteria cerebelli superior hindurchtritt (Abb. 41). Die andere Schnürfurche hingegen liegt distal an der Stelle, wo er über die Plica petroclinoidea medialis in die Dura eintritt. Im ersten Falle wird der Nerv, wie wir heute wissen, durch das darüber- oder darunterliegende Gefäß stranguliert, wenn es zu einer achsialen Verschiebung des Hirnstammes kommt. Darauf wird auf S. 283ff. noch eingegangen. Welches von den beiden Gefäßen jeweils auf den Nerven einwirkt, hängt davon ab, ob es sich um eine Verlagerung des Hirnstammes nach oben oder unten handelt, und damit also von der Lage des raumfordernden Prozesses zum Tentorium.

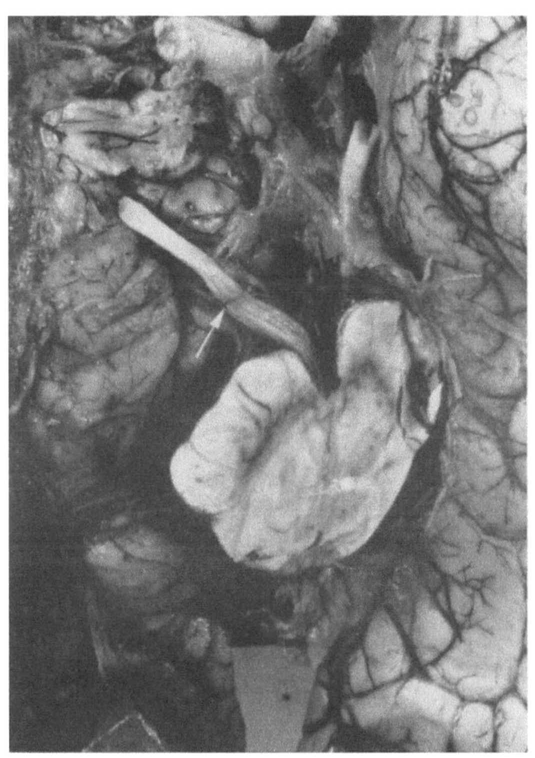

Abb. 81. Blutige Schnürfurche am linken N. 3 an der lateralen Clivuskante. Blutige Einkerbung am Hirnschenkelfuß der Gegenseite durch Druck gegen den Tentoriumrand (vgl. Abb. 99).

Die andere — distale — Schnürfurche ist im letzten Jahrzehnt von E. FISCHER-BRÜGGE genauer studiert worden, der die Einwirkung der lateralen „Clivuskante" dafür verantwortlich machte. Sie entsteht in der Tat bei allen achsialen Verlagerungen des Hirnstammes nach unten, wenn der Nerv über das Duraligament, das die hinteren Sellafortsätze mit der Felsenbeinkante verbindet (Plica petroclinoidea medialis), hinübergezerrt wird (s. Abb. 71, 73, 81 und 82). An beiden Strangulationsstellen kann es auch zu petechialen Blutungen in den Nerv kommen (Abb. 81 und 99), der oft auch bis zu einem flachen Bande ausgewalzt wird. Diese beiden morphologischen Befunde sind heute unbestritten, jedoch ist die Pathogenese seit langem Gegenstand der Diskussion. Der klinische Befund der Pupillenerweiterung auf der Seite des raumfordernden Prozesses, insbesondere des epiduralen Hämatoms nach Konvexitätsbruch mit Meningea-Media-Blutung ist seit fast 100 Jahren

Erfahrungsgut der Neurochirurgie bzw. Neurologie (GRIESINGER 1862; HUTCHINSON 1867 s. FISCHER-BRÜGGE 1950; REID u. CONE 1940; WILKE 1943 u. a.).

Es hängt wohl tatsächlich von der Richtung der achsialen Verschiebung bzw. der Seitwärtsverlagerung ab, wo der N. III geschädigt wird. Die achsiale Verschiebung nach unten dürfte ihn über die Plica petroclinoidea medialis zerren (Abb. 82). Eine seitliche Verlagerung hingegen wird ihn mehr gegen den Processus clinoideus posterior quetschen. Neben diesen zwei verschiedenen Formen der Schädigung ist als dritte die Strangulation durch die Arteria cerebri posterior bzw. Arteria cerebelli superior oben bereits erwähnt. Die Schädigung des Nerven kann also im einzelnen sehr verschiedenartig ablaufen.

Aus der Diskussion über die Pathogenese sind die folgenden Anschauungen interessant: Nach FISCHER-BRÜGGE verläuft der N. III kurz vor seinem Eintritt in die basale Dura über die „Clivus-

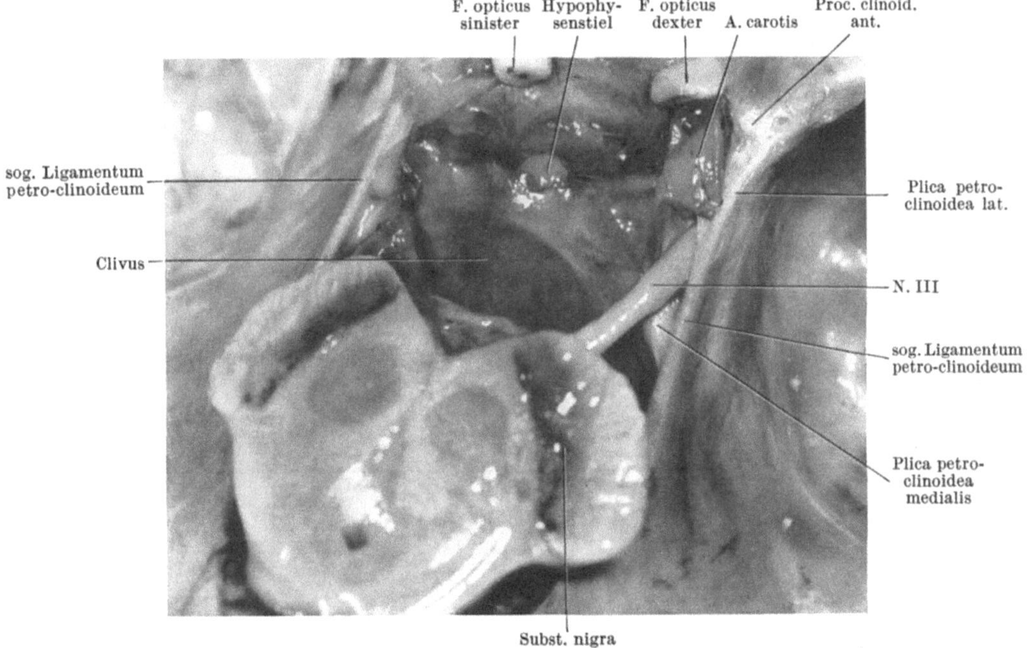

Abb. 82. Topographie des N. III.

kante“. Hier sollte ein Druck gegen den Nerven erfolgen können, während der direkte Druck durch die Uncushernie nur eine nebensächliche Rolle spielen sollte. FISCHER hatte nämlich klinisch beobachtet, daß einerseits bei bestehendem Uncushernie jede klinische Einwirkung auf den N. III fehlte, daß aber andererseits eine deutliche Schnürfurche am N. III auch ohne Uncushernie bestehen konnte. Er betonte daher, daß die im Bereich der Cisterna basalis und ambiens jeweils vorhandenen raumbeengenden Prozesse den N. III gegen die (seitliche) Clivuskante einpreßten.

Tatsächlich ist der Ausdruck FISCHERs „laterale Clivuskante“ ungenau beschrieben. Nach den anatomischen Lehrbüchern (s. z. B. RAUBER-KOPSCH) bildet der rückwärtige „abschüssige“ Teil des Dorsum sellae „den oberen Teil des Clivus“. Eine Clivuskante wird nicht beschrieben. Denn der Nerv liegt nicht dem knöchernen Clivus auf, sondern einer elastischen Duraduplikatur der „Plica (oder Ligamentum) petroclinoidea medialis“ (z. B. RAUBER-KOPSCH, Lehrbuch und Atlas der Anatomie des Menschen, 15. Aufl., Bd. III, S. 105). An der Spitze des Felsenbeins trifft der äußere mit dem inneren Rand (des Tentoriums) zusammen. Eine von der Felsenbeinspitze zum Proc. alae parvae gespannte Fortsetzung dieses Randes wird Plica petroclinoidea lat. genannt. Die von der Felsenbeinspitze zum Processus dorsi sellae gespannte Fortsetzung heißt „Plica petroclinoidea medialis“. Unter dieser Plica petroclinoidea medialis liegt der Sinus petrosus inferior (RAUBER-KOPSCH loc. cit. Abb. 192 und 564). Wichtig ist also, daß der Nerv nicht über eine harte, sondern eine elastische Kante zieht (s. Abb. 82).

Nach meiner Auffassung fehlt bei der Deutung FISCHERs die Berücksichtigung der „achsialen Verschiebung“ des Hirnstammes nach auf- und abwärts, die die Voraussetzung für die Ausbildung einer Schnürfurche am Nerven an seiner Eintrittsstelle in die Dura ist, wenn nicht der Oculomotorius gerade durch einen örtlich raumbeengenden Prozeß wie ein Craniopharyngeom oder

Hypophysenadenom — FISCHER erwähnt derartige Möglichkeiten — gedehnt wird. Das ausschlaggebende Element dürfte also die „achsiale Verschiebung“ sein.

FISCHER erwähnt drei große Gruppen, die zu diesem Phänomen am N. III führen: 1. Prozesse mit örtlicher Wirkung auf den Nerven, z. B. Hypophysentumoren, 2. solche von kombinierter Nah- und Fernwirkung, z. B. Temporallappengeschwülste, 3. solche mit überwiegender Fernwirkung, z. B. die extracerebralen Hämatome. FISCHER hatte 1940 und später 1951 auch eine Schnürfurche am Nerven durch die Arteria cerebri posterior bzw. durch die Arteria cerebelli superior beschrieben. Er bestätigte später diese Befunde, stellte aber eine weitere, mehrere Zentimeter distal davon liegende Schnürfurche (1945, 1951) jetzt für die Pathogenese der klinischen Ausfälle an der Pupille in den Vordergrund und wandte sich gleichzeitig gegen die Deutung von REID u. CONE, WELTE u. von KOCH, denn KOCH hatte 1949 ebenso wie vor ihm WELTE angenommen, daß der Nerv durch die Vorpressung des Uncus in die Cisterna basalis gequetscht würde (entgegen der Ansicht von PHILIPP STÖHR, dem es überraschend schien, daß „Teig Holz komprimiere“, d. h. daß ein weicher Hirnteil einen harten Nerven komprimieren könnte). Auch PIMENTA (1955) schloß sich diesen Bedenken an. BLACKWOOD et al.

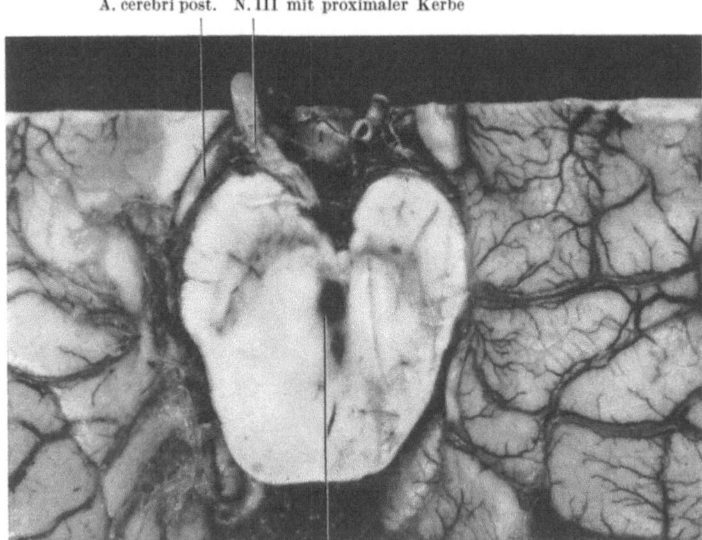

Abb. 83. „Proximale“ Kerbe im N. III zwischen A. cerebri post. und A. cerebelli sup. (s. Abb. 41).

(1949) wiederum nahmen richtig an, daß der hernienartig vorgepreßte Uncus den N. III „gegen den freien Tentoriumrand komprimieren“ würde, und zwar „gegen den Teil, der am Processus clinoideus posterior befestigt sei“. ... „Das führe zur Lähmung des N. III.“ Auch LAZORTHES (1955) vermutete, daß der N. III besonders gegen den seitlichen Rand der hinteren Clinoidfortsätze gequetscht würde, nicht aber gegen die Arterien (Arteria cerebri posterior oder Arteria communicans posterior) oder gegen den Clivus. Er wies dabei darauf hin, daß der N. III etwa $^1/_2$ cm (0,7—0,3 cm, im Mittel 0,4—0,6 cm) von den Processus clinoidei posteriores entfernt läge. Denn der Nerv träte nach oben in Kontakt mit dem Ligamentum petroclinoideum, das eine Kante im Tentoriumschlitz bilde, nach der Seite zu mit dem Processus clinoideus posterior, nach unten zu mit der oberen Begrenzung des Sinus cavernosus.

Auch JOHNSON u. YATES (1956, Abb. 4) zeigen ganz richtig die doppelte Schnürfurchenbildung des N. III bei Einklemmung am Mittelhirn, 1. durch die Arteria cerebri posterior bzw. 2. an der Eintrittsstelle in die Dura.

In seiner ausgedehnten Studie kam PIA wieder mehr zu der Auffassung, daß der Nerv durch die lateralen Verschiebungen geschädigt würde. CABIESES schließlich hat sich der alten These der Quetschung durch den Uncus angeschlossen, wobei er eine sehr saubere anatomische Analyse (seine Abb. 23) der topographischen Verhältnisse von N. III und Arteria communicans posterior bzw. cerebri post. gibt.

Zusammenfassend kann ich aus meiner eigenen Erfahrung noch einmal betonen, daß zwar laterale Verschiebungen ebenfalls zu einer Zerrung des Nerven führen können, daß aber wahrscheinlich hauptsächlich die achsialen Verschiebungen des ganzen Hirnstammes mit Verlagerung des Nerven nach aufwärts und besonders abwärts die Möglichkeit zu seiner Strangulation geben.

2. Störungen des Blutkreislaufes (besonders der Arteria cerebri post.) durch Hernienbildung und Einklemmung am Tentoriumschlitz.

Die Einklemmung am Tentoriumschlitz gibt das beste Beispiel einer groben Schädigung der arteriellen Versorgung einer Hauptarterie mit neurologischen „Fernsymptomen". Die dabei entstehenden hämorrhagischen Infarkte im Occipitallappen wurden zuerst von MEYER (1920) beschrieben, später haben MOORE und STERN (1938), ZÜLCH (1938), RIESSNER-ZÜLCH (1939), REID u. CONE (1940) darauf hingewiesen. Wie ZÜLCH (1955) geklärt hat, entsteht der Infarkt gewöhnlich nur in einer „Minimalzone" des Ausbreitungsgebietes, weil die Kollateralen der Umgebung vicariierend einspringen.

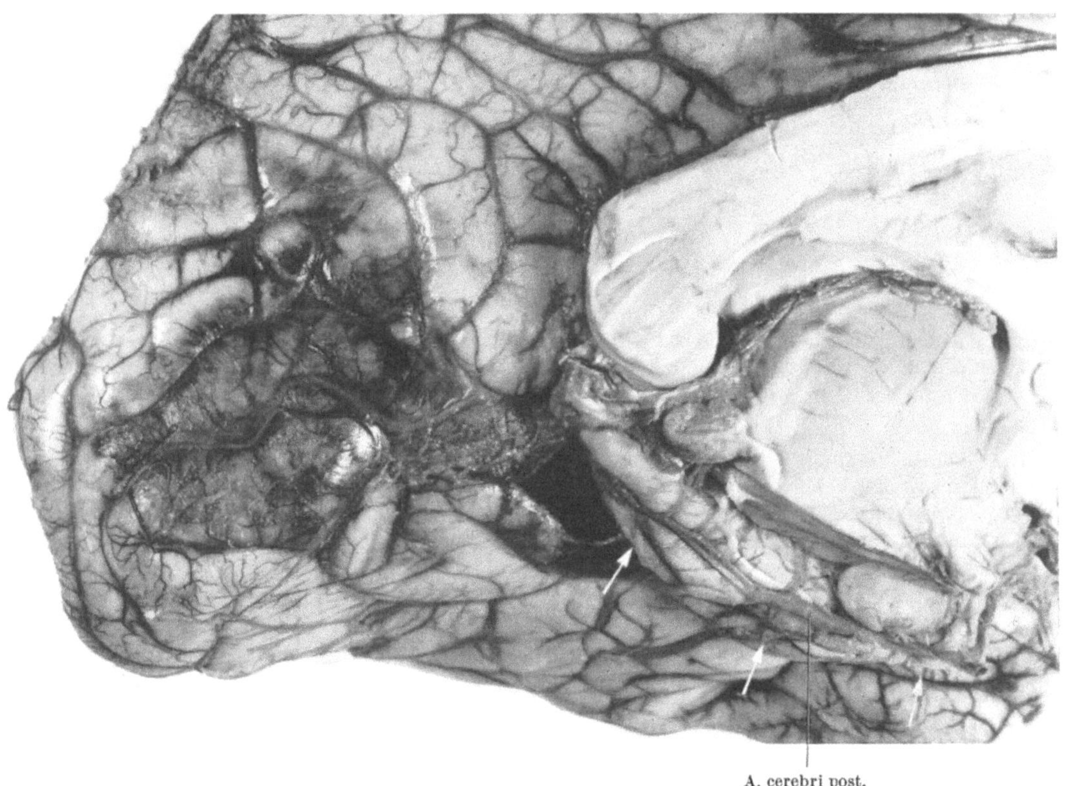

Abb. 84. Hochgradiger temporaler Druckconus mit bogenförmiger Verlagerung von Arteria cerebri post. und folgendem hämorrhagischem Infarkt im Occipitallappen. (Abb. 10 von RIESSNER u. ZÜLCH.)

Er richtet sich also nach dem hämodynamischen Prinzip der „letzten Wiese".

Der hämorrhagische Infarkt ist nämlich weit kleiner, als dem Ausbreitungsgebiet des occipitalen Zweiges der Arteria cerebri posterior entspricht (Abb. 84). Nur im Ausnahmefalle ist das Totalgebiet (s. Abb. 85 re.) infarziert.

In einem Falle eines subduralen Hämatoms sahen wir die ausgedehnteste denkbare Infarzierung auf der Herdseite. Sie entsprach dem ganzen Ausbreitungsgebiet der Arteria cerebri posterior (Abb. 85) und war durch Strangulierung dieser Arterie im tentoriellen Druckconus entstanden. Auf der Gegenseite war aber ein „Kleinst"-Infarkt entstanden, der auf eine Strangulation der Arteria cerebri posterior dieser Seite am freien Rand des Tentoriumschlitzes zurückzuführen war (s. Abb. 63). Hier hatte der Tentoriumschlitz bis in das Gebiet der Substantia nigra eingeschnitten. Denn gewöhnlich übernehmen die „meningealen Anastomosen" (VANDEREECKEN) die Versorgung der Randgebiete, und nur das Zentrum wird hämorrhagisch erweicht. Diese hämorrhagischen Infarkte entstehen offensichtlich nur dann, wenn eine besonders starke Volumenvermehrung mit Bildung einer hochgradigen Hernie durch den Tentoriumschlitz vorhanden ist. Vielleicht spielt zusätzlich auch eine durch den intrakraniellen Druck besonders beeinträchtigte Zirkulation (zeitweiliges Absinken des Blutdruckes?) eine Rolle. Die früher von RIESSNER u. ZÜLCH geäußerte Vermutung, es könne die Infarzierung u. a. durch besondere Carcinotoxine entstehen, denn die hämorrhagische Infarzierung fanden die beiden Autoren besonders häufig bei Carcinommetastasen oder Glioblastomen mit hochgradiger

Hirnschwellung —, muß nach den derzeitigen Beobachtungen, insbesondere auch der Entstehung der hämorrhagischen Infarkte beim subduralen Hämatom (s. Abb. 3) fallen gelassen werden. Sie scheint vielmehr nur bedingt zu sein durch den *Grad* der Hernie, ihre Lage zum Gefäß (s. S. 273) und die allgemeine Durchblutung (Blutdruck).

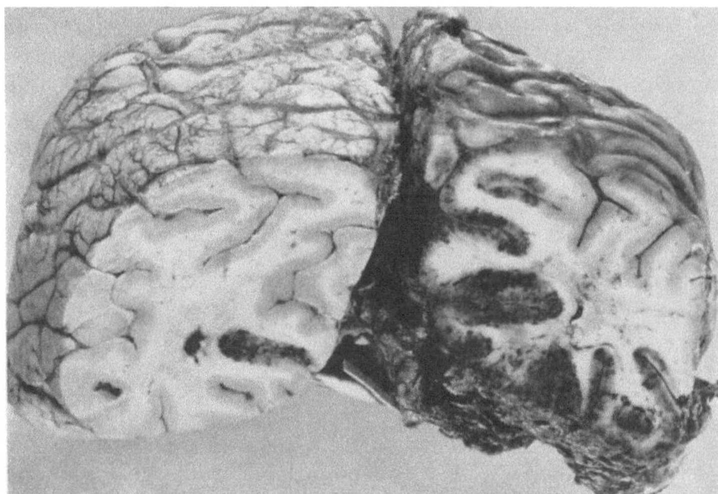

Abb. 85. Riesiger hämorrhagischer Infarkt des *ganzen* Versorgungsgebietes der Arteria cerebri ant. rechts, bei doppelseitigem, rechts riesigem, subduralem Hämatom. Links besteht nur ein „Kleinst“-Infarkt im Zentrum des Versorgungsgebietes (s. Text). (Vgl. Abb. 84.)

Pia hat die Vorgänge bei der Entstehung des hämorrhagischen Infarktes anders gedeutet. Er nimmt eine primäre venöse Stauung an und glaubt, daß es infolgedessen zu perivenösen Stauungsblutungen im infarzierten Gebiet käme. Es wurde oben schon darauf hingewiesen (s. S. 259), daß die Verlagerung der Arterie durch den temporalen Druckconus in den einzelnen Fällen verschieden

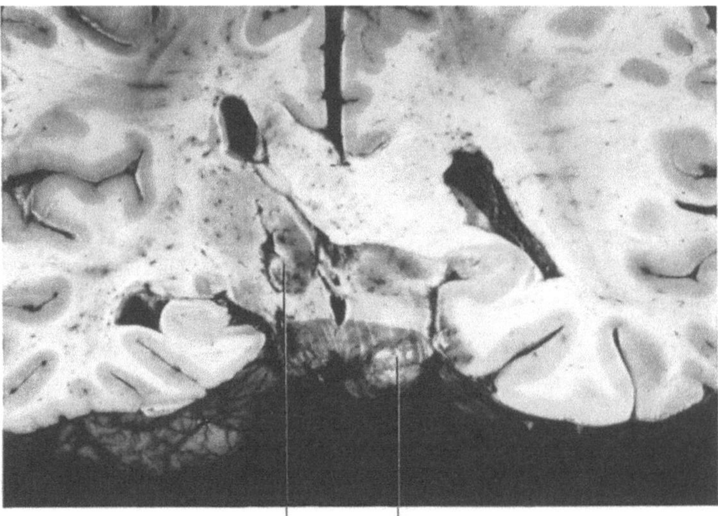

Abb. 86. Zum Teil hämorrhagischer Infarkt im Gebiet der A. chorioidalis post. der Gegenseite (rechts!) bei raumforderndem Prozeß links mit „Ambiens-Hernie“. Man erkennt am rechten Hirnschenkelrand die hämorrhagische Kerbe.

und offensichtlich von der Richtung der vordringenden Hernie bzw. der Lage der Arterie abhängig ist.

Wie die Abb. 97 eines derartigen Falles zeigt, handelt es sich aber nicht um perivenöse (die vorwiegend im Mark zu suchen wären!), sondern gerade um pericapilläre Diapedeseblutungen.

Die durch eine Durchblutungsstörung des Occipitallappens bzw. sogar hämorrhagische Infarzierung verursachten Symptome wie optische Phänomene usw. wurden besonders von ETHELBERG u. JENSEN (1952) betont.

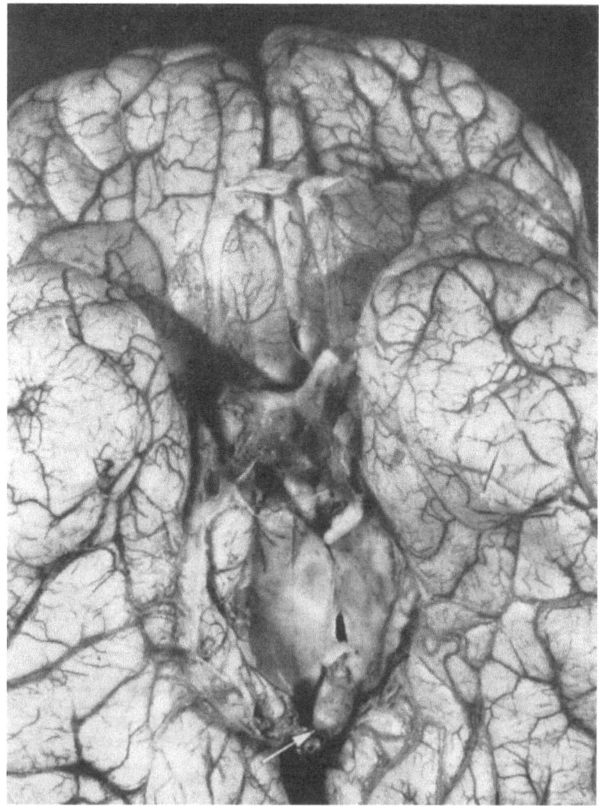

Abb. 87. Rechtsseitiger, vorwiegend „hinten“ im Gebiet der Cisterna ambiens ausgebildeter „temporaler“ Druckconus mit starker seitlicher Verschiebung des Mittelhirns und der Zirbel (Pfeil!).

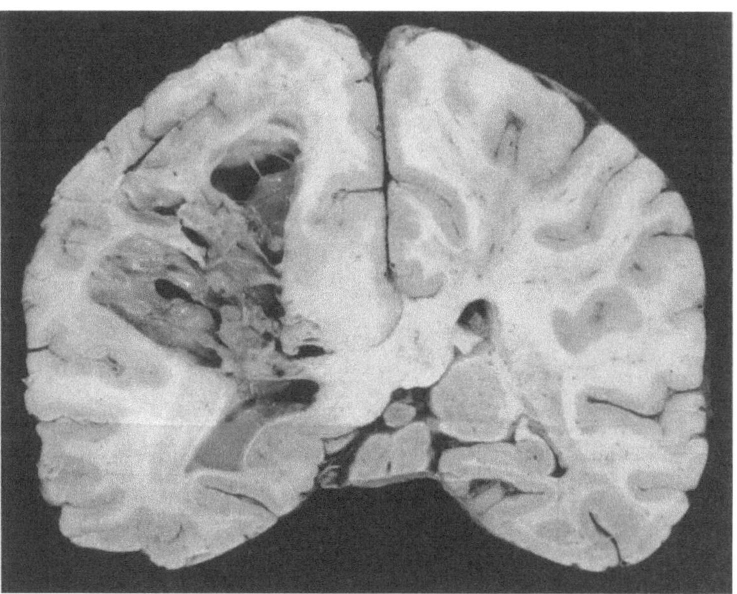

Abb. 88. Durch den cystischen Tumor kam es zu einer erheblichen Senkung des Balkens und zu einer mäßigen Verschiebung des Gyrus cinguli zur Gegenseite, das Mittelhirn wurde herdseitig herabgedrängt und zur Gegenseite verschoben, die Zirbel nach abwärts und zur Gegenseite verlagert.

Die Einklemmung anderer Arterien beim Hirndruck hat Lindenberg (1955) gezeigt. Ein Beispiel des hämorrhagischen Infarkts im Gebiet der A. chorioidalis post. der Gegenseite zeigt Abb. 86.

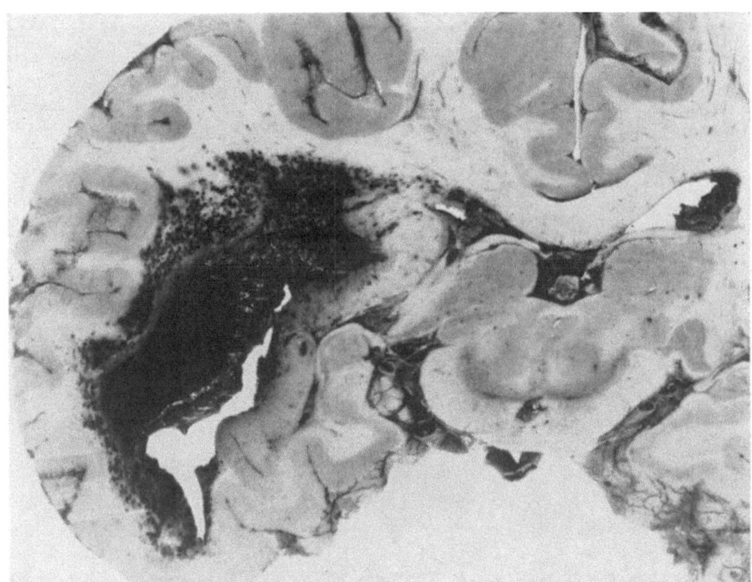

Abb. 89. Durch die riesige Stammganglien-Massenblutung wurde das Stammhirn-Massiv einschließlich Pulvinar und Mittelhirn — die Zirbel eingeschlossen — zur Gegenseite verlagert. Nur geringe Balkensenkung ohne wesentlichen herabdrängenden Einfluß auf das Mittelhirn.

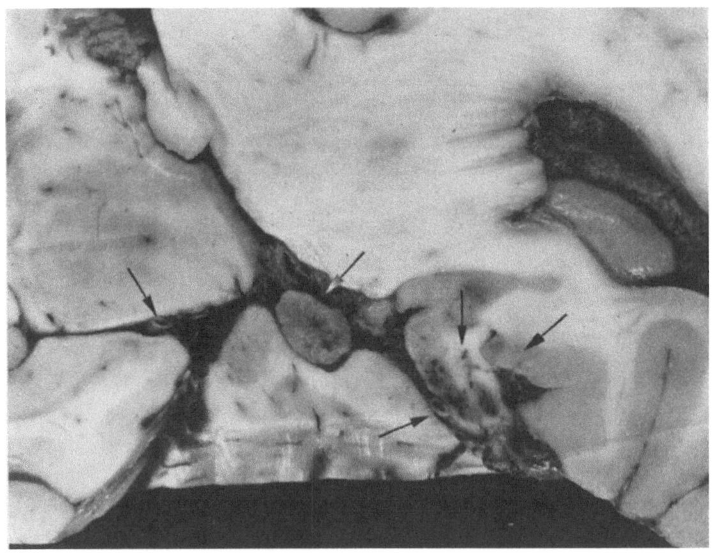

Abb. 90. Hinterer temporaler Druckconus durch die Cisterna ambiens mit Verformung und seitlicher Verlagerung des Mittelhirns und der Zirbel (s. Pfeil). Links liegt die Arteria cerebri post. normal (s. Pfeil), rechts deutlich gesenkt (s. Pfeil). Petechien im Druckconus (s. Pfeil), kleinste mechanisch bedingte Erweichung an der Kerbe durch den Tentoriumrand (s. Pfeil).

3. Die Störungen der Liquorzirkulation.

Seit langem wird auch vermutet, daß durch die Einklemmung am Tentoriumschlitz eine Beengung der *Liquorbahn* im Aquädukt erfolgen könne. Abbildungen wie unsere eigene Nummer 59, 62 sprechen ganz in diesem Sinne. Auch Irsigler zeigte in seinen experimentellen Arbeiten über die Infektion künstlich gesetzter Hirnwunden, daß es zu einer sekundären Einwirkung auf den Aquädukt kommen konnte. Auf diese relative Beengung des Aquäduktes wurde auf S. 217 hingewiesen.

MORRISON untersuchte aber den Vorgang der Hernienbildung durch den Tentoriumschlitz in umgekehrter Richtung beim Experiment. Er konnte beim Anlegen eines Gummiballons in der hinteren Schädelgrube einen Druckconus von unten nach oben erzeugen. Dabei wurde die Vena cerebri interna bzw. die Vena magna Galeni abgequetscht (!). Es ist seit langem eine These in der Neurologie, daß es durch Abquetschung der Vena magna Galeni und folgende Hypersekretion der Plexus zur Stauungshydrocephalie kommen könnte.

Während aber die eben erwähnten Vorstellungen auf eine Beengung der *inneren* Liquor-Strombahn hingingen, haben CARREA et al. (1955) darauf hingewiesen, daß auch die Tamponade der *äußeren*

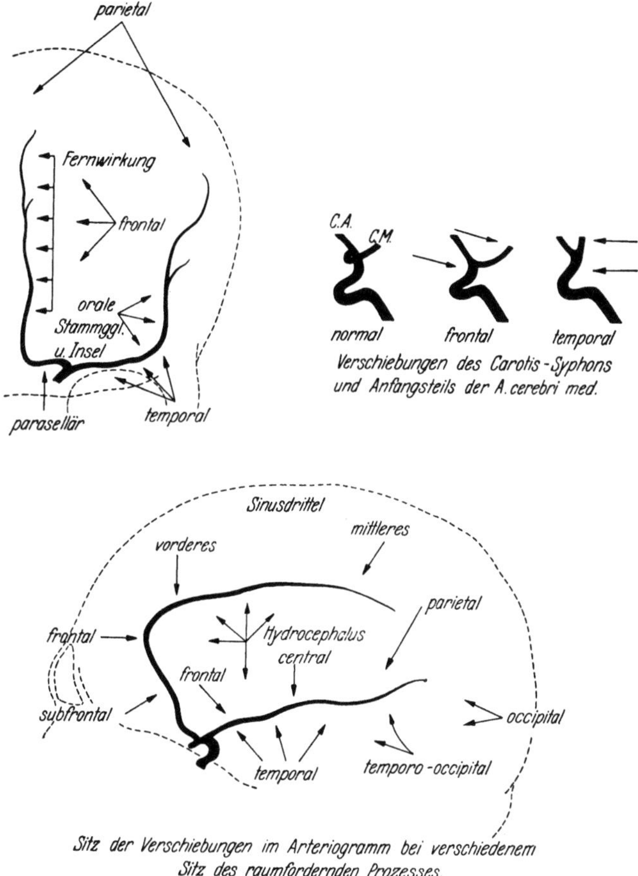

Abb. 91. Zusammenfassende schematische Darstellung der Verschiebungsmöglichkeiten der Hirngefäße bei raumfordernden Prozessen durch direkte und Fern-Wirkung. (Aus ZÜLCH 1950, Abb. 9.)

Strombahn (z. B. in beiden Cisternae ambientes, in der Cisterna magna Galeni und in der Cist. peduncularis) zu einem Hydrocephalus führen kann. In diesem Falle handelte es sich aber natürlich um einen Hydrocephalus „communicans" durch Block der äußeren Liquorstrombahn.

4. Die Röntgenbefunde bei den Massenverschiebungen am Tentoriumschlitz.

a) *Die Zirbelverschiebungen bei raumfordernden Prozessen.*

Bereits SCHÜLLER u. NAFFZIGER wiesen darauf hin, daß die Zirbel bei raumfordernden Prozessen verschoben wird. Es handelte sich aber vor der Einführung der Kontrastmittelmethoden im wesentlichen um die Erkennung einer seitlichen Verschiebung (pineal shift), die die Seite eines raumbeengenden Prozesses aufklären sollte. Später richtete sich dann das Interesse besonders darauf, durch Ausmessung der Lage der Zirbel im Seitenbild und Festlegung ihrer Entfernung von bestimmten Fixpunkten des Schädels auch andere Formen der Verschiebung festzuhalten. Schließlich wurde die Zirbellage zur Lage der raumbeengenden Prozesse in Beziehung gesetzt. Hier sind besonders

VASTINE u. KINEY, FRAY, DE CRINIS u. RÜSKEN, LILJA, LORENZ mit ihren Methoden zu erwähnen.

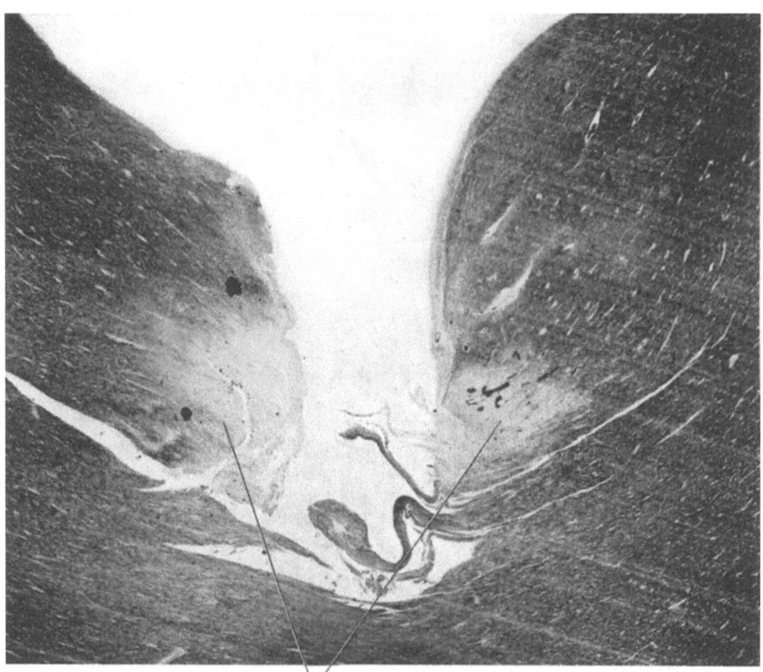

Abb. 92. Entmarkung des Balkens beiderseits einer „Schnürfurche" durch die untere Falxkante, die ihn zur Hälfte durchschnitten hatte. Markscheidenfärbung nach SPIELMEYER, Vergr. 19mal. (RIESSNER u. ZÜLCH, Abb. 27).

So beschrieben z. B. VASTINE u. KINEY, daß bei Frontalhirntumoren eine Verlagerung nach hinten und unten in 71% beobachtet würde. Bei den Temporallappentumoren fand sich eine Verlagerung nach hinten in 40%, in einem einzigen Fall auch nach aufwärts (?). Bei den Parietallappen-

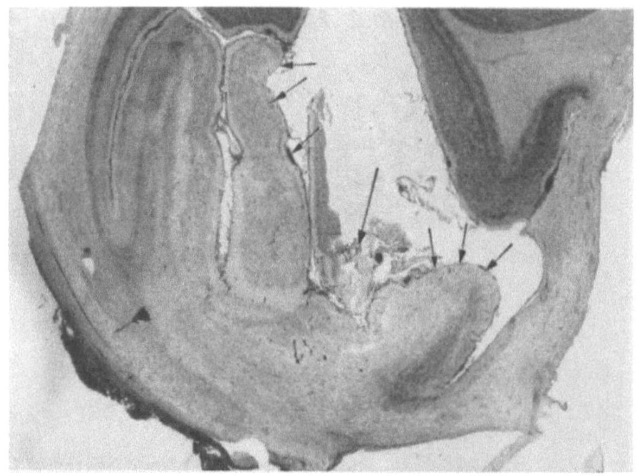

Abb. 93. Weitgehende Zerstörung von Hirngewebe („Erbleichung") in der Nähe (Pfeile) und an der Hernie (Pfeile) eines Gyrus cinguli bei großem cystischem parietalem Gliom eines 3jährigen Kindes (s. Bd. III dieses Handbuches, Abb. 414). Nissl-Färbung, Vergr. 14mal.

tumoren ergab sich nur eine Verlagerung nach abwärts, bei den Occipitallappentumoren nach vorwärts, bei den Prozessen der hinteren Schädelgrube in 33% eine Verschiebung nach aufwärts.

Während diese Verfasser eine „axiale Verlagerung" (d. h. mit gleichzeitiger Verschiebung nach unten) nur im Ausnahmefalle beschreiben, fand WOERNER bei Meningeomen der vorderen Schädelgrube die Verlagerung nach hinten und abwärts. Dieser bestätigte auch bei seinen Occipitallappentumoren die Verlagerung der Zirbel nach vorwärts.

FRAY (1938) fand bereits bei seinen Frontallappentumoren sehr häufig die Kombination einer Verschiebung nach rückwärts und abwärts, während eine Verlagerung nach abwärts allein selten war,

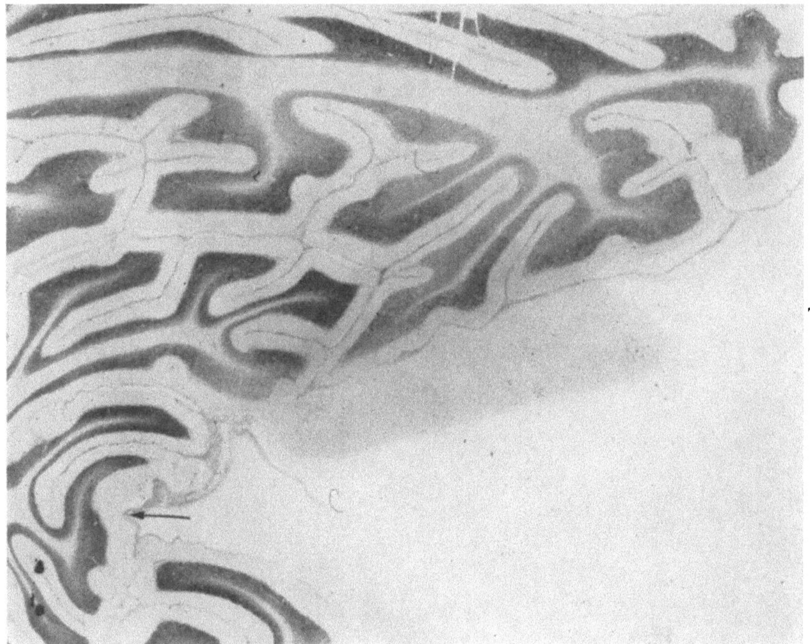

b

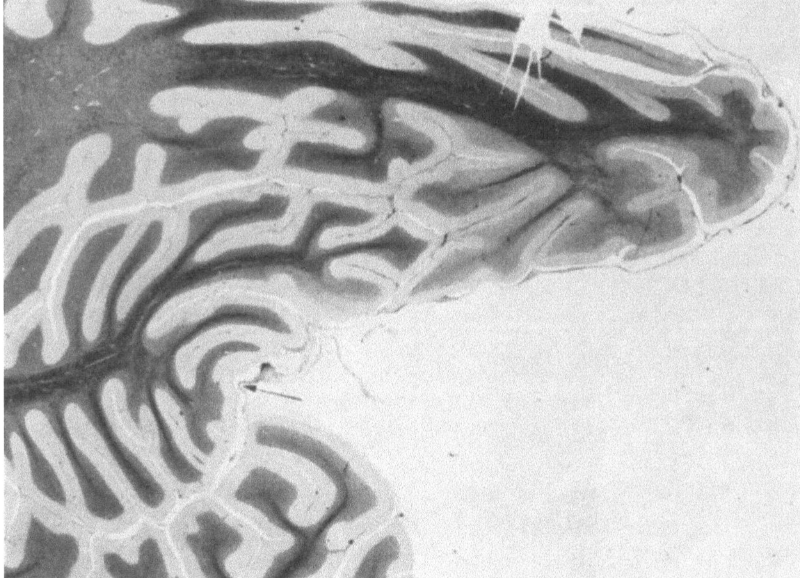

a

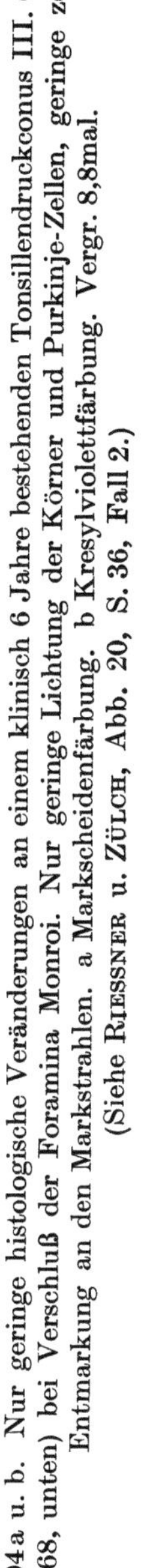

Abb. 94a u. b. Nur geringe histologische Veränderungen an einem klinisch 6 Jahre bestehenden Tonsillendruckconus III. Grades (Abb. 68, unten) bei Verschluß der Foramina Monroi. Nur geringe Lichtung der Körner und Purkinje-Zellen, geringe zentrale Entmarkung an den Markstrahlen. a Markscheidenfärbung. b Kresylviolettfärbung. Vergr. 8,8mal. (Siehe RIESSNER u. ZÜLCH, Abb. 20, S. 36, Fall 2.)

ebenso wie das Fehlen jeder Verlagerung. Auch seine Tumoren der Parietal- und Temporalregion führten meist zu einer Abwärts- oder Rückwärtsverschiebung, besonders natürlich aber auch zu einer Seitenverlagerung, die in allen seinen Fällen mit dieser Lokalisation zu erkennen war. Ähnlich verliefen auch die Erfahrungen von DE CRINIS und RÜSKEN. Wegen der Einzelheiten, und insbesondere wegen der zahlreichen röntgenologischen Probleme, z. B. der einer exakten Meßtechnik, siehe die interessante Monographie von LILJA, der selbst über das Material von OLIVECRONA berichtete.

Als allgemeine Erfahrung gibt Lilja an, daß mit der Entwicklung eines raumbeengenden Prozesses oberhalb des Tentoriums im allgemeinen der Hirnstamm nach rückwärts, abwärts und durch den Tentoriumschlitz in die hintere Schädelgrube verlagert wird. In Liljas Material verursachten 50% der supratentoriellen Tumoren (139 Fälle) Pinealisverschiebungen. Aus der Art der Verlagerung könne man an sich noch nicht auf den Sitz des Tumors schließen; da in vielen Fällen jede Verlagerung fehlte, müsse man sich die Frage vorlegen, ob nicht neben dem Sitz die Größe des Tumors

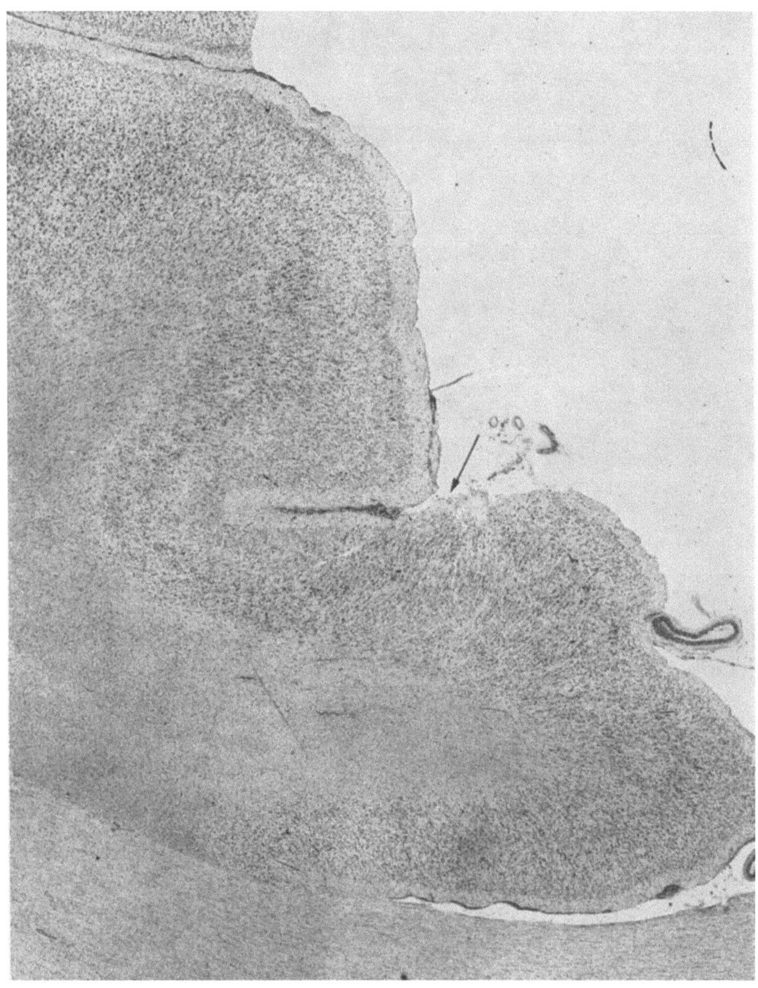

Abb. 95. Hernie des Gyrus cinguli bei Glioblastom mit kurzer Anamnese bei einem Erwachsenen. Es fehlt jede histologische Veränderung (vgl. Abb. 93). Kresylviolettfärbung, Vergr. 25mal.

und seine Art für die Pinealisverschiebungen von ausschlaggebender Bedeutung sei. Während also zum Sitz keine sicheren Korrelationen gezogen werden konnten, stellte sich z. B. interessanterweise bei der Untersuchung der Frontallappentumoren heraus, daß hier die Astrocytome fast immer eine Veränderung bzw. Verschiebung der Pinealis hervorgerufen hatten, während nur in weniger als der Hälfte der Fälle von Glioblastom Verschiebungen gleicher Größe sichtbar waren. Da aber die Regeln noch nicht bekannt sind, nach denen es zur Pinealisverkalkung kommt (nach Lilja in weniger als 40 Personen aller Patienten über 20 Jahren), läßt sich auch noch nicht sagen, ob nicht vielleicht die Patienten mit sichtbarer Pinealis eine besondere Auslese darstellen.

Diese röntgenologischen Erfahrungen wurden so ausgedehnt wiedergegeben, weil es bisher noch nicht gelungen ist, morphologisch einheitliche Regeln für die Pinealisverschiebungen festzustellen. Insbesondere ist auch nach unseren Erfahrungen noch nicht klar geworden, welche Typen der Hernien im Gebiet des Tentoriumschlitzes zu einer groben Verschiebung der Pinealis führen. Wahrscheinlich ist es ebenso wie mit der Verschiebung der Arteria cerebri posterior, daß nur bei bestimmter Druck-Richtung und bestimmter Form der Hernie die Pinealis verschoben wird (s. Abb. 87—91).

b) Die Verschiebungen der Gefäße.

Die röntgenologische Abbildung der Verschiebungen der Blutgefäße wurde bereits an verschiedenen Stellen dieses Kapitels erwähnt und im einzelnen beschrieben (s. S. 273 und 285). Es kann im übrigen auch auf den klinischen Teil dieses Kapitels verwiesen werden.

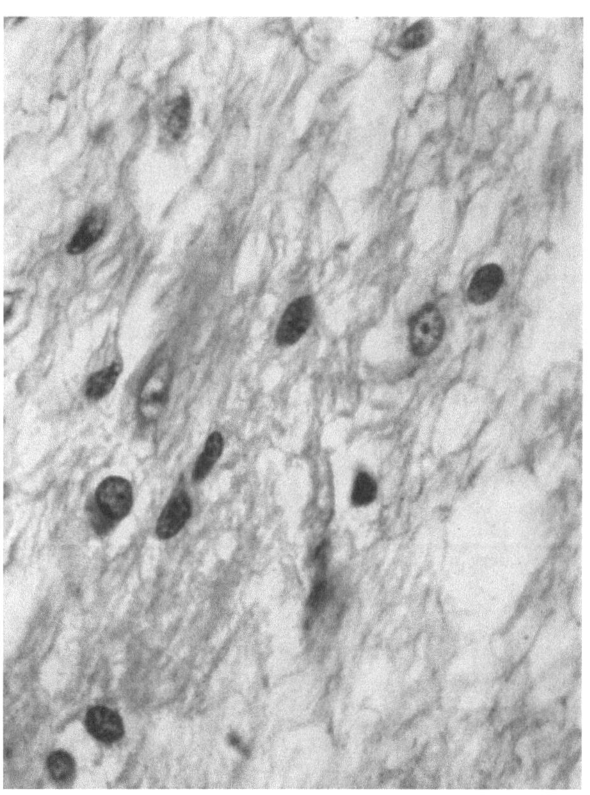

Abb. 96. Wucherung und progressive Veränderung der Glia in der Nähe der Schnürfurche der unteren Falxkante auf der Balkenoberfläche. Kresylviolettfärbung, Vergr. 648mal (vergl. Abb. 92).

IX. Histologische Veränderungen in den verlagerten Hirnteilen bzw. als Folge von Massenverschiebungen.

In den Schnürfurchen der Hernien, die durch die scharfen Kanten des Knochens oder der Dura hervorgerufen werden, kann man örtlich im Gewebe Erweichungen finden (Abb. 92 und 93, s. RIESSNER-ZÜLCH 1939). Wir haben sie besonders in einem Falle gesehen, wo die Falx den Balken tief eingeschnitten hatte (Abb. 92), sowie im Gyrus cinguli und den benachbarten Windungen bei einem Kind mit riesigem (unklassifiziertem neuroektodermalem) cystischem Tumor des Parietalgebietes (Abb. 93 und 98). Eigenartig gering waren jedoch die Veränderungen bei einem Druckconus, der nachweislich seit 6 Jahren zu Einklemmungserscheinungen in der Medulla oblongata geführt hatte (Abb. 94a und b). Hier war im Nissl-Bild nur eine geringe Lichtung der Körner in den verlagerten Tonsillenteilen zu erkennen sowie vielleicht ein ganz geringer Ausfall von Purkinje-Zellen, keinesfalls aber das typische Bild der Kleinhirnrinden-Atrophie mit der Sklerose durch Vermehrung der Bergmann-Zellschicht. Auch im Markscheidenbild

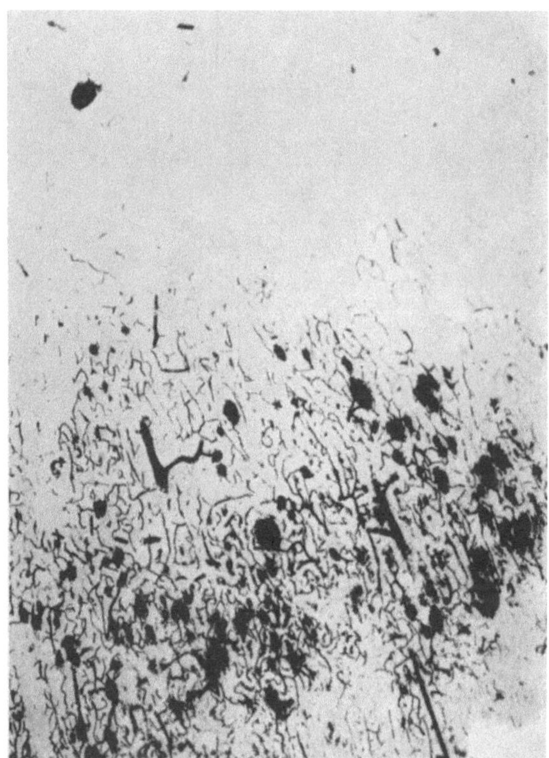

Abb. 97. Pericapilläre Blutungen in der Rinde beim hämorrhagischen Infarkt des Occipitallappens. Vergr. 15fach, Färbung der roten Blutkörperchen nach Pickworth (vgl. Abb. 85).

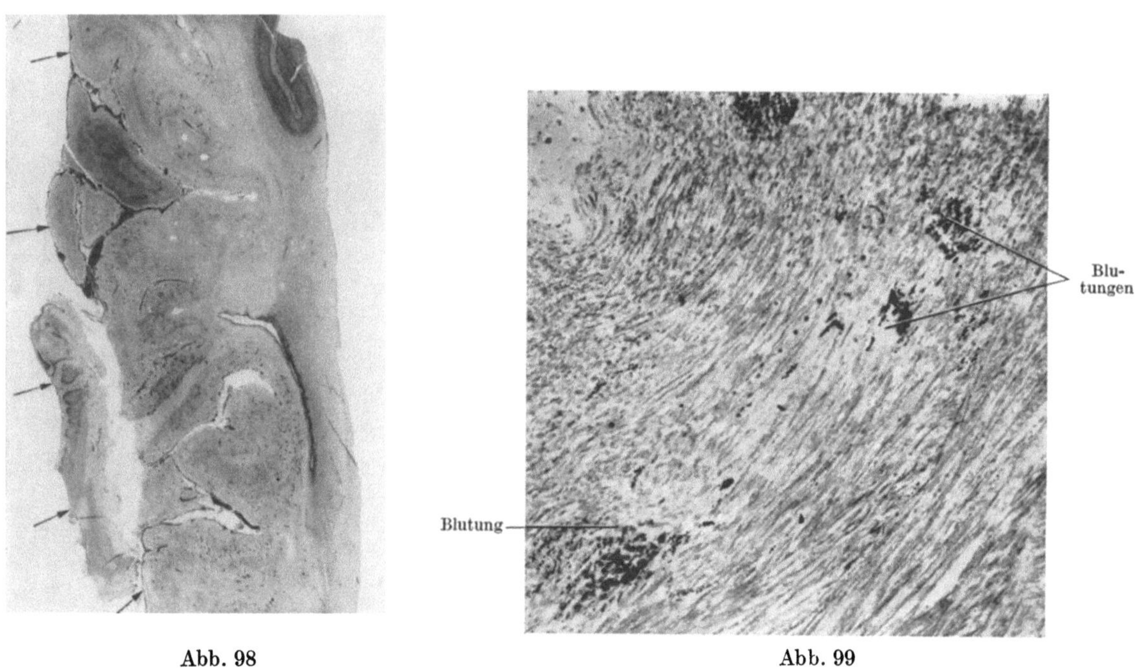

Abb. 98 Abb. 99

Abb. 98. Fast völlige Zerstörung der Ganglienzellen im Gebiet eines vorwiegend „weißen" Occipitallappeninfarktes bei riesigem Parietallappentumor (vgl. Abb. 84 und 85. Fall wie Abb. 93).

Abb. 99. Kleine Blutungen in der „hämorrhagischen Kerbe" eines N. III (vgl. Abb. 81). Markscheidenfärbungen nach Heidenhain-Wölcke. 40 mal vergr.

waren die Veränderungen durch Aufhellung der Markstrahlen nur gering (Abb. 94a). Die Veränderungen fehlten ganz am Gyrus cinguli eines großen Glioblastoms mit Hirnschwellung (Abb. 95), wo es nur zu einem kleinen Einriß an der Arachnoidea gekommen war und zu einer gewissen mechanischen Verformung, nicht aber zum Zellausfall. In einem anderen Falle sahen wir bei genauer histologischer Untersuchung der Glia — in der Nähe der Schnürfurche der unteren Falxkante auf der Balkenoberfläche — eine typische Makrogliose (Abb. 96).

Verständlicherweise werden sich sehr erhebliche histologische Veränderungen in den durch Störung bzw. Strangulation der großen Arterien hervorgerufenen blutigen Infarkten des Occipitallappens finden. Hier ergibt sich im histologischen Bild, besonders bei Präparaten, die mit der Pickworth-Methode gewonnen wurden, eine Ansammlung pericapillärer Blutungen (Abb. 97) sowie eine partielle fleckförmig verteilte Zerstörung von Ganglienzellen, teils durch Ödem, teils durch Anoxie; bei kindlichen Fällen sah ich einmal eine komplette Erbleichung (s. Abb. 98). An den „hämorrhagischen Schnürfurchen" des strangulierten N. III (Abb. 81 und 83) sieht man histologisch petechiale Capillarblutungen (Abb. 99).

Literatur.

Alajouanine, Th., et Hornet: L'oedème cérébral généralisé. (Étude anatomique.) Ann. anat. path. **16** (1939).

Allison, R. S., and J. E. Morison: Cerebral vascular lesions and the tentorial presure cone. J. Neurol. Psychiat. **4**, 1—10 (1941).

Altmann, H. W.: Allgemeine morphologische Pathologie des Cytoplasmas. Die Pathobiosen. Das Cytoplasma. In Handbuch der allgemeinen Pathologie (Büchner-Letterer-Roulet). Bd. 2: Die Zelle, Teil 1, S. 419—612. Berlin: Springer 1955.

Antoni, Nils: Cerebral herniations, their influence upon radiographic pictures, ventriculography and arteriography. A few anatomical specimens. Acta psychiat. (Kbh.) **24**, 289—296 (1949).

Atkinson, W. J.: The anterior inferior cerebellar artery, its variations, pontine distribution and significance in the surgery of cerebellar pontine angle tumors. J. Neurol. Psych. **12**, 137 (1949).

— Cerebral swelling: its physiology, pathology, clinical symptoms and signs, differential diagnosis and treatment. Ann. roy. Coll. Surg. (Engl. **11**, 367—394 (1952).

Attwater, H. L.: Pontine haemorrhages. Guy's Hosp. Rep. **65**, 339 (1911).

Azambuja, N., E. Lindgren and S. E. Sjögren: Tentorial herniations. I. Anatomy. II. Pneumography. Acta radiol. (Stockh.) **46**, 215—241 (1956).

Babinski, J., et J. Clunet: Tumeurs méningées unilatérales. Hémiplégie siégeant de la même côté que les tumeurs. Rev. neurol. **16**, 707 (1908).

Bagley, C.: Extensive haemorrhagic extravasation from the venous system of Galen with a clinical syndrome. Arch. Surg. (Chicago) **7**, 237—257 (1923).

Bailey, O. T., and G. M. Hasse: Dural sinus thrombosis in early life: recovery from acute thrombosis of the superior longitudinal sinus and its relation to certain acquired cerebral lesions in childhood. Brain **60**, 293 (1937).

— P.: Intracranial tumors. London: Baillière, Tyndall & Cox 1933.

Bakay, L.: Studies on blood-brain barrier with radioactive phosphorus. V. Effect of cerebral injuries and infarction on the barrier. Arch. Neurol. Psychiat. (Chicago) **73**, 2 (1955).

Barry, A., B. M. Patten and B. H. Stewart: Possible factors in the development of the Arnold-Chiari malformation. J. Neurosurg. **14**, 285—301 (1957).

Becker, H.: Über Hirngefäßausschaltungen. I. Extrakranielle Arterienunterbindungen. Zur Theorie des O_2-Mangelschadens am zentralnervösen Gewebe. Dtsch. Z. Nervenheilk. **161**, 407 (1949).

— II. Intrakranielle Gefäßverschlüsse. Über experimentelle Hydrancephalie. Dtsch. Z. Nervenheilk. **161**, 466 (1949).

— Die Bedeutung der arteriellen Grenzzonen für die Pathologie der Hirndurchblutung. Dtsch. Z. Nervenheilk. **164**, 560 (1950).

—, u. J. Gerlach: Die Bedeutung der Permeabilitätsstörung für die Entstehung der Hirnvolumenvermehrung. Z. ges. exp. Med. **120**, 51 (1952).

— — Über Beziehungen zwischen Ödem und Quellung bei der Hirnvolumenvermehrung. Zbl. ges. Neurol. Psychiat. **122**, 9 (1953).

Berg, G.: Das Verhalten der Blutgehirnschranke im anaphylaktischen Schock. Z. ges. exp. Med. **118**, 123 (1951).

Blackwood, W. M., T. C. Dodds and J. C. Sommerville: Atlas of neuropathology. Edinburgh: E. & S. Livingstone 1949. 199 S.

Bodechtel, G., u. G. Döring: Cerebrale Zirkulationsstörungen bei Hirngeschwülsten. Z. ges. Neurol. Psychiat. **161**, 166—176 (1938).
Brandt, M.: Fünf Fälle mehrfacher Gliome im Großhirn. Verh. Path. Ges., 27. Tagg. Rostock, 1934. Zbl. allg. Path. path. Anat. **60**, 339 (1934).
Büchner, F., u. U. Luft: Hypoxämische Veränderungen des Zentralnervensystems im Experiment. Beitr. path. Anat. **96**, 549 (1936).
Burkhardt, L.: Messungen der Substanzdichte am menschlichen Gehirn mittels des spezifischen Gewichtes. Ein Beitrag zur Diagnostik der Hirnschwellung. Virchows Arch. path. Anat. **314**, 260 (1947).
Cabieses, Fernando: El tronco encefalico en las lesiones expansivas supratentoriales. E. Médica Peruana, S. A. — Lima, Peru 1956.
Cairns, H.: Sitzungsbericht. Zbl. Neurochir. **2**, 266 (1937).
— Disturbances of consciousness with lesions of the brain stem and diencephalon. (Victor Horsley memorial lecture.) Brain **75**, 109 (1952).
Cannon, B. W.: Acute vascular lesions of the brain stem. A complication of supratentorial space occupying lesions. Arch. Neurol. Psychiat. (Chicago) **66**, 687—696 (1951).
Carillo, R.: El edema cerebral. Su papel en la formación de las hernias cisternales. Pren. méd. argent. **28**, 1067—1072 (1941).
— Consideraciones generales sobre las hernias cisternales. Sem. méd. (B. Aires) **48**, 872—875 (1941).
— Hernias cisternales en la fosa posterior. Rev. méd. lat. amer. **26**, 733—758 (1944).
Carrea, R. M. E.: El edema agudo cerebral y las hemorragias mesencefálicas como causa de muerte en los tumores metastásicos. Arch. Neurocirug. **1**, 228—235 (1944).
Carrillo, R.: Hernias cisternales. Arch. Neurocirug. **7**, 498—590 (1950).
Cateland, E.: Les hernies cérébrales internes. Thèse, Lyon 1944.
Chiari, H.: Dtsch. med. Wschr. **1891**.
— Über Veränderungen des Kleinhirns, des Pons und der Medulla oblongata infolge von kongenitaler Hydrocephalie des Großhirns. Kaiserl. Akad. Wiss. Wien **1895**.
Chorobski, J.: Postoperative intracranial hypotension. J. Neurol. Neurosurg. Psychiat. **13**, 280 bis 287 (1950).
Clark, E. S., and W. Goody: Ipsilateral third cranial nerve palsy as a presenting sign in acute subdural hematoma. Brain **76**, 266 (1953).
Claude, H., Cl. Vincent and L. Valensi: De l'hémiplégie homolatérale dans les tumeurs cérébrales. Rev. neurol. **20**, 612 (1910).
Collier, J.: The false localizing signs of intracranial tumors. Brain **27**, 490 (1904).
Colombo, O., e V. Rovati: Osservazioni sperimentali sull'edema cerebrale. Atti Soc. lombarda Sci. med. biol. **8**, 147—152 (1953).
Cushing, H.: Strangulation of the nervi abducentes by lateral branches of the basilar artery in cases of brain tumor. Brain **33**, 204 (1910).
— Harvey lecture: Dyspituitarism, S. 31—45. Philadelphia: J. B. Lippincott Company 1911.
— Anosmia and sellar distention as misleading signs in the localization of a cerebral tumor. J. nerv. ment. Dis. **44**, 415—423 (1916).
— Tumors of the nervous acusticus and the syndrome of the cerebello-pontine angle. W. B. Saunders Co., Philadelphia, 1917.
Dana, C. L.: Acute bulbar paralysis due to hemorrhage and softening of the pons and medulla, with reports of cases and autopsies. Med. Rec. (N. Y.) **64**, 361—366 (1903).
David, M., S. Thieffry y H. Askenasy: Angiome du bulbe coexistant avec un angiome du cervelet. Ablation. Rev. neurol. 1—12 (1936) I.
Dietrich, A.: Z. ges. Neurol. Psychiat. **121**, 224—235 (1929).
Dill, L. V., and C. E. Isenhour: Etiologic factors in experimentally produced pontile hemorrhages. Arch. Neurol. Psychiat. (Chicago) **41**, 1146—1152 (1939).
Dott, N. M.: Sitzungsbericht. Zbl. Neurochir. **2**, 266 (1937).
—, and W. Blackwood: Mechanism of midbrain haemorrhage. Personal communication to Society of Brit. Neurological Surgeons 1951.
Drori, J. B., S. Tartakoff and M. J. Lemay: Pineal gland displacement in acute cerebrovascular occlusion. Arch. Neurol. Psychiat. (Chicago) **78**, 228—234 (1957).
Dyes, O.: Verlagerungen der verkalkten Zirbeldrüse auf dem seitlichen Röntgenbild des Schädels. Nervenarzt **9** (1936).
Earle, K. M., M. Baldwin and W. Penfield: Incisural sclerosis and temporal lobe seizures produced by hippocampal herniation at birth. Arch. Neurol. Psychiat. (Chicago) **69**, 27—42 (1953).
Echlin, F. A.: Vasospasm and focal cerebral ischaemia. Arch. Neurol. Psychiat. (Chicago) **47**, 77 (1942).
Ecker, A.: Upward transtentorial herniation of the brain stem und cerebellum due to tumor of the posterior fossa. J. Neurosurg. **5**, 51—61 (1948).
— Vascular relation to the tentorial notch and foramen magnum. The normal cerebral angiogram. Springfield: Ch. C. Thomas 1951.

EDSTRØM, R. F. S., and H. E. ESSEX: Swelling of damaged brain tissue. Neurology (Minneap.) 5, 490—493 (1955).

— — Swelling of the brain induced by anoxia. Neurology (Minneap.) 6, 118—124 (1956).

EICH, J., u. K. WIEMERS: Über die Permeabilität der Bluthirnschranke gegenüber Trypanblau, speziell im akuten Sauerstoffmangel. Dtsch. Z. Nervenheilk. 164, 537 (1950).

ELGUERA, M.: Algunas consideraciones sobre la tienda del cerebelo. Tesis de Bachillerato, Lima 1955.

ELLIOT, K. A. C., and H. JASPER: Measurement of experimentelly induced brain swelling and shrinkage. Amer. J. Physiol. 157, 122—129 (1949).

ELLO, F. J. DE, P. G. DE JALON y S. OBRADOR: Algunas observaciones experimentales sobre el edema agudo cerebral. Rev. esp. Oto-neuro-oftal. 8, 94—100 (1950).

EPSTEIN, A. W.: Primary massive pontine hemorrhage. J. Neuropath. exp. Neurol. 10, 426 (1951).

ERICKSON, T. C.: Neurogenic hyperthermia. (A clinical syndrome and its treatment.) Brain 62, 172—190 (1939).

ETHELBERG, S.: Vestibulo-ocular reflex disorders in a case of transtentorial herniation and foraminal impaction of the brain stem. Acta psychiat. (Kbh.) 30, 187—196 (1955).

—, and V. A. JENSEN: Obstrupations and further time-related paroxysmal disorders in intracranial tumours. Syndrome of initial herniation of parts of the brain through the tentorial incisure. Arch. Neurol. Psychiat. (Chicago) 68, 130—149 (1952).

EVANS, J. P., and F. F. ESPEY: Cerebral swelling; an experimental study. J. Neuropath. exp. Neurol. 8, 105—107 (1949).

— — F. V. KRISTOFF, F. D. KIMBELL, H. W. RYDER, D. H. LAMB, E. B. BARNES and D. J. YOUNG: Experimental and clinical observations on rising intracranial pressure. Arch. Surg. (Chicago) 63, 107—114 (1951).

—, and I. M. SCHEINKER: Post-traumatic infarction of cerebral arteries, with consideration of the associated clinical picture. Arch. Neurol. Psychiat. (Chicago) 50, 258 (1943).

— — Histologic studies of the brain following head trauma. IV. Late changes: atrophic sclerosis of the white matter. J. Neurosurg. 1, 306 (1944).

FERRARO, A., and L. DAVIDOFF: The reaction of the oligodendroglia to injury of the brain. Arch. Path. (Chicago) 6, 1030 (1928).

FIELDS, W. S., and B. HALPERT: Pontine hemorrhage in intracranial hypertension. Amer. J. Path. 29, 677 (1953).

FINKELMAN, J.: Herniation of the brain not herefore described. Arch. Neurol. Psychiat. (Chicago) 40, 803—805 (1938).

FISCHER-BRÜGGE, E.: Erscheinungsformen und diagnostische Bedeutung der Zisternenverquellungen im Hirngefäßbild. Langenbecks Arch. klin. Chir. 200, 213—226 (1940).

— Das „Klivuskanten-Syndrom". Eine durch die Klivuskante hervorgerufene Druckfurche des N. oculomotorius. Zbl. Chir. 74, 403 (1949).

— Der persistierende Hirnprolaps nach Schußverletzungen. Zbl. Neurochir. 9, 18—45 (1949).

— Anatomische Ursachen funktionaler Kreislaufstörungen des Gehirns und am N. oculomotorius. Bruns' Beitr. klin. Chir. 181, 323—336 (1950).

— Lokalisation von raumbeengenden Prozessen durch Angiographie. Dtsch. Z. Nervenheilk. 162, 23—49 (1950).

— Das Klivuskantensyndrom. Acta Neurochir. (Wien) 2, 36—68 (1951).

FRAY, W.: A roentgenological study of pineal orientation. Radiology 30 (1938).

FRIEDE, R.: Zur Differentialdiagnose des Ödems im Hirn. Zbl. allg. Path. path. Anat. 90, 203—205 (1953).

GÄDEKE, R.: Experimentelle Untersuchungen über das Gehirnödem nach ACTH-Gabe unter besonderer Berücksichtigung therapeutischer Effekte gefäßabdichtender und blutdrucksenkender Substanzen. Mschr. Kinderheilk. 102, 65 (1954).

— Weitere experimentelle Untersuchungen über die Hirngefäßpermeabilität nach ACTH-Gabe sowie deren Beeinflussung durch gefäßabdichtende und blutdrucksenkende Substanzen. (Ein Modellversuch zur Therapie des Gehirnödems und der „serösen Encephalitis".) Z. Kinderheilk. 75, 512 (1954).

GARDNER, W. J., and R. J. GOODHALL: The surgical treatment of Arnold-Chiari-malformations in adults. J. Neurosurg. 7, 199 (1950).

GEHUCHTEN, P. VAN: Le mécanisme de la mort dans certains cas de tumeur cérébrale. Encéphale 2, 113—127 (1937).

GERLACH, J.: Der heutige Stand der Lehre von der Reichardtschen Hirnschwellung. Nervenarzt 22, 212—219 (1951).

GLOBUS, H. H., and J. A. EPSTEIN: Massive cerebral hemorrhage, spontaneous and experimentally induced. J. Neuropath., exp. Neurol. 12, 107 (1953).

— J. H., J. A. EPSTEIN, M. A. GREEN and M. MARKS: Focal cerebral hemorrhage experimentally induced. J. Neuropath. exp. Neurol. 8, 113 (1949).

GREENACRE, P.: Multiple spontaneous intracerebral hemorrhages: A contribution to the pathology of apoplexy. Bull. Johns Hopk. Hosp. 28, 86—88 (1917).

Greenfield, J. G.: The histology of cerebral oedema associated with intracranial tumors. Brain **62**, 129 (1939).
— Oedéme cérébral en neurochirurgie. Rev. neurol. **79**, 280—283 (1947).
— Spontaneous diseases associated with demyelination in man and animals. Proc. First Internat. Congr. of Neuropath. Rome, Sept. 1952. Torino: Rosenberg & Sellier.
Grinker, R. R., u. E. Stevans: Mucoid degeneration of oligodendroglia. Arch. Path. (Chicago) **8**, 171—179 (1929).
Groeneveld u. G. Schaltenbrand: Ein Fall von Duraendotheliom über der Großhirnhemisphaere mit einer bemerkenswerten Komplikation: Läsion des gekreuzten Pes pedunculi durch Druck auf den Rand des Tentoriums. Dtsch. Z. Nervenheilk. **97**, 32—50 (1927).
Grünthal, E.: Über zwei zu unterscheidende Formen von amöboider Glia und ihre Abhängigkeit von verschiedenen Hirnzuständen. Arch. Psychiat. Nervenkr. **105**, 40 (1936).
Guiot, G.: La réduction systématique de la hernie temporale. Rev. neurol. **79**, 116—117 (1947).
—, et P. Janny: La réduction chirurgicale de la hernie temporale. Sem. Hôp. Paris **23**, 748 (1948).
Gurdjian, E. S., and J. E. Webster: Traumatic intracranial hemorrhage. Amer. J. Surg. **75**, 82—98 (1948).
Gvozdanović, V.: Changes in the superficial veins in cases of intracranial expanding processes. Acta Radiol. (Stockh.) **46**, 195—202 (1956).
Häussler, G.: Hirndruck-Hirnödem-Hirnschwellung. Zbl. Neurochir. **2**, 247—261, 328—339 (1937).
— Über die Hirnschwellung bei Großhirngeschwülsten. Zbl. Neurochir. **3**, 119—122 (1938).
Hasenjäger, Th., u. H. Spatz: Über örtliche Veränderungen der Konfiguration des Gehirns beim Hirndruck (Zisternenverquellung und Verschiebung über die Medianebene). Arch. Psychiat. Nervenkr. **107**, 193—222 (1937).
Henschen, F.: Über Geschwülste der hinteren Schädelgrube, insbesondere des Kleinhirnbrückenwinkels. Jena: Gustav Fischer 1910.
Hodgson, J. S.: Proc. Ass. Res. nerv. ment. Dis. **8**, 182 (1929).
Hoff, H., u. L. Schönbauer: Hirnchirurgie. Leipzig u. Wien: Franz Deuticke 1933.
— — Über das postoperative Hirnödem. Dtsch. med. Wschr. **1933** I, 786—789.
Irsigler, F.: Über den Heilverlauf experimenteller Hirnrunden. Zbl. Neurochir. **7**, 1—43 (1942).
Jaburek, L.: Hirnödem und Hirnschwellung bei Hirngeschwülsten. Arch. Psychiat. Nervenkr. **104**, 518—547 (1936).
— Über das Gewebslückensystem des Großhirns und seine Bedeutung für die Ausbreitung verschiedener pathologischer Prozesse (Ödeme, Blutungen, Abscesse, Geschwülste und Entmarkungskrankheiten). Arch. Psychiat. Nervenkr. **105**, 121 (1936).
Jackson, H.: Case of tumor of the middle lobe of the cerebellum — cerebellar paralysis with rigidity (cerebellar attitude) — Occasional tetanus like seizures. Brain **29**, 425 (1905).
Jacob, H.: Über die Fehlentwicklungen des Kleinhirns der Brücke und des verlängerten Markes (Arnold-Chiarische Entwicklungsstörung) bei kongenitaler Hydrocephalie und Spaltbildung des Rückenmarks. Z. ges. Neurol. Psychiat. **164**, 229 (1939).
— Zur histopathologischen Diagnose des akuten und chronischen rezidivierenden Hirnödems. Arch. Psychiat. Nervenkr. **179**, 158 (1947).
Jefferson, A., and Ph. Sheldon: Transtentorial herniation of the brain as revealed by the displacement of arteries. Acta radiol. (Stockh.) **46**, 480—498 (1956).
— G.: Sitzungsbericht. Zbl. Neurochir. **2**, 267 (1937).
— The tentorial pressure cone. Arch. Neurol. Psychiat. (Chicago) **40**, 857—876 (1938).
— The balance of life and death in cerebral lesions. Surg. Gynec. Obstet. **93**, 444—458 (1951).
Jenkins, Ch. M.: „Cerebral edema“ due to phenobarbital sensitivity. Clinical study of a case. Ann. Allergy **7**, 346—349, 396 (1949).
Johnson, R. T.: The anatomy of hydrocephalus. B. M. A. Exhibition, Cardiff 1953.
—, and P. O. Yates: Tentorial herniation and mid brain deformity. Proc. Second Internat. Congr. of Neuropathology, London, 1955, Part I, p. 329—332. The excerpta medica foundation.
— — Clinico-pathological aspects of pressure changes at the tentorium. Acta radiol. (Stockh.) **46**, 242—249 (1956).
— — Brain stem haemorrhages in expanding supratentorial conditions. Acta radiol. (Stockh.) **46**, 250—256 (1956).
Kahn, E. A., R. C. Bassett, R. C. Schneider and E. C. Crosby: Correlative neurosurgery. Springfield: Ch. C. Thomas 1955. 413 p.
Kaplan, H. A.: Arteries of the brain. An anatomic study. Acta radiol. (Stockh.) **46**, 364—370 (1956).
Kaps, G.: Über elektrophoretische Untersuchung am Hirngewebe, insbesondere aus der Umgebung von Tumoren. Zugleich ein Beitrag zur Pathogenese von Hirnschwellung und Hirnödem. Arch. Psychiat. Nervenkr. **192**, 115—129 (1954).
Kautzky, R., u. K. J. Zülch: Neurologisch-Neurochirurgische Röntgendiagnostik und andere Methoden zur Erkennung intrakranialer Erkrankungen. Heidelberg: Springer 1955.
Kehrer, F.: Die Allgemeinerscheinungen der Hirngeschwülste. Leipzig: Georg Thieme 1931.

KELLER, A. D., and J. R. BLAIR: Further observations on the distribution at level of pons of descending nerve fibers subserving heat regulating functions. Amer. J. Physiol. **147**, 500—508 (1946).

KERNOHAN, J., and G. E. PERRET: Histologic changes of the brain caused by intracranial tumors, so called edema or swelling of the brain. J. Neuropath. exp. Neurol. **2**, 341 (1943).

—, and H. W. WOLTMAN: Incisura of the crus due to contralateral brain tumor. Arch. Neurol. Psychiat. (Chicago) **21**, 274—287 (1929).

KEY u. RETZIUS: Studien in der Anatomie des Nervensystems und des Bindegewebes, Bd. 1. Stockholm 1875.

KOCH, G.: Oculomotoriuswurzelschädigung durch einseitige Quellung des Uncus gyri hippocampi. Dtsch. Z. Nervenheilk. **159**, 417—426 (1948).

LAINE, E., J. M. DELANDTSHEER, P. GALIBERT and G. DELANDTSHEER-ARNOTT: Phlebography in tumours of the hemispheres and central grey matter. Acta radiol. (Stockh.) **46**, 203—214 (1956).

LAZORTHES, G.: La paralysie totale du III: La mydriase unilatérale dans les traumatismes crâniens et dans l'engagement temporal. Étude anatomique. Conclusions pathogéniques et pratiques. Neuro-chir. Paris **1**, 52—69 (1955).

LEBEAU, J.: L'oedème du cerveau. Son rôle dans l'évolution des tumeurs et des abscès intracraniens. Rev. neurol. **69**, 295 (1938).

— L'oedème du cerveau. Son rôle dans l'évolution des tumeurs et des abcès intracraniens. Thèse de Paris, 1938. Edit.: J. Recht. 233 p.

— La hernie du cervelet au dessus du tentorium. Diagnostic ventriculographique entre les tumeurs de la partie haute du cervelet et les tumeurs de la partie postérieure du troisième ventricule. Un. méd. Can. **73**, 243—252 (1944).

LEFÈBYRE, J., J. LEPINTRE, C. FAURÉ et J. PEREZ: Résultats de l'angiographie cérébrale au cours des hémiplégies cérébrales infantiles. Acta radiol. (Stockh.) **46**, 456—465 (1956).

LENZI, M., e G. CANOSSI: Studio del sistema nervoso centrale con contrasto gassoso. Estratto da: Atti XIX. Congr. Nazionale Società Italiana Radiologia Medica, vol. II, Relaz. p. 1—92. Roma: Baster Editori 1957.

LEWIN, R., H. T. WYCIS and B. R. YOUNG: Roentgendiagnosis of herniation of the brain into the spinal canal (Arnold-Chiari deformity) by pantopaque myelography. Radiology **54**, 591—594 (1950).

LILIEQUIST, B.: The anatomy of the subarachnoid cisterns. Acta radiol. (Stockh.) **46**, 61—71 (1956).

LILJA, B.: Displacement of the calcified pineal body in Roentgen pictures as an aid in diagnosing intracranial tumors. Acta radiol. (Stockh.) Suppl. **37** (1939).

LINDENBERG, R.: Compression of brain arteries as pathogenetic factor for tissue necroses and their areas of predilection. J. Neuropath. exp. Neurol. **14**, 223—243 (1955).

— Die Gefäßversorgung und ihre Bedeutung für Art und Ort von kreislaufbedingten Gewebsschäden und Gefäßprozessen. In Handbuch der speziellen pathologischen Anatomie und Histologie, Bd. 13, Teil I, Bdteil B. Berlin: Springer 1957.

—, and E. FREYTAG: The significance of the tentorium in mechanical head trauma. U.S.-army Chem. Corps **1953**, No 16.

LORENZ, R.: Zur Lagebestimmung der verkalkten Glandula pinealis im Röntgenbild. Fortschr. Röntgenstr. **61**, 338—348 (1940).

MAGOUN, H. W.: Siehe J. D. FRENCH: Some contributions of the physiological laboratory to problems in consciousness. Premier Congr. Internat. des Sciences Neurologiques Bruxelles. Seconde journée commune, Réunions plénières Les éditions. Acta med. belg. 2, 97—109 (1957).

MARIE, P.: De l'engagement des amydales cérébelleuses à l'interieur du trou occipital dans les cas ou la pression intracrânienne se trouve augmentée. Rev. neurol. **8**, 252 (1900).

MAYERHOFER, O.: Zur Frage des postoperativen Hirnödems. Wien. med. Wschr. **1952**, 224—226.

MCKENZIE, K. G.: Extradural haemorrhage. Brit. J. Surg. **26**, 346—365 (1938).

MEYER, A.: Herniation of the brain. Arch. Neurol. Psychiat. (Chicago) **4**, 387—400 (1920).

MOORE, M. T., and K. STERN: Vascular lesions in brain-stem and occipital lobe occurring in association with brain tumors. Brain **61**, 70—98 (1938).

MORSON, S.: Discussion of the angiographic papers. 3rd. Symposium Neuroradiologicum. Acta radiol. (Stockh.) **40**, 190—193 (1953).

MUNRO, D., and W. R. SISSON: The recognition and treatment of incisural heriation caused by craniocerebral injuries. Trans. Amer. neurol. Ass. **57**, 62 (1950).

— — Hernia through the incisura of the tentorium cerebelli in connection with craniocerebral trauma. New Engl. J. Med. **247**, 699—708 (1952).

NAFFZIGER, H. C.: A method for the localization of brain tumors in the pineal shift. Surg. Gynec. Obstet. **40** (1925).

NIEMEYER, P.: Diagnostic angiographique des hernies cerebrales. Acta neurochir. (Wien) **4**, 241—260 (1955).

NIESSING, K.: Über den histologischen Aufbau der Bluthirnschranke. Dtsch. Z. Nervenheilk. **168**, 485 (1952).

NITTNER, K.: Supraläsionelle Störungen bei Geschwülsten des oberen Halsmark. Zbl. Neurochir. **19**, 2—13 (1959).
—, u. W. TÖNNIS: Die Bedeutung von Segmenthöhe und Dauer der Vorgeschichte für die operative Prognose der Rückenmarksgeschwülste. Zbl. Neurochir. **12**, 104 (1952).
NOETZEL, H.: Über den Einfluß des Gehirns auf die Form der benachbarten Nebenhöhlen des Schädels. Dtsch. Z. Nervenheilk. **160**, 126—136 (1949).
NOTHNAGEL, H.: Die Entstehung allgemeiner Convulsionen vom Pons und von der Medulla oblongata aus. Arch. path. Anat. **44**, 1—12 (1868).
ODY, F.: Hernies cérébrales internes. Chirurgie, nouvelle sér. Nr 1, 1941.
OLIVECRONA, H.: Gefäßmißbildungen und Gefäßgeschwülste des Gehirns (BERGSTRAND, OLIVECRONA u. TÖNNIS). Leipzig: Georg Thieme 1936.
OSTERTAG, B.: Über raumbeengende Neubildungen im Schädel. Fortschr. Röntgenstr. **52**, 329 (1935).
— Pathologie der raumfordernden Prozesse des Schädelbinnenraumes. In: Neue Deutsche Chirurgie, Bd. 50. Die Technik zur Gewinnung instruktiver Präparate. 1941. S. 379ff.
PENTSCHEW, A.: Probleme der Permeabilitätspathologie im Gehirn. Arch. Psychiat. Nervenkr. **185**, 345 (1950).
PERRET, G. E.: Experimentelle Untersuchungen über Massenverschiebungen und Formveränderungen des Gehirns bei raumbeengenden Prozessen. Zbl. Neurochir. **5**, 5—30 (1940).
— Experimentelle Untersuchungen über Massenverschiebungen und Formveränderungen des Gehirns bei Volumenzunahme durch Ödem oder Schwellung. Arch. Psychiat. Nervenkr. **112**, 385 bis 408 (1940).
—, and J. K. KERNOHAN: Histopathologic changes of the brain caused by intracranial tumors (so called oedema or swelling of the brain. J. Neuropath. exp. Neurol. **2**, 341 (1943).
—, u. H. SELBACH: Chemische Untersuchungen bei experimentellen Massenverschiebungen und Formveränderungen des Hirns. Arch. Psychiat. Nervenkr. **112**, 441—468 (1940).
PERRIA, L.: Osservazioni e studi sulle alterazioni di forma dell'encefalo nei processi non neoformativi del sistema nervoso centrale. Riv. Pat. nerv. e ment. **1942**, 1—68.
— Incuneamento dell'ippocampo in un caso di tumore emisferico con sindrome piramidale omolaterale. Riv. sper. Freniat. **66**, 2—14 (1942).
PETR, R., I. HROMADA and P. NADVORNIK: Discussion of the cisternal herniations of the brain. VI. Congr. Latinoamer. Neurocir., Montevideo 1955, S. 153—159.
PETTE, H.: Klinik der Hirngeschwülste. Z. ges. Neurol. Psychiat. **161**, 10—68 (1938).
PIA, H. W.: Die Verquellung der Cisterna basalis und ambiens im Hirngefäßbild. Acta neurochir. (Wien) **3**, 315—328 (1953).
— Die Mittelhirneinklemmung im Hirngefäßbild. Zbl. Neurochir. **14**, 283—285 (1954).
— Die Schädigung des Hirnstammes bei den raumfordernden Prozessen des Gehirns. Acta neurochir. (Wien) Suppl. **4**, 182 S. (1957).
PINTO, F.: Sôbre o problema do edema e da tumefação cerebral. Med. Cirurg. Farm. **208**, 337—353 (1953).
POPPEN, J. L., J. F. KENDRICK and S. F. HICKS: Brain stem hemorrhages secondary to supratentorial space-taking lesions. J. Neuropath. exp. Neurol. **11**, 267—279 (1952).
QUARTI, M.: Considerazioni cliniche e radiologiche sull'ernia tronco-cerebellare dello hyatus tentorii cerebelli. Chirurgia (Milano) **5**, 161—172 (1950).
—, e F. COLUMELLA: Ill segno dell'acquedotto. Chirurgia (Milano) **4**, 1—10 (1949).
RAPIN, M.: Plastique de l' hernie cérébrale après thrombose des sinus caverneux et latéral gauche à la suite des mastoidites et sinusite frontale gauche. Confin. neurol. (Basel) **9**, 434 (1949).
REICHARDT, M.: Zur Entstehung des Hirndrucks. Dtsch. Z. Nervenheilk. **28**, 306 (1905).
— Über Hirnschwellung. Z. ges. Neurol. Psychiat. **3**, 1 (1911).
— In BETHE-BERGMANNS Hirndruck, Hirnerschütterung, Schock. Handbuch der normalen und pathologischen Physiologie, Bd. 10, S. 103. 1927.
— Das Hirnödem. Anhang: Die Hirnschwellung. In: Handbuch der speziellen pathologischen Anatomie und Histologie, Bd. XIII, 1, B, S. 1229ff. Berlin-Göttingen-Heidelberg: Springer 1957.
REID, W. L.: Cerebral herniation through the incisura tentorii. A clinical, pathological and experimental study. Surgery 8 (1940).
—, and W. V. CONE: Mechanism of fixed dilatation of the pupil resulting from ipsilateral cerebral compression. J. Amer. med. Ass. **112**, 2030 (1939).
RIEBELING, C.: Zur Frage der Hirnschwellung. Dtsch. Z. Nervenheilk. **170**, 209—236 (1953).
RIESSNER, D.: Massenverschiebungen. Vortr. a. d. „Bucher Tag", Nov. 1938. Wissensch. Tagg. des Kaiser-Wilh. Inst., Berlin.
—, u. K. J. ZÜLCH: Über die Formveränderungen des Hirns (Massenverschiebungen, Zisternenverquellungen) bei raumbeengenden Prozessen. Dtsch. Z. Chir. **253**, 1—61 (1939).
RIISHEDE, J., and SV. ETHELBERG: Angiographic changes in sudden and severe herniation of brain stem through tentorial incisure. Report of five cases. Arch. Neurol. Psychiat. (Chicago) **70**, 399—409 (1953).

RODRIGUEZ SERRANO, H., y N. MICHEL-ZAMORA: VI. Congr. Latinoamer. Neurocir. Montevideo 1955, S. 78.

ROSENHAGEN, H.: Pons- und Haubenblutung als Komplikationen von Tumoren des Großhirns. Dtsch. Z. Nervenheilk. **127**, 27—44 (1932).

ROTHSCHILD, J.: Untersuchungen über die Bedingungen des Auftretens von amöboider Glia im Großhirnmark unter besonderer Berücksichtigung der Hirnschwellung. Z. ges. Neurol. Psychiat. **148**, 600 (1933).

RYDBERG, ERIK: Cerebral injury in new-born children consequent birth trauma; with an inquiry into the normal and pathological anatomy of the neuroglia. Stockholm: Börzells 1932.

SASSAROLI, S.: Edema e rigonfiamento cerebrale. Recenti Progr. Med. **8**, 148—155 (1950).

SCHALTENBRAND, G.: III. Congr. Internat. de Neuropathologie, Bruxelles 1957. Les éditions: Acta med. belg., S. 85ff.

SCHEINKER, I. M.: Zur Histopathologie des Hirnödems und der Hirnschwellung bei Tumoren des Gehirns. Dtsch. Z. Nervenheilk. **147**, 137—162 (1938).

— Über das gleichzeitige Vorkommen von Hirnschwellung und Hirnödem bei einem Falle von Hypernephrommetastase des Kleinhirns. Dtsch. Z. Nervenheilk. **148**, 1—16 (1938).

— Trantentorial herniation of the brain stem. Arch. Neurol. Psychiat. (Chicago) **53**, 289—298 (1945).

— Cerebral swelling. Histopathology, classification and clinical significance of brain edema. J. Neurosurg. **4**, 255—275 (1947).

— Neurosurgical pathology. Springfield: Ch. C. Thomas 1948.

— Clinical significance, histopathology and classification of cerebral swelling. Neurology (Minneap.) **2**, 177—194 (1952).

—, and L. H. SEGERBERG: Posttraumatic cerebral swelling resulting in cyst formation. J. Neuropath. exp. Neurol. **7**, 321—327 (1948).

SCHLEUSSING, H.: Vergrößerung der Kleinhirntonsille als Ursache des Hydrocephalus internus. Z. ges. Neurol. Psychiat. **132**, 264—268 (1931).

SCHOLZ, W.: Histologische und topische Veränderungen und Vulnerabilitätsverhältnisse im menschlichen Gehirn bei Sauerstoffmangel, Ödem und plasmatischen Infiltrationen. I. Problemstellung und feingewebliche Situation. Arch. Psychiat. Nervenkr. **181**, 621—665 (1949).

SCHÜLLER, A.: Verkalkte Zirbeldrüse. Wien. klin. Wschr. **1909**.

SCHWARTZ, G. A., u. A. A. ROSNER: Clinicopathologic consideration of displacement and herniation of the hippocampal gyrus through the incisura tentorii. Arch. Neurol. Psychiat. (Chicago) **43** (1940).

— — Displacement and herniation of hippocampal gyrus through incisura tentorii. A clinicopathologic study. Arch. Neurol. Psychiat. (Chicago) **46**, 297—321 (1941).

SELBACH, C. u. H.: Die Hirnvolumen-Vermehrung als Problem der physikalischen Chemie des Hirngewebes. Allg. Z. Psychiat. **125**, 137—165 (1949).

— H.: Physikalisch-chemische Untersuchungen zur Frage der Hirnvolumenvermehrung (Hirnschwellung und Hirnödem). Arch. Psychiat. Nervenkr. **112**, 409—440 (1940).

SELDON, T. H., A. FAULCONER jr., R. F. COURTIN and D. M. PINO: Postanesthetic encephalopathy: the postulation of cerebral edema as a basis for rational treatment. Proc. Mayo Clin. **24**, No 14 (1949).

SHENKIN, H. A., and F. C. GRANT: Middle meningeal hemorrhage. Amer. J. Surg. **75**, 704—708 (1948).

SJÖGREN, S. E.: The anterior chorioidal artery. Acta radiol. (Stockh.) **46**, 143—157 (1956).

SMALL, R. G., and W. A. KREHL: Cerebral swelling and cerebral edema. J. Neuropath. exp. Neurol. **11**, 192—199 (1952).

SMYTH, G. E., and W. R. HENDERSON: Observations on the cerebrospinal fluid pressure on simultaneous ventricular and lumbar punctures. J. Neurol. Psychiat. **1**, 226—238 (1938).

SORGO, W.: Experimentelle Untersuchungen über die Klinik der Verquellung der Cysterna ambiens. Dtsch. Z. Nervenheilk. **149**, 271—283 (1939).

SPATZ, H.: Die Bedeutung der „symptomatischen Hirnschwellung" für die Hirntumoren und andere raumbeengende Prozesse in der Schädelgrube. Arch. Psychiat. Nervenkr. **88**, 790 (1929); **101**, 280—292 (1933).

—, u. STROESCU: Zur Anatomie und Pathologie der äußeren Liquorräume des Gehirns. (Die Zisternenverquellung beim Hirntumor.) Nervenarzt **7**, 425—437, 481—498 (1934).

SPECKMANN, K.: Über Hirnschwellung und Hirnödem im Verlauf innerer Erkrankungen. Ärztl. Wschr. **1951**, 1—7.

— Hirnschwellung und Hirnödem als Komplikation bei diagnostischen und therapeutischen Maßnahmen in der inneren Medizin. Med. Klin. **527**—530 (1952).

STEINMANN, H. W.: Hirnelektrische tierexperimentelle Untersuchungen zum Problem des Hirnödems. Zbl. ges. Neurol. Psychiat. **122**, 10 (1953).

STENVERS, H. W.: Über Drucksymptome am knöchernen Schädel bei den Hirngeschwülsten. Fortschr. Röntgenstr. **52**, 341 (1935).

STOCHDORPH, OTTO: Zur Frage der chronischen Hirnschwellung. Arch. Psychiat. Nervenkr. **181**, 101—109 (1948).

Stockert, V.: Psychische Störungen nach Hirnoperationen. Zbl. Neurochir. **3**, 21—26 (1938).
Stopford, J. S. B.: The arteries of the pons and medulla oblongata. J. Anat. (Lond.) **50**, 131—164 (1916).
— Remarks on the causation of increased intracranial pressure associated with tumours within the cranium. Brit. med. J. **1926**, 1207.
— Increased intracranial pressure. Brain **51**, 485 (1928).
Sunderland, S., and K. E. Bradley: Disturbances of oculomotor function accompanying extradural haemorrhage. J. Neurol. Neurosurg. Psychiat. **16**, 35—46 (1953).
Tönnis, W.: Über Hirngeschwülste. Z. ges. Neurol. Psychiat. **161**, 114—149 (1938).
—, u. K. Nittner: Raumbeengende Prozesse im Spinalkanal (einschl. Parasiten). In: Klinik der Gegenwart, S. 507—544. Handbuch der praktischen Medizin. München-Berlin: Urban & Schwarzenberg 1957.
— D. Riessner u. K. J. Zülch: Über die Formveränderungen des Hirns (Massenverschiebungen, Zisternenverquellungen) bei raumbeengenden Prozessen. Zbl. Neurochir. **5**, 5—61 (1940).
Torkildsen, A.: Spontaneous rupture of the cerebral ventricles. J. Neurol. Psychiat. **5**, 327 (1948).
Trabucchi: Tumore dell'emisfero sinistro con sintomatologia piramidale omolaterale dovuta a compressione del peduncolo. Riv. ital. Indocr. Neurochir. **5** (1939).
Vastine, J. H., and K. K. Kinney: The pineal shadow as an aid in the localization of brain tumors. Amer. J. Roentgenol. **17**, 320 (1927).
Verbiest, H.: The Arnold-Chiari-malformation. J. Neurol. Psychiat. **16**, 227 (1953).
Vincent, C., M. David et F. Thiébaut: Le cône de pression temporal dans les tumeurs des hémisphères cérébraux: sa symptomatologie, la gravité, les traitements qu'il convient de lui opposer. Rev. neurol. **65**, 536—558 (1936).
—, et J. Lebeau: Deformation de l'image du 3e ventricule injecté d'air au cours des tumeurs du cervelet. Rev. neurol. 440—448 (1939).
— — et G. Guiot: L'oedéme cérébral en neurochirurgie. Rev. neurol. **79**, 273—279 (1947).
— F. Thiébaut et F. Rappoport: A propos de l'ablation des gliomes du cerveau par l'électrocoagulation. Oedème cérébral. Cône de pression temporal. Rev. neurol. **1930.**
Wallace, A. M. St.: Recherches physico-chimiques dans l'oedème cérébral. Rev. neurol. **79**, 283 (1947).
Weed: Observations on decerebrate rigity. J. Physiol. (Lond.) **48** (1914).
Welte, E.: Zur formalen Genese der traumatischen Mydriasis. Oculomotoriuswurzelschädigung durch einseitiges Vorquellen des Uncus hippocampi. Zbl. Neurochir. 8, 217—234 (1943).
White, J. C., S. R. Brooks, J. C. Goldthwaite and R. D. Adams: Changes in brain volume and blood content after experimental concussion. Ann. Surg. **118**, 619—634 (1943).
Wilke, G.: Zur Frage der Hirnödeme bei Unterernährung. Dtsch. med. Wschr. **1950**, 172—173.
— Zur Pathogenese der Hirnschwellung. Arch. Psychiat. Nervenkr. **187**, 424—434 (1951).
— Zur Pathogenese der Hirnschwellung. Naturwissenschaften **38**, 532 (1951).
— Zur Theorie der Hirnschwellung als Polymerisationsproblem. Ein Beitrag zur Frage der Entgiftung toxisch wirkender ungesättigter Verbindungen durch Polymerisationskatalyse. Dtsch. Z. Nervenheilk. **168**, 459—463 (1952).
— Zur Frage der Hirnschwellung als Polymerisationsvorgang. Zbl. ges. Neurol. Psychiat. **122**, 9 (1953).
—, u. H. Gensel: Zur Pathogenese der Hirnschwellung. Zugleich ein Beitrag zur Frage der katalysierenden Wirkung des Hirngewebes auf Polymerisationsvorgänge. Arch. Psychiat. Nervenkr. **187**, 424—434 (1952).
Wilson, G.: On decerebrate rigity in man and the occurence of tonic fits. Brain **43** (1920).
—, and N. W. Winkelman: Gross pontile bleeding in traumatic and non-traumatic cerebral lesions. Arch. Neurol. Psychiat. (Chicago) **15**, 455—470 (1926).
Wörner, E.: Die Bedeutung der Verlagerung der verkalkten Glandula pinealis, insbesondere in Hinsicht auf die röntgenologische Diagnostik der Hirntumoren. Fortschr. Röntgenstr. **49** (1934).
Wohnan, L.: Ischaemic lesions in the brain-stem associated with raised supratentorial pressure. Brain **76**, 364—377 (1953).
Wolbach, S. B.: Multiple hernias of the cerebrum and cerebellum due to intracranial pressure. J. med. Res. **19**, 153 (1908).
Wolman, Lionel: Ischaemic lesions in the brain-stem associated with raised supratentorial pressure. Brain **76**, 364—377 (1953).
Woodhall, B., J. W. Devine jr. and D. Hart: Homolateral dilatation of pupil, homolateral paresis and bilateral muscular rigidity in the diagnosis of extradural hemorrhage. Surg. Gynec. Obstet. **72**, 391—398 (1941).
Yates, P. O., and R. T. Johnson: Secondary haemorrhagic lesions of midbrain pons. Proc. Second Internat. Congr. of Neuropathology, London, 1955, Part I, p. 333—335. The Excerpta Medica Foundation.
Zehnder, M.: Die subduralen Haematome. Zbl. Neurochir. **2**, 339—353 (1937).
Zen Ruffinen, B.: Experimenteller Beitrag zum Problem der Hirnschwellung und des Hirnödems. Ärztl. Praxis **1954**, 786—789.

ZÜLCH, K. J.: Diskussionsbemerkung zu HÄUSSLER. Verh. dtsch. Ges. Neurol. Psychiat. **1938**, 307.
— Morphologische Befunde bei Hirnschwellung. Zbl. Neurochir. **5**, 166—175 (1940).
— Die Entstehung des Hirndruckes, insbesondere des Prolapses bei der Hirnwunde und ihrer Folgezustände. Zbl. Neurochir. **6**, 212—232 (1941).
— Hirnödem und Hirnschwellung. Virchows Arch. path. Anat. **310**, 1—58 (1943).
— Roentgendiagnostik beim cerebralen Anfall. Verh. dtsch. Ges. inn. Med. **1950**.
— Os deslocamentos de massas cerebrais por aumento do volume intracraniano. J. brasil. Neurol. **3**, 51—69 (1951).
— Hirnödem, Hirnschwellung, Hirndruck. Zbl. Neurochir. **11**, 350—355 (1951); **12**, 174—186, 365—372 (1952).
— Hirnschwellung und Hirnödem. Dtsch. Nervenheilk. **170**, 209—236 (1953).
— Betrachtungen über die Entstehung der frühkindlichen Hirnschäden auf Grund der klinischen und morphologischen Befunde. Arch. Kinderheilk. **149**, 1—27 (1954).
— Mangeldurchblutung an der Grenzzone zweier Gefäßgebiete als Ursache bisher ungeklärter Rückenmarksschädigungen. Dtsch. Z. Nervenheilk. **172**, 81—101 (1954).
— Die Hirngeschwülste, 3. Aufl. Leipzig: Johann Ambrosius Barth 1957.
— Neuropathological observations on the CSF pathway. The production circulation and absorption of the cerebrospinal fluid. London: The Ciba Foundation 1957.
— Siehe D. RIESSNER u. K. J. ZÜLCH, 1939.
— Klassifikation und morphologisches Bild der Hirntumoren und ihre Bedeutung für die klinische Diagnose. Regensb. Jb. ärztl. Fortb. Bd. VI, 1957/58.
ZWAN, A. VAN DER: Herniation in the tentorium. Ned. T. Geneesk. **1953**, 1690—1700 mit engl. Zus.fass. [Holländisch].

Pathophysiologie und Klinik der intrakraniellen Drucksteigerung.

Von

W. Tönnis[1].

Mit 57 Abbildungen.

A. Einleitung.

Die Schädelhöhle nimmt insofern eine Sonderstellung gegenüber den anderen Körperhöhlen ein, als daß sie fast allseitig knöchern abgeschlossen ist. Nur das Hinterhauptsloch, die Orbita[2], die venösen Sinus sowie einige Emissarien gestatten einen recht begrenzten Druckausgleich. So steht der Schädelinhalt dauernd unter den verschiedensten Einflüssen intra- und extrakraniellen Ursprungs, die seine Drucklage verändern können. Diese Verhältnisse wurden schon recht früh erkannt. Sie fanden eine sehr lebhafte und eingehende Diskussion, die uns die Berichte von Oppenheim (1897), v. Bergmann (1899), Kocher (1901), Bruns (1908), Hauptmann (1914) und Dege (1920) vermitteln.

Lange Zeit beeinflußte die Monroe-Kellie-Doktrin über den „unveränderlichen Blutgehalt" alle Versuche, die Entstehung der intrakraniellen Drucksteigerung erklären zu wollen. 1846 stellte Burrow das sog. „Gesetz von der Konstanz des Schädelinhaltes" auf, das für die weitere Arbeit grundlegend wurde.

Die drei maßgebenden Bestandteile des Schädelinhaltes — *Hirnsubstanz, Liquor und Blut* — erfuhren dabei eine sehr unterschiedliche Bewertung.

Im Anfang wurde der *Liquordruck* als drucksteigernde Ursache besonders betont (v. Bergmann). Durch eine Kompression der Hirncapillaren sollten die Symptome, wie z. B. Bewußtseinsstörungen, hervorgerufen werden. Hier traf sich v. Bergmann mit Kocher und Cushing, die der *Blutzirkulationsstörung* die wesentliche Rolle zuteilen wollten. Gegen beide Theorien wandte sich Adamkiewicz mit seiner Hirnkompressionslehre, der sich Sauerbruch, Krehl und in gewisser Beziehung auch Hauptmann anschlossen. Der dritte Faktor — die Hirnsubstanz — trat erst durch die Beschreibung des *Hirnödems* von Anton in den Vordergrund (1904). 1905 beschrieb Reichardt die „Hirnschwellung". Ein großes — ausschließlich deutsches — Schrifttum versuchte eine Unterscheidung zwischen Ödem und Schwellung. Im ausländischen Schrifttum fand diese Frage merkwürdigerweise keinen Widerhall. Erst die anatomische Untersuchung der Formveränderungen und Massenverschiebungen, deren Beschreibung von Henschen (1910) und A. Meyer (1920) eingeleitet wurde (s. Zülch), sowie die Darstellung der entsprechenden klinischen Symptomatologie seit Cushing (1901), P. Marie (1904), Cl. Vincent (1930), boten die Möglichkeit, alle für die intrakranielle Drucksteigerung maßgebenden Faktoren einmal zusammenfassend darzustellen (Tönnis 1937). Dabei blieb es H. Spatz vorbehalten, die Fernwirkungen des örtlich gesteigerten Hirndruckes mit den Zisternen in Verbindung zu bringen und so die Erforschung der Gesetzmäßigkeiten der allgemeinen intrakraniellen Drucksteigerung einzuleiten.

---

[1] Meinen Mitarbeitern R. A. Frowein, W. Schiefer sowie F. Marguth, H. Brilmayer, W. Müller und W. Bischof danke ich herzlichst für ihre Unterstützung bei der Fertigstellung des Manuskriptes. Prof. Max Schneider hat uns dankenswerterweise bei der Darstellung der grundlegenden Problematik beraten.

[2] Bei intrakranieller Drucksteigerung ist ein Liquorabfluß über die Orbita im Tierexperiment an der starken Schwellung der Bindehäute zu erkennen. Ob dieser Abflußweg auch beim Menschen von größerer Bedeutung sein kann, ist nach den Untersuchungen von Quincke (1872), Wustmann (1934), Brierley und Field (1948), Davson (1956) nicht sicher; die Subarachnoidalräume in den Opticusscheiden endigen — soweit Farbstoffversuche es beurteilen lassen — blind.

B. Entstehung, Verlauf und Auswirkung der intrakraniellen Drucksteigerung.

Das Schema auf S. 305 läßt erkennen, daß der raumfordernde intrakranielle Prozeß durch Einwirkung auf die drei verschiedenen Bestandteile des Schädelinhaltes — *Liquor*, *Hirnsubstanz* und *Blutkreislauf* — zu einer intrakraniellen Drucksteigerung führt.

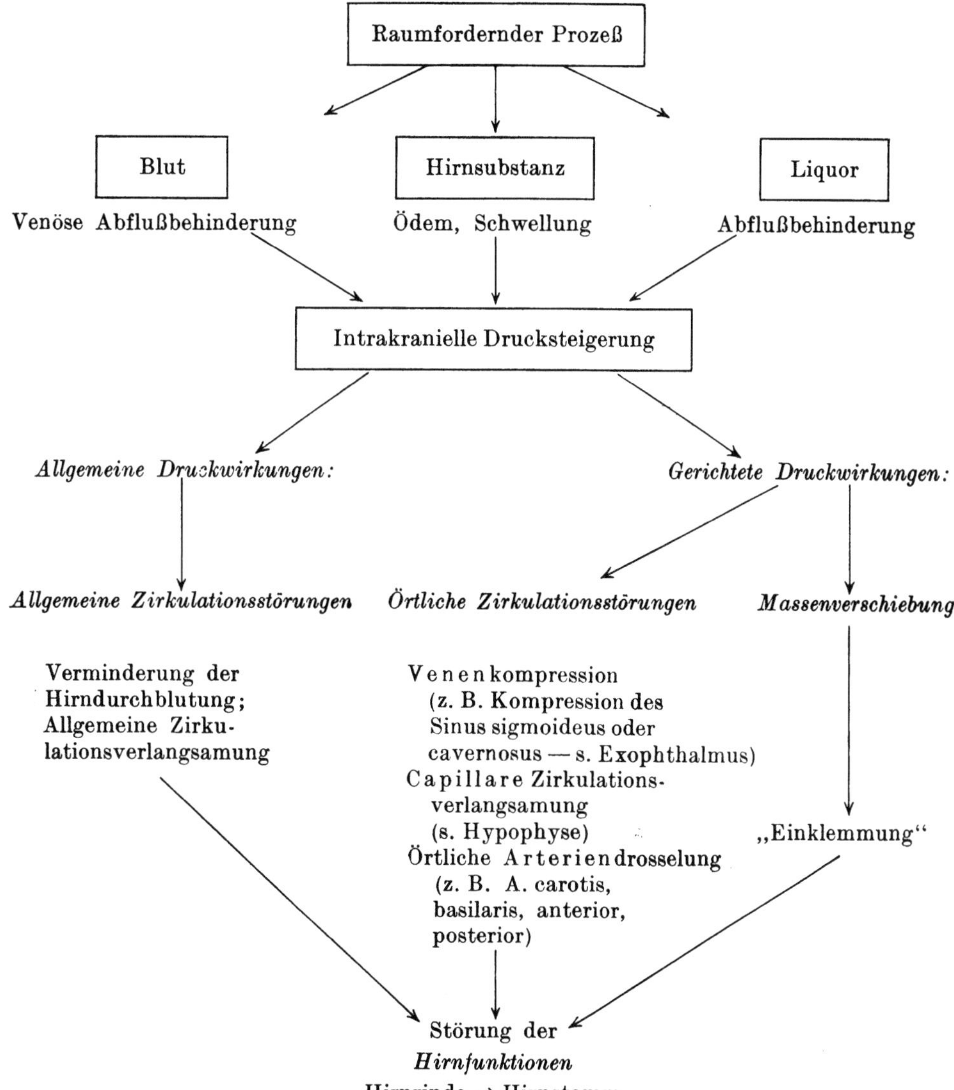

Abb. 1. Schema über Entstehung und Auswirkungen der intrakraniellen Drucksteigerung (nähere Angaben im Text).

Eine *Vermehrung der Liquormenge* durch relative *Überproduktion* ist viel seltener ein neurochirurgisches Problem als eine *Aufstauung des Liquors* in Form des Hydrocephalus internus occlusus bei Geschwülsten innerhalb oder in der Nachbarschaft des Ventrikelsystems, insbesondere zwischen Foramen Monroi und Foramen Magendie. — In gleicher Weise können Verlegungen der Liquorzirkulation im Bereich der Cisterna cerebellomedullaris oder der basalen Zisternen durch Behinderung der Passage und der Resorption des Liquors (Arachnitis, Schädel-Mißbildung) eine intrakranielle Drucksteigerung hervorrufen. Auch die *Verlegung der Liquorresorptionsstellen* im Bereich der Großhirnhemisphären kann einen Hydrocephalus communicans zu einem Krankheitsbild mit intrakranieller Drucksteigerung werden lassen. — Einzelheiten der Pathophysiologie des Liquorsystems sind im Beitrag von Schaltenbrand und Wolff dargestellt.

Eine *Hirnvolumenvergrößerung* findet statt durch Geschwülste, Abscesse oder subarachnoidale, intracerebrale und intraventrikuläre Blutungen und Eiteransammlungen. — Die Volumenzunahme bleibt aber nicht auf den örtlichen, raumfordernden Prozeß beschränkt, sondern die Geschwülste bewirken — je nach ihrer Art und ihrer Lokalisation — eine zunächst örtliche, dann auf die ganze Hemisphäre mehr oder weniger schnell übergreifende Volumenzunahme der Hirnmasse. Deren weitere Folgen sind dann die Massenverschiebung, Formveränderung und Einklemmung, welche im Beitrag von Zülch beschrieben wurden. Die Volumenzunahme des Hirns beruht also nur zum Teil auf dem Wachstum des Tumors selbst. Zu einem nicht unerheblichen Teil ist sie bedingt durch das Hirnödem. Dieses entsteht entweder *hämodynamisch* durch Kompression der tumornahen Venen oder *histotoxisch* (Hirnschwellung) als Reaktion auf den Stoffwechsel der malignen Geschwulst. Neben dem Transsudations-Ödem kommen auch echte entzündliche Ödeme (Exsudate) im Rahmen phlegmonöser Encephalitiden in der Umgebung von Abscessen in Betracht.

Für die Klinik ist dabei von größter Wichtigkeit die sehr unterschiedliche Entstehungsgeschwindigkeit und Ausbreitungstendenz der einzelnen Ödem-Formen: es mag erinnert werden an die stürmische Entstehung des sog. primären Ödems nach Hirntraumen und nach manchen Blutungen aus Aneurysmen, wobei die Genese dieses Ödems noch völlig ungeklärt ist. — Bei dem reaktiven Ödem ist das Auftreten durch eine gewisse Anlaufzeit gekennzeichnet. Klinisch wird es meist am 2.—3. Tag nach Hirn-Traumen und Operationen bemerkbar und klingt mit dem Ende der ersten Woche ab. Eine eingehende Darstellung der diesem zeitlichen Verlauf entsprechenden neurologischen Veränderungen gaben Röttgen, Selbach, v. Stockert, Tönnis (1938).

Die Bedeutung des *Blutkreislaufes* bei der Entstehung der intrakraniellen Drucksteigerung beschränkt sich nicht nur auf den *venösen* Schenkel durch die eben erwähnte Kompression der tumornahen Venen oder auf eine allgemeine venöse Rückflußstauung durch komprimierende Prozesse an der Schädelbasis, am Hals, im Brustraum, durch Rechtsinsuffizienz des Herzens oder durch ungünstige Körperlagerung (Links-Seitenlage, Kopftieflage). Für die intrakranielle Drucksteigerung ist von ausschlaggebender Bedeutung vor allem auch der *arterielle* Schenkel der intrakraniellen Blutbahn; hier gelten einfache physikalische Beziehungen: die allgemeine intrakranielle Druckhöhe — repräsentiert durch den Liquordruck — entspricht dem intrakraniellen Venendruck; der Liquordruck steigt linear und parallel mit der arteriellen Blutdruckhöhe an; niemals während des Lebens kann sie für längere Zeit den systolischen Blutdruck übersteigen. Diese Korrelationen sind schon durch die früheren experimentellen und klinischen Untersuchungen mehrfach bestätigt worden (Dixon u. Halliburton 1914; Wegeforth 1914; Wolff u. Forbes 1928; Wolff u. Blumgart 1929; Weed u. Flexner 1933; Noell u. M. Schneider 1948; — vgl. Schaltenbrand u. Wolff, dieses Handbuch, und Davson 1956).

Hierin drückt sich erneut die eingangs definierte dynamische Beziehung der drei Systeme des praktisch unveränderlichen Schädelinhaltes aus: Liquor, Hirnsubstanz und Blut unterliegen einer gegenseitigen, gesetzmäßigen Beeinflussung bei Volumen- oder Drucksteigerung einer ihrer Komponenten. — Dies ist die erste mechanische Grundlage intrakranieller Druckwirkung.

Zweitens darf die Tatsache nicht übersehen werden, daß das Hirn durch seine Hirnstammzentren zentralregulierendes Organ und außerdem auch noch, hinsichtlich Kreislauf und nervöser Versorgung, „peripheres" Organ ist. *Diese beiden Grundtatsachen sind ausschlaggebend für Verlauf und Auswirkung der intrakraniellen Drucksteigerung.*

Der *Verlauf* der intrakraniellen Drucksteigerung zeichnet sich ab in der klinischen Symptomatologie. Obgleich diese an sich von der ursprünglichen Art des raumfordernden

Prozesses unabhängig ist, wird das klinische Bild doch sehr wesentlich bestimmt von der *Geschwindigkeit* und von dem Grade der Drucksteigerung (vgl. S. 323).

Sehen wir ab von den seltenen intraduralen Schußverletzungen der A. carotis interna und ihrer Hauptäste, so stellt die Ruptur eines Aneurysmas mit einer ausgedehnten subarachnoidalen oder intracerebralen Blutung wohl die *akuteste* Form einer intrakraniellen Drucksteigerung dar: Nach spärlichen vegetativen Prodromalerscheinungen treten Kopfschmerzen auf — nicht selten die schwersten, die überhaupt beobachtet werden —, dann folgen Schwindel, Erbrechen und — innerhalb von wenigen Stunden — schließlich Benommenheit und Bewußtlosigkeit. In 32% der Fälle führt bereits die erste Aneurysmablutung zum Exitus (Tönnis, Schiefer 1956/57). Die übrigen Fälle erholen sich in der Regel in wenigen Tagen von diesem schweren Krankheitsbild (Lange, Norlén, dieses Handbuch, Bd. IV/1).

Etwas länger ist das Intervall zwischen Erkrankung (Trauma) und klinischen Erscheinungen beim epiduralen Hämatom. 90% der Fälle erreichen ihren symptomatologischen Höhepunkt in 48 St. Das akute subdurale Hämatom verläuft in gleicher Weise.

Zeitlich gesehen, müssen hier die apoplektiformen Verläufe bei Hirngeschwülsten erwähnt werden. Sie sind verhältnismäßig selten, differentialdiagnostisch aber trotzdem von wesentlicher Bedeutung (s. Tönnis, dieses Handbuch, Bd. IV/2).

Es folgen die Arachnoiditis — reine Liquordrucksteigerungen — nach Traumen, Operationen, Blutungen, und schließlich die subduralen Hämatome, die wohl die chronischen Verlaufsformen der intrakraniellen Drucksteigerung am reinsten repräsentieren.

Hieran schließen sich an die *subakuten*, *chronischen* und *intermittierenden* Verläufe der Hirndruckanamnesen bei Hirngeschwülsten (s. Tönnis, dieses Handbuch, Bd. IV/2). Daneben finden sich viele Fälle, deren Hirndrucksteigerung auf Narbenbildungen nach früheren Infektionen in den basalen Zisternen und Mißbildungen im Bereich des Liquorsystems und des Schädels zurückgeht.

Die *Auswirkung* dieser unterschiedlichen Krankheitsprozesse auf den intrakraniellen Druck läßt verschiedene klinische Verlaufsformen erkennen. Wie schon im vorhergehenden Abschnitt (Zülch) vom morphologischen Standpunkt aus dargestellt wurde, spielt sich das Geschehen im Schädelinnern bei einer Druckerhöhung — einerlei aus welcher Ursache sie erfolgt — unter strengen Gesetzmäßigkeiten ab, die uns heute größtenteils bekannt sind. Zum Verständnis der klinischen Erscheinungsformen der intrakraniellen Drucksteigerung hat neben der bisher ausschließlich morphologischen Forschung im letzten Jahrzehnt auch die Pathophysiologie sehr wesentliche Beiträge geliefert. In vieler Hinsicht war sie entscheidend für die Erkennung maßgebender Probleme und für ein entsprechendes therapeutisches Vorgehen.

Für die weitere Besprechung der verschiedenen Auswirkungen intrakranieller Drucksteigerung ist es zweckmäßig, zwei Wege getrennt voneinander zu betrachten:

die *allgemeine* Druckwirkung und die *gerichtete* Druckwirkung.

Die allgemeine Druckwirkung führt, wie M. Schneider in diesem Handbuch, Bd. I/2, näher darstellen wird, über die Senkung des intrakraniellen, arteriovenösen Druckgefälles zu einer *Verminderung* und zu einer *Verlangsamung der Hirndurchblutung*. Daraus folgt ein Sauerstoff- und Nährstoff-Mangel, die *Hypoxydose* (Strughold 1944), worunter zwar vor allem das Großhirn, aber auch der Hirnstamm zu leiden haben.

Die *gerichtete* Druckwirkung, die als Massenverschiebung und „Einklemmung" aus der morphologischen Darstellung (Zülch) geläufig ist, bedingt: 1. örtlichen Druck auf den venösen, capillären und — unter bestimmten Bedingungen — auch auf den arteriellen Abschnitt der Blut-Zirkulation; 2. führt sie zu Absperrungen einzelner Abschnitte des intrakraniellen Liquorsystems.

Besonders die Kreislaufstörungen sind es, welche zu den verschiedensten Funktionsstörungen oder Ausfällen von Nervensubstanz führen. Dabei ist der ausschlaggebende Faktor die hohe, aber unterschiedliche *Vulnerabilität des Hirngewebes gegenüber Sauerstoffmangel*, die sich vor allem bei den elektrophysiologischen und Stoffwechseluntersuchungen des

Gehirns erkennen läßt (s. den Beitrag von M. SCHNEIDER und THORN). Die in verschiedenen Abschnitten des ZNS sehr unterschiedliche Wiederbelebungszeit nach Anoxie und Ischämie läßt vor allem besser verstehen, daß auch bei allgemeiner Druckwirkung und Zirkulationsverlangsamung die resultierenden Funktionsminderungen oder -ausfälle topische Unterschiede aufweisen.

Hier sei (nach OPITZ und M. SCHNEIDER 1950) nur kurz referiert, daß die Wiederbelebungszeit der phylogenetisch jüngsten Hirnabschnitte am kürzesten ist, im Mittelhirn etwa 1—2mal größer gefunden wurde, in der Medulla oblongata 1,5—3mal und im Rückenmark 4—8mal größer als in der Großhirnrinde ist. Es bleibt abzuwarten, ob weitere Untersuchungen diese Ergebnisse bestätigen (GÄNSHIRT 1957).

Eine klinische Parallele hierzu bieten die Beobachtungen von RÖTTGEN, SELBACH, v. STOCKERT u. TÖNNIS (1938) über die verschiedenartigen Beeinträchtigungen der Hirnfunktionen bei reaktivem Ödem nach Hirnoperationen. Es ergab sich dabei, ebenso wie bei den Untersuchungen PFLUGFELDERS (1951) an bewußtseinsgetrübten Patienten in der Insulinkur, daß ein gesetzmäßiger Funktionsabbau, der von oben nach unten fortschreitet, nicht nachweisbar ist. Gerade die Möglichkeit der Selbstkontrolle und Selbstbeobachtung bleibt noch längere Zeit bestehen, wenn bereits elementare Störungen des Sprechens, Schreibens und Handelns eingetreten sind (STÖRRING 1953).

Daraus ist bereits zu folgern, daß die *Großhirn*funktionen den Wirkungen der allgemeinen intrakraniellen Drucksteigerungen zuerst erliegen. Die *Prognose der spezifisch menschlichen Hirn-Funktionen ist daher durch die allgemeine Druckwirkung am stärksten gefährdet.*

Das Schicksal der vitalen Funktionen, soweit sie von Hirnstammabschnitten repräsentiert und aufrechterhalten werden können, ist infolge der relativ höheren Sauerstoff-Mangel-Toleranz des Hirnstammes zwar besser, wird aber durch die örtlichen Druckwirkungen bei Massenverschiebungen des Hirnstammes selbst oder in seiner Umgebung (Einklemmungen) beeinträchtigt. Schematisch vereinfachend kann daher gesagt werden, daß die *Prognose quoad vitam am Hirnstamm entschieden wird, und zwar in dem Ausmaß, in dem dieser von der allgemeinen und gerichteten Druckwirkung getroffen wird.*

So wird sich unsere Darstellung der Pathophysiologie der intrakraniellen Drucksteigerung im wesentlichen mit den Störungen des Blutkreislaufes unter Einwirkung der intrakraniellen Drucksteigerung zu befassen haben.

C. Die Blutzirkulation des Gehirns unter dem Einfluß des gesteigerten Schädelinnendrucks.

Zwei Methoden ist es zu danken, wenn wir heute über die Pathophysiologie der Hirndurchblutung bei gesteigertem Schädelinnendruck besser unterrichtet sind, als das noch vor wenigen Jahren der Fall war: der *Fremdgasanalyse* nach KETY und SCHMIDT und der *Serienangiographie*. Während es bisher nur möglich war, durch Beobachtung der pialen Gefäße (u. a. VERRIS, WOLFF u. FORBES), Bestimmung der arteriovenösen Sauerstoffdifferenz (WILLIAMS und LENNOX), Einführung von Thermoelementen in größere Gefäße (GIBBS), Untersuchungen mit der Thermostromuhr (REIN, OPITZ und SCHNEIDER) und Kreislaufzeitbestimmungen (WOLFF und BLUMGART) die Hirndurchblutung zu schätzen, ermöglichte die Einführung der Stickoxydulmethode durch KETY u. SCHMIDT eine quantitative Bestimmung der Hirndurchblutungsgröße. Dieser Wert stellt aber einen „Bruttowert" dar, d. h. die Methode kann nur über die in der Zeiteinheit durch das ganze Hirn strömende Blutmenge eine Aussage machen, nicht aber über örtlich begrenzte Durchblutungsstörungen. Hier tritt ergänzend die Serienangiographie ein. Sie kann Aussagen qualitativer Art über örtliche und allgemeine Veränderungen der Hirndurchblutung und zahlenmäßige über die Zirkulationszeit des Gesamthirns und einzelner Abschnitte machen.

I. Allgemeine Zirkulationsstörungen.

1. Verminderung der Hirndurchblutung und des Sauerstoffverbrauches.

KETY und SCHMIDT haben als erste bemerkenswerte Beziehungen zwischen intrakranieller Drucksteigerung, Hirndurchblutung und arteriellem Mitteldruck, zwischen intrakraniellem Druck und Hirngefäßwiderstand und zwischen Hirndurchblutung und arteriellem Mitteldruck feststellen können. Gemeinsam ist allen Untersuchungen, daß sich eine Herabsetzung der Hirndurchblutung und des Sauerstoffverbrauches bis zur Hälfte der Norm zeigte. Daneben fanden sich aber auch Fälle mit völlig normalen Werten.

Unsere eigenen Untersuchungen geben Anlaß zu einer kritischen Betrachtung der Fremdgasanalyse hinsichtlich ihrer Anwendung am tumorkranken Menschen. Die Herleitung dieser Untersuchungsmethode vom Fickschen Prinzip setzt an sich eine gewebliche Homogenität des Hirns voraus. Obwohl diese schon im physikalischen Sinne auch am gesunden Hirn nicht vorliegt, ergeben sich im Tierexperiment doch genaue Übereinstimmungen zwischen den Ergebnissen der gasanalytischen Methode und den direktmessenden Methoden. Wir werden aber stets berücksichtigen müssen, daß dieses Ergebnis beim Hirntumorkranken immer nur einen „Bruttowert" darstellt, der über differente Durchblutungsverhältnisse (z. B. im Tumor und im umgebenden Hirngewebe) keine Auskunft zu geben vermag. Eine direkte Messung der Tumordurchblutung ist nicht möglich; sie kann theoretisch gleich, größer oder auch kleiner sein als die Durchblutung eines volumengleichen Anteils von Hirngewebe. Diese Dissoziation zwischen Durchblutung des Tumors bzw. der Mißbildung und derjenigen des übrigen Hirns läßt sich besonders deutlich am Beispiel des arteriovenösen Angioms und des Glioblastoma multiforme darstellen (s. S. 310).

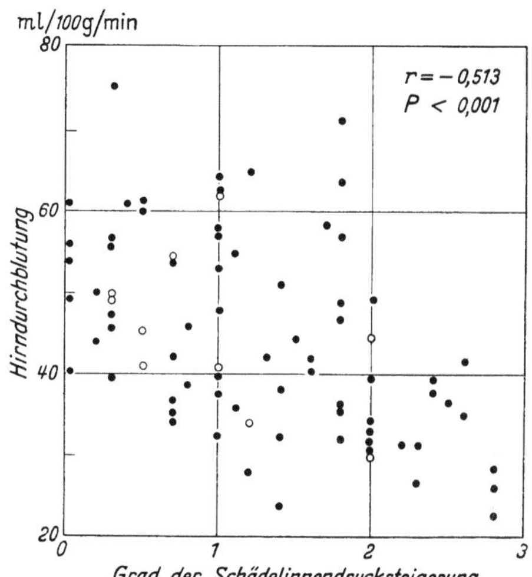

Abb. 2. Beziehung zwischen Schädelinnendrucksteigerung und Hirndurchblutung bei 80 intrakraniellen Geschwülsten. Die supratentoriellen Tumoren sind durch Punkte, die Geschwülste der hinteren Schädelgrube durch Kreise dargestellt. Mit zunehmender Steigerung des intrakraniellen Druckes nimmt die Hirndurchblutung ab. Die Genese der Schädelinnendrucksteigerung (Hirnschwellung, Liquordrucksteigerung) hat keinen nachweisbaren Einfluß auf die Hirndurchblutung. (Aus GÄNSHIRT u. TÖNNIS 1956.)

Eine intrakranielle Drucksteigerung — ganz gleich welcher Genese — führt zu einer Abnahme der Hirndurchblutung und damit des Hirn-O_2-Verbrauches, wie sich aus den Untersuchungen von KETY, SHENKIN und SCHMIDT (1948) an 13 Fällen, ESPAGNO (1952), BERNSMEIER u. SIEMONS (1953) an 20 Fällen ergibt. Wir konnten 1953 über 30 (GÄNSHIRT) und 1956 über 80 Hirntumorfälle (GÄNSHIRT und TÖNNIS) berichten. GÄNSHIRT (1956) hat eine solche Durchblutungsminderung auch bei 42 Fällen von Schädelinnendrucksteigerung bei Liquordruckerhöhung nachweisen können.

Aus unseren Untersuchungen ergibt sich, daß — abgesehen von Blutdruckhöhe und Blutchemismus — der Grad der Schädelinnendrucksteigerung der alleinige Faktor ist, der einen Einfluß auf die Hirndurchblutung hat: *Mit zunehmender Steigerung des intrakraniellen Druckes nimmt die Hirndurchblutung ab* (s. Abb. 2). Dabei ist es zunächst einmal ohne Belang, ob die Drucksteigerung durch einen Hirntumor mit umgebendem Ödem (schwarze Punkte) oder durch eine Liquordrucksteigerung (Kreise) zustande kommt. In diesem Zusammenhang sind auch Tumor-Art und -Lokalisation zunächst ohne Bedeutung.

Die Schwierigkeiten bei einer derartigen Korrelation liegen verständlicherweise in der Bestimmung des Hirndruckgrades, die nur in gewissen Grenzen möglich ist. Selbst bei Berücksichtigung aller

Hirndrucksymptome und der Tumorgröße läßt sich das Ausmaß einer Schädelinnendrucksteigerung nur schwer bestimmen. So sagt z. B. das Fehlen von Stauungserscheinungen am Augenhintergrund bei Kranken mit rasch wachsenden Tumoren noch nichts über den tatsächlich vorhandenen intrakraniellen Druck aus. Auch sog. Einklemmungserscheinungen hängen zu sehr von der Lokalisation des Prozesses ab, um aus ihrem Vorhandensein oder Fehlen einen Rückschluß auf den Grad der Drucksteigerung zuzulassen. Berücksichtigt wurden daher neben dem Ausmaß der neurologischen Ausfälle und der Papillenstauung besonders die Bewußtseinslage, Größe der Geschwulst bzw. Ausmaß des Hydrocephalus sowie die bei der Operation festgestellten Druckerscheinungen an der Hirnoberfläche.

Wie schon eingangs erwähnt, kann allerdings die Tumordurchblutung einen Einfluß auf den Bruttowert der Hirndurchblutung nehmen. So liegt nach Abb. 2 die Hirndurchblutungsgröße in einer Reihe von Fällen über dem Normalwert von 54 cm³/100 g/min (Streuung $\pm$ 6). Dabei handelt es sich aber durchweg um Tumoren mit einer Eigendurchblutung, die größer ist als ein volumenmäßig ihr entsprechender Hirnanteil, also meist um Glioblastome oder Meningiome. Erst mit Hilfe der Serienangiographie ließ sich ein Einblick in die unterschiedliche Blutverteilung gewinnen.

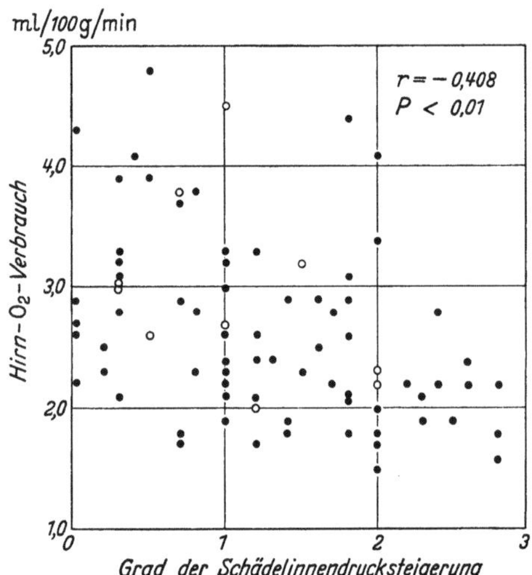

Abb. 3. Beziehung zwischen Schädelinnendrucksteigerung und Sauerstoffverbrauch des Hirns bei 80 Hirntumoren. • Supratentorielle Geschwülste, o Tumoren der hinteren Schädelgrube. Der O_2-Verbrauch nimmt ab, wenn der intrakranielle Druck steigt. (Aus Gänshirt u. Tönnis 1956.)

So finden wir beim Glioblastoma multiforme eine Durchblutungssteigerung infolge arteriovenöser Kurzschlüsse. Die dadurch bedingte Zirkulationsbeschleunigung läßt sich angiographisch nachweisen, und bei der Operation sieht man häufig in den abführenden Venen solcher Geschwülste noch hellrotes, arterielles Blut (Tönnis 1936). Der gasanalytisch festgestellte Hirndurchblutungswert kann hier nur Rückschlüsse darüber zulassen, inwieweit der arteriovenöse Kurzschluß oder aber das Ausmaß der intrakraniellen Drucksteigerung im Einzelfalle überwiegt.

Weiterhin ist zu berücksichtigen, daß — wie Gänshirt und Brilmayer (1954) an unserem Krankengut nachweisen konnten — die Absorptionskoeffizienten der einzelnen Tumorarten für N_2O recht verschieden sind. Während die soliden Tumoren keinen Unterschied gegenüber dem normalen Hirngewebe erkennen ließen, zeigte sich im ödematösen Hirngewebe und in malignen Tumoren (Glioblastomen und Metastasen) eine deutlich erhöhte Absorption.

Die Absorptionskoeffizienten für N_2O wurden von Gänshirt u. Brilmayer für normales menschliches Hirngewebe, ödematöses Hirn und für 12 verschiedene Hirngeschwülste bestimmt. Solide Geschwülste unterschieden sich hinsichtlich ihres Löslichkeitsvermögens für N_2O nicht vom Normalhirn. Ödematöses Hirngewebe und Gewebe aus malignen Hirngeschwülsten absorbierten bis zu 35% bzw. 75% mehr N_2O als normales Hirn. Dies führt unter extremen Voraussetzungen ($^1/_4$ des Hirnvolumens maligne Geschwulst, $^1/_4$ und mehr ödematöses Hirngewebe) dazu, daß die Hirndurchblutung mit der Stickoxydulmethode um 20% oder mehr zu niedrig gemessen wird.

Während hirndruckbedingte Durchblutungsänderungen nur indirekt zu Funktionsstörungen führen, liegen deren eigentliche Ursachen in der gestörten *Sauerstoffversorgung des Gehirns.* Mit der Fremdgasanalyse nach Kety und Schmidt läßt sich wiederum eine Abhängigkeit vom Ausmaß der Schädelinnendrucksteigerung nachweisen (s. Abb. 3): *Der Sauerstoffverbrauch nimmt ab, wenn der intrakranielle Druck ansteigt.* Die Korrelation zwischen Schädelinnendrucksteigerung und O_2-Verbrauch des Hirns ist aber weniger straff als diejenige zur Hirndurchblutung. Dabei ist zu berücksichtigen, daß bei einem Absinken der Durchblutung zunächst noch eine normale O_2-Versorgung der Zelle aufrechterhalten werden kann. Im normalen Hirn herrscht nämlich nach den Untersuchungen von Opitz und Schneider (1950) ein Sauerstoffüberschuß. Weiterhin kann bei abnehmender Durchblutung die Ausnutzung des Blutsauerstoffes bis zu einem gewissen Grade gesteigert werden. Möglicherweise kommt es beim Vorliegen eines Hirntumors nicht nur zu einer Einschränkung des O_2-Angebotes (infolge Störung des Transportsystems = Durchblutung), sondern auch zu einer Abnahme des Bedarfes infolge gewebstoxischer Störungen, welche eine O_2-Aufnahme erschweren.

Eine Beziehung zwischen Hirn-O_2-Verbrauch und Bewußtseinsstörung ließ sich bisher nur insofern nachweisen, als zwar Koma und Sopor mit einer erheblichen Minderung der Sauerstoffaufnahme des Gehirns einhergehen (1,7—2,2 cm^3/100 g/min), eine *O_2-Aufnahmesenkung* aber das Bewußtsein nicht zwangsläufig beeinflussen muß (vgl. auch Zirkulationsstörungen und Bewußtseinseinschränkung).

Kontrolluntersuchungen nach der Exstirpation von Geschwülsten konnten am 10. bis 16. postoperativen Tag einen Wiederanstieg der vorher gesenkten Werte für Hirndurchblutung und Hirnsauerstoffverbrauch erweisen (s. Abb. 4).

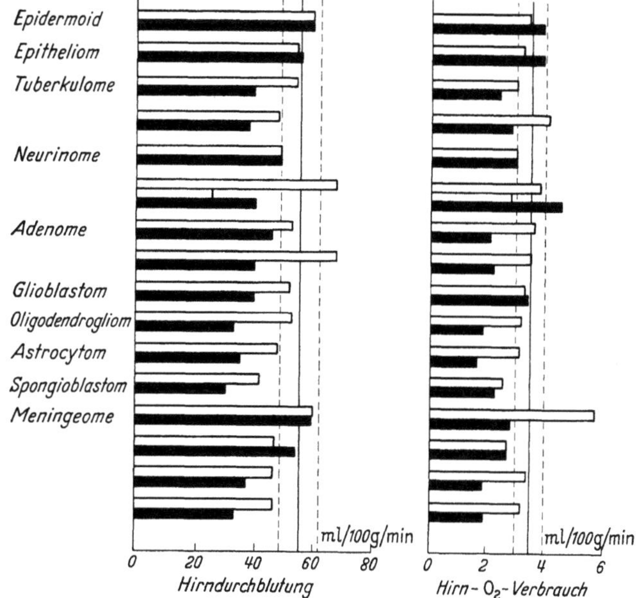

Abb. 4. Einfluß der operativen Tumorentfernung auf Hirndurchblutung und Hirnsauerstoffverbrauch bei 15 Hirngeschwülsten. Schwarz: Durchblutung und Sauerstoffverbrauch vor der Operation. Weiß: Nach der Operation. Der dritte Wert des Neurinoms ist im 7. postoperativen Monat gewonnen. Mittelwerte und Streuungen (Standardabweichung) der 30 nicht hirn- oder kreislaufkranken Kontrollpersonen sind zum Vergleich eingezeichnet. (Aus GÄNSHIRT u. TÖNNIS 1956.)

Damit ist die Hirngeschwulst eindeutig als Ursache dieser Veränderung der Hirndurchblutung und des O_2-Verbrauches sichergestellt. In den Fällen, bei denen zu diesem Zeitpunkt noch keine Normalisierung des Hirnkreislaufes festgestellt wurde, fand sich entweder eine noch bestehende Schädelinnendrucksteigerung infolge postoperativer meningealer Reaktion oder eine Körperminutenvolumensenkung.

2. Allgemeine Zirkulationsverlangsamung.

Fragen wir uns nun: wo ist im Bereich der Hirnstrombahn eine Behinderung durch den gesteigerten Schädelinnendruck überhaupt möglich? Am nächsten liegt es wohl, die Abschnitte der Gefäßbahn mit niedrigsten Drucken, also das Capillar- und Venengebiet, als besonders gefährdet anzusehen. Genauere Angaben über das Vorhandensein und den Grad einer Strömungsbehinderung in diesen Gefäßabschnitten hat uns bisher nur die Serienangiographie ermöglicht.

Die Auswirkungen eines gesteigerten Schädelinnendruckes in Form einer *Verlangsamung der Hirnzirkulation im Angiogramm* haben eigenartigerweise bisher kaum Beachtung gefunden, obwohl gerade hieraus nicht nur Rückschlüsse auf das Vorliegen eines raumfordernden Prozesses überhaupt, sondern auch auf das Ausmaß einer Schädelinnendrucksteigerung möglich gewesen wären. Wir selbst haben verschiedentlich die Zirkulationsverlangsamung beim raumbeschränkenden intracerebralen Prozeß beschrieben und auf die sich daraus ergebenden Möglichkeiten einer Artdiagnose der Hirntumoren hingewiesen (vgl. TÖNNIS, SCHIEFER, UDVARHELYI, RAUSCH 1954—1956). — Diese Ergebnisse haben später ihre Bestätigung gefunden durch ALBRECHT u. DRESSLER (1955), GREITZ (1956), WORRINGER et al. (1956).

In Abb. 5 wird die Zirkulationszeit von 19 „Normalfällen“ (d. h. untersuchten Personen ohne Hirndruckerscheinungen) mit derjenigen von 54 „Tumorfällen“ verglichen. — Unter Zirkulations- oder Kreislaufzeit ist hier der Zeitabschnitt von Beginn der Kontrastmittelinjektion bis zur völligen Entleerung des Hirns vom Kontrastmittel verstanden. Die Zirkulationszeiten sind in Gruppen zu einer Sekunde zusammengefaßt. Aus dem Vergleich der Gesamtkreislaufzeit ergibt sich deutlich die *Zirkulationsverlangsamung der Hirntumorfälle* bis zu 15 sec Dauer. Lediglich 4 von 54 Tumorfällen liegen unterhalb der Zirkulationszeit des Normalfalles mit der längsten Zirkulation (8,0 sec). Dabei handelt es sich um 3 Meningiome und 1 Gliom, welche nur geringe Hirndruckerscheinungen erkennen ließen.

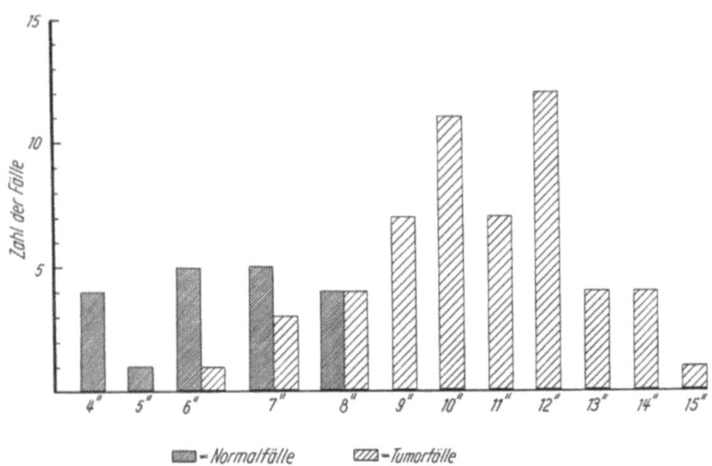

Abb. 5. Vergleich der serienangiographisch (Odelca-Kamera) bestimmten Zirkulationszeiten von 19 „Normalfällen“ und 54 „Tumorfällen“. Die Kreislaufzeit der Normalfälle liegt in jedem Falle unter 8,5 sec. (Aus Schiefer 1957.)

Das Ausmaß der Zirkulationsverlangsamung bei Hirntumoren hängt eindeutig vom Grad der intrakraniellen Drucksteigerung ab (s. Abb. 6): *Je stärker die Hirndruckerscheinungen sind, um so mehr ist auch die Hirnzirkulation verlangsamt.* Diese Beobachtung entspricht im wesentlichen den vorgenannten Untersuchungen mit der Fremdgasanalyse nach Kety und Schmidt. Die Beziehung zwischen Zirkulationsverlangsamung und Druckhöhe ist aber nicht linear. Bei Fällen mit fehlenden oder nur geringen Druckerscheinungen lassen sich Kreislaufzeiten zwischen 6,0 und 12,5 sec feststellen. Mit Ansteigen des Druckes verlangsamt sich zwar auch die Hirnzirkulation, jedoch nicht mehr so erheblich. *Eine Zirkulationsverlangsamung über etwa 15 sec ist anscheinend nicht mehr mit dem Leben vereinbar.*

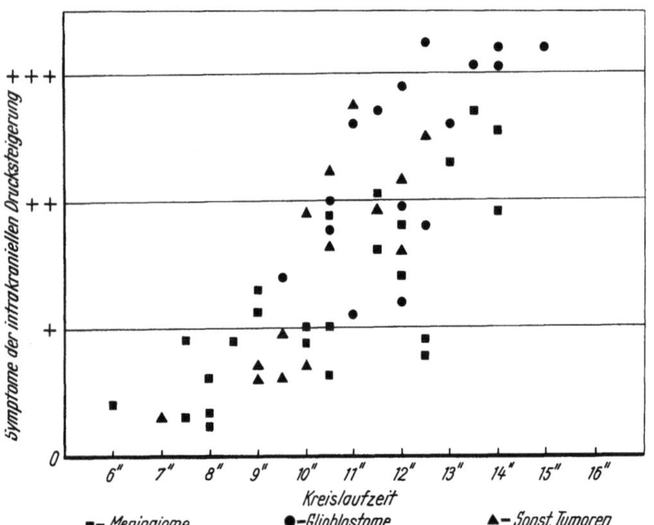

Abb. 6. Dauer der Zirkulationszeit bei verschiedenen Hirntumorarten in Abhängigkeit von der Stärke des Hirndruckes. Mit zunehmender intrakranieller Drucksteigerung verlangsamt sich die Hirnzirkulation. Eine Zirkulationszeit von mehr als 15 sec wurde auch bei maximalen Drucksymptomen nicht gemessen (oberer Grenzwert). (Aus Schiefer 1957.)

Berücksichtigt man nicht die Druckerscheinungen als solche, sondern nur den psychischen Befund, so liegt bei allen Kranken mit deutlicher *Bewußtseinseinschränkung* (Somnolenz) die Zirkulationszeit über 11,5 sec (im Durchschnitt 12,0 sec).

Eine Zirkulationsverlangsamung wirkt sich beim intrakraniellen Druck kaum im Bereich der arteriellen Strombahn, dagegen deutlich in der venösen — und am stärksten in der sog.

capillaren Phase der Hirnzirkulation aus. — Die Abgrenzung dieser capillaren Phase wird dadurch etwas erschwert, daß sie nicht gleichzeitig in allen Hirnabschnitten auftritt. Werte von 0,5—1,0 sec werden aber im Normalfalle nie überschritten. Die stärkste

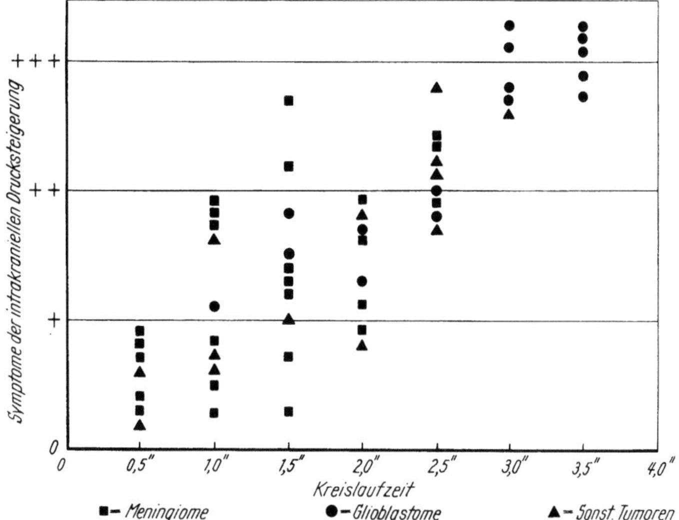

Abb. 7. Dauer der *capillaren Phase* der Hirnzirkulation bei verschiedenen Hirntumorarten in Abhängigkeit vom Ausmaß der Drucksymptome. Die Verlängerung der Zirkulationszeit beim Druckanstieg betrifft vor allem die capillare Phase (Messung in 0,5 sec-Intervallen). Die stärkeren Grade des Druckes und damit auch die deutlichste Verlängerung der capillaren Phase finden sich beim Glioblastoma multiforme. (Aus SCHIEFER 1957.)

Verzögerung der Zirkulation (3,0—3,5 sec) beobachteten wir bei höherem Grade von Schädelinnendruck (s. Abb. 7) und vor allem beim Glioblastom (s. Abb. 8), eine Tatsache, die sich auch artdiagnostisch verwerten läßt (s. TÖNNIS u. SCHIEFER 1954).

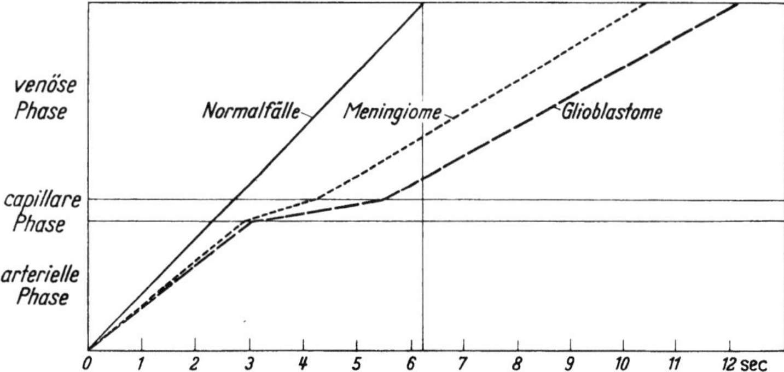

Abb. 8. Die Zirkulationszeit (Mittelwerte) bei Meningiom- und Glioblastomträgern im Vergleich zur normalen Kreislaufzeit des Hirns. Während im Mittel nach 6,3 sec der Kontrastmitteldurchfluß beendet ist, findet sich bei den Tumorfällen eine deutliche Verzögerung. Die Verlangsamung der Zirkulation betrifft kaum die arteriellen, dagegen deutlich die späteren Phasen der Hirnzirkulation. Besonders beim Glioblastom ist die capillare Phase erheblich verlängert. (Aus SCHIEFER 1957.)

II. Örtliche Zirkulationsstörungen.

1. Venenkompression. Venöser Kreislaufabschnitt.

Eine Kompression der intrakraniellen Sinus im Bereich des Sinus longitudinalis sup. und inf. sowie des Sinus transversus ist nicht möglich. Diese Abschnitte sind durch die Falx bzw. das Tentorium völlig abgestützt. Nur *Sinus sigmoideus* und *Sinus cavernosus* machen davon eine Ausnahme (vgl. TÖNNIS 1939), die im Falle einer intrakraniellen Drucksteigerung von entscheidender Bedeutung sein kann. Beim Sinus sigmoideus fehlt die geschützte Lage in einer Duraduplikatur; sein mandelförmiger Querschnitt kann daher

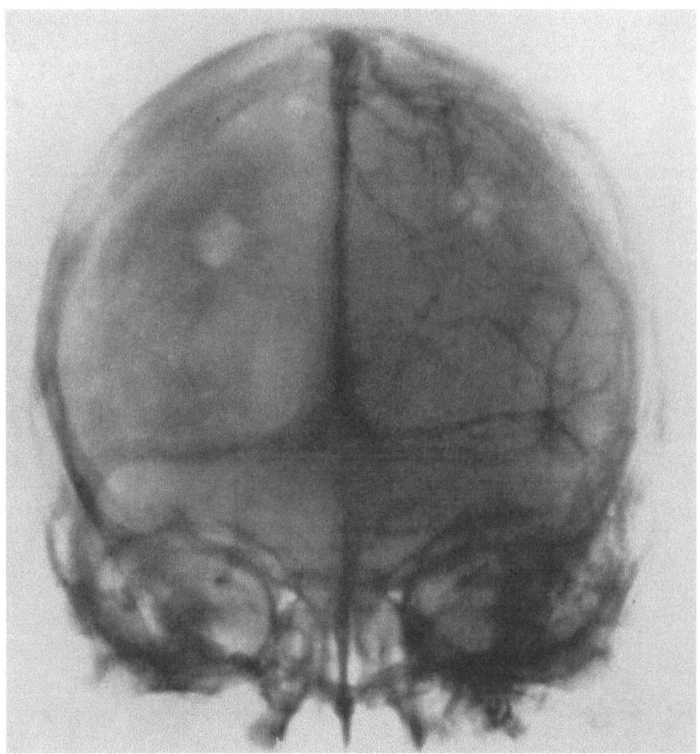

Abb. 9. Fehlende Darstellung des Sinus sigmoideus der linken Seite infolge Kompression bei einem Meningiom der hinteren Schädelgrube links.

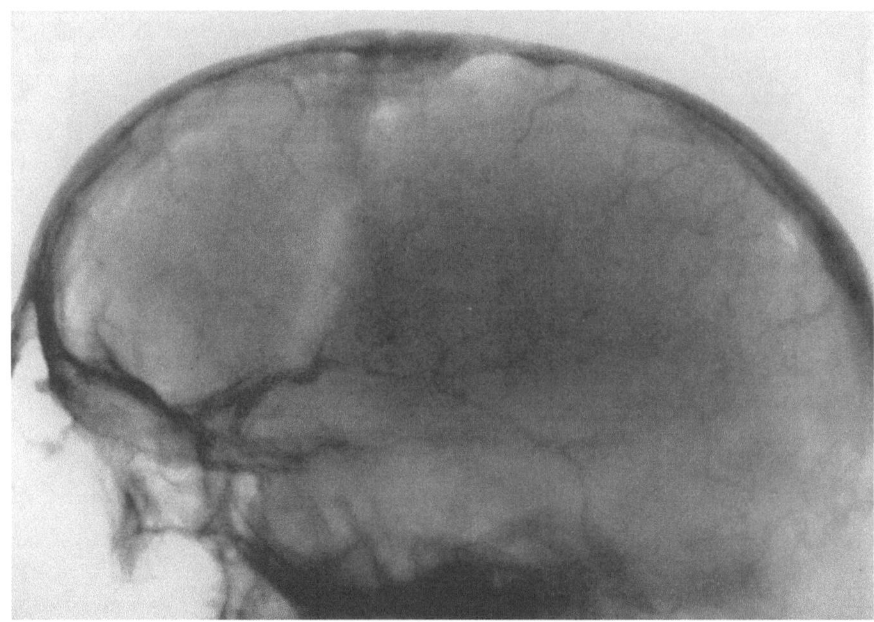

Abb. 10. Verstärkter venöser Abfluß über den Sinus sphenoparietalis bei einem chronisch entzündlichen Prozeß in der hinteren Schädelgrube mit Verschlußhydrocephalus.

besonders bei Tumoren der hinteren Schädelgrube zusammengedrückt werden. Die Folge ist eine erhebliche Zirkulationsbehinderung. Ein kompensatorischer Abflußweg zeigt sich bei einer operativen Freilegung der hinteren Schädelgrube in der starken venösen Blutung aus den Weichteilen und Emissarien im Knochen, die mit Herabsetzung des Schädelinnendruckes (Ventrikelpunktion) sofort nachläßt.

Die Verhältnisse lassen sich im Carotis-Angiogramm nur selten nachprüfen, da bei Kleinhirn- und Brückenwinkeltumoren diese Untersuchungsmethode im allgemeinen keine Anwendung findet. In solchen Fällen kann man aber häufiger eine fehlende Darstellung des Sinus sigmoideus (vgl. Abb. 9, Kompression beim Meningiom der hinteren Schädelgrube links) bzw. einen verstärkten venösen Abfluß über den Sinus sphenoparietalis (s. Abb. 10, verstärkter venöser Abfluß bei entzündlichem Aquäduktverschluß) im Angiogramm feststellen.

Unter 9 Kleinhirntumoren fand sich bei serienangiographischer Kontrolle des Carotisgebietes nur einmal eine Kontrastmitteldarstellung des Sinus sigmoideus, dagegen war in 6 Fällen der Sinus sphenoparietalis außerordentlich stark mit Kontrastmittelblut dargestellt. Im Vergleich dazu kommt bei Normalfällen der Sinus sigmoideus nur in etwa 10% nicht sicher zur Darstellung (s. Abb. 11).

	Sinus sphenoparietalis		Sinus sigmoideus	
	stark	normal	fehlend	normal
Kleinhirntumoren mit Verschluß am Ausgang des 4. Ventrikels (9 Fälle)	••••• •	•••	••••• •••	•
Brückenwinkeltumoren (8 Fälle)	•••	•••••	•••	•••••
Normal (20 Fälle)	••	••••• ••••• ••••• •••	••	••••• ••••• ••••• •••

Abb. 11. Häufigkeit der Darstellung des Sinus sphenoparietalis und Sinus sigmoideus im Angiogramm bei 17 Kleinhirn- bzw. Kleinhirnbrückenwinkeltumoren und 20 Normalfällen.

Ausfälle von Venen sieht man sonst nur im Bereich der Venen zwischen Hemisphäre und Sinus longitudinalis sup., der sog. Brückenvenen. Hier kommt außer der Liquordruckerhöhung noch ein weiteres, wahrscheinlich überhaupt entscheidendes Moment hinzu: eine Veränderung des Einmündungswinkels der Venen in den Sinus (Tönnis 1938).

Der beim fetalen Hirn noch deutlich rechtwinklige Einmündungswinkel (O'Connel), der beim Säuglingshirn noch erkennbar ist, weicht mit zunehmendem Wachstum der Frontallappen beim Erwachsenen einem sehr spitzen Winkel, wobei die Einmündungsrichtung gegen den Blutstrom im Sinus gerichtet ist. Dieses eigenartige, nur entwicklungsgeschichtlich verständliche Verhalten ist nach Stopford von großer funktioneller Bedeutung. Durch die Einmündung gegen den Blutstrom im Sinus strömt das Blut bei niedrigerem Venendruck in die Venen zurück. Sie werden dadurch offengehalten, d. h. vor einer Kompression durch den Liquordruck geschützt.

Die *Abscherung der Brückenvenen* ist besonders deutlich bei den Geschwülsten des Occipitallappens (s. Abb. 12). Eine Volumenvermehrung des Occipitallappens kann durch den Widerstand von Falx, Tentorium und Kalotte nur in frontaler Richtung erfolgen. Frontale Geschwülste dehnen sich occipitalwärts aus, subfrontale erstrecken sich in die mittlere Schädelgrube, temporale in die vordere. Hierdurch werden die in den Sinus sphenoidalis einmündenden Venen der Fissura Sylvii in der einen oder anderen Richtung abgeschert.

Diese Tatsachen sind entscheidend für die *Deutung der elektroencephalographischen Befunde*. Der Tumor selbst ist stumm, d. h. er bietet keine elektrischen Potentiale. Nur das umgebende ödematöse Hirngewebe läßt Veränderungen im EEG erkennen. So wird man also einen fronto-lateralen, subfrontalen und vorderen temporalen Tumor im EEG nicht unterscheiden können, da in jedem Falle die zum Sinus sphenoidalis ziehenden Venen komprimiert werden. Die Abscherung der occipitalen Venen aber bedingt sehr weit nach vorn reichende Allgemeinveränderungen, die für den occipitalen Tumor als typisch gelten. Das interessanteste Phänomen aber bieten die Geschwülste der hinteren Schädelgrube. Ihre lokalen EEG-Befunde sind wenig ergiebig, wohl wegen der dicken Nackenmuskeln. Dagegen sind sie häufig begleitet von pathologischen EEG-Veränderungen im hinteren temporalen und unteren parietalen Bereich. Von JUNG wurde hierfür eine Kompression der A. cerebri posterior durch den cerebellaren Conus im Tentoriumschlitz verantwortlich gemacht. Diesem Erklärungsversuch stehen 3 Gründe entgegen: Einmal ist der von unten nach oben drängende cerebellare Conus viel seltener als das Auftreten der EEG-Befunde. Zum anderen gehören der hintere Temporal- und untere Parietalbereich nicht zum Versorgungsgebiet der A. cerebri post., und drittens sahen HIRSCH u. Mitarb. pathologische EEG-Befunde erst dann auftreten, wenn die Blutzufuhr in der versorgenden Arterie auf 20% herunterging. Überzeugender erscheint unsere Deutung (STEINMANN und TÖNNIS 1953): Die das Blut aus dem hinteren Temporale und

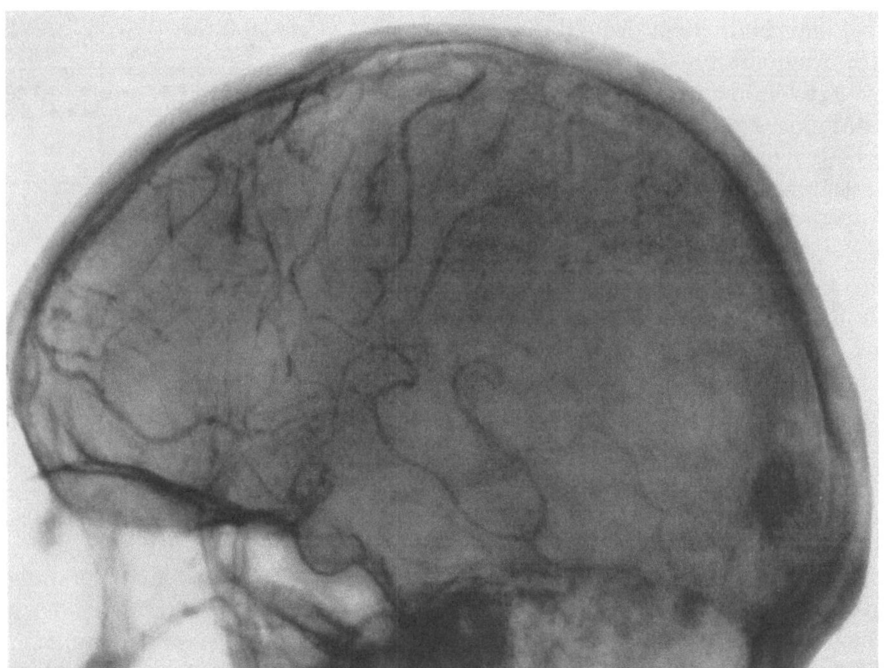

Abb. 12. Ausfall der occipitalen Venen im Phlebogramm bei einer Geschwulst des Hinterhauptslappens.

unteren Parietale abführenden Venen münden in den Sinus sigmoideus, dessen Durchgängigkeit durch den erhöhten Druck in der hinteren Schädelgrube — wie eben erwähnt — behindert ist (s. Abb. 9).

Ein einseitiger und doppelseitiger *Exophthalmus* bedeutet eine venöse Rückstauung in die Orbita, die durch unmittelbaren Druck auf den Sinus cavernosus oder durch den nach Kompression des Sinus sigmoideus entstehenden Kollateralkreislauf über den Sinus cavernosus entstehen kann. Im ersten Falle ist der Exophthalmus einseitig, im letzteren — meist die Geschwülste der hinteren Schädelgrube betreffend — doppelseitig. Tabelle 4 veranschaulicht diesen Tatbestand. Der hohe Prozentsatz von Augenmuskelparesen und Stauungspapillen charakterisiert den Grad des intrakraniellen Druckes.

2. Capillare Zirkulationsverlangsamung.

Die capillare Zirkulationsverlangsamung ist sehr schwer nachzuweisen. Ein überzeugendes Beispiel stellt jedoch die *capillare Stauung in der Hypophyse* dar. Als Ursache dafür müssen ein erhöhter Druck und eine Abflußbehinderung im Sinus cavernosus angesehen werden. Infolge dieser Abflußbehinderung kommt es zu einer Rückstauung bis in die Abflüsse aus den Capillaren der Hypophyse. Die Abb. 22 zeigt einen Vergleich zwischen einer normalen Hypophyse mit einer solchen bei chronischer intrakranieller

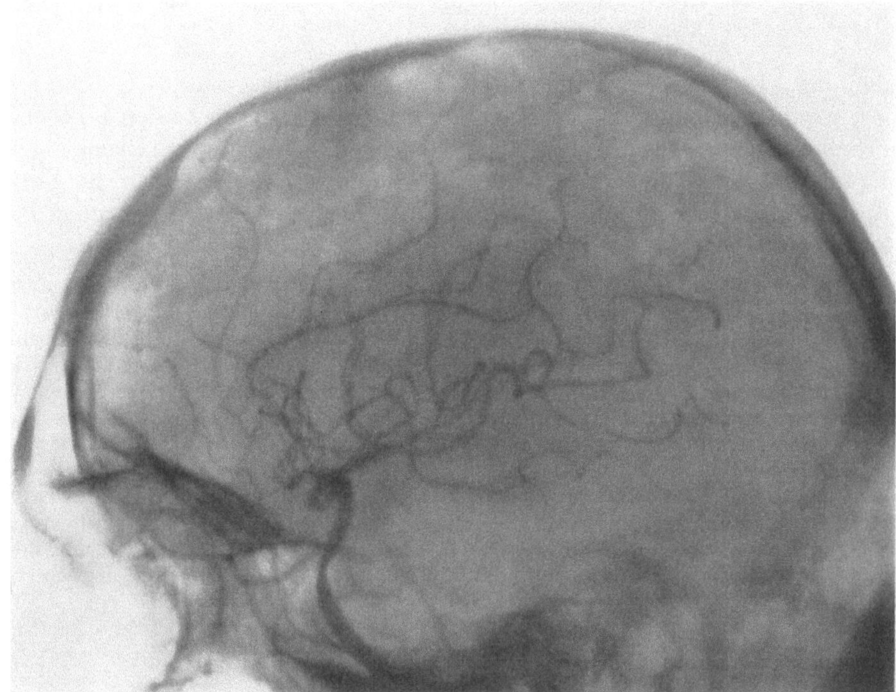

Abb. 13. Kompression der A. carotis interna durch ein Chondrom an der Basis der mittleren Schädelgrube.

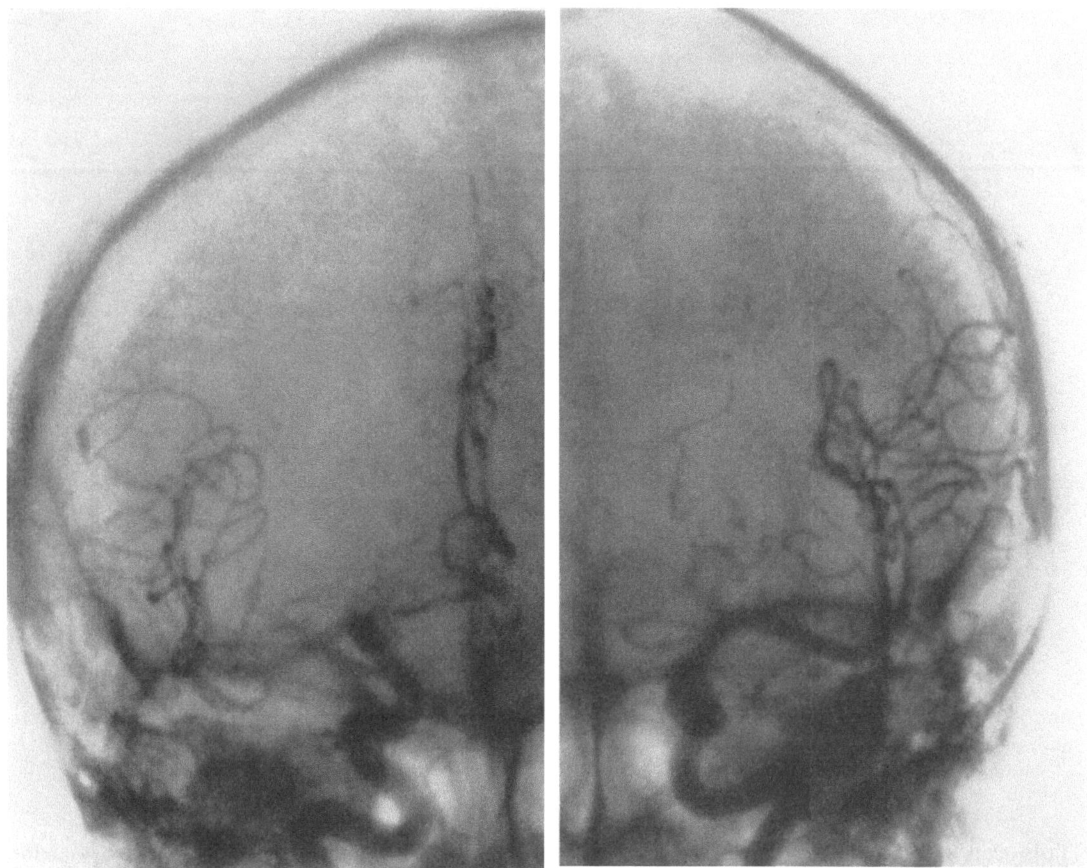

a b

Abb. 14a u. b. Beeinträchtigung der Blutzirkulation im Bereich der A. cerebri anterior durch ein großes chromophobes Hypophysenadenom mit bevorzugt linksseitiger Ausdehnung. a Angiographie der rechten Seite: Darstellung des horizontalen Anteriorabschnittes und Doppelfüllung beider Aa. anteriores. b Angiographie der linken Seite: Trotz Kompression der gegenseitigen Halsschlagader nur schwache Darstellung des hochgedrängten horizontalen Anterioranteiles.

Drucksteigerung. Im letzteren Falle lassen sich hochgradig gestaute Gefäße erkennen. Durch diese capillare Stauung in der Hypophyse kommt es dann zu den röntgenologisch sichtbaren Sellaveränderungen, die bei länger dauernden intrakraniellen Drucksteigerungen als *Entkalkung* und *sekundäre Sellaerweiterung* bekannt sind. Wir haben die Entkalkung in 38%, die Erweiterung in 24% aller Fälle mit intrakraniellen raumfordernden Prozessen beobachtet (Tönnis, Schiefer, Rausch 1954).

Entgegen früheren andersartigen Darstellungen wird die Sella nicht von der Dura ausgekleidet (Atwell 1932, van Gelderen 1924, Romeis 1940), sondern von einem zarten Endost, während die Dura der Schädelbasis sich in das Diaphragma fortsetzt. Die bereits erwähnte Abflußbehinderung im Sinus cavernosus führt zu einer venösen Stauung im Sellabereich, deren Folge als „Entkalkung" im Röntgenbilde sichtbar wird. Da durch das Loch im Diaphragma sellae die Drucksteigerung im Schädelinnern ungehindert und auch in der Sella wirksam wird und dort auf einen durafreien, bereits entkalkten Knochen trifft, ist die Entstehung einer langsamen Ausweitung der Sella verständlich. Damit wird die frühere Ansicht, eine Sellaerweiterung käme ausschließlich durch die Druckwirkung des erweiterten 3. Ventrikels zustande (Stenvers, Scheuermann, Erdelyi), durch eine — wie wir glauben möchten — überzeugendere Erklärung ersetzt. Der Wert der früheren Deutung war ohnehin dadurch in Frage gestellt, daß eine Sella-Erweiterung auch ohne Erweiterung des 3. Ventrikels beobachtet worden ist. (Lüdin, Kornblum, Nordmark.) — Vgl. auch die Hypophysenfunktionsstörungen S. 336.

3. Örtliche Arteriendrosselung.

Eine Kompression einer Hirnarterie, die im Schrifttum immer wieder zur Erklärung bestimmter Erscheinungen herangezogen wird, kann man bei den hier vorliegenden Blutdruckwerten im allgemeinen nicht annehmen. Eine Ausnahme machen lediglich

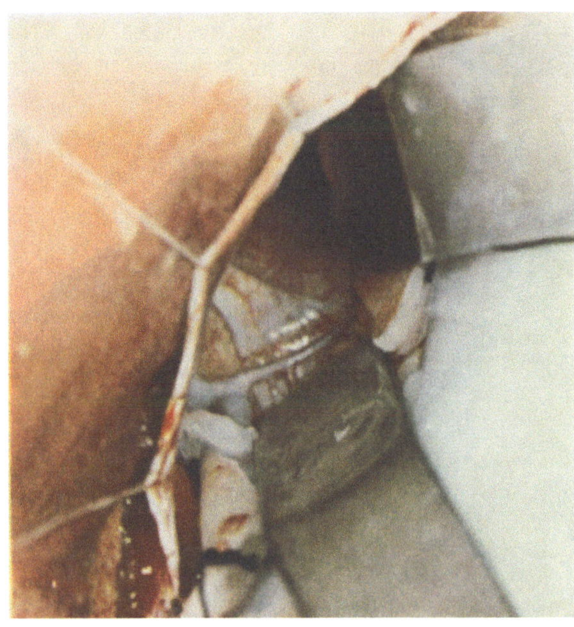

Abb. 15. Operationsfoto zu Abb. 14. Der linke N. opticus ist durch den hochdrängenden Tumor abgeplattet und ausgezogen. An ihm erkennt man eine Schnürfurche, welche durch die gespannt verlaufende A. cerebri anterior verursacht wurde. Links in normaler Weite die A. carotis interna und A. cerebri media.

Tumoren, die zu einer direkten Umwachsung des Gefäßes führen, wie z. B. basale Tumoren bei der A. carotis (s. Abb. 13). Weiterhin wird man an die Möglichkeit einer Drosselung der Zirkulation durch Dehnung einer Arterie denken müssen. Abb. 14a und b zeigt eine Zirkulationsstörung in der linken A. cerebri anterior infolge eines außergewöhnlich großen linksseitig entwickelten Hypophysentumors.

Bei der Operation konnte dieser Befund bestätigt werden (s. Abb. 15). Eine Zirkulationsbeeinträchtigung ist auch für die A. cerebri posterior, die durch eine Hernie in der Cisterna basalis und ambiens herabgedrückt und ausgezogen wurde, möglich (siehe Abb. 16a und b).

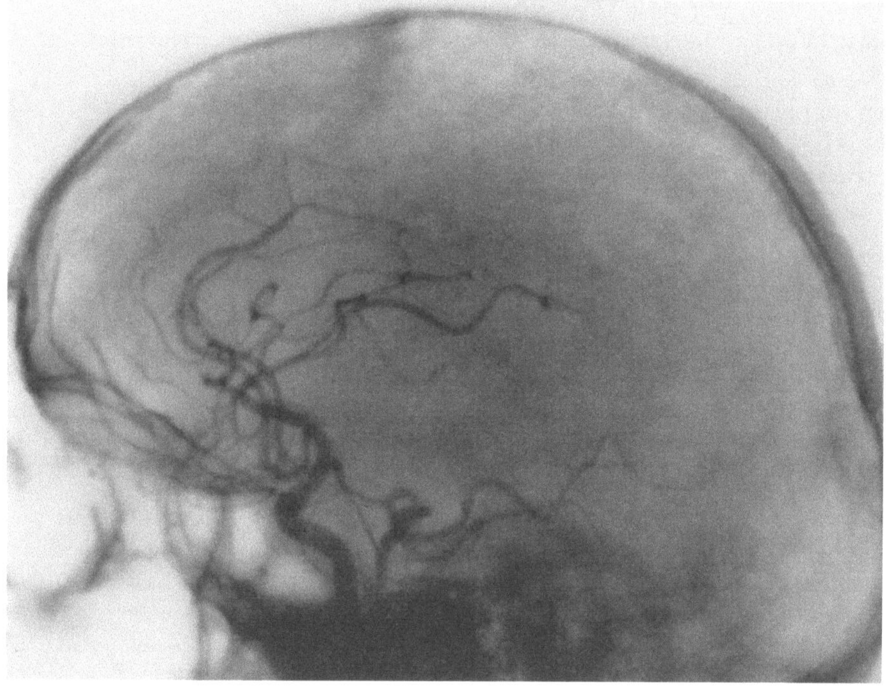

a

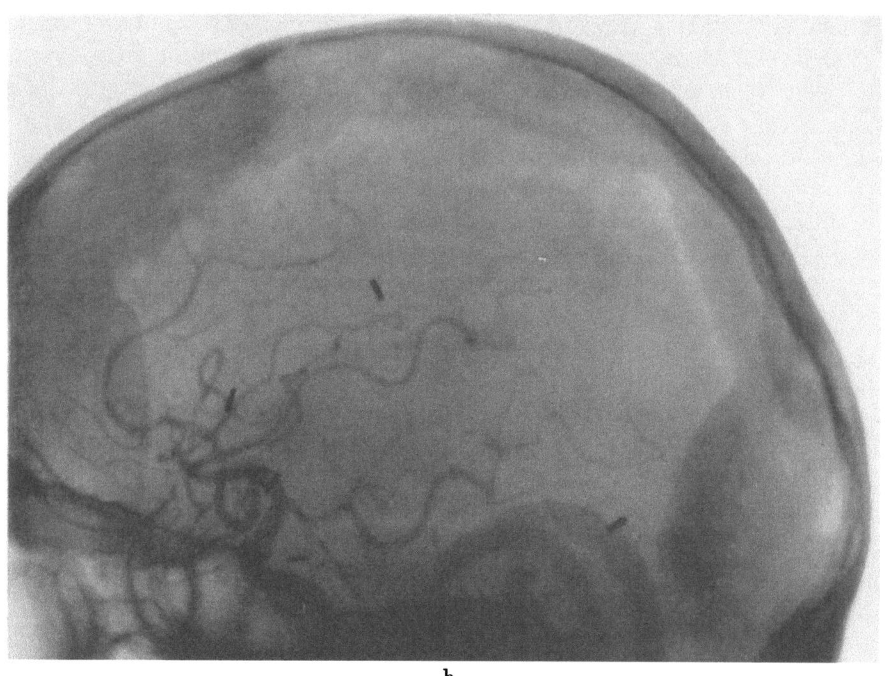

b

Abb. 16a u. b. Einklemmung von Teilen des Schläfenlappens im Tentoriumschlitz. a Im Angiogramm entsprechende Herabdrängung des cisternalen Abschnittes der A. cerebri posterior. b Nach der Operation Rückbildung der Verlagerungserscheinungen.

D. Auswirkung der intrakraniellen Drucksteigerung auf die Hirnfunktionen.

I. Allgemeine Pathophysiologie der Druckwirkung auf den Hirnstamm und die Hirnrinde.

Die bisher geschilderte Auswirkung der allgemeinen Drucksteigerung auf den Hirnkreislauf und Liquor sowie der gerichtete Druck auf einzelne Abschnitte der venösen, capillaren und arteriellen Strombahn dürfen wohl — entsprechend der Feststellung einer Doppelfunktion des Gehirns als peripheres *und* zentralregulierendes Organ (s. S. 306) — als eine Beeinträchtigung der peripheren Funktion betrachtet werden. Demgegenüber hat sich die folgende Darstellung mit der Beeinflussung der zentralregulierenden Funktionen durch den erhöhten Schädelinnendruck zu befassen.

Die heutige Auffassung der Physiologie über den Aufbau der zentralen Regulationen verstehen wir so, daß bei allen Funktionen sowohl der Hirnstamm wie aber auch besonders die Tätigkeit der Hirnrinde gleichzeitig beteiligt sind. Dementsprechend ist im Schema (Abb. 1) die gegenseitige Beeinflussung von Hirnrinde und Hirnstamm angedeutet.

Auf die Einzelheiten dieses noch wenig geklärten Mechanismus kann hier nicht eingegangen werden. Wir verweisen auf die Monographien und Lehrbücher, insbesondere Hess (1949), Fulton (1955), Best und Taylor (1955), Wright (1952), Rein-Schneider (1955), Gottschick (1955), Glees (1957) sowie auf die Darstellungen von Brun, Gagel, Hassler, Hiller, Jung, im Handbuch der inneren Medizin, Bd. V, 1953, und auf Jasper et al. 1958,, Symposium Reticular Formation of the brain.

Früher hat man die Auswirkungen der intrakraniellen Drucksteigerung fast ausschließlich mit den Störungen im Bereich des Hirnstamms zu erklären versucht. Die zahlreichen vorzüglichen Untersuchungsergebnisse der letzten 20 Jahre auf dem Gebiet der Physiologie und Pathologie der vegetativen Funktionen boten dazu den besten Anhalt. Aber in meinem Referat in Freiburg, 1948, habe ich bereits betont, wie nur zögernd der Kliniker sich an die Deutung von Funktionsstörungen nach Hirnschädigungen — sei es durch Trauma, sei es durch intrakranielle Drucksteigerung — heranwagen kann. Diese Einschränkung schicke ich auch jetzt ausdrücklich voraus, um sie nicht in allen Abschnitten wiederholen zu müssen.

Mehr als bisher sind wir jetzt aber bestrebt, diejenige Feststellung der Physiologie stärker zu berücksichtigen, die wir bei den Bemühungen um Lokalsymptome oft zu Unrecht vernachlässigt haben: daß nämlich einzelne „Zentren" des Hirnstammes zwar eine autonome und automatische Funktionsweise haben — so daß sie auch dann noch arbeiten können, wenn sie von den jeweils anatomisch und funktionell „höheren Zentren" abgetrennt sind —, daß sie aber nach der Abtrennung in einer deutlich *veränderten Form* arbeiten.

Dabei möchten wir den Begriff des „Zentrums" auffassen in der Definition von Winterstein (1937) als denjenigen Teil des Zentralnervensystems, der für das Zustandekommen eines zentralnervösen Vorganges eine ausschlaggebende Bedeutung besitzt. Von manchen Seiten wird deshalb der Begriff des Zentrums gänzlich aufgegeben und durch denjenigen des „Systems" ersetzt (Jefferson 1951).

Die neuen Ergebnisse über die Störung der Hirndurchblutung und den Sauerstoffverbrauch des Gehirns, wie sie voraufgehend S. 308 sowie bei M. Schneider dargestellt worden sind, scheinen nun besonders geeignet, die Störungen der Hirnrindenfunktion bei intrakranieller Drucksteigerung viel mehr als bisher in die klinische Betrachtung einzubeziehen. Dies geschieht ja auch täglich anhand der Serienangiogramme, die schon einen anschaulichen Begriff von der Zirkulationsveränderung infolge der intrakraniellen Massenverschiebung und Drucksteigerung geben. Was v. Bergmann *vor 60 Jahren schon auf Grund der klinischen Beobachtungen annahm, aber mit seinen Mitteln damals nicht nachweisen konnte, nämlich die Verlangsamung der Hirnzirkulation infolge allgemeiner*

Drucksteigerung, kann jetzt bei jedem ausreichenden Serienangiogramm geprüft werden. Wir würden an den klinischen Tatsachen einfach vorbeigehen, wenn wir uns nicht jetzt auch bemühten, die Art und die Bedeutung der Großhirn-Funktionsstörung unter diesen Bedingungen im klinischen Bild und vor allem im Verlauf nachzuweisen.

Die Deutung der klinischen Symptome muß allerdings mit äußerster Vorsicht unternommen werden, weil viele entscheidende Fragen noch nicht ausreichend geklärt sind: Mit der Feststellung einer Zirkulationsveränderung ist noch nicht die Höhe des örtlichen Sauerstoffdruckes bekannt. Ferner fehlen gerade im Gebiet des Hirnstammes bisher ausreichende Beobachtungen über die Zirkulationsgeschwindigkeit im Bereich der A. basilaris. Schließlich ist die Frage einer unterschiedlichen Vulnerabilität von Hirnrinde und Hirnstamm gegenüber dem Sauerstoffmangel noch unentschieden (vgl. HIMWICH u. Mitarb. 1947, OPITZ und M. SCHNEIDER 1950, GÄNSHIRT 1957).

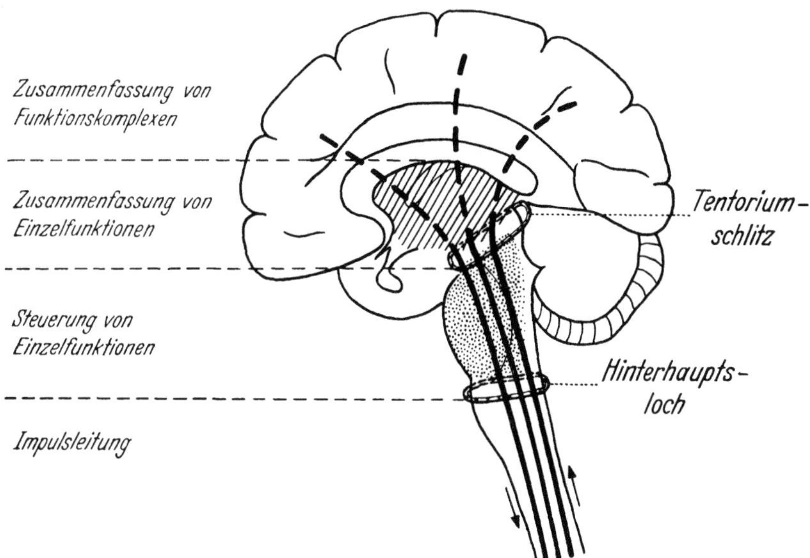

Abb. 17. Funktionsabschnitte des Zentralnervensystems.

Nachdem mein früherer Mitarbeiter PIA 1957 die Schädigung des Hirnstammes bei intrakranieller Drucksteigerung bereits ausführlich dargestellt hat, ist in dieser nachfolgenden Besprechung versucht worden, die gleichzeitige und wechselseitige Störung von Hirnrinde und Hirnstamm unter Einwirkung des allgemeinen und gerichteten intrakraniellen Druckes wenigstens so weit darzustellen, wie es die bisherigen Beobachtungen bereits deutlich erkennen lassen.

Dabei muß der Unterschied im Funktionsaufbau der einzelnen Hirnabschnitte berücksichtigt werden:

Bei den bulbären und pontinen Regulationsarealen handelt es sich um „Koordinationszentren", die eine Steuerung von Einzelfunktionen vornehmen. Wenn ein solches Substrat durch die intrakranielle Druckwirkung und Massenverschiebung zerstört wird, so muß folglich die ganze Funktion erlöschen: Daher kommt es zum Atemstillstand bei entsprechender Läsion der Medulla. — An den Kerngebieten des Hypothalamus haben die Reiz- und Ausschaltungsversuche gezeigt, daß es sich dort um die Zusammenfassung von Einzelfunktionen zu größeren Funktionskomplexen und zu einer einheitlichen, verbesserten Leistung handelt. Bei traumatischer oder blastomatöser Zerstörung bleiben daher die akut lebenswichtigen Funktionen (Atmung, Kreislauf, Temperaturregulation) zwar erhalten, sie verlieren aber ihre adäquate Anpassungsfähigkeit. Diese Störung wird vor allem bei Belastung des Organismus — durch Operationen oder auch nur bei einer diagnostischen Hirnpunktion — erkennbar.

Gerade die Einbeziehung des oralen Hirnstammes in die Betrachtung der Funktionsstörungen scheint uns aus dem Grunde besonders wichtig, weil das Schrifttum — abgesehen von völlig vereinzelten Arbeiten — keinerlei Berichte über den Einfluß der intrakraniellen Drucksteigerung auf den Hypothalamus, den Hypophysenstiel und die Hypophyse bringt. Hier betreten wir Neuland, und die Beschäftigung mit diesem Problem fördert fortlaufend neue, zum Teil recht wesentliche Befunde. Deshalb möchten wir die Schilderung der Pathophysiologie der Hirnfunktionen mit diesem Gebiet beginnen.

Die Hirnrinde leistet eine noch bessere Zusammenfassung und Modulation der Funktionskomplexe, als es bei der Zusammenfassung im Hirnstamm geschieht. Vor allem bildet die Hirnrinde zusammen mit dem „Wecksystem" des Hirnstammes ein Hemmungs- und Bahnungssystem für die meisten willkürlichen und unwillkürlichen Funktionen, deren gemeinsame Tätigkeit für die normale Hirnfunktion beim Menschen unerläßlich ist. Auf diese Verhältnisse soll die schematisch vereinfachte Skizze der Abb. 19 hinweisen.

Bei den Massenverschiebungen des Gehirns, insbesondere bei Einpressung von Hirnteilen in den Tentoriumschlitz und das Hinterhauptsloch, hat man zunächst eine Symptomatik erwartet, die genau dem jeweiligen anatomischen Hirnabschnitt entspricht und dadurch schon eine Lokaldiagnose der Druckwirkung ermöglicht.

Zweifellos ist dies in manchen Fällen absolut möglich, insbesondere, wenn entsprechende Hirnnervenausfälle vorliegen. Daneben aber besteht eine sehr große, und wie uns scheinen will, wachsende Anzahl von Fällen, die sich nicht in der einen oder anderen Richtung abgrenzen lassen. *Vor allem muß berücksichtigt werden, daß jede Druckwirkung, die zu einer Massenverschiebung und Einpressung am Tentorium und Hinterhauptsloch führt, auch in den anderen Hirnabschnitten eine Druckwirkung zumindest auf den Kreislauf ausübt.* Es wäre nicht zu verstehen, weshalb sich diese Druckstörung nicht auch in der Symptomatik zu erkennen geben sollte.

Daher ist es schwer, das alte Vorgehen einfach zu wiederholen, welches die Einklemmung im Tentoriumschlitz gegensätzlich zu der im Hinterhauptloch darstellen wollte. Wir haben deshalb eine Zusammenfassung der Betrachtung der einzelnen *neurologischen und vegetativen Funktionsstörungen* vorausgeschickt. Die Auswirkungen der intrakraniellen Druckwirkungen auf die *elektrobiologischen Vorgänge des Gehirns* sind im Beitrag von H. W. Steinmann, S. 446ff., dargestellt, die Veränderungen am Schädelknochen werden bei der Diagnostik der intrakraniellen Geschwülste (Tönnis, Bd. IV) besprochen. Es scheint mir, daß sich damit ein verständnisvolleres Eingehen auf klinische und physiologische Beobachtungsergebnisse bietet.

Der Kliniker wird es begrüßen, wenn sich aus dieser Betrachtungsweise für ihn neue therapeutische Gesichtspunkte ergeben.

II. Spezielle Pathophysiologie und Symptomatologie der Hirnfunktionsstörungen.

1. Die sog. „klassischen" Symptome der intrakraniellen Drucksteigerung.

Die Symptomatologie der intrakraniellen Drucksteigerung wurde früher als Syndrom unter der Bezeichnung „Hirndruck" zusammengefaßt. Naunyn (1887) wies bereits darauf hin, daß dieser Begriff zu Mißverständnissen Anlaß geben könne. So verwenden auch wir diesen, zwar bequemen, aber ungenauen Ausdruck möglichst nicht, sondern sprechen von der *intrakraniellen Drucksteigerung* als pathologischem Vorgang einerseits und von ihren Symptomen, welche bei der Störung der einzelnen Funktionssysteme entstehen, andererseits.

Unter der Gesamtzahl der Prozesse mit intrakranieller Drucksteigerung stehen wohl die traumatischen Hirnschädigungen an erster Stelle. Soweit wir aus den Mitteilungen Leydens (1866), v. Bergmanns (1880), Kochers (1901) entnehmen, lagen auch den historischen Untersuchungen über die Auswirkungen der intrakraniellen Drucksteigerung zunächst die klinischen Beobachtungen bei Hirnverletzungen und traumatischen Hämatomen zugrunde. Diesen Bedingungen waren die vielen *experimentellen Untersuchungen*, welche im vorigen Jahrhundert begannen, sicherlich eher angepaßt als den meisten Verläufen bei den verschiedensten Hirngeschwulstarten, weil sich selbst die Glioblastome und Hirnmetastasen langsamer entwickeln, als es die experimentelle Injektion von Flüssigkeiten, Aluminiumpaste o. ä. in das Hirngewebe nachahmen kann.

Trotzdem sind die historischen Arbeiten[1] sehr lesenswert, denn sie haben mehrere Grundtatsachen der Funktionsstörungen bei intrakranieller Drucksteigerung ganz eindeutig erkennen lassen:

a) Die Symptome einer örtlichen Druckwirkung auf einzelne Hirnabschnitte sind sehr verschieden von der allgemeinen intrakraniellen Drucksteigerung durch Liquordruckerhöhung.

b) Bei systematischer, experimenteller Steigerung des allgemeinen intrakraniellen Liquordruckes treten die Symptome in ziemlich regelmäßiger Reihenfolge auf.

c) Die Funktionsstörungen — außer Atemstillstand — sind reversibel, wenn der künstliche Druck, selbst „höchsten Grades“, rechtzeitig wieder abgelassen wurde.

d) Bei Wiederholung der Versuche treten die einzelnen Symptome etwa bei der gleichen Druckhöhe wieder auf.

Als Beispiel können die Angaben von LEYDEN dienen (zit. nach v. BERGMANN, 1880, S. 341):

1. Bei etwa 50 mm Hg (= 580 mm-Liquor-)Druckhöhe Auftreten von *Schmerzäußerungen* (Stöhnen und Unruhe in Narkose). Gleichzeitig *Pulsverlangsamung* und *Atembeschleunigung*, später auch *Nystagmus*, *Würgen* und *Erbrechen*.

2. Bei etwa 120 mm Hg Druckhöhe Auftreten von *Krämpfen*, mit Streckspasmus der Beine, Opisthotonus.

3. Bei 130 mm Hg und höher Eintreten von *Bewußtlosigkeit* (bei schneller Injektion der Flüssigkeit auch schon früher auftretend, ebenso wie die übrigen Symptome) mit *Pupillenerweiterung*, Verlangsamung und Vertiefung der Atmung.

4. Schließlich Atemstillstand, in CUSHINGs Experimenten z. B. bei Liquordruck von 100 mm Hg (aber noch unter dem systolischen Blutdruck) mit gleichzeitigem Blutdruckanstieg. Nach 2 min dann *Herzstillstand*, der also einwandfrei als Erstickung infolge des Atemstillstandes erkannt wurde.

Es ist daraus sofort zu erkennen, daß die Experimente mit Drucksteigerungen arbeiteten, nämlich 50—100 mm Hg und höher, entsprechend 680—1300 mm H_2O und mehr, wie sie auch unter pathologischen Verhältnissen beim Menschen gar nicht oder nur selten vorkommen. Daraus resultiert manches Mißverständnis und darauf ist von den damaligen Autoren — z. B. KOCHER (1901) — auch ausdrücklich hingewiesen worden. Es war den Untersuchern auch bewußt, daß bei den Versuchen mit Liquordrucksteigerung nur „allgemeine Druckwirkungen“ beurteilt werden können; die Symptome der Massenverschiebung, also lokaler gerichteter Druckwirkung, sind dagegen bei diesen Untersuchungsanordnungen gar nicht zu erwarten.

Diese Feststellung ist von größter Wichtigkeit: Viel zu sehr hat sich in die Diagnostik die Vorstellung eingeprägt, daß „Kopfschmerzen, Erbrechen, Pulsverlangsamung und Stauungspapille“ die „Kardinalsymptome des Hirntumors“ seien. Nach Möglichkeit soll aber der Geschwulstprozeß diagnostiziert werden, solange er nur Lokal- oder Nachbarschaftssymptome verursacht. In der Besprechung der Diagnostik der Hirngeschwülste wird darauf einzugehen sein.

Die Versuche zur genaueren Analyse der Hirn-Funktionsstörungen sind seit der Jahrhundertwende in großer Zahl weitergeführt worden. Den Beobachtungen CUSHINGs (1901) und WEEDs u. Mitarb. (1919—1933) gebührt dabei mit Recht eine besondere Hervorhebung. In der Hauptsache haben sich in den letzten Jahrzehnten die Versuche gerichtet auf die Untersuchungen der Hirndurchblutung und der Hirn-Massenverschiebung infolge der intrakraniellen Drucksteigerung. Zusammenfassende Übersichten finden sich bei MANSUY (1937), TÖNNIS (1937), LE BEAU (1938), OPITZ und SCHNEIDER (1950), GÄNSHIRT (1957) und im Beitrag von ZÜLCH.

Das sog. „klassische“, lehrbuchmäßige *klinische* Bild der intrakraniellen Drucksteigerung — *Kopfschmerzen, Schwindel, Erbrechen, Stauungspapille* und *Bewußtseinsstörungen* — finden wir nur in etwa einem Drittel der Fälle von Hirngeschwülsten, d. h.

[1] Die ältesten experimentellen Untersuchungen, welche HALLER, ASTLEY COOPER (1824), ADAMKIEWICZ (1884), FLOURENS (1824), LEYDESDORF-STRICKER (1867), PAGENSTECHER (1871), MANZ (1871) u. v. a. zugeschrieben werden, haben wir nicht selbst einsehen können. — Aber die Lektüre von LEYDEN (1866), FALKENHEIM und NAUNYN (1886), v. BERGMANN (1880), KOCHER (1901) vermittelt einen guten Einblick.

bei den Fällen mit Hydrocephalus occlusus int. Bei den übrigen Fällen vermissen wir das Erbrechen oft, in einem Viertel der Fälle sogar auch die Stauungspapille. Das konstanteste Symptom ist der *Kopfschmerz*. Aber nur der hydrocephalisch bedingte Kopfschmerz ist aus der Beschreibung des Patienten erkennbar: „als ob der Schädel platzen ... oder auseinanderfliegen wolle". Seltener finden wir bei Patienten mit Großhirngeschwülsten die Angabe, sie hätten das Gefühl, „als ob ein eisernes Band um den Kopf läge" oder — bei supraselärer oder occipitaler Lokalisation — ein „Druck über den Augen" bestünde. In allen übrigen Fällen ist der Hirntumorkopfschmerz hinsichtlich seiner Intensität und seines Charakters völlig unauffällig. In ganz seltenen Fällen finden wir einen lokalisierbaren Schmerz beim parasagittalen Meningiom. — Hinsichtlich seiner Heftigkeit fällt nur der Schmerz bei der Subarachnoidalblutung aus diesem Rahmen. Charakteristisch ist ferner der Nackenschmerz oder besser die schmerzhafte Nackensteife mit ausstrahlenden Schmerzen in die Schultern und Arme mit Kribbeln bzw. Ameisenlaufen an den Händen. Eine befriedigende ätiologische Deutung dieser auffälligen und häufigen Nackenschmerzen und Nackensteife ist allerdings noch nicht möglich (s. S. 336 und 407).

Tabelle 1. *Schwindelerscheinungen in der Vorgeschichte bei 480 Kleinhirntumoren.*

Art der Störung und Begleiterscheinungen	Tumorart						Insgesamt	
	Med.-blast. (116)	Spong.-blast. (122)	Ependymome (56)	Ang.-blast. (46)	Mening. Epid. (61)	Sonstige (79)	(480)	
Schwindelgefühl								
mit Kopfschmerz und Erbrechen	10	27	13	13	6	17	86	43 %
bei Doppeltsehen	2	—	—	—	1	—	3	
bei Gangunsicherheit	10	13	4	3	6	10	46	57 %
Schwindel bei Lagewechsel	5	3	4	3	—	4	19	
Schwindelanfälle (oft Drehschwindel, Ohrensausen, Erbrechen, Hinstürzen)	4	4	3	1	8	10	30	
Schwindel bei Einklemmungszuständen	3	2	4	6	4	2	21	
Schwindelerscheinungen insgesamt	34	49	28	26	25	43	205	

Besonderes Interesse verdient der Schmerz hinter den Augen oder auch in der Stirn, d. h. im Bereich des R. ophthalmicus N. trigemini. Die Bedeutung des N. recurrens N. trigemini wurde von Foerster (1927) betont — siehe auch Kautzky u. Wolter (1952) und Foley (1957). Meinen Erfahrungen nach weist der doppelseitig angegebene Schmerz hinter oder über den Augen auf einen Tumor in der hinteren Schädelgrube hin, der einseitige aber auf einen homolateralen Großhirntumor. Ganz ähnlichen Verhältnissen begegnen wir beim Exophthalmus.

Das *Erbrechen* gehört, wie der Kopfschmerz, zu den vieldeutigen Symptomen. Im Schrifttum werden von altersher zwei verschiedene Formen beschrieben: das mit einer vorhergehenden Nausea auftretende Erbrechen, das seine Ursache in einer Verdauungsstörung haben soll, und ein — ohne jegliche Vorboten — schußartig auftretendes Erbrechen, das als symptomatisch für cerebrale Erkrankungen angesehen wird. Diese Unterscheidung stößt in der Praxis wohl öfters doch auf Schwierigkeiten und führt sehr leicht zu Fehldiagnosen. Die Tonusstörungen des Magen-Darmkanals werden deshalb im Abschnitt II, 8 gesondert besprochen.

Auch die Beurteilung der *Schwindelerscheinungen* ist unsicher, da sich unter diesem Begriff vielerlei Störungen vereinigen. Das läßt sich recht gut aus den verschiedenen Formen und Begleitsymptomen erkennen, welche wir bei Patienten mit Kleinhirntumoren abzugrenzen versucht haben, wie es in der Tabelle 1 (Borck u. Tönnis 1955) dargestellt ist. Die gleiche Häufigkeit der Schwindelerscheinungen — durchschnittlich 50 % — bei

Tumoren der hinteren Schädelgrube wird von den Statistiken mehrerer Autoren bestätigt, die ALPERS 1958 zusammengestellt hat. Bei einem Vergleich der Zahlen von RUSSEL and BUCY 1953, GRANT, WEBSTER and WEINBERGER 1941, DENNY-BROWN 1949, REVILLA 1948, POOL and PAVA 1957 mit unseren Beobachtungen zeigt sich, daß Schwindelerscheinungen bei den eigentlichen Kleinhirntumoren und denjenigen des Brückenwinkels — REMBOLD u. TÖNNIS 1956 — praktisch gleich häufig zu erwarten sind. Zur Differentialdiagnose der Schwindelerscheinungen bei anderen Hirnerkrankungen verweisen wir auf BRUN (1953), CHAVANY et al. (1953), GARCIN (1955), ALPERS (1958) und ALTMANN (1958).

Bewußtseinsstörungen als erstes Symptom beobachten wir nur in ganz akuten intrakraniellen Drucksteigerungen, wie Blutungen. In denjenigen Fällen, in denen eine genaue Beobachtung möglich war, wurden aber doch — wenn auch kurzdauernde — Prodromalsymptome festgestellt. In der Mehrzahl der Fälle gehen Lokal-, Nachbarschafts- und Fernsymptome des Tumors der Bewußtseinsstörung voran. In subakuten und erst recht in chronischen Verläufen von intrakranieller Drucksteigerung fehlt zunächst die Bewußtseinsstörung. Hier stehen die durch gerichtete Druckwirkung hervorgerufenen Ausfälle längere Zeit im Vordergrund.

Eine eingehende Besprechung der Bewußtseinsstörung wird im Abschnitt II, 5, S. 346 gebracht.

Die *Stauungspapille* wird im Zusammenhang mit den Funktionsstörungen des II. Hirnnerven besprochen werden (S. 326).

Über *hirnelektrische Veränderungen* bei intrakranieller Drucksteigerung siehe STEINMANN, dieser Bd., S. 446.

Eine Darstellung der *röntgenologischen Veränderungen* am Schädel — Nahterweiterung, Vergrößerung des Schädels, Sellaerweiterung, Verstärkung der Impressiones digitatae — erfolgt zusammen mit der Darstellung der Symptomatologie der Hirngeschwülste, TÖNNIS, Bd. IV dieses Handbuchs.

2. Hirnnervenstörungen.

a) N. olfactorius.

Riechstörungen finden wir bei Fällen mit länger bestehendem Hydrocephalus int. occlus. — also meist Aquaeduktstenosen und Kleinhirngeschwülsten — ein- oder doppelseitig. Ihre lokalisatorische Bedeutung wird zudem durch eine oft vorhandene angeborene oder durch Entzündungen erworbene Funktionsminderwertigkeit beeinträchtigt. Nur doppelseitige, totale oder einseitige, zum übrigen Symptomenbild passende Ausfälle lassen sich diagnostisch verwerten. Entscheidende Bedeutung kann ein Olfactoriusausfall nur im Bereich der Lokaldiagnostik erlangen. Als Frühsymptom des Olfactorius-Meningioms, als Nachbarschaftssymptom beim Stirnhirntumor wird er deshalb bei der Darstellung der Diagnostik entsprechend berücksichtigt werden.

Von MUSKENS wurde 1901 eine Druckwirkung des erweiterten dritten Ventrikels als Ursache der Riechstörung beim Hydrocephalus occlusus angesprochen. 1905 entwickelte MILLS eine Hypothese, nach der der N. olfactorius ähnlich dem N. opticus ein Stauungsödem als Folge der allgemeinen Drucksteigerung erfahren sollte. CUSHING schloß sich diesen Vorstellungen insofern an, als er 1916 eine Knickung des Nerven durch eine intraklinoidale Durakante verantwortlich machen wollte.

Eine kritische Betrachtung (HERZOG) dieser früheren Ansichten über die Olfactoriusbeteiligung bei allgemeinen intrakraniellen Drucksteigerungen läßt die pathogenetische Deutung, wie wir sie noch bei OPPENHEIM, CASSIERER und HUEGENIN finden, sehr fraglich erscheinen. Vergleiche mit anderen Hirnnerven wie Opticus, Acusticus usw. machen einen „Stauungsolfactorius“ schon aus anatomischen Gründen sehr unwahrscheinlich.

b) N. opticus, Chiasma und Tractus N. optici.

Eine Einwirkung der intrakraniellen Drucksteigerung auf die extracerebralen Sehbahnenanteile finden wir in Form von *Stauungspapille*, *Visusherabsetzungen* und *Gesichtsfeldeinschränkungen*.

α) *Stauungspapille.*

Eine Bearbeitung von 3033 histologisch verifizierten intrakraniellen Geschwülsten (Abb. 18) ergab das Vorkommen einer Stauungspapille in 60,2 %[1]. In 4,8 % bestand sie nur auf einer Seite. Zweidrittel der Fälle zeigte eine zum Tumor homolaterale Stauungspapille. Die beiderseitige Stauungspapille war in fast 70 % gleichstark entwickelt auf beiden Seiten. Dabei lag die stärkere wieder in fast 70 % auf der Tumorseite, nur ein Drittel kontralateral.

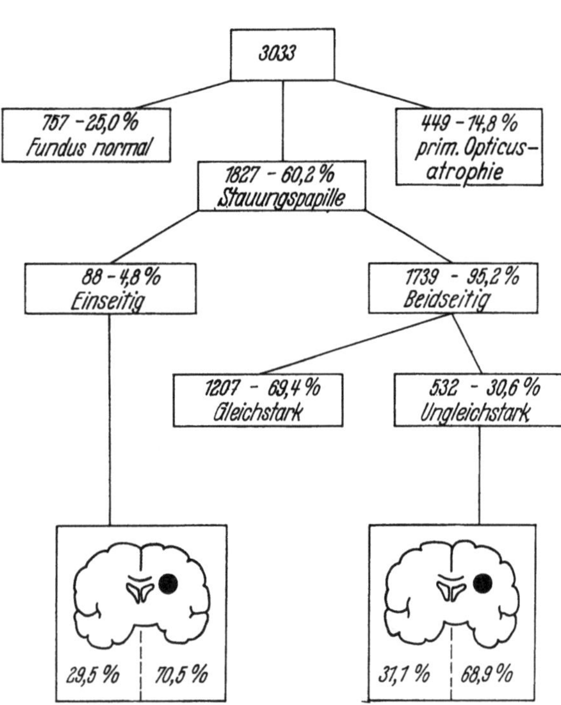

Abb. 18. Augenhintergrundbefunde bei intrakraniellen raumfordernden Prozessen.

Wenn auch die *Stauungspapille* als sicheres Symptom einer intrakraniellen Drucksteigerung angesprochen werden muß, so ist der raumfordernde Prozeß doch nicht in jedem Falle ein Tumor. In 120 Fällen fanden wir bei der klinischen Untersuchung keinen Tumor. Soweit es durch katamnestische Verfolgung dieser Fälle möglich war, ließen sie sich folgendermaßen klären: In 10 Fällen lagen doch Hirnstammtumoren vor, die nicht erkannt waren oder noch nicht erkannt werden konnten. Zwölf Fälle von Encephalitis boten in 6 Fällen die bekannten Schwierigkeiten der Entscheidung, ob Stauungspapille oder Neuritis n. opt. Die restlichen 98 Fälle boten in ihrer Vorgeschichte und dem klinischen Befund ein so einheitliches Bild, daß wir sie als „Liquorzirkulationsstörungen" verschiedenster Art auffassen konnten. Diese Fälle schränken — wenn auch nur um wenige Prozente — die Kurzschlußdiagnose Stauungspapille/Hirntumor gewiß ein. Aber wir würden sicherlich nicht richtig handeln, wenn wir sie — trotz einer vielleicht bereits vorher geäußerten Vermutungsdiagnose — nicht bis zum Beweise des Gegenteils als „tumorverdächtig" ansprechen und sie einer eingehenden klinischen Diagnostik unterziehen würden. Diese Fälle bieten auch mit ihrem eigenartigen Auftreten und Verschwinden einer Stauungspapille noch viele Probleme, zumal wir in keinem Falle wesentliche Visusverschlechterungen bzw. eine sekundäre Opticusatrophie beobachtet haben, ausgenommen die Arachnitis opticochiasmatis, die bekanntlich zu erheblichen und folgenschweren Funktionsausfällen führen kann.

Die Feststellungen einer ungleichen oder einseitigen Stauungspapille in ihrer Beziehung zum Tumorsitz fordern natürlich sofort die Frage heraus, wie lassen sich diese eindeutigen Befunde mit der bisherigen Auffassung der Pathogenese der Stauungspapille überhaupt in Verbindung bringen? Leider verfügt das Schrifttum nur über vereinzelte wirklich genauere Angaben über das Vorkommen und Verhalten der Stauungspapille an einem größeren, histologisch einheitlich verifizierten Krankengut. So berichtet Huber (1953) an 250 Fällen von Krayenbühl über ein Vorkommen der Stauungspapille von

[1] Die Symptomatologie der Tumoren *ohne* Stauungspapille wird ausführlich besprochen in Tönnis, Bd. IV/2.

75%. HARTMANN und GUILLAUMAT (1938) sehen bei infratentoriellen Tumoren in 71%, bei supratentoriellen in 50% eine Stauungspapille. BREGEAT (1956) fand ebenfalls eine durchschnittliche Häufigkeit von 60%.

Nach HUBER sollen die intracerebral und infiltrativ wachsenden Tumoren „viel häufiger und frühzeitiger (76%) zur Papillenstauung führen als extracerebrale Prozesse z. B. Meningiome (40%)". Sehen wir ab von den rasch wachsenden Glioblastomen (80%) und Ependymomen (80,4%), so zeigen in unserem Krankengut die Astrocytome (67,1%) und Oligodendrogliome (65,1%) als infiltrativ wachsende intracerebrale Geschwülste kein gegensätzliches Verhalten gegenüber den Meningiomen mit 65,8%. Auch hinsichtlich der Pathogenese der einseitigen Stauungspapille weichen unsere Beobachtungen von denen HUBERs ab, der sie als oculär oder orbital bedingt auffassen möchte. Ebenso verschieden sind die Feststellungen von HUBER hinsichtlich der Häufigkeit der prominenteren Stauungspapille auf der Tumorseite bei ungleichem Verhalten von unseren Beobachtungen. Wir sahen in 68,9% die stärkere Stauungspapille homolateral zum Tumor.

Was nun die verschiedenen Hypothesen über die *Entstehung der Stauungspapille* anbelangt, so darf als sicher gelten, *daß eine direkte Kompression des N. opticus immer zu einer primären Opticusatrophie führt, nie aber zu einer Stauungspapille.* Wie auch die verschiedenen Möglichkeiten einer Stauung im N. opticus als Ursache bewertet werden mögen, sicher ist, daß es sich immer um Fernwirkungen handelt (s. das Foster-Kennedy-Syndrom). Seien es nun die Kompression des Sinus cavernosus durch den erhöhten intrakraniellen Druck oder die durch die Massenverschiebungen des Gehirns in verschiedenster Weise bedingten Verlagerungen der N. oder Tr. optici, in allen Fällen muß es zu Kreislaufstörungen venöser Art kommen. Dabei wird oft auch die arterielle Versorgung mit betroffen sein. *Die vorwiegend arterielle Behinderung wird aber stets zur Opticusatrophie führen.*

Unter 449 primären Opticusatrophien fanden sich — neben 409 sellären und parasellären Tumoren und Aneurysmen — 10 supraselläre (4 frontale, 3 temporale, 3 Balken) und 30 infratentorielle (Hirnstamm 25, Brückenwinkel 5), also 40 Fälle, d. h. 8,9% aller primären Atrophien.

VINCENT berichtete 1938 über ein temporooccipitales Meningiom und ein parasagittales Meningiom mit primärer Opticusatrophie. Hierher gehört auch der Fall Ida Jones von CUSHING und EISENHARDT (S. 557) mit praktischer Erblindung durch primäre Opticusatrophie bei einem riesigen frontoparietalen Konvexitätsmeningiom. Im ganzen genommen wird man verschiedene Ursachen annehmen müssen, die sich im Einzelfall überschneiden und in verschiedener Weise hervortreten können. Die überragende Bedeutung der Massenverschiebungen des Gehirns geht besonders daraus hervor, *daß wir bei allen einseitigen Stauungspapillen den Ausfall des N. III oder VI jeweils homolateral zur Stauungspapille, jedoch unabhängig von der Lage des Tumors fanden.* Damit ist allerdings die Frage der Einseitigkeit der Stauungspapille nicht beantwortet. Wir dürfen aber nicht vergessen, daß diese Fragen noch im Fluß sind und hier — angesichts eines genügend großen Materials — wohl zum ersten Male in dieser Form angeschnitten werden konnten.

In der Frage der *Frühdiagnose der intrakraniellen Drucksteigerung* bzw. der Stauungspapille spielte vorübergehend die Messung des intraoculären Venendrucks eine besondere Rolle. Auch heute findet man die Ansicht noch vertreten, daß ein spontaner Venenpuls gegen das Vorliegen einer intrakraniellen Drucksteigerung spräche. Das Ergebnis eingehender Untersuchungen von SERR, DE MORSIER, MONNIER und STREIFF (1941, 1939), WILLIAMSON-NOBLE, WEIGELIN (1954) muß diese Annahme zweifelhaft erscheinen lassen.

Auch um die diagnostische Bedeutung des *intraocularen Arteriendruckes* hat sich eine sehr lebhafte Diskussion abgespielt, die vielleicht auch heute noch nicht endgültig entschieden sein dürfte. Der ursprünglichen Ansicht von BAILLIART (1923), daß man bei Hirngeschwülsten immer einen relativ erhöhten Netzhautarteriendruck finden würde, wurde von de Morsier, Monnier und Streiff widersprochen. Bei Tumoren der vorderen und mittleren Schädelgrube fanden sie normale oder sogar erniedrigte Werte.

Erhöhte Werte sahen sie zumeist bei Geschwülsten der hinteren Schädelgrube. Baillart kam später zu der Feststellung, daß die relative Steigerung des Netzhautarteriendruckes der Stauungspapille vorausginge und sich beim Auftreten derselben zurückbilde, in einzelnen Fällen bis zu erniedrigten Werten. Huber findet diesen Vorgang im Schrifttum vielfach bestätigt. Seiner Ansicht nach „kann eine relative Netzhautarteriendruckerhöhung bei einer gerade beginnenden Stauungspapille — sofern keine Zeichen einer Hypertonie vorliegen — im Sinne eines erhöhten Hirndrucks ausgelegt werden". Ihr Fehlen schließt jedoch eine intrakranielle Drucksteigerung niemals aus. Remky (1949/50), Freusberg (1948) und Weigelin (1950) haben einen Teil unseres Krankengutes untersucht. Sie sind zu keiner einheitlichen Auffassung gelangt. Remky hat darüber ausführlich berichtet. Vielleicht bieten aber seine Bemühungen um die Erfassung einer funktionellen Störung doch verwertbare diagnostische Möglichkeiten.

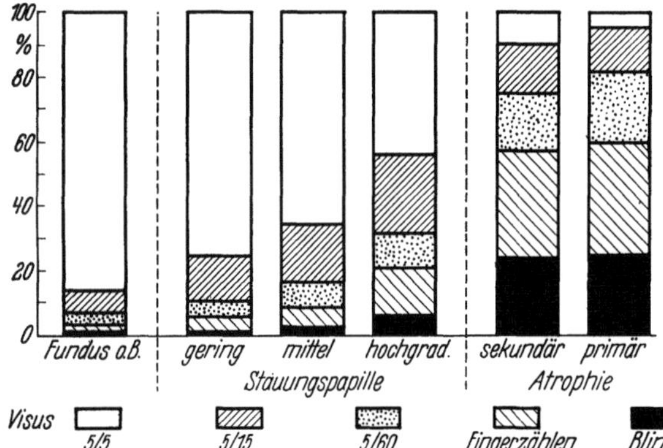

Abb. 19. Visus- und Augenhintergrundsbefund bei Prozessen mit intrakranieller Drucksteigerung.

β) *Visusverschlechterung.*

Wir haben eine Visusverschlechterung in 43,8%, also der Hälfte der Fälle mit Augenhintergrundsbefund, feststellen können. *Während wohl allgemein die Ansicht herrscht, daß der Visusverlust dem Grad der Stauungspapille in etwa parallel geht, haben wir in 455 Fällen ein völlig abwegiges Verhalten feststellen müssen.* Eine schematische Darstellung (Abb. 19 und Tabelle 2) gibt eine Gegenüberstellung von Fundus- und Visusbefund. Es erscheint wohl zunächst etwas unverständlich, daß bei normalem Fundus in etwa 15% erhebliche Visusherabsetzungen bei Hirngeschwülsten auftreten, und daß bei Stauungspapillen ohne sekundäre Opticusatrophie erhebliche Visusherabsetzungen bis zu Amaurosen vorkommen. Um diesem Befund in pathogenetischer Beziehung nachgehen zu können, haben wir eine bestimmte Gruppe herausgenommen, und zwar die markanten, in jeder Beziehung unanfechtbaren Befunde. Diese haben wir topographisch aufgegliedert und sie auf das gleichzeitige Vorhandensein von Symptomen der Massenverschiebungen untersucht, d. h. Paresen von N. III und VI, Blickparesen nach oben, sekundäre Sellaerweiterung und optische Halluzinationen (Tabelle 3).

Dazu haben wir die Operationsmortalität gesetzt. Dabei zeigten sich sofort 2 Gruppen: eine erste — Hirnstamm, Basis und Sellanähe —, die zweifellos die N. optici und Tractus *direkt* schädigen konnten, und eine zweite mit Lokalisationen im Großhirn oder Kleinhirn bzw. Brückenwinkel, bei denen nur eine *Fernwirkung durch Massenverschiebung* auf die Sehrinde möglich erschien. Wenn bei einem Großhirntumor eine Einpressung von Teilen des Temporallappens in den Tentoriumschlitz, d. h. in die Cisterna ambiens oder basalis, erfolgt und dadurch der venöse Abfluß aus der V. occipitalis int. behindert wird, oder wenn es bei einem Tumor der hinteren Schädelgrube neben der gewohnten Einklemmung der Kleinhirntonsillen im Hinterhauptsloch auch zu einer Einpressung des Oberwurms in den Tentoriumschlitz und damit wiederum zu einer Behinderung des venösen Abflusses aus dem Occipitallappen kommt, so wird dies verständlicherweise zu einer Herabsetzung der Sehfunktion führen.

Daß derartige Massenverschiebungen und Zisternenhernien bei den zur Diskussion gestellten Fällen in erheblichen Prozentsätzen vorkommen, zeigen die Häufigkeit der Augen-

muskelnervenläsionen, die Blickparesen und auch die Sellaerweiterungen. Die angeführten Operationsmortalitätsziffern unterstreichen die prognostische Bedeutung dieser Befunde (WAGENER und CUSICK 1937).

γ) *Gesichtsfeldeinschränkungen.*

αα) **Bitemporale Hemianopsie.** Bereits 1904 berichtete COLLIER in einer Arbeit „The false localising signs of intracranial tumours“ über 2 Fälle von parietalem bzw. temporalem Tumor mit rechtsseitiger Hemianopsie unter 161 Fällen, die von 1894—1904 im pathologischen Laboratorium des National-Hospitals in London zur Untersuchung kamen. 1931 beschrieb LEYRMONTH unter 6 Fällen mit ungewöhnlichen Affektionen der N. optici bzw. des Chiasmas zwei weitere einschlägige Fälle. Bei einem 11jährigen Knaben mit Astrocytom des Wurmes bestand beiderseits eine Stauungspapille von 2 Dptr., ein großes Zentralskotom beiderseits und eine bitemporale Hemianopsie für Farben. Im zweiten Fall — einem Acusticusneurinom — bestand eine untere Hemianopsie mit Einschluß des Fixierpunktes. In diesem Fall ergab die histologische Untersuchung der N. und Tr. optici kleine Entmarkungsherde, die nicht konfluierten und vor allem um die kleinen Gefäße lokalisiert waren. Sie wurden mit den bei der multiplen Sklerose oder Perniciosamyelitis gefundenen Herden verglichen. Radiatio optica und Area striata waren intakt. Im gleichen Jahr veröffentlichte DEERY zwei Geschwülste der hinteren Schädelgrube mit visuellen Halluzinationen. Er erörtert die Pathogenese und erklärt als Ursache den Druck des Tentoriums nach oben mit Reizung der Sehrinde, eine Zirkulationsstörung im Bereich der A. cer. post. und schließlich den Hydrocephalus int. occl., ohne sich für einen Faktor zu entscheiden.

Tabelle 2. *Stauungspapille und Visusbefund.*

Fundus	5/5	—5/15	—5/60	Fingerz.	Amaurose	
					einseitig	beidseitig
o. B.	569 87,4 %	45 6,8 %	21 3,2 %	13 1,9 %	2 0,3 %	3 0,4 %
Stauungspapille gering	363 77,0 %	70 14,4 %	21 4,4 %	18 3,8 %	1 0,2 %	1 0,2 %
Stauungspapille mittel	367 66,3%	104 17,4%	43 7,6%	37 6,5%	11 1,9%	2 0,3%
Stauungspapille hochgradig	124 45,0 %	65 23,4 %	30 10,8 %	41 14,8 %	11 3,9 %	6 2,1 %

Tabelle 3. *Visusherabsetzung infolge Durchblutungsstörung der Sehrinde.*

		Augen-muskel-paresen %	Blick-paresen nach oben %	Sekun-däre Sellaer-weiterung %	Opera-tions-Mor-talität %	Optische Halluzi-nationen %
Frontal	11	55	—	18	45	—
Temporal	14	43	14	21	28	21
Parietal	19	79	—	31	52	—
Occipital	12	68	8	16	41	—
Kleinhirn	40	77	25	32	60	7
Brückenw.	27	58	25	58	41	—

Weitere Fälle wurden beschrieben von WAGENER und CUSICK (1937), VINCENT (1938), WEINBERGER und WEBSTER (1941). Neben der Druckwirkung des erweiterten dritten Ventrikels auf das Chiasma werden als Ursache die Abknickung oder Einbuchtung der N. optici oder des Chiasmas durch die anliegenden Arterien diskutiert. 1950 faßten KLINGLER und CONDRAU — anhand von 4 eigenen Fällen — das bisherige Schrifttum zusammen. In ihrer Zusammenstellung wird auch die binasale Hemianopsie erwähnt (CUSHING und WALKER), über die 1938 schon einmal TORKILDSEN bei einem Meningiom der hinteren Schädelgrube berichtet hat.

In unserem Krankengut fanden sich unter 278 Fällen mit bitemporaler Hemianopsie 232 sellär lokalisierte Fälle und 46 extraselläre, wobei sich hinsichtlich der Lokalisation des Tumors 8 supratentorielle (Großhirn), 12 infratentorielle (Kleinhirn 8, Brückenwinkel 4) und 12 basale gegenüberstehen (Abb. 20). So gleichmäßig die Verteilung auf die verschiedenen Lokalisationen auch erscheint, so ungeklärt ist die Pathogenese im Einzelfall. Am längsten bekannt ist das Vorkommen einer bitemporalen Hemianopsie bei den Geschwülsten der hinteren Schädelgrube. Hier erscheint der Druck des erweiterten dritten Ventrikels auf das Chiasma von vornherein am verständlichsten. Eine Erklärung für die Entstehung der übrigen Fälle fehlt uns aber bis heute noch. Zwar vermögen wir uns vorzustellen, daß bestimmte Massenverschiebungen — wie z. B. bei Stirnhirngeschwülsten — derartige Gesichtsfeldausfälle auslösen können, aber für die anderen Lokalisationen fehlen noch genügend einschlägige Beobachtungen, die auf Vergleiche von klinischem und anatomischen Befund gegründet sind.

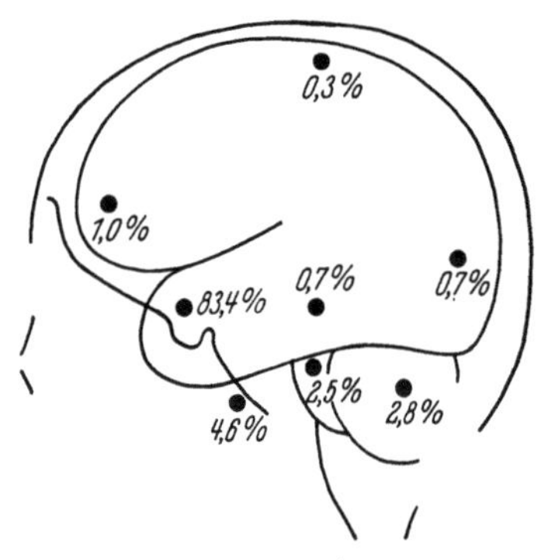

Lokalisation	◔ ◔	◐	◑	◐ ◑	◐ ◑	◐ ◑	◐ ◐	◔ ◑	zusammen	
Großhirn				8					8	0,6%
Frontal				3					3	1,1%
Temporal				2					2	0,7%
Parietal				1					1	0,3%
Occipital				2					2	0,7%
Kleinhirn				8					8	2,8%
Hirnstamm				7					7	4,9%
Basis				12		1			13	6,3%
Kleinhirnbr.-Winkel				4					4	1,6%
Sellanahe Tum.	5	55		139	5	6	22		232	42,9%
Gefäßprozesse				3			1		4	2,1%
Multiple Tum.	1			1					2	3,9%
Zusammen	6	55		182	5	7	23		278	11,2%

Abb. 20. Bitemporale Hemianopsie bei Prozessen im Bereich der Sella und bei anderen Hirnlokalisationen.

ββ) **Homonyme Hemianopsie.** Wesentlich verständlicher muß uns die Pathogenese der *homonymen Gesichtsfeldausfälle* erscheinen. Sie sind im wesentlichen noch Nachbarschaftssymptome, und ihre Entstehung durch Massenverschiebungen bei von den Sehbahnen entfernter liegenden Geschwülsten des Parietallappens bleibt verständlich. Aber auch hier finden wir — allerdings in sehr seltenen Fällen — homonyme Hemianopsien als Fernsymptome bei frontalen, cerebellaren, Hirnstamm- und Brückenwinkelgeschwülsten. Auch hier müssen wir uns vorerst mit allgemein gehaltenen Erklärungen begnügen. — Ich verweise auf meinen Beitrag über die Diagnostik der Geschwülste Bd. IV 2. Das gleiche gilt für die Zentralskotome und optischen Halluzinationen. In Abb. 21, finden wir die Fälle mit Gesichtsfeldeinschränkungen als Fernsymptom zusammengestellt. Neben der Beziehung zur Lokalisation sind diese Fälle bezüglich ihres Augenhintergrundbefundes und der sekundären Sellaerweiterung, die wir ja als sicheres Fernsymptom kennen, gekennzeichnet.

	◐ ◑	◐ ◐	⊙ ⊙	◐	○
Frontal		○○○ ○○○			
Temporal	○○				
Parietal	○		●●		
Occipital	○○		●	○	
Kleinhirn	○●●● ●●●●	○○		●● ○	
Brückenw.	●●●● ▲ ▲	○○○	●● ○○○○○		

○ Mit Stauungspap.
● Mit Stauungspap. u. sekundärer Sellaerweit.
▲ Mit prim. Atrophie u. sekundärer Sellaerweit.

Abb. 21. Gesichtsfeldveränderungen als Fernsymptom.

γγ) Auch die **binasale Hemianopsie** wird als Fernsymptom eines raumbeengenden intrakraniellen Prozesses immer wieder erwähnt. 1929 berichtet Bauermann über einen gut untersuchten Fall von „Gliom" im Seitenventrikel. Entsprechend seinen eingehenden histologischen Untersuchungen sieht er die Ursache in einer Druckatrophie des hinteren und oberen Chiasmateiles durch den erweiterten Recessus n. optici. Aus anatomischen Gründen hält er das Bestehen einer rein nasalen Hemianopsie ohne temporale Ausfälle für unmöglich. Der gleichen Meinung ist Behr (1931). Weitere Fälle wurden beschrieben von Cushing und Walker (1912), Christiansen (1927), Bauermann (1931), Vlavianos (1932), Torkildsen (1938). Die ausführlichste

Beschreibung verdanken wir LUTZ (1921, 1923, 1928, 1930), der über 95 Fälle des Schrifttums mit 13 Autopsiefällen berichtet, unter denen sich 10 Tumoren — davon 4 Ventrikeltumoren — fanden. So gut wie immer scheint ein Hydrocephalus int. occlusus vorzuliegen — ähnlich wie bei der bitemporalen Hemianopsie, — so daß es berechtigt erscheint, die Auswirkung des erweiterten dritten Ventrikels, insbesondere des Recessus n. optici als Ursache anzusprechen. Inwieweit nun der Druck des Recessus allein oder die Verlagerung des Chiasmas und Strangulation durch die A. cer. ant. ursächlich anzusprechen sind, scheint in den einzelnen Fällen verschieden zu sein. Im ersten Fall soll die Gesichtsfeldeinschränkung mehr bitemporalen, im letzteren mehr nasalen Charakter haben.

δ) Protrusio bulbi.

Auch der Exophthalmus muß, abgesehen von den Tumoren im Bereich des Sinus cavernosus, als Fernsymptom gelten (Tabelle 4). Die beidseitige Protrusio bulbi finden

Tabelle 4. *Protrusio, Augenhintergrund, Augenmuskelnerven und Röntgenbefund.* (200 Fälle mit Protrusio = 6,5%.)

Protrusio	Großhirn %	Kleinhirn %	Hirnstamm %	Brückenwinkel %	Basis %	Sellanähe %	Gefäße %
Beidseitig	38	73	80	90	11	15	20
Einseitig	62	27	20	10	89	85	80
Mit Stauungspapille	88	100	80	94	44	42	60
Mit primärer Atrophie	—	—	20	—	22	50	13
Augenmuskelparesen	42	45	50	69	56	40	54
Röntgenbild pathologisch	5	27	40	48	72	92	20

wir vor allem bei den Geschwülsten der hinteren Schädelgrube, wahrscheinlich durch *Kompression* des Sinus sigmoideus mit Kollateralkreislauf zum Sinus cavernosus bedingt. Etwa die Hälfte der Fälle läßt gleichzeitig Augenmuskelsymptome erkennen. Die einseitigen Protrusionen sind bevorzugt bei sellären und parasellären Prozessen zu finden.

c) N. oculomotorius.

Wohl als frühzeitigstes Symptom der Auswirkung der intrakraniellen Drucksteigerung auf die Cisterna basalis und ambiens (BICHAT und GALENI) beobachten wir Pupilleninnervationsstörungen und Augenmuskellähmungen aus dem Bereich des N. III. Einer initialen Verengerung der homolateralen Pupille folgt mit zunehmender Hirndrucksteigerung die Erweiterung. Die anfänglich erhaltene Lichtreaktion schwindet mit zunehmender Erweiterung. Dieselben Veränderungen können sich an der gegenseitigen Pupille anschließen, so daß als Endzustand die doppelseitige maximal erweiterte lichtstarre Pupille vorliegt. Die Augenmuskellähmungen beginnen stets mit der Ptose, die in vielen Fällen das einzige Symptom bleiben kann oder längere Zeit allein besteht. Dem M. rectus sup. folgt gewöhnlich dann der M. obliquus int. und der M. rect. int. (FOERSTER, GAGEL und MAHONEY 1939).

Nachdem bereits 1862 v. HUTCHINSON die homolateral erweiterte und lichtstarre Pupille und im gleichen Jahr von GRIESINGER die homolateral verengte Pupille beschrieben waren, wurden die Erscheinungen vor allem bei den posttraumatischen Blutungen beobachtet (v. BERGMANN, GOLDSTEIN, HOESSLY, HOLMAN und SCOTT, KAPLAN, KOCHER, KÜTTNER, MACEVEN, MENNINGER, RAND, RANSOHOFF, RANZI, SCHLESINGER, TÖNNIS, DE QUERVAIN u. a.). Bei den Hirngeschwülsten wurde ihr Vorkommen schon frühzeitig von KNAPP, KÖRNER, BRUNS, OPPENHEIM u. a. beobachtet. Das Ergebnis zahlreicher experimenteller Untersuchungen ließ 2 Auffassungen erkennen:

1. Reizung des sympathisch innervierten Dilatator pupillae im Bereich des Hirnstammes (Braunstein 1894; Hoessly 1918; Naunyn und Schreiber 1881; Schörcher 1937; Sorgo 1939 u. a.).

Tabelle 5. *Oculomotoriusstörungen bei benignen — malignen Großhirngeschwülsten* (in Prozent).

Sitz	Zahl		h. Pup. <		h. Pup. >		L. R. <		Ptose		III. kpl.	
	ben.	mal.	ben.	mal.	ben.	mal.	ben.	mal.	ben.	mal.	ben.	mal.
Frontal.	218	110	3,6	6,3	4,5	5,4	0,9	5,4	1,8	5,4	—	7,2
Parietal	138	67	9,4	22,2	5,4	10,6	1,4	8	1,4	2,9	0,7	1,5
Occipital	61	54	8,2	11,1	3,2	11,1	1,6	5,5	1,6	1,8	1,6	1,8
Temporal. . . .	163	128	16,5	28,3	7,9	14,2	6,1	13,3	2,4	3,9	—	5,5

2. Lähmung der parasympathischen Fasern im N. III (Clarke und Goody 1953; Crouch 1936; Fischer-Brügge 1951; Hoessly 1918; Huber 1953; Pette 1938; Pia 1957; Reid und Cone 1939, 1940; Tönnis, Welte 1943 u. a.).

Tabelle 6. *Oculomotoriusstörungen bei raumfordernden Prozessen des Großhirns* (in Prozent).

Sitz	Gesamtzahl	h. Pup. enger	h. Pup. weiter	Störung der Lichtreaktion	Ptose	III. kpl. Parese
Frontal . .	328	4,5	4,8	2,1	3	2,4
Parietal. .	205	13,6	8	3,4	2	1
Occipital .	115	10	7	3,4	1,7	1,7
Temporal .	290	21,7	10,6	9,3	3,1	2,4

Erst die zunehmende Kenntnis der zisternalen Hernien und ihrer Auswirkung auf den N. III und die Gefäße — vor allem die sehr sorgfältigen Untersuchungen Fischer-Brügges — ließen den zweiten Weg in den Vordergrund treten. Einen wesentlichen Beitrag lieferten Welte (1943) und Lazorthes (1955) durch den Nachweis der leichteren Verletzbarkeit der parasympathischen Pupillenfasern gegenüber den Augenmuskelfasern bei peripherer Schädigung (s. auch Tönnis u. Steinmann 1951). Gegen eine Kernläsion dürfte — bei der Lokalisation der beiderseitigen Kerne auf engstem Raum — auch das in der Regel zunächst einseitige Auftreten der Störung sprechen (Reid und Cone, Welte).

Tabelle 7. *Oculomotoriusstörungen bei zentralen, basalen und Kleinhirngeschwülsten* (in Prozent).

Sitz	Zahl	Anisokorie	Pup. w.	Starre	Ptose	III. kpl.
Hirnstamm oral . . .	90	19	5,5	16,6	—	6,6
Mittelhirn	64	18	30	43,7	—	10,9
Hypophysenadenome .	264	—	—	—	1,1	0,7
Kraniopharyngeome . .	116	3,4	—	—	3,4	—
Hirnstamm caudal . .	117	2,5	—	0,9	—	0,9
Kleinhirn	375	6,1	—	1,1	—	1,8
Kleinhirnbrückenwinkel	219	h. 8,6	h. 11,4	1	4,5	0,4

Sehr eingehende statistische Untersuchungen, die Pia an unserem eigenen Krankengut vorgenommen hat[1], ließen folgende für das Auftreten von Pupillenstörungen und Augenmuskellähmungen geltenden Häufigkeitsverhältnisse und Beziehungen zu Sitz und Art des Tumors erkennen. In Tabelle 5 (Pia 1957) sind die möglichen Oculomotoriusläsionen bei verschiedenem Sitz der Tumoren im Großhirn wiedergegeben. Die geringste Häufigkeit zeigen die Stirnhirntumoren. Das bevorzugte Auftreten des cerebellären Druckconus bei Stirnhirntumoren wurde schon mehrfach erwähnt. Ihnen folgen der Häufigkeit nach die occipitalen und parietalen Geschwülste, die größte Häufigkeit zeigen die temporalen. Überschlagend darf man feststellen, daß jeder 3. Schläfenlappentumor, jeder 5. parietale, jeder 6. occipitale und jeder 10. Stirnhirntumor homolaterale Pupillenstörungen erkennen ließen. In gleichem Verhältnis stehen die Störungen der Licht-

[1] Die neueste Bearbeitung unseres Krankengutes durch Zielinski (1959) hat die vorliegenden Ergebnisse bestätigt und erweitert.

reaktion, Ptose und Augenmuskellähmungen. Stellen wir die Häufigkeit dieser Symptome bei gut- und bösartigen Geschwülsten in Gegensatz (Tabelle 6, PIA), so finden wir sie nahezu doppelt so häufig bei den malignen Geschwülsten vertreten wie bei den benignen, trotz der nur Wochen bis wenige Monate betragenden Vorgeschichte der bösartigen Geschwülste. Zur Erklärung dürfen wir wohl annehmen, daß bei der langsam auftretenden Drucksteigerung der gutartigen Geschwülste Kompensationen eintreten können, die bei dem stürmischen Ablauf der intrakraniellen Drucksteigerung der malignen Prozesse nicht verfügbar sind. Eine Zusammenstellung der Oculomotoriusstörungen bei den übrigen Geschwulstlokalisationen (Tabelle 7, PIA) läßt die Kernläsion bei den Hirnstammgeschwülsten in den Vordergrund treten. Dabei fällt auch die relativ hohe Beteiligung der Brückenwinkelgeschwülste auf; dies muß wohl auf ein Durchwachsen des Tumors durch den Tentoriumschlitz und somit auf eine direkte Tumorwirkung zurückgeführt werden.

Die *konjugierte Blicklähmung* nach oben — Parinaudsches Syndrom — als Leitsymptom einer Läsion des vorderen Vierhügelpaares wird dementsprechend auch bei Hernien des hinteren Abschnittes der Cisterna ambiens gefunden. — Wenn der Patient bewußtlos ist, so kann das Vorliegen der Heberparese bei Auslösung des Cornealreflexes geprüft werden.

Blickparesen in anderen Richtungen, die ebenfalls nucleäre oder supranucleäre Augenmuskelparesen sein können, lassen zwar an Mittelhirnstörungen denken, sind aber für Massenverschiebungen nicht spezifisch, wie NELSON (1942) bei der Untersuchung von subduralen Hämatomen hervorhebt, und KESTENBAUM betonte, daß die Blicklähmungen schon infolge allgemeiner Dämpfung der Reaktionslage, d. h. bei getrübtem Sensorium auftreten.

d) N. trochlearis.

Eine Schädigung des *N. IV* beschreibt CARRILLO (1952) als charakteristisch für die Beteiligung der Cisterna Galeni. Isolierte Trochlearisausfälle gelten im Schrifttum als sehr selten. Einer älteren Mitteilung von BIELSCHOWSKY folgend (1916), stand eine isolierte Trochlearislähmung unter 800 Fällen von Augenmuskellähmung 10 anderen Lähmungen gegenüber. PIA hat unter unserem Krankengut das Vorkommen von Trochlearislähmungen als indirektes Hirndruckzeichen nicht bestätigen können. Neueren Beobachtungen zufolge möchte ich das isolierte Vorkommen der IV-Parese auch für sehr selten halten. Zusammen mit N. III und VI kommt sie aber sicher häufiger vor. Ihre Diagnostik scheint jedoch — wenn man nicht besonders nach ihr sucht — Schwierigkeiten zu bereiten. Deshalb wird man diese Frage noch offenlassen müssen, bis weitere statistische Feststellungen vorliegen. Als Hinweis mag folgendes dienen: Finden wir in einem Falle eine Drehung des Kopfes mit einer Neigung verbunden, so sollte neben der Abducensparese auch eine Trochlearisparese erwogen werden. Sicher dürfte sie dann vorliegen, wenn die angegebenen Doppelbilder verschieden hoch stehen. Dies zeigt sich besonders beim „Treppabgehen“.

Weshalb wir bisher keine entsprechende Trochlearisbeteiligung bei den indirekten Druckwirkungen beobachtet haben, ist schwer verständlich, insbesondere auch deshalb, weil wir bei Operationen im Bereich der basalen Zisternen beim N. trochlearis erfahrungsgemäß mit der gleichen Empfindlichkeit gegenüber traumatischen Schädigungen rechnen müssen wie beim N. III.

Eine weitere Eigentümlichkeit ist bisher sehr wenig beachtet worden, insbesondere hinsichtlich ihrer Bedeutung nicht geprüft: Der N. IV sendet einen Recurrens N. trochlearis (ROSENSTEIN), der gemeinsam mit dem Recurrens N. V das Tentorium sensibel versorgt und somit für die bei der intrakraniellen Drucksteigerung durch die Kompression und Verlagerung des Tentoriums entstehenden Schmerzen leitend und lokalisierend mit in Betracht kommt.

e) N. trigeminus.

Auch dem *N. trigeminus* müßte in mehrfacher Hinsicht eine besondere Bedeutung bei der intrakraniellen Drucksteigerung zukommen. Einmal versorgt er die Dura, insbesondere auch — gemeinsam mit dem Recurrens des N. IV — durch einen Recurrens N. V das Tentorium, eine Tatsache, die für die topographische Deutung der Kopfschmerzen von wesentlicher Bedeutung ist (KAUTZKY u. WOLTER 1952). Alle raumbeengenden intrakraniellen Prozesse, die das Tentorium entweder von unten oder von oben komprimieren und verlagern, künden sich durch Schmerzen im N. ophthalmicus bzw. hinter dem Auge an. Die Schmerzen sind bei cerebellarer Ursache doppelseitig, bei supratentorieller können sie einseitiger Natur sein. Vielleicht sind die Schmerzen „hinter dem Auge" dem Recurrens N. IV zuzuschreiben. Hier bedürfen wir noch weiterer analysierender Beobachtungen.

Von besonderer Bedeutung erscheint mir ferner das Verhalten des *Cornealreflexes* bei Geschwülsten der hinteren Schädelgrube. Sehen wir ab von den Brückenwinkelgeschwülsten, bei denen die Abschwächung des Cornealreflexes als Nachbarschaftssymptom zum Syndrom gehört, so beobachten wir bei den medialen Wurmgeschwülsten eine doppelseitige Abschwächung des Cornealreflexes, bei lateralen Hemisphärengeschwülsten eine einseitige, homolaterale. Dieser Sensibilitätsausfall an der Cornea kann nur ein Fernsymptom sein. Eine Erklärungsmöglichkeit könnte die Tatsache abgeben, daß die Kerne der sensiblen Trigeminusanteile um den Aquaeductus Sylvii herum gelagert sind. Daß jede Geschwulst der hinteren Schädelgrube gerade diese Gegend besonders beeinflußt, wissen wir aus den pneumoencephalographischen Untersuchungen, bei denen das Verhalten des Aquaeductus Sylvii für die Diagnostik der Geschwülste der hinteren Schädelgrube eine ausschlaggebende Rolle spielt. Bei den Prozessen der hinteren Schädelgrube sehen wir außer der Störung des Cornealreflexes merkwürdigerweise keine anderen Ausfälle des Trigeminus, wohl jedoch Paraesthesien, die in allen Trigeminusästen auftreten können (vgl. S. 407). Ebenfalls beobachteten wir keine motorischen Störungen des N. V, im Gegensatz zum N. III, dessen Kompression als indirekte Folge einer intrakraniellen Drucksteigerung durch die temporalen Hernien zunächst immer Pupilleninnervationsstörungen hervorruft, die dann von Augenmuskellähmungen gefolgt sein können.

f) N. abducens.

Auch die *Abducensparese* — einseitig oder doppelseitig — ist, abgesehen von Kernläsionen im Hirnstamm oder von Prozessen im Bereich des Sinus cavernosus, immer als

Tabelle 8. *Nackenmuskelerscheinungen, Abducens- und Accessoriusschädigung und Geschwulstsitz* (in Prozent.)

Tumorsitz	Zahl	Nackenschmerz und -steife	Abd.	Acc.
Frontal	328	17	4	1,5
Parietal	205	20	6,9	3
Occipital	115	27	6	0,9
Temporal	290	26	8,3	2,4
Hirnstamm oral	90	38	11	9
Sella	380	6,6	10,5	0,3
Mittelhirn	64	51.	15,6	7,8
Hirnstamm caudal	117	15,3	6	5
Kleinhirn	375	64,2	34,6	14,1
Kleinhirnbrückenwinkel	219	35	23,3	9

ein indirektes Druckzeichen aufzufassen. Ihre Häufigkeit bei den einzelnen Lokalisationen geht aus Tabelle 8 hervor. Ihre Pathogenese wurde 1910 bereits von HARVEY CUSHING in einer sehr eindrucksvollen anatomischen Darstellung geklärt, die als Ursache die

Kompression durch die A. cereb. inf. ant. und gelegentlich auch die A. auditiva feststellen konnte. Ihre größte Häufigkeit hat die Abducensparese bei den Kleinhirn- und Brückenwinkelgeschwülsten. Aber auch bei den supratentoriellen Geschwülsten kommt sie in einer Häufigkeit von 4—8,3 % vor. Im Gegensatz zur Trochlearislähmung stehen die Doppelbilder in gleicher Höhe. Wir beobachten dementsprechend nur eine Drehung, aber keine Neigung des Kopfes wie bei der Trochlearislähmung.

Tabelle 9. *Stauungspapille und Abducenslähmung bei Kleinhirntumoren.*

Tumorart		Augenhintergrund			Amaurose kompl. oder prakt. Blindheit	Abducensparese		
		Stauungspapille (bzw. sek. Atrophie)		o. B.		einseitig	beidseitig	Herdseite bevorzugt
		kompl.	beginn.					
Med.bl.	(116)	97	13	6	13	35	27	8
Sp.bl.	(122)	95	15	12	10	27	14	12
Epend.	(56)	46	7	3	6	13	8	2
Ang.bl.	(46)	38	4	3	3	6	1	2
Mening.	(37)	27	2	8	3	6	1	5
Epid.	(24)	14	2	8	—	1	3	2
Sonst.	(63)	41	10	13	6	8	7	6
Cysten	(16)	15	—	1	1	1	1	—
Insgesamt	(480)	373	53	54	42	97	62	37

Von manchen Autoren wird die doppelseitige Abducensparese als Beweis für einen intrapontinen Prozeß angesehen SACHS. Wir haben sie oft als einwandfreies indirektes Drucksymptom gesehen, so daß wir dieser Ansicht nicht folgen können. Tabelle 9 gibt hierüber Auskunft (BORCK und TÖNNIS 1955).

g) N. facialis.

Im Bereiche des *N. facialis* könnte man als Fernzeichen einer intrakraniellen Drucksteigerung nur die sog. zentrale oder mimische Facialisparese anführen, die wir auch bei ferngelegenen Occipitallappentumoren beobachten. Über ihre Pathogenese ist nichts bekannt. In ausgeprägteren Fällen sehen wir sie von Pyramidenzeichen begleitet, die selten mehr als eine Verschiedenheit der Reflexe darstellen. Hierin könnte man einen Hinweis auf eine Beeinträchtigung im Bereich der Pyramidenbahnen sehen. Andererseits käme eine Läsion des Rindenfeldes in Frage, deren Ursache eine venöse Abflußbehinderung durch Verlagerung der Großhirnhälfte und Drosselung der Brückenvenen zum Sinus sphenoidalis sein könnte.

h) Nn. cochlearis, vestibularis.

Cochlearis- und Vestibularisausfälle bei Kleinhirnhemisphärengeschwülsten zählen wir zu den Nachbarschaftssymptomen. Die kontralateralen Ausfälle des N. VIII bei den Brückenwinkelgeschwülsten — vor allem den Neurinomen — müssen wir jedoch als indirekte intrakranielle Druckzeichen ansprechen.

18 % unserer *Acusticusneurinome* zeigten kontralaterale Cochlearis- bzw. Vestibularisausfälle. Von Otologen wurde ein Stauungshydrops des Innenohres bzw. Labyrinths hierfür verantwortlich gemacht (BRUNNER, GRAHE).

Ein solcher Stauungshydrops soll auch bei *chronischen Liquorzirkulationsstörungen* bestimmte Formen von Innenohrschwerhörigkeit erklären. Von GISSELSSON (1949), CARLEFORS u. a. wurde teils klinisch, teils experimentell der Nachweis geführt, daß sich die intrakraniellen Druckschwankungen auf die Labyrinthflüssigkeit fortsetzen und so zu Funktionsstörungen (Schwerhörigkeit, Schwindel, Ohrensausen) führen.

Gerlach (1953/54) hat bei solchen Patienten außerdem anfallsweise Schmerzen im Hinterkopf-Nacken-Schulterbereich, Nackensteife und Brechreiz beobachtet. — Die Bedeutung der intrakraniellen Drucksteigerung geht schließlich daraus hervor, daß nach erfolgloser konservativer Behandlung in derartigen Fällen — besonders bei Schädelmißbildung — eine suboccipitale Entlastungs-Operation zu anhaltenden subjektiven und audiometrischen Besserungen führte (Schröder 1951, Jatho 1955, Gerlach 1953/54).

i) Nn. glossopharyngeus, vagus, accessorius.

Aus der Gruppe N. IX, X und XI sehen wir den *Glossopharyngeus* am wenigsten betroffen.

Beim *N. vagus* — dessen parasympathische Fasern den Kreislauf ebenso wie die Brustkorb- und Bauchorgane an der intrakraniellen Drucksteigerung teilnehmen lassen — werden seit langem die Beeinflussung der Pulsfrequenz — Pulsverlangsamung — und die Auslösung von Erbrechen — vereinzelt auch Bluterbrechen nach Schleimhauterosionen — als wesentliches Zeichen zur Beurteilung der intrakraniellen Drucklage betrachtet. Auf die Besprechungen S. 74 und Bd. IV/2 wird verwiesen.

Der *N. accessorius* ist durch seine spinalen Wurzeln der „Feuermelder" für den Druckconus und schließlich die Einklemmung im Hinterhauptsloch.

Auch bei elektromyographischen Untersuchungen (Marguth und Tönnis 1952), (Marguth und Orbach 1954) zeichneten sich die *infratentoriellen* Tumoren mit einer Häufigkeit von 75% durch Tonuserhöhung in den Accessoriusmuskeln aus.

Jedoch läßt sich daraus *nicht mit Sicherheit auf einen Kleinhirndruckconus* mit mechanischer Einwirkung auf die Fasern des N. XI *schließen.* Ursächlich wird nämlich auch eine Reizung sensibler Receptoren in der Dura der hinteren Schädelgrube angenommen, welche vom N. glossopharyngeus und vor allem von N. vagus versorgt wird s. Clara 1942, Kautzky 1951/52). Nach anderen Autoren sind auch der N. XI und spinale Fasern aus den oberen Halssegmenten an der Innervation der Dura der hinteren Schädelgrube beteiligt. Außerdem wird eine Verflechtung von Fasern des N. XI und X über den Accessorius vagi angeführt.

Die differentialdiagnostische Auswertung der Tonussteigerung im Accessoriusgebiet ist vor allem deshalb schwierig, weil auch cerebrale Durchblutungsstörungen und Erkrankungen des extrapyramidalen Systems sowie extrakranielle Prozesse (am häufigsten die Osteochondrose der Halswirbelsäule, sogar Nasennebenhöhlenentzündungen) als auslösender Faktor der „Nackensteife" in Frage kommen.

k) N. hypoglossus.

In der Symptomatologie der intrakraniellen Drucksteigerung finden wir den *N. XII* nicht vertreten. Vielleicht könnte man Hypoglossusparesen bei Großhirntumoren in Parallele zu der zentralen Facialisparese setzen. Pathogenetische Erklärungsversuche würden dann in gleicher Richtung gehen.

3. Hypophysen- und Nebennierenrinden-Funktionsstörungen.

Die sog. sekundäre Sellaerweiterung, die seit nahezu 50 Jahren bekannt ist (Stenvers, Schüller, Mayer, E., G. Sosman, Pancoast, Lysholm, Nordmark, Kornblum u. a.), deutete schon darauf hin, daß der Türkensattel im Bereich der Auswirkungen einer intrakraniellen Drucksteigerung liegt. Außer den Veröffentlichungen von R. Schmidt (1930), Kraus (1933) und Johnson u. Yates (1956) finden wir aber keine Mitteilungen, die sich mit der Frage einer Beeinflussung der Hypophyse und des Zwischenhirns und ihrer Funktionen durch eine Erhöhung des intrakraniellen Druckes befassen.

Kraus beschrieb Nekrosen in der Hypophyse und im Hypophysenstiel nach chronischem Hirndruck; Weiss (zitiert nach Kraus) fand auch nekrotische Bezirke im Zwischenhirn, und zwar im Bereich der Nuclei paraventricularis, mamilloinfundibularis und supraopticus. Neben regressiven Veränderungen im Vorderlappen- und Hinterlappensystem beobachtete KRAUS „progressive hyperplastische“ Vorgänge im Vorderlappenparenchym. Eine Hyperplasie konnte aber nur dann nachgewiesen werden, wenn die Verbindung Hypophyse-Gehirn unversehrt geblieben war; eine Unterbrechung der im Stiel gelegenen Strukturen hatte eine Verkleinerung der Hypophyse zur Folge. Die Ursache der im Hypophysenstiel auftretenden Veränderungen sah KRAUS in mechanischen Einflüssen, da die Abgangsstelle des Stiels vom Hinterlappen — in Höhe des Diaphragmadurchtrittes — in der Regel besonders ausgeprägte nekrobiotische Veränderungen aufwies.

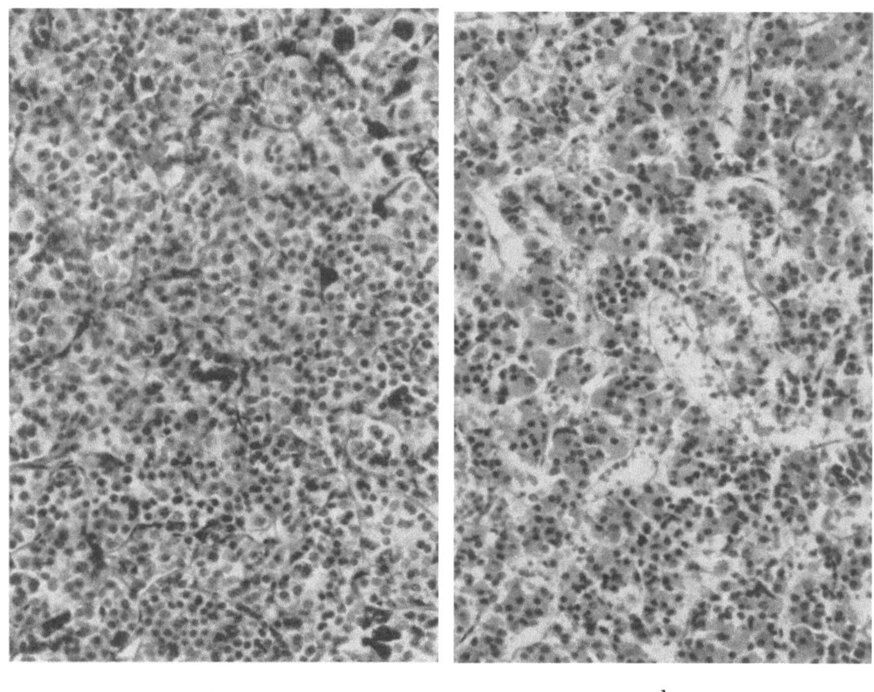

a b

Abb. 22a u. b. a Bild eines normalen Hypophysenvorderlappens. b Erhebliche Gefäßerweiterung im Hypophysenvorderlappen durch Abflußbehinderung im Sinus cavernosus bei intrakranieller Drucksteigerung.

Für die regressiven Veränderungen im Vorderlappengewebe wurde eine Schädigung der im Stiel verlaufenden Aa. hypophyseos sup. verantwortlich gemacht.

ORTHNER (1955) wies am Beispiel der „post-partum-Nekrosen“ (Simmonds-Sheehan-Syndrom) auf die besondere Bedeutung der Beschaffenheit des Diaphragma sellae hin; bei dünnem und dehnbarem Diaphragma werde der geschädigte, anatomisch veränderte Vorderlappen durch den Schädelinnendruck zu einer dünnen Platte am Sellaboden ausgewalzt, wodurch das Bild der „leeren Sella“ entstehe. Anhand klinischer Untersuchungsergebnisse vermutete KRAUS, daß diese anatomischen Veränderungen im Zwischenhirn-Hypophysengebiet bei chronischem Hirndruck nur in seltenen Fällen zu entsprechenden Folgeerscheinungen führen; lediglich in einem seiner Fälle mit Stielnekrose hatte ein schwerer Diabetes insipidus bestanden. Auch JOHNSON und YATS beschrieben einen Diabetes insipidus bei einem Kranken mit einem malignen Astrocytom im Parietalbereich und diskutierten als Ursache der Störung im Wasserhaushalt eine Kompression des Hypophysenstiels gegen die hinteren Clinoidfortsätze. E. SCHMIDT beobachtete Oligurien mit hohem spezifischem Gewicht bei Hirntumorpatienten und einen Umschlag in vermehrte Wasserausscheidung nach der operativen Entlastung.

Nur am Rande unserer Fragestellung liegen die Mitteilungen von BERBLINGER (1926) über geburtstraumatische Nekrosen im Vorder- und Hinterlappen, die von VERNON beschriebene traumatische

Stielnekrose (1921) sowie der Bericht über kleine Nekroseherde im Stiel bei Infektions- und Herz- bzw. Aortenerkrankungen von Kiyono (1926), da diese Befunde keine unmittelbare Förderung unseres Problems bedeuten.

Unsere Bemühungen um das Verständnis der Entstehung der *sekundären Sellaerweiterung* (Tönnis, Schiefer, Rausch) ergaben, daß venöse Stauungen im Knochen durch Kompression des Sinus cavernosus und direkte Druckwirkungen auf den Sellabereich zusammenwirken, wie S. 316 bereits ausgeführt worden ist.

Von diesen Vorgängen konnte doch die Hypophyse nicht unbeeinflußt bleiben!

So zeigten histologische Untersuchungen an solchen Hypophysen weite, gestaute Gefäße (Abb. 22). Nach pathologisch-anatomischen Untersuchungen von C. G. Schmidt (1951) ist jede intrakranielle Drucksteigerung oder örtliche Druckeinwirkung auf die Hirnbasis in der Lage, durch Kompression der Hypophyse den venösen Abfluß aus der Hypophyse zu erschweren. Eine hochgradige Erweiterung des 3. Ventrikels dürfte ebenfalls nicht nur von Bedeutung sein für die Pathogenese der Sellaerweiterung bei Prozessen, welche zu einem Okklusivhydrocephalus führen, sondern auch für die Auslösung von Funktionsstörungen im Zwischenhirnsystem. So konnten wir endokrinologische Bilder im Sinne einer Dystrophia adiposogenitalis bzw. einer Fettsucht mit Gonadenfunktionsstörungen vorwiegend bei entzündlichen Aquäduktstenosen mit excessivem Hydrocephalus int. beobachten. Infolgedessen kommen als Ursache hypophysär-diencephaler Funktionsstörungen durch eine intrakranielle Drucksteigerung folgende Mechanismen in Betracht: *Störungen der Blutversorgung im Sellabereich infolge Kompression des Sinus cavernosus mit Rückstauung in Hypophyse und Hypophysenstiel, direkte Stielbeeinträchtigung durch Massenverschiebungen und die Druckatrophie hypothalamischer Zentren durch Erweiterung des 3. Ventrikels infolge Hydrocephalus internus occlusus* bei Aquäduktstenosen bzw. Kleinhirntumoren.

Tab. 10. Beziehung zwischen Neurosekretvorkommen im Hypophysenhinterlappen und Basophilen-Invasion.

Sitz der raumfordernden Prozesse	Neurohypophysen	
	mit Neurosekret	ohne Neurosekret
Frontal	9	2
Temporal	6	—
Parietal	2	5
Occipital	3	7
Supra- und parasellär	7	2
Infratentoriell	12	4
Multipel und diffus	8	3
Zusammen 70	47	23
Mit Basophilinfiltration	6 = 13 %	20 = 87 %

Berücksichtigt man die Massenverschiebungen und Formveränderungen, die bei den verschiedenen Hirngeschwülsten beobachtet werden, so wird man vermuten können, daß sich ein Frontaltumor, der den Hypophysenstiel nach hinten verlagert — vielleicht sogar auf der Rückenlehne der Sella komprimiert — anders auf das Hypophysen-Zwischenhirngebiet auswirkt als eine Geschwulst der Parieto-Occipital- oder Kleinhirngegend, welche mit einer frontalwärts gerichteten Massenverschiebung bzw. mit einer starken Aufrichtung des erweiterten 3. Ventrikels einherzugehen pflegt. Temporal lokalisierte raumfordernde Prozesse bedingen eine Seitwärtsverlagerung. Dieser markante Unterschied der *gerichteten intrakraniellen Druckwirkung* kam auch in unseren Untersuchungen als erstes zum Ausdruck, die ich gemeinsam mit meinen Mitarbeitern Brilmayer, Marguth und Müller zur Klärung dieser bisher im Schrifttum völlig übersehenen Problemstellung in Angriff nahm. W. Müller und M. Mortillaro fanden in histologischen Untersuchungen an 70 Hypophysen von Fällen mit intrakranieller Drucksteigerung den *Hypophysenhinterlappen neurosekretleer*, wenn es sich um parietal und occipital sitzende Geschwülste handelte, die den Hypophysenstiel nach oral verlagern. In diesen Fällen bestand ferner eine *Basophilen-Invasion*, die unabhängig von Alter und Geschlecht war. Die Beziehungen zwischen Basophilen-Invasion und Neurosekretgehalt im Hinterlappen erwiesen sich statistisch als signifikant, wobei der Mangel an Neurosekret die Basophilen-Einwanderung begünstigt (Tabelle 10). Ob diese pathologisch-anatomischen Veränderungen zu Störungen hypophysärer Funktionen führen, läßt sich noch nicht entscheiden; eine Korrelation zu unseren weiter unten beschriebenen endokrinologischen Befunden ergab sich jedenfalls nicht. Ebenso wie KRAUS konnten wir in unserem Material *Nekrosen im Hypophysenstiel* beobachten. Häufig ließ sich in diesen Fällen deutlich erkennen, wie diese Nekrosen durch den Druck gegen den Rand des Diaphragma sellae zustande gekommen waren. Man wird neben der bereits von KRAUS angeschuldigten örtlichen Durchblutungsstörung eine direkte Läsion der im Stiel verlaufenden Nervenfasern als Ursache annehmen dürfen. Morphologisch faßbare Veränderungen bei erhöhtem intrakraniellem Druck fanden sich aber nicht nur im Hypophysenhinterlappen und -stiel, sondern auch im *Vorder*lappen. Durch Stauung der venösen Abflüsse kommt es, sehr wahrscheinlich durch hypoxydotische Stoffwechsel-

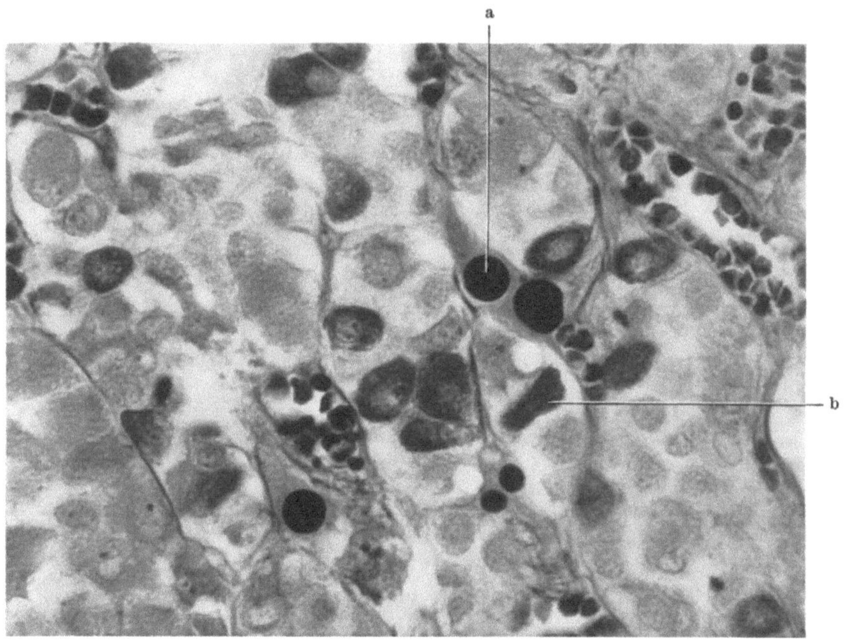

Abb. 23. Acidophiles Kolloid (*a*) in den Gefäßen des Hypophysenvorderlappens bei erhöhter intrakranieller Drucksteigerung. Das Kolloid ist im Originalpräparat leuchtend rot gefärbt (Azan-Färbung). Bei *b* hyperchromatische Alpha-Zelle.

störungen, zu *degenerativen Veränderungen an den Drüsenzellen.* Wie von KUHN (1957) an unserem Material gezeigt wurde, betrifft die Degeneration in erster Linie die eosinophilen Zellen, die kolloidal eingeschmolzen werden. Das Kolloid gelangt in die Blutbahn, wo es sich infolge der veränderten Strömungsverhältnisse sowohl in den Gefäßen des Hinterlappens wie im Adersystem der Hypophyse nachweisen läßt (Abb. 23).

An 116 Fällen von Groß- und Kleinhirngeschwülsten haben BRILMAYER und MARGUTH die Beziehungen zwischen der *Corticoid-*, *Kalium- und Natriumausscheidung im Urin* verfolgt, um dadurch genaueren Einblick in die durch *Druckanstieg bzw. Massenverschiebung verursachten Funktionsstörungen im Zwischenhirn-Hypophysensystem* zu erhalten. Bei Hirntumorpatienten, bei denen Zeichen einer intrakraniellen Drucksteigerung fehlten, fand sich eine normale Corticoid- und Elektrolytausscheidung. Bei *akutem* Krankheitsverlauf mit Druckzeichen wurden *Corticoide und Kalium vermehrt ausgeschieden, das Natrium dagegen vermindert*; dabei war die Summe der beiden Elektrolyte im Urin erniedrigt. Noch ausgeprägter, aber in derselben Richtung liegend, waren die Befunde bei akutem Verlauf mit Einklemmungssymptomen. Bei *chronisch* verlaufender intrakranieller Drucksteigerung zeigte sich bei *leicht erhöhten Corticoid-*Werten eine Normalisierung der Kalium- und Natrium-Ausscheidung. Traten Einklemmungserscheinungen hinzu, so wurde eine *starke Verminderung* aller Werte festgestellt (Abb. 24).

Bei Gruppierung der Fälle nach dem Vorhandensein von Entkalkungen oder Erweiterungen der Sella zeigten diejenigen *ohne* Veränderungen an der Sella sowie mit *Entkalkungen* eine *normale Corticoid*-Ausscheidung. Lag eine *Sellaerweiterung* vor, so war die

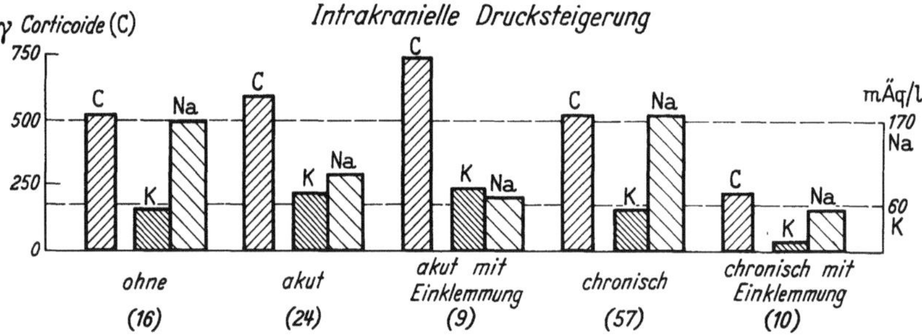

Abb. 24. Corticoid-, K- und Na-Ausscheidung bei akuter und chronischer Schädelinnendrucksteigerung.

Corticoid-Ausscheidung *erniedrigt*. Das Verhältnis der Kalium- und Natrium-Konzentration im Urin war bei Vorliegen einer normalen Sella leicht zugunsten des Kaliums, bei Entkalkungen und Erweiterungen zugunsten des Natriums verschoben, wobei die Summe

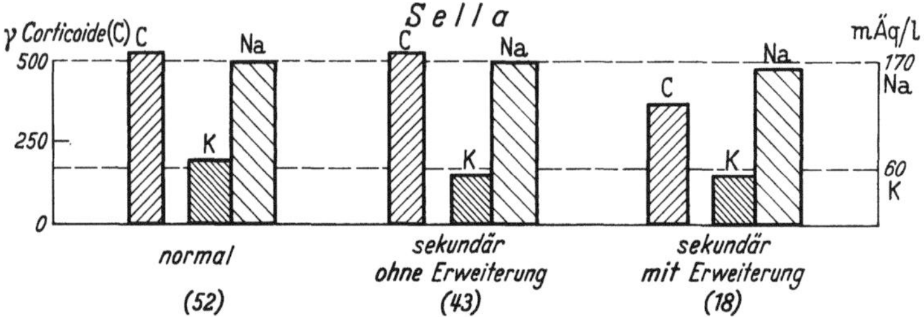

Abb. 25. Sekundäre Sellaveränderungen und Corticoid- und Elektrolyt-Ausscheidung.

der beiden Elektrolyte — als Mittelwert der Serienuntersuchungen ausgedrückt — im Bereich der Norm blieb. Beziehungen zur Geschwulstart ergaben sich nur hinsichtlich der Wachstumstendenz bzw. des Zeitfaktors der intrakraniellen Drucksteigerung. Dagegen ergaben sich wesentliche Unterschiede bei den verschiedenen Lokalisationen.

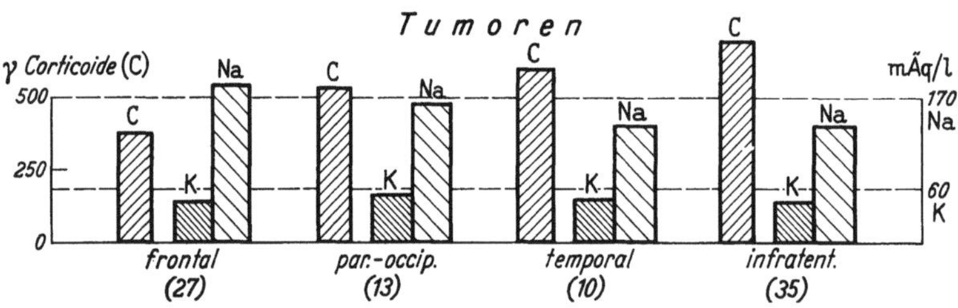

Abb. 26. Hirntumorlokalisation und Corticoid- und Elektrolyt-Ausscheidung.

Parietal und occipital liegende Geschwülste ließen keine Veränderungen erkennen. Im Gegensatz hierzu fand sich bei den Stirnhirngeschwülsten eine Verminderung der Corticoid- und Kalium-Ausscheidung im Urin. Geschwülste des Schläfenlappens und infratentorielle Geschwülste zeigten neben einer leichten Erhöhung der Corticoid-Ausscheidung eine Verminderung der Kalium-Natrium-Werte (Abb. 25 und 26).

Bei Patienten mit *Kraniopharyngiomen* hatten wir die gleichen Untersuchungen durchgeführt. Da das Kraniopharyngiom intra-, supra-, oder intra- *und* supraselär entwickelt sein kann, ergab sich die Möglichkeit, die jeweils erhaltenen Befunde je nach Ausdehnung des Tumors mit Störungen im Hypothalamus-Hinterlappen- oder im

Hypophysenvorderlappen-Nebennierenrindensystem in Verbindung zu bringen, so daß uns diese Geschwulstart auf Grund ihrer unterschiedlichen Ausdehnung als Modell diente, um hypothalamische und hypophysäre Funktionsstörungen zu differenzieren. Bei intrasellärem Sitz des Tumors fanden wir eine verminderte Corticoid-Ausscheidung im Urin. Gleichzeitig fand sich eine der Unterfunktion des Hypophysenvorderlappens bzw. der Nebennierenrinde entsprechende Verschiebung der Kalium-Natrium-Ausscheidung durch die Niere: Verminderung der Kalium- und Erhöhung der Natrium-Werte bei einer Erhöhung der Gesamtkonzentration dieser Elektrolyte im Urin. Bei den suprasellären Kraniopharyngiomen hingegen lagen meist erhöhte Corticoid-Werte bei normaler Kalium-Konzentration und reduziertem Natriumgehalt des Urins vor; der QK/Na war dementsprechend vergrößert, die Summe K + Na verkleinert. Unter Berücksichtigung der Topik dieser Geschwülste sowie der herabgesetzten Konzentrationsleistung der Niere liegt es nahe, diese Befunde auf eine gestörte Hypothalamus-Hypophysenhinterlappenfunktion zu beziehen. Bei Patienten mit intra- und suprasellär entwickelten Kraniopharyngiomen, die sowohl Hypophyse als auch Hypothalamus in Mitleidenschaft ziehen, ergab sich erwartungsgemäß eine Verminderung der Corticoid-Ausscheidung, der Relation von Kalium-Natrium-Konzentration (QK/Na) und der Summe der Konzentration der beiden Ionen (SK+Na) im Urin (Abb. 27). Die pathogenetische Deutung dieser Befunde erscheint insofern schwierig, als der Tumor je nach seiner sellären oder parasellären Ausdehnung Hypophysen- oder Hypothalamusgewebe zerstören, aber auch einen Reizzustand des einen oder anderen Systems verursacht haben kann, zumal sich eine *erhöhte Aktivität des einen Funktionskreises von einer Leistungsminderung des anderen* mit unseren Mitteln nicht eindeutig unterscheiden läßt. Außerdem weisen zahlreiche Untersuchungen auf eine im wesentlichen antagonistische Koppelung dieser beiden Systeme hin (SILVETTE u. BUTTON 1938; SARTORIUS 1949; GAUNT 1951 und SLESSOR 1951). Vergleichen wir nun die Werte der Corticoid- und Elektrolytausscheidung bei sellafernen Geschwülsten mit den bei Kraniopharyngiomkranken erhobenen Befunden, so ergeben sich folgende Parallelen:

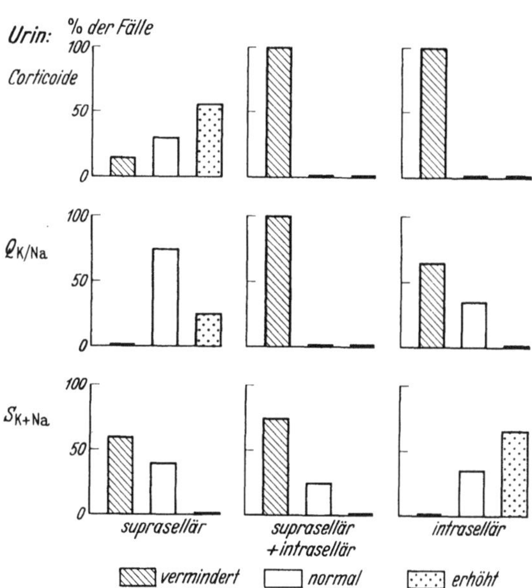

Abb. 27. Corticoid-, K- und Na-Ausscheidung bei Kraniopharyngiomen mit supra-, intra- und supra- *und* intrasellärer Ausdehnung.

1. Es entsprechen sich die Befunde von *suprasellären Kraniopharyngiomen und extrasellären Tumoren mit akuter Drucksteigerung.* Wie bereits ausgeführt, dürfte im Falle des suprasellären Kraniopharyngioms eine Beeinträchtigung des Hypothalamus-Hypophysenhinterlappensystems vorliegen, während bei sellafernen Tumoren in Anbetracht der akuten Drucksteigerung auch eine Aktivierung der Hypophysen-Vorderlappen-Nebennierenrindenfunktion vorstellbar ist. Auch bei chronischen Verlaufsformen ohne Einklemmungssymptomatik wurde eine allerdings nur leichte Erhöhung der Corticoid-Ausscheidung festgestellt. Die Summe der Konzentrationen von Kalium- und Natrium im Urin hatte sich bei diesen Fällen leicht über die Norm erhöht. Nach *artdiagnostischen* Gesichtspunkten sind zu dieser Gruppe die rasch wachsenden Glioblastome zu rechnen, so daß insgesamt festgestellt werden kann, daß Fälle mit *akuter* Drucksteigerung zu einem *Überwiegen der Hypophysenvorderlappen-Nebennierenrindenfunktion* (Streßeffekt ?) führen. Daß bei Vorliegen einer chronischen Hirndrucksteigerung diese Veränderungen

nicht so ausgeprägt gefunden wurden, kann vielleicht mit Anpassungsvorgängen erklärt werden.

2. Eine Verminderung der Corticoid-, Kalium- und Natrium-Ausscheidung fand sich bei Kranken mit intra- und suprasellär entwickelten Kraniopharyngiomen, was mit einer Schädigung oder mit einem *Ausfall beider Systeme* in Zusammenhang gebracht werden dürfte. Ein entsprechendes Verhalten boten Patienten, bei denen nach *monate- und jahrelangem Bestehen einer Schädelinnendruckerhöhung Einklemmungssymptome* aufgetreten waren. Diese lebensbedrohlichen Zustandsbilder gehen demnach auch mit einer schweren *Schädigung hypophysär-hypothalamischer* Funktionen einher.

3. Intrasellär entwickelte Kraniopharyngiome (sowie chromophobe Hypophysenadenome) verursachten eine verminderte Corticoid-Ausscheidung und eine stark erhöhte Natrium-Elimination im Urin. Analoge Befunde konnten bei Ordnung nach lokalisatorischen Gesichtspunkten bei Kranken mit *Stirnhirngeschwülsten* erhoben werden. Ob dieser Befund im Sinne eines Reizeffektes auf das (Hypothalamus-)-Hypophysenhinterlappensystem oder als Beeinträchtigung der Hypothalamus-Hypophysenvorderlappen-Nebennierenrindenfunktion zu erklären ist, läßt sich bisher nicht entscheiden. Daß *frontale* Hirntumoren im Gegensatz zu den parietal und occipital lokalisierten derart signifikante Veränderungen zeigten, läßt daran denken, daß die bei Stirnhirngeschwülsten so ausgeprägte *Massenverschiebung in axialer Richtung auf Hypothalamus und Hypophysenstiel einwirkt.* Die oben beschriebenen Veränderungen unter den jeweils gegebenen Druckverhältnissen waren auch bei den frontalen Geschwülsten zu beobachten, lediglich mit dem Unterschied, daß sich die Corticoid-Ausscheidung — entsprechend dem reduzierten Ausgangswert — innerhalb eines tieferen Bereiches bewegte (Abb. 28).

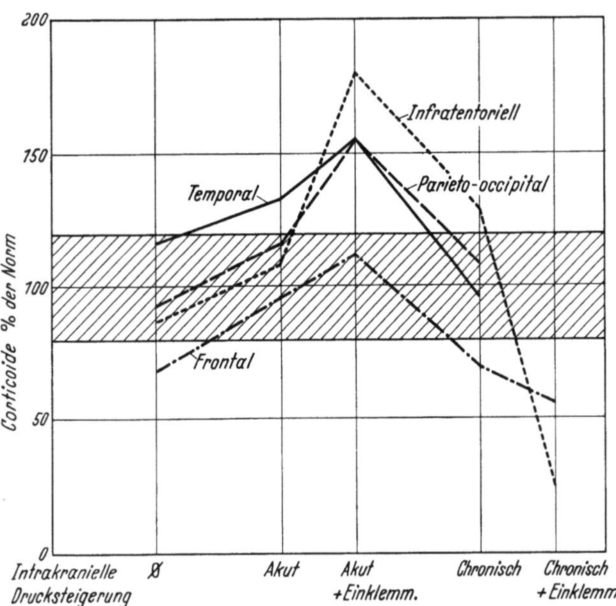

Abb. 28. Corticoid-Ausscheidung bei Hirngeschwülsten verschiedener Lokalisation unter zunehmender intrakranieller Drucksteigerung.

4. Eine Erhöhung der Corticoid-Ausscheidung bei Verminderung sowohl der Kalium- als auch der Natrium-Konzentration ohne die Verschiebung der Kalium-Natrium-Relation, die für eine *Hypophysenvorderlappen-Nebennierenrindenüberfunktion* charakteristisch ist, wurde bei Kranken mit *infratentoriellen* und — allerdings weniger deutlich — bei Patienten mit temporalen Hirntumoren beobachtet. In Anbetracht der hochgradigen Erweiterung des 3. Ventrikels bei den infratentoriellen und der bekannterweise besonders nach medial auf den Hypothalamus gerichteten Massenverschiebung bei temporalen Geschwülsten sind diese etwas atypischen Befunde im Sinne der ersten Gruppe — der suprasellären Kraniopharyngiome — ehestens als Ausdruck einer *Hypothalamus-Unterfunktion* zu deuten.

Als therapeutische Konsequenz eröffnet sich auf Grund der geschilderten Untersuchungsergebnisse der Corticoid- und Elektrolyt-Analysen im Urin die Aussicht, *durch Eingriffe in den Elektrolythaushalt, entweder direkt durch entsprechende Elektrolytzufuhr oder indirekt durch eine Behandlung mit Hypophysen- bzw. Nebennierenrindenhormonen oder Carboanhydrasehemmstoffen den Wasserhaushalt zu regulieren und Nebennierenrindeninsuffizienzerscheinungen zu verhüten.*

4. Temperatur-Regulationsstörungen bei intrakranieller Drucksteigerung.

a) Physiologie.

Bei der Konstanterhaltung der Körpertemperatur auf rund 37° C sind Kreislauf, Atmung, Muskeltonus und Stoffwechsel beteiligt. Für die Regulierung dieser Mechanismen wird eine zentrale Steuerung in den „Kühlzentren" des vorderen Hypothalamus und in den „Heizzentren" des caudalen Hypothalamus angenommen (KELLER u. HARE 1932; RANSON mit FISHER, MAGOUN, INGRAM 1935—1940, FRAZIER, ALPERS, LEWY 1936, MAGOUN, HARRISON, BROBECK und S. W. RANSON 1938, BEATTIE 1938, BAZETT 1949, WINSLOW u. HERRINGTON 1949, NEW-BURGH 1949, HESS 1949, FULTON 1949; CROSBY und WOODBURNE 1951, HENSEL 1952; 1955). Die Bedeutung tieferer Hirnstammgebiete — insbesondere der Medulla und des spinalen Leitungs- und Reflexapparates — für die Temperaturregulation wurde 1935 und 1939 von THAUER zusammenfassend dargestellt, unter besonderem Hinweis auf die in gewissen Grenzen selbständige Regulationsfähigkeit, wenn diese Abschnitte dem Einfluß des Hypothalamus entzogen sind.

Die jüngsten Untersuchungsergebnisse berechtigen sogar zu dem Schluß, daß auch die Peripherie des Organismus Temperatur-Regeleinrichtungen besitzen muß, die ein Absinken der Körpertemperatur unter einen bestimmten Sollwert verhindern (THAUER 1955).

b) Chronische intrakranielle Druckwirkung.

Solange die intrakranielle Drucksteigerung allein wirksam ist und nicht zusätzliche Störungen des Organismus — insbesondere Bronchopneumonie und Thrombosen — auftreten, findet sich bei normaler Außentemperatur auch eine normale Körpertemperatur mit normalen Tagesschwankungen.

Bei den langsam wachsenden *Tumoren im Hypophysen-Hypothalamusgebiet*, die also die „Regulations-Zentren" zerstören, werden zwar Fälle mit Hypothermie, Hyperthermie oder starken Temperaturschwankungen beobachtet, sie sind aber verhältnismäßig selten.

Eine unbeeinflußbare *Hyperthermie* bei einer kleinen Bronchial-Carcinom-Metastase in der Gegend der Tuberkerne wurde von GAGEL (1936) beschrieben.

Bei einem unserer Patienten mit einem ektopischen Pinealom im Hypothalamus (K. 6554) traten mehrere Monate lang schubweise Temperatursteigerungen bis zu 39° C auf. Obgleich bereits auch eine Polydipsie eingetreten war, wurden die Fieberschübe mißdeutet und auswärts eine rezidivierende Angina angenommen, die mit Penicillin behandelt wurde.

Verläufe mit *Hypothermie* hatte FOERSTER (1935) nur in 2 Fällen beobachtet, davon einmal bei einem großen chromophoben Hypophysenadenom. Bei dem Patienten hatten wochenlang anhaltende Rectaltemperaturen von 34—35° C und anhaltender Schlafzustand bestanden, unterbrochen von kurzfristigen Schüben mit Hyperthermie und maniakalischer Erregtheit. Hier scheint eine deutliche Abhängigkeit der Temperaturhöhe von der Somatomotorik vorzuliegen. — DAVISON und SELBY (1935) berichteten von einer noch stärkeren Hypothermie von 92,5° F (= 33,6° C) neben anderen vegetativen Störungen, bei einem Angiom am Boden des III. Ventrikels. WECHSLER (1956) fand unbeeinflußbare Hypothermie (34,4° C) bei einem Tumor der mittleren Schädelgrube mit Ausdehnung zum Diencephalon. — KAPLAN, HART und BROWDER (1952) verfolgten einen längeren Verlauf mit Hypothermie und Bewußtseinsstörung bei einem Fall mit bilateralen petechialen Blutungen im Mittelhirn (Tegmentum) und vorderen Pons. — Sie sahen darin eine Bestätigung der experimentellen Befunde von RANSON, FISHER und INGRAM (1937), BEATON, LEININGER u. MCKINLEY (1943), welche bei bilateralen Läsionen der mesencephalo-hypothalamischen Verbindung deutliche Temperatursenkung beobachtet hatten. KAPLAN u. Mitarb. wiesen deshalb auf die Gefährdung dieses Gebietes durch Hernien in der Cisterna ambiens hin.

Gegenüber den seltenen Verläufen mit ausgesprochener Hypothermie scheinen sich leichte „Untertemperaturen" von 36,5—36,0° bei Kraniopharyngiomen eher zu finden. Die auffällige Tatsache, daß im allgemeinen aber durch chronische lokale Druckwirkung keine wesentliche Temperatur-Regulationsstörungen auftreten, wird damit erklärt, daß bei langsamem Ausfall der hypothalamischen Zentren jeweils tieferliegende Gebiete ersatzweise eintreten, bzw. daß die Störung „kompensiert" sein kann und erst unter Belastung auftritt (s. WITTERMANN, GAGEL, THAUER, TÖNNIS u. a.).

Aber auch bei *großen raumfordernden Prozessen der Hemisphären* mit erheblichen Massenverschiebungen und Stauungspapille ist zunächst die Temperatur — ohne Belastung — normal. Man darf also sagen, daß die *chronische Druckwirkung* von sich aus keine typische Temperatur-Regulationsstörung verursacht.

c) Akute Drucksteigerung.

Ganz anders ist es, wenn der chronische Verlauf in das *finale Stadium* kommt, oder wenn sonst *akute* Druckänderungen, Verletzungen, Subarachnoidalblutung oder auch operative Eingriffe einsetzen. Schon die Ventrikelpunktion allein kann eine plötzliche *Temperatursteigerung* auslösen.

Auf diesen deutlichen Unterschied der relativen Temperaturkonstanz bei der chronischen Druckwirkung gegenüber der Temperaturlabilität der akuten Druckänderung möchten wir ausdrücklich hinweisen.

In solchen akuten Fällen ist es sehr schwierig, die Temperaturregulationsstörung als Symptom einer einzelnen Hirnfunktionsstörung zu identifizieren. Die begleitenden Atem-, Kreislauf- und Muskeltonus-Änderungen lassen kaum unterscheiden, was primär zentrale, was sekundäre, periphere Veränderungen sind.

Foerster (1935) hob in seiner Beschreibung der Hyperthermie bei Hypothalamus-Schädigung insbesondere die Kreislaufstörung hervor, welche die Wärmeabgabe in der Peripherie fast völlig verhindert: „Die Körperoberfläche ist kühl, die peripheren Blutgefäße sind maximal konstringiert, die Haut ist blaß. Die Differenz zwischen Rectaltemperatur und Körperoberflächen-Temperatur kann bis zu 8—10° betragen."

Wenn bei intrakranieller Drucksteigerung eine Hyperthermie vorliegt, dann handelt es sich immer um ein sehr gefährliches Stadium, in welchem nach kurzer Zeit Kreislauf- und Atemstörungen lawinenartig ausgelöst werden; schlagartig kann der Tod eintreten, wie in dem Fall der Abb. 40, S. 377. Außerdem nimmt mit wachsender Hyperthermie die Hirnvulnerabilität gegenüber Sauerstoffmangel sehr rasch zu.

Über die Änderungen von Überlebenszeit, Erholungslatenz und Erholungszeit von Hirnfunktionen unter verschiedenen Temperaturen ist im Beitrag von M. Schneider ausführlich berichtet worden. Insbesondere ist daraus ersichtlich, daß im Fieber die Schädigung der Hirnfunktion nicht linear, sondern sehr steil zunimmt und die *Erholungszeit bei Temperaturen von mehr als 43,5° unendlich lang wird* (Hirsch, Euler, Schneider 1957). — Hierin liegt für die *Klinik die große Bedeutung einer Verhütung oder Beseitigung von Hyperthermie.*

d) Temperaturstörung bei Mittelhirn- und Medulla-„Einklemmung".

Das Fehlen von Hyperthermie bei bulbärer Einklemmung, im Gegensatz zum Auftreten von Fieber meist einige Stunden nach Mittelhirneinklemmung (Pia), ist an sich nur ein Unterschied in der Verlaufsdauer. Kann eine akute bulbäre Atemstörung (künstlich) überwunden werden, oder wenn eine periodische Form der Atemstörung auftritt, so folgt ebenfalls nach einigen Stunden der Temperaturanstieg. Wir sehen daher in der Temperatursteigerung keinen differentialdiagnostisch verwertbaren Unterschied bei verschiedenen Massenverschiebungen. Auch von Le Beau (1938) wurde die Hyperthermie beim „Hirnödem" als ein vieldeutiges Symptom bezeichnet. Unter den von Le Beau u. Mitarb. (1956) untersuchten Fällen von Mittelhirnschädigung infolge intrakranieller Drucksteigerung war Fieber regelmäßig bei Hämorrhagien durch rasch entwickelte Massenverschiebungen, oder im finalen Stadium langsamerer Verläufe aufgetreten.

e) Auswirkung von operativen Eingriffen und Verletzungen.

Untersuchungen von Temperaturverläufen während und nach verschiedenen Hirnoperationen (Erickson 1939, Griesel 1939, Comninos 1939, Kautzky und Burghard 1950) haben übereinstimmende Gesetzmäßigkeit nicht gefunden, bzw. sie haben den vorübergehenden *Temperaturanstieg* als unspezifisch angesehen, weil er nach allen chirurgischen Eingriffen auftreten kann. KAUTZKY hat neben diesem *Initialfieber* noch insbesondere ein *Sekundärfieber* mit Höhepunkt um den 5. Tag p. op. hervorgehoben, das OLIVECRONA am häufigsten nach Eingriffen im Kleinhirnbrückenwinkel beobachtete. GABIBOW (1953) folgerte aus seinen Messungen, daß die Haut- und Rectal-Temperatur in den ersten 2—3 Tagen p. op. um so stärker erhöht sei, je näher der Prozeß an den Ventrikelwänden, den subcorticalen Zentren oder am Hirnstamm gelegen habe. Am meisten bekannt ist eine rasch auftretende Hyperthermie nach schweren Schädel-Hirnverletzungen — in 60% der Fälle (WANKE 1948) —, nach Subarachnoidalblutung infolge Ruptur von Aneurysmen oder Angiomen sowie nach operativen Eingriffen im Hypothalamusgebiet. Hierüber liegen Beobachtungen schon bei FOERSTER (1935) vor.

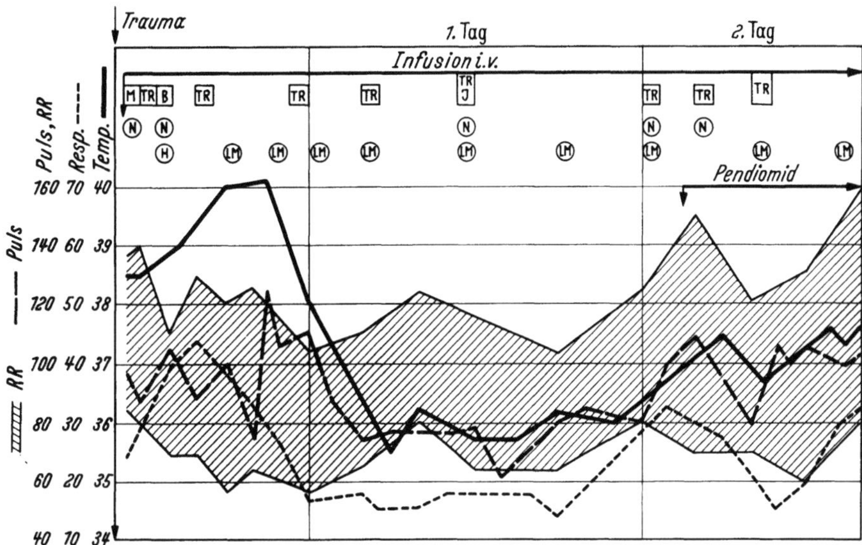

Abb. 29. Hyperthermie im akuten Stadium nach schwerer, gedeckter Hirnschädigung. — Unter vegetativer Dämpfung und durch Abkühlung mit Ventilatorgebläse erfolgt rasche Normalisierung der Temperatur, wobei sich auch Atmung und Kreislauf normalisieren. *LM* Lytische Mischung = Megaphen + Atosil + Dolantin; *M* Makrodex; *B* Blutkonserve; *J* Elektrolytlösung nach DAVIDSEN und KJERULF-JENSEN; *TR* Traubenzuckerlösung; *H* Hydergin; *N* Novocain. — Vergleiche den Verlauf ohne Temperatur-Normalisierung in Abb. 40, S. 377.

Aus dem eigenen Krankengut sind von 17 transventrikulär operierten Kraniopharyngiomen 8 Patienten unter dem Bild einer Hyperthermie innerhalb des 1.—13. Tages post operationem gestorben.

Die Ähnlichkeit der Symptomatologie erlaubt aber nicht, auf eine Gleichheit des auslösenden Mechanismus der Temperaturregulationsstörungen zu schließen. Denn bei den Hirnverletzungen und auch bei den Subarachnoidalblutungen geht der Hyperthermie fast stets eine Steigerung des Muskeltonus mit Unruhezuständen, „Schüttelfrost", Streckstarre voraus, und die Hyperthermie kann dann durch pharmakologische Dämpfung zusammen mit entsprechender physikalischer Abkühlung rasch beseitigt werden (Abb. 29). Bei den Hyperthermien nach Kraniopharyngiomoperationen dagegen gestaltet sich die therapeutische Temperaturregulation oft viel schwieriger.

Seltener dagegen sind bei diesen Operationen spontane *Hypothermien.* Wir selbst haben bei zwei großen Kraniopharyngiomen nach Operation in künstlicher Hypothermie (32°) beobachtet, daß die spontane Wiedererwärmung auch nach mehreren Tagen nicht eintrat, was wir bei zwischenhirn*fernen* Geschwülsten nie erlebten. Die Patienten blieben bewußtlos. KAHN (1957) fand bei einem großen suprasellären Aneurysma der Carotis interna links trotz tiefer Einpressung in den Hypothalamus normale Temperaturen vor der Operation. Erst nach Exstirpation des Aneurysmas kam es zu einer dreiwöchigen Periode der „Poikilothermie": die Rectaltemperatur betrug durchschnittlich 94,4° F = 34,6° C, während die Patientin sich schon außer Bett bewegen konnte. Wie bei den

Hypothalamus-Reizversuchen von Hess (1949) und Ström (1950) fand sich auch bei dieser Patientin eine erhöhte Oberflächendurchblutung der Extremitäten, die daher als „unkontrollierter Strahler“ wirkten, bei der Wärmebelastung aber auch mehr Wärme als gewöhnlich absorbierten, während gleichzeitig die Kühlwirkung des Schwitzens fehlte.

Eine Parallele zu dieser Insuffizienz der Temperaturregulierung findet sich bei den experimentellen Zwischenhirnkoagulationen: Hess (1949) berichtet, daß eine relative Poikilothermie regelmäßig eintrat, wenn die Koagulationsherde ein gewisses Minimum überschritten.

Der *Temperaturverlauf* nach Hirnoperationen und -verletzungen hat eine starke *Abhängigkeit von den Veränderungen im Liquor.* Wie im Beitrag von Schaltenbrand und Wolff dargestellt wird, verschwinden Blutbeimengungen 3—4 Tage nach Hirn-Operation, Verletzung, Aneurysmablutung usw.; darauf folgt eine abakterielle Leukocytose im Liquor häufig bis zu 10000/3 Zellen. Dieses Stadium ist mit Temperaturanstieg auf 38—39° C verbunden, während charakteristischerweise Atem- und Pulsfrequenz fast unverändert normal bleiben. Abgesehen von Kopfschmerzen und Nackensteifigkeit ist das Allgemeinbefinden nicht beeinträchtigt, und vor allem fehlt jede Beeinträchtigung des Bewußtseins (Tönnis 1936, 1948).

Diesen klinischen Verlauf habe ich deshalb als *meningeale Reaktion* bezeichnet, um auch in der Nomenklatur den wichtigen klinischen Unterschied hervorzuheben gegenüber der infektiösen, bakteriellen Meningitis, deren schwere Bewußtseins-, Atem- und Kreislaufstörungen mit hohem Fieber als Folge von Toxinwirkungen am Hirn angesehen werden.

5. Bewußtseinsstörungen bei intrakranieller Drucksteigerung.

a) Definition und Häufigkeit.

Die bei intrakranieller Drucksteigerung auftretenden Hirn-Funktionsstörungen äußern sich auch in psychischen Veränderungen, d. h. in Störungen des Auffassens, Denkens und Verhaltens des Patienten.

Es muß besonders hervorgehoben werden, daß *psychische Störungen gelegentlich als das erste auffällige Symptom eines intrakraniellen raumfordernden Prozesses* auftreten können; gewöhnlich aber werden die psychischen Veränderungen erst *in späteren Phasen der Längsschnitt-Anamnese* eines intrakraniellen raumfordernden Prozesses erkannt. Das geht deutlich hervor aus den Arbeiten von Keschner, Bender und Strauss (1938), Busch (1940), Schlesinger (1950), Walther (1951), Ferraris, Zucchi u. de Negri (1953), Nowotny (1955), Hecaen und Ajuriaguerra (1956), die in den letzten zwei Jahrzehnten, meist an Hand größerer Statistiken, das Auftreten psychischer Störungen bei Hirntumoren untersucht haben. Diese Autoren bestätigten erneut, daß vor allem *Bewußtseinsstörungen* diejenigen psychischen Störungen sind, welche erst *im Endstadium der intrakraniellen Drucksteigerung* und *Massenverschiebung* einsetzen, wie es schon die älteren klinischen und experimentellen Beobachtungen bei Hirntraumen und -tumoren gezeigt hatten (Magendie, Leyden, Naunyn mit Schreiber und Falkenhain, Bruns, Kocher, Cushing, Vincent, Bailey).

Unter Bewußtseinstörungen sind hier phänomenologisch zu verstehen die Formen der *Bewußtseintrübung* und der *Bewußtlosigkeit.* Dabei ist die normale, aufmerksame Wahrnehmung von Vorgängen in der Umwelt und an der eigenen Person eingeschränkt oder aufgehoben, die natürliche Reaktion auf extero- und propriozeptive Reize meist herabgesetzt und schließlich erloschen[1].

Klinisch werden die Bewußtseinsstörungen hier aufgefaßt als eine Äußerungsform von Hirnfunktionsstörungen, die immer mit noch anderen Störungen vegetativer und somatischer Regulationen verbunden sind. Die klinischen und experimentellen Beobachtungen, über welche anschließend berichtet wird, zeigen erneut, daß die *Intensität* und die

[1] Die anfallsweisen Bewußtseinsstörungen werden hier nicht behandelt; es darf dazu verwiesen werden auf Penfield und Erickson (1941), Penfield und Jasper (1954) und auf Selbach (1953).

Dauer der Bewußtseinsstörungen sowohl von der allgemeinen wie von der gerichteten intrakraniellen Drucksteigerung abhängig sind: nämlich sowohl von der relativen Höhe des intrakraniellen Druckes (s. Abschnitt c, S. 356) wie von der Art, dem Ort und der Ausdehnung der gerichteten Druckwirkung auf einzelne Hirnregionen (Abschnitt b, S. 348). Daraus ergibt sich, daß die Bewußtseinsstörungen kein starres Phänomen einer lokalen Hirnschädigung sein können, sondern daß sie in ihrer Art und Tiefe schwanken und wechseln (JEFFERSON 1951, CAIRNS 1952, FISCHGOLD 1957, JUNG 1957).

Es ist deshalb für die Klinik sehr zweckmäßig, mit WIECK (1956) die reversiblen Bewußtseinsstörungen als „Durchgangs-Syndrome" von den irreversiblen psychischen Defekt-Zuständen abzutrennen.

Bei der neurochirurgischen Diagnostik und Behandlung stellen somit die Bewußtseinsstörungen ein Symptom allergrößter Bedeutung dar, sowohl für die spezielle Beurteilung der intrakraniellen Drucksteigerung wie auch für die Therapie und Prognose der Druckauswirkungen.

Die Bewußtseinsstörungen bei intrakranieller Drucksteigerung waren zunächst hauptsächlich im Zusammenhang mit Hirntraumen untersucht worden (v. BERGMANN, KOCHER), sodann aber fanden sie wiederholt eine eingehende Darstellung innerhalb neurologisch-psychiatrischer Arbeiten im Rahmen psycho-pathologischer Syndrome bei Hirntumoren. Um die Jahrhundertwende, z. B. bei WERNICKE (1883), OPPENHEIM (1902), BRUNS (1908), wurden die psychischen Störungen insgesamt als „Allgemeinsymptom der Hirntumoren" angesehen und in den meisten Fällen auf dem Höhepunkt der Krankheit angetroffen.

Tabelle 11. *Allgemeine Häufigkeit psychischer Störungen bei Hirntumoren.*

Autor	Jahr	Gesamtzahl der Fälle	Psychische Störungen in %	Bewußtseinsstörungen in %
GIANELLE	1897	588	62	
SCHUSTER	1902	775	60[1]	
PFEIFFER	1910	86	96	
KNAPP	1918	58	91	
BARUK	1926	55	75	25
HENRY	1932	1000	[1]	
HOFF und SCHÖNBAUER	1933	138	40	
KESCHNER, BENDER und STRAUSS	1938	530	78	61
BUSCH	1940	538	70[2]	
SCHLESINGER	1950	591	51	7—36
SONIAT	1951	128	52	
WALTHER-BUEL	1951	600	70	26
FERRARIS et al.	1953	130	22	
HECAEN und AJURIAGUERRA	1956	439	52	

[1] Sammelstatistik.
[2] Torpor and special symptoms (Table 1, BUSCH).

Eine Statistik über die Häufigkeit von Hirntumorkranken in psychiatrischen Kliniken findet sich bei HÉCAEN und AJURIAGUERRA (1956) nach WAGGONER u. BAGCHI (1954) und RASKIN (1956). Die Zahlen schwanken zwischen 1,7—11,2%.

In den folgenden Jahren richtete sich die Fragestellung vor allem auf die spezifische Bedeutung bestimmter Syndrome für einzelne Hirnabschnitte oder auf die Häufigkeit des organischen Psychosyndroms (E. BLEULER) als Erst-Symptom einer Hirngeschwulst. — Hierzu sei besonders verwiesen auf SCHUSTER (1902), PFEIFFER (1910), REDLICH (1910), MOERSCH (1925) (Mayo-Klinik), BARUK (1926), KEHRER (1931), HENRY (1932), HOFF und SCHÖNBAUER (1933), v. STOCKERT (1937), KESCHNER, BENDER und STRAUSS (1938), BUSCH (1940), KANZER (1941), SCHLESINGER (1950), WALTHER-BUEL (1951), SONIAT (1951), MCFIE und PIERCY (1952), FERRARIS et al. (1953), NOWOTNY (1955), POOL und CORRELL (1956), LHERMITTE (1956), HECAEN und AJURIAGUERRA (1956), ZEH (1957).

Befunde der *intrakraniellen Drucksteigerung* wurden in diesen Arbeiten jedoch erst in zweiter Linie behandelt. — Die recht große Häufigkeit psychischer Störungen, wie sie in Tabelle 11 aus einigen Arbeiten zusammengestellt wurde, kann daher nicht als Gradmesser der intrakraniellen Drucksteigerung aufgefaßt werden.

Aus der umfangreichen Literatur, deren zahlreiche kasuistische Beiträge hier nicht aufgezählt werden können, läßt sich die große Bedeutung und Schwierigkeit des psychischen Syndroms deutlich erkennen. Ein Vergleich der Arbeits-Ergebnisse ist, wie Maxwell (1955) feststellt, zur Zeit fast unmöglich infolge der Uneinheitlichkeit von Nomenklatur und Einteilung sowie auch infolge der unterschiedlichen Voraussetzungen bei der Erhebung der Befunde. Diese Einschränkung muß auch für die spezielle Untersuchung der Häufigkeit von Bewußtseinsstörungen bei Hirntumoren gemacht werden.

Die eingangs gegebene *Definition* des *Bewußtseins* als interessierte Aufmerksamkeit und Wahrnehmung der Umgebung sowie des eigenen Verhaltens lehnt sich an die Definition von Cobb (1948, nach Cairns 1952) an.

Noch weitere zahlreiche Definitionen des Bewußtseins und der Bewußtseinsstörungen sind in den letzten Jahren mitgeteilt worden (Miller 1950), stellen als solche aber ein mehr psychologisches als klinisches Problem dar (Place 1956). Dieses liegt hier vor allem in der klinischen und experimentellen Untersuchung der Frage, *welche Hirnsubstrate und -funktionen für die Äußerung des Bewußtseins erforderlich sind* bzw. *durch welche Mechanismen die intrakranielle Drucksteigerung und Massenverschiebung die Bewußtseinsstörungen hervorrufen.* Als zusammenfassende Darstellungen der bisherigen Ergebnisse darf vor allem verwiesen werden auf die beiden Symposien Brain mechanisms and consciousness (Delafresnaye 1954) und Reticular formation of the brain (Jasper et al. 1958), ferner auf den I. Internationalen Kongreß der neurologischen Wissenschaften in Brüssel (van Bogaert 1957), sowie auf Riese 1954, Bremer 1955, Chauchard 1956, und Kuhlenbeck 1957. — Die speziellen neurochirurgischen Erfahrungen und Probleme haben zusammenfassend dargestellt Jefferson 1951, Cairns 1952, Penfield und Jasper 1954, Bailey 1953 und 1957, Brain 1958.

Hier muß die Frage unberücksichtigt bleiben, welche Veränderung die von außen kommenden Stimuli und Signale bis zum psychischen Phänomen des Bewußtseins erfahren. Allerdings sprechen auch die neurochirurgischen Erfahrungen dafür, daß „Bewußtsein“ nicht nur eine Integration, sondern auch eine Auswahl von Wahrnehmungen ist. Eine ungehemmte Überschwemmung von Stimuli und Signalen könnte dann zu einem Chaos werden, wie es in einigen Geisteskrankheiten und manchen Formen der Bewußtseinstrübung zutage tritt (French 1957).

b) Klinische Beobachtungen und Beurteilungen.

Die klinische Untersuchung beim Auftreten von Bewußtseinsstörungen richtet sich zunächst auf eine Klärung von *Art* und *Lokalisation* des intrakraniellen raumfordernden Prozesses. Dabei muß berücksichtigt werden, daß einzelne Geschwulstarten sich durch einen Vorzugssitz und auch durch ein Vorzugsalter auszeichnen (Zülch, dieses Handbuch, Bd. III).

α) Art des Prozesses.

Im neurochirurgischen Krankengut werden Bewußtseinsstörungen weitaus am häufigsten beobachtet bei intrakraniellen *Hämatomen und Subarachnoidalblutungen,* bei *Glioblastomen, Hirnmetastasen* und *Hirnabscessen.*

Demgegenüber sind Bewußtseinsstörungen bei den langsam wachsenden Gliomen zum Zeitpunkt der Klinikaufnahme viel seltener. Auf diesen deutlichen Unterschied der bedingt gutartigen Gliome gegenüber den Glioblastomen hat vor allem Olivecrona (1932) hingewiesen. — Bei den gutartigen Geschwülsten — vor allem bei Meningiomen, Neurinomen, Adenomen — werden Bewußtseinstrübungen nur ausnahmsweise angetroffen. — Eine solche Feststellung ist weitgehend abhängig vom durchschnittlichen Zeitpunkt der Klinikaufnahme der Patienten, d. h. von der allgemeinen Hirngeschwulst-Diagnostik. Demzufolge war die Häufigkeit der Bewußtseinsstörungen in alten Tumor-Statistiken sehr hoch [über 90% bei Pfeiffer (1910)] und sank mit zunehmender

Frühdiagnose der Geschwülste ab (v. STOCKERT 1937), z. B. auf 35% (BUSCH 1940), 23% (KANZER 1941; dessen Gruppen 3 und 4) und 26% (WALTHER-BUEL 1951) oder 21% (PIA 1957).

In den neueren Statistiken tritt die unterschiedliche Häufigkeit von psychischen und Bewußtseins-Störungen bei benignen und malignen Tumoren gut hervor; leider ist nicht in allen Fällen eine biologische Unterteilung der Gliome vorgenommen worden, und meist wurden die Vergleiche nicht allein auf die Bewußtseinstrübungen beschränkt, sondern auf die Gesamtheit der psychischen Störungen ausgedehnt (Tabelle 12).

Tabelle 12. *Häufigkeit psychischer Störungen bei benignen und malignen Prozessen*[1].

	Meningiome	Bedingt gutartige Gliome	Glioblastome
BUSCH		links 25 % rechts 35 %	links 70 % rechts 80 % bilaterale 90 %
KESCHNER et al.	79 %	85 %	
HÉCAEN und AJURIAGUERRA	43 %	61 %	
EDMUND: Temporale Tumoren	24 %		42 %
PIA: Einklemmung und Bewußtseinsstörungen	benigne Tumoren 73 %		maligne Tumoren 89 %
ETHELBERG und JENSEN (visual obscurations)	27 %		30 %

[1] Vgl. auch Tabelle 11, S. 347.

Vergleichsweise seien hier die Ergebnisse von ETHELBERG und JENSEN (1952) aufgeführt, die das Auftreten plötzlicher „Verdunklungen" (obscurations) bei 500 supra- und infratentoriellen Prozessen untersuchten. Diese Sehstörungen waren oft mit kurzen Bewußtseinstrübungen verbunden, wurden aber insgesamt bei benignen Prozessen mit 27% ebenso häufig wie bei malignen (30%) angetroffen, waren sogar am häufigsten bei gutartigen Tumoren des 4. und 3. Ventrikels.

Bei *Hirnmetastasen* zählten KESCHNER, BENDER u. STRAUSS (1938) psychische Störungen in 41 der insgesamt 44 Fälle. RUPP (1948) sowie HECAEN und AJURIAGUERRA (1956) fanden jeweils $^2/_3$ der Fälle ihrer 42 bzw. 10 Patienten mit Hirnmetastasen psychisch verändert.

Unter 29 *Hirn-Sarkomen* fand SCHIEFER in unserem Krankengut 7 Patienten mit leichter Bewußtseinstrübung, bei weiteren 8 bestand eine schwerere Bewußtseinsstörung, davon einmal im Sinne eines Komas.

Hirnabscesse. G. WEBER (1957) teilte die Beobachtungen der Klinik von KRAYENBÜHL ein in 28 Fälle mit *akuten* Verlaufsformen, die *alle* im Laufe des Leidens eine *Bewußtseinsstörung* aufwiesen, und 24 Fälle mit chronischer Verlaufsform, von denen nur 8 eine leichte Benommenheit bis Schläfrigkeit gezeigt hatten. Jedoch war in keiner der beiden Gruppen die Bewußtseinstrübung als Erst-Symptom vorhanden.

Am regelmäßigsten entwickelt sich die Bewußtseinsstörung bei den verschiedenen Formen der intrakraniellen *Blutungen* aus Aneurysmen, Angiomen, Tumorblutungen, bei den sog. spontanen intracerebralen Hämatomen und den Massenblutungen bei Gefäßkrankheiten.

In diesen Fällen ist die Differentialdiagnose gegenüber größeren Gefäßverschlüssen schwierig, die sehr häufig mit apoplektisch einsetzender Bewußtlosigkeit beginnen können (vgl. S. 357). Anscheinend ist dabei ein verhältnismäßig rascher Wechsel der Reaktionslage charakteristisch, wenn rechtzeitig ein Kollateralkreislauf in Gang kommt.

Im Hinblick auf die Entstehung der Bewußtseinsstörungen kann schon hier hervorgehoben werden, daß die genannten raumfordernden Prozesse sich alle auszeichnen durch eine rasche und große Ausdehnung, entweder infolge des hohen Eigendruckes der arteriellen Hämatome oder im Zusammenhang mit den großen umgebenden Ödemen, bei deren Ausbildung sowohl die Venenverlegung wie auch eine histotoxische Komponente angenommen werden (vgl. S. 306).

Subdurale Hämatome dagegen, mit geringerem Entstehungsdruck, haben meist eine relativ langsamere Entwicklung bis zur Bewußtseinsstörung.

β) Bewußtseinsstörungen bei verschiedener Tumorlokalisation.

In der neueren Literatur hat Pia (1957) eine spezielle Aufstellung darüber gegeben, wie groß die Häufigkeit von schwereren *Bewußtseinsstörungen (außer Anfällen) bei der verschiedenen Lokalisation* der Tumoren unseres Krankengutes (Tabelle 13) war. Eine solche Gegenüberstellung ist nur möglich bei Abstrahierung aller Unterschiede von Tumor-Art und -Größe, Höhe des Blut- und Liquordruckes, Atmungs- und Temperaturregulation usw. Dieser Zahlenvergleich gibt daher nur ein grobes Schema dafür, bei welchem Tumorsitz zum praktischen Zeitpunkt der Kliniksaufnahme bzw. Kliniksbehandlung am häufigsten mit Bewußtseinsstörungen zu rechnen ist. In erster Annäherung läßt sich daher aus den Beobachtungen sagen, daß schwerere Bewußtseinsstörungen zu erwarten sind bei jedem 2. Tumor des Mittelhirns und des oralen Hirnstammes, bei jedem 4. Tumor der Großhirnhemisphären und bei jedem 10. infratentoriellen Tumor.

Ähnliche Vergleiche können aus den Arbeiten von Busch, Schlesinger, Walther-Buel, Hecaen und Ajuriaguerra entnommen werden (Tabelle 13). Allerdings wurden von diesen Autoren auch leichtere Bewußtseinstrübungen mit berücksichtigt, und die Einteilung der Hirnabschnitte mußte zugunsten einheitlicher Darstellung teilweise anders als im Original vorgenommen werden. Auch die Auswahl der Geschwulstarten ist verschieden, wie in den Fußnoten erläutert ist.

Ein Vergleich der Häufigkeitsbeobachtungen untereinander ist daher statistisch nicht möglich, ganz abgesehen von der zu kleinen Fallzahl in einzelnen Untergruppen.

Im Hinblick auf die Klärung spezieller Ursachen der Bewußtseinsstörungen läßt die Tabelle 13 keine selbständigen Schlußfolgerungen zu. Um die Einwirkung der intrakraniellen Drucksteigerung zu erkennen, haben vor allem Busch sowohl wie Hecaen und Ajuriaguerra die Häufigkeit der Bewußtseinsstörungen mit derjenigen der Stauungspapille verglichen: Dabei bestätigte sich die klinische Erfahrung, daß bei *Kleinhirntumoren* trotz sehr häufiger Stauungspapille (Busch 85%, Hecaen und Ajuriaguerra 67%, Borck und Tönnis 90%) eine Bewußtseinsstörung nur in $^1/_3$—$^1/_4$ der Fälle anzutreffen ist. Stärkere Grade von Bewußtseinsstörung und Bewußtseinsverlust fand Busch sogar nur bei 3% der Kleinhirngliome (Busch, Tabelle 7 und S. 285). Cairns (1952) hatte unter einer Gruppe von 50 Kleinhirntumoren nur 3 Fälle mit kurzen Bewußtseinsstörungen bei gleichzeitiger Streckstarre und Opisthotonus. Ähnlich ist es in unserem Krankengut: Unter 480 Kleinhirntumoren bestanden in 5—8% der Fälle vor der Operation schwere Bewußtseinsstörungen (Borck und Tönnis 1955; Pia 1957).

Im Falle der *Stirnhirntumoren* dagegen ist die Häufigkeit der Stauungspapille [Busch 74%, Hecaen und Ajuriaguerra 75%, Tönnis (1955) 68%] statistisch sicher mit der Bewußtseinsstörung korreliert (Maxwell 1955, Hecaen und Ajuriaguerra).

Bei gleicher Lokalisation zeigen die bilateralen Stirnhirngliome die relativ größte Frequenz von Bewußtseinsstörungen (42%, Schlesinger). — Diese Gegenüberstellung zeigt, daß die Stauungspapille nur ein sehr begrenzter Indicator intrakranieller Drucksteigerung ist, insofern derjenige Grad intrakranieller Drucksteigerung, welcher neben anderen Faktoren zur Stauungspapille führt, noch nicht zur Bewußtseinsstörung zu führen braucht. — Als wesentliche weitere Kriterien der intrakraniellen Drucksteigerung müssen deshalb die Auswirkungen der Massenverschiebung und die Störungen der Hirn-

Tabelle 13. *Prozentuale Häufigkeit von Bewußtseinsstörungen bei verschiedenen Tumor-Lokalisationen.*

	Busch (1940)[1]	Schlesinger (1950)[2]	Walther-Buel (Krayenbühl) (1951)[3]	Hécaen und Ajuriaguerra (David) (1956)[4]	Pia (Tönnis) (1957)[5]
Gesamtzahl der Fälle	538 Torpor	591 Disturbances in the sensorium	600 Bewußtseinstrübung	439 Etats confuso-démentiels	2090 Schwere u. schwerste Bewußtseinsstörung
	28 %	21 %	26 %	36 %	21 %
Frontal (und vorderer Balken)	60 %	33 %	32 %	60 %	21 %
Parietal und präzentral	} 35 %	9 %	20 %	35 %	25 %
Occipital		12 %	41 %	24 %	28 %
Temporal und frontotemporal	14 %	17 %	31 %	42 %	31 %
Sella	7 %	—	5 %	8 %	8 %
Hirnstamm, oral	32 %				40 %
Mittelhirn	—	} 36 %	} 32 %	} 26 % (11 %)	64 %
Hirnstamm, caudal	72 %				8 %
Cerebellum	31 %	7 %	14 %	22 %	5 %
Brückenwinkel	Acusticus Neurinome 9 %		10 %		16 %

[1] Die bei Busch berücksichtigte Form der Bewußtseinsstörung „Torpor" wird vom Autor (S. 261) als eine rein quantitative Beeinträchtigung des Bewußtseins aufgefaßt und umfaßt alle Stadien von leichter Bewußtseinstrübung bis zum Koma. — Die hier angegebene Gesamtzahl bezieht sich auf alle von Busch (dessen Tabelle 1) daraufhin untersuchten Tumoren, die regionale Häufigkeit dagegen nur auf 257 Gliome (Maxwell, Tabelle 1, Spalte I—V) sowie auf 33 Acusticusneurinome und 43 Hypophysen-Adenome (Busch, Tabelle 10, Spalte I und II).

Eine gesonderte Besprechung der Fälle mit vollständigem Bewußtseinsverlust findet sich bei Busch, S. 284—287 und in seiner Zusammenstellung Tabelle 13.

[2] Schlesinger: Zusammenstellung eigener Beobachtungen und solcher der Literatur. — Unter der prozentualen Häufigkeit von Bewußtseinsstörungen hat Schlesinger zusammengefaßt: Disorientation (Konfusion), Delirium (Agitation), Delusions, Halluzinationen. — Dabei sind die Konfusionen am häufigsten, nur bei den occipitalen Neoplasmen überwiegen die Halluzinationen (Tabelle III des Autors). Da bei 126 infratentoriellen Tumoren unter 2 Fällen mit Bewußtseinsstörungen die stuporösen Zustände nicht mit erfaßt waren, wurden hier 7 Fälle mit affektiven Veränderungen hinzugenommen. — Tumoren des mittleren und hinteren Abschnittes des Corpus callosum sind hier nicht berücksichtigt.

[3] Hecaen und Ajuriaguerra haben aus dem Krankengut von M. David (Paris) nur solche Fälle berücksichtigt, die von ihnen selbst klinisch und histologisch untersucht worden sind. Dadurch ist den Ergebnissen dieser Arbeit eine ganz besondere Bedeutung zuzumessen. — Die Zahlen sind den einzelnen Tumor-Lokalisationsgruppen entnommen sowie der Tabelle VI, S. 122 der Monographie und den Angaben von Ajuriaguerra (1957). — Die Autoren verstehen unter états confusodémentiels entsprechend der Beschreibung von Delasianve (1861) und Chaslin (1895) Zustände mangelhafter Kontaktmöglichkeit mit der Umwelt, bedingt durch Bewußtseinstrübung und intellektuelle Störungen. Zustände mit den Bezeichnungen obtusion, confusion, stupeur und selbst démence (S. 9). werden daher hier zusammengefaßt.

Die Angabe über Bewußtseinsstörungen bei meso-diencephalen Tumoren bezieht sich auf 16 Fälle (entsprechend etwa 26 %) von insgesamt 61. Dabei handelt es sich um 3 Patienten mit überwiegender Demenz und 13 Fälle mit stärkeren troubles de la conscience; unter den letzteren wiesen nur 7 Patienten (etwa 11 %) Zustände von „Bewußtseinstrübung" — im Sinne der Einteilung von Busch oder Walther — auf.

[4] Walther-Buel: Eigene Untersuchung von 60 Fällen der psychiatrischen Universitäts-Klinik Zürich (E. Bleuler). Auswertung zusammen mit 600 Fällen aus der Neurochirurgischen Universitäts-Klinik Zürich (H. Krayenbühl).

Walther trennt (im Gegensatz zu Hecaen und Ajuriaguerra) die Bewußtseinstrübungen (Walther, Tabelle 3, S. 165) als Aufmerksamkeitsstörung von der vorwiegenden Gedächtnisstörung des organischen Psychosyndroms (S. 60); er weist aber darauf hin, daß beide Syndrome bei Hirntumoren häufig kombiniert vorkommen.

[5] Pia: Zusammenstellung verifizierter Hirntumoren aus dem Krankengut von Tönnis.

durchblutung und des Hirnsauerstoffverbrauchs hinzugenommen werden (s. S. 309). Die größte Häufigkeit von Bewußtseinsstörungen findet sich in diesen Statistiken bei den *Tumoren* im Bereich des *Mittelhirns* (Pia) und des *caudalen Hirnstammes* (Busch). Auch Cairns (1952) fand, daß unter 32 verifizierten solitären Tumoren des caudalen Hirnstammes 21 Fälle waren, bei denen zeitweise Bewußtseinsverluste bestanden (abgesehen von agonalem Koma). Ebenso berichtet Bailey (1957) von Mittelhirngliomen mit langdauernder Bewußtlosigkeit. Demgegenüber muß aber hervorgehoben werden, daß Netzky und Strobos (1952) in einer Zusammenstellung von 23 Mittelhirntumoren Bewußtlosigkeit in dieser Form nicht beobachteten, obgleich andere psychische Störungen (Gedächtnis, Orientierung, Verhaltensweise) sehr häufig (in 12 von 19 Fällen) und frühzeitig auftraten. Die gleiche Feststellung, daß Bewußtseinsstörungen bei Hirnstammtumoren gewöhnlich erst final auftreten, berichten auch Henry (1932), Alpers und Yaskin (1939), Orthner (1957). Diese Autoren teilen insgesamt 3 Fälle mit, bei denen sogar ausgedehnte Glioblastome in Pons und Medulla vorlagen, während die Patienten bis kurz vor dem Tode völlig bewußtseinsklar geblieben waren. Barnett und Hyland (1952) zählten unter 90 Fällen mit Hirnstammtumoren 13 Fälle mit frühzeitigen oder prädominierenden psychischen Symptomen (in 12 dieser Fälle bestand intrakranielle Drucksteigerung); bei 5 Tumoren des Mittelhirns, Pons und 4. Ventrikels, alle mit erheblichem Hydrocephalus, war zeitweiser Bewußtseinsverlust aufgetreten.

Bei den Tumoren des *Zwischenhirns* und der Nachbarschaft des 3. Ventrikels werden Bewußtseinsstörungen in sehr großer Häufigkeit angegeben: Busch fand Torpor bzw. Bewußtlosigkeit in etwa $^1/_3$ der Fälle, Pia in 40% und Cairns (1952) sogar in über der Hälfte, nämlich 37 von 73 verifizierten Tumoren dieses Gebietes. Cairns fügt hinzu, daß es sich meist um supraselläre Kraniopharyngiome handelte.

Für die Geschwülste im Bereich des *Hypothalamus* werden als besonders charakteristische Form der Bewußtseinsstörung verschiedene langdauernde, teils anfallsweise, teils anhaltende pathologische Schlafzustände, nämlich Schlafsucht, Hypersomnia und akinetischer Stupor, bezeichnet (vgl. S. 367). Nach Gagel (1936) wurde monatelange Schlafsucht schon von Gayet (1875) bei einem Kranken mit Erweichung am Übergang vom Zwischen- zum Mittelhirn (Mauthnersche Stelle) erwähnt. Bei Tumoren des Hypothalamus haben Baruk (1926) und O. Foerster (1935) die Schlafsucht eingehend beschrieben. Hypersomnia und akinetischer Stupor sind Bezeichnungen von Jefferson und von Cairns, um noch andere Formen langdauernder Bewußtseinsstörungen zu definieren, die vor allem bei Läsionen des Hirnstammes und Diencephalon auftreten. — Narkoleptische Anfälle bei Tumoren am Boden des 3. Ventrikels beobachtete Lhermitte (nach Gagel 1936). Diesen pathologischen Schlafzuständen wird daher eine gewisse Lokal-Spezifität zugesprochen (vgl. S. 359). Jedoch ist die Schlafsucht beispielsweise bei Tumoren dieses Gebietes seltener als bei entsprechenden encephalitischen Läsionen (Mauthner 1890; vgl. Wechsler, Orthner, Hecaen und Ajuriaguerra), sie tritt auch seltener auf als die psychoorganischen Syndrome, insbesondere das Korsakow-Syndrom und maniakalische Zustandsbilder, die wiederholt beschrieben wurden (Foerster 1928; Fulton u. Bailey 1929; McLean 1930; Sterz 1931; Riddoch 1936; Gagel 1936; Störring 1938; Neustaeder und Meltzer 1939; Larson 1940; Wagner 1942) und auch in den neueren Statistiken (Schlesinger 1950; Walther 1951; Jefferson 1951; Cairns und Mosberg 1951; Hecaen und Ajuriaguerra 1956; Orthner 1957) einen bevorzugten Platz einnehmen.

In der Zusammenstellung (Tab. 14) sind mehrere Beispiele der Literatur aufgeführt von Fällen mit *Schlafsucht* und Hypersomnia bei Hypophysenadenomen, Kraniopharyngiomen, Kolloidcysten des 3. Ventrikels und anderen basalen Tumoren. In manchen Fällen hat es zunächst den Anschein, daß die Bewußtseinsstörung eine Folge des örtlichen Tumordruckes im Bereich des Hypothalamus ist, so z.B. im Fall eines cystischen Kraniopharyngoms von Cairns u. Mitarb. (1941) und im Fall 4 von Williams und Pennybacker (vgl. S. 362), ferner im Fall 64 von Meyer u. Wittkowski (1951). Es handelte

Tabelle 14. *Pathologische Schlafzustände (Schlafsucht, Hypersomnia, akinetischer Stupor) bei Tumoren im Bereich des Diencephalons*[1].

Autor		Zahl der Fälle		Befund bei Operation oder Autopsie
		1. Hypophysenadenome		
Pfeiffer	1910	1	Somnolenz, Stupor (final)	kleinapfelgroßer Tumor vom Trigonum olfact. bis zum Pons
Cuel[2]	1924	1	progressives Koma	Adenom bis in 3. Ventrikel und Seitenventrikel
Foerster u. Gagel	1934	1	maniakalisches Zustandsbild; kurz vor dem Tode Schlafsucht	chromaphobes Adenom, vorderen Teil des 3. Ventrikels ausfüllend
Walther-Buel	1951	1	Schlafsucht	extraselläres Adenom
Busch	1940	2	„Bewußtseinsverlust vom 3. Ventrikel-Typ“	(Walther, S. 172)
White und Cobb	1955	2	Schlafsucht; final Somnolenz	Fall 2: Adenom den 3. Ventrikel ganz ausfüllend; Hydrocephalus, drainiert Fall 3: Abb. Pneumoencephalogramm: apfelgroßer Tumor
		2. Kraniopharyngiome		
Bürger-Prinz	1933	1	Schlafsucht	cystischer, kleinpflaumengroßer Tumor, Hydrocephalus (Fall 4)
Kaess	1935	1	nach Kopftrauma 2 Monate Schlaf	Röntgen: verkalktes Kraniopharyngiom
Gagel	1936	2	Schlafsucht	1. Tumorcyste, den 3. Ventrikel ausfüllend, Aquädukt stark erweitert 2. —
Busch	1940	1	„Bewußtseinsverlust Typ 3. Ventrikel“	
Wagner	1942	2	3—10 Monate vor Exitus Schlafsucht; final Somnolenz, Koma	große, supraselläre Cyste, in den Boden des 3. Ventrikels eingewachsen (Fall 2 und 3)
Langford und Klingmann	1942	1	daydreaming	große supraselläre Cyste
Jefferson	1951	2	Hypersomnia	Fall 3: Kraniopharyngiom, Diabetes insipidus; Hypotonie Fall 4: Kraniopharyngiom-Cyste im 3. Ventrikel
Meyer und Wittkowski	1951	1	5 Tage anhaltender Schlaf	Fall 64: Kraniopharyngiom-Cyste. Erwachen bei der Operation
Walther-Buel	1951	1	übermäßige Ermüdbarkeit, organisches Psychosyndrom	Supraselläres Kraniopharyngiom, in den stark erweiterten 3. Ventrikel eingewachsen (Fall 12)

[1] Diese Zusammenstellung enthält Fälle der Literatur, soweit diese uns zugänglich oder anderweitig ausreichend referiert war. Die Aufstellung ist daher unvollständig.

[2] Zitiert nach White und Cobb (1955).

Tabelle 14. (Fortsetzung.)

Autor		Zahl der Fälle		Befund bei Operation oder Autopsie
Williams und Pennybacker	1954	2	Schlafsucht	Fall 1 und 4
Mason-Browne	1956	1	acinetischer Stupor	Tumor diffus in 3. Ventrikel reichend
Orthner	1957	1	Schlafsucht	Fall 2: apfelgroßer Tumor, Hydrocephalus
Love und Marshall	1950	13%	Schlafsucht	(100 Fälle der Mayo-Klinik)
Lennartz	1957	19%	Schlafsucht	suprasellär entwickelte Kraniopharyngiome (120 Fälle der Klinik Tönnis)
3. Andere basale Tumoren[3]				
André Thomas u. Mitarb.	1923	1	Anfälle von Lethargie	Tumor 3. Ventrikel
Baruk	1926	1	narkoleptische Anfälle 3 Monate; Schlafsucht, 1 Monat	Ca-Metastasen: nußgroß im Infundibulum und Uncleus amygdalae rechts
Sterz	1931	5	Schlafsucht bis zu 3 Monaten	Fall 1, 3, 4, 5, 7 Autopsie: bis apfelgroße Tumoren des Zwischenhirns, der Stammganglien und des Brückenwinkels; meistens Hydrocephalus. — Histologisch nicht differenziert
Bürger-Prinz	1933	3	Schlafsucht	1. pflaumengroßes Gliom am Boden des 3. Ventrikels und 2 apfelgroße Cysten in beiden Seitenventrikeln 2. kirschgroßer Tumor am Boden des 3. Ventrikels; Hydrocephalus 3. kleinapfelgroßer Tumor im 3. Ventrikel; Hydrocephalus

[3] Über Schlafsucht bei Kreislaufstörungen, Encephalitis, Abscessen siehe Orthner (1957).

sich dabei um cystische Kraniopharyngiome; die Patienten wurden im Laufe der Erkrankung bewußtlos. — Nach Punktion bzw. Operation der Cyste hellte sich das Bewußtsein der Kranken jeweils sofort wieder auf.

Ähnliche Verläufe werden wohl öfter beobachtet, doch kann nur selten festgestellt werden, ob zum Zeitpunkt der Bewußtseinsstörung und Punktion nicht auch das Verhältnis von Liquordruck und Systemblutdruck verändert gewesen ist, so daß bereits durch die Hirndurchblutungsstörung eine Bewußtseinsstörung eintreten mußte (s. S. 361); nur im Falle von Cairns ist bekannt, daß der Liquordruck im Ventrikel vor der Cystenpunktion 80—220 mm H_2O betrug (vgl. S. 362).

Kaess (1935) berichtete, daß sich bei einem Patienten mit Kraniopharyngiom ein Blutdruck von nur 75/50 mm Hg (!) fand. In diesem Fall bestanden jahrelang Sinnestäuschungen. Nach einem Fahrradsturz kam es zu mehrtägiger Bewußtlosigkeit und anschließend zu etwa 2 Monate langem Schlaf. — Maßnahmen zur Hebung des Blutdruckes sind dabei nicht beschrieben. — Die Bewußtseinsstörung bildete sich langsam zurück, und der Patient lebte noch etwa 7 Jahre.

Die übrigen operativen und autoptischen Befunde der zitierten Fälle zeigen, daß es sich bei der „Schlafsucht" fast immer um sehr große basale Tumoren gehandelt hat, teilweise mit weiter Ausdehnung in die benachbarten Ventrikel und mit entsprechendem Hydrocephalus. Wagner 1942, Trumble 1951, Williams und Pennybacker 1954

Tabelle 14. (Fortsetzung.)

Autor		Zahl der Fälle		Befund bei Operation oder Autopsie
BUSCH	1940	3	„Bewußtseinsverlust, Typ 3. Ventrikel“	1 Chordom der Schädelbasis, 1 Astrocytom, Boden 3. Ventrikel, 1 Kolloid-Cyste 3. Ventrikel
CAIRNS et al. . .	1941	1	acinetic mutism	Cyste im 3. Ventrikel
CAIRNS und MOSBERG . . .	1951	8	Hypersomnia	Ependymomcysten des Foramen Monroi[4]
JEFFERSON . . .	1951	1	Hypersomnia	malignes Gliom der basalen Ganglien und Hypothalamus. „Kein starker intrakranieller Druck“
WALTHER-BUEL .	1951	4	Schlafsucht	a) Meningiom am Tuberculum sellae
			Schlafsucht und Aphasie	b) großcystischer Tumor, linke Stammganglien
			Schlafsucht und organisches Psychosyndrom	c) Carcinommetastasen, rechte Stammganglien
			Schlafsucht und Uncinatus Aura	Olfactoriusmeningiom, doppelseitig, mandarinengroß
HÉCAEN und AJURIAGUERRA	1956	2	2 Tage Obnubilation, Koma, Stupor	a) gliome holoventriculaire b) Gliom des Chiasmas
ORTHNER	1957	1	Schlafsucht, längere Somnolenz	Fall 1: Sarkom im Mittelhirn Fall 6: Aneurysma an der Teilungsstelle der A. basilaris

[4] Es handelt sich um folgende Fälle: GUILLAIN, BERTRAND u. PERISSON (1925); FULTON u. BAILEY (1929, Fall 3); STOOKEY (1934, Fall 3); RIDDOCH (1936, Fall 1); LINDON (1938, Fall 3); JEFFERSON u. JACKSON (1939, Fall 5); ZEITLIN u. LICHTENSTEIN (1937, Fall 1 und 2).

wiesen schon darauf hin, daß in diesen Fällen meistens die Schlafsucht und Bewußtseinstrübung erst wenige Monate und Wochen ante finem einsetzte. Man müsse sich daher fragen, inwieweit die psychischen Symptome überhaupt der Ausdruck einer lokalen Schädigung, inwieweit sie das Zeichen eines allgemeinen Hirndrucks gewesen sind.

Darüber hinaus ist heute ganz besonderes Gewicht zu legen auf die Störungen des Hypophysen-Nebennierenrinden-Systems und des Blutdruckes, die früher nicht entsprechend untersucht werden konnten oder zu wenig Beachtung fanden. Vgl. A. JEFFERSON 1957.

In anderen Fällen ist das Auftreten von Schlaf *während* der Operation mitgeteilt worden: FOERSTER und GAGEL (1936), KESSEL und OLIVECRONA (1936) (Ependymomcysten des Foramen Monroi), CAIRNS (1952), VINCENT (nach BAILEY 1936), MEYER und WITTKOWSKI (1951) (Meningiom des Tuberculum sellae, cystisches Astrocytom der linken Kleinhirnhemisphäre, Hydrocephalus int. bei Balkentumor). Dieses Phänomen ist also nicht allein an die mechanische Irritation durch Operation im Gebiet des Hypothalamus und um den 3. Ventrikel geknüpft, sondern tritt schon mit Liquordruckschwankungen auf, z. B. beim Absaugen des Liquors aus den basalen Zisternen (TÖNNIS, berichtet bei v. STOCKERT, 1937), bei brüsker Ablassung des Liquors eines großen Hydrocephalus usw.

Es wird daher schwer zu entscheiden sein, was Lokalsymptom ist, oder was durch Läsion, besonders des Frontallappens, und durch den Hydrocephalus bedingt ist (TRUMBLE 1951, WILLIAMS u. PENNYBACKER 1954). Vor allem die endokrinen Funktionsstörungen bei den Tumoren und Läsionen der Hypophysen-Hypothalamusregion müssen im Zusammenhang mit der Schlafsucht und Adynamie noch berücksichtigt werden. Insbesondere im postoperativen Stadium kann man unter der Substitution mit ACTH und Cortison die Schläfrigkeit und Antriebslosigkeit solcher Patienten sehr rasch verschwinden sehen (vgl. S. 416). Unter den heutigen diagnostischen Verhältnissen werden Patienten mit gutartigen, operablen Tumoren im Bereich des oralen Hirnstammes nur noch selten mit so eindrucksvollen Bildern einer Schlafsucht beobachtet, wie dies aus den älteren Arbeiten hervorgeht. Dem entspricht auch, daß z. B. Bakay (1950) unter den 300 von Olivecrona operierten Hypophysenadenomen überhaupt nur einen Fall mit psychischen Störungen erwähnt, und bei den Kraniopharyngiomen größerer Statistiken der Mayo-Klinik und unseres Krankengutes wird die Angabe einer Schlafsucht nur relativ selten festgestellt (13—19%; s. Tabelle 15).

Unter 31 supra- und intrasellären Meningiomen unserer Klinik fand Euler (1955) nur eine junge Frau, die neben Durstgefühl, Menstruationsstörungen, Sehverschlechterungen auch über „vermehrtes Schlafbedürnis" klagte.

In einem gemischten Krankengut aller Tumoren ist allerdings die Häufigkeit der Fälle mit Schlafsucht noch sehr viel geringer (z. B. bei Walther-Buel nur 1%). Der lokaldiagnostische Wert für die Zwischenhirnregion ist also nicht zu übersehen.

Die erscheinungsbildliche Übereinstimmung mit der Bewußtseinstrübung bei allgemeiner intrakranieller Drucksteigerung (Walther) muß aber an pathogenetisch gemeinsame Mechanismen denken lassen, vor allem durch die gleichzeitige allgemeine und örtliche Hirndurchblutungsstörung.

c) Mechanismen der Bewußtseinsstörung bei intrakranieller Drucksteigerung.

Über die Ursachen der Bewußtseinsstörungen bei intrakranieller Drucksteigerung ist noch wenig Exaktes bekannt. Bei den Tumoren in den verschiedenen Hirnabschnitten sind sie sicherlich nicht einheitlich.

An die voraufgehende Registrierung klinischer Beobachtungen von Bewußtseinsstörungen bei allgemeiner und gerichteter intrakranieller Druckwirkung sollen hier einige pathogenetische Überlegungen angeschlossen werden mit dem ausdrücklichen Vorbehalt, daß die Gesamtheit der die Bewußtseinsstörung auslösenden Faktoren keineswegs erfaßt oder dargestellt werden kann. Dem Thema entsprechend beschränken wir uns auf die durch raumfordernde Prozesse ausgelösten Druckwirkungen.

Auf Grund der physiologischen Untersuchungsergebnisse wird hier prinzipiell angenommen, daß *eine gemeinsame Tätigkeit von Hirnrinde und von bestimmten subcorticalen Gebieten* (Formatio reticularis, Diencephalon, Thalamus) *für das Zustandekommen des normalen Bewußtseinszustandes erforderlich ist.* Diese Beziehungen sind in Abb. 17 und 30 skizziert.

Eine Übersicht über die heutigen klinischen und experimentellen Ergebnisse wurde auf den Symposien 1954 (Delafresnaye) und 1958 (Jasper et al.), und auf dem I. Internationalen Kongreß für neurologische Wissenschaften in Brüssel, 1957, gegeben. Wegen der sehr umfangreichen Spezialliteratur dürfen wir auf die Arbeiten von Jefferson, Alajouanine, Penfield, Bremer, French, Bailey, Walshe, Jung, Fischgold, Turner u. a. verweisen.

α) *Bedeutung einzelner Hirnabschnitte und Strukturen.*

αα) Die Bedeutung der **Hirnrinde** für die akute Bewußtseinsfunktion ist früher, z. B. von Monakow (1914), noch überschätzt worden, wie in den letzten Jahrzehnten die neurochirurgischen Eingriffe, insbesondere die vollständige Entfernung von Hirnhemisphären, gezeigt haben (Dandy 1929 und Gardner 1953; Krynauw 1950; Gros 1951;; McKissoc 1954; Tönnis 1954; Zülch 1954; French, Johnson 1955; Weickmann 1958; ausführliche Zusammenfassung bei Laine u. Gros 1956). Die Hemisphärektomien haben aber ebenso deutlich erkennen lassen, daß die akute Ausschaltung einer funktionstüchtigen Hemisphäre für den Bewußtseinszustand nicht bedeutungslos ist, insofern ein komplikationsloser Verlauf der Hemisphärektomie nur in den Fällen einer schon vorher chronisch geschädigten Hemisphäre erwartet werden kann. *Es muß daher mit* Bailey

(1953) unbedingt festgehalten werden, daß für das Zustandekommen des normalen spezifisch menschlichen Bewußtseinszustandes das Großhirn ebenso unerläßlich ist, wie auch experimentell für die „Weck-Tätigkeit" spezieller Hirnstammstrukturen ein intakter Cortex erforderlich ist (FRENCH 1957). Die Hirnrinde ist daher kein passiver Nutznießer der zufließenden Impulse (BREMER 1957). Eine vollständige Dekortizierung beim Menschen würde zum dauernden Verlust des menschlichen Bewußtseins führen. Das übrigbleibende primitive Reaktionsvermögen, wie es Anencephali zeigen (GAMPER 1926), hat CAIRNS als „crude consciousness" bezeichnet.

KUHLENBECK (1957) gibt eine interessante vergleichende Übersicht über die deutlichen Verhaltens- und „Bewußtseins"-Änderungen nach Abtragung des Großhirns bei verschiedenen Tierarten und vergleicht dieses Verhalten mit demjenigen menschlicher Anencephali. Charakteristisch ist dabei die schon früh in der phylogenetischen Stufung, z. B. bei den Reptilien, einsetzende deutliche Reduzierung der Spontaneität aller Handlungen, wenn das Großhirn entfernt wird. — (Vgl. auch EBBECKE 1958, und die Studien des Mittelhirnwesens von MONNIER und WILLI 1953.)

Die operative Entfernung von beiderseitigem präfrontalem, parietalem und occipitalem Cortex kann ohne Bewußtseinsstörungen vorgenommen werden (J. LANGE 1938; JEFFERSON 1937; BAILEY und GIBBS 1951; MORRIS 1956; BAILEY 1949, 1957). Über die psychischen Veränderungen nach beiderseitiger Abtragung von Stirnhirn und Orbitalhirn siehe KALINOWSKY 1952, BUCY 1957, WALKER 1957, PENFIELD und EVANS 1935. — Auch nach beiderseitiger Abtragung der Temporallappen (einschließlich des größten Teiles von Uncus und Hippocampus) beobachteten TERZIAN und ORE (1955) bei einem Menschen keine anhaltende Bewußtseinsstörung. Jedoch bestanden schwere Intelligenz-, Gemüts- und Trieb-Veränderungen, wie sie KLÜVER und BUCY (1937—1939) im Tierexperiment beschrieben: Verlust des Personen-Gedächtnisses, abnorme Furchtlosigkeit, Wutreaktionen, Hypersexualität, Heißhunger, schwere Erinnerungsstörungen.

Die Bedeutung der Hirnrindentätigkeit für die Bewußtseinsfunktion läßt sich durch akute *Hirngefäßverschlüsse* nur annähernd bestimmen, da einerseits eine gleichzeitige Ischämie von Stammganglien und andererseits die Anpassung eines Kollateralkreislaufes, wie ihn schon FOIX und HILLEMAND (1925) beobachteten, das klinische Bild beeinflussen (SCHOLZ 1957, LINDENBERG 1957, CHAVANY 1955, BÄRTSCHI-ROCHAIX 1954). Dabei sind das Alter des Patienten und die momentane Blutdruckhöhe von ausschlaggebender Bedeutung. POPPER (1949) und SCHEID (1953) fanden daher Bewußtseinsstörungen nach Blutgerinnselembolien nur in der Hälfte ihrer Fälle auftreten, relativ am häufigsten bei Embolien der A. basilaris (s. auch KAUER 1945), insbesondere wenn die pontinen Äste betroffen sind. Dies gilt auch für vorübergehende Durchblutungsstörungen der Basilaris, z. B. bei der Angiographie (LUNDERVOLD 1957). — Akuten Verschluß beider Carotiden für jeweils 1 min führte LENGGENHAGER (1946) bei 30 jüngeren Strumapatienten während der Operation in Lokalanaesthesie aus, ohne daß die Patienten das Bewußtsein dabei verloren hätten. — Andererseits zeigte OPITZ im Selbstversuch, daß perakuter Carotisverschluß durch Manschettenkompression am Halse innerhalb von 8—12 sec zur Bewußtlosigkeit und zu Krämpfen führt (OPITZ und SCHNEIDER 1950).

Die anfängliche Beobachtung von DANDY (1930), daß nach operativem Verschluß der A. cerebri anterior sinister regelmäßig Bewußtlosigkeit eintrete, ist bekanntlich von CRITCHLEY (1930), BUSCH (1940), R. MEYERS (1951) nicht bestätigt worden, und POPPEN berichtete 1939 sogar über beiderseitigen Anteriorverschluß ohne Bewußtseinsstörung, wenn zum Zeitpunkt des Verschlusses ein „ausreichender Blutdruck" bestand (nach physiologischen Ergebnissen wenigstens 70 mm Hg art. Mitteldruck bei 37° Körpertemperatur, s. SCHNEIDER Bd. I/2). — Es bleibt aber die klinische Erfahrung bestehen, daß besonders häufige Komplikationen nach Operationen von Aneurysmen der A. cerebri anterior oder communicans anterior auftreten (NORLÉN 1957, MCKISSOC and HANKINSON 1957, TÖNNIS 1957). Dafür müssen neben den Zirkulationsstörungen aber auch zusätzliche mechanische und lokale ischämische Substanzschädigungen im Bereich des Hypothalamus berücksichtigt werden. Die dadurch auftretenden Atem-, Kreislauf- und Temperatur-Regulationsstörungen verursachen dann durch sekundäre Hypoxydose das Koma und den Tod.

Sehr erhebliche Verlagerung von Gefäßen, z. B. durch Tumoren, führen zunächst nicht zu solchen Durchblutungsstörungen, daß dadurch Bewußtlosigkeit erklärt würde, wohl aber, wenn es in den verlagerten oder vom Tumor umgebenen Gefäßen zur Thrombose kommt, wie z. B. im Falle eines riesigen Meningioms der linken mittleren Schädelgrube (HAMMER und WANKO).

ββ) Subcorticale Strukturen, die für die Aufrechterhaltung des Bewußtseins erforderlich sind: Die systematische Untersuchung begann mit der Erforschung des Mechanismus der traumatischen Hirnerschütterung (Breslauer 1917) und der Degenerationsherde am Boden des 3. Ventrikels und im caudalen Hypothalamus bei der Encephalitis lethargica (v. Economo 1917). Die historische Entwicklung, dargestellt bei Buscaino 1957 und Brain 1958, übergehend, sei verwiesen auf die Besprechung der Bewußtseinsstörungen bei Tumoren des Hirnstammes auf S. 352. Es wurde grundsätzlich angenommen, daß diese Tumoren teilweise zur Zerstörung von Substraten führen, die für die Aufrechterhaltung des Bewußtseins erforderlich sind. Dies stimmt mit den experimentellen Untersuchungen überein, worin nachgewiesen wurde, daß die Formatio reticularis vom Tegmentum des Mittelhirns, Subthalamus, Hypothalamus und ventromedialen Anteil des Thalamus tonische, aktivierende „Weck-Reize" auf die Hirnrinde ausübt (s. Abb. 30), während Zerstörungen in diesem Gebiet (bei Katzen und Affen) zum Koma führen (Moruzzi 1947; Lindsley, Schreiner, Knowles, Magoun 1950; Starzel, Taylor und Magoun 1951, French 1952 bis 1957; Gellhorn 1954. — Zusammenfassung bei Maguon 1954; Moruzzi 1956; Bremer 1956, 1957; Dell 1956; Glees 1957; Jung 1957; Jasper 1958). In den Prozeß zur Aufrechterhaltung des Bewußtseins sind auch mediale Strukturen des Temporallappens und des Nucleus amygdalae einbezogen (Papez 1937—1956; Penfield, Erickson, Jaspers 1941 u. 1954; Pribram und Fulton 1954; Green und Arduini 1954; Adey 1958). — Diese Gebiete haben deshalb besondere Bedeutung, weil sie bei den Massenverschiebungen des Temporallappens (s. Zülch S. 257) besonders betroffen werden; denn akute Kompression des Mittelhirns führt zur Bewußtlosigkeit (Kinnier Wilson 1920), noch eher die Kompression der Medulla oblongata, wie Breslauer am Hund (1917) und Foerster, Bailey u. a. am Menschen beobachteten. Diese immer wieder zitierten experimentellen Beobachtungen könnten zu ganz falscher Beurteilung der klinischen Verhältnisse verleiten. Denn aus den vielen Operationen in der hinteren Schädelgrube, die in Lokalanaesthesie ausgeführt wurden, ist ja bekannt, daß durchaus nicht jede Berührung von Pons und Medulla zu Bewußtseinsstörungen führen muß. Manchmal kommt es zu lebhafter Empfindung von Sterbensangst, wovon Reichardt (1928) sowie David, Talairach und Hecaen (1946) 4 Beobachtungen mitteilten. — Bereits die Erfahrungen im Tierexperiment zeigten, daß die Läsionen „groß genug" sein müssen, um zum Koma zu führen (Collins 1954, French 1952), während ähnliche Läsionen, welche nicht die Reticularsysteme treffen, sondern daneben z. B. eine der klassischen spezifischen Projektionsbahnen verletzen, keine Bewußtlosigkeit zu verursachen brauchen. — Dies erklärt, daß kleine Zerstörungen, z. B. durch Hirnblutungen, beim Menschen in sämtlichen Regionen des Hirnstammes gefunden worden sind, die bis zum finalen Stadium keine Bewußtlosigkeit verursacht hatten, vielleicht mit Ausnahme des Gebietes am vorderen Rand des Pons, unterhalb der Einmündung des Aquäduktes in den 4. Ventrikel (Kauer 1945). Bei den von Orthner (S. 352)

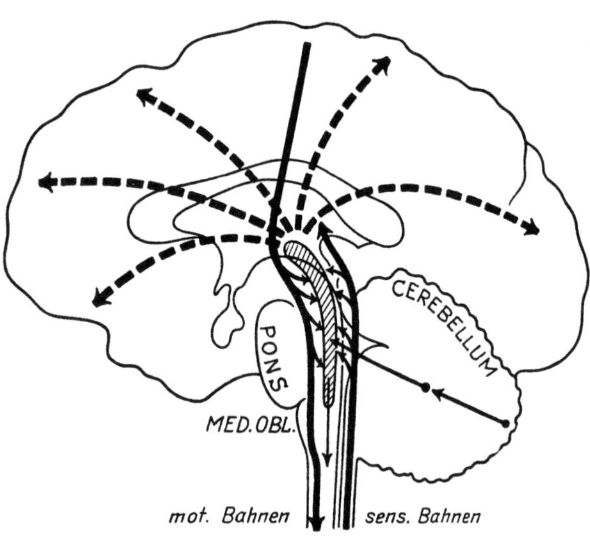

Abb. 30. Schematische Darstellung des reticulo-thalamo-corticalen Systems. Die Formatio reticularis des Hirnstamms (schraffiert) erhält Impulse über alle sensiblen Bahnen (ebenso von den akustischen und optischen Bahnen), ferner fördernde und hemmende Impulse von den Pyramiden- und extrapyramidalen Bahnen und vom Kleinhirn. Sie wirkt sich diffus auf fast die ganze Großhirnrinde aus (unterbrochene Pfeile) und auf die Vorderhornzellen des Rückenmarks (dünner Pfeil nach unten). (Nach Magoun, 1945, leicht modifiziert; aus Rein-Schneider 1955.)

berichteten Gliomen des Pons bestand aber klares Bewußtsein bis zum Beginn der tödlichen Atemlähmung. Andere Fälle wurden S. 352 angeführt. — Weitere für die Aufrechterhaltung des Bewußtseins erforderliche Substrate sind im *oralen Hirnstamm* lokalisiert worden: Läsionen im Hypothalamus erzeugen Bewußtseinsstörungen, die den pathologischen Schlafzuständen gleichen und sich durch eine Reversibilität der Reaktionsminderung auszeichnen. Es wird deshalb angenommen, daß im Hypothalamus ein Hauptzentrum für die Schlafregulation liegt (W. R. Hess 1929, 1949, 1956; Ranson und Magoun 1939; Dott 1938; Kleitmann 1940; Benedek und Juba 1940—1944; Harrison 1940; Davison und Demuth 1945, 1946; Gellhorn 1953 (Zusammenfassung); Gellhorn 1954).

Eine Unterbrechung des Bewußtseins tritt schließlich ein bei Zerstörung der Verbindungssysteme zwischen Hirnrinde und hinterem Hypothalamus (Gellhorn 1954) und Thalamus (Morisson u. Dempsy 1942; Bailey u. Bonin 1951). — Die klinische Erfahrung, daß corticale Läsionen viel weniger leicht als tiefgelegene Zerstörungen zur Bewußtlosigkeit führen, gründet sich demnach auf die anatomische Anordnung, indem die für das Zustandekommen der Bewußtseinsfunktion erforderlichen Substrate im Hirnstamm eng begrenzt angeordnet sind, während im Bereich der Hemisphären eine „diffusere“ Anordnung von noch unbekanntem Charakter vorliegt. Daraus ist aber nicht zu schließen, daß die Hirnrinde für die Bewußtseinsfunktion von geringerer Bedeutung sei als die subcorticalen Strukturen (Walshe 1957).

β) *Lokale und diffuse Störungen bei intrakranieller Drucksteigerung.*

Bei den Auswirkungen der intrakraniellen Massenverschiebung und Drucksteigerung werden daher die lokalen, gerichteten Druckwirkungen hauptsächlich durch Störungen im Hirnstammbereich zur Bewußtseinsstörung führen, während die allgemeine intrakranielle Drucksteigerung sowohl die für das Bewußtsein erforderlichen Substrate der Hirnrinde wie auch des Hirnstammes stört.

Dementsprechend waren die ältesten Erklärungsversuche der Bewußtseinsstörung bei „Hirndruck“ diejenigen einer Ischämie der *Hirnrinde* (Kocher, v. Bergmann). Diese Arbeitshypothese befriedigte nicht mehr, als sich der Beweis klinisch und experimentell nicht einheitlich erbringen ließ. v. Bergmanns neuer Deutungsversuch der Verlangsamung der Hirnzirkulation fand wenig Anklang, obgleich er den heutigen Untersuchungsergebnissen am nächsten kommt (Tönnis, Schiefer, s. S. 311).

In den folgenden Jahrzehnten richteten sich im Zusammenhang mit den physiologischen Ergebnissen die Untersuchungen auch bei den raumfordernden Prozessen des Gehirns vor allem darauf, Bewußtseinsstörungen zu erklären aus der „Störung strategischer Punkte derjenigen Mechanismen, die das Bewußtsein aufrechterhalten (Schlesinger 1950). Bei denjenigen Tumoren, welche nicht selbst im Bereich des Hirnstammes liegen, kommen dafür die Massenverschiebungen und Hernienbildungen am Tentoriumschlitz und am Hinterhauptsloch in Frage. Gerade diejenigen klinischen Fälle, bei denen trotz Entfernung des ursprünglich raumfordernden Prozesses die Erholung, die Aufhellung der Bewußtlosigkeit nicht mehr eintrat, hatten Clovis Vincent (1930) zu der Untersuchung des temporalen Druckconus geführt, den van Gehuchten (1937) geradezu als „Todes-Ursache“ bezeichnete. Die anatomischen und klinischen Befunde der Kompression und der axialen Verschiebung (Scheinker 1945) des Mittelhirns fanden eine ganz besondere Bestätigung in den voraufgehend genannten experimentell erzeugten Bewußtseinsstörungen durch Läsion der Formatio reticularis und medialer Strukturen des Temporallappens. Die Geschwindigkeit der Entstehung dieser Massenverschiebungen gegen den Hirnstamm ist dabei von ausschlaggebender Bedeutung. Denn ebenso wie Reid u. Cone (1939), Reid (1940), Schwarz und Rosner (1941) konnte Pia (1957) auch an unseren Fällen erneut feststellen, daß bei den Zisternen-Hernien durch langsam wachsende Geschwülste meistens, trotz hochgradiger Verdrängung und Verformung des Mittelhirns, keine Störungen des Bewußtseins nachzuweisen waren — zumindest vor irgendwelchen operativen Eingriffen —; bei allen akuten Verlaufsformen mit Hirnhernien bestanden dagegen immer Bewußtseinsstörungen. Die klinisch akuten, sich rasch entwickelnden Massenverschiebungen setzen aber eine entsprechend hohe allgemeine Druckwirkung voraus, ohne die eine derartige Massenverschiebung und Einpressung von Hirnteilen im Tentoriumschlitz bzw. Hinterhauptsloch nicht möglich ist. Die höchsten intrakraniellen Drucksteigerungen entstehen daher bei arteriellen Hämatomen, da der Blutdruck auch in kleineren Ästen noch etwa 80% des Carotisdruckes beträgt (Bakay und Sweet 1952). Bei allen raumfordernden Prozessen (sofern sie nicht primär im

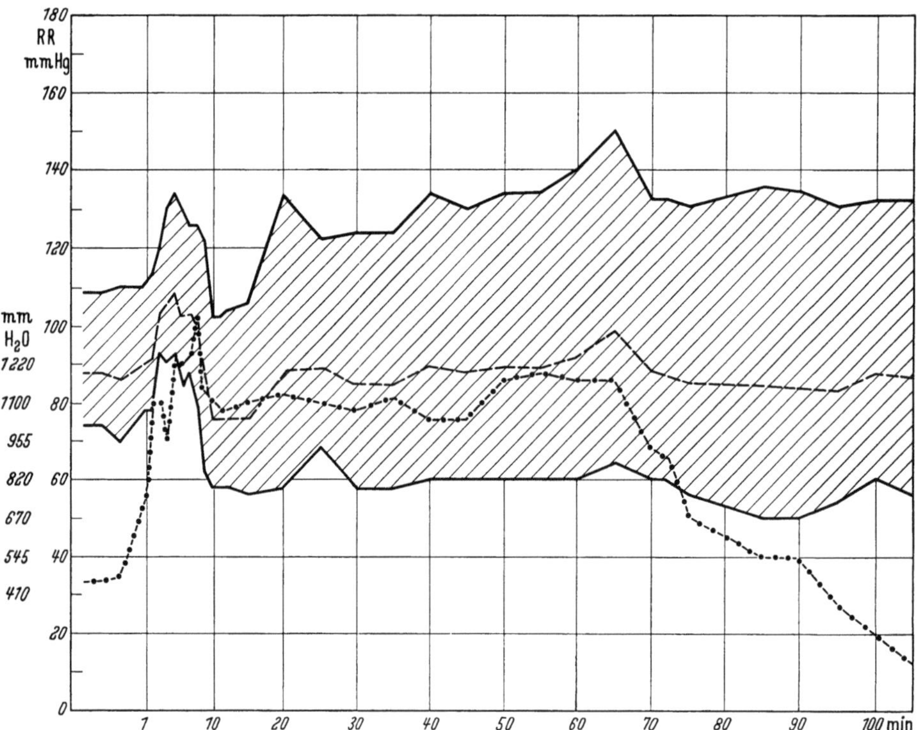

Abb. 31. Bewußtseins- und Blutdruckverhalten bei künstlicher, akuter Liquordruckerhöhung beim Menschen. Es handelt sich um den Fall Nr. 3 von Browder u. Meyers (1938). Die Kurve zeigt die Blutdruckamplitude (///// schraffiert) und den Blutmitteldruck (— — — —) (errechnet aus 40% der Blutdruckamplitude) sowie die Höhe des lumbalen Liquordruckes (·—·—·) bei akuter Kompression einer großen Trepanationslücke. Eine Liquordrucksteigerung über 1200 mm H_2O, entsprechend 90 mm Hg, konnte nur für kurze Zeit erzeugt werden; während der weiteren Versuchsdauer überschreitet der Liquordruck zwar den diastolischen Blutdruckwert, aber nicht den Blutmitteldruck, der sich dementsprechend kaum ändert. Browder u. Meyers wiesen schon auf das deutliche Absinken des diastolischen Blutdruckes hin. Während des Versuches soll keine Bewußtlosigkeit aufgetreten sein.

Hirnstamm lokalisiert sind) muß daher berücksichtigt werden, daß diejenigen Druckwirkungen, welche durch Massenverschiebung zu Störungen im Hirnstamm führen, gleichzeitig auch in anderen Hirnabschnitten — vor allem am Cortex und den Projektionssystemen — wirksam werden, und zwar durch allgemeine Hirndurchblutungsstörung.

Die Bestätigung dieser an sich alten Arbeitshypothese wurde erst möglich, als es gelang, festzustellen, unter welchen genauen Bedingungen die Bewußtseinsstörung durch allgemeine intrakranielle Drucksteigerung entsteht. In dem mehrkammerigen intrakraniellen Raum ist eine gleichmäßige allgemeine intrakranielle Drucksteigerung in idealer Weise wohl nie vorhanden. Sie wird aber annähernd am besten erreicht durch die Liquordrucksteigerung (Leyden 1866).

Künstliche Liquordrucksteigerung war am Menschen von v. Magendie, Bergmann u. a. erzeugt worden durch Kompression eines Meningocelensackes (vgl. S. 385), wobei man dann, neben anderen Symptomen, auch „Schlaf“ eintreten sah. — Andere

Nachuntersucher konnten dieses Phänomen nicht in der gleichen Weise erzielen und zweifelten deshalb an der Richtigkeit der Deutung. Die verschiedenen Resultate lassen sich heute leicht erklären durch die Annahme, daß in einigen Fällen die erforderliche Liquordruckhöhe erreicht worden war, was bei den anderen Fällen, vielleicht infolge unterschiedlicher Größe des lumbalen Meningocelensackes, nicht möglich gewesen sein wird. — Die klinischen Beobachtungen, daß selbst bei einem hochgradigen Hydrocephalus internus occlusus das Bewußtsein zunächst nicht gestört zu sein pflegt, hat auch später noch zur Auffassung geführt, daß die Kompression der Hirnhemisphären für den Bewußtseinszustand belanglos sei und erst eine zusätzliche Kompression und Verschiebung des Hirnstammes die Bewußtseinsstörung auslösen würde (CAIRNS und MOSBERG 1951). Auch BROWDER und MEYERS (1938), die durch Kompression an Schädel-Trepanationslücken Liquordrucksteigerungen ausführten und Bewußtlosigkeit regelmäßig erst bei lumbalem Liquordruck von mehr als 1200 mm H_2O beobachteten, sahen die gleichzeitige Störung des Hirnstammes als Ursache der Bewußtseinsstörungen an. Durch diese Versuche war aber eine erste Abgrenzung derjenigen Schwelle der Liquordrucksteigerung erzielt worden, bei welcher mit Bewußtseinsstörungen gerechnet werden muß. Da von diesen Untersuchungen auch die Blutdruckwerte fortlaufend gemessen wurden (vgl. Abb. 31), läßt sich nachträglich feststellen, daß die damaligen Ergebnisse mit denjenigen der späteren Untersuchungen übereinstimmen, und daß nicht die absolute Höhe des Liquordruckes, sondern seine Differenz gegenüber dem mittleren Systemblutdruck und somit der ausreichende Sauerstofftransport zum Gehirn ausschlaggebend ist (KETY, SHENKIN und SCHMIDT 1948; BERNSMEIER und SIEMONS 1953c, GÄNSHIRT und TÖNNIS 1956; GÄNSHIRT 1957 s. S. 310). Aus diesen Untersuchungen und den experimentellen Ergebnissen (s. OPITZ und SCHNEIDER 1950) ist zu folgern, daß erst bei einem effektiven intrakraniellen Blutmitteldruck von weniger als 70 mm Hg — also z. B. bei einem Liquordruck von mehr als 500 mm H_2O und gleichzeitigem mittlerem System-Blutdruck von 100 mm Hg — jene „kritische" Drosselung der Hirndurchblutung und Senkung des Sauerstoffdruckes an der Hirnzelle erreicht wird, so daß Bewußtlosigkeit auftritt neben anderen Funktionsstörungen (Abb. 32). Diese Werte stehen in Einklang mit den Beobachtungen bei der atmosphärischen Hypoxydose (LUFT 1941; NOELL u. SCHNEIDER 1942; BÜCHNER 1942; s. OPITZ und SCHNEIDER 1950; HAYMAKER und STRUGHOLD 1957).

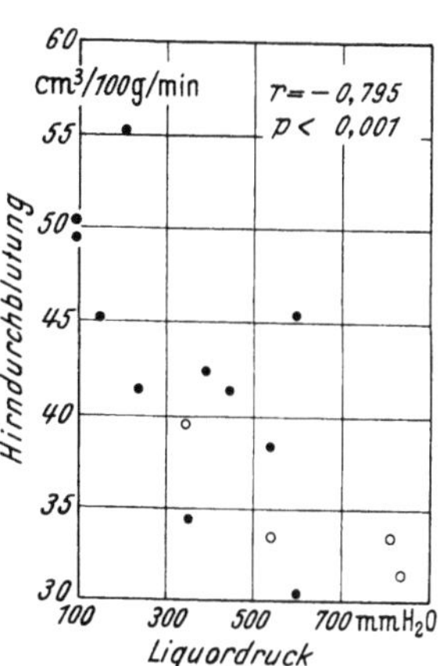

Abb. 32. Beziehung zwischen Liquordruck und Hirndurchblutung. Die Hirndurchblutung nimmt mit ansteigendem Liquordruck in dem gemessenen Bereich etwa linear ab. Die Korrelation ist statistisch signifikant. ○ Fälle von KETY, SHENKIN u. SCHMIDT, ● Fälle von GÄNSHIRT. Mittelwert und Streuung (mittlerer Fehler der Einzelbeobachtung) von 30 normalen Fällen für Hirndurchblutung: 56 ± 7 cm³/100 g pro min. (Aus GÄNSHIRT 1957.)

Unter den 9 Patienten von GÄNSHIRT, welche bei allgemeiner intrakranieller Drucksteigerung nur noch einen effektiven intrakraniellen Blutmitteldruck von 60—70 mm Hg aufwiesen, waren aber nur 2 Patienten bewußtlos. Die Schwelle von 70 mm Hg ist klinisch also anscheinend eine obere Grenze, und HENRY, GAUER, KETHY und KRAMER (1951) haben mehrere Beobachtungen gesammelt, aus denen hervorgeht, daß der mittlere arterielle Druck sogar unter 30 mm Hg absinken kann, bevor das Bewußtsein ernstlich gestört wird.

Die kritische Höhe des Liquordruckes — 1200 mm H_2O — wird nur selten überschritten (vgl. Kreislauf S. 375); die Liquordruckwerte bei Verschlußhydrocephalus der verschiedensten Genese betragen nur in etwa 20% der Fälle mehr als 500 mm H_2O (vgl. die Druckangaben bei ETHELBERG und JENSEN 1952; KETY, SHENKIN und SCHMIDT 1948; GÄNSHIRT 1957; vgl. auch S. 352 u. 363 dieses Abschnittes: Pons-Gliome). Eine rasche Normalisierung des plötzlich erhöhten Liquordruckes führt wieder zur Aufhellung des Bewußtseins, wie man täglich bei Ventrikelpunktionen in vielen solcher Fälle sieht; das gleiche beobachteten BROWDER und MEYERS bei ihren künstlichen Liquordrucksteigerungen und ebenso SCHEGA (1951), als bei lumbaler Periduralanaesthesie akute Liquordrucksteigerungen auf 700—900 mm H_2O und Bewußtlosigkeit aufgetreten waren.

Der Sitz des ursächlich drucksteigernden oder abflußhindernden Prozesses ist daher gleichgültig, nicht aber die Höhe und die Dauer der Drucksteigerung (s. S. 363). *Das Vorhandensein einer Stauungspapille dagegen, die klinisch meistens als Maß intrakranieller Drucksteigerung angegeben wird, entspricht nicht diesen Druckhöhen, da auch bei häufiger Stauungspapille (Kleinhirntumoren) und bei entzündlichen Aquäduktstenosen* (PAINE und MCKISSOCK 1955) *die Bewußtseinsstörungen verhältnismäßig selten sind* (s. S. 350).

Die gleichen oder noch niedrigere Liquordruckwerte gelten für die „chronischen" Zeichen intrakranieller Drucksteigerung: Sellaerweiterung, vermehrte Impressiones digitatae, „Nahtsprengung bei Kindern". — Vor allem sagen diese Zeichen im Einzelfall nichts aus über die momentane Höhe des Liquordruckes, insbesondere in seinem wichtigen Verhältnis zum Systemblutdruck (s. S. 361).

Bei denjenigen raumfordernden Prozessen im Bereich des Zwischenhirns und 3. Ventrikels, welche nicht destruierend, sondern nur verdrängend gewachsen sind — wie z. B. die suprasellären Kraniopharyngiome —, muß das Auftreten einer Bewußtseinsstörung im Zusammenhang mit der allgemeinen intrakraniellen Drucksteigerung aufgefaßt werden, wie sich aus der Größe der Prozesse und dem Hydrocephalus auch schließen läßt. Nach den voraufgehend genannten Zahlen über die nur selten erreichte und überschrittene Schwelle der Liquordruckhöhe von 500 mm H_2O ist bereits zu verstehen, daß es sich hier um ein selteneres und spätes Symptom handeln muß, wie auch die großen Statistiken bestätigen. Sowohl bei LOVE und MARSHALL (1950) wie auch in unserem Krankengut (LENNARTZ 1957) waren die Zeichen der spezifischen örtlichen Druckwirkung — endokrine Störungen, Visus-Störungen — am häufigsten, die Zeichen geringer intrakranieller allgemeiner Drucksteigerung dagegen seltener (siehe Tabelle 15). Anamnestische Angaben über vermehrtes Schlafbedürfnis lagen nur in 13—19% der Fälle vor. Unter den heutigen diagnostischen Verhältnissen ist die klinische Beobachtung einer echten Schlafsucht von so einprägsamen Bildern, wie sie früher geschildert wurden — Tabelle 14 — zur Seltenheit geworden. — Bei der vermehrten Neigung zum Schlafen müssen in diesen Fällen noch die besonderen Auswirkungen der hormonellen Störungen berücksichtigt werden, die auch CAIRNS und MOSBERG ausführlich beschrieben, und vor allem die bei diesen Tumoren im fortgeschrittenen Stadium eintretende Nebennierenrindenfunktionsstörung mit entsprechender Blutdrucksenkung (vgl. S. 355). Dadurch wird die Schwelle der Liquordrucksteigerung, bei welcher die kritische venöse Hypoxie — $pO_2 = 19$ mm Hg — im Hirn eintritt, noch weiter gesenkt, also klinisch eher erreichbar. — Entsprechende Umstände liegen bei den Kolloidcysten und anderen Tumoren des 3. Ventrikels vor.

Tabelle 15. *Symptome bei Kraniopharyngiomen.*

	LOVE und MARSCHALL (1950)	LENNARTZ-TÖNNIS (1957)
Zahl der Fälle	100	120
1. Visus-Störungen	81% der Fälle	82% der Fälle
2. Endokrine Störungen	55% der Fälle	70% der Fälle
3. Stauungspapille	28% der Fälle	33% der Fälle
4. Röntgenbild „Druckschädel"	23% der Fälle	33% der Fälle
5. Schlafsucht	13% der Fälle	19% der Fälle

Die Summation von lokaler und allgemeiner Druckwirkung ist recht deutlich bei einem von WILLIAMS und PENNYBACKER (1954) berichteten Falle eines Kraniopharyngioms (Fall 4). Hier war es im Laufe eines Tages zum Koma gekommen. Der effektive intrakranielle Blutmitteldruck (mittlerer Systemblutdruck = 80 mm Hg, minus Ventrikel-Liquordruck = 44 mm Hg) errechnet sich auf nur 36 mm Hg und ist damit weit unter der kritischen Schwelle (von 70 mm Hg, s. S. 361). Nach einer Ventrikelpunktion erwachte der Patient sogleich. Nach 3 Tagen wurde er aber erneut komatös und besserte sich diesmal nicht nach der Ventrikelpunktion (keine Druckangaben), sondern erst nach der Punktion der Cyste selbst (33 cm^3 Inhalt).

Abschließend kann noch die Statistik von ALPERS und YASKIN über 11 *Pons-Gliome* erwähnt werden: Bewußtseinsstörungen lagen (außer im finalen Zustand) gar nicht vor.— Der in 3 Fällen gemessene Liquordruck war zweimal normal, einmal auf 230 mm H_2O erhöht, gleichzeitig bestand Stauungspapille; röntgenologische „Nahtsprengung" lag in 3 Fällen vor. — NETSKY und STROBOS fanden unter 23 Mittelhirntumoren 2 Liquordruckmessungen mit jeweils 280—370 mm H_2O. — Das Fehlen der Bewußtseinsstörungen geht daher mit der im Verhältnis zur Hirndurchblutung nur geringen Liquordrucksteigerung in diesen Fällen parallel. — Je nach Auswahl des Krankengutes (vgl. Tabelle 13) kommt es daher bei Mittelhirntumoren nur sehr unterschiedlich zur Störung der lokalen oder allgemeinen Mechanismen, die für die Aufrechterhaltung des Bewußtseins erforderlich sind.

Insbesondere muß noch hervorgehoben werden, daß die *Dauer* der *Bewußtseinsstörung* die *Einwirkungszeit der allgemeinen intrakraniellen Drucksteigerung* oder auch der örtlichen Druckwirkung *längere Zeit überschreiten kann*, da der Erholungszustand — die Erholungszeit — um so größer wird, je länger der Mangelzustand gedauert hat (s. OPITZ und SCHNEIDER; GÄNSHIRT 1957). SCHNEIDER hat in diesem Handbuch, Bd. I/2 ausgeführt, daß bei O_2-Mangelzuständen nach Überschreiten der Wiederbelebungszeit die Erholungszeit unendlich lang wird, d.h. nur noch eine unvollständige oder gar keine Erholung der Funktion eines Substrates mehr erreicht werden kann. Viele — jedoch nicht alle — Fälle langdauernder oder irreversibler Bewußtlosigkeit nach Zuständen intrakranieller Drucksteigerung müssen in dieser Weise erklärt werden. Für die anderen kommt eine direkte Substanzschädigung — vor allem durch Hämatome — des Hirnstammes in Frage (vgl. WOLMAN, CAIRNS u. a.). Wenn daher nach Entleerung eines traumatischen intrakraniellen Hämatoms eine Erholung der Bewußtseinsstörung nicht eintritt, so kann es sich, grob schematisiert, sowohl um die substantielle Stammhirnschädigung handeln, für die sich besonders JEFFERSON (1952) aussprach, wie auch um den Zustand einer noch nicht beendeten Erholungslatenz oder Erholungszeit. — Erst aus der *Dauer* der Erholungszeit kann genauer auf die Art der Läsion geschlossen werden (vgl. S. 368).

γ) *Bewußtseinsstörungen bei Hirnödem.*

Tumoren, Metastasen, Abscesse oder Blutungen, die im Gebiet der Weck-Systeme und Schlaf-Regulation des Hirnstammes selbst lokalisiert sind und dort durch Destruktion der für das Bewußtsein erforderlichen Substrate zu Bewußtseinsstörungen führen (vgl. S. 358), lassen durch operative Entfernung keine Besserung der Bewußtseinsstörung erwarten, da der Defekt unersetzlich ist. Sofern die Funktionsstörungen aber überwiegend durch die Nachbarschaftsreaktion des Tumors, Abscesses usw. hervorgerufen wurde, also insbesondere durch die lokale Durchblutungsstörung und das *Ödem* (s. S. 306), kann eine Funktionserholung möglich sein, sofern unter dem Durchblutungs- und Sauerstoffmangel keine Strukturzerstörung eingetreten ist.

Die Auswirkung des *Hirnödems* kommt daher besonders für die *raumfordernden Prozesse* im Bereich der *Hirnhemisphären* in Betracht.

Die Vermutung, daß das Hirnödem Ursache psychischer Störungen sein könne, soll nach H. BARUK erstmalig 1833 von ETOC-DEMAZY erwogen worden sein bei der „stupidité des aliénés". — Erst fast ein Jahrhundert später (1926) hat BARUK selbst diesen Zusammenhang bei den „troubles mentaux et confusionnels" wieder diskutiert (BARUK 1953). Im Licht der heutigen Untersuchungsergebnisse kann die Frage vielleicht dahin präzisiert werden, ob ein örtliches oder ein diffuses Hirnödem allein, also ohne Substratzerstörung und ohne gleichzeitige intrakranielle Drucksteigerung, zur Bewußtseinsstörung führen kann.

Diffuse Hirnödeme, die nicht durch intrakranielle Prozesse, sondern z. B. bei der Nephritis, Eklampsie (vgl. FREY 1951, S. 613), bei ausgedehnten Körperverbrennungen (MADOW u. ALPERS 1954) auftreten, können mit Bewußtseinsstörungen verbunden sein. — Jedoch soll auch bei der Eklampsie von ZANGENMEISTER in einem Falle eine Liquordrucksteigerung auf 700 mm H_2O gemessen worden sein. — Bei Nephritis und

Verbrennungen ist aber außerdem an die Auswirkung von Stoffwechselstörungen zu denken, von denen eine „toxische Wirkung" vermutet wird.

Von den raumfordernden Prozessen des Hirns wurde S. 348 bereits hervorgehoben, daß die Glioblastome, Hirnmetastasen und Abscesse relativ am häufigsten, d. h. am ehesten nach Beginn von Krankheitssymptomen, zu Bewußtseinsstörungen führen. Auch hier ist die Mitwirkung eines „histotoxischen Hirnödems" als Ursache der Bewußtseinsstörungen daher häufig vermutet worden (s. TÖNNIS 1948; SELBACH 1953; REICHARDT 1957; FERRARIS u. Mitarb. 1953).

Diese Fragen sowohl wie diejenigen der Auswirkung von Blut und Pharmaka im Liquor auf das psychische Verhalten und die Bewußtseinslage können hier nicht untersucht

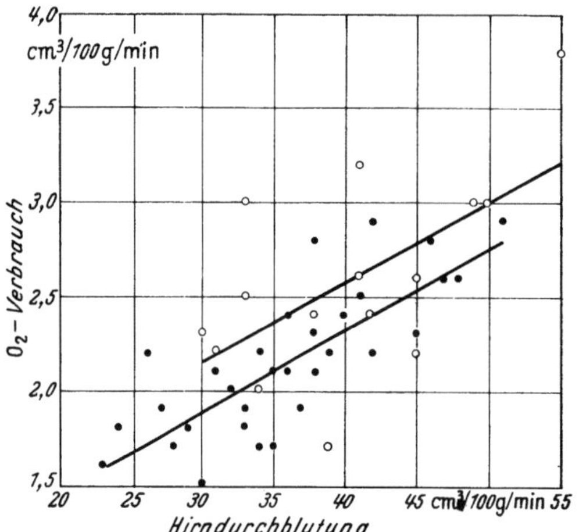

Abb. 33. Abhängigkeit des Hirnsauerstoffverbrauchs von der Hirndurchblutung bei Liquordrucksteigerung (o) und beim Hirnödem (•). Die obere Regressionslinie mit einem Koeffizienten b = 0,0426 gilt für Liquordrucksteigerung, die untere mit dem Koeffizienten b = 0,0431 für Hirnödem. Die Sauerstoffaufnahme des Hirns bei Liquordrucksteigerung ist signifikant höher als beim Hirnödem. Zu beachten ist, daß die beiden Regressionsgeraden lediglich zur Veranschaulichung der statistischen Verhältnisse eingezeichnet sind. Um einen wirklich linearen Abfall des O_2-Verbrauchs handelt es sich nur beim Hirnödem, Hirnödemfälle sind in der Sauerstoffversorgung meist schon kritisch bei normaler Durchblutung, die Abnahme der Hirnatmung ist deshalb direkt proportional der Durchblutungsabnahme. Für die Fälle mit Liquordrucksteigerung bewegt sich der Hirn-O_2-Verbrauch wahrscheinlich zunächst parallel der x-Achse, um aber schon abzufallen oberhalb einer Durchblutungsabnahme auf 50% der Norm wegen eines Anstiegs der kritischen Schwelle infolge ungenügender Reaktion der Gewebsseite. Die verhältnismäßig hoch liegenden Durchblutungswerte bei bereits abnehmender Hirnatmung in Fällen mit Liquordrucksteigerung belegen eine Umstellungsreaktion am Hirngefäßsystem (reaktive Vasodilatation). (Aus GÄNSHIRT 1957.)

werden (Literatur bei FELDBERG u. Mitarb. 1953/55; 1956, DE BOOR 1956). Die große Ausdehnung des Hirnödems, welches sich über die ganze tumortragende oder selbst beide Hemisphären erstrecken kann, läßt vermuten, daß die quantitative Funktionsstörung so erheblich werden kann, daß dadurch eine Aufrechterhaltung des Bewußtseins nicht mehr möglich ist. — Die Hirnoperationen und die Angiographie lassen aber oft erkennen, daß ein sehr ausgedehntes Ödem und eine entsprechende durch Tumor und Ödem hervorgerufene Massenverschiebung vorliegen, ohne daß eine deutliche Bewußtseinstrübung bestanden hätte.

Es muß daraus geschlossen werden, daß auch ein Hirn-Ödem erst von einem bestimmten Grade der Ausdehnung ab zur erkennbaren Funktionsstörung, hier zur Bewußtseinsstörung, führt.

Der Sauerstoffmangel, welcher beim akuten Hirnödem eintritt, soll zunächst auf der Abstandsvergrößerung zwischen den ernährenden Capillaren und der Hirnzelle beruhen. GÄNSHIRT (1957) bezeichnet ihn deshalb als *asphyktische Hypoxydose*. — Nach dieser Darstellung würde bei lokalem Ödem, das zu einer Verdoppelung des Volumens führt, der Sauerstoffdruck an der Zelle weit unter den kritischen Wert absinken, so daß im Bereich entsprechender Strukturen ein hochgradiger Sauerstoffmangel die Funktion unmöglich macht. Bei diffusem Hirnödem kann aber ein solches Stadium kaum erreicht werden, da die Reserveräume des Hirns schon nach etwa 10% Volumenvergrößerung des Gesamthirns erschöpft sind. Daher beginnt die Massenverschiebung des Hirnstammes und die intrakranielle Drucksteigerung eher, als die kritische Schwelle des Sauerstoffmangels erreicht ist.

Die Auswirkung dieser Drucksteigerung, die deutlich während der Operation erkannt werden kann, zeigt sich in der Verlangsamung der Hirndurchblutung (Tönnis und Schiefer, s. S. 311). Bei den von Schiefer gemessenen Serienangiogrammen lag in allen Fällen mit Bewußtseinstrübung auch eine Zirkulationsverlangsamung vor.

In solchen Fällen intrakranieller Drucksteigerung ergab die quantitative Messung eine Verminderung der Hirndurchblutung (s. S. 309 und Gänshirt 1957). Dabei aber ist Senkung des Sauerstoffverbrauchs stärker als bei entsprechender Minderung derjenigen Hirndurchblutung, die allein infolge allgemeiner intrakranieller Drucksteigerung eingetreten ist (Abb. 33). Dies spricht für eine *Summation der Mangelwirkungen des Ödems und der allgemeinen Drucksteigerung* (ibid.), die nach dem voraufgehend Gesagten auch zu erwarten ist.

Für die Bewußtseinsstörungen bei raumfordernden Prozessen der Großhirnhemisphären muß daher auch angenommen werden, daß es sich um gemeinsame Auswirkungen des Hirnödems und der intrakraniellen Drucksteigerung und Massenverschiebung handelt.

Hieraus erklärt sich, daß entsprechende anatomische Veränderungen in einigen Fällen sehr deutlich, in anderen Fällen gar nicht gefunden werden und auch gar nicht zu erwarten sind (Jefferson 1951), weil die Schwelle des Sauerstoffmangels, welche zur Funktionsstörung und Bewußtseinstrübung führt, in der Substratveränderung noch nicht erkennbar ist. Wird aber die Schwelle der Substratzerstörung durch Sauerstoffmangel oder andere, hier nicht berücksichtigte chemisch-physikalische Vorgänge erreicht, so werden auch dementsprechende diffuse Zerstörungen in der weißen Substanz (Strich 1956, 1957) und in der Hirnrinde gefunden (French 1952).

French (1952) *schloß daraus, daß sowohl im Bereich des Hirnstammes wie auch der Projektionssysteme und der Hirnrinde die Quantität der Substanzzerstörung für das Ausmaß der Bewußtseinsstörung von ausschlaggebender Bedeutung ist.*

d) Symptomatologie der Bewußtseinsstörungen.

α) *Graduelle Einteilung.*

Die graduelle, intensitative Einteilung der Bewußtseinsstörungen wird in der Klinik am häufigsten angewandt und unterscheidet hauptsächlich eine leichte *Bewußtseinstrübung*, eine *Somnolenz* mit leichter, einen *Sopor* mit nur minimaler Erweckbarkeit, schließlich die dauernde Bewußtlosigkeit ohne Erweckbarkeit durch Außenreize, deren Endstadium das *Koma* ist. Für ein genaues Studium der Phänomenologie der Bewußtseinsstörungen bei intrakranieller Drucksteigerung darf in der neueren Literatur verwiesen werden auf Guiot (1948), Jefferson (1951), Cairns (1952), Sigwald u. Guillaume (1949), Tardieu (1955), Hecaen u. Ajuriaguerra (1956), Bailey (1957).

Der Beginn der Bewußtseinsstörungen ist am schwierigsten zu erkennen: Die Abnahme der Aufmerksamkeit, der Auffassung und des Antriebes, die Schwerbesinnlichkeit und rasche Ermüdung sind oft wenig charakteristisch; das Verweilenlassen der Speisen im Mund, ohne zu schlucken, ist dagegen kaum zu übersehen (Cl. Vincent 1930). Die stärksten Grade der Bewußtseinsstörung sind gekennzeichnet durch das gleichzeitige Verschwinden der Reflexe und ein Versagen der Kreislauf-, Atem- und Temperatur-Regulation. — Im Stadium der Bewußtlosigkeit wird — nicht ganz exakt — auch oft von Besserung oder Verschlechterung „des Bewußtseins" gesprochen, wenn die Lebhaftigkeit und Genauigkeit der Abwehrbewegungen auf Schmerzreize zu- oder abnimmt. Wir ziehen es deshalb vor, hier nur von einer Besserung oder Verschlechterung der Reaktionslage zu sprechen, da ja über die bewußte Aufnahme und Verarbeitung der Reize gar nichts ausgesagt werden kann. — Das Vorhandensein oder Fehlen der Reaktionsfähigkeit ist auch bei den bioelektrischen Phänomenen das Charakteristische bei verschiedenen Stadien der Bewußtseinsstörung, worauf Fischgold seit 1946 mehrfach hingewiesen hat: Im Koma fehlt die Reagibilität vollständig. Um das Stadium einer Bewußtseinsstörung zu objektivieren und zu charakterisieren, müssen deshalb die Angaben über die gleichzeitigen Verhältnisse möglichst vieler „Bezugssysteme", vor allem Verhalten von Atmung, Kreislauf, Temperatur, Muskeltonus, Hirnnervenstörungen, EEG, hinzugezogen werden (Fischgold 1957). Auch die experimentellen Zerstörungen des Hypothalamus und der Formatio reticularis lassen gleichzeitig mit der „Bewußtlosigkeit" eine deutliche Änderung

Tabelle 16. *Versuch topischer Beziehungen von Bewußtseinsstörungen zu Hirnstammabschnitten.* (Nach Fischgold 1957.)

Stadium der Reaktionsstörung	Bewußtseinsstörung	Augensymptome [1]	Cornealreflex	Schluckreflex	Vegetative Korrelation	Muskeltonus	Reaktion im EEG	Prognose der „Heilung"	„Hirnabschnitt" ? [2]
I	Trübung Somnolenz	Augen offen oder geschlossen, Pupillen N	+	+	+	N	+	31/3	Cortex
II	Verwirrtheit	geschlossen	+	+	+	Steigerung, N	+ —	19/10	Mittelhirn und Pons
	Bewußtlosigkeit	geschlossen oder halb offen	+ —	+ —	+ —	Hypotonie	0		
III	Koma	geschlossen, offen im chronischen Koma Pupillen eng oder weit, Pupillenstarre	∅	+ — 0	∅ 0	Hypertonie Hypotonie	0	2/12	Medulla

N = normal. [1] Larmande (1955). [2] Im Original ohne Fragezeichen.

der vegetativen und somatischen Regulationen, des ganzen „inneren Milieus" (Earl Walker 1958) erkennen. In der stufenweisen Abnahme dieser Kontrolle, der Integration und adäquaten Anpassung, liegt das hauptsächliche der Syndrome, im Hinblick auf die Prognose, während die Bewußtseinsstörung nur das dem Untersucher auffälligste Symptom ist, das selbst nicht primär die Prognose bestimmt, sondern nur sekundär, durch mangelhafte Abwehr der „Angriffe von außen". So ist bei den traumatischen, hämorrhagischen oder hypoxischen Läsionen des caudalen Hirnstammes diese innere und äußere Kontrolle zunächst ganz aufgehoben: Die Patienten zeigen eine reaktionslose Bewußtlosigkeit zusammen mit nur schwer zu beeinflussendem Blutdruckabfall, mit Hyperthermie, periodischer und ataktischer Atmung (s. S. 383) oder auch mit Streckkrämpfen, Blutdrucksteigerung und Lungenödem (s. S. 388).

Wenn diese vegetativen Regulationsstörungen nicht innerhalb kürzester Zeit durch die modernen Behandlungsmaßnahmen gebessert und auch während der folgenden Zeit gedämpft werden können, stirbt der komatöse Patient an diesen „begleitenden" Funktionsstörungen. Daher ist die Prognose um so schlechter, je vielfältiger und je intensiver diese „akute Dekompensation vegetativer Regulationen" ist.

Es ist aber nicht möglich, aus der Art oder der „Tiefe" der Bewußtseinsstörung auf den Ort der Hirnschädigung zu schließen.

Zwar wurde versucht, leichte Bewußtseinsstörungen als Schädigung der Hirnrinde, langdauernde Bewußtlosigkeit als typisch für Läsionen des kranialen Hirnstammes, reflexloses Koma als Zeichen der medullären Schädigung einander gegenüberzustellen (HIMWICH, JEFFERSON, CAIRNS, FISCHGOLD, Tabelle 16). Auch in der Narkoselehre war es früher üblich, verschiedene Narkosetiefen mit einer narkotischen Lähmung bestimmter Hirnabschnitte gleichzusetzen. Das mag für einzelne Fälle, bei denen die Verletzung oder der Tumor im Hirnstamm lokalisiert ist, auch zutreffen. — Im allgemeinen ist aber eine derartige topisch-schematische Abgrenzung der Bewußtseinsstörung sicherlich *falsch.* Das geht schon daraus hervor, daß auch eine leichte Bewußtseinsstörung beim Hinzutreten von Sauerstoffmangel — z. B. infolge von Atembehinderung, Blutdruckabfall oder Temperaturanstieg — in tiefes, reaktionsloses Koma übergehen kann; werden aber die Störungen beseitigt, so ist das Koma unter Umständen rasch reversibel. Auch das Koma bei plötzlicher intrakranieller Drucksteigerung oder beim Unterdruck (s. S. 370) kann, wenn es nicht zu hypoxischen oder toxischen Substratläsionen gekommen ist, durch geeignete Maßnahmen oft „schlagartig" beseitigt werden. — In den Fällen einer stärkeren Bewußtseinsstörung, die mehrere Tage, Wochen oder Monate anhält, werden die stürmischen vegetativen Regulationsstörungen nur im Anfang beobachtet; im Laufe der Zeit scheint sich ein neues „Gleichgewicht" einzustellen; Blutdruck, Atmung, Temperatur werden wieder normal und konstant. Das Symptom der *Bewußtseinsstörung* ist daher in erster Linie der *Ausdruck einer unterschiedlichen Quantität und Dauer der Hirnfunktionsstörung, während die örtlichen Läsionen sehr verschieden sein können.*

Ebenso wird bei der Narkose heute hauptsächlich ein Nebeneinander von Erregungen und Hemmungen angenommen, während über den genauen Mechanismus viel zu wenig bekannt ist (KILLIAN und WEESE 1954, S. 89; FREY, MAYRHOFER, HÜGIN 1955, S. 46).

β) Hypersomnia, acinetic mutism, Stupor.

Wird die akute Phase, der Beginn der Bewußtseinsstörung und des Verlustes der höheren Integration, durch Behandlung der vegetativen Störungen überwunden, so können in einzelnen Fällen langdauernde Bewußtseinsstörungen entstehen. Diese zeigen verschiedenartige Bilder, welche von JEFFERSON (1944) als *Hypersomnia*, von CAIRNS, OLDFIELD, PENNYBACKER u. WHITTERIDGE (1941) als „acinetic mutism" (CAIRNS 1952), von BUSCH (1940) als Bewußtlosigkeit vom Typ des 3. Ventrikels, von anderen Autoren als *Stupor*, als *Coma vigil* (s. WECHSLER) und als *apallisches Syndrom* (KRETSCHMER 1940) beschrieben worden sind. Die Bewußtlosigkeit oder der sehr verschiedene Grad eines minimalen Umweltkontaktes, die Akinesie, vermehrte Bronchial-, Speichel- und Tränensekretion, wechselnde Hautdurchblutung, starkes Schwitzen, Diabetes insipidus (FOERSTER u. GAGEL 1936; JEFFERSON 1951), Hypotonie der Muskulatur, das Hervortreten primitiver Saug- und Greifreflexe können während der wochen- und monatelangen Dauer sehr wechseln. Je mehr solcher Fälle berichtet werden (s. S. 369), um so schwieriger wird es, die anfängliche lokalisatorische Beziehung auf den hinteren Hypothalamus, den Anfangsteil des Aquäduktes zu beschränken (vgl. BRAIN 1958). FRENCH nahm an, daß es sich bei diesen pathologischen Schlafzuständen um eine partielle Zerstörung der Formatio reticularis handle, während eine vollständige Destruktion zum Koma führe. Dies dürfte für Fälle zutreffen, die in der Bewußtlosigkeit unverändert bleiben. In manchen anderen aber sieht man eine allmähliche Verbesserung der Reaktionslage, unter ungünstigen Außenbedingungen oder bei zusätzlichen Komplikationen auch wieder Verschlechterung. So scheinen diese Formen langdauernder Bewußtseinsstörung weniger durch die lokalspezifische Läsion, als *durch die Dauer der Funktionsstörung charakterisiert zu sein* (vgl. S. 363). Im Gegensatz dazu wird der Schlafsucht weiterhin lokale Bedeutung zugemessen (BUSCH, JEFFERSON, CAIRNS, WALTHER-BUEL, SCHLESINGER, HECAEN und AJURIAGUERRA, ORTHNER 1957), obgleich auch in diesem Zustand der Reaktionsminderung die Grenzen zwischen der Bedeutung hypothalamischer Substratläsion, endokriner Funktionsstörung und allgemeiner intrakranieller Druckwirkung nicht scharf zu ziehen sind (s. S. 352). Es wurde bereits auf die klinische Erfahrung hingewiesen, daß bei manchen postoperativen Zuständen der Schläfrigkeit und Antriebslosigkeit, welche die gewöhnliche Zeit bis zum 4.—5. postoperativen Tage (s. Röttgen, Selbach, v. Stockert, Tönnis 1938) überschreiten, eine deutliche Besserung nach der Substitution mit ACTH und Cortison zu beobachten ist, und zwar nicht nur bei Hypophysen-Tumoren.

γ) Dauer und Reversibilität von Bewußtseinsstörungen.

Bei der Operation eines akuten intrakraniellen Hämatoms kann oft die sofortige Aufhellung einer zuvor tiefen Bewußtlosigkeit beobachtet werden. Bleibt aber in diesen und anderen Fällen trotz Beseitigung des ursächlich raumfordernden Prozesses eine Bewußtlosigkeit bestehen bzw. ist sie neu aufgetreten, so ist das Überleben bei anhaltender Bewußtlosigkeit meist nur kurze Zeit möglich.

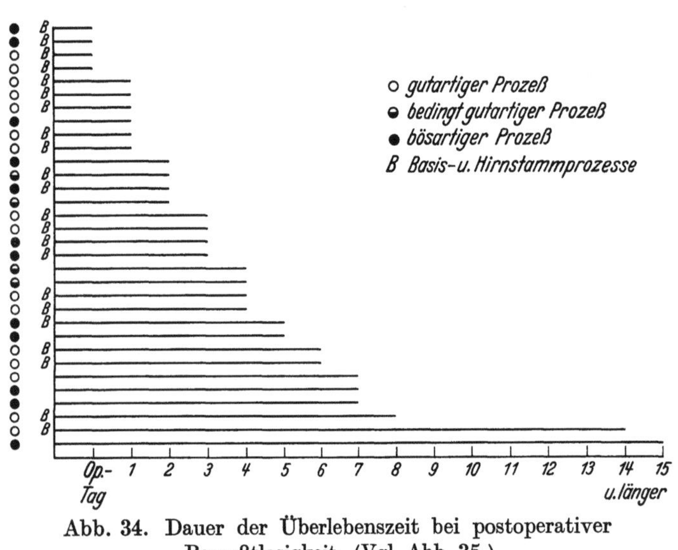

Abb. 34. Dauer der Überlebenszeit bei postoperativer Bewußtlosigkeit. (Vgl. Abb. 35.)

Die Abb. 34 zeigt die Überlebenszeiten von Patienten aus unserem Krankengut nach Hirnoperationen verschiedenster Indikationen (Operation in Intubationsnarkose mit Lachgas-Sauerstoff, Pentothal bzw. Trapanal und Phenothiazinen). Die postoperativen Atem-, Kreislauf- und Temperatur-Regulationsstörungen wurden, soweit eben möglich, behoben bzw. behandelt). — Es ist zu erkennen, daß $^1/_3$ der Patienten bereits innerhalb von 2 Tagen nach der Operation verstorben waren; nur $^1/_3$ lebte länger als 4 Tage bei anhaltender Bewußtlosigkeit (Hammerschmidt 1957). Die Abb. 35a und b zeigen, daß es sich bei den Tumoren und Operationen überwiegend um basale Prozesse handelte; auch Jefferson (1951) fand unter 52 tödlichen Bewußtseinsstörungen nach Operationen und Hirntraumen in 44 Fällen direkte oder mittelbare Einwirkung auf den Hypothalamus und das Mittelhirn. In den restlichen 8 Fällen handelte es sich um Blutungen oder Meningitiden.

Für die Entstehung und den Verlauf der Bewußtseinsstörungen ist in diesen Fällen die prä- und postoperativ aufgetretene intrakranielle Drucksteigerung wahrscheinlich nicht allein ausschlaggebend gewesen, da in unseren Fällen vor der Operation keine wesentliche Bewußtseinstrübung bestand, die Bewußtlosigkeit aber nach Operationsende sofort vorgelegen hat. Ursächlich kommen daher vorwiegend substantielle Hirnschädigungen im Bereich des Hirnstammes in Frage, doch kann die Schwelle der Schädigung durch die voraufgehende Drucksteigerung erniedrigt gewesen sein. Dafür spricht, daß in einem von uns daraufhin untersuchten Krankengut die Bewußtseinsstörungen bei Prozessen mit präoperativer Drucksteigerung mehr als doppelt so häufig waren wie bei Prozessen ohne intrakranielle Drucksteigerung (60 gegenüber 25 bei 491 Operationen).

Unter diesen Operationen waren nur 13 Fälle, bei denen sich eine primäre, d. h. post op. sofort bestehende Bewußtseinsstörung nach einer Dauer von 1—14 Tagen wieder vollständig zurückbildete, also reversibel gewesen ist (Hammerschmidt 1957). Dank der Fortschritte in der Behandlung postoperativer und posttraumatischer Kreislauf-, Atem-, Temperatur- und Stoffwechselstörungen, und dank der intensiven Pflege durch Schwestern und Pfleger bleiben in einzelnen Fällen sogar wochen- und monatelange Zustände schwerer

Störungen der Reaktionslage mit Bewußtlosigkeit noch bestehen. Einen der ältesten Fälle hat wohl TURNER (1916) berichtet (zit. nach KINNIER WILSON 1920): Es handelte sich um ein 18 Monate altes Mädchen mit einem Tumor der Vierhügelplatte und Verschluß-Hydrocephalus. Das Kind lag mehr als 4 Wochen im Koma mit anhaltender Streckstarre aller Extremitäten und Hyperthermie bis 43,8° C (111° F) rectal.

Inzwischen liegen weitere Berichte von teilweise sogar überlebenden Fällen vor: VINCENT (1936), ECHOLS (1950), JEFFERSON (1951), CAIRNS (1951), MONRAD-KROHN (1952) u. LUNDERVOLD (1954), FRENCH (1952), MATHIS u. FISCHGOLD (1956), STRICH (1956), JAKOBSON (1956), ROBERTSON u. POLLARD (1955), PIA (1956), TÖNNIS u. FROWEIN (1956). Wenn es zu einer vollständigen Bewußtseinsaufhellung kommt, so bleiben meist erhebliche intellektuelle und Verhaltens-Störungen bestehen. JAKOBSON kam auf Grund von 8 Beobachtungen (mit ECHOLS) zu der Auffassung, daß nur bei Bewußtlosigkeit von weniger als 1 Woche Dauer mit einem guten funktionellen Ergebnis zu rechnen sei, wobei das Alter der Patienten eine sehr große Rolle spielt (ROBERTSON u. POLLARD). Nach unserer Erfahrung ist mit einer Aufhellung des Bewußtseins nur dann zu rechnen, wenn bis spätestens zum 5. Tage nach Beginn des Komas eine signifikante Besserung der Reaktionslage — zumindest rasche, gezielte Schmerzabwehr — eingetreten ist. — Die Ursachen dieser verlängerten Comata waren dabei sehr verschieden: Hirntraumen, Anoxie, Hirntumoren, Meningitis.

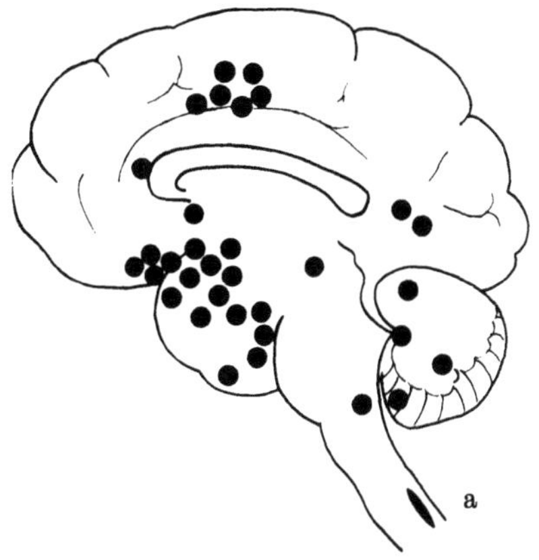

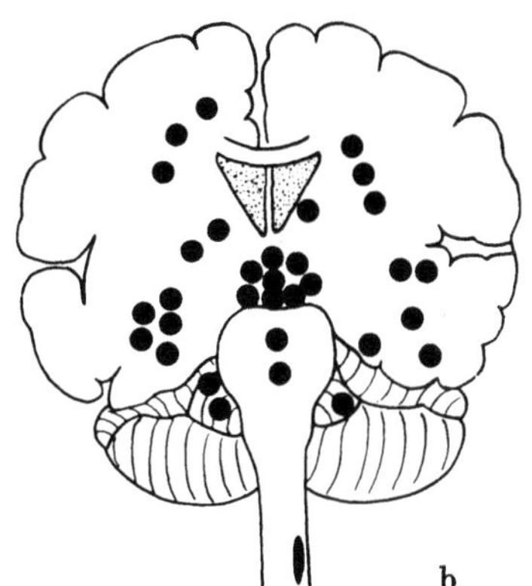

Abb. 35. Lokalisation der Prozesse mit primärer postoperativer Bewußtlosigkeit. (Vgl. Abb. 34.)

Daß es sich dabei jeweils um einen gleichartigen Mechanismus der Entstehung und Rückbildung der Bewußtseinsstörung handelt, ist nicht anzunehmen.

Im Falle von reversiblen Bewußtseinsstörungen nach voraufgehenden Prozessen mit intrakranieller Drucksteigerung und Massenverschiebung kann vermutet werden, daß es sich zunächst um eine Funktionslähmung innerhalb der für die Bewußtseinsentstehung erforderlichen Substrate gehandelt hat, die noch eine teilweise oder sogar vollständige Erholung der Funktion und damit des Bewußtseins zuließ (vgl. SCHNEIDER, Bd. I/2). Es wurde bereits darauf hingewiesen (S. 363), daß die Erholungszeit um so länger ist, je länger die Mangelwirkung bestanden hat. Außerdem ist sie auch von den Erholungsbedingungen — vor allem Blutdruck, Atmung, Temperatur — abhängig (GÄNSHIRT, HIRSCH, KRENKEL, SCHNEIDER, ZYLKA 1954; FROWEIN, HIRSCH, KAYSER, KRENKEL 1954; HIRSCH, EULER, SCHNEIDER 1957). Während der langsamen Erholung sind in einigen Fällen dann allmähliche Übergänge innerhalb der Stadien der Bewußtseinsstörungen zu erkennen. Dabei werden auch solche Bilder beobachtet, wie sie zunächst als typisch für die substantiellen Läsionen im vorderen Hypothalamus beschrieben wurden, insbesondere die Parasomnia und der akinetische Stupor. Die Abb. 36 zeigt eine Patientin 6 bzw. 12 Wochen nach Beginn der Bewußtlosigkeit nach der Entlastung eines Verchlußhydrocephalus. Auch diese Formen pathologischer Schlafzustände können demnach anscheinend Ausdrucksformen verschiedener Schädigungsursachen der für das Bewußtsein erforderlichen Substrate sein.

Über die *Möglichkeit der Reversibilität auch nach längerem Bestehen* einer Bewußtlosigkeit kann im Anfangsstadium wohl nichts ausgesagt werden. Selbst mehrwöchiger scheinbarer Stillstand in dem einen oder anderen Stadium unvollständiger Erholung ist in einzelnen Fällen noch änderungsfähig gewesen. Die Beurteilung über Art und Ursache der Schädigung kann deshalb nicht aus dem Anfangszustand, sondern nur aus dem Verlauf vorgenommen werden. — Es mag hier daran erinnert werden, daß auch die Beurteilung einer traumatischen Hirnschädigung nicht nach dem neurologischen Anfangsbefund, dem Vorliegen oder Fehlen einer Bewußtseinsstörung vorgenommen werden kann, sondern erst aus der Längsschnittbeobachtung, d.h. nach der Dauer der gesamten Ausfallserscheinungen durchgeführt werden darf, wie wir mehrfach betont haben (Tönnis, Loew 1947, 1949, 1955). —

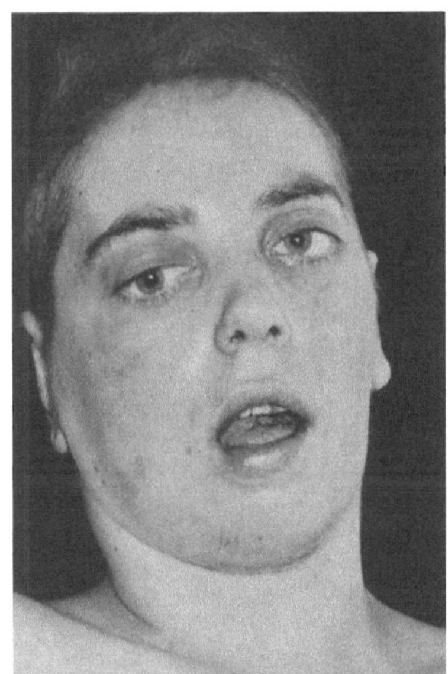

Abb. 36. 17jährige Patientin im akinetischen Stupor nach operativer Eröffnung einer Aquäduktstenose. — Mittelgradiger Hydrocephalus der Seitenkammern, hochgradige Erweiterung des 3. Ventrikels bis zur Sella turcica, welche ebenfalls stark erweitert ist. — Postoperativ anhaltende Bewußtlosigkeit mit langsamer Besserung der Reaktionslage. Vier Wochen nach der Operation bei Anruf und Schmerzreiz langsames Augenöffnen, Fixation unsicher; zeitlupenförmige Abwehrbewegungen, Amimie, Salbengesicht, deutliche Kinnbehaarung, anfallsweise Gesichtsrötung und profuses Schwitzen. — Für diese Form und Dauer der Bewußtseinsstörung sind die gleichzeitig schweren vegetativen und endokrinen Funktionsstörungen charakteristisch.

Ebenso hat Wieck (1956) bei den posttraumatischen psychischen Störungen selbst außerhalb von Bewußtseinstrübungen auf die in vielen Fällen sehr langsame Änderung des Erscheinungsbildes hingewiesen und diese reversiblen Störungen als „Durchgangssyndrom" von den irreversiblen Defektzuständen abgetrennt. Die bei Prozessen mit allgemeiner intrakranieller Drucksteigerung auftretenden Bewußtseinsstörungen haben für die Lokalisation der jeweils stärksten Läsion weniger Bedeutung als die begleitenden vegetativen und somatischen Symptome. Es sprechen die Befunde der örtlichen und allgemeinen Hirndurchblutungsstörungen dafür, daß bei solchen Druckwirkungen, die zur Bewußtseinsstörung führen, nicht nur der Hirnstamm, sondern vor allem auch die für das Bewußtsein erforderlichen Strukturen der Hirnrinde vitalen Mangel erleiden.

e) Differentialdiagnose: intrakranieller Unterdruck.

Zur Differentialdiagnose der Bewußtseinsstörungen bei intrakranieller Drucksteigerung ist besonders hervorzuheben der Zustand des *intrakraniellen Unterdrucks*.

Es handelt sich dabei um eine abnorme Senkung des Liquordrucks (weniger als 50 mm H_2O bei Horizontallage des Patienten). In manchen Fällen (besonders nach subduralen Hämatomen) ist der Liquorunterdruck mit einem tiefen Absinken der Hirnkonvexität von der Dura verbunden (collapsus cérébral), was jedoch auch andere Ursachen haben kann.

Neben anfänglichen Kopfschmerzen ist auch hier die *Bewußtseinstrübung* bis zum *Koma* das häufigste und wichtigste Symptom. Für die Erkennung und Unterscheidung des Krankheitsbildes wird es außerordentlich erschwerend, daß außerdem auch andere, sonst typische Zeichen der Drucksteigerung, nämlich Nackensteife, Übelkeit und Erbrechen, Temperaturanstieg, Schwindel, Miktionsstörungen, Pulsanomalien, Störungen der Atmung und auch Krampfanfälle, sogar eine geringe Stauungspapille vorliegen können. Die Diagnose des Liquorunterdrucks ist daher praktisch nur möglich durch die Liquordruckmessung bei Lumbalpunktion (Leriche 1920—1948) oder, ganz exakt, bei Ventrikelpunktion. — Ist die Bewußtseinstrübung nicht sehr intensiv, so kann gelegentlich das Nachlassen der Kopfschmerzen bei Jugulariskompression oder Bauchkompression festgestellt werden, eine unerträgliche Steigerung dagegen beim Aufrichten des Patienten zum Sitzen. Aus dieser Lageabhängigkeit ist oft bereits der Liquorunterdruck zu diagnostizieren (SPROCKHOFF 1938, 1940; TÖNNIS 1938; SCHALTENBRAND 1938; PASS 1948). Die älteste Erwähnung des „negativen Hirndrucks" fanden wir bei LEYDEN (1866), der ihn schon als Ursache vielfacher Störungen der Hirnfunktionen, meistenteils als Folge von Zirkulationsstörungen ansah und auch experimentell demonstrierte. Klinische Bedeutung und wachsende Beachtung gewannen der intrakranielle Unterdruck und der Hirnkollaps (welche hier zusammengefaßt werden, obgleich sie nicht dasselbe sind) erst nach der häufigeren Anwendung der Lumbalpunktion (QUINCKE 1891) und mit den Beobachtungen von LERICHE (1920—1948), HENSCHEN (1927), MAHOUDEAU (1936, 1943, Fälle von VINCENT), SCHALTENBRAND (1935, 1938), SPROCKHOFF (1938, 1940), (beide z. T. mit Fällen von TÖNNIS), WOLFF (1942), PASS (1948), GERLACH (1949), GLOOR (1951), MEYER u. WITTKOWSKI (1951), HOLUB (1955).

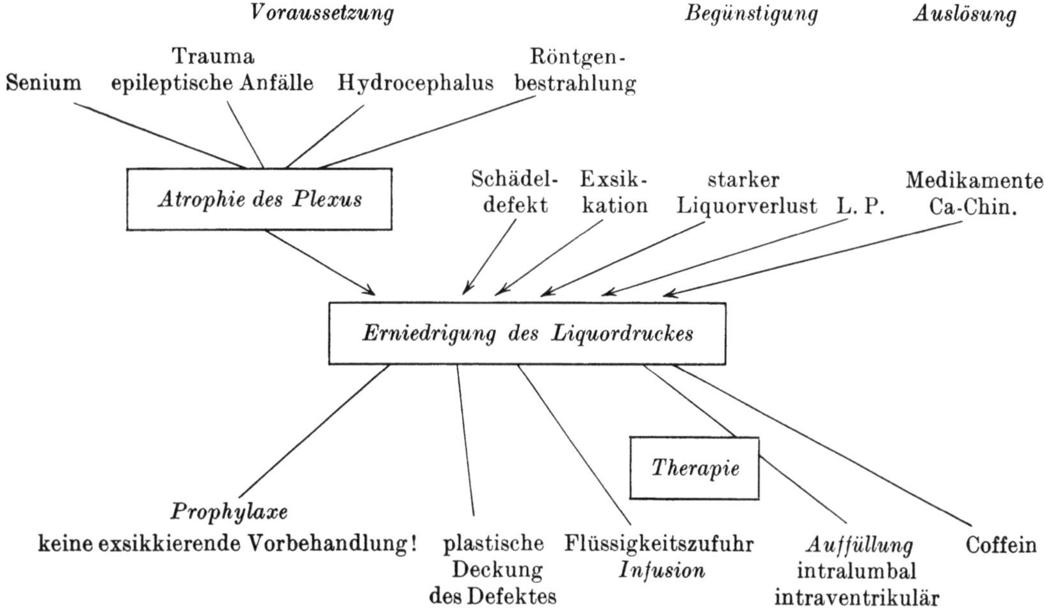

Abb. 37. Schema zur Entstehung und Behandlung des intrakraniellen Unterdruckes. (Nach SPROCKHOFF-TÖNNIS.)

Es handelt sich um intrakraniellen Unterdruck nach Operationen von Hirntumoren, Eröffnung von Verschlußhydrocephali und traumatischer Liquorfistel, besonders aber auch nach gedeckten Schädeltraumen und subduralen Hämatomen (vgl. MUNRO 1938; JEFFERSON 1944; WANKE 1948; TÖNNIS 1948, 1955; PUECH u. Mitarb. 1948, 1949). — Eine sog. „spontane" Aliquorrhoe" (SCHALTENBRAND 1933, 1938) soll besonders bei Menschen nach dem 40. Lebensjahr beobachtet werden können (SIGWALD u. GUILLAUME 1954). Die pathogenetischen Fragen des Liquorunterdrucks wurden ausführlich im Beitrag von SCHALTENBRAND und WOLFF (dieser Band, S. 99ff.) und außerdem in letzter Zeit von HOLUB (1955), SIGWALD und GUILLEAUME (1954) sowie von LE BEAU und FELD (1954) dargestellt. Wie das Schema von SPROCKHOFF und TÖNNIS zeigt, kommt es dabei auf ein Zusammenwirken von begünstigenden und auslösenden Faktoren an (Abb. 37).

Das Auftreten der Bewußtlosigkeit ist damit noch nicht zu erklären, da das Absinken des Liquordrucks an sich keine Verschlechterung der effektiven intrakraniellen Durchblutung verursacht, wohl aber eine Verlagerung des Gehirns, das durch den Verlust des Liquorbettes seinen Auftrieb — wodurch sein Gewicht auf nur 50 g erniedrigt wurde (s. LIVINGSTONE 1955) — verloren hat. Es wurde schon auf die Bewußtseinsstörungen hingewiesen, welche bei Absaugen des Liquors aus den basalen Zisternen auftreten (s. S. 355), wobei mechanische Verlegungen besonders im Bereich der basalen Gefäße und ihrer Verbindungen die Blutversorgung zum Hypothalamus beeinträchtigen können. Mit einem gleichartigen Mechanismus der Gefäßabknickung erklärt LINDENBERG (1957) die Entstehung von Mittelhirnblutungen. — Die Bedeutung osmotischer Veränderungen des Ventrikelliquors, z. B. durch Blutbeimengungen, geht aus Beobachtungen von KREBS, PUECH und BRUNHES hervor, die nach Ausspülen und Auffüllung der Ventrikel die bedrohlichen Symptome verschwinden sahen.

Daß aber die pathologische Erniedrigung des Liquordrucks nur ein Glied in der Kette mehrerer ursächlicher Faktoren des Syndroms sein kann, wie es die Abb. 38 darzustellen versucht, geht auch aus der Tatsache hervor, daß trotz des Unterdrucks der Grad der Bewußtseinsstörungen sehr unterschiedlich angetroffen wird oder sogar fehlen kann: Bei manchen Patienten ist die Feststellung eines Liquorunterdrucks anläßlich einer cisternalen Encephalographie, wenn sofort hörbar zischend die Luft angesogen wird, eine Überraschung. Es ist daher anzunehmen, daß der Unterdruck klinisch oft gar nicht festgestellt wird, denn die Zahl der mitgeteilten Fälle ist doch recht gering. PUECH u. Mitarb. (1949) zählten unter 238 Verletzten nur 12 Fälle (= 5%) von Liquorunterdruck. Andererseits ist die Differentialdiagnose außerordentlich wichtig, was z. B. daraus hervorgeht, daß wir unter 47 Fällen, bei denen wegen Verdacht auf postoperative Nachblutung eine Wundrevision vorgenommen wurde, zweimal einen Unterdruck fanden, und zwar bei subduralen Hämatomen, wie es wohl am häufigsten beobachtet wird. Die lumbale Druckmessung kann dabei täuschend normal sein, wenn die freie Liquorzirkulation durch Hernien verlegt ist (LE BEAU und FELD), sie kann aber auch zu niedrig ausfallen trotz deutlicher Drucksteigerung oberhalb der im Tentoriumschlitz oder Hinterhauptsloch die Passage verhindernden Hernien und so zu einer falschen Auffassung eines Unterdruckzustandes führen (REID u. CONE). Zur gleichen Täuschung kann man gelangen, wenn durch sog. „Entwässerung“ mit hypertonischen Lösungen eine plötzliche Liquordruckerniedrigung herbeigeführt wird, während bereits ein raumfordernder Prozeß, z. B. ein epidurales Hämatom, vorliegt (TÖNNIS 1955a).

Die *Therapie* des Liquorunterdrucks durch Auffüllung des Liquorraumes mit physiologischer Kochsalzlösung oder auch intravenöse Injektion von destilliertem Wasser, Infusion mit Histamin [0,5—1,0 mg auf 500 cm^3 phys. NaCl-Lösung, nach HOLUB (1955)] u. ä. kann zur sofortigen Aufhellung der bestehenden Bewußtseinsstörung führen, wie die veröffentlichten Fälle immer wieder zeigen. Eine unserer Beobachtungen aus der letzten Zeit mag als Beispiel dienen:

Ein Tierarzt war durch Hufschlag einer Kuh verletzt worden. Das danach entstandene subdurale Hämatom wurde entleert, wonach nur beschränkte Bewußtseinsaufhellung eintrat. Am 4. Tag nach der Operation verschlechterte sich die Reaktionslage rasch, gleichzeitig Aphasie, Blutdruckanstieg, Pulsbeschleunigung. Die daraufhin vorgenommene Wundrevision zeigte erneute subdurale Blutansammlung; mit der lumbalen Injektion von Kochsalzlösung besserte sich die Reaktions- und Bewußtseinslage.

Mit der Flüssigkeitsauffüllung des Liquorraumes ist aber nicht die meist ursächliche Störung der Blut-Liquorschranke behoben. Über ihre Art ist wenig bekannt (s. SCHALTENBRAND u. WOLFF).

Außer der Auffüllung des Liquorraumes ist daher auch eine allgemeine Kreislaufbehandlung erforderlich, zusammen mit Blut- und Plasmainfusionen und Regulierung des Wasser- und Mineralstoffwechsels. Das Vorliegen einer Deshydratation in vielen der Fälle mit postoperativem oder posttraumatischem Unterdruck wurde bereits von allen früheren Untersuchern ausdrücklich betont. Darüber hinaus ließen sich jetzt auch Eiweiß- und Mineralveränderungen im Blut bei Patienten mit subduralem Hämatom nachweisen (BRILMAYER, FROWEIN u. MORTILLARO 1956).

6. Kreislaufstörungen.

Die klinischen Vorstellungen über das Kreislaufverhalten bei intrakranieller Drucksteigerung wurden lange Zeit sehr einseitig dahingehend zusammengefaßt, daß eine „*reflektorische Blutdrucksteigerung*“ und der bradykarde „*Druckpuls*“ die häufigsten und charakteristischsten Veränderungen seien; *Pulsanstieg* und *Blutdruckabfall* zum Kollaps träten dagegen erst bei Versagen der Kreislaufzentren ein. Diese Auslegung der Kreislaufphänomene ergab sich zum Teil daraus, daß die klinischen Symptome hauptsächlich an schweren Hirnverletzungen und traumatischen Hämatomen beobachtet oder aus tierexperimentellen Befunden mit plötzlicher, extrem hoher Drucksteigerung abgeleitet wurden (LEYDEN, v. BERGMANN, NAUNYN mit SCHREIBER und FALKENHAIN, SCHULTEN, KOCHER, CUSHING, SAUERBRUCH).

Für die Verbesserung der Indikationsstellung und Prognose des operativen Vorgehens bei Hirngeschwülsten war es aber erforderlich, die Kreislaufverhältnisse schon vor dem Stadium der Dekompensation, also bei geringerer Drucksteigerung zu erkennen und die Kreislaufsymptome der gerichteten Druckwirkung — d. h. der Massenverschiebungen — zu analysieren (DURET 1922; DE MARTEL 1930; CL. VINCENT 1933; FREMONT-SMITH u. MERRITT 1933; WERTHEIMER 1933, 1935; VAN BOGAERT 1936; HARTMANN 1936; MANSUY 1937; LE BEAU 1938; BROWDER u. MEYERS 1938; TÖNNIS 1939, 1949; COMNINOS 1949; GÄNSHIRT 1951; EVANS et al. 1951; RYDER et al. 1952).

Bei neueren Untersuchungen steht im Vordergrund die Frage nach der *Lokalisation kreislaufregulierender Substrate* und nach dem *auslösenden Mechanismus der Kreislaufumstellungen* bei intrakranieller Drucksteigerung.

a) Lokalisation kreislaufregulierender Substrate in verschiedenen Hirnabschnitten.

Für die *Pathophysiologie* der Kreislauffunktion bei intrakranieller Drucksteigerung ist die Feststellung von Bedeutung, daß das *autonome Reizbildungszentrum* des Herz-Kreislaufapparates *peripher* zum intrakraniellen Teil des ZNS gelegen ist (im Gegensatz zur Atmung). Daher wird der akute Atemstillstand bei rapider intrakranieller Drucksteigerung für einige Minuten überlebt, bis Herz und Gefäßsystem in der Anoxie ersticken, wie schon LEYDEN (1866) aus seinen Versuchen eindeutig folgern konnte. — Bei der intrakraniellen Drucksteigerung handelt es sich daher um eine indirekte Beeinflussung der Herz- und Kreislauffunktion, ausgehend von der allgemeinen und gerichteten Druckwirkung auf die *Regulationssubstrate* des Kreislaufs im Bereich der Hemisphären und im Hirnstamm sowie auf die *Bahnen der kardio-vasculären Reflexe* (HESS 1938).

Die Bedeutung dieser effektorischen Bahnen läßt sich folgendermaßen abgrenzen: Das Phänomen der Pulsverlangsamung bei intrakranieller Drucksteigerung bleibt aus bei *Vagusdurchschneidung* (LEYDEN), die Blutdrucksteigerung fällt aus bei *Durchschneidung des Rückenmarks* (v. BERGMANN und BASTGEN 1880; CUSHING 1902) oder bei Exstirpation des Sympathicus (CUSHING 1902; WRIGHT 1937; FREEMAN und JEFFERS 1940; RODBARD und SAIKI 1952).

Für Diagnose und Therapie erscheint von Bedeutung, daß die experimentellen vasomotorischen Reaktionen aufgehoben werden können durch Anwendung von starken Sympathicolytica, z. B. Dibenamin (RODBARD et al. 1954) und durch Ganglienblocker, z. B. Methonium-Präparate (MC QUEEN, BROWNE und WALKER 1954). Es ist deshalb zu vermuten, daß die Blutdrucksteigerung bei intrakranieller Drucksteigerung, der sog. Pressormechanismus, an die Freisetzung von Nor-Adrenalin-ähnlichen Körpern gebunden ist (RODBARD). Auch die erhöhte Nebennierenrinden-Hormonausscheidung bei Prozessen mit rascher intrakranieller Drucksteigerung (s. S. 340) dürfte an diesen Regulationen beteiligt sein.

Von den Substraten mit kreislaufregulierender Funktion im Gebiet von *Pons und Medulla oblongata* wurde zuerst ein vasopressorisches Zentrum (DITTMAR 1873) und ein Herzhemmungszentrum (KOHNSTAMM 1901) bekannt. Durch die jüngsten Reizversuche wurden die Areale in der Formatio reticularis exakter lokalisiert (MC. QUEEN, BROWNE und WALKER 1954; OBERHOLZER 1957). Diese medullären Koordinationszentren vermögen beim Tier einen geordneten Kreislauf aufrechtzuerhalten, der auf Reize adäquat anspricht (HESS 1938).

Daher löst im Tierexperiment eine intrakranielle Drucksteigerung auch dann noch den Pressormechanismus aus, wenn höhere Hirnabschnitte durch Dezerebrierung ausgeschaltet sind. Ein wichtiger Hinweis für klinische Verhältnisse liegt in der Beobachtung, daß auch nach experimenteller Dezerebrierung zuerst eine Zeit verstreichen muß, um das „Ödem" vorübergehen zu lassen, bis schließlich die Blutdruckreaktion wieder auftritt (Forster 1943). Wird auch die Medulla oblongata zerstört, so tritt überhaupt keine Blutdrucksteigerung mehr ein, trotz hoher Liquordrucke bis 1750 mm H_2O (Forster).

Die bei manchen Fällen intrakranieller Drucksteigerung auftretende *Blutdrucksenkung* wurde zunächst als „medulläres Versagen" gedeutet (Cushing, Kocher). Experimentell sind aber auch depressorische Areale in der Medulla nachgewiesen worden, deren Stimulierung zur Vasodilatation in Haut und Muskeln führt (Ranson und Billingsly 1916; Scott und Roberts 1924). Lindgren und Uvnäs (1954) vermuten, daß es sich dabei um absteigende Fasern handelt, die hemmende Impulse des Vagus und Sinusnerven zu vasoconstrictorischen Neuronen leiten.

Während den ponto-medullären Zentren eine fundamentale Regulations-Funktion des Kreislauf-Systems zugehört, wird angenommen, daß höherliegende *diencephale* und *corticale Substrate* durch ihr Eingreifen das Resultat verbessern (Hess). Blutdrucksteigerung und Pulsbeschleunigung werden nach elektrischer Reizung im gesamten *Hypothalamus* posterior gefunden (Ranson u. Mitarb. 1916; Rein 1931; Ranson und Magoun 1939; Hess 1938, 1949). Karplus und Kreidl (Karplus 1937) stellten fest, daß die absteigenden Fasern im Hirnstamm um den Aquaeductus Sylvii liegen und zu anterolateralen Bündeln des Rückenmarks führen. — Blutdruck-Effekte ergaben sich aber schließlich auch bei Reizung in Hirnrinden-Strukturen des Temporal-Pols, der Insula, des orbitalen Stirnhirns und des Gyrus cinguli. Die ersten tierexperimentellen Beobachtungen sollen von Bochefontaine (1876) gemacht worden sein. Nach Dusser de Barenne und Kleinknecht (1924), Hoff und Green (1936), Crouch und Thompson (1939) und zahlreichen weiteren Reizversuchen, über welche Kennard 1937 ausführlich berichtete, haben vor allem tierexperimentelle Untersuchungen in den letzten 10 Jahren gezeigt, daß die Reizung der corticalen und diencephalen Strukturen hauptsächlich zu Vasoconstrictionen der Haut mit nur mäßigem, sehr flüchtigem Blutdruckanstieg führt (Lund 1943; Ward 1947; Grinker and Bucy 1949; Fulton 1949; Zweifach 1949; Kaada, Pribram und Epstein 1949; Eliasson und Ström 1950; Sachs, Brendler und Fulton 1949; Ström 1950; Wall und Davis 1951; Kaada 1951) [bei Fulton]). — Demgegenüber wurden vasodilatatorische Effekte seltener gefunden (Falkow, Ström, Uvnäs 1949; Ström 1950). Diese „supramedulläre" Kontrolle der Vasomotorik hängt eng zusammen mit der Temperatur-Regulation. — Die ersten Ergebnisse einer Blutdruckbeeinflussung beim Menschen durch elektrische Reizung des Temporalpols berichteten Chapman, Livingstone und Poppen (1950). Der mittlere systolische Druckanstieg betrug dabei aber nur 28,3 mm Hg, die maximale Drucksteigung 63 mm Hg bei insgesamt 9 Stimulationen.

b) Auslösende Faktoren der Kreislaufstörungen bei intrakraniellen raumfordernden Prozessen.

Es werden hauptsächlich drei verschiedene Mechanismen angenommen: Kompression der nervösen Substanz (Breslauer, Hauptmann, Sauerbruch, Hartmann), Hirndurchblutungsstörungen (v. Bergmann, Naunyn, Kocher, Cushing), und schließlich, zumindest für den Beginn des Pressor-Mechanismus, Baroreceptoren (Rodbard et al.). Von diesen Auffassungen ist die Hirndurchblutungsstörung nicht nur am besten bewiesen, vor allem durch die Fremdgasanalyse und die Angiographie (s. S. 309), sondern sie erklärt auch am besten die venöse Hypoxydose des Gehirns (s. den Beitrag von M. Schneider).

Die bei akuter intrakranieller Drucksteigerung zeitweise auftretende Blutdrucksteigerung und Pulsverlangsamung zeigt Parallelität zu den Befunden bei perakuter

Hirnischämie beim Menschen, die OPITZ im Selbstversuch demonstriert hat (Abb. 38 aus OPITZ und SCHNEIDER 1950).

Entgegen früheren Anschauungen (v. BERGMANN, KOCHER, CUSHING) muß aber ausdrücklich hervorgehoben werden, daß nicht erst die Hirnischämie und Anoxie zur Auslösung von Kreislaufumstellungen führt. Liquordrucksteigerung bis zur Höhe eines normalen Blutdrucks, also 1300—1600 mm H_2O, wie sie von LEYDEN, KOCHER u. v. a. experimentell benutzt wurden, treten klinisch nicht auf, sondern betragen nur selten 1000 mm H_2O (FREMONT-SMITH und MERRIT 1933; BROWDER und MEYERS 1938; WILLIAMS und LENNOX 1939; EVANS, RYDER et al. 1951—1953; DAVSON 1956).

Bei Versuchen mit Drucksteigerungsbeträgen um 50 bis 60 mm Hg (= 680—820 mm H_2O) konnten WOLFF und BLUMGART (1928) beobachten, daß der mittlere Systemblutdruck nur gering anstieg und daß die Hirn-Durchblutung dabei abhängig ist von der Differenz zwischen Blutdruck und Liquordruck und demnach von der intrakraniellen arteriovenösen Druckdifferenz. Diese Befunde haben NOELL und SCHNEIDER (1948) exakt bestätigen können. Auch HARTMANN (1936) fand die ersten Änderungen des Systemblutdrucks bei einem Liquordruck von 680 mm H_2O, und seine Versuchsanordnung des Starlingschen Präparates mit dem gekreuzten Kreislauf hätte geeignet sein können, die tatsächliche Schwelle der effektiven intrakraniellen Blutdruckdifferenz zu bestimmen, die eine Reaktion des Systemblutdrucks auslöst. Leider nahm auch HARTMANN an, daß eine Gewebskompression die Ursache der Blutdruck- und Pulsänderung sei.

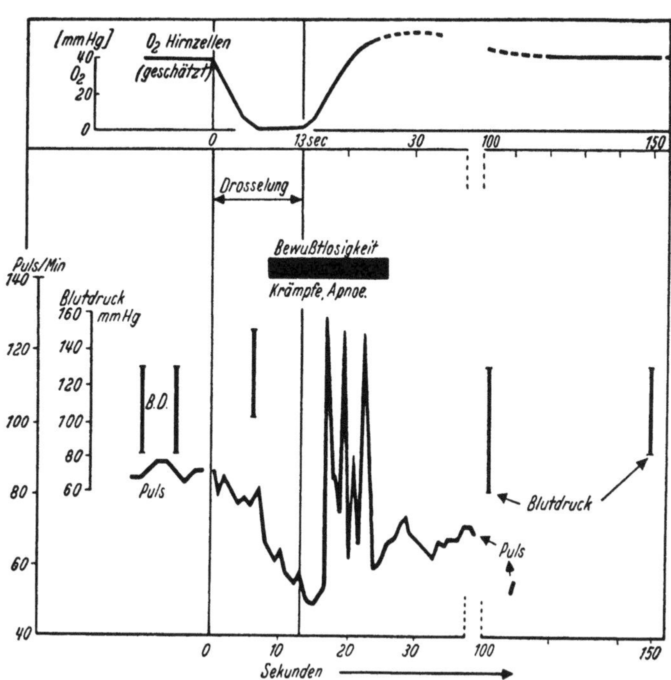

Abb. 38. Perakute Hirnischämie beim Menschen. Von Zeit 0 bis 13 sec wird eine um den Hals der Versuchsperson gelegte Blutdruckmanschette auf 250 mm Hg aufgeblasen. Puls aus fortlaufender Elektrokardiogrammschreibung. Blutdruck mit Riva-Rocci-Manschette. Atmung am Krogh-Spirometer gemessen. Selbstversuch. (Nach OPITZ 1950.)

Die beim Menschen vorgenommenen experimentellen Liquordrucksteigerungen bis 1000 mm H_2O ergaben teilweise gar keine, teilweise nur geringe Veränderungen des Kreislaufs (ebenso bei Atmung und Bewußtsein), wie BROWDER und MEYERS (1938), WRIGHT (1936), EVANS, ESPEY, RYDER (1951), wiederholt nachprüften und wie die Kurve (Abb. 31, S. 360) zeigt. Diese Beobachtung zeigt Übereinstimmung mit dem Anfangsteil der Kurve von CUSHING (1902, Abb. 39), welche bis zur Liquor- und Blutdruck-Gleichheit keine wesentliche Störung erkennen läßt, wie CUSHING ausdrücklich hervorhob. Auch NOELL und SCHNEIDER (1948) schlossen aus ihren Versuchen am isolierten Hundekopf, daß die zentral — also nicht über die Chemoreceptoren — ausgelöste Blutdrucksteigerung sich nur in einem sehr späten Stadium finde und daß sie als kompensatorische Maßnahme für den Menschen kaum mehr in Frage kommt. Ungeklärt blieben daher die klinischen Beobachtungen bei einzelnen, meist traumatischen Hirnschädigungen, die zu hypertonischen Blutdruckwerten, nämlich 200 mm Hg und mehr, führten (vgl. Abb. 40), was bei einer Liquordrucksteigerung auf 1000 mm Hg allein nicht erreicht wird.

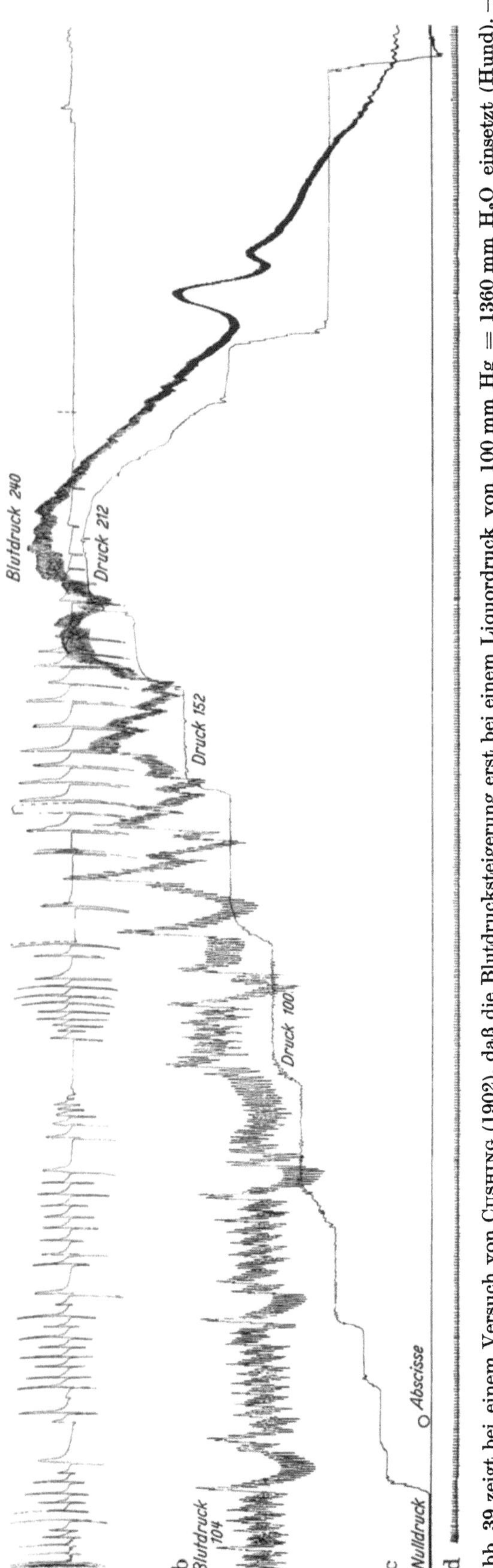

Abb. 39 zeigt bei einem Versuch von CUSHING (1902), daß die Blutdrucksteigerung erst bei einem Liquordruck von 100 mm Hg = 1360 mm H_2O einsetzt (Hund). — Diese experimentellen Liquordruckwerte kommen aber klinisch beim Menschen praktisch nicht vor. Beachte die frühzeitig einsetzende Atem-Rhythmusstörung.

NOELL und SCHNEIDER (1948) zeigten, daß die Blutdrucksteigerung dann stärker ausgeprägt ist, wenn von vornherein ein O_2-Mangel des Hirngewebes vorliegt, und daß die *venöse Hypoxie des Hirnblutes der eigentliche Mechanismus ist, der die Kreislaufänderung auslöst.* Diese kritische Schwelle der venösen Hypoxie, nämlich PO_2 ven = 19 mm Hg (vgl. S. 362) tritt ein, wenn *der effektive intrakranielle Blutmitteldruck unter 70 mm Hg abgesunken ist* (OPITZ und SCHNEIDER 1950). Die Bestätigung dieser experimentellen Werte für den Menschen ergibt sich aus der Messung von Hirndurchblutung und Sauerstoffverbrauch bei solchen Prozessen, welche lediglich zu einer allgemeinen intrakraniellen Drucksteigerung durch Verschlußhydrocephalus führen: Hierüber liegen bisher die Ergebnisse von KETY, SHENKIN und SCHMIDT (1948) und GÄNSHIRT (1957) bei insgesamt 15 Fällen vor (s. Abb. 32, S. 361). Eine straffe Korrelation zwischen dem Anstieg von Liquordruck und Blutdruck findet man bei 7 Fällen mit einem Liquordruck von mehr als 450 mm H_2O. Der höchste Wert liegt bei 840 mm H_2O und hat einen mittleren Systemblutdruck von 130 mm Hg, d. h. mit einem effektiven intrakraniellen Blutdruck von 68 mm Hg (Tuberkulom, infratentoriell).

Bei einem Tierexperiment wird stets für eine möglichst optimale Sauerstoffzufuhr gesorgt — nötigenfalls durch Tracheotomie und künstliche Beatmung. Im klinischen Fall dagegen führen meistens verschiedene mechanische Atembehinderungen zur weiteren Verstärkung der arteriellen und damit auch venösen Hypoxie und zur CO_2-Anhäufung, die ihrerseits weitere Blutdrucksteigerungen auslösen. Wenn aber durch Intubation oder Tracheotomie die Atembehinderungen beseitigt werden, so können sich die Blutdruck- und Pulswerte wieder normalisieren (Abb. 41). — Bei den intrakraniellen Massenverschiebungen, besonders dem temporalen und cerebellaren Druckconus und der axialen Verschiebung des Hirnstammes, wird angenommen, daß sie durch zusätzliche örtliche

Druckwirkung das arteriovenöse Druckgefälle im Vertebraliskreislauf so stark verringern, daß dadurch Funktionsstörungen der Kreislaufregulationszentren auftreten. Morphologisch sprechen Ischämien und Blutungen im Hirnstamm für diese Auffassung; die gasanalytischen Messungen als Bruttomethoden können über diese regionalen Durch-

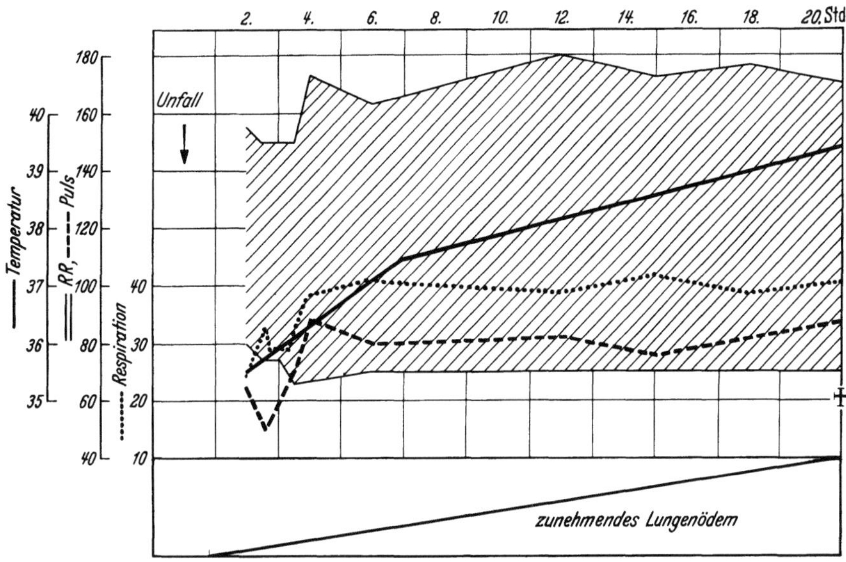

Abb. 40. Blutdruckhypertonie, Hyperthermie und Lungenödem in den ersten Stunden nach Schädelhirnverletzung. — Tod nach 24 Std. Sektion: hochgradiges Hirnödem; Einklemmung im Tentoriumschlitz und Hinterhauptsloch. (Aus Tönnis 1950.)

blutungsänderungen keine Auskunft geben (s. S. 309). Während die Zirkulationsverlangsamung im supratentoriellen Gebiet durch die Angiographie nachgewiesen ist, fehlen noch entsprechende Befunde für den Vertebralis-Kreislauf.

Die Art der Kreislaufreaktion auf die intrakranielle Drucksteigerung muß schließlich beeinflußt werden vom venösen Rückfluß zum Herzen, d. h. von der zirkulierenden Blut-

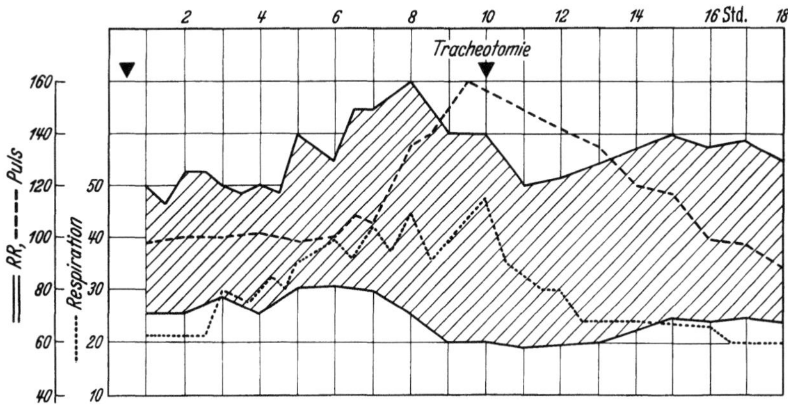

Abb. 41. Kreislaufreaktion mit Blutdruck- und Pulsanstieg bei mechanischer Atembehinderung. Nach Tracheotomie normalisieren sich Atmung und Kreislauf.

menge und von der Mobilisation von Reserveblut (Rodbard und Stone 1955). Wird dieser Rückfluß experimentell konstant gehalten, so ist, auch nach Vagusdurchschneidung, noch eine vorübergehende *Pulsfrequenzsteigerung* festzustellen, für die einer der auslösenden Faktoren die Freisetzung des Noradrenalin-artigen Kreislaufhormons sein kann (Rodbard und Stone). Wenn im weiteren Verlauf klinischer Fälle erneute Pulsbeschleunigungen auftreten, sind noch weitere Ursachen in Betracht zu ziehen, nämlich unzureichende Kreislauffüllung und Temperatursteigerung. Hierbei mag hervorgehoben werden, daß die postoperative und posttraumatische (abakterielle) *meningeale Reaktion* charakteristischerweise eine relative Bradykardie zeigt im Verhältnis zum gleichzeitigen Temperaturanstieg (Tönnis, s. S. 346). Bei Tumoren des caudalen Hirnstammes und des Brückenwinkels wird öfter eine Pulsfrequenzsteigerung beobachtet, worauf bereits Olivecrona (1927) ausdrücklich hinwies. Als Ursache dafür wäre denkbar, daß durch mechanische Läsionen (Koagulatiou) der Aa. circumferentes ein Ausfall des dorsalen Vaguskernes eintritt, entsprechend der akuten apoplektischen Bulbärparalyse (s. Hassler 1953). — Die *Bradykardie*, welche der Tachykardie bei klinischer und bei experimenteller intrakranieller Drucksteigerung vorausgehen kann (Heymans 1928, Edholm 1940), wird meist als örtliches Reizsymptom der Vagus-Kerngebiete oder als lokaler Sauerstoffmangel bei Massenverschiebungen gedeutet, insbesondere, wenn keine Bewußtlosigkeit besteht (Noell u. Schneider 1948). — Vaguspulse treten aber auch bei allgemeiner Hirnhypoxie auf, wie bei den Drosselungsversuchen (Abb. 38) (Opitz und Schneider) zu sehen ist. — Diese Hypoxie und andere Änderungen des Blutchemismus werden außerdem auch am extrakraniellen System der Kreislaufregulation wirksam:

Erhöhung des CO_2-Druckes und Abnahme des O_2-Druckes im Blut führen über Receptoren im Glomus caroticum und Glomus aorticum zur Tonusänderung der vasomotorischen und herzregulierenden Zentren der Medulla oblongata (Barron 1955). — Die intrakranielle Drucksteigerung bewirkt durch die Atemstörungen und die orthostatische Blutverschiebung aber auch einen Sauerstoffmangel des Herzmuskels (Schönbrunner 1948, Aschenbrenner und Bodechtel 1938, Weber 1951 u. a.); dieser führt zur akuten Insuffizienz des Herzens und zur Auslösung reflektorischer Vorgänge (Schimert 1956), welche den finalen Blutdruckabfall und Kreislauftod erklären.

Eine periphere, reflektorische Selbststeuerung des Kreislaufs, insbesondere durch die Carotis-Sinus-Reflexe (Hering 1927; Koch 1931; Heymans 1929, 1939, 1955; Ask-Upmark 1935; Guernsey et al. 1933; Hauss et al. 1949; Pellegrini 1956), wird bei intrakraniellen raumfordernden Prozessen vor allem dann von Bedeutung, wenn diagnostische oder operative Eingriffe an der Carotis oder in ihrer Nähe durchgeführt werden. Akuter Blutdruckabfall bei Angiographie, Tracheotomie u. ä. kann damit in Zusammenhang stehen, analog den Beobachtungen bei Operationen an der Schilddrüse (Ask-Upmark 1935, S. 254).

c) Klinische Kreislaufveränderungen bei örtlicher Druckwirkung auf einzelne Hirnabschnitte.

Die Annahme, daß Hirntumoren allein durch örtliche Kompression der supramedullären Substrate zu Blutdrucksteigerung führen, ist schwierig zu beweisen, insbesondere wenn gleichzeitig Symptome allgemeiner intrakranieller Drucksteigerung vorliegen (Arseni et al. 1957). Eine örtliche Reizung corticaler und diencephaler Zentren könnte eher vermutet werden als Folge des Spateldruckes bei Operationen im Bereich des Hypothalamus und in der hinteren Schädelgrube. Wir fanden aber unter 171 Fällen ohne intrakranielle Drucksteigerung nur 27 Operationen mit vorübergehendem Blutdruckanstieg von mehr als 40 mm Hg über den Ausgangswert. In der Hälfte dieser Fälle war schon durch die Operationstechnik eine zeitweise Massenverschiebung und sichere Liquordrucksteigerung verursacht worden (retroganglionäre Wurzeldurchschneidung nach Frazier). Unter den restlichen Fällen waren 6 Hypophysenadenome, die ebenfalls den Blutdruckanstieg im Augenblick der Darstellung der Sellaregion erkennen ließen (Fricke 1958). Normalisierung des Blutdrucks tritt dabei erfahrungsgemäß ein nach Absaugen des Liquors in den basalen Zisternen: Blutdruckanstieg bleibt meist aus nach vorheriger Ventrikelpunktion und bei Vertiefung der Pentothal-Lachgas-Narkose. — Der „örtliche“ Faktor ist also zumindest überdeckt, und die bisherige klinische Erfahrung gibt daher keine sicheren Hinweise dafür, daß die diencephalen und corticalen Areale mit experimenteller Kreislaufwirksamkeit auch eine isolierte Bedeutung für die Auslösung der

Blutdrucksteigerung durch gerichtete oder allgemeine intrakranielle Druckwirkung haben.

Die Bedeutung supramedullärer Kreislaufregulations-Gebiete tritt auch bei den raumfordernden Prozessen sehr viel deutlicher hervor in einer Regulierung des *normalen Blutdruckniveaus* sowie der *Muskel-* und *Hautdurchblutung*, wie auch aus den plethysmographischen Befunden bei der posthämorrhagischen und emotionell bedingten Ohnmacht hervorgeht (BARCROFT u. Mitarb. 1944; GREENFIELD 1951), die mit vermehrter Ausschüttung von Hypophysenhinterlappenhormon verbunden ist (TAYLOR und NOBLE 1950; EDHOLM u. Mitarb. 1952). Die langsamen, chronischen Druck-Zerstörungen des Hypothalamus sind charakterisiert durch den Verlust der Kreislauf-Belastungsfähigkeit (S. 381 und 343), akute Zerstörungen des Hypothalamus (Blutungen, Geschwulstentfernung) zeichnen sich aus durch kaum beeinflußbare *Hypotonie.* Gleichzeitig kommt es zum Versagen der Temperaturregulation, was dann Pulsfrequenzanstieg bewirkt. Selbst wenn therapeutisch eine Hyperthermie vermieden wird, kommt es im Zusammenhang mit den gleichzeitigen Mineral- und Wasserhaushaltsstörungen meist zum Exitus in wenigen Tagen. Man möchte erwarten, daß dann die medullären Koordinationszentren wenigstens eine adäquate Kreislaufregulation übernehmen können, aber der klinische Verlauf läßt diesen Ausgleich vermissen.

Isolierte Mittelhirn-Kompression durch Tumoren und Aneurysmen führt erst im Endstadium zu manifesten Kreislaufstörungen. Die Auffassung, daß Kreislaufstörungen zu den charakteristischen Symptomen der Temporalhernien gehören, trifft ebenfalls nur für das Spätstadium zu, bei dem eine allgemeine intrakranielle Drucksteigerung besteht und eine Hypoxydose des ganzen Hirnstammes vorliegen wird. MUNRO und SISSON (1952) fanden Kreislaufstörungen bei nachgewiesenen Temporalhernien nur in 19—40% der Fälle, LE BEAU (1956) in der Hälfte derjenigen Patienten, bei denen gleichzeitig eine Mittelhirnblutung vorlag.

Auch die Kreislaufzentren in Pons und Medulla werden hauptsächlich durch rasche örtliche Druckänderung beeinflußt, so daß klinisch diejenigen akuten Prozesse, welche den verhältnismäßig kleinen Raum der hinteren Schädelgrube rasch ausfüllen (insbesondere traumatische und postoperative Hämatome, auch Abscesse), am ehesten zu Blutdrucksteigerungen führen. Hierbei muß die gleichzeitige Atemstörung mitwirken (s. S. 378). Ob auch die allgemeine intrakranielle Drucksteigerung über die Funktionsstörung dieser Mechanismen zum Blutdruckanstieg führt, ist klinisch noch nicht erwiesen, obgleich die Reiz- und Ausschaltungsexperimente dafür sprechen könnten. Hierzu wird auch geltend gemacht, daß starke örtliche Drucke, welche über der Medulla einen Blutdruckanstieg auslösen, bei ebensolcher örtlicher Einwirkung auf eine der Großhirnhemisphären ohne Blutdruckreaktion bleiben (CUSHING 1902). Dabei erscheint aber der Hemisphären— Querschnitt verhältnismäßig klein, gegenüber dem enggebündelten System des Hirnstammes. Wenn über einem vergleichbar-großen Hemisphären-Gebiet Druckänderungen eintreten, z. B. durch rasche Entlastung eines Hydrocephalus (GULEKE), bei der plötzlichen Entfernung eines großen Knochendeckels zur Hemisphärektomie, bei akutem Verschluß im Hauptstamm der Media, so sind auch entsprechend deutliche Kreislaufreaktionen zu beobachten. — Exakt vergleichende Untersuchungen fehlen noch.

Das Auftreten von Kreislaufstörungen verschiedener Art bei allgemeiner und gerichteter akuter intrakranieller Drucksteigerung läßt, als einzelnes Symptom, keine sichere Diagnose über den Ort der Schädigung innerhalb des Gesamt-Hirnstammes zu.

d) Akute Kreislaufstörungen.

Die voraufgehend untersuchten Faktoren, welche bei der Auslösung von Kreislaufstörungen durch intrakranielle Drucksteigerung beteiligt sind, werden in erster Linie bei den Prozessen mit akuten Druckänderungen wirksam. Da die auslösenden Faktoren teilweise nacheinander wirksam werden, ist eine häufige, wiederholte Kontrolle der Blutdruck- und Pulswerte — im akuten Stadium wenigstens alle 15 min — erforderlich.

Gewöhnlich treten zuerst Veränderungen der Hautdurchblutung in Erscheinung: Blässe und Kälte der Haut, Cyanose der Nagelglieder an Fingern und Zehen (noch auffälliger als die Lippencyanose). Diese äußerlich auffälligen Veränderungen können jedoch bei zwei ganz verschiedenen Störungen der Blutverteilung vorliegen: entweder es besteht eine starke Vasodilation der Skeletmuskulatur, wie in der banalen Ohnmacht (SHARPEY-SCHAFER 1956), oder aber es kann eine ,,Kreislaufzentralisation" (DUESBERG und SCHRÖDER 1944) zugrunde liegen; dabei wird die Blutdruckamplitude eng, der Systemblutmitteldruck oft etwas erhöht gefunden. Ein deutlicher Blutdruckanstieg mit gleichzeitiger Bradykardie wird viel seltener angetroffen, als gewöhnlich angenommen:

Unter 16 traumatischen epiduralen Hämatomen konnte nur in 3 Fällen eine Blutdrucksteigerung (155/80, 150/50 bzw. 190/105 mm Hg) bei unserer Klinikaufnahme festgestellt werden; bei zwei weiteren Patienten hatte vorübergehend vor der Einlieferung eine Blutdruckerhöhung auf 180/100 bzw. 180/65 mm Hg bestanden. Eine Pulsverlangsamung auf 60—40/min war sogar nur bei einem der Patienten noch nachweisbar, bei zwei anderen war die Bradykardie schon vorüber.

Es hängt daher vom Stadium der Untersuchung ab wie auch von der Höhe des jeweiligen Systemblutdrucks (s. S. 375) und von der Güte der Sauerstoffversorgung (s. S. 376) (NOELL und SCHNEIDER 1948), welche Symptome der Kreislaufreaktion im Einzelfall gefunden werden. Das Fehlen von Kreislaufveränderungen schließt nicht aus, daß hochgradige intrakranielle Drucksteigerungen und Massenverschiebungen vorliegen, die sogar zu Tonusstörungen und zum akuten Atemstillstand führen (s. Abb. 46b). Zu wenig beachtet wird die *Senkung des diastolischen Druckes* während der intrakraniellen Drucksteigerung; schon die Kurve (Abb. 31) von BROWDER und MEYERS läßt diese auffällige Amplitudenverbreiterung erkennen, wodurch der Mitteldruck nur wenig ansteigt.

Spezifische Veränderungen für eine bestimmte Druckhöhe oder für eine begrenzte Lokalisation gerichteter intrakranieller Druckwirkung kann aber im Einzelfall nicht angegeben werden, weil zu viele Faktoren das individuelle Kreislaufverhalten beeinflussen.

Die früher einseitige Deutung der Kreislaufbefunde, insbesondere der ,,reflektorischen Blutdrucksteigerung", hat das therapeutische Vorgehen lange Zeit ungünstig beeinflußt:

Fehlen oder Vorhandensein der Blutdrucksteigerung gibt zu Fehldiagnosen Anlaß. Vor allem aber wurde in der Blutdrucksteigerung ein sinnvoller Regulationsmechanismus zur Beseitigung der medullären Anämie gesehen; daher erschien die Injektion von blutdrucksteigernden Mitteln richtig, die Kreislaufauffüllung mit Infusionen und die Anwendung von Ganglioplegica aber kontraindiziert. Diese Maßnahmen und insbesondere die Freihaltung der Atmung haben inzwischen zur Behandlung der intrakraniellen Drucksteigerung Wesentliches beigetragen (s. S. 410). Erst nach Ausschaltung der Atemstörungen kann die intrakranielle Drucksteigerung als Ursache der Kreislaufveränderungen in Betracht gezogen werden.

Für die Klinik scheinen abschließend zwei Feststellungen besonders wichtig:

1. Bei klinisch sicheren intrakraniellen Drucksteigerungen können die beschriebenen Kreislaufveränderungen vollkommen fehlen.

2. Kreislaufphänomene bei intrakranieller Drucksteigerung treten praktisch nie allein oder zuerst auf — im Gegensatz zu Atemstörungen! —, sondern Bewußtseinstrübungen und Atemstörungen, Erbrechen und Sphincterstörungen gehen häufig voraus — wie auch die Experimente zeigten — Temperatursteigerungen folgen meistens rasch. Nur wenn eine Hypoxämie anderer Genese (mechanische Atembehinderung insbesondere) ausgeschlossen ist, kann aus Blutdrucksteigerung und Bradykardie die Diagnose einer intrakraniellen Drucksteigerung gestellt werden.

e) Kreislaufregulationsstörungen bei chronischen Druckwirkungen.

Voraufgehend wurden die auffälligen Kreislaufveränderungen bei akuter, also unkompensierter oder unzureichend ausgeglichener Hirnstammschädigung beschrieben. Ihnen stehen die viel zahlreicheren kompensierten Kreislauf-Regulationsstörungen bei langsam verlaufenden, *chronischen*, örtlichen und allgemeinen *Druckwirkungen* gegenüber. Sie sind nur durch *Belastungsprüfungen* zu erfassen.

α) Orthostatische Probe.

Wir haben uns hinsichtlich des Kreislaufverhaltens der von SCHELLONG (1938) angegebenen orthostatischen Kreislaufprüfung bedient, deren Ergebnisse durch gleichzeitige, ophthalmodynamometrische Befunde (WEIGELIN, REMKY, vgl. S. 328) und Belastungsprüfungen des Stoffwechsels am gleichen Krankengut von OBERDISSE u. Mitarb. ergänzt wurden.

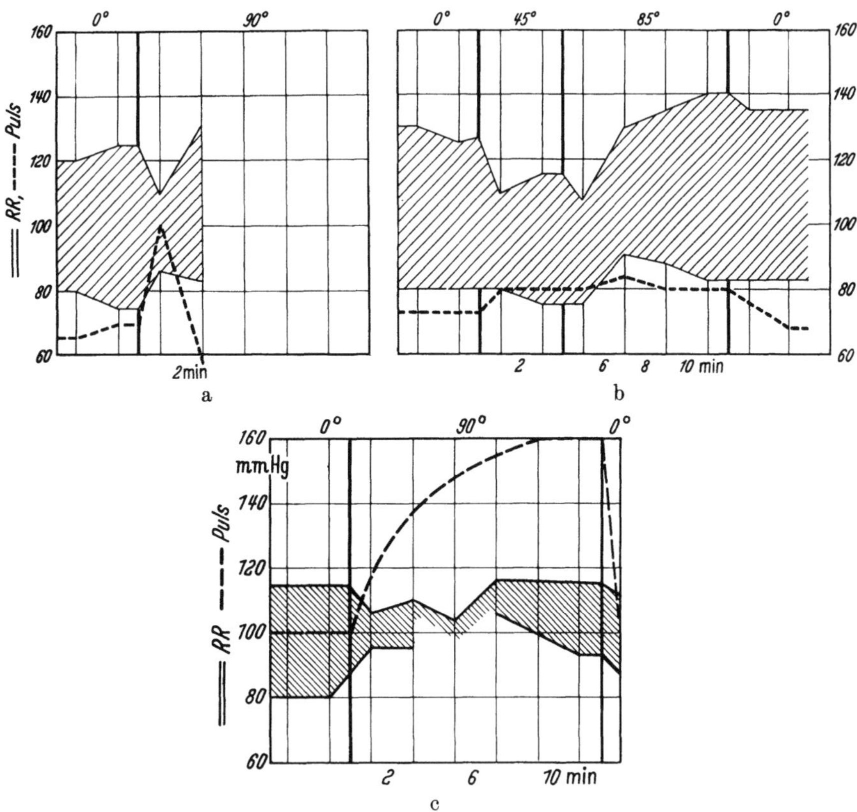

Abb. 42a—c. Kurve a: Occipitales Glioblastom mit hochgradiger intrakranieller Drucksteigerung und Einklemmung im Tentoriumschlitz. Während des Stehens stieg nach geringem vorübergehendem Abfall der systolische Blutdruck an, und gleichzeitig trat eine Bewußtseinsstörung auf, die zum Abbrechen des Versuches zwang. Kurve b: Parietales Meningiom mit hochgradigem Druck. Patient kam am gleichen Tag akut ad exitum. Auch hier nach geringem Abfall ein Ansteigen des systolischen Blutdruckes bei gleichzeitig auftretender Bewußtseinsstörung. Kurve c: s. Text. (Nach LOEW 1950.)

Abb. 42a und b zeigt die Kurven zweier Patienten mit Einklemmung im Tentoriumschlitz, von denen der Fall b noch am gleichen Tag akut ad exitum kam, während bei dem Fall a die Diagnose auf Grund des klinischen Bildes — Bewußtseinsstörung, Augenmuskelsymptome usw. — gestellt werden konnte. Typisch an diesen Kurven ist der systolische Blutdruckanstieg während der Belastung bei Weiterwerden der Amplitude, verbunden mit dem Auftreten einer Bewußtseinsstörung, die in dem Fall a zum Abbrechen des Versuches zwang. Wir haben diesen Kurvenverlauf unter 215 Fällen nur bei Einklemmungen im Tentoriumschlitz gesehen.

Bei Einklemmungen im Hinterhauptsloch sahen wir eine Kombination von erhöhtem Pulsruhewert (über 90 Schläge pro Minute) mit einer im Mittel unter 20 mm Hg verengten Blutdruckamplitude während der Belastung (Abb. 42c), LOEW (1950).

Andererseits verfügen wir über einige sichere Fälle mit Einklemmungen im Hinterhauptsloch, die andere uncharakteristische Störungsformen zeigten. Es ist also nur das

Vorhandensein, nicht aber das Fehlen des Syndroms diagnostisch verwertbar, ein Ergebnis, das bei dem sehr verschiedenen und oft auch wechselnden Ausmaß einer Einklemmung im Hinterhauptsloch gut verständlich ist.

β) *Hämodynamische Analyse.*

Comninos (1949) hat an dem Krankengut der Riechertschen Klinik Kreislaufuntersuchungen mittels der hämodynamischen Analyse nach Brömser und Ranke sowie mit der Elektrokardiographie vorgenommen und Belastungen mit Veritol durchgeführt.

Er fand bei raumbeengenden Prozessen, die in direkter oder indirekter Beziehung zum Stammhirn und den Stammganglien standen, eine Kreislauflabilität und ein großes Schlagvolumen bei normalem Elastizitätsmodul und einem erniedrigten Strömungswiderstand des Gefäßsystems. Diese Feststellung entspricht durchaus den relativ niedrigen diastolischen Blutdruckwerten unserer in Abb. 42 wiedergegebenen Fälle. Bei dem Auftreten einer Tachykardie fand er ein großes Minutenvolumen und die Tendenz zur Entwicklung eines Minutenvolumenhochdrucks. Elektrokardiographisch lag die QT-Dauer oft an der oberen Grenze der Norm. Unsere Beobachtungen über ein Versagen des linken Ventrikels mit Lungenödem und die Befunde von Aschenbrenner und Bodechtel (1938) sowie Schönbrunner (1949) entsprechen diesen Beobachtungen.

7. Atemstörungen.

Die klinische Beobachtung von Atemstörungen bei intrakranieller Drucksteigerung muß sich gewöhnlich beschränken auf Veränderungen der Frequenz, des Rhythmus und der Amplitude normaler Lungenbelüftung. — Diese Atemstörungen gelten als eine sehr spät nachweisbare Veränderung der vegetativen Funktionen, die selbst bei den encephalen Tumoren des Mittelhirns (Netsky und Strobos 1952), des Pons und der Medulla (Foerster, Gagel und Mahoney 1939/40; Hassler 1953) bis zum akuten Endstadium unauffällig bleiben. Zwei besonders symptomlose Fälle wurden von Gagel (1941) und Brugger (1954) berichtet. Als Erklärung wird eine besondere Kompensationsfähigkeit der Atemfunktion angegeben; es liegen aber auch meßtechnische Gründe vor. Am häufigsten werden Atembeschleunigung auf 30—40 und mehr Atemzüge/min oder Verlangsamung der Frequenz auf 10—6/min und weniger festgestellt, da sie schon mit der einfachen Zählung erfaßbar sind. Nur selten ist auch der Atemrhythmus exakt zu registrieren, so daß bisher nur verhältnismäßig grobe Veränderungen, insbesondere der Cheyne-Stokes-Typ, vereinzelt auch der Biotsche Atemtyp genannt werden. Ebenso ist die Beurteilung der Vertiefung oder Abflachung der Atmung am Krankenbett sehr erschwert, weil messende Vergleiche praktisch fehlen. — Wegen dieser Registrierungs-Schwierigkeit in der Klinik kommt wahrscheinlich eine Reihe von Atemstörungen während des frühen Stadiums intrakranieller Drucksteigerung nicht zur Beobachtung, und für deren Diagnostik ist die Auswertung der verschiedenen Symptome, welche durch Störung der neurogenen und chemischen Atemantriebe hervorgerufen werden, noch sehr gering.

a) Störung der neurogenen Atemantriebe und ihrer höheren Integration durch vorwiegend örtliche Druckwirkung.

Die erste topische Beziehung zwischen intrakranieller Druckwirkung und Atemstörung richtete sich auf die Medulla oblongata, da Le Galois (1812) und Flourens (1824) in diesem Hirnstammabschnitt den Sitz eines Atemzentrums erkannten und Rosenthal (1865) dessen Automatie entdeckte. — [Die Bedeutung des peripheren Atemantriebes (Wittich 1866) und der reflektorischen Selbststeuerung der Atmung (Hering und Breuer 1868) soll zunächst unberücksichtigt bleiben.]

Die späteren elektrophysiologischen Untersuchungen konnten die Atemzentren exakter in den reticulären Substraten der Medulla oblongata und im Pons cerebri lokalisieren, wobei wenigstens zwei differente Zentren mit autorhythmischer, reziproker Tätigkeit als Reizbildungsorgan für die In- und Exspiration wirken (LUMSDEN 1923; GESELL 1940; PITTS, MAGOUN und RANSON 1939; HESS 1938; COMROE 1943; PITTS 1946; WOLDRING und DIRKEN 1951; RICKENBACH und MEESSEN 1951; TURNER 1954). — Zusammenfassende Darstellungen bei WYSS(1954), HOFF und BRECKENRIDGE (1955), REIN und SCHNEIDER (1955), ROSSIER und BÜHLMANN (1956), OBERHOLZER (1957).

Akuter Atemstillstand bei intrakranieller Drucksteigerung darf daher in erster Annäherung mit dem Ausfall dieser ponto-medullären Atemzentren erklärt werden. Während bei experimenteller Ausschaltung der Medulla noch die spinale Schnappatmung (LUMSDEN 1923) ein gewisses Überleben ermöglicht, haben wir klinisch nach Auftreten von Schnappatmung früher niemals eine Wiederbelebung erreicht, trotz längerer Beatmung bei Kohlensäureüberschuß (Cyanose)[1].

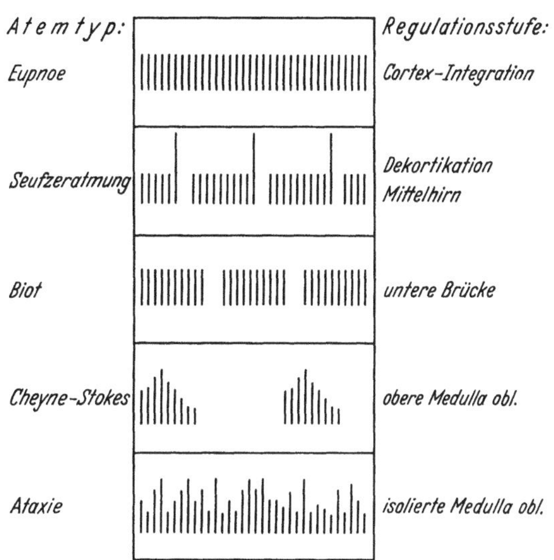

Abb. 43. Analyse der Entstehung periodischer Atmung. Zwischen der voll integrierten Atmung bei Mitwirkung aller höheren Koordinationsgebiete einerseits und der nicht integrierten, ataktischen Atmung der Medullar-Ebene andererseits liegen mehrere Zwischenstufen periodischer Atmungsform mit dem langsamen Rhythmus der Alles-oder-Nichts-Atmung. (Nach HOFF und BRECKENRIDGE, 1955, leicht abgeändert nach Angaben von M. SCHNEIDER).

Die bei intrakranieller Drucksteigerung häufigen periodischen Störungen des *Atemrhythmus* finden augenblicklich die beste Erklärung in den Beobachtungen von HOFF und BRECKENRIDGE (1949, 1954). Beim Fehlen aller höheren Koordinationsstufen ist für die medulläre Ebene der Atemregulation die „ataktische“ Atmung charakteristisch, bei der Amplitude und Zeitfolge der Atemzüge ganz unregelmäßig sind. — Demgegenüber ist die Normalatmung — Eupnoe — völlig gleichmäßig in Tiefe und Frequenz, weil alle supramedullären und corticalen Regulationen ausbalanciert und integriert sind. Je mehr dann die höheren, corticalen Regulationen ausgeschaltet werden durch anatomische Abtrennung in verschiedenen Ebenen, durch Pharmaka, Anoxie, Zirkulationsstörung oder Schlaf, um so unvollständiger ist die Integrierung. Dadurch wird der langsame Eigenrhythmus des ponto-medullären Reticularsystems weniger unterdrückt, und auf die gleichmäßige Eupnoe wird eine langsame, maximal tiefe Alles-oder-Nichts-Atmung (BARCROFT 1938) mehr und mehr superponiert, bis schließlich Atmung und Apnoe periodisch wechseln.

Diese einzelnen Stufen der Atmungsfunktion — ataktische Atmung, periodische Atmung, Eupnoe — sind schematisch in Abb. 43 dargestellt. — Bei der periodischen Atmung wird je nach Intensität unterschieden in Seufzer-Atmung, Biot- und Cheyne-Stokes-Atemtyp.

Der periodischen Atmung kann noch ein Inspirationsspasmus überlagert sein, der besonders im finalen Stadium bei zunehmender Anoxie deutlicher wird, wie HARRIS (1945) auch plethysmographisch zeigte. HALDANE und PRIESTLEY (1935) erkannten, daß die Atmung dadurch zunehmend oberflächlich wird. Dieser Inspirationstonus des Thorax wird als Teil der allgemeinen Tonuserhöhung angesehen, wie sie als Enthirnungsstarre infolge ungedämpfter Aktivität des Reticular-Systems auftritt. Zu dem Symptomenkomplex der periodischen Atmung gehören ferner Blutdruckveränderungen, periodische

[1] Erst in den letzten Jahren werden vereinzelte Fälle mit Schnappatmung nach Hirnverletzung berichtet, welche diesen Zustand überlebten, wenn spätestens innerhalb 30 min eine zusätzliche künstliche Beatmung eingeleitet werden konnte (FROWEIN 1958, WERTHEIMER et al. 1959).

Bradykardie, Bewußtseinsstörung, Pupillenveränderung, Hyperperistaltik und Erbrechen, stark vermehrter Speichelfluß und starke Bronchorrhoe (TRAUBE 1871; LEVY und KOEPPELIN 1898). Besonders die letztgenannten Störungen führen dann zu Verlegung der Atemwege, verstärken die Hypoxämie und beschleunigen den Tod durch Ersticken, wenn nicht eine rasche Freilegung der Atemwege erfolgt.

Bei *Druckwirkungen* oberhalb der ponto-medullären Atemzentren, also im *Bereich der Hemisphären, des Zwischen- und Mittelhirns,* ist dementsprechend zu erwarten, daß infolge einer Enthemmung der ponto-medullären Eigenrhythmen *verschiedene Formen periodischer Atmung* auftreten können. Tatsächlich haben wir in der letzten Zeit bei zwei sehr großen Hypophysentumoren das zeitweise Auftreten von Cheyne-Stokes-Atmung schon lange vor der Operation beobachtet.

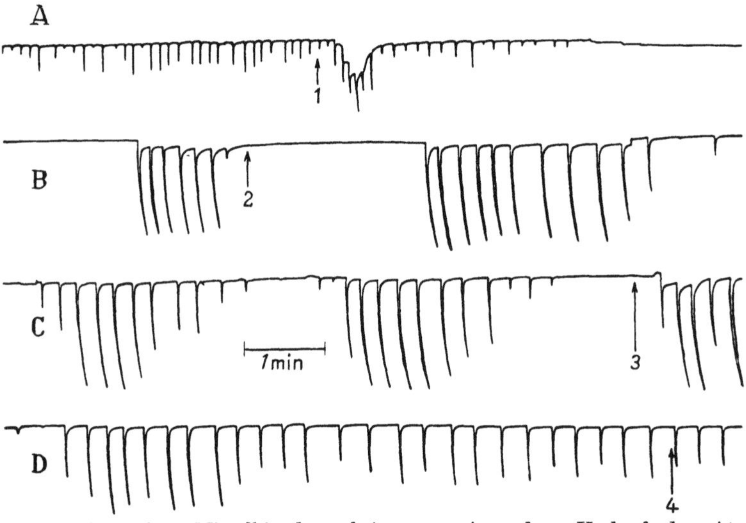

Abb. 44. Hund mit klassischer Mittelhirndecerebrierung. Aus dem Verlauf der Atmung geht aber hervor, daß auch eine gewisse Schädigung des caudalen Hirnstammes bestand, welche für den ataktischen, medullären Typ der Atmung verantwortlich ist (Teil A der Kurve). — Die Injektion von 10 mg Racemorphan (Morphinan) — bei Pfeil 1 — löste eine kurze apnoische Periode aus, die von einem Biotschen Atemtyp gefolgt war (B). Beim Pfeil 2 in der Kurve B wurde eine weitere Injektion von 10 mg Racemorphan gegeben, welche den Verlauf der Atmung zu einem deutlichen Crescendo-Diminuendo-Typ veränderte (C). Eine dritte ähnliche Dosis bei dem Pfeil 3 in der Kurve C unterdrückte die apnoischen Perioden, jedoch blieben die phasischen Schwankungen der Amplitude bestehen (D). Eine letzte Dosis (Pfeil 4) beendete das Experiment mit Apnoe. (Aus H. E. HOFF und E. G. BRECKENRIDGE 1954.)

Sehr viel häufiger zu erwarten sind aber *nicht*periodische Änderungen der *Atemfrequenz,* entsprechend dem Atemantrieb und der Atemhemmung bei Reizung im vorderen Hypothalamus, in Rindenfeldern des Orbital- und Präzentralgebietes sowie im Gyrus cinguli.

Zusammenfassende Darstellungen dieser tierexperimentellen Ergebnisse wurden von DELGADO und LIVINGSTONE (1948) und KAADA (1951) gegeben. Werden die gleichen Rindengebiete beim Menschen elektrisch gereizt, so treten ebenfalls Änderungen von Atemfrequenz und Amplitude auf, und zwar nach Reizung der unteren Präzentralregion (BUCY und CASE 1936), im hinteren Orbitalhirn (LIVINGSTONE et al. 1948), im rostralen Gyrus cinguli (POOL und RANSOHOFF 1949) und Uncus (LIBERSON, SCOVILLE und DUNSMORE 1951). Die einzelnen Rindenareale bilden dabei Bestandteile eines zusammenhängenden Systems (KAADA und JASPER 1952) und entsprechend ihrer Funktion als höhere Koordinationszentren ist der Reizeffekt nicht auf die Atmung beschränkt. Vom Tierexperiment sind die gleichzeitigen Kreislauf-, Pupillen-, Sekretions- und auch Verhaltens-Änderungen bekannt (HESS). KAADA und JASPER beobachteten bei den Reizversuchen am Patienten zusammen mit der Atemhemmung auch Ermüdung, Augen-Schließen, Herabsetzung der Spontan-Bewegung und Reflex-Aktivität, schließlich Schlaf. In gleicher Weise zeigen manche Tumor-Läsionen des oralen Hirnstammes neben der charakteristischen Schlafsucht auch Verlangsamung der Atmung, bei der CAIRNS (1952) klinisch keine Zeichen einer Anoxie feststellte. GERLACH (1952) beschrieb ein Angiom in diesem fronto-mediobasalen Rindengebiet, wobei der Patient eine hochgradig verlangsamte, zeitweise aussetzende Atmung hatte, ohne daß Dyspnoe oder Bewußtseinsverlust eintraten, wie bei der „vergessenen Atmung" (POCK STEEN). Nach Aufforderung setzte jedesmal normale Atemform wieder ein. Verglichen mit den Ergebnissen der Reizversuche dürfte es sich um eine Atemhemmung handeln.

Im Gegensatz zu diesen seltenen Atemstörungen bei der langsamen Druckwirkung von Tumoren ist das plötzliche Auftreten einer Atemstörung als Folge akuter örtlicher Druckwirkung bei operativen Eingriffen im Hypophysen-Hypothalamusgebiet zu beobachten, jedoch ist der Effekt von Art und Tiefe der Narkose (Trapanal-Lachgas in unseren Fällen) abhängig. Plötzlichen Atemstillstand haben wir bei 2 Kraniopharyngiomen (von 8 in einem Jahr operierten Fällen) auftreten sehen, während bei 12 von 35 Hypophysenadenomen nur vorübergehende Atembeschleunigung auftrat (SCHNEIDER 1957). Ob es sich dabei aber noch um Druckwirkung auf corticale und mesencephale Substrate handelt, ist klinisch nicht zu entscheiden, da Herabsetzung des Liquordrucks (Ventrikelpunktion) und Vertiefung der Narkose zur Normalisierung der Atemform führen.

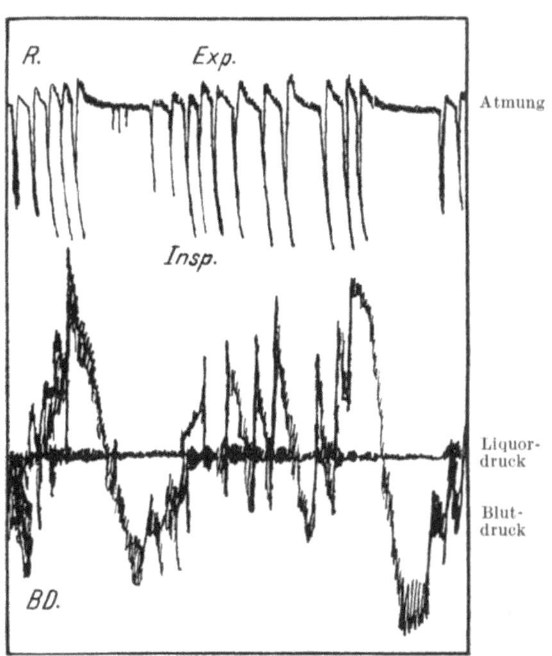

Abb. 45. Experimentell erzeugter Cheyne-Stokesscher Atemtyp mit Erhöhung des intrakraniellen Druckes (Hund). Obere Kurve: Atmung; untere Kurve: Blutdruck. Querlinie: intrakranieller Druck. (Nach EYSTER.) (Aus GROSSE-BROCKHOFF 1950.)

b) Änderung der Atemrhythmik und -frequenz bei vorwiegend allgemeiner Drucksteigerung.

Den Beginn von Atemstörungen durch allgemeine, rasche Drucksteigerung fand LEYDEN (1866) experimentell am Hund bei etwa 900 mm Wassersäule, was für die klinischen Verhältnisse bereits eine relativ seltene Druckhöhe ist. Eher vergleichbar sind die Beobachtungen von BERGMANN (1880): durch Kompression eines Meningocelensackes, die eine allgemeine Liquordrucksteigerung verursacht, wurde die Atmung oberflächlich und beschleunigt; zeitweise traten einzelne tiefe, ausgiebige Atemzüge auf. Durch sehr hohe Drucke (200 mm Hg und mehr) wird Atemstillstand ausgelöst. Bei rascher örtlicher Drucksteigerung z. B. durch Hämatome, postoperatives Ödem usw. sieht man ebenfalls häufig den dösenden, dämmernden Patienten in unregelmäßigen Abständen heftig gähnen. Das Charakteristische ist auch hier zunächst in beiden Fällen die *Atem-Rhythmusstörung* in Form der Seufzeratmung; weil aber die Ursache des Nachlassens der corticalen Hemmung sowohl in normalem Schlaf wie auch in Anoxämie oder Durchblutungsstörungen durch intrakranielle Drucksteigerung oder direkte Hirnstammschädigung bestehen kann, ist die Differentialdiagnose schwierig. — Auch die deutlicher ausgebildeten Formen der periodischen Atmung, der *Biot*sche und der *Cheyne-Stoke*ssche Typ, können experimentell sowohl bei Hirnstammdurchschneidung (Abb. 44) wie auch bei allgemeiner intrakranieller Drucksteigerung entstehen (Abb. 45), wie die beiden Abbildungen zeigen. Dabei sind aber die Atmungs-Perioden nicht eine Folge der wechselnden Blutdrucksteigerung (EYSTER 1906), sondern Atmungs- und Blutdruckperioden sind beide, wie schon dargelegt, Folgen des langsamen Eigenrhythmus der Reticularsubstanz des Pons nach Fortfall der übergeordneten Hemmung (HOFF und BRECKENRIDGE). Die gleichen Beobachtungen gehen hervor aus den Kurven von RYDER u. Mitarb. (1953) bei Registrierung am Menschen im Koma. Auch aus dieser Darstellung müßte für den klinischen Fall der intrakraniellen Drucksteigerung geschlossen werden, daß periodische Atmung nicht so sehr eine Störung ponto-medullärer Substrate darstellt, sondern daß wahrscheinlich Störungen der höheren Systeme vorliegen, deren Ursache allerdings verschieden ist: Die gleichen respiratorischen Dyskinesen werden z. B. bei der Encephalitis lethargica (v. ECONOMO) und anderen Virus-Infektionen (LAUBENTHAL 1957) häufig beobachtet und auf suprabulbäre Läsionen bezogen (vgl. STERN 1936).

c) Differentialdiagnose.

Aus dem Voraufgehenden ist zu folgern, daß die Atemstörungen bei allgemeiner und bei gerichteter Druckwirkung ganz gleichartig sein können. Der hierarchische Aufbau der Atemregulation läßt zwar erkennen, welche untersten Regulationsabschnitte noch intakt sind, erlaubt aber nicht ohne weiteres eine Diagnose der primären Läsion. Die *Liquordruckhöhe*, bei welcher Atemstörungen deutlich beginnen, liegt oberhalb 600 mm H_2O, sowohl experimentell (LEYDEN) wie auch in klinischen Fällen (RYDER u. Mitarb. 1953), und entspricht damit etwa der Schwelle von 450 mm H_2O, ab welcher der Sauerstoffüberschuß des Gehirns abgeschöpft ist (cf. OPITZ und SCHNEIDER 1950; GÄNSHIRT 1957). Auftreten und Verlauf der Atemstörungen werden im klinischen Fall der intrakraniellen Drucksteigerung außerdem noch von dem Verhalten weiterer *extracerebraler Atemantriebe* mitbestimmt, insbesondere von der Änderung des Blutchemismus als Folge pulmonaler Komplikationen (vermehrte Tracheo-Bronchialsekretion, Lungenödem, Bronchopneumonie, Aspirations-Atelektasen) und infolge von Stoffwechselsteigerung bei Anstieg der Körpertemperatur. — Die klinische Erfahrung zeigt, daß immer auch die Atemfrequenzsteigerung normalisiert werden kann, wenn die Temperatur zur Norm zurückgeführt wird (vgl. Abb. 29).

Auch Veränderungen in der chemischen Beschaffenheit des Liquors beeinflussen die Atmung (COLLIP 1920, LEUSEN 1954): Vermehrte CO_2- und H-Ionen-Konzentration führen zur Atemstimulation und umgekehrt.

Treten bei intrakranieller Drucksteigerung Atemstörungen auf, so müssen die möglichen Ursachen einzeln nacheinander geprüft werden.

Unter allen Umständen ist zunächst zu prüfen das Vorliegen eines mechanischen Atemhindernisses oder eines Blutdruckabfalles. — Wenn diese beiden Störungen nicht bestehen, so kann sich die weitere Untersuchung nach der Art der Atemstörung richten:

Bei einfacher Atem-Frequenzbeschleunigung — ohne wesentliche Amplitudenänderung — ist die Ursache meistens eine Hyperthermie. — Eine beschleunigte Alles- oder Nichts-Atmung, die Schnappatmung, ist dagegen das Symptom des finalen Stadiums mit isolierter Medullar-Atmung.

Verlangsamung und Vertiefung der Atmung zeigen das Überwiegen der ponto-medullären Atemzentren infolge Hypoxydose oder Massenverschiebung. Weil meistens die Ursache in der hinteren Schädelgrube gesucht wird, muß hervorgehoben werden, daß ein Ausfall der höheren Hemmungs-Mechanismen in erster Linie von supratentoriellen Prozessen zu erwarten und deshalb die Ursache in Großhirnschädigung verschiedenster Art zu vermuten ist.

Die größte differentialdiagnostische Schwierigkeit ergibt sich bei akutem *Atemstillstand:* Wie anfangs dargestellt (S. 383), kann die Ursache in einer Schädigung der medullären Substrate liegen, am häufigsten durch *akute Einpressung der Kleinhirntonsillen in das Hinterhauptsloch*, z. B. nach Lumbalpunktion bei Drucksteigerung in der hinteren Schädelgrube, oder auch spontan sein. Für eine isolierte Schädigung der Medulla spricht es besonders, wenn voraufgehende Störungen des Bewußtseins, des Muskeltonus und des Kreislaufs fehlen.

In solchen Fällen kann nach voraufgehendem Gespräch mit dem vollorientierten Patienten ganz überraschend der Atemstillstand eintreten, wie z. B. bei einer Patientin mit einem Acusticusneurinom und cerebellarem Druckconus (RIESSNER und ZÜLCH 1939, Fall 114); siehe auch GÄNSHIRT (1950).

Häufiger aber gehen auch hier zumindest die Störungen des Bewußtseins dem Atemstillstand voraus (JEFFERSON und JOHNSON 1950; CAIRNS 1952).

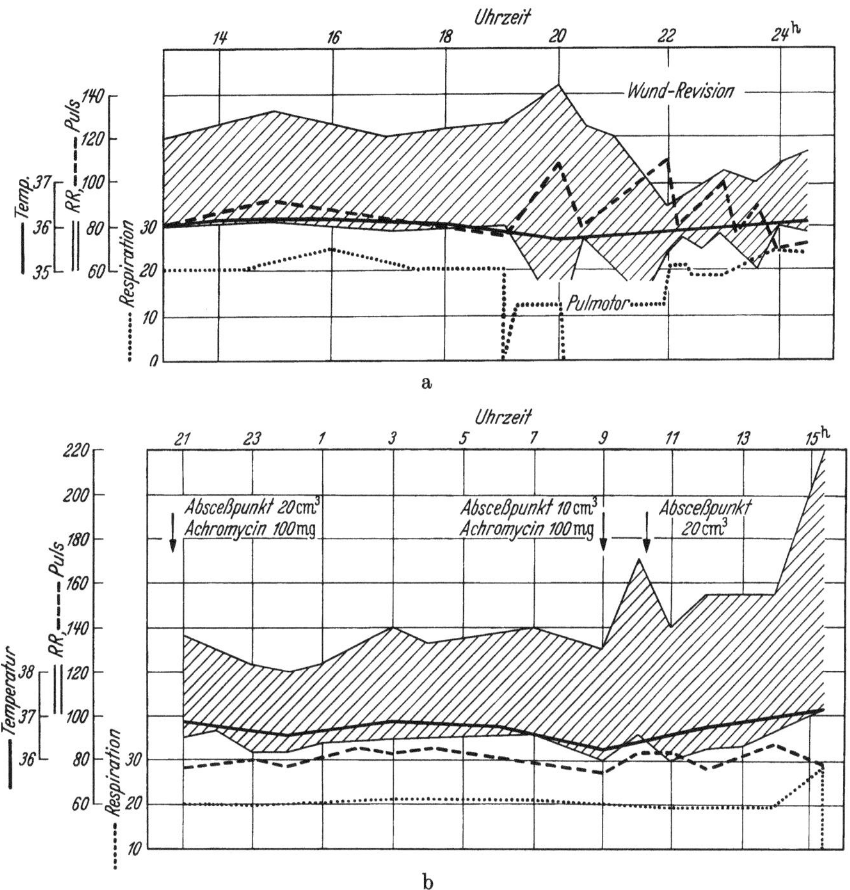

Abb. 46a u. b. Akuter Atemstillstand bei intrakranieller Drucksteigerung (s. Text).

Daher wird die Unterscheidung gegenüber den supratentoriellen Prozessen oft schwierig wie in den beiden Fällen der Abb. 46a und b.

Außer der Bewußtlosigkeit traten bei beiden Patienten Tonusstörungen noch vor dem Atemstillstand auf, zusätzlich in einem Fall auch Blutdrucksteigerung.

a) 49jähriger Mann, Hirnabsceß links occipital bei chronischer Otitis. Tiefe Somnolenz, Nackensteifigkeit. — Zweimalige Absceßpunktion und Injektion von Achromycin. Nach der 2. Punktion beiderseitige Streckkrämpfe, Anisokorie und systolischer Blutdruckanstieg bis 170 mm Hg. Tiefes Koma. Erneute Punktion und Entleerung eines weiteren Abscesses von 20 cm³. Trotzdem anhaltendes Koma, aber Nachlassen der Streckkrämpfe. Nach kurzer Zeit rascher Blutdruckanstieg bis 220/110 mm Hg. Erst jetzt geringfügige mittlere Atembeschleunigung und dann plötzlicher irreversibler Atemstillstand.

Sektion: Halbseitiger ringförmiger Ambiensprolaps links; Kleinhirndruckconus 2. Grades.

b) Bei einer 17jährigen Patientin war wegen Angioms ein Verschluß des rechten Mediastammes durch Klipp erforderlich. Am Abend des ersten Tages zunehmende Bewußtlosigkeit und nur geringfügige Tonussteigerung und Pronationsstreckung des rechten Armes. Keine Anisokorie. Ohne voraufgehende Blutdruck- oder Pulsänderung plötzlich Atemstillstand und Cyanose. — Nach operativer Entlastung über dem erweichten Temporallappen Rückkehr der Spontanatmung. Kein Uncus-Prolaps bei der Operation.

Ob in diesen Fällen die akute intrakranielle allgemeine Drucksteigerung oder eine gerichtete Druckwirkung den Atemstillstand ausgelöst haben, läßt sich nicht sicher entscheiden. Wichtiger ist die Feststellung, daß eine Drucksteigerung im supratentoriellen Raum sogar dann zum Atemstillstand führen kann, wenn die hintere Schädelgrube noch operativ freigelegt und die Medulla sicher entlastet ist: Einen solchen Zwischenfall beobachteten wir bei Operation eines Kleinhirnspongioblastoms (K. 5744), wo es nach Entlastung des Hydrocephalus zu einem großen epiduralen Hämatom kam und noch intra operationem der Atemstillstand eintrat. Die Sektion zeigte einen Uncusprolaps geringen Ausmaßes an der linken Seite. Es ist nicht anzunehmen, daß diese Einklemmung die Atemstörung auslöste, eher kommt dafür die axiale Verschiebung des Hirnstammes nach caudal in Frage, da gleichzeitig mit der Atemstörung eine massive Anschwellung beider Kleinhirnhemisphären und venöse Stauung im Wundbett sichtbar wurde.

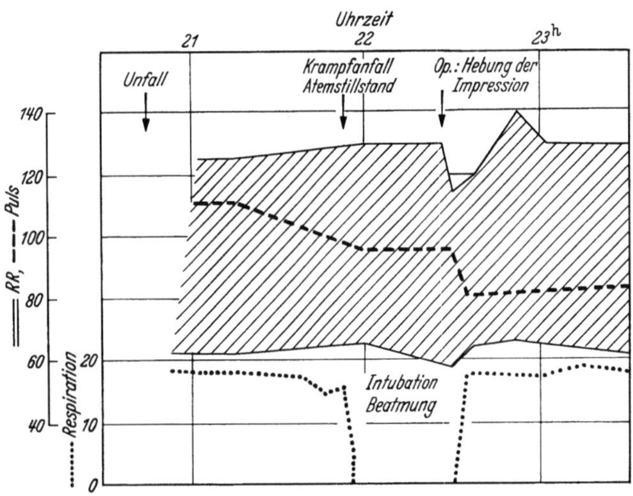

Abb. 47. Akuter Atemstillstand bei großer Impressionsfraktur. Sofort nach Hebung der Impression setzt die Spontanatmung wieder ein.

Das Auftreten eines Atemstillstandes bei intrakranieller Drucksteigerung kann daher nicht immer auf eine Kompression der Medulla zurückgeführt werden, sie kann auch bei Massenverschiebungen über dem Tentorium auftreten. Der Atemstillstand erlaubt deshalb keine sichere topische Diagnose der primären Läsion.

d) Prognose des akuten Atemstillstandes.

Klinisch und experimentell folgt dem akuten Atemstillstand der Kreislaufverfall erst nach 1—2 min; in dieser Zeit tritt meist langsam zunehmende Cyanose ein. Gelegentlich folgt noch über mehr oder weniger lange Zeit Schnappatmung. Wenn in diesem Zustand künstliche Atmung begonnen wird, kann der Kreislauf noch über mehrere Tage aufrechterhalten werden. In derartigen Fällen, bei denen trotz operativer Entlastung der intrakraniellen Drucksteigerung die Spontanatmung nicht sofort wiederkehrte, haben wir trotz aller Maßnahmen ein Überleben niemals erreicht.

Anders ist es bei der raschen Entleerung der akuten traumatischen Hämatome oder bei Hebung einer großen Impressionsfraktur. Daß dann der Atemstillstand sofort überwunden wird, ist in allen Unfallkliniken bekannt. Kurve 47 zeigt ein solches Beispiel.

8. Tonusstörungen bei intrakranieller Drucksteigerung.

a) Störungen der Skelet-Muskulatur.

Bei intrakranieller Drucksteigerung können Störungen des Tonus der Skeletmuskulatur in Form der Tonussteigerung oder Tonusminderung auftreten, vor allem als Streckstarre, Streckkrämpfe, Beugespasmus, Nackensteifigkeit und Opisthotonus einerseits, oder Hypotonie der Extremitäten-, Nacken- und Rumpfmuskulatur bis zur vollständigen Tonuslosigkeit andererseits. — Diese *Tonusstörungen* sind ein alarmierendes Symptom und deshalb für die klinische Beurteilung von so großer Bedeutung, weil sie immer mit Störungen der Kreislauf-, Atem- und Temperaturregulation verbunden sind, so daß sie in *vielen Fällen rasch zum Tode führen* (SCHWARZ und ROSNER 1941; CAIRNS 1952).

Dieser Verlauf ist aber manchmal zu verhindern, wenn die beginnenden, akuten Tonusstörungen rechtzeitig erkannt, die Ursachen der intrakraniellen Drucksteigerung beseitigt und die gleichzeitigen Störungen von Kreislauf, Atmung und Temperatur wirkungsvoll behandelt werden.

Sowohl die Entstehung der Tonusstörungen wie auch die Wirkungsweise der Behandlung sind bisher nur in sehr wenigen Punkten zu erklären.

Obwohl *die Tonussteigerungen, Streckstarre und Streckkrämpfe, als Zeichen einer schweren Funktionsstörung durch intrakranielle Drucksteigerung* aufzufassen sind, so muß doch hervorgehoben werden, daß sie heute nicht mehr unbedingt *als Ausdruck einer infausten Prognose gelten dürfen, sondern daß auch in diesem Zustand eine gezielte Behandlung möglich und angezeigt ist.* In manchen akuten Fällen kann dadurch eine Erholung aus dem Zustand der Streckstarre rasch erzielt werden, wie in den letzten Jahren Echols (1950), Freedman (1952), Robertson und Pollard (1955), R. C. Schneider (1955), Tönnis und Frowein (1956), Frowein (1957) Herink u. Rosenthal (1958) berichtet haben.

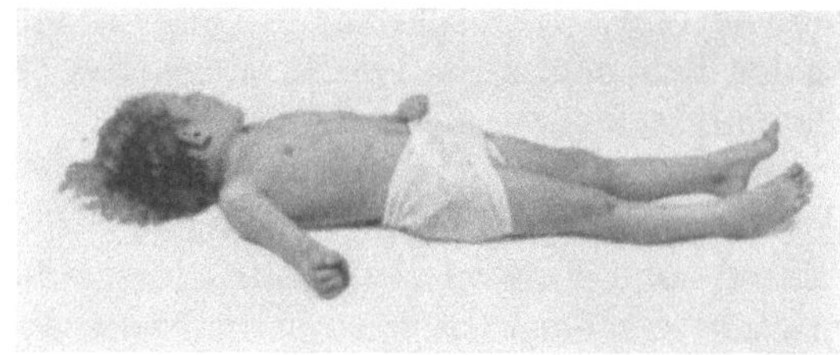

Abb. 48. Streckstarre der Beine und des rechten Armes, Beugespasmus des linken Armes; Koma, eine Stunde nach gedeckter Hirnschädigung.

α) *Klinisches Bild.*

Die auffälligsten Formen der Tonussteigerung sind die Streckkrämpfe und die Streckstarre, die zunächst besonders bei Patienten nach traumatischen Hirnschädigungen — siehe Kocher (1901) — und dann vereinzelt bei Hirntumoren von Jackson (1906) und Kinnier Wilson (1920) beschrieben wurden. Ausführliche Beschreibungen der Symptomatologie finden sich bei Magnus und de Kleyn (1912) sowie in letzter Zeit bei Környey (1936), Jefferson (1938), Fulton (1949), Penfield und Jasper (1954), Carrillo (1955).

Wir verweisen auch auf die eingehenden zusammenfassenden Darstellungen der extrapyramidal-motorischen Syndrome und Erkrankungen von Kleist (1934), Lotmar (1936), Denny-Brown (1945), Stenvers (1936), van Bogaert und Nyssen (1949), Bremer (1951), Gopcevich (1955), Hassler (1953), Környey (1955).

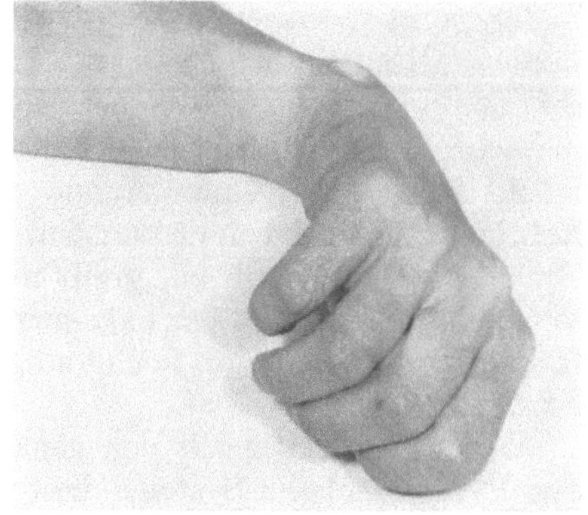

Abb. 49. Hand- und Fingerstellung bei extremer Streckstarre mit Innenrotation der oberen Extremitäten.

Die Patienten zeigen einen hochgradigen *Streckspasmus* aller Extremitäten (Abb. 48). An den *Beinen* besteht außer hochgradigem, manchmal passiv unüberwindlichem, federndem Strecktonus gleichzeitig ein deutlicher Adductorenspasmus, so daß sich die Unterschenkel überkreuzen können. Die Füße und Zehen werden meist gestreckt; oft beobachtet man einen Spontanbabinski. Die Sehnenreflexe sind gesteigert, teilweise wegen der hochgradigen Spastik gar nicht auslösbar.

An den *Armen* ist charakteristisch eine deutliche Pronation in Form einer übermäßigen Einwärtsrotation des ganzen Armes, ferner Adduktion und Rückwärtsstreckung der Arme. Die Finger sind häufig pfötchenartig gestreckt, der Daumen adduziert und zwischen zwei Finger gepreßt; manchmal werden die Finger ganz zur Faust geballt (Abb. 49). Beobachtet man einen Streckanfall oder steigert durch Reizsummation einen bestehenden Streckspasmus, so können oft deutlich nacheinander die Armstreckung, dann langsame Innenrotation mit Adduktion und schließlich die Rückwärtsstreckung verfolgt werden. — Dieser Ablauf erscheint außerordentlich typisch; durch geeigneten, summierten Schmerzreiz kann das Phänomen bisweilen an den Armen — oft einseitig, kontralateral zu einer

Hemisphärenläsion — schon ausgelöst werden, bevor später generalisierte Streckspasmen auftreten. Einige Male, und das scheint uns besonders wichtig, fanden sich eindeutig diese Strecksymptome, noch bevor Pupillenstörungen auftraten, die eine „Mittelhirnschädigung" angezeigt hätten.

Dieser Beginn der Tonusstörungen an einer einzelnen Extremität und in der diskreten Form der Pronations-Streckung bei Schmerzreiz, ist zwar manchmal wenig auffällig; für die Früherkennung der Komplikationen bei Prozessen mit intrakranieller Drucksteigerung ist das Phänomen aber außerordentlich wichtig. Das Endstadium dagegen, die vollendete Tetraspastik mit Opisthotonus, ist allgemein bekannt und wird, in Analogie zu den Beobachtungen von Sherrington (1897) bei Mittelhirndurchschneidung am Affen, als *Enthirnungsstarre* bezeichnet.

Beugespasmus der Arme, der einseitig oder doppelseitig, bis zum Überkreuzen der Arme vor der Brust bei gleichzeitigem Streckspasmus der Beine bestehen kann, wird nach Bieber und Fulton (1938) als „Entrindungsstarre" bezeichnet und als „high decerebration" zu einer Läsion oberhalb des Mittelhirns gerechnet, im Gegensatz zur „low decerebration" in der Mittelhirnebene.

Diese beiden Formen sollen sich manchmal durch verschiedene Augenmuskelstörungen unterscheiden lassen (R. C. Schneider 1955): déviation conjuguée bei supratentoriellen Läsionen einerseits, dagegen weite, lichtstarre Pupillen bei Mittelhirnherden andererseits.

Diese präzise Klassifizierung der Läsionsebene ist beim Menschen aber schwierig, wie auch Robertson und Pollard an ihren Fällen feststellen mußten; beim Beginn der Streckstarre, z. B. nach Hirntrauma, können weite, lichtstarre Pupillen bestehen, die dann unter der medikamentösen Dämpfung ebenso wie der Streckspasmus sofort verschwinden (Frowein 1957).

Die Tonusstörungen der Extremitäten sind gewöhnlich nicht auf beiden Seiten gleichmäßig, sondern einseitig stärker ausgeprägt oder auf der anderen Seite gar nicht vorhanden. Häufig wechseln Beuge- und Strecktonus am ruhigen Patienten miteinander ab (Freedman 1952), was bei Kopfwendungen den Magnus-de Kleynschen Reflexen zugeschrieben wird. In vielen Fällen ist dieser Tonuswechsel aber schon zu beobachten, sobald zusätzliche, summierende Schmerzreize wirksam werden, z. B. langdauernder Reiz in der Trachea beim Absaugen. Gerade hierbei nimmt dann gewöhnlich die allgemeine Tonussteigerung rasch zu, greift auch auf die vorher schlaffe Seite über und mündet schließlich in das Bild der extremen Tetraspastik ein. In diesem Zustand sind dann die Halsreflexe infolge der hochgradigen Starre nicht mehr auszulösen (Penfield und Erickson 1941).

Wenn gleichzeitig mit den genannten Tonusstörungen auch eine Läsion im Bereich des Pyramidenbahn-Systems besteht, so kann das klinische Bild zu Fehldeutungen führen, indem nämlich auf der Seite der Pyramidenbahnschädigung zunächst Tonusminderung, auf der anderen Seite Streck- oder Beugestarre besteht. Innerhalb von 1—2 Tagen jedoch tritt die spastische Parese der Pyramidenbahnläsion hervor, während die Seite der anfänglichen Streckstarre erschlafft ist, wie wir es auch bei dem Patienten der Abb. 48 beobachtet haben. Dabei kann daran erinnert werden, daß auch bei den Versuchstieren Sherringtons die „Enthirnungsstarre" nur in den ersten Tagen zu sehen war und dann verschwand.

Treten die allgemeinen Tonusstörungen anfallsweise auf, so werden sie als *Streckkrämpfe* bezeichnet. Besonders bei dieser Form der Tonusstörung treten meistens nach kurzer Zeit Cheyne-Stokes-Atmung, Blutdruckanstieg, Hyperthermie, Schweißausbruch und oft sehr schnell Lungenödem auf. Die Abb. 50 zeigt den Kurvenverlauf eines solchen Falles. Das schwere Zustandsbild wurde durch eine Ultrakurznarkose unterbrochen, worauf augenblicklich Beruhigung eintrat, Streckstarre und Lungenödem verschwanden (vgl. Abb. 51).

Wenn diese Streckkrämpfe unbehandelt bleiben und längere Zeit mit den vegetativen Störungen anhalten, so nehmen sie an Intensität und Häufigkeit zu. In diesem Stadium können dann mechanische, starke akustische und auch optische (Pia) Reize die Anfälle von Streckspasmen auslösen. Bei allgemein erhöhtem Muskeltonus, beiderseitigen Pyramidenzeichen und tiefer Bewußtlosigkeit genügt schon die Erschütterung des Bettes, um generalisierte Streckspasmen — von sekundenlanger Dauer — zu bewirken. Gerade diese Erscheinungen lassen verstehen, daß Jackson von „tetanuslike seizures" gesprochen hat, doch prägte er auch den Ausdruck „cerebellar fits".

Entwickelt sich im Laufe der Streckkrämpfe ein Lungenödem, was häufig der Fall ist, so hängt die Zunahme der Krämpfe jedenfalls mit der zunehmenden Anoxie zusammen. In dieser Form sind die Erstickungs- und die anämischen Krämpfe schon bei Kussmaul-Tenner bekannt (vgl. Cushing 1902).

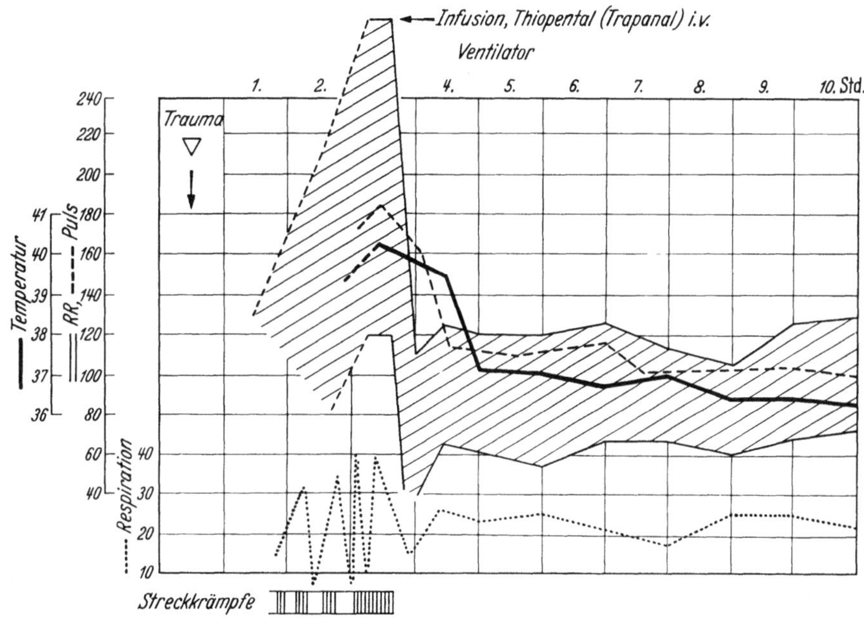

Abb. 50. Hypertonischer Reaktionstyp mit Blutdruck-, Puls- und Temperatursteigerung, Streckkrämpfen und unregelmäßiger Schnappatmung nach gedeckter Hirnschädigung. — Unter Injektion eines Kurznarkotikums verschwinden schlagartig die hypertonischen Reaktionsformen; Erschlaffung der Muskulatur, gleichmäßige Spontanatmung.

Besonders intensive Streckstarre und Streckkrämpfe lassen die Tonussteigerung der Rückenmuskulatur als *Opisthotonus* erkennen. Oft beginnt diese Tonussteigerung in der Nackenmuskulatur mit *Nackensteifigkeit*, dann mit Rückbeugen des Kopfes. — Nackensteifigkeit allein oder in Verbindung mit Schulterschmerzen und rieselnden Paraesthesien an den Extremitäten werden als Symptom einer Einpressung der tiefertretenden Kleinhirntonsillen in das Hinterhauptsloch angesehen.

Im Hinblick darauf, daß die Tonusstörungen als Störung des extrapyramidal-motorischen Systems aufgefaßt werden (s. S. 395), müssen hier auch die *unwillkürlichen Hyperkinesen* bei intrakranieller Drucksteigerung genannt werden. Wir haben sie nur einmal bei einem Kinde mit einem epiduralen Hämatom beobachtet und dadurch in der Diagnose sehr große Schwierigkeiten gehabt. — Eine homolaterale Hyperkinese durch Druck eines Tentoriummeningioms gegen die Hirnstammbrücke haben Kleist (1922) und Hemmer u. Noetzel (1953) beschrieben. Weitere Fälle sind seit Parker (1923) bekannt; aus der zusammenfassenden Darstellung von Sciarra und Sprofkin (1953) geht aber hervor, daß es sich meist um infiltrierende Tumoren im Bereich der basalen Ganglien handelt. Vgl. auch Roth u. Bebin (1958).

Es ist wahrscheinlich, daß diese Formen der Tonusstörungen ätiologisch gar nicht einheitlich sind. Die klinische Beobachtung zeigt aber, daß die einzelnen Erscheinungsbilder wechseln, teilweise ineinander übergehen und durch zusätzliche Reize provoziert werden können. Bei Entstehung eines intrakraniellen Hämatoms oder bei lumbaler Injektion physiologischer Kochsalzlösung — zur Auffüllung eines intrakraniellen Unterdruckes nach Entleerung eines subduralen Hämatoms beispielsweise — kann man oft innerhalb weniger Minuten bzw. Stunden beobachten, daß zuerst nur eine Innenrotationsstreckung der Arme eintritt, dann folgt der Streckspasmus aller Extremitäten, schließlich Nackensteife, Rückwärtsneigen des Kopfes und schließlich hochgradiger Opisthotonus. Unter Narkose verschwinden alle Tonusstörungen wieder (Abb. 51) und gleichzeitig übrigens auch die dabei aufgetretenen Atemstörungen. — Auf Grund solcher, häufiger klinischer Beobachtungen ist es fraglich geworden, ob eine zu strenge Abtrennung dieser einzelnen Phänomene — „Enthirnungsstarre — Entrindungsstarre — cerebellar fits" noch den Tatsachen angemessen ist. Inzwischen hat sich gezeigt, daß diese Phänomene nicht nur bei denjenigen Läsionen vorkommen, bei denen sie zuerst beobachtet wurden. — Bei der augenblicklichen großen Unklarheit über die tatsächlich wirksamen Mechanismen ist es wenig vorteilhaft, durch die Begriffsbildung schon eine pathophysiologische Deutung vorwegzunehmen. Leider lassen sich die einprägsamen Begriffe Enthirnungsstarre, cerebellar fits usw. schlecht verdrängen. Dadurch werden aber oft falsche Deutungen begünstigt. M. Schneider verdanken wir den Hinweis, daß aber wesentliche Unterschiede zubestehen scheinen zwischen den bei akuter intrakranieller Drucksteigerung, bei frischer traumatischer Hirnschädigung, im akuten Stadium der Subarachnoidalblutung auftretenden Tonusstörungen einerseits und den tage- und wochenlang anhaltenden Tonussteigerungen der Extremitäten nach substantieller Hirnschädigung — durch Zertrümmerung oder Ischämie — andererseits, insofern es sich dabei nicht um einen Spasmus, sondern um einen Rigor handelt.

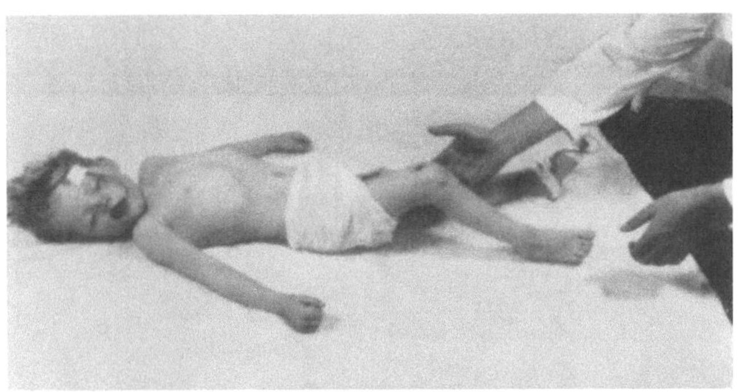

Abb. 51. Das gleiche Kind wie in Abb. 48. Erschlaffte Muskulatur unter der Narkose (s. Text).

Die zweite hauptsächliche Form der Tonusstörungen bei intrakranieller Drucksteigerung ist die allgemeine *Senkung des Tonus der Skeletmuskulatur*.

Leichte Grade der Tonusminderung kann man selten sofort auf intrakranielle Drucksteigerung beziehen, obgleich der Patient sich nur schwer „auf den Beinen halten kann". Die dabei beteiligte Kreislaufhypotonie ist kaum von der Minderung des Skeletmuskeltonus zu trennen.

Wenn die Hypotonie besonders an den unteren Extremitäten deutlich nachweisbar ist, gilt dies als typisch für einen raumfordernden Prozeß in der hinteren Schädelgrube. Die Hypotonie der unteren Extremitäten findet sich aber auch bei Stirnhirntumoren, was leicht zu Fehldiagnosen führt. Bei allgemeinem, plötzlich auftretendem Tonusverlust kann der Patient blitzartig zusammensinken.

Eine spezielle Abgrenzung zu den ätiologisch verschiedenen Anfallsformen — hypoglykämisch, narkoleptisch, vegetativ, kardiovasculär — soll hier nicht versucht werden.

Bewußtseinstrübung ist immer mit Abnahme des allgemeinen Muskeltonus verbunden und kann im Anfang noch mit Schlaf verwechselt werden.

Sehr ausgeprägte Tonusminderung aller Extremitäten tritt meistens im Verlauf länger dauernder Komata ein. — Frühzeitige *Hypotonie der Nackenmuskulatur* haben Le Beau u. Mitarb. (1956) besonders bei Mittelhirnblutungen nach Hirntraumen oder rascher intrakranieller Drucksteigerung beobachtet. Das Aussehen eines solchen Patienten, dessen Kopf schlaff auf eine Schulter geneigt liegt, ist tatsächlich sehr charakteristisch (Abb. 52). Man beachte den Magenschlauch, der wegen der Magen-Darmatonie eingelegt werden muß). Dabei ist zu betonen, daß die Tonusminderung nicht nur die Skeletmuskulatur betrifft, sondern sich auch in der Kreislaufhypotonie, in der Hypoventilation, in Störungen des Schluck- und Hustenreflexes, zu erkennen gibt. Auf die Störungen von Magen, Darm und Harnblase wird auf S. 397 eingegangen. — Immer handelt es sich bei den Tonusstörungen um eine allgemeine Funktionsstörung des vegetativen und motorischen Systems, was dafür spricht, daß die intrakranielle Drucksteigerung keines dieser Systeme allein schädigt.

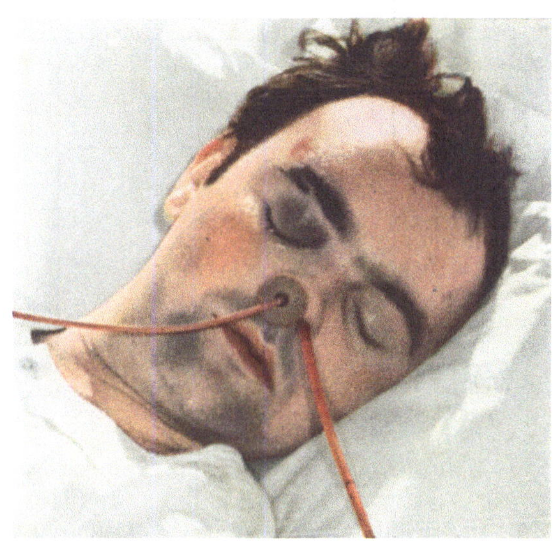

Abb. 52. Koma mit hypotonem Reaktionstyp, zweiter Tag nach gedeckter Hirnschädigung. Durch die Tonuslosigkeit der Nackenmuskulatur sinkt der Kopf schlaff auf die Seite. — Zurücksinken des Mundbodens durch Nasopharyngealsonde verhindert. Sauerstoffanreicherung der Atemluft (linker Schlauch). Magensonde (rechts) wegen Atonie des Magen-Darmkanals.

β) Tonusstörungen bei verschiedenen Prozessen mit intrakranieller Drucksteigerung.

Streckkrämpfe, Streckstarre, Opisthotonus werden hauptsächlich im akuten Stadium frischer gedeckter Hirnverletzungen, bei traumatischen intrakraniellen Hämatomen und nach Subarachnoidalblutung infolge Ruptur eines Aneurysmas oder Angioms beobachtet, wie KOCHER 1901, JEFFERSON 1921, 1938, REID 1940, ROWBOTHAM 1942, PUECH u. Mitarb. 1948, KRAULAND 1950, MUNRO u. SISSON 1950, 1952, FREEDMAN 1952, ROBERTSON und POLLARD 1955, LE BEAU u. Mitarb. 1955, 1956, R. C. SCHNEIDER 1955, HEMMER 1955, PIA 1955, FROWEIN 1957, HERINK u. ROSENTHAL 1958 u. a. berichten. In der Statistik von MUNRO und SISSON war Streckstarre bei den Massenverschiebungen des Hirns nach Traumen häufiger als nach Hirntumoren. — Sofern es sich nicht um präfinale Zustände handelt, sind die deutlichen Formen der Tonusstörungen bei Hirntumoren überhaupt verhältnismäßig selten zu beobachten. Auch bei den früheren Mitteilungen über Streckstarre bei Kleinhirntumoren muß man berücksichtigen, daß die Fälle teilweise erst sehr spät diagnostiziert werden konnten. Diese Tatsache schränkt lokaldiagnostische Überlegungen ein. FULTON berichtet, daß von WURFFBAIN (1691) die ältesten Beobachtungen stammen.

Viele Berichte betreffen Prozesse der hinteren Schädelgrube und der Brückenwinkel — wobei aber immer zu berücksichtigen ist, daß diese Tumoren oft lange Zeit stumm verlaufen und daher früher häufig erst im Stadium dekompensierter intrakranieller Drucksteigerung erkannt wurden. — NOTHNAGEL (1868) beschrieb Konvulsionen von der Pons und Medulla oblongata ausgehend. Allgemein bekannt wurde der Fall eines Kleinhirnwurm-Tumors JACKSONs (1871) wegen der dabei geprägten Bezeichnung „cerebellar fits". CUSHING (1905, 1917) sah Streckkrämpfe bei Acusticusneurinomen. CARRILLO (1955) nennt außerdem PURVES STEWART und HOLMES (1904), BAILEY (1948), VAN BOGAERT und MARTIN (1928), die tonische Krisen bei Tumoren des 4. Ventrikels und der Kleinhirnmittellinie schilderten; ebenso DE MARTEL und GUILLAUME (1934), INGRAHAM und MATSON (1954). — WEBSTER und WEINBERGER beobachteten unter 158 verifizierten Tumoren des Kleinhirns nur „ausnahmsweise" Streckkrämpfe, generalisierte und fokale Krämpfe (nach HASSLER). CAIRNS (1952) berichtete, daß unter 50 Kleinhirntumoren 3 Fälle waren, bei denen anfallsweise Kopfschmerzen mit Bewußtseinsverlust, Opisthotonus und Streckspasmus der Extremitäten auftraten; „einige andere" Patienten boten die gleichen Anfälle ohne Bewußtseinsverlust. Johnson, Walker, Browne und Markham (1952) sahen unter 247 Tumoren der hinteren Schädelgrube „cerebellare Anfälle" nur dreimal. In der Tabelle 17 sind die Beobachtungen verschiedener Anfallserscheinungen bei 480 Kleinhirntumoren unseres Krankengutes zu sammengestellt (Borck und Tönnis 1955). Streckkrämpfe und Tonusstörungen finden sich dabei nur in 13 von 480 Fällen.

Tabelle 17. *Anfallserscheinungen bei 480 Kleinhirntumoren.*

Im Vordergrund stehendes Symptom	Tumorart					
	Med.-blast. (116)	Spong.-blast. (122)	Ependymome (56)	Ang.-blast. (46)	Sonstige (140)	Insgesamt (480)
Streckkrämpfe, Tonussteigerung	5	4	1	1	2	13
(Klon.) Zuckungen der Extremitäten	2	3	2	2	2	11
Plötzlicher Tonusverlust	2	2	1	1	1	7
Bewußtseinsstörungen, vegetative Erscheinungen	3	9	6	10	11	39
Nackensteife, Paraesthesien, Sensibilitätsstörungen, Lähmungen	1	2	7	3	2	15
Anfallserscheinungen verschiedener Art	13	20	17	17	18	85

Bei *Mittelhirntumoren* wurden Tonusstörungen mit Streckstarre beschrieben von Kinnier Wilson (1920, 1928), Turner (1916), Wechsler (1956), Balado und Carrillo (1928). Pia stellte 1957 in unseren Fällen 9 Tumoren des Mittelhirns und 4 Prozesse des oralen Hirnstammes mit Streckstarre fest (Tabelle 18).

Davis (1925), Walsh (1923), Wilson (1920), Zand (1928) und andere Autoren wurden mit Berichten über Streckstarre bei *Kraniopharyngiomen* genannt. — Pia hat an unserem Krankengut 17 Fälle mit Streckstarre unter insgesamt 938 *Großhirntumoren* gezählt, womit die relative Seltenheit des klinischen Phänomens unter den heutigen Bedingungen deutlich charakterisiert wird. Weniger ausgeprägte Stadien der Muskeltonussteigerung, wie sie oben beschrieben wurden, sind aber wohl öfter zu finden.

Tabelle 18. *Enthirnungsstarre und Tumorsitz.*

Tumorsitz	Enthirnungsstarre		Gestorben
	Zahl	%	Zahl
Frontal	5	1,5	2
Parietal	2	1,0	2
Occipital	3	2,6	3
Temporal	7	2,4	7
Sella	2	0,5	2
Hirnstamm oral	4	4,4	4
Mittelhirn	9	14,0	9
Hirnstamm caudal	4	3,4	2
Kleinhirn	20	5,3	13
Kleinhirnbrückenwinkel	4	1,8	4

Hinsichtlich der *Tumorart* heben sich aus der Tabelle der Kleinhirntumoren (Abb. 17) die Ependymome und Angioblastome heraus, insofern anfallsweise Tonusstörungen verschiedenster Art dort relativ am häufigsten berichtet wurden. Streckkrämpfe sind aber auch dabei selten.

Im übrigen scheint die Tumor-Art differentialdiagnostisch wenig aufschlußreich; von den 60 Streckstarre-Fällen unseres Krankengutes (Pia 1957) waren 36 langsam wachsende Tumoren und 24 maligne Prozesse. — Unter den einzelnen Tumorgruppen standen Glioblastome (8 Fälle), Oligodendrogliome (6), Pinealome (5), Medulloblastome (7) und Spongioblastome (13) im Vordergrund. Eine diagnostisch-symptomatologische Bedeutung dieser Beziehungen wird aber wieder dadurch sehr eingeschränkt, daß in der Hälfte aller dieser Fälle das klinische Bild der Streckstarre erst durch diagnostische und therapeutische Maßnahmen — *Ventrikel-* oder *Lumbalpunktion, Angiographie* und *Operation* — akut *ausgelöst* worden ist.

γ) *Entstehung von Tonusstörungen bei intrakranieller Drucksteigerung.*

Die augenblickliche Auffassung der Physiologie über die normale Tonusregulation geht dahin, daß sowohl die Tonusverteilung der Muskulatur wie auch die Koordination der Bewegungen und die unwillkürlichen Mitbewegungen gesteuert werden durch ein *System von bahnenden und hemmenden Erregungskreisen:* das extrapyramidal-motorische System. Dazu gehören außer den Stammganglien auch die Formatio reticularis des Stammhirns, Gebiete der Großhirnrinde und bestimmte Kerngebiete des Kleinhirns (siehe REIN-SCHNEIDER 1955). — Sehr anschaulich kommen diese Zusammenhänge in der von SCHÜRMANN (dieses Handbuch, Bd. VI, S. 62) gegebenen Skizze zur Darstellung sowie in dem bekannten Schema von LINDSLEY, SCHREINER und MAGOUN (1949). — GLEES betonte 1957, daß innerhalb dieses sehr komplizierten Systems erst wenige exakte Bestimmungen der Bahnenverbindungen möglich waren, so daß mit einer befriedigenden Deutung der Tonusstörungen am Menschen bei intrakranieller Drucksteigerung hier nicht gerechnet werden kann.

Es darf aber davon ausgegangen werden, daß für die Tonusregulation sowohl der Hirnstamm wie besonders auch die intakte Funktion der Hirnrinde erforderlich sind. Diese Feststellung ist für die Beurteilung der Auswirkung der allgemeinen und gerichteten intrakraniellen Druckwirkung auf die Tonusregulation von sehr großer Wichtigkeit.

KINNIER WILSON hat 1920 anscheinend als erster auf die Ähnlichkeit zwischen den Streckkrämpfen beim Menschen einerseits und der experimentellen Enthirnungsstarre SHERRINGTONs andererseits hingewiesen.

Bei raumfordernden Prozessen, welche selbst im Bereich des Hirnstammes liegen, wird eine direkte Schädigung der tonusregulierenden Bahnen angenommen. Wie aber aus den aufgezählten Beobachtungen S. 393 hervorgeht, ist die absolute Zahl von Kleinhirntumoren, bei denen es zu Tonusstörungen stärkeren Grades, insbesondere zu Streckstarre kommt, gering. Der zusätzliche, auslösende Mechanismus wird daher in der intrakraniellen Drucksteigerung mit einer lokalen Durchblutungsstörung des Mittelhirns infolge der Massenverschiebung und Einpressung von Hirnteilen in den Tentoriumschlitz gesehen.

Zu den bekanntesten Umständen, unter denen Streckstarre bei Hirntumoren auftritt, gehört ja die Lumbalpunktion — vor allem im Sitzen. — Dafür kommt ursächlich in erster Linie die *Einpressung von Temporallappenteilen in den Tentoriumschlitz,* der temporale Druckconus (s. ZÜLCH, S. 395) in Frage. [VINCENT u. Mitarb. (1930, 1936, 1947); LE BEAU (1938); JEFFERSON (1938); RIESSNER, ZÜLCH, TÖNNIS (1939, 1940); CARRILLO (1940, 1955) und spätere Autoren]. Diese Erklärung des Mechanismus einer Entstehung der *Streckstarre bei supratentoriellen Prozessen* ist durch viele eindrucksvolle anatomische Befunde belegt worden, die auch ZÜLCH und PIA berichtet haben.

In manchen Fällen finden sich *Mittelhirnblutungen* (RIESSNER u. ZÜLCH 1939, REID 1940, GÄNSHIRT 1951, POPPEN, KENDRICK u. HICKS 1952, FREEDMAN 1952, EVANS 1955, LE BEAU, GRUNER u. MAMO 1956, PIA 1957, s. S. 408). In vielen Fällen sind aber, wie JEFFERSON, FREEDMAN, MUNRO und SISSON berichten, entsprechende Veränderungen am Mittelhirn *nicht* zu beobachten. PIA stellte unter 42 Sektionen nach Streckstarre fest, daß in 9 Fällen eine innere oder äußere Mittelhirneinklemmung vollständig fehlte (7 andere Kranke hatten einen Hämatocephalus, bei 9 bestand eine Mittelhirnblutung, 4 Befunde zeigten gleichzeitig eine blutige Erweichung des Gyrus hippocampus, einmal zusätzlich eine Hämorrhagie des Occipitallappens).

Die Erklärung der *Streckkrämpfe oder auch eines akuten Tonusverlustes bei Tumoren der hinteren Schädelgrube* macht ähnliche Schwierigkeiten: Was JACKSON als Kleinhirnanfälle beschrieben hat, entspricht dem gleichen klinischen Bild. Anatomisch kann es dabei zur Einpressung von *oberen* Kleinhirnteilen in den Tentoriumschlitz von unten her gekommen sein, womit RIESSNER und ZÜLCH das Auftreten der Streckkrämpfe durch Läsion der Vierhügelplatte erklärten.

Das Auftreten von Tonusstörungen bei intrakraniellen raumfordernden Prozessen ist 1939 von Sorgo *experimentell* untersucht worden, ebenso von Perret (1940): Bei Katzen, denen ein künstlicher Tumor beigebracht wurde, traten Lauf- und Streckkrämpfe auf, und zwar gleich in den ersten Stunden nach der Operation; sie verloren sich aber, wenn das Tier den ersten Tag überlebte. Johnson, Walker u. Mitarb. (1953) machten Strychnin-Injektionen in das Kleinhirn, wobei aber nicht Streckkrämpfe, sondern Lauf- und Rollbewegungen eintraten, die daher als eigentliche Kleinhirnanfälle zu bezeichnen wären. Sprague und Chambers (1954) machten Reizversuche an der Katze mit implantierten Elektroden in der medullären Formatio reticularis. Sie fanden, daß diese Strukturen ebenso wie das Cerebellum fördernde und hemmende Einflüsse auf den Haltungstonus in reziproker alternierender Weise ausüben, nicht aber die Kontrolle über den Mechanismus der allgemeinen, diffusen Starre bewirken, die somit nicht lokalspezifisch aufzufassen ist. — Bei manchen Patienten ist, wie schon geschildert, ein Wechsel zwischen symmetrischer Starre und alternierenden Bewegungen oft zu beobachten.

Es wird daher *nicht* die mechanische Kompression eingeklemmter Hirnteile gegen das Mittelhirn und die Medulla *allein* für die Entstehung der akuten Tonusstörungen bei intrakranieller Drucksteigerung ausschlaggebend sein. Wohl aber hat die Aufdeckung dieses Vorganges insofern eine hervorragende klinische Bedeutung erlangt, als daß nun die sofortige operative Freilegung nicht nur im Bereich des primären raumfordernden Prozesses, sondern auch an der Stelle der „Einklemmung" im Tentoriumschlitz angezeigt war und oft erfolgreich durchgeführt wurde. Man denkt seit langem nicht mehr daran, die Tonusstörungen bei intrakraniellen raumfordernden Prozessen wie im Experiment oder bei den Gefäßblutungen nur durch eine örtlich umschriebene Läsion — insbesondere des Nucleus ruber — zu erklären. Van Gehuchten (1933) bezeichnete den Zustand eher als eine „wirkliche Desorganisation des ganzen Muskeltonus-Mechanismus". Gleichzeitige Störung an mehreren Abschnitten des ZNS erscheint am wahrscheinlichsten, so daß den Massenverschiebungen und der allgemeinen intrakraniellen Drucksteigerung gemeinsame auslösende Wirkung zukommt.

Daß eine *allgemeine intrakranielle Drucksteigerung* die Streckkrämpfe auslösen kann, geht schon aus den Experimenten Leydens hervor, die S. 323 geschildert waren. Allerdings sind die dabei angewandten Liquordrucke von mehr als 1200 mm H_2O beim Menschen sehr selten. Jedoch ist nicht die absolute Druckhöhe, sondern die Differenz zum effektiven intrakraniellen Blutmitteldruck ausschlaggebend (s. die Ausführungen S. 361 und 376). Mit steigendem allgemeinem intrakraniellem Blutdruck oder mit fallendem System-Blutdruck kommt es dann zur Hypoxydose, speziell zum Sauerstoff- und Nährstoffmangel an der Hirnzelle. Über die Bedeutung der Kohlensäureanhäufung für die Auslösung der Streckkrämpfe siehe Grosse-Brockhoff (1950).

Klinisch und experimentell sind die Tonusstörungen bei den verschiedensten Formen des *Sauerstoffmangels* des Hirns und Rückenmarks verfolgt worden, wobei gewöhnlich zunächst die Reflexsteigerung (van Harrefeld 1943), dann Streckkrämpfe und Streckstarre, schließlich akuter Tonusverlust eintreten. — Wir verweisen auf den Beitrag von M. Schneider sowie auf Opitz und Schneider (1950), F. Hoff (1952), H. E. Hoff (1955); Büchner (1942 und 1957), Körney (1955), Jakob (1957). — Haymaker und Strughold (1957) haben die bisherigen Kenntnisse über die atmosphärische Hypoxydose zusammenfassend dargestellt.

Die Schnelligkeit des Sauerstoffdruckabfalls ist für die Art und Dauer der Tonusstörungen ebenso ausschlaggebend wie für die anderen Hirnfunktionsstörungen, wie es schon aus den Myoklonismen und Streckkrämpfen beim Erhängen und Erdrosseln bekannt ist (s. Jakob und Pyrkosch 1951; Opitz 1950). Die plötzlichen Liquordruckänderungen durch Lumbalpunktion bei Hirntumoren mit intrakranieller Drucksteigerung und Massenverschiebung wirken offenbar in dieser Form und lösen dadurch Streckkrämpfe oder Tonusverlust aus, mit oder ohne Einpressung von Hirnteilen in das Hinterhauptsloch und den Tentoriumschlitz.

Daß bei Hyperthermie die Tonussteigerungen rasch zunehmen, könnte mit der gesteigerten Empfindlichkeit des Gehirns gegenüber Sauerstoffmangel bei hohen Temperaturen (s. S. 344) in Einklang gebracht werden. Mit diesem Sauerstoffmangel-Mechanismus können viele Fälle erklärt werden, bei denen ausreichende anatomische Veränderungen nicht nachweisbar sind. In vielen Fällen wirken beide Mechanismen und andere, noch nicht bekannte Ursachen zusammen.

Das Auftreten von *Streckstarre nach Subarachnoidalblutungen* infolge Ruptur eines Aneurysmas oder Angioms scheint nicht in erster Linie auf Drucksteigerung zu beruhen, da oft Streckkrämpfe oder Streckstarre erst nach 1, 2 und 3 Std auftreten. So beobachtet man es auch oft nach frischen traumatischen Hirnschädigungen. Es könnte in diesen Fällen der osmotischen Störung infolge Blutbeimengung zum Liquor eine Bedeutung beigemessen werden. Denn BAZETT (1920, 1922) und PENFIELD (1922, 1941, 1953), MOLLARET und BERTRAND (1945) wiesen darauf hin, daß sie Opisthotonus nur dann beobachtet haben, wenn ein Reizzustand an der Unterfläche des Hirnstammes durch meningitische Veränderungen oder Blut in den basalen Zisternen bestanden. Die Autoren wollen daher den Opisthotonus als einen von der Streckstarre unabhängigen Mechanismus ansehen, was wir auf Grund der Beobachtungen S. 392, die fließende Übergänge dieser Phänomene zeigen, nicht können. — Andererseits aber besteht bei den meisten Hirnoperationen, vor allem in der hinteren Schädelgrube, mehrere Tage lang eine stärkere Blutbeimengung im Liquor, ohne daß wesentliche Tonusstörungen bei den Patienten zu beobachten wären. — Für diese Tatsachen haben wir noch keine ausreichende Erklärung.

Sowohl die Grundlagenforschung wie auch die Klinik heben hervor, daß bei Tonusstörungen, vor allem bei der bedrohlichen Streckstarre und den Streckkrämpfen, im akuten Stadium intrakranieller Drucksteigerung und Hirnschädigung als ursächlicher Mechanismus sehr verschiedene Funktionsstörungen mitwirken. Sauerstoffmangel infolge allgemeiner Hirndurchblutungsstörung, Massenverschiebung im Bereich des Hirnstammes mit lokalen Durchblutungsstörungen und Ödem, osmotische Veränderungen des Liquors infolge Blutbeimengung oder Injektion anderer Lösungen — dies scheinen die hauptsächlichen bisher analysierbaren auslösenden Mechanismen zu sein, die sich aber selten sofort genau voneinander unterscheiden lassen.

Eine Unterscheidung der Tonusstörung nach Einzelheiten ihrer Erscheinungsform ist daher vielleicht für die Entscheidung über das notwendige therapeutische Vorgehen weniger wertvoll als eine Feststellung über den Zeitpunkt des Auftretens, die Art der Begleitsymptome und die Dauer der Tonusstörungen.

b) Magen-Darmstörungen.

Das Erbrechen ist die bekannteste Tonusstörung des Magen-Darmkanals bei intrakraniellen raumfordernden und drucksteigernden Prozessen. Im Schrifttum werden zwei verschiedene Formen beschrieben: das mit einer vorhergehenden Nausea auftretende Erbrechen, das seine Ursache in einer Verdauungsstörung haben soll, und ein — ohne jegliche Vorboten — schußartig auftretendes Erbrechen, das als symptomatisch für cerebrale Erkrankungen angesehen wird.

Wenn man aber Gelegenheit hat, die Patienten mit Hirntumoren während des Tages fortlaufend zu beobachten, so kann man feststellen, daß die meisten Kranken doch vor Einsetzen des Erbrechens über Würgen und Brechreiz klagen, bis dann, oft nach wenigen Minuten, das Erbrechen im Strahl erfolgt. Auch die Angabe, daß das Erbrechen bei intrakranieller Drucksteigerung unabhängig von der Nahrungsaufnahme erfolge, erscheint zweifelhaft. Wohl verlangen viele der Patienten unbedenklich zu trinken, erbrechen dann aber kurze Zeit danach die Flüssigkeit.

In manchen Fällen kommt es zu *Bluterbrechen*, wobei dann frische Magenschleimhaut-Blutungen, Erosionen oder Ulcera gefunden wurden.

CUSHING berichtete schon 1932 von Magengeschwüren mit nachfolgender Perforation und Peritonitis bei intrakranieller Drucksteigerung. Auch in letzter Zeit sind ähnliche

Fälle von Mansuy (1937), Tönnis (1939), Wanke (1948), Fisher, Watkins, Gardner und Klotz (1951), King und Reganis (1953), Watson und Netsky (1954), Cabieses u. Lecca (1955), Frowein und Loew (1954), Verbiest (1957), Huber (1958) berichtet worden.

Eine weitere Form gastrointestinaler Erscheinungen sind anfallsweise auftretende Oberbauchschmerzen, wie sie auch bei der „*Abdominal-Epilepsie*" beschrieben werden, z. B. von Moore (1945), Gangelberge und Strotzka (1950), Mulder, Daly und Bailey (1954). — Wir fanden diese Beschwerden in unserem Krankengut aber nur einmal bei einem Astrocytom des rechten Temporallappens angegeben, bei weiteren 9 Fällen handelte es sich immer um Verletzungsfolgen.

Unter den Darmstörungen bei intrakranieller Drucksteigerung muß auch die Obstipation erwähnt werden, die besonders bei Kindern nicht selten sein soll. Kahn (1955) meint, daß die Kinder die zunehmenden Kopfschmerzen beim Stuhlgang-Pressen fürchten. Wahrscheinlich handelt es sich um eine leichte Form der Minderung von Magen-Darm-Peristaltik. Bei akuter und starker intrakranieller Drucksteigerung kann schließlich eine vollständige *Atonie* des Magen-Darmkanals auftreten.

Diese verschiedenen Formen der Tonus- und Motilitätsstörungen des Magen-Darmkanals geben sehr häufig Veranlassung zu schwerwiegender *Fehldiagnose*: Schon Bailey und Cushing (1925) betonen, daß bei den kindlichen Kleinhirngeschwülsten im Anfangsstadium fast regelmäßig die Diagnose eines Magenleidens gestellt wurde.

In unseren Krankengeschichten fanden wir insgesamt 41 Fälle — von 3570 Tumoren —, bei denen *Erscheinungen* von seiten *des Magen-Darmtraktes das erste Symptom* darstellten. Darunter befanden sich allein 32 Kleinhirntumoren — von insgesamt 480 Fällen (Borck und Tönnis 1955). — Diese Patienten wurden unter der Annahme einer Gastritis, eines Ulcus, einer Cholecystitis, Appendicitis, Dysenterie, Leber- und Pankreasstörung einige Zeit behandelt. Nach akuten Subarachnoidalblutungen werden häufig verstärkte Peristaltik und vermehrte Darmentleerung beobachtet. Im Zusammenhang mit einer gleichzeitigen Bewußtseinstrübung wurde daher wiederholt die Diagnose eines Typhus gestellt. — Bei 12 unserer Patienten mit Hirntumoren wurde sogar vor der Klärung des intrakraniellen raumfordernden Prozesses eine abdominelle Operation vorgenommen: je einmal unter der Diagnose einer Gallenblasenerkrankung, einer Pylorusstenose bzw. eines Ileus; bei 9 Patienten wurde eine Appendektomie durchgeführt. Derartige Verläufe zeigen, daß die Magen-Darm-Erscheinungen bei intrakraniellen raumfordernden Prozessen recht uncharakteristisch sein können und in manchen Fällen als Frühsymptom auftreten, bevor — zusammen mit anderen Symptomen — die Art und Lokalisation des cerebralen Prozesses geklärt werden kann.

Bei Berücksichtigung der *Häufigkeit* von Magen-Darm-Störungen bei intrakraniellen raumfordernden und drucksteigernden Prozessen wollen wir hier von den Fällen mit kurzdauerndem Erbrechen absehen, wie es z. B. bei vielen akuten epiduralen Hämatomen vor Eintreten der Bewußtlosigkeit beobachtet wird. — Wir beschränken uns auf diejenigen Krankengeschichten, bei denen Magen-Darmstörungen über längere Zeit im Vordergrund der Beschwerden gestanden haben, wie es bei 83 Patienten von insgesamt 3570 Hirntumoren unseres Krankengutes der Fall gewesen ist:

In 42 dieser Fälle waren Erscheinungen von seiten des Magen-Darmkanals ohne klinische Anhaltspunkte für intrakranielle Drucksteigerung aufgetreten. In 41 Fällen bestanden zum Zeitpunkt des Beginnes der Magen-Darmerscheinungen Symptome intrakranieller Drucksteigerung.

Als Symptome intrakranieller Drucksteigerung wurden Stauungspapille, Abducensparese, Störungen der Bewußtseinslage zur Zeit des Auftretens der Magen-Darmerscheinungen angesehen.

Die einzelnen Fälle, deren Lokalisation in Abb. 53 skizziert ist, verteilen sich auf 24 Tumoren der Großhirnhemisphären und Seiten-Ventrikel, 10 Tumoren der Schädelbasis, insbesondere der mittleren Schädelgrube, und 34 infratentorielle Tumoren.

Die Verteilung der Prozesse *ohne* Zeichen intrakranieller Drucksteigerung ist im Schema durch Kreise (**O**) skizziert. Auf die Großhirnhemisphären fallen 16, auf die Basis der mittleren Schädelgrube 9, auf den infratentoriellen Raum 17 Tumoren.

In der Literatur wird von MOGILINITZKY (1925) über 7 Fälle von Tumoren im Bereich des 3. Ventrikels berichtet, die Magengeschwüre aufwiesen. Außer den Beobachtungen von CUSHING über Magenblutungen bei Kleinhirntumoren werden solche bei FISHER, WATKINS, GARTNER und KLOTZ (1951) mitgeteilt. HOFFMANN (1868) sah Magenperforationen bei Gummen des Pons und bei einem Clivustumor.

Veränderungen des Oesophagus und 3 Magenperforationen konnten KING und REGANIS (1953) bei einem Tumor im 3. Ventrikel und bei 2 Temporallappentumoren sowie bei einem parietalen Absceß beobachten.

WATSON und NETSKY (1954) ergänzen ihre 6 eigenen Beobachtungen (Encephalomyelitis, Asphyxie, Hirninfarkt und metastatische Tumoren) mit 38 Fällen aus der Literatur, wobei die Fälle von CUSHING unberücksichtigt blieben. In keinem von den 44 Fällen war eine einzige Lokalisation festzustellen, sondern in allen Fällen waren Veränderungen in mehreren Hirnteilen vorhanden. Eine Erkrankung des Hypothalamus allein sahen sie ebenfalls in keinem Falle.

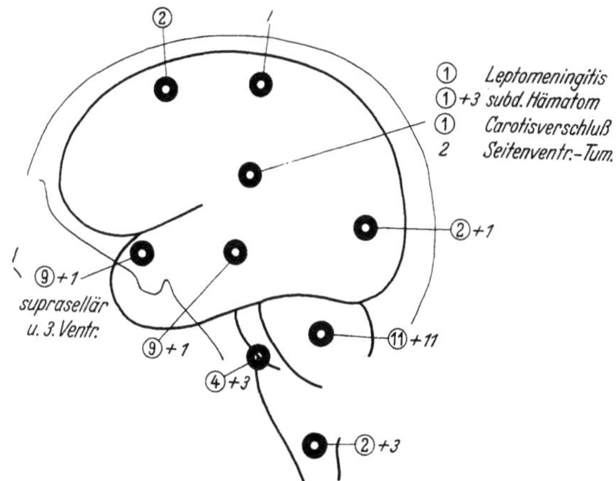

Abb. 53. Lokalisation raumfordernder intrakranieller Prozesse, bei denen Tonusstörungen des Magen-Darmkanals auftreten, bevor operative Eingriffe vorgenommen wurden. — (Fälle ohne intrakranielle Drucksteigerung gekennzeichnet durch eingekreiste Zahlen.)

GAGEL (1950) hebt besonders hervor, daß in dem ihm bekannten, doch relativ großen Sektionsgut von Hypothalamustumoren kein einziger Kranker mit hämorrhagischen Erosionen oder mit einem Schleimhautulcus des Magens oder Darms gefunden wurde.

Die Altersverteilung der Hirntumoren, bei denen Magen-Darmerscheinungen aufgetreten sind, wird durch die Häufung der Tumoren der hinteren Schädelgrube im jugendlichen Alter bis zum 20. Lebensjahr (Spongioblastome, Medulloblastome) und durch die Häufung der Acusticustumoren zwischen dem 40. und 50. Lebensjahr beeinflußt.

Auslösende Mechanismen der Magen-Darmstörungen.

Das relativ häufige Auftreten von Magen-Darmerscheinungen, sowohl des Erbrechens wie auch stärkerer Störungen mit Ulcera und Perforationen, legt es nahe, bei der Auslösung der Störungen vor allem eine lokale Schädigung der Vaguskerne und des Brechzentrums am Boden des 4. Ventrikels anzunehmen.

Anatomisch wird ein Würg- und Brechzentrum am Boden der Rautengrube angenommen (lateraler Teil der Formatio reticularis, BORISON 1948, 1953), von wo auch durch direkten mechanischen und chemischen Reiz „zentrales Erbrechen" ausgelöst werden kann. Praktisch wird daher ein über längere Zeit allein auftretendes Erbrechen bei Kindern als Lokalsymptom eines Tumors der hinteren Schädelgrube, bei Erwachsenen sogar des 4. Ventrikels (Ependymom) angesehen.

Wie aber schon erwähnt und aus der Abb. 53 ersichtlich, ist bei den Prozessen der hinteren Schädelgrube fast immer auch eine allgemeine intrakranielle Drucksteigerung vorhanden gewesen. Diese Drucksteigerung ist zwar meist gering (vgl. S. 362) und langsam entstanden, wegen ihrer Häufigkeit als Ursache aber nicht auszuschließen. Tumoren des Hirnstammes selbst, ohne intrakranielle Drucksteigerung, liegen in unserer Übersicht in 2 Fällen vor.

Bei den Tumoren im Bereich des Hypothalamus und 3. Ventrikels, die zu stärkeren Magen-Darmerscheinungen führen, werden ursächlich Läsionen der dortigen vegetativen Regulationsareale angenommen. Während aber bei Reizversuchen im Hypothalamus Veränderungen des Magen-Darmtonus systematisch ausgelöst werden konnten — z. B. Hess (1949) —, sind Schleimhautblutungen und Ulcera nicht regelmäßig entstanden. French, Davis u. Mitarb. (1954) haben nach 30—40maligen Stimulationen bei Affen nur in einem Teil der Fälle Blutungen und Ulcera angetroffen. Mit den wiederholten experimentellen Hirnreizungen wird zwar die Bedingung eines chronischen Reizes nachgeahmt, die Geschwürsentwicklung bei Tumoren in diesem Gebiet ist jedoch noch wesentlich langsamer.

Beim Hinzutreten einer allgemeinen intrakraniellen Drucksteigerung kann jedoch durch Druckschwankungen und Blutdruckabfall ein akuter Sauerstoffmangel eintreten. Alle *operativen Maßnahmen* stellen in diesem Sinne eine akute Läsion dar. Dementsprechend sind die *postoperativen* Magen-Darmerscheinungen sehr viel häufiger mit Blutungen, Erosionen und Ulcusbildungen verbunden, wie S. 397 berichtet worden ist. Unter den Hemisphärenprozessen ragen die Temporallappen-Tumoren mit Magen-Darmstörungen relativ hervor (Abb. 54). Hierbei könnten sowohl der temporale Druckconus wie auch corticale Zentren des Temporallappens, insbesondere der Insel, für die Auslösung der Störung Bedeutung haben. Penfield und Rasmussen beobachteten bei Reizversuchen im Bereich der Reilschen Insel am Menschen verstärkte Motilität im Magen-Darmkanal. Betrachtet man aber die Gesamtheit operativer Eingriffe im Temporalbereich, so sind wesentliche Magen-Darmstörungen relativ selten.

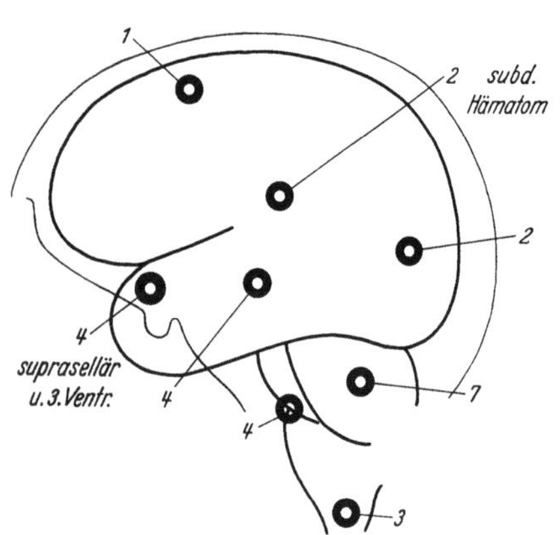

Abb. 54. Lokalisation der Prozesse mit *postoperativen* Magen- und Darmerscheinungen

Die leichten Störungen des Magen-Darmkanals, insbesondere das Erbrechen, sind so überwiegend bei den Prozessen der hinteren Schädelgrube vorhanden, daß anscheinend die Summation von lokaler Schädigung und geringer intrakranieller Drucksteigerung zur Auslösung genügt. Bei der Entstehung von Ulcera und Blutungen im Magen-Darmkanal infolge intrakranieller raumfordernder Prozesse scheinen zwar der Hypothalamus und Temporallappen eine Prädisposition darzustellen, die jedoch für die Auslösung allein nicht genügt. Verbiest (1957) nimmt daher an, daß ein zusätzlicher Stress im Sinne Selyes (1950) erforderlich ist. Das häufigste „Stress-Element" sind Sauerstoffmangel und Kohlensäure-Retention. Manche Autoren weisen in diesem Zusammenhang auf eine nachteilige Wirkung von ACTH hin. Watson und Netsky nahmen auf Grund ihrer Beobachtungen an eigenen Fällen und denen der Literatur an, daß eine umschriebene Hirnschädigung, z. B. im Hypothalamus, in keinem Fall genügt, eine Magen-Darmsymptomatik auszulösen; sie müsse in jedem Fall mehrere Hirnteile betreffen.

c) Blasenstörungen.

Bei der neurogenen *Blasenentleerungsstörung* müssen zwei Formen unterschieden werden:

1. die *atone* Blasenstörung mit einer schlaffen Lähmung des M. detrusor. Die Blase hat eine große Kapazität. Sie kann nicht willkürlich entleert werden. Klinisch besteht eine Harnverhaltung;

2. die *hypertone* Blasenstörung mit einem hyperaktiven M. detrusor. Die Blase kann nicht willkürlich entleert werden. Die Kapazität ist klein. Die Entleerung erfolgt in kurzen Zeitabständen reflektorisch, meist ohne Restharn[1].

[1] Eine ausführliche Darstellung der Blasenfunktion, im besonderen des sog. Sphincter vecicae internus und der Entleerungsstörung erscheint im Beitrag von Tönnis und Bischof im Handbuch der Urologie, 1959.

Die Beeinflußbarkeit des Blasentonus von der Hirnrinde ist schon seit langem klinisch beobachtet worden: aus der großen Literatur können besonders genannt werden PINELES (1898), L. R. MÜLLER, CZYHLARZ und MARBURGER (1901), GOLDMANN (1904), KLEIST (1922/23), FÖRSTER (1924), DENNING (1926), KOLODNY (1929), KEHRER (1931), OLIVECRONA (1934), WATTS und UHLE (1935), SCHULTHEIS (1951) u. v. a.

Gleichzeitig sind viele experimentelle Studien vorgenommen worden, beispielsweise von v. BECHTEREW (1888) und MISLAWSKY sowie v. BECHTEREW und MEYER (1893), FERRIER (1873), BOCHEFONTAINE (1876), LANGWORTHY und KOLB (1935), LEWIS, LANGWORTHY und DEES (1935). — Eine Zusammenfassung der neueren Literatur findet sich bei RUCH in Fulton (1955).

Entleerungsstörungen der Blase speziell in Fällen von *Hirntumoren* haben außerdem HOLMAN (1926), KOLODNY (1929), KEHRER (1931), HOFF und SCHÖNBAUER (1933), OLIVECRONA (1934), WATTS und UHLE (1935) beschrieben. Die Angaben über die *Häufigkeit der Blasenentleerungsstörungen bei Hirntumoren* sind recht unterschiedlich, vor allem fallen immer die vielfachen Berichte über Blasenstörungen bei Stirnhirngeschwülsten auf. — KOLODNY fand bei 60% der Stirnhirngeschwülste Blasenstörungen, PUSEPP beobachtete unter 182 Tumoren mit 16 Stirnhirngeschwülsten 7 Fälle mit Entleerungsstörungen. Auch HÜDEPOHL (1956) nahm an, daß bei 60% der Frontalhirntumoren Blasenstörungen auftreten. Bei Stirnhirngeschwülsten wurden auch in unserem Krankengut Blasenstörungen häufig angegeben, und zwar auch in denjenigen Fällen, bei denen keine Zeichen eines gesteigerten intrakraniellen Druckes bestanden (s. Abb. 55).

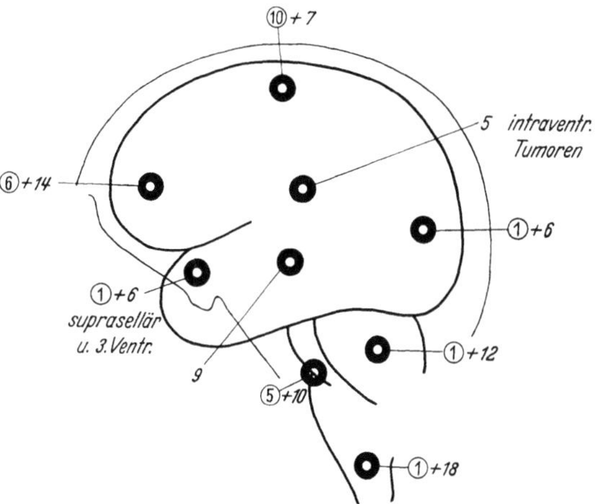

Abb. 55. Lokalisation raumfordernder Prozesse ohne (eingekreiste Zahlen) und mit intrakranieller Drucksteigerung, bei denen Blasen- und Tonusstörungen beobachtet wurden.

Die Art dieser Blasenstörungen ist in fast allen Fällen eine sog. Inkontinenz, d. h. der Kranke läßt oft Wasser infolge eines imperativen Harndranges.

KEHRER hat die große Häufigkeit der frontal bedingten Blasenstörungen als Störung von Blasenzentren angezweifelt und eine Enthemmung der Gesamtpersönlichkeit angenommen. Rückschlüsse auf frontal gelegene motorische Zentren für die Blase erscheinen unsicher.

Außer bei Läsionen im Stirnhirn werden Blasenstörungen bei vorwiegender Beteiligung der *Zentralregion* gefunden. Tumoren, die im Bereiche der Mantelkante, nahe dem motorischen Zentrum für das Bein oder Becken gelegen waren, sind bekanntlich oft mit vorübergehenden Störungen der Blasenfunktion verbunden. Bei beiderseitiger Mantelkantenschädigung, wie es z. B. durch Falxmeningiome in dieser Region geschehen kann, wurden auch bleibende Blasenstörungen gesehen. Derartige Fälle sind, im Gegensatz zu den genannten häufigen Störungen der Stirnhirntumoren, nur einzeln und selten beschrieben (OLIVECRONA 1934; KEHRER 1931; WATTS und UHLE 1935).

Diese Funktionsstörungen äußern sich anfänglich in Form einer Harnverhaltung, und zwar gleichzeitig mit den Schädigungen des übrigen motorischen Systems. Erst später, nach Überwindung der Schockphase, kommt es zu hypertonen Störungen, die der Rückenmarksblase vergleichbar sind.

In unserem Krankengut sahen wir *präoperativ* in einem hohen Prozentsatz Störungen der Harnentleerung bei parasagittalen Tumoren auftreten. Nach Ausschluß der Fälle mit klinischen Symptomen gesteigerten intrakraniellen Druckes blieb die Zahl im Vergleich zu anderen Regionen noch hoch (s. Abb. 55). Der Einfluß der intrakraniellen

Druckerhöhung auf die Blasenfunktionsstörung kann aber auch in diesen Fällen nicht ausgeschlossen werden. Die so häufig beschriebenen Blasenzentren im *Hypothalamus* (v. Bechterew und Mislawsky 1888; Czyhlarz und Marburg 1901; Karplus und Kreidl 1909; Ström, Uvnäs 1950; Hess und Brügger 1943) finden in der Klinik nur selten eine eindeutige Bestätigung.

In unserem Krankengut waren fast alle Tumoren im Bereich des 3. Ventrikels, bei denen Blasenstörungen angegeben waren, von intrakranieller Drucksteigerung begleitet. Nur in einem Falle scheint es sich um eine rein lokale Störung gehandelt zu haben. In den übrigen Fällen kann der Einfluß des intrakraniellen Druckes als Ursache der Blasenstörung nicht ausgeschlossen werden. In 3 Fällen sahen wir bei intermittierendem Verschlußhydrocephalus, wenn z. B. die Torkildsendrainage nicht durchgängig war, eine Harnverhaltung auftreten, die nach Wiederherstellung der Passagefreiheit wieder verschwand.

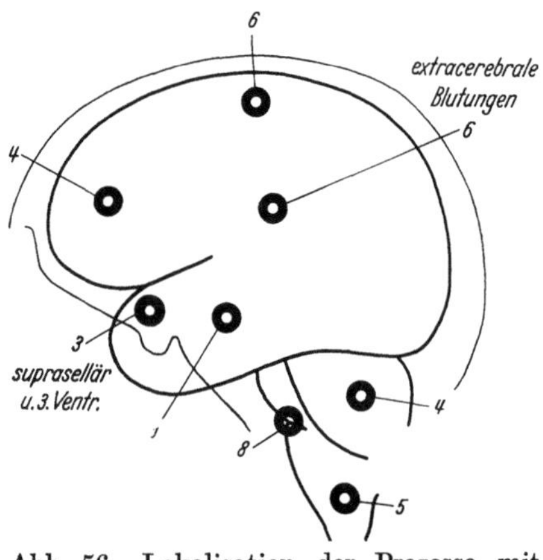

Abb. 56. Lokalisation der Prozesse mit *postoperativen* Blasenstörungen.

Im Bereich des *caudalen Hirnstammes* gaben experimentelle Resultate Anlaß zur Annahme eines medullären Zentrums für die Blasenentleerung (Barrington 1921, Holmann 1926). Ruch (1955) fand Funktionsstörungen der Blase, die mit denen der quergestreiften Muskulatur vergleichbar sind.

Der Einfluß des *Kleinhirns* auf die Blasenfunktion ist sicher gering. Die Schädigung des nahen Hirnstammes, der Zentren und langen Bahnen war eine Annahme, die sich aber nur in wenigen Fällen als alleiniger Faktor beweisen läßt, denn in der Gesamtheit der Tumorgruppe ist die Zahl der Fälle doch recht klein: Borck und Tönnis (1955) haben unter 480 Kleinhirntumoren Blasenstörungen, Inkontinenz und erschwertes Wasserlassen nur in 3—5% der Fälle gefunden.

47 Fälle des infratentoriellen Raumes hatten Blasenstörungen gegenüber 65 im Großhirn. Diese Zahl sinkt nach Ausschluß der Fälle mit intrakraniellem Druck von 47 auf 7 und von 65 auf 18 (Abb. 56).

Nach Ausschluß der Prozesse mit stärkerem intrakraniellem Druck verblieben von den infratentoriellen Tumoren noch 5 Fälle mit Tumoren im Brückenwinkel. Auch von den Tumoren des Pons verbleibt nur ein Fall mit Blasenstörungen; ebenso nur bei einem Kleinhirntumor hatte man klinisch keinen Anhaltspunkt für eine intrakranielle Drucksteigerung.

Ähnlich liegen die Verhältnisse bei den *postoperativen* Blasenstörungen (Abb. 56). Unter insgesamt 37 Patienten mit reversiblen, postoperativen Blasenstörungen waren 8 Fälle, bei denen die Störungen länger als 14 Tage nach der Operation anhielten. Es handelte sich dabei meist um Blasen*atonien*, also Harnverhaltungen. Zu einer hypertonen Blasenstörung kam es in keinem Falle. Wahrscheinlich wäre dazu eine Hirnstammschädigung größeren Ausmaßes notwendig, die mit dem Leben nicht vereinbar ist.

9. Störungen der Willkürbewegung durch Pyramidenbahnläsionen bei Hirnstammkompression.

Das Auftreten von Lähmungserscheinungen der Willkürbewegung auf der gleichen Körperseite wie der intrakranielle raumfordernde Prozeß — oder zumindest der Nachweis homolateraler Pyramidenbahnzeichen — ist wiederholt beschrieben worden. Reid (1940), Della Beffa und Beduchi (1953), Pia (1957) u.a. nennen folgende Autoren: Vinar (1841), Ledderhose (1895), Collier (1904), Dupret und Camus (1905), Babinski und Clunet (1908), Claude, Vincent und Valensi (1910), Mingazzini (1911), Knapp (1918),

Flateau (1924), Putnam und Cushing (1925), Purves Stewart (1927), Anton (1927), Kolodny (1928), Rand (1929), Hoen (1935).

Diese homolateralen Paresen wurden zunächst aufgefaßt als Folge einer Kompression der gesunden Hirnhemisphäre durch Volumenvermehrung der kranken Seite (Babinski und Clunet, zit. nach Le Beau 1938), dann aber von Groeneveld und Schaltenbrand (1927) als *Druckwirkung des gegenseitigen Tentoriumrandes auf den Hirnschenkel* gedeutet. Kernohan und Woltman (1929) konnten das entsprechende pathologisch-anatomische Substrat, eine Druck-Kerbe am Hirnschenkel, nachweisen (vgl. den Beitrag von Zülch). Diese klinische und anatomische Beobachtung haben dann viele Autoren bestätigt (Le Beau 1938, Jefferson 1938, Moor und Stern 1938, Riessner und Zülch 1939, Reid 1940, Schwarz und Rosner 1941, Munro und Sisson 1952, Pia 1957).

Da dieser Mechanismus durch tiefes, rasches Einpressen des temporalen Druckconus in den Tentoriumschlitz besonders leicht entsteht, treten außer der homolateralen Extremitätenparese auch homolaterale Hirnnervenstörungen auf, besonders eine gleichseitige Pupillenerweiterung, wie zuerst Rand (1929) bei intrakraniellen Hämatomen feststellen konnte.

Doppelseitige Pyramidenbahnläsion in Höhe der Hirnschenkel wird als beiderseitige Druckwirkung der vorgedrängten Schläfenwindung und gegenseitige Kompression am Tentoriumrand aufgefaßt. Jefferson schließt hierauf durch seitengleiche Beteiligung der Extremitäten und gleichzeitige Pupillenstörungen.

Tabelle 19. *Pyramidenbahnzeichen* (in Prozent).

Tumorsitz	Homolaterale Zeichen	Doppelseitige Zeichen	Gesamt
Frontal	6,2	6,0	12,2
Parietal	5,8	7,5	13,3
Occipital	22,6	7,0	29,6
Temporal	10,3	9,0	19,3
Hirnstamm oral	12,5	34,0	46,5

Bei raumfordernden Prozessen, die dem Hirnstamm selbst angehören oder in seiner unmittelbaren Nachbarschaft, im Brückenwinkel liegen, sind Pyramidenbahnläsionen infolge direkter Tumorwirkung oder Nachbarschaftsreaktionen am häufigsten; sie bereiten im Zusammenhang mit anderen Hirnstammsymptomen und Hirnnervenstörungen nur selten diagnostische Schwierigkeiten.

Bei supratentoriellen raumfordernden Prozessen dagegen kann die Druckläsion am Hirnschenkel zur falschen Seitenlokalisation Anlaß geben, was besonders schwerwiegend war, solange nicht die Kontrastmitteldiagnostik, insbesondere das Angiogramm, eine sichere Klärung erlaubte.

An Stelle einer zum Tumor homolateralen Parese können aber auch deutliche *Hyperkinesen* auftreten; hierüber wurde S. 391 berichtet. Es handelte sich dabei um Läsionen des homolateralen Bindearmes.

Von der *Lokalisation und Art des raumfordernden Prozesses* lassen sich Beziehungen zur Richtung und Schnelligkeit der damit verbundenen Druckwirkung erkennen. Aus 2000 Geschwülsten unseres Krankengutes gibt Pia folgende Zusammenstellung (Tabelle 19).

Es ergibt sich daraus, daß man mit homolateralen oder doppelseitigen Pyramidenbahnzeichen als Ausdruck einer Zisternenhernie rechnen kann bei etwa jedem 8. frontalen und parietalen Tumor, bei jedem 5. temporalen (Collins: bei jedem 6.) und bereits bei jedem 3.—4. occipitalen Tumor. Bei den Geschwülsten des oralen Hirnstammes sind Pyramidenbahnzeichen in fast der Hälfte aller Fälle notiert. — Unter den doppelseitigen Pyramidenbahnläsionen fanden sich öfter hier die Schläfenlappengeschwülste als occipitale Prozesse.

Hinsichtlich der Häufigkeit von Pyramidenzeichen in Abhängigkeit von der *Wachstumsgeschwindigkeit* der Prozesse kam Pia zu gleichen Resultaten wie Munro und Sisson, Schwarz und Rosner, Bamford. Es waren die gutartigen Geschwulstgruppen bei homolateralen Pyramidenläsionen häufiger vertreten als die malignen Prozesse (Astrocytome 9,6%, Meningiome 10%, Glioblastome 2,5% nach Bamford). — Die schnell wachsenden Geschwülste überwogen dagegen bei doppelseitigen Pyramidenbahnschädigungen und waren dann meist auch verbunden mit Pupillenstörungen und mit weiteren Symptomen akuter intrakranieller Drucksteigerung.

Diese Vergleiche unterstreichen erneut die Bedeutung der Pyramidenbahnzeichen für die Diagnose der Mittelhirnschädigung durch Massenverschiebung bei intrakranieller Drucksteigerung. Dabei charakterisieren homolaterale Zeichen den chronischen Verlauf, während doppelseitige Symptome, insbesondere in Kombination mit vegetativen Symptomen und Pupillenstörungen, als Ausdruck akuter Hernienbildung in den Basiszisternen angesehen werden.

Und doch ist der mechanische Faktor allein sicherlich nicht ausschlaggebend. Ebenso wie bei der Streckstarre haben durchaus nicht alle Fälle einen temporalen Druckconus bzw. umgekehrt.

Reid (1940) hat deshalb nochmals ausdrücklich die Beobachtungen bei den 42 Fällen von Kernohan und Woltman zitiert: Darunter befanden sich 2 Fälle mit homolateralen Paresen, ohne daß eine Kerbe im Hirnschenkel vorlag, während in 18 Fällen zwar die Kerbe bestand, aber keine Hemiplegie beobachtet worden war.

III. Symptomatologie der Hirnhernien im Tentoriumschlitz und Hinterhauptsloch (Mittelhirneinklemmung und bulbäre Einklemmung).

Wenn im Falle eines intrakraniellen raumfordernden und drucksteigernden Prozesses eine plötzliche Verschlechterung des Zustandes eintritt mit vermehrten Kopfschmerzen, Übelkeit, Erbrechen, Bewußtseinstrübung, Nackensteife, Schmerzen und Paraesthesien in Schultern, Armen und Gesicht, Pupillenstörungen, Nystagmus, Pyramidenbahnstörungen, vor allem auch mit plötzlichem Blutdruckanstieg oder -abfall, Schnarchen, periodischer Atmung, akutem Atemstillstand, dann wird eine Schädigung des Hirnstammes angenommen durch Druckwirkung der eingepreßten Temporallappen- bzw. Kleinhirnteile, durch die axiale Verschiebung oder Verdrehung des Hirnstammes und durch die mit diesen Vorgängen verbundenen Durchblutungsstörungen und Hämorrhagien.

In den letzten Jahren ist nun von mehreren Seiten zu dieser Symptomatologie kritisch Stellung genommen worden, so von Cairns (1951), Jefferson (1952), Munro und Sisson (1952), Fischer-Brügge (1952), Ethelberg und Jensen (1952), Poppen, Kendrick und Hicks (1952), della Beffa und Benduschi (1953), Sigwald und Guillaume (1954), van den Bergh (1953), van der Zwan (1953), Bromowicz (1953), Carrillo (1955), Mattos Pimenta (1955), Cabieses (1955), Evans (1955), Azambuja (1955), Le Beau, Gruner und Mamo (1956), Stenvers (1956), Gervais und Lambert (1956), Johnson (1957), Pia (1957).

Durch das größere Krankengut, die bessere Kenntnis der Massenverschiebungen des Hirns und der Hirnstammfunktionen zeigen sich heute manche *Unterschiede gegenüber den ersten klinischen Beschreibungen* von Cushing bzw. Cl. Vincent. Diese beiden Autoren und die sich daran anschließenden Arbeiten haben den Druck der Kleinhirntonsillen auf die Medulla oblongata bzw. die Kompression des Mittelhirns durch eine Einklemmung des temporalen Druckconus in erster Linie als Erklärungen des plötzlichen Todes bzw. fehlender Erholung, trotz operativer Entfernung des (Temporallappen-)Tumors, angesehen (Vincent). — Van Gehuchten (1937) bezeichnete diese Massenverschiebungen daher geradezu als „la cause de la mort“.

Einen wichtigen Teil der damals aufgezeigten Symptomatik nahmen dementsprechend die *plötzlichen Änderungen der vitalen Funktionen* — Atmung und Kreislauf, Bewußtsein — ein.

Die begleitenden Störungen an den Hirnnerven, Pyramidenbahnen, das Verhalten der Temperatur, Hautdurchblutung, Schweiß- und Bronchialsekretion, die Störungen des Magen-Darmkanals, welche alle von Vincent mit Thiebaut und Rappoport (1930), mit Thiebaut und David (1936), Le Beau (1938), von van Gehuchten (1937), Bailey (1933), Olivecrona (1936), Mansuy (1937), Jefferson (1938) sorgfältig untersucht wurden, galten noch nicht einer Differentialdiagnose. Diese Symptome wurden teilweise bei der cerebellaren Einklemmung als ebenso charakteristisch beschrieben wie bei der Einklemmung im Tentoriumschlitz, wie RIESSNER und ZÜLCH (1939) feststellten, als sie die verschiedenen Beobachtungen erstmalig differentialdiagnostisch miteinander verglichen.

Hochgradige, oft plötzliche Verstärkung von *Kopfschmerzen* und wiederholtes, manchmal unstillbares *Erbrechen* gehören meist zum Beginn der plötzlichen Verschlechterung des Krankheitszustandes; sie wurden aber auch zu den „klassischen allgemeinen Hirndrucksymptomen" gezählt, so daß auch diese Symptome an sich wenig charakteristisch schienen. Auffällig und daher auf die „Einklemmung" hinweisend aber ist ein *plötzlicher Beginn* der Kopfschmerzen und des Erbrechens *nach Ventrikel- und Lumbalpunktionen*, d. h. nach akuten *Änderungen der intrakraniellen Drucklage.* Dieser rasche Wechsel der Symptome führte bereits VINCENT zur Auffassung, daß z. B. *Erscheinungen von seiten des Mittelhirns überdeckt* sein könnten von *Zeichen der allgemeinen intrakraniellen Drucksteigerung.*

Die meisten späteren Arbeiten haben daher vornehmlich zwei Fragen behandelt:

1. Inwieweit ist eine zuverlässige Trennung der Tumorsymptome von denjenigen der Einklemmung möglich?

2. Ist eine exakte differentialdiagnostische Trennung der temporalen und der cerebellaren Einklemmung durchzuführen? (RIESSNER, ZÜLCH, TÖNNIS, PERRET 1939, 1940; MUNRO u. SISSON 1952.)

Zu der ersten Frage hat LE BEAU (1938) in einer sehr eingehenden analytischen Studie über die Symptomatologie der temporalen Einklemmung (engagement du lobe temporal) Stellung genommen. Er stützte sich dabei auf die schon vorliegenden besonderen Erfahrungen seiner Lehrer CL. VINCENT und GUILLAIN und auf 10 klinisch und autoptisch gleich gut untersuchte Fälle.

Die Frage der *Differentialdiagnose* zwischen akuter Mittelhirn- und Medulla-Kompression haben dann als erste vor allem RIESSNER und ZÜLCH (1939) anhand unseres Krankengutes, das vermehrt wurde durch Fälle aus dem großen Sektionsgut von RÖSSLE, SPATZ, ANDERS untersucht. Wir mußten damals feststellen, daß *keine* Übereinstimmung zwischen der im Schrifttum genannten Symptomatologie und den eigenen Befunden zu erzielen war. Eine Erklärung dafür war nicht nur die zuvor geringe Zahl von Fällen, sondern vor allem auch die Heterogenität des Materials; es wurden damals ebenso wie heute Symptome verglichen bei unterschiedlicher Höhe und verschiedener Geschwindigkeit intrakranieller Drucksteigerung, unterschiedlicher Atem-, Kreislauf- und Temperaturlage.

Nachdem nun eine strengere Kritik der Symptome angeregt war, haben in den folgenden 15 Jahren weitere klinische und auch experimentelle Untersuchungen zur Symptomatologie Wesentliches beigetragen; vor allem durch genaueres Studium der Störung der Hirnnerven und der Pyramidenbahn: SORGO (1939), PERRET (1940), REID zusammen mit CONE (1940), PETERSON und BAKER (1941), SCHWARZ und ROSNER (1941), ARNAUD, PAILLAS und GANJOUX (1941), ALLISON und MORISON (1941), NELSON (1942), SCHEINKER (1945), LE BEAU und HOUDARD (1947), VINCENT und ROSIER (1947), TÖNNIS (1948), VAN DER ZWAN (1948), GUIOT und JANNY (1947), ECKER (1948), DUPLAY (1949), KERNOHAN (1949). Auf dem VI. Latinoamerikanischen Neurochirurgen-Kongreß, Montevideo 1955, haben u. a. CARRILLO, CABIESES, PETR, ACKERMANN, ROCCA und ihre Mitarbeiter die bisherigen klinischen Beobachtungen des temporalen und des Kleinhirn-Druckconus einer sehr eingehenden Analyse unterworfen. ASENJO und AZAMBUJA kamen abschließend zu der Feststellung, daß — für manche Formen des klinischen Verlaufs — die Bedeutung der Hernien bisher doch wohl überschätzt worden ist. —

LE BEAU hat bei seiner 1956 vorgenommenen Analyse von Mittelhirnschädigung durch intrakranielle Drucksteigerung bei Hirntumoren und Hirnverletzungen aus der anfänglichen Fülle von Symptomen nur noch *Nackensteifigkeit* (mit oder ohne

Kopfdrehung) *Bewußtseinsstörung* leichten Grades (Obnubilation, torpeur) und *Decerebrierungs-Krisen* als die *eigentlichen, charakteristischen neurologischen Zeichen der temporalen Einklemmung* neben den Kontrastmittelbefunden bestehen lassen.

Der jüngste Zeitabschnitt klinischer und experimenteller Untersuchung der Symptomatologie der Hirnstammkompression gründet sich eigentlich auf die Möglichkeit, die Änderung der Hirndurchblutung und Sauerstoffaufnahme bei intrakranieller Drucksteigerung quantitativ zu erfassen (s. S. 309). Damit ergibt sich endlich eine pathophysiologische Grundlage für die Gliederung der Symptome und der einzelnen Stadien:

Ähnlich wie KOCHER von einem „*kompensierten* und einem *dekompensierten* Hirndruck“ gesprochen hat, lassen sich auch klinisch bei den gerichteten Massenverschiebungen und Druckwirkungen auf den Hirnstamm diese zwei Stadien unterscheiden:

Tabelle 20.

Stadium	Symptome
I. Beginnende Massenverschiebung Hernienbildung — Hirndurchblutung im Bereich der Norm —	1. symptomlos — bei langsamer Entstehung 2. Störung der benachbarten Hirnnerven und langen Bahnensysteme
II. Maximale Massenverschiebung Hernien-Einklemmung — Hirndurchblutung unter der kritischen Schwelle — Hypoxydose des Hirnstammes und der Hirnrinde	2. wie oben 3. Störung der vegetativen Funktionen; unspezifische Allgemeinerscheinungen durch Hirnfunktions-Schädigung

Das I. Stadium kann ganz symptomlos sein, wenn es sich langsam entwickelt.

Der Zeitpunkt des Auftretens und die Prognose der II. Phase hängt davon ab, wie schnell und wie lange die Durchblutung bzw. O_2-Versorgung des Hirnstammes und der Hirnrinde unter die Toleranzgrenze (s. S. 361) absinkt, und ob für diese Zeit wenigstens eine Restdurchblutung bestehenbleibt. Dabei ist klinisch nicht zu entscheiden, ob diese Hypoxydose des Hirnstammes durch örtliche oder allgemeine Hirndurchblutungsstörung entsteht! — Daraus erklären sich die klinischen Fehldiagnosen, bei denen operativ oder autoptisch keine Hernien-Einklemmung gefunden wird.

MUNRO und SISSON haben deshalb schon 1952 als Ergebnis ihrer vergleichenden Untersuchungen auch feststellen müssen, *daß die klinischen Zeichen, welche für oder gegen das Vorliegen einer Hernien-Einklemmung sprechen sollen, vollkommen unzuverlässig sind.* — Die späteren Untersuchungen haben dies bestätigt.

Wenn aber bei intrakranieller Drucksteigerung eine Lumbal- oder Ventrikelpunktion vorgenommen und dadurch gewissermaßen experimentell durch einseitige Druckerniedrigung eine Massenverschiebung akut ausgelöst wird, dann können die plötzlich auftretenden Symptome mit größter Wahrscheinlichkeit auf diesen Einpressungsmechanismus bezogen werden[1].

Bei dem Versuch einer Differentialdiagnose zeigen sich die Störungen des Bewußtseins, der Atmung, des Kreislaufs und des Muskeltonus ebenfalls als unzuverlässig. Wie in den voraufgehenden Einzeldarstellungen dieser Funktionsstörungen immer wieder betont wurde, handelt es sich dabei um Funktionssysteme, die nicht nur von verschiedenen Strukturen des Hirnstammes, sondern auch von der Hirnrinde aus gesteuert bzw. moduliert und angepaßt werden. Ein Vergleich des Schrifttums zeigt sofort, daß diese Störungen bei beiden Formen der Massenverschiebung und Einklemmung regelmäßig genannt werden. Wir müssen sie deshalb aus der differentialdiagnostischen Überlegung praktisch ausschalten. Denn zu selten sind diejenigen Fälle, bei denen bei noch erhaltenem Bewußtsein plötzlich ein Atemstillstand oder eine Streckstarre auftritt. Weitere

[1] Die bekannten Gefahren und Komplikationen der Lumbalpunktion bei intrakraniellem raumforderndem Prozeß haben in letzter Zeit LUBIC und MOROTTA (1954) erneut dargestellt.

differentialdiagnostisch unspezifische Symptome der temporalen und cerebellaren Einklemmung sind: *Kopfschmerzen* mit plötzlicher Exacerbation und gehäuftes, „unstillbares" *Erbrechen.*

Entsprechend der Lage des Brechzentrums in dem medullären Abschnitt der Form. reticularis wird Erbrechen sehr häufig bei Kleinhirn- und Pons-Tumoren, ohne und mit Tonsilleneinklemmung, angetroffen; es tritt aber auch in $^1/_3$—$^1/_4$ der Fälle temporaler Einklemmung (MUNRO und SISSON) oder noch häufiger (CABIESES u. Mitarb., CARRILLO u. Mitarb.) bei akuter Mittelhirn-Kompression auf, besonders nach Ventrikel- und Lumbalpunktion. — Auf die vom Diencephalon her ausgelösten Magen-Darmstörungen wurde auf S. 317 eingegangen.

Nackensteife, Nackenschmerzen werden von einem Teil der Autoren als ebenso charakteristisch für die Mittelhirneinklemmung angesehen, wie sie von anderen als das „klassische Zeichen der Kleinhirntonsilleneinklemmung" betrachtet werden (s. jeweils dort).

Die *ortsspezifischen* Störungen bei der Einklemmung im Tentoriumschlitz und Hinterhauptsloch können daher nur von den Hirnnerven und den langen Bahnsystemen erwartet werden. Aus dem Schrifttum (S. 404) und aus den Beobachtungen am eigenen Krankengut (PIA 1957) entnehmen wir folgende Angaben über die relative Häufigkeit der einzelnen Symptome. Die oft sehr stark schwankenden Zahlenangaben sind sowohl darauf zurückzuführen, daß bei einzelnen Autoren nur Geschwülste, bei anderen auch traumatische Hämatome berücksichtigt wurden; die Differenzen beruhen auch auf dem sehr unterschiedlich großen Untersuchungsgut, das den einzelnen Arbeiten zugrunde lag. — Auf die zusammenfassende Besprechung der Hirnnervenstörungen S. 331 wird verwiesen.

a) Einklemmung im Tentoriumschlitz.

1. Pupillenstörungen fanden MUNRO und SISSON in 40% der Fälle, PIA hält sie für fast immer eintretend. — LE BEAU u. Mitarb. (1956) stellten sie bei dem Temporallappenconus allein nur selten, bei gleichzeitiger Mittelhirnblutung in der Hälfte der Fälle fest. — Beiderseitige Mydriasis und Lichtstarre fanden MUNRO und SISSON bei nur 4% der Hernien infolge Hirntumoren, aber bei 17% nach Hirntraumen. — Verwechslung ist leicht möglich mit den Pupillenerweiterungen bei hohen Gaben von Ganglioplegica, bei tiefer Temperatursenkung und infolge Anoxie.

2. Konjugierte Blickparesen, insbesondere in der Vertikalen, können nach HUGHS in einigen Fällen Erstsymptom der Einklemmung sein. Häufig sieht man sie im finalen Stadium (LE BEAU u. Mitarb., NELSON, PIA).

3. Pyramidenbahnschädigung: homolateral: JEFFERSON hält vor allem das plötzliche Entstehen für charakteristisch. MUNRO und SISSON stellten sie in 37% ihrer Fälle fest. PIA fand sie nur selten. — Bilateral: bei MUNRO und SISSON in 50%, in unserem Krankengut — PIA — 11%.

4. Nackensteife wird oft als charakteristisch für Temporalhernien angesehen (z. B. LE BEAU 1938, JEFFERSON 1937, CABIESES 1955 u. a.). PIA zählte Nackensteife in 51% unserer Mittelhirntumoren, MUNRO und SISSON beobachteten sie in 20—54% der Temporalhernien. SCHWARZ und ROSNER fanden sie in 16 von 43 Fällen mit Temporalhernien, aber auch in 6 Fällen ohne Hernienbildung.

5. Paraesthesien im Trigeminusgebiet: nur vereinzelte Berichte von BAILEY, JEFFERSON, BANNWARTH, VAN GEHUCHTEN, RIESSNER u. ZÜLCH. LE BEAU hält den Zusammenhang für fraglich. — Verwechslung mit Kleinhirntumoren möglich (Erlöschen des Cornealreflexes, s. S. 334).

6. Homonyme hemianopische Gesichtsfeldstörungen: bei Einklemmung im Tentoriumschlitz selten (vgl. S. 330).

7. Abducensparese: sie ist für die Hernienbildung uncharakteristisch (CUSHING). — PIA zählte sie bei 15% suprasellärer Tumoren.

b) Einklemmung im Hinterhauptsloch.

1. Vagus-Symptome: plötzliches Erbrechen, Schluckstörungen, Pulsverlangsamung, Singultus; die Symptome werden zwar bei der Einklemmung der Kleinhirntonsillen am häufigsten angetroffen, wie vor allem aus den Zwischenfällen nach Lumbalpunktion bekannt ist (s. S. 406), sie sind aber nicht allein für die Einklemmung spezifisch, sondern treten vor allem bei akutem allgemeinem Sauerstoffmangel auf.

2. Sensibilitätsstörungen entlang der Schultern, Arme, in den Fingern, „rieselnde Paraesthesien", radikuläres Taubheitsgefühl. Ein nicht ganz regelmäßiges, aber charakteristisches Symptom, das der Störung von Bewußtsein und Muskeltonus lange vorausgehen kann.

3. Trigeminus-Störungen: rieselnde Paraesthesien, wie bei 2., nur selten — von uns in zwei Fällen — beobachtet.

4. Nackensteife, Nackenschmerzen: von Cushing als charakteristisches, von Olivecrona, Riessner und Zülch als häufiges Erstsymptom bezeichnet. Pia fand es in 64% unserer Kleinhirntumoren (aber auch in 51% der Mittelhirngeschwülste). — Das Symptom wird von anderen Beobachtern als besonders charakteristisch für die Einklemmung im Tentoriumschlitz angesehen (s. oben).

c) Einklemmung der Kleinhirnoberlappen nach oben in den Tentoriumschlitz.

1. Anfallsweise Tonusstörungen: Streckstarre-Anfälle wurden von Riessner und Zülch, atonische Anfälle von Le Beau beschrieben. — Die Symptome sind für diesen Mechanismus der Druckwirkung nicht beweisend (s. S. 395).

2. Blickparese nach oben: bei dieser Massenverschiebung von Bailey, von Ecker und von Carrillo beschrieben, doch nur zu verwerten, wenn der raumfordernde Prozeß der hinteren Schädelgrube gesichert ist. — Meist führendes Symptom des Vierhügelprozesses selbst.

3. Oculomotoriusstörungen: von Petr u. Mitarb. bei dieser Massenverschiebung experimentell untersucht.

Die genannten Symptome sind daher immer nur im Zusammenhang mit anderen Zeichen, welche die Lage des primär raumfordernden Prozesses sicher charakterisieren, verwertbar.

d) Symptomatologie der Hirnstammblutung.

Die Symptomatologie der Hirnstammblutungen, welche bei Hirnstammkompression und Massenverschiebungen auftreten, unterscheidet sich von derjenigen der Hernien-Einklemmung nicht prinzipiell, sondern nur graduell. Das ergibt sich aus den mitgeteilten Beobachtungen von Rosenhagen (1932), Bannwarth (1935), van Gehuchten (1937), Moore und Stern (1938), Bodechtel und Doering (1938), Riessner und Zülch (1939), Reid (1940), Evans und Scheinker (1943), Carrea (1944 und 1955), Scheinker (1945), Krauland (1950), Gänshirt (1951), Poppen, Kendrick, Hicks (1952), Freedman (1952), Kaplan, Hart und Browder (1952), Wolman (1953), Serrano (1955), Stenvers (1956), Lebeau, Gruner und Mamo (1956), Orthner (1957), Johnson (1957), Pia (1957).

Le Beau, Gruner und Mamo (1956) schrieben der vollständigen Tonuslosigkeit der Nackenmuskulatur — im Unterschied zur sonst häufigen Nackensteifigkeit — eine besondere diagnostische Bedeutung zu, denn sie bestand in 14 von 31 Fällen, die eine Hirnstammblutung nach intrakranieller Drucksteigerung aufwiesen.

Zusammenfassung.

Die Symptomatologie der Hernienbildung im Tentoriumschlitz und Hinterhauptsloch entwickelt sich in Abhängigkeit von der Geschwindigkeit und dem Ausmaß der allgemeinen und gerichteten Druckwirkung.

Bei langsamer oder unvollständiger Ausbildung stehen im Vordergrund

Hirnnervenstörungen:

N. (II)—III—IV—V—(VI) und Pyramidenbahn-Symptome bei Temporal-Hernien.

N. (V—VI—VIII)—X—XI und Symptome der oberen Cervical-Wurzeln und langen sensiblen Bahnen bei Kleinhirntonsillen-Hernien

Je rascher die Massenverschiebungen und/oder die intrakranielle Drucksteigerung fortschreiten, um so eher treten bei *beiden Formen der Hernien* die Zeichen von *Störungen der somatischen und vegetativen Hirnfunktionen* auf bis zum *finalen Atemstillstand.*

Zusammenfassend muß auch heute für die Beurteilung und Differentialdiagnose der Einklemmung und Zisternenverquellungen die gleiche kritische Einstellung eingenommen werden, welche bereits RIESSNER und ZÜLCH (1939) folgendermaßen formuliert haben: „Es sollten die Zisternenverquellungen nicht als Einzelerscheinung, sondern im Rahmen der gesamten Massenverschiebungen des Hirns betrachtet werden, von denen sie letzten Endes nur einen Teilausschnitt darstellen. Sie sind nur deshalb so stark in den Vordergrund des Interesses gerückt, weil sich die im Raume der Zisternen abspielenden Vorgänge durch die starken Formveränderungen zuerst und vornehmlich dem Auge darboten.“

Fehldiagnosen.

Abgesehen von der schwierigen Differentialdiagnose der mesencephalen und bulbären Einklemmung führen diese Symptome leicht auch zur *Verkennung des primären raumfordernden Prozesses* im supratentoriellen Raum. Diese „falschen Ortssymptome“ (COLLIER 1904) beruhen auf der häufigen Ausbildung des Kleinhirndruckconus bei Tumoren des Stirnhirns und der Mittellinie.

Bereits TOOTH (1913) berichtete von 17 Fehllokalisationen, die später als frontaler Prozeß identifiziert wurden. In 5 dieser Fälle war eine Freilegung der hinteren Schädelgrube vorgenommen worden. — HARE (1931) und LEMKE (1938) haben weitere derartige Fehldiagnosen mitgeteilt.

Auch die Verkennung von Kleinhirntumoren als „Stirnhirngeschwülste“ ist leicht möglich (VAN DEN BERGH 1953), und CUSHING meinte sogar, daß dies die häufigere Fehldiagnose sein würde.

Auf die Fehldeutung von Temporallappen-Tumoren als „Brückenwinkel-Prozeß“ hat BANNWARTH (1935) hingewiesen.

IV. Behandlung der intrakraniellen Drucksteigerung.

1. Behandlung der akuten vegetativen Funktionsstörungen:
   Atemstörungen, Kreislaufstörungen, Temperatur-Regulationsstörungen, Tonusstörungen
2. Entfernung der Ursachen. — Lokale raumfordernde Prozesse —
   Tumoren, Abscesse, Hämatome, Mißbildungen; Hernien. — Palliative Entlastungsoperationen
3. Liquorzirkulationsstörungen — diffuse raumfordernde Prozesse —
   Hydrocephalus int. occlus., Arachnoiditis, Postoperative meningeale Reaktion, Spontane Subarachnoidalblutungen, Hydrocephalus communicans
4. Hirnödem. — Örtliche Zirkulationsstörungen. — Allgemeine Hypoxydose des Hirngewebes
   Chemische Behandlung: Ganglienblocker
   Störungen des Wasser- und Mineralhaushaltes
      Osmotherapie: Hypertonische Lösungen, Diarrhoica, Diuretica, Behandlung der Na-Retention. — ACTH, Cortison
      Gefahren der „Entwässerung“: Kreislaufkollaps, Intrakranieller Unterdruck

Verfolgt man das Schrifttum über die Behandlung der intrakraniellen Drucksteigerung, so mag es scheinen, als ob man in dem operativen und konservativen Vorgehen zwei rivalisierende, gegensätzlich gehandhabte Methoden zu sehen hätte. Die tägliche Praxis dagegen wendet sie so gut wie immer kombiniert an, je nach der Art der Drucksteigerung und den sich damit bietenden Behandlungsmöglichkeiten. Tatsächlich kann zwischen beiden Methoden kein „Entweder-Oder“ auftreten, da ja doch das konservative Vorgehen die allgemeine Behandlungsbasis abgibt und ein operatives Vorgehen nur für bestimmte, ganz besonders charakterisierte Fälle in Betracht kommt. So gliedert sich eine Darstellung der Behandlung einer intrakraniellen Drucksteigerung zwanglos nach der Ursache der zu behandelnden Drucksteigerung und der ihrer Art entsprechenden Behandlungsmöglichkeit.

Eine erfolgversprechende Behandlung der intrakraniellen Drucksteigerung kann nur von der Beseitigung ihrer Ursache — d. h. des raumbeengenden Prozesses und seiner Auswirkungen, wie Einklemmungen der Hirnhernie im Tentoriumschlitz oder Foramen occipitale magnum —, und der Atem-, Kreislauf- und Temperaturregulationsstörungen erwartet werden. Damit wird schon zum Ausdruck gebracht, daß die Entfernung des raumbeengenden Prozesses allein noch nicht entscheidend ist, sondern daß die jeweilige intrakranielle Drucklage in ihrer Auswirkung auf die verschiedenen vegetativen Regulationszentren bestimmend für die Art des therapeutischen Vorgehens sein muß.

In den letzten beiden Jahrzehnten haben die „Einklemmungen im Tentoriumschlitz und Hinterhauptsloch" anatomisch und entsprechend therapeutisch-chirurgisch im Vordergrund gestanden. Die Erfassung der pathophysiologischen Vorgänge folgte erst langsam, nachdem von den Physiologen die normalen Kreislaufverhältnisse des Gehirns und ihre Störungsmöglichkeiten einer intensiveren Bearbeitung unterzogen worden waren (vgl. Abschnitt C I).

Begriffe wie Hypoxydose (STRUGHOLD) fanden nun auch hier Geltung. Vor allem weisen diese Untersuchungen auf die unbedingte Notwendigkeit hin, jedem spezieller gerichteten therapeutischen Vorgehen eine Normalisierung der gestörten vegetativen Regulationen (Atmung, Kreislauf, Temperatur) vorauszuschicken. Erst wenn die Sauerstoffversorgung des Gehirns durch einwandfreie Atmung und Transport auf dem Gefäßwege absolut gesichert ist, können wir von spezielleren Methoden, die auf die Art des raumbeengenden Prozesses ausgerichtet sind, einen Erfolg erwarten.

1. Behandlung der akuten vegetativen Funktionsstörungen.

Sie richtet sich nach den allgemeinen Gesichtspunkten für Störungen dieser Art anderer Genese, z. B. bei operativen Eingriffen in der Körperperipherie oder bei traumatischem Schock.

Die Behandlung des *Kreislaufs* zielt ab auf die Erreichung einer genügenden Blutdruckhöhe (Erfordernishochdruck bei älteren Patienten!) durch die Auffüllung der Strombahn mit Infusionen von makromolekularen Stoffen (Blut und Blutersatzmittel), durch die Aufrechterhaltung des erforderlichen Gefäßtonus (eventuell Noradrenalin) und durch die notwendige Unterstützung des Herzmuskels bzw. durch Verbesserung der Coronardurchblutung[1]. Besondere Beachtung muß immer auch darauf gerichtet werden, den *venösen Abfluß* soweit wie möglich zu erleichtern, vor allem durch rechtzeitige Hochlagerung von Kopf und Oberkörper.

Mit einer Behandlung der *Atemfunktionsstörung* ist gemeint die optimale Freihaltung der Luftwege, nötigenfalls mit Rachen- oder Trachealtubus und — nicht zu spät — durch Tracheotomie[2]. Ferner ausreichendes Angebot von Sauerstoff sowie gesicherter Kohlensäureabtransport. Insbesondere bei Zuständen mit Bewußtseinstrübung ist an die mechanische Behinderung der Ein- *und* Ausatmung sowie an die Abflachung der Atemexkursionen zu denken, die besonders unter medikamentöser Einwirkung sehr erheblich werden kann.

[1] Technische Einzelheiten finden sich in den Lehrbüchern der Narkose und Inneren Medizin bzw. Pharmakologie. — Vgl. auch FROWEIN und BRILMAYER in: TÖNNIS 1959.

[2] Die Notwendigkeit der *rechtzeitigen Tracheotomie* ist von HOSSLI (1955), ZANDER und GRAF (1954), ANDREW (1956), MUSHIN (1955) und vielen anderen Autoren ganz besonders hervorgehoben worden. Nach unseren Erfahrungen mit 75 Tracheotomien bei neurochirurgischen Patienten sind wir zu der Auffassung gekommen, daß bei anhaltender Bewußtlosigkeit *spätestens nach 6 Std* die Tracheotomie vorgenommen werden muß (LOENNECKEN 1958).

Eine Steigerung der Atemfrequenz über 30/min wird als ein alarmierendes Symptom zentraler Atemregulationsstörung angesehen. Wenn mechanische Hindernisse auszuschließen sind und eine ausreichende Blutdruckhöhe vorliegt, so ist in diesen Fällen meist eine Temperatursteigerung die Ursache und erfordert entsprechende Behandlung.

Temperaturerhöhung über 38^0, erst recht über 39^0 und mehr, wird gewöhnlich durch Antipyretica zu beeinflussen sein. Wegen des zu erwartenden Schweißausbruches ist auf eine gleichzeitige ausreichende Gefäßfüllung — möglichst makromolekulare Infusion — zu achten. Zeigt sich jedoch hiergegen die Temperatursteigerung resistent, so wird eine kombinierte Behandlung erforderlich. Sie besteht in der Dämpfung der vegetativen Reaktionen (s. S. 415) und in gleichzeitiger Anwendung physikalischer Abkühlung.

Von den einzelnen Methoden hat sich uns das Abdecken des Patienten und einfaches Anblasen mit dem Ventilator als eine ebenso einfache wie wirkungsvolle Methode außerordentlich bewährt. Ausreichende vegetative Dämpfung ist allerdings Voraussetzung. Häufig wurde sie am schnellsten erreicht, wenn ein Ultrakurznarkoticum, z. B. Thiopenthal (Pentothal, Trapanal), Baytinal u. a. langsam intravenös oder intramuskulär injiziert wurde.

Im einzelnen ist die Symptomatologie voraufgehend erläutert worden (s. S. 345). Außerdem ist die Behandlungsmethodik eng verknüpft mit den später zu schildernden pharmakologischen Maßnahmen (Ganglienblocker).

Dieses Vorgehen hat sich vor allem entwickelt durch Erfahrungen bei der *kontrollierten Hypothermie*, d. i. Hibernation artificielle (LABORIT u. HUGUENARD 1951, 1954), die zuerst von LAZORTHES und CAMPAN (1952 und 1955) auch bei neurochirurgischen Fällen angewandt wurde.

Die Technik der Methode und spezielle Indikationen der Neurochirurgie sind ausführlich dargestellt bei RÖTTGEN (1953), PAMPUS (1953), IRMER und KOSS (1954), FROWEIN und LOEW (1954), KUCHER (1955), WIEMERS und KERN (1957), CAMPAN und LAZORTHES (1954).

Die Erfahrung hat gezeigt, daß die Temperatursenkung unter 37^0 *für die Behandlung der intrakraniellen Drucksteigerung* nicht erforderlich ist; wohl aber wird mit den gleichen pharmakologischen und physikalischen Maßnahmen erreicht, daß eine *Hyperthermie vermieden* wird. Es handelt sich also um eine „*Normothermie-Behandlung*".

2. Entfernung der Ursachen. — Lokale raumfordernde Prozesse —.

Eine erfolgversprechende Behandlung der intrakraniellen Drucksteigerung kann nur von der Beseitigung ihrer Ursache (raumbeengender Prozeß) und deren Auswirkungen — Massenverschiebung, Einklemmung der tentoriellen oder bulbären Hirn-Hernie, Störungen der Atem- und Kreislaufregulation — erwartet werden.

Damit wird schon zum Ausdruck gebracht, daß die Entfernung eines Tumors allein noch nicht entscheidend ist, sondern daß die jeweilige intrakranielle Drucklage und ihre Auswirkungen berücksichtigt werden müssen.

Am einfachsten löst sich dieses Problem bei den Geschwülsten der hinteren Schädelgrube, da wir bei ihnen durch regelmäßige Eröffnung des Hinterhauptsloches und Resektion des Atlasbogens die gewünschte Entlastung schaffen. Schwieriger gestaltet sich das Vorgehen bei den supratentoriellen Tumoren. Bei den temporalen Geschwülsten ist die Beseitigung des tentoriellen Conus ein geläufiges Vorgehen.

Schwieriger wird es bei frontalen, parietalen und occipitalen Geschwülsten. Man sollte aber doch in jedem Falle, der auf eine Einklemmung verdächtig erscheint, die basale Zisterne zugänglich machen. Tabelle 21 zeigt, wie sehr die Prognose von der bereits erfolgten Einklemmung bzw. ihrer mangelnden Berücksichtigung getrübt wird. Zunächst wird versucht, den Uncusprolaps aus der Cisterne hervorzuholen; gelingt dies nicht, so muß das Tentorium gespalten werden. Die von PAYR, DOWMAN und von GULEKE

(1935) empfohlene Spaltung des Kleinhirnzeltes von occipital her oder von suboccipital (Schönbauer 1933) ist dabei verlassen worden zugunsten des temporalen Zuganges.

Vincent, David und Thiébaut (1936), David (1937) und Jefferson (1938) haben auf diesem Wege die Exstirpation bzw. Aussaugung des eingepreßten Prolapses vorgenommen; Temple Fay (1939), le Beau (1943) und Scheinker (1945) erwähnen dann auch die zusätzliche Tentoriumspaltung, während erst Guiot und Janny (1947) die technischen Einzelheiten dieses nicht immer leichten Eingriffes kritisch beschrieben haben. — Die Erfolge einer solchen Beseitigung der temporalen Einklemmung werden sehr unterschiedlich beurteilt. Während z. B. le Beau (1956) in einem Vergleich von 44 Fällen teils stärkster intrakranieller Drucksteigerung durch Tumoren oder Traumen zu einem günstigen Ergebnis kam, fanden Johnson und Yates (1953) dieses Vorgehen

Tabelle 21. *Zisternenhernien und Mortalität* (in Prozent).

Symptom	Benigne Tumoren	Maligne Tumoren	Durchschnitt
Einklemmungszeichen	51	72	60
Nackenschmerzen und -steife	46	70	51,7
Abducens-Accessoriusparese	43,8	68	47,6
Pupille homol. <	41	70	56,6
Pupille homol. >	52	70	60
Ptose	48	73	60
Komplette Oculomotoriusparese	92	90	91
Blickparese	65	78	57,6
Zentr. Gehörstörungen	65	75	68
Homol. Pyramidenzeichen	34,4	52	38
Homol. Paresen	28	33	36,6
Doppelseitige Pyramidenzeichen	66,4	76	70
Pinealisverschiebungen	65	75	68
Decerebration	83	79	86
Bewußtseinsstörung: leicht	32	65	43
Bewußtseinsstörung: mittelgradig	57	87	66
Bewußtseinsstörung: schwer	90	84	72

oft unbefriedigend. Munro und Sisson (1952) zogen aus einer eingehenden Analyse von 158 Fällen mit verifizierten Temporalhernien den Schluß, daß die Spaltung eines Tentoriumrandes innerhalb von 6 Std vorgenommen werden müsse, wenn der klinische Verdacht vorliege und der Zustand des Patienten sich nicht inzwischen bessere; die Spaltung solle aber unterbleiben, wenn der Zugang zum freien Tentoriumrand nur unter Schwierigkeiten oder langem Anheben des Occipital- bzw. Temporallappens möglich sei, weil dann dadurch Nekrose des Occipitallappens zu befürchten ist. — Guiot (1948) sowie Poppen, Kendrick u. Hicks (1952) haben daher außer der Spaltung des Tentoriums noch zusätzlich eine 24—72 Std dauernde Ventrikeldrainage bei gleichzeitiger Drainage der Resektionshöhle als routinemäßiges Vorgehen empfohlen.

Pia hat an unserem Krankengut feststellen können, daß durch die systematische Beseitigung des temporalen Conus die Mortalität der temporalen Oligodendrogliome von 35 auf 12% gesenkt werden konnte.

Im älteren Schrifttum spielt die sog. „Entlastungsoperation" noch eine wesentliche Rolle. Harvey Cushing empfahl 1909 eine temporale Dekompression für inoperable oder diagnostisch nicht geklärte Fälle. Das damit angeschnittene Problem der *äußeren* Entlastung kann bei herdförmig auftretenden raumbeengenden Prozessen nur dann wirksam sein, wenn die Trepanation unmittelbar über dem Tumor erfolgt. Für alle anderen Fälle erscheint die *innere* Entlastung wirkungsvoller, bei der entweder der Tumor total entfernt oder weitgehend reseziert werden kann, um Platz für das postoperativ zu erwartende reaktive Hirnödem zu sichern. Ist dieses nicht möglich, so muß die subtemporale Entlastungsoperation Cushings unwirksam bleiben. Ihre Anwendung sollte deshalb bei

Hirngeschwülsten nur mit ganz besonderer Indikation geschehen. Bei unvollständig entfernten Tumoren, insbesondere Gliomen, kann eine Verkleinerung des osteoplastisch entnommenen Knochendeckels notwendig sein, wenn schon ein stärkeres Hirnödem vorliegt. Auch bei Meningiomen des mittleren Sinusdrittels mit hochgradiger venöser Abflußbehinderung ist man am 1. oder 2. postoperativen Tage noch manchmal zu einer solchen Entlastung gezwungen wegen des bekannten, zeitweise hochgradigen örtlichen Hirnödems. Das gleiche gilt bei Operationen von Gefäßmißbildungen (Angiomen, Aneurysmen), wenn die abführenden Venen eines größeren Gefäßbezirkes ausgeschaltet werden mußten.

Die Abb. 57 gibt als Beispiel den Verlauf nach totaler Entfernung eines rechtsseitigen parasagittalen faustgroßen Meningioms bei einer 45jährigen Patientin. 6 Std nach der Operation kam es zu einer unbeeinflußbaren Temperatursteigerung mit ent-

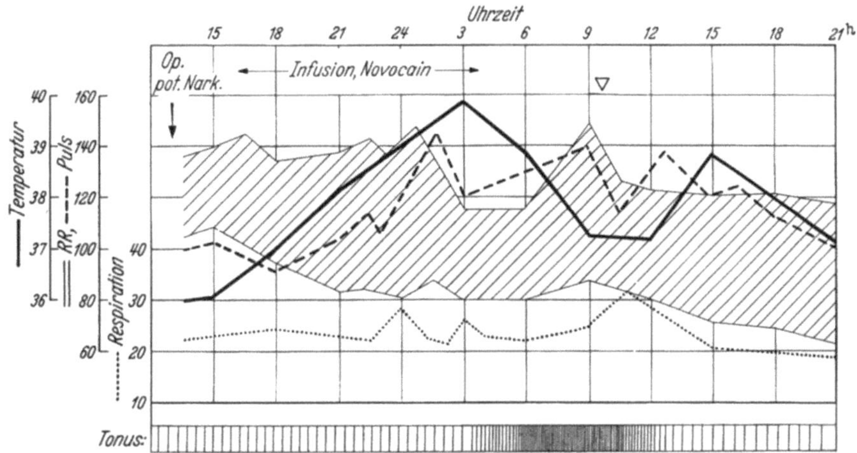

Abb. 57. Postoperativer Verlauf nach Operation eines parasagittalen Meningioms (s. Text).

sprechendem Pulsanstieg. — Die spätere Temperatursenkung nach Irgapyrin ist nur scheinbar, nämlich vorgetäuscht durch beginnende Kreislaufzentralisation. Dabei bei steht gleichzeitig eine Abnahme der psychischen Reaktion und eine Streck-Tonussteigerung mit Innenrotation des linken Armes. Die Wundrevision zeigte eine prall gespannte Dura, ein erhebliches Hirnödem im rechten Scheitelgebiet. — Kein intradurales Hämatom.

Die Dura wurde offen gelassen, der Knochendeckel verkleinert. — Sofortige Normalisierung des Muskeltonus, Rückgang der Kreislauf- und Temperaturstörung, rasche Bewußtseinsaufhellung. — Heilung.

3. Liquorzirkulationsstörungen — diffuse raumfordernde Prozesse —.

Wenn bei einem Hydrocephalus internus occlusus eine Entfernung des Verschlusses nicht möglich ist, so wird eine *Ventrikeldrainage* erforderlich; die Ableitung des Liquors durch Punktion eines Seitenventrikels nach Cushing, von occipitalen oder frontalen Bohrlöchern aus, ist nur einige Stunden lang wirksam. Auch eine Schlauchdrainage nach außen kann nur für einige Tage zur Überwindung eines akuten Verschlusses dienen, da immer mit einer Infektion des Liquor- und Ableitungssystems gerechnet werden muß. — Dauerhafte Lösungen stellen nur die Schlauchdrainage aus den Seitenventrikeln zur Cisterna magna dar (sog. indirekte Ventrikulozisternotomie nach Torkildsen) und die Aquäduktplastik nach Leksell, welche aus der Aquäduktoperation Dandys hervorgegangen ist. Das Indikationsgebiet für die Torkildsen-Drainage ist aber größer und die Technik meist einfacher als die letztgenannten Methoden. — Vgl. Riechert 1953, F. K. Kessel in B. Breitner: Chirurgische Operationslehre, Verlag Urban & Schwarzenberg 1955.

Ist die Liquorzirkulationsstörung durch eine Archanoiditis, also narbige Verklebung der Arachnoidea im Bereich der Cisterna magna und des Foramen Magendie, bedingt, so genügt meistens eine Freilegung der hinteren Schädelgrube und die Entfernung der veränderten Arachnoidea. Indikationsstellung und Ergebnisse sind aus unserem Krankengut bei Lange und Schröder dargestellt.

Während der ersten 2—3 Wochen nach Hirntraumen und Hirnoperationen tritt meistens eine allgemeine Liquordrucksteigerung mit starker Vermehrung der Zellen und des Gesamt-Eiweißgehaltes im Liquor auf. Klinisch ist dieses Stadium auffällig durch verstärkte Kopfschmerzen, Nackensteifigkeit und Temperatursteigerung — bis 39^0 und mehr. Es unterscheidet sich aber diese *meningeale Reaktion* durch die relative Bradykardie und durch das Fehlen der Bewußtseinstrübung von der bakteriellen Meningitis, was differentialdiagnostisch außerordentlich wichtig ist (Tönnis 1936; vgl. S. 346). Therapeutisch sind wiederholte Lumbalpunktionen erforderlich — eventuell 2mal täglich — bis der erhöhte Eiweiß-Gehalt sinkt und die Zellzahl etwa 300/3 erreicht. — Erst dann kann auch eine osmotisch-medikamentöse Beeinflussung des erhöhten Liquordrucks wirksam werden.

Entsprechendes gilt für die „meningeale Reaktion“ nach spontanen Subarachnoidalblutungen aus Aneurysmen, Angiomen, sofern nicht raumfordernde Hämatome entstanden sind. Bei der Liquordrucksteigerung durch Ursachen außerhalb von Schädel und Hirn ist besonders zu denken an die *venöse Rückflußstauung* (s. S. 306) infolge von Tieflagerung des Kopfes, Rechtsinsuffizienz des Herzens bei älteren Patienten, vor allem aber durch Preßatmung und beim Auftreten von Streckkrämpfen.

Die Behandlung des *Hydrocephalus communicans* kann zunächst auf eine Verringerung der Liquorbildung ausgerichtet sein durch operative Ausschaltung des Plexus chorioideus (Exstirpation nach Ingram und Matson, Koagulation nach Sachs, Dandy, Putnam, Scarff).

Medikamentöse Hemmung der Liquorproduktion, z. B. mit dem Carboanhydrase-Hemmstoff Diamox, ist bei diesen Fällen praktisch nicht ausreichend. Auch die Röntgenbestrahlung der Plexus chorioidei ist wiederholt durchgeführt worden. Die Hemmung der Liquorbildung scheint nur vorübergehend zu sein.

Wenn bei einem Hydrocephalus der Liquor infolge meningitischer Verklebung der Zisternen und Subarachnoidalräume nicht resorbiert wird, so muß eine Ableitung des Liquors in die Blase (Heile-Matson), in die Bauchhöhle (Heile-Adson) oder in den Pharynx (Nosik) versucht werden. — Die Eingriffe erfordern alle eine sehr strenge Indikationsstellung vor allem wegen der intellektuellen Defekte nach langdauerndem hochgradigem Hydrocephalus.

Scarff verlangt als Minimum den ventrikulographischen Nachweis einer Hirnrindenschicht von wenigstens 1—2 cm Dicke.

4. Hirnödem.

Durch die vollständige Entfernung des ursächlichen raumfordernden Prozesses werden diejenigen *örtlichen Zirkulationsstörungen* — insbesondere der Venen — beseitigt, welche durch die Massenverschiebungen hervorgerufen worden waren.

Die *allgemeine Hypoxydose* des Hirngewebes muß behandelt werden durch freie und genügende Atmung, Verhütung von Hyperthermie und Aufrechterhaltung des normalen Blutdruckes. *Ungestörter venöser Abfluß des Gesamt-Hirnblutes wird durch Lagerung des Patienten und durch tiefe Atemexkursionen verbessert: möglichst Oberkörper und Kopf leicht erhöht; Bauchlage und Links-Seitenlage vermeiden.*

In den letzten 10 Jahren hat die *chemische Behandlung* des Hirnödems klinisch sehr bedeutende Fortschritte gemacht, obgleich die pathogenetischen Grundlagen noch nicht klarliegen. Den meisten der angewandten Stoffe ist pharmakologisch gemeinsam eine Blockade der sympathischen und teilweise auch der parasympathischen peripheren Ganglien. — Die Dosierung der *Ganglienblocker* wird dabei so gewählt, daß nicht die sonst erwünschte Blutdrucksenkung eintritt, sondern es wird eine Stabilisierung der normalen Kreislauf-, Atem- und Temperaturwerte angestrebt.

Über die entsprechende Anwendung von Hexa- und Pentamethonium, Pendiomid, Hydergin, Phenothiozinen liegen viele Berichte vor (GUIOT und DAMOISEAU, LOEW, CAMPAN und LAZORTHES, KAHN, WORRINGER, KUCHER, SACK und HANDRICK, TÖNNIS, CHRISTENSEN, FROWEIN und LEOW u. v. a.), die eine Erleichterung und Verbesserung des postoperativen und posttraumatischen Verlaufs erkennen lassen. Die Anwendbarkeit der sog. *Ganglienblocker* und auch des Novocains (DE ELIO, OBRADOR und VELA 1951) als intramuskuläre Injektion oder mit einer Tropfinfusion intravenös hat die vorübergehend sehr empfohlene Ausschaltung des Hals-Sympathicus und Ganglion stellatum (Novocain-Infiltration) zur Behandlung der postoperativen und posttraumatischen Hirndurchblutungsstörungen (EBERLE 1948, TÖNNIS 1947, SUNDER-PLASMANN 1947) fast vollständig verdrängt. Auch Zwischenfälle bei Blockierung des Halsgrenzstranges haben zu dieser Wendung beigetragen (TÖNNIS 1949).

Eine Verbesserung des Verlaufs und der Prognose ist auch bei bestimmten Hirnoperationen (insbesondere der Gefäßmißbildungen) festzustellen, die in *kontrollierter Hypothermie* durchgeführt werden. Dabei handelt es sich aber wohl in erster Linie um eine Vermeidung von Zirkulations- und Atemstörungen. Die Anwendung der kontrollierten Hypothermie („Winterschlaf") zur Behandlung des reaktiven Hirnödems im postoperativen Verlauf hat sich dagegen nicht durchgesetzt (FROWEIN und LEOW). Die gleichen Maßnahmen (vegetative Dämpfung und physikalische Abkühlung, z. B. mit dem Ventilator-Luftstrom) werden aber zur Vermeidung oder Behandlung der Hyperthermie gebraucht, um die Temperatur möglichst im Bereich der Norm zu halten oder zur Norm zurückzuführen; es wird also jetzt eine *Normothermie* angestrebt.

Von den *Störungen des Wasser- und Mineralhaushaltes*, welche auch für das Hirnödem charakteristisch sind, ist die Wasserretention schon lange durch verschiedene Methoden der „Entwässerung" behandelt worden (Übersichtsreferat von HEEP). Die ältesten Maßnahmen des Aderlasses und der Anwendung von Diarrhoica sind praktisch verlassen zugunsten der *Osmotherapie* mit intravenöser Injektion hypertonischer Lösungen (WEED und MC. KIBBEN (1919), BÜRGER (1952). Auch hier wurde die 5—10 %ige Kochsalzlösung verdrängt von der 40—50 %igen Glucoselösung, von Plasma- und Kolloidal-Konzentraten. Warum die osmotische Wirkung nicht in allen Fällen gleich schnell und gleich stark auftritt, ist noch nicht voll zu übersehen (JORNS 1934; SCHEGA 1955; SHENKIN, SPITZ, GRANT und KETY 1948; KILLIAN und WEESE 1954).

Praktisch kann aber in vielen Fällen eine vorübergehende „Schrumpfung" der Hirnmasse sowohl bei der Operation beobachtet wie auch im Experiment gemessen werden (NOTO 1935; AUVERGUAT, BOISSET, BUQUARD u. SOULA 1948). — Hypertonische Glucose-Lösung soll weniger wirksam sein als Natrium-Lactat (WILSON, JONES, COLEMAN u. MOYER 1951) oder 50 %ige Harnstoff-Lösung (SETTLAGE 1951, WACHTLER 1957). ROSENHAGEN (1935) empfahl die gleichzeitige intravenöse Injektion von Traubenzucker und $MGSO_4$, beides 40 %, im Verhältnis 2:1 (TÖNNIS 1948). TÖNNIS hob hervor, daß eine bessere Wirkung noch erzielt wird durch gleichzeitige Anwendung der Wasserausscheidung über die Niere. Von den *Diuretica* hat sich vor allem die komplexe Quecksilberverbindung Salyrgan bewährt, deren Wirkung durch Ascorbinsäure (Vitamin C) noch verstärkt wird (MØLLER).

Ein neues Wirkungsprinzip stellen die Carboanhydrase-Hemmstoffe dar, z. B. als Diamox (LEDERLE) oder als Nirexon (BAYER). Dabei wird erwartet, daß die vermehrte Na-Ausscheidung für das Hirnödem noch günstiger wirkt als die Flüssigkeitsausschwemmung, weil nach einem Stress zunächst eine Natrium-Retention des Organismus eintritt. — Die intestinale Anwendung von Ionen-Austauschern hat sich für die Behandlung des Hirnödems weniger durchgesetzt. Wohl aber wird auch diätetisch eine Verhütung vermehrter Natrium-Retention versucht durch „salzlose" Kost. In gleichem Sinne werden parenterale Kochsalzzufuhren — als Infusion während oder nach der Operation zur

Kreislaufauffüllung — möglichst weitgehend vermieden. Statt dessen werden Glucose-Lösungen (5—10%) vorgezogen, zumal sie eine Energiezufuhr darstellen. Auch kaliumhaltige Lösungen werden infundiert, um die Na-Ausscheidung zu aktivieren. Jefferson (1951) stellt daher ausdrücklich fest, daß die Zeit vorbei ist, in der das „Hirnödem" routinemäßig mit einer „Entwässerung" behandelt wird.

Die bisherigen Ergebnisse des Studiums der Wasser- und Mineral-Haushaltsstörungen nach Hirntraumen (Lit. bei Brilmayer, Frowein und Mortillaro 1956) und Operationen haben die Therapie des Hirnödems bereits in wesentlichen Punkten neu gestaltet. — Verhütung der Natrium-Retention (s. oben) und ausreichendes, sogar überschießendes Angebot an Kalium stehen im Vordergrund. Die Anwendung von Calcium zur „Gefäßabdichtung" (Meyer 1910, Eppinger, Schönbauer) wird oft empfohlen. Eine besondere therapeutische Beeinflussung darf noch erwartet werden durch die *Mineralocorticoide*. Es wird verwiesen auf die Ausführungen über die Störungen des Hypophysen-Hypothalamus-NNR-Systems.

Hier kann als leitender Gesichtspunkt wiederholt werden: Bei *akuten Verläufen*, welche einen vorher ungestörten Organismus treffen (Stressgeschehen), tritt vorübergehend Wasser- und Natrium-Retention auf; ACTH und Cortison sind daher zunächst zu vermeiden.

Chronische Verläufe mit (nachgewiesener) NNR-Insuffizienz können *ACTH* bzw. *Cortison* zur Ermöglichung der Diurese *erforderlich* machen. Auch hypotone Kreislaufstörungen und Adynamie mit Antriebsmangel — in einzelnen Fällen sogar Bewußtseinstrübungen —, die etwa vom 5. postoperativen Tage an auftreten oder darüber hinaus bestehen bleiben, können durch diese Substitutionstherapie oft entscheidend beeinflußt werden.

Abschließend muß noch auf *Gefahren* hingewiesen werden, welche bei diesen Behandlungsmaßnahmen entstehen können. *Insbesondere ist zu warnen vor einer blind-schematischen Anwendung der nur scheinbar harmlosen „Entwässerung": Ein chemisch-physikalisch erzwungener Flüssigkeitsentzug setzt einen stabilen und genügend kompensierten Kreislauf voraus, da sonst entweder gar keine Diurese-Wirkung eintritt oder — im anderen Extrem — durch den akuten Flüssigkeitsverlust ein Kreislaufkollaps droht.*

Weniger drastische „Entwässerungen", die aber über längere Zeit durchgeführt werden, können zu einem *intrakraniellen Unterdruck* führen. Diese Komplikation ist bekanntlich klinisch von der intrakraniellen Drucksteigerung kaum zu unterscheiden, da in beiden Fällen Störungen des Bewußtseins, der Atem-, Kreislauf- und Temperaturregulation auftreten. Nur die lumbale oder cisternale Druckmessung kann klärend wirken, wie schon S. 370 eingehend dargestellt worden ist.

Literatur

Adamkiewicz: Über Gehirndruck und Gehirnkompression. Wien. klin. Wschr. 201—252 (1884).

Adey, W. R.: Organization of the Rhinencephalon. In Jasper, Reticular formation. Boston: Littl, Brown 1958.

Adrian, E. D.: The physiological basis of perception. In: Brain Mechanisms and Consciousness. Oxford: Blackwell 1954.

Adson, A. W., H. W. Dodge and J. W. Kernohan: Communicating hydrocephalus from diffuse meningeal tumor. A.M.A. Arch. Neurol. Psychiat. **68**, 329—338 (1952).

Ajuriaguerra, J. de: Considérations sur les troubles de la conscience à partir de faits anatomocliniques. I. Congr. Internat. des Neurochirurg., Bruxelles. Acta med. belg. Sciences **2**, 42—48 (1957).

Albrecht, K., u. W. Dressler: Über serienangiographische Besonderheiten beim subduralen Hämatom. Fortschr. Röntgenstr. **83**, 316—323 (1955).

Allison, R., and J. E. Morison: Cerebral vascular lesions and tentorial pressure cone. J. Neurol. Neurosurg. Psychiat. **4**, 1—10 (1941).

Alpers, B. J., and J. C. Yaskin: Gliomas of the Pons. Arch. Neurol. Psychiat. (Chicago) **41**, 435—459 (1939).

ALTMANN, F.: Die diagnostische Bedeutung des Schwindels. Wien. klin. Wschr. **70**, 37, 675—678 (1958).

— H. W., u. H. SCHUBOTHE: Funktionelle und organische Schädigungen des Zentralnervensystems der Katze im Unterdruckexperiment. Beitr. path. Anat. **107**, 1—116 (1942).

ANASTASIO, J. V., F. J. ELIO and S. OBRADOR: Some experimental and neurosurgical observations on the effect induced by ganglionic paralyzing drugs. V. Congr. Internacional de Neurologia (Lisboa) **1**, 68 (1953).

ANASTOSOPOULOS, G.: Klinische Untersuchungen an Hirntumoren zur Frage der Entstehung der Stauungspapille. Basel: Karger 1937. Zit. nach W. TÖNNIS u. W. KRENKEL 1957.

ANDREW, J.: Tracheotomy and management of the unconscious patient. Brit. med. J. **1956**, No. 4988, 328—332.

ANREP, G. V., and E. H. STARLING: Central and reflex regulation of the circulation. Proc. roy. Soc. **97**, 463 (1924/25).

ANTON, N.: Gehirnödem. In Handbuch der pathologischen Anatomie des Nervensystems, Bd. I, S. 396. Berlin 1904.

ARNAUD, M., J. E. PAILLAS et GAUJOUX: Les réactions de la tige cérébrale au cours des hématomes traumatiques intracraniens. Presse méd. **49**, 549—550 (1941).

ASCHENBRENNER, R., u. G. BODECHTEL: Über EKG-Veränderungen bei Hirntumorkranken. Klin. Wschr. **17**, 298—302 (1938).

ARSENI, C., J. OPRESCU and D. C. SAMITCA: Changes of the blood pressure produced by intracranial tumours. Psychiat. et Neurol. (Basel) **134**, 236—245 (1957).

ASK-UPMARK, E.: The carotid sinus and the cerebral circulation. Lund: Berlingska Boktryckeriet 1935.

ATTWATER, H. L.: Pontine hemorrhages. Guy's Hosp. Rep. **65**, 339 (1911).

ATWELL, W. J.: Functional relations of the hypophysis and the brain. Endocrinology **16**, 242—250 (1932).

AZAMBUJA, N.: Hernias cisternales; Resumen. Actas y Trabajos dei VI. Congr. Latinoamer. de Neurocir., Montevideo, 1955.

— E. LINDGREN and S. E. SJÖGREN: Tentorial herniations. I. Anatomy, II. Pneumography, III. Angiography. Acta radiol. (Stockh.) **46**, 215—241 (1956).

BÄRTSCHI-ROCHAIX, W.: A propos du syndrome de l'artère cérébrale antérieure. Contribution à la sémiologie topographique. Confin. neurol. (Basel) **14**, 175—179 (1954).

BAILEY, P.: Alterations of behavior produced in cats by lesions in brainstem. J. nerv. ment. Dis. **107**, 336—339 (1948).

— Intracranial tumours, 2. edit. Springfield: Ch. C. Thomas 1948. 1. edit.. 1933. Deutsche Übersetzung von H. B. v. WITZLEBEN, 2. Aufl. Stuttgart: Ferdinand Enke 1951.

— Cortex and mind. Chap. II in Midcentury, Psychiatry (Grinker edit.), p. 329—332. Springfield: Ch. C. Thomas 1953.

— Neurosurgical data on states of consciousness. I. Congr. Internat. des Sciences Neurologiques, Bruxelles. Acta med. belg. **2**, 135—139 (1957).

—, and H. CUSHING: Medulloblastoma cerebelli; A common type of midcerebellar glioma of childhood. Arch. Neurol. Psychiat. (Chicago) **14**, 192—223 (1925).

—, and E. W. DAVIS: The syndrome of obstinate progression in the cat. Proc. Soc. exp. Biol. (N.Y.) **51**, 307 (1942).

— — Effects of lesions of the periaqueductal grey matter in the macaca mulatta. J. Neuropath. exp. Neurol. **3**, 69 (1944).

—, and F. GIBBS: Surgical treatment of psychomotor epilepsy. J. Amer. med. Ass. **145**, 365—370 (1951).

—, and H. W. SWEET: Effects on respiration, blood pressure and gastric motility of stimulation of the orbital surface of the frontal lobe. J. Neurophysiol. **3**, 276—281 (1940).

BAILLIART, P.: La circulation rétinienne à l'état normal et pathologique. Paris: Doin 1923.

BAKAY, L.: The results of 300 pituitary adenoma operations (Prof. HERBERT OLIVECRONA'S series). J. Neurosurg. **7**, 240—255 (1950).

—, and W. H. SWEET: Cervical and intracranial intraarterial pressures with and without vascular occlusion. Arch. Neurol. Psychiat. (Chicago) **95**, 67—75 (1952).

— — Intra-arterial pressure in the neck and brain. Late changes after carotid closure, acute measurements after vertebral closure. J. Neurosurg. **10**, 353—359 (1953).

BALLADO, M., and R. CARRILLO: Bol. Inst. Clin. Quirurg. **29**, 939 (1928). Zit. nach CARRILLO 1955.

BANNWARTH, A.: Zur Pathologie des Hirntumors. Diagnostische Irrtümer unter besonderer Berücksichtigung des Schläfenlappen- und Kleinhirnbrückenwinkeltumors. Arch. Psychiat. Nervenkr. **103**, 471—509 (1935).

BARCROFT, H., and O. G. EDHOLM: Vasodilatation in human skeletal muscle during post-haemorrhagic fainting. J. Physiol. (Lond.) **104**, 161—175 (1945).

BARNETT, H. J., and H. H. HYLAND: Tumors involving the brain-stem. A study of 90 cases arising in the brain-stem, fourth ventricle and pineal tissue. Quart. J. Med., N. s. **21**, 265—284 (1952).

Barrington, F. J. F.: The relation of the hind brain to micturition. Brain **44**, 23 (1921).
Barron, D. H.: Vasomotor regulation. In Fulton, Textbook of Physiology, chapt. 38. 1955.
Baruk, H.: Les troubles mentaux dans les tumeurs cérébrales. Paris: Doin 1926.
— Discussion sur le problème de l'oedème cérébral dans la production des troubles mentaux. V. Congr. Neurologique Internat. Lisbonne **1**, 71—73 (1953).
Bastgen: Verh. phys.-med. Ges. Würzb. 220 (1881). Zit. nach v. Bergmann, Hirnkrankheiten. Berlin: A. Hirschwald 1899.
Bauermann, M.: Über binasale Hemianopsie. Klin. Mbl. Augenheilk. **83**, 115 (1929).
Bay, E.: Die traumatischen Hirnschädigungen. In Handbuch der inneren Medizin, Bd. V/3, S. 373 bis 432. Berlin-Göttingen-Heidelberg: Springer 1953.
Bazett, H. C.: Discussion zu K. Wilson. Brain **43**, 306—307 (1920).
— The regulation of body temperatures. In L. H. Newburgh, Physiology of heat regulation and the science of clothing, p. 457. Philadelphia: W. B. Saunders Company 1949.
—, and W. Penfield: A study of the Sherrington decerebrate animal in the chronic as well as the acute condition. Brain **45**, 185—264 (1922).
Beaton, L. E., C. R. Leininger and W. A. McKinley: Thermoregulatory pathways in the cat brain stem. J. Neurophysiol. **6**, 1, 29—35 (1943).
Beattie, J.: Functional aspects of the hypothalamus. In W. E. le Gros Clark et al., The Hypothalamus. Morphological, functional, clinical and surgical aspects. Edinburgh: Oliver & Boyd 1938.
Bechterew, W., u. J. Meyer: Über die Rindencentra sphincteris ani et vesicae. Neurol. Zbl. **12**, 81 (1893).
—, u. N. Mislawsky: Die Hirncentra für die Bewegung der Harnblase. Neurol. Zbl. **7**, 505 (1888).
Bedford, T. H. B.: Effects of variations in subarachnoid pressure on venous pressure in superior longitudinal sinus and in torcular of dog. J. Physiol. (Lond.) **101**, 362—368 (1942).
Behr, C.: Die Erkrankungen der Sehbahn vom Chiasma aufwärts. In Schieck-Brückner, Kurzes Handbuch der Ophthalmologie, S. 245—318. Berlin: Springer 1931.
Benedek, L., u. A. Juba: Korsakowsyndrom, Störungen der zentral-nervösen Regulation und Hypothalamus. Arch. Psychiat. Nervenkr. **111**, 341 (1940).
— — Beiträge zur Pathologie des Diencephalon. Z. Neurol. **175**, 765 (1942/43); **176**, 587 (1943); **177**, 282 (1944).
Bennett, A.: Cerebellar herniation into foramen magnum. J. Amer. med. Ass. **100**, 1922—1925 (1933).
— A. E., and A. Fortes: Meningioma obstructing the foramen magnum. Arch. Neurol. Psychiat. (Chicago) **53**, 131—134 (1945).
Berberich: Geburtstraumatische Veränderungen der Hypophyse. Mschr. Kinderheilk. **34**, 595 (1926).
Bergh, van den: Tumeurs de la fosse postérieure a symptomatologie supratentorielle. Acta neurol. belg. **53**, 472—482 (1953).
Bergmann, E. v.: Die Lehre von den Kopfverletzungen. Deutsche Chirurgie. Stuttgart: Ferdinand Enke 1880.
— Die chirurgische Behandlung von Hirnkrankheiten. Berlin: Hirschwald 1899.
Bergstrand, H., H. Olivecrona u. W. Tönnis: Gefäßmißbildungen und Gefäßgeschwülste des Gehirns. Leipzig: Georg Thieme 1936.
Bernsmeier, A., u. K. Siemons: Hirndruck und Hirndurchblutung. Klin. Wschr. **31**, 166—169 (1953).
— — Die Messung der Hirndurchblutung mit der Stickoxydulmethode. Pflügers Arch. ges. Physiol. **258**, 149 (1953).
— — Gesamtkreislauf und Hirndurchblutung bei intracraniellen Angiomen und Aneurysmen. Dtsch. Z. Nervenheilk. **169**, 421—426 (1953).
Best, C., and N. Taylor: The physiological basis of medical practice. London: Baillière, Tindall & Co 1955.
Bieber, J., and J. F. Fulton: The relation of the cerebral cortex to the grasp reflex and to the postural and righting reflexes. Arch. Neurol. Psychiat. (Chicago) **39**, 435—454 (1938).
Bielschowsky, A.: Symptomatologie der Störungen im Augenbewegungsapparat. In Handbuch der Neurologie, Bd. IV, S. 173—266. Berlin: Springer 1936.
Bochefontaine, L. T.: Etude experimentale de l'influence exercée par la faradisation de l'écorce du cerveau sur quelques functions de la vie organique. Arch. Physiol. (Paris) **2** (3), 140—172 (1876).
Bodechtel, G., u. G. Döring: Cerebrale Zirkulationsstörungen bei Hirngeschwülsten. Z. ges. Neurol. Psychiat. **161**, 166 (1938).
Bogaert, L. van: La mort dans les tumeurs cérébrales. Rev. neurol. **65** (1936).
— A. van: Régulation hypothalamo-hypophysaire de l'appareil circulatoire. Arch. Mal. Coeur **29**, 15—38 u. 109—137 (1936).
— L. van: I. Congr. Internat. des Sciences Neurolog., Bruxelles. Acta med. belg. 1957.
—, et P. Martin: Les tumeurs du quatrième ventricule et le syndrome cérébelleux de la ligne médiane Rev. neurol. **2**, 431—483 (1928).
—, et R. Nyssen: Maladies extrapyramidales. Traité de Médicine, T. 16. Paris 1949.

BOOR, W. DE: Pharmakopsychiologie und Psychopathologie. Berlin-Göttingen-Heidelberg: Springer 1956.
BORCK, W. F., u. W. TÖNNIS: Zur Differentialdiagnose infratentorieller Geschwülste. Fortschr. Neurol. Psychiat. **23**, 125—166 (1955).
BORISON, H. L.: Electrical stimulation of neural mechanism regulating spasmodic respiratory acts in cat. Amer. J. Physiol. **154**, 55—62 (1948).
—, and S. C. WANG: Physiology and pharmacology of vomiting. Pharmacol. Rev. **5**, 193—230 (1953).
BRAIN, W. R.: A clinical study of increased intracranial pressure in sixty cases of cerebral tumours. Brain **48**, 105 (1925).
— The cerebral basis of consciousness. Brain **73**, 465 (1950).
— The physiological basis of consciousness. A Critical Review. Brain **81**, 426—455 (1958).
BRAUNSTEIN, O.: Zur Lehre von der Innervation der Pupillenbewegung. Wiesbaden: Bargmann 1894.
BRÉGEAT, P.: L'oedème papillaire. Paris: Masson & Co. 1956.
BREMER, F.: Physiopathologie des syndromes choréiques athétosiques et parkinsoniens. Rev. Méd. Pharm. **7**, 3 (1951).
— Brain mechanisms and consciousness. Springfield: Ch. C. Thomas 1955.
— Quelques problèmes posés par la physiopathologie des altérations de la conscience. I. Congr. Internat. des Sciences Neurolog., Bruxelles. Acta med. belg. **2**, 49—63 (1957).
BRESLAUER, F.: Hirndruck und Schädeltrauma. Mitt. Grenzgeb. Med. Chir. **29**, 4—5 (1917).
— Die Pathogenese des Hirndrucks. Mitt. Grenzgeb. Med. Chir. **30**, 615 (1918).
BRIERLEY, J. B., and E. J. FIELD: The connections of the spinal subarachnoid space with lymphatic system. J. Anat. (Lond.) **82**, 153—166 (1948).
BRILMAYER, H., R. A. FROWEIN e M. MORTILLARO: Risposte metaboliche in traumi cranio-cerebrali. Sist. nerv. **6**, 388—395 (1956).
—, u. FR. MARGUTH: Störungen im Zwischenhirn-Hypophysensystem bei Hirntumoren. Dtsch. Z. Nervenheilk. **176**, 441—448 (1957).
BROCKMANN, N. W.: Site of minimal lesions to produce coma. Bull. Los Angeles neurol. Soc. **11**, 90 (1946).
BRODAL, A., and G. F. ROSSI: Ascending fibers in brain stem reticular formation of cat. A.M.A. Arch. Neurol. Psychiat. **74**, 68—87 (1955).
BROMOWICZ, J.: Subtentorial invaginations in the course of cerebral tumours. Neurol. Neurochir. Psychiat. pol. **3**, 137—146 (1953).
BROWDER, J., and R. MEYERS: Observations on the behavior of the systemic blood pressure, pulse and spinal fluid pressure following craniocerebral injury. Amer. J. Surg. **31**, 403 (1936).
— — Behavior of the systemic blood pressure, pulse rate and spinal fluid pressure associated with acute changes in intracranial pressure artificially produced. Arch. Surg. (Chicago) **36**, 1—19 (1938).
BROWN, G. W., and M. L. BROWN: Cardiovascular responses to experimental cerebral concussion in the rhesus Monkey. A.M.A. Arch. Neurol. Psychiat. **71**, 707—713 (1954).
BROWNE, K. M., W. E. STERN and A. E. WALKER: Cerebral arterial Shunt. A.M.A. Arch. Neurol. Psychiat. **68**, 58—65 (1952).
BRUGGER, G.: Über einen fast symptomlos verlaufenden riesigen Tumor der Medulla oblongata. Zbl. Neurochir. **14**, 301—304 (1954).
BRUN, R.: Gehirn. In Handbuch der inneren Medizin, 4. Aufl., Bd. V: Neurologie, Teil I, S. 704—903. Berlin-Göttingen-Heidelberg: Springer 1953.
BRUNNER, H.: Über die Beteiligung des Ohres beim Turmschädel. Mschr. Oto-rhino-laryng. **65**, 69 (1931).
BRUNS, L.: Geschwülste des Nervensystems. Berlin: Karger 1908.
BUCY, P. C.: Relationship of the "pyramidal tract" and abnormal involuntary movements. I. Congr. Internat. des Sciences Neurology. Acta med. belg. **1**, 101—117 (1957).
—, and T. J. CASE: Cortical innervation of respiratory movements. I. Slowing of respiratory movements by cerebral stimulation. J. nerv. ment. Dis. **84**, 156—168 (1936).
BÜCHNER, F.: Die pathogenetische Wirkung des allgemeinen Sauerstoffmangels, insbesondere bei der Höhenkrankheit und dem Höhentode. Klin. Wschr. **1942**, 721—725.
BÜRGER, H.: Die Lagereflexe des Menschen. Nervenarzt **1**, 239—244 (1928).
— M.: Osmotherapie. Stuttgart: Wissenschaftliche Verlagsgesellschaft 1952.
BUERGER-PRINZ, H.: Über das Zwischenhirnsyndrom und das Problem des Schlafes. Mschr. Psychiatr. **85**, 304—321 (1933).
— u. H. BÜSSOW: Über das amnestische Syndrom. Allg. Z. Psychiat. **121**, 195—215 (1943).
BUNTRU, G.: Katamnestische Erhebungen bei Fällen von Stauungspapille ohne intrakraniellen Tumor. Inaug.-Diss. Köln 1957.
BUSCAINO, V. M.: Fondements neurologiques des phénomènes de conscience. I. Congr. Internat. des Science Neurolog., Bruxelles. Acta med. belg. **2**, 219—233 (1957).
BUSCH, E.: Psychical symptoms in neurosurgical disease. Acta psychiat. scand. **15**, 257—290 (1940).

Cabieses, F., and G. G. Lecca: Acute gastro-intestinal hemorrhage in neurosurgical patients. Gastroenterology **29**, 300—307 (1955).
— R. Jeri, E. Bancalari, M. Pizarro y E. Eidelberg: Hernia del lóbulo temporal. Congres. Latinoamer. Neurocir. VI, Montevideo, 1955.
Cairns, H.: A study of intracranial surgery. Privy Council, Spec. Rep. Ser. **125**, 1 (1929).
— Disturbances of consciousness with lesions of the brain-stem and diencephalon. Brain **75**, 109—146 (1952).
—, and W. H. Mosberg: Colloid cyst of the third ventricle. Surg. Gynec. Obstet. **92**, 545—570 (1951).
— R. C. Oldfield, R. C. Pennybacker jr. and D. Whitteridge: Acinetic mutism with an epidermoid cyst of the third ventricle. Brain **64**, 273—290 (1941).
Campan, L., et G. Lazorthes: L'hibernothérapie en chirurgie cérébrale. Sa justification clinique et pathogénique. In H. Laborit et P. Huguenard, Pratique de l'hibernotherapie en chirurgie et en medecine, p. 136—180. Paris: Masson & Cie. 1954.
Campbell, E., and H. Kuhlenbeck: Mortal brain wounds: a pathologic study. J. Neuropath. exp. Neurol. **9**, 139—149 (1950).
Cannon, B.: Acute vascular lesions of the brain system. A complication of supratentorial space-occupying lesions. Arch. Neurol. Psychiat. (Chicago) **66**, 687—696 (1951).
Carrea, R., M. Girado e A. Eurnekion: Hernia transtentorial del cerebelo, bloqueo tentorial e hidrocefalía. Congr. Latinoamer. Neurocir. VI, Montevideo, 1955.
Carrillo, R.: Consideraciones generales sobre las hernias cisternales. Sem. méd. (Paris) **48**, 872—875, 1182—1184 (1941).
— Los anillos y rebordes óseos fibrosos intracranianos en la patogenia de las hernias cisternales. Pren. méd. argent. **25**, 1152—1160 (1941).
— R. F. Matera, T. Insausti y J. M. Prado: Hernias cisternales. Cuadro clinico y anatomia patológica. Congres. Latinoamer. Neurocir. VI, Montevideo, 1955.
Chambers, W. W., and J. M. Sprague: Functional localization in the cerebellum. A.M.A. Arch. Neurol. Psychiat. **74**, 653—680 (1955).
Chapman, W. P., K. E. Livingston and J. L. Poppen: Effects upon blood pressure of electrical stimulation of tips of temporal lobes in man. J. Neurophysiol. **13**, 65—71 (1950).
Chaslin: La confusion mentale primitive. Annales méd.-psychol. Sept. 1892. Zit. nach Baruk 1926.
Chauchard, P.: Les mécanismes cérébraux de la prise conscience. Paris: Masson & Cie. 1956.
Chavany, J. A., J. Lemoyne et D. Hagenmuller: Le diagnostic étiologique des vertiges. Presse méd. **62**, 30, 631—633 (1954).
Chorobski, J., and A. Kunicki: Intracranial hypotension. Neurol. pol. **21**, 217—237 (1938).
Christensen, J. C.: Hipotension controlada en neurocirurgia mediante pendiomid. V. Congr. Sud-Amer. Neurocir., Lima, 1953.
Christiansen, V.: Une forme spéciale de l'hémianopsie nasale. Acta ophthal. (Kbh.) **5**, 78 (1927).
Clara, M.: Das Nervensystem des Menschen. Leipzig: Johann Ambrosius Barth 1942.
Claude, H., H. Schaeffer et T. Alajouanine: Un cas de tumeur cérébrale ayant simulé l'encéphalite léthargique. Paris méd. **47**, 357—358 (1923).
Cobb, S.: Foundations of neuro-psychiatry, p. 89 et seq. Baltimore: Williams & Wilkins 1938.
— Emotions and clinical medicine. New York: Norton 1950.
Collier, J.: The false localizing signs of intracranial tumor. Brain **27**, 490—508 (1904).
Collins, E. H.: Localization of an experimental hypothalamic and midbrain syndrome simulating sleep. J. comp. Neurol. **100**, 661—697 (1954).
— R. T.: A comparison of the symptoms of glioblastoma multiforme and fibrillary astrocytoma of the temporal lobe. Bull. neurol. Inst. N. Y. **7**, 201 (1938).
Collip, J. B.: The sub-arachnoid and intra-arterial administration of sodium bicarbonate and other electrolytes. Amer. J. Physiol. **52**, 483—497 (1921).
Comninos: Vegetative Symptome bei operativen Eingriffen am Zentralnervensystem. Dtsch. Z. Nervenheilk. **162**, 196—228 (1949).
Comroe jr., J. H.: Effects of direct chemical and electrical stimulation of respiratory center in cat. Amer. J. Physiol. **139**, 490—498 (1943).
Cook, W. H., and G. W. Stavraky: A cerebellar component of convulsive manifestations. A.M.A. Arch. Neurol. Psychiat. **68**, 741—754 (1952).
Cooper, A.: Lectures on the principles and practice of surgery, vol. 1, p. 282 and 313. London: T. & G. Underwood 1824. Zit. nach v. Bergmann, 1880.
Cox, L. B.: Tumours of the base of the brain; their relationship to pathological sleep and other changes in the conscious state. Med. J. Aust. **1**, 742—752 (1937).
Critchley, M.: The anterior cerebral artery and its syndromes. Brain **53**, 120—165 (1930).
Crosby, E., and R. T. Woodburne: The mammalian midbrain and isthmus regions. Part. II. The fiber connections. C. The hypothalamo-tegmental pathways. J. comp. Neurol. **94**, 1 (1951).

CROUCH, R. L., and K. THOMPSON: Autonomic functions of the cerebral cortex. J. nerv. ment. Dis. **89**, 328—334 (1939).

CUSHING, H.: Concerning a definite regulatory mechanism of the vasomotor centre which controls blood pressure during cerebral compression. Bull. Johns Hopk. Hosp. **12**, 290 (1901).

— Physiologische und anatomische Beobachtungen über den Einfluß von Hirnkompression auf den intrakraniellen Kreislauf und über einige hiermit verwandte Erscheinungen. Mitt. Grenzgeb. Med. Chir. **9**, 773—808 (1902).

— Some experimental and clinical observations concerning states of increased intracranial tension. Amer. J. med. Sci. **124**, 375—400 (1902).

— The blood pressure reaction of acute cerebral compression. Amer. J. med. Sci. **125**, 1017 (1903).

— Some principles of cerebral surgery. J. Amer. med. Ass. **52**, 184—192 (1909).

— Strangulation of the nervi abducentes by lateral branches of the basilar artery in cases of brain tumor. With an explanation of some obscure palsies on the basis of arterial obstruction. Brain **33**, 204—235 (1910/11).

— Anosmia and sellar distension as misleading signs in the localization of a cerebral tumor. J. nerv. ment. Dis. **44**, 415—423 (1916).

— Tumors of the nervus acusticus and the syndrome of the cerebellopontile angle. Philadelphia and London: W. B. Saunders Company, 1917.

— Intracranial tumours. Springfield, Ill.: Ch. C. Thomas 1932.

— Peptic ulcers and the interbrain. Surg. Gynec. Obstet. **55**, 1—34 (1932).

—, and L. EISENHARDT: Meningiomas: Their classification, Regional behaviour, life history and surgical end results. Springfield, Ill.: Ch. C. Thomas 1938.

—, and A. WALKER: Distorsions of the visual fields in cases of brain tumor. (Third paper). Binasal hemianopsia. Arch. Ophthal. (Chicago) **41**, 559 (1912).

CZYHLARZ, E., u. O. MARBURG: Über cerebrale Blasenstörungen. Jb. Psychiat. Neurol. **20**, 132 (1901).

DANA, C.: The cerebellar seizure (cerebellar fits), a syndrome characteristic of cerebellar tumors. N. Y. med. J. 270—272 (1905).

DANDY, W. E.: Removal of right cerebral hemisphere for certain tumours with hemiplegia. J. Amer. med. Ass. **90**, 823—825 (1929).

— Changes in Our conceptions of localization of certain functions in the brain. Amer. J. Physiol. **93**, 643 (1930).

— Physiological studies following extirpation of the right hemisphere in man. Bull. Johns Hopk. Hosp. **53**, 31—51 (1933).

— The location of the conscious center in the brain: the corpus striatum. Bull. Johns Hopk. Hosp. **79**, 34—57 (1946).

DAVID, M.: Les cônes de pression temporal et cérébelleux, cause d'aggravation rapide et de mort subite dans les syndromes d'hypertension intracranienne. Gaz. méd. Fr. **44**, 56—67 (1937).

—, et H. ASKÉNASY: Sur quelques causes d'aggravation rapide et de mort subite dans les syndromes d'hypertension intracranienne. J. belge Neurol. Psychiat. **37**, 550—565 (1937).

— J. TALAIRACH et H. HÉCAEN: Sur l'apparition d'angioisse au cours d'interventions sur la région bulbaire. Ann. méd.-psychol. **104**, 2, 63—66 (1946).

DAVIS, L.: Decerebrate regidity in man. Arch. Neurol. Psychiat. (Chicago) **13**, 569—579 (1925).

DAVISON, C., and E. L. DEMUTH: Disturbances in sleep mechanism, clinico-pathologic study; lesions at cortical level. Arch. Neurol. Psychiat. (Chicago) **53**, 399 (1945).

— — Disturbances in sleep mechanism; lesions at cortico-diencephalic level. Arch. Neurol. Psychiat. (Chicago) **54**, 241 (1945).

— — Lesions at diencephalic level (hypothalamus). Arch. Neurol. Psychiat. (Chicago) **55**, 111 (1946).

— — Lesions at mesencephalometencephalic level. Arch. Neurol. Psychiat. (Chicago) **55**, 126 (1946).

— — Anatomic and neurophysiologic considerations. Arch. Neurol. Psychiat. (Chicago) **55**, 364 (1946).

—, and N. E. SELBY: Hypothermia in cases of hypothalamic lesions. Arch. Neurol. Psychiat. (Chicago) **33**, 570—591 (1935).

DAVSON, H.: Physiology of the ocular and cerebrospinal fluids. London: Churchill, 1956.

DEERY, E. M.: Two cases of tumor of the posterior cranial fossa causing visual hallucinations. Bull. neurol. Inst. N. Y. **1**, 97—104 (1931).

DEGE, A.: Die gedeckten oder geschlossenen Hirnverletzungen. In: Neue Deutsche Chirurgie, Bd. 18/I, S. 3. Stuttgart: Ferdinand Enke 1920.

DELAFRESNAYE, J. F.: Brain mechanisms and consciousness. (Symposium.) Oxford: Blackwell 1954.

DELGADO, J. M. R., and R. B. LIVINGSTON: Some respiratory, vascular and thermal responses to stimulation of orbital surface of frontal lobe. J. Neurophysiol. **11**, 39—55 (1948).

DELASIAUVE: La stupidité. Des diverses formes mentales. J. Méd. ment. **1861**, t. 1, 2, 3, 4. Zit. nach BARUK 1926.

Dell, M.: Prognose von Bewußtseinsstörungen. Zit. nach Fischgold 1957.
— P., et M. Bonvallet: Mise en jeu des effets de l'activite réticulaire par le milieu extérieur et le milieu intérieur. XX. Internat. Physiolog. Congr., Brüssel, 1956; S. 286—306.
Della Beffa, A., e A. Beduschi: Contributo alla conoscenca dell' emisindrome piramidale omolaterale nei tumori sopratentoriali. Acta neurol. (Napoli) 8, 169 (1953).
Denning, H.: Die Inneration der Harnblase. Berlin: Springer 1926.
Denny-Brown, D.: Diseases of the basal ganglia and subthalamic nuclei. New York: Oxford University Press 1945.
— O. E.: Neurologic aspects of vertigo. New Engl. J. Med. 241, 144—145 (1949).
Dickel, Elisabeth: Klinik und operative Behandlung der supratentoriellen Meningeome. Inaug.-Diss. Köln 1957.
Dittmar, C.: Über die Lage des sogenannten Gefäßzentrums in der Medulla oblongata. Ber. u. Verh. Ges. Wiss. Leipzig, math.-phys. Kl. 25, 449—469 (1873).
Dixon, W. E., and W. D. Halliburton: The cerebrospinal fluid. II. Cerebrospinal pressure. J. Physiol. (Lond.) 48, 128—153 (1914).
Dott, N. M. P.: The hypothalamus. Edinburgh: Oliver & Boyd 1938.
Dow, R. St., and G. Moruzzi: The physiology and pathology of the cerebellum. Minneapolis: University Minnesota Press 1958.
Dowman: Tentoriumspaltung. Siehe Guleke 1935.
Duesberg, R., u. W. Schroeder: Pathophysiologie und Klinik der Kollapszustände. Leipzig: S. Hirzel 1944.
Duplay, J.: Hernie temporale par abcès du cerveau; constatations physiopathologiques preopératoires et corrélations EEG. Rev. neurol. 81, 410—411 (1949).
Duret, H.: Notes sur la physiologie pathologique des traumatismes cerebraux. Gaz. méd. Paris 6, 5, 599, 612, 624 (1877).
— Physiologie expérimentale et pathogénie des compressions cérébrales. In: Traumatismes craniocérébraux, tom. 3, p. 250. Paris: F. Alcan 1922.
Dusser de Barenne, J., u. F. Kleinknecht: Über den Einfluß der Reizung der Großhirnrinde auf den allgemeinen arteriellen Blutdruck. Z. Biol. 82, 13—20 (1924).
Earle, K. M., M. Baldwin and W. Penfield: Incisural sclerosis and temporal lobe Seizures produced by hippocampal herniation at birth. Arch. neurol. Psychiat. (Chicago) 69, 27—42 (1953).
Ebbecke, U.: Physiologie des Bewußtseins in entwicklungsgeschichtlicher Betrachtung. Stuttgart: Georg Thieme 1958.
Eberle, E.: Die Beseitigung des postcommotionellen Kopfschmerzes durch Novocain-Infiltration des Halssympathicus. Ärztl. Wschr. 43/44, 679—681 (1948).
Echols, D. H., R. Llewellyn, H. D. Kirgis, Fr. C. Rehfeldt and Fr. Garcia-Bengochea: Tracheotomy in the management of severe head injuries. Surgery 28, 801—811 (1950).
Ecker, A.: Upward transtentorial herniations of brain stem and cerebellum, due to tumor of posterior fossa. With special note on tumors of acoustic nerve. J. Neurosurg. 5, 51 (1948).
— Irregular fluctuation of elevated cerebrospinal fluid pressure. A.M.A. Arch. Neurol. Psychiat. 74, 641—649 (1955).
Economo, C. v.: Die Encephalitis lethargica, ihre Nachkrankheiten und ihre Behandlung. Berlin: u. Wien: Urban & Schwarzenberg 1929.
— Encephalitis lethargica, Vortrag, 1917. Jb. Psychiat. Neurol. 39, 202. Zit. nach Economo 1929.
Edholm, D. G.: The relation of heart rate to intracranial pressure. J. Physiol. (Lond.) 98, 442—445 (1940).
— In ciba foundation symposium on visceral circulation. London: Churchill 1952.
Eliasson, S., and G. Ström: On the localization in the cat of hypothalamic and cortical structures influencing cutaneous blood flow. Acta physiol. scand. 20, Suppl. 70, 113—118 (1950).
Elio, F. J., S. Obrador y R. Vela: Estudio clinico-experimental de la novocaina intravenosa en el tratamiento de la hipertermia neurogénica y agitacion postoperatoria. Acta neurochir. (Wien) 2, 113—119 (1952).
Eppinger, H.: Die Permeabilitätspathologie. Wien: Springer 1949.
Erbslöh, F.: Deutung und Fehldeutung von Durchblutungsstörungen des Gehirns. Dtsch. Intern.-Tagg 1956, S. 120—132. Ref. Zentr.-Org. ges. Chir. 147, 261 (1957).
Erickson, T. C.: Neurogenic hyperthermia. Brain 62, 172 (1939).
Espagno, J.: Le débit sanguin cérébral. Etude par la technique d'imprégnation au protoxyde d'azote. Toulouse: Imprimeri régionale 1952.
Ethelberg, S., and H. P. Jensen: Obscurations and further time-related paroxysmal disorders in intracranial tumors. Arch. Neurol. Psychiat. (Chicago) 68, 130—149 (1952).
Etoc-Demazy: De la stupidité considérée chez les aliénés. Recherches faites à Bicêtre et à la Salpêtrière. Thèse Paris 1833. Zit. nach Baruk 1926.
Euler, K. H.: Pathologie, Klinik und Diagnostik der suprasellären Meningiome. Inaug.-Diss. Köln 1955.

EVANS, J. P.: Acute head injury. Springfield: Ch. C. Thomas 1950.
—, and F. F. ESPEY: Cerebral swelling: an experimental study. J. Neuropath. Baltimore 8, 105—107 (1949).
— — F. V. KRISTOFF, F. D. KIMBELL and H. W. RYDER: Experimental and clinical observations on rising intracranial pressure. A.M.A. Arch. Surg. 63, 107—114 (1951).
—, and R. I. MCLAURIN: The treatment of craniocerebral injuries. Surg. Clin. N. Amer. 34, 4, 1077 bis 1093 (1954).
—, and SCHEINKER I. M.: Histologic studies of brain following head trauma. — III. Post-traumatic infarction of cerebral arteries with consideration of associated clinical picture. Arch. Neurol. Psychiat. (Chicago) 50, 258—278 (1943).
EYSTER, J. A.: Blood pressure changes in Cheyne-Stokes respiration. Bull. Johns Hopk. Hosp. 17, 296 (1906).
— M. T. BURROWS and C. R. ESSICK: Studies on intracranial pressure. J. exp. Med. 11, 489 (1909).
— J. A. E.: Clinical and experimental observations on Cheyne-Stokes respiration. J. exp. Med. 8, 565 (1906).
FALKENHEIM, H., u. B. NAUNYN: Über Hirndruck. Naunyn-Schmiedeberg's Arch. exp. Path. Pharmak. 22, 261—305 (1887).
FELDBERG, W.: Pattern of excitation and inhibition produced by injection of substances into the cerebral ventricle of the conscious cat. XX. Internat. Physiolog. Congr., Brüssel, p. 18—35, 1956.
— S. L. SHERWOOD and D. RICHTER: Recent experiments with injections of drogs into the ventricular system of the brain. Proc. roy. Soc. Med. 48, 853—864 (1955).
FERRARIS, M., M. ZUCCHI e M. DE NEGRI: Studio sui neoplasmi dell' encefalo ad iniziale sintomatologia psichica. Sist. nerv. 5, 315—341 (1953).
FERRIER, D.: Experimental research in cerebral physiology and pathology. West. Ridings Lunatic Asylum med. Rep. 3, 1—50 (1873).
FERRIS jr., E. B.: Effect of high intracranial venous pressure upon cerebral circulation and its relation to cerebral symptoms. J. clin. Invest. 18, 19—24 (1939).
— Objective measurement of relative intracranial blood flow in man, with observations concerning hydrodynamics of craniovertebral system. Arch. Neurol. Psychiat. (Chicago) 46, 377—401 (1941).
FINKELMANN, I.: Herniation of the brain not heretofore described. Arch. Neurol. Psychiat. (Chicago) 40, 2, 803—805 (1938).
FISCHER-BRÜGGE, E.: Das „Klivuskantensyndrom". Acta neurochir. (Wien) 2, 36—68 (1951).
FISCHGOLD, H.: La conscience et ses modifications. Systèmes de références en E.E.G. clinique. Premier Congr. Internat. des Sciences Neurolog., Bruxelles. Acta med. belg. 2, 181—206 (1957).
— et G. C. BOUNES: Exploration électroencéphalographique des états comateux. Sem. Hôp. Paris 22, 1245—1247 (1946).
FISHER, E., F. WATKINS and J. GARDNER, J. KLOTZ: Bleeding duodenal ulcer associated with cerebellar tumor in childhood. Gastroenterology 18, 626—631 (1951).
FLATEAU, E.: De la radiothérapie des tumeurs du cerveau et de la moelle. Rev. neurol. 1, 23 (1924).
FLOURENS, P.: Recherches expérimentales sur les propriétes et les fonctions du système nerveux, dans les animaux vertébrés. Paris: Crevot 1824.
FOERSTER, O.: Zur Analyse und Pathophysiologie der striären Bewegungsstörungen. Z. ges. Neurol. Psychiat. 73, 1 (1921).
— Die Leitungsbahnen des Schmerzgefühls und die chirurgische Behandlung der Schmerzzustände. Sonderbände zu Bruns' Beitr. klin. Chir. Berlin u. Wien: Urban & Schwarzenberg 1927.
— Maniakalisches Zustandsbild. 1928. Zit. nach FOERSTER u. GAGEL 1933.
— Die Symptomatologie der Erkrankungen des Hypothalamus. Dtsch. Z. Nervenheilk. 135, 267—271 (1935).
— Über die Wechselbeziehungen von Herdsymptomen und Allgemeinsymptomen beim Hirntumor. Verh. dtsch. Ges. inn. Med. 50, 458—485 (1938).
— u. O. GAGEL: Ein Fall von Ependymcyste des III. Ventrikels. Ein Beitrag zur Frage der Beziehungen psychischer Störungen zum Hirnstamm. Z. ges. Neurol. Psychiat. 149, 312—344 (1934).
— — u. W. MAHONEY: Die encephalen Tumoren des verlängerten Markes, der Brücke und des Mittelhirns. Arch. Psychiat. Nervenkr. 110, 1—74 (1939); 166, 497 (1939); 168, 295 (1940).
FOG, M.: Two cases of brain-stem lesion; a preliminary report. Acta psychiat. scand. Suppl. 108, 131—134 (1956).
FOIX, CH., et P. HILLEMAND: Les syndromes de l'artère cérébrale antérieure. Encéphale 20, 209—232 (1925).
FOLEY, J.: Physiology of increased intracranial pressure. In Williams, Modern Trends in Neurology. London: Butterworth & Co. 1957.
FORBES, H. S., and H. G. WOLFF: Cerebral circulation: III. The vasomotor control of cerebral vessels. Arch. Neurol. Psychiat. (Chicago) 19, 1057—1086 (1928).

Forster, F. M.: The role of the brain stem in arterial hypertension subsequent to intracranial pressure. Amer. J. Physiol. **139**, 347 (1943).
Frazier, C. H., B. J. Alpers and F. H. Lewy: The anatomical localization of the hypothalamic center for the regulation of temperature. Brain **59**, 122 (1936).
Freedman, H.: Recovery from decerebrate state associated with supratentorial space-taking lesions. J. Neurosurg. **9**, 52—58 (1952).
Freeman, N. E., and W. A. Jeffers: Effect of progressive sympathectomy on hypertension produced by increased intracranial pressure. Amer. J. Physiol. **128**, 662 (1940).
Fremont-Smith, F., and H. H. Merritt: Relationship of arterial blood pressure to cerebrospinal fluid pressure in man. Arch. Neurol. Psychiat. (Chicago) **30**, 1309 (1933).
— — The relationship of cerebrospinal fluid pressure to systolic blood pressure. J. nerv. ment. Dis. **78**, 291 (1933).
French, J. D.: Brain lesions associated with prolonged unconsciousness. A.M.A. Arch. Neurol. Psychiat. **68**, 727—740 (1952).
— Some contributions of the physiological laboratory to problems in consciousness. I. Internat. Congr. des Sciences Neurology., Bruxelles. Acta med. belg. **2**, 97—109 (1957).
— The reticular formation. J. Neurosurg. **15**, 97—115 (1958).
— R. W. Porter, F. K. v. AmeRongen and R. B. Raney: Gastrointestinal hemorrhage and ulceration associates with intracranial lesions. Surgery **32**, 395—407 (1952).
— — E. B. Cavanaugh and R. L. Longmire: Experimental observations on "psychosomatic" mechanisms. I. Gastrointestinal disturbances. A.M.A. Arch. Neurol. Psychiat. **72**, 267—281 (1954).
— L. A., D. R. Johnson, J. A. Brown and F. B. v. Bergen: Cerebral hemispherectomy for control of intractable convulsive seizures. J. Neurosurg. **12**, 154—164 (1955).
Freusberg, O.: Die Dynamometrie bei Hirntumoren. Ber. dtsch. ophthal. Ges. **54**, 55—61 (1948).
Frey, R., W. Hügin u. O. Mayrhofer: Lehrbuch der Anaesthesiologie. Berlin-Göttingen-Heidelberg: Springer 1955.
— W.: Die hämatogenen Nierenerkrankungen. In Handbuch der inneren Medizin, Bd. VIII, S. 613. Berlin-Göttingen-Heidelberg: Springer 1951.
Fricke, W.: Das Kreislaufverhalten bei neurochirurgischen Eingriffen in potenzierter Narkose. Diss. Köln 1958.
Frowein, R. A.: Behandlung der Schockfolgen im akuten Stadium schwerer Schädel-Hirnverletzungen. Hefte Unfallheilk. **55**, 111—119 (1956).
— Behandlung der Streckstarre im akuten Stadium nach Kopfverletzungen. Zbl. Chir. **83**, 16, 918—919 (1958).
— Atemstörungen und Lungenkomplikationen nach Hirnschädigungen (Hirntrauma, Hirnoperation). Zbl. Chir. **83**, 2109 (1958).
—, u. H. Brilmayer: Die Behandlung des Kreislaufs im akuten Stadium schwerer Hirnverletzungen. Zbl. Chir. **81**, 40, 2124—2125 (1956). — Beitr. Neurochir. **1**, 1—14 (1959).
— H. Hirsch, D. Kayser u. W. Krenkel: Sauerstoffverbrauch, Durchblutung und Vulnerabilität des Warmblütergehirns unter Megaphen (Chloropromazin). Naunyn-Schmiedeberg's Arch. exp. Path. Pharmak. **226**, 62 (1955).
—, u. E. Klar: Über vegetative Erscheinungen bei der präfrontalen Leukotomie. Klin. Wschr. **29**, 245—249 (1951).
—, u. F. Loew: Potenzierte Narkose — kontrollierte Hypothermie — kontrollierte Blutdrucksenkung. Zbl. Neurochir. **14**, 6, 325—336 (1954).
Fulton, J. F.: A case of cerebellar tumor with seizures of head retraction described by Wurffbain in 1691. J. nerv. ment. Dis. **70**, 577—583 (1929).
— Functional localization in the frontal lobes. Lancet **1948 I**, 994—995.
— Physiology of the nervous system. New York: Oxford University Press 1949.
— Functional localization in relation to frontal lobotomy. (William Withering Lectures.) London: Oxford University Press 1949.
— Textbook of physiology. Philadelphia and London: W. B. Saunders Company 1955.
—, and P. Bailey: Contribution to the study of tumors in the region of the third ventricles their diagnosis and relation to pathological sleep. J. nerv. ment. Dis. **69**, 1—25 (1929).
Gabibov, G.: Zum Problem der Störung der Temperaturreaktionen nach Gehirnoperationen. Vop. Nejrohir. **17**, H. 5, 34—39 (1953). Ref. Zbl. ges. Neurol. Psychiat. **129**, 351.
Gänshirt, H.: Über den zentralen Tod beim Hirntumor. Dtsch. Z. Nervenheilk. **166**, 247—267 (1951).
— Hirndurchblutungsmessung beim Tumor cerebri. Verh. dtsch. Ges. Kreisl.-Forsch. **19**, 218—224 (1953).
— Die Bedeutung des Sauerstoffmangels für die Klinik der intrakraniellen Drucksteigerung. Habil.-Schr. Düsseldorf 1956.
— Die Sauerstoffversorgung des Gehirns und ihre Störung bei der Liquordrucksteigerung und beim Hirnödem. Berlin-Göttingen-Heidelberg: Springer 1957.
—, u. H. Brilmayer: Über den Einfluß des Präparates Megaphen (Largactil) auf den Sauerstoffverbrauch von Hirnschnitten und Hirnhomogenaten. Arch. int. Pharmacodyn. **98**, 467 (1954).

GÄNSHIRT, H., H. HIRSCH, W. KRENKEL, M. SCHNEIDER u. W. ZYLKA: Über den Einfluß der Temperatursenkung auf die Erholungsfähigkeit des Warmblütergehirns. Naunyn-Schmiedeberg's Arch. exp. Path. Pharmak. **222**, 431 (1954).
— W. KRENKEL and W. ZYLKA: The electrocorticogram of the cat's brain at temperatures between 40° C and 20° C. Electroenceph. clin. Neurophysiol. **6**, 409 (1954).
—, u. W. TÖNNIS: Durchblutung und Sauerstoffverbrauch des Hirns bei intrakraniellen Tumoren. Dtsch. Z. Nervenheilk. **174**, 305—330 (1956).
— W. ZYLKA u. G. SEVERIN: Die Erholungslatenz des Warmblütergehirns nach kompletter Ischämie. Pflügers Arch. ges. Physiol. **256**, 219 (1952).
GAGEL, O.: Symptomatologie der Erkrankungen des Hypothalamus. In BUMKE-FOERSTERS Handbuch der Neurologie, Bd. V, S. 482—522. Berlin: Springer 1936.
— Ein Pons-Oblongata-Astrocytom mit ungewöhnlichem Verlauf. Nervenarzt **14**, 343—347 (1941).
— Vegetatives System. In Handbuch der inneren Medizin, 4. Aufl., Bd. V/1, S. 453—704. Berlin-Göttingen-Heidelberg: Springer 1953.
GAIST, G.: Sinus pericranii et son intérêt embryologique. Acta neurochir. (Wien) **2**, 181—196 (1952).
GALLOIS, C. J. J. LE: Expériences sur le principe de la vie, notamment sur celui des mouvements du coeur, et sur le siège de ce principe. Paris: d'Hautel 1812.
GAMPER, E.: Bau und Leistung eines menschlichen Mittelhirnwesens (Arhinencephalie mit Encephalocele). Z. ges. Neurol. Psychiat. **102**, 154; **104**, 49 (1926).
GANGELBERGER, J., u. H. STROTZKA: Über atypische epileptische Manifestationen. Wien. klin. Wschr. **62**, 445—448 (1950).
GANNER, H.: Krampfanfälle von ungewöhnlicher Form und Bedeutung als Frühfolge nach Hirntrauma. Nervenarzt **12**, 132 (1939).
GARCIA-BANUS, M., H. H. CORMAN, V. P. PERLO and G. L. POPKIN: Sensitivity of respiratory center to hydrogen ion concentration. Amer. J. Physiol. **142**, 121—130 (1944).
GARCIN, R.: Syndrome labyrinthique. In Encyclopédie Méd.-Chirurg., Neurol. I, 17042. Paris 1955.
GARDNER, J.: Removal of the right cerebral hemisphere for infiltrating glioma. J. Amer. med. Ass. **101**, 823—826 (1953).
GAUER, O. H.: Die Wechselbeziehungen zwischen Herz- und Venensystem. Verh. dtsch. Ges. Kreisl.-Forsch. **22**, 61—78 (1956).
GAUNT, R.: The interrelationship between the adrenal cortex, posterior pituitary and anterior pituitary in water metabolism. Ciba Found. Coll. Endocrinol. **4**, 455 (1952).
GAYET: Schlafsucht. 1875. Zit. nach GAGEL 1936.
GEHUCHTEN, M. VAN: Tubercules de la protubérance et du noyau rouge. Discussion des symptômes oculaires et des troubles du tonus. Rev. neurol. **1**, 74—87 (1933).
— Le mécanisme de la mort dans certains cas de tumeur cérébrale. Encéphale **32**, 2, 113—127 (1937).
GELDEREN, CHR. VAN: Die Morphologie der Sinus durae matris. Z. Anat. **74**, 432 (1924).
GELLHORN, E.: Physiological processes related to consciousness and perception. Brain **77**, 401—415 (1954).
— Diskussionsbemerkungen über Temperatur und das autonome Nervensystem. Acta neuroveg. (Wien) **11**, 90—94 (1955).
GERLACH, H.: Die Beziehungen der Innenohrschwerhörigkeit zu Anomalien des Schädels und der Halswirbelsäule. Arch. Ohr-, Nas.- u. Kehlk.-Heilk. **163**, 466—470 (1953).
— Die Beziehungen der Innenohrschwerhörigkeit zu den chronischen Liquorzirkulationsstörungen (mit besonderer Berücksichtigung der Schädelanomalien). Acta oto-laryng. (Stockh.) **4**, 324—335 (1954).
— J.: Subduralhämatom und erniedrigter Schädelinnendruck. Dtsch. Z. Nervenheilk. **160**, 387—399 (1949).
— Der heutige Stand der Lehre von der Reichardtschen Hirnschwellung. Nervenarzt **22**, 212—219 (1951).
— Zerebraler Grenzdruck und Hirnpuls. Acta neurochir. (Wien) **2**, 120—158 (1952).
— Zentrale Atemstörungen in der Neurochirurgie, ihre Beurteilung und Behandlung. Acta neurochir. (Wien) **2**, 441—445 (1952).
GERVAIS, L. M., et J. LAMBERT: Difficultés étiologiques du syndrome d'hypertension intracranienne. Laval. méd. **21**, 3, 303—311 (1956).
GESELL, R.: A neurophysiological interpretation of the respiratory act. Ergebn. Physiol. **43**, 477 (1940).
— J. BRICKER and C. MAGEE: Structural and functional organization of central mechanism controlling breathing. Amer. J. Physiol. **117**, 423—452 (1936).
GHERSI, J. A.: La iodoventriculografia y las hernias cisternales. Congr. Latinoamer. Neurocir. VI, Montevideo, 1955.
GIANNELLI, A.: Effetti dei neoplasmi ancefalici sulle funzioni mentali. Policlinico, Sez. Med. Luglio (1897).
GISSELSSON, L.: Passage of fluorescein sodium to labyrinthine fluids. Acta oto-laryng. (Stockh.) **37**, 268—275 (1949).

Glaser, M.: Tumors of the pineal, corpora quadrigemina and third ventricle, the inter-relationship of their syndromes and their surgical treatment. Brain **52**, 226—262 (1929).
Glees, P.: Morphologie und Physiologie des Nervensystems. Stuttgart: Georg Thieme 1957.
Globus, J.: Tumors of quadrigeminate plate; clinico-anatomic study of 7 cases. Arch. Ophthal. (Chicago) **5**, 418—444 (1931).
Goettsch, H. B.: Radiology of the cranio-cervical region. J. belge Radiol. **40**, 6, 739—762 (1957).
Gloor, P.: L'hypotension intracranienne: rapport de 23 observations; réflexions sur la pathogénie des états hypotensifs. Schweiz. med. Wschr. **81**, 326—330 (1951).
— Autonomic functions of the diencephalon. A.M.A. Arch. Neurol. Psychiat. **71**, 773—790 (1954).
Goldmann: Zur Frage der cerebralen Blasenstörungen. Beitr. klin. Chir. **42**, 187 (1904).
Goldstein, K.: Die einzelnen Erkrankungen des Gehirnes und seiner Häute. Berlin: Springer 1925.
González, A. A.: Oclusion de la arteria basilar. Acta neurol. lat.-amer. **3**, 307 (1957).
Goody, W., and W. McKissock: The theory of cerebral localisation. Lancet **1951**, 481—483.
—, and Margaret Reinhold: The functions of the cerebral cortex. Brain **77**, 416—426 (1954).
Gopcevich, M.: Hypotonie et hypertonie musculaire. In Encyclopédie Méd.-Chirurg., Système nerveux, 17007. Paris 1955.
Gordon, E., and J. C. Ladenheim: Controlled hypotension in neurosurgery. Clinical experiences with arfonad and hibernal. Acta chir. scand. **109**, 488—500 (1955).
Gordonoff, T.: Analgesie und vegetatives Nervensystem. Acta neuroveg. (Wien) **16**, H. 1—4, 384—389 (1957).
Gottschick, J.: Die Leistungen des Nervensystems, 2. Aufl. Jena: Gustav Fischer 1955.
Grafe, W.: Über die nervöse Regulation des organischen Stoffwechsels und ihre Störungen. Dtsch. Z. Nervenheilk. **135**, 190—211 (1935).
Grahe, K.: Hirn und Ohr. Leipzig: Georg Thieme 1932.
Granit, R.: Literatur in: Systems für control of movement. I. Congr. Internat. des Sciences, Neurolog. Acta med. belg. **1**, 63—80 (1957).
Grant, F. C., J. E. Webster and L. M. Weinberger: Unusual symptomatology with tumors of the cerebellum based on 158 verified cases. Amer. J. med. Sci. **202**, 313—329 (1941).
Green, H. D., and E. C. Hoff: Effects of faradic stimulation of the cerebral cortex on limb and renal volumes in the cat and monkey. Amer. J. Physiol. **118**, 641—658 (1937).
— J. D., and A. Arduini: Hippocampal electrical activity arousal. J. Neurophysiol. **17**, 533—557 (1954).
— T. M.: The management and treatment of brain injuries. Int. Clin. **2**, 240 (1924).
Greenfield, A. D. M.: An emotional faint. Lancet **1951**, 1302—1303.
— J. G.: Oedème cérébral en neurochirurgie. Rev. neurol. **79**, 280—283 (1947).
Greitz, T.: Rapid serial angiography. Acta radiol. (Stockh.) **46**, 285—298 (1956).
— A radiologic study of the brain circulation by rapid serial angiography of the carotid artery. Acta radiol. (Stockh.) Suppl. **140** (1956).
Griesel, W.: Hauttemperaturmessungen und Diagnose des zentralen Fiebers. Dtsch. Z. Nervenheilk. **148**, 159—170 (1939).
Griesinger, W.: Fortgesetzte Beobachtungen über Hirnkrankheiten. Arch. Heilk. **3**, 33 (1862).
Grinker, R. R., and P. C. Bucy: Neurology, 4. edit. Springfield, Ill.: Ch. C. Thomas 1949.
Groeneveld, A., u. G. Schaltenbrand: Ein Fall von Duraendotheliom über der Großhirnhemisphäre mit einer bemerkenswerten Komplikation: Läsion des gekreuzten Pes pedunculi durch Druck auf den Rand des Tentorium. Dtsch. Z. Nervenheilk. **117**, 32 (1927).
Gros, C.: Technique de hémisphérectomie. Rev. neurol. **85**, 484 (1951).
Grosse-Brockhoff, F.: Einführung in die pathologische Physiologie. Berlin-Göttingen-Heidelberg: Springer 1950.
Gruner, J., P. Minuit et J. Le Beau: Remarques sur une série de 400 traumatismes craniocérébraux graves. Neurochir. **1**, 1, 117—127 (1955).
Guernsey, C. M., S. A. Weisman and F. H. Scott: Effect on the reflexes of the carotid sinus on raising the intracranial pressure. Arch. intern. Med. **52**, 306—316 (1933).
Guillain, G., I. Bertrand et Périsson: Etude anatomo-clinique d'une tumeur du III. ventricule. Rev. neurol. **41**, 467 (1925).
Guillaume, J. M., R. Billet et D. Oeconomos: Traitement des tumeurs cérébrales. Les engagements cérébraux. Encyclopédie Méd. Chirurg., Neurologie III, 17460, C 10. Paris 1954.
Guiot, G.: La réduction systématique de la hernie temporale. Rev. neurol. **79**, 116—117 (1947).
— Actualités de neurochirurgie, p. 24—25. Paris: Dion 1948.
—, et B. Damoiseau: Vers la supression des hémorragies et de l'oedème cérébrale par l'emploi des ganglioplégiques en neurochirurgie. Anesth. et Analg. 8, 641—648 (1951).
—, et P. Janny: La réduction chirurgicale de la hernie temporale. Sem. Hôp. Paris **23**, 748—758 (1947).
Guleke, N.: Die entlastende Spaltung des Kleinhirnzeltes. Langenbecks Arch. klin. Chir. **183**, 397—407 (1935).
— Eingriffe am Gehirnschädel, Gehirn, an der Wirbelsäule und am Rückenmark. In Kirschner, Operationslehre, Bd. 2. Berlin-Göttingen-Heidelberg: Springer 1950.

HÄUSSLER, G.: Hirndruck, Hirnödem, Hirnschwellung. Zbl. Neurochir. **1/2**, 247—261, 328—339 (1936/37).

HALDANE, J. S., and J. G. PRIESTLEY: Respiration. New Haven, Conn.: Yale University Press 1935.

HALLER: Elementa physiologiae Lausanne. 1757—1766. Lib. X. Zit. nach E. v. BERGMANN 1880.

HALPERN, L.: Biological significance of head posture in unilateral disequilibrium. A.M.A. Arch. Neurol. Psychiat. **72**, 160—168 (1954).

HAMMERSCHMIDT, H.: Bewußtseinsstörungen bei neurochirurgischen Operationen in potenzierter Narkose. Inaug.-Diss. Köln 1957.

HARE, C.: The frequency and significance of cerebellar symptoms in tumors of the frontal lobes. Bull. neurol. Inst. N. Y. **1**, 532—562 (1931).

HARREVELD, A. VAN: Tone and tendon reflexes after asphyxiation of the spinal cord. Amer.J. Physiol. **139**, 617—625 (1943).

— The electroencephalogram after prolonged brain asphyxiation. J. Neurophysiol. **10**, 5, 361—370 (1947).

HARRIS, A. S.: Inspiratory tonus in anoxia. Amer. J. Physiol. **143**, 140—147 (1945).

HARRISON, F.: An attempt to produce sleep by diencephalic stimulation. J. Neurophysiol. **3**, 156 (1940).

HARTMANN, E., et L. GUILLAUMAT: Aspect du fond d'oeil dans les tumeurs intracrâniennes. Etude statistique. Ann. Oculist. (Paris) **175**, 717—737 (1938).

— F.: Kreislaufverhältnisse und Durchblutung des künstlich durchströmten Gehirnes bei erhöhter Spannung in der Schädelhöhle. Dtsch. Z. Chir. **247**, 242—273 (1936).

HASSIN, G. B.: Change in the brain in increased intracranial pressure. Arch. Neurol. Psychiat. (Chicago) **20**, 1173—1189 (1928).

HASSLER, R.: Erkrankungen der Oblongata, der Brücke und des Mittelhirns. In Handbuch der inneren Medizin., Bd. V, 3. Berlin: Springer 1953.

HAUPTMANN, A.: Der Hirndruck. In KRAUSE, Die allgemeine Chirurgie der Gehirnkrankheiten. Stuttgart: Ferdinand Enke 1914.

HAUSS, H., H. KRENZIGER u. H. ASTEROTH: Über die Reizung der Pressorezeptoren im Sinus caroticus beim Hund. Z. Kreisl.-Forsch. **38**, 28—33 (1949).

HAYMAKER, W., and H. STRUGHOLD: Atmospheric hypoxidosis. In LUBARSCH-HENKE-RÖSSLES Handbuch der speziellen pathologischen Anatomie und Histologie. Bd. 13, Teil I, Bandteil B, S. 1673—1711. Berlin u. Heidelberg: Springer 1957.

— J. R. TEAUBEAUT II, J. R. L. KRAINER and E. SCHICKELE: Heat stroke. Acta neuroveg. (Wien) **11**, 142—146 (1955).

HEBB, D. O.: Intelligence in man after large removals of cerebral tissue: report of 4 left frontal lobe cases. J. genet. Psychol. **21**, 73—87 (1939).

— Intelligence in man after large removals of cerebral tissue: defects following right temporal lobectomy. J. genet. Psychol. **21**, 437—446 (1939).

— Man's frontal lobes; critical review. Arch. Neurol. Psychiat. (Chicago) **54**, 10—24 (1945).

— Brain mechanisms and consciousness. Springfield: Ch. C. Thomas 1954.

HECAEN, H., and J. DE AJURIAGUERRA: Troubles mentàux au cours des tumeurs intracraniennes. Paris: Masson & Cie. 1956.

HEEP, W.: Konservative Behandlung des veränderten intrakraniellen Druckes. Ein Beitrag zur Geschichte der Osmotherapie. Zbl. Neurochir. **6**, 67—93 (1941).

HEILE, B.: Über neue operative Wege zur Druckentlastung bei angeborenem Hydrocephalus (Ureter-Duraanastomose). Zbl. Chir. **52**, 2229—2236 (1925).

HEMMER, R.: Zum klinischen Bild der Enthirnungsstarre. Zbl. ges. Neurol. Psychiat. **135**, 227 (1956).

— R., u. H. NOETZEL: Homolaterale Hyperkinese und kontralaterale Hemiparese bei Meningiom des Tentoriums. Nervenarzt **24**, 72—75 (1953).

HENRY, G. W.: Mental phenomena observed in cases of brain tumor. Amer. J. Psychiat. **12**, 3, 415—473 (1932/33).

— J. P., O. H. GAUER, S. S. KETY and K. KRAMER: Factors maintaining cerebral circulation during gravitational stress. J. clin. Invest. **30**, 292—300 (1951).

HENSCHEN, F.: Über die Geschwülste des Kleinhirnbrückenwinkels. Jena: Gustav Fischer 1910.

— Über die Ursachen des postkommotionellen und postkontusionellen Hirndruckes, insbesondere über Hirnödem, Hirnschwellung und Hirnverkleinerung nach Schädelverletzungen. Zbl. Chir. **54**, 50, 3169—3189 (1927).

HENSEL, H.: Physiologie der Thermorezeption. Ergebn. Physiol. **47**, 166—368 (1952).

— Mensch und warmblütige Tiere. In PRECHT, CHRISTOPHERSEN, HENSEL, Temperatur und Leben, S. 329. Berlin-Göttingen-Heidelberg: Springer 1955.

HEPPNER, F.: Großhirnastrocytom und Enthirnungsstarre bei einem Kleinkind. Öst. Z. Kinderheilk. **6**, 420—426 (1951).

HERCOUET: Le sommeil dans les tumeurs cérébrales. Thèse Paris 1905. Zit. nach BARUK 1926.

HERING, H. E.: Die reflektorische Selbststeuerung des Blutdruckes vermittelst der Blutdruckzügler. Z. Kreisl.-Forsch. **19**, 410—415 (1927).

Hering, H. E.: Die Carotis-sinus-Reflexe auf Herz und Gefäße. Dresden 1927.
—, u. J. Breuer: Die Selbststeuerung der Atmung durch den Nervus vagus. S.-B. Akad. Wiss. Wien, math.-nat. Kl. **57** (II), 672—677 (1868).
Herink, A., u. R. Rosenthal: Unsere Erfahrungen bei posttraumatischen Beuge- und Streckkrämpfen im Kindesalter. Zbl. Neurochir. **18**, 303—314 (1958).
Herzog, F.: Über die corticalen Zentren des Geschmacks und des Geruchs auf Grund von Beobachtungen bei Hypophysentumoren. Dtsch. Z. Nervenheilk. **102**, 221—238 (1928).
Hess, W. R.: Lokalisatorische Ergebnisse der Hirnreizversuche mit Schlafeffekten. Arch. Psychiat. Nervenkr. **88**, 813 (1929).
— Das Zwischenhirn und die Regulation von Kreislauf und Atmung. Beitr. Physiol. Hirnstamm, Teil II. Leipzig: Georg Thieme 1938.
— Vegetative Funktionen und Zwischenhirn. Helv. physiol. Acta Suppl. **4** (1947).
— Das Zwischenhirn. Syndrome, Lokalisationen, Funktionen. Basel: Benno Schwabe & Co. 1949 u. 1954.
— Hypothalamus und Thalamus. Stuttgart: Georg Thieme 1956.
—, u. M. Brügger: Mixtionsakt und Defaekationsakt als Erfolg elektrischer Reizung. Helv. physiol. Acta **1**, 511—532 (1943).
Heyck, H.: Beitrag zur Hämodynamik der cerebralen arteriovenösen Aneurysmen und Fisteln des Sinus cavernosus. Ergebnisse der Messung des Hirndurchblutungsvolumens und der cerebralen arteriovenösen Sauerstoffdifferenz bei 15 Fällen. Dtsch. Z. Nervenheilk. **177**, 327—347 (1958).
Heymans, C. J. F.: The control of the heart rate consequent to changes in the cephalic blood pressure and in the intracranial pressure. Amer. J. Physiol. **85**, 498 (1928).
— Le sinus carotidien et les autres zones vasosensibles reflexogènes. Paris et London 1929.
— Selbststeuerung des arteriellen Druckes und Hypertension. Medizinische **35**, 1161—1163 (1955).
—, et J. J. Bouckaert: Les Chémo-récepteurs du sinus carotidien. Ergebn. Physiol. **41**, 28—55 (1939).
Hill, L.: Physiology and pathology of the cerebral circulation, p. 168. London: J. & A. Churchill 1896.
Hiller, Fr.: Rückenmark. In Handbuch der inneren Medizin, 4. Aufl., Bd. V/1, S. 278. Berlin-Göttingen-Heidelberg: Springer 1955.
Himwich, W. A., E. Homburger, R. Mareska and H. E. Himwich: Brain metabolism in man. Unanesthetized and in pentothal narcosis. Amer. J. Psychiat. **103**, 689 (1947).
Hirsch, H., A. Bolte, A. Schaudig u. D. Tönnis: Über die Wiederbelebung des Gehirns bei Hypothermie. Pflügers Arch. ges. Physiol. **265**, 328—336 (1957).
— K. H. Euler u. M. Schneider: Über die Erholung und Wiederbelebung des Gehirns nach Ischämie bei Normothermie. Pflügers Arch. ges. Physiol. **265**, 281—313 (1957a).
— — — Über die Erholung des Gehirns nach kompletter Ischämie bei Hypothermie. Pflügers Arch. ges. Physiol. **265**, 314—327 (1957b).
Hoen, T. I.: Hémiplégie homolatérale avec lésions intracraniennes. Bull. Ass. med. de langue franç. **1**, 353 (1935).
Hoessly, H.: Das Verhalten der Pupille beim traumatischen Hirndruck. Mitt. Grenzgeb. Med. Chir. **30**, 1 (1918).
Hoff, E. C., and H. D. Green: Cardiovascular reactions induced by electrical stimulation of the cerebral cortex. Amer. J. Physiol. **117**, 411—422 (1936).
— F.: Klinische Physiologie und Pathologie, 2. Aufl. Stuttgart: Georg Thieme 1952.
—, u. G. Osler: Neurologie auf den Grundlagen der Physiologie. Wien u. Bonn: Wilhelm Maudrich 1957.
— H., u. L. Schönbauer: Hirnchirurgie. Leipzig u. Wien: Franz Deuticke 1933.
— — Über das postoperative Hirnödem. Dtsch. med. Wschr. **1933**, I, 786—789.
— H. E.: Respiration. Anatomy and physics of respiration. In Fulton, Textbook of physiology, p. 806. Philadelphia and London: W. B. Saunders Company 1955.
—, and C. G. Breckenridge: Medullary origin of respiratory periodicity in the dog. Amer. J. Physiol. **158**, 157 (1949).
— — Intrinsic mechanisms in periodic breathing. A.M.A. Arch. Neurol. Psychiat. **72**, 11—42 (1954).
— — The neurogenesis of respiration. In Fulton, Textbook of physiology, p. 843. Philadelphia and London: W. B. Saunders Company 1955.
Hoffmann, C. E.: Über die Erweichung und den Durchbruch der Speiseröhre und des Magens. Arch. path. Anat. u. Physiol. u. klin. Med. **44**, 352 (1868).
Holbourn, A. H. S.: Mechanics of trauma with special reference to herniation of cerebral tissue. J. Neurosurg. **1**, 190—200 (1944).
Holman, E.: Difficult urination associated with intracranial tumors of the posterior fossa. Arch. Neurol. Psychiat. (Chicago) **15**, 371—380 (1926).
—, and M. W. Scott: Significance of unilateral dilatation and fixation of pupil in severe skull injuries. J. Amer. med. Ass. **84**, 1329 (1925).
Holub, K.: Über den intrakraniellen Unterdruck und seine Behandlung. Wien. Z. Nervenheilk. **12**, 2, 171—179 (1955).

HOSSLI, G.: Komplikationen der Allgemeinanaesthesie. In FREY, HÜGIN, MAYRHOFER, Lehrbuch der Anaesthesiologie. Berlin-Göttingen-Heidelberg: Springer 1955.
HUBER, A.: Die ophthalmologische Symptomatologie der Hirntumoren. Allgemeinsymptome und supratentorielle Tumoren. Ophthalmologica (Basel) **125**, 287—319 (1953).
— Augensymptome bei Hirntumoren. Bern: Huber 1956.
— K.: Hirntumor und Magengeschwür. Wien. med. Wschr. **108**, 191 (1958).
HÜDEPOHL, F.: Harn und Geschlechtsorgane. In E. GOHRBANDT u. E. REDWITZ, Lehrbuch der Chirurgie, Bd. II, 11. Aufl. Jena: Gustav Fischer 1956.
HUGHES, D. B.: Discusión del relato y contribuciones sobre hernias cisternales. Congr. Latinoamer. Neurocir. VI, Montevideo, 1955, p. 160.
HUTCHINSON, W.: On compression of the brain. London Hosp. Clin. Lect. Rep. **4**, 29 (1862).
INGRAHAM, F. D., and D. D. MATSON: Neurosurgery in infancy and childhood. Springfield: Ch. C. Thomas 1954.
JACKSON, H., T. KUTSUNAI, L. O. LEADER and L. D. JOSEPH: The effect of hypertonic dextrose solutions on intracranial pressure in acute cranial injuries. Chi. Surg. Soc., Oct. 7, 1932.
— J. H.: Case of tumour of the middle lobe of the cerebellum: cerebellar paralysis with rigidity (cerebellar attitude), occasional tetanus-like seizures. Brain **29**, 425—440 (1906).
JACOB, H., u. W. PYRKOSCH: Frühe Hirnschäden bei Strangtod und in der Agonie. Arch. Psychiat. Nervenkr. **187**, 177—186 (1951).
JACOBSON, S. A.: Protracted unconsciousness due to closed head injury. Neurology (Minneap.) **6**, 4, 281—287 (1956).
JAENSCH, P. A.: Pupille. In Handbuch der Neurologie, Bd. IV, S. 267—339. Berlin: Springer 1936.
JAKOB, H.: Strangulation. In Handbuch der speziellen pathologischen Anatomie und Histologie, Bd. 13: Nervensystem, 1. Teil B, S. 1712—1731. Berlin-Göttingen-Heidelberg: Springer 1957.
JASPER, H. H., L. D. PROCTOR, R. S. KNIGHTON, W. C. NOSHAY and R. T. COSTELLO: Reticular formation of the brain. Henry Ford Hospital International Symposium. Boston and Toronto: Little, Brown & Co. 1958.
JATHO, K.: Die Arachnitis des Kleinhirnbrückenwinkels und ihre audiologische Diagnostik. Z. Laryng. Rhinol. **34**, 156—170 (1955).
JAVID, M., and P. SETTLAGE: Effect of urea ou cerebrospinal fluid pressure in human subjects; preliminary report. J. Amer. med. Ass. **11**, 943—949 (1956).
JEFFERSON, SIR G.: Removal of right or left frontal lobes in man. Brit. med. J. **1937**, 199—206.
— The tentorial pressure cone. Arch. Neurol. Psychiat. (Chicago) **40**, 857 (1938).
— The nature of concussion. Brit. med. J. **1944**, 1.
— The balance of life and death in cerebral lesions. Surgery **93**, 444—458 (1951).
— The reticular formation and clinical neurology. In JASPER, Reticular formation, p. 729. 1958.
—, and H. JACKSON: Tumours of the lateral and of the 3rd ventricle. Proc. roy. Soc. Med. **32**, 1105 bis 1144 (1939).
—, and R. T. JOHNSON: The cause of loss of consciousness in posterior fossa compression. Folia psychiat. neerl. **43**, 306 (1950).
— MICHAEL: Altered consciousness associated with brain-stem lesions. Brain **75**, 55—67 (1952).
JEUNET, A.: Premières tentatives de réanimation respiratoire en neurochirurgie. Thèse de Lyon 1957. Zit. bei P. WERTHEIMER, M. JOUVET u. J. DESCOTES 1959.
JOHNSOHN, H. C., A. E. WALKER, K. M. BROWNE and J. W. MARKHAM: Experimental cerebellar seizures. Arch. Neurol. Psychiat. (Chicago) **67**, 473—482 (1952).
JOHNSON, R. T.: Pattern of mid-brain deformity in expanding intracranial lesions. In D. WILLIAMS, Modern trends in neurology. London: Butterworth & Co. 1957.
—, and P. O. YATES: Clinico-pathological aspects of pressure changes at the tentorium. Acta radiol. (Stockh.) **46**, 242—249 (1956).
— — Brain stem haemorrhages in expanding supratentorial conditions. Acta radiol. (Stockh.) **46**, 250—256 (1956).
JORNS, G.: Liquorresorption und Osmotherapie. Langenbecks Arch. klin. Chir. **179**, 717 (1934).
— Über das Hirnödem. Zbl. Neurochir. **1/2**, 58—71 (1936/37).
JUNG, R.: Allgemeine Neurophysiologie. Die Tätigkeit des Nervensystems. In Handbuch der inneren Medizin, 4. Aufl., Bd. V/1, S. 1—181. Berlin-Göttingen-Heidelberg: Springer 1953.
— Tierexperimentelle Grundlagen und EEG-Untersuchungen bei Bewußtseinsveränderungen des Menschen ohne neurologische Erkrankungen. Premier Congr. Internat. des Sciences Neurologiques, Bruxelles. Acta med. belg. **2**, 148—179 (1957).
KAADA, B. R.: Somato-motor, autonomic and electrocorticographic responses to electrical stimulation of "rhinencephalic" and other structures in primates, cat and dog. Acta physiol. scand., Suppl. **83** (1951).
—, and H. JASPER: Respiratory responses to stimulation of temporal pole, insula, and hippocampal and limbic gyri in man. Arch. Neurol. Psychiat. (Chicago) **68**, 609—619 (1952).
— K. PRIBRAM and J. EPSTEIN: Respiratory and vascular response in monkeys from temporal pole, insula, orbital surface and cingulate gyrus. J. Neurophysiol. **12**, 347—356 (1949).

Kaess, M.: Über die Persönlichkeit eines hypophysären Infantilen. Nervenarzt 8, 449—459 (1935).

Kahn, A. J.: Effects of variations in intracranial pressure. Arch. Neurol. Psychiat. (Chicago) **51**, 508—527 (1944).

— Expanding lesions of the brain. In Williams, Correlative Neurosurgery. Springfield, Ill.: Ch. C. Thomas 1955.

— Postoperative loss of temperature-control. J. Neurosurg. **15**, 329—337 (1958).

Kaiser, H.: Der Hirndruck, frühzeitige Erkennung und Sofortmaßnahmen. Dtsch. med. J. **1953**, 498—503.

Kalinowsky, L. B.: Quantitatives Prinzip und Stirnhirnfunktion bei den psychochirurgischen Methoden. Arch. Psychiat. Nervenkr. **187**, 435—440 (1952).

Kanzer, M.: Personality disorders with brain tumors. Amer. J. Psychiat. **97**, 2, 812—830 (1941).

Kaplan, A.: Chronic subdural hematoma. Brain **54**, 530 (1931).

— H. A., J. C. Hart and J. Browder: Hypothermia associated with a mesencephalic lesion. J. Neuropath. **11**, 116—136 (1952).

Karlefors, J.: Die Hirnhauträume des Kleinhirns, die Verbindungen des 4. Ventrikels mit den Subarachnoidalräumen und der Aquaeductus cochleae beim Menschen. Acta oto-laryng. (Stockh.) Suppl. **4** 24.

Karplus, J. P.: Die Physiologie des vegetativen Zentrums. In Bumke-Foersters Handbuch der Neurologie, Bd. 2. Berlin-Heidelberg: Springer 1937.

—, u. A. Kreidl: Gehirn und Sympathicus. Zwischenhirn und Halssympathicus. Pflügers Arch. ges. Physiol. **129**, 138 (1909).

Kauer, W.: Von welcher Gehirnpartie aus kann das Bewußtsein ausgeschaltet werden? Med. Diss. Bern 1945.

Kautzky, A., Kessler u. Mohring: Postoperativer Fieberverlauf bei Hirnoperationen. Dtsch. Z. Nervenheilk. **162**, 229—232 (1950).

— R.: Ein Grundplan der cerebrospinalen Innervation der Hirnhäute und Hirngefäße. Z. Anat. **115**, 570—583 (1951).

—, u. U. Burchard: Beitrag zur Kenntnis des postencephalographischen Fiebers und „zentraler" Temperatursteigerungen im allgemeinen. Dtsch. Z. Nervenheilk. **164**, 143 (1950).

—, u. R. Wolter: Leptomeningeale Äste des Nervus trigeminus. Dtsch. Z. Nervenheilk. **168**, 24—29 (1952).

Kehrer, F.: Die Allgemeinerscheinungen der Hirngeschwülste. Leipzig: Georg Thieme 1931.

Keller, A. D., and W. K. Hare: The hypothalamus and heat regulation. Proc. Soc. exp. Biol. (N.Y.) **29**, 1069 (1932).

— C. J.: Die Regelung der Blutversorgung des Gehirns. Z. ges. Neurol. Psychiat. **167**, 281 (1939).

Kennard, M. A.: The cortical influence on the autonomic nervous system. In Bumke-Foersters Handbuch der Neurologie, Bd. II, S. 476—488. Berlin: Springer 1937.

— Autonomic function. The precentral motor cortex, herausgeg. von Bucy. Illinois Monogr. Med. Sci. **4**, 294—306 (1944).

Kernohan, J. W.: Effects of displacement of the brain by tumors. Arch. Neurol. Psychiat. (Chicago) **62**, 867—868 (1949).

—, and H. W. Woltman: Incisura of the crus due to contralateral brain tumour. Arch. Neurol. Psychiat. (Chicago) **21**, 274 (1929).

Keschner, M., M. B. Bender and I. Strauss: Mental symptoms associated with brain tumor. (A study of 530 cases.) J. Amer. med. Ass. **110**, 714—718 (1938).

Kessel, F. K., u. H. Olivecrona: Über Foramen-Monroi-Cysten (sog. Kolloidcysten des III. Ventrikels). Zbl. Neurochir. **1**, 18—38 (1936).

Kestenbaum, A.: Blickwendungen und Blicklähmungen. Confin. neurol. (Basel) **2**, 9 (1939).

Kety, S. S., and C. F. Schmidt: The determination of cerebral blood flow in man by the use of nitrous oxide in low concentrations. Amer. J. Physiol. **143**, 1, 53—66 (1945).

— — The nitrous oxide method for the quantitive determination of cerebral blood flow in man: theory, procedure and normal values. J. clin. Invest. **27**, 476—483 (1948).

— H. A. Shenkin and C. F. Schmidt: The effects of increased intracranial pressure on cerebral circulatory functions in man. J. clin. Invest. **27**, 493 (1948).

Kiegono, H.: Histopathologie der Hypophyse. Virchows Arch. path. Anat. **259**, 388 (1926).

Killian, H., u. H. Weese: Die Narkose. Stuttgart: Georg Thieme 1954.

King, A. B., and J. C. Reganis: Neurogenic erosions of stomach and esophagus. Ann. Surg. **137**, 236—244 (1953).

Klausberger, E. M.: Die Differenzierung intrakranieller Blutungen durch das Serienangiogramm. Wien. Z. Nervenheilk. **12**, 413—422 (1956).

Klein, M. R.: Volet pour l'ablation d'une tumeur temporale. Presse méd. **14**, 180 (1945).

Kleist, K.: Zur Auffassung der subcorticalen Bewegungsstörungen (Chorea, Athetose, Bewegungsausfall, Starre, Zittern). Arch. Psychiat. Nervenkr. **59**, 790 (1918).

— Homolaterale Hyperkinese und kontralaterale Hemiparese bei Meningiom des Tentoriums. Mschr. Psychiat. **52**, 251 (1922).

— Gehirnpathologie. Leipzig: Johann Ambrosius Barth 1922, 1934.

KLEITMAN, N.: Sleep and wakefulness. Chicago, Ill.: Chicago University Press 1940.

KLINGLER, M.: Über den Sitz des Bewußtseins. Dtsch. med. Wschr. **81**, 1281—1282 (1956).

—, u. G. CONDRAU: Lokalisatorisch irreführende Gesichtsfeldsymptome bei Hirntumoren. Ophthalmologica (Basel) **120**, 270—285 (1950).

KLÜVER, H., and P. C. BUCY: "Psychic blindness" and other symptoms following bilateral temporal lobectomy in monkeys. Amer. J. Physiol. (Lond.) **119**, 352 (1937).

— — An analysis of certain effects of bilateral temporal lobectomy in the rhesus monkey, with special reference to "psychic blindness". J. Psychol. Med. (N.Y.) **5**, 33 (1938).

— — Preliminary analysis of functions of the temporal lobes in monkeys. Arch. Neurol. Psychiat. (Chicago) **42**, 979 (1939).

KNIPPING, H. W., W. BOLT, H. VALENTIN u. H. VENRATH: Normale und pathologische Physiologie der Atmung. In DERRAS Handbuch der Thoraxchirurgie, Bd. I, S. 200—266. Berlin-Göttingen-Heidelberg: Springer 1957.

KOCH, E.: Die reflektorische Selbststeuerung des Kreislaufes. Dresden 1931.

KOCHER, T.: Hirnerschütterung, Hirndruck. In NOTHNAGELS Handbuch für spezielle Pathologie und Therapie, Bd. IX. Wien: A. Halder 1901.

KÖRNYEY, ST.: Symptomatologie des verlängerten Marks, der Brücke, des Mittelhirns und des Sehhügels. In BUMKE-FOERSTERS Handbuch der Neurologie, Bd. V, S. 445—482. Berlin-Heidelberg: Springer 1936.

— Histopathologie und klinische Symptomatologie der anoxisch-vasalen Hirnschädigungen. Budapest: Akadémial Kiado 1955.

KOHNSTAMM, O.: Zur Anatomie und Physiologie der Vaguskerne. Neurol. Zbl. **16**, 767—782 (1901).

KORNBLUM, K.: Alterations in the structure of the sella turcica as revealed by the roentgen ray. Arch. Neurol. Psychiat. (Chicago) **27**, 305—321 (1932).

— Deformation of the sella turcica in tumours of the middle cranial fossa. Amer. J. Roentgenol. **3**, 1, 23—30 (1934).

KRAULAND, W.: Über Hirnschäden durch stumpfe Gewalt. Dtsch. Z. Nervenheilk. **163**, 265—328 (1950).

KRAUS, E. J.: Über nekrobiotische Veränderungen in der Hypophyse, insbesondere im Hypophysenstiel bei chronischem Hirndruck. Virchows Arch. path. Anat. **290**, 658 (1933).

KRAUSE, F.: Chirurgie des Gehirns und Rückenmarks. Berlin u. Wien: Urban & Schwarzenberg 1908 u. 1911.

KRAUSS, H., u. K. WIEMERS: Allgemeinbehandlung bei schweren Schädelhirnverletzungen. Med. Klin. **1956**, 501—504.

KREBS, E., P. PUECH et J. BRUNHES: Collapsus des ventricules cérébraux dans les traumatismes craniens. Rev. neurol. **68**, 831—839 (1937).

KRETSCHMER, E.: Das apallische Syndrom. Z. ges. Neurol. Psychiat. **169**, 576—579 (1940).

KRÜGER, E.: Das Verhalten der Hirndurchblutung bei operativen Eingriffen am Schädel und am Gehirn. Dtsch. Z. Chir. **248**, 708—722 (1936/37).

KRYNAUW, R. A.: Infantile hemiplegia treated by removing one cerebral hemisphere. J. Neurol., N. s. **13**, 243—267 (1950).

KUCHER, R.: Die Anaesthesie in der Neurochirurgie. In FREY, HÜGIN, MAYRHOFER, Lehrbuch der Anaesthesiologie. 1955.

KÜTTNER, H.: Die Chirurgie des Gehirns, seiner Liquorräume, Hüllen, Gefäße und Nerven. In Handbuch der praktischen Chirurgie, Bd. I, S. 210—550. Stuttgart: Ferdinand Enke 1926.

KUHLENBECK, H.: Brain and consciousness. (Some prolegomena to an approach of the problem). Basel and New York: Karger 1957.

KUHN, W.: Über Kolloidvorkommen in den Gefäßen des Zwischenhirn-Hypophysensystems des Menschen bei gesteigertem Schädelinnendruck. Zbl. Neurochir. (im Druck 1959).

LABORIT, H., et P. HUGENARD: Pratique de l'hibernothérapie en chirurgie et en médecine. Paris: Masson & Cie. 1954.

LAINE, E., et CL. GROS: L'hémisphérectomie. Paris: Masson & Cie. 1956.

— M. FONTAN, M. DELANDTSHEER et MME. DELANDTSHEER: Tumeur des noyaux gris centraux. Hémisphérectomie totale élargie. Résultats postopératoires après quatre mois. Rev. neurol. **89**, 140—145 (1953).

LANGE, J.: Hirnchirurgie und Lokalisationslehre. Mschr. Psychiat. Neurol. **99**, 130—144 (1938).

LANGFORD, W. S., and W. O. KLINGMAN: Behavior disorders associated with intracranial tumors in childhood. Report of cases. Amer. J. Dis. Child. **63**, 433—452 (1952).

LANGWORTHY, O. R., L. C. COLB and L. W. LEWIS: Physiology of micturition. Experimental and clinical studies with suggestions to a diagnosis and treatment. Baltimore: Williams & Wilkins Company 1940.

LARMANDE, A. M.: L'examen oculaire précoce des traumatisés du crâne. Algérie méd. **59**, (9), 541—552 (1955).

LARSON, C. P.: Colloid (paraphysial) cyst of third ventricle with rupture into caudate nucleus and internal capsule. J. nerv. ment. Dis. **91**, 557—565 (1940).

Laubenthal, F.: Zur Differentialdiagnose neurologisch bedingter Atemstörungen. Landarzt **33**, 32, 926—929 (1957).
Lazorthes, G.: La paralysie totale du III. La mydriase unilatérale dans les traumatismes craniens et dans l'engagement temporal. — Etude anatomique. Conclusions pathogéniques et pratiques. Neurochir. **1**, 52—69 (1955).
—, et L. Campan: L'hibernation artificielle en chirurgie cérébrale. Presse méd. **60**, 30, 645 (1952).
— — La fièvre en neuro-chirurgie; récents progrès dans son traitement. Acta neuroveg. (Wien) **11**, 275—286 (1955).
— — L'hypothermie dans le traitement des traumatismes cranio-cérébraux. I. Congr. Internat. de Neurochirurgie, Bruxelles. Acta med. belg. 9—37 (1957).
— — Hypothermia in the treatment of craniocerebral traumatism. J. Neurosurg. **15**, 162—167 (1958).
Learmonth, J. R., W. I. Lillie and J. W. Kernohan: Unusual surgical lesions affecting optic nerves and chiasm. Amer. J. Ophthal. **14**, 738—749 (1931).
Le Beau, J.: L'oedème du cerveau. Son rôle dans l'évolution des tumeurs et des abcès intra-crâniens. Paris: Créations Elbé 1938.
— Engagement du lobe temporal. Un. méd. Can. **72** (1943).
— La hernie du cervelet au-dessus du tentorium. Diagnostic ventriculographique entre les tumeurs de la partie haute du cervelet et les tumeurs de la partie postérieure du troisième ventricule. Leur voie d'abord chirurgicale. Un. méd. Can. **73**, 243—252 (1944). — Resumé en Rev. neurol. **79**, 301 (1947).
—, et M. Feld: Hernie temporale avec collapsus cérébral et modifications de la formule sanguine. Rev. neurol. **79**, 343—344 (1947).
— — Traumatismes crânio-cérébraux fermés. In: Encyclopédie Méd.-Chir., Système nerveux, tom III, 17585, A 10. Paris 1954.
— J. Gruner et H. Mamo: Hernies temporales et lésions intrinséques du tronc cérébral; correlations anatomo-cliniques. Neuro-chirurgie **2**, 73—84 (1956).
— — et P. Minuit: Remarques sur une série de 400 traumatismes crânio-cérébraux graves. Neurochirurgie **1**, 117—126 (1955).
—, et R. Houdart: Hernie temporale et collapsus cérébral. Sem. Hôp. Paris **23**, 758—768(1947).
Lehmann, W.: Grundzüge der Neurochirurgie, In: Medizinische Praxis, Bd. VIII, S. 1—197. Dresden u. Leipzig: Theodor Steinkopff 1930.
Leidesdorf-Stricker (1867): Zit. nach E. v. Bergmann, 1880.
Leksell, L.: A surgical procedure for artresia of the aquaeduct of sylvius. Acta psychiat. (Kbh.) **24**, 559—568 (1949).
Lemke, R.: Fehldiagnose bei Stirnhirntumoren. Arch. Psychiat. Nervenkr. **108**, 381—390 (1938).
Lenggenhager, K.: Von wo aus kann das Bewußtwein ausgeschaltet werden? Schweiz. med. Wschr. **76**, 85—88 (1946).
Lennartz, K. J.: Das Kraniopharyngiom. Inaug.-Diss. Köln 1957.
Leriche, R.: Recherches sur la pression basse du liquide céphalo-rachidien et ses variations provoquées à propos d'un cas d'écoulement posttraumatique de liquide céphalo-rachidien par l'oreille. Soc. de Chirurgie, Lyon, 27 octobre 1921. Lyon chir. **19**, 201—203 (1922).
— De l'hypotension du liquide céphalorachidien dans les traumatismes du crâne. Presse méd. **39**, 945—948 (1931).
— De l'hypotension posttraumatique du liquide cephalo-rachidien. Rev. neurol. **80**, 448—458 (1948).
Lesse, St., and M. G. Netsky: Metastasis of neoplasmas to the central nervous system and meninges. Arch. Neurol. Psychiat. (Chicago) **72**, 133—153 (1954).
Levy u. Koeppelin (1898): Cheyne-Stokes-Atmung. Zit. nach Hoff u. Breckenridge 1954.
Lewis, L. G., O. R. Langworthy and J. E. Dees: Bladder abnormalities due to injury of motor pathways in the nervous system. J. Amer. med. Ass. **105**, 2126—2131 (1935).
Leyden, E.: Beiträge und Untersuchungen zur Physiologie und Pathologie des Gehirns. Virchows Arch. path. Anat. **37**, 519—559 (1866).
Liberson, W. T., W. B. Scoville and R. H. Dunsmore: Stimulation studies of the prefrontal lobe and uncus in man. Electroenceph. clin. Neurophysiol. **3**, 1—8 (1951).
Lindenberg, R.: Die Gefäßversorgung und ihre Bedeutung für Art und Ort von kreislaufbedingten Gewebsschäden. II. C 1c) Die Nekrosen im Sonderfall der arteriellen Kompression im Bereich des Tentoriums. In Handbuch der speziellen pathologischen Anatomie und Histologie, Bd. XIII/1B, S. 1144—1148. Berlin-Göttingen-Heidelberg: Springer 1957.
Lindgren, P., and B. Uvnäs: Postulated vasodilator center in the medulla oblongata. Amer. J. Physiol. **176**, 68—76 (1954).
Lindsley, D. B., L. H. Schreiner and W. H. Magoun: An electromyographic study of spasticity. J. Neurophysiol. **12**, 197—216 (1949).
— — W. B. Knowles and H. W. Magoun: Behavioral and EEG changes following chronic brain stem lesions in the cat. Electroenceph. clin. Neurophysiol. **2**, 483—498 (1950).
Livingston, R. B., W. P. Chapman, K. E. Livingston and K. E. Kraintz: Stimulation of orbital surface of man prior to frontal lobotomy. Ass. Res. nerv. Dis. Proc. **27**, 421—432 (1948).
Livingston, R. B.: Cerebrospinal fluid. In Fulton, Physiologie. 1955.

LOENNECKEN, S. J.: Behandlung des Respirationsapparates bei akuten Schädelhirnverletzungen. Zbl. Chir. **81**, 40, 2125—2126 (1956).
— Erfahrungen mit der frühen Tracheotomie in der Neurochirurgie, besonders bei Schädel-Hirnverletzungen. Neurochirurgen-Tagg, Zürich, 1958.
LOEW, F.: Über Störungen der zentralen Kreislaufregulation bei intrakraniellen raumbeengenden Prozessen. Zbl. Neurochir. **9**, 131 (1949).
— Kreislaufregulationsstörungen bei intrakraniellen raumbeengenden Prozessen. Dtsch. Z. Nervenheilk. **162**, 244—246 (1950).
— Nachuntersuchungsergebnisse bei gedeckten Hirnschädigungen. (Chirurgen-Kongr. 1949.) Langenbecks Arch. klin. Chir. **264**, 374—378 (1950).
— Erfahrungen mit der kontrollierten Blutdrucksenkung bei intrakraniellen Operationen. Langenbecks Arch. klin. Chir. **276**, 694 (1953).
LOVE, I. G., and T. M. MARSHALL: Craniopharyngiomas (pituitary adamantinomas). Surg. Gynec. Obstet. **90**, 591—601 (1950).
LUBIC, L. G., and J. T. MAROTTA: Brain tumor and lumbar puncture. Arch. Neurol. Psychiat. (Chicago) **72**, 568 (1954).
LÜDIN, M.: Veränderungen der Sella turcica bei sellafernen intrakraniellen Tumoren. Acta radiol. (Stockh.) **16**, 48—50 (1935).
LUFT, U. C.: Die Höhenanpassung. Ergebn. Physiol. **44**, 256—314 (1941).
LUMSDEN, T.: The regulation of respiration. J. Physiol. **58**, 81, 111 (1923).
LUNDERVOLD, A.: Electroencephalographic changes in a case of acute cerebral anoxia, unconscions for about three years. Electroenceph. clin. Neurophysiol. **6**, 311—315 (1954).
— Electro-encephalograms of patients with altered consciousness caused by vertebral angiography. Congr. Internat. des Sciences Neurolog., Bruxelles. Acta med. belg. **2**, 214 (1957).
LUTZ, A.: Über die Bahnen der Blickwendung und deren Dissoziierung. Klin. Mbl. Augenheilk. **70**, 213 (1923).
LYSHOLM, E.: Röntgenologische Diagnostik in der Chirurgie der Gehirnkrankheiten. Neue Deutsche Chirurgie, Stuttgart: Ferdinand Enke 1941.
MACEWEN, W.: The pupil and its semiological aspect. Amer. J. med. Sci. **94**, 123 (1887).
MACLEOD, J. J. R.: Physiology in modern medicin, edit. by Philip Bard, 9. edit. repr. St. Louis: C. V. Mosby Comp. 1947.
MADOW, L., and B. J. ALPERS: Brain changes in patients with extensive body burns. Arch. Neurol. Psychiat. (Chicago) **72**, 440—451 (1954).
MAGENDIE, F.: Zit. nach LEYDEN 1866, S. 536.
MAGNUS, R., u. A. DE KLEYN: Die Abhängigkeit des Tonus der Extremitätenmuskeln von der Kopfstellung. Pflügers Arch. ges. Physiol. **145**, 455 (1912).
MAGOUN, H. W.: An ascending reticular activating system in the brain stem. Arch. Neurol. Psychiat. (Chicago) **67**, 145—154 (1952).
— F. HARRISON, J. R. BORBECK and S. W. RANSON: Activation of the heat loss mechanism by local heating of the brain. J. Neurophysiol. **1**, 101 (1938).
MAHOUDEAU, D.: Les accidents consécutifs à la déplétion ventriculaire en neurochirurgie et particulièrement chez l'enfant. Thèse Paris 1936.
— Syndrome d'hypotension intra-crânienne. Presse méd. **51**, 10, 118—119 (1943).
MANSUY, L.: L'hypertension intracranienne dans les tumeurs cérébrales. Lyon: BOSC Frères M. & L. Riou 1937.
—, et J. LECUIRE: Les traumatismes crânio-cérébraux fermés récents. Paris: Masson & Cie. 1955.
MANZ, W.: Über Sehnerven-Erkrankung bei Gehirnleiden. Dtsch. Arch. klin. Med. **9**, 339—357 (1872).
MARGUTH, F., u. H. ORBACH: Elektromyographische Befunde bei intrakraniellen Prozessen. Dtsch. Z. Nervenheilk. **171**, 169—172 (1954).
—, u. W. TÖNNIS: Elektromyographische Befunde bei intrakraniellen Prozessen. Zbl. Neurochir. **12**, 235—244 (1952).
MARIE, P.: De l'engagement des amygdales cérébelleuses à l'intérieur du trou occipital dans les cas où la pression intracranienne se trouve augmentée, tome 2, p. 118—119. Paris: Masson & Cie. 1918.
MARTEL, T. DE: Les accicents postopératoires en chirurgie cérébrale. Leur traitement. Presse méd. **86**, 1449 (1930).
— Tumeurs cérébrales. Accidents postopératoires. Leur mécanisme. Leur traitement. Rev. neurol. **2**, 38 (1931).
— TH. ALAJOUANINE et J. GUILLAUME: Importance des troubles vasomoteurs au cours des complications postopératoires en chirurgie nerveuse. Rev. Neurol. **2**, 662 (1930).
—, et J. GUILLAUME: Les troubles vasomoteurs centraux consécutifs aux interventions sur l'encéphale.- Importance du drainage postopératoires. Prat. méd. franç. A **3**, 120 (1932).
— — Les tumeurs de la loge cérébelleuse, fosse cérébrale postérieure; diagnostic et traitement. Paris: Doin 1934.

Mason-Browne, N. L.: Alteration of consciousness: tumor of the reticular activating system. Arch. Neurol. Psychiat. (Chicago) **76**, 380—387 (1956).

Masson, C. B.: Dangers of diagnostic lumbar puncture in increased intracranial pressure due to brain tumor. In C. A. Elsberg and others: Intracranial pressure in health and disease, p. 422. Baltimore: Williams & Wilkins Company 1929.

Mathis, P., et H. Fischgold: Inconscience et insomnie prolongées. Rev. neurol. **94**, 816—818 (1956)

Matson, D. D.: A new procedure for the treatment of communicating hydrocephalus. J. Neurosurg. **6**, 238—247 (1947).

— Ventriculo-Ureterostomy. J. Neurosurg. **8**, 398—404 (1951).

Mattos-Pimenta, A. de: Tratamento cirurgico das hernias cisternais. Congr. Latinoamer. Neurocir. VI, Montevideo, 1955.

Mauthner, L.: Zur Pathologie und Physiologie des Schlafes. Wien. med. Wschr. **2**, 962 (1890).

Maxwell, A. E.: A statistical review of „psychical symptoms in neurosurgical disease" by E. Busch. Acta psychiat. (Kbh.) **30**, 483—497 (1955).

Mayer, E. G.: Über Sella-Diagnostik. Radiol. Austriaca **3**, 77—98 (1950).

— Über den Gesamteindruck des Röntgenbildes des Schädels. Radiol. Austriaca **8**, 57—68 (1954).

Mayrhofer, O.: Allgemeine Anaesthesiologie. In Frey u. Mitarb., Lehrbuch der Anaesthesie 1955.

McFie, J., and M. F. Piercy: Intellectual impairment with localized cerebral lesions. Brain **75**, 292—311 (1952).

McKissock, W.: The operative technique for cerebral hemispherectomy in the treatment of infantile hemiplegia. Zbl. Neurochir. **14**, 42—48 (1954).

—, and J. Hankinson: The surgical treatment of the supratentorial angiomas. Congr. Internat. Neurolog., Bruxelles. Acta med. belg. **2**, 223 (1957).

McLean, A. J.: Die Craniopharyngealtaschentumoren (Embryologie, Histologie, Diagnose und Therapie). Z. ges. Neurol. Psychiat. **126**, 639—682 (1930).

Mc Queen, J. D., K. M. Browne and A. Earl Walker: Role of the brain-stem in blood pressure regulation in the dog. Neurology (Minneap.) **4**, 1—13 (1954).

Menninger, W. C.: The pupil as an aid to diagnosis in states of coma. J. nerv. ment. Dis. **65**, 533 (1927).

Menstaedter, M., and T. Meltzer: Colloid tumor of the third ventricle with a concomitant large sella turcica and necropsy findings. Int. Clin. **3**, 249—254 (1939).

Merrem, G.: Zur Beurteilung von Hirndruckzuständen. Dtsch. Gesundh.-Wes. **10**, 32, 1075—1080 (1955).

Meyer, A.: Herniation of the brain. Arch. Neurol. Psychiat. (Chicago) **4**, 387—400 (1920).

— H. H.: Calcium. Münch. med. Wschr. **57**, 2277 (1910). Zit. nach Möller.

—, J. E., u. L. Wittkowsky: Akute psychische Störungen als Hirnoperationsfolgen. Arch. Psychiat. Nervenkr. **187**, 1—38 (1951).

— — Homolaterale Hyperkinese und kontralaterale Hemiparese bei Meningeom des Tentoriums. Arch. Psychiat. Nervenkr. **187**, 1 (1951).

— J. S., and D. Denny-Brown: Studies of cerebral circulation in brain injury. I.—IV. Electroenceph. clin. Neurophysiol. **7**, 511—544 (1955); **8**, 107—116 (1956); **9**, 83—100 (1957).

— — The cerebral collateral circulation. — Factors influencing collateral blood flow. Neurology (Minneap.) **7**, 7, 447—458 (1957).

Meyers, R.: Systemic vascular and respiratory effects of experimentally induced alterations in intraventricular pressure. J. Neuropath. exp. Neurol. **1**, 3, 241—264 (1942).

— Dandys striatal theory of „the center of consciousness". Arch. Neurol. Psychiat. (Chicago) **65**, 659 (1951).

Miller, F. R., and J. T. Bowman: The cardio-inhibitory centre. Amer. J. Physiol. **39**, 149—153 (1916).

Mills, C.: The diagnosis of tumors of the cerebellum and the cerebellopontile angle, especially with reference to their surgical removal. N. Y. med. J. **261**, 324 (1905).

Minski, L.: The mental symptoms associated with 58 cases of cerebral tumors. J. Neurol. Psychopath. **13**, 52, 330 (1933).

Møller, K. O.: Pharmakologie. Basel: Benno Schwabe & Co. 1953.

Moersch, F. P.: Psychic manifestations in cases of brain tumors. Amer. J. Psych. **4**, 4, 705 (1925).

Mogilinitzki, B. N.: Zur Frage der Entstehungsweise und Ursache neurogener Formen des runden Magengeschwürs. Virchows Arch. path. Anat. **257**, 109—118 (1925).

Mollaret, P., et J. Bertrand: L'hypertonie de dérérébration chez l'homme. Paris: Masson & Cie. 1945.

Monakow, K. v.: Die Lokalisation im Großhirn und der Abbau der Funktion durch corticale Herde. Wiesbaden 1914.

Monnier, M., u. H. Willi: Die integrative Tätigkeit des Nervensystems beim meso-rhombo-spinalen Anencephalus (Mittelhirnwesen). I. Physiologisch-klinischer Teil; II. Anatomischer Teil. Mschr. Psychiat. **126**, 239 (1953).

Monrad-Krohn, G. H.: „Über Anoxia Cerebri" mit Bericht eines ungewöhnlichen Falles. Acta psychiat. scand. **27**, 125—136 (1952).

MOONEY, A. J., and MCCONNEL: Visual scotomata with intracranial lesions affecting optic nerve. J. Neurol. Neurosurg. Psychiat. **12**, 205—218 (1949).
MOORE, M. T.: Paroxysmal abdominal pain. J. Amer. med. Ass. **129**, 1233 (1945).
— Epilepsie abdominale. Schweiz. med. Wschr. **80**, 1352—1356 (1950).
—, and K. STERN: Vascular lesions in the brain-stem and occipital lobe occuring in association with brain tumors. Brain **61**, 70—98 (1938).
MORGILNITZKY, B. N.: Zur Frage der Entstehungsweise und Ursache neurogener Formen des runden Magengeschwürs. Virchows Arch. path. Anat. **257**, 190 (1925).
MORISON, R. S., and E. W. DEMPSEY: A study of thalamocortical relations. Amer. J. Physiol. **135**, 281 (1942).
MORITZ, W.: Über das Verhalten des Blutdrucks bei Hirntumoroperationen. Dtsch. Z. Nervenheilk. **146**, 232—249 (1938).
MORRIS, A. A.: Temporal lobectomy with removal of uncus, hippocampus and amygdala; results for psychomotor epilepsy three to nine years after operation. Arch. Neurol. Psychiat. (Chicago) **76**, 479—496 (1956).
MORUZZI, G.: The physiological properties of the brain stem reticular system. In: Brain-mechanismus and Consciousness. Springfield, Ill.: Ch. C. Thomas 1947.
— Spontaneous and evoked electrical activity in the brain stem reticular formation. XX. Internat. Physiol. Congr., Brüssel, S. 269—286, 1956.
MOSSBERGER, J.: Perforated duodenal ulcer and neoplasm of the tuber cinereum in the newborn. J. Neuropath. exp. Neurol. **6**, 391—400 (1947).
MÜLLER, L. R.: Klinische und experimentelle Studien über die Innervation der Blase, des Mastdarms und des Genitalapparates. Dtsch. Z. Nervenheilk. **21**, 86 (1901).
MULDER, D.W., D. DALY and A. A. BAILEY: Visceral epilepsy. Arch. intern. Med. **93**, 481—493 (1954).
MUNRO, D.: Cranio-cerebral injuries. New York: Oxford Med. Publ. 1938.
—, and W. R. SISSON jr. Recognition and treatment of incisural herniation caused by craniocerebral injuries. Trans. Amer. neurol. Ass. **75**, 62 (1950).
— — Hernia through the incisura of the tentorium cerebelli, in connection with craniocerebral trauma. New Engl. J. Med. **247**, 699—708 (1952).
MUSHIN, W. W.: Physiological principles in the treatment of unconscious patient. Brit. med. J. **1**, 1116—1119 (1955).
MUSKENS, L.: Eenige waarnemingen omtrent reukstornissen (neuritis olfactorial) bij verhooging van den intracranieelen druk. Ned. T. Geneesk. **2**, 1007 (1901).
NAUNYN, B., u. J. SCHREIBER: Über Gehirndruck. Naunyn-Schmiedeberg's Arch. exp. Path. Pharmak. **14**, 1 (1881).
NELSON, J.: Involvement of the brain stem in the presence of subdural hematoma. J. Amer. med. Ass. **119**, 864 (1942).
NETSKY, M. G., and R. R. J. STROBOS: Neoplasma within the midbrain. Arch. Neurol. Psychiat. (Chikago) **68**, 116—129 (1952).
NEUSTAEDTER, M., and T. MELTZER: Colloid tumor of the third ventricle with a concomitant large sella turcica and necropsy findings. Int. Clin. **3**, 249—254 (1939).
NEWBURGH, L. H.: Physiology of heat regulation and the science of clothing. Philadelphia: W.B. Saunders Company 1949.
NIELSEN, J. M.: Anterior cingulate gyrus and corpus callosum. Bull. Los Angeles neurol. Soc. **16**, 235—243 (1951).
— M.: Die Respirationsarbeit bei Körperruhe und bei Muskelarbeit. Skand. Arch. Physiol. **74**, 299—316 Suppl. **10**, 83 (1936).
NOELL, W., u. M. SCHNEIDER: Über die Durchblutung und die Sauerstoffversorgung des Gehirns im akuten Sauerstoffmangel. Virchows Arch. path. Anat. **246**, 181—200 (1942).
— — Zur Hämodynamik der Gehirndurchblutung bei Liquordrucksteigerung. Arch. Psychiat. Nervenkr. **180**, 713—730 (1948).
NORDMARK, B.: Pressure changes in the sella turcica in the presence of glioma in the cerebral hemispheres. Acta radiol. (Stockh.) **32**, 461—467 (1949).
NORLÉN, G.: The cerebral circulation in supratentorial angiomas as studied by angiography before and after removal. I. Congr. Internat. Neurolog., Bruxelles. Acta med. belg. **2**, 217 (1957).
NOSIK, W.: Ventriculomastoidostomy. J. Neurosurg. **7**, 236—239 (1950).
NOTHNAGEL, H.: Die Entstehung allgemeiner Convulsionen von Pons und der Medulla oblongata aus. Arch. path. Anat. **44**, 1 (1868).
NOTO, G.: Der Hirnimpuls bei Hirngeschwülsten. Z. ges. Neurol. Psychiat. **153**, 456—470 (1935).
NOWOTNY, K.: Die psychischen Veränderungen bei raumbeschränkenden Prozessen des Gehirns und deren Beurteilung. Wien. med. Wschr. **1955**, 999—1002.
OBERHOLZER, R. J. H.: Zentren für Atmung und Kreislauf in der Medulla oblongata. Klin. Wschr. **35**, 448 (1957).
OBERLING, CH., et A. KALLO: Ulcères aigus de l'extomac consécutifs à des lésions expérimentales des noyaux gris centraux. C. R. Soc. Biol. (Paris) **3**, 832 (1929).

Obrador, S., F. J. Elio and J. V. Anastasio: Some experimental and neurosurgical observations on the effects induced by ganglionic paralysing drugs. Acta neurochir. (Wien) **4**, 68—75 (1954).
O'Connell, J. E. A.: Max M. Peet Memorial lecture: the cerebrospinal fluid pressure and its etiological relationship with certain lesions affecting the central nervous system. Univ. Mich. med. Bull. **17**, 115—119 (1951).
Olivecrona, H.: Die Gliome der Großhirnhemisphären. Dtsch. Z. Nervenheilk. **128**, 1—44 (1932).
— Die parasagittalen Meningiome. Leipzig: Georg Thieme 1934.
— Die chirurgische Behandlung der Hirngeschwülste. In Neue Deutsche Chirurgie, Bd. 50. Stuttgart: Ferdinand Enke 1941.
— u. E. Lysholm: Die chirurgische Behandlung der Gehirntumoren. Berlin: Springer 1927.
Opitz, E., u. M. Schneider: Über die Sauerstoffversorgung des Gehirns und den Mechanismus von Mangelwirkungen. Ergebn. Physiol. **45**, 127—260 (1950).
Oppenheim, H.: Die Geschwülste und die syphilitischen Erkrankungen des Gehirns. Wien: Hölder 1897 u. 1902.
Orthner, H.: Pathologische Anatomie des Hypophysen-Hypothalamus-Systems. 1. Symp. der Dtsch. Ges. für Endokr. 1953. Berlin-Göttingen-Heidelberg: Springer 1955.
— Hypophysär-hypothalamische Krankheiten. In Lubarsch-Henke-Rösslеs Handbuch der speziellen pathologischen Anatomie und Histologie. Bd. XIII Neurologie, Teil 5, S. 543—940. Berlin-Göttingen-Heidelberg: Springer 1956.
— Pathologische Anatomie der vom Hypothalamus ausgelösten Bewußtseinsstörungen. I. Internat. Congr. des Sciences Neurolog., Bruxelles. Acta med. belg. **2**, 77—96 (1957).
— Hirnstamm und Psyche. Anatomisch-physiologische Grundlagen, pathologisch-anatomische Befunde und klinische Problematik. Monogr. Gesamtgeb. Neurol. Psychiat. Berlin: Springer 1957.
Pagenstecher, F.: Experimente und Studien über Gehirndruck. Heidelberg 1871.
Paine, K. W. E., and W. McKissock: Aqueduct stenosis. Clinical aspects and results of treatment by ventriculocisternostomy (Torkildsen's operation). J. Neurosurg. **12**, 127—145 (1955).
Pampus, F.: Vegetative Blockade und künstlicher Winterschlaf in der Neurochirurgie. Chirurg **24**, 298—302 (1953).
Pancoast, H. K.: Interpretation of roentgenograms of pituitary tumors, explanations of some of the sources of error confusing clinical and roentgenological diagnosis. Amer. J. Roentgenol. **27**, 697 (1932).
Papez, J. W.: A proposed mechanism of emotion. Arch. Neurol. Psychiat. (Chicago) **38**, 725—743 (1937).
— Path for projection of nonspecific diffuse impulses to cortex for EEG related to consciousness. Dis. nerv. Syst. **17**, 103—108 (1956).
— Central reticular path to intralaminar and reticular nuclei of thalamus for activating EEG related to consciousness. Electroenceph. clin. Neurophysiol. **3**, 1, 117—128 (1956).
Parker, H. L.: Tumors of the brain simulating epidemic encephalitis. J. nerv. ment. Dis. **58**, 1—15 (1923).
Pass, K. E.: Das Syndrom der Liquor-Hypotension nach Hirnverletzungen. Dtsch. Z. Nervenheilk. **158**, 503—524 (1948).
Payr, E.: Tentoriumspaltung s. Guleke, 1935.
Peiper, A.: Die Eigenart der kindlichen Hirntätigkeit. Leipzig: Georg Thieme 1956.
Pellegrini, G.: Die Dehnung des Carotissinus und der Tonus seiner Wand als Faktoren der Reizung der Sinusrezeptoren. Verh. dtsch. Ges. Kreisl.-Forsch. **22**, 104—107 (1956).
Penfield, W.: Neuropathology of the brain from the problem of mental disorder, p. 178—183. London: McGraw-Hill 1934.
— Cerebral cortex and consciousness. Harvey Lect. **32**, 35—69 (1937).
— The cerebral cortex in man. I. The cerebral cortex and consciousness. Arch. Neurol. Psychiat. (Chicago) **40**, 417—442 (1938).
— Studies of the cerebral cortex of man. A review and an interpretation. In Delafresnaye, Brain mechanisms, p. 284. 1954.
— The permanent record of the stream of consciousness. Acta psychol. (Amsterd.) **11**, 47—69 (1955).
— The twenty-ninth Mandsley lecture: the role of the temporal cortex in certain psychical phenomena. J. ment. Sci. **101**, (424), 451—465 (1955).
— Consciousness and centrencephalic organization. I. Congr. Internat. des Sciences Neurol., Bruxelles. Acta med. belg. **2**, 7—18 (1957).
—, and T. C. Erickson: Epilepsy and cerebral localization. Springfield, Ill.: Ch. C. Thomas 1941.
—, and J. Evans: Functional defects produced by cerebral lobectomies. Ass. Res. nerv. Dis. Proc. **13**, 352—377 (1932).
— — Frontal lobe in man: clinical study of maximum removals. Brain **58**, 115—133 (1935).
—, and H. Jasper: Epilepsy and the functional anatomy of the human brain. Boston: Little, Brown 1954.
—, and Th. Rasmussen: The cerebral cortex of man. A clinical study of localization of function. New York: Macmillan Comp. 1950.

PERRET, G. E.: Experimentelle Untersuchungen über Massenverschiebungen und Formveränderungen des Gehirns bei raumbeengenden Prozessen. Zbl. Neurochir. **5**, 5—30 (1940).

— Experimentelle Untersuchungen über Massenverschiebungen und Formveränderungen des Gehirns bei Volumenzunahme durch Ödem oder Schwellung. Arch. Psychiat. Nervenkr. **112**, 385—408 (1940).

—, u. H. SELBACH: Chemische Untersuchungen bei experimentellen Massenverschiebungen und Formveränderungen des Gehirns. Arch. Psychiat. Nervenkr. **112**, 441—468 (1940).

PETR, R., I. HROMODA and P. NADVORNIK: Discussion on the cisternal herniations of the brain. Congr. Latinoamer., Neurocir. VI, Montevideo, 1955.

PFEIFER, B.: Psychische Störungen bei Hirntumoren. Arch. Psychiat. Nervenkr. **47**, 558—738 (1910).

PFLUGFELDER: Experimentelle Untersuchungen über Bewußtseinsstörungen in der Insulinbehandlung. Basel 1951.

PIA, H. W.: Die Mittelhirneinklemmung im Hirngefäßbild. Zbl. Neurochir. **14**, 283 (1954).

— Klinik und Behandlung der schweren gedeckten Schädelhirnverletzungen. Langenbecks Arch. klin. Chir. **280**, 623 (1955).

— Die Bewußtseinsstörungen bei Hirnverletzungen. Langenbecks Arch. klin. Chir. **281**, (6) 652—661 (1956).

— Die Einwirkungen der Hirndrucksteigerungen auf den Hirnstamm, ihre Klinik und Behandlung. Münch. med. Wschr. **98**, (47), 1609—1613 (1956).

— Die Schädigung des Hirnstammes bei den raumfordernden Prozessen des Gehirns. Ein Beitrag zur Pathogenese, Klinik und Behandlung der Massenverschiebungen des Gehirns. Acta neurochir. (Wien) Suppl. **4** (1957).

PICHOTKA, J.: Der Gesamtorganismus im Sauerstoffmangel. In BÜCHNER, LETTERER, ROULETS Handbuch der allgemeinen Pathologie, Bd. 4: Stoffwechsel, Teil II, S. 497—568. Berlin-Heidelberg-Göttingen: Springer 1957.

PINELES: Blasenstörungen. 1898: Zit. nach DENNING 1926.

PITTS, R. F.: Organization of the respiratory. Center. Physiol. Rev. **26**, 609 (1946).

— H. W. MAGOUN and S. W. RANSON: Localization of the medullary respiratory centers in the cat. Amer. J. Physiol. **126**, 673—688 (1939).

PLOOG, D.: Physiologie und Pathologie des Schlafes. Fortschr. Neurol. Psychiat. **21**, 16—56 (1953).

POOL, J. L., and J. W. CORRELL: Diagnosis of brain tumor in twenty-five patients initially treated as psychiatric problems. Arch. Neurol. Psychiat. (Chicago) **75**, 571—572 (1956).

—, and A. A. PAVA: Acoustic nerve tumors. Springfield, Ill.: Ch. C. Thomas 1957.

—, and J. RANSOHOFF: Autonomic effects on stimulating rostral portion of cingulate gyri in man. J. Neurophysiol. **12**, 385—392 (1949).

POPP, F.: Die Erscheinungen und der Spättod nach Erhängungsversuchen. Vjschr. gerichtl. Med., 3. F. **59**, 213—332 (1920).

POPPEN, J. L.: Ligation of the left anterior cerebral artery. Arch. Neurol. Psychiat. (Chicago) **41**, 495—503 (1939).

— J. F. KENDRICK and S. F. HICKS: Brain stem hemorrhages secondary to supratentorial space-taking lesions. J. Neuropath. **11**, 267—279 (1952).

— V. REYES and G. HORRAX: Colloid cysts of the third ventricle. Report of seven cases. J. Neurosurg. **10**, 3, 242—263 (1953).

POPPER, L.: Die zerebralen Insulte. Wien. Z. inn. Med. **30**, 1—19 (1949).

PRIBRAM, K. H., and J. F. FULTON: An experimental critique of the effects of anterior cingulate ablations in monkey. Brain **77**, 34—44 (1954).

PUECH, P., M. BRUN, G. C. LAIRY-BOUNES, J. MORICE et J. PERRIN: Traumatismes cránio-cérébraux. Paris: A. Legrand 1948.

— P. GUILLY, J. MORICE et M. BRUN: Les principales formes de l'hypotension intracranienne. Rev. neurol. **80**, 458—473 (1948).

PURVES-STEWART, SIR J.: Intracranial tumours and some errors in their diagnosis. New York: Oxford University Press 1927.

QUARTI, M.: Considerazioni cliniche e radiologiche sull'ernia tronco-cerebellare dello hyatus tentorii cerebelli. Chirurgia (Milano) **5**, 161—172 (1950).

QUINCKE, H.: Die Lumbalpunktion des Hydrocephalus. Berl. klin. Wschr. **1891**, 926.

RADEMAKER, G. G. J.: Experimentelle Physiologie des Hirnstamms. In BUMKE-FOERSTERS Handbuch der Neurologie, Bd. II, S. 187—234. Berlin-Heidelberg: Springer 1936.

RAND, C. W.: Significance of dilatated pupil on homoplegic side in cases of intracranial hemorrhage following head unjuries. Arch. Surg. (Chicago) **18**, 1176 (1929).

RANSON, S. W.: Somnolence caused by hypothalamic lesions in the monkey. Arch. Neurol. Psychiat. (Chicago) **41**, 1—23 (1939).

— Regulation of body temperature. Res. Publ. Ass. nerv. ment. Dis. **20**, 342—400 (1940).

—, and P. R. BILLINGSLEY: Vasomotor reactions from stimulations of the floor of the fourth ventricle. Studies in vasomotor reflex arcs. Amer. J. Physiol. **41**, 85—90 (1916).

Ranson, S. W., C. Fischer and W. R. Ingram: Hypothalamic regulation of temperature in the monkey. Arch. Neurol. Psychiat. (Chicago) **38**, 445 (1937).
—, and W. R. Ingram: Hypothalamus and regulation of body temperature. Proc. Soc. exp. Biol. (N.Y.) **32**, 1439 (1935).
—, and H. W. Magoun: The hypothalamus. Ergebn. Physiol. **41**, 56—163 (1939).
Ranzi, E.: Chirurgie des Gehirns und seiner Häute. In Kirschner-Nordmann, Bd. 3. Berlin u. Wien: Urban & Schwarzenberg 1929.
Raskin, N.: Intracranial tumors in psychotic patients. Amer. J. Psychiat. **112**, 481—484 (1956).
Rausch, Fj., u. W. Schiefer: Indirekte Röntgen-Kinematographie der Hirngefäße (angiographische Untersuchungen mit der Odelca-Spiegel-Kamera im Mittelformat). Fortschr. Röntgenstr. **84**, 88—99 (1956).
Raymond: Le sommeil dans les tumeurs cérébrales. Arch. gén. Méd. 1905. Zit. nach Baruk 1926.
Redlich, E.: Über die Pathogenese der psychischen Störungen bei Hirntumoren. Jb. Psychiat. Neurol. **31**, 207 (1910).
Reichardt, M.: Zur Entstehung des Hirndrucks. Dtsch. Z. Nervenheilk. **28**, 306 (1905).
— Hirnstamm und Psychiatrie. Mschr. Psychiat. Neurol. **68**, 470 (1928).
— Das Hirnödem. In Handbuch der pathologischen Anatomie, Bd. XIII/1, S. 1229—1283. Berlin-Göttingen-Heidelberg: Springer 1957.
Reid, W. C., and W. V. Cone: Mechanism of fixed dilatation of the pupil resulting from ipsilateral compression. J. Amer. med. Ass. **112**, 2030 (1939).
— W. L.: Cerebral herniation through the incisura tentorii. Surgery **8**, 756—770 (1940).
Rein, H.: Vasomotorische Regulationen. Ergebn. Physiol. **23**, 28 (1931).
—, u. M. Schneider: Physiologie des Menschen, 11. Aufl. Berlin-Göttingen-Heidelberg: Springer 1955.
Rembold, F., u. W. Tönnis: Die Differentialdiagnose der Erkrankungen des Kleinhirnbrückenwinkels. Dtsch. Z. Nervenheilk. **175**, 329—353 (1956).
Remky, H.: Die Bestimmung von Blutdruck, Wandtonus und Durchströmung der Netzhaut-Zentralarterie und ihre Bedeutung für die neurologische und neurochirurgische Diagnostik. Zbl. Neurochir. **9**, 333—341 (1949); **10**, 38—49, 158—172 (1950).
Revilla, A. G.: Differential diagnosis of tumors at the cerebellopontile recess. Bull. Johns Hopk. Hosp. **83**, 187—212 (1948).
Rickenbach, K., u. H. Meessen: Vergleichende reizphysiologische und anatomische Untersuchungen der reflektorischen Atemzentren der Medulla oblongata des Kaninchens. Acta anat. (Basel) **12**, 135—173 (1951).
Riddoch, G.: Progressive dementia, without headache or changes in the optic discs, from tumours of the third ventricle. Brain **59**, 225—233 (1936).
Riese, W.: Symptomatologie der Erkrankungen des Riechnerven. Handbuch der Neurologie, Bd. IV, S. 1—37. 1936.
— Hughlings Jackson's doctrine of consciousness; sources, versions and elaborations. J. nerv. ment. Dis. **120**, 330—337 (1954).
Riessner, D., u. K. J. Zülch: Über die Formveränderungen des Hirns (Massenverschiebungen, Zisternenverquellungen) bei raumbeengenden Prozessen. Dtsch. Z. Chir. **253**, 1—61 (1939).
Rimbaud, L., P. Passouant et J. Cadilhac: Participation de l'hippocampe à la régulation des états de vielle et de sommeil. Rev. neurol. **93**, 303—308 (1955).
Rioch, D. M.: Certain aspects of conscious phenomena and their neural correlates. Amer. J. Psychiat. **111** (11), 810—817 (1955).
Robertson, R. C. L., and C. Pollard jr.: Decerebrate state in children and adolescents. J. Neurosurg. **12**, 13—17 (1955).
Rodbard, S., and H. Saiki: Mechanism of the pressor response to increased intracranial pressure. Amer. J. Physiol. **168**, 234 (1952).
—, and W. Stone: Pressor mechanisms induced by intracranial compression. Circulation **12**, 883 bis 890 (1955).
— M. Reyes, G. Mininni and H. Saiki: Neurohumoral transmission of the pressor response to intracranial compression. Amer. J. Physiol. **176**, 341 (1954).
Röttgen, P.: Der künstliche Winterschlaf in der Neurochirurgie. Zbl. Neurochir. **14**, 211—225 (1954).
— H. Selbach, F. G. v. Stockert u. W. Tönnis: Untersuchungen und Beobachtungen über die Entstehung vorübergehender postoperativer Herdsymptome und postoperativer Liquorveränderungen. Zbl. Neurochir. **3**, 1, 12—21 (1938).
Romeis, B.: Hypophyse. In Handbuch der mikroskopischen Anatomie, Bd. 6. Berlin: Springer 1940.
Rosenhagen, H.: Pons- und Haubenblutungen als Komplikation von Tumoren des Großhirns. Dtsch. Z. Nervenheilk. **127**, 27 (1932).
— Zur Behandlung des chronisch erhöhten intracraniellen Druckes. Dtsch. med. Wschr. **61**, 51, 2044 (1935).
Rosenthal, J.: Atembewegungen und Innervation derselben. In L. Hermanns Handbuch der Physiologie. Leipzig 1880. Zit. nach Rossier u. Bühlmann 1956.

ROSSIER, P. H., u. A. BÜHLMANN: Pathophysiologie der Atmung. In Handbuch der inneren Medizin, 4. Aufl., Bd. IV/1, S. 39—252. Berlin-Göttingen-Heidelberg: Springer 1956.

— — u. K. WIESINGER: Physiologie und Pathologie der Atmung. Berlin-Heidelberg: Springer 1956.

ROTH, R. L., and J. BEBIN: Cerebral hemispheric tumors and extrapyramidal signs and symptoms. Neurology (Minneap.) 8, 277—284 (1958).

ROWBOTHAM, G. F.: Acute injuries of the head. Baltimore: Williams & Wilkins Company 1949.

— I. N. MACIVER, J. DICKSON and M. E. BOUSFIELD: Analysis of 1400 cases of acute injury to the head. Brit. med. J. **1954**, No 4864, 726—230.

RUCH, T. C.: The urinary bladder. In FULTON, Physiology. Philadelphia and London: W. B. Saunders Company 1955.

RUPP, CH.: Metastatic tumors of the central nervous system. I. Intracerebral metastases as the only evidence of dissemination of visceral cancer. Arch. Neurol. Psychiat. (Chicago) **59**, 635—645 (1948).

RUSSEL, J. R., and P. C. BUCY: Meningiomas of the posterior fossa. Surg. Gynec. Obstet. **96**, 183—192 (1953).

RYDER, H. W., F. F. ESPEY, F. D. KIMBELL, E. J. PENKA, A. ROSENAUER, B. PODOLSKY and J. P. EVANS: 1. Influence of changes in cerebral blood flow on the cerebrospinal fluid pressure. 2. Modification of effect of cerebral blood flow on cerebrospinal fluid pressure by variations in craniospinal blood volume. 3. Effect of changes in systemic venous pressure on cerebrospinal fluid pressure. Arch. Neurol. Psychiat. (Chicago) **68**, 165—179 (1952).

— — — — — — — The mechanism of the change in cerebrospinal fluid pressure following an induced change in the volume of the fluid space. J. Lab. clin. Med. **41**, 428 (1953).

— A. ROSENAUER, E. J. PENKA, F. F. ESPEY and J. P. EVANS: Failure of abnormal cerebrospinal fluid pressure to influence cerebral function. Arch. Neurol. Psychiat. (Chicago) **70**, 563—586 (1953).

SACHS, E.: Hydrocephalus: analysis of 98 cases. J. Mt Sinai Hosp. **9**, 4 (1942).

— jr., S. J. BRENDLER and J. E. FULTON: The orbital gyri. Brain **72**, 227—240 (1949).

SACK, H., u. H. G. HANDRICK: Klinische Erfahrungen bei Hirnschwellungszuständen mit dem ganglien-blockierenden Mittel Pendiomid. Medizinische **1952**, 375—378.

SAUERBRUCH, F.: Grundsätzliches zur Hirnchirurgie. Langenbecks Arch. klin. Chir. **183**, 387—396 (1935).

SCARFF, J. E.: Treatment of obstructive hydrocephalus by puncture of the lamina terminalis and the floor of the 3rd ventricle. J. Neurosurg. 8, 204—213 (1951).

SCHALLER, W. F.: Propriety of diagnostic lumbar puncture in intracranial hypertension. J. Neurol. Psychopath. **14**, 116—123 (1933).

SCHALTENBRAND, G.: Neuere Anschauungen zur Pathophysiologie der Liquorzirkulation. Zbl. Neurochir. **3**, 5, 290—299 (1938).

SCHARF, J.-H.: Zwischenhirnabhängige Korrelationen zwischen Hypophysenvorderlappen und Schilddrüse im Dienste der Stoffwechsel- und Wärmeregulation. Acta neuroveg. (Wien) **11**, 100—123 (1955).

SCHEGA, H. W.: Über Drucksteigerungen im Liquorsystem als Ursache von Zwischenfällen bei epiduralen Injektionen. Klin. Wschr. **29**, 180—184 (1951).

— Experimentelle Untersuchungen zur Frage der osmotherapeutischen Beeinflussung des Ödems. Langenbecks Arch. klin. Chir. **280** (5), 479—503 (1955).

SCHEID, W.: Die Zirkulationsstörungen des Gehirns und seiner Häute. In Handbuch der inneren Medizin, Bd. V, Teil 3. Berlin: Springer 1953.

SCHEINKER, J.: Lesions of the white matter of the central nervous system. J. Neuropath. exp. Neurol. **6**, 227 (1947).

— I. M.: Transtentorial herniation of brain stem: characteristic clinicopathologic, syndrome: pathogenesis of hemorrhage of brain stem. Arch. Neurol. Psychiat. (Chicago) **53**, 289—298 (1945).

SCHELLONG, F.: Regulationsprüfung des Kreislaufs. Leipzig: Theodor Steinkopff 1938.

SCHIEFER, W.: Über Sellaveränderungen bei gesteigertem Schädelinnendruck. Zbl. Neurochir. **14**, 281—283 (1954).

— Der diagnostische Wert einer funktionellen Serienangiographie bei intrakraniellen Prozessen. Acta radiol. (Stockh.) **46**, 299—309 (1956).

— Die Bedeutung der Serienangiographie für die Erforschung des Hirnkreislaufes. Habil.-Schr. Köln 1957.

— FJ. RAUSCH u. G. UDVARHELYI: Zur Röntgendiagnostik intrazerebraler Metastasen. Fortschr. Röntgenstr. **82**, 656 (1955).

— W. TÖNNIS u. G. UDVARHELYI: Die Artdiagnose des Meningioms im Gefäßbild (unter besonderer Berücksichtigung der Serienangiographie). Dtsch. Z. Nervenheilk. **172**, 436—456 (1954).

— — — Das Glioblastoma multiforme im Serienangiogramm. Acta neurochir. (Wien) **4**, 76—105 (1954).

— — — Die benignen Gliome im Serienbild (Astrocytome und Oligodendrogliome). Zbl. Neurochir. **15**, 267—277 (1955).

Schimert, G.: Reflektorische Kreislaufveränderungen beim Sauerstoffmangel des Herzmuskels. Verh. dtsch. Ges. Kreisl.-Forsch. **22**, 126—136 (1956).
Schlesinger, B.: Mental changes in intracranial tumors and related problems. Confin. neurol. (Basel) **10**, 225—253, 322—355 (1950).
Schmidt, C. F.: Respiration. Ann. Rev. Physiol. **7**, 231 (1945).
— The cerebral circulation in health and disease. Baltimore: Ch. C. Thomas 1950.
— C. G.: Die venöse Hyperämie der Hypophyse. Frankfurt. Z. Path. **62**, 39—77 (1951).
— R.: Über Hirntumor-Oligurie. Klin. Wschr. **1**, 3, 12 (1933).
Schneider, J., u. G. Thomalske: Betrachtungen über den Narkosemechanismus unter besonderer Berücksichtigung des Hirnstammes. Zbl. Neurochir. **16**, 4, 185—202 (1956).
— M.: Hypoxie und Anoxie. Therapiewoche **6**, 217—221 (1956).
— Die Wirkung der Hypothermie auf das ZNS; besonders auf seine Wiederbelebungszeit. XX. Internat. Physiol. Congr. Brüssel, S. 98—103, 1956.
— R.: Atemstörungen bei neurochirurgischen Operationen in potenzierter Narkose. Inaug.-Diss. Köln 1957.
— R. C.: Craniocerebral trauma. In: correlative neurosurgery, p. 275—326. Springfield: Ch. C. Thomas 1955.
Schönbauer, L.: Siehe Hoff u. Schönbauer 1933.
Schönbrunner, E.: Zentral bedingte Kreislaufstörungen bei frischen Schußverletzungen des Gehirns. Dtsch. Z. Nervenheilk. **161**, 208—251 (1949).
— Die Hypoxämie des Herzmuskels und deren Beziehungen zum vegetativen Nervensystem. Acta neuroveg. (Wien) **2**, 171—188 (1951).
Schörcher, F.: Über die Ursache der einseitigen Pupillenerweiterung beim Epi- und Subduralen Hämatom. Dtsch. Z. Chir. **248**, 420 (1937).
Schröder, E.: Nachuntersuchungsergebnisse bei 46 operierten Fällen von Meningopathia adhaesiva (Arachnitis) der hinteren Schädelgrube. Inaug.-Diss. Köln 1951.
Schüller, A.: Röntgendiagnostik der Erkrankungen des Kopfes. In A. Schittenhelm, Lehrbuch der Röntgendiagnostik. Berlin: Springer 1924.
Schürmann, K.: Die Chirurgie der extrapyramidalen Hyperkinesen. In Olivecrona-Tönnis' Handbuch der Neurochirurgie, Bd. 6, S. 58—136. Berlin-Heidelberg: Springer 1957.
Schulten: Lokaler Hirndruck. Langenbecks Arch. klin. Chir. **32**, 948. Zit. bei Kocher 1901.
Schultheis, Th.: Der unfreiwillige Harnabgang. Berlin: W. de Gruyter & Co. 1951.
Schwarz, G. A., and A. A. Rosner: Displacement and herniation of the hippocampal gyrus through the i ncisura tentorii. Arch. Neurol. Psychiat. (Chicago) **46**, 297—321 (1941).
Sciarra, D., and B. E. Sprofkin: Symptoms and sigus referable to the basal ganglia in brain tumor. Arch. Neurol. Psychiat. (Chicago) **69**, 450—461 (1953).
Scott, J., and Fr. Roberts: Localisation of the vaso-motor centre. J. Physiol. (Lond.) **58**, 168 (1924).
Scoville, W. B.: Inferior temporal lobectomy with hippocampectomy for the relief of peduncle compression from incisural herniation. Congr. lat.-amer. Neurochir. **6**, 147 (1955).
Selbach, H.: Die cerebralen Anfallsleiden: Genuine Epilepsie, symptomatische Hirnkrämpfe und die Narkolepsie. In Handbuch der inneren Medizin, 4. Aufl., Bd. 5, Teil 3, Neurologie, S. 1082 bis 1227. Berlin-Göttingen-Heidelberg: Springer 1953.
Selye, H.: The physiology and pathology of exposure to stress. Acta Inc. Med. Publ., Montreal, 1950.
Serr, H.: Die Stauungspapille in ihrer allgemein klinischen und ophthalmologischen Bedeutung. Albrecht v. Graefes Arch. Ophthal. **135**, 431—450 (1936).
Serrano, H., Rodriguez y M. Michel-Zamora: Tratamiento de las hernias cisternales en los traumatismos encéfalocraneanos. Congr. Latinoamer. Neurocir. VI, Montevideo, 1955.
Settlage, P. H.: Effect of intravenous injections of urea on cerebrospinal fluid pressure in monkeys. Arch. Neurol. Psychiat. (Chicago) **65**, 238—239 (1951).
Sharpey-Schafer, E. P.: Emergencies in general practice-syncope. Brit. med. J. **1956**, 506—509.
Shenkin, H. A., and P. Novack: Clinical implications of recent studies on cerebral circulation of man. Arch. Neurol. Psychiat. (Chicago) **71**, 148—159 (1954).
— E. B. Spitz, F. C. Grant and S. S. Kety: Acute effects on the cerebral circulation of the reduction of increased intracranial pressure by means of intravenous glucose or ventricular drainage. J. Neurosurg. **5**, 466 (1948).
Sherrington, C. S.: Decerebrate rigidity and reflex coordination of movements. J. Physiol. (Lond.) **22**, 319—332 (1897).
Sigwald, J., and J. Guillaume: Action physiopathologique générale des néoformations intracrâniennes. In: Encyclopédie Méd.-Chir., Système nerveux, tom III, 17210, A 10. Paris 1954.
Slessor, A.: Studies concerning the mechanism of water retention in addison's disease and in hypopituitarism. J. clin. Endocr. **11**, 700 (1951).
Smith, W. K.: Representation of respiratory movements in the cerebral cortex. J. Neurophysiol. **1**, 55—68 (1938).

SMYTH, G. E., and W. K. HENDERSON: Observations on the cerebrospinal fluid pressure on simultaneous ventricular and lumbar punctures. J. Neurol. Psychiat. **1**, 226—238 (1938).
SONIAT, T.: Psychiatric symptoms associated with intracranial neoplasms. Amer. J. Psychiat. **108**, 19—22 (1951).
SORGO, W.: Experimentelle Untersuchungen über die Klinik der Verquellung der Cysterna ambiens. Dtsch. Z. Nervenheilk. **149**, 271—283 (1939).
— Über den Wert und die Gefahren der Lumbalpunktion bei raumbeengendem Prozeß des Schädelinneren. Wien. klin. Wschr. **1**, 231—233 (1940).
— Die Liquorveränderungen beim raumbeengenden Prozeß des Gehirns mit besonderer Berücksichtigung der Liquorpassagestörungen. Zbl. Neurochir. **5**, 135—151 (1940).
SOSMAN, M. C.: Radiology as an aid in diagnosis of skull and intracranial lesions. Radiology **9**, 396 (1927).
SPATZ, H.: Die Bedeutung der symptomatischen Hirnschwellung für die Hirntumoren und für andere raumbeengende Prozesse in der Schädelgrube. Arch. Psychiat. Nervenkr. **88**, 5, 790—794 (1929).
—, u. TH. HASENJÄGER: Über örtliche Veränderungen der Konfiguration des Gehirns beim Hirndruck. Arch. Psychiat. Nervenkr. **107**, 193 (1937).
—, u. G. J. STROESCU: Zur Anatomie und Pathologie der äußeren Liquorräume des Gehirns. Nervenarzt **7**, 425, 481 (1934). Zit. nach JOHNSON 1957.
SPENCER, W. G.: Effect produced upon respiration by faradic excitation of the cerebrum in the monkey, dog, cat, and rabbit. Phil. Trans. B **185**, 609—657 (1894).
SPRAGUE, J. M., and W. W. CHAMBERS: Central of posture by reticular formation and cerebellum in the intact, anesthetized and unanesthetized and in the decerebrated cat. Amer. J. Physiol. **176**, 52—64 (1954).
SPROCKHOFF, H.: Erniedrigung des Schädelinnendrucks. Nervenarzt **11**, 12, 609—613 (1938).
— Postoperative Zustände von Erniedrigung des Schädelinnendrucks bei Hirnoperierten. Nervenarzt **13**, 341—350 (1940).
STARZL, T. E., C. W. TAYLOR and H. W. MAGOUN: Collateral afferent excitation of reticular-formation of brain stem. J. Neurophysiol. **14**, 479 (1951).
STEINBEREITHNER, K., F. LEMBECK u. ST. HIFT: Künstlicher Winterschlaf. Wien: Urban & Schwarzenberg 1955.
STEINMANN, H. W., u. W. TÖNNIS: Das EEG bei intrakraniellen raumbeengenden Prozessen. Zbl. Neurochir. **13**, 129—146 (1953).
STENVERS, H. W.: Position of the head in cerebral tumors above and below the tentorium. Arch. Neurol. Psychiat. (Chicago) **13**, 711—723 (1925).
— Über Drucksymptome am knöchernen Schädel bei Hirngeschwülsten. Fortschr. Röntgenstr. **52**, 341—349 (1935).
— Haltungs- und Stützreflexe. In BUMKE-FOERSTERS Handbuch der Neurologie, Bd. V, S. 523—554. Berlin: Springer 1936.
— Vascular disturbances in the brainstem caused by supratentorial lesions. Fol. psychiat. neerl. **59**, 1—9 (1956).
STERN, F.: Epidemische Encephalitis. In BUMKE-FOERSTERS Handbuch der Neurologie, Bd. 13, S. 307. Leipzig: Springer 1936.
— K.: Über gefäßabhängige Störungen im Brücken-Mittelhirngebiet und ihre Entstehungsweisen. Z. ges. Neurol. Psychiat. **152**, 497 (1935).
STERTZ, C.: Die Symptomatologie der Tumoren im Bereich des Zwischenhirns (Zwischenhirnsyndrom). Ein Beitrag zur Lokalisation psychischer Störungen. Zbl. ges. Neurol. u. Psychiat. **54**, 336 (1930).
— G.: Über den Anteil des Zwischenhirns an der Symptomgestaltung organischer Erkrankungen des Zentralnervensystems: Ein diagnostisch brauchbares Zwischenhirnsyndrom. Dtsch. Z. Nervenheilk. **117/119**, 630—665 (1931).
STOCKERT, F. G. v.: Psychische Störungen bei Hirntumoren. Nervenarzt **10**, 3, 119—125 (1937).
— Psychische Störungen nach Hirnoperationen. Zbl. ges. Neurol. Psychiat. **158**, 362—369 (1937).
STÖRRING, E.: Besinnung und Bewußtsein. Stuttgart: Georg Thieme 1953.
— G. E.: Zur Psychopathologie des Zwischenhirns. (Thalamus und Hypothalamus.) Arch. Psychiat. Nervenkr. **107**, 786 (1938).
STOOKEY, B.: Intermittent obstruction of the foramen of monro by neuroepithelial cysts of the third ventricle. Bull. neurol. Inst. N. Y. **3**, 446—500 (1934).
STOPFORD, J. S. B.: Increased intracranial pressure. Brain **51**, 485 (1928).
STRAUSS, H.: Strangulationsfolgen und Hirnstamm. Z. ges. Neurol. Psychiat. **131**, 363—374 (1931).
— and GLOBUS: Tumor of the brain with disturbance in temperature regulation. Arch. Neurol. Psychiat. (Chicago) **25**, 506—522 (1931).
STREIFF, E. B., u. M. MONNIER: Der retinale Blutdruck. Wien: Springer 1946.
STRICH, S. J.: Altered states of consciousness due to white matter degeneration. I. Congr. Internat. des Sciences Neurolog., Bruxelles Acta med. belg. **2**, 111—114 (1954).
— Diffuse Degeneration of the cerebral white matter in severe dementia following head injury. J. Neurol. Neurosurg. Psychiat. **19**, 163 (1956).

Ström, G.: Vasomotor responses to thermal and electrical stimulation of frontal lobe and hypothalamus. Acta physiol. scand., **20**, Suppl. 70, 83—112 (1950).
— Influence of local thermal stimulation of the hypothalamus of the cat on cutaneous blood flow and respiratory rate. Acta physiol. scand. **20**, Suppl. 70, 47—76 (1950).
—, u. B. Uvnäs: Motorische Antworten des Gastrointestinaltraktes und der Blase auf Oberflächenreizung des Lobus frontalis, der basalen Ganglien und des Hypothalamus bei Katzen. Acta physiol. scand. **21**, 90 (1950).
Strughold, H.: Hypoxydose. Klin. Wschr. **23**, 221—222 (1944).
Sunderland, S., and K. E. Bradley: Disturbances of oculomotor function accompanying extradural haemorrhage. J. Neurol. Neurosurg. Psychiat. **16**, 35—46 (1953).
Sunder-Plassmann, P.: Die chirurgische Behandlung der Endangiitis obliterans des Gehirns. Zbl. Chir. **4**, 374 (1947).
Sweet, W. H., and H. S. Bennett: Changes in internal carotid pressure during carotid and jugular occlusia and their clinical significance. J. Neurosurg. **5**, 178—195 (1948).
— G. C. Cotzias, J. Seed and P. Yakovley: Gastrointestinal haemorrhages, hyperglycemia azotemia, hyperchloremia, and hypernatremia following lesions of the frontal lobe in man. Publ. Res. Ass. nerv. ment. Dis. **27**, 795—822 (1948).
— S. J. Sarnoff and L. Bakay: A clinical method for recording internal carotid pressure. Surg. Gynec. Obstet. **90**, 327—334 (1950).
Tardieu, Guy: Le coma. Thèse, Paris. 1942.
— Le coma. In: Encyclopédie Médico-chirurgicale; Neurologie, t. I. Paris 1955.
Tartarini, E.: Gastroduodenale ulcera als Folge von Verletzungen oder Krankheiten des Nervensystems. Acta med. scand. **134**, 346—370 (1949).
Taylor, N. B. G., and R. L. Noble: Appearance of antidiuretic substance in urine of man after various procedures. Proc. Soc. exp. Biol. (N. Y.) **73**, 207—208 (1950).
Temple, Fay: Discussion on herniation of the hippocampal gyrus through the incisura tentorii (Schwarz and Rosner). Arch. Neurol. Psychiat. (Chicago) **43**, 1043 (1940).
Terzian, H., and G. D. Ore: Syndrome of Klüver and Bucy. Reproduced in man by bilateral removal of temporal lobes. Neurology (Minneap.) **5**, 6, 373—380 (1955).
Thauer, R.: Wärmeregulation und Fieberfähigkeit nach operativen Eingriffen am Nervensystem homoithermer Säugetiere. Pflügers Arch. ges. Physiol. **236**, 102 (1935).
— Der Mechanismus der Wärmeregulation. Ergebn. Physiol. **41**, 607—805 (1939).
— Wärmezentrum und Wärmeregulation. Klin. Wschr. **20**, 969 (1941).
— Physiologie der Wärmeregulation. Acta neuroveg. (Wien) **11**, 12—37 (1955).
—, u. G. Peters: Untersuchungen zur Physiologie des Mittelhirns. Pflügers Arch. ges. Physiol. **242**, 54 (1939).
Thomas, A., Jumentié et Chausseblanche: Léthargie intermittente traduisant l'existence d'une tumeur du troisième ventricule: étude anatomoclinique. Rev. neurol. **30**, 512 (1923).
Thomson, G. N.: Cerebral area essential to consciousness. Bull. Los Angeles neurol. Soc. **16**, 311 (1951).
Tinel, J.: Le système nerveux végétatif. Paris: Masson & Cie. 1937.
Tönnis, W.: Aseptische Arachnoiditis nach Hirnoperationen. Langenbecks Arch. klin. Chir. **186**, 375 (1936).
— Postoperative Liquorveränderungen. Zbl. Neurochir. **3**, 27—48 (1938).
— Die Entstehung der intrakraniellen Drucksteigerung bei Hirngeschwülsten. Langenbecks Arch. klin. Chir. **193**, 667—672 (1938).
— Über Hirngeschwülste. Verh. der Ges. Dtsch. Neurol. u. Psychiater, S. 114, 1937. Z. Neurol. **161**, 114—148 (1938).
— Zur Behandlung der Hypophysengangszysten. Allg. Z. Psychiat. **110**, 244—251 (1939).
— Frühsymptome intrakranieller Geschwülste. Münch. med. Wschr. **1939** II, 1065—1068.
— Zirkulationsstörungen bei krankhaftem Schädelinnendruck. Z. ges. Neurol. Psychiat. **167**, 462 bis 465 (1939).
— Kreislaufstörungen nach Hirnoperationen. Langenbecks Arch. klin. Chir. **200**, 179—184 (1940).
— Die Behandlung der frischen gedeckten Hirnverletzungen. Zbl. Chir. **72**, 803—811 (1947).
— Die Chirurgie des Gehirns und seiner Häute. In Kirschner-Nordmann, Die Chirurgie, 2. Aufl., Bd. III. Wien: Urban & Schwarzenberg 1948.
— Die Behandlung der frischen gedeckten Hirnverletzung im Hinblick auf die Verhütung der Hirnleistungsschwäche. Nervenarzt **19**, 201—206 (1948).
— Zwischenfälle bei Blockierung des Halsgrenzstranges. Zbl. Chir. **8**, 887 (1949).
— Beobachtungen an frischen, gedeckten Hirnschädigungen. Langenbecks Arch. klin. Chir. **264**, 368—374 (1950).
— Klinische Beobachtungen bei zentralen Störungen der Kreislaufregulation. I. Neurochirurgen-Kongr. Freiburg 1949; Dtsch. Z. Nervenheilk. **162**, 175—184 (1950).
— Klinik und Behandlung chronischer, anfallsweise auftretender Liquorzirkulationsstörungen. Z. Laryng. Rhinol. **32**, 129—135 (1953).

Tönnis, W.: Prévention des complications postopératoires par l'emploi de Pendiomid. V. Congr. Sud-Amer. Neurocir., Lima, 1953.
— Osmotherapie in der Hirnchirurgie. Therapiewoche **5**, 386—389 (1955).
— Augensymptome bei 3033 Hirngeschwülsten. Ber. über die 59. Zusammenkunft der Dtsch. Ophtal. Ges. in Heidelberg 1955.
— Neurochirurgische Erfahrungen bei cerebralen Durchblutungsstörungen. Regensburg. Jb. ärztl. Fortbild. **5**, 35—41 (1956).
— Die neuzeitliche Behandlung frischer Schädelhirnverletzungen. Arbeitsgemeinsch. für Forschung des Landes Nordrhein.-Westf. Heft 65, S. 5—37, 1956.
— Die Behandlung der frischen Schädelverletzungen. Ärztl. Fortbild. **2**, 1—3 (1957).
— Symptomatologie und Klinik der supratentoriellen arteriovenösen Angiome. I. Congr. Internat. de Neurochir., Bruxelles. Acta med. belg. **2**, 205 (1957).
—, u. R. A. Frowein: Die Versorgung frischer Kopfverletzungen. Wien. med. Wschr. **106**, 45, 933 bis 937 (1956).
—, u. F. Loew: Einteilung der gedeckten Hirnschädigungen. Ärztl. Praxis **5**, 36 (1953).
— D. Riessner u. K. J. Zülch: Über die Formveränderungen des Hirns (Massenverschiebungen, Zisternenverquellungen) bei raumbeengenden Prozessen. Zbl. Neurochir. **5**, 1—4 (1940).
—, u. W. Schiefer: Die Bedeutung der Serienangiographie für die Artdiagnose der Hirngeschwülste. Fortschr. Röntgenstr. **81**, 616—628 (1954).
— — Die chirurgische Behandlung der Subarachnoidalblutung. Landarzt **32**, 10, 217—220 (1956).
— — Konservative oder operative Behandlung der Subarachnoidalblutung? Medizinische **35**, 1175 bis 1178 (1956).
— — u. Fj. Rausch: Sellaveränderungen bei gesteigertem Schädelinnendruck. Dtsch. Z. Nervenheilk. **171**, 351—369 (1954).
—, u. H. W. Steinmann: Die Bedeutung der Anisokorie bei frischen gedeckten Hirnschädigungen. Zbl. Neurochir. **11**, 3, 146—151 (1951).
Tooth, H.: The treatment of tumours of the brain, and the indications for operations. Tr. Internat. Congr. Med. London, Sect. VII, Pt. 1, p. 203—299, 1913.
Torkildsen, A.: Clinical symptoms in temporal and occipital tumors. Norsk Mag. Laegevidensk. **99**, 996—1013 (1938).
— Ventriculocysternostomy. Oslo: J. Grundt Tassum 1947.
Toulouse et P. Schiff: Les syndromes psychiques initiaux dans certains cas de tumeurs cérébrales. Compt. Rend. du XXIX Congr. des Aliénistes et Neurologistes, Paris, mai 1925.
Traube, L.: Über das Cheyne-Stokessche Respirations-Phänomen. Ges. Beitr. Path. u. Physiol. **2**, 882 (1871).
— Über das Cheyne-Stokessche Respirations-Phänomen. Ges. Beitr. Path. u. Physiol. **3**, 103 (1878).
Trumble, H. C.: Pituitary tumours: observations on large tumours which have spread widely beyond the confines of the sella turcica. Brit. J. Surg. **39**, 7—24 (1951).
Tsubura, S.: Effects of increased intracranial pressures on medullary centers. Brit. exp. Path. **5**, 281 (1924).
Turner, E.: The seat of consciousness. Lancet **1955**, 1305—1307.
— E. A.: Cerebral control of respiration. Brain **77**, 448—485 (1954).
— E. V.: A case of prolonged hyperpyrexia in a child with a mid-brain tumour. Brit. J. Child. Dis. **13**, 261 (1916).
Verbiest, H.: Érosion, ulcération et hémorrhagies dans le tractus gastro-intestinal chez des malades neuro-chirurgicaux. Sem. Hôp. Paris **33**, 1918—1922 (1957).
Vernon, E.: Traumatische Nekrose des Hypophysenstiels. Zbl. allg. Path. path. Anat. **31**, 521 (1921).
Vinar, J.: Über die homolateralen Hemiplegien. Zit. nach Pia 1957.
Vincent, C., et M. Rosier: A propós de la hernie temporale; du danger de la ponction lombaire dans les tumeurs du cerveau. Sem. Hôp. Paris **23**, 747—748 (1947).
— M. David et F. Thiébaut: Le cone de pression temporal dans les tumeurs des hemisphères cérébraux. Rev. neurol. **65**, 536 (1936).
— Cl., E. Hartmann et J. le Beau: Atrophie optique primitive par méningiome à distance de la région opto-chiasmatique. Zbl. Neurochir. **3**, 145—156 (1938).
— F. Thiébaut et F. Rappoport: A propos de l'ablation des gliomes du cerveau par l'électro-coagulation. Oedème cérébral.-Cône de pression temporal. Rev. Neurol. **2**, 116 (1930).
Vlavianos, G.: Über binasale Hemianopsie. Arch. Psychiat. Nervenkr. **97**, 207 (1932).
Vogt, C. u. O.: Homolaterale Hyperkinese und kontralaterale Hemiparese bei Meningeom des Tentoriums. J. Psychol. Neurol. (Lpz.) **25**, 673 (1920).
Wachtler, S. F.: Über die Senkung des Hirndruckes durch Harnstoff. Dtsch. med. Wschr. **82**, 855—856 (1957).
Wagener, H. P., and P. L. Cusick: Chiasmal syndromes produced by lesions in posterior fossa. Arch. Ophthal. (Chicago) **18**, 887—891 (1937).
Waggoner, R. W., and B. K. Bagchi: Initial masking of organic brain changes by psychic symptoms. Clinical and electroencephalographic studies. Amer. J. Psychiat. **110**, 12, 904—910 (1954).

Wagner, W.: Zum Problem affektiver Veränderungen bei Störungen im Bereich des Zwischenhirns, dargestellt an den klinischen und autoptischen Befunden von 3 Craniopharyngeomen. Dtsch. Z. Nervenheilk. **154**, 1—18 (1942).

Walker, A.: Physiological principles and results of neurosurgical interventions in extrapyramidal diseases. I. Congr. Internat. des Sciences Neurolog. Acta med. belg. **1**, 118—137 (1957).

— Earl A.: Discussion on Sir G. Jefferson. In Jasper, Reticular formation, p. 741. 1958.

Wall, P. D., and G. D. Davis: Three cerebral cortical systems affecting autonomic function. J. Neurophysiol. **14**, 507—517 (1951).

Walshe, F.: Topic "states of consciousness in neurology". Discussion on report of Dr. P. Bailey. Premier Congr. Internat. des Sciences Neurolog., Bruxelles. Acta med. belg. **2**, 141 (1957).

— F. M. R.: The decerebrate rigidity of Sherrington in man. Arch. Neurol. Psychiat. (Chicago) **10**, 1—28 (1923).

— A case of complete decerebrate rigidity in man, with observations on various reflex reactions. Lancet **1923**, 644—647.

Walther-Buel, H.: Die Psychiatrie der Hirngeschwülste und die cerebralen Grundlagen psychischer Vorgänge. Acta neurochir. (Wien), Suppl. **2** Springer (1951).

Wanke, R.: Störungen des Wasserhaushaltes nach traumatischer Hirnschädigung. (Zugleich Bemerkungen zum posttraumatischen Liquorunterdruck und zum posttraumatischen Diabetes insipidus.) Chirurg **17/18**, 577 (1947).

— Pathologische Physiologie der frischen, geschlossenen Hirnverletzung. Stuttgart: Georg Thieme 1948.

Ward, A. A.: Decerebrate rigidity. J. Neurophysiol. **10**, 89—103 (1947).

— jr.: Physiological basis of concussion. J. Neurosurg. **15**, 129—134 (1958).

Watson, J., and M. Netsky: Ulceration and malacia of the upper alimentary tract in neurology disorders. Arch. Neurol. Psychiat. (Chicago) **72**, 267 (1954).

Watts, W., u. Ch. Uhle: Das Blasenfeld im Cortex, Hypothalamus und caudal im Hirnstamm. J. Urol. (Baltimore) **34**, 10—30 (1935).

Weber, G.: Zur Diagnose und Prognose intrakranieller Tumoren. Eine Einführung. Ophthalmologica (Basel) **125**, 231—286 (1953).

— Der Hirnabszeß. Stuttgart: Georg Thieme 1957.

Webster, J. E., and L. M. Weinberger: Convulsions associated with tumors of the cerebellum: clinical and pathophysiologic features. Arch. Neurol. Psychiat. (Chicago) **43**, 1163—1184 (1940).

Wechsler, I. S.: Hypothalamic syndromes. Brit. med. J. **1956**, No 4989, 375—378.

Weed, L. H.: Experimental studies in intracranial pressure. The intracranial pressure in health and diseases. Baltimore: Williams & Wilkins 1929, 519 pp.

—, and L. B. Flexner: Relations of the intracranial pressures. Amer. J. Physiol. **105**, 266 (1933).

—, and P. S. McKibben: Pressure changes in the cerebrospinal fluid following intravenous injection of solutions of various concentrations. Amer. J. Physiol. **48**, 513 (1919).

Wegefarth, P.: The establishment of drainage of intraocular and intracranial fluids into the venous system. J. med. Res. **31**, 149—166 (1914).

Weickmann, F.: Die operative Entfernung einer Hirnhalbkugel. Med. Bild-Dienst **1**, 16—18 (1958).

Weigand, H.: Die klinische Symptomatologie der Astrocytome der Großhirn-Hemisphären. Inaug.-Diss. Köln 1956.

Weigelin, E.: Über die Anwendung und Beurteilung der Netzhautarteriendruckmessung. Habil.-Schr. Bonn 1950.

— Über die Netzhautarteriendruckmessung. Wiss. Z. Karl-Marx-Univ. Leipzig **3**, 145—153 (1953/54).

— Beurteilung des intracraniellen Kreislaufs mit Hilfe der Netzhaut-Arterienmessung. Docum. ophthal. ('s-Grav.) **7/8**, 183—245 (1954).

Weinberger, L. M., and J. E. Webster: Visual field defects associated with cerebellar tumours. Arch. Ophthal. (Chicago) **25**, 128—138 (1941).

Welte, E.: Zur formalen Genese der traumatischen Mydriasis. Zbl. Neurochir. **8**, 217 (1943).

Wernicke, K.: Lehrbuch der Gehirnkrankheiten. Berlin 1883.

Wertheimer, P., et Ph. Frieh: La valeur séméiologique de l'hypertension artérielle dans les traumatismes craniens. Presse méd. **6**, 99 (1935).

— R. Fontaine et J. Dechaume: Hémorragie cérébrale et hypertension artérielle expérimentales. Déductions thérapeutiques. Ann. anat. path. **10**, 1034 (1933).

— M. Jouvet et J. Descotes: A propos du diagnostic de la mort du système nerveux. Dans les comas avec arrèt respiratoire traités par respiration artificielle. Presse med. **67**, 3, 87—88 (1959).

White, J. C., and St. Cobb: Psychological changes associated with giant pituitary neoplasms. Arch. Neurol. Psychiat. (Chicago) **74**, 383—396 (1955).

Wieck, H. H.: Zur Klinik der sogenannten symptomatischen Psychosen. Dtsch. med. Wschr. **81**, 1345—1349 (1956).

— Zur allgemeinen Psychopathologie. Fortschr. Neurol. Psychiat. **25**, 2—40 (1957).

— Das posttraumatische Durchgangssyndrom. Landarzt **34**, 1—4 (1958).

Wiemers, K., u. E. Kern: Die postoperativen Frühkomplikationen. Stuttgart: Georg Thieme 1957.

WIETHÖLTER, G.: Die Mischtypen der Hypophysenadenome. Inaug.-Diss. Köln 1957.

WIGGERS, C. J.: Physiology in health and disease, 5. edit. Philadelphia: Lea and Febiger 1950.

WILLIAMS, D., and W. G. LENNOX: The cerebral blood-flow in aterial hypertension, arteriosclerosis, and high intracranial pressure. Quart. J. Med., N. s. 8, 31, 185—194 (1939).

WILLIAMS, MOYRA, and JOE PENNYBACKER: Memory disturbances in third ventricle tumours. J. Neurol. Neurosurg. Psychiat. **17**, 115—123 (1954).

WILLIAMSON-NOBLE, F. A.: Venous pulsation. Trans., ophthal. Soc. U. K. **72**, 317—326 (1952).

WILSON, B. J., R. F. JONES, S. T. COLEMAN and C. A. MOYER: The effect of various hypertonic sodium salt solutions on citsernal pressures. Surgery **30**, 361—366 (1951).

— G., and N. W. WINKELMAN: Gross pontine bleeding in traumatic and non-traumatic cerebral lesions. Arch. Neurol. Psychiat. (Chicago) **15**, 455 (1926).

— H. M., and W. G. LUTZ: Lesions of the aquaeduct of sylvius. Radiology **46**, 132 (1946).

— S. A. K.: On decerebrate rigidity in man and the occurrence of tonic fits. Brain **43**, 220 (1920).

WINTERSTEIN, H.: Grundbegriffe der allgemeinen Nervenphysiologie. In BUMKE-FOERSTERS Handbuch der Neurologie, Bd. 2, S. 69—87. Berlin: Springer 1937.

WITTERMANN, E.: Hypophysengangstumoren und vegetative Zentren des Zwischenhirns. Nervenarzt **9**, 441, 516 (1936).

WITTICH V.: Über die Beziehungen der Medulla oblongata zu den Atembewegungen bei Fröschen. Virchows Arch. path. Anat. **37**, 322—345 (1866).

WOLDRING, S., and M. N. J. DIRKEN: Site and extension of bulbar respiratory centre. J. Neurophysiol. **14**, 227—241 (1951).

WOLFF, H.: Die Bedeutung des verminderten Liquordruckes in der Klinik, Sammlung psychiatr. u. neurol. Einzeldarstellungen, Bd. XVII, S. 9—83. Leipzig: Georg Thieme 1942.

— H. G., and H. L. BLUMGART: The effect of normal and of increased intracranial cerebrospinal fluid pressure on the velocity of intracranial blood flow. Arch. Neurol. Psychiat. (Chicago) **21**, 795—804 (1929).

WOLMAN, L.: Ischaemic lesions in the brain-stem associated with raised supratentorial pressure. Brain **76**, 364—377 (1953).

WORINGER, E., J. BAUMGARTNER u. G. THOMALSKE: Die potenzierte Narkose und ihre Bedeutung für die Neurochirurgie. Arch. Psychiat. Nervenkr. **193**, (1) 22—37 (1955).

— A. LANGS, J. P. BRAUN u. J. BAUMGARTNER: Etude sério-angiographique de la dynamique circulatoire du cerveau. Acta radiol. (Stockh.) **46**, 357—363 (1956).

WRIGHT, R. D.: Experimental observations on increased intracranial pressure. Aust. N. Z. J. Surg. **7**, 215 (1938).

WUSTMANN, O.: Bewegungsvorgänge im Liquorsystem. Klin. Wschr. **13**, 18, 666—668 (1934).

WYSS, O. A. M.: Respiratory centre and reflex control of breathing. I. The mode of functioning of the respiratory centre . II. The part played by the lungs in the reflex control of breathing. Helv. physiol. Acta 12, Suppl. **10**, 5—25, 26—35 (1954).

ZAND, N.: Decerebrate rigidity from a clinical and physiological standpoint. J. nerv. ment. Dis. **67**, 105 (1928).

ZANDER, E., u. K. GRAF: Die Tracheotomie in der Behandlung der bewußtlosen Patienten. Schweiz. med. Wschr. **84**, 342 (1954).

ZEH, W.: Psychopathologische Untersuchungen an Hirntumorkranken. Medizinische **1958**, 1025.

ZEITLIN, H., and B. W. LICHTENSTEIN: Cystic tumor of the third ventricle containing colloid material. Arch. Neurol. Psychiat. (Chicago) **38**, 268—287 (1937).

ZIELINSKI, H. W.: Paresen der äußeren Augenmuskeln bei intrakraniellen raumfordernden Prozessen. Ein Überblick über die Beobachtungen an über 3000 Fällen. Zbl. Neurochir. (1959 im Druck).

ZINDLER, M.: Fortschritte und Erfahrungen mit der vegetativen Blockade und der künstlichen Hypothermie. Langenbecks Arch. klin. Chir. **282**, 187—192 u. Diskussion 202—207 (1955).

ZÜLCH, K. J.: Neurologische Befunde bei Patienten mit Hemisphärektomie wegen frühkindlicher Hirnschäden. Zbl. Neurochir. **14**, 48—63 (1954).

—, u. E. SCHMID: Der Nacken-Hinterkopf-Schmerz. Dtsch. med. Wschr. **79**, 69—73 (1954).

ZWAN, A. VAN DER: Herniation in the tentorium. Ned. T. Geneesk. **1953**, 1690—1700.

ZWEIFACH, B. W.: Basic mechanisms in peripheral vascular homeostasis. 3. Conf. of factors regulating blood pressure, New York, 1949.

Klinische Elektrencephalographie.

Von

H. W. STEINMANN.

Mit 80 Abbildungen.

A. Allgemeiner Teil.

I. Einleitung.

1. Geschichtlicher Überblick.

Das Studium hirnbioelektrischer Erscheinungen begann gegen Ende des 19. Jahrhunderts, als der englische Physiologe CATON zeigen konnte, daß sich die intakte Hirnrinde gegenüber einer verletzten Stelle elektropositiv verhält. Es folgten dann sehr bald Beiträge von FLEISCHEL VON MARXOW, BECK sowie DANIELEWSKI. Aber die damals übliche Registriertechnik zum Nachweis bioelektrischer Vorgänge führte zu vielen Widersprüchen. Es ist deshalb nicht verwunderlich, wenn nur wenige Forscher zu Beginn des 20. Jahrhunderts sich mit diesem Problem erneut beschäftigten (KAUFMANN, TSCHIRJEF, NEMINSKI). Der erste Bericht über detaillierte Ergebnisse elektrobiologischer Erscheinungen der Hirnrinde, welche experimentell gewonnen wurden, wurde von PRAWDICZ-NEMINSKI (1925) vorgelegt.

Aber schon ein Jahr vor der Veröffentlichung von PRAWDICZ-NEMINSKI war es in Jena HANS BERGER (1924) gelungen, den Nachweis zu führen, daß sich vom Gehirn des Menschen rhythmisch ablaufende bioelektrische Potentiale registrieren lassen. Nach sorgfältigen weiteren Untersuchungen gab BERGER diese Beobachtungen 1929 bekannt. Es ist das besondere Verdienst BERGERs, als erster die große Bedeutung dieses Untersuchungsverfahrens für Forschung und Klinik erkannt zu haben. Seinem Vorschlag entsprechend wird das vom Schädel registrierte Hirnstrombild als Elektrencephalogramm (EEG) bezeichnet.

Schon kurze Zeit später begann der Arbeitskreis von O. VOGT am Kaiser Wilhelm-Institut für Hirnforschung in Berlin, sich mit der experimentellen Analyse der bioelektrischen Vorgänge zu beschäftigen. Neben M. H. FISCHERs Untersuchungen über die Auswirkungen von Krampfgiften auf die bioelektrische Aktivität sind hier besonders die Arbeiten von KORNMÜLLER über die Lokalisation bioelektrischer Erscheinungen zu nennen. Die Arbeiten dieser Autoren wurden durch den Umstand gefördert, daß TÖNNIES eine Apparatur entwickelte, welche eine unmittelbar sichtbare Aufzeichnung der Hirnaktivität gestattete (1932).

Die Bestätigung der Bergerschen Befunde durch ADRIAN, MATTHEWS und YAMAGIWA (1934/35) hat dann sehr bald im angelsächsischen Sprachgebiet zur intensiven klinischen und experimentellen Forschung angeregt.

Zwei Feststellungen haben zu einer fruchtbaren klinischen Entwicklung beigetragen, einmal die Beobachtung von GIBBS, H. DAVIES und W. G. LENNOX im Jahre 1935, daß die Epilepsie mit bestimmten charakteristischen Potentialen verknüpft ist, und zum anderen der Nachweis (GREY WALTER 1936), daß eine Herdlokalisation von cerebralen Prozessen auf Grund der Adrianschen Reihenableitung möglich ist.

2. Methodik.

Registrierapparatur. Zur Registrierung des EEGs werden heute in der Klinik ausschließlich direktschreibende Apparate benutzt. Das erste derartige Gerät wurde von TÖNNIES entwickelt (Polyneurograph). Die Aufzeichnung der Potentialschwankungen erfolgte bei diesem Gerät durch Schreibcapillaren, ein Verfahren, das heute noch gebräuchlich ist. Da es in der klinischen Elektrencephalographie darauf ankommt, die Potentiale symmetrischer Areale zu vergleichen, um örtliche Unterschiede zu erfassen, sind mehrfach registrierende Geräte notwendig (Mehrkanalgeräte). Während man noch vor 15 Jahren 4fach Ableitungen als ausreichend ansah, hält man jetzt für Routineuntersuchungen Geräte für erforderlich, welche gleichzeitig 8—12 Ableitungen gestatten. Zur Sichtbarmachung der sehr kleinen Potentialschwankungen kommen 2 Arten von Verstärkern in Anwendung, der CW-Verstärker und der Gleichspannungsverstärker. Obgleich der naturgetreuen Wiedergabe der Spannungsschwankungen durch CW-Verstärker (kondensatorwiderstandsgekoppelte Verstärker) Grenzen gesetzt sind, werden diese vorwiegend in den derzeitig gebräuchlichen Apparaten verwandt. Da für die Auswertung mit dem bloßen Auge hauptsächlich Potentiale einer Frequenz von 1—60/sec von Interesse sind, müssen die Koppelungsglieder so bemessen sein, daß derartige Potentialschwankungen frequenz- und amplitudengetreu aufgezeichnet werden können.

Elektroden. Der Abgriff der Potentialschwankungen erfolgt durch verschiedene Arten von Elektroden, welche entweder auf die Kopfhaut aufgesetzt oder in dieselbe eingestochen werden. Auf der Haut angebracht werden Pilz- und Klebelektroden, in die Haut eingestochen Nadelelektroden. Jede dieser Elektroden hat ihre Vor- und Nachteile. Es hängt von der Fragestellung ab, welche Art man jeweils verwendet. Bei unruhigen Kranken und bei Schlafuntersuchungen empfiehlt sich die Anwendung von Kleb- oder Nadelelektroden, da bei ihnen Artefakte durch Verschiebungen oder Verlagerungen weniger zu befürchten sind. Klebelektroden bestehen aus kleinen Silberplättchen von ungefähr 0,8 cm Durchmesser, welche in der Mitte leicht gewölbt und außerdem mit einer kleinen Öffnung versehen sind. Der Kontakt mit der Haut wird bei ihnen mit einer der üblichen Elektrodenpasten, wie sie auch in der Elektrokardiographie gebräuchlich sind, hergestellt. Die Fixation erreicht man mittels Kollodium. Als Nadelelektroden verwendet man rostfreien Stahldraht von ungefähr 3 cm Länge und geringer Stärke. Eine Isolation ist nicht erforderlich. Da sie nach jedem Gebrauch sterilisiert werden müssen, ist eine besonders eingehende Pflege notwendig. Es sei nicht verschwiegen, daß die Mehrzahl der Patienten eine Untersuchung mit Nadelelektroden nur ungern duldet. In vielen Laboratorien werden für Routineuntersuchungen fast ausschließlich Pilzelektroden angewandt. In der Regel bestehen sie aus einem Silber- oder V_2A-Stahlplättchen von 0,8—1,2 cm Durchmesser, welches einen Stift trägt. Dieser Stift kann mit einem Gewinde versehen sein, um in einem Plexiglassockel variabel befestigt werden zu können. Bei anderen Typen wird der Elektrodenhals fest im Trägerfuß montiert. Den Kontakt zur Kopfhaut erzielt man am einfachsten in der Weise, daß man die Platte mit Flanell oder entfetteter Watte umwickelt und diese mit gesättigter Kochsalzlösung tränkt. Eine hinreichend gute Fixierung läßt sich schon durch Gummibänder erreichen. Zur Erfassung der Aktivität basaler temporaler Hirnteile bedient man sich der Ohrgangs- oder Pharynxelektrode, wie sie von ARRELANO und SCHWAB sowie MCLEAN angegeben wurde.

Der Pflege der Elektroden muß besondere Aufmerksamkeit geschenkt werden, da die häufigsten Störungen durch sie hervorgerufen werden.

Ableitungspunkte. Eine sehr wesentliche Frage ist, von wie vielen Stellen des Schädels abgeleitet werden soll, um ein Maximum an Interpretation zu ermöglichen. Es wird allgemein anerkannt, daß für Routineuntersuchungen 8—10 über symmetrischen Stellen liegende Elektrodenpaare erforderlich sind, wie sie z. B. von KORNMÜLLER sowie von der internationalen EEG-Gesellschaft in Vorschlag gebracht wurden (Abb. 1). Die

Ableitestellen sind hierbei so angeordnet, daß sie in der Regel 4—5 cm voneinander entfernt sind. Die physikalische Streuung der Potentiale auf der Schädelkonvexität liegt, soweit sie lokalisatorisch von Bedeutung ist, bei der üblichen Registrierempfindlichkeit etwa in der gleichen Größenordnung (KORNMÜLLER und JANZEN). Für die neurochirurgische Diagnostik sind die von KORNMÜLLER angegebenen Positionen 3/4, 5/6 und 7/8 sehr wesentlich, da nur sie eine hinreichend genaue Exploration parasagittaler Regionen ermöglichen. Obgleich die Mittelpunktselektroden (III, V, VII oder Fo, Co, Po) zwar die Aktivität beider parasagittaler Hemisphärengebiete aufnehmen, sind sie für Ring- und Querreihenschaltungen unbedingt erforderlich. Ob man durch Pharynx- oder Ohrgangselektroden die Untersuchung vervollständigen soll, hängt von der Fragestellung ab. Von Bedeutung können derartige Ableitepunkte für die Beurteilung epileptischer Erscheinungen sein.

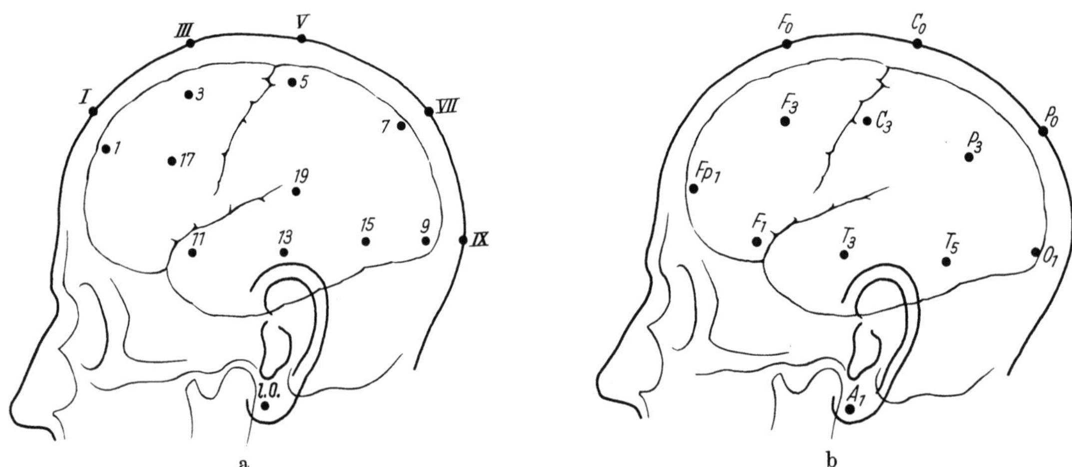

Abb. 1. *Schema der Ableitepunkte.* a) Nach KORNMÜLLER. b) Standardschema der internationalen EEG-Gesellschaft. Auf den Kurvenausschnitten bedeutet: *F* frontal; *Fp* Frontalpol; *Fl* frontolateral; *Fd* frontodorsal; *Ft* fronto-temporal; *T* temporal; *Ts* Temporalspitze; *To* temporo-occipital; *Z* zentral; *P* parietal; *O* occipital; *V* Vertex.

Ableitungsarten. Die Registrierung der bioelektrischen Aktivität des menschlichen Gehirns erfolgt nach 2 Ableitungsarten: der *unipolaren* und der *bipolaren* Ableitetechnik. Von einer unipolaren Ableitung spricht man dann, wenn sich eine Elektrode über der spannungsproduzierenden Hirnrinde selbst, die andere jedoch an einer Stelle befindet, welche relativ frei von hirnelektrischer Aktivität gefunden wird. Die erste Elektrode bezeichnet man als „Differente", die zweite als „Indifferente". Am gebräuchlichsten als indifferenter Punkt ist das Ohr. Bei der üblicherweise angewandten Registrierempfindlichkeit (50 μV = 0,6 cm) ist diese Stelle weitgehendst frei von Potentialschwankungen, zum mindesten ist die Einstreuung unbedeutend. Wenn allgemeine oder temporale Funktionsstörungen vorliegen, kann die Streuung von der temporalen Rinde in das Ohr so erheblich sein, daß sich die Benutzung der Ohrelektrode als Indifferente verbietet. Sie ist in solchen Fällen eine differente Elektrode, und die mit ihr gewonnenen Kurven sind unter Berücksichtigung der physikalischen Gesetzmäßigkeiten der bipolaren Ableitetechnik zu analysieren. Wenn man auf eine unipolare Ableitung nicht verzichten will, kann man als indifferente Stelle das Kinn oder den Nasenrücken wählen. Hierbei ist die Gefahr der Artefakte allerdings größer. Sehr brauchbar als „Indifferente" ist auch die von STEPHENSON und GIBBS angegebene Bezugselektrode. Es handelt sich hierbei um Elektroden, die im Bereich des Sternoclaviculargelenkes und des Dornfortsatzes des 7. Halswirbels angebracht sind. Durch Regelwiderstände lassen sie sich so miteinander verbinden, daß keine EKG-Einstreuung das Kurvenbild stört. Bei der *bipolaren* Ableitung erfolgt der Potentialabgriff von paarweise angeordneten Elektroden, die über dem Hirn selber gelegen sind. Man unterscheidet zwischen weiten (z. B. BERGERs Ableitungen frontooccipital) und engen bipolaren Abgriffen. Die Interpretation der nach dieser Technik gewonnenen Kurven bereitet immer dann Schwierigkeiten, wenn nicht gleichzeitig von jeder Ableitestelle mehrere Schaltkombinationen vorliegen. Da die physikalische Streuung der Potentiale bei Ableitung von der Kopfschwarte begrenzt ist, wie KORNMÜLLER und JANZEN zeigen konnten, nimmt jede Elektrode nur Potentiale auf, die einmal unmittelbar unter ihr und zum anderen in ihrer nächsten Umgebung entstehen. Diese Tatsache erklärt, warum mit sehr eng benachbarten Elektroden bei bipolarer Ableitung keine oder nur geringe hirnelektrische Potentialschwankungen zur Registrierung kommen. Man erfaßt bei weiten bipolaren Ableitungen — und sei die Elektrodenanordnung auch immer wie geartet — niemals die Aktivität des zwischen den Elektroden liegenden Hirngewebes. Die Ansicht darüber, welche der beiden Ableitungsarten die besten lokalisatorischen Ergebnisse zeigt, sind noch geteilt. Wir verwenden, wie JUNG, beide Ableitungsarten nebeneinander und sind auf Grund dieser Vergleichsmöglichkeiten der Meinung, daß geringfügige Asymmetrien in der unipolaren Ableitung besser erkannt werden. Hingegen gibt die bipolare Ableitung bei Vorliegen hochgradiger Veränderungen lokalisatorisch eindeutigere Befunde.

Als Standardableitungen werden in den einzelnen Laboratorien verschiedene Schaltkombinationen angewandt. Bei unipolaren Registrierungen kann man beide Ohren als Bezugspunkte wählen, besser ist jedoch, erst gegen das eine Ohr und dann gegen das andere Ohr abzuleiten. Welche Kombination von Ableitungspunkten man wählt, hängt von der Zahl der EEG-Kanäle ab. Bei bipolaren Ableitungen unterscheidet man zwischen einer parasagittalen, basalen und mittleren Längsreihe. JUNG hat eine modifizierte Längsreihe angegeben, bei der Ableitepunkte der mittleren und basalen Reihe verwandt werden. In letzter Zeit kommen auch Querreihenableitungen, wie sie schon von KORNMÜLLER und JANZEN beschrieben wurden, zur Anwendung. Man unterscheidet zwischen vorderen und hinteren Querreihen. Derartige Ableitungen ergeben, wie auch Ringschaltungen beim Vorliegen stärkerer Allgemeinveränderungen bessere lokalisatorische Ergebnisse als Ableitungen von Längsreihen.

Wenn der Zustand des Kranken eine längere Untersuchung nicht zuläßt, hat sich uns die sog. Vertexableitung als ausreichend gezeigt. Bei ihr werden nur von je einem frontolateralen, zentralen, occipitalen und temporal gelegenen Punkt jeder Hemisphäre gegen eine Mittelpunktselektrode (Vertex) abgeleitet. Man erhält so sehr schnell einen Überblick über das Ausmaß der Allgemeinveränderungen sowie gegebenenfalls bei Herderkrankungen einen ungefähren Hinweis auf den Sitz des Prozesses.

II. Das normale Elektrencephalogramm.

1. Das EEG des Erwachsenen.

Die Auswertung hirnelektrischer Befunde stützt sich auf statistisch ermittelte Korrelationen zwischen Frequenz und Amplitude einerseits und dem Lebensalter andererseits. Der dominante Rhythmus des Erwachsenen wird in fast 85% von einer ziemlich regelmäßigen Wellenfolge einer Frequenz von 8—12/sec gebildet, die von BERGER als α-Wellen bezeichnet wurden. Die Amplituden dieser Wellen sind über den einzelnen Hirnregionen verschieden hoch. Die größten Werte werden über occipitalen und parietalen Hirnabschnitten beobachtet (50—70 μV im Mittel). Über frontalen, zentralen und temporalen Gebieten schwanken die Amplituden der α-Wellen zwischen 10 und 30 μV. Eine weitere Besonderheit besteht darin, daß die Ausbildung der α-Wellen über symmetrischen vorderen und seitlichen Hirnregionen synchron verläuft. Daß der Grundrhythmus des Wach-EEGs nur von einer Frequenz gebildet wird, ist eine Seltenheit. In der Regel sind schon bei der Auswertung mit bloßem Auge mehrere Wellentypen gleichzeitig zu erkennen. Auch zeigen sich gewisse regionale Eigenheiten. Neben den erwähnten α-Wellen sind vor allem über zentralen und frontalen Gebieten sogenannte β-Wellen ausgebildet, deren Frequenz zwischen 15 und 30/sec schwankt, jedoch vorzugsweise der doppelten α-Frequenz entspricht. Die Amplituden der β-Wellen schwanken zwischen 10 und 30 μV. Wenn über parietalen und occipitalen Gebieten die α-Produktion gering ist, lassen sich β-Wellen auch hier manchmal gut erkennen. Eine Unterscheidung der β-Wellen von den Muskelaktionspotentialen bereitet keine Schwierigkeiten. Weiterhin können innerhalb des α-Rhythmus über vorderen Hirnabschnitten sogenannte *Theta*-Wellen auftauchen. Damit bezeichnete WALTER Wellen einer Frequenz von 4—7/sec. Ihre Amplituden überragen das

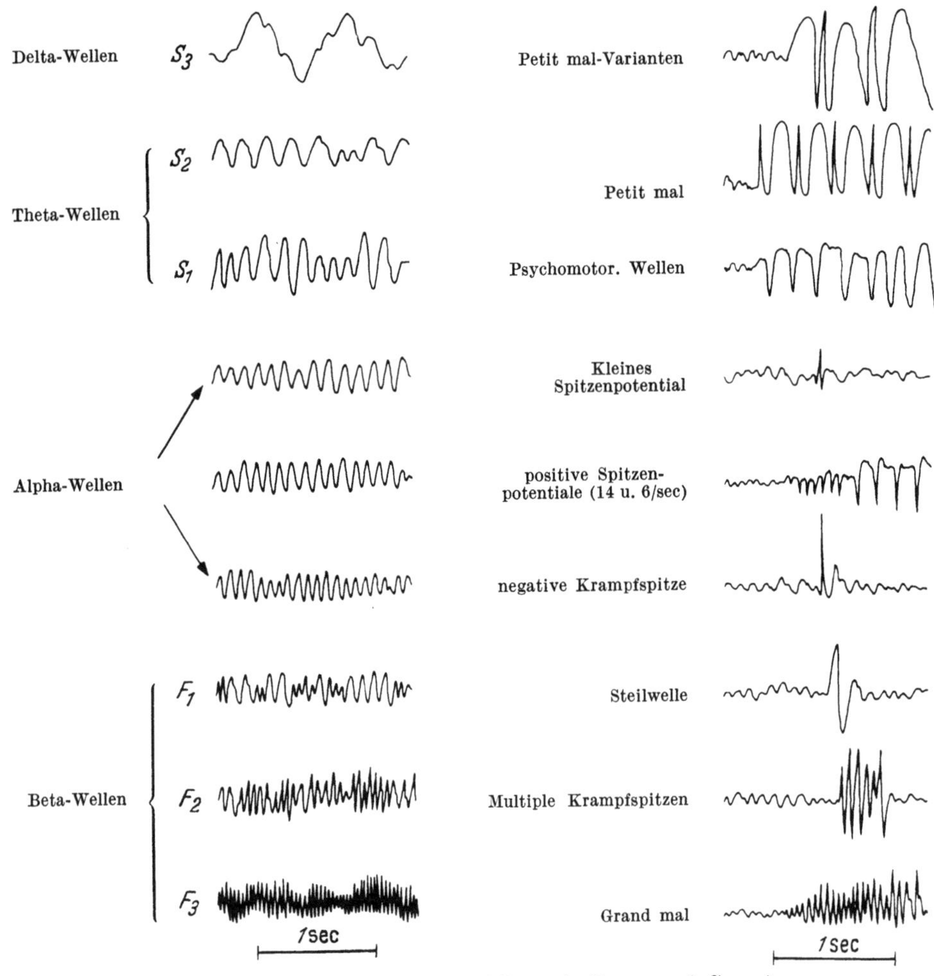

Abb. 2. Die Wellentypen des EEG (nach GIBBS und GIBBS).

Niveau der α-Wellen nicht. Wenn ihre Ausprägung zunimmt, haben sie als pathologisch zu gelten. In ungefähr 6% finden sich bei „gesunden Erwachsenen" vorzugsweise β-Wellen als Grundrhythmus, in weiteren 0,3% eine Frequenzverlangsamung und schließlich in 0,9% auch „paroxysmale Störungen" (GIBBS und GIBBS, s. Tabelle 1). In ungefähr 10% wird ein flaches EEG registriert, d. h. bei solchen sind Spontanpotentiale nur vereinzelt occipital oder auch noch parietal mit Amplituden von 10—20 μV zu erkennen.

Alle diese genannten Charakteristika sind nur unter bestimmten Bedingungen zu erhalten, nämlich dann, wenn der Untersuchte wach ist, völlig entspannt und die Augen geschlossen hält (passives EEG nach BERGER). Verschiedene Faktoren können die Ausprägung des α-Rhythmus ändern. Geistige Anspannung und Sinnesreize führen zu einer Amplitudenverminderung, Häufigkeitsabnahme oder zu einem völligen Verschwinden der α-Aktivität (Blockierung der α-Wellen). BERGER bezeichnete ein derartiges Verhalten als aktives EEG. Bei länger anhaltendem Sinnesreiz zeigt sich die α-Wellenreduktion nur vorübergehend. Auch der Menstruationscyclus kann den α-Rhythmus verändern. In der Mitte desselben wird der dominante Rhythmus etwa um eine halbe Welle pro Sekunde verlangsamt. Während der Schwangerschaft kommt es ebenfalls zu einer Verlangsamung, welche sich nach Beendigung der Schwangerschaft schnell zurückbildet (GIBBS). Die einzelnen Wellentypen sind in Abb. 2 dargestellt.

Tabelle 1. *Die Häufigkeitsverteilung verschiedener Grundrhythmen bei 1000 gesunden Erwachsenen.* (Nach GIBBS und GIBBS.)

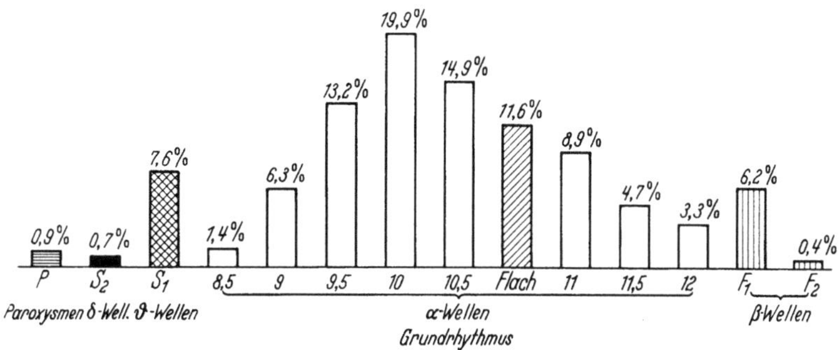

2. Das EEG des Kindes.

Das EEG des Kindes ist starken Schwankungen unterworfen, und es gibt erhebliche Variationen innerhalb der einzelnen Altersgruppen. Aus diesem Grunde ist die Beurteilung kindlicher EEGs um vieles schwieriger als die Beurteilung der Erwachsenen-EEGs. Im Säuglings- und Kindesalter sind die Potentialschwankungen im Vergleich zu denen des „reifen EEGs" langsamer. Es finden sich vorzugsweise Wellen, welche man bezüglich ihrer Frequenz als δ- bzw. Thetawellen bezeichnen könnte. Die Amplituden dieser Potentiale erreichen zum Teil sehr hohe Werte (bis zu 250 μV), und die Ausbildung zwischen den Hemisphären verläuft asymmetrisch. Manchmal sind α-Wellen in den langsamen Grundrhythmus eingestreut, vereinzelt auch β-Wellen. Während des zweiten Lebensjahres treten α-Wellen schon häufiger, aber auch noch asymmetrisch auf. Im 3., 4. und 5. Lebensjahr nimmt die δ-Aktivität vor allem im Bereich der occipitalen Hirnrinde hinsichtlich der Häufigkeit ab, und es läßt sich auch schon auf Sinnesreize eine Blockierung des α-Rhythmus feststellen. Bei Verlaufsuntersuchungen zeigt sich, daß die Frequenz stabiler und der Thetarhythmus dominant wird. Während des 6. Lebensjahres ist das Verhältnis der Theta- und α-Aktivität im Bereich der occipitalen Hirnrinde ungefähr gleich, und δ-Wellen sind nur noch spärlich anzutreffen. Mit dem 8. Lebensjahr wird die α-Aktivität dominant, Thetawellen erscheinen nur noch sporadisch. Die Tatsache, daß die einzelnen Stadien sich nicht immer so deutlich voneinander abheben, läßt erkennen, daß Allgemeinveränderungen bei Kindern schwieriger zu beurteilen sind als Herdstörungen.

3. Das EEG im Schlaf und bei Ermüdung.

Die praktische Bedeutung, die das Schlaf-EEG als Provokationsmethode erlangt hat, macht es notwendig, die im physiologischen Schlaf auftretenden Abänderungen genau zu kennen. Unsere heutigen Kenntnisse über das EEG im Schlaf basieren vor allem auf den Untersuchungen von H. DAVIES, LOOMIS, H. W. HARVEY und HORBART sowie denen von GIBBS und GIBBS. Das *Einschlafstadium* ist beim Säugling noch nicht sicher nachweisbar. Erst am Ende des 1. Lebensjahres erscheinen hochgespannte, krampfspitzenähnliche Abläufe über seitlichen Hirngebieten, die mit einer allgemeinen Frequenzverlangsamung vergesellschaftet sind (biparietale „humps" nach GIBBS und GIBBS). Mit zunehmendem Alter nimmt die Amplitude dieser Entladungen ab und sie beschränken sich auf den Parietalbereich. Bei Kleinkindern sind weiterhin β-Gruppen vorhanden, welche im späteren Lebensalter fehlen. Ein weiteres Charakteristikum bilden die über occipitalem Gebiet auftretenden elektropositiven Steilwellen.

Die ersten EEG-Veränderungen treten schon im Zustand der Ermüdung auf. Am eindeutigsten ist dieses bei Erwachsenen festzustellen. Die regelmäßige α-Folge wird im Zustand der Ermüdung diskontinuierlich, es treten Strecken fehlender oder verminderter α-Aktivität auf. Wenn ein flaches EEG vorliegt, kann Augenöffnen zu einer kurzzeitigen α-Aktivierung führen (KORNMÜLLER). Während δ-Wellen bei Erwachsenen im mittleren Lebensalter bei Ermüdung nicht gesehen werden, kommen solche bei älteren Personen im Bereich des Frontalhirns zur Darstellung. Derartige Verlangsamungen können zu Fehlbeurteilungen Anlaß geben.

Im *leichten Schlaf* sind schon beim Säugling 14/sec-Wellen, wenn auch niedriger Amplitude, zu sehen. Vor allem im Kindes- und Jugendalter treten 12- und 14/sec-Wellengruppen auf (Schlafspindeln), wobei die 12/sec-Spindeln die höchsten Amplituden frontal haben. Außerdem ist ihre Ausbildung streng symmetrisch. Im späteren Lebensalter nehmen Häufigkeit und Amplitude dieser Spindeln ab. Die *mittlere Schlaftiefe* zeigt sich dadurch an, daß die 14/sec-Spindeln verschwinden oder zumindest nicht sicher erkennbar sind und von 10/sec-Spindeln abgelöst werden. Im Vordergrund steht jedoch die unregelmäßige δ-Theta-Folge, wobei der Grad der δ-Aktivität vom Alter abhängt. Je jünger das Kind, um so ausgeprägter ist die Verlangsamung. Im *tiefen Schlaf* herrscht die δ-Aktivität vor, die gleichzeitig von α- und Thetawellen superponiert sein kann. Ältere Personen bieten mittel- bis niederamplitudige, vorzugsweise aus langsamen Thetawellen bestehende Kurven im tiefen Schlaf. Eine Spindelaktivität ist im tiefen Schlaf nicht mehr zu beobachten.

4. Zur Theorie der Spontanrhythmen.

In mühevoller Arbeit hat die Grundlagenforschung versucht, die den corticalen und subcorticalen Rhythmen zugrunde liegenden Gesetzmäßigkeiten zu analysieren. Bisher haben derartige Bemühungen zwar Teilerfolge gezeitigt aber nicht vermocht, eine befriedigende Erklärung der Grundvorgänge zu geben. BERGER vertrat die Ansicht, daß der α-Rhythmus und auch die β-Wellenaktivität in verschiedenen Schichten der Hirnrinde entstehen. Diese Auffassung fand eine Stütze in den experimentellen Ergebnissen von DUSSER DE BARENNE und MCCOLLUCH, welche zeigten, daß nach Thermokoagulation der Hirnrinde die Spontanaktivität verschwindet. Im Gegensatz hierzu waren ADRIAN und YAMAGIWA der Meinung, daß der α-Rhythmus nur im Occipitallappen entsteht, wobei das Phänomen der Phasenverschiebungen der α-Wellen durch einen Wechsel des α-Focus verursacht würde. Diese Theorie läßt aber die Tatsache unberücksichtigt, daß bei Direktableitungen vom Cortex die frontale α-Rhythmik von jener des Occipitallappens durch eine Zone getrennt ist, in welcher β-Wellen den Grundrhythmus bilden.

Da es sich bei den Potentialschwankungen des EEGs im Vergleich zu jenen des peripheren Nerven und der Ganglienzelle um langsame Abläufe handelt, nimmt man an, daß es sich hierbei um gleichsinnige Entladungen in Neuronenkreisen handelt, oder daß es sich um ein Summationsphänomen in bestimmten Neuronenverbänden handelt. Die Mikroelektrodentechnik, welche in den letzten Jahren von einigen Forschergruppen (JUNG u. Mitarb., JASPER u. Mitarb.) zum Studium bioelektrischer Vorgänge der Hirnrinde benutzt wurde, hat jedoch ergeben, daß die Beziehung zwischen den langsamen Hirnrhythmen und den Entladungen einzelner Zellen sehr verschiedenartig ist. Es wird deshalb angenommen, daß es sich bei der Spontanaktivität des EEGs um ein Gemisch von Synapsen — sowie Dentritenpotentialen handelt. Eine völlig andere Erklärung gibt KORNMÜLLER. Er vermutet, daß die langsamen Wellen des EEGs Ausdruck dei Tätigkeit der Hüllzellen sind, also direkt von diesen stammen. Die Funktion der Hüllzellen besteht nach Ansicht von KORNMÜLLER in einer Steuerung der Erregbarkeit der Ganglienzelle.

Der Einfluß subcorticaler Gebiete auf die Spontanaktivität.

Schon BERGER vermutete auf Grund der EEG-Veränderungen unter dem Einfluß von Barbitursäure, daß der Thalamus die Hirnrhythmik reguliere. Den ersten Beweis lieferten die Experimente von MORRIS und DEMPSY. Es besteht kein Zweifel, daß die corticale Rhythmik über spezifische thalamische Kerngebiete beeinflußt werden kann. Größere Bedeutung haben in dieser Beziehung jedoch die unspezifischen Strukturen des Thalamus (JASPER) und des Hirnstammes (MORUZZI und MAGUN). Reizung des reticulären Systems des Hirnstammes ruft eine Weckreaktion (arousal response) hervor. Die Weckreaktion zeigt sich bioelektrisch über beiden Hemisphären in der Form einer Frequenzbeschleunigung bei gleichzeitiger Amplitudenabflachung. Die Ausschaltung des reticulären Systems führt zu einem schlafähnlichen Verhalten, welches mit einer allgemeinen Frequenzverlangsamung verknüpft ist.

Über die Bedeutung des Hirnstoffwechsels siehe den Beitrag M. SCHNEIDER in diesem Handbuch.

III. Das pathologische EEG.

Wenn die für das jeweilige Alter und für die einzelnen Hirnregionen charakteristischen Wellen fehlen oder vermindert sind und durch andere Potentiale ersetzt sind, ist man berechtigt, von einem abnormen EEG zu sprechen. Entsprechend dem Ausmaß der Veränderungen wird zwischen lokalisierten und allgemeinen Veränderungen unterschieden.

1. Herdveränderungen.

Unter Herdveränderungen werden Störungen zusammengefaßt, welche über umschriebenen Gebieten abgeleitet werden, sei es, daß es sich um Besonderheiten in der Frequenz, Amplitude, Form, Folge oder Phase handelt.

Die einfachste Art der Herdveränderung stellt die α-Reduktion (KORNMÜLLER und JANZEN) oder, was gleichbedeutend ist, die α-Verminderung (JUNG) dar. Bei der α-Reduktion (s. Abb. 12, 22, 39 und 72) kann es sich um eine völlig fehlende α-Produktion handeln, was allerdings selten ist. Häufiger beobachtet man, daß α-Wellen für kürzere oder längere Dauer ausfallen, so daß Lücken in der Folge entstehen. Auch kann die Amplitude um 30% und mehr gegenüber der gesunden Seite verkleinert sein. Häufig finden sich in den Strecken verminderter α-Aktivität Thetawellen eingestreut. Wegen den schon physiologischerweise vorkommenden α-Asymmetrien im occipitalen Bereich ist hier manchmal eine Unterscheidung von einer α-Reduktion schwierig. Wenn man selbst durch Bestimmung der α-Prozente zu keiner Klärung kommt, ist es ratsam, eine Aktivierungsmethode in Anwendung zu bringen. Bei traumatischen Hirnschäden, bei denen dieses Phänomen in der chronischen Phase festzustellen ist, kann es in vereinzelten Fällen in einiger Entfernung von der Läsion angetroffen werden. Bei subduralen Hämatomen erlaubt es keine exakte Lagebestimmung. Lediglich bei parasagittalen Läsionen haben wir die α-Reduktion im Bereich des Prozesses vorgefunden.

Die *α-Aktivierung* (DUENSING) ist ein seltenes Herdsymptom, das leicht übersehen wird und zu Fehldeutungen Anlaß gibt (Abb. 19 und 70). Mit der Aktivierung können geringe Verlangsamungen der α-Frequenz sowie unregelmäßige Folge und fehlende Blockierung auf Augenöffnen vergesellschaftet sein.

Umschriebene Veränderungen der *β-Wellenaktivität* sind nur selten allein in der Form einer β-Steigerung oder β-Verminderung anzutreffen (Abb. 9). In der Regel sind sie mit anderen Herdzeichen verknüpft.

Der Name *Thetawellen* wurde erstmals von WALTER und DOVEY für Wellen einer Frequenz von 4—7/sec (KORNMÜLLER bezeichnet sie als f-Wellen, JUNG als Zwischenwellen) verwandt. Ein regelmäßiger lokaler Thetarhythmus ist von COBB und MÜLLER bei parietalen Prozessen beschrieben worden (s. Abb. 14, 36 und 69). Meist bestehen Thetawellenherde aus einem Gemisch verschiedener Thetafrequenzen, welche außerdem β- und α-Wellen und einzelne δ-Wellen enthalten können (s. Abb. 23, 25 und 28).

Von einem *δ-Wellenherd* spricht man, wenn unregelmäßig geformte, in der Amplitude wechselnde Wellen einer Frequenz von 0,5—3/sec über einem engeren Bereich auftreten (s. Abb. 27 und 32). Er findet sich in der Regel bei akuten Prozessen. Es kann sehr schwierig sein, bei gleichzeitig bestehenden Nachbarschafts- und Fernsymptomen den δ-Wellenherd einigermaßen einzugrenzen. Durch entwässernde Maßnahmen wird es manchmal möglich, eine bessere Entscheidung in solchen Fällen zu treffen. Die Ermittlung des δ-Wellenherdes erfolgt entweder auf Grund des Kriteriums der Phasenumkehr in der bipolaren Reihenableitung oder durch Seitenvergleich in der unipolaren Ableitung.

Krampfherde. Eines der spezifischen Zeichen corticaler fokaler Krampfaktivität stellt die sporadisch auftretende Krampfspitze (Kornmüllers Krampfstromeinzelablauf = KSE) dar. Wegen der einzelnen Wellentypen s. Abb. 2. Sie beginnt oftmals mit einer kleinen positiven Vorzacke, die von einer negativen Spitze gefolgt wird. Die Dauer dieses Spitzenpotentials schwankt bei Ableitung von dem Schädel zwischen 20 und 50 Millisekunden, bei Ableitung von der Hirnrinde selber meist nur um 20 Millisekunden. Eine Abhängigkeit von der Art des Prozesses wurde nicht beobachtet. Krampfstromeinzelabläufe konnten von den verschiedenen Regionen der Hirnrinde und aus grauen subcorticalen Abschnitten abgeleitet werden. Wie beim Strychninspike kann auch hier die Spitze von einer kleinen Nachwelle gefolgt sein. Fortgeleitete Krampfpotentiale sind an der Positivität des Spitzenpotentials oder an der kleineren Amplitude derselben zu erkennen. Bishop hat allerdings zeigen können, daß die Phasenrichtung von der Lage der Ableiteelektroden zum Focus bestimmt wird. Auch Jansen und Müller vertreten auf Grund experimenteller Studien die Ansicht, daß eine initiale Negativität keine Aussage darüber erlaubt, ob die Erregung primär oder transsynaptisch erfolgte.

Als *Steilwellen* (s. Abb. 18, 76 und 77) bezeichnet man Entladungen, die eine schnelle und langsame Phase aufweisen, und deren Dauer um 200 Millisekunden schwankt. Sie treten einzeln oder in Gruppen auf und werden häufiger als Krampfspitzen gesehen. Bei Direktableitungen vom Cortex erscheinen Steilwellen unter Umständen in einiger Entfernung von einem Krampfspitzenfocus.

Als dritte Gruppe fokaler Krampfaktivität findet sich der *Krampfspitzen-* und *Krampfwellenkomplex* (Abb. 16, 66 und 78). Die Krampfspitze hat eine Dauer von ungefähr 100—120 Millisekunden. An diese schließt sich unmittelbar eine träge Nachwelle hoher Amplitude von etwa 300 Millisekunden Dauer an. Derartige Potentiale kommen bei ausgedehnten Läsionen vor. Sie sind bei Kindern und Jugendlichen häufiger als bei Erwachsenen zu beobachten. Andere Formen fokaler paroxysmaler Krampfentladungen (β-Krampfspitzen, 6- und 14/sec-spikes) kommen nur vereinzelt zur Beobachtung (Abb. 34).

2. Allgemeinveränderungen.

Bei den Allgemeinveränderungen handelt es sich um Störungen, welche beidseitig, selbst wenn sie eine Seitendifferenz aufweisen, auftreten. Die Mehrzahl der Herdveränderungen wird von Allgemeinveränderungen begleitet, wobei das Ausmaß und der Grad große Unterschiede aufweisen. Bei akuten Prozessen finden sich meist stärkere Allgemeinveränderungen, im chronischen Stadium sind sie hingegen in der Regel gering.

Geringgradige Allgemeinveränderungen (s. Abb. 11 und 20) liegen dann vor, wenn der α-Grundrhythmus an der unteren Grenze der Norm liegt, also von 8/sec-Wellen gebildet wird. Derartige Verlangsamungen sieht man bei gedeckten und offenen Hirnverletzungen sowie bei Gefäßprozessen in der subakuten und chronischen Phase und bei benignen intrakraniellen Neubildungen, soweit die Umgebungsreaktion noch begrenzt ist. Der Sitz des Prozesses scheint hierfür ohne Bedeutung zu sein. Bei Kindern kann je nach Alter eine stärkere Theta- oder δ-Aktivität noch als geringgradige Allgemeinveränderung angesprochen werden.

Von *mittelgradigen Allgemeinveränderungen* (s. Abb. 13, 15, 42, 48, 49 und 50) spricht man, wenn die α-Folge diskontinuierlich ist und von hochamplitudigen Thetawellen, die eine Gruppenbildung erkennen lassen, sowie einzelnen δ-Wellen durchsetzt ist. Mittelgradige Allgemeinveränderungen werden bei Gliomen, frischen Hirnverletzungen und Blutungen als Begleiterscheinung von Herdveränderungen gesehen, wenn der Hirndruck nicht erheblich ist. Ohne Herdzeichen finden sie sich bei Prozessen im Bereich des 3. Ventrikels und bei manchen infratentoriellen Neubildungen.

Treten bei Erwachsenen häufig hochgespannte, monomorphe δ-Wellen, die zum Teil das Aussehen von Krampfwellen haben, bilateral oder bevorzugt unilateral auf, dann handelt es sich um eine *hochgradige Allgemeinveränderung* (s. Abb. 29, 54, 58, 63 und 64). Die höchsten Amplituden bestehen bei derartigen Grundrhythmusverlangsamungen über vorderen Hirnabschnitten, nur bei Kindern gelegentlich über occipitalen Hirnregionen. Die Frequenz der δ-Wellen schwankt in der Regel zwischen 2—3/sec. Die Gruppenbildung ist ein weiteres, wenn auch nicht absolutes Charakteristikum. Eine Unterscheidung von dysrhythmischen Verlangsamungen, wie sie von epileptogenen Läsionen ausgelöst werden, ist nicht immer möglich.

Zu den Allgemeinveränderungen zählt weiter die *Dysrhythmie*. Es handelt sich hierbei um Kurven, die aus Theta- und α-Wellen sowie vereinzelten δ-Wellen zusammengesetzt sind. Charakteristisch ist der starke Wechsel der Amplituden und der Frequenz dieser Potentiale.

Jung zählt auch das *frequenzlabile EEG* zur Allgemeinveränderung. Dieses besteht aus einer Folge von α- und β-Wellen, wobei schnelle α-Wellen und langsame β-Wellen überwiegen.

Abschließend sind noch die bilateralen paroxysmalen Entladungen zu nennen. Bei den spike-wave-Abläufen findet sich neben einem mehr oder weniger gut abgrenzbaren Spitzenpotential eine hochamplitudige Welle. Derartige Potentiale treten gewöhnlich in kurzen oder längeren Gruppen auf. Es lassen sich aber in etwa 10% Seitendifferenzen bezüglich der Amplitude, des zeitlichen Auftretens oder der Häufigkeit erkennen.

IV. Aktivierungsmethoden.

Die **Hyperventilation** (H.V.) gehört noch immer, obgleich sie — abgesehen bei Anfallskranken — nur von begrenztem Wert ist, zu jeder Routineuntersuchung. Der Versuch, die H.V. zu standardisieren (Bickford, Blinn und Noell), ist für klinische Untersuchungen erfolglos geblieben. In der Regel genügt es, wenn die H.V. nur für 2 min durchgeführt wird, wobei 50 tiefe Atemzüge pro Minute für eine ausreichende Aktivierung genügen (Kornmüller, Gibbs). Je nach dem Grad der Minderung der CO_2-Spannung treten über den einzelnen Hirnregionen verschiedene Abänderungen des Ausgangsbildes in Erscheinung. Bei schlecht ausgeprägtem α-Grundrhythmus wird dieser zuerst regelmäßiger und die Amplitude größer. Danach erscheinen über frontalem und zentralem Bereich einzelstehende, später zu Gruppen geordnete Thetawellen bilateral und schließlich hochgespannte δ-Wellen. Von der Frequenzverlangsamung werden sehr bald alle Hirnregionen erfaßt. Die stärkste Aktivierung beobachtet man im Kindesalter. Bei einer nur 2 min dauernden H.V. werden beim Hirngesunden diese Stadien kaum erreicht, und wenn es zu einer Frequenzverlangsamung kommt, bildet sie sich innerhalb kürzester Zeit zurück. Überdauern die Erscheinungen länger als 15 sec, so bezeichnet man einen derartigen Zustand als Hyperventilationslabilität (Kornmüller).

Nach gedeckten und offenen Hirnschädigungen kann eine H.V. Herdveränderungen wieder sichtbar werden lassen, wenn diese im Ruhe-EEG schon seit Wochen und Monaten nicht mehr nachweisbar waren. Sehr leicht zu aktivieren sind durch eine Hyperventilation Krampfpotentiale vom Typ der spike- und wave-Abläufe, wie sie bei kleinen Anfällen gehäuft auftreten. Auf das gegensätzliche Verhalten von Krampfstrompotentialen vom Typ der KSE und des KSA unter Hypo- und Hypercapnie haben Noell und Kornmüller hingewiesen.

Auch die **O_2-Mangelatmung** — während des Krieges zur Feststellung der Höhentauglichkeit angewandt (KORNMÜLLER, PALME und STRUGHOLD) — bietet gleiche Stadien der Aktivierung. Zur Erkennung latenter, örtlicher cerebraler Funktionsstörungen ist sie

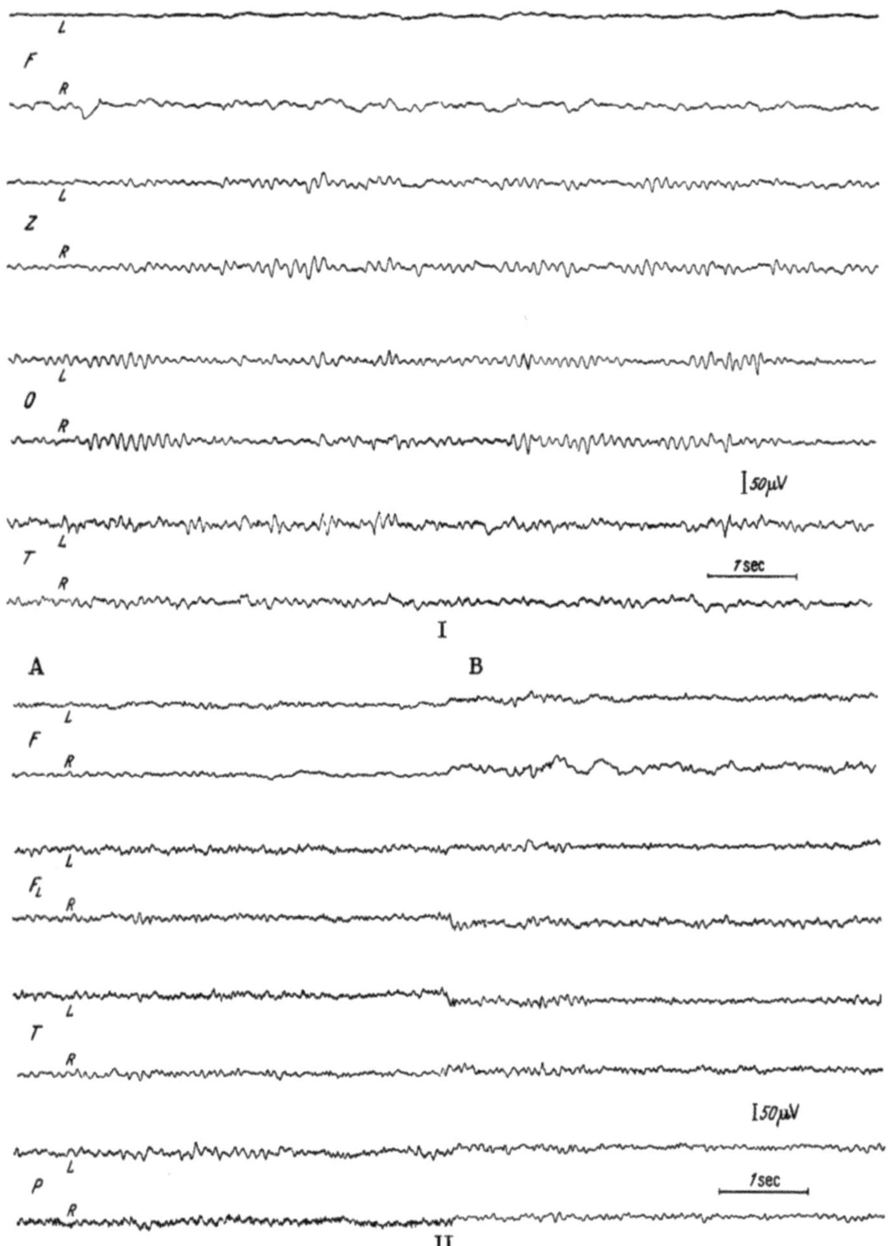

Abb. 3. *Delta-Wellen-Aktivierung rechts frontal. Sauerstoffmangelbelastung.* N. I., 26 Jahre. Rechts frontale, offene Hirnverletzung. Kurve I 15 Tage nach der Verletzung. Kurve II 3 Monate nach der Verletzung. Kurvenausschnitt A vor, B während der Atmung eines 7% O_2-Stickstoff-Gemisches.

allerdings nur bedingt brauchbar (s. Abb. 3, 4 und 5). Bei 135 gedeckten und offenen Hirnschäden, welche länger als 3 Monate zurücklagen, gelang uns nur in etwa 10% eine Herdaktivierung.

Der **Hypophysin-Wasserstoß** wird nur noch sehr selten als Provokationsmethode angewandt, da er mit starken Beschwerden einhergeht und die positiven Ergebnisse nicht höher sind als bei einer Hyperventilation.

Die Methoden der Wahl sind heute in der klinischen Elektrencephalographie die Photostimulation und das Schlaf-EEG.

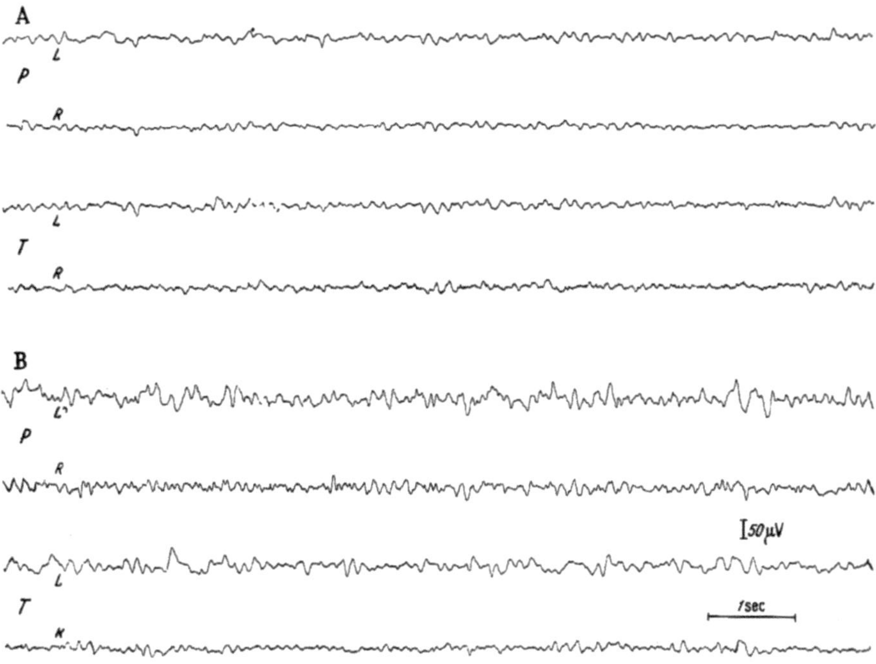

Abb. 4. *Delta-Wellen-Aktivierung linksseitig parietal und temporal. Sauerstoffmangelbelastung.* F. M., 33 Jahre. Astrocytom links parietal. Kurvenausschnitt A vor, B während der Atmung eines 7% O_2-Stickstoff-Gemisches.

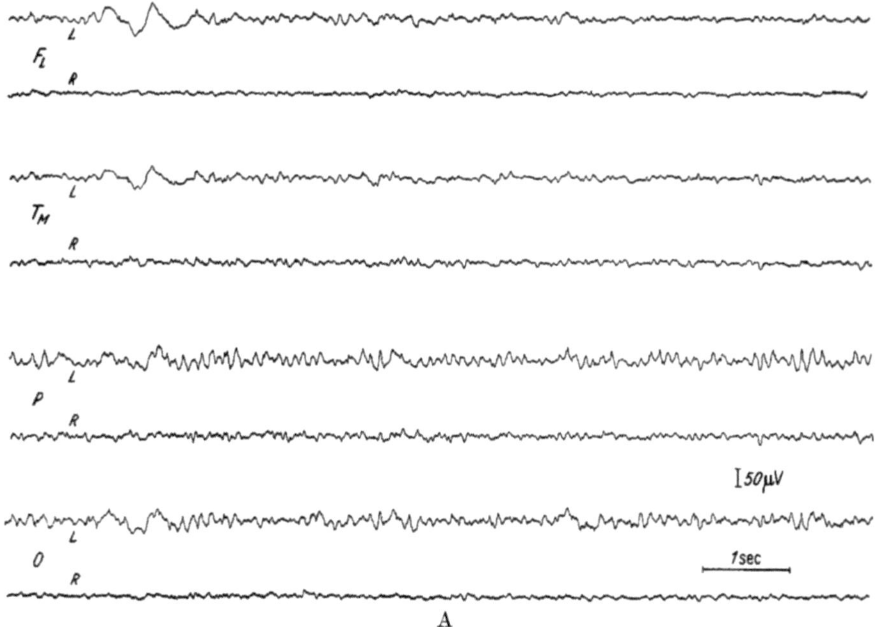

Abb. 5. *Sauerstoffmangelbelastung bei einem Carotis interna-Verschluß links.* Th. L., 45 Jahre. Kurve A vor, B während der Atmung eines 7% O_2-Stickstoff-Gemisches.

Die **Photostimulation** kommt hauptsächlich bei Anfallskranken zur Anwendung. Man muß allerdings berücksichtigen, daß auch bei Gesunden Potentialformen ausgelöst werden, die Krampfcharakter haben. Im Gegensatz zu Anfallskranken sollen derartige

Abänderungen bei Gesunden nach einigen Flickerlichtserien verschwinden, während sie bei Epileptikern andauern oder sogar in einen Anfall übergehen können.

LOEW gelang im Tierexperiment mit dieser Methode eine Differenzierung zwischen Commotio und Contusio cerebri, auf Grund der von ihm als Recruitment-Latenz bezeichneten Zeitspanne zwischen dem ersten Lichtblitz und dem Beginn des „photic driving".

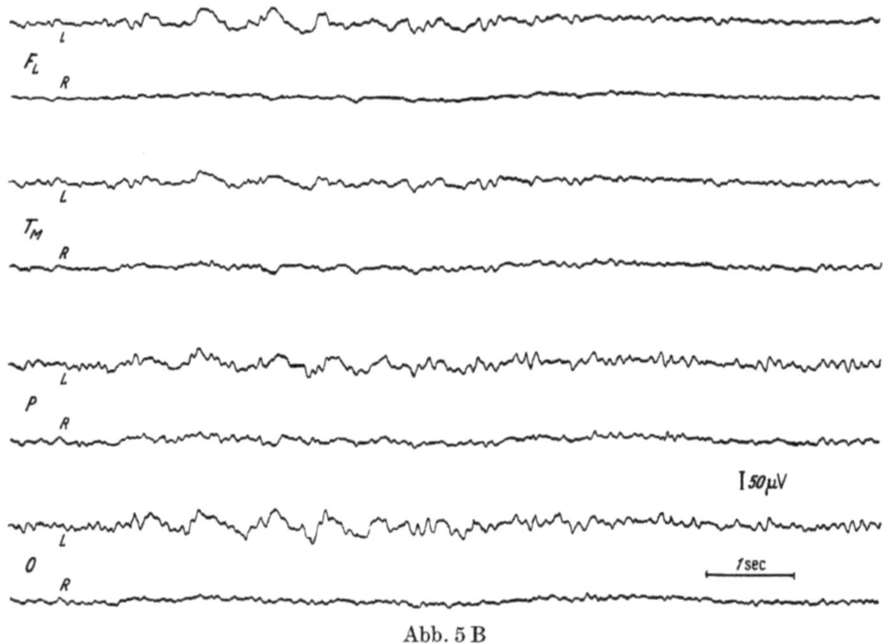

Abb. 5 B

Ein seitendifferentes Verhalten der durch Lichtblitze ausgelösten Potentiale beobachtet man auch bei verschiedenartigen Hirnprozessen (s. Abb. 6). Bisher liegen hierüber nur vereinzelt Mitteilungen vor (WALTER und WALTER; FARBROT; WEIL und NOSIK;

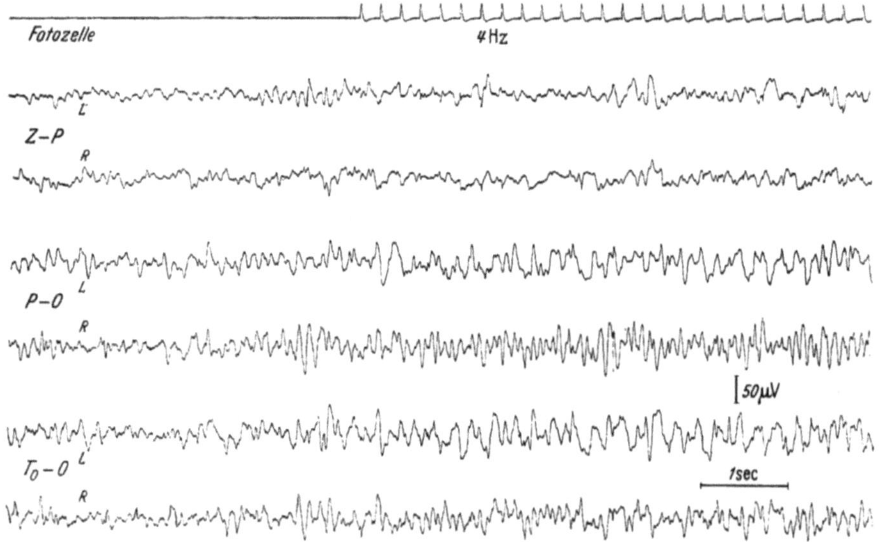

Abb. 6. *Unterschiedliche Reizbeantwortung occipital bei Photostimulation.* B. W., 45 Jahre. Arterio-venöses Angiom links occipital. Vor 14 Tagen kurzfristige Sehstörungen, die sich vor 2 Tagen wiederholten. Vor einigen Wochen optische Halluzinationen und Krampferscheinungen in den rechten Extremitäten. Neurologisch o. B.

RODIN; BICKFORD und SVIEN). Störungen lassen sich am besten nachweisen, wenn man mit langsamer Reizfrequenz beginnt (1—3 Hz) und diese auf 30/sec-Serien steigert. Bei langsamer Reizfrequenz sahen wir, wie auch FARBROT, eine verstärkte Beantwortung,

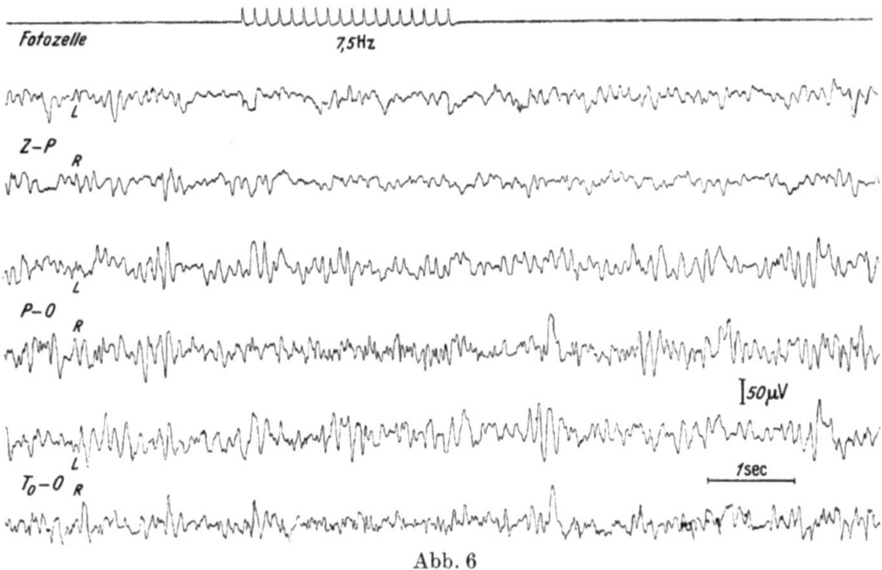

Abb. 6

während sie bei schnelleren Blitzserien fehlte oder vermindert vorlag. Unterschiede in der Reizbeantwortung konnten WALTER und WALTER auch durch automatische Frequenzanalyse nachweisen.

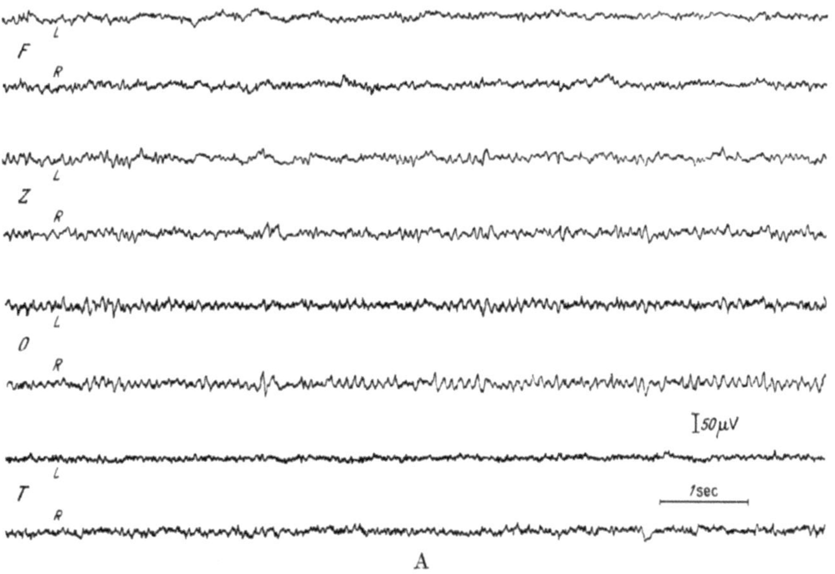

A

Abb. 7. *Aktivierung von Krampfpotentialen rechts temporal. Evipanprovokation.* Unipolare Ableitung gegen gleichseitiges Ohr. H. Th., 40 Jahre. Psychomotorische Anfälle nach Schädeltrauma. Kurve A vor, B nach 1,2 cm³ Evipan i.v.

Cardiazolprovokation. Es ist versucht worden durch schnelle (KAUFMANN) oder langsame Injektionen (JASPER) einer unterschwelligen Dosis von Cardiazol Krampfpotentiale aus der Latenz zu heben. So wertvoll diese Methodik in manchen Fällen sein kann, darf andererseits nicht übersehen werden, daß sie mit gewissen Gefahren verbunden ist. Selbst bei langsamer Injektion ist es nicht zu vermeiden, daß plötzlich, ohne entsprechende bioelektrische Vorboten, ein generalisierter Krampfanfall auftritt. Viele Kliniker sehen dieses Risiko als nicht zumutbar an.

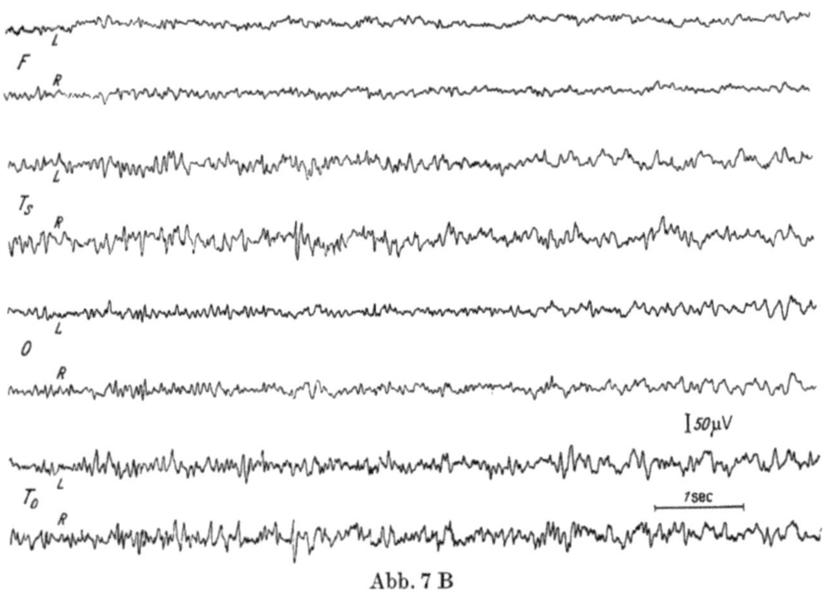

Abb. 7 B

Bei der **Photo-Cardiazol-Aktivierung** soll die klinische Anfallsauslösung gering sein (Gastaut). Die Technik dieser Methode besteht darin, daß 1 cm³ einer 5%igen wäßrigen Cardiazollösung alle 30 sec schnell injiziert wird. Sofort anschließend an jede Injektion

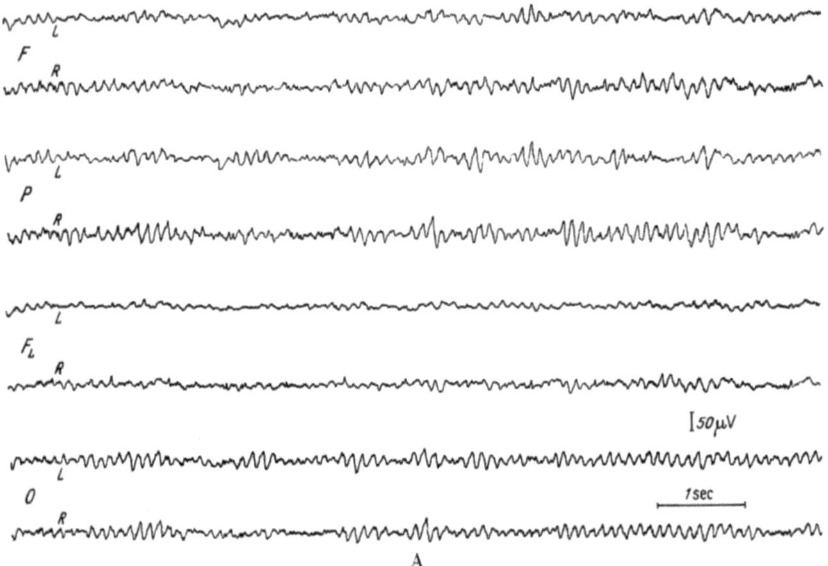

Abb. 8. *Thetawellenaktivierung linksseitig frontal. Evipanprovokation.* B. E., 39 Jahre. Links frontales Astrocytom. Kurve A vor, B nach 1,2 cm³ Evipan i.v.

werden Gruppen von Lichtblitzen einer Frequenz von etwa 15/sec ausgelöst. Es empfiehlt sich, am Schluß der Aktivierung sowohl intravenös (2—5 cm³) als auch per oral Tridion — je nach der Cardiazolmenge — zu geben und den Kranken für 1—2 Stunden ruhen zu lassen. Von diagnostischer Bedeutung sind vor allem fokal ausgebildete Krampfpotentiale, welche das gleiche Aussehen haben wie jene, die im anfallsfreien Intervall zu registrieren sind. Der Prozentsatz positiver Photo-Cardiazol-Aktivierungen bei Anfallskranken schwankt um 70%. Auch bei nicht epileptogenen Hirnprozessen können lokale oder

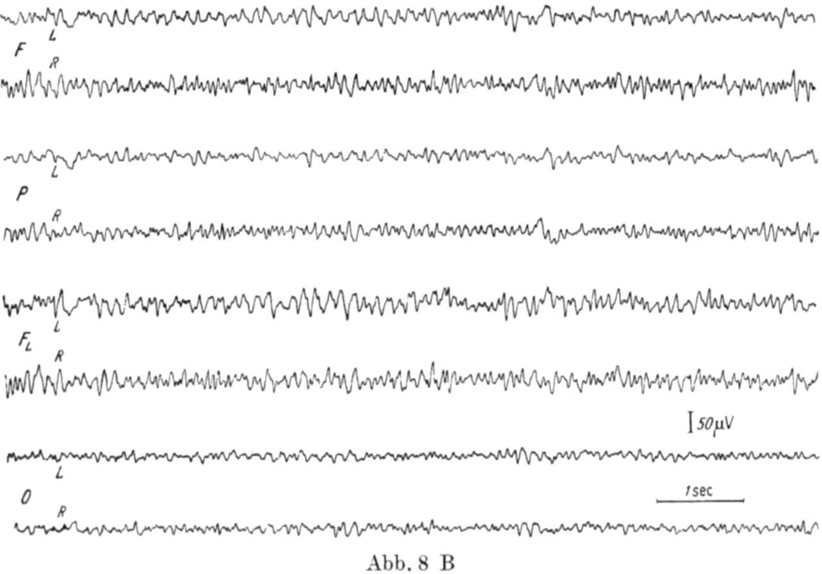

Abb. 8 B

einseitige Veränderungen provoziert werden. *Wegen der ödemverstärkenden Wirkung des Cardiazols wird man beim Verdacht auf einen raumfordernden Prozeß diese Methode nicht in Anwendung bringen.*

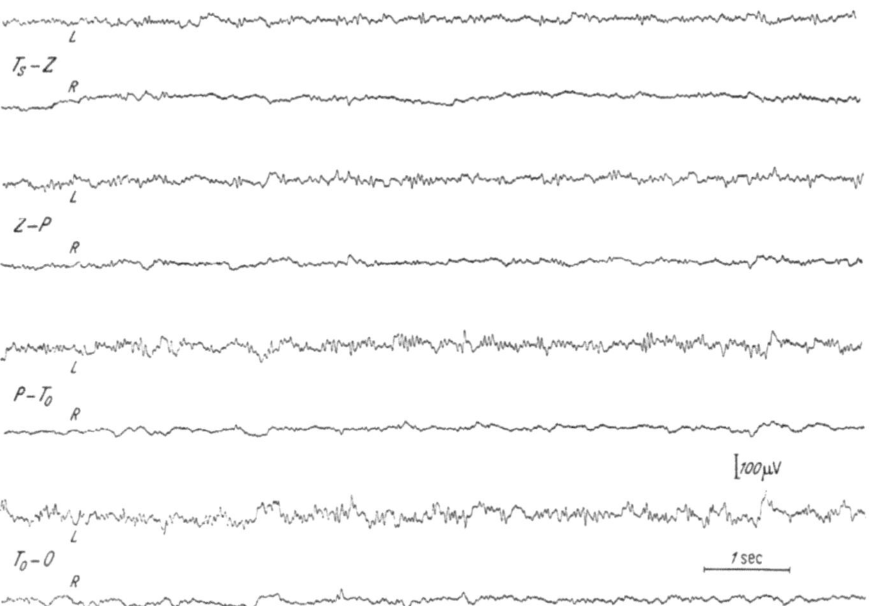

Abb. 9. *Fehlende β-Wellen-Aktivität im Bereich der rechten Hemisphäre. Untersuchung in Eukodal.* Bipolare Ableitung. M. N., 3 Jahre. Gedeckte Hirnschädigung. Vor 12 Std Sturz von einem Gerüst. Angeblich nicht bewußtlos. Kopfschwartenhämatom rechts parietal. Neurologisch: kein sicherer krankhafter Befund. Rö.: Fraktur rechts parieto-occipital.

Schlafaktivierung. *Die für den Kranken schonendste Aktivierungsmethode stellt der Schlaf dar.* (Über das EEG des Schlafes s. S. 451.) Bei Kindern ist die Schlafprovokation unbestritten die Methode der Wahl. Ausschlaggebend für den Erfolg ist, daß ausreichende Registrierungen während der ersten 3 Schlafstadien vorgenommen werden, da sich

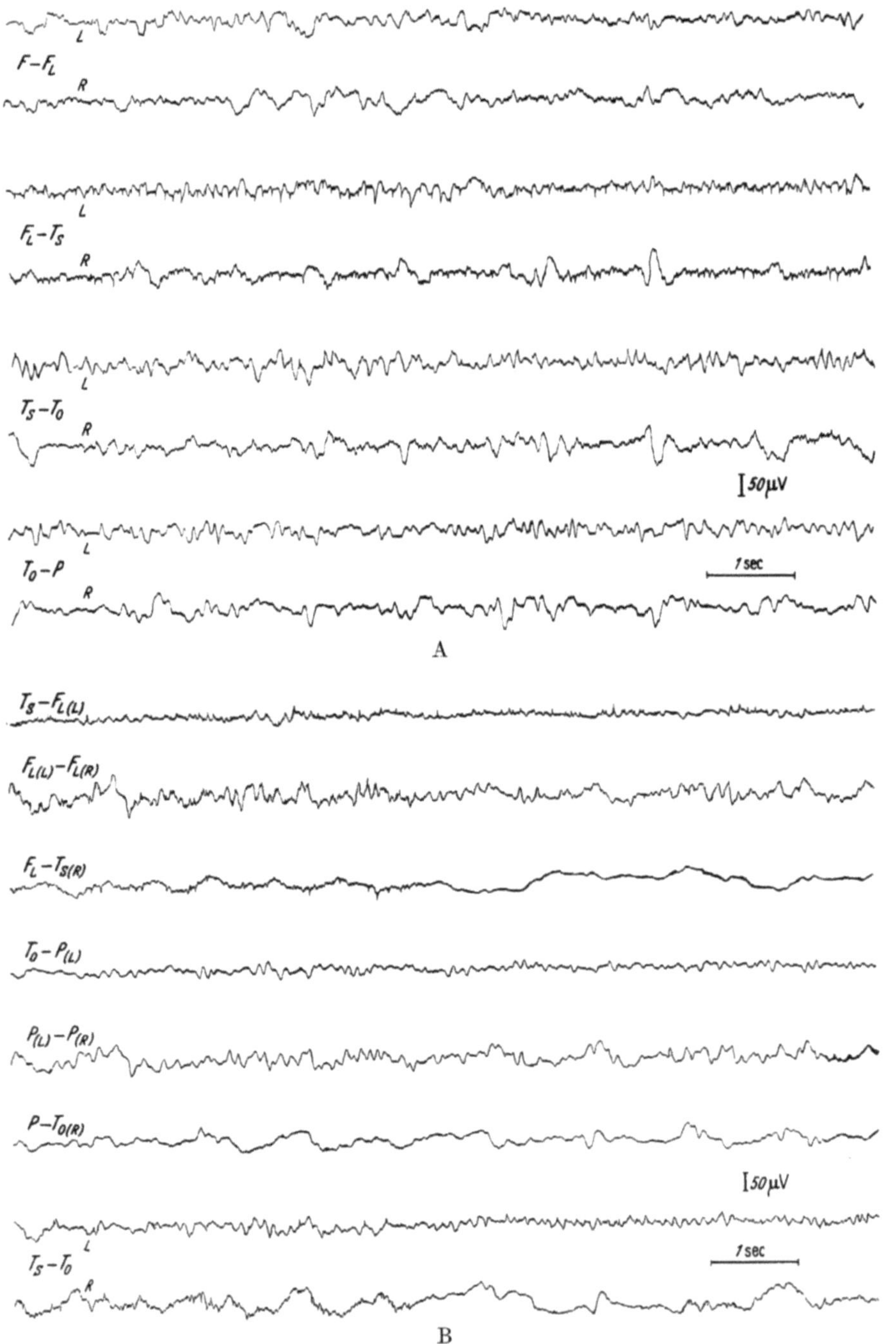

Abb. 10. *Herdaktivierung durch Angiographie.* W. A., 53 Jahre. Astrocytom rechts temporal. Seit 9 Monaten Kopfschmerzen und Nachlassen der körperlichen und geistigen Leistungsfähigkeit. Seit 8 Wochen Übelkeitsgefühl und Erbrechen. Neurologisch: Stauungspapille rechts. Facialismundastschwäche links. Armreflexe links geringfügig lebhafter als rechts, ebenso Patellar- und Achillessehnenreflex. Psychisch euphorisch und distanzlos. Kurve A vor, B nach Angiographie.

besonders in diesen Zeiten die eindeutigsten Veränderungen zeigen (Gibbs und Gibbs). Der medikamentös ausgelöste Schlaf ist dem physiologischen Schlaf hinsichtlich der

Aktivierung gleichwertig. Die pathologischen Befunde bestehen in einer Asymmetrie der β-, Theta- oder δ-Wellenaktivität, in einer einseitigen Minderung oder einem Fehlen der Spindelgruppen, des K-Komplexes und schließlich in dem Auftreten von Krampfpotentialen verschiedenster Form. Der Prozentsatz von Krampfpotentialen ist im Schlaf-EEG von Anfallskranken über doppelt so groß als im Wach-EEG (Gibbs und Gibbs). Eine Ausnahme machen lediglich die Krampfphänomene bei petit-mal, welche im Schlaf nicht häufiger auftreten als im Wach-EEG. Auch lassen sich temporale oder frontale Krampfherde nicht besser aktivieren als solche der parietalen oder occipitalen Regionen. Besonders bemerkenswert ist, daß in einigen Fällen, bei denen im Wach-EEG generalisierte Krampfaktivität auftritt, im Schlaf-EEG hingegen lokalisierte Krampfpotentiale vorkommen. Geringfügige Veränderungen bei Gefäßprozessen, Hirnverletzungen und intrakraniellen Neubildungen werden unter Umständen im Schlaf-EEG verstärkt (Gibbs und Cress; Pampiglione; Duensing), wobei allerdings der Grad und die Art der Veränderungen keine Aussage über die Ätiologie des Prozesses zulassen. Der Prozentsatz positiver Befunde schwankt hier zwischen 23 und 33%, er ist bei cerebralen Gefäßprozessen etwas höher als bei Hirnverletzungen und Tumoren. Die Depression der δ-Aktivität (D.S.A. = depressed sleep activity) oder ihr Bestehenbleiben (P.D.F. = persistent delta focus) im Schlaf kann unter Umständen für die Differentialdiagnose Gefäßprozeß oder Hirnverletzung von Bedeutung sein, da eine D.S.A. vorzugsweise bei Gefäßprozessen beobachtet wird (Grossman, Golub und Merlis). Zwischen corticalen und subcorticalen Prozessen kann bisher trotz der recht verschiedenartigen Schlaf-Veränderungen nicht unterschieden werden.

Auch eine **Angiographie** kann zu einer Aktivierung pathologischer Potentialformen führen (s. Abb. 10). Dies ist aber nur dann zu erwarten, wenn bereits eine Schädigung des Hirngefäßsystems vorliegt, oder wenn die Applikationsdauer des Kontrastmittels durch eine Zirkulationsverlangsamung im Bereich der Hirngefäße verlängert wird (Schiefer und Steinmann).

B. Spezieller Teil.

I. Das EEG bei traumatischen Hirnschädigungen.

1. Gedeckte Hirnschäden (Commotio und Contusio cerebri).

Die bei diesen Verletzungsgruppen zu beobachtenden mannigfaltigen hirnelektrischen Veränderungen sind durch die klinischen und experimentellen Untersuchungen zahlreicher Autoren sehr gut bekannt, doch ist die Zuordnung der einzelnen Befunde zu den klassischen Begriffen der Commotio und Contusio cerebri nicht immer einheitlich. *Als gesichert darf heute gelten, daß nach gedeckten Hirnschäden mit kurzdauernden funktionellen Störungen (Commotio cerebri) sich das EEG in der Mehrzahl der Fälle innerhalb der ersten 30 min nach dem Trauma normalisiert* (Dow u. Mitarb.). Die Veränderungen im unmittelbaren Anschluß an das Trauma bestehen, wie experimentelle Studien (Williams und Denny-Brown; Loew) zeigten, in einer Depression der Spontanaktivität, welche nur bis zu etwa 80 sec anhält. Bevor es zur völligen Normalisierung kommt, läßt sich bei schweren Traumen ein weiteres Stadium erkennen, das durch eine allgemeine Frequenzverlangsamung gekennzeichnet ist. Aber auch diese Veränderungen halten nur bis zu etwa 3 min an. Mehrere Tage und Wochen nach einem geringfügigen Schädeltrauma sind allgemeine Spannungsminderungen sicher nicht als Folge einer Commotio cerebri aufzufassen. Auch der Prozentsatz von geringgradigen Frequenzverlangsamungen innerhalb einer α-Wellenfolge ist nach dieser Zeit nicht höher als bei der Durchschnittsbevölkerung (Gibbs u. Mitarb., Meyer-Mickeleit). Während viele Kliniker noch geneigt sind, das Kommotionssyndrom als eine plötzliche, reversible „Betriebsstörung“ bestimmter Hirnstammgebiete aufzufassen, beweisen die elektrencephalographischen Untersuchungen, daß daneben auch funktionelle Störungen im Bereich der Hirnrinde bestehen können, welche nicht Folge der Stammhirnstörungen sind. Bei der Bedeutung der Substantia reticularis des Stammhirns hinsichtlich der Steuerung der corticalen Hirnrhythmen könnte man vermuten, daß die Stammhirnstörung die Veränderung der corticalen Aktivität bedingt. Gegen diese Annahme sprechen zwei Beobachtungen. Einmal ver-

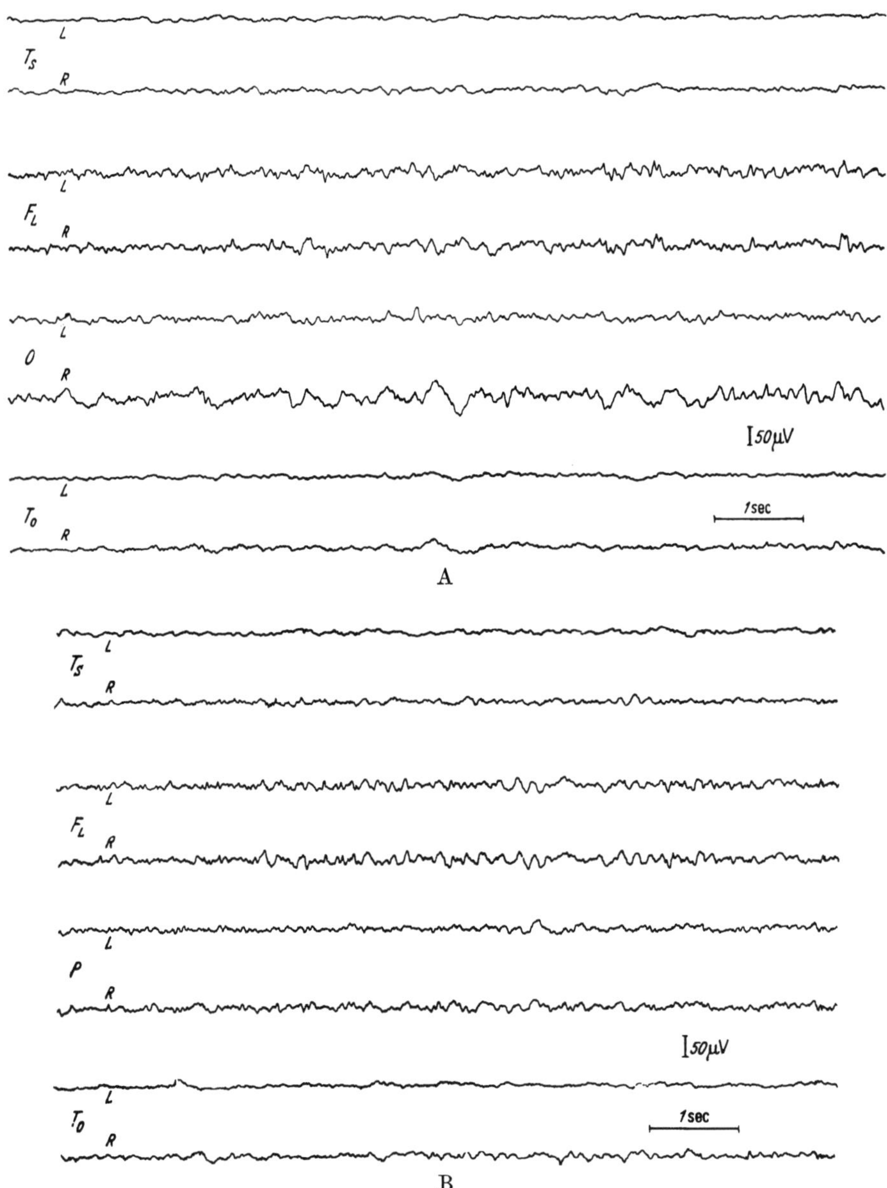

Abb. 11. *Rückbildung lokaler Funktionsstörungen.* Unipolare Ableitung; Differenzbildung gegen linkes Ohr. B. M., 17 Jahre. Gedecktes Schädeltrauma infolge Verkehrsunfall. Erbrechen, Kopfschmerzen und Schwindelgefühl. Keine Bewußtlosigkeit. Keine neurologischen Ausfallserscheinungen. A EEG-Untersuchung am 7. Tage, B Untersuchung 20 Tage nach dem Unfall.

ursachen leichte Traumen im Experiment kurzfristige, umschriebene oder einseitige corticale Abänderungen. Hierbei sind die Zeichen der Hirnstammerschütterung nur andeutungsweise vorhanden. Die corticalen bioelektrischen Störungen stehen ganz im Vordergrund. Zum anderen können die corticalen Phänomene dann fehlen, wenn die Erschütterung vorzugsweise den Hirnstamm trifft und die Betriebsstörung des Hirnstammes voll ausgebildet ist. Es kann nicht mehr daran gezweifelt werden, daß alle

Hirnteile, je nach Schwere und Angriffspunkt der Gewalt, mehr oder weniger deutlich funktionelle Störungen aufweisen können, die als direkte Folge der Erschütterung anzusehen sind. *Das wesentlichste Merkmal der Hirnerschütterung — und darin unterscheidet*

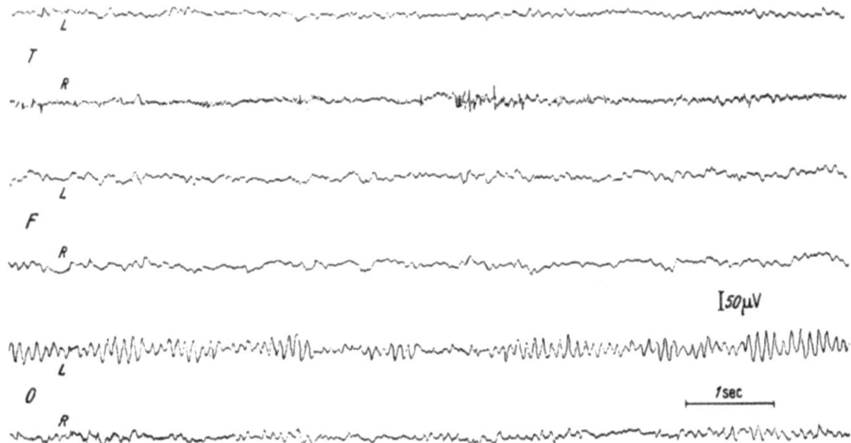

Abb. 12. *Lokale α-Verminderung rechts occipital.* Unipolare Ableitung; Differenzbildung gegen linkes Ohr. Sch. G., 26 Jahre. Gedecktes Schädeltrauma vor 8 Tagen. Kurz bewußtlos. Erbrechen. Retrograde Amnesie. Keine neurologischen Störungen.

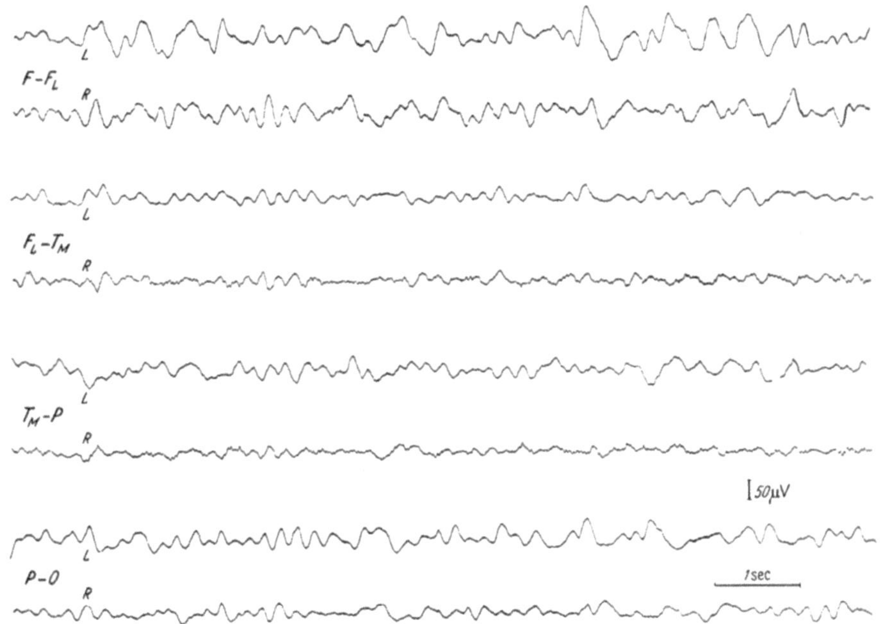

Abb. 13. *Mittelgradige Allgemeinveränderungen bei linksseitigen Funktionsstörungen.* Bipolare Ableitung. M. W., 23 Jahre. Vor 10 Tagen Verkehrsunfall mit temporo-occipitaler Fraktur links. Rechtsseitige spastische Zeichen. Einige Tage bewußtlos. Blutung aus dem linken Ohr. Liquor bei der Aufnahme klar. Kontusionspsychose.

sie sich auch elektrobiologisch ganz eindeutig von der Contusio cerebri — ist die fast unmittelbar nach dem Trauma einsetzende stetige Rückbildung aller EEG-Phänomene innerhalb kurzer Zeit.

Schwierigkeiten bereitet die Beurteilung der Befunde in 5—10% der Fälle nach geringfügigen Traumen ohne neurologische Ausfallserscheinungen, die jedoch lokalisierte EEG-Störungen aufweisen (s. Abb. 11 und 12). Hierbei muß man sich immer fragen, ob frühere Hirnerkrankungen nicht Ursache derselben sind. Eine Entscheidung ist nur auf Grund sehr eingehender klinischer Erhebungen möglich. Wenn frühere Hirnerkrankungen

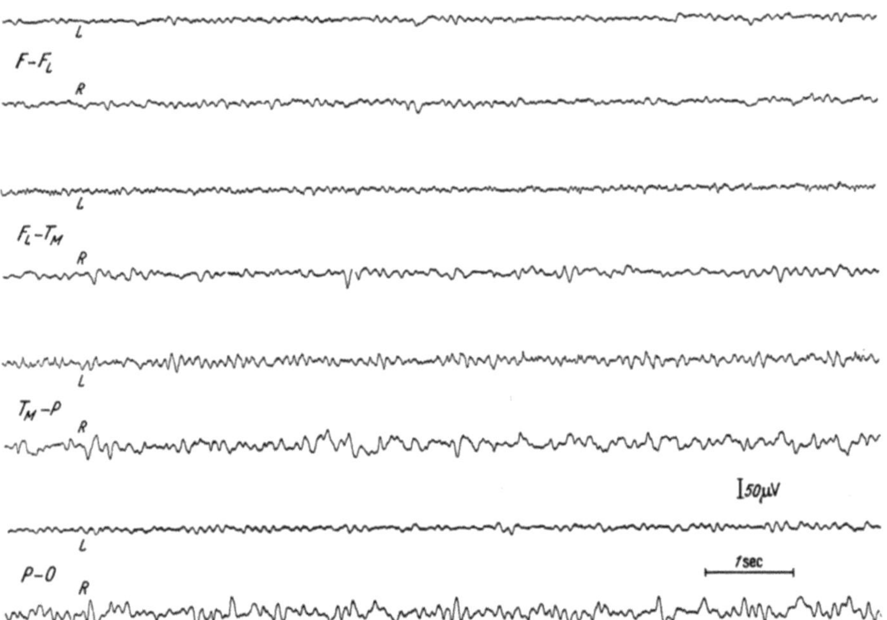

Abb. 14. *Rechtsseitig parietale Theta-Aktivität.* Bipolare Ableitung. B. R., 36 Jahre. Impressionsfraktur rechts parieto-occipital vor 6 Monaten. Bei der Untersuchung keine neurologischen Störungen mehr feststellbar.

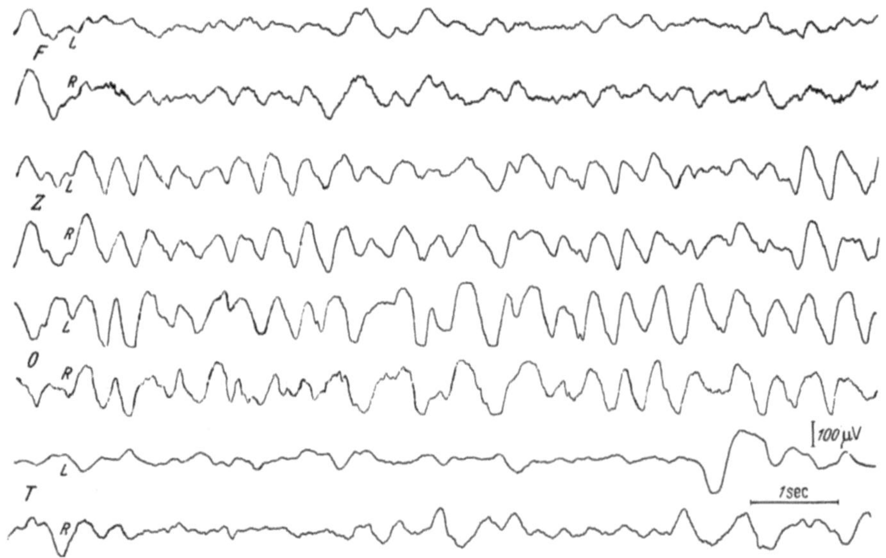

Abb. 15. *Bilaterale Theta-Delta-Aktivität.* Unipolare Ableitung; Differenzbildung gegen linkes Ohr. T. J., 8 Jahre. Vor 4 Tagen Sturz aus dem fahrenden Auto. Mehrere Stunden bewußtlos und danach für 3 Tage benommen. Erbrechen. Röntgenologisch o. B.

ausgeschlossen werden können, sind diese lokalisierten Störungen mit großer Wahrscheinlichkeit als Folgeerscheinung einer Contusio cerebri anzusehen.

Unmittelbar nach einer *Contusio cerebri* finden sich sehr verschiedenartige Veränderungen. Das erste elektrobiologische Zeichen bildet auch hier die Aktivitätsminderung.

Je nach der Schwere des Traumas wirkt dann auch das Stadium der Frequenzverlangsamung entweder nur am Ort der Schädigung selbst oder über ausgedehnten Hirngebieten.

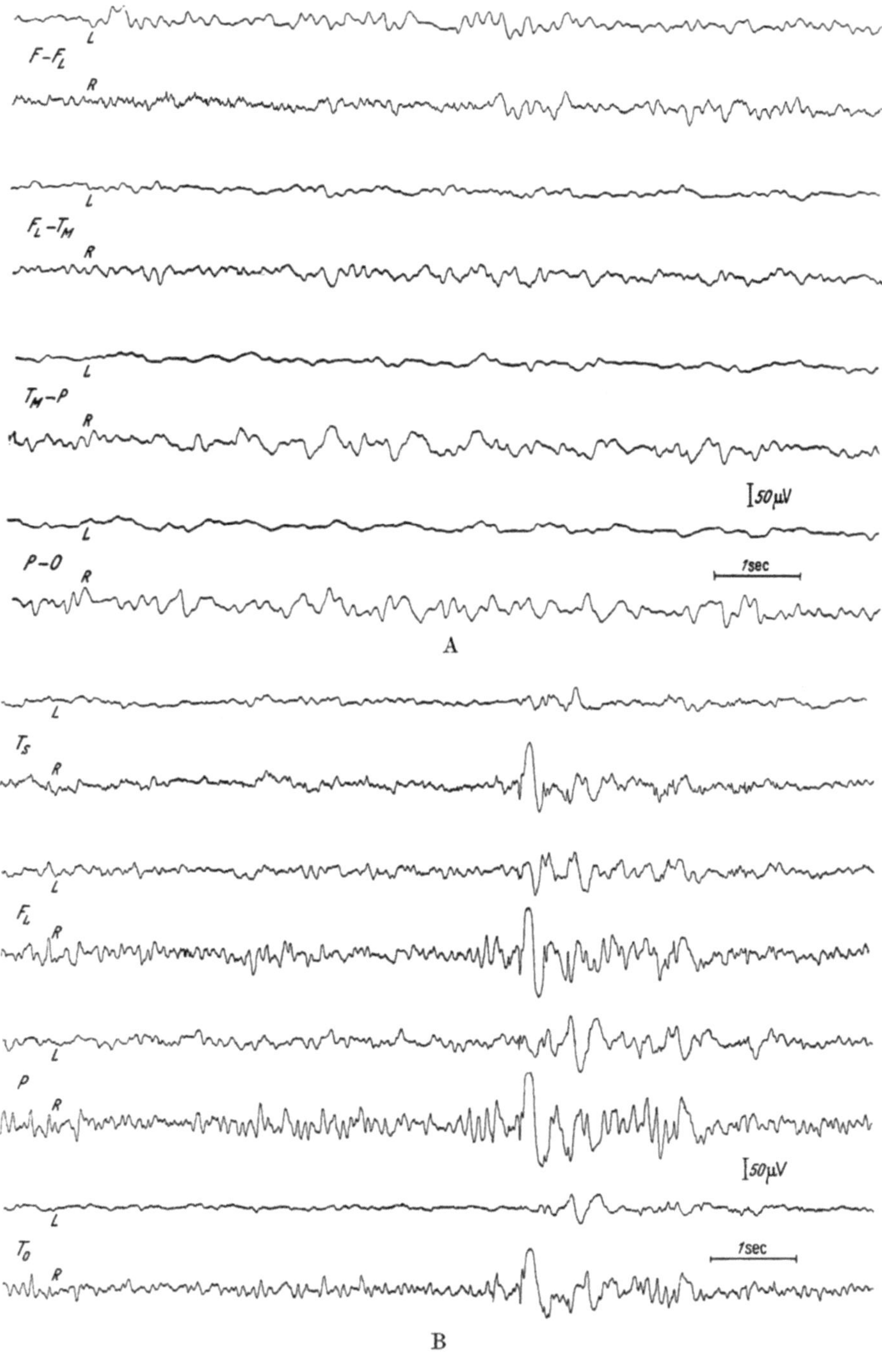

Abb. 16. *Einseitige Depression mit paroxysmalen Funktionsstörungen.* Unipolare und bipolare Ableitung. Z. H., 14 Jahre. Intracerebrales Hämatom links temporo-occipital. Vor 2 Tagen Fraktur links temporal. Nicht sicher bewußtlos. Blutung aus dem linken Ohr. Erbrechen. Neurologisch: Hypakusis links. Motorische Schwäche des rechten Armes. Psychisch: zeitweilig verwirrt.

Charakterisiert sind derartige Veränderungen durch ein Gemisch von δ- und Thetawellen unregelmäßiger Folge und Amplitude, wobei sich entweder nur spärlich α-Wellen über hinteren Hirnabschnitten erkennen lassen oder diese sogar völlig fehlen. In einigen prognostisch ungünstigen Fällen hält die anfängliche Depression bis zum sehr bald folgenden Tode an (DOWSON u. Mitarb.). Bei Hirnstammschäden, die nicht zum unmittelbaren Tode führen, stehen hochgradige Frequenzverlangsamungen mit zum Teil niedriger Amplitude, wobei diese durch sensorische Reize gehemmt oder aktiviert werden können, ganz im Vordergrund (JASPER u. Mitarb.). In der ersten Woche nach der Verletzung bestehen nach dem Grad der reaktiven Erscheinungen (lokale Kreislaufstörung, Hirnödem usw.) die Herdveränderungen entweder aus einer lokalen unregelmäßigen Folge von δ-Wellen, einem Theta-δ-Wellengemisch oder aus einer Theta-α-Wellenfolge, wobei das Ausmaß sehr variabel sein kann (Abb. 11, 13, 17 und 18). Mit der Rückbildung der reaktiven Erscheinungen nimmt sowohl das Ausmaß als auch die Stärke der hirnelektrischen Veränderungen ab (KORNMÜLLER). Die ersten Anzeichen der Besserung lassen

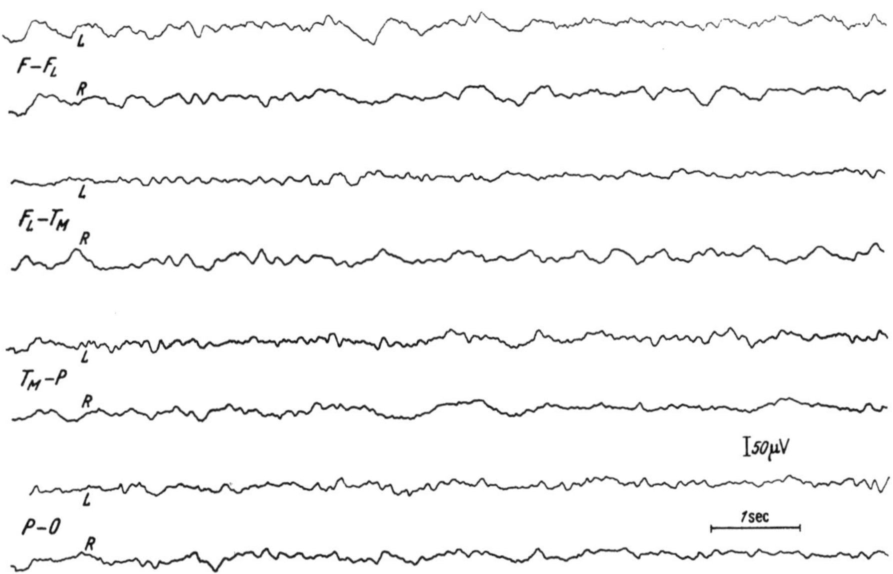

Abb. 17. *Niedriggespannte Theta-Delta-Wellen-Aktivität mit Subdelta-Wellen rechts temporal.* Bipolare Ableitung. I. F., 50 Jahre. Intracerebrale Blutung rechts temporal. Vor 10 Tagen Motorradunfall. Erlitt zahlreiche Prellungen. Nach 4 Tagen entwickelten sich psychische Störungen. Neurologisch fanden sich eine Stauungspapille und ein Spontannystagmus nach rechts. Bei der Klinikaufnahme bestanden außerdem eine Nackensteifigkeit und eine hochgradige Bewußtseinstrübung.

sich an den Allgemeinveränderungen erkennen. Nach Ablauf der ersten Woche sind hochgradige diffuse Störungen nur noch bei schweren Traumen zu registrieren. Mit der Rückbildung der δ- und Thetawellen ist gleichzeitig ein Anstieg der α-Frequenz vergesellschaftet (COBB, MEYER-MICKELEIT). So kann die Durchschnittsfrequenz der α-Wellen von 8/sec innerhalb der ersten 3 Wochen auf 9/sec und mehr ansteigen. Während bei mittelschweren Traumen auch die Herdveränderungen schon in dieser Zeit völlig zurückgebildet sein können, sind solche bei schweren Schädigungen unter Umständen noch Monate und Jahre nachweisbar. Vereinzelt treten in den ersten Stunden und Tagen nach einem gedeckten Schädel-Hirn-Trauma vor allem bei Kindern und Jugendlichen Krampfparoxysmen neben den vorher erwähnten Veränderungen auf, ohne daß klinisch immer ein Anfallsgeschehen damit verbunden sein muß (s. Abb. 16). Für den Heilverlauf sind derartige Veränderungen anscheinend bedeutungslos. Völlig anders ist das Auftreten von Krampfpotentialen mehrere Monate nach einem gedeckten Hirntrauma zu werten. Hier handelt es sich um präepileptische Zeichen (KORNMÜLLER und GREMMLER), welche eine entsprechende Behandlung erforderlich machen. Die Herdveränderungen sind im chronischen Stadium vorwiegend durch eine diskontinuierliche α-Wellenfolge mit vereinzelter Thetawelleneinstreuung oder durch lokale α-Verminderung, selten durch eine Asymmetrie der β-Wellen und durch eine lokale α-Wellensteigerung ausgezeichnet (s. Abb. 14 und 18).

Der Prozentsatz lokaler Funktionsstörungen nach mehreren Monaten und Jahren hängt von der Schwere der Schädigung und vom Heilverlauf ab. Während der Prozentsatz pathologischer Befunde nach Ablauf von 6 Monaten ungefähr bei 30% liegt, dürfte er

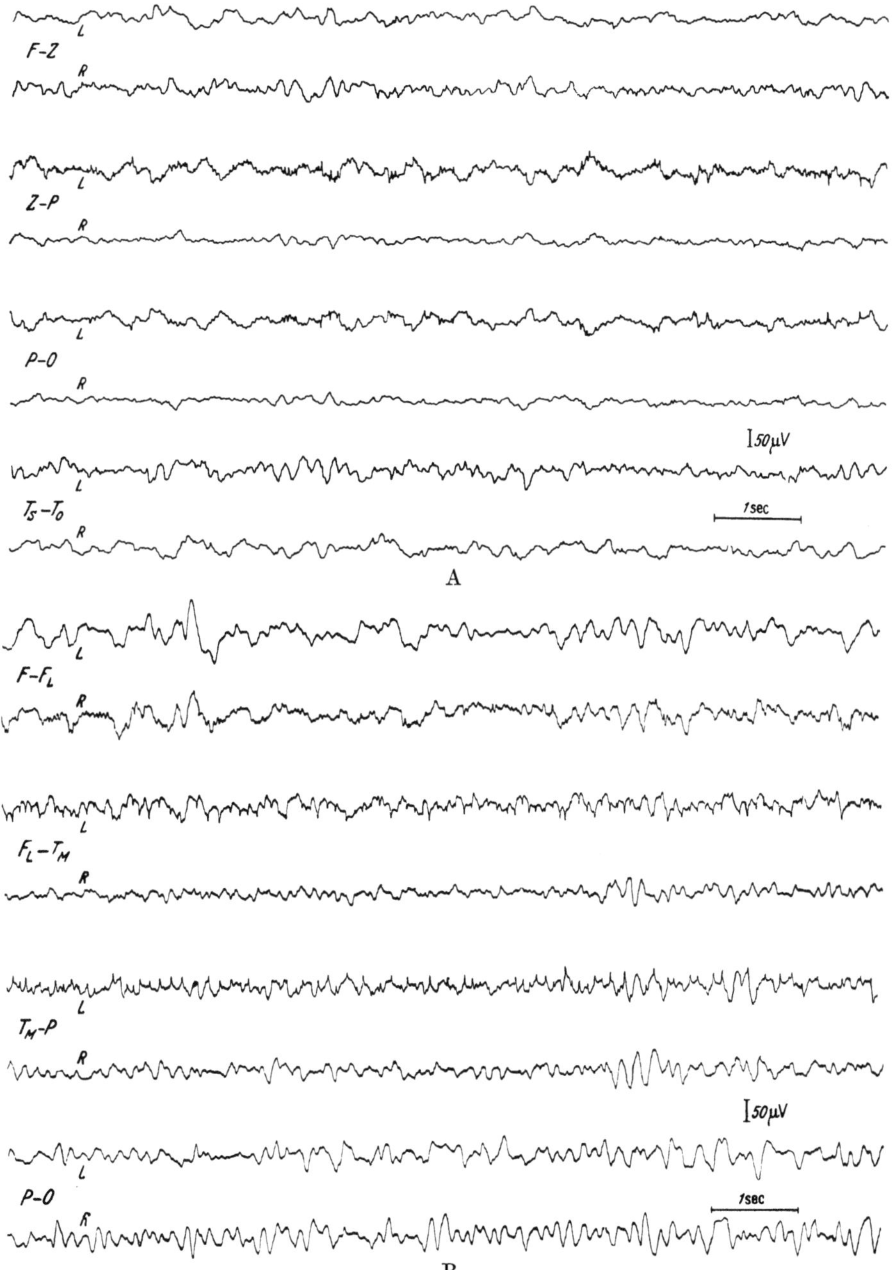

Abb. 18. *Verlaufsuntersuchung bei einer gedeckten Hirnschädigung.* Bipolare Ableitung. 1. Untersuchung (Kurve A) 7 Tage nach dem Trauma. 2. Untersuchung (Kurve B) 3 Jahre nach dem Trauma. G. R., 2 Jahre. Vor 7 Tagen Sturz vom Stuhl. Sprachverlust und Lähmung der rechten Extremitäten. Neurologisch: rechtsseitige schlaffe Lähmung und Aphasie. Encephalographie: Erweiterung des linken Seitenventrikels.

nach Ablauf eines Jahres ungefähr 20% ausmachen, um nach 2 Jahren auf 10% abzufallen. Dieses erklärt sich aus der Tatsache, daß der Nachweis herdförmiger Veränderungen in der Mehrzahl der Fälle nur dann gelingt, wenn die kontusionelle Schädigung im Bereich der Hirnkonvexität liegt. Basale Hirnregionen sind mit der üblicherweise angewandten Methode nicht erreichbar. Die in diesem Gebiet so häufig vorkommenden

Kontusionsherde (SPATZ) lassen sich in den ersten Wochen nach dem Trauma am sichersten erfassen, in einer Zeit, in welcher die reaktiven Erscheinungen auch die angrenzenden Hirngebiete in Mitleidenschaft ziehen. Trotz dieser Einschränkung läßt sich nachweisen, daß fast 50% der pathologischen EEG-Veränderungen im Bereich der temporalen Rinde bei kontusionellen Hirnschädigungen vorkommen (MÜLLER). Sobald der Hirnschaden repariert ist, zeigen sich im Ruhe-EEG und unter Umständen auch im Hyperventilations-EEG keine pathologischen Veränderungen mehr. Ein umschriebener Ausfall kleiner Rindengebiete kann durch die bioelektrische Aktivität der Nachbarregion auf Grund der physikalischen Streuung der Hirnpotentiale überdeckt werden. Diese Tatsache erklärt auch, warum unter Umständen keine Parallelen zwischen den

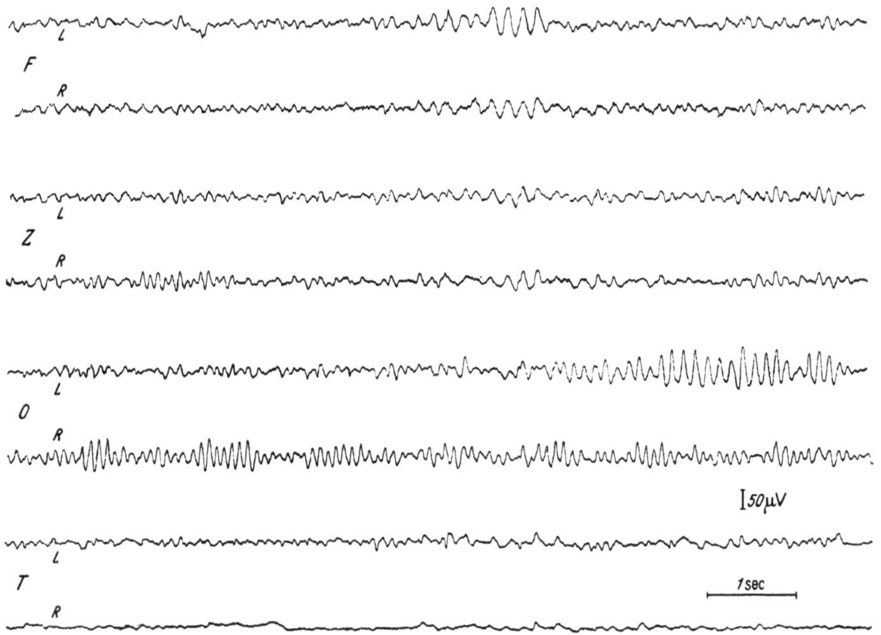

Abb. 19. *Links occipitale α-Verlangsamung bei geringgradigen Allgemeinveränderungen.* Unipolare Ableitung; Differenzbildung gegen rechtes Ohr. W. F., 36 Jahre. Vor 13 Monaten gedecktes Schädeltrauma. Kurze Bewußtlosigkeit. Erbrechen. Hinterkopfschmerz. Gleichgewichtsstörungen. Jetzt noch Kopfschmerzen und zeitweilig Gleichgewichtsstörungen. Neurologisch: o. B.

EEG-Befunden und dem Ausmaß der neurologischen Ausfallserscheinungen nach Monaten und Jahren bestehen. Auch lassen sich keine eindeutigen Beziehungen zu dem Grad der subjektiven Beschwerden feststellen. Die Ansicht, daß bei Verletzten mit einer Fraktur der Prozentsatz pathologischer EEG-Befunde doppelt so hoch ist als bei den anderen Verletzten, ist nicht zutreffend. Auch ist das EEG nicht schwerer verändert, wenn der Liquor blutig war (JASPER). Weiterhin scheint die Dauer der Bewußtlosigkeit ohne Bedeutung für den Schweregrad und die Rückbildungsdauer der EEG-Veränderungen zu sein. Die Diskrepanz, welche in einem Teil der Fälle zwischen dem EEG und dem klinischen Befund besteht, hat durch Verlaufsuntersuchungen an Boxern vielleicht eine Klärung gefunden. Bei schon vor dem Trauma nachweisbaren geringfügigen Allgemein- oder Herdveränderungen gelangten bioelektrische Störungen in stärkerem Maße als sonst zur Darstellung (PAMPUS und GROTHE). Diese Beobachtungen dürften auch bei anderen Verletzten die als inadäquat erscheinenden bioelektrischen Abänderungen bei relativ leichten Traumen erklären. Die Reaktion der bioelektrischen Aktivität im Kindesalter zeigt phänomenologisch keine Unterschiede (GIBBS). Auch hier geht die Schwere des Traumas dem Grad der EEG-Veränderungen parallel. Eine Ausnahme von dieser Regel scheinen manchmal Kleinkinder mit schweren Traumen zu machen, bei denen nur geringfügige Störungen nachweisbar sind (MELIN).

2. Offene Hirnverletzungen.

Die hirnelektrischen Veränderungen bei offenen Hirnverletzungen, worunter solche verstanden werden, bei denen die Dura verletzt wurde, bieten unterschiedliche Befunde, je nachdem, ob eine septische oder aseptische Verletzung stattgefunden hat. Bei den aseptischen Verletzungen, wie z. B. bei der Leukotomie, sind lokale Störungen und auch Allgemeinveränderungen in der Regel nur kurzfristig vorhanden und von geringfügiger Art, wenn die Verletzung nicht sehr ausgedehnt war.

Bei den Verletzungen, die wegen der geringen Infektion schnell abheilen, gleichen die bioelektrischen Veränderungen jenen bei kontusionellen Hirnschäden. Wenn es jedoch wie

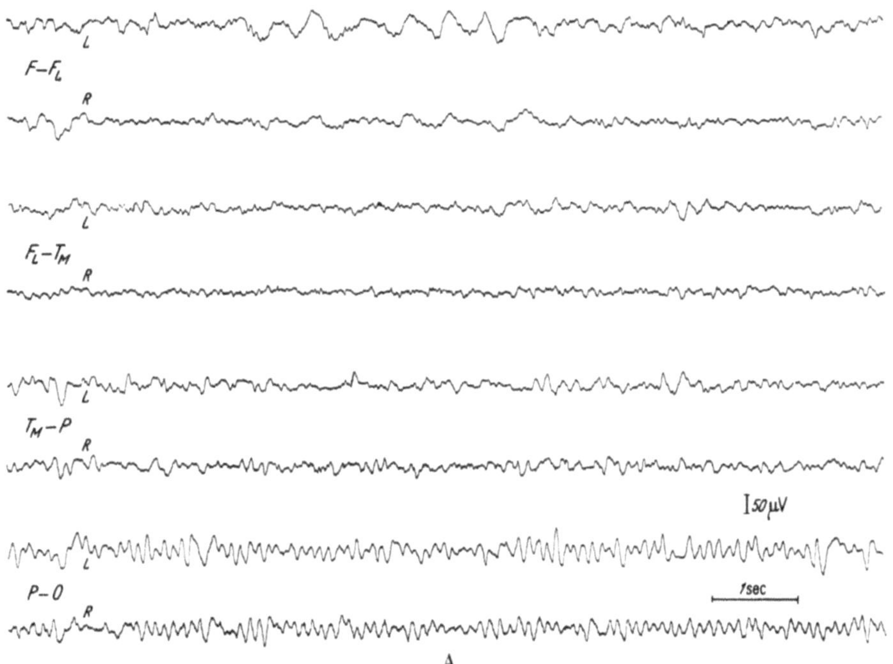

Abb. 20. *Verlaufsuntersuchungen bei einer offenen Hirnverletzung.* Unipolare und bipolare Ableitung. H. H,. 10 Jahre. Offene Hirnverletzung linksseitig frontal infolge Verkehrsunfall. Die 1. Untersuchung, welche 6 Wochen nach dem Unfall erfolgte (Kurve A), zeigte mittelgradige Allgemeinveränderungen und linksseitig frontale Funktionsstörungen. Die 2. Untersuchung (Kurve B), 6 Monate später, ergibt links frontal Delta-Paroxysmen. Nach 18 Monaten (Kurve C) treten erstmalig Krampfpotentiale auf.

bei groben Gewalteinwirkungen und Schädelschüssen zur Verlagerung von Knochenstücken oder Fremdkörpern in das Gehirn und zu breiten Hirnwunden kommt, treten hochgradige Veränderungen auf. Das Ausmaß der entzündlichen Reaktionen und der Kreislaufstörungen bestimmten den Schweregrad der EEG-Veränderungen (s. Abb. 20). Nach einer anfänglichen allgemeinen Depression besteht die Grundaktivität danach aus δ- und Thetawellen unterschiedlicher Amplitude und Frequenz, die auf psychosensorische Reize keine Abänderungen erfahren. Wenn die Infektion eingegrenzt ist, treten die allgemeinen Veränderungen hinter den lokalen Funktionsstörungen zurück. Bei regulärem Heilverlauf dauert es mehrere Wochen und Monate, bis die allgemeinen Veränderungen völlig behoben sind. Herdveränderungen in der Form einer unregelmäßigen Theta-δ-Wellenaktivität, Theta-α-Aktivität, α-Verminderung und β-Wellendifferenzen können verschieden lang anhalten. Der Prozentsatz pathologischer EEG-Befunde ist bei offenen Hirnverletzungen höher als bei gedeckten Hirnschäden. Es werden je nach Schwere der Verletzung Prozentzahlen von 77—94 % für die ersten Monate angegeben. Wenn keine traumatische Epilepsie auftritt und andere Komplikationen den Heilverlauf nicht verzögern, finden sich nach Ablauf von 2 Jahren nur noch in etwa 50 % der Fälle krankhafte

Veränderungen, wenn wiederholte Untersuchungen durchgeführt werden. Welche Faktoren hierfür verantwortlich zu machen sind, ist noch nicht geklärt. Der Sitz der Verletzung scheint jedenfalls, wenn man von den fronto-basalen Verletzungen absieht, bei

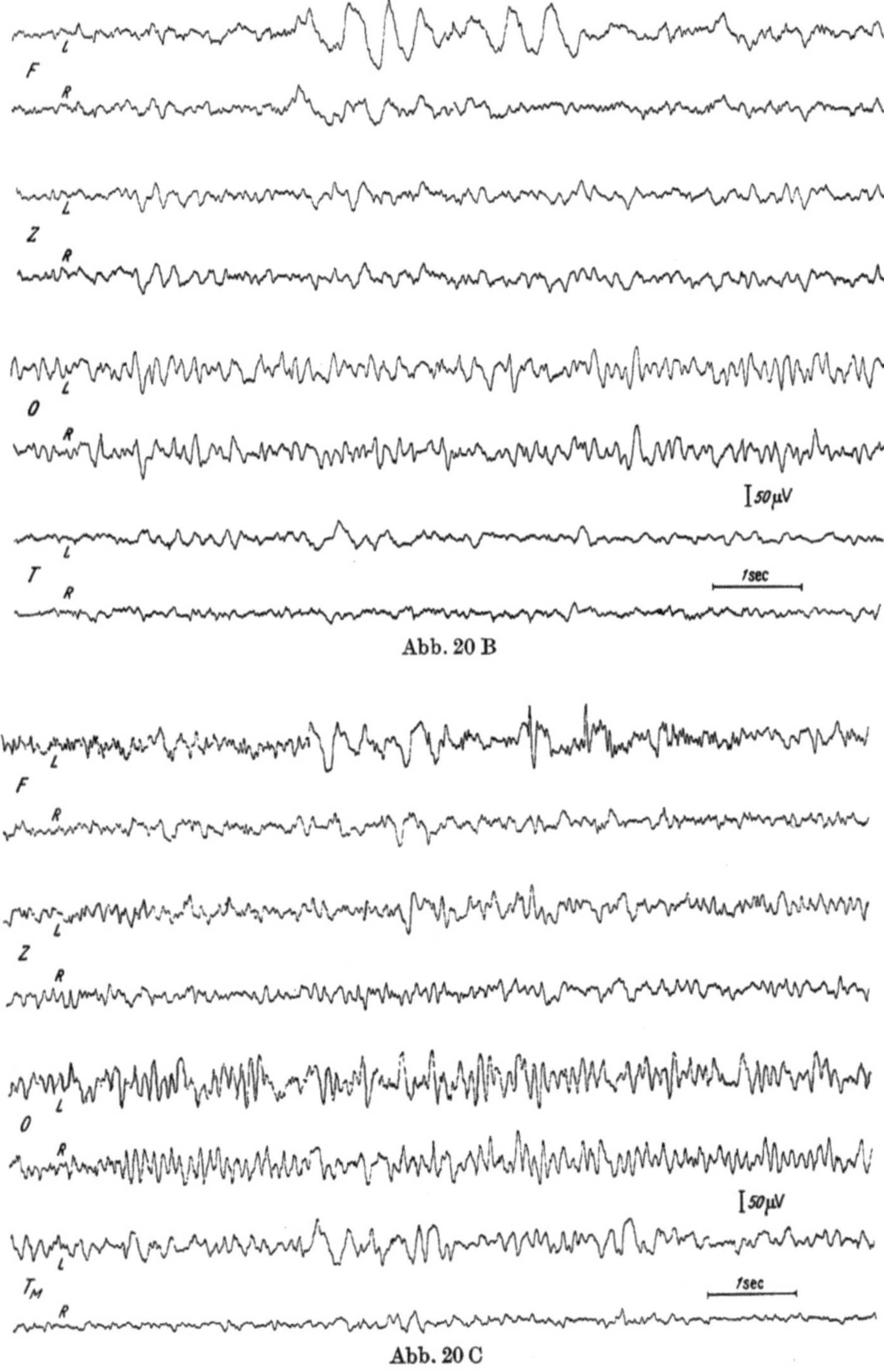

Abb. 20 B

Abb. 20 C

denen Veränderungen schwer nachweisbar sind, nicht von Bedeutung zu sein, da der Prozentsatz pathologischer Kurven für alle Regionen etwa gleich hoch ist (GOETZE). Schwierigkeiten bezüglich der Deutung von Asymmetrien können bei Knochenlücken auftreten. Ganz gleich, ob es sich um Amplitudensteigerungen von α- oder β-Wellen handelt, solange keine Frequenzdifferenzen mit derartigen Phänomen gekoppelt sind, lassen sie keine Aussage über eine stattgehabte Hirnschädigung zu. Um ganz sicher zu gehen, empfiehlt es sich, eine mehrere Minuten dauernde Hyperventilation durchzuführen oder eine Provokationsmethode in Anwendung zu bringen. Irgendwelche Beziehungen zu den Beschwerden wie Kopfschmerz, Schwindelgefühl, Gedächtnisschwäche, Wetterempfindlichkeit usw. bestehen auch hier nicht (DUENSING).

3. Subdurale, epidurale und intracerebrale Hämatome.

Unter den Folgeerscheinungen eines Schädel-Hirn-Traumas nimmt das *subdurale Hämatom* eine Sonderstellung insofern ein, als in manchen Fällen wegen der uncharakteristischen Beschwerden oder des geringfügigen Traumas die Aufmerksamkeit kaum auf

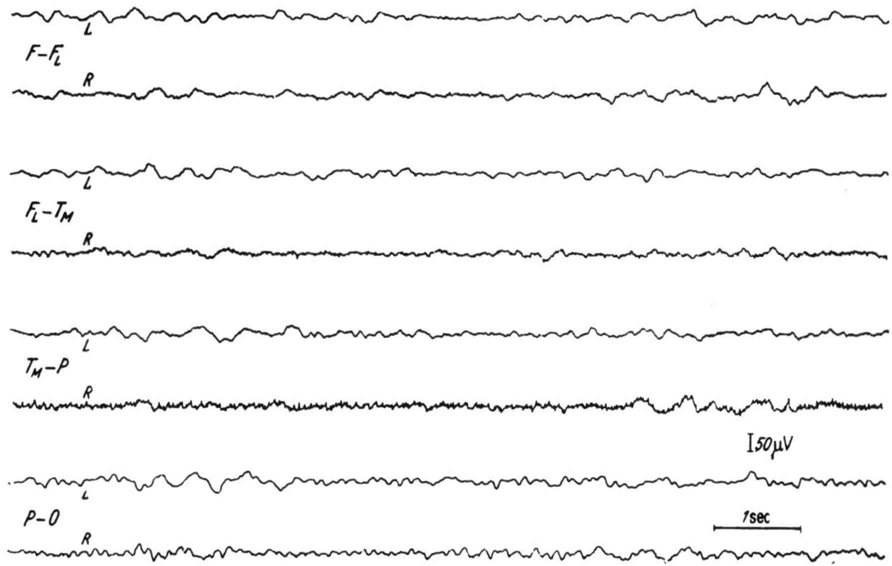

Abb. 21. *Niedriggespannte Delta-Wellen-Aktivität mit zeitweiliger Linksbetonung.* Sch. E., beiderseitiges subdurales Hämatom. Vor 2 Monaten Sturz auf den Hinterkopf. Seitdem immer Kopfschmerzen. Vor 8 Tagen erstmalig Schwindelgefühl, Gangunsicherheit, Geschmacks- und Geruchsstörungen.

eine derartige Komplikation gelenkt wird. Andererseits erhebt sich wegen der nicht selten bestehenden neurologischen ipsilateralen Ausfallserscheinungen die Frage, auf welcher Seite das Hämatom zu suchen ist. Sicherlich gibt es keine für eine subdurale Blutung spezifische EEG-Störung, jedoch ist es in 40—50% der Fälle möglich, auf Grund bestimmter Veränderungen eine Lateralisation herbeizuführen. Eine präzise Lokalisation ist nur in einigen wenigen Fällen möglich. Im Vordergrund stehen Frequenz- und Amplitudenasymmetrien, wobei es sich in der Regel um eine α-Verminderung im Bereich der hämatomtragenden Hemisphäre — besonders ausgeprägt occipital — handelt. Weiterhin finden sich Frequenzverlangsamungen unterschiedlicher Stärke und Ausdehnung, welche keine eindeutigen Beziehungen zur Lage des Hämatoms aufweisen. Gleiche Veränderungen kommen auch bei *epiduralen Blutungen* vor. SMITH ist der Meinung, daß subdurale Hämatome lediglich Amplitudendepressionen hervorrufen und langsame Wellen nur spärlich dabei angetroffen werden. Hochgradige und mittelgradige Freuenzverlangsamungen in Form von Theta- und δ-Wellen sollen die Folge einer gleichzeitig bestehenden kontusionellen Hirnschädigung sein. Dieses würde den experimentellen Befunden entsprechen, nach denen sich ebenfalls nur eine homolaterale Depression ohne Verlangsamungen findet. Allerdings konnten wir bei einem epiduralen Hämatom neben einer Depression eine sehr ausgesprochene Frequenzverlangsamung homolateral beobachten, obgleich die chirurgische Exploration keinen Anhalt für eine kontusionelle Hirnschädigung ergab. Bilaterale subdurale Hämatome weisen entweder diffuse oder einseitig betonte Veränderungen auf (s. Abb. 21). Da bei einseitigen Hämatomen, wenn auch vereinzelt, bilaterale Veränderungen ohne Herdzeichen auftreten, ist eine Differenzierung zwischen ein- und beidseitigen Hämatomen nicht sicher möglich.

Intracerebrale Hämatome (s. Abb. 17) bieten je nach Größe und Umgebungsreaktion gleiche Abänderungen wie schwere kontusionelle Hirnschädigungen oder offene Hirnverletzungen. Auch eine Unterscheidung von einem Glioblastom oder einem Absceß ist nicht immer möglich.

II. Das EEG bei intrakraniellen raumbeengenden Prozessen.

1. Herd- und Allgemeinveränderungen.

Wegen der allgemeinen Definition verweisen wir auf das Kapitel über die Herd- und Allgemeinveränderungen. Die dortigen Ausführungen haben natürlich auch im Zusam-

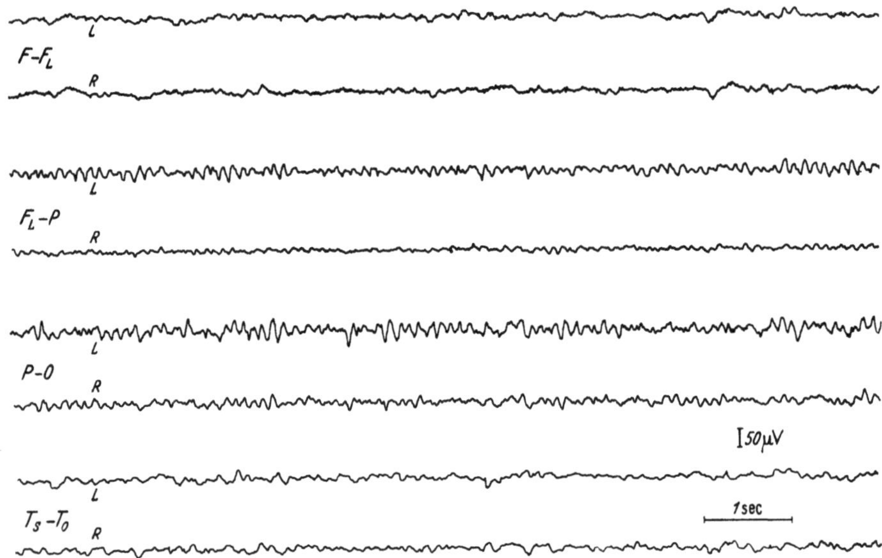

Abb. 22. *Einseitige α-Verminderung und α-Depression.* Bipolare Ableitung. F. B., 35 Jahre. Oligodendrogliom rechts fronto-lateral. Seit 8 Jahren fokale Krampferscheinungen im Bereich des linken Armes und der linken Gesichtsseite. Neurologisch: Facialismundastschwäche links.

menhang mit den raumfordernden intrakraniellen Prozessen Geltung. Es sind dazu aber einige spezielle Ergänzungen erforderlich.

Die Reaktionen der hirnbioelektrischen Aktivität auf die von einem raumfordernden Prozeß ausgelösten primären und sekundären Störungen sind, wenn man von wenigen Fällen absieht, sehr mannigfaltig. HANS BERGER war noch der Ansicht, daß intrakranielle Prozesse nur von einer allgemeinen Frequenzverlangsamung begleitet sind. Angeregt durch WALTERs Befund einer lokalisierten δ-Wellenaktivität im Bereich der tumortragenden Hirnregion ist es im Laufe der Jahre gelungen, eine Anzahl von Kriterien aufzufinden, mittels derer eine Unterscheidung zwischen den Veränderungen im Tumorbereich selber und solchen fernab von diesen möglich ist.

Die häufigste Form der Herdveränderung bei raumfordernden Prozessen stellt die Frequenzverlangsamung (0,5—7/sec) dar. Die Form und Folge dieser Potentiale ist unregelmäßig und die Amplitudenhöhe sehr variabel. Eine ausschließliche δ-Aktivität ist nur in einigen wenigen Fällen zur Beobachtung gekommen. In der überwiegenden Mehrheit bestehen die Herdveränderungen aus einem Gemisch von δ- und Thetawellen, wobei meistens die δ-Aktivität überwiegt, wenn es sich um schnellwachsende Prozesse handelt, oder die Thetaaktivität, wenn ein Meningiom, Astrocytom oder Oligodendrogliom vorliegt. Die lokalisierte Frequenzerniedrigung macht etwa 80% der Herdveränderungen aus, in den restlichen 20% besteht diese aus einer α- oder β-Wellenasymmetrie bzw.

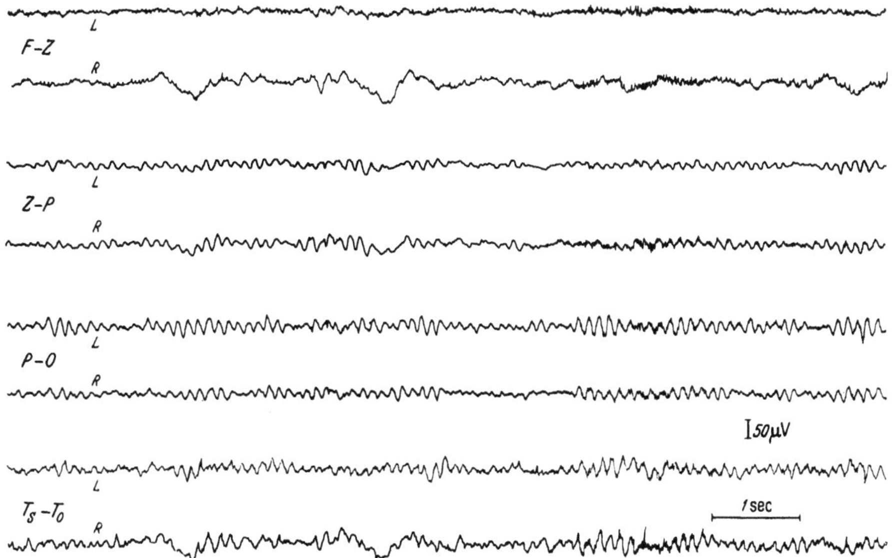

Abb. 23. *Theta-Delta-Wellen-Herd rechts frontal.* Bipolare Ableitung. Th. L., 42 Jahre. Frontales Meningiom. Seit 18 Monaten Stirn-Nacken-Kopfschmerzen. Vor einigen Wochen Erbrechen, Sehverschlechterung und Leistungsminderung. Neurologisch: Stauungspapille von 4—5 Dioptrien.

einer lokalisierten paroxysmalen Störung. Während die letztgenannten Phänomene räumlich sehr begrenzt auftreten, ist die Ausdehnung einer δ- oder Thetaaktivität weitreichender. Trotzdem läßt sich in der Mehrzahl bei genauer Messung ein Ort mit einem

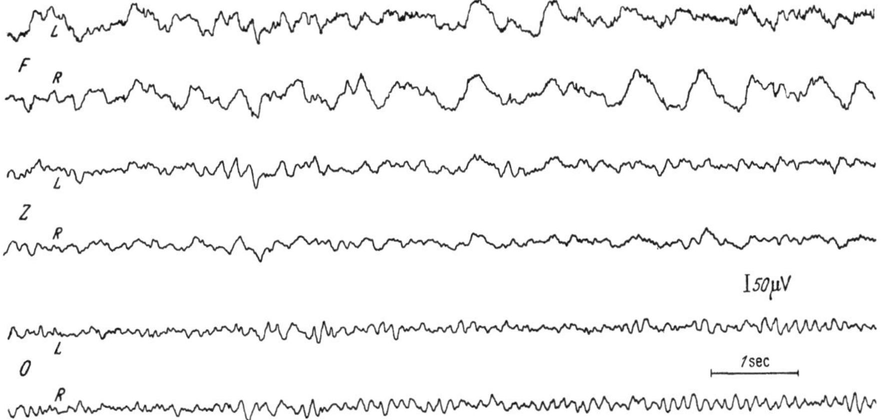

Abb. 24. *Beiderseitig frontale Delta-Wellen-Aktivität, rechts stärker als links.* Unipolare Ableitung; Differenzbildung gegen linkes Ohr. I. H., 48 Jahre. Beidseitiges Olfactoriusmeningiom. Seit 3 Jahren Geruchsstörungen. Seit 2 Jahren Sehverschlechterung. Seit 2 Monaten Bewußtseinstrübungen. Neurologisch: Anosmie beiderseits. Amaurose beiderseits. Opticusatrophie beiderseits.

Maximum hinsichtlich der Frequenzverlangsamung feststellen. Weniger verläßlich ist die Herdbestimmung auf Grund der Gegenphasigkeit der δ-Wellen (klassischer δ-Focus nach WALTER), da diese nach PUECH fast immer nur am Rande des Prozesses anzutreffen ist. Eine Einteilung der lokalen Veränderungen in Wertigkeitsstufen etwa derart, daß ein δ-Wellenherd für die Lokalisation signifikanter sei als eine lokale α-Verminderung oder lokale Theta-δ-Wellenfolge, kann zu irreführenden Interpretationen führen. Eine lokale α-Verminderung parasagittal ist manchmal für die Beurteilung wesentlicher, als eine im angrenzenden Parietallappen gefundene Frequenzverlangsamung.

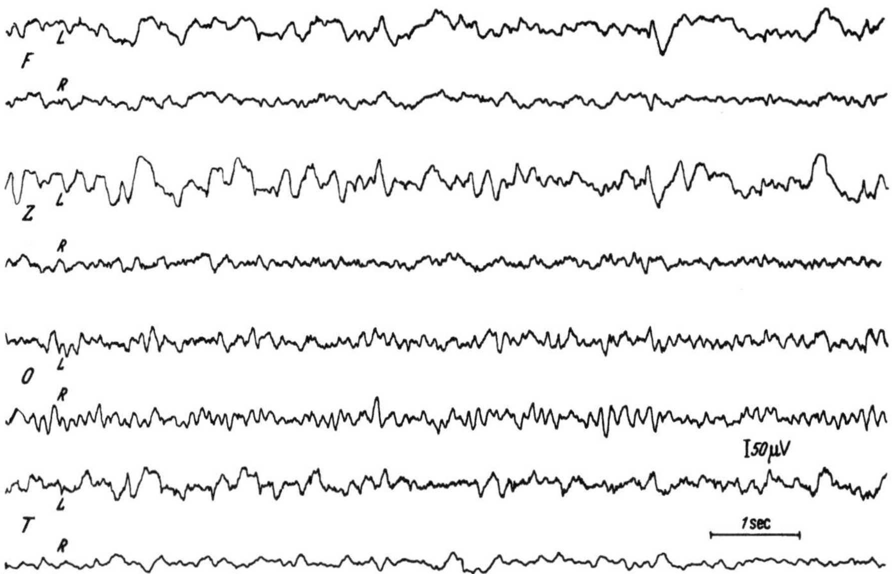

Abb. 25. *Linksseitig frontale, temporale und zentrale Theta-Delta-Wellen-Aktivität bei geringgradigen Allgemeinveränderungen.* Unipolare Ableitung; Differenzbildung gegen rechtes Ohr. P. M., 57 Jahre. Beidseitiges Falxmeningiom. Seit 5 Jahren generalisierte Krampfanfälle. Seit 6 Monaten Sehverschlechterung. Seit 9 Monaten Wesensänderung. Neurologisch: primäre Opticusatrophie. Anosmie beiderseits. Allgemeine Reflexsteigerung. Patellar- und Fußkloni beiderseits. Rö.: Verkalkung im Bereich des linken Stirnhirns.

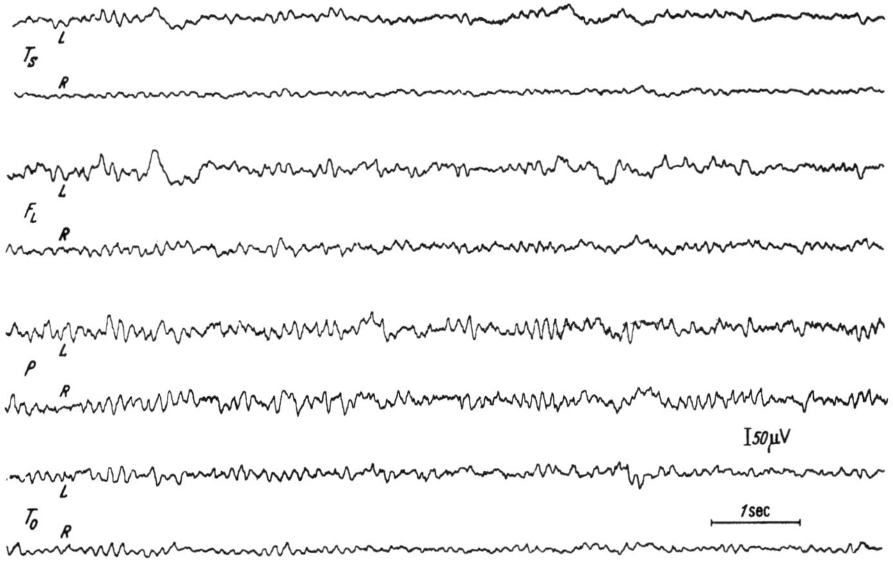

Abb. 26. *Linksseitig frontale und temporale Theta-Delta-Wellen-Aktivität bei geringfügigen Allgemeinveränderungen.* Unipolare Ableitung; Differenzbildung gegen rechtes Ohr. H. I., 27 Jahre. Doppelseitig frontales Gliom. Seit 4 Monaten Krampfanfälle im rechten Bein. Seit 3 Wochen Kopfschmerzen und Erbrechen. Neurologisch: Latente rechtsseitige Hemiparese. Facialismundastschwäche rechts. Psychisch: hirnorganische Wesensänderung.

Unter Allgemeinveränderungen werden alle Störungen zusammengefaßt, die entfernt vom Prozeß zur Darstellung kommen, seien sie einseitig im Bereich der Tumorhemisphäre oder bilateral ausgebildet. Die einfachste Form der Allgemeinveränderung stellt die α-Verlangsamung dar. Es ist nicht sicher bekannt, ob es sich um eine wirkliche α-Verlangsamung handelt. Es wäre auch denkbar, daß die langsamen α-Wellen nur deshalb deutlicher hervortreten, weil 10—12/sec-Wellen ausfallen. Eine

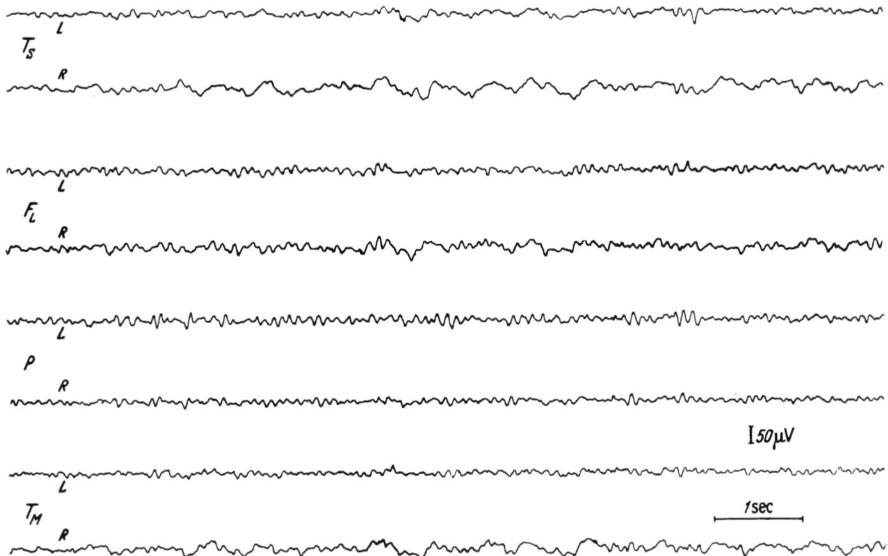

Abb. 27. *Rechtsseitig temporale und fronto-laterale Delta-Wellen-Aktivität.* Unipolare Ableitung; Differenzbildung gegen linkes Ohr. H. M., 42 Jahre. Keilbeinmeningiom rechts. Seit 9 Monaten Kopfschmerzen und Leistungsminderung. Neurologisch: beidseitige Stauungspapille. Psychisch verlangsamt.

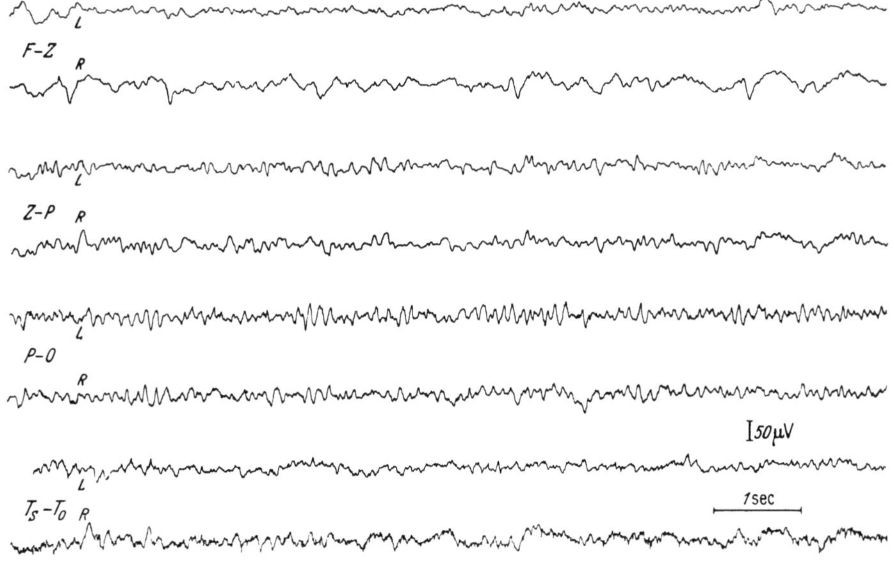

Abb. 28. *Rechtsseitig fronto-zentrale Theta-Delta-Wellen-Aktivität.* Bipolare Ableitung. E. G., 61 Jahre. Rechtseitig parasagittales Meningiom im vorderen Sinusdrittel. Vor 6 Monaten Kopfschmerzen und kurzzeitig desorientiert. Lähmungserscheinungen der linken Extremitäten. Neurologisch: spastische Hemiparese links. Psychisch erheblich verlangsamt.

Sonderstellung unter den Allgemeinveränderungen nehmen die δ-Wellen ein. Im Gegensatz zu einer δ-Aktivität am Ort des Prozesses sind diese bei den Allgemeinveränderungen bezüglich der Form und Frequenz (2—3/sec) relativ regelmäßig und gleichmäßig, meist von hoher Amplitude und zu Gruppen geordnet. Die Ausdehnung ist unterschiedlich, jedoch treten sie am häufigsten fronto-zentral bilateral, aber auch vereinzelt streng einseitig auf. Bei Jugendlichen findet sich eine Abart der δ-Paroxysmen derart, daß die Frequenz der δ-Wellen um 3—4/sec schwankt. Am deutlichsten ist hier die Ausbildung über hinteren Hirnregionen. Auch die Amplituden zeigen bei Jugendlichen eine größere Variabilität. Das Ausmaß und der Grad der Allgemeinveränderung stehen in Beziehung zur Art der Herdveränderung und zum Sitz des Prozesses. Bei lokalen α-Verminderungen fehlt die Allgemeinveränderung in der Regel, während bei hochgradigen Herdveränderungen die Stärke der Allgemeinveränderung beträchtlich ist. Im letzteren Fall kann es sogar oftmals unmöglich sein, die Herdveränderung auch nur annähernd einzugrenzen. Eine besondere Form der Allgemeinveränderung stellt der einseitig fehlende Hemmungseffekt auf

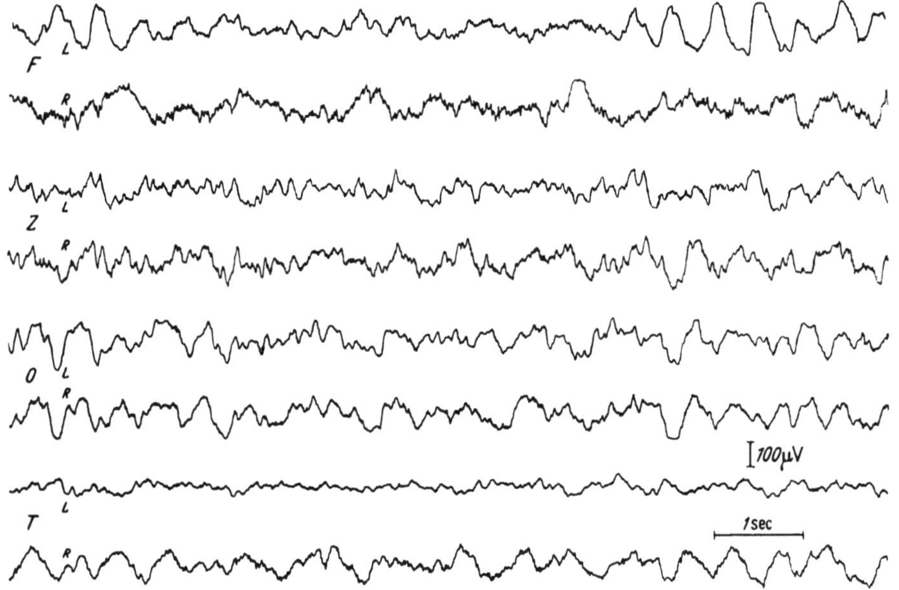

Abb. 29. *Hochgradige Allgemeinveränderungen bei Subdelta-Wellen-Aktivität rechts frontal.* Unipolare Ableitung; Differenzbildung gegen linkes Ohr. H. A., 33 Jahre. Astrocytom des rechten Frontalhirnes. Seit 6 Monaten langsam zunehmende Antriebsarmut. Seit 2 Wochen Erbrechen, Gangunsicherheit und Bewußtseinstrübung. Neurologisch: beidseitige Stauungspapille. Linksseitige Hemiparese. Psychisch: benommen.

Augenöffnen dar. Die einseitig fehlende Hemmung der α-Wellen auf Augenöffnen tritt nur im Bereich der Tumorhemisphäre in Erscheinung, sie ist aber nicht an eine bestimmte Lokalisation gebunden (s. Abb. 51). Bei intracerebralen raumfordernden Prozessen werden zwei Reaktionsformen auf einen Weckreiz gesehen, einmal kommt es zu einer Theta-δ-Wellen-Hemmung und zum anderen werden δ-Theta-Wellengruppen durch den Reiz ausgelöst. In der Regel ist die Reaktion beidseitig ausgeprägt, nur in einigen wenigen Fällen entweder ausschließlich oder doch vorzugsweise einseitig. Während der einseitig fehlende Hemmungseffekt auf Augenöffnen allein schon eine Lateralisation des Prozesses erlaubt, ist dieses bei den einseitig ausgelösten Weckphänomenen nicht immer möglich.

2. Über die Beziehungen der EEG-Veränderungen zu den vom Prozeß ausgelösten klinischen und anatomischen Nachbarschafts- und Fernsymptomen.

Der Befund von FÖRSTER und ALTENBURGER sowie TÖNNIES, daß der *Tumor selber bioelektrisch inaktiv* ist, ist durch Tiefenableitungen bestätigt worden. Die Lokalveränderungen sind überwiegend Folge des Ödems der Randzone und der Kreislaufstörungen in diesem Bereich, welche von Tumorart zu Tumorart wechseln. Je nach Stärke des umgebenden Ödems und der örtlichen Kreislaufstörungen sind die hirnelektrischen Veränderungen entweder sehr umschrieben oder ausgedehnt.

Daneben können aber auch Kreislaufstörungen von Bedeutung sein, die durch den Tumordruck in der näheren Umgebung hervorgerufen werden. Abgesehen von den

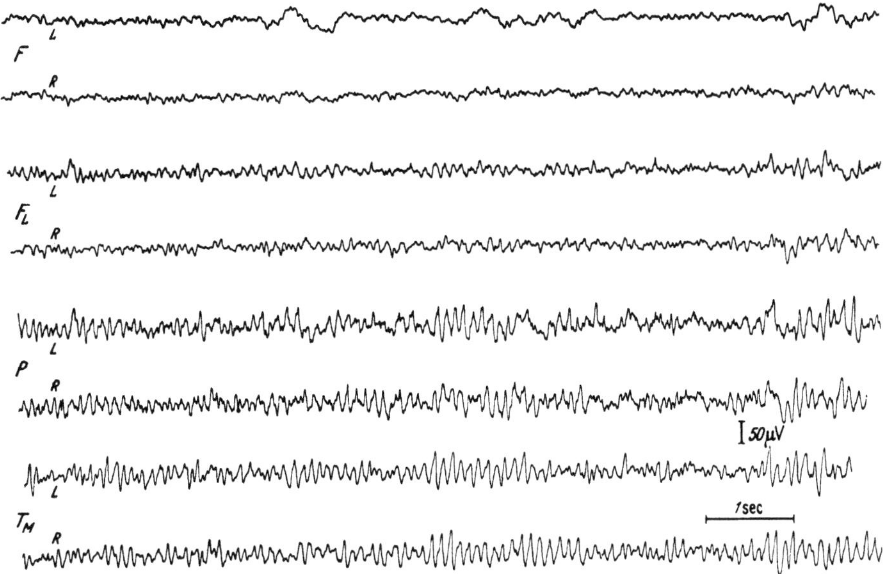

Abb. 30. *Vereinzelte Delta-Wellen-Einstreuungen links frontal.* Unipolare Ableitung; Differenzbildung gegen rechtes Ohr. M. E., 53 Jahre. Solitärmetastase (Carcinom) links frontal. Seit 3 Monaten linksseitige Kopfschmerzen. Seit 3 Wochen öfters Erbrechen. Seit 14 Tagen zunehmende Sehverschlechterung. Neurologisch: beidseitige Stauungspapille von 4 Dioptrien.

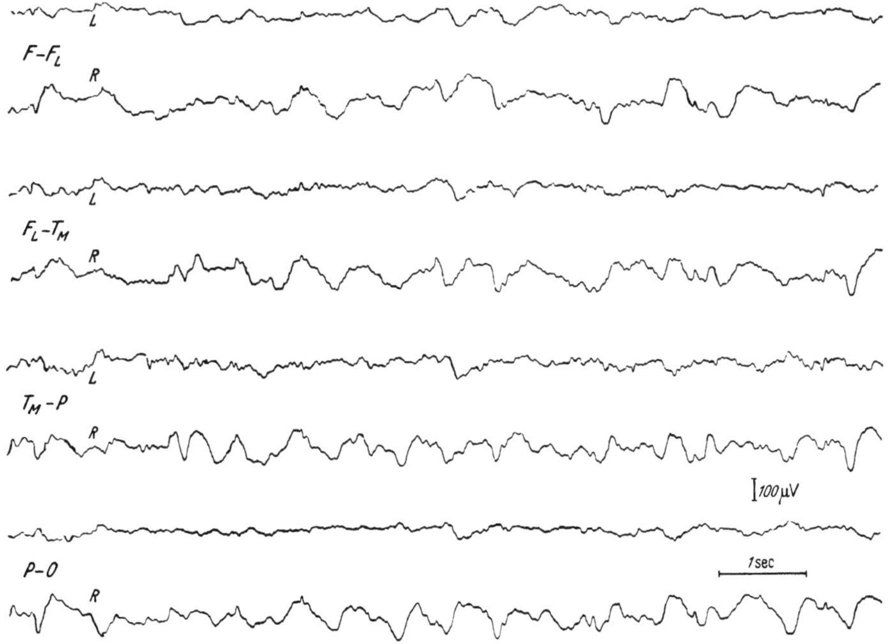

Abb. 31. *Einseitig hochgespannte Delta-Wellen-Aktivität.* D. M., 50 Jahre. Meningiom fronto-medial rechts. Seit 6 Monaten Wesensänderung. Vor einigen Wochen Verwirrtheitszustände. Neurologisch: Facialismundastschwäche links. Parese des linken Armes. Psychisch: enthemmt, euphorisch.

selteneren Fällen, wo der Tumor eine Arterie umwächst und auf diese Weise komprimiert oder die Arterie infolge Dehnung im Lumen verkleinert wird, handelt es sich vorwiegend um Störungen im Bereich des venösen Schenkels. Bestimmte Tumorlokalisationen scheinen zu derartigen Kreislaufstörungen prädestiniert zu sein (Tönnis und Steinmann).

Einmal handelt es sich um jene Neubildungen, die sich im Bereich des kleinen Keilbeinflügels entwickeln, und zum anderen um solche der Kleinhirnhemisphäre.

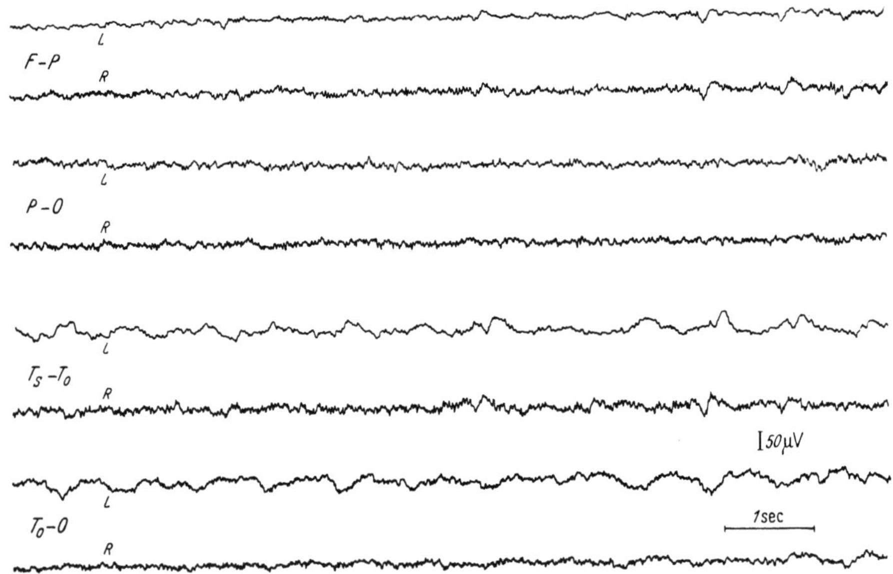

Abb. 32. *Delta-Wellen-Herd links temporal.* Bipolare Ableitung. G. H., 32 Jahre. Links temporales Meningiom. Seit 8 Jahren Kopfschmerzen und Krampfanfälle. Seit 2 Jahren aphasische Störungen. Vor 3 Monaten Sehverschlechterung. Neurologisch: Stauungspapille von 8 Dioptrien. Spastische Hemiparese rechts und motorische Aphasie.

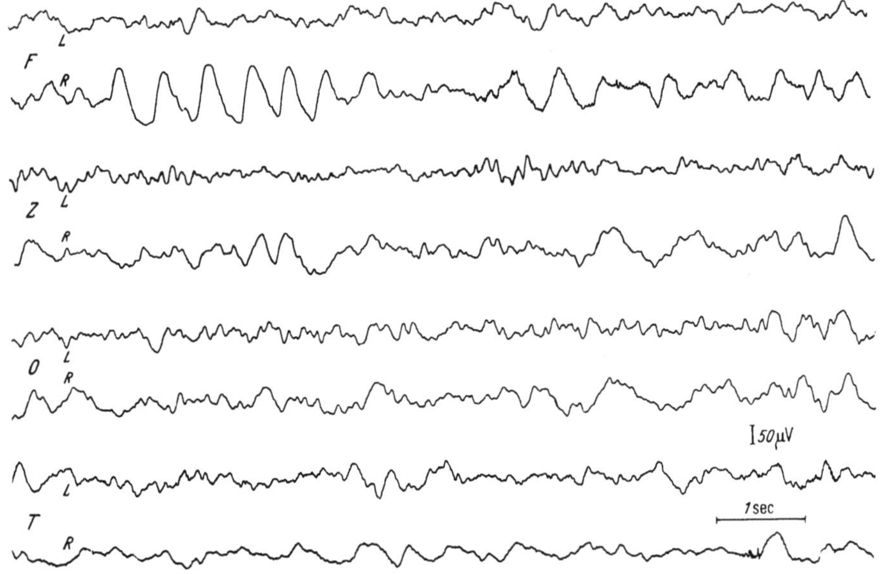

Abb. 33. *Hochgradige Frequenzverlangsamung, zum Teil als Delta-Wellen-Paroxysmen, bei niedriggespannter Delta-Wellen-Aktivität rechts temporal.* Unipolare Ableitung; Differenzbildung gegen linkes Ohr. H. I., 21 Jahre. Sarkom rechts temporal. Seit 6 Monaten Kopfschmerzen. Zeitweilig Schwindelgefühl und Erbrechen. Sehverschlechterung und Hörminderung rechts. Neurologisch: Stauungspapille von 6 Dioptrien mit beginnender sekundärer Opticusatrophie rechts. Amaurose rechts. Sensibilitätsstörungen im 1. und 2. Trigeminusast rechts. Anakusis rechts.

Gleichgültig, ob ein Tumor fronto-basal, am Keilbeinflügel oder im Temporallappen gelegen ist, immer wird der den drei Hirngebieten gemeinsame venöse Abfluß über den kleinen Keilbeinflügel gestört, was angiographisch nachzuweisen ist. Es finden sich, ganz gleich, ob ein fronto-basales Gliom, ein Keilbeinmeningiom oder ein Gliom im Temporallappen vorliegt, EEG-Störungen im fronto-lateralen, temporalen und temporoparietalen Bereich. Eine ähnliche Situation ergibt sich für die Kleinhirnhemisphärentumoren.

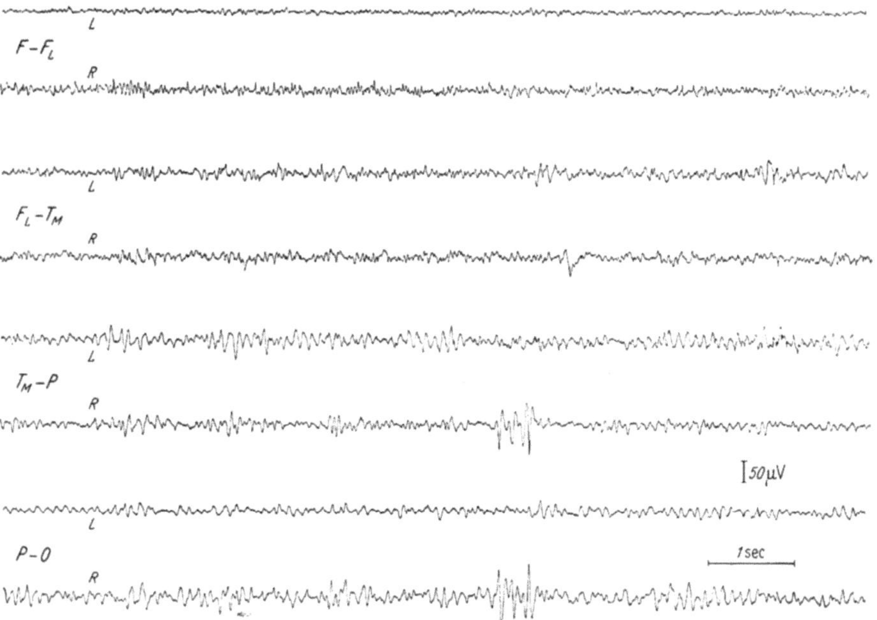

Abb. 34. *Krampfspitzen rechts parietal.* Bipolare Ableitung. Sch. K., 42 Jahre. Meningiom der rechten Felsenbeinspitze. Seit 2 Jahren Lichtempfindlichkeit des rechten Auges. Seit 1 Jahr Doppelsehen, Ohrgeräusche rechts und Hörverminderung. Neurologisch: homonyme Hemianopsie nach links. Hypaesthesie, -algesie im Trigeminusgebiet rechts. Ophthalmoplegia totalis.

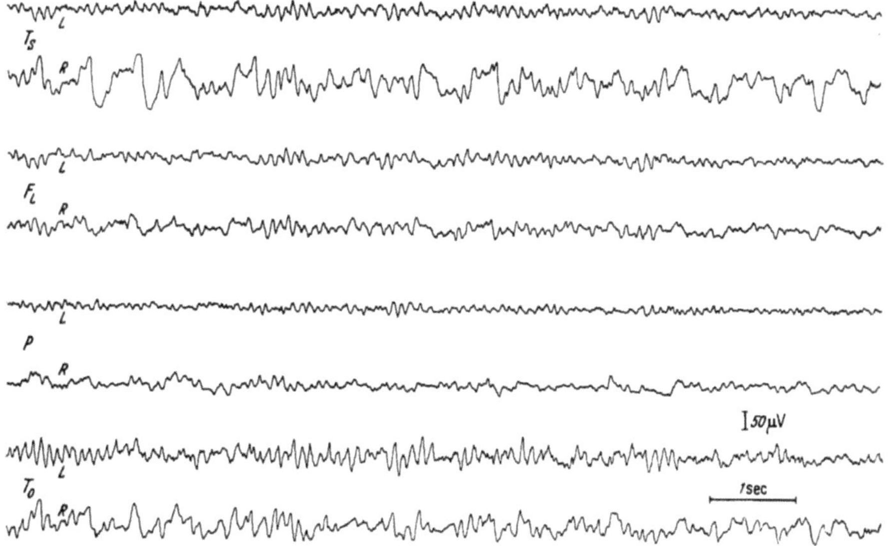

Abb. 35. *Theta-Delta-Wellen-Aktivität rechtsseitig temporal mit Steilwellen.* Unipolare Ableitung; Differenzbildung gegen rechtes Ohr. A. H., 37 Jahre. Astrocytom rechts temporal. Seit 6 Jahren Krampfanfälle mit vegetativer Aura. Seit 1 Jahr linksseitige Facialislähmung. Seit 14 Tagen Kopfschmerzen und Sehstörungen links. Neurologisch: unscharfe Papillengrenzen. Abducensparese und Ptose. Linksseitige Hemiparese.

Hier kann der venöse Abfluß über den Sinus sigmoideus durch den Tumordruck behindert sein. Da dieser Sinus im Gegensatz zu allen anderen infolge seiner Lage kompressibel ist, kann ein Druck hier zu Rückstauungen im hinteren Temporal- und unteren

Parietalgebiet führen. Die Folge dieser über den erwähnten Großhirngebieten eintretenden Kreislaufstörungen sind die im gleichen Bereich zu beobachtenden Frequenzverlangsamungen. Ein Druck auf den Occipitallappen bei Kleinhirngeschwülsten ist zwar möglich,

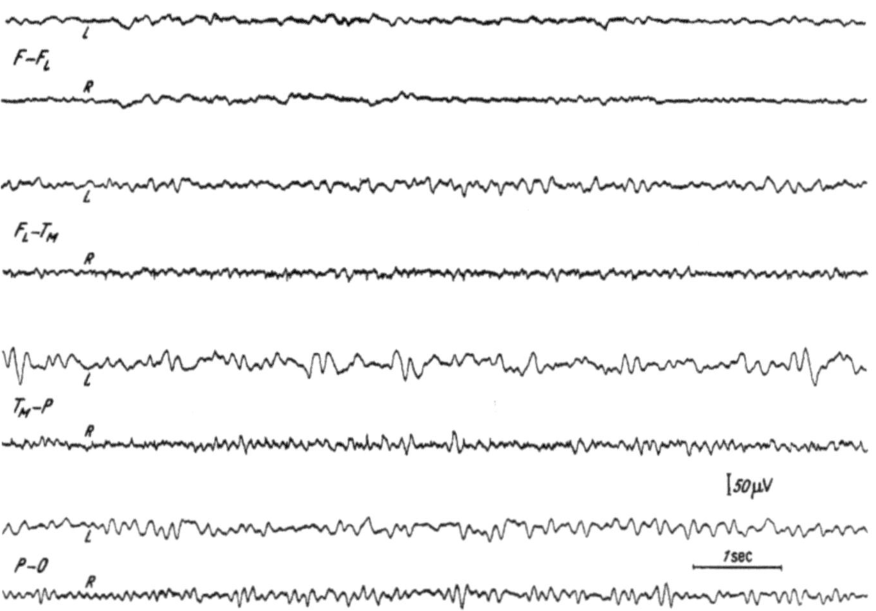

Abb. 36. *Links parietaler Theta-Wellen-Herd.* Bipolare Ableitung. H. H., 50 Jahre. Oligodendrogliom links parietal. Seit 7 Jahren Wortfindungsstörungen. Vor 3 Monaten Lähmungserscheinungen im rechten Bein. Neurologisch: spastische Hemiparese rechts. Sensibilitätsstörungen rechte Körperseite. Keine Stauungspapille.

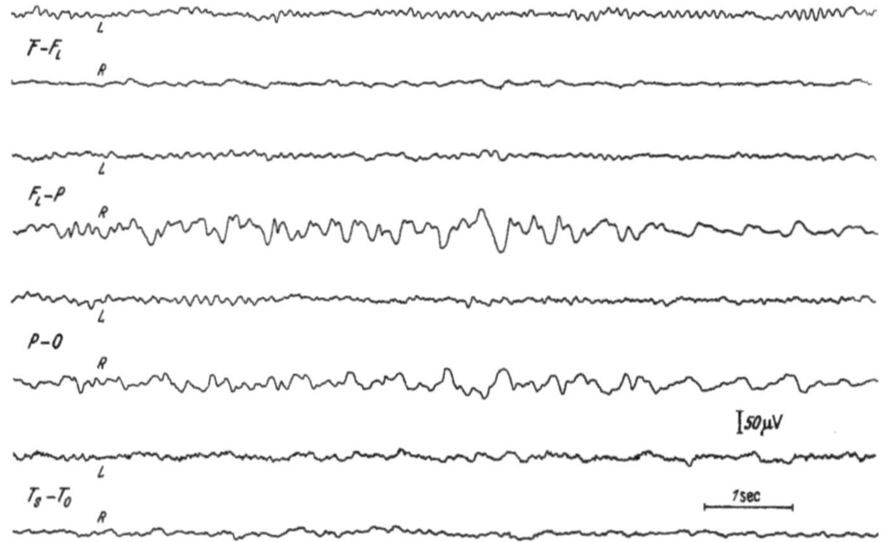

Abb. 37. *Rechts parietaler Theta-Delta-Wellen-Herd.* Bipolare Ableitung. F. H., 16 Jahre. Rechtsseitig parietales Oligodendrogliom. Seit 9 Jahren generalisierte Krampfanfälle, in den letzten Jahren mit Absenzen gemischt. Seit 3 Wochen heftige Kopfschmerzen. Neurologisch: Stauungspille von 3 Dioptrien beiderseits.

da das Tentorium eine gewisse Verlagerung zuläßt, doch scheint die Kompression nicht wesentlich zu sein, wie die Befunde bei Meningiomen lehren.

Die *örtliche Volumenzunahme* führt je nach Sitz des raumfordernden Prozesses zu charakteristischen Formveränderungen des Gehirns (s. den Beitrag ZÜLCH). In der ersten Phase werden nur die Gebiete der unmittelbaren Nachbarschaft, später auch weiter entfernt liegende Hirnabschnitte davon betroffen. Es ist naheliegend, anzunehmen, daß es auch zu Kreislaufstörungen in diesen Gebieten kommt. Bei erheblichen Drucksteigerungen schließlich findet sich eine allgemeine Zirkulationsverlangsamung (s. TÖNNIS „Pathophysiologie

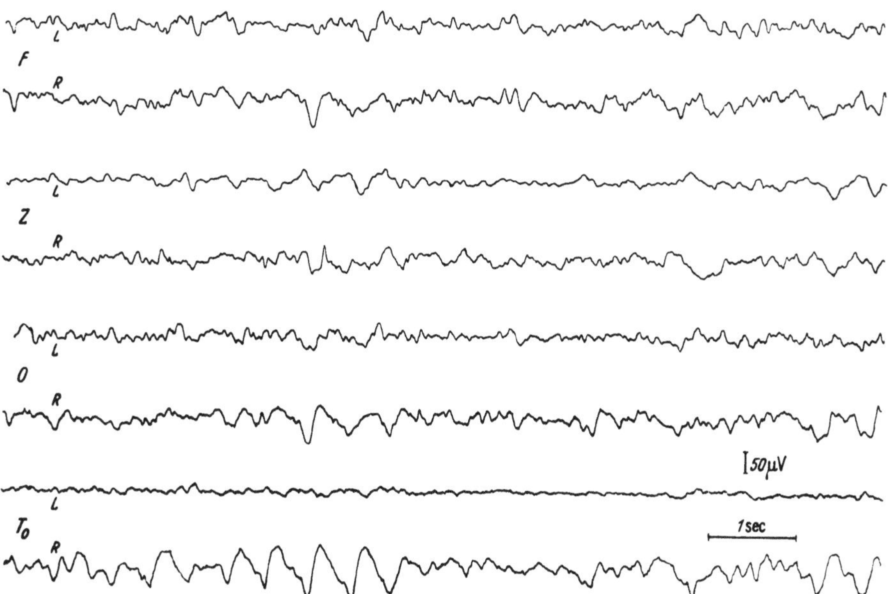

Abb. 38. *Mittelgradige Allgemeinveränderungen bei paroxysmaler Delta-Wellen-Aktivität rechtsseitig temporo-occipital.* Unipolare Ableitung; Differenzbildung gegen linkes Ohr. G. O., 21 Jahre. Oligodendrogliom rechts parieto-occipital. Vor 4 Jahren rechtsseitige Kopfschmerzen mit Erbrechen. Dann 2 Jahre beschwerdefrei. Nach der Geburt des 3. Kindes rechtsseitige Kopfschmerzen. Seit 1 Jahr Krampfanfälle und Taubheitsgefühl in der linken Körperhälfte. Vor 14 Tagen Erbrechen. Neurologisch: beiderseitige Stauungspapille von 4 Dioptrien. Latente Hemiparese links.

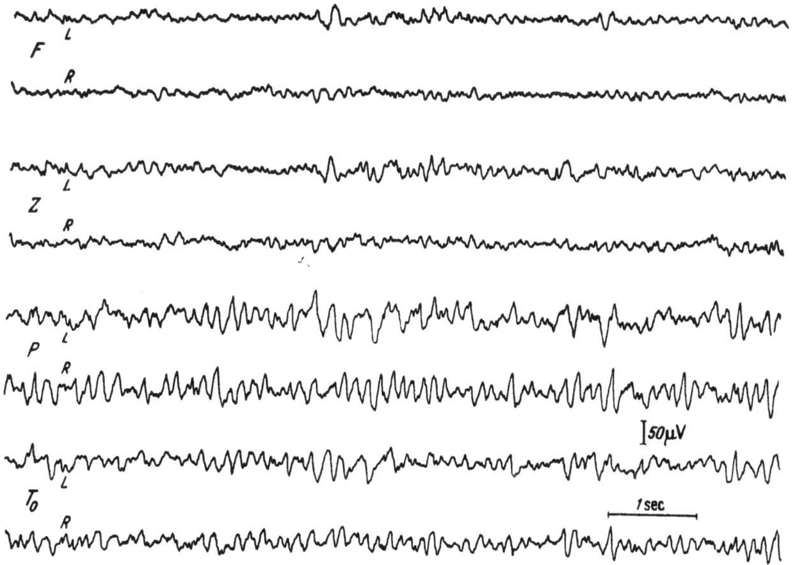

Abb. 39. *α-Wellen-Minderung und Theta-Wellen-Aktivität links parietal bei geringgradigen Allgemeinveränderungen.* Unipolare Ableitung; Differenzbildung gegen rechtes Ohr. S. G., 63 Jahre. Carcinommetastase links parietal. Vor 6 Monaten erstmals Jackson-Anfälle. Zunehmende Schwäche im rechten Bein. Vor 14 Tagen völlige Lähmung der rechten Extremitäten. Neurologisch: Hypaesthesie im rechtsseitigen Trigeminusbereich. Facialismundastschwäche rechts. Schlaffe Lähmung der rechten Extremitäten. Sensibilitätsstörungen rechte Körperhälfte.

und Klinik der intrakraniellen Drucksteigerung" in diesem Band). Die Auswirkungen der „gerichteten" und allgemeinen Drucksteigerung lassen sich auch in den EEG-Veränderungen ablesen.

Bei frontalen Prozessen kommt es neben der homolateralen Verschiebung auch zu einer solchen nach der kontralateralen Seite (bogenförmiger Verlauf der A. cerebri anterior).

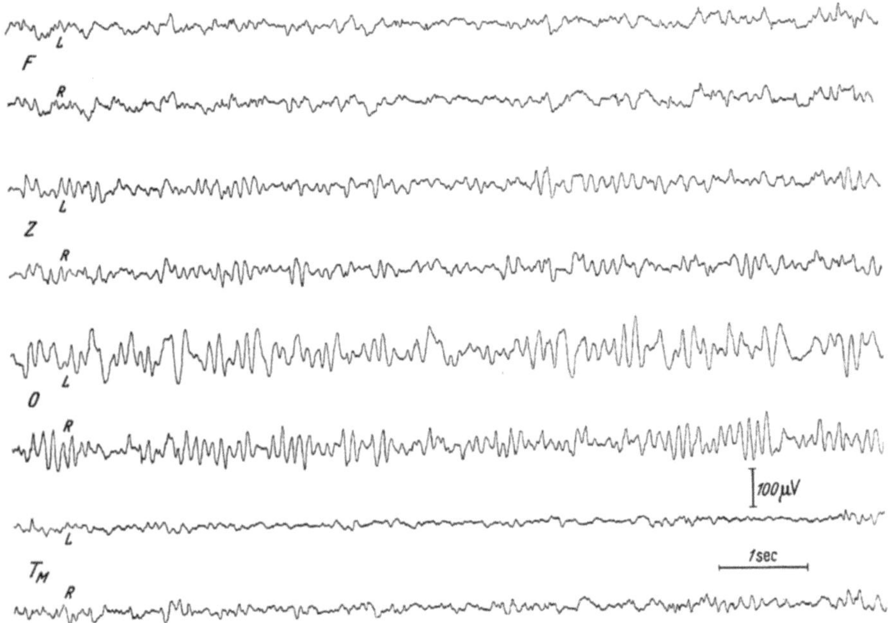

Abb. 40. *Theta-Delta-Wellen-Aktivität links occipital.* Unipolare Ableitung; Differenzbildung gegen linkes Ohr. E. D., 17 Jahre. Ependymom links occipital. Seit 5 Jahren linksseitige Stirnkopfschmerzen, welche sich vor 4 Wochen akut verstärkten. Hinzu trat Erbrechen. Neurologisch: Stauungspapille von 5 Dioptrien beiderseits. Rechtsseitige homonyme Hemianopsie. Rö.: links occipitale Verkalkung.

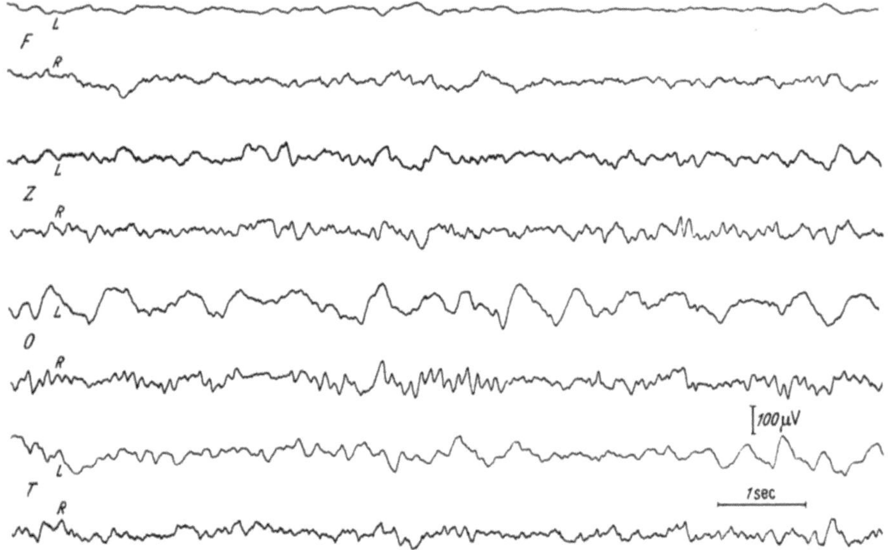

Abb. 41. *Hochgradige Delta-Aktivität links occipital bei Theta-Delta-Aktivität linksseitig temporal und parietal.* Unipolare Ableitung; Differenzbildung gegen rechtes Ohr. E. R., 11 Jahre. Linksseitig occipitales Ependymom. Seit 1 Jahr Kopfschmerzen. Seit 6 Wochen Erbrechen und Schwindelgefühl. Seit 14 Tagen Sehverschlechterung und Paraesthesien in beiden Beinen. Neurologisch: beidseitige Stauungspapille von 3 Dioptrien. Homonyme Hemianopsie. Geringgradige Nackensteifigkeit.

Im EEG findet sich damit häufig eine beidseitige frontale Störung gekoppelt. Auch die Prozesse des Temporallappens führen bei entsprechender Wachstumstendenz zu Formveränderungen im Bereich der Mittellinie. Beidseitige Veränderungen im EEG sind nach GERLACH und STEINMANN hierbei die Regel. Bei occipitalen Prozessen wirkt sich die

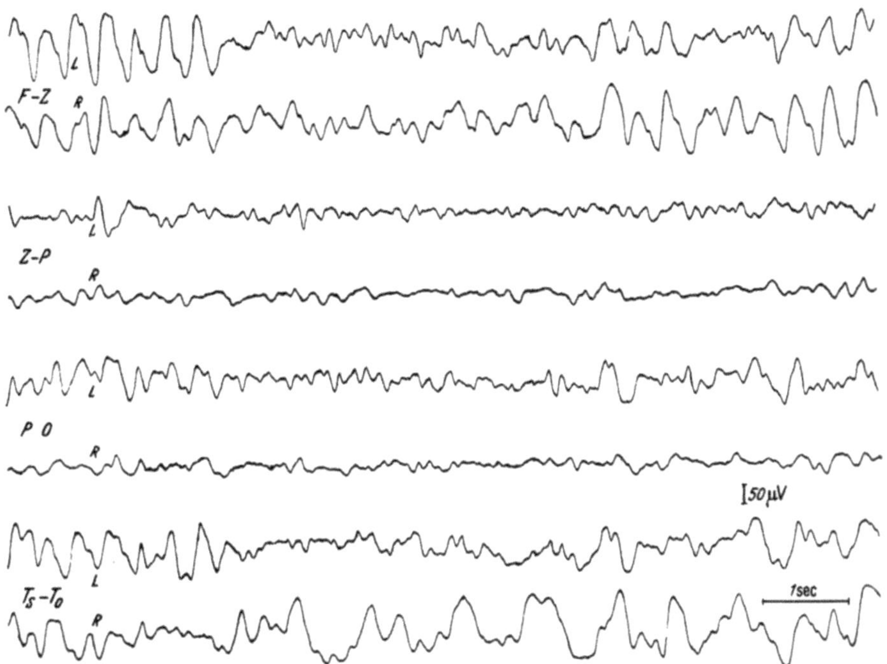

Abb. 42. *Hochgradige temporo-occipitale Delta-Wellen-Aktivität rechts bei mittelgradiger Allgemeinveränderung.* Bipolare Ableitung. B. H., 44 Jahre. Oligodendrogliom rechts occipital. Vor 2 Jahren Paraesthesien in den linken Fingern. Seit 1 Jahr Kopfschmerzen. In den letzten Wochen Bewußtseinsstörungen. Neurologisch: Stauungspapille beiderseits, rechts mehr als links. Linksseitige Hemianopsie. Facialismundastschwäche links. Psychisch stark verlangsamt.

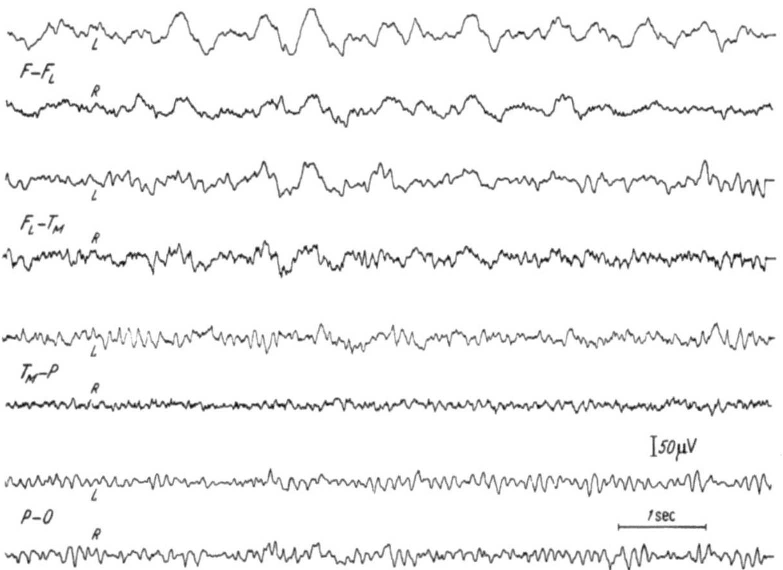

Abb. 43. *Beidseitig frontale und zentrale Delta-Wellen-Aktivität.* Bipolare Ableitung. H. I., 25 Jahre. Balkentumor. Seit 14 Tagen sehr heftige Kopfschmerzen mit Ausstrahlung in den Nacken. Seit 8 Tagen Erbrechen und zeitweilig Doppelbilder. Starke Ermüdbarkeit. Neurologisch: Nackensteifigkeit. Frische Stauungspapille, links stärker als rechts. Hyposmie links. Facialismundastschwäche rechts.

Massenverschiebung vorzugsweise im Bereich der Tumorhemisphäre aus. Die hirnelektrischen Störungen reichen bis zum Temporal-, ja unter Umständen sogar bis zum Frontalhirn. HESS hat die Ansicht geäußert, daß der Temporallappen besonders empfindlich

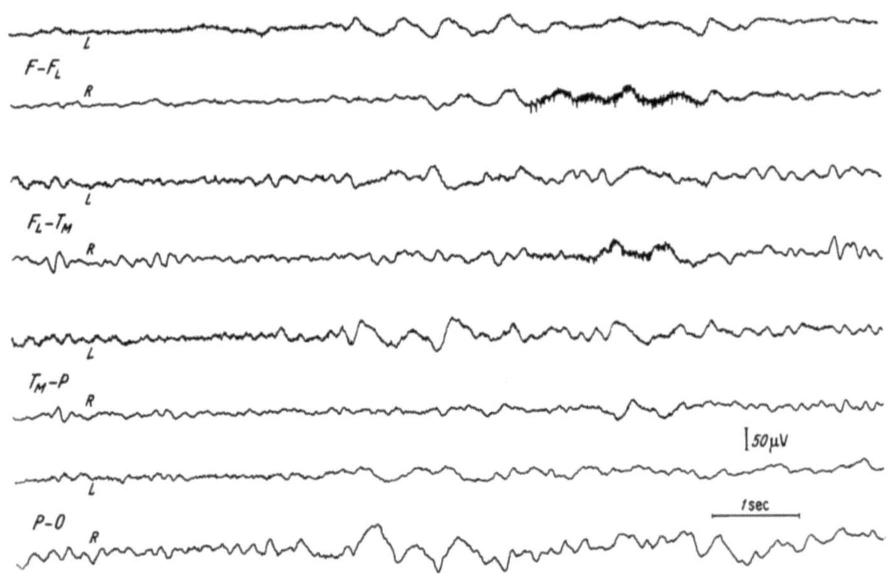

Abb. 44. *Alternierende Delta-Wellen-Aktivität bei geringgradigen Allgemeinveränderungen.* Bipolare Ableitung. St. G., 49 Jahre. Tumor im Dach des linken Seitenventrikels mit Einwachsen in den Balken. Im Anschluß an eine Grippe plötzlich mit Erbrechen und heftigen Kopfschmerzen erkrankt. Vor 10 Tagen sei eine rechtsseitige Lähmung aufgetreten. Seit der gleichen Zeit zunehmend bewußtseinsgetrübt. Neurologisch: Nackensteifigkeit. Frische Stauungspapille beiderseits. Abducensparese rechts. Facialismundastschwäche rechts. Reflexe rechts lebhafter als links. Fußklonus rechts. Babinski, Gordon und Rossolimo rechts positiv. Psychisch: örtlich, zeitlich und persönlich desorientiert.

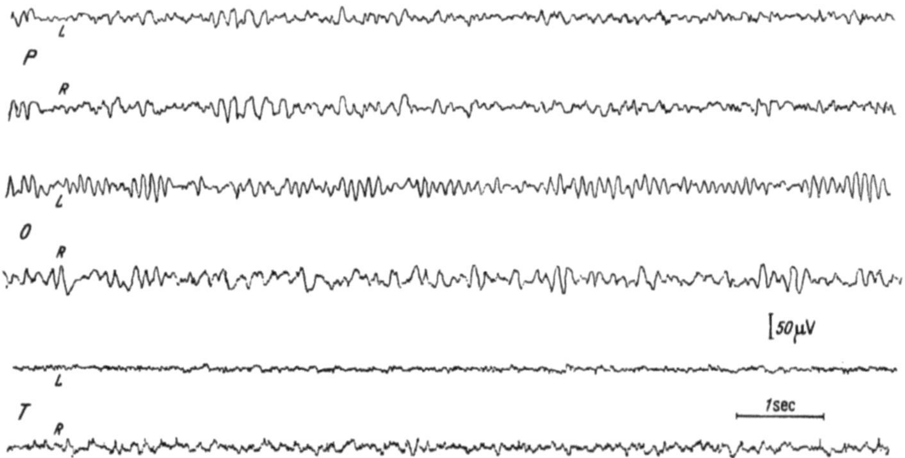

Abb. 45. *Rechtsseitige Theta-Wellen-Aktivität.* Unipolare Ableitung; Differenzbildung gegen linkes Ohr. H. W., 31 Jahre. Meningiom im rechten Seitenventrikel. Seit 1 Jahr Kopfschmerzen. Seit 6 Monaten Leistungsminderung. Seit 3 Monaten Erbrechen. Zeitweilig Sehstörungen. Neurologisch o. B.

gegenüber Kreislaufstörungen, hervorgerufen durch Massenverschiebungen, sei. Die Vulnerabilität der einzelnen Hirnteile bei Kreislaufstörungen ist aber noch nicht genügend geklärt. Unbeantwortet muß auch bleiben, welche Bedeutung den cerebralen Gefäßanomalien bei intrakraniellen Drucksteigerungen zukommt. Es sei in diesem Zusammenhang besonders darauf hingewiesen, daß LUNDERVOLD einseitige corticale EEG-Veränderungen nach einer Vertebralisangiographie dann beobachten konnte, wenn eine Anomalie der basalen Hirnarterien vorlag.

Auch die *Liquorstauung* ist anfänglich von untergeordneter Bedeutung, denn sonst wäre es nicht verständlich, warum bei einzelnen Kleinhirnprozessen mit hochgradiger

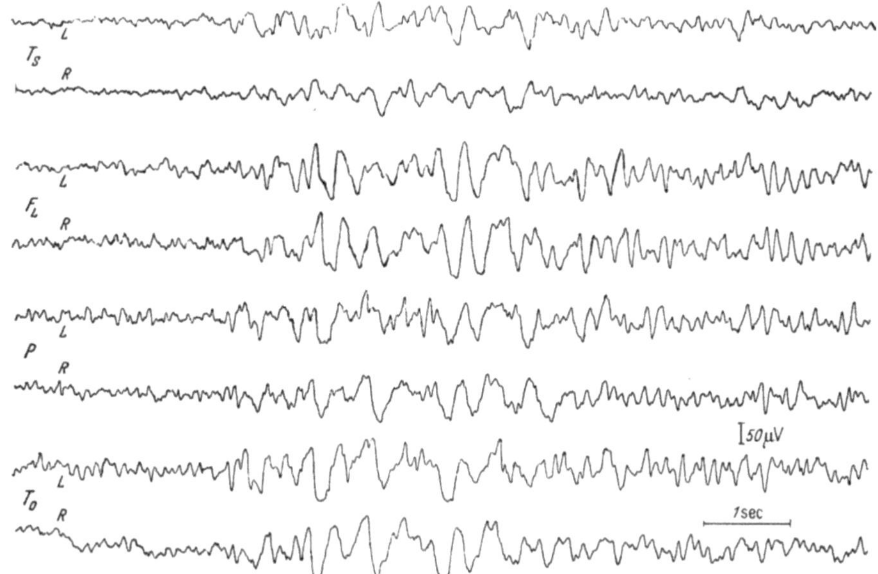

Abb. 46. *Paroxysmale bilaterale Theta-Delta-Wellen-Aktivität.* Unipolare Ableitung; Differenzbildung gegen rechtes Ohr. G. G., 38 Jahre. Chromophobes Hypophysenadenom. Seit 10 Jahren Amenorrhoe. Seit 2 Jahren Gewichtszunahme. Seit 8 Monaten Sehverschlechterung. In letzter Zeit Kopfschmerzen und Schwindelgefühl. Neurologisch: rechte Pupille Spur enger als linke. Rechtsseitige Hemianopsie für Farben. Armreflexe linksseitig etwas gesteigert. Rö.: destruktiver Prozeß im Bereich der Sella turcica.

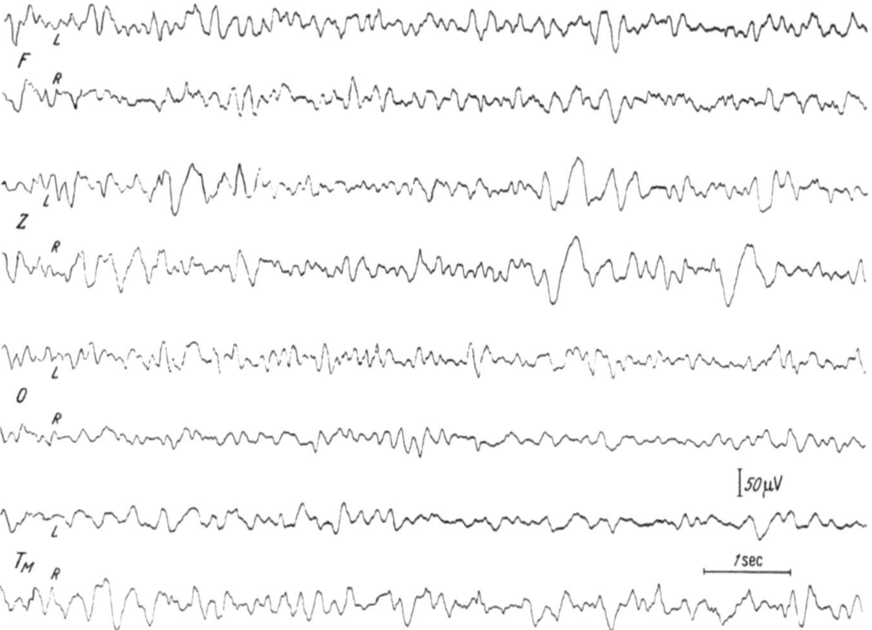

Abb. 47. *Allgemeinveränderungen geringen Grades.* Unipolare Ableitung; Differenzbildung gegen linkes Ohr. H. H., 10 Jahre. Kraniopharyngiom. Seit 2 Jahren Leistungsminderung. Gewichtszunahme. Sehverschlechterung. Durstgefühl. Neurologisch: adipöser Habitus. Linke Papille abgeblaßt. Beidseitige Myopie. Grundumsatz normal. Corticoidausscheidung an der unteren Grenze der Norm; 17-Ketosteroide reduziert.

Liquorstauung normale Kurven angetroffen werden. Erst eine länger bestehende Liquorblockade führt zu einer Beeinträchtigung des Hypothalamus und seiner Regulationszentren. Wenn diese in das Stadium der Dekompensation geraten, treten bilaterale

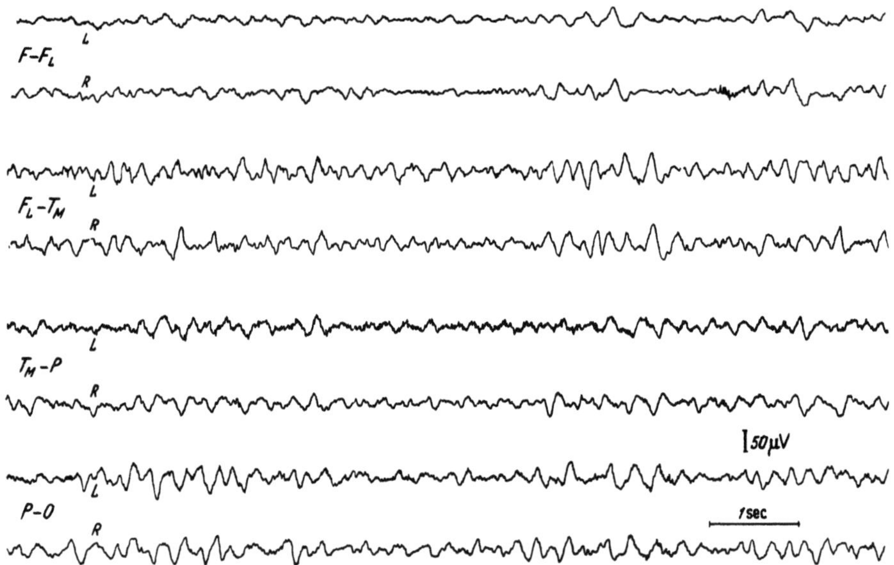

Abb. 48. *Beidseitiger Theta-Wellen-Rhythmus.* Bipolare Ableitung. K. H., 23 Jahre. Hypophysenadenom (Mischtyp). Seit 18 Monaten Größenzunahme der Hände, zunehmende Müdigkeit, Antriebsarmut, Kopfschmerzen. Neurologisch: bitemporale Hemianopsie für Farben. Rö.: ballonartig erweiterte Sella.

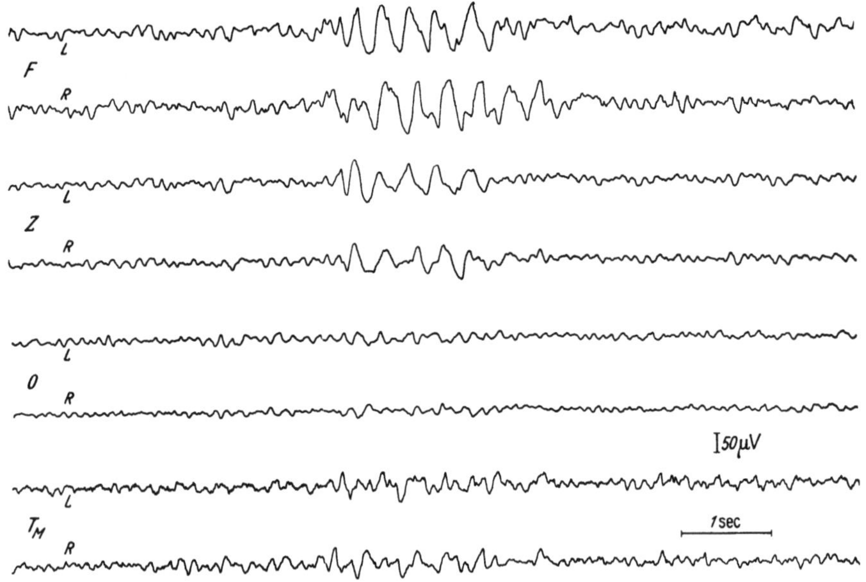

Abb. 49. *Paroxysmale bilaterale Funktionsstörungen.* Unipolare Ableitung; Differenzbildung gegen linkes Ohr. R. P., 25 Jahre. Tumor der Vierhügelgegend. Seit 18 Monaten Kopfschmerzen. Seit 9 Monaten Sehverschlechterung. Seit 6 Monaten Doppelbilder, Übelkeitsgefühl und Gedächtnisstörung. Seit 2 Monaten Erbrechen und Gangunsicherheit. Neurologisch: hochgradige Stauungspapille beiderseits. Abducensparese rechts. Blickparese nach oben. Zentrale Facialisparese rechts. Rechtseitige Parese des Armes stärker als des Beines. Sensibilitätsstörungen im Bereich der rechten Körperhälfte.

Veränderungen in Form von Theta- und δ-Wellen auf. Auch die hochgespannten, bilateralen 2—3/sec-Wellenparoxysmen bei Großhirntumoren, die mit erheblichem Hirnödem und einer sehr ausgeprägten Massenverschiebung einhergehen, sind wahrscheinlich hypothalamischen Ursprungs.

INGRAM u. Mitarb. beobachteten derartige frequenzverlangsamte Gruppen nach elektrischen Ausschaltungen im Bereich des hinteren Hypothalamus, und zwar nur in der ersten Woche nach der Verletzung. Man wird annehmen dürfen, daß diese Entladungen durch das Nachbarschaftsödem ausgelöst wurden.

Neben den erwähnten Ursachen sind sicherlich auch endokrine Störungen und Stoffwechselveränderungen für die Allgemeinveränderungen des EEG bei intrakraniellen raumfordernden Prozessen zumindest mitverantwortlich. TÖNNIS, STEINMANN und KRENKEL haben dieses erstmalig für die EEG-Veränderungen bei Hypophysentumoren angenommen, was durch BOSELLI und JEFFERSON bestätigt wurde.

Es ist daran zu denken, ob nicht auch neuronale Faktoren für die Auslösung bestimmter Abänderungen eine Rolle spielen. Die kontralateralen Frequenzverlangsamun-

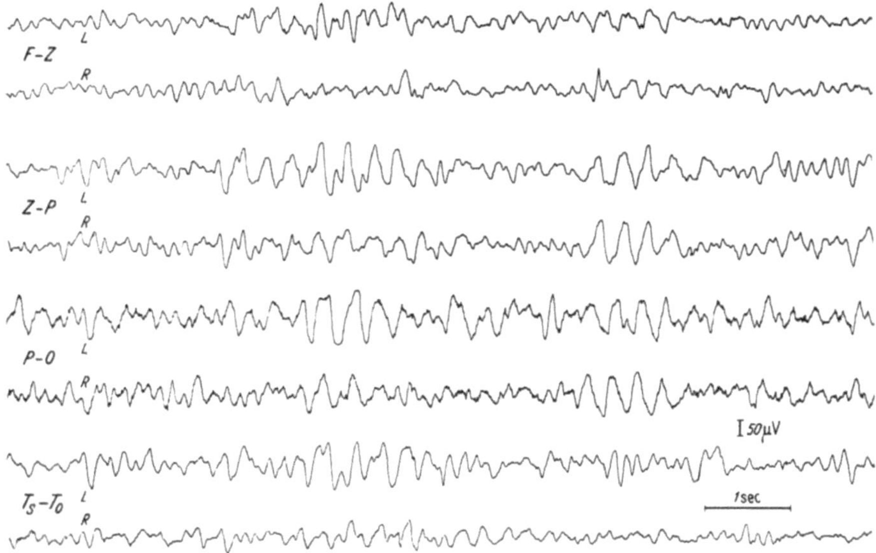

Abb. 50. *Bilaterale Theta-Wellen-Aktivität mit zeitweiliger Linksbetonung.* Bipolare Ableitung. S. N., 11 Jahre. Tumor im Bereich des Aquäduktes. Seit 4 Wochen Kopfschmerzen, Erbrechen und Schwindelgefühl. Bewußtseinsstörungen. Neurologisch: Stauungspapille von 2 Dioptrien beiderseits, bewußtseinsgetrübt.

gen bei Kleinhirnprozessen könnten zu derartigen Vermutungen ebenso Anlaß geben wie die Befunde bei manchen Thalamusprozessen, bei denen die α-Aktivität über homolateralen corticalen Gebieten fehlt. Daß eine Unterbrechung von Fasersystemen im Subcortex zu umschriebenen Frequenzverlangsamungen und Aktivitätsminderungen über corticalen Regionen führen kann, ist durch die experimentellen Befunde von HEDENSTRÖM und LOHMANN eindeutig bewiesen. In manchen Fällen (z.B. Astrocytomen und Meningiomen) sind die Frequenzverlangsamungen und paroxysmalen Entladungen Ausdruck einer irritativen Störung, der Tumor wirkt vorwiegend als epileptogene Läsion. Ob man einseitige monomorphe δ-Wellengruppen auch als irritative Störung auffassen soll, ist nicht sicher zu entscheiden.

3. Über die Beziehung der EEG-Veränderungen zum Sitz des Prozesses.

Hemisphärentumoren. Die Herdlokalisation ist hinsichtlich der einzelnen Hirnregionen bis auf wenige Ausnahmen gleich gut. Sie schwankt um 70%, jedoch ist sie nicht so exakt wie etwa mit Hilfe der Angiographie durchzuführen. Bei noch kleinen Prozessen, die nur eine geringfügige Umgebungsreaktion auslösen und klinisch uncharakteristische Störungen aufweisen, kann das Hirnstrombild allen anderen Methoden überlegen und für die Frühdiagnostik unentbehrlich sein (KORNMÜLLER, TÖNNIS und STEINMANN, KRENKEL, TALBOT, FISCHGOLD u. Mitarb.). Hier sind es vor allem die paroxysmalen Störungen bzw. die geringfügigen Asymmetrien, welche eine genaue Lokalisation ermöglichen. TÖNNIS hat 1937 erstmalig ein kleines Gliom operativ entfernen können, welches sich nur durch das EEG nachweisen ließ.

Die *Differenzierung frontaler Prozesse* nach ihrem Sitz in fronto-dorsale, fronto-laterale, fronto-basale und fronto-mediale, welche große praktische Bedeutung besitzt, hängt davon

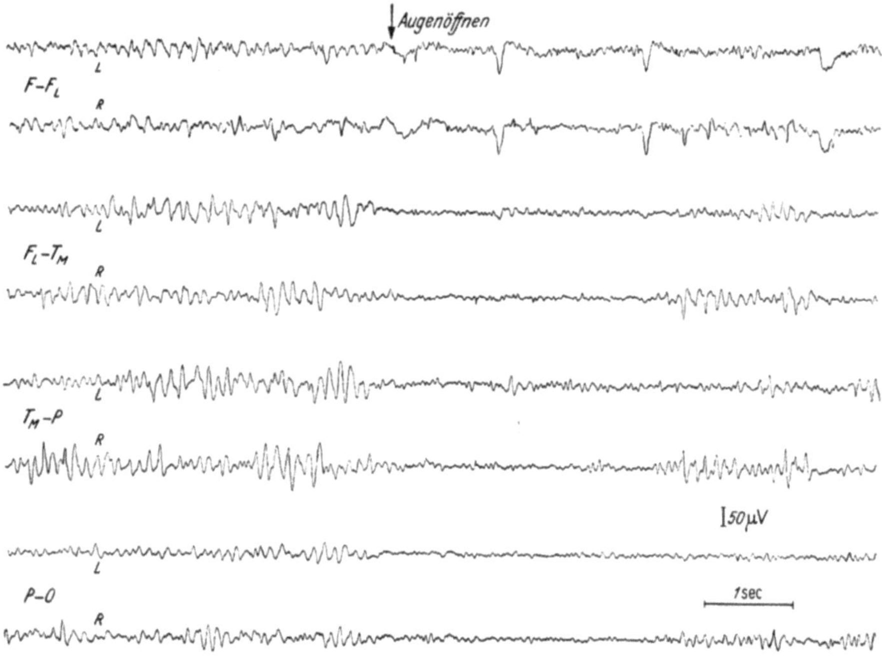

Abb. 51. *Unvollständiger Off-Effekt rechts.* Bipolare Ableitung. M. M., 66 Jahre. Acusticusneurinom rechts. Seit 2 Jahren Ohrensausen und Kopfschmerzen. Seit 1 Jahr Trigeminusschmerzen. In den letzten Wochen Gleichgewichtsstörungen und Erbrechen. Neurologisch: beidseitige Stauungspapille von 8 Dioptrien. Beidseitige Schwerhörigkeit.

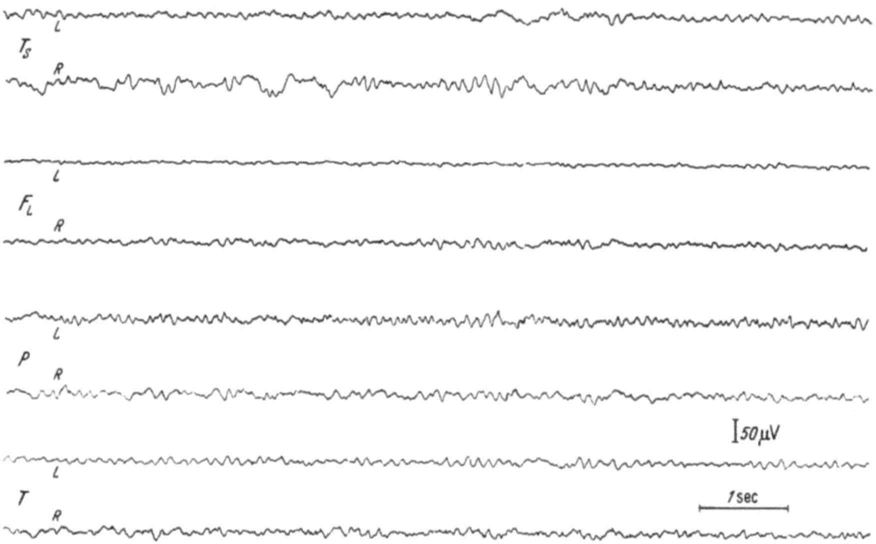

Abb. 52. *Delta-Wellen-Aktivität rechts temporal und vereinzelt links temporal bei rechts parietaler Theta-Wellen-Aktivität.* Unipolare Ableitung; Differenzbildung gegen linkes Ohr. R. E., 58 Jahre. Acusticusneurinom links. Seit 10 Jahren Schwerhörigkeit links, verbunden mit Ohrgeräuschen. Seit 1 Jahr Gangunsicherheit, Kopfschmerzen und Sehverschlechterung. Neurologisch: beidseitig hochgradige Stauungspapille. Totaler Cochlearis- und Vestibularisausfall links. Dysdiadochokinese links.

ab, welchen Grad die „Ödembildung" und die Nachbarschaftsreaktionen zum Zeitpunkt der EEG-Untersuchung erreicht haben (s. Abb. 22—31). Bei sehr ausgeprägter Umgebungsreaktion, die auch die gegenüberliegenden Hirnteile in Mitleidenschaft ziehen kann, erstrecken sich die Veränderungen auf das gesamte Frontalhirn sowie die angrenzenden temporalen und parietalen Bereiche. Eine Unterscheidung ist hier nicht möglich. Ist die

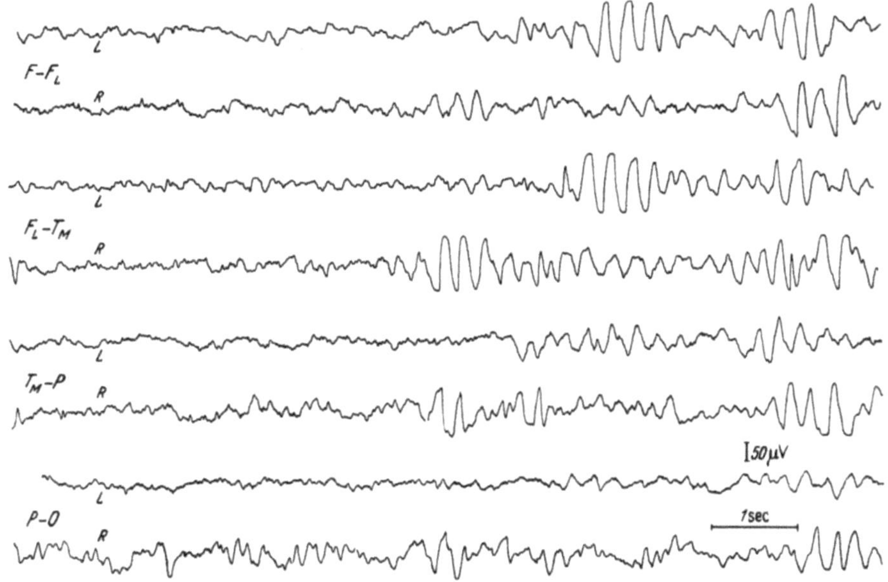

Abb. 53. *Wechselnde Theta-Paroxysmen.* Bipolare Ableitung. W. K., 6 Jahre. Medulloblastom des Kleinhirns. Seit 9 Monaten Kopfschmerzen, seit 6 Monaten zeitweilig Doppelbilder und Erbrechen. Seit 3 Monaten Gangunsicherheit. Seit 4 Wochen Schmerzen in den Beinen. Neurologisch: Stauungspapille von 4 Dioptrien beidseits. Abducensparese rechts. Hypotonie der Muskulatur. Ataktische Störungen.

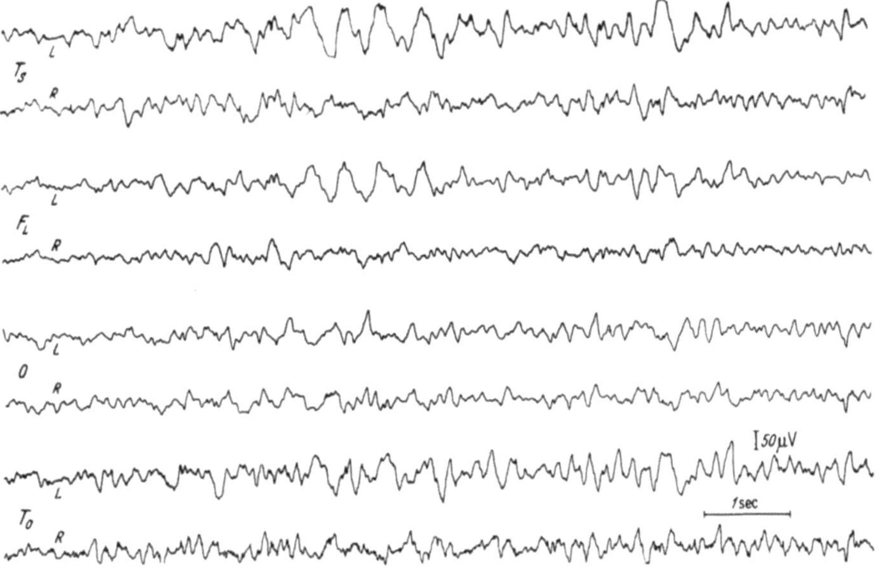

Abb. 54. *Mittelgradige Allgemeinveränderungen bei vereinzelten Delta-Wellen-Paroxysmen linksseitig frontal und temporal.* Unipolare Ableitung; Differenzbildung gegen linkes Ohr. K. G., 49 Jahre. Spongioblastom des Kleinhirns. Seit 4 Monaten Konzentrationsschwäche. Seit 4 Wochen diffuser Kopfschmerz und zeitweilige Hinterkopfschmerzattacken, Erbrechen, Gangunsicherheit und Drehschwindel. Neurologisch: frische Stauungspapille beiderseits. Allgemeine Hypotonie. Rechtsseitige Dysdiadochokinese. Örtlich und zeitlich desorientiert.

Umgebungsreaktion allerdings gering, dann lassen sich bezüglich der verschiedenen Lokalisationen unterschiedliche EEG-Veränderungen erkennen. Bei *fronto-dorsalen Prozessen* findet sich dann eine geringe Unregelmäßigkeit der Theta-α-Aktivität im frontalen para-

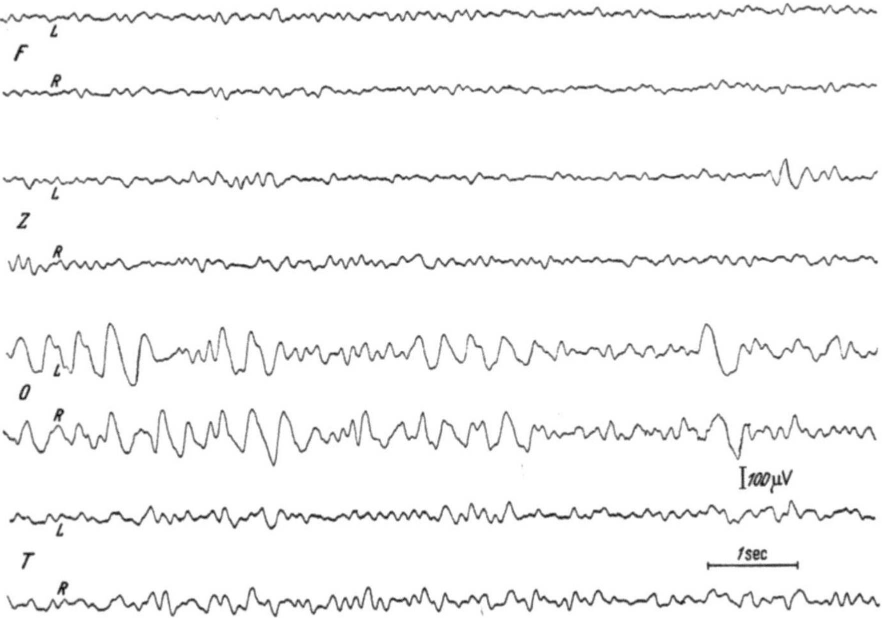

Abb. 55. *Beiderseits occipital hochgespannte Delta-Theta-Wellen-Aktivität.* Bipolare Ableitung; Differenzbildung gegen Vertex. E. I., 7 Jahre. Medulloblastom im Kleinhirnwurm. Seit 5 Monaten Erbrechen, Appetitlosigkeit, Gewichtsverlust. Auftreten von Hinterkopfschmerzen. Neurologisch: geringgradige Stauungspapille beiderseits. Hypotonie der Gliedmaßen.

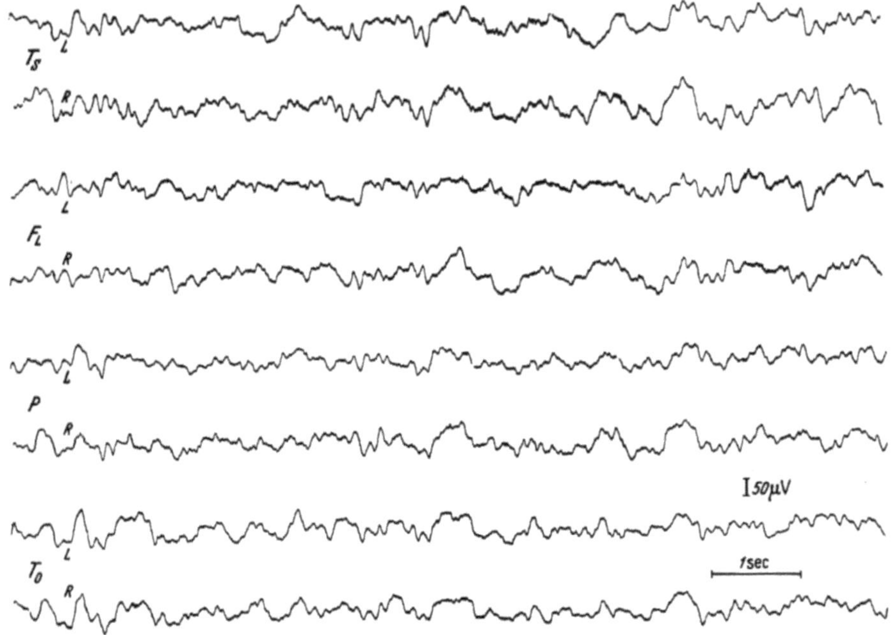

Abb. 56. *Bilaterale Delta-Wellen-Aktivität mit Superposition von Theta- und verlangsamten α-Wellen.* Bipolare Ableitung; Differenzbildung gegen Vertex. D. H., 4 Jahre. Spongioblastom des Kleinhirns. Seit 2 Jahren Hinterkopfschmerzen. Seit 2 Monaten zunehmende Gangunsicherheit. Seit 3 Wochen Erbrechen und Schwindelgefühl. Neurologisch: Stauungspapille von 4 Dioptrien beidseits. Rechte Pupille Spur weiter als linke. Reflexe links Spur lebhafter als rechts. Allgemeine Hypotonie. Ataxie. Fallneigung ohne Seitenbetonung.

sagittalen Bereich oder eine verlangsamte oder fehlende β-Wellenaktivität. Dabei kann über dem benachbarten fronto-lateralen Gebiet die Thetaeinstreuung etwas stärker sein, ja es können sogar vereinzelt δ-Wellen vorkommen. Die Frequenzverlangsamung kann bei *fronto-lateralen Prozessen* über fronto-temporalem Gebiet stärker angetroffen werden.

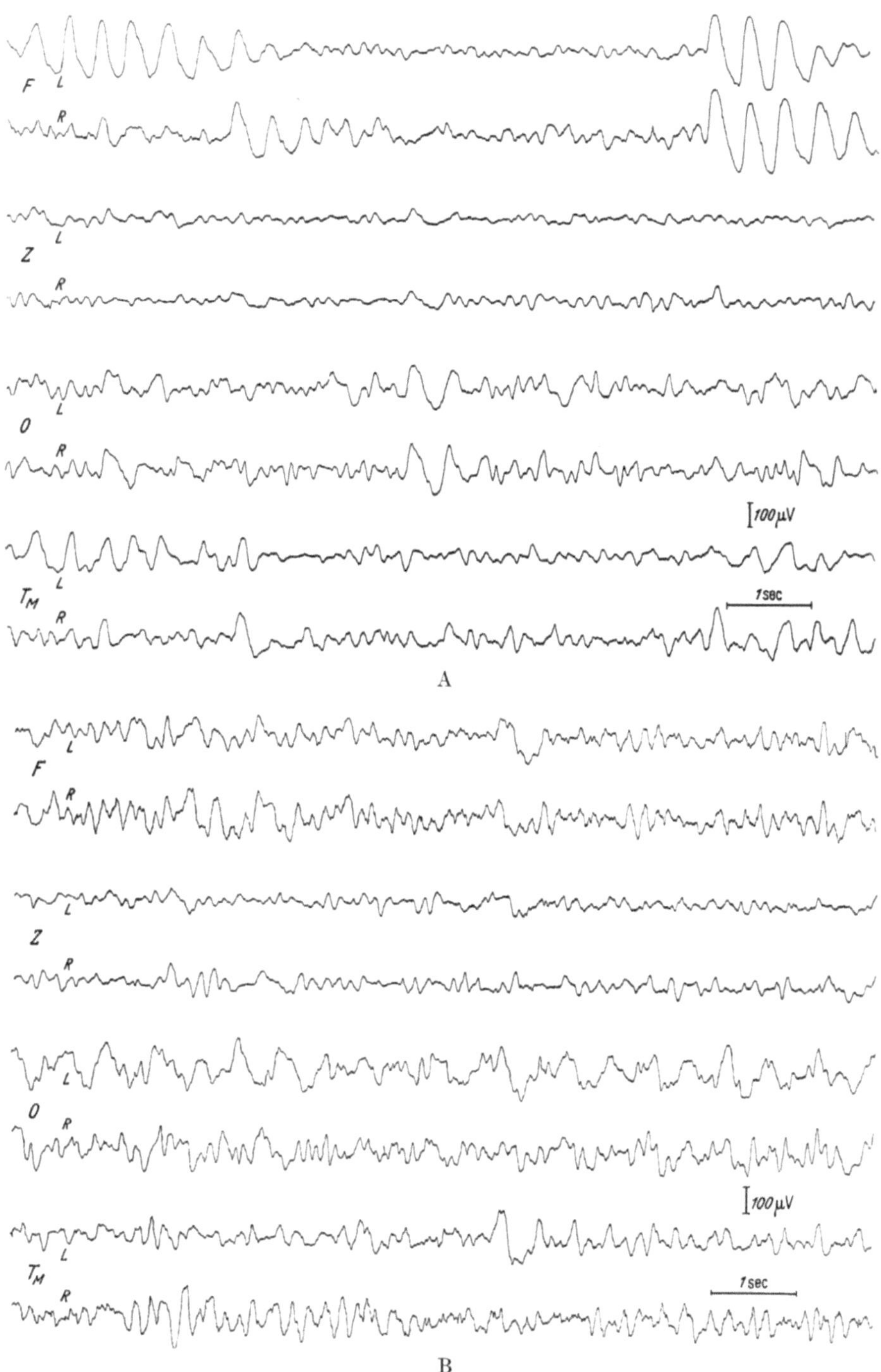

Abb. 57. *Bilaterale und wechselnde Delta-Wellen-Paroxysmen bei linksseitig occipitaler Frequenzverlangsamung.* Unipolare Ableitung; Differenzbildung gegen linkes Ohr. St. H., 14 Jahre. Kleinhirntumor. Seit 3 Monaten Kopfschmerzen und zeitweilig Erbrechen. Neurologisch: beiderseitige Stauungspapille von 6 Dioptrien. Geringe Unsicherheit beim Finger-Nasen-Versuch und Knie-Hacken-Versuch.

Wenn aber zentro-parietal nur geringfügige Veränderungen bestehen, oder wenn sie überhaupt fehlen, ist es sehr unwahrscheinlich, daß es sich um einen fronto-temporalen Prozeß handelt. Geschwülste der *fronto-temporalen* Region führen sehr häufig zu Störungen

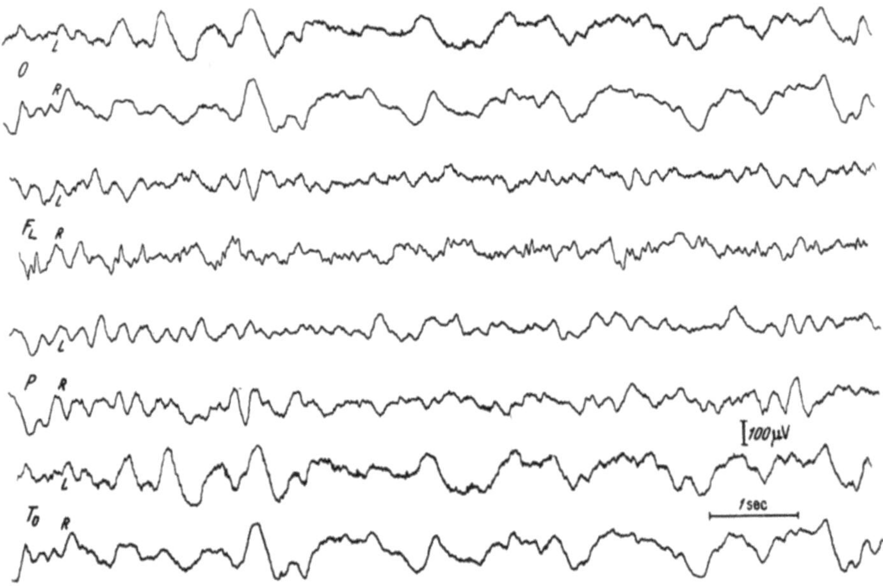

Abb. 58. *Bilaterale unregelmäßige Delta-Wellen-Aktivität occipital und temporo-occipital.* Bipolare Ableitung; Differenzbildung gegen Vertex. B. J., 3 Jahre. Medulloblastom des Kleinhirns. Vor 9 Wochen Erbrechen. Seit 3 Wochen Kopfschmerzen, Mattigkeit. Neurologisch: frische Stauungspapille beiderseits. Linke Pupille Spur enger als rechts. Allgemeine Hypotonie der Muskulatur.

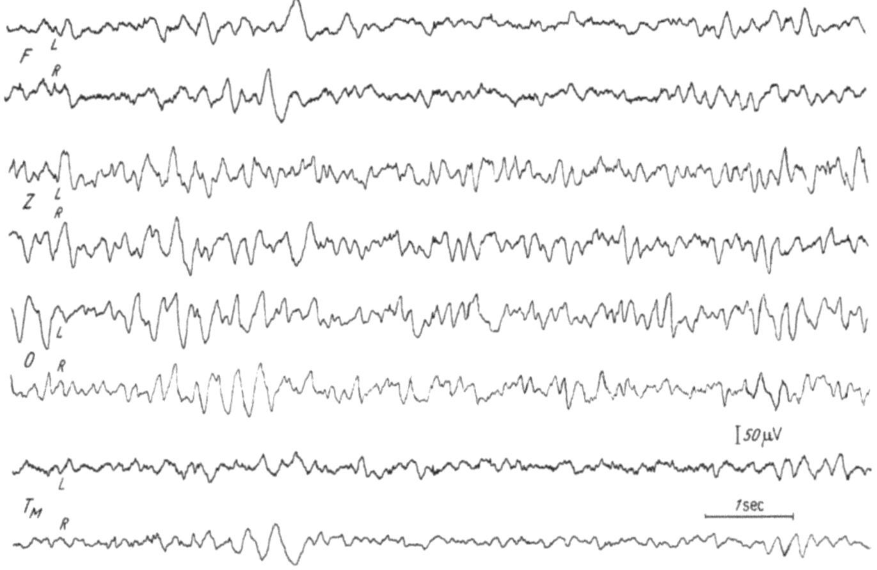

Abb. 59. *Mittelgradige Allgemeinveränderung.* D. D., 9 Jahre. Medulloblastom des Kleinhirns. Seit 3 Monaten Brechreiz, Erbrechen, Gangunsicherheit. Seit 6 Wochen Nackenschmerzen und Sehstörungen. Neurologisch: Stauungspapille von 3 Dioptrien. Hypotonie der Gliedmaßen.

auch im zentro-parietalen Bereich. Die Veränderungen bei *fronto-basalen* Prozessen projizieren sich einmal in das Gebiet des Frontalpoles und nach fronto-dorsal, zum anderen aber auch noch fronto-temporal. Wenn in diesen Bereichen die β-Aktivität erhalten ist und δ-Wellen von α-Wellen superponiert sind, muß man an einen derartigen Sitz denken.

Beim Fehlen dieser Kriterien ist eine Unterscheidung nicht möglich. In einigen Fällen verursachen Olfactoriusmeningiome hochgespannte, an Lidartefakte erinnernde δ-Wellen im Gebiet des Frontalpoles entweder einseitig oder beidseitig.

Temporale und fronto-temporale Neubildungen sind in gewissen Stadien nicht voneinander zu trennen, da gleichartige Störungen über fronto-lateralen, temporalen und temporo-parietalen Arealen ausgelöst werden (s. Abb. 32—35). Bei stärkerer Umgebungsreaktion eines temporalen Tumors führt diese allerdings auch zu einer α-Verminderung sowie einer Theta- und δ-Aktivität über dem temporo-occipitalen Gebiet. Derartige Störungen sind bei Prozessen im Bereich der Fissura Sylvii nur im Extremfall vorhanden.

Parietale Geschwülste sind nicht schlechter als andere zu lokalisieren, wie verschiedentlich angegeben wurde (GIBBS, COBB, DUENSING) (s. Abb. 36—39). Jedoch werden sie, wenn eine stärkere δ-Aktivität vorliegt, entweder in das Fronto-Zentralgebiet (FISCHGOLD, JUNG) oder in den temporo-parietalen Bereich lokalisiert, wenn die α-Verminderung parietal-parasagittal und parieto-occipital außer acht gelassen wird. Parasagittale Tumoren im mittleren und hinteren Sinusdrittel verursachen streng lokalisierte Zeichen (α-Verminderung, „β-Verlangsamung", fehlende β-Aktivität, geringfügige Frequenzverlangsamung), so daß eine Fehldeutung kaum vorkommt.

Tabelle 2. *Die prozentuale Verteilung der EEG-Befunde bei 339 Großhirngeschwülsten*

Tumorsitz	Tumorart	EEG-Befund				Anzahl
		normal %	Herdveränderungen %	einseitige Veränderungen %	Allgemeinveränderungen %	
Frontal	Gliome	6	82	6	6	84
	Meningiome	14	61	4	21	43
Temporal	Gliome	4	84	2	10	83
	Meningiome	12	73	11	4	26
Parietal	Gliome	—	81	3	16	37
	Meningiome	8	70	12	10	40
Occipital	Gliome	—	100	—	—	17
	Meningiome	40	30	—	30	9
	Gliome	4	84	4	8	221
	Meningiome	13	64	9	14	118
	Gesamtzahl	23 7%	262 77%	18 6%	36 10%	339

Occipitale Tumoren zeigen selten Abänderungen nur allein über der occipitalen Rinde (s. Abb. 40—42). In der Mehrzahl der Fälle erstrecken sich die EEG-Störungen über zentrale, parietale und occipitale Ableitepunkte. Nur durch eine Ringschaltung mit einer Mittelpunktselektrode läßt sich dann mit einiger Sicherheit das Maximum der Veränderungen im occipitalen Gebiet erkennen. Tentoriummeningiome verursachen nur ganz vereinzelt Abänderungen. Dies ist ein Beweis mehr für die Ansicht, daß ein Druck auf das Tentorium bei Kleinhirnhemisphärengeschwülsten nicht für die hirnelektrischen Hemisphärenveränderungen bei solchen Prozessen verantwortlich ist.

Balkentumoren sind aus dem EEG nicht zu diagnostizieren, obgleich in über 50% der Fälle beidseitige Veränderungen, je nach Lage des Prozesses mehr frontal oder parietal, über seitlichen und parasagittalen Hirngebieten auftreten (s. Abb. 43 und 44). Aber ähnliche Störungen kommen in gleicher Ausdehnung auch bei Tumoren im Bereich des 3. und 4. Ventrikels vor. In den Fällen, wo sich die Geschwulst mit der Hauptmasse in einer der anliegenden Hemisphärenbereiche entwickelt, ist eine Unterscheidung z. B. von einem frontalen oder parietalen Prozeß nicht möglich.

Tumoren im Bereich der Stammganglien und Seitenventrikel (s. Abb. 45) lösen ebenfalls vielgestaltige Abänderungen aus, und so sind einseitige α-Wellenasymmetrien, Theta- und δ-Wellenherde beschrieben worden. Wenn auch ein- und beidseitige hochgespannte δ-Wellengruppen bei derartiger Lokalisation häufiger beobachtet werden, so bilden diese Störungen doch kein sicheres Kriterium für das Ergriffensein dieser Gebiete. Auch bei ausgedehntem Marködem können derartige Paroxysmen vorkommen.

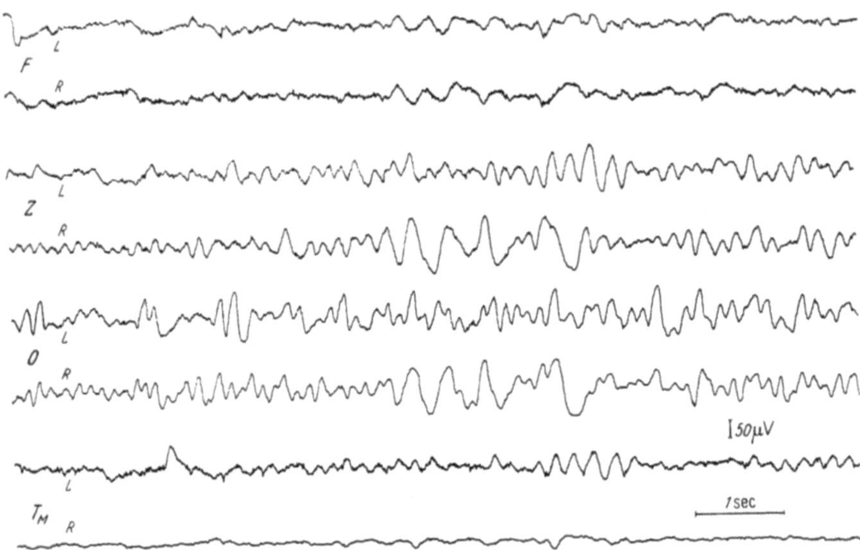

Abb. 60. *Rechtsseitig zentrale und occipitale Delta-Wellen-Paroxysmen bei geringgradiger Allgemeinveränderung.* Unipolare Ableitung; Differenzbildung gegen rechtes Ohr. M. I., 5 Jahre. Medulloblastom des Kleinhirns. Seit 3 Monaten Gangunsicherheit. Wiederholt Kopfschmerzattacken und Erbrechen. Neurologisch: beidseitige Stauungspapille von 5 Dioptrien. Hypotonie der Muskeln. Rumpfataxie.

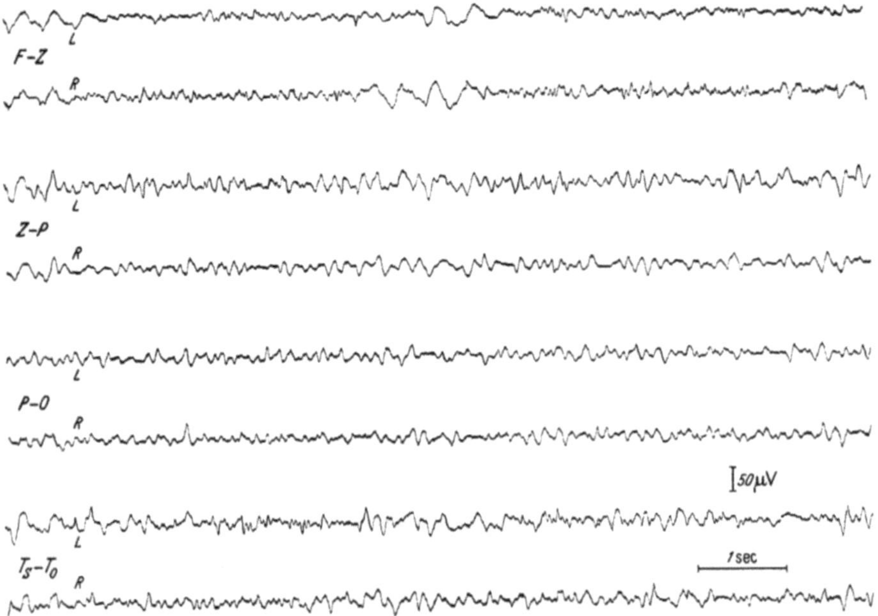

Abb. 61. *Niedriggespannte Delta-Wellen-Paroxysmen bei geringgradigen Allgemeinveränderungen.* Bipolare Ableitung. Sch. H., 43 Jahre. Multiple Carcinom-Metastasen. Vor 2 Jahren an Dickdarm-Carcinom operiert. Seit 2 Monaten Kopfschmerzen und Schwindelgefühl. Starke Gewichtsabnahme. Neurologisch: frische Stauungspapille beiderseits. Geringfügige rechtsseitige Reflexsteigerung. Psychisch: hirnorganische Wesensänderung.

Intraselläre Geschwülste zeigen in der Regel normale Befunde. In manchen Fällen führt eine kurze Hyperventilation zu einer erheblichen Thetawellenaktivierung, vereinzelt sind auch seitendifferente Abänderungen beobachtet worden (TÖNNIS, STEINMANN und

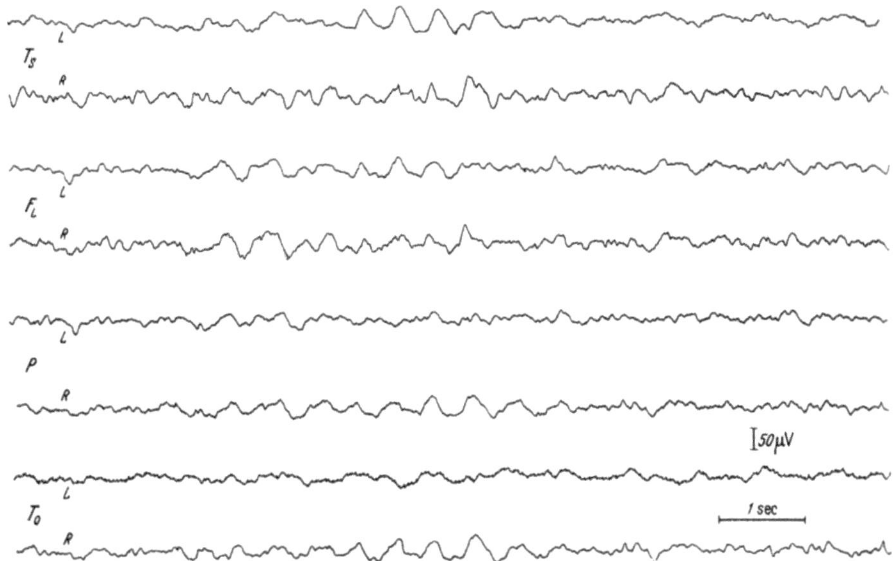

Abb. 62. *Mittelgradige Allgemeinveränderungen.* Unipolare Ableitung; Differenzbildung gegen linkes Ohr H. W., 49 Jahre. Hypernephrom-Metastasen. Seit 5 Jahren Kopfschmerzen mit zeitweiligem Erbrechen Vor 4 Wochen generalisierter Krampfanfall. Neurologisch: beidseitige Stauungspapille.

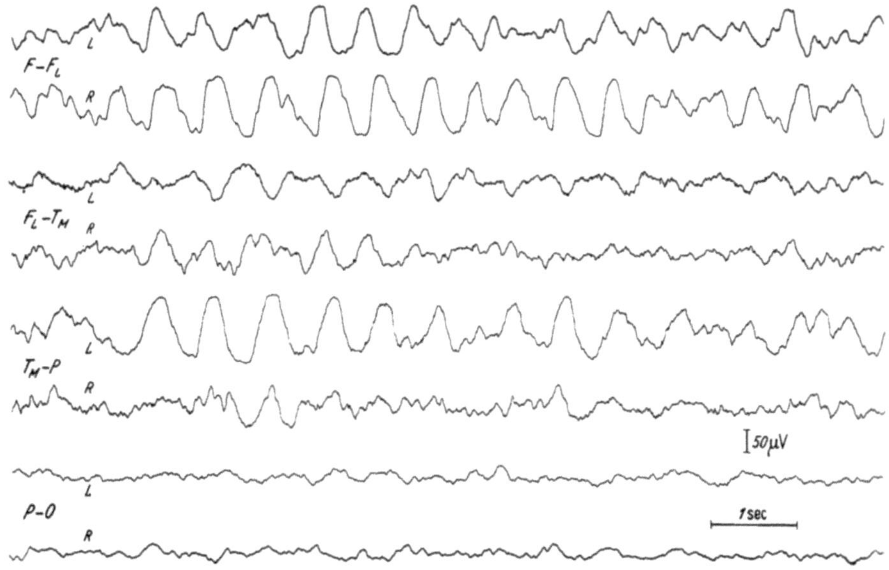

Abb. 63. *Hochgradige paroxysmale Delta-Wellen-Aktivität beidseitig frontal und linksseitig temporal.* Bipolare Ableitung. M. E., 30 Jahre. Multiple Carcinom-Metastasen. Vor 1 Jahr Mamma-Carcinom-Operation. Seit 5 Wochen Kopfschmerzen und Sehverschlechterung. Neurologisch: Stauungspapille beiderseits, rechts mehr als links. Gesteigerte Sehnenreflexe links.

KRENKEL) (s. Abb. 46—48). Extraselläre Prozesse, vor allem Kraniopharyngiome, verursachen bilaterale, zum Teil seitendifferente Allgemeinstörungen. Bei einigen Jugendlichen treten nur umschriebene einseitige oder bilaterale Frequenzverlangsamungen occipital in Erscheinung. Die schweren Störungen bei einigen Kraniopharyngiomen dürften Folge einer schon im frühen Kindesalter einsetzenden Funktionsstörung sein.

Infratentorielle Prozesse (s. Abb. 49—60). Ob *infratentorielle Prozesse* als solche im EEG zu erkennen sind, ist immer noch sehr umstritten (BAGCHI u. Mitarb.; DALY u. Mitarb.; TÖNNIS und STEINMANN). Ohne Kenntnis des klinischen Befundes ist eine Bewertung des EEGs sicherlich nicht möglich. Die Veränderungen bestehen in fast der Hälfte der Fälle aus einer Allgemeinveränderung (s. Tabelle 3 und 4). Außer bei einigen Balkenprozessen kommen derartige Störungen allein, d.h. ohne Herdbefund, bei supratentoriellen Tumoren nicht vor. Auch „wechselnde Herdbefunde", wie man sie manchmal bei wiederholten Untersuchungen antrifft, erhält man bei Großhirnprozessen niemals. Ebenso sind normale Befunde bei hochgradigen Augenhintergrundsveränderungen bei supratentoriellen Geschwülsten eine Seltenheit. In etwa 30% der Fälle sind lokalisierte Abänderungen in Form von Verlangsamungen unterschiedlichen Grades zu beobachten, die, wie BAGCHI u. Mitarb. beschrieben, über kontralateralen Hemisphärengebieten auftreten oder, wie SMITH usw., FAURE usw. sowie STEINMANN und TÖNNIS beobachteten, über homolateralem oder kontralateralem temporo-parietalem und occipitalem Gebiet ausgebildet sind.

Tabelle 3. *Die Beziehung der hirnelektrischen Befunde zum Tumorsitz bei 232 infratentoriellen Prozessen*

Tumorsitz	Anzahl	EEG-Befund			
		normal %	„flach" %	Allgemein-veränderungen %	Seiten-differenzen %
3. Ventrikel	31	13	—	58	29
Aquädukt	20	40	10	30	20
4. Ventrikel und Kleinhirn	107	25	3	41	31
Kleinhirn-brückenwinkel	74	53	8	27	12
Lateral	139	46	7	28	12
Medial	93	16	2	52	30

Tabelle 4. *Die Abbhängigkeit der EEG-Veränderungen vom Tumorsitz und Alter bei 232 infratentoriellen Prozessen.*

Lebensalter	Tumorsitz	Anzahl	EEG-Befund			
			normal %	„flach" %	Allgemein-veränderungen %	Seiten-differenzen %
1—14 Jahre	lateral	28	5	—	13	10
	medial	40	5	—	22	13
		68 (100%)	10 (14%)	—	35 (52%)	23 (34%)
15—20 Jahre	lateral	7	4	—	1	2
	medial	17	2	—	10	5
		24 (100%)	6 (25%)	—	11 (46%)	7 (29%)
21—45 Jahre	lateral	57	31	5	13	8
	medial	28	6	1	12	9
		85 (100%)	37 (43%)	6 (8%)	25 (29%)	17 (20%)
über 45 Jahre	lateral	46	23	4	12	7
	medial	9	2	1	5	1
		55 (100%)	25 (45%)	5 (9%)	17 (31%)	8 (15%)
	Gesamtzahl	232 (100%)	78 (33%)	11 (5%)	88 (38%)	55 (24%)

Es ist auffällig, wie geringgradig die Allgemeinveränderungen bei Prozessen im Bereich des 3. Ventrikels und des Aquäduktes über längere Zeit hin sein können. Bilaterale Veränderungen, vorwiegend in der Form von synchron verlaufenden hochgespannten Theta-Wellen, stehen auch bei diesen Prozessen ganz im Vordergrund. Erst wenn sich der Tumor nach einer Hemisphäre hin entwickelt, treten seitenbetonte Abänderungen auf.

Am wenigsten ergiebig ist die hirnelektrische Untersuchung bei *Kleinhirnbrückenwinkelprozessen.* Nur in etwa 15% führen sie zu lokalen Abänderungen im Bereich der temporo-parietalen Region. In einigen Fällen treten δ-Wellen oder Thetawellen nur über kontralateralem temporalem Gebiet auf.

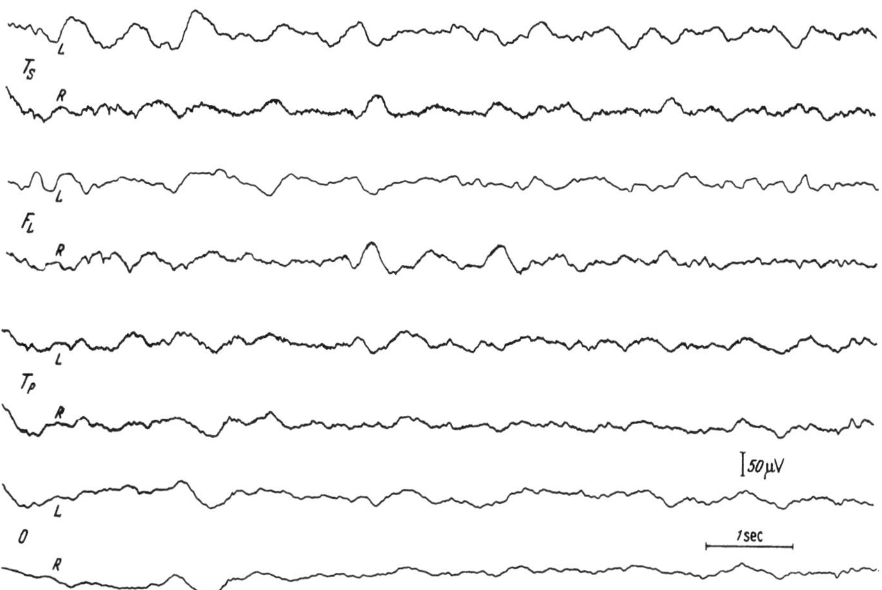

Abb. 64. *Bilaterale Deita-Wellen-Aktivität.* Unipolare Ableitung; Differenzbildung gegen rechtes Ohr. F. H., 47 Jahre. Multiple Carcinommetastasen (Bronchialcarcinom). Vor 3 Wochen erstmalig heftige Kopfschmerzen, Erbrechen, Verwirrtheitszustände und Gangunsicherheit. Neurologisch: Stauungspapille beiderseits. Reflexe rechts Spur lebhafter als links. Hirnorganische Wesensänderung.

Multiple Tumoren sind in der Regel mit bilateralen Abänderungen verknüpft. Allerdings können auch Herdveränderungen neben Allgemeinveränderungen beobachtet werden. Die lokalisierte Störung entspricht der Metastase, welche meistens auch klinisch erkennbare Ausfallserscheinungen hervorruft. Man sollte sich auf Grund dieser Tatsachen nicht verleiten lassen, die Herdveränderungen des EEGs dahingehend zu interpretieren, daß eine Solitärmetastase vorliegt. Auch kann bei Allgemeinveränderungen sehr wohl eine Solitärmetastase bestehen. Die diagnostischen Möglichkeiten sind bei diesen Prozessen sehr begrenzt (s. Abb. 61—64).

4. Die Beziehungen zur Art des Prozesses.

Artspezifische hirnelektrische Veränderungen gibt es nicht. Aber es bestehen deutliche Beziehungen zur biologischen Wertigkeit des Prozesses. So sieht man hochgradige Frequenzverlangsamungen vorzugsweise bei *Carcinommetastasen*, *Glioblastomen* sowie *Medulloblastomen* und nur in vereinzelten Fällen auch bei anderen Tumorarten. Die geringsten Veränderungen lösen die Meningiome und Astrocytome aus. Auffällig ist, daß sich *Meningiome* im Bereich der Mantelkante anders verhalten als solche der Hirnbasis (Olfactoriusmeningiome und Keilbeinmeningiome) und des Frontalhirns. Während bei parasagittalen Meningiomen δ-Herde selten zu beobachten sind, sind solche bei basal gelegenen und frontalen Meningiomen häufiger vorhanden. Eine Mittelstellung nimmt das *Oligodendrogliom* des Erwachsenen und das *Spongioblastom* bei Jugendlichen ein. Falls das Oligodendrogliom nicht zu einer Massenblutung geführt hat, ist die lokale δ-Aktivität nicht sehr erheblich und dementsprechend das Ausmaß der Allgemeinveränderungen gering. Auch die Veränderungen beim Spongioblastom sind in der Regel nicht so ausgeprägt wie beim Medulloblastom.

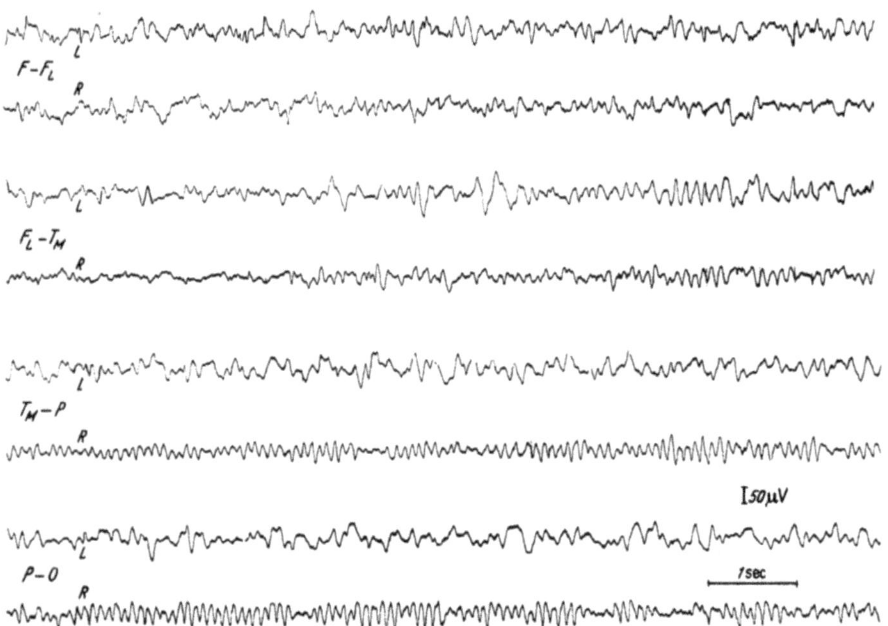

Abb. 65. *Links parietale Delta-Theta-Wellen-Aktivität bei geringgradigen halbseitigen Abänderungen.* Bipolare Ableitung. P. W., 26 Jahre. Absceß links parietal. Vor 7 Wochen Tonsillektomie. 4 Tage danach stechende Kopfschmerzen, die an Heftigkeit zunahmen. Vor 11 Tagen Erbrechen und Benommenheitsgefühl. Vor 5 Tagen generalisierter Krampfanfall, Taubheitsgefühl im rechten Arm, Gangunsicherheit. Neurologisch: Papillen leicht unscharf, links mehr als rechts. BHR links abgeschwächt.

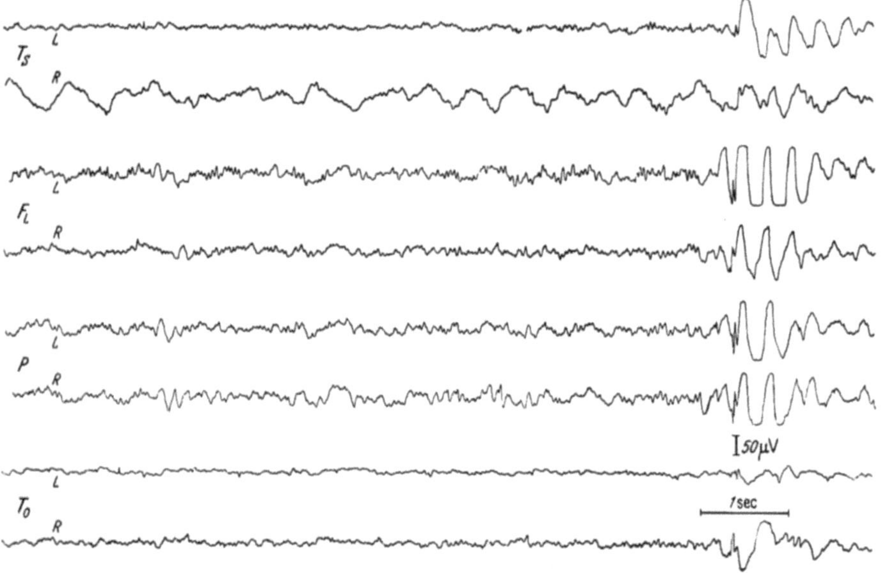

Abb. 66. *Rechts temporaler Delta-Wellen-Herd mit bilateralen Krampfwellen-Paroxysmen.* Unipolare Ableitung; Differenzbildung gegen linkes Ohr. S. H., 11 Jahre. Absceß rechts temporal. Vor 3 Wochen Otitis media rechts. Vor 8 Tagen rechtsseitig zunehmende Kopfschmerzen. Neurologisch: Stauungspapille beidseits.

Der Prozentsatz pathologischer EEG-Befunde wird von KERSHMAN usw. bei Glioblastomen mit 92%, bei Astrocytomen mit 76% und bei Meningiomen mit 82% angegeben, von RUF für Gliome mit 100% und für Meningiome mit 87%. LITTLE usw. fanden 90% bei Glioblastomen, 70% bei Astrocytomen und 30% bei Meningiomen.

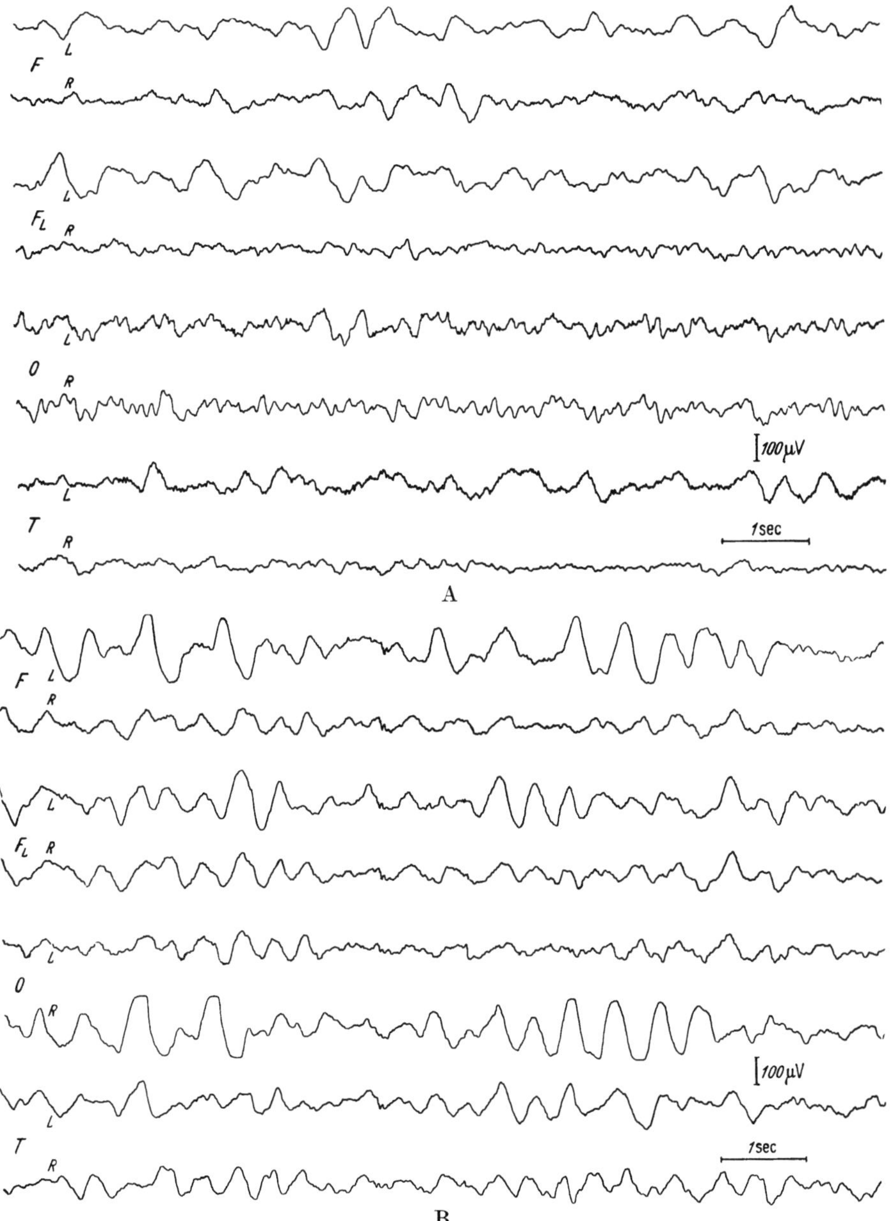

Abb. 67. *Einfluß einer Angiographie auf die hirnbioelektrische Aktivität bei einem linksseitig frontalen Absceß* Unipolare Ableitung; Differenzbildung gegen rechtes Ohr. Kurve A vor, Kurve B nach der Angiographie

Hirnabscesse (s. Abb. 65—67), gleichgültig, ob sie nach einer Hirnverletzung auftreten, oder ob sie metastatischer Natur sind, zeigen, solange noch keine Abkapselung erfolgt ist, immer schwere ausgedehnte bioelektrische Veränderungen. Das Ausmaß der Veränderungen kann so hochgradig sein, daß eine Lokalisation nur schwer oder überhaupt nicht möglich ist. Eine Unterscheidung von einem schnell wachsenden Glioblastoma multiforme, einem subduralen Hämatom oder einer intracerebralen Blutung, gleich welcher Ursache, kann unmöglich sein. Mit Beginn der Kapselbildung geht auch das Ausmaß der hirnelektrischen Störungen zurück, und es heben sich die lokalen Veränderungen besser ab.

Normale Befunde stellen eine große Seltenheit dar, doch sind solche sowohl bei Kleinhirn- als auch bei Großhirnabscessen beschrieben worden. Es ist von großer Wichtigkeit, daran zu denken, daß mit Antibiotica behandelnte Kranke unter Umständen ein normales Hirnstrombild aufweisen, obwohl ein abgekapselter Absceß besteht. Multiple Abscesse verhalten sich wie multiple Tumoren.

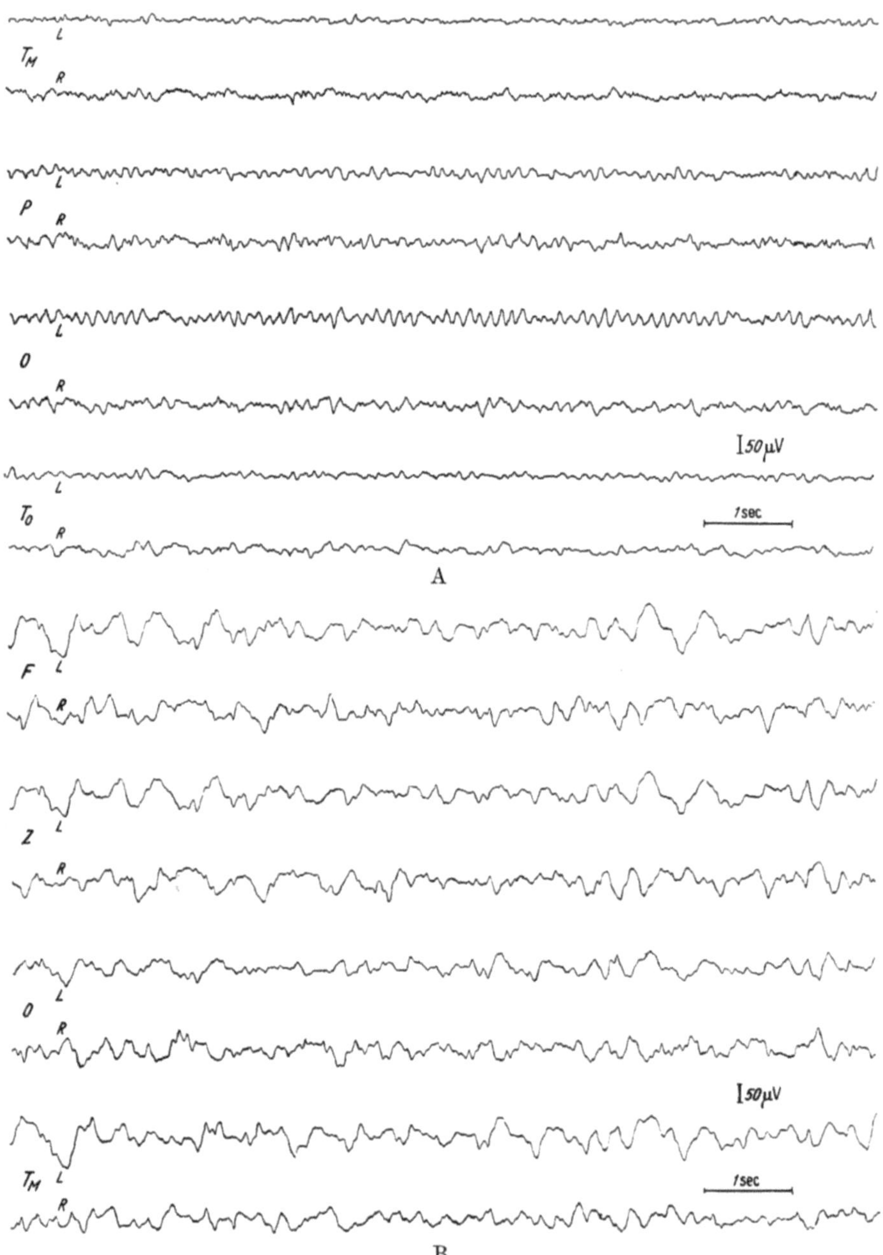

Abb. 68. *Rezidiv eines rechts temporalen Oligodendroglioms.* Kurve A vor Operation aufgenommen. Kurve B $1^1/_2$ Jahre nach Operation. W. O., 46 Jahre. Vor 13 Jahren erstmalig Krampfanfälle, in letzter Zeit Zunahme derselben. Rö.: sekundäre Sellaerweiterung.

5. Das EEG bei der Erkennung von Tumorrezidiven.

Das Auftreten von Tumorrezidiven soll im EEG an einer Zunahme der pathologischen Wellenformationen oder am Wiederauftreten solcher zu erkennen sein (FISCHGOLD)

(s. Abb. 68). Nach komplikationslosem Heilverlauf bilden sich die Veränderungen nach operativer Entfernung der Geschwulst relativ schnell zurück. Nach Ablauf von 4 Wochen zeigen sich nur noch geringfügige Herdveränderungen. Ob sich das Hirnstrombild völlig normalisiert, scheint davon abzuhängen, wie groß der Eingriff war, und inwieweit die verbleibende Narbe als epileptogene Läsion wirkt. Bei einer erneuten Verschlechterung des EEGs, in Form einer Frequenzverlangsamung, kann es sich auch um die Vorboten eines erneut oder überhaupt erstmalig auftretenden Anfallsleidens handeln. Eine Unterscheidung von einer Verlangsamung als Folge eines Rezidivs ist nach unserer Erfahrung sehr schwierig, ja unmöglich. In der Stärke der Erscheinungen wechselnde Befunde im Verlaufe einer kürzeren Beobachtungszeit sprechen gegen ein Rezidiv. Bei Ausbildung eines Rezidivs zeigen die Befunde bei Verlaufsuntersuchungen hingegen eine deutliche Progredienz.

Sehr brauchbar ist das Elektrencephalogramm in der Überwachung röntgenbestrahlter Tumoren. Wiederholte Nachuntersuchungen lassen schon frühzeitig erkennen, ohne daß neurologische Symptome dieses anzeigen, wann eine Wachstumszunahme oder eine neue Ausbildung des Ödems erfolgt. Ebenso lassen sich aus dem Grad der Allgemeinveränderungen Beziehungen zur Operabilität eines Prozesses ableiten (Gerlach und Steinmann; Goetze u. Mitarb.). Bei hochgradigen Allgemeinveränderungen ist die Operabilität schlecht, ganz gleich, welche Tumorart vorliegt.

III. Das EEG bei intrakraniellen Gefäßprozessen.

Die EEG-Veränderungen bei *arterio-venösen Aneurysmen* bestehen entweder aus einer α-Wellenasymmetrie oder lokalisierten Theta- oder δ-Wellenaktivität, die mit einer geringgradigen Allgemeinveränderung vergesellschaftet sind (s. Abb. 69). Dieses trifft jedoch nur dann zu, wenn das arterio-venöse Aneurysma ohne Krampfanfälle einhergeht, und wenn es noch nicht zu einer Blutung gekommen ist. Ausgeprägte Frequenzverlangsamungen, welche zum Teil mit Krampfpotentialen verschiedener Form verbunden sein können, treten in etwa 30—50% der Fälle auf. Nur in etwa 10% der Fälle wird das EEG normal gefunden. Der hohe Prozentsatz pathologischer Veränderungen dürfte darauf zurückzuführen sein, daß das auf einer kongenitalen Fehlbildung bestehende Aneurysma sehr häufig mit epileptischen Anfällen einhergeht. Bei nicht rupturierten *Aneurysmen* ist das EEG entweder gar nicht oder nur geringfügig verändert (s. Abb. 70—72). Am auffallendsten sind Seitendifferenzen in der α-Wellenaktivität. Die Veränderungen nach der Blutung sind davon abhängig, wie lange die Blutung zurückliegt. In den ersten Tagen nach der Blutung finden sich bilaterale Veränderungen in Form von unregelmäßigen Theta- und δ-Wellenfolgen niedriger Amplituden (s. Abb. 73). Dabei kann die Aktivität über dem Bereich der kranken Hemisphäre von geringerer Amplitude sein. Diese Veränderungen bilden sich relativ schnell zurück. Nur wenn ein intracerebrales Hämatom vorliegt oder eine erneute Blutung hinzukommt, ist die Rückbildung verzögert. Der Endzustand, der in der Mehrzahl der Fälle mit dem 3. Monat nach der letzten Blutung erreicht ist, bietet eine mehr oder weniger deutliche ipsilaterale Amplitudendepression, welche 50% und mehr betragen kann. Obwohl das Arteriogramm ohne Zweifel bessere und eindeutigere Befunde liefert, ist der Nachweis eines Aneurysmas durch die Arteriographie nach einer Blutung in einigen Fällen unmöglich. In dieser Situation vermag das EEG unter Umständen eine Lateralisation herbeizuführen (Roseman u. Mitarb., Hubsy u. Mitarb.). Bilaterale oder multiple Aneurysmen sind entweder von diffusen Veränderungen begleitet oder zeigen einseitige Störungen, und zwar diese immer dann, wenn ein Aneurysma rupturiert ist. In diesen Fällen entspricht auch der klinische Befund dem EEG-Befund.

Nach einer *Unterbindung* der *Carotis* wie auch nach *Carotisthrombosen* kann das EEG normal befunden werden (Roger, Williams, Roseman u. Mitarb.). Meist bestehen geringfügige Frequenz- und Amplitudenasymmetrien (s. Abb. 5), wie Asenjo experimentell gezeigt hat, die gewöhnlich mit einer Irregularität einhergehen. Vereinzelt treten hochgradige Störungen auf. Der Zeitfaktor und der Restkreislauf spielen auch hier eine große Rolle. Der Endzustand ist durch eine einseitige Depression der Potentiale und

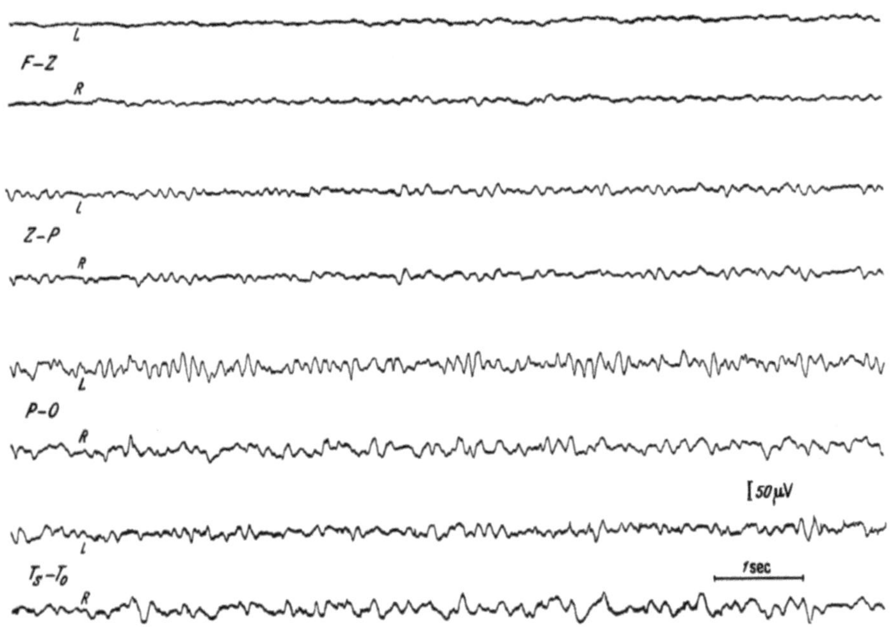

Abb. 69. *Theta-Wellen-Aktivität rechtsseitig temporal und occipital.* Bipolare Ableitung. G. P., 32 Jahre. Arterio-venöses Angiom rechts temporal. Im 14. Lebensjahr erstmalig für 5 Tage bewußtlos und Krampfanfälle. Danach für 6 Wochen linksseitige Lähmung. Einige Zeit später Sehstörungen. Seit 6 Jahren an Absenzen erkrankt. Neurologisch: homonyme Hemianopsie nach links. Sensibilitätsstörungen der linken Körperhälfte. Geringe Reflexsteigerungen linker Arm.

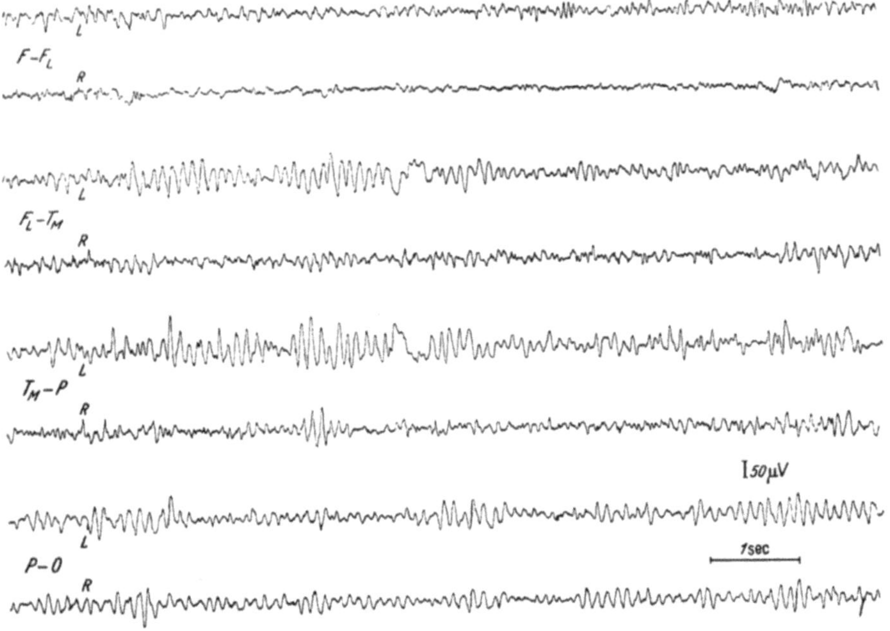

Abb. 70. *Lokale α-Steigerung linksseitig temporal.* Bipolare Ableitung. St. K., 51 Jahre. Aneurysma der A. pericallosa links. Vor 5 Jahren plötzlich Bewußtlosigkeit und rechtsseitige Lähmung. Vor 8 Wochen erneute Bewußtlosigkeit. Neurologisch: Facialismundastschwäche rechts. Spastische Hemiparese rechts. Xanthochromie des Liquors.

einer α-Verlangsamung verschiedenen Ausmaßes charakterisiert. Er wird schon innerhalb der ersten Woche erreicht.

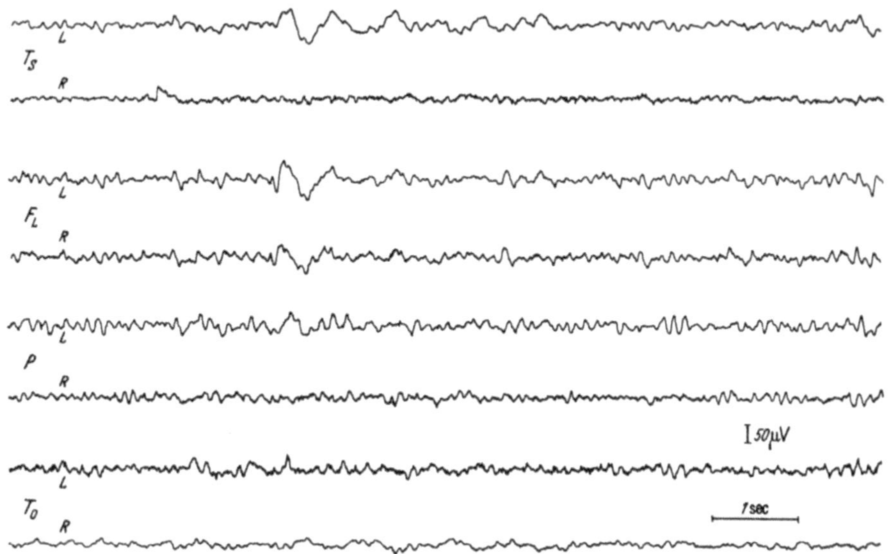

Abb. 71. *Delta-Wellen-Paroxysmen linksseitig temporal und fronto-lateral.* Unipolare Ableitung; Differenzbildung gegen rechtes Ohr. B. G., 39 Jahre. Aneurysma der A. cerebri anterior links. Vor 2 Monaten plötzlich an Übelkeit und Erbrechen erkrankt. Wurde zunehmend benommen, klagte über starke Nackenschmerzen. Neurologisch: Meningismus, Facialismundastschwäche rechts. Geringe Protrusio bulbi beiderseits. Xanthochromie des Liquors.

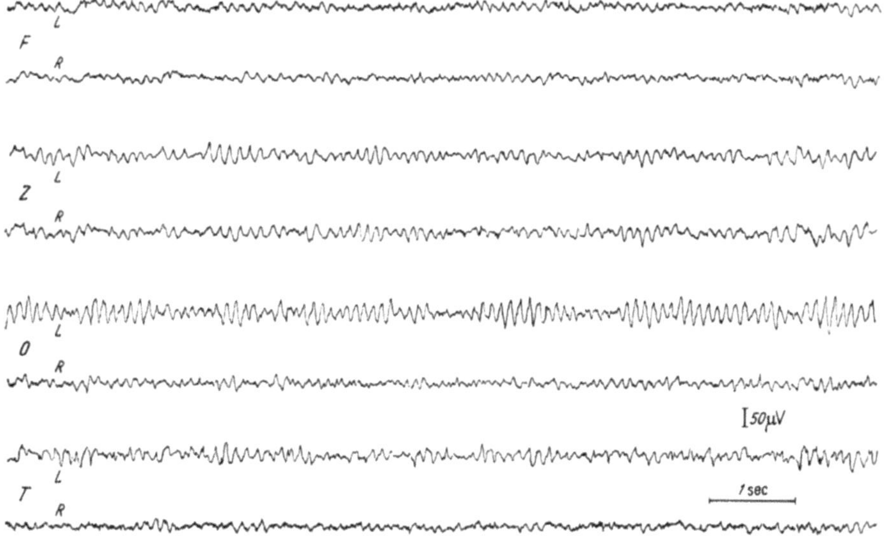

Abb. 72. *Rechtsseitige α-Verminderung.* Unipolare Ableitung; Differenzbildung gegen linkes Ohr. G. M., 46 Jahre. Infraclinoidales Aneurysma rechts. Vor 4 Jahren Kopfschmerzen und stechende Schmerzen im rechten Auge. Allmählich auftretende Gefühllosigkeit der rechten Gesichtshälfte. Doppelbilder. Neurologisch: Ophthalmoplegia externa rechts. Hypaesthesie, -algesie im Trigeminus rechts.

Es ist wiederholt versucht worden, durch prä- und postoperative Verlaufsuntersuchungen Aussagen darüber zu erhalten, in welchen Fällen es zum Auftreten neurologischer Störungen nach einer Carotisligatur kommt. Es hat sich aber gezeigt, daß weder aus den präoperativen Befunden noch aus den Untersuchungen unmittelbar nach der Unterbindung Aufschlüsse in dieser Richtung zu erzielen sind (Elvidge und Feindel; Roseman, Bloor, Smith, Yaeger usw.; Chused usw.; Wiese u. Mitarb.). Auch der

Versuch, durch eine präoperative, länger anhaltende Carotiskompression Auskunft darüber zu erhalten, ob eine Ligatur zu neurologischen Ausfällen führt, die sich durch hirnelektrische Veränderungen zu erkennen geben, hat bis jetzt keine eindeutigen Befunde erbracht (Fischgold u. Mitarb., Kirdon).

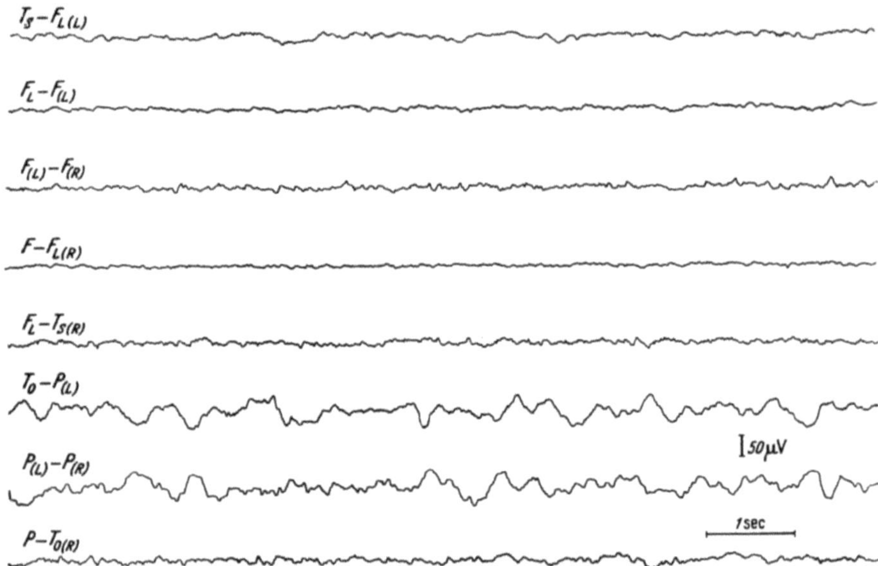

Abb. 73. *Delta-Wellen-Herd links parietal.* Bipolare Ableitung. G. M., 14 Jahre. Intracerebrales Hämatom links parieto-occipital. Vor 2 Wochen akuter Kollaps mit heftigen Kopfschmerzen und Verwirrtheitszustand. Zunehmende Somnolenz. Neurologisch: Facialismundastschwäche rechts. Blutung wahrscheinlich infolge Ruptur eines kongenitalen Aneurysmas.

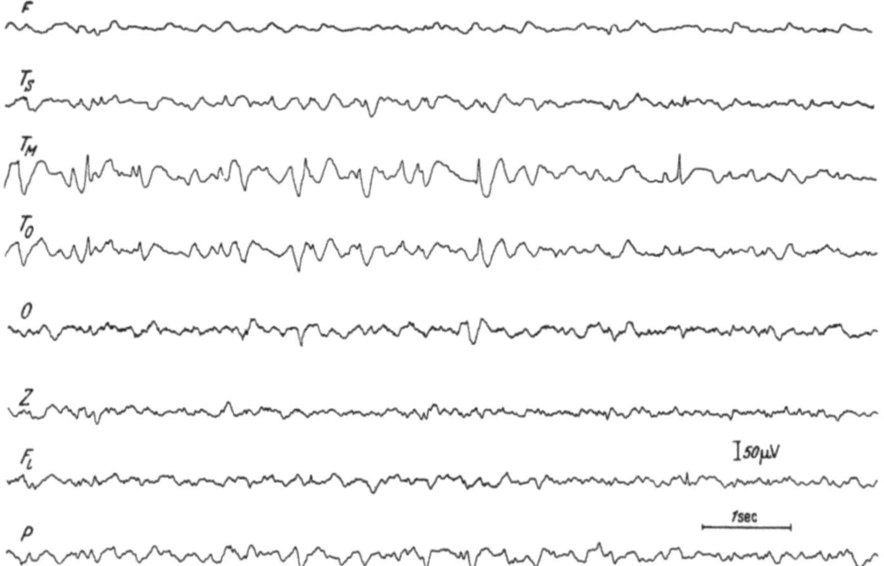

Abb. 74. *Krampfspitzen links temporal.* Unipolare Ableitung; Differenzbildung gegen rechtes Ohr. Registrierung nur von linksseitigen Hirngebieten. B. C., 14 Jahre. Symptomatische Epilepsie. Temporo-occipitale Cyste. Seit dem 6. Lebensjahr generalisierte Anfälle und Absenzen. Neurologisch: o. B.

IV. Das EEG bei symptomatischen Anfallsleiden.

Die größte praktische Bedeutung hat das EEG bei der Erkennung und Beurteilung von Anfallsleiden erlangt, zumal es die einzige Untersuchungsmethode ist, welche im anfallsfreien Intervall krampfspezifische Veränderungen erkennen läßt (s. Abb. 74—76). Der

Prozentsatz pathologischer Befunde hängt von verschiedenen Faktoren ab. Es ist wichtig, die Untersuchungsdauer nicht zu kurz zu bemessen und nach Möglichkeit eine der

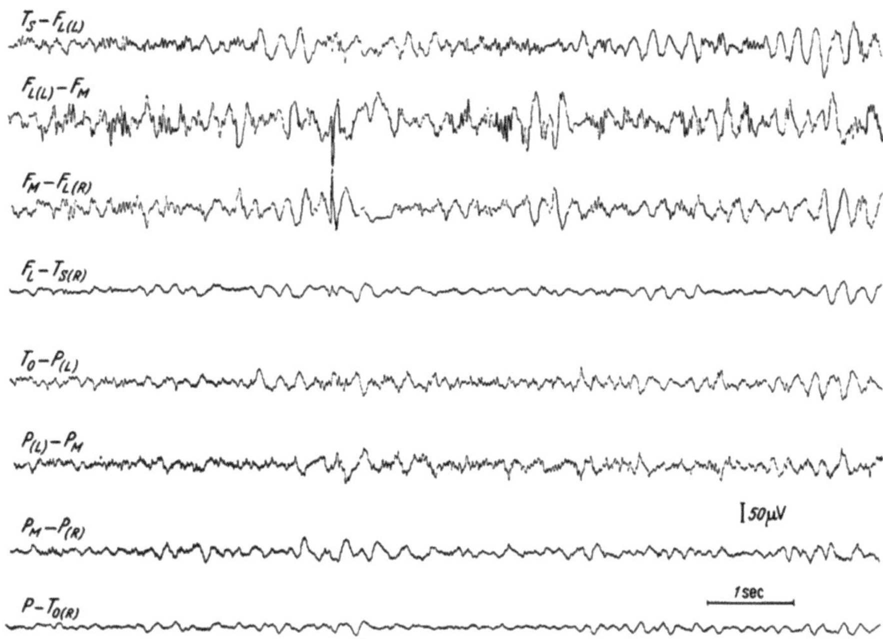

Abb. 75. *Krampfspitzen rechts fronto-dorsal.* B. E., 21 Jahre. Traumatische Epilepsie. Im 7. Lebensjahr Impressionsfraktur rechts frontal. Im 8. Lebensjahr erstmalig Krampfanfälle vom frontalen Adversivfeldtyp.

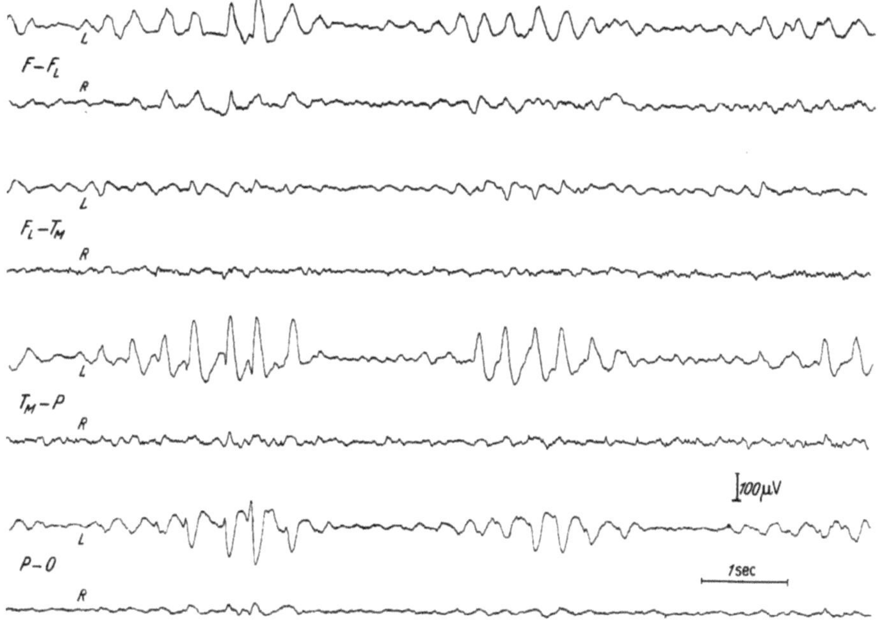

Abb. 76. *Krampfvarianten links parietal bei mittelgradiger Dysrhythmie.* E. M., 22 Jahre. Frühkindliche Hirnschädigung mit Anfallsleiden. Seit dem 9. Lebensmonat Lähmung der rechten Extremitäten und Krampfanfälle. Neurologisch: Facialisparese rechts. Spastik der rechten Extremitäten. Keine Wachstumsdifferenzen. Encephalogramm: linksseitiger hemiatrophischer Prozeß.

Aktivierungsmethoden anzuwenden. Bei Kindern und Jugendlichen sind Abweichungen häufiger als bei Erwachsenen; bei geringer Anfallsfrequenz sind pathologische Befunde auch seltener. JASPER ist der Ansicht, daß durch Verlaufsuntersuchungen, verbunden mit Provokationsmethoden, in über 95% der Fälle — ganz gleich, welche Anfallsform vorliegt — Veränderungen zu beobachten sind. Krampfspezifische Abläufe treten jedoch unter diesen Voraussetzungen auch nur in etwa der Hälfte der Fälle auf.

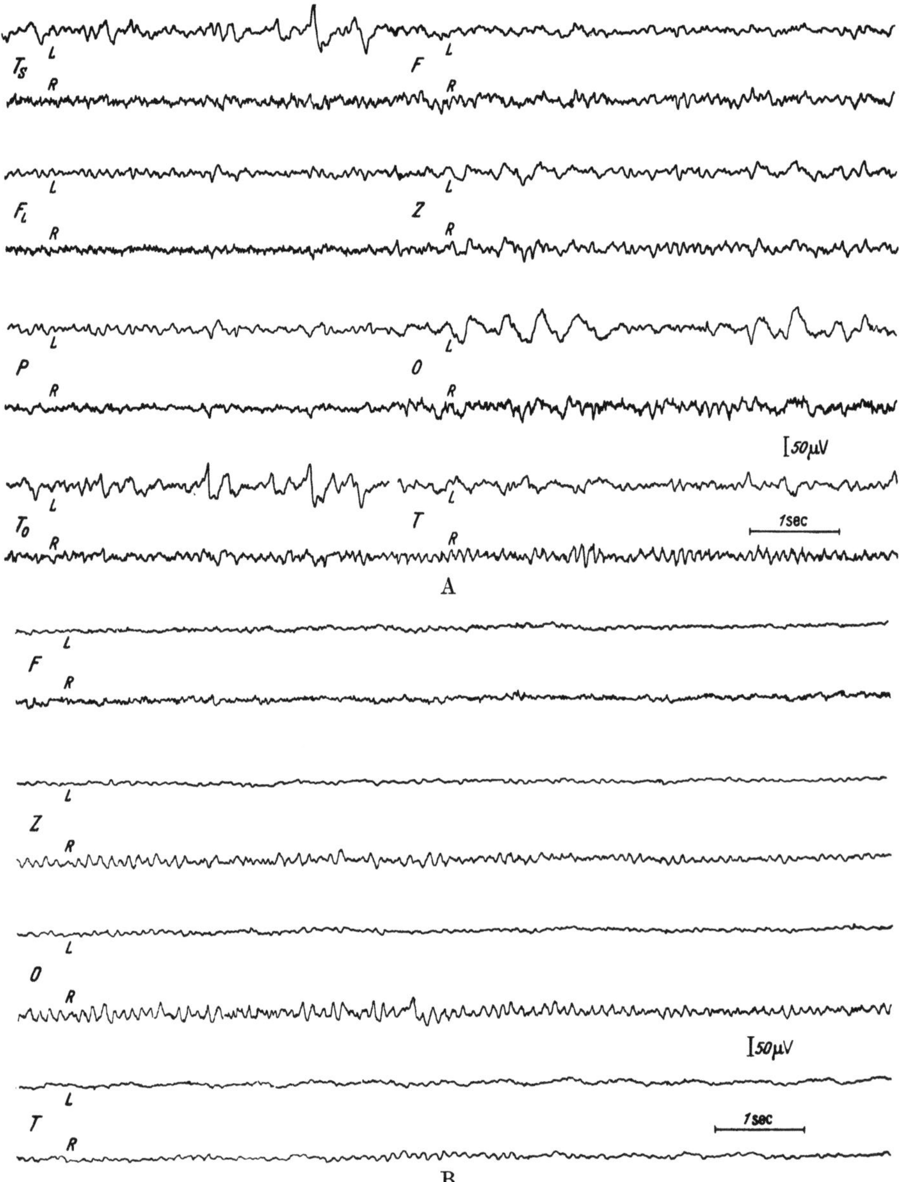

Abb. 77. *Verlaufsuntersuchung vor und nach einer linksseitigen Hemisphärektomie.* Kurve A vor, Kurve B 10 Tage nach, Kurve C $2^1/_2$ Jahre nach Hemisphärektomie. Sch. I., 27 Jahre. Geburtstrauma. Hochgradige Atrophie und Cystenbildung im Bereich der linken Hemisphäre. Sofort nach der Geburt rechtsseitige Lähmung. Seit dem 5. Lebensmonat Anfälle vom Adversivfeldtyp. Neurologisch: rechtsseitige Hemiplegie mit sehr ausgesprochener Atrophie der Muskulatur. Sensibilitätsstörungen der rechten Körperhälfte. Keine Intelligenzdefekte.

Die Herd- und Allgemeinveränderungen im anfallsfreien Intervall unterscheiden sich nicht von jenen, die bei Herderkrankungen ohne Epilepsie gefunden werden. Die spezifischen bioelektrischen Zeichen eines epileptogenen Herdes, sei er geburtstraumatischer, entzündlicher, vasculärer oder traumatischer Ätiologie, bilden vorzugsweise die isolierten Krampfspitzen, die Steilwellen, die Krampfstromvarianten sowie der Krampfspitzen- und

Krampfwellenkomplex. Aber auch jede andere Form paroxysmaler Entladung (z. B. 6- und 14/sec-Spitzen) kann angetroffen werden (s. weiter oben über Herdkriterien).

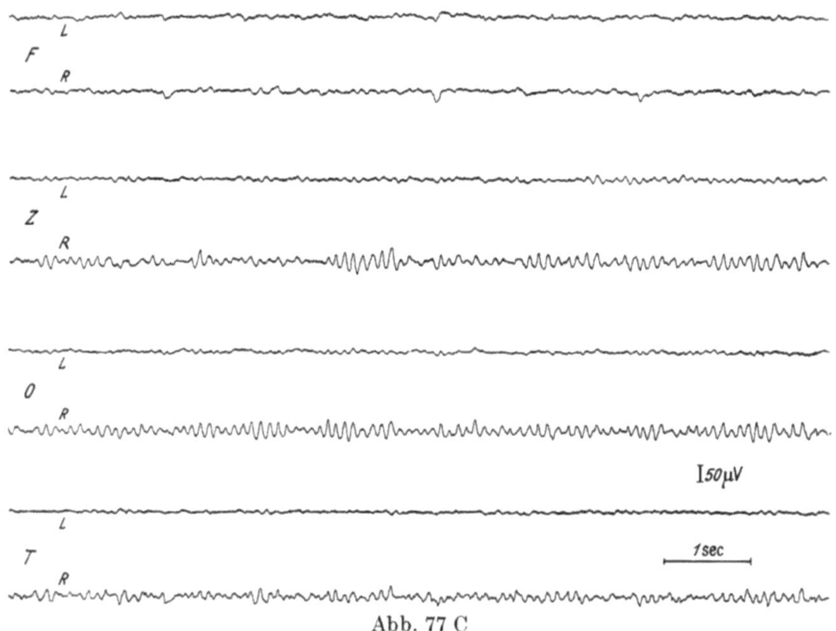

Abb. 77 C

In der Regel finden sich Krampfspitzen und Steilwellen bei umschriebenen Läsionen, während die anderen Formen mehr bei ausgedehnten Schädigungen vorkommen. Eine Abhängigkeit der Krampfpotentialformen sowohl vom Sitz als auch von der Ätiologie der Läsion besteht nicht. Hingegen bestehen Beziehungen zwischen der Form der

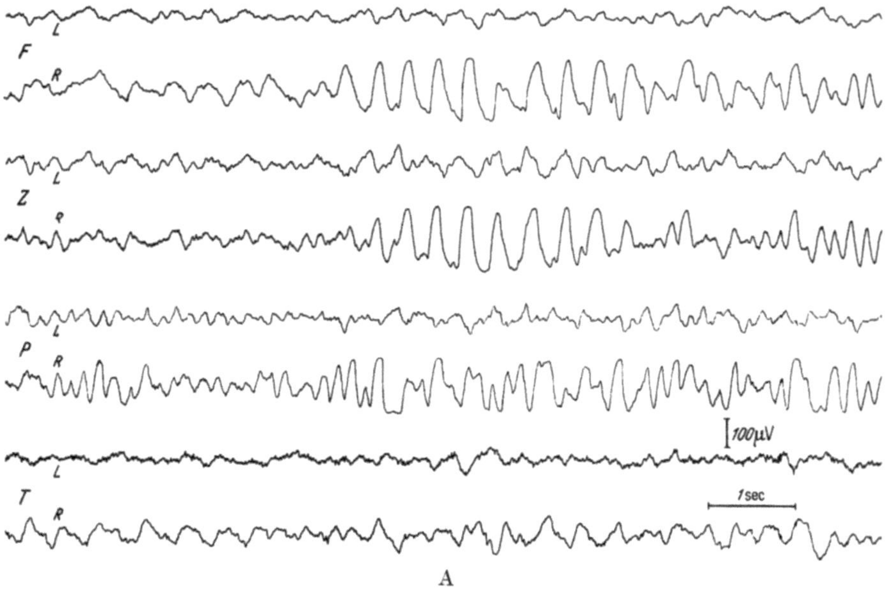

A

Abb. 78. *Verlaufsuntersuchung vor und nach einer rechtsseitigen Hemisphärektomie.* Kurve A vor, Kurve B $2^1/_2$ Monate nach, Kurve C 6 Monate nach der Hemisphärektomie. B. D., 5 Jahre. Frühkindlicher Hirnschaden nach Zangengeburt. Der linke Arm und das linke Bein wurden sofort weniger bewegt. Im 2. Lebensjahr erstmalig Jackson-Anfälle. In letzter Zeit starke Häufung der Krampfanfälle. Neurologisch: spastische Hemiparese links. Verkürzung und Umfangsminderung der linken Extremitäten.

Krampfpotentiale und Lokalisation des Herdes einerseits und des Lebensalters andererseits (GIBBS und GIBBS). Bilaterale 2/sec-spike und wave-Abläufe sind vornehmlich während des 2. und 5. Lebensjahres, die 3/sec-spike und wave-Potentiale dagegen während des 6.—12. Lebensjahres vorhanden. Mit zunehmendem Alter nimmt die Häufigkeits-

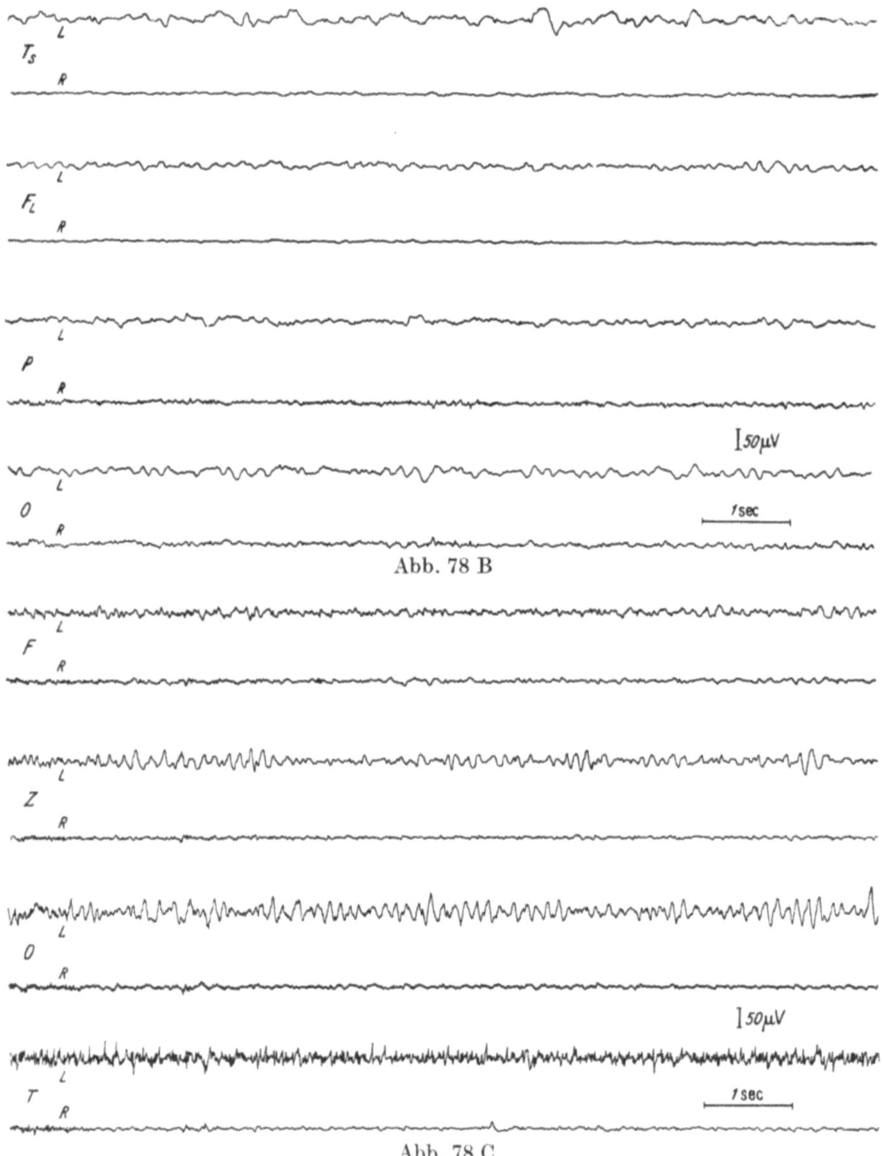

Abb. 78 B

Abb. 78 C

verteilung dieser Potentialformen rapide ab, ja zum Teil werden sie von fokalen paroxysmalen Entladungen abgelöst. 50% aller hirnelektrischen Krampfherde finden sich im Bereich des Temporallappens. Bei Erwachsenen lokalisieren sie sich hauptsächlich in den Bereich der Temporalspitze, während im 7.—10. Lebensjahr temporale und temporooccipitale Herde vorherrschen. Der typische Herd des Kleinkindesalters (3.—6. Lebensjahr) soll nach GIBBS der occipitale Focus sein. Auf Grund langjähriger Verlaufsuntersuchungen bei kindlichen Anfallskranken ist GIBBS der Meinung, daß mit zunehmendem Alter die occipitalen Krampfherde des Kleinkindesalters zum Temporallappen und später in den Thalamus oder Hypothalamus wandern, wenn sie nicht vorher verschwinden, was in etwa 25—40% der Fälle eintritt. Bei Erwachsenen wird, abgesehen von den

Temporallappenepilepsien, der Krampfherd bei Verlaufsuntersuchungen an konstanter Stelle gefunden.

In den letzten Jahren haben zwei Anfallsgruppen in der Neurochirurgie eine besondere Bedeutung erlangt. Einmal handelt es sich um epileptische Reaktionen, welche vom Temporallappen ausgehen. Ebenso wie die klinischen Anfallsformen sind die hirnelektrischen Reaktionen hierbei sehr mannigfaltig. Neben isolierten Krampfspitzen und Steilwellen werden Krampfvarianten oder psychomotorische Wellen (GIBBS) entweder ein- oder doppelseitig registriert. Eine sichere Herdlokalisation ist in vielen Fällen nur durch Verlaufsuntersuchungen und durch eine Cardiazol- bzw. Schlaf-Provokation zu erreichen. Die zweite Gruppe betrifft frühkindliche Hirnschädigungen, die mit Krampfanfällen, psychischen Veränderungen, motorischen und sensiblen Ausfällen unterschiedlicher Stärke einhergehen und streng einseitige pneumencephalographische Veränderungen aufweisen. Bei diesen Kranken können die hirnelektrischen Störungen ein- und beidseitig auftreten, ja die Krampfaktivität kann vorzugsweise über der gesunden Hemisphäre ausgebildet sein (s. Abb. 77 und 78). Während in allen anderen Fällen das EEG für die Operationsindikation heute von ausschlaggebender Bedeutung ist, läßt es bei dieser Gruppe keine Aussage bezüglich der Operabilität zu.

Der Lokalisation epileptogener Herde sind bei der Ableitung vom Schädel wegen der physikalischen Streuung der Potentiale Grenzen gesetzt. Deshalb ist zur genauen Eingrenzung im Hinblick auf eine chirurgische Exstirpation eine Direktableitung vom Gehirn nötig.

V. Cortico- und Subcorticographie.

Corticographische Untersuchungen wurden schon von BERGER durchgeführt, doch folgten diesen Berichten nur vereinzelte Mitteilungen (FÖRSTER und ALTENBURGER; TÖNNIES, SCHWARZ und KERR; WALTER und DOVEY). Erst als man den Wert einer corticographischen Herdlokalisation bei symptomatischen Epilepsien erkannte, fand sie eine größere Anwendung in der Neurochirurgie (WALKER, RIECHERT u. Mitarb.).

Corticographische Ableitungen werden mit entfetteter Watte, die an besonders konstruierten Elektrodenhaltern angebracht ist, vorgenommen. Wichtig ist, daß alle Teile des Halters, einschließlich des Zuführkabels, sterilisierbar sind. Dieser Forderung läßt sich heute ohne Schwierigkeit nachkommen, und man ist nicht mehr auf die Formalinsterilisation angewiesen. Welche Art von Elektrodenhalter man verwendet, ist gleichgültig, er muß nur genügend viele Elektroden enthalten und sich leicht und sicher anbringen lassen.

Im Gegensatz zum EEG zeigen sich im ECG (Elektrocorticogramm) hinsichtlich der Potentialformen stärkere regionale Unterschiede.

Über parietalen, occipitalen und temporo-occipitalen Regionen finden sich im ECG regelmäßige α-Wellenfolgen, deren Amplituden bis zu 500 μV groß sind. β-Wellen sind nur andeutungsweise, wenn überhaupt, vorhanden. Die Präzentralregion weist demgegenüber einen reinen β-Wellengrundrhythmus (17—25/sec-Wellen) auf, der vereinzelt von langsamen Wellen durchsetzt ist. Im Bereich der Temporalspitze, des Uncus und des Gyrus hippocampi werden neben langsamen Wellen vorzugsweise 14—16/sec-Wellen registriert. Über dem Frontalhirn wiederum treten α-Wellen neben β- und Thetawellen auf.

Die Lage und Ausdehnung der Zentralregion läßt sich noch durch den Hemmungseffekt der β-Aktivität bestimmen. Wie die α-Wellen auf Augenöffnen gehemmt werden, genau so tritt eine Blockierung der β-Wellen ein, wenn Bewegungen ausgeführt werden. Der Hemmungseffekt kann schon sichtbar werden, bevor die Bewegung als solche erkennbar wird, er erstreckt sich nur auf die Zentralregion und vorzugsweise auf das entsprechende Areal (PENFIELD und JASPER).

Corticographische und subcorticographische Registrierungen bei Hirntumoren sind bis heute ohne Bedeutung geblieben, da Sitz, Ausdehnung und Vascularisation derartiger Prozesse mit Hilfe der Angiographie und Pneumencephalographie mit größerer Sicherheit bestimmt werden können. Der von FÖRSTER und ALTENBURGER erhobene Befund, daß der Tumor bioelektrisch inaktiv ist, und daß die Frequenzverlangsamung von der Randzone stammt, ist sowohl von WALTER und DOVEY als auch von RIECHERT u. Mitarb. sowie JUNG u. Mitarb. bestätigt worden. In günstig gelagerten Fällen soll man die Tiefenlage des Tumors durch die elektrische Ruhe in Zentimetern genau angeben und die Ausdehnung des begleitenden Hirnödems anhand der langsamen Wellen abschätzen können (JUNG). Nur bei umschriebenen Tumoren wird eine stumme Zone angetroffen, bei infiltrierend wachsenden Geschwülsten finden sich Frequenzverlangsamungen über einem größeren Areal. Grundrhythmusverlangsamungen können auch weitab vom Prozeß subcortical zur Ausbildung kommen, wie experimentelle Untersuchungen gezeigt haben (STEINMANN). Auch epileptogen wirkende Neubildungen können langsame Wellen

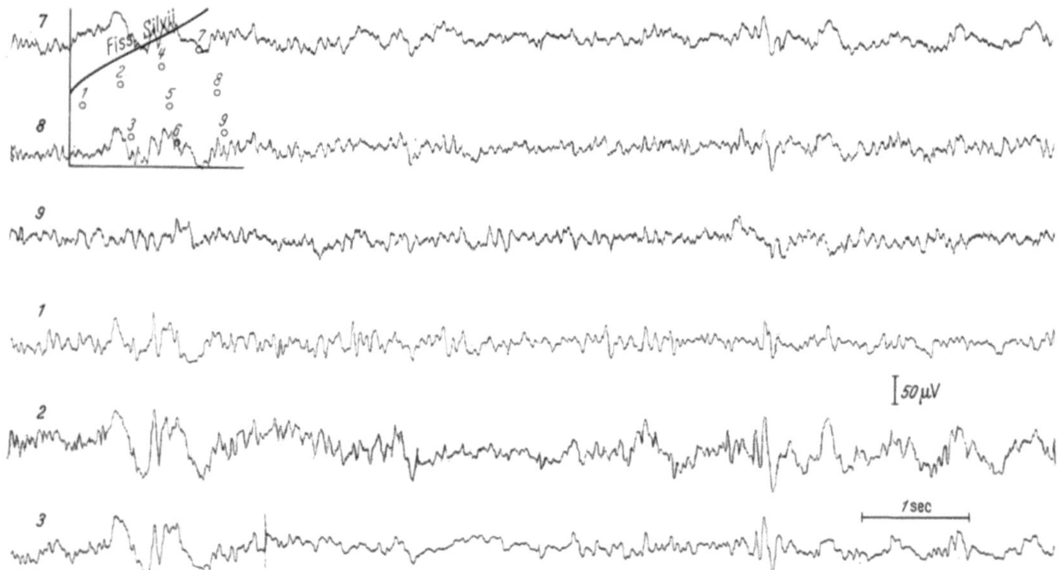

Abb. 79. *Corticographie. Krampfspitzen im Bereich des linken Temporalpoles.* Th. I., 18 Jahre. Psychomotorische Epilepsie. Seit dem 14. Lebensjahr Anfälle, bei denen Patient plötzlich unruhig wird, unkoordinierte Bewegungen vollführt, durcheinander redet und manchmal auch in die Gegend starrt.

cortical und subcortical auslösen. Eine Unterscheidung von den Verlangsamungen infolge Hirnödems ist sehr schwierig, ja machmal sogar unmöglich.

Das Hauptanwendungsgebiet beider Methoden bildet die Focuslokalisation bei den symptomatischen Epilepsien (s. Abb. 79 und 80). Ebenso wie im EEG ist die Krampfpotentialform im ECG recht unterschiedlich (WALKER, JASPER). Die isolierten Krampfspitzen sind allerdings von kürzerer Dauer und zum Teil auf ein sehr kleines Areal beschränkt, so daß sie im EEG unter Umständen nicht sichtbar werden. Es ist für die operative Behandlung von großer Bedeutung zu wissen, daß die Krampfherde in der näheren und weiteren Umgebung der Läsion liegen. Erst wiederholte Kontrollen während der Operation lassen erkennen, ob ihre Entfernung vollständig war. Nicht jeder Krampfherd ist sofort nachweisbar, manchmal treten sie erst in Erscheinung, wenn der eine oder andere exstirpiert ist. In etlichen Fällen zeigt sich dann unter der Operation, daß ein befriedigendes Resultat nicht zu erzielen ist, zumal wenn die Zentralregion mitergriffen ist.

Wenn im ECG Krampfpotentiale spontan nicht auftreten, ist es notwendig, diese durch eine der Aktivierungsmethoden manifest zu machen. In vielen Fällen soll eine Hyperventilation schon genügen (JASPER). Wenn diese nicht ausreicht, ist eine Aktivierung durch eine Cardiazol-, Photo-Cardiazol-Stimulation, eine Schlafprovokation oder eine elektrische Reizung unumgänglich. Wenn derartige Methoden Krampfpotentiale in der Nachbarschaft eines geschädigten Hirngebietes auslösen, und wenn die bioelektrischen Phänomene noch von klinischen epileptischen Reaktionen begleitet sind, wie sie beim Kranken auch spontan auftreten, dann kann man einigermaßen sicher sein, den Focus gefunden zu haben (WALKER). In allen anderen Fällen ist die Herdbestimmung zweifelhaft. Wie unzulänglich die Focusdifferenzierung auch heute noch ist, beweisen die operativen Behandlungsergebnisse. Eine völlige Anfallsfreiheit bei einer ausreichenden

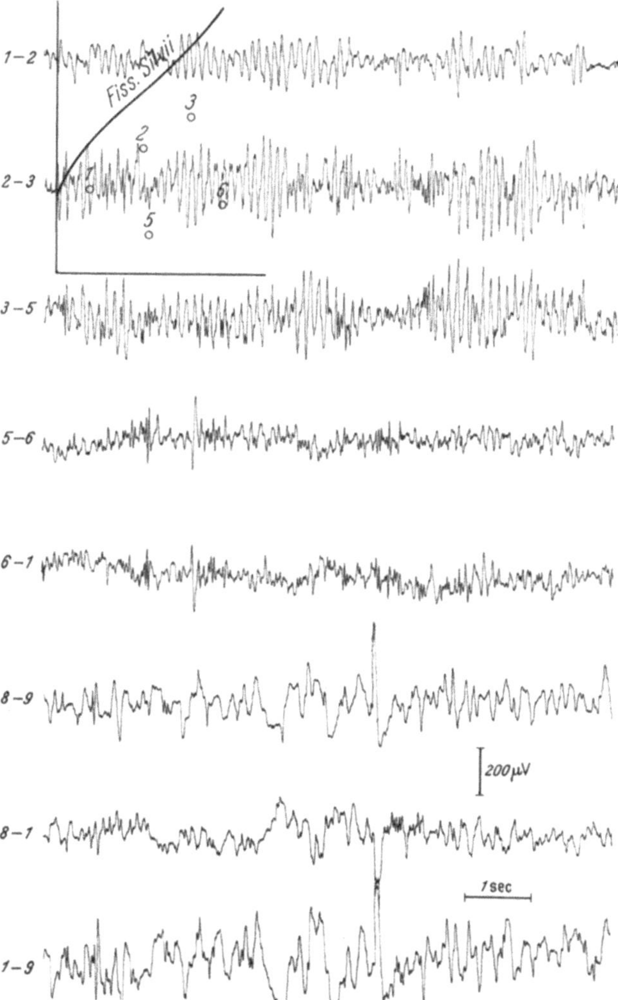

Abb. 80. *Cortico-und Subcorticographie. Krampfspitzen aus dem Gebiet des Mandelkernes (Elektrode 9).* E. H., 38 Jahre. Temporallappenepilepsie. Zangengeburt. Seit dem 7. Lebensjahr generalisierte Anfälle und Dämmerattacken.

Beobachtungszeit sahen PENFIELD und FLANIGAN nur in 27,4 %, und BUSSIEN berichtete sogar über einen noch geringeren Prozentsatz. Abgesehen von den Fällen, bei denen die corticalen Krampfphänomene über mehreren Arealen vorhanden sind und damit eine chirurgische Intervention unmöglich machen, erscheint es auf Grund von Tiefenableitungen wahrscheinlich, daß subcorticale Foci neben den corticalen bestehen, wie MEYERS u. Mitarb. fanden. Die im Augenblick sehr intensiven experimentellen und klinischen Studien über die Bedeutung subcorticaler Kerngebiete beim epileptischen Geschehen werden zweifellos zu einer präziseren Operationsindikation auch auf Grund bioelektrischer Kriterien führen.

Literatur.

Hans Bergers Arbeiten.

Berger, H.: Über das Elektrenkephalogramm des Menschen. I. Mitt. Arch. Psychiat. Nervenkr. **87**, 527—570 (1929).
— Über das Elektrenkephalogramm des Menschen. II. Mitt. J. Psychol. Neurol. (Lpz.) **40**, 160—179 (1930).
— Über das Elektrenkephalogramm des Menschen. III. Mitt. Arch. Psychiat. Nervenkr. **94**, 16—60 (1931).
— (a) Über das Elektrenkephalogramm des Menschen. IV. Mitt. Arch. Psychiat. Nervenkr. **97**, 6—26 (1932).
— (b) Über das Elektrenkephalogramm des Menschen. V. Mitt. Arch. Psychiat. Nervenkr. **98**, 231—254 (1932).
— (c) Das Elektrenkephalogramm des Menschen und seine Bedeutung für die Psychophysiologie. Z. Psychol. **126**, 1 (1932).
— (a) Über das Elektrenkephalogramm des Menschen. VI. Mitt. Arch. Psychiat. Nervenkr. **99**, 555—574 (1933).
— (b) Über das Elektrenkephalogramm des Menschen. VII. Mitt. Arch. Psychiat. Nervenkr. **100**, 301—321 (1933).
— (c) Über das Elektrenkephalogramm des Menschen. VIII. Mitt. Arch. Psychiat. Nervenkr. **101**, 452—469 (1933).
— Über das Elektrenkephalogramm des Menschen. IX. Mitt. Arch. Psychiat. Nervenkr. **102**, 538—557 (1934).
— Über das Elektrenkephalogramm des Menschen. Dtsch. med. Wschr. **1934**, 1947.
— (a) Über das Elektrenkephalogramm des Menschen. Naturwissenschaften **23**, 121—124 (1935).
— (b) Über das Elektrenkephalogramm des Menschen. X. Mitt. Arch. Psychiat. Nervenkr. **103**, 444—454 (1935).
— Über das Elektrenkephalogramm des Menschen. XI. Mitt. Arch. Psychiat. Nervenkr. **104**, 678 bis 689 (1936).
— (a) Über das Elektrenkephalogramm des Menschen. XII. Mitt. Arch. Psychiat. Nervenkr. **106**, 165—187 (1937).
— (b) Über das Elektrenkephalogramm des Menschen. XIII. Mitt. Arch. Psychiat. Nervenkr. **106**, 577—584 (1937).
— (a) Über das Elektrenkephalogramm des Menschen. XIV. Mitt. Arch. Psychiat. Nervenkr. **108**, 407—431 (1938).
— (b) Das Elektrenkephalogramm des Menschen. Nova Acta Leopoldina **6**, 173—309 (1938).
— (c) Über das Elektrenkephalogramm des Menschen. Allg. Z. Psychiat. **108**, 254—273 (1938).

Monographien und Übersichtsreferate.

Bertrand, J., J. Delay et J. Guillain: L'électroencéphalogramme normal et pathologique. Paris: Masson & Cie. 1939.
Brazier, M. A. B.: Bibliography of electroencephalography. 1875—1948. Electroenceph. clin. Neurophysiol. Suppl. 1 (1950).
Cohn, R.: Clinical electroencephalography. New York-London-Toronto: McGraw-Hill Book Company 1949.
Gibbs, F. A., and E. L. Gibbs: Atlas of electroencephalography, vol. I. Cambridge: Cumnings 1941.
— — Atlas of electroencephalography, 2. edit. vol. I. Cambridge: Addison-Wesley Press 1950.
— — Atlas of electroencephalography, vol. II. Cambridge: Addison-Wesley Press 1952.
Heines, K. D.: Der gegenwärtige Leistungsstand der Elektrencephalographie. Fortschr. Neurol. Psychiat. **21**, 101—149 (1953).
Hess, R.: Die Anwendung der Electrencephalographie in der Neurologie. Schweiz. med. Wschr. **1951**, 180—186.
Hill, J. D. N., and G. Parr: Electroencephalography. An symposium on its various aspects. London: MacDonald & Co. 1950.
Janzen, R., u. W. Fuhrmann: Grundlagen und Grenzen der klinischen Elektrencephalographie. Klin. Wschr. **1951**, 752—766.
Jung, R.: Physiologie, Pathologie und Entwicklung des Hirnstrombildes. Mschr. Kinderheilk. **100**, 200 (1952).
— Das Elektrencephalogramm (EEG). Im Handbuch der inneren Medizin, 4. Aufl., Bd. 5, S. 1216 bis 1325. Berlin-Göttingen-Heidelberg: Springer 1953.
Kornmüller, A. E.: Die bioelektrischen Erscheinungen der Hirnrindenfelder. Leipzig: Georg Thieme 1937.
— Klinische Elektrenkephalographie. München u. Berlin: J. F. Lehmann 1944.
— Elektrencephalographie. Klin. Wschr. **1953**, 228—233.

O'LEARY, I. L.: Changing status of electroencephalography in neurologic practise. Neurology (Minneap.) 5, 827—846 (1955).
PENFIELD, W., and H. JASPER: Epilepsy and the functional anatomy of the human brain. Boston: Little, Brown & Company 1954.
REMY, M.: La lecture de l'électro-encéphalogramme. Schweiz. med. Wschr. **1947**, 1363—1366.
ROHRACKER, H.: Die elektrischen Vorgänge im menschlichen Gehirn, 2. Aufl. Leipzig: Johann Ambrosius Barth 1942.
SCHWAB, R. S.: Electroencephalography in clinical practise. Philadelphia and London: W. B. Saunders Company 1951.
STRAUSS, H., M. OSTOW and L. GREENSTEIN: Diagnostic electroencephalography. New York: Grune & Stratton 1952.

Arbeiten zum Allgemeinen Teil.

Technik.

AIRD, R. B., and J. L. ADAMS: The localizing value and significance of minor differences of homologous tracings as shown in serial electroencephalographic studies. Electroenceph. clin. Neurophysiol. **2**, 103 (1950).
—, and S. BOWDITCH: Cortical localization by electroencephalography. J. Neurosurg. **3**, 407—420 (1946).
ARELLANO, Z. A. P.: A tympanic lead. Electroenceph. clin. Neurophysiol. **1**, 112—113 (1949).
—, and P. D. MACLEAN: The use of bilateral nasopharyngeal, tympanic and ear leads in recording the basal electroencephalogram. Electroenceph. clin. Neurophysiol. **1**, 251—252 (1949).
BAGCHI, B. K., and R. C. BASSERT: Some additional electroencephalographic techniques for the localization of intracranial lesions. J. Neurosurg. **4**, 348—369 (1947).
— — The role of instrumental and genuine phase reversal in EEG localization. Electroenceph. clin. Neurophysiol. **1**, 518 (1949).
— — and M. M. K. PEET: A three dimensional scheme of electroencephalographic localization of intracranial neoplasms. Trans. Amer. neurol. Ass. **72**, 101—107 (1947).
BRAZIER, M. A. B.: A study of the electrical fields at the surface of the head. Electroenceph. clin. Neurophysiol. Suppl. **2**, 38—52 (1949).
CORRIOL, I. H.: Méthodes EEG d'enregistrement unipolaire et bipolaire. Rev. neurol. **82**, 608—613 (1950).
— Méthodes EEG d'enregistrement unipolaire et bipolaire. Rev. neurol. **84**, 553—569 (1951).
DAVIS, P. A.: Technique and evaluation of the EEG. J. Neurophysiol. **4**, 92—114 (1941).
DREYFUS-BRISAC, C., D. SAMSON et H. FISCHGOLD: Technique de l'enregistrement EEG du prematuré et du nouveau-né. Electroenceph. clin. Neurophysiol. **7**, 429—432 (1955).
DUENSING, F.: Über die unipolare Ableitung mit wechselnder indifferenter Elektrode im EEG. Arch. Psychiat. Nervenkr. **187**, 87—96 (1951).
FISCHGOLD, H., et M. B. DELL: Utilité des montages dits „monopolaires" dans la localisation des tumeurs intracraniennes. Rev. neurol. **84**, 588—592 (1951).
GIBBS, F. A., D. MUNRO and W. R. WEGNER: A standard electroencephalographic technique for the localization of gross intracranial lesions. New Engl. J. Med. **225**, 279 (1941).
GOLDMAN, D.: The clinical use of the „average" reference electrode in monopolar recording. Electroenceph. clin. Neurophysiol. **2**, 211—214 (1950).
GOTTSCHALK, L. A.: A nasopharyngeal lead of new design. Electroenceph. clin. Neurophysiol. **3**, 511—512 (1951).
JANZEN, R., u. A. E. KORNMÜLLER: Einige Erfahrungen über die Anwendung der hirnbioelektrischen Lokaldiagnose kortikaler Prozesse bei Ableitung durch die Kopfschwarte des Menschen. Psychiat.-neurol. Wschr. **1939**, 5—7.
— — Örtliche Unterschiede hirnbioelektrischer Erscheinungen von kranken Menschen bei Ableitung durch die Kopfschwarte. Arch. Psychiat. Nervenkr. **109**, 247—263 (1939).
JASPER, H. H., and H. L. ANDREWS: Human brain rhythms. I. Recording techniques and preliminary results. J. gen. Psychol. **14**, 98—126 (1936).
JUNG, R.: Das Elektrencephalogramm und seine klinische Anwendung. I. Methodik der Ableitung, Registrierung und Deutung des EEG. Nervenarzt **12**, 569—591 (1939).
KENNARD, M. A.: The influence of amplification on the interpretation of EEG phenomena. Electroenceph. clin. Neurophysiol. **6**, 513—516 (1954).
KORNMÜLLER, A. E.: Die hirnbioelektrische Untersuchung des Menschen. I. Die Grundlagen der Methodik und das Verhalten des Gesunden. Fortschr. Neurol. Psychiat. **12**, 193—209 (1940).
—, u. R. JANZEN: Die Methodik der lokalisierten Ableitung hirnbioelektrischer Erscheinungen von der Kopfschwarte des Menschen, ihre Begründung und Begrenzung. Z. ges. Neurol. Psychiat. **166**, 287—308 (1939).
LARAGOITI, R. J.: A new method for the application of the electrodes in electroencephalography. Electroenceph. clin. Neurophysiol. **2**, 220 (1950).

LEEUWEN, W. S. VAN: A convenient elektrode arrangement for electroencephalographic recording. Electroenceph. clin. Neurophysiol. **3**, 510 (1951).
LEISER, R., and D. ENGLISH: The use of tripod leads in electroencephalography. Electroenceph. clin. Neurophysiol. **6**, 155—156 (1954).
LENNOX, M., and J. A. EPSTEIN: Experimental evaluation of recording to alternate ears as an aid in localization. Electroenceph. clin. Neurophysiol. **2**, 333—337 (1950).
MAC LEAN, P. D.: A new nasopharyngeal lead. Electroenceph. clin. Neurophysiol. **1**, 110—111 (1949).
MCAVOY, M., and S. C. LITTLE: Technical observations on the use of independant ear electrodes. Dis. nerv. Syst. **10**, 207—210 (1949).
MELIN, K. A.: Den elektrencefalografiska undersökningsmetoden och dess värde inom pediatriken. Svenska Läk.-idn. **43**, 2601—2607 (1946).
MEYER-MICKELEIT, R.: Über Lokalisationsmöglichkeiten im Elektrencephalogramm. Zbl. Neurol. Psychiat. **108**, 326—327 (1950).
OFFNER, F. F.: The EEG as potential mapping: The value of the average monopolar reference. Electroenceph. clin. Neurophysiol. **2**, 215—216 (1950).
PITMAN, J. R., and T. C. D. WHITESIDE: A clip-on electrode for recording action potentials from the scalp. Electroenceph. clin. Neurophysiol. **7**, 653—654 (1955).
ROHRACKER, H.: Fehlerquellen und Kontrollmethoden bei gehirnelektrischen Untersuchungen. Pflügers Arch. ges. Physiol. **242**, 389—402 (1939).
— Zur Deutung des normalen Elektrencephalogramms und seiner Veränderungen. Über sogenannte indifferente Ableitestellen bei Elektrencephalogramm. Arch. Psychiat. Nervenkr. **183**, 189—191 (1949).
SCHAEFER, H., u. H. TRAUTWEIN: Quantitatives zur Theorie lokaler Potentialabgriffe beim Elektrencephalogramm (EEG). Arch. Psychiat. Nervenkr. **183**, 175—188 (1949).
SCHWAB, R. S., and YOUNG, CHEW CHOCK: A circuit of checking both electrode continuity and resistance during EEG recording. Electroenceph. clin. Neurophysiol. **5**, 447—449 (1953).
SCHWARZER, F.: Ein Elektrencephalograph mit hohen Frequenzeigenschaften und geraden Koordinaten, mit einigen Bemerkungen zur Einrichtung von EEG-Apparaten. Arch. Psychiat. Nervenkr. **183**, 257—275 (1949).
STEPHENSON, W. A., and F. A. GIBBS: A balanced non-cephalic reference electrode. Electroenceph. clin. Neurophysiol. **3**, 237—240 (1951).
TÖNNIES, J. F.: Die Ableitung bioelektrischer Effekte vom uneröffneten Schädel. Physikalische Behandlung des Problems. J. Psychol. Neurol. (Lpz.) **45**, 154—171 (1933).
— Die unipolare Ableitung elektrischer Spannungen vom menschlichen Gehirn. Naturwissenschaften **22**, 411—422 (1934).
UMLAUF, C. W.: A simplified basal electrode for routine EEG use. Science **107**, 121 (1948).
WALTER, W. G.: The technique and application of electroencephalography. J. Neurol. Psychiat. **1**, 359—385 (1938).
WEINLAND, W. L.: Eine neue Kopfhaube zur Ableitung des Elektrencephalogramms. Arch. Psychiat. Nervenkr. **182**, 450—451 (1949).

Normales EEG.

BAUDOUIN, A., H. FISCHGOLD and J. LERIQUE: L'électroencéphalogramme multiple de l'homme normal. Bull. Acad. Méd. (Paris) **121**, 89—100 (1939).
BERNHARD, C. G., and C. R. SKOGLUND: Recherches sur la frequence alpha de l'électro-encéphalogramme chez l'enfant. Acta psychiat. (Kbh.) **14**, 159—170 (1938).
— — Alpha frequency of human brain potentials as function of age. Arch. Physiol. **82**, 178—184 (1939).
BRAZIER, M. A. B., and J. E. FINESINGER: A study of the occipital potentials in 500 normal adults. J. clin. Invest. **23**, 303—311 (1944).
BRILL, N. Q., and H. SEIDEMANN: The electroencephalogram of normal children. Amer. J. Psychiat. **98**, 250—256 (1941).
CRUIKSHANK, R. M.: Human occipital brain potentials as affected by intensity-duration variables of visual stimulation. J. exp. Psychol. **21**, 625—641 (1937).
COHN, R.: Influence of emotion on human electroencephalogram. J. nerv. ment. Dis. **104**, 351—357 (1946).
— The occipital alpha rhythm; a study of phase variations. J. Neurophysiol. **11**, 31—37 (1948).
CORNIL, L., et H. GASTAUT: Données EEG sur la dominance hémisphérique. Rev. neurol. **79**, 207 (1947).
DAVIS, H.: Interpretation of the electrical activity of the brain. Amer. J. Psychiat. **94**, 825—834 (1938).
DEBRÉ, R., P. MOZZICONACCI, A. LERIQUE et R. DELARUE: L'électroencéphalogramme chez l'enfant. Arch. franç. Pédiat. **4**, 75—81 (1946).
DREYFUS-BRISAC, C., D. SAMSON et H. FISCHGOLD: L'activité électrique cérébrale du prématuré et du nouveau-né. Sem. Hôp. Paris **31**, 135—142 (1955).

DROHOCKI, Z.: Die spontane elektrische Spannungsproduktion der Großhirnrinde im Wach- und Ruhezustand. Pflügers Arch. ges. Physiol. **239**, 658—679.

DUSSER DE BARENNE, D., and F. A. GIBBS: Variations in the electroencephalogramm during the menstrual cycle. Amer. J. Obstet. Gynec. **44**, 687—690 (1942).

ENGEL, G. L., J. ROMANO and E. B. FERRIS: Variations in the normal electroencephalogram during a 5-year period. Science **105**, 600—601 (1947).

GARSCHE, R.: Grundzüge des normalen Elektrencephalogramms im Kindesalter. Klin. Wschr. **1953**, 118—123.

—, u. G. DLUGOSCH: Über die klinische Bedeutung der Elektrencephalographie im Kindesalter. Arch. Kinderheilk. **142**, 65—80 (1951).

GASTAUT, H. J., and J. BERT: EEG changes during cinematographic presentation. Electroenceph. clin. Neurophysiol. **6**, 433—444 (1954).

GIBBS, E. L., F. M. LORIMER and F. A. GIBBS: Clinical correlates of exceedingly fast activity in the electroencephalogram. Dis. nerv. Syst. **11**, 323—326 (1950).

— F. A.: Cortical frequency spectra of healthy adults. J. nerv. ment. Dis. **95**, 417—426 (1942).

—, and E. L. GIBBS: Electroencephalographic changes with age in adolescent and adult control subjects. Trans. Amer. neurol. Ass. **70**, 154—157 (1944).

— — and W. G. LENNOX: The EEG classification of epileptics and control subjects. Arch. Neurol. Psychiat. (Chicago) **50**, 111—128 (1943).

—, and J. R. KNOTT: Growth of the electrical activity of the cortex. Electroenceph. clin. Neurophysiol. **1**, 223—229 (1949).

HENRY, C. E.: Electroencephalographic individual differences and their constancy; II. during waking. J. exp. Psychol. **29**, 236—241 (1941).

JASPER, H. H., and H. L. ANDREWS: Electroencephalography. III. Normal differentation between occipital and precentral regions in man. Arch. Neurol. Psychiat. (Chicago) **39**, 96—115 (1938).

—, and R. M. CRUIKSHANK: Electroencephalography. II. Visual stimulation on the afterimage as affecting the occipital alpha rhythm. J. gen. Psychol. **17**, 29—48 (1937).

JUNG, R.: Das Elektrencephalogramm und seine klinische Anwendung. II. Das EEG des Gesunden, seine Variationen und deren Bedeutung für das pathologische EEG. Nervenarzt **14**, 57—117 (1941).

KENNARD, M. A.: Factors affecting the electroencephalogram in children and adolescents. J. nerv. ment. Dis. **108**, 442—448 (1948).

—, and M. D. WILLNER: Significance of paroxysmal patterns in electroencephalograms of children without clinical epilepsy. Res. Publ. Ass. nerv. ment. Dis. **26**, 308—327 (1946).

KENNEDY, J. L., R. M. GOTTSDANKER, J. C. ARMINGTON and F. E. GRAY: A new EEG associated with thinking. Science **108**, 527—529 (1948).

— — — — The kappa rhythm and problem-solving behavior. Electroenceph. clin. Neurophysiol. **1**, 516 (1949).

KIBLER, G. O., J. L. BOREHAM and D. RICHTER: Relation of the alpha rhythm of the brain to psychomotor phenomena. Nature (Lond.) **164**, 371 (1949).

KORNMÜLLER, A. E.: Weitere Ergebnisse über die normalen hirnbioelektrischen Erscheinungen des Menschen bei Ableitung durch die Kopfschwarte. Z. ges. Neurol. Psychiat. **168**, 248—268 (1940).

— Über einige Willkürbewegungen und auf Sinnesreize auftretende bioelektrische Erscheinungen der Hirnrinde des Menschen. Z. Sinnesphysiol. **68**, 119 (1940).

— Neuere Ergebnisse der hirnbioelektrischen Untersuchungen am gesunden Menschen. Zbl. ges. Neurol. Psychiat. **102**, 192 (1942).

—, u. R. JANZEN: Über die normalen bioelektrischen Erscheinungen des menschlichen Gehirns. Arch. Psychiat. Nervenkr. **110**, 224—252 (1939).

LARSSON, L. E.: Electroencephalographic responses to peripheral nerve stimulation in man. Electroenceph. clin. Neurophysiol. **5**, 377—384 (1953).

— K. A. MELIN, G. ÖHRBERG and K. J. ÖHRBERG: A study of the changes in the alpha frequency of human brain potentials in normal and pathological conditions. Acta paediat. (Uppsala) **38**, 404—412 (1949).

LEMERE, F.: The significance of individual differences in the Berger rhythm. Brain **59**, 366—375 (1936).

LENNOX, W. G., E. L. GIBBS and F. A. GIBBS: The brain wave pattern, an hereditary trait. J. Hered. **36**, 233—243 (1945).

LINDSLEY, D. B.: Brain potentials in children and adults. Science **84**, 354 (1936).

— Electrical potentials of the brain in children and adults. J. gen. Psychol. **19**, 285—306 (1938).

— A longitudinal study of the occipital alpha rhythm in normal children; frequency and amplitude standards. J. genet Psychol. **55**, 197—213 (1939).

LOOMIS, A. L., E. N. HARVEY and G. HOBART: Electrical potentials of the human brain. J. exp. Psychol. **19**, 249—279 (1936).

MADDOCKS, J. A., R. SESSIONS, R. HODGE and J. REX: Observations on the occurence of precentral activity at alpha frequences. Electroenceph. clin. Neurophysiol. **3**, 370 (1951).

MAI, H., u. G. SCHAPER: Elektroencephalographische Untersuchungen an Frühgeborenen. Ann. paediat. (Basel) **180**, 345—365 (1953).
— E. SCHÜTZ u. H. W. MÜLLER: Über das Elektrencephalogramm von Frühgeburten. Z. Kinderheilk. **69**, 251—261 (1951).
MELIN, K. A.: Electroencephalography and its use in a pediatric clinic. Svenska Läk.-Tidn. **43**, 2601 (1946).
— The EEG in infancy and childhood. Electroenceph. clin. Neurophysiol. Suppl. **4**, 205—211 (1953).
MUNDY-CASTLE, A. C.: Theta and beta rhythm in the electroencephalograms of normal adults. Electroenceph. clin. Neurophysiol. **3**, 477—486 (1951).
— B. L. MEKIEVER and T. PRINSLOO: A comporative study of the electroencephalograms of normal Africans and Europeans of Southern Africa. Electroenceph. clin. Neurophysiol. **5**, 533—543 (1953).
OBRIST, W. D.: The electroencephalogram of normal aged adults. Electroenceph. clin. Neurophysiol. **6**, 235—244 (1954).
ROTH, M., and H. GREEN: The lambda wave as a normal physiological phenomencn in the human electroencephalogram. Nature (Lond.) **172**, 864 (1953).
— J. SHAW and H. GREEN: The form, voltage distribution and physiological significance of the K-complex. Electroenceph. clin. Neurophysiol. **8**, 385—402 (1956).
SCHÜTZ, E., u. H. W. MÜLLER: Das kindliche Elektrencephalogramm. Klin. Wschr. **1951**, 20—21.
— — u. H. SCHÖNENBERG: Über die Entwicklung zentralnervöser Rhythmen im Elektrencephalogramm des Kindes. Z. ges. exp. Med. **117**, 157—170 (1951).
SMITH, J. R.: The electroencephalogram during normal infancy and childhood. I. Rhythmic activities present in the neonate and their subsequent development. J. genet. Psychol. **53**, 431—453 (1938).
— The electroencephalogram during normal infancy and childhood. II. The nature of the growth of the alpha wave. J. genet. Psychol. **53**, 455—469 (1938).
— The frequency growth of the human alpha rhythmus during normal infancy and childhood. J. Psychol. **11**, 177—198 (1941).
STAMEN, J. S.: On the relationship between reaction time to light and latency of blocking of the alpha rhythm. Electroenceph. clin. Neurophysiol. **4**, 61—68 (1952).

Schlaf-EEG.

BLAKE, H., R. W. GERARD and N. KLEITMAN: Factors influencing brain potentials during sleep. J. Neurophysiol. **2**, 48—60 (1939).
BRAZIER, M. H. B.: The electrical fields at the surface of the head during sleep. Electroenceph. clin. Neurophysiol. **1**, 195—204 (1949).
DAVIS, H., P. A. DAVIS, A. L. LOOMIS and E. N. HARVEY: Changes in human brain potentials during the onset of sleep. Science **86**, 448—450 (1937).
— — — — and G. A. HOBART: A search for changes in direct-current potentials of head during sleep. J. Neurophysiol. **2**, 129—135 (1939).
— — — — — Electrical reactions of the human brain to auditory stimulation during sleep. J. Neurophysiol. **2**, 501—514 (1939).
GIBBS, E. L., and F. A. GIBBS: Diagnostic and localizing value of electroencephalographic studies in sleep. Res. nerv. ment. Dis. **26**, 366—376 (1947).
— — EEG changes with age during sleep. Electroenceph. clin. Neurophysiol. **2**, 355 (1950).
GRÜTTNER, R., u. A. BONKOLA: Über Ermüdung und Schlaf auf Grund hirnbioelektrischer Untersuchungen. Arch. Psychiat. Nervenkr. **111**, 652—665 (1940).
— — Hirnbioelektrische Untersuchungen über die Wirkung des Pervitin und des Coffein bei Ermüdungszuständen. Psychiat. neurol. Wschr. **1940**, 243—248.
HARVEY, E. N., A. L. LOOMIS and G. A. HOBART: Cerebral states during sleep as studied by human brain potentials. Sci. Monthly **45**, 191—192 (1937).
HENRY, C. E.: Electroencephalographic individual differences and their constancy. I. During sleep. J. exp. Psychol. **29**, 117—132 (1941).
HUGHES, J. G., B. EHEMANN and U. A. BROWN: Electroencephalography of the newborn; studies on normal, full term, sleeping infants. Amer. J. Dis. Child. **76**, 503—512 (1948).
JANZEN, R.: Hirnbioelektrische Untersuchungen über den physiologischen Schlaf und den Schlafanfall bei Kranken mit genuiner Narkolepsie. Dtsch. Z. Nervenheilk. **149**, 93—106 (1939).
KLAUE, R.: Die bioelektrische Tätigkeit der Großhirnrinde im normalen Schlaf und in der Narkose durch Schlafmittel. J. Psychol. Neurol. (Lpz.) **47**, 510—531 (1939).
KELLAWAY, P.: The use of sedative-induced sleep as an aid to electroencephalographic diagnosis in children. J. Pediat. **37**, 862—877 (1944).
— The interpretation of sleep tracings in infants and young children. Electroenceph. clin. Neurophysiol. **3**, 103 (1951).
KNOTT, J. R., C. E. HENRY and J. M. HADLEY: Brain potentials during sleep; a comparative study of the dominant and non-dominant alpha groups. J. exp. Psychol. **24**, 157—168 (1939).

LOOMIS, A. L., E. N. HARVEY and G. A. HOBART: Potentials rhythms of the cerebral cortex during sleep. Science **81**, 597—598 (1935).
— — — Further observations on potentials rhythms of cerebral cortex during sleep. Science **82**, 198—200 (1935).
SMITH, J. R.: The electroencephalogram during normal infancy and childhood. III. Preliminary observations on the pattern sequence during sleep. J. genet. Psychol. **53**, 471—482 (1938).

Aktivierungsmethoden.

ASMUSSEN, E., and F. BUCHTHAL: A method for the rapid determination of the degree of forced breathing. Electroenceph. clin. Neurophysiol. **1**, 503—504 (1949).
BÄRTSCHI-ROCHAIX, W.: Die kombinierte Cardiazol-Barbitur-Aktivierung des EEG („Triplex-Methode“) in der neurologischen Diagnostik. Bericht über 780 Aktivierungsversuche. Acta neurochir. (Wien) Suppl. **3**, 371 (1956).
— u. F.: Das aktivierte Elektro-Encephalogramm (EEG). Ein Beitrag zur Diagnostik cerebraler Anfallskrankheiten. Schweiz. med. Wschr. **1952**, 49—54, 78—85.
BARNES, T. C., and M. D. AMOROSO: Use of pentothal in electroencephalography of babies. Fed. Proc. **6**, 74 (1947).
— — The effect of age of the human brain on the electronencephalogram during hyperventilation. Anat. Rec. **99**, 622 (1947).
BICKFORD, R. G.: Thresholds for production of seizures by photic stimulation in man. Amer. J. Physiol. **155**, 427 (1948).
— A standard ventilometer for use in routine electroencephalography. Electroenceph. clin. Neurophysiol. **1**, 522 (1949).
— C. W. SEM-JACOBSEN, P. T. WHITE and D. DALY: Some observations on the mechanism of photic and photometrazol activation. Electroenceph. clin. Neurophysiol. **4**, 275—282 (1952).
BLINN, K. A., and W. K. NOELL: Continuous measurement of alveolar CO_2 tension during hyperventilation test in routine electroencephalography. Electroenceph. clin. Neurophysiol. **1**, 333—342 (1949).
BRAZIER, M. A. B., and J. E. FINESINGER: Action of barbiturates on the cerebral cortex. Arch. Neurol. Psychiat. (Chicago) **53**, 51—58 (1945).
— — and R. SCHWAB: The effects of varying blood sugar levels on the occipital potentials in adults during hyperventilation. J. clin. Invest. **23**, 319—323 (1944).
BROSER, F., J. HANN u. H. LEUBE: Die perorale Cardiazolmediaktion als Epilepsietest. (Untersuchungen an Epileptikern unter EEG-Kontrolle.) Nervenarzt **22**, 351—353 (1951).
BUCHTHAL, F., and M. LENNOX: The EEG effect of metrazol and photic stimulation in 682 normal subjects. Electroenceph. clin. Neurophysiol. **5**, 545—558 (1953).
COBB, W. A.: On the form and latency of the human cortical response to illumination. Electroenceph. clin. Neurophysiol. **2**, 104 (1950).
COHN, R., and S. KATZENELBOGEN: EEG changes induced by intravenous sodium amytal. Proc. Soc. exp. Biol. (N. Y.) **49**, 560—563 (1942).
— L. C. KOLB and D. W. MULDER: EEG changes induced by water intoxication. J. nerv. ment. Dis. **106**, 513—527 (1947).
COLOMBATI, S., e G. ALEMÁ: Rilievi elettroencefalografici nella narcosi da barbiturici. Boll. Soc. ital. Biol. sper. **24**, 1—2 (1948).
COOK, L. C., and W. G. WALTER: The electroencephalogram in convulsions by cardiazol. J. Neurol. Psychiat. (Chicago) **1**, 180—186 (1938).
CRESS, C. H., and E. L. GIBBS: Electroencephalographic asymmetry during sleep. Dis. nerv. Syst. **9**, 327—329 (1948).
CURE, C., T. RASMUSSEN and H. H. JASPER: Activation of seizures and electroencephalographic disturbances in epileptic and in controc subjects with metrazol. Arch. Neurol. Psychiat. (Chicago) **59**, 691—717 (1948).
DAVIS, H., and H. WALLACE: Factors affecting changes induced by hyperventilation. Amer. J. Physiol. **133**, 258—259 (1941).
—, and W. M. WALLACE: Factors affecting changes produced in electroencephalogram by standardized hyperventilation. Arch. Neurol. Psychiat. (Chicago) **47**, 606—625 (1942).
— P. A., and W. SULZBACH: Changes in electroencephalogram during metrazol therapy. Trans. Amer. neurol. Ass. **65**, 144—149 (1939).
DRIESEN, W., u. H. W. STEINMANN: Über die Beeinflussung des Hirnstrombildes (EEG) durch Cardiazol und Coramin bei Anfallskranken. Zbl. Neurochir. **10**, 117—125 (1951).
DROHOCKI, Z., u. J. DROHOCKA: Hirnelektrische Studien über pharmakologische Lokalisation im Gehirn. Klin. Wschr. **1939**, 606.
DUENSING, F.: Die Beeinflussung und Provokation pathologischer Herdbefunde im Elektrencephalogramm durch geringe Evipandosen. Nervenarzt **22**, 281—288 (1951).

Engel, G. L., E. B. Ferris and M. Logan: Hyperventilation: Analysis of clinical symptomatology. Ann. intern. Med. **27**, 683—704 (1947).
Finesinger, J. E., M. A. B. Brazier, J. A. Tucci and H. H. W. Miles: Study of levels of consciousness based on electroencephalographic data in pentothal anesthesia. Trans. Amer. neurol. Ass. **72**, 183—185 (1947).
Fischer, M. H.: Elektrobiologische Auswirkungen von Krampfgiften am Zentralnervensystem. Med. Klin. **1933**, 15.
Fisher, J., and W. J. Friedlander: The revelation of age to metrazol activated EEG's. Electroenceph. clin. Neurophysiol. **7**, 357—361 (1955).
Fuglsang-Frederiksen, V.: Activation of EEG disturbances with metrazol in epileptics, normales and patients with syncopal attacks. Electroenceph. clin. Neurophysiol. **4**, 471—480 (1952).
Fuster, B.: EEG activation under natural of induced sleep. Electroenceph. clin. Neurophysiol. Suppl. **4**, 108—120 (1953).
— E. L. Gibbs and F. A. Gibbs: Pentothal sleep and localization of seizure discharges of psychomotor type. Dis. nerv. Syst. **9**, 199—202 (1948).
Gastaut, H.: Effets des stimulations physiques sur l'EGG de l'homme. Electroenceph. clin. Neurophysiol. Suppl. **2**, 69—82 (1950).
— L'épilepsie photogénique. Rev. Prat. **1**, 5 (1951).
— L'activation photo-cardiazolique. Electroenceph. clin. Neurophysiol. **4**, 271—274 (1952).
— et A. Rémond: L'activation de l'électroencéphalogramme dans les affections cérébrales non epileptogénes. Rev. neurol. **81**, 594—598 (1949).
Gibbs, E. L., and F. A. Gibbs: Diagnostic and localizing value of electroencephalographic studies in sleep. Res. Publ. Ass. nerv. ment. Dis. **26**, 366—376 (1947).
— F. A., and E. L. Gibbs: Rotine seconal sedation. A major aid to clinical electroencephalography. Electroenceph. clin. Neurophysiol. **1**, 245 (1949).
— — and B. Fuster: Anterior temporal localization of sleep-induced seizure discharged of psychomotor type. Trans. Amer. neurol. Ass. **72**, 180—182 (1947).
— — and W. G. Lennox: Effect on the EEG of certain drugs which influence nervous activity. Arch. intern. Med. **60**, 154—166 (1937).
— — — Electroencephalographic response to overventilation and its relation to age. J. Pediat. **23**, 497—505 (1945).
—, and G. L. Maltby: Effect on the electrical activity of the cortex of certain depressant and stimulant drugs-barbiturates, morphine, caffeine, benzedrine and adrenalin. J. Pharmacol. **78**, 1—10 (1943).
Goetze, W.: Änderung des Hirnstrombildes bei Hyperventilation von hirngesunden Kindern. Zbl. Neurochir. **7**, 203—207 (1942).
— Der Sauerstoffmangelversuch als Provokationsmethode krankhafter hirnelektrischer Befunde bei Hirntraumatikern. Nervenarzt **21**, 400—402 (1950).
Grossman, C., L. M. Golub and J. K. Merlis: Influence of sleep on focal slow wave activity. Electroenceph. clin. Neurophysiol. **4**, 195—200 (1952).
Heppenstall, M. E.: The relation between the effects of the blood sugar levels and hyperventilation on the electroencephalogram. J. Neurol. Psychiat. **7**, 112—118 (1944).
Herrlin, K. M.: EEG with photic stimulation: A study of children with manifest or suspected epilepsy. Electroenceph. clin. Neurophysiol. **6**, 573—589 (1954).
Heuyer, G., A. Remond et R. Delarue: Activation de l'EEG par le pentothal. Rev. neurol. **80**, 642—645 (1948).
Holmberg, G.: The electroencephalogram during hypoxia and hyperventilation. Electroenceph. clin. Neurophysiol. **5**, 371—376 (1953).
Jasper, H. H., and G. Courtois: A practical method for uniform activation with intravenous metrazol. Electroenceph. clin. Neurophysiol. **5**, 443—444 (1953).
Kaufman, I. C., C. Marshall and A. E. Walker: Metrazol activated electroencephalography. Res. Publ. Ass. nerv. ment. Dis. **26**, 476—486 (1947).
— — — Activated electroencephalography. Arch. Neurol. Psychiat. (Chicago) **58**, 533—549 (1947).
—, and C. W. Watson: A brief review of method used to elicit or accentuate abnormalities in the electroencephalogram. Electroenceph. clin. Neurophysiol. **1**, 237—240 (1949).
Kelleway, P.: The use of sedative-induced sleep as an aid to electroencephalographic diagnosis in children. J. Pediat. **37**, 862—877 (1950).
— and B. J. Fox: Electroencephalographic diagnosis of cerebral pathology in infants during sleep. J. Pediat. **41**, 262—287 (1952).
Kornmüller, A. E., F. Palme u. H. Strughold: Die Ableitung der Gehirnaktionsströme, eine Methode zur Untersuchung der Höhenkrankheit. Klin. Wschr. **1942**, 5.
Laget, P., et R. Humbert: Facteurs influençant la réponse électroencéphalographique à la photostimulation chez l'enfant. Electroenceph. clin. Neurophysiol. **6**, 591—597 (1954).
Lerique-Koechlin, A., J. Nekhorocheff et M. le Mansec: Valeur diagnostique de la stimulation lumineuse intermittente chez l'enfant. Rev. neurol. **82**, 575—577 (1950).

MASLAND, L., and J. ROSENBLUM: The demonstration of subcortical tumors by metrazol activation of the EEG. Electroenceph. clin. Neurophysiol. **3**, 102 (1951).
MELIN, K. A.: Photic stimulation as an aid in electroencephalography. Acta paediat. (Uppsala) **39**, 148—157 (1950).
MERLIS, J. K., C. GROSSMAN and G. F. HENRIKSEN: Comparative effectiveness of sleep and metrazol-activated electroencephalography. Electroenceph. clin. Neurophysiol. **3**, 71—78 (1951).
— G. F. HENRIKSEN and C. GROSSMAN: Metrazol activation of seizure discharges in epileptics with normal routine electroencephalograms. Electroenceph. clin. Neurophysiol. **2**, 17—22 (1950).
MOORE, F. J., P. KELLEWAY and N. KAGAWA: Metrazol activation as a diagnostic adjunct in electroencephalography. A reevalution. Neurology **4**, 325—338 (1954).
MÜSCH, H. J.: Über Grundlagen und Bedeutung des Hyperventilationsversuches. Arch. Psychiat. Nervenkr. **181**, 666—682 (1949).
MUNDY-CASTLE, A. C.: The clinical significance of photic stimulation. Electroenceph. clin. Neurophysiol. **5**, 187—202 (1953).
NEKHOROCHEFF, M. J.: La stimulation lumineuse intermittente chez l'enfant normal. Rev. neurol. **83**, 601—602 (1950).
PAILLAS, J. E., H. GASTAUT et J. DUPLAY: Détection bioélectrique d'une tumeur cérébrale sous-corticale par l'EGG activité (cardiazol) et l'EEG. Rev. neurol. **80**, 636—637 (1948).
PAMPIGLIONE, G.: Barbiturate induced fast activity as an aid in the localization of cerebral lesions. Electroenceph. clin. Neurophysiol. **4**, 91—93 (1952).
PATEISKY, R.: Das Flackerlicht als elektroencephalographische Provokationsmethode. Wien. Z. Nervenheilk. **9**, 191—196 (1954).
REMOND, A., C. DREYFUS-BRISAC et Y. LAPORTE: Effect des activations chimiques sur l'électroencéphalogramme humain. Electroenceph. clin. Neurophysiol. Suppl. **2**, 83—96 (1950).
SCHWAB, R. S., and J. A. ABBOTT: The clinical value of photic metrazol activation technique. Electroenceph. Neurophysiol. **3**, 378 (1951).
SILVERMAN, D.: A comparison of hyperventilation and apnoea activation of the EEG. Electroenceph. clin. Neurophysiol. **8**, 41—48 (1956).
STEINMANN, H. W.: Die Abänderung der fokalen Krampfströme im Hyperventilationstest. Dtsch. Z. Nervenheilk. **161**, 194—201 (1949).
WALTER, V. J., and W. G. WALTER: The effect of physical stimuli on the EEG. Electroenceph. clin. Neurophysiol. Suppl. **2**, 60—68 (1950).
— W. G., V. J. DOVEY and H. SHIPTON: Analysis of electrical response of human cortex to photic stimulation. Nature (Lond.) **158**, 540—541 (1946).
WIKLER, A.: Effects of pitressin hydration on the electroencephalogram; paroxysmal slow activity in non-epileptic patients with previous drug addiction. Arch. Neurol. Psychiat. (Chicago) **57**, 78—83 (1947).
WITTER, H., u. R. MÜLLER: Die Aktivierung des EEG durch Evipan bei gedeckten traumatischen Hirnschädigungen. Nervenarzt **24**, 97—102 (1953).
WYKE, B. D.: Electrical activity of the human brain during artificial sleep. J. Neurol. Neurosurg. Psychiat. **13**, 288—295 (1950).
— Electrical activity of the human brain during arteficial sleep. J. Neurol. Neurosurg. Psychiat. **14**, 137—146 (1951).
ZISKIND, E., and N. A. BERCEL: Preconvulsive paroxysmal electroencephalographic changes after metrazol injection. Res. Publ. Ass. nerv. ment. Dis. **26**, 487—501 (1946).
— — and R. FRIEDMAN: Praeconvulsive paroxysmal electroencephalographic changes after metrazol injection. J. nerv. ment. Dis. **111**, 52—63 (1950).
— H. SJAARDEMA and N. A. BERCEL: Minimal electroencephalographic response to metrazol as method for measuring convulsive threshold for use in human beings. Science **104**, 462—463 (1946).

Arbeiten zum speziellen Teil.

Hirntrauma.

ANDRÉ-BALISAUX, G.: L'électroencephalogramme dans les traumatismes crâniens fermés et sa valeur en médecine légale. Acta neurol. belg. **55**, 1—15 (1955).
BÄRTSCHI-ROCHAIX, F., u. W. BÄRTSCHI-ROCHAIX: Das Elektroencephalogramm (EEG) des Hirntraumatikers. Arch. Neurol. Psychiat. **2**, 457—459 (1950).
— — Das Elektroencephalogramm (EEG) des Hirntraumatikers. Schweiz. Arch. Neurol. **66**, 457 bis 459 (1950).
BUHSE, K. A.: Über den Wert des Hirnstrombildes für die Diagnose des epiduralen Hämatoms. Chirurg **25**, 533—536 (1954).
CLARK, E., and E. HARPER: Electroencephalographic findings in 186 cases of chronic posttraumatic encephalopathy. Electroenceph. clin. Neurophysiol. **31**, 9—14 (1951).
COHN, R.: Subdural hematoma „An experimental" study. Arch. Neurol. Psychiat. (Chicago) **59**, 360—367 (1948).

COLOMBATI, S., e A. CUCCHI: Perdita dei lobi frontali da lesione traumatica; studio clinico ed elettroencefalografico; considerazioni medicolegali. Riv. Neurol. **18**, 217—241 (1948).
COURJON, J., C. FRACHON et G. ALLEGRE: Etude EEG 17 hématomes sous — duraux. Electroenceph. clin. Neurophysiol. **3**, 109 (1951).
— — et A. FOURNET: Etude électroencéphalographique de 100 cas de syndrome dit subjectif, des traumatismes fermés du crâne. Elektroenceph. clin. Neurophysiol. **3**, 109 (1951).
DALSGAARD-NIELSEN, T., and H. HERTZ: Electroencephalography in simple concussions. Acta psychiat. (Kbh.) Suppl. **74**, 233—234 (1951).
DAWSON, R. E., J. E. WEBSTER and E. S. GURDJIAN: Serial electroencephalography in acute head injuries. J. Neurosurg. **8**, 613—630 (1951).
DENKER, P. G., and G. F. PERRY: Postconcussion syndrome in compensation and litigation. Neurology (Minneap.) **4**, 912—918 (1954).
DOW, R. S., G. ULETT and J. RAAF: Electroencephalographic studies immediately following head injuries. Amer. J. Psychiat. **101**, 174—183 (1944).
— — — Electroencephalographic studies in head injuries. J. Neurosurg. **2**, 154 (1945).
DUENSING, F.: Erfahrungen in der Elektroencephalographie bei Schädelschußverletzungen. Dtsch. Z. Nervenheilk. **159**, 514—536 (1948).
— Die Elektroencephalographie, insbesondere ihre Bedeutung für den Nachweis des traumatischen Hirnschadens. In REHWALD, Das Hirntrauma. Stuttgart: Georg Thieme 1956.
FERRIER, S., et A. MEGEVAUD: L'hématome sous-dural chez l'enfant. (Valeur diagnostique de l'EEG.) Rev. méd. Suisse rom. **75**, 77—94 (1955).
FRIEDLÄNDER, W.: The electroencephalographie findings in 39 surgically proven subdural hematoma. Electroenceph. clin. Neurophysiol. **3**, 59—62 (1951).
— Clinical evaluation of focal depression of voltage in electroencephalography. Neurology (Minneap.) **4**, 752—761 (1954).
GERLACH, G., u. H. W. STEINMANN: Hirnelektrische Befunde bei subduralen Hämatomen. Zbl. Neurochir. **13**, 107—113 (1953).
GLASER, M. A., and H. S. SJAADEMA: Importance of diagnosing chronic subdural hematoma. Proc. Soc. exp. Biol. (N. Y.) **47**, 138—140 (1941).
GÖTZE, W.: Über die Beziehung von psychischen Störungen und geistiger Leistungsfähigkeit bei Hirnverletzten zu ihrem Hirnstrombild. Zbl. Neurochir. **9**, 84—93 (1949).
— Über die Beziehungen zwischen Hirnstrombild und pathologisch-anatomischen Befund. Zbl. Neurochir. **9**, 98—108 (1949).
— Über Hirnstrombefunde bei Stirnhirnverletzungen. In REHWALD, Das Hirntrauma. Stuttgart: Georg Thieme 1956.
GRÜTZNER, A., u. F. KOCH: Electrencephalographische Befunde bei subduralen Ergüssen im Säuglings- und Kleinkindesalter. Z. Kinderheilk. **76**, 148—166 (1955).
HARRIS, H. I., C. WITTSON and W. A. HUNT: Value of electroencephalogram in prognosis of minor head injuries. War med. (Chicago) **4**, 374 (1943).
HENRY, CH. E.: Effect on the electroencephalogram of transorbital lobotomy. Electroenceph. clin. Neurophysiol. **2**, 187—193 (1950).
HILTERHAUS, H., u. ST. L. BAYER: Über EEG-Veränderungen nach alten Schädeltraumen. Zbl. Neurochir. **15**, 93—98 (1955).
JANZEN, R., u. E. MÜLLER: Über Indikation, Möglichkeiten und Grenzen der hirnelektrischen Untersuchung beim gedeckten Schädel-Hirn-Trauma. Mschr. Unfallheilk. **58**, 225—237 (1955).
JASPER, H. H., J. KERSHMAN and A. ELVIDGE: Electroencephalographic studies of injury to the head. Arch. Neurol. Psychiat. (Chicago) **44**, 328—350 (1940).
KAUFMAN, I. C., and A. E. WALKER: The electroencephalogram after head injury. J. nerv. ment. Dis. **109**, 383—395 (1949).
KORNMÜLLER, A. E., u. J. GREMMLER: Präepileptische Zeichen in Elektrenkephalogrammen von Kopfverletzten. Klin. Wschr. **1944**, 22—23.
LARSSON, L. E., K. A. MELIN, B. P. SILFVERSKIÖLD, G. ÖHRBERG u. K. J. ÖHRBERG: Klinische und elektroencephalographische Studien über leichte akute Kopftraumen (Untersuchungen bei 73 Boxern). Nervenarzt **24**, 477 (1953).
LAUFER, M. W., and R. F. PERKINS: Study of electroencephalographic findings in 209 cases admitted as head injuries to an army neurological — neurosurgical center. J. nerv. ment. Dis. **104**, 583—592 (1946).
— — Serial electroencephalograms in brain injury. J. nerv. ment. Dis. **106**, 619—630 (1947).
LENNOX, M., and J. COOLIDGE: Electroencephalographic changes after prefrontal lobotomy with particular reference to the effect of lobotomy on sleep spindles. Arch. Neurol. Psychiat. (Chicago) **62**, 150—161 (1949).
LEVY, L. L., L. H. SEGERBERG, R. P. SCHMIDT, R. C. TURELL and E. ROSEMAN: The electroencephalogram in subdural hematoma. J. Neurosurg. **9**, 588—598 (1952).
LINDSLEY, D. B., J. W. BOWDEN and H. W. MAGOUN: Effect upon the EEG of acute injury to the brain stem activating system. Electroenceph. clin. Neurophysiol. **1**, 475 (1949).

MARSH, C., G. D. HJARTARSON and C. B. COURVILLE: The electroencephalographic findings in subdural hemorrhage and hematoma. Bull. Los Angeles neurol. Soc. **14**, 163—181 (1949).

MELIN, K. A.: Electroencephalography following head injuries in children. Acta paediat. (Uppsala) Suppl. **75**, 152—174 (1949).

MEYER, J. S., and D. DENNY-BROWN: Studies of cerebral circulation in brain injury. II. Cerebral circulation in brain injury. Electroenceph. clin. Neurophysiol. **7**, 529—544 (1955).

MEYER-MICKELEIT, R.: Das EEG nach geschlossenen Kopftraumen. Nervenarzt **24**, 476 (1953).

MORSTADT, O., and B. R. KAADA: Electroencephalographic studies of infants and children who acquired intracranial injuries at birth. Neurology (Minneap.) **3**, 544—549 (1953).

MÜLLER, R.: Unusal EEG findings in older closed head injuries. Their significance and their clinical value. Electroenceph. clin. Neurophysiol. **6**, 520 (1954).

— Corrélations électroencéphalographiques et cliniques dans les anciens traumatismes crânio-cérébraux fermés avec foyer de contusion corticale en EEG. Electroenceph. clin. Neurophysiol. **7**, 75—84 (1955).

PAILLAS, I E., et R. NAQUET: Corrélations électro-anatomocliniques au cours des hématomes sous-duraux. Rev. neurol. **83**, 602—608 (1953).

PAMPUS, F., u. W. GROTE: Elektrencephalographische und klinische Befunde bei Boxern und ihre Bedeutung für die Pathophysiologie der traumatischen Hirnschädigung. Arch. Psychiat. Nervenkr. **194**, 152—178 (1956).

PUECH, P., H. FISCHGOLD, G. VERDEAUX et M. BRUN: Importance et valeur de l'EEG dans les traumatismes cranio-cérébraux. Presse méd. **1945**, 547—548.

— A. LERIQUE-KOECHLIN et J. LERIQUE: L'électroencephalogramme dans les traumatismes craniocérébraux. Sa valeur diagnostique et prognostique médico-légale. Rev. neurol. **75**, 169—183 (1943).

ROMMELSPACHER, M.: Über elektrencephalographische Befunde nach Hirntraumen. Dtsch. med. Wschr. **1949**, 1097—1098.

— Bericht über elektrencephalographische Befunde bei 85 Fällen von Kommotionen, 53 Kontusionen, 15 offenen Hirnverletzungen. Med. Klin. **1949**, 1095.

ROSEMAN, E.: Electroencephalography as a prognostic aid in severe head injury. J. nerv. ment. Dis. **105**, 312—321 (1947).

—, and B. WOODHALL: The electroencephalogram in war wounds of the brain; with particular reference to post-traumatic epilepsy. Res. Publ. Ass. nerv. ment. Dis. **25**, 200—219 (1946).

SCHWARZ, R.: Das EEG nach frischen Hirntraumen. Nervenarzt **24**, 475 (1935).

SMITH, G. W., W. H. MOSBERG, E. T. PFEIL and R. H. OSTER: The electroencephalogram in subdural hematoma. J. Neurosurg. **7**, 207—218 (1950).

STEINMANN, H. W., u. A. JOST: Über einen ungewöhnlichen hirnelektrischen Befund bei einem subduralen Hämatom. Zbl. Neurochir. **15**, 329—332 (1955).

—, u. W. TÖNNIS: Das EEG bei frischen gedeckten Hirnschädigungen. Dtsch. Z. Nervenheilk. **165**, 22—29 (1951).

— — Elektrenkephalographische „Längsschnittuntersuchungen“ bei frischen gedeckten Hirnschädigungen. Zbl. Neurochir. **11**, 65—72 (1951).

SULLIVAN, J. F., J. A. ABBOTT and R. S. SCHWAB: The electroencephalogram in cases of subdural hematoma and hydroma. Electroenceph. clin. Neurophysiol. **3**, 131—140 (1951).

TÜKEL, K., and H. JASPER: The electroencephalogram in parasagittal lesions. Electroenceph. clin. Neurophysiol. **4**, 481—494 (1952).

WALKENHORST, A.: Ausgeprägte Herdveränderungen im Hirnstrombild nach leichten Schädeltraumen bei Kindern. Nervenarzt **26**, 250—251 (1955).

WALKER, A. E., J. J. KOLLROS and T. C. CASE: Physiological basis of concussion. J. Neurosurg. **1**, 103—116 (1944).

WEBER, R.: Die Brauchbarkeit des EEG beim Schädeltrauma. Münch. med. Wschr. **1954**, 1001—1004.

WELL, A. A.: Electrencephalographic findings in post-traumatic encephalopathy. Neurology (Minneap.) **1**, 293—298 (1951).

WILLIAMS, D.: The electroencephalogram in acute head injuries. J. neurol. Psychiat. **4**, 107—130 (1941).

— The electroencephalogram in chronic post-traumatic states. J. Neurol. Psychiat. **4**, 131—146 (1941).

—, and D. DENNY-BROWN: Cerebral electrical changes in experimental concussion. Brain **64**, 223—238 (1941).

Hirntumoren.

ARFEL-CAPDEVIELLE, G., A. BERDET et H. FISCHGOLD: Initiations électro-encephalographiques. Etude d'une tumeur temporale profonde. Presse méd. **1952**, 1513—1514.

BAGCHI, B. K.: Some hints in the EEG localization of deep cerebral and posterior fossa lesions. Electroenceph. clin. Neurphysiol. Suppl. **3**, 80 (1953).

— R. L. LAM and R. C. BASSETT: EEG findings in posterior fossa tumors. Electroenceph. clin. Neurophysiol. **4**, 23—40 (1952).

Balado, M., and L. F. Romero: Direction of electric currents of cortex; electroencephalographic study of case of cystic astrocytoma. Sem. méd. (B. Aires) **1**, 545—553 (1940).

Bassett, R. C., and B. K. Bagchi: The localization of intracranial neoplasms by electroencephalography. Univ. Hosp. Bull. Michigan **13**, 11—12 (1947).

— — Intracranial neoplasms localized electroencephalographically by the use of a three dimensional scheme. J. Neurosurg. **5**, 298—306 (1948).

Baudouin, A., et H. Fischgold: Localisation des tumeurs cérébrales des hémisphères par l'électroencéphalogramme. Etat actuel-possibilités. Arch. Psychiat. Nervenkr. **183**, 116—131 (1949).

— P. Puech, H. Fischgold et A. L. Lerique-Koechlin: Electroencéphalographie dans les tumeurs cérébrales. Sem. Hôp. Paris **22**, 1226—1233 (1946).

Bickford, R. B., and E. J. Baldes: The EEG in tumors of the posterior fossa. Proc. centr. Soc. clin. Res. **20**, 87—88, (1947).

Bohm, M.: Valeur prognostique de l'EEG dans les tumeurs de la fosse postérieure. Rev. neurol. **80**, 647 (1948).

Buchthal, F., and E. Busch: Localisation of intracranial tumours by electro-encephalography. Acta psychiat. (Kbh.) **22**, 9—16 (1947).

Cairns, H., R. C. Oldfield, J. B. Pennybaker and D. Whitteridge: Akinetic mutism with an epidermoid cyst of the 3rd ventricle. Brain **65**, 273—290 (1941).

Carrillo, R., J. B. Odoritz y R. M. E. Carrea: Diagnóstico y técnica de extirpación de los meningioms parasagitales comprobaciones electroencefalográficas. Arch. Neurocirug. **1**, 264—298 (1944).

Carvalho, P.: Rythmes électroencéphalographiques et lésions anatomiques dans vingt cas de tumeurs temporales. Rev. neurol. **80**, 645—647 (1948).

Cobb, W. A.: The electroencephalographic localisation of intracranial neoplasma. J. Neurol. Neurosurg. Psychiat. **7**, 96—102 (1944).

— Rhythmic slow discharges in electroencephalogram. J. Neurol. Neurosurg. Psychiat. **8**, 65—78 (1945).

— Electroencephalography; a symposium on its various aspects. Intracranial tumours, Chap. IX, p. 273—301. London: Macdonald & Co. 1950.

—, and G. Müller: Parietal focal theta rhythm. Electroenceph. clin. Neurophysiol. **6**, 455—460 (1954).

Colombati, S., e T. Posteli: L'elettroencefalogramma nei tumori cerebrali ed in altre malattie organiche del cervello. Riv. oto-neuro-oftal. **17**, 28—37 (1940).

Cornil, L., J. Paillas, H. Gastaut et J. Tamalet: L'EEG des tumeurs temporales. Rev. neurol. **80**, 616—617 (1948).

Cuneo, H. M., and C. W. Rand: Brain tumors of childhood. Springfield: Ch. C. Thomas 1952.

Daly, D., J. L. Whelan, E. G. Bickford and C. S. McCarty: The electroencephalogram in cases of tumor of the posterior fossa and 3rd ventricle. Electroenceph. clin. Neurophysiol. **5**, 203—216 (1953).

David, M., H. Fischgold, G. C. Lairy-Bounes et J. Talairach: Diagnostic des gliomes par l'EEG et l'angiographie conjugées. Presse méd. **1952**, 81—84.

Dreyfus-Brisac, C., G. C. Lairy-Bounes, S. Scarpalezos et H. Fischgold: Rhythmes pathologiques détectés à distance des tumeurs des hémisphéres cérébraux. Sem. Hôp. Paris **26**, 2623 bis 2628 (1950).

Drumheller, J. F., H. M. Keith and R. G. Bickford: An evaluation of electroencephalography in the diagnosis of brain tumors of children. Pediatrics **4**, 114—119 (1949).

Duensing, F.: Das Elektrencephalogramm beim Hirntumor. Arch. Psychiat. Nervenkr. **182**, 51—96 (1949).

— Das Elektrencephalogramm bei Störungen der Bewußtseinslage. Befunde bei Meningitiden und Hirntumoren mit Bemerkungen zur Pathopsychologie der Bewußtseinsstörungen. Arch. Psychiat. Nervenkr. **183**, 71—115 (1949).

— Über periodische pathologische Potentiale subcorticaler Herkunft bei Hirngeschwülsten. Arch. Psychiat. Nervenkr. **185**, 539—570 (1950).

Euziere, J., R. Lafon, C. Gros, P. Passouant et H. Latour: Etude électroencéphalographique d'une crise uncinée, symptôme isolé d'un gliome temporal. Rev. neurol. **81**, 580—582 (1949).

Faure, J., J. Droogleever-Fortuyn, H. Gastaut, L. Larramendi, P. Martin, P. Passouant, A. Remond, J. Titeca et W. G. Walter: De la genèse et de la signification des rhythmes recueillis à distance dans les cas de tumeurs cérébrales. Electroenceph. clin. Neurophysiol. **3**, 429—434 (1951).

Fichtner, Cl. H.: The electroencephalogram in posterior fossa tumors. Electroenceph. clin. Neurophysiol. Suppl. **3**, 94 (1953).

Fischgold, H.: Contrôle radiologique des localisations faites en électroencéphalographie. Sem. Hôp. Paris **26**, 2629—2630 (1950).

— Quelques causes d'erreur dans la localisation des tumeurs des hémisphères. Sem. Hôp. Paris **26**, 2631—2633 (1950).

— C. Dreyfus-Brisac et G. Canali: La réaction d'arrêt dans les tumeurs occipitales, pariétales et temporales. Rev. neurol. **81**, 536—537 (1949).

GASTAUT, H., et J. TAMALET: Caractères électroencephalographiques directs et indirects des tumeurs hémisphèriques sous-corticales. Rev. neurol. **81**, 411—416 (1949).

— H. TERZIAN et Y. GASTAUT: Etude d'une activité électroencéphalographique méconnue: „le rhythme rolandique en arceau". Marseille-méd. **6**, 1—16 (1952).

GELDEREN, C. VAN: Hirntumor und Elektrenkephalogramm. Ned. T. Geneesk. **85**, 3605—3608 (1941).

GERLACH, G., u. H. W. STEINMANN: Hirnelektrische Befunde bei 59 Schläfenlappengeschwülsten. Zbl. Neurochir. **12**, 358—365 (1952).

GREENSTEIN, L., and H. STRAUSS: Correlations between the electroencephalogram and the histological structure of gliogenous and metastatic brain tumors. J. Mt Sinai Hosp. **12**, 874—877 (1945).

HESS, R.: Misleading clinical and electrical signs in cerebral tumors. Electroenceph. clin. Neurophysiol. Suppl. **3**, 66 (1953).

HILL, D.: Etude électroencéphalographique des tumeurs cérébrales. Marseille-méd. **84**, 215 (1947).

HOEFER, P. F. A., E. B. SCHLESINGER and H. H. PENNES: Clinical and electroencephalographic findings in a large series of verified brain tumors. Trans. Amer. neurol. Ass. **71**, 52—57 (1946).

— — — and M. D. COX: Correlation of clinical and electroencephalographic findings in a large series of cases of verified cerebral tumors. Arch. Neurol. Psychiat. (Chicago) **58**, 118—120 (1947).

HOLLAND, C. G.: Changes caused by cerebellar neoplasms in the electroencephalogram. Virginia med. Monthly **68**, 459 (1941).

HONCKE, P., and R. MALMOS: Electroencephalographic examination of patients with brain tumors. Nord. Med. **35**, 1762 (1947).

INGHIRAMI, L., and G. ARFEL-CAPDEVILLE: Note on the EEG in some thalamic tumors. Electroenceph. clin. Neurophysiol. **6**, 525 (1954).

— — Reliefs électroencéphalographiques à propos de six cas de tumeurs thalamiques avec contrôle autopique. Riv. Neurobiol. **1**, 137—144 (1955).

JASPER, H. H.: L'électroencéphalographie dans les tumeurs cérébrales et l'épilepsie. J. Hôtel-Dieu Montréal **10**, 286—294 (1941).

KERSHMAN, J., A. CONDE and W. C. GIBSON: Electroencephalography in differential diagnosis of supratentorial tumors. Arch. Neurol. Psychiat. (Chicago) **62**, 255—268 (1949).

KESSLER, K. H.: Das Hirnstrombild bei intracraniellen Prozessen, besonders nach Hypophysenkoagulation. Langenbecks Arch. klin. Chir. **280**, 43—54 (1954).

KIRSTEIN, L.: The occurrence of sharp waves, spikes and fast activity in supratentorial tumors. Electroenceph. clin. Neurophysiol. **5**, 33—40 (1953).

KORNMÜLLER, A. E.: Einige weitere Erfahrungen über die Lokalisation von Tumoren und anderen herdförmigen Erkrankungen des Gehirns mittels der hirnbioelektrischen Lokalisationsmethodik. Zbl. Neurochir. **5**, 75—84 (1940).

KUBICKI, ST.: Über EEG und cerebralen Kompensationsgrad bei Hirntumorkranken. Dtsch. Z. Nervenheilk. **174**, 42—50 (1955).

KUGLER, J., u. F. KREUZBAUER: EEG-Befunde bei Glioblastomen. Nervenarzt **27**, 388—393 (1956).

LAIRY-BOUNES, G. C., et C. DREYFUS-BRISAC: EEG des tumeurs hémisphériques intra et sous ventriculaires. Rev. neurol. **83**, 613—618 (1951).

—, et H. FISCHGOLD: L'électroencéphalographie dans une série de trente-huit tumeurs de la fosse postérieure. Sem. Hôp. Paris **26**, 2633—2635 (1950).

— — Réactions EEG diffuses aux stimulations psycho-sensorielles: intérêt clinique. Electroenceph. clin. Neurophysiol. **5**, 343—362 (1953).

LAM, R. L.: An unusual electroencephalogram associated with thalamic tumor. Electroenceph. clin. Neurophysiol. **2**, 329—330 (1950).

LAPORTE, Y.: L'étude conjugée de l'examen du fond d'oeil et de l'examen électroencéphalographique dans les néoformations intracraniennes. Paris méd. **37**, 592 (1947).

LAUFER, M. W.: Some electro-encephalographic findings in subcortical and hypothalamic lesions. J. nerv. ment. Dis. **106**, 527—536 (1947).

LENNOX, M., and B. S. BRODY: Paroxysmal slow waves in the electroencephalograms of patients with epilepsy and with subcortical tumors. J. nerv. ment. Dis. **104**, 237—248 (1946).

LOEB, C., and G. F. POCIO: Type and distribution of electrical cerebral activity in 100 cases of supratentorial tumors. Electroenceph. clin. Neurophysiol. Suppl. **3**, 34 (1953).

LONGO, P. W., P. PINTOPUPO, A. MATTOS PIMENTA e O. LEMMI: Tumor da regio do terceiro ventricolo; diagnostico electroencefalografie. Arch. Neuro-psiquiat. (S. Paulo) **6**, 169—177 (1948).

MARTIN, P., et M. MARTIN: Signes électroencéphalographiques des tumeurs de la fosse postérieure. Rev. neurol. **82**, 540—546 (1950).

MCDONALD, C. A., and M. KORB: Brain tumor with normal brain potentials. Rhode Islands med. J. **23**, 111—113 (1940).

MEYER-MICKELEIT, R.: Lokalisation von Hirntumoren im EEG. Nervenarzt **23**, 272 (1952).

MILLER, J. H. D.: Some observations on the electroencephalogram in cerebral tumors. J. Neurol. Psychiat. **18**, 68—71 (1955).

NEGRI, S.: Considerazione sull' elettroencefalogramma dei tumori della fossa posteriore e del terzo ventricolo. Sist. nerv. **7**, 336—358 (1955).

Paillas, J. E., H. Gastaut, J. Tamalet et Verspick: Intérêt de l'électroencéphalographie pour le diagnostic et la localisation des tumeurs cérébrales. Rev. neurol. **79**, 688—692 (1947).

— — — — Valeur de l'électroencéphalographie pour le diagnostic des tumeurs cérébrales. Presse méd. **1948**, 851—853.

Pampligione, G.: L'indagine elettroencefalografico nei tumori intracrani. Riv. oto-neuro-oftal. **23**, 353—370 (1948).

Parat, J.: Valeur localisatrice de l'EGG dans les tumeurs de la fosse antérieure. Rev. neurol. **80**, 627—628 (1948).

Pateisky, K.: Die elektrencephalographische Diagnostik bei Gehirntumoren. Wien. Z. Nervenheilk. **3**, 493—497 (1951).

Petit-Dutaillis, G., G. Guiot, Arfel-Capdevielle et H. Fischgold: Recherches sur l'épilepsie. II. Dépistage de l'épilepsie tumorale par l'EEG. Presse méd. **1951**, 1720—1722.

Pfeiffer, J.: Das EEG bei Hirntumoren in seiner Beziehung zum autoptischen und histologischen Befund. Arch. Psychiat. Nervenkr. **190**, 26—48 (1953).

Posteli, T., e S. Colombati: L'elettrencefalogramma nei tumori cerebrali e altre malattie organiche des cervello. Riv. oto-neuro-oftal. **17**, 28—36 (1940).

Puech, P., H. Fischgold, C. Brisac et J. Morice: L'évolution du trace électroencéphalographique dans les néoformations intracraniennes. Marseille-méd. **84**, 232—239 (1947).

Pupo, P. P., O. Pazzanese e A. M. Pimenta: A electroencefalografia nos tumois intracranianos. Arch. Neuro-psiquiat. (S. Paulo) **6**, 1 (1948).

Renfrew, St., J. H. Cameron and I. H. Hagger: The value of the electroencephalogram in the diagnosis of intracranial tumors. Brain **76**, 92—103 (1953).

Rheinberger, M. B., and L. M. Davidoff: Posterior fossa tumors and electroencephalogram. J. Mt. Sinai Hosp. **9**, 734—754 (1942).

Roger, H., B. Pomme, H. Gastaut et Badier: Considérations cliniques, anatomo-pathologiques et électroencéphalographiques à propos d'une forme étendue de gliome bulbo-médullaire chez un enfant. Rev. Oto-neuro-ophtal. **20**, 264—276 (1948).

Ruf, H.: Das Elektrencephalogramm beim Hirntumor. Dtsch. Z. Nervenheilk. **162**, 60—66 (1950).

Sager, O., et A. Kreindler: Electroencéphalogramme dans les tumeurs cérébrales. Presse méd. **1947**, 195—196.

Sarkisov, S. A., and A. S. Pentsik: Electroencephalogram in cases of cerebral tumours. Acta med. USSR. **2**, 185—190 (1939).

Schlesinger, B., and H. Strauss: Comparison of pneumoencephalography in brain tumors. J. Mt Sinai Hosp. **14**, 47—50 (1947).

Schroeder, A. H., y E. Torrents: Valor localizador de la electroencefalografia comparativamente con la ventriculografia en el quiste hidático cerebral. An. Fac. Med. **24**, 710—724 (1939).

Smith, J. R., C. W. P. Walter and R. W. Laidlaw: The electrogram in cases of neoplasms of the posterior fossa. Arch. Neurol. Psychiat. (Chicago) **43**, 472—487 (1940).

— — — and L. Casamajor: Posterior fossa neoplasms in children; electroencephalographic studies. Trans. Amer. neurol. Ass. **65**, 149—152 (1939).

Steinmann, H. W., u. W. Tönnis: Das EEG bei intrakraniellen raumbeengenden Prozessen. Zbl. Neurochir. **13**, 129—146 (1953).

Stephenson, W. A.: Intracranial neoplasms associated with fourteen and six per second positive spikes. Neurology (Minneap.) **1**, 92—103 (1953).

Storm van Leeuwen, W.: EEG in metastatic brain tumor before, during and after radiation treatment. Electroenceph. clin. Neurophysiol. **2**, 331—332 (1950).

Strauss, H., M. Ostow, L. Greenskin and S. Lewyn: Temporal slowing as a source of error in electroencephalographic localisation. Electroenceph. clin. Neurophysiol. Suppl. **3**, 67 (1953).

Streiffer, M., and S. Feldman: On the value of electroencephalography in the localization of intracranial space-occupying lesions. Mschr. Psychiat. **124**, 161—196 (1952).

Stuhl, L., H. Fischgold et M. Dell: Contrôle EEG de l'irradiation des tumeurs malignes du cerveau. J. Radiol. Electrol. **28**, 239—241 (1947).

Tönnis, W., u. H. W. Steinmann: Das EEG in der Frühdiagnostik intrakranieller Prozesse. Zbl. Neurochir. **12**, 193—200 (1952).

— — u. W. Krenkel: Elektroencephalographische Befunde bei 44 Tumoren der Sellagegend. Acta neuroveg. (Wien) **5**, 291 —305 (1953).

Viale, S. M., y J. B. Odoritz: Comprobaciones electroencefalográficas en una serie de tumores cerebrales. Arch. Neurocirug **1**, 299—314 (1944).

Walkenhorst, A.: Basale, mittelliniennah gelegene und infratentorielle Prozesse im Hirnstrombild. Nervenarzt **27**, 278—282 (1956).

Walker, A. E.: Early diagnosis of brain tumors. Illinois med. J. **80**, 286—292 (1941).

Walter, W. G.: The location of cerebral tumours by electroencephalography. Lancet **1936**, 305 bis 308.

— Electroencephalogram in cases of cerebral tumour. Proc. roy. Soc. Med. **30**, 579—598 (1937).

WALTER, W. G.: Electro-encephalography in diagnosis of cerebral tumour and abscess. Pract. oto-rhino-laryng. (Basel) **3**, 17—26 (1940).
—, and V. J. DOVEY: Electroencephalography in cases of subcortical tumor. J. Neurol. Neurosurg. Psychiat. **7**, 57—65 (1944).
— — Delimitation of subcortical tumours by direct electrography. Lancet **1946**, 5—7.
— — Electroencephalography in cases of subcortical tumor. J. Neurol., N. S. **7**, 57—65 (1947).
— G. M. GRIFFITHS and S. NEVIN: The electroencephalogram in a case of pathological sleep due to hypothalamic tumor. Brit. med. J. **1939**, 107—109.
WILCKE, O., u. H. W. STEINMANN: EEG-Befunde bei Meningiomen. Dtsch. Z. Nervenheilk. **175**, 378—391 (1956).
WILLIAMS, D.: The abnormal cortical potentials associated with high intracranial pressure. Brain **62**, 321—334 (1939).

Abscesse.

COURJON, J.: L'électro-encéphalographie dans les abcès du cerveau. Rev. Oto-neuro-ophtal. **21**, 426—449 (1949).
—, and J. CAROL: The EEG in brain abscess. Electroenceph. clin. Neurophysiol. **1**, 375—376 (1949).
DUENSING, F., u. R. KIRSTEIN: Hirnelektrische Befunde bei otogenen endokraniellen Komplikationen. Nervenarzt **20**, 20—26 (1949).
PINE, I., T. H. ATOYNATAN and G. MARGOLIS: The EEG findings in eigteen patients with brain abscess: case repoıts and a review of the literature. Electroenceph. clin. Neurophysiol. **4**, 165 bis 178 (1952).
PUECH, P., et A. LÉRIGUE-KOECHLIN: L'électroencéphalographie dans les abcès du cerveau. Rev. neurol. **76**, 303—305 (1944).
SPILLANE, I. G.: Electroencephalography in relation to otorhinolaryngology. Proc. roy. Soc. Med. **43**, 1111—1115 (1950).
WALTER, W. G.: Electroencephalography in the diagnosis of cerebral tumor and abscess. Pract. oto-rhino-laryng. (Basel) **3**, 17—26 (1940).
ZIEGLER, D. K., and P. F. A. HOEFER: Electroencephalographic and clinical findings in twenty-eight verified cases of brain abscess. Electroenceph. clin. Neurophysiol. **4**, 41—44 (1952).

Gefäßprozesse.

ASENJO, A.: Über die Wirkung des extrakraniellen Verschlusses der Hirngefäße auf die bioelektrische Tätigkeit der Hirnrinde. Zbl. Neurochir. **4**, 41—46 (1939).
CARRCRAS, M., F. ANGELERI e M. URBANI: L'ettoencefalografia nella diagnose differenziale delle malathie cerebrovascolari occlusive. Riv. Neurobiol. **1**, 213—237 (1955).
CHAVANY, J. A., M. DAVID et LERIQUE: Pouls cérébral manifestation électroencéphalographique focale d'un angiome hémisphèrique avec èpilepsie, gaucherie et écriture en miroir. Rev. neurol. **81**, 63—65 (1949).
CHUSID, J. G., and C. G. GUTIERREZ-MAHONEY: Electroencephalographic studies after ligation of the internal carotid artery. J. Neurosurg. **4**, 86—91 (1947).
COHN, R., G. N. RAINES, D. W. MULDER and M. A. NEUMANN: Cerebral vascular lesions; electroencephalographic and neuropathologic correlations. Arch. Neurol. Psychiat. (Chicago) **60**, 165—181 (1948).
ELVIDGE, A. R., and W. H. FEINDEL: The surgical treatment of aneurysma of the anterior cerebral and anterior communicating arteries diagnosed by angiography and electroencephalography. J. Neurosurg. **7**, 13—32 (1950).
EPSTEIN, J. A., and M. A. LENNOX: Electroencephalographic study of experimental cerebro-vascular occlusion. Electroenceph. clin. Neurophysiol. **1**, 491—502 (1949).
FARBROT, O.: Electroencephalographic study in cases of cerebrovascular accidents. Electroenceph. clin. Neurophysiol. **6**, 678—681 (1954).
GAENSHIRT, H., L. DRANSFELD u. W. ZYLKA: Das Hirnpatentialbild und der Erholungsrückstand am Warmblütergehirn nach kompletter Ischämie. Arch. Psychiat. Nervenkr. **189**, 109—125 (1952).
GASTAUT, H., and J. BONNAL: Etude clinique, électroencéphalographique et artériographique d'une épilepsie psychomotorice par angiome arterioveineux temporal droit. Electrocenceph. clin. Neurophysiol. **4**, 97—101 (1952).
GOETZE, W.: Über Hirnstrombefunde bei Gefäßmißbildungen des Gehirns. Zbl. Neurochir. **13**, 41—48 (1953).
HAHN, TH.: Die Elektroencephalographie bei cerebralen Thrombophlebitiden und Thrombosen. Schweiz. Arch. Neurol. Psychiat. **73**, 57—99 (1954).
HARVEY, J., and TH. RASMUSSEN: Electroencephalographic changes associated with experimental temporary local cerebral anemia. Electroenceph. clin. Neurophysiol. **3**, 341—350 (1950).
HIRSCH, H.: Über die Erholungsfähigkeit des Gehirns nach Ischaemie bei Normo- und Hypothermie. Habil.-Schr. Köln 1957.

HOFMAN, W. W., J. E. NARDINE and J. CH. KAUFMANN: Persistent EEG abnormality after subarachnoid haemorrhage. Electroenceph. clin. Neurophysiol. Suppl. **3**, 65 (1953).
HUSBY, J., G. NORLEN and J. PETERSEN: Electroencephalographic findings in intracranial, arterial and arterio-venous aneurysms and subarachnoid haemorrhages. Acta psychiat. scand. **28**, 387—400 (1953).
INGVAR, D. H., and U. SÖDERBERG: A new method for measuring cerebral blood flow in relation to the electroencephalogram. Electroenceph. clin. Neurophysiol. **8**, 403—412 (1956).
KIRDON, D. P.: The electroencephalographic effects of carotid compression. Electroenceph. clin. Neurophysiol. **6**, 469—472 (1954).
LOEB, C., and G. POGGIO: Electroencephalograms in a case of pontomesencephalic hemorrhage. Electroenceph. clin. Neurophysiol. **5**, 295—296 (1953).
MARSH, C., and A. A. RONEY: The EEG in transitory anaemia: Jacksonian seizures due to digital occlusion of the internal carotid artery in the attempted treatment of carotid-cavernous aneurysm. Bull. Los Angeles neurol. Soc. **7**, 39—42 (1942).
MARSHALL, C., and A. E. WALKER: Electroencephalogram in thalamic hemorrhage. Electroenceph. clin. Neurophysiol. **2**, 99—102 (1950).
MILLAR, J. H. D.: The electroencephalogram in cases of subarachnoid haemorrhage. Electroenceph. clin. Neurophysiol. **5**, 165—168 (1953).
PAMPIGLIONE, G.: Aneurisma calcificato della carotide interna; reporto clinico, arteriografico ed elettroencefalografico e dopo legatura della arteria. Riv. Neurol. **18**, 641—645 (1948).
POTTER, I. M., and F. M. TAYLOR: Electroencephalography during carotid occlusion. Confusing results in thirty-four cases. Arch. Neurol. Psychiat. (Chicago) **74**, 414—423 (1955).
ROBERTS, J. A., and M. WALKER: The electroencephalogram in essential hypertension and chronic cerebro-vascular disease. Electroenceph. clin. Neurophysiol. **6**, 461—468 (1954).
ROGERS, L.: Carotid ligation for intracranial aneurysm; report of case studied by electroencephalography. Brit. J. Surg. **32**, 309—311 (1944).
ROHMER, F., Y. GASTAUT et M. B. DELL: L'EEG dans la pathologia vasculaire du cerveau. Rev. neurol. **87**, 93—114 (1952).
ROSEMAN, E., B. M. BLOOR and R. P. SCHMIDT: The electroencephalogram in intracranial aneurysms. Neurology (Minneap.) **1**, 25—38 (1950).
— R. P. SCHMIDT and E. L. FOLTZ: Serial electroencephalography in vascular lesions of the brain. Neurology (Minneap.) **2**, 311—331 (1952).
ROSENBERG, D. P.: EEG studies in cerebral angioma. J. Neurol. Neurosurg. Psychiat. **15**, 260—263 (1952).
SAVITZKY, N., B. L. PACELLA and F. D. STERN: A case of subarachnoidal haemorrhage. Arch. Neurol. Psychiat. (Chicago) **53**, 232—234 (1945).
SKILLICORN, S. A., and R. B. AIRO: Electroencephalographic changes resulting from carotid artery compression. Arch. Neurol. Psychiat. (Chicago) **71**, 367—376 (1954).
STRAUSS, H., and L. GREENSTEIN: The electroencephalogram in cerebrovascular disease. Arch. Neurol. Psychiat. (Chicago) **59**, 395—403 (1948).
WALKENHORST, A.: Gefäßabhängige Prozesse hinsichtlich ihrer Seitenlokalisation im Hirnstrombild. Nervenarzt **27**, 180—183 (1956).
WALTON, J. N.: The electroencephalographic sequelae of spontaneous subarachnoid haemorrhage. Electroenceph. clin. Neurophysiol. **5**, 41—52 (1953).
WISE, B. L., E. BOLDREY and R. B. AIRD: The value of electroencephalography in studying the effects of ligation of the carotis arteries. Electroenceph. clin. Neurophysiol. **6**, 261—268 (1954).
WOODHALL, B., and H. LOWENBACH: Congenital cerebral aneurysms lateralized by electroencephalography. Sth. med. J. (Bgham, Ala.) **36**, 580—587 (1943).
YEAGER, C., LEVANT and M. N. WALSH: Changes in the EEG from ligation of the carotid arteries in internal carotid saccular aneurysm. J. Amer. med. Ass. **114**, 1625—1626 (1940).

Traumatische Epilepsie.

BAGCHI, B. K.: Hemispherectomy: Absence of electroencephalographic seizure phenomena during seizures. Electroenceph. clin. Neurophysiol. **7**, 316 (1955).
BAILEY, P., and F. A. GIBBS: The surgical treatment of psychomotor epilepsy. J. Amer. med. Ass. **145**, 365—370 (1951).
BISHOP, G.: A critique of Gibbs's law, with an experimental commentary. Electroenceph. clin. Neurophysiol. **2**, 91—92 (1950).
BUSSIEN, R.: Hirnbioelektrische und klinische Verlaufsuntersuchungen an operierten Anfallskranken. Diss. Köln 1956.
EARLE, K. M., M. BALDWIN and W. PENFIELD: Incisural sclerosis and temporal lobe seizures produced by hippocampal herniation at birth. Arch. Neurol. Psychiat. (Chicago) **69**, 27—42 (1953).
FOIS, A., E. L. GIBBS and F. A. GIBBS: „Flat“ electroencephalograms in physiological decortication and hemispherectomy (recording awake and asleep). Electroenceph. clin. Neurophysiol. **7**, 130 bis 134 (1955).

FORSTER, F. M., W. PENFIELD, H. JASPER and L. MADOW: Focal epilepsy, sensory precipitation and evoked potentials. Electroenceph. clin. Neurophysiol. **1**, 349—356 (1949).

GASTAUT, H., et M. B. DELL: Etude électro-encéphalographique des foyers épileptiques corticaux. Encéphale **38**, 97—107 (1949).

—, et Y. GASTAUT: Corrélations électroencéphalographiques et cliniques à propos de 100 cas d'épilepsie dite „psycho-motorice" avec foyers sur la région temporale du scalp. Rev. Oto-neuro-ophtal. **23**, 257—282 (1951).

GIBBS, E. L., F. A. GIBBS and B. FUSTER: Psychomotor epilepsy. Arch. Neurol. Psychiat. (Chicago) **60**, 331—339 (1948).

— H. H. MERRITT and F. A. GIBBS: Electroencephalographic foci associated with epilepsy. Arch. Neurol. Psychiat. (Chicago) **49**, 793—801 (1943).

— F. A., E. L. GIBBS and W. G. LENNOX: Electroencephalographic classification of epileptic patients and control subjects. Arch. Neurol. Psychiat. (Chicago) **50**, 111—128 (1943).

— W. G. LENNOX and E. L. GIBBS: The electroencephalogram in diagnosis and in localization of epileptic seizures. Arch. Neurol. Psychiat. (Chicago) **36**, 1225—1235 (1936).

— W. R. WEGNER and E. L. GIBBS: The electroencephalogram in post traumatic epilepsy. Amer. J. Psychiat. **100**, 738—749 (1944).

GLASER, G. H., and L. M. GOLUB: The electroencephalogram of psychomotor seizures in childhood. Electroenceph. clin. Neurophysiol. **7**, 329—340 (1955).

GREEN, J., R. DUISBERG and W. MCGRATH: Focal epilepsy of psychomotor type, preliminary report of observations on effects of surgical therapy. J. Neurosurg. **8**, 157—172 (1951).

GREENBLATT, M.: The electroencephalogram pre- and post-lobotomy. J. nerv. ment. Dis. **109**, 269 (1949).

GUILLAUME, J., G. MAZARS et Y. MAZARS: Repérage corticographique peropératoire des foyers épileptogenes et contrôle de l'étendue de l'excision nécessaire. Rev. neurol. **82**, 497—501 (1950).

HESS, R.: Das Elektrencephalogramm bei symptomatischer Epilepsie. Schweiz. Arch. Neurol. Psychiat. **65**, 471—472 (1950).

JANZEN, R., u. A. E. KORNMÜLLER: Hirnbioelektrische Untersuchungen an Kranken mit symptomatischer Epilepsie. Dtsch. Z. Nervenheilk. **150**, 283—295 (1940).

JASPER, H., and J. KERSHMAN: Classification of the EEG in epilepsy. Electroenceph. clin. Neurophysiol. Suppl. **2**, 123—131 (1949).

—, and W. PENFIELD: Electroencephalograms in posttraumatic epilepsy, pre-operative and post-operative studies. Amer. J. Psychiat. **100**, 365—377 (1943).

KENNEDY, W. A.: EEG after temporal lobectomy. Electroenceph. clin. Neurophysiol. **8**, 346 (1956).

KERSHMAN, J., J. VASQUEZ and S. GOLDSTEIN: The incidence of focal and non-focal EEG abnormalities in clinical epilepsy. Electroenceph. clin. Neurophysiol. **3**, 15—24 (1951).

MARSHAL, C., and A. E. WALKER: The electroencephalographic changes after hemispherectomy in man. Electroenceph. clin. Neurophysiol. **2**, 147—156 (1950).

MCLEAN, P. D., and Z. A. P. ARELLANO: Basal lead studies in epileptic automatisms. Electroenceph. clin. Neurophysiol. **2**, 1—16 (1950).

MEYER-MICKELEIT, R.: Über die sogenannten psychomotorischen Anfälle, die Dämmerattacken der Epileptiker. Nervenarzt **23**, 272 (1952).

MÜLLER, N., and M. ROMMELSPACHER: Elektrencephalographische Untersuchungen bei traumatischen Anfallsleiden. Arch. Psychiat. Nervenkr. **187**, 547—554 (1952).

OBRADOR, S., and M. H. LARRAMENDI: Some observations on the brain rhythms after surgical removal of a cerebral hemisphere. Electroenceph. clin. Neurophysiol. **2**, 143—146 (1950).

PASSOUANT, P., C. GROS, L. VAN BOGAERT et J. CADILHAC: Etude anatomique et électrique de la corne d'ammon chez quatre épileptiques ayant subi une hémisphérectomie. Rev. neurol. **92**, 96—111 (1955).

PENFIELD, W., and H. JASPER: Electroencephalography in focal epilepsy. Trans. Amer. Neurol. Ass. **66**, 209—211 (1940).

— — Epilepsy and the functional anatomy of the human brain. Boston: Little, Brown & Comp. 1954.

ROSEMAN, E., and B. WOODHALL: The electroencephalogram in war wounds of the brain, with particular reference to posttraumatic epilepsy. Res. Publ. Ass. nerv. ment. Dis. **26**, 200—219 (1946).

TÖNNIS, W., and W. KRENKEL: Läßt sich die Ausbreitung der Krampfströme bei der Herdepilepsie durch die Markdurchschneidung verhindern? Zbl. Neurochir. **11**, 133—146 (1951).

VERCELETTO, P., et A. REMOND: Valeur localisatrice de signes cliniques en matière d'épilepsie temporale à la lueur des signes électroencéphalographiques. Rev. neurol. **82**, 513—517 (1950).

WALKER, A. E.: Posttraumatic epilepsy. Sprinfield, Ill.: Ch. C. Thomas 1949.

WILLIAMS, D.: The electroencephalogram in traumatic epilepsy. J. Neurol. Psychiat. **7**, 103—111 (1944).

Cortico- und Subcorticographie.

BAUMGARTEN, R. V.: A new multilead electrode for intracerebral electrography in man. Electroenceph. clin. Neurophysiol. 5, 107—108 (1953).

BRAZIER, M. A. B., H. SCHROEDER, W. P. CHAPMAN, C. GEYER, C. FABER, J. L. POPPEN, H. C. SALOMON and P. J. YAKOLEV: Electroencephalographic recordings from depth electrodes implated in the amygdaloid region in man. Electroenceph. clin. Neurophysiol. 6, 702 (1954).

BICKFORD, R. G.: The application of depth electrography in some varieties of epilepsy. Electroenceph. clin. Neurophysiol. 8, 526—527 (1956).

DELGADO, J. M. R.: Evaluation of permanent emplation of electrodes within the brain. Electroenceph. clin. Neurophysiol. 7, 637—644 (1955).

— Use of intracerebral electrodes in human patients. Electroenceph. clin. Neurophysiol. 8, 528—529 (1956).

—, and H. HAMLIN: Surface and depth electrography of the frontal lobes in conscious patients. Electroenceph. clin. Neurophysiol. 8, 371—384 (1956).

DOGE jr., H. W., R. G. BICKFORD, A. A. BAILEY, C. B. HOHMAN, M. C. PERERSEN and C. W. SEM-JACOBSON: Technics and potentialities of intracranial electrography. Postgrad. Med. 15, 291—300 (1954).

DREYFUS-BRISAC, C., B. PERTUISET, H. FISCHGOLD et D. PETIT-DUDAILLIS: L'électrocorticographie. Technique et interprétation. Sem. Hôp. Paris **1953**, 3852—3863.

ECTORS, J. A., et A. ACHSLOGH: La corticographie. Rev. neurol. 82, 465—486 (1950).

EPSTEIN, J. A.: A simple multilead needle electrode for intracerebral electroencephalographie recording. Electroenceph. clin. Neurophysiol. 1, 241—242 (1949).

FOERSTER, O., u. H. ALTENBURGER: Elektrobiologische Vorgänge an der menschlichen Hirnrinde. Dtsch. Z. Nervenheilk. 135, 277—288 (1935).

GREEN, J. R., R. E. H. DUISBERG and W. B. MCGRATH: Electrocorticography in psychomotor epilepsy. Electroenceph. clin. Neurophysiol. 3, 293—299 (1951).

GUILLAUME, J., G. MAZARS et Y. MAZARS: Repérage corticographique peropératoire des foyers épileptogène et contrôle de l'étendue de l'excision necéssaire. Rev. neurol. 82, 497—501 (1950).

HAYNE, R. A., L. BELINSON and F. A. GIBBS: Electrical activity of subcortical areas in epilepsy. Electroenceph. clin. Neurophysiol. 1, 437—445 (1949).

JASPER, H.: Electrocorticograms in man. Electroenceph. clin. Neurophysiol. Suppl. 2, 16—29 (1949).

—, and W. PENFIELD: Electrocorticograms in man, effect of voluntary movement upon the electrical activity of the precentral gyrus. Arch. Psychiat. Nervenkr. 183, 163—174 (1949).

— B. PERTUISET and H. FLANIGIN: EEG and cortical electrograms in patients with temporal lobe seizures. Arch. Neurol. Psychiat. (Chicago) 65, 272—290 (1950).

JUNG, R., T. RIECHERT u. K. D. HEINES: Zur Technik und Bedeutung der operativen Elektrocorticographie und subcorticalen Hirnpotentialableitung. Nervenarzt 22, 433—436 (1951).

— — u. R. W. MEYER-MICKELEIT: Über intracerebrale Hirnpotentialableitungen bei hirnchirurgischen Eingriffen. Dtsch. Z. Nervenheilk. 162, 52—60 (1950).

KELLEWAY, P.: Depth recording in focal epilepsy. Electroenceph. clin. Neurophysiol. 8, 527—528 (1956).

KOFES, A., u. W. GÖTZE: Elektrodenhalter zur Corticographie. Acta neurochir. (Wien) Suppl. 3, 338 (1956).

KROLL, F. W., u. W. L. WEINLAND: Die Bedeutung der Corticographie für die operative Spätbehandlung der traumatischen Epilepsie. Med. Klin. **1952**, 6—9.

MEYERS, R., J. R. KNOTT, R. A. HAYNE and O. B. SWEENEY: The surgery of epilepsy. Limitations of the concept of the cortico-electrographic „spike" as an index of the epileptogenic focus. J. Neurosurg. 7, 337—346 (1950).

PAMPIGLIONE, G., and R. COOPER: An electrodeholder for direct encephalography with its own sterilizing cabinet. J. Neurol. Psychiat. 18, 310—311 (1955).

PETIT-DUDAILLIS, D., H. FISCHGOLD, R. HONDART et G. BOURNES-LAIRY: Electrocorticographie (ECG) de 5 cas de tumeur cérébrale. Rev. neurol. 82, 501—507 (1950).

REMOND, A.: Discussion sur la corticographie. Rev. neurol. 82, 501—507 (1950).

RIECHERT, T., u. R. SCHWARZ: Erfahrungen mit corticalen und intracerebralen Ableitungen der Hirnströme. Dtsch. med. Wschr. **1952 II**, 1175—1177.

SEM-JACOBSON, C. W., M. C. PETERSEN, H. W. DODGE, J. A. LAPARTE and C. B. HOHMAN: Electroencephalographic rhythmus from the depths of the parietal, occipital and temporal lobes in man. Electroenceph. clin. Neurophysiol. 8, 263—278 (1956).

Clinical electromyography.

By

E. Kugelberg.

With 13 Figures.

I. Introduction.

Piper's (1912) successful recording of the electrical activity in human muscle associated with voluntary contraction was rapidly followed by the application of electromyography to the investigation of reflexes and pathological movements in man. With the use of this method Hoffmann (1922), for example, has made important contributions to the understanding of the mechanism of reflex activity.

The introduction of the needle electrode by Adrian and Bronk (1929) made possible the analysis of discrete potentials in the muscle. These authors discovered the characteristic features of the normal discharge of single motor units in voluntary activity. Recording of the fibrillation potentials in denervated human muscle by Denny-Brown and Pennybacker (1938), of the electrical pattern during reinnervation by Weddell, Feinstein and Pattle (1944) and of the electrical changes in primary muscular disorders by Kugelberg (1947, 1949) helped further to prepare the ground for the use of electromyography in the routine investigation of neuromuscular disorders. During the past decade electromyography has become a well-recognized clinical procedure that is now in general use for routine and research purposes in several clinics.

References to earlier workers in this field will be found in the publications of the above-mentioned authors. For the literature covering the five-year period 1947—1952 the reader is referred to a review by Kugelberg (1953).

II. Methods.

1. Equipment.

Apparatus. The electromyographical unit for routine clinical investigation is now fairly standardized.

The action potentials are fed to a differential amplifier that has a discrimination ratio of about 10,000 to 1. The majority of potentials are faithfully reproduced by an amplifier with a frequency response flat between 20 and 5000 cycles per second.

The amplified potentials are generally displayed on a double-beam cathode ray oscilloscope with the time scale on the second beam. The diameter of the screen should not be less than 10 cm. Suitable time scales are 100 and 1000 cycles per second. Most workers also feed the amplified potentials to a loud speaker. Photographic recording is not essential in routine investigations.

An alternative or supplement to the film camera is the magnetic tape recorder developed by Bauwens (1950) which permits selected portions of the record to be played back for detailed analysis. A small degree of distortion occurs in the reproduction of low-frequency phenomena but the technique saves a great deal of photographic material.

Walton (1952) recently employed an audio-frequency spectrometer in the analysis of the electromyographic interference pattern. The apparatus is probably too complex and expensive for routine use, but a simple type of analyzer, designed on similar lines, is likely to be a valuable adjunct in diagnostic electromyography.

An electronic stimulator which provides square wave pulses of variable frequency and duration forms part of the standard equipment. A radio frequency coupled tissue stimulator (Schmitt 1948) is excellent for minimizing shock artefacts.

Electrodes. For accurate recording of electrical activity the needle electrode is the only available technique. Unfortunately, needle electrodes are not yet standardized, and the types and dimensions used vary considerably. The concentric single-core needle devised by Adrian and Bronk is that most widely used. It consists of an insulated wire fitted into the lumen of an ordinary syringe needle. The outer diameter of the needle should not exceed 0.6 mm. Needles of larger calibre cause the patient discomfort and prevent complete relaxation of the muscle. Needles less than 0.5 mm in diameter are too flexible.

Some workers advocate the use of a finely pointed monopolar needle electrode, insulated excepting the tip, as the active electrode, with the reference electrode on the skin adjacent to the site of needle insertion (Jasper and Ballem 1949). There is little to choose between the concentric single-core needle and the monopolar needle for recording local muscle activity, but the recording technique with the latter is more time-consuming and the insulation of the needle is less durable. A very fine monopolar needle is also used for recording from the extraocular muscles (Björk and Kugelberg 1953).

Since the type and size of the needle electrode influence the amplitude and duration of action potentials, the standardization of those in general use would be an advantage. Meanwhile each worker should familiarize himself with one type in order to obtain a standardized technique at least in his own laboratory.

2. Procedure.

In order to be able to interpret the electromyogram it is necessary to analyse the following features:

Involuntary activity: a) normal needle insertion potentials, b) fibrillation potentials, c) sharply-rising positive waves and d) fasciculation.

These phenomena are analysed in the resting muscle. Care must be taken not to confuse them with voluntary or reflex activity. As a rule this presents no difficulty.

In muscles which are capable of delicate movements, such as those of the face and the extrinsic eye, the distinction is, however, somewhat difficult because the amplitude and duration of the voluntary action potentials in these muscles closely resembles that of fibrillation potentials. Furthermore, it is sometimes difficult to achieve complete relaxation of these muscles. The distinction may be facilitated if the patient alternately weakly contracts and relaxes the muscle. In voluntary activity the frequency of the individual units increases as the contraction develops. Spontaneous activity is unrelated to movement. Nevertheless, it must be borne in mind that the recording electrode may become displaced during a contraction and result in mechanical stimulation of the muscle which frequently provokes involuntary activity.

In the investigation of involuntary activity it is important to have an amplification range which permits potentials as small as 20 microvolts to be observed on the screen in order that small fibrillation potentials may not be missed. In order to detect spontaneous fibrillation potentials it may be necessary to insert the needle in a number of different places in the muscle followed by probing.

Voluntary activity: a) number and frequency of motor unit potentials in the pick-up range of the electrode on maximal exertion and its relation to the degree of weakness, b) shape, duration and amplitude of the action potentials.

a) The number of motor unit potentials recruited is examined at slow sweep speed. A numerical reduction in the action potentials during maximal volition greatly simplifies the interference pattern. The individual action potentials then stand out and can be followed without difficulty.

A high frequency discharge of single units (30—70 per second) coupled with a numerical reduction in action potentials indicates a peripheral nerve lesion. Conversely, a low frequency discharge of single units on maximal volition, particularly in the absence of other electromyographic signs of lower motoneurone lesion or muscle damage, is suggestive of a disorder of central origin. Maximal shock stimulation of the motor nerve and recording of the synchronized electrical volley is of further aid in the differential diagnosis. The amplitude of the volley is reduced in degeneration of the motor nerve fibres. A normal amplitude indicates that the motor nerve fibres are responding normally, as occurs in neuropraxia (reversible nerve block) proximal to the point of stimulation or central disorders.

b) The shape and duration of the action potentials should be studied at high sweep speed during a contraction that is sufficiently weak to permit each potential to stand out sharply.

To obtain an accurate picture of the individual potentials on the screen requires careful positioning of the needle point. The slightest shift of the needle position may alter the pattern of muscle activity. The "distant" activity recorded by an inaccurately positioned needle is of little value and of none whatever in the differential diagnosis. Each muscle should be examined in a number of different places. A clearer conception of the disease may often be had by examining several muscles in various stages of disease.

The limb muscles are the easiest to examine, those of the shoulder, pelvic girdle and trunk are more difficult. As a rule, the greater the degree of paresis the easier will be the interpretation of the electromyogram.

III. The electromyogram of normal muscle.

Involuntary activity. Insertion of the needle into the muscle evokes a short burst of action potentials of high frequency, 100 to 200 per second (Fig. 1A and B). These action potentials have a wide range of amplitude and duration but are on the whole smaller and of shorter duration than normal motor unit potentials, an indication that only part of the unit is stimulated. They are probably the result of mechanical stimulation of small intramuscular nerve branches. The needle insertion response from normal muscles seldom lasts longer than a few tenths of a second. Occasionally, however, a long-lasting response is observed (Kugelberg and Petersén 1949). Should the potentials be large it is possible to mistake them for spontaneous fasciculation (Fig. 1C). Should they be small and brief, they may be mistaken for the fibrillations of denervated muscle (Fig. 1D). Such "injury" activity is seldom encountered in normal muscle. To detect it generally requires a fair amount of searching and probing with the needle. It must, however, be borne in mind as a possible source of error although the detection of an occasional fibrillation potential can scarcely be considered evidence of denervation. A more reliable sign of abnormality is the presence of sharply rising positive potentials to be described later.

Voluntary activity. *a) Number and frequency of motor units.* There is general agreement that no electrical activity can be recorded from a voluntary muscle that is completely relaxed (Smith 1934, Lindsley 1935, Gilson and Mills 1941, Hoefer 1941, Weddell et al. 1944; and others). Göpfert (1952), however, has reported recording action potentials from resting muscle when using very high amplification.

Adrian and Bronk (1929) demonstrated that with a slight degree of voluntary contraction a single series of motor unit action potentials discharges irregularly at a frequency which varies from 5 to 10 a second (Fig. 2). Increase in contraction is accompanied by increase in rate of discharge and by the participation of fresh units. At the height of a powerful contraction so many fresh potentials have appeared that they cover

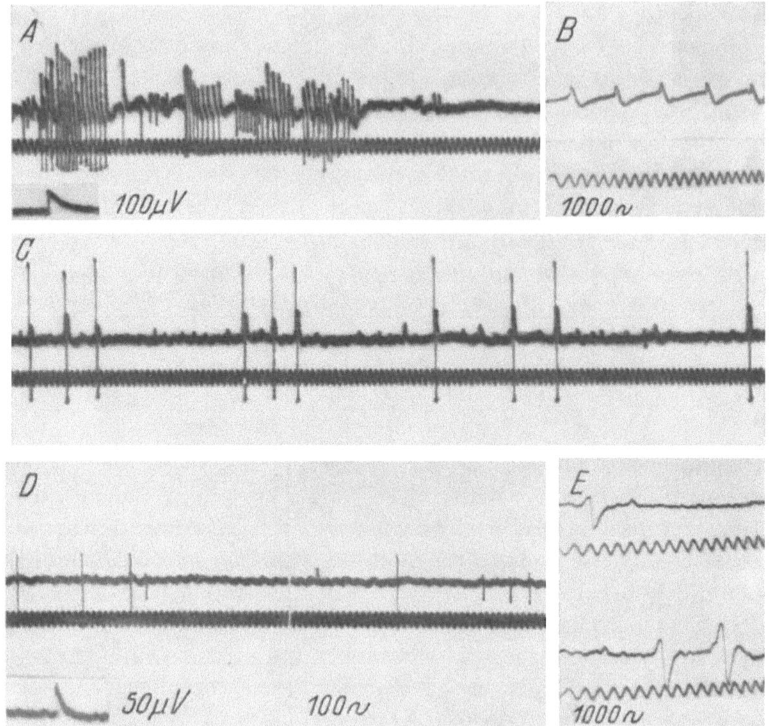

Fig. 1. Electrical activity evoked by insertion of a needle electrode into normal human muscle. *A*, insertion of the needle evokes a short burst of high-frequency action potentials. *B*, a similar burst taken at high sweep speed. Cessation of the "insertion" burst is occasionally followed by one potential which repeats at an irregular rate and closely resembles normal motor unit potentials (*C*) or fibrillation potentials (*D*). *E*, potential from the record in *D*, taken at high sweep speed. (KUGELBERG and PETERSÉN 1949.)

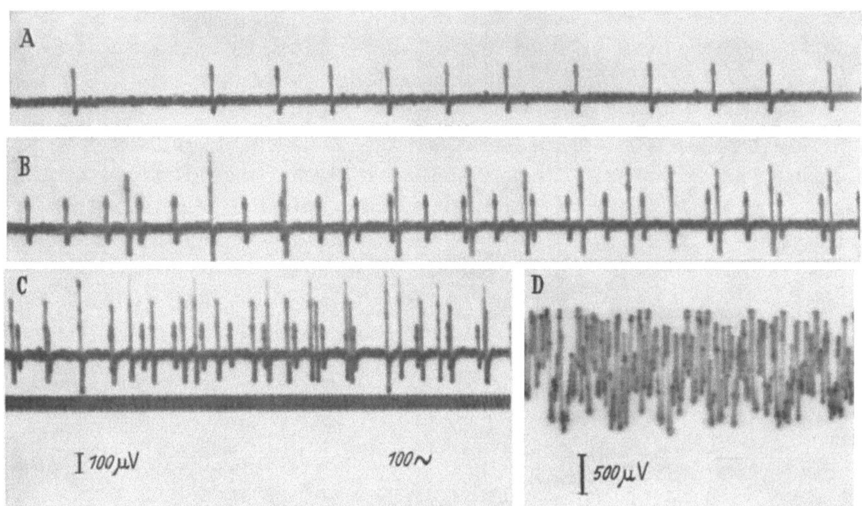

Fig. 2. Records from a normal first interosseus muscle in the hand. *A*, through *C*, three different motor units are recruited during increasing contraction. *D*, the normal interference pattern recorded during strong voluntary contraction.

and completely disturb the base line. Thus the number of units activated and their rate of discharge controls the intensity of the contraction.

The maximal rate of rhythmic discharge during a powerful contraction is difficult to estimate because the number of rhythms discharging is so great that it is impossible to pick out the individual series. In normal limb muscle the upper limit that has been observed is about 50 impulses per second. In paretic muscles the individual rhythms can be followed with greater ease. SEYFFARTH (1940) has observed rates up to 80 to 90 impulses a second in partly paralyzed limb muscle. BJÖRK and KUGELBERG (1953) have observed rates up to 200 impulses a second in human extraocular muscles.

b) Amplitude of action potentials. It is a remarkable fact that the units which initiate a contraction have smaller potentials than those brought into play during progressive increase in contraction (Fig. 2). The interpretation of the phenomenon is not free from controversy since the amplitude of the response is a function not only of the potential

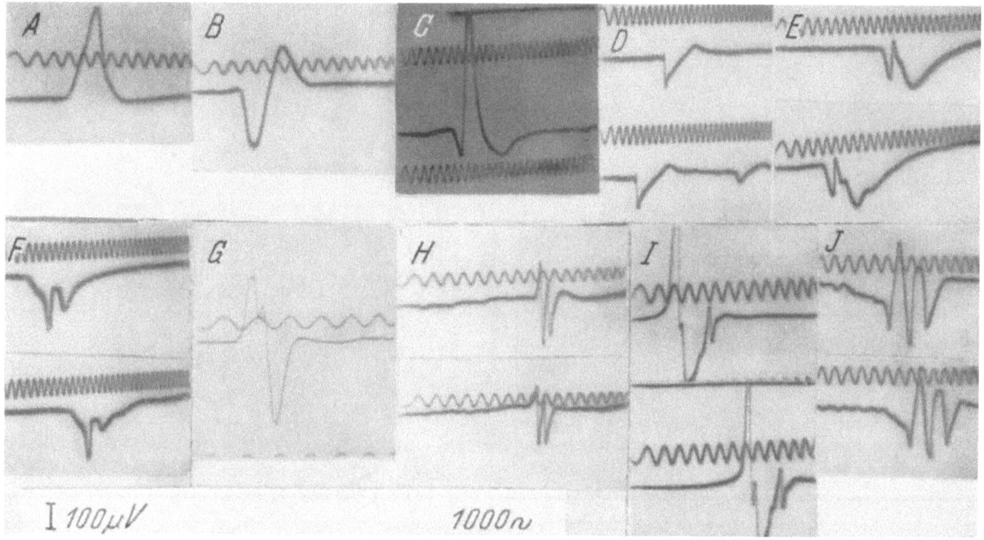

Fig. 3. Examples of variation in form of action potentials recorded from normal human nucles. *A*, through *F*, *I* and *J*, from the biceps brachii and first interosseus muscles. *G* and *H*, from the facial musculature. In *H*, *I* and *J*, the action potentials are of polyphasic wave form. (PETERSÉN and KUGELBERG 1949.)

changes in the muscle fibres but also of their distance from the electrode. SMITH (1934) has pointed out that the number of units at a given distance increases with the square of the distance from the active electrode. This may explain the fact that distant activity, and hence the smaller potentials, are the first to appear. DENNY-BROWN and PENNYBACKER (1938) believe, however, that there is a direct relation between the size of the spike recorded and the size of the motor unit. They suggest that the earlier activation of the small units serves to smooth out the resulting contraction and has a functional significance. The amplitude of voluntary action potentials ranges from less than 50 microvolts to several millivolts.

c) Shape and duration of action potentials. The precise wave form of action potentials depends in a complicated fashion on many different factors. The variability of potential form (Fig. 3) is therefore not surprising. It is, however, of little clinical significance. Nevertheless, it should be remarked that a number of polyphasic potentials may be recorded from normal muscle; the proportion is about 2 to 4 per cent in the limb muscles and considerably higher in the facial musculature (PETERSÉN and KUGELBERG 1949). In primary muscular disorders and in reinnervated muscle the proportion of polycyclic potentials is often greatly increased.

The duration of action potentials is dependent, as mentioned earlier, on instrumental factors, but when a uniform technique is used it is valuable in quantitative analysis. The duration varies in different muscles. Muscles with small motor units, such as those of the extrinsic eye, the larynx and the face, have potentials of short duration and small amplitude (Fig. 4). The shorter duration in small unit muscles as compared with that in large unit muscles is largely dependent on the fact that in the former there is less liklihood of temporal dispersion in summation of the action potentials of the muscle fibres in the unit. No direct relationship appears to exist between the duration of the action potentials and the size of the motor units since the duration of the action potentials in the small muscles of the hand is about the same as that in larger muscles which certainly have larger motor units. It is pointed out, however, that it has never been possible to measure more than the first 1 to 4 potentials brought into play at the beginning of a contraction since the large number of units activated during increasing contraction causes complete disturbance of the base line and thus prevents exact measurement.

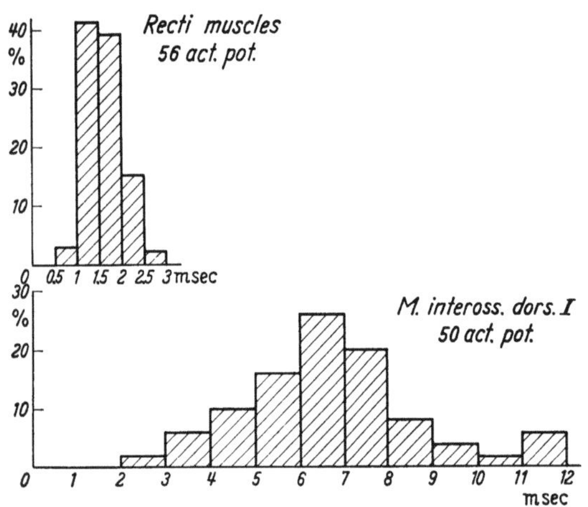

Fig. 4. The histograms indicate the duration distribution of normal voluntary action potentials from the recti muscles of the human eye (upper diagram) and the first interosseus muscle (lower diagram). (BJÖRK and KUGELBERG 1953).

The mean duration of the total action potential complex for the first interosseus and other limb muscles was found to be about 7 msec., but the duration spectrum is broad (Fig. 4). The duration increases with increase in age (PETERSÉN and KUGELBERG 1949).

The nature of the functional unit and its activation.

It is generally accepted, although proof is lacking, that the single action potentials recorded with a needle electrode correspond to the classical version of a motor unit, i.e. a single group of muscle fibres innervated by one anterior horn cell. This assumption is undoubtedly more or less correct, but one cannot exclude the possibility of a synchronous discharge of several motoneurones or an anatomical overlapping of axonal innervation of motor units. Indeed, HUNT and KUFFLER (1954) have shown, in the cat, that many muscle fibres may receive terminations from several efferent axons. The functional or physiological unit is not necessarily identical with the anatomical motor unit.

The mechanism of reflex activation of the motoneurones in experimental animals was shown by BARRON and MATTHEWS (1938) and BROCK, COOMBES and ECCLES (cited by ECCLES 1953) to be a local potential change in the surface membrane of a neurone generated by presynaptic impulses. If the degree of depolarization sufficiently exceeds the threshold of the cell, a rhythmic discharge of impulses is fired and propagated down the motor axon of the motoneurone. KUGELBERG and SKOGLUND (1946) made the interesting observation that depolarization of a motor nerve by a slowly rising current produces a rhythmic discharge which closely resembles the discharge pattern obtained during voluntary contraction. Thus, in both electrical and voluntary activation, units of small amplitude appear first, followed by units of progressively larger spikes. The initial discharge frequency of identical units as well as the order in which they are recruited are often the same in both. These observations suggest that the inherent properties of the nerve fibres which determine the threshold differences to electrical stimulation and the frequency of discharge play a significant part in the central excitation processes or that the properties of the axon are similar to that of the motoneurone.

IV. The electromyogram in neurogenic diseases.

1. Peripheral motoneurone disorders.

a) Acute lesions.

Involuntary activity. The first 2 to 3 weeks after a peripheral motoneurone lesion insertion of the needle provokes a normal response and no spontaneous fibrillation potentials are recorded. If the block is only functional and there is no degeneration of the motor nerve fibres, the response will remain normal. A normal response after the third week of the disease indicates a reversible nerve block (neuropraxia). The prognosis is then generally favourable.

The presence of fibrillation potentials points to denervation (DENNY-BROWN and PENNYBACKER 1938). WEDDELL and co-workers (1944) found that in limb musculature

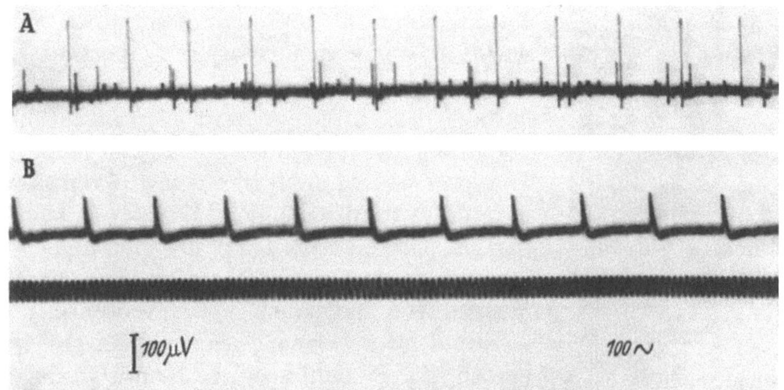

Fig. 5. Records from denervated human muscle. Concentric needle electrode. *A*, fibrillation potentials; *B*, sharply-rising positive potentials repeating at a regular frequency. The positive potential change at the needle core tip has an upward deflection.

the onset of fibrillation activity occurs from the sixteenth to the eighteenth day and in sacrospinal muscles from the tenth to the twelfth day following denervation. Fibrillation activity is reduced or abolished by cooling of the muscle. Some workers therefore advocate that in all cases of suspected lower motoneurone denervation in which no fibrillation action potentials can be recorded, the part should be warmed before examination. The administration of prostigmine increases denervation fibrillation. Insertion of the needle produces a brief burst of fibrillation potentials followed by a series of repetitive spikes which may continue as long as the needle is in position. The distinction between ' spontaneous" and "insertion" activity is to a considerable extent arbitrary.

Fibrillation action potentials take the form of rhythmic monophasic or diphasic spikes 1 to 2 msec. in duration and 20 to 200 microvolts or higher in amplitude which repeat at variable rates (Figs. 5A and 6). Some of them certainly represent activity from single muscle fibres but others represent the synchronized activity of several muscle fibres (KUGELBERG and PETERSÉN 1949, LANDAU 1951).

In addition to the typical fibrillation potentials are often produced potentials called "positive sharp waves" which consist of a sharply rising initial phase followed by a slowly declining phase which may overshoot the base line, ending in a prolonged negative wave (JASPER and BALLEM 1949, KUGELBERG and PETERSÉN 1949) (Figs. 5B and 6). The form of the potential is similar to a condenser discharge. The amplitude of the potentials ranges from 10 μV to several millivolts and the duration from a few milliseconds to 100 msec. or more. Unlike the fibrillation potentials, to which they are closely related, they do not occur in normal muscle and are therefore of considerable diagnostic value.

In partially denervated muscle fibrillation potentials and/or the positive sharp waves are often absent but both are generally present in severely denervated muscle. Neither, however, is specific for denervation but rather a manifestation of hyperirritability of muscle fibres to mechanical stimulation.

Voluntary activity. In neurogenic lesions the most characteristic change in voluntary activity is a numerical reduction in action potentials. One motor unit is eliminated for every motor nerve fibre put out of action, provided it is not innervated by more than one nerve fibre. Consequently, in lesions producing even a moderate degree of paresis the normal interference pattern on maximal volition becomes greatly simplified (Fig. 8). This permits single action potentials to be followed without difficulty (LINDSLEY 1935).

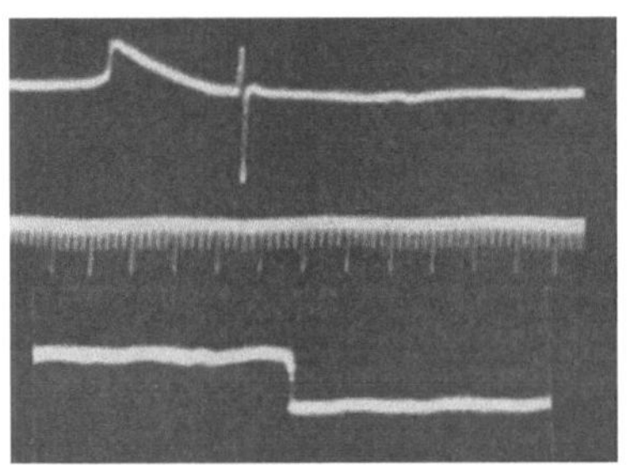

Fig. 6. Record from a denervated muscle. The sharply-rising positive potential is followed by a fibrillary potential. Positivity has an upward deflection. Monopolar needle electrode. Direct current amplifier. Time scale: 1 and 5 msec. Calibration: 50 μV.

There is no definite change in the shape of the action potential although sometimes an increase in duration and an increased proportion of polycyclic potentials is observed. Variations in the rate of fire parallel the intensity of the contraction and single potentials may attain a frequency of 50 to 100 a second. The presence of high-frequency potentials excludes a pyramidal or psychogenic disorder as the origin of the paresis. On the other hand, low-frequency potentials are not evidence of these disorders. In severely paralyzed muscles the individual action potentials recorded on maximal effort often do not attain the frequency expected. This would seem to be due to defective excitation of the remaining intact motoneurones, possibly the result of inadequacy of the proprioceptive mechanism.

Clinically paretic muscles frequently exhibit electrical activity on voluntary effort. In cases of peripheral nerve damage this indicates that the nerve is not completely divided, an important factor from the viewpoint of the neurosurgeon.

b) Reinnervation.

The process of reinnervation has been described by WEDDELL and co-workers (1944). The first sign of reinnervation appears in the electromyogram as a decrease in the number of fibrillation action potentials. At a variable interval after the decrease of fibrillation activity motor unit potentials are recorded in response to attempts to move the paralysed muscles. When they first make their appearance they are small and brief (Fig. 7 A and D) and often can only be distinguished from fibrillation potentials by the mechanical manner of their production. The number of potentials may be large in relation to the degree of clinical paralysis. There is a variable interval (up to several months) between the appearance of motor unit potentials and the commencement of detectable functional recovery. Small highly polyphasic motor unit potentials are usually obtained from regenerated muscle (Fig. 7 E). With maturation there is a return of the wave form and duration associated with normal motor unit activity. At first these discharges occur irregularly on volition and are prone to fatigue, but these conditions tend to revert to normal. The range of amplitude and the duration of motor unit action potentials from reinnervated muscle are greater than in corresponding normal muscles, apparently the result of the reconstitution of the motor units into units of an increased number of fibres (YAHR et al. 1950). Electromyographical signs of reinnervation are obtained before clinical evidence of functional recovery. This is a favourable prognostic sign but is not a guarantee of full return of functional activity.

c) Chronic lesions.

Involuntary activity. When severe denervation is present and reinnervation does not occur, the spontaneous fibrillation potentials and the abnormal insertion response will

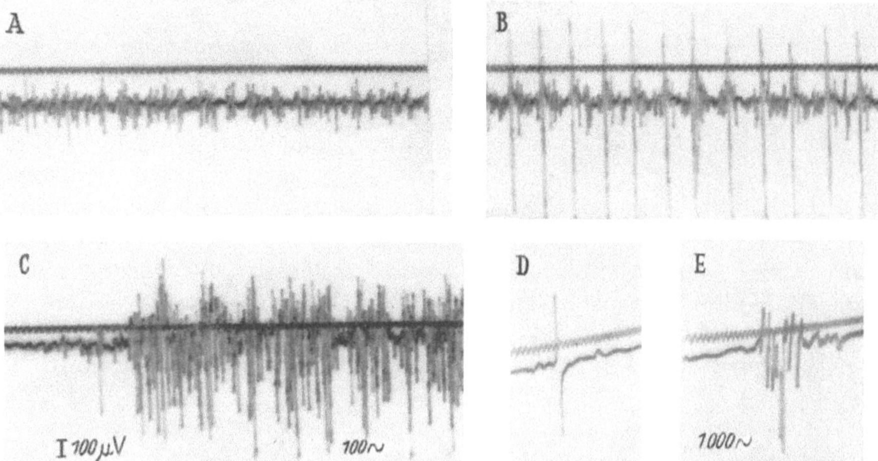

Fig. 7. Voluntary activity during reinnervation. Records from various portions of a paralysed deltoid muscle. *A*, large number of small brief potentials which closely resemble fibrillation potentials. *D*, detail picture of potentials in *A*. *B*, in addition, highly polyphasic potentials. *C*, excessive amount of polyphasic potentials. *E*, detailed picture of a polyphasic potential. (KUGELBERG 1947.)

diminish in a year or two but will continue to discharge as long as any healthy contractile tissue remains. In partially denervated muscle, particularly if the denervation is of long-standing, these changes may be absent. This lessens their value in the differential diagnosis between chronic lower motoneurone disorders and primary muscular diseases.

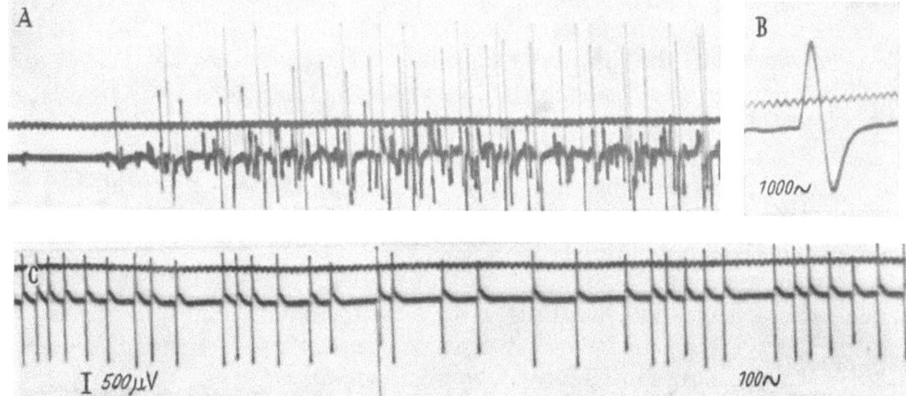

Fig. 8. *Chronic neuropathy. A*, record from a partially paralysed calf muscle during increasing voluntary effort. A distinct numerical reduction in action potentials is seen during maximal contraction. Note the high amplitude of the potentials. *B*, detailed picture of a potential from the record in *D*. *C*, record from a grossly paralysed first interosseus muscle in a case of amyotrophic lateral sclerosis. Only one action potential is evoked on maximal voluntary effort. (Compare records in Fig. 12 from a case of myopathy.)

Voluntary activity. There is a numerical reduction in action potentials more or less in proportion to the degree of muscular weakness (Fig. 8). The potentials are often of larger amplitude (DENNY-BROWN and PENNYBACKER 1938) and longer duration (BUCHTHAL and CLEMMESEN 1941) than normal action potentials. This increase is possible due to sprouting, that is, reinnervation of denervated muscle fibres by adjacent intact motor nerve fibres. In any chronic lesion this leads to an increase in the size of the remaining motor units. Polycyclic potentials are common, but as a rule they are not as complex or as numerous as those occurring in reinnervated muscle.

d) Specific affections.

Anterior horn cell lesions. The phenomena enumerated above are encountered in most cases of anterior horn cell disease. Fasciculation potentials are observed in conditions such as amyotrophic lateral sclerosis, medullary tumours and spinal muscular atrophy of various etiology. They are often large, sometimes polyphasic, and in the resting muscle discharge at a low irregular rate. Occasionally they are encountered in short bursts of high frequency (Fig. 9). They are exaggerated by prostigmine and presumably can be generated anywhere along the course of the lower motoneurone. HOEFER and COHEN (1950) claim that segmental exploration of skeletal muscles with needle electrodes for the presence of spontaneous fasciculations is an even more valuable

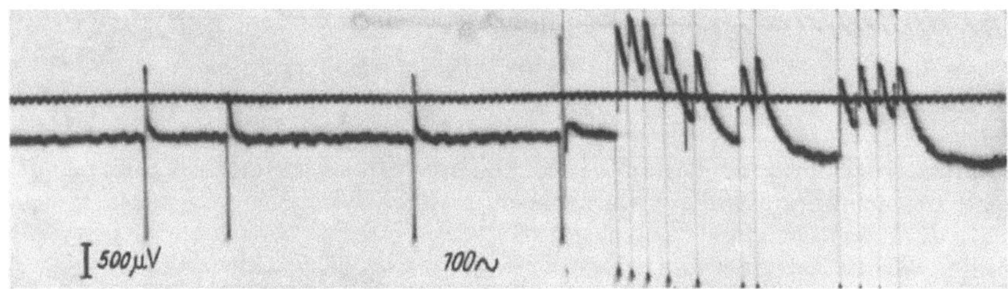

Fig. 9. Record from a case of amyotrophic lateral sclerosis showing fasciculation potentials discharging at a low irregular frequency and in short bursts of regular high frequency (50 per second).

method than X-ray studies for discriminating the level of spinal cord lesions. It is to be hoped that further investigations will be carried out to confirm this observation. In many instances, however, electromyography is the best method for determining the exact distribution of peripheral motoneurone impairment and this is useful for determination of the level of a spinal cord lesion.

The phenomenon of absolute synchronism of action potentials when leading off simultaneously from different leads in the same muscle (BUCHTHAL and CLEMMESEN 1941, BUCHTHAL and MADSEN 1950) is certainly related to the characteristically large spike potentials so often observed in anterior horn cell diseases. The nature of the phenomenon is still unclear and it is probably not more specific for these conditions than the large spike potential (DENNY-BROWN 1948, KUGELBERG and TAVERNER 1950).

Nerve root compression syndrome. Some authors claim that by using the EMG criteria of lower motoneurone lesion, including the phenomenon of fasciculation, it is possible to determine the presence and localization of a motor nerve root lesion (SHEA, WOODS, and WERDEN 1950). Much depends, however, on the degree of motor involvement. In many cases electromyographic changes are small or absent.

Of some practical importance is the observation that electromyographical evidence of involvement of the short extensors of the toes is the most constant sign of compression of the fifth lumbar nerve root; this is possibly due to the greater vulnerability of the long nerve fibres as compared with the short ones (KUGELBERG and PETERSÉN 1950).

An electromyographic technique for studying the striated muscles of the human external urethral sphincter has been described by PETERSÉN and FRANKSSON (1955). This method permits the differentiation between myogenic and neurogenic lesions as a cause of urinary incontinence (FRANKSSON and PETERSÉN 1955).

Peripheral nerve lesions. *Facial nerve palsy.* The surgical removal of an acoustic neuroma is commonly followed by clinical signs of complete facial paralysis on the homolateral side. The electromyogram of the paralysed muscle often reveals, however, single action potentials on attempted voluntary movement, indicating that the nerve has not been severed and that reinnervation may be anticipated.

The presence or absence of fibrillation is of some prognostic significance in Bell's palsy. Widespread fibrillations denote severe denervation and the prognosis is then less good.

Hemifacial spasm. Electromyographic records of hemifacial spasm reveal repetitive bursts of high frequency action potentials (DENNY-BROWN and PENNYBACKER 1938) closely resembling that described by KUGELBERG (1946) in experimentally produced local ischaemia. A possible explanation of the spasm and synkinesis is that local irritation of the nerve may cause spontaneous activity and, in addition, may facilitate the initiation of impulses in inactive fibres by impulses travelling over adjacent fibres (WOLTMAN, WILLIAMS and LAMBERT 1951).

2. Affections of central origin.

In muscular paralysis of central origin the electromyographic pattern on voluntary contraction is similar to that in normal muscle during a contraction of equal intensity. In both cases the action potentials from single motor units are identical as regards number and frequency. The "insertion" response is normal. The electrical response on maximal effort if essentially that recorded from normal muscle during a weak voluntary contraction. The maximum amplitude of the synchronized action potential volley in response to shock stimulation of the motor nerve, however, is as large in a paretic muscle as in normal muscle. Furthermore, tonic contractions provoked by supramaximal shock stimulation are strong as compared with the weak contraction produced by maximal voluntary effort. This indicates that the neuromuscular structures distal to the point of stimulation are intact.

Although electromyography is a valuable tool in the analysis of different types of paresis of central origin, it cannot be relied upon in the differential diagnosis between paresis of psychogenic origin and that of pyramidal origin or between psychogenic hyperkinetic disorders and those of extrapyramidal origin.

V. The electromyogram in primary muscular disorders.

The primary muscular disorders are of little importance from the surgical point of view. Distal myopathy of the WELANDER (1951) type with slowly progressive atrophy of the small muscles of the hand and extensors of the fingers is sometimes mistaken for bilateral cervical rib. In the former, however, careful examination will generally reveal, in addition, affection of the dorsiflexors of the foot.

Electromyography is of considerable value in the differential diagnosis of diseases of myopathic and neuropathic origin which clinically are very similar or indistinguishable, e.g. distal myopathy and the CHARCOT-MARIE-TOOTH disease or the common proximal type of muscular dystrophy and certain proximal types of spinal muscular atrophy.

1. General features.

Involuntary activity. In progressive muscular dystrophy the needle-insertion response is generally normal. In cases of severe atrophy it is diminished. In some cases a long-lasting response is obtained which contains fibrillation potentials and also positive sharp waves. This activity is sometimes so intense that, but for the specific changes which are seen on voluntary exertion, it might be mistaken for the activity of severe denervation.

Voluntary activity. A diagnostic pattern of primary muscular disorders in which there is anatomical or functional disintegration of the motor unit has been described by KUGELBERG (1947, 1949). It consists of: a) an increased number of potentials of short duration and small amplitude as well as an increased proportion of polyphasic potentials, and b) as compared with neurogenic disorders, better preservation of the number of potentials recruited on maximal volition in relation to loss of muscular strength.

These changes are explained by a pathological process which gradually destroys the unit by attacking one muscle fibre after the other. No longer, however, is it possible for the activity of the fibres of a motor unit to summate smoothly, since some components

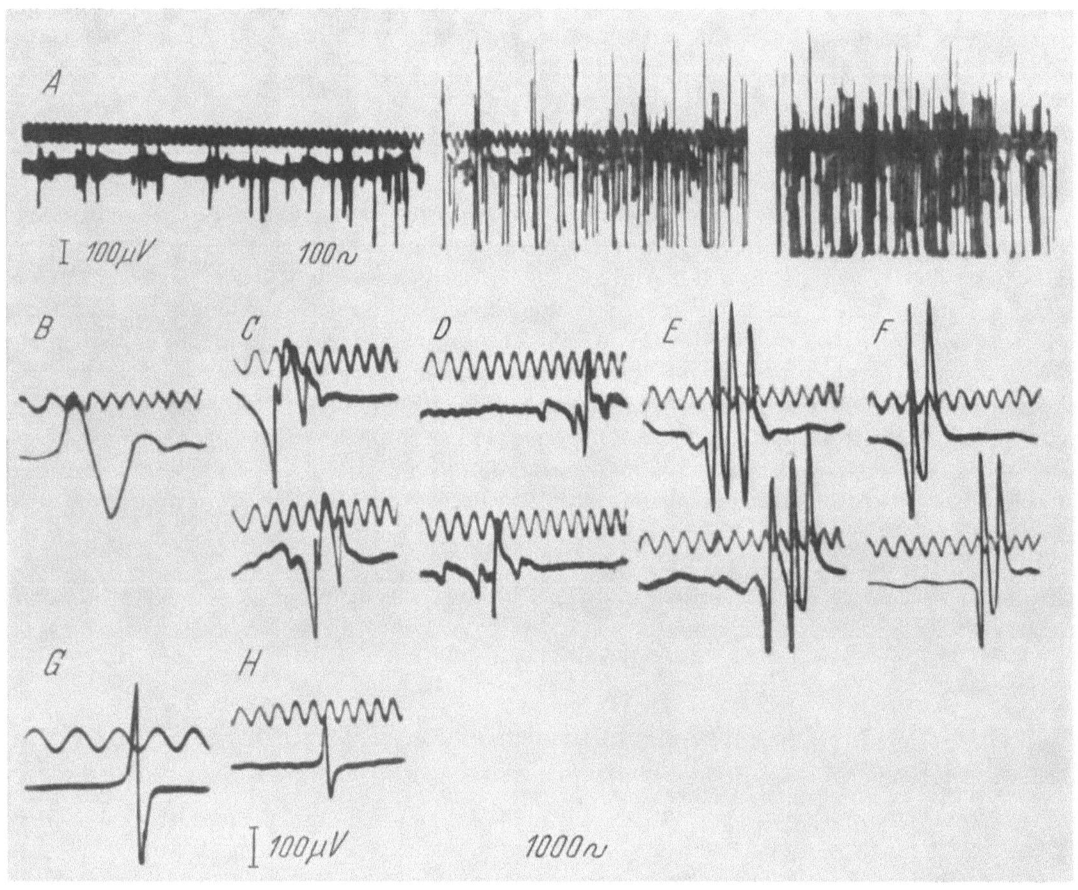

Fig. 10. Records from a slightly paralysed biceps brachii muscle in a case of muscular dystrophy. *A*, during increasing voluntary contraction. Maximal contraction evokes the normal interference pattern. *B*, through *H*, detailed pictures of the various types of potentials seen in record *A*, tentatively suggesting how a normal action potential (*B*) is gradually broken up and finally reduced to a potential which resembles a fibrillary spike (*H*).

of the unit will be missing, and for this reason many polyphasic potentials are seen (Fig 10), as well as a diminution in the over-all duration (Fig. 11). If degeneration has proceeded further, one or two fibres may be all that remain of a motor unit, and potentials of very short duration and small amplitude, resembling fibrillation action potentials, are then obtained on voluntary exertion.

Such small units naturally develop less intensity of contraction. Thus, in cases of myopathy the number of units may appear normal even in the presence of severe paresis (Fig. 12). In both myopathic and neurogenic disorders, however, the end result is the same — either the muscle is electrically silent or single motor unit potentials are recorded (Fig. 13). In myopathic disorders single potentials are obtained when the muscle is so weak that it is capable of performing only a very slight movement with gravity eliminated.

In neurogenic disorders single potentials are obtained also when there is only moderate paresis.

The electromyographical picture is myopathic disorders in many ways resembles that seen in certain stages of reinnervation: a large number of small rapid spikes, an increased proportion of polyphasic potentials and a large number of potentials in relation to the degree of muscular weakness. But whereas in reinnervation there is a gradual integration and building-up of the units, in myopathy the process is reversed and there is a gradual disintegration. However, these cases can usually be distinguished by clinical examination alone.

The electrical changes in myopathic lesions generally have a patchy distribution. Their detection is therefore dependent on the thoroughness of electromyographic exploration. In order to obtain an accurate picture of the activity the needle electrode should be inserted into a number of different parts of the muscle followed by careful probing while observing the oscillogram and noting the sounds emitted from the loud speaker. Since short duration potentials are a phenomenon of disintegrated units, the radius from which they can be recorded is very small. This makes their detection difficult. Automatic frequency analysis of the electromyogram (WALTON 1952) may prove valuable in these conditions. This procedure is based on the principle that an increased proportion of waves containing high-frequency components is the result of diminution in the overall duration of the potentials and an increased number of polyphasic potentials. WALTON, using this method, found the characteristic electrical changes in 98 out of 100 patients with myopathy.

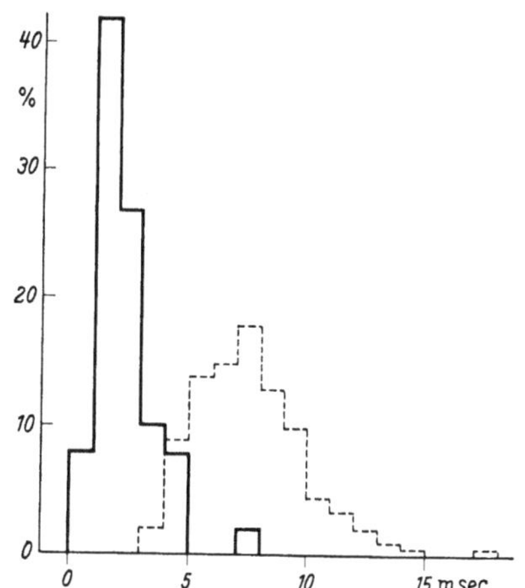

Fig. 11. Diagrammatic representation of the duration of action potentials. *Dotted line*, from a normal biceps brachii muscle (300 observations) and *solid line*, in a case of proximal muscular dystrophy (50 observations) showing a shift toward the shorter durations.

The phenomena enumerated above are not specific for any particular type of primary muscular disorder. They are encountered in any disorder in which there is anatomical or functional disintegration of the motor unit, e.g. progressive muscular dystrophy, dystrophia myotonica (in the atrophied muscles), occasional cases of severe myasthenia gravis (KUGELBERG 1947, 1949), myositis (LAMBERT et al. 1950, GUY et al. 1950, RICHARDSON 1951, BUCHTHAL and PINELLI 1953), and periodic paroxysmal paralysis (PETERSÉN and WIDÉN 1955). Similar changes are found infrequently in affections of the motor nerve (KUGELBERG 1949), possibly due to lesion below its point of branching (RICHARDSON 1951, 1952).

2. Specific diseases.

Myositis. The electromyogram in myositis exhibits the general features of primary muscular disease. Spontaneous fibrillation potentials and the sharply rising positive potential, signs of increased muscular excitability, are much more common in myositis than in muscular dystrophy.

Myasthenia gravis. The electromyogram characteristic of myasthenia gravis is best obtained by supramaximal shock stimulation of motor nerves at the rate of 10 to 20 per second, and recording of the synchronized volley from the muscle (HARVEY and MASLAND 1941, BOTHELHO et al. 1952). The electromyographic picture characteristic of neuromuscular block is not found consistently in all muscles, a result of the uneven distribution of the disease process, and therefore several muscles should be examined.

Myotonia. The electromyogram of myotonic muscle in response to voluntary contraction or mechanical stimulation is characterized by repetitive discharges of high frequency (DENNY-BROWN and NEVIN 1941, BUCHTHAL and CLEMMESEN 1941b).

The insertion of a needle into the muscle provokes a prolonged repetitive discharge of high-frequency potentials, a manifestation of hyperirritability of the muscle to mechanical stimulation. The response consists of normal "insertion" potentials, fibrillation potentials, and sharply rising positive waves. Since the characteristic electrical changes

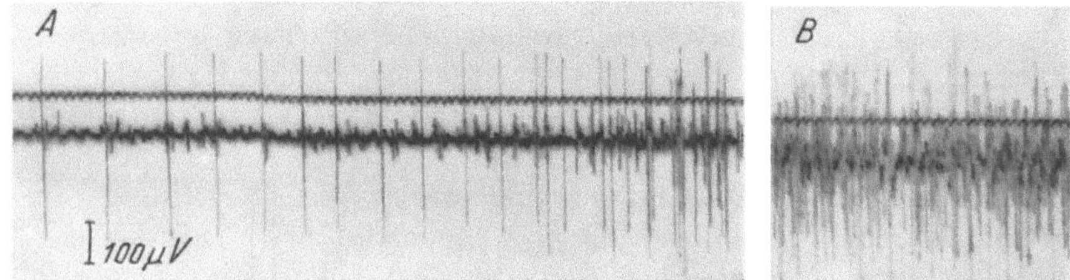

Fig. 12. Records from a grossly paralysed first interosseus muscle in a case of distal myopathy. *A*, during increasing effort and *B*, on maximal contraction. Note the large number of potentials in proportion to the degree of weakness (compare with Fig. 8C).

occur only in muscles which exhibit myotonia, it is essential that these muscles are examined. Muscles commonly affected are the flexors of the forearm.

In patients with dystrophia myotonica the electromyogram from the atrophied muscles exhibits the general characteristics of myopathy, but the changes specific for myotonia are less pronounced or absent.

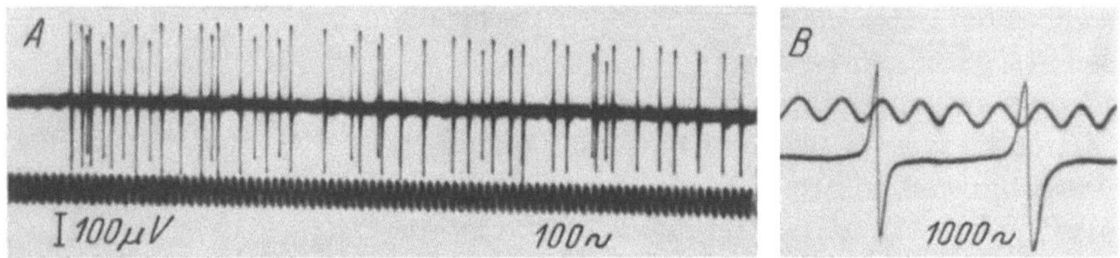

Fig. 13. Records from a grossly wasted and completely paralysed biceps muscle in a case of proximal dystrophy *A*, only two action potentials are recruited on maximal volition. *B*, detailed picture of the potentials in *A* Duration: approximately 1 msec.

Acknowledgement. Some of the records have been published elsewhere and are reproduced by kind permission of the Editor of the Journal of Neurology, Neurosurgery and Psychiatry.

Since this article was sent in for publication in 1955 electromyography has changed but little as far as its neurosurgical aspects are concerned. A review of the literature has recently been given by F. ISCH in a report from the 4th international congress of electroencephalography and clinical electrophysiology at Brussels in 1957.

References.

ADRIAN, E. D., and D. W. BRONK: The discharge of impulses in motor nerve fibres. Part. II. The frequency of discharge in reflex and voluntary contractions. J. of Physiol. **67**, 119—151 (1929).

BARRON, D. H., and B. H. C. MATTHEWS: The interpretation of potential changes in the spinal cord. J. of Physiol. **92**, 271—321 (1938).

BAUWENS, P.: The analysis of action potentials in electromyography. Proceedings I.E.E. **97**, 217—222 (1950).

BJÖRK, Å., and E. KUGELBERG: Motor unit activity in human extraocular muscles. EEG Clin. Neurophysiol. **5**, 271—278 (1953).

Bothelho, S. Y., C. F. Deaterly, S. Austin and J. H. Comroe: Evaluation of the electromyogram of patients with myasthenia gravis. Arch. of Neur. **67**, 441—450 (1952).

Brock, L. G., J. S. Coombs and J. C. Eccles: Cited by J. C. Eccles, The Neurophysiological Basis of Mind. Oxford: Clarendon Press 1953.

Buchthal, F., and S. Clemmesen: On the differentiation of muscle atrophy by electromyography. Acta psychiatr. (Copenh.) **16**, 143—181 (1941).

— — Electromyographical observations in congenital myotonia. Acta psychiatr. (Copenh.) **16**, 389—403 (1941).

—, and A. Madsen: Synchronous activity in normal and atrophic muscle. EEG Clin. Neurophysiol. **2**, 425—444 (1950).

—, and P. Pinelli: Muscle action potentials in polymyositis. Neurology (Minneapolis) **3**, 424—436 (1953).

Denny-Brown, D.: Interpretation of the electromyogram. Arch. of Neurol. **61**, 99—128 (1949).

—, and S. Nevin: The phenomenon of myotonia. Brain **64**, 1—18 (1941).

—, and J. B. Pennybacker: Fibrillation and fasciculation in voluntary muscle. Brain **61**, 311—334 (1938).

Franksson, C., and I. Petersén: Electromyographic investigations of disturbances in the striated muscle of the urethral sphincter. Brit. J. of Urol. **27**, 154—161 (1955).

Gilson, A. S., and W. B. Mills: Activities of single motor units in man during slight voluntary effort. Amer. J. Physiol. **133**, 658—669 (1941).

Guy, E., J. Lefebre, J. Lerique and J. Scherrer: Les signes électromyographiques des dermatomyosites. Rev. neurol. **83**, 278 (1950).

Göpfert, H.: Die Darstellung von Faseraktionen der ruhenden Muskulatur am Menschen. Pflügers Arch. **256**, 142—160 (1952).

Harvey, A. M., and S. W. Kuffler: Motor nerve function with lesions of the peripheral nerves. Arch. of Neur. **52**, 317—322 (1944).

—, and R. L. A. Masland: A method for the study of neuromuscular transmission in human subjects. Bull. Johns Hopkins Hosp. **68**, 81—93 (1941).

Hoefer, P. F. A.: Innervation and "tonus" of striated muscle in man. Arch. of Neur. **46**, 947—971 (1941).

—, and S. M. Cohen: Localization of cord tumours by electromyography. J. of Neurosurg. **7**, 219—226 (1950).

Hoffmann, P.: Untersuchungen über die Eigenreflexe (Sehnenreflexe) menschlicher Muskeln. Berlin: Springer 1922.

Hunt, C. C., and S. W. Kuffler: Motor innervation of skeletal muscle: Multiple innervation of individual muscle fibres and motor unit function. J. of Physiol. **126**, 293—303 (1954).

Jasper, H. H., and G. Ballem: Unipolar electromyogram of normal and denervated human muscle. J. of Neurophysiol. **12**, 231—244 (1949).

Kugelberg, E.: "Injury activity" and "trigger zones" in human nerves. Brain **69**, 310—324 (1946).

— Electromyograms in muscular disorders. J. of Neurol., Neurosurg. a. Psychiatry **10**, 122—133 (1947).

— Electromyography in muscular dystrophies. J. of Neurol., Neurosurg. a. Psychiatry **12**, 129—136 (1949).

— Clinical Electromyography, in Progress in Neurology and Psychiatry, vol. 8, chap. 14, p. 264. New York: Grune & Stratton 1953.

—, and I. Petersén: "Insertion activity" in electromyography. J. of Neurol., Neurosurg. a. Psychiatry **12**, 268—273 (1949).

— — Muscle weakness and wasting in sciatica due to fourth lumbar or lumbosacral disc herniation. J. of Neurosurg. **7**, 270—277 (1950).

—, and C. R. Skoglund: Natural and artificial activation of motor units — A comparison. J. of Neurophysiol. **9**, 399—412 (1946).

—, and D. Taverner: A comparison between the voluntary and electrical activation of motor units in anterior horn cell diseases. EEG Clin. Neurophysiol. **2**, 125—132 (1950).

Lambert, E. H., S. Beckett, C. J. Chen and L. M. Eaton: Unipolar electromyograms of patients with dermatomyositis. Federat. Proc. **9**, No 1 (1950).

Landau, W. M.: Synchronization of potentials in response to direct current stimulation in denervated mammalian muscle. EEG Clin. Neurophysiol. **3**, 169—182 (1951).

Lindsley, D. B.: Electrical activity of human motor units during voluntary contraction. Amer. J. Physiol. **114**, 90—99 (1935).

Petersén, I., and C. Franksson: Electromyographic study of the striated muscles of the male urethra. Brit. J. Urol. **27**, 148—153 (1955).

—, and E. Kugelberg: Duration and form of action potential in the normal human muscle. J. of Neurol., Neurosurg. a. Psychiatry **12**, 124—128 (1949).

—, and L. Widén: The electromyogram in periodic paroxysmal paralysis. Acta psychiatr. (Copenh.) **30**, 759—768 (1955).

PIPER, H.: Elektrophysiologie menschlicher Muskeln. Berlin: Springer 1912.
RICHARDSON, A. T.: The analysis of muscle action potentials in the differential diagnosis of neuromuscular disease. Arch. Physic. Med. **32**, 199—206 (1951).
— A standard technique for clinical electrodiagnosis. Ann. Physic. Med. **1**, 88—102 (1952).
SCHMITT, O. H.: Radio frequency coupled tissue stimulator. Science (Lancaster, Pa.) **107**, 432 (1948).
SEYFFARTH, H.: The behavior of motor-units in voluntary contractions. Skr. norske Videnskaps-Akad. Oslo, I. Mat.-naturv. Kl. **1940**, No 4.
SHEA, P. A., W. W. WOODS and D. H. WERDEN: Electromyography in diagnosis of nerve root compression syndrome. Arch. of Neur. **64**, 93—104 (1950).
WALTON, J. N.: The electromyogram in myopathy: Analysis with the audio-frequency spectrometer. J. of Neurol., Neurosurg. a. Psychiatry **15**, 219—226 (1952).
WEDDELL, G., B. FEINSTEIN and R. E. PATTLE: The electrical activity of voluntary muscle in man under normal and pathological conditions. Brain **67**, 178—257 (1944).
WELANDER, L.: Myopathia distalis tarda hereditaria. Thesis. Acta med. scand. (Stockh.) **1951**, Suppl., 265.
WOLTMAN, H. W., H. L. WILLIAMS and E. H. LAMBERT: An attempt to relieve hemifacial spasm by neurolysis of the facial nerves. Proc. Staff. Meet. Mayo Clin. **26**, 236—240 (1951).
YAHR, M. D., E. HERZ, J. MOLDAVER and H. GRUNDFEST: Electromyographic patterns in reinnervated muscle. Arch. of Neur. **63**, 728—738 (1950).

Grundlagen und Technik des Arbeitens mit radioaktiven Isotopen.

Von

W. Maurer.

Mit 113 Abbildungen.

A. Physikalische Grundlagen.

I. Aufbau des Atoms. Isotope.

1. Aufbau des Atoms aus Kern und Elektronenhülle.

Die Atome aller chemischen Elemente bestehen aus einem zentralen Kern und einer ihn umgebenden Elektronenhülle.

Die positive Ladung des Kerns beträgt $Z \cdot e$, wobei Z gleich der Ordnungszahl des betreffenden Elementes und e gleich der Elementar-Ladung ($= 4{,}8 \cdot 10^{-10}$ elektrostatische Einheiten) ist. Der Kern hat einen Durchmesser von einigen 10^{-13} cm (leichte Elemente) bis 10^{-12} cm (schwere Elemente). Er enthält praktisch die gesamte Masse des Atoms.

Die Elektronenhülle besteht aus Z (= Ordnungszahl) negativ geladenen Elektronen und hat einen Durchmesser von etwa 10^{-8} cm.

2. Zusammensetzung der Elemente aus Isotopen.

Die in der Natur vorkommenden Elemente bestehen nicht aus völlig gleichen Atomen, sondern sind ein Gemisch aus Atomen mit gleichem chemischem Verhalten, aber verschiedenem Atomgewicht. Unter einem *Isotop* versteht man Atome mit gleicher Ordnungszahl und gleichem Gewicht. In diesem Sinne setzen sich die natürlichen Elemente aus Isotopen mit gleicher Ordnungszahl, aber verschiedenem Atomgewicht zusammen.

So besteht z. B. der natürliche Wasserstoff im wesentlichen aus Atomen mit einem Atomgewicht von 1,0081 (leichter Wasserstoff) und zu einem kleinen Teil aus solchen mit einem Atomgewicht von 2,0147 (schwerer Wasserstoff = Deuterium). Beide Atomsorten haben die Ordnungszahl $Z = 1$ und verhalten sich chemisch gleich. Der in der Natur vorkommende Wasserstoff ist also ein Gemisch zweier Isotope. Der natürliche Kohlenstoff besteht aus einem Gemisch eines Kohlenstoff-Isotops mit einem Atomgewicht von rd. 12 und einem selteneren mit einem Atomgewicht von rd. 13. Die Isotopenzusammensetzung einiger weiterer Elemente kann aus Tabelle 1 entnommen werden.

Im Gegensatz zu den chemischen Atomgewichten der *Elemente* sind die Atomgewichte der einzelnen *Isotope* nahe ganzzahlig (s. Element Chlor in Tabelle 1).

3. Zusammensetzung der Atomkerne aus Protonen und Neutronen.

Seit den Arbeiten von Heisenberg ist bekannt, daß alle Kerne aus nur zwei Elementarteilchen zusammengesetzt sind. Diese beiden Kernbausteine sind das Proton (= Kern des leichten Wasserstoff-Isotops, abgekürzt = p) und das Neutron (abgekürzt = n).

Tabelle 1. *Übersicht über Atomgewicht, Zusammensetzung und Häufigkeit einiger Isotope.*

1	2	3	4	5	6	7	8
Element	Chemisches Atomgewicht des natürlichen Isotopengemisches	Isotopen-Zusammensetzung	Atomgewicht der Isotope	Zusammensetzung des Kerns aus Protonen (p)	Neutronen (n)	Massenzahl $= p + n$	Häufigkeit in Atom-%
Wasserstoff H	1,008	$_1H^1$	1,0081	1	0	1	99,9844
		$_1D^2$	2,0147	1	1	2	0,0156
Helium He	4,0039	$_2He^3$	3,0170	2	1	3	$1{,}3 \cdot 10^{-4}$
		$_2He^4$	4,0039	2	2	4	$\sim$100
Lithium Li	6,940	$_3Li^6$	6,0169	3	3	6	7,30
		$_3Li^7$	7,0182	3	4	7	92,70
Beryllium Be	9,013	$_4Be^9$	9,0150	4	5	9	= 100
Bor B	10,82	$_5B^{10}$	10,0162	5	5	10	18,83
		$_5B^{11}$	11,0129	5	6	11	81,17
Kohlenstoff C	12,011	$_6C^{12}$	12,0039	6	6	12	98,892
		$_6C^{13}$	13,0076	6	7	13	1,108
Stickstoff N	14,008	$_7N^{14}$	14,0075	7	7	14	99,635
		$_7N^{15}$	15,0049	7	8	15	0,365
Sauerstoff O	16,0000	$_8O^{16}$	= 16,0000	8	8	16	99,759
		$_8O^{17}$	17,0045	8	9	17	0,0374
		$_8O^{18}$	18,0049	8	10	18	0,2039
Chlor Cl	35,457	$_{17}Cl^{35}$	34,9780	17	18	35	75,4
		$_{17}Cl^{37}$	36,9777	17	20	37	24,6
Gold Au	197,039	$_{79}Au^{197}$	197,039	79	118	197	= 100

Letzteres wurde 1932 von CHADWICK im Anschluß an Arbeiten von BOTHE, BECKER und JOLIOT entdeckt. Es hat praktisch die gleiche Masse wie das Proton, ist aber im Gegensatz zu diesem elektrisch neutral. Die positive Ladung des Kerns rührt von den in ihm enthaltenen Protonen her. Die Zahl der Protonen im Kern ist gleich der Ordnungszahl des betreffenden Isotops.

So besteht der Kern des leichten Wasserstoff-Isotops nur aus einem Proton, derjenige des schweren Wasserstoff-Isotops aus einem Proton und einem Neutron. Er hat deshalb die doppelte Masse. Die Kerne der beiden in der Natur vorkommenden Helium-Isotope bestehen aus zwei Protonen und einem bzw. zwei Neutronen. Das Element Lithium besitzt gleichfalls zwei Isotope, deren Kerne aus drei Protonen und drei bzw. vier Neutronen bestehen.

Abb. 1 gibt diese Verhältnisse in schematischer Darstellung wieder. Aus Abb. 2 kann die Zusammensetzung der Kerne der ersten 10 Elemente des Periodischen Systems entnommen werden (sog. p-n-Darstellung der Kerne). Siehe auch Abb. 4.

Eine Reihe von Elementen (17 Fälle) besteht nur aus einem Isotop (Reinelemente). Beispiele sind Beryllium, Fluor, Natrium, Aluminium, Phosphor, Kobalt, Gold u. a. m.

4. Massenzahl eines Kerns.

Unter der Massenzahl eines Kerns versteht man die Gesamt*zahl* der in ihm enthaltenen Protonen *und* Neutronen. Die Massenzahl ist ihrer Definition nach immer eine ganze Zahl. Die Massenzahl des Deuterons beträgt 2, diejenigen der beiden Helium-Isotope = 3 bzw. 4. Die Massenzahl der Kerne des Reinelementes Gold beträgt 79 (= Zahl der Protonen) + 118 (= Zahl der Neutronen) = 197 (= Massenzahl). Siehe auch Tabelle 1.

Die Massenzahl eines Kerns darf mit dem Atomgewicht des zugehörigen Atoms nicht verwechselt werden. Die Massenzahl und die Atomgewichte aller Isotope stimmen bis auf die Dezimalen hinter dem Komma des Atomgewichtes nahe überein, wie Tabelle 1 an Hand einiger Beispiele zeigt.

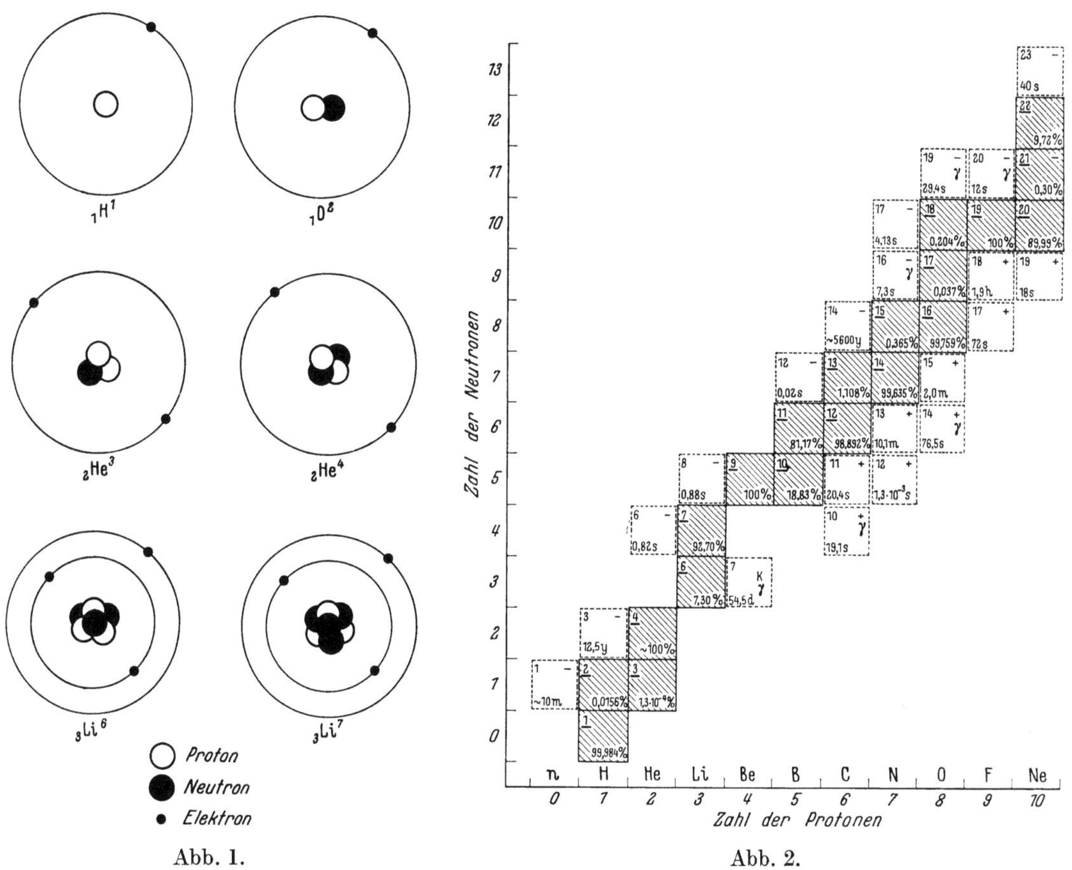

Abb. 1. Abb. 2.

Abb. 1. Aufbau eines Atoms und Zusammensetzung des Kerns (schematisch).

Abb. 2. Übersicht über die Isotope der leichten Elemente (p—n-Darstellung). Fest umrandet = stabile Isotope, gestrichelt umrandet = künst. rad. Isotope. (Abkürzungen betr. Abb. 2: s = Sekunde, m = Minute, h = Stunde, d = Tage, y = Jahre.)

5. Symbolische Schreibweise für Isotope.

Ein bestimmtes Isotop wird bezeichnet 1. durch das chemische Symbol des betreffenden Elementes, 2. durch Angabe der Ordnungszahl als Index links unten und 3. der Massenzahl als Index rechts oben, z. B.

$$_1H^1,\ _1D^2;\ _2He^3,\ _2He^4;\ _3Li^6,\ _3Li^7;\ _{79}Au^{198}\ \text{usw.}$$

Die Angabe der Massenzahl wird in der Literatur nicht einheitlich durchgeführt. So findet man vor allem in der chemischen Literatur die Schreibweise

$$^1_1H,\ ^2_1D;\ ^3_2He,\ ^4_2He;\ ^6_3Li,\ ^7_3Li;\ ^{198}_{79}Au\ \text{usw.}*$$

* Laut Beschluß der internationalen Union für Chemie wird die Massenzahl links oben geschrieben. Hamburg, Ber. dtsch. chem. Ges. A **73**, 53 (1940).

6. Häufigkeit der Isotope eines Elementes.

Die Häufigkeit eines Isotops im Gemisch der Isotope eines Elementes wird durch den prozentualen Anteil der Atome des betreffenden Isotops an der Gesamtzahl der in der Mischung enthaltenen Atome ausgedrückt. So besteht z. B. der natürliche Kohlenstoff zu 98,892% aus $_6C^{12}$ (= 98,892 Atom-% $_6C^{12}$) und zu 1,108% aus $_6C^{13}$ (= 1,108 Atom-% $_6C^{13}$). Weitere Beispiele siehe Tabelle 1.

II. Die natürliche Radioaktivität. Die radioaktiven Familien.

Am Ende des Periodischen Systems existieren rd. 40 natürlich radioaktive Isotope. Die Kerne dieser Isotope zerfallen entweder unter Emission von α-Teilchen (Erniedrigung der Massenzahl um den Betrag 4) oder unter Emission von negativen Elektronen (keine Änderung der Massenzahl). Wegen einer näheren Beschreibung dieser Zerfallsprozesse siehe S. 554.

Im allgemeinen ist der beim Zerfall der natürlich radioaktiven Isotope entstehende Folgekern wiederum radioaktiv. Dadurch entstehen ausgedehnte radioaktive Reihen (radioaktive Familien).

III. Kernumwandlungen. Künstliche Radioaktivität. Uranzerfall. Neutronenquellen.

1. Prinzipielles über die Kernumwandlungen.

Wir wissen heute, daß Atomkerne — ähnlich wie chemische Moleküle — unter Bildung neuer Kerne miteinander reagieren können. Voraussetzung ist, daß sie miteinander in Kontakt gebracht werden. Dazu müssen die großen Abstoßungskräfte infolge der positiven Ladung der Kerne überwunden werden. So stoßen sich z. B. zwei Protonen in einer Entfernung von $3 \cdot 10^{-13}$ cm mit einer Kraft von 3,16 kg (!) ab.

Die Abstoßungskräfte können dadurch überwunden werden, daß einer der Kerne mit großer Geschwindigkeit auf den anderen geschossen wird. Die notwendigen Beschleunigungsenergien sind insbesondere bei Kernen größerer Ordnungszahl beträchtlich, und zwar von der Größenordnung einiger Millionen-Elektronen-Volt (MeV)[1] und mehr.

Die erste künstliche Kernumwandlung wurde im Jahre 1919 von RUTHERFORD durchgeführt, und zwar bei der Beschießung von Stickstoff mit natürlichen α-Strahlen. Der Kern des Stickstoffs wird dabei in einen Sauerstoffkern verwandelt. Außerdem entsteht ein schnelles Proton. Abb. 3 gibt eine Nebelkammeraufnahme dieser Umwandlung wieder. Diese Kernumwandlung läßt sich schreiben:

$$\text{Stickstoff-Kern} + \alpha\text{-Teilchen} = \text{Sauerstoff-Kern} + \text{Proton}$$

$$_7N^{14} \quad + \alpha\,(_2He^4) \quad = \quad _8O^{17} \quad + \quad p$$

Von BOTHE und FLEISCHMANN wurde folgende abgekürzte Schreibweise eingeführt:

$$_7N^{14}\,(\alpha, p)\,_8O^{17}.$$

Vor dem Komma steht der stoßende Kern und hinter dem Komma das ausgesandte Teilchen. Ausgangs- und Endkern stehen vor bzw. hinter der Klammer.

Die Wahrscheinlichkeit für das Eintreten einer Kernumwandlung ist im allgemeinen sehr klein. Sie nimmt mit der Energie des stoßenden Teilchens zunächst stark zu.

2. Künstliche Radioaktivität.

Im Jahre 1934 fanden JOLIOT und CURIE, daß bei der Beschießung einiger leichter Kerne, wie z. B. Bor, neue Kerne entstehen, welche in der Natur nicht als stabile Kerne vorkommen. Der Bor ^{10}-Kern reagiert mit einem auftreffenden α-Teilchen unter Bildung eines Stickstoff ^{13}-Kerns und eines Neutrons

$$_5B^{10}\,(\alpha, n)\,_7N^{13}\ (= \text{künstlich radioaktiv}).$$

[1] Unter 1 Million-Elektronen-Volt = 1 MeV versteht man diejenige Energie, welche auf ein Teilchen mit der Ladung 1 e (e = Elektrisches Elementarquantum) beim Durchfallen einer Spannungsdifferenz von 1 Million Volt (MV) übertragen wird.

In der Natur kommen als stabile Kerne nur $_7N^{14}$ und $_7N^{15}$ vor. Der $_7N^{13}$-Kern ist instabil und zerfällt unter Emission eines positiven Elektrons (=-Positron) in einen $_6C^{13}$-Kern. Das Isotop $_7N^{13}$ ist künstlich radioaktiv. Sein Zerfall gleicht dem Zerfall der natürlich radioaktiven Isotope.

Für alle Elemente sind in der Zwischenzeit künstlich radioaktive Isotope gefunden worden. Heute sind größenordnungsmäßig 1000 ,,Radio-Isotope" bekannt. Beispiele siehe Tabelle 15, S. 615.

Tabelle 2a enthält eine Reihe von Kernumwandlungen, welche alle das stabile Isotop $_{15}P^{31}$ als Ausgangs-Kern haben. Insgesamt können aus diesem Isotop mittels verschiedener Kernreaktionen die stabilen Kerne $_{17}Cl^{34}$, $_{16}S^{32}$ sowie die künstlich radioaktiven Kerne $_{17}Cl^{34}$, $_{16}S^{31}$, $_{15}P^{32}$, $_{15}P^{30}$, $_{14}Si^{31}$ und $_{13}Al^{28}$ hergestellt werden. Tabelle 2b zeigt, auf welchen verschiedenen Wegen der künstlich radioaktive Kern $_{15}P^{32}$ erzeugt werden kann, und zwar ausgehend von den stabilen Kernen $_{14}Si^{29}$, $_{15}P^{31}$, $_{16}S^{32}$, $_{16}S^{34}$ und $_{17}Cl^{35}$. Abb. 4 gibt die genannten Isotope in p-n-Darstellung wieder.

Bei allen diesen Umwandlungen findet ein Austausch von Protonen und Neutronen zwischen den beiden miteinander reagierenden Kernen statt (Austauschreaktionen). Die Gesamtzahl der Protonen und Neutronen bleibt konstant. Bei Kernumwandlungen liegen also ganz ähnliche Verhältnisse wie bei chemischen Reaktionen von Molekülen vor. Wegen dieses Zusammenhangs ist der Ausdruck ,,Kernchemie" geprägt worden.

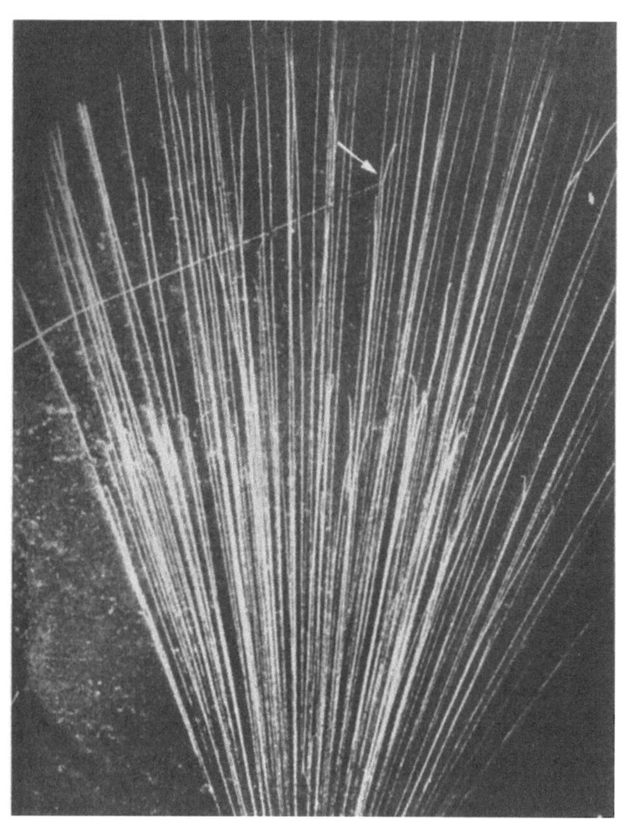

Abb. 3. Nebelkammer-Aufnahme einer künstlichen Umwandlung eines Stickstoffkerns mit α-Teilchen. (Entnommen aus: W. GEUTNER, H. MAIER-LEIBNITZ, H. BOTHE, Atlas typischer Nebelkammerbilder, London, Pergamon Press 1953.)

3. Der Uranzerfall.

Im Jahre 1939 wurde von HAHN und STRASSMANN bei der Bestrahlung von Uran mit Neutronen thermischer Energie (Neutronenenergie = 0,04 eV, entspricht der Bewegungsenergie von Molekülen bei Zimmertemperatur, = langsame Neutronen, = thermische Neutronen) ein ganz andersartiger Kernprozeß entdeckt. Es zeigte sich, daß der Uran-Kern $_{92}U^{235}$ nach Absorption eines Neutrons in zwei etwa gleich große Bruchstücke zerfallen kann. Dabei können die verschiedensten Paare von Bruchstücken entstehen. Die beim Uran-Zerfall (U-Spaltung, fission) entstehenden Isotope gehören zu Elementen in der Mitte des Periodischen Systems.

Die Bruchstücke sind radioaktiv. Durch β-Zerfall entstehen aus ihnen neue Isotope, welche im allgemeinen wieder radioaktiv sind.

Von größter Bedeutung erwies sich, daß bei der Spaltung eines Urankerns wiederum neue Neutronen (etwa 2,5 Neutronen je Uranspaltung) frei werden. Die Möglichkeit eines kettenförmig sich fortsetzenden Zerfalls immer neuer Urankerne war damit gegeben. Dieser konnte in den USA in der Konstruktion der sog. Reaktoren (Uranmeiler, pile, reactor) verwirklicht werden.

Die Bedeutung der Uranmeiler liegt u. a. in folgendem:

1. Beim Uranzerfall wird eine gegenüber chemischen Prozessen außerordentlich viel größere Energie frei. Sie entsteht primär als Wärmeenergie und kann technisch nutzbar gemacht werden.

2. Das im Uranmeiler befindliche Uran reichert sich mit sehr großen Mengen von künstlich radioaktiven Uran-Spaltprodukten an. Diese können abgetrennt und weiterverwandt werden.

3. Die Uranmeiler stellen ihrerseits eine Quelle für γ-Strahlen und Neutronen dar, welche um Zehnerpotenzen stärker als alle anderen bekannten ist. Mit diesen Neutronen kann außerhalb des Uranmeilers experimentiert werden (z. B. strahlenbiologische Anwendungen).

4. Insbesondere können die Neutronen im Innern des Uranmeilers zur Aktivierung von inaktiven Isotopen benutzt werden [(n, γ)- und (n, p)-Prozesse], wobei große Mengen von künstlich radioaktiven Isotopen entstehen. Auf diesem Wege werden heute die meisten der käuflichen Radio-Isotope gewonnen.

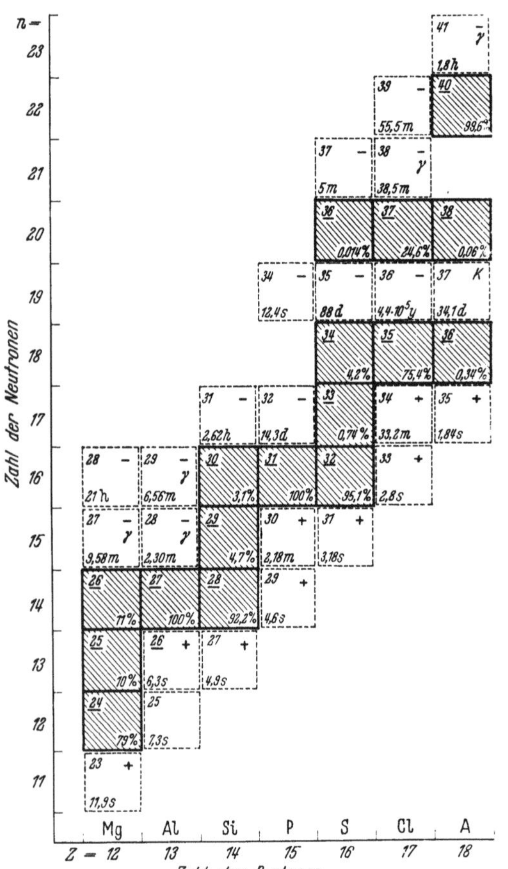

Abb. 4. p—n-Darstellung der Isotope der Elemente mit $Z = 12 = 18$. Fest umrandet = stabile Isotope, gestrichelt umrandet = künst. rad. Isotope. (Abkürzungen betr. HZ: (s = Sekunde, m = Minute, h = Stunde, d = Tage, y = Jahre.)

Tabelle 2. *Zusammenstellung verschiedener Typen von Kernumwandlungen.*

a) Umwandlungen ausgehend vom stabilem $^{31}_{15}P$

$^{31}_{15}P$ (α, p)	$^{34}_{16}S$	stabil
$^{31}_{15}P$ (α, n)	$^{34}_{17}Cl$	(HZ = 32 min)
$^{31}_{15}P$ (p, n)	$^{31}_{16}S$	(HZ = 3,2 sec)
$^{31}_{15}P$ (p, γ)	$^{32}_{16}S$	stabil
$^{31}_{15}P$ (d, p)	$^{32}_{15}P$	(HZ = 14,3 Tage)
$^{31}_{15}P$ (n, γ)	$^{32}_{15}P$	(HZ = 14,3 Tage)
$^{31}_{15}P$ (n, α)	$^{28}_{13}Al$	(HZ = 2,4 min)
$^{31}_{15}P$ (n, p)	$^{31}_{14}Si$	(HZ = 2,5 Std)
$^{31}_{15}P$ $(n, 2n)$	$^{30}_{15}P$	(HZ = 2 min)
$^{31}_{15}P$ (γ, n)	$^{30}_{15}P$	(HZ = 2 min)

b) Umwandlungen mit Entstehung von künstlich radioaktivem $^{32}_{15}P$ (HZ = 14,3 Tage)

$^{29}_{14}Si$ (α, p)	$^{32}_{15}P$	(HZ = 14,3 Tage)
$^{34}_{16}S$ (d, α)	$^{32}_{15}P$	(HZ = 14,3 Tage)
$^{31}_{15}P$ (d, p)	$^{32}_{15}P$	(HZ = 14,3 Tage)
$^{31}_{15}P$ (n, γ)	$^{32}_{15}P$	(HZ = 14,3 Tage)
$^{35}_{17}Cl$ (n, α)	$^{32}_{15}P$	(HZ = 14,3 Tage)
$^{32}_{16}S$ (n, p)	$^{32}_{15}P$	(HZ = 14,3 Tage)

4. Herstellung künstlich radioaktiver Isotope.

a) Prinzipielles.

Die meisten der im Handel erhältlichen Radio-Isotope werden im Uranmeiler durch einen (n, γ)-Prozeß hergestellt. Dabei entsteht immer ein Isotop des bestrahlten Elementes; es können aber natürlich nur solche Radio-Isotope entstehen, für welche ein stabiles Isotop mit einer um 1 kleineren Massenzahl vorhanden ist.

Eine Reihe von wichtigen Radio-Isotopen können im Uranmeiler durch (n, p)- und (n, α)-Umwandlungen hergestellt werden. Hierzu gehören:

$$_1H^3,\ _6C^{14},\ _{15}P^{32},\ _{16}S^{35},\ _{20}Ca^{45},\ _{29}Fe^{59}\ \text{u. a. m.}$$

Eine Anzahl von Radio-Isotopen kann im Uranmeiler nicht hergestellt werden, weil in der Natur nicht die notwendigen stabilen Ausgangskerne vorkommen. Es müssen in diesem Fall andere Kernreaktionen herangezogen werden, so z. B. Umwandlungen mit im Cyclotron beschleunigten Deuteronen oder Protonen. Das Cyclotron ist also nach wie vor von wesentlicher Bedeutung für die Herstellung von Radio-Isotopen.

b) Spezifische Aktivität der Radio-Isotope bei verschiedenen Umwandlungstypen. Trägerfreie Präparate.

Auch in den Uranmeilern stärkster Neutronenintensität und bei langen Belichtungszeiten wird im allgemeinen nur ein kleiner Teil der bestrahlten Kerne umgewandelt. Die durch einen (n, γ)-Prozeß entstandenen Radio-Isotope liegen also als Mischung mit inaktiven Isotopen desselben Elementes vor. Die spezifische Aktivität (= Radioaktivität je Gewichtseinheit) kann deshalb u. U. sehr gering sein. Für viele biologisch-medizinische Anwendungen ist aber eine möglichst große spezifische Aktivität von ausschlaggebender Bedeutung.

Ganz anders liegen die Verhältnisse bei solchen Kernreaktionen, bei welchen der Ausgangskern chemisch von dem neugebildeten Kern verschieden ist, wie z. B. bei (n, p)- und (n, α)-Umwandlungen (im Uranmeiler) sowie bei den Kernprozessen mit Deuteronen eines Cyclotrons. In diesen Fällen kann das künstlich radioaktive Isotop im Prinzip von dem bestrahlten Element chemisch abgetrennt werden. In der Praxis ist aber die chemische Isolierung von „trägerfreien" Präparaten nicht immer möglich. In vielen Fällen ist eine geringe Zugabe von inaktivem Material des abzutrennenden Elementes notwendig (Zugabe von *Träger*). Die spezifische Aktivität ist dann kleiner als die maximal mögliche.

Auch die käuflichen sog. „trägerfreien Präparate" enthalten Spuren von inaktivem Material. Hierdurch soll die Adsorption der Radio-Isotope (1 mC J^{131} wiegt als trägerfreies Präparat etwa 0,008 γ!) an Staubkörnern in der Lösung und an Gefäßwänden verhindert werden. Beim Arbeiten mit trägerfreien Lösungen von Radio-Isotopen sollte man diese mit inaktivem Material verdünnen, soweit es die Versuchsbedingungen erlauben.

Beispiel: Durch Bestrahlung von elementarem Schwefel mit Neutronen eines Uranmeilers kann mittels der Reaktion S^{34} (n, γ) S^{35} (HZ = 88 Tage) ein S^{35} mit einer spezifischen Aktivität von etwa 0,1 mC/g hergestellt werden. Bei Bestrahlung von Chlor mit den Neutronen desselben Uranmeilers kann mittels der Reaktion Cl^{35} (n, p) S^{35} ein S^{35}-Präparat mit einer 10^6—10^7mal größeren spezifischen Aktivität hergestellt werden (Harwell-Katalog 1957).

c) Vergrößerung der spezifischen Aktivität durch SZILARD-CHALMERS-Prozesse.

Durch das bei einem (n, γ)-Prozeß ausgesandte energiereiche γ-Quant erfährt der neue Kern einen Rückstoß, durch welchen er aus dem Molekül herausgerissen werden kann. So wird bei einer Neutronen-Bestrahlung von Bi^{209} $(C_6H_5)_4$, das entstehende Bi^{210} (HZ = 5 Tage) in Form von Bi-Ionen frei und kann als praktisch trägerfreies Präparat mit Wasser ausgeschüttelt werden.

Mittels einer Neutronenbestrahlung von elementarem Eisen im Uranmeiler kann das Radio-Isotop Fe^{59} (HZ = 45,1 Tage) nach der Reaktion Fe^{58} (n, γ) Fe^{59} mit einer spezifischen Aktivität von etwa 20 μC/g gewonnen werden. Bei Bestrahlung von Kaliumferrocyanid unter den gleichen Bedingungen kann eine spezifische Aktivität von 50000 μC/g erreicht werden (Harwell-Katalog 1957).

d) Verwendung von isotopenangereichertem Ausgangsmaterial.

Das in der Natur vorkommende Eisen ist ein Gemisch der stabilen Isotope Fe^{54}, Fe^{56}, Fe^{57} und Fe^{58}, wobei Fe^{54} nur eine Häufigkeit von 5,9 Atom-% hat. Durch eine elektromagnetische Anreicherung, auf deren Einzelheiten hier nicht eingegangen werden soll, kann das Isotop Fe^{54} weitgehend isoliert werden, so daß ein Eisen mit etwa 70 Atom-% Fe^{54} entsteht. Bei der Herstellung des Radio-Isotops Fe^{55} (HZ = 2,94 Jahre) durch einen (n, γ)-Prozeß aus Fe^{54} entsteht bei Bestrahlung eines Fe^{54}-angereicherten Eisens ein Fe^{55} mit einer entsprechend größeren spezifischen Aktivität.

Durch Verwendung von isotopenangereicherten Ausgangsmaterialien und durch die Verwendung von SZILARD-CHALMERS-Verfahren werden immer mehr Radio-Isotope in praktisch trägerfreier Form hergestellt werden können.

IV. Die verschiedenen Arten des radioaktiven Zerfalls. Energie der Zerfallsteilchen.

1. Der α-Zerfall.

a) Vorkommen.

Radioaktiver Zerfall unter Aussendung eines α-Teilchens (= He-Kern) kommt praktisch nur am Ende des periodischen Systems vor. Unter den natürlich radioaktiven Isotopen gibt es eine ganz Reihe von α-Strahlern. Durch Kernumwandlungen — ausgehend von Uran und Wismut — konnten eine große Zahl von künstlich radioaktiven α-Strahlern (Transurane) hergestellt werden. So ist z. B. das bekannte Plutonium^{239} ein α-Strahler mit einer Halbwertszeit von 25000 Jahren. Eine Ausnahmestellung nimmt das in der Natur vorkommende Samarium-Isotop $_{62}Sm^{152}$ ein. Es zeigt gleichfalls α-Zerfall.

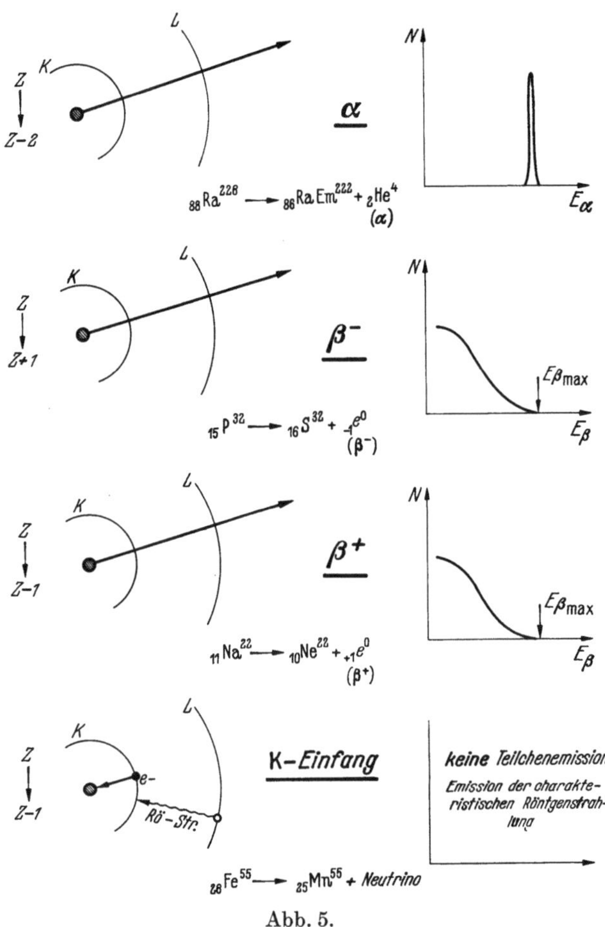

Abb. 5.
Die vier Arten des radioaktiven Zerfalls (schematisch).

b) Schema des α-Zerfalls (s. auch Abb. 5).

Beim Zerfall unter Emission eines α-Teilchens (= Helium-Kern) vermindert sich die Ordnungszahl des zerfallenden Kerns um den Betrag 2 und die Massenzahl um den Betrag 4 nach dem Schema:

Beispiele:

$$_ZA^M \longrightarrow {}_{Z-2}B^{M-4} + \alpha\ (= {}_2He^4),$$

$$_{88}Ra^{226} \xrightarrow{\alpha} {}_{86}RaEm^{222} \xrightarrow{\alpha} {}_{84}RaA^{218},$$

$$_{94}Pu^{239}\ \text{(Plutonium)} \longrightarrow {}_{92}U^{235} + \alpha.$$

c) Energie der α-Teilchen.

Die α-Teilchen, welche von einem bestimmten Isotop ausgesandt werden, bestehen aus einzelnen Gruppen, innerhalb derer die Energie der α-Teilchen konstant ist (monoenergetische α-Gruppen). Meist überwiegt die Häufigkeit der α-Gruppe größter Energie.

So sendet Polonium ($_{84}Po^{210}$) α-Teilchen einer Energie von 5,300 MeV aus. Daneben sind eine Reihe weiterer, äußerst schwacher α-Gruppen kleinerer Energie gefunden worden. Radium zerfällt mit überwiegender Häufigkeit unter Emission von α-Teilchen einer Energie von 4,795 MeV. Außerdem existiert eine viel schwächere α-Gruppe von 4,612 MeV. Radium C′ sendet im wesentlichen α-Teilchen einer Energie von 7,683 MeV aus.

2. Der β⁻-Zerfall.

(Zerfall unter Aussendung von negativen Elektronen.)

a) Vorkommen.

Zerfall unter Aussendung eines negativ geladenen Elektrons kommt bei natürlich und künstlich radioaktiven Isotopen vor. Die meisten der für Anwendungen wichtigen Radio-Isotope sind β^--Strahler.

b) Schema des β^--Zerfalls (s. auch Abb. 5).

Beim β^--Zerfall erhöht sich die Ordnungszahl um den Betrag 1, während die Massenzahl (= Zahl der Elementarteilchen im Kern) konstant bleibt. Die Umwandlung kann als die Umwandlung eines Neutrons des Kernes in ein Proton aufgefaßt werden. Der Zerfall läßt sich schematisch schreiben:

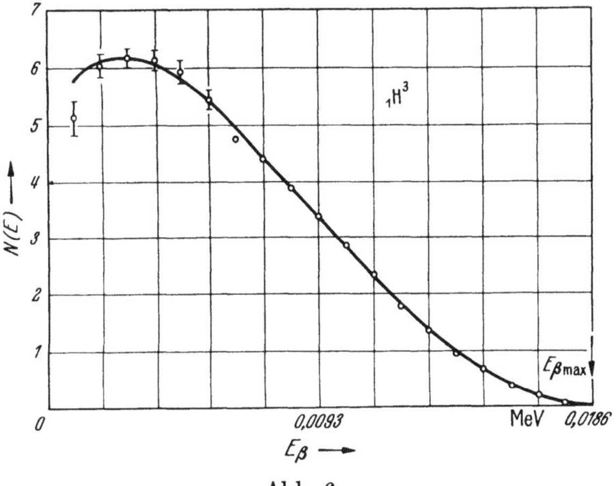

Abb. 6.

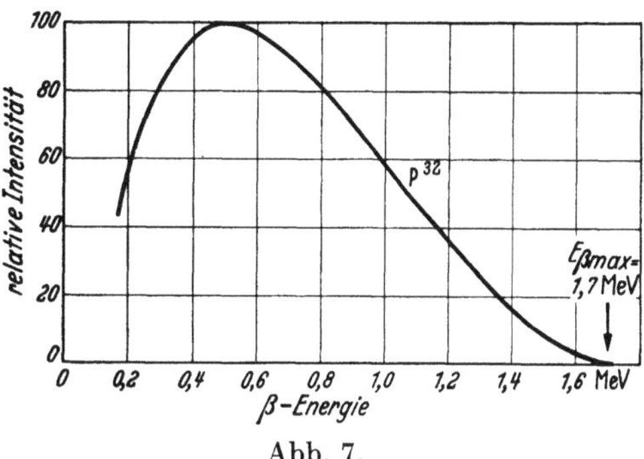

Abb. 7.

Abb. 6. Energieverteilung der β-Teilchen von Tritium (${}_1H^3$). (Entnommen aus: Landolt-Börnstein, Bd. 1, Teil 5, F. G. Houtermans, J. Geiss, H. Müller, 1952.)

Abb. 7. Energieverteilung der β-Teilchen von künstlich radioaktivem Phosphor (${}_{15}P^{32}$).

$$ {}_ZA^M \longrightarrow {}_{Z+1}B^M + \beta\text{-Teilchen (= Neg. Elektron)} $$
$$ Z = \text{Ordnungszahl},\ M = \text{Massenzahl.} $$

Beispiele:

$$ {}_{90}UX_1{}^{234} \longrightarrow {}_{91}UX_2{}^{234} + \text{Neg. Elektron} $$
$$ {}_{15}P^{32} \longrightarrow {}_{16}S^{32} + \text{Neg. Elektron};\ {}_{16}S^{35} \longrightarrow {}_{17}Cl^{35} + \text{Neg. Elektron} $$
$$ {}_{27}Co^{60} \rightarrow {}_{28}Ni^{60} + \text{Neg. Elektron};\ {}_{79}Au^{198} \rightarrow {}_{80}Hg^{198} + \text{Neg. Elektron.} $$

c) Energie der β-Teilchen.

Im Gegensatz zu den α-Strahlern senden die β-Strahler β-Teilchen *unterschiedlicher* Energie aus (kontinuierliches β-Spektrum). Es kommen bei ein und demselben Isotop β-Energien zwischen Null und einem — für das betreffende Isotop charakteristischen — oberen Grenzwert vor. Der obere Grenzwert (= $E_{\beta\max}$, E_β oder einfach E geschrieben) wird nur von wenigen β-Teilchen erreicht. Es überwiegen β-Teilchen einer mittleren Energie.

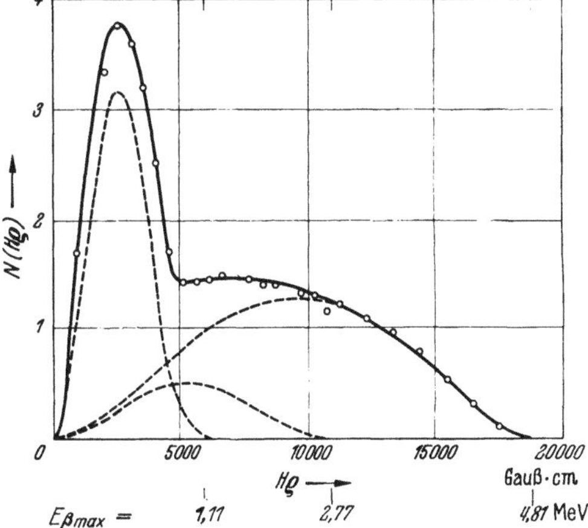

Abb. 8. Spektrum der β-Teilchen von ${}_{17}Cl^{38}$. (Aufteilung in 3 β-Teilspektren.) (Entnommen aus: Landolt-Börnstein, Bd. 1, Teil 5, Beitrag von F. G. Houtermans, J. Geiss, H. Müller, β-Spektren, S. 414ff., 1952.)

Trotz der unterschiedlichen Energie der einzelnen β-Teilchen eines Radio-Isotops ist die bei jedem einzelnen Zerfall freiwerdende Energie immer die gleiche, und zwar gleich der oberen Grenzenergie $E_{\beta\max}$. Zur Erklärung dieses scheinbaren Widerspruchs wird angenommen, daß bei jedem Zerfall außer dem β-Teilchen noch ein weiteres Teilchen, ein *Neutrino*, ausgesandt wird. Die Summe der Energie beider Teilchen ist immer gleich der Zerfallsenergie $E_{\beta\max}$. Daß das Neutrino nicht beobachtet wird, hängt mit seinen physikalischen Eigenschaften zusammen. Es gibt eine Reihe von indirekten experimentellen Beweisen für seine Existenz.

Abb. 6 und 7 geben die Energie-Verteilung der β-Teilchen von ${}_1H^3$ (Tritium) und ${}_{15}P^{32}$ wieder. Die oberen Grenzwerte der β-Energie betragen in den beiden Fällen 0,0186 MeV bzw. 1,701 MeV (*weicher* bzw. *harter* β-Strahler).

Ähnlich wie ein α-Strahler unter Emission verschiedener *monoenergetischer α-Gruppen* zerfallen kann, gibt es auch β-Strahler, welche mehrere *kontinuierliche β-Spektren* mit verschiedenen Grenzenergien $E_{\beta\max}$ aussenden. Abb. 8 gibt ein Beispiel wieder. Danach kann das Radio-Isotop $_{17}Cl^{38}$ auf dreierlei Wegen unter Emission eines β-Teilchens zerfallen. Die drei kontinuierlichen β-Spektren haben Grenzenergien von 1,11 MeV, 2,77 MeV und 4,81 MeV. In allen drei Fällen entsteht das stabile Isotop $_{18}Ar^{38}$.

3. Der β^+-Zerfall.

(Zerfall unter Aussendung von positiven Elektronen.)

a) Vorkommen.

Radioaktiver Zerfall unter Emission von positiven Elektronen kommt lediglich bei künstlich radioaktiven Isotopen vor.

b) Schema des β^+-Zerfalls (s. auch Abb. 5).

Infolge der Abgabe eines positiven Elektrons durch den Kern erniedrigt sich die Ordnungszahl um den Betrag 1, während die Massenzahl genau wie beim β^--Zerfall konstant bleibt. Der β^+-Zerfall kann als die Umwandlung eines Protons des radioaktiven Kerns in ein Neutron aufgefaßt werden. Der Zerfall läßt sich schematisch schreiben:

$$_ZA^M \longrightarrow {}_{Z-1}B^M + \text{Pos. Elektron};$$
$$Z = \text{Ordnungszahl}, \quad M = \text{Massenzahl}.$$

Beispiele: $_6C^{11} \longrightarrow {}_5B^{11} + \text{Pos. Elektron.}$; $_{11}Na^{22} \longrightarrow {}_{10}Ne^{22} + \text{Pos. Elektron}$

c) Energie der β^+-Teilchen.

Genau wie beim β^--Zerfall werden auch beim β^+-Zerfall β-Teilchen mit kontinuierlicher Energieverteilung zwischen Null und einem charakteristischen oberen Grenzwert $E_{\beta\max}$ ausgesandt. Im übrigen gilt das gleiche wie oben unter 2. für Zerfall mit Emission von negativen Elektronen beschrieben.

Der obere Grenzwert der β^+-Teilchen z. B. von $_6C^{11}$ beträgt 0,981 MeV und derjenigen von $_{11}Na^{22}$ 0,575 MeV.

Wenn das Positron durch Absorption in Luft oder einen anderen Absorber seine Energie vollständig verloren hat, vereinigt es sich mit einem Hüllenelektron eines Atoms und „zerstrahlt", wobei *zwei* in *entgegengesetzter* Richtung auseinander fliegende γ-Quanten von 0,510 MeV Energie entstehen *(Vernichtungsstrahlung)*. Aus diesem Grunde sind Positronenstrahler immer starke γ-Strahler.

4. Zerfall durch K-Einfang (K-Strahler).

a) Vorkommen.

Zerfall durch K-Einfang kommt im wesentlichen bei künstlich radioaktiven Isotopen vor.

b) Mechanismus des Zerfalls durch K-Einfang (s. auch Abb. 5).

Der radioaktive Zerfall durch K-Einfang besteht darin, daß der radioaktive Kern ein Elektron seiner eigenen Elektronenhülle (negative Elektronen!) absorbiert. Im allgemeinen wird dieses Elektron der innersten Schale der Elektronenhülle, der sog. K-Schale, entnommen (deshalb die Bezeichnung *K-Einfang*).

Das in den Kern eintretende negative Hüllenelektron verschmilzt mit einem — positiv geladenen! — Proton des Kerns unter Bildung eines — ungeladenen — Neutrons. Beim K-Einfang nimmt also die Ordnungszahl um den Betrag 1 ab, während die Massenzahl konstant bleibt. Dieselben Verhältnisse liegen beim Positronen-Zerfall vor. Beim K-Einfang werden aber im Gegensatz zum Positronen-Zerfall *keine β-Teilchen ausgesandt.*

Durch die Fortnahme eines Hüllenelektrons aus der K-Schale entsteht in dieser ein „Loch“, welches durch den Sprung eines Hüllenelektrons aus einer höheren Schale (L-Schale, M-Schale usw.) in kürzester Zeit wieder aufgefüllt wird. Hierbei wird die charakteristische Röntgenstrahlung (K-Serie usw.) des *neuentstandenen* Kerns ausgesandt. Lediglich an dieser charakteristischen Röntgenstrahlung kann ein K-Strahler erkannt werden. In einigen Fällen von K-Einfang wie z. B. bei Cr^{51} befindet sich ein Teil der neuen Kerne in einem angeregten Zustand (s. S. 559), welcher dann unter Emission eines γ-Quants in den Grundzustand des Kerns übergeht. In solchen Fällen kann der experimentelle Nachweis auch mittels einer Messung dieser γ-Strahlung erfolgen. Die charakteristische Röntgenstrahlung und eine eventuell vorhandene γ-Strahlung fallen beide mit der Halbwertszeit des betreffenden K-Strahlers ab.

Bei Elementen mit geringer Ordnungszahl ist die charakteristische Röntgenstrahlung sehr weich und experimentell schwer nachweisbar. K-Strahler sind deshalb im allgemeinen für Anwendungen weniger geeignet. In einigen Fällen erfolgt die Umwandlung durch Absorption eines Elektrons der L-Schale. Die emittierten Röntgenquanten gehören dann zur L-Serie. Diese ist noch wesentlich weicher als die K-Serie.

Schematisch läßt sich der K-Einfang wie folgt schreiben:

$$_{Z}\mathrm{A}^{M} \longrightarrow {}_{Z-1}\mathrm{B}^{M} + \text{Charakteristische Röntgen-}K\text{- bzw. }L\text{-Serie des Kerns }B\text{ usw.}$$

Beispiel: $_{24}\mathrm{Cr}^{51} \longrightarrow {}_{23}\mathrm{V}^{51}$ + Charakteristische Röntgen-K-Serie des Vanadiums.

5. Verzweigungen beim radioaktiven Zerfall.

Ein und dasselbe radioaktive Isotop kann gleichzeitig durch verschiedene Zerfallsprozesse in neue Kerne übergehen. So zerfällt das künstlich radioaktive Isotop $_{23}V^{48}$ mit einer Häufigkeit von 58% aller Zerfallsprozesse durch Positronen-Zerfall und mit einer Häufigkeit von 42% durch K-Einfang. In beiden Fällen entsteht als Folgekern das stabile $_{22}Ti^{48}$, und zwar in einem angeregten Zustand.

In anderen Fällen tritt gleichzeitig Elektronen- *und* Positronen-Zerfall auf. So zerfällt das künstlich radioaktive $_{29}Cu^{64}$ (HZ = 12,8 Std) unter Emission von negativen Elektronen in das stabile $_{30}Zn^{64}$ (Häufigkeit = 39%). Dasselbe Isotop kann auch durch Positronen-Zerfall (Häufigkeit = 19%) *und* durch K-Einfang (Häufigkeit = 42%) in den stabilen Kern $_{28}Ni^{64}$ zerfallen (s. auch Abb. 9i).

Bei den natürlich radioaktiven Isotopen liegen Verzweigungen vor, wobei ein Isotop gleichzeitig α- und β^--Zerfall zeigt.

V. Emission von γ-Quanten.

1. Mechanismus der Entstehung von γ-Quanten.

Ein Atomkern kann genau so wie die Elektronenhülle in Zuständen mit verschiedenem Energie-Inhalt vorkommen. Den Zustand mit dem geringstmöglichen Energie-Inhalt nennt man *Grundzustand.* Daneben existieren *angeregte Zustände* mit größerem Energie-Inhalt. Der Energieüberschuß gegenüber dem Grundzustand wird *Anregungsenergie* genannt. Angeregte Zustände gehen im allgemeinen in kürzester Zeit (10^{-13} bis 10^{-16} sec) unter Abgabe der Anregungsenergie in Form von γ-Quanten in den Grundzustand über. Der Übergang kann auch in Stufen erfolgen, indem ein angeregter Zustand zunächst in einen energetisch tiefer gelegenen, anderen angeregten Zustand übergeht usw., bis schließlich der Grundzustand erreicht wird (Kaskadensprünge). In einem solchen Fall kommt es zur Emission von zwei oder auch mehreren γ-Quanten.

Bei allen vier in Abschnitt IV besprochenen radioaktiven Zerfallsprozessen können die Folgekerne nach dem Zerfall im Grundzustand oder auch in angeregten Zuständen des Folgekerns vorliegen. Die einzelnen Isotope haben in dieser Hinsicht ganz unterschiedliche Eigenschaften.

Hieraus erklärt sich auch das Auftreten von monoenergetischen α-Gruppen beim α-Zerfall und mehreren kontinuierlichen β-Spektren mit verschiedener oberer β-Grenzenergie. Das soll auf S. 559 an Hand einiger Beispiele näher erläutert werden.

Die γ-Emission geht vom Folgekern aus. Sie hat mit dem primären radioaktiven Zerfallsprozeß unmittelbar nichts zu tun. Sie kann auftreten, *muß aber nicht unbedingt auftreten.* Ob γ-Strahlung auftritt und mit welcher Stärke, hängt von den speziellen Eigenschaften eines Radio-Isotops ab.

Radio-Isotope, welche lediglich β-Strahlen und keine γ-Quanten aussenden, werden *reine β-Strahler* genannt. Tabelle 3 gibt eine Übersicht über einige wichtige reine β-Strahler.

Tabelle 3. *Übersicht über einige reine β-Strahler.*

Maximale β-Energie in MeV	Radio-Isotop	Halbwertszeit
2,24	Yttrium 90	64,0 Std
1,71	Phosphor 32	14,3 Tage
0,93	Praseodym 143	13,8 Tage
0,714	Chlor 36	$3,1 \cdot 10^5$ Jahre
0,61	Strontium 90	28,0 Jahre
0,38	Zinn 121	27,0 Jahre
0,33	Erbium 169	9,4 Tage
0,29	Technetium 99	$2,12 \cdot 10^5$ Jahre
0,25	Calcium 45	164,0 Tage
0,223	Promethium 147	2,6 Jahre
0,167	Schwefel 35	87,1 Tage
0,155	Kohlenstoff 14	5570 Jahre
0,062	Nickel 63	85,0 Jahre
0,039	Ruthenium 106	1,0 Jahre
0,018	Wasserstoff 3	12,26 Jahre

Radio-Isotope, welche α- bzw. β-Teilchen *und* γ-Quanten aussenden, werden *Gemischt-Strahler* genannt. Die Zahl der γ-Quanten je 1 Zerfall kann sehr unterschiedlich sein. Bei starken γ-Strahlern wie Co^{60}, Au^{198} und J^{131} liegt sie in der Größenordnung von 1 γ-Quant je 1 Zerfall. Tabelle 4 enthält eine Zusammenstellung von einigen γ-Strahlern.

Tabelle 4. *Übersicht über einige starke γ-Strahler.*

γ-Energie in MeV	Radio-Isotop	Halbwertszeit
2,76; 1,37	Natrium 24	15,0 Std
2,57; 1,60; 0,89; 0,82; 0,49; 0,33	Lanthan 140	40,2 Std
2,51; 2,49; 2,20; 0,89; 0,83; 0,63	Gallium 72	14,1 Std
2,11; 1,71; 1,38; 0,99; 0,60	Antimon 124	60,0 Tage
2,05; 1,40; 1,20; 0,64; 0,55	Arsen 76	26,5 Std
1,61; 1,53; 1,36; 0,08	Holmium 166	27,3 Std
1,57	Praseodym 142	19,2 Std
1,53	Kalium 42	12,5 Std
1,52; 1,39; 0,94; 0,89; 0,81; 0,76	Silber 110	270 Tage
1,37; 1,17; 0,80; 0,60; 0,57	Caesium 134	2,3 Jahre
1,34	Kupfer 64	12,8 Jahre
1,33; 1,17	Kobalt 60	5,25 Jahre
1,47; 1,31; 1,03; 0,82; 0,77	Brom 82	35,9 Std
1,29; 1,10; 0,19	Eisen 59	45,1 Tage
1,23; 1,22; 1,19; 1,12; 0,22	Tantal 182	111,0 Tage
1,12; 0,89	Scandium 46	84,0 Tage
1,11	Zink 65	245,0 Tage
1,08	Rubidium 86	18,6 Tage

2. Zerfallsschemata.

Es ist üblich, die energetischen Verhältnisse beim radioaktiven Zerfall durch sog. Zerfallsschemata darzustellen. Abb. 9 enthält die Zerfallsschemata einer Reihe von Radio-Isotopen.

Die einzelnen waagrechten Striche geben den Grundzustand bzw. angeregte Niveaus eines Kerns wieder. Der senkrechte Abstand entspricht der Energiedifferenz. An Hand der Zerfallsschemata (Termschemata) sollen einige typische Beispiele für reine β-Strahler und Gemischt-Strahler besprochen werden.

Reine β-Strahler. Nach Abb. 9a zerfällt ein P^{32}-Kern unter Emission eines β-Spektrums mit einer oberen β-Grenzenergie von $E_{\beta\,max} = 1{,}701$ MeV in den Grundzustand des stabilen Folgekerns S^{32}. Ähnlich liegen die Verhältnisse beim Zerfall von C^{14} und C^{11}.

Gemischt-Strahler. Abb. 9d zeigt das Zerfallsschema von ${}_{17}Cl^{38}$. Das β-Spektrum mit $E_{\beta\,max} = 4{,}81$ MeV (Häufigkeit = 53%) führt zum Grundzustand des stabilen Folgekerns ${}_{18}Ar^{38}$. Daneben existieren zwei weitere β-Spektren mit den kleineren $E_{\beta\,max} = 2{,}77$ MeV (16%) und $E_{\beta\,max} = 1{,}11$ MeV

(31 %). Diese führen zu zwei Anregungsniveaus mit einer Anregungsenergie von 2,15 MeV und 3,75 MeV (= 2,15 + 1,60 = 3,75 MeV). Das oberste Anregungsniveau geht unter Emission eines γ-Quants von 1,60 MeV und dieses wieder unter Emission eines zweiten γ-Quants von 2,15 MeV in den Grundzustand von Ar^{38} über. Wie aus dem Zerfallsschema folgt, sind 31 % aller Zerfallsprozesse mit der Emission der γ-Linie mit $E_\gamma = 1{,}60$ MeV und 47 % (= 31 + 16) aller Zerfallsprozesse mit der Emission der Linie mit $E_\gamma = 2{,}15$ MeV verbunden. Man vgl. hierzu das in Abb. 8 wiedergegebene Gesamt-β-Spektrum von Cl^{38} auf S. 555.

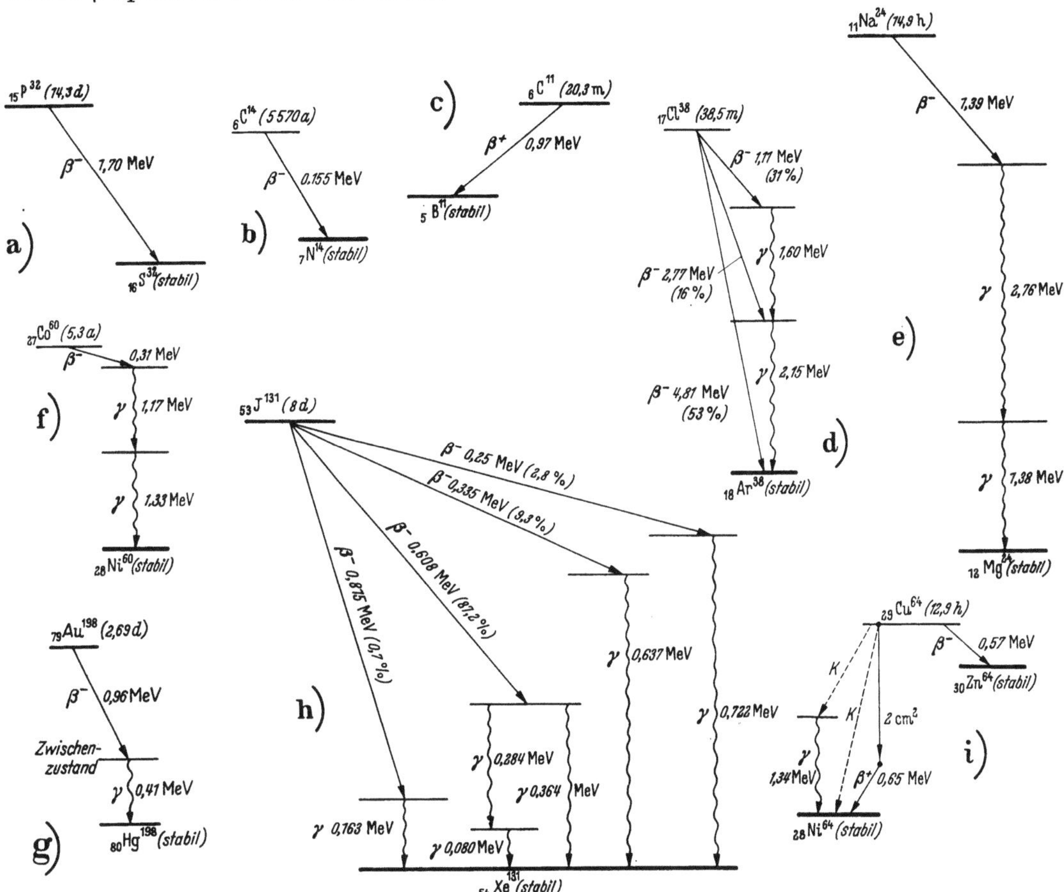

Abb. 9a—i. Zerfallsschemata einiger radioaktiver Isotope.

Nach Abb. 9e zerfällt $_{11}Na^{24}$ unter Emission eines β-Spektrums mit $E_{\beta\,\mathrm{max}} = 1{,}39$ MeV in einen $_{12}Mg^{24}$-Kern mit einer Anregungsenergie von 4,14 MeV (= 1,38 + 2,76). Unter Emission von zwei γ-Quanten (Kaskadensprung) wird der Grundzustand des stabilen $_{12}Mg^{24}$ erreicht. Je 1 β-Teilchen werden also zwei γ-Quanten der beiden angegebenen Energien emittiert. Ein unmittelbarer β-Übergang des Na^{24} in den Grundzustand des Mg^{24} ist nicht bekannt. Ähnliche Verhältnisse liegen vor bei Co^{60} (Abb. 9f) und Au^{198} (Abb. 9g).

Beim Zerfall von $_{53}J^{131}$ werden durch vier verschiedene β-Übergänge vier verschiedene angeregte Zustände von $_{54}Xe^{131}$ erreicht. Diese gehen z. T. durch Kaskadensprünge in den Grundzustand des stabilen Xe^{131} über, wobei insgesamt 6 verschiedene γ-Quanten ausgesandt werden. Aus den für die verschiedenen β-Übergänge angegebenen Häufigkeiten können die Häufigkeiten der γ-Übergänge abgelesen werden. Die härteste γ-Linie von 0,722 hat z. B. eine Häufigkeit von 2,8 %, diejenige von 0,637 MeV von 9,3 % usw.

Das Zerfallsschema von $_{29}Cu^{64}$ in Abb. 9i ist ein Beispiel für einen dualen Zerfall (s. S. 557). Der β^--Übergang führt unmittelbar zum Grundzustand des $_{30}Zn^{64}$. Durch den β^+-Zerfall wird der Grundzustand des Kerns Ni^{64} erreicht. Daneben entsteht durch K-Einfang neben dem Grundzustand des Ni^{64} auch ein angeregter Zustand von Ni^{64} mit einer Anregungsenergie von 1,34 MeV. Das führt zur Emission einer γ-Linie von 1,34 MeV.

Während die Anregungsniveaus eines Kerns im allgemeinen eine äußerst kurze Lebensdauer haben, gibt es bei einigen Kernen auch langlebige Niveaus, welche mit einer meßbaren Halbwertszeit abfallen *(Isomerer Zustand, Isomerie)*.

3. Innerer Photoeffekt. Konversionselektronen.

Licht-, Röntgen- und γ-Quanten können bekanntlich beim Auftreffen auf ein Atom von dessen Elektronenhülle absorbiert werden, wobei die Energie des Quants zur Loslösung und Aussendung eines Hüllenelektrons verwandt wird (Photoeffekt, s. S. 566).

Eine solche Absorption durch Photoeffekt kann bei der Emission eines γ-Quants durch einen angeregten Atomkern auch an der Elektronenhülle des *gleichen* Atoms auftreten *(Innerer Photoeffekt)*. An Stelle eines γ-Quants wird dann ein Elektron ausgesandt. Seine Energie ist gleich der γ-Energie vermindert um die Ablösearbeit des Hüllenelektrons (Emission einer Elektronen*linie*). Bei der Berechnung der Strahlendosis (s. S. 613ff.) müssen diese monoenergetischen *Konversionselektronen* zusätzlich mit den primären β-Teilchen berücksichtigt werden. Bei J^{131} machen die Konversionselektronen rd. 6% aller registrierten β-Teilchen aus.

VI. Absorption von α-, β- und γ-Strahlung in Materie.

Im folgenden soll die Wechselwirkung von radioaktiven Strahlen mit absorbierender Materie beschrieben werden. Im Rahmen dieses Artikels sind diese Absorptionsphänomene in zweierlei Hinsicht von Bedeutung. Einmal beruht der Nachweis radioaktiver Strahlung auf ihrer Absorption in geeigneten Apparaten und zum anderen hängt die Art und Größe der biologischen Wirkung absorbierter radioaktiver Strahlung eng mit ihren Absorptionseigenschaften zusammen.

Geladene Partikel wie α- und β-Teilchen können bei ihrem Durchgang durch Materie deren Atome und Moleküle ionisieren, anregen und dissoziieren. Für diese Prozesse sind Energien von größenordnungsmäßig 1—10 eVolt notwendig. Die schnellen, geladenen Partikel erleiden dabei dauernd kleine quantenhafte Energieverluste, wobei ihre Bewegungsenergie praktisch stetig verbraucht wird. Die Wahrscheinlichkeit für das Auftreten solcher Prozesse, d. h. also die Größe der Absorption, hängt von der Teilchenart (α- oder β-Teilchen) und ihrer Energie ab.

1. Absorption von α-Teilchen in Materie.

a) Reichweite von α-Teilchen.

Wie die Nebelkammeraufnahme auf S. 551 sehr anschaulich zeigt, beschreiben α-Teilchen in Materie geradlinige Bahnen. Genauere Beobachtungen zeigen jedoch, daß die Bahnrichtung schwache Krümmungen enthält, und zwar vor allem bei kleinen α-Energien und bei Absorbern mit großer Ordnungszahl (Vielfachstreuung). Die Länge der Bahnspur von α-Teilchen gleicher Anfangsenergie bis zu ihrer vollständigen Abbremsung ist — abgesehen von der α-Energie — von der Art des Absorbers abhängig. Diese Wegstrecke wird die Reichweite des α-Teilchens in dem betreffenden Absorber genannt.

b) Energie-Reichweite-Beziehung.

Die Reichweite nimmt mit zunehmender Energie stetig zu (Energie-Reichweite-Beziehung). So haben z. B. Po-α-Teilchen ($E_\alpha = 5{,}3$ MeV) eine Reichweite in Luft (15° C, 760 mm) von 3,8 cm und die α-Teilchen von RaC′ ($E_\alpha = 7{,}68$ MeV) von 6,98 cm.

c) Luftäquivalent von Absorbern.

Unter dem Luftäquivalent eines beliebigen Absorbers versteht man diejenige Absorberdicke in mg/cm², durch welche α-Teilchen den gleichen Energieverlust wie bei Durchquerung von 1 cm Normalluft erleiden. In Tabelle 5 sind einige Werte für verschiedene Absorber zusammengestellt worden.

Beispiel. 1. Das Fenster eines GEIGER-MÜLLER-Fenster-Zählrohres (s. Abb. 38, S. 589) bestehe aus einer Glimmerfolie von 1,43 mg/cm² Dicke. Nach Tabelle 5 hat diese Folie ein Luftäquivalent von 1 cm. Der Reichweiteverlust von α-Teilchen beim Durchgang durch eine solche Glimmerfolie beträgt also 1 cm. α-Teilchen von weniger als 1 cm Reichweite (d. h. mit einer Energie kleiner als 2 MeV) können von dem Zähler nicht mehr registriert werden, weil sie das Innere des Zählers nicht erreichen. 2. Aluminium-GEIGER-MÜLLER-Zählrohre können bis herab zu einer Wandstärke von 0,1 mm (= 27 mg/cm²) hergestellt werden. Nach Tabelle 5 hat die Al-Wand ein Luftäquivalent von 27 : 1,51 = 17,9 cm. Ein solches Zählrohr ist zur Registrierung von α-Teilchen ungeeignet, da die Reichweite aller natürlichen α-Strahler wesentlich kleiner ist.

Tabelle 5. *Luftäquivalent einiger Stoffe für α-Teilchen von rd. 6 MeV.*

Substanz	Luftäquivalent in mg/cm²
Glimmer	1,43
Al	1,51
Cu	2,09
Ag	2,71
Au	3,74

d) Energie-Aufwand zur Erzeugung eines Ionenpaares.

Auf seinem Wege durch den Absorber erleidet ein α-Teilchen dauernd quantenhafte Energieverluste durch Ionisation und Anregung der Absorber-Moleküle. Bei Luft als Absorber liegt im Mittel zwischen zwei Ionisationen ein Energieverlust von 34,7 eV, und zwar unabhängig von der α-Energie. Die Erzeugung eines Ionenpaares (= positiv geladenes Restatom + freies Elektron) in Luft ist also im Mittel mit einem Energieverlust von 34,7 eV verbunden. Für andere Gase wurden andere Werte gemessen. Tabelle 6 gibt einige Beispiele wieder.

Tabelle 6. *Energieverlust je Ionenpaar für α-Teilchen in verschiedenen Gasen.*

Substanz	Energieverbrauch je Ionenpaar in eV
Wasserstoff	35,1
Helium	30,2
Stickstoff	36,2
Sauerstoff	32,3
Neon	27,1
Argon	24,3
Krypton	22,3
Xenon	21,3
Luft	34,7
CH_4	29,3
C_2H_4	26,9
CCl_4	26,8
CO	33,9
CO_2	33,8

e) Zahl der von einem α-Teilchen erzeugten Ionenpaare.

Aus der Energie eines α-Teilchens und dem Energieverlust je Ionenpaar kann die Zahl der insgesamt von einem α-Teilchen erzeugten Ionenpaare berechnet werden.

Beispiel. Die Energie der α-Teilchen von Polonium beträgt 5,3 MeV. Ein α-Teilchen erzeugt also in Luft

$$\frac{5\,300\,000}{34{,}7} = 153\,000 \text{ Ionenpaare,}$$

und zwar auf einem Wege von 3,8 cm (= Reichweite).

f) Spezifische Ionisation.

Unter der spezifischen Ionisation versteht man die Zahl der erzeugten Ionen je Wegeinheit (Ionisationsdichte). Die spezifische Ionisation hängt von der Größe der α-Energie stark ab, und zwar nimmt sie mit abnehmender α-Energie zu. Die Ionendichte ist also am Ende der Reichweite am größten. Für ein Po-α-Teilchen würde die *mittlere* Ionisationsdichte betragen:

$$\frac{153\,000 \text{ Ionenpaare}}{3{,}8 \text{ cm}} = 40\,000 \text{ Ionenpaare/1 cm Weg.}$$

2. Absorption von β-Teilchen in Materie. (Elektronen und Positronen.)

Abb. 10 gibt den Zerfall eines $_{90}RaTh^{228}$-Kerns in seine Folgeprodukte wieder. Der RaTh-Kern befand sich in einer sog. kernphysikalischen photographischen Emulsion. Bei dem Zerfall entstehen zunächst wieder α-Strahler und schließlich der β-aktive Kern $_{82}ThB^{212}$. Die Zerfallspartikel (4 α-Teilchen und 1 β-Teilchen) ionisieren auf ihrem Wege durch die Emulsion die AgBr-Körner und machen sie dadurch entwicklungsfähig. Nach der Entwicklung der Emulsion sind die α-Spuren als dicht aneinander gelagerte Ag-Körner sichtbar. Bei dem β-Teilchen erkennt man deutlich einzelne Ag-Körner.

a) Bahnverlauf von β-Teilchen in Absorbern. Streuung.

Wie Abb. 10 zeigt, ist die Bahn eines schnellen Elektrons im Gegensatz zu derjenigen eines α-Teilchens keineswegs eine Grade. Infolge dauernder Streuung des leichten Elektrons an den Atomen des Absorbers verläuft die Bahn unter dauernden Richtungsänderungen. Diese Streuungen können insgesamt zu Richtungsänderungen von 180° führen, was zur Folge haben kann, daß ein auf eine Metallplatte auftreffendes Elektron aus dieser wieder austritt (Rückstreuung).

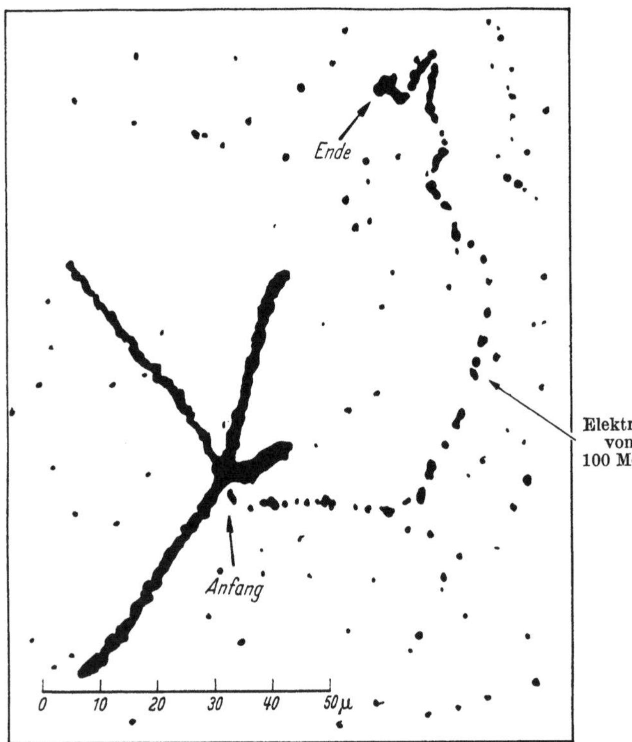

Abb. 10. Bahnspur eines β-Teilchens von 100 keV in einer kernphysikalischen Emulsion. (Zerfall: $_{90}\mathrm{RaTh}^{228}$----$_{88}\mathrm{ThX}^{224}$----$_{86}\mathrm{Tn}^{220}$----$_{84}\mathrm{ThA}^{216}$----$_{82}\mathrm{ThB}^{212}$----$_{83}\mathrm{ThC}^{212}$.) (Entnommen aus Prospekt Ilford, London.)

Der tatsächliche Weg eines schnellen Elektrons im Absorber ist im allgemeinen wesentlich größer als die Entfernung zwischen Startpunkt (in Abb. 10 mit „Anfang" bezeichnet) und Endpunkt der Bahn (in Abb. 10 mit „Ende" bezeichnet). Ein paralleler Strahl von Elektronen gleicher Energie verbreitert sich beim Auftreffen auf einen Adsorber in diesem stark. Nur die wenigsten Elektronen legen einen Weg zurück, welcher der tatsächlichen Bahnlänge (Reichweite) der einzelnen Elektronen entspricht.

b) Spezifische Ionisation in Abhängigkeit von der Elektronen-Energie.

Man erkennt in Abb. 10 deutlich, daß die Dichte der Ag-Körner längs der Elektronenspur mit abnehmender Energie stetig zunimmt. Die spezifische Ionisation (Zahl der Ionen je Weglängeneinheit) nimmt — ähnlich wie bei α-Teilchen — mit abnehmender Elektronen-Energie zu.

c) Energieverbrauch je Ionenpaar.

In Luft verliert ein Elektron zwischen zwei Ionisationen infolge quantenhafter Energieverluste durch Ionisation und Anregung der Luftmoleküle *im Mittel* eine Energie von 32,3 eV. Jedem Ionenpaar entspricht also ein Energieverlust von 32,3 eV. Dieser Wert ist unabhängig von der Energie des Elektrons. Er hängt aber von der Art des Gases ab (s. Tabelle 7).

Tabelle 7.
Energieverlust pro Ionenpaar für Elektronen in verschiedenen Gasen.

Gas	Energieverlust je Ionenpaar in eV
H_2	33,0
He	27,8
N_2	35,0
O_2	32,3
Ne	27,4
Ar	25,4
Kr	22,8
Xe	20,8
Luft	32,3

d) Zahl der von einem Elektron erzeugten Ionenpaare.

Ein Elektron von 1,7 MeV erzeugt in Luft bis zu seiner vollständigen Abbremsung also:

$$\frac{1\,700\,000\ \mathrm{eV}}{32{,}3\ \mathrm{eV}} = 52\,000\ \text{Ionenpaare.}$$

Ein α-Teilchen gleicher Energie würde wegen des etwa gleichen Wertes für den Energieverbrauch je Ionenpaar (man vgl. Tabelle 6 mit Tabelle 7) etwa die gleiche Ionenzahl erzeugen. Die Reichweite von 1,7 MeV α-Teilchen beträgt $R = 0{,}84$ cm. Elektronen von 1,7 MeV durchlaufen aber bis zur vollständigen Abbremsung einen Weg von etwa 600 cm, also einen fast 1000mal größeren Weg. Das bedeutet, daß Elektronen etwa 1000mal weniger Ionen je Wegeinheit bilden als α-Teilchen. Qualitativ werden diese Verhältnisse von Abb. 10 sehr anschaulich wiedergegeben.

e) Mittlere Zahl der von einem β-Teilchen erzeugten Ionenpaare.

Wegen der kontinuierlichen Energieverteilung im β-Spektrum eines Radio-Isotops muß der Berechnung der von einem β-Teilchen im Mittel erzeugten Zahl der Ionenpaare die mittlere Energie eines β-Teilchens zugrunde gelegt werden. Letztere kann bei genauer Kenntnis des β-Spektrums leicht berechnet werden und ist für eine Reihe von Radio-Isotopen genau bekannt. Angenähert kann die mittlere β-Energie $= {}^1/_3\, E_{\beta\,\max}$ gesetzt werden.

Die β-Teilchen von P^{32} ($E_{\beta\,\max} = 1{,}701$ MeV) haben nach Tabelle 15, S. 615 eine mittlere Energie von 0,685 MeV. Im Mittel erzeugt also ein β-Teilchen

$$\frac{685\,000\ \text{eV}}{32{,}3\ \text{eV}} = 21\,200\ \text{Ionenpaare}/\beta\text{-Teilchen}.$$

f) Absorption der β-Strahlung von radioaktiven Isotopen. Maximale Reichweite.

Ein Strahl von Elektronen einheitlicher Energie wird beim Durchgang durch einen Absorber geschwächt. Nur ein Teil der Elektronen vermag den Absorber wieder zu verlassen. Die Größe dieser Absorption hängt natürlich von der Dicke des Absorbers ab. Sie ist aber von dem Material des Absorbers weitgehend unabhängig, wenn die Dicke

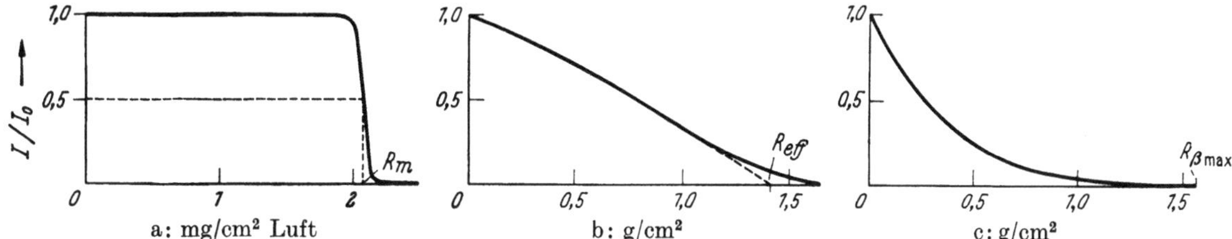

Abb. 11. Absorptionskurven für a) α-Teilchen von 3 MeV, b) monoenergetische Elektronen von 3 MeV und c) eine β-Strahlung mit einer Grenzenergie von 3 MeV. (Entnommen aus: E. Bleuler und G. J. Goldsmith, Experimental Nucleonics, New York 1952.)

in mg/cm² gemessen wird. So absorbieren z. B. 10 mg Papier/cm² mit guter Genauigkeit gleich stark wie z. B. 10 mg Aluminium/cm². Bei Absorbern großer Ordnungszahl ist die Absorption etwas stärker.

Abb. 11 zeigt die Absorptionskurve für α-Teilchen von 3 MeV, für monoenergetische (künstlich beschleunigte) Elektronen von 3 MeV und für eine β-Strahlung mit einer Grenzenergie ($E_{\beta\,\max}$) von 3 MeV. Die Abszisse gibt die Dicke des durchlaufenen Absorbers und die Ordinate den Bruchteil der den Absorber verlassenden, nicht absorbierten Partikel wieder. Die drei Absorptionskurven unterscheiden sich in charakteristischer Weise.

Während die Zahl der α-Teilchen bis zum Ende der Reichweite konstant bleibt und dann rasch abfällt, liegt in den beiden anderen Fällen eine stetige Abnahme der Teilchenzahl vor. Diese hat ihren Grund in der starken Streuung der Elektronen im Absorber. Bereits bei kleinen Absorberdicken wird ein Teil der Elektronen um mehr als 90° gestreut, was zur Folge hat, daß sie den Absorber nicht verlassen. Nur wenige Elektronen verlaufen derart gradlinig, daß sie eine Absorberdicke durchsetzen, welche gleich ihrer tatsächlichen Weglänge ist ($= R_{\text{eff}}$). Die meisten Elektronenbahnen enden bei kleineren Absorberdicken. Bei einem Vergleich der Absorptionskurve der β-Strahlung mit derjenigen der monoenergetischen Elektronen fällt der besonders starke Anfangsabfall der β-Absorptionskurve auf. Dieser erklärt sich aus der kontinuierlichen Energieverteilung im β-Spektrum. Der energieärmere Anteil der β-Teilchen wird bereits bei relativ kleinen Absorberdicken vollständig absorbiert. Der Endpunkt der Absorptionskurve $R_{\beta\,\max}$ ist aber gleich R_{eff}, da er in beiden Fällen von gradlinig verlaufenden Elektronen bzw. β-Teilchen von 3 MeV herrührt. $R_{\beta\,\max}$ wird die *maximale Reichweite* der β-Teilchen genannt.

Abb. 12 gibt die Absorptionskurve der β-Teilchen von P^{32} (reiner β-Strahler) in linearer Darstellung und Abb. 14b in halblogarithmischer Darstellung wieder. Die genaue Messung der maximalen Reichweite begegnet aus Intensitätsgründen großen experimentellen Schwierigkeiten. Die maximale Reichweite beträgt P^{32} $R_{\beta\,\max} = 760$ mg/cm². Nach Abb. 12 werden aber bereits ${}^4/_5$ aller β-Teilchen von 250 mg/cm² absorbiert.

Abb. 13 gibt die Absorptionskurve von Na^{24} (β- + γ-Strahler, Gemischt-Strahler) in linearer Darstellung und Abb. 14a in halblogarithmischer Darstellung wieder. Wegen der durchdringenden γ-Strahlung des Na^{24} fällt die Absorptionskurve nicht stetig auf Null ab, sondern nähert sich asymptotisch einem endlichen, nur sehr schwach abfallenden Wert. Subtrahiert man diesen von der Na^{24}-γ-Strahlung herrührenden Effekt von dem gemessenen Gesamt-Effekt, so bleibt die Absorptionskurve der reinen β-Strahlung des Na^{24} übrig (Abb. 14a).

Die maximale Reichweite der β-Strahlung des Na^{24} beträgt etwa $R_{\beta\,\max} = 600$ mg/cm².

g) Zusammenhang zwischen Grenzenergie $E_{\beta\,max}$ und maximaler Reichweite $R_{\beta\,max}$.

In Abb. 15 ist für eine Reihe von β-Strahlern die maximale Reichweite $R_{\beta\,max}$ über der Grenzenergie des β-Spektrums $E_{\beta\,max}$ graphisch aufgetragen worden. Die einzelnen Punkte liegen — von kleinen Abweichungen abgesehen — auf der eingezeichneten Kurve.

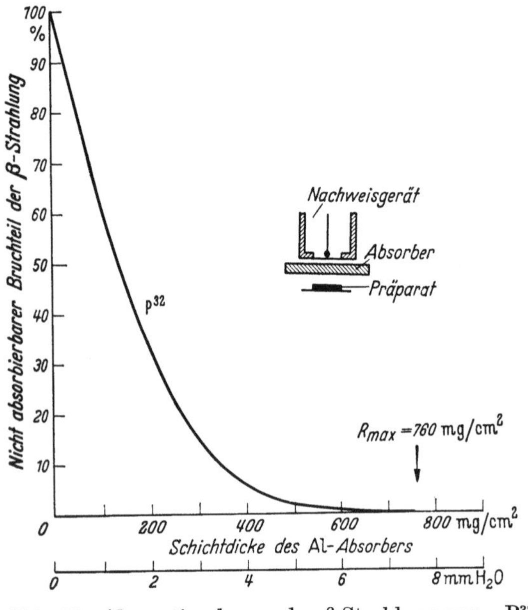

Abb. 12. Absorptionskurve der β-Strahlung von ${}_{15}P^{32}$ (linearer Maßstab).

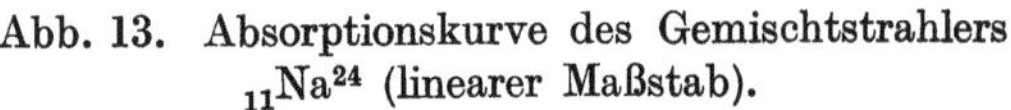

Abb. 13. Absorptionskurve des Gemischtstrahlers ${}_{11}Na^{24}$ (linearer Maßstab).

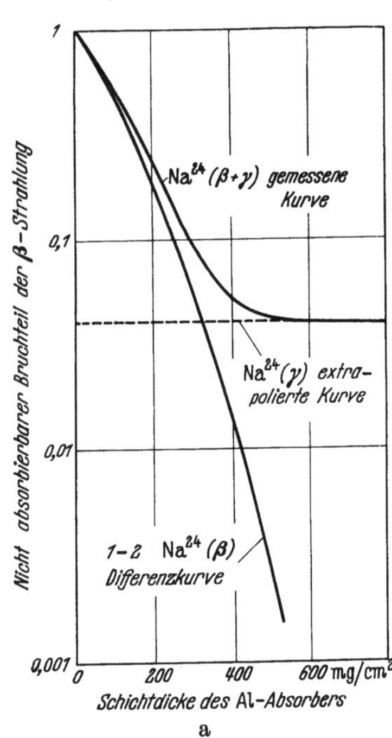

a

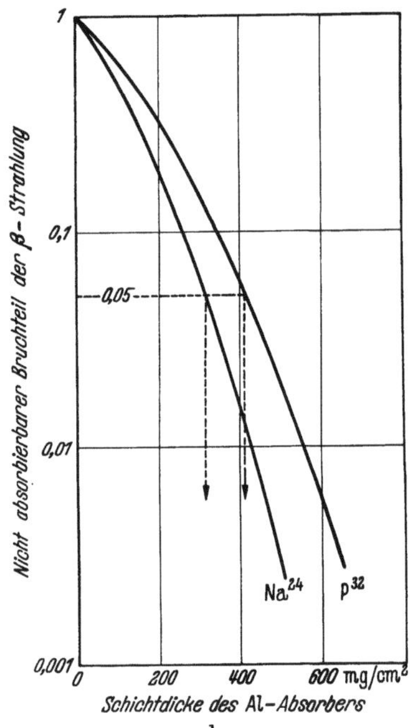

b

Abb. 14a u. b. Absorptionskurve der β- bzw. $(\beta + \gamma)$-Strahlung von ${}_{15}P^{32}$ bzw. ${}_{11}Na^{24}$ (halblogarithmische Darstellung). (a: Na^{24} für $(\beta + \gamma)$- und β-Strahlung, b: für β-Strahlung von Na^{24} und P^{32}.)

Mit Hilfe der Kurve kann für einen beliebigen β-Strahler, bei bekannter Grenzenergie $E_{\beta\,max}$, die zugehörige maximale Reichweite $R_{\beta\,max}$ der β-Strahlung ermittelt werden. Die maximale Reichweite ist bei strahlenbiologischen Anwendungen und in der Meßtechnik von Interesse.

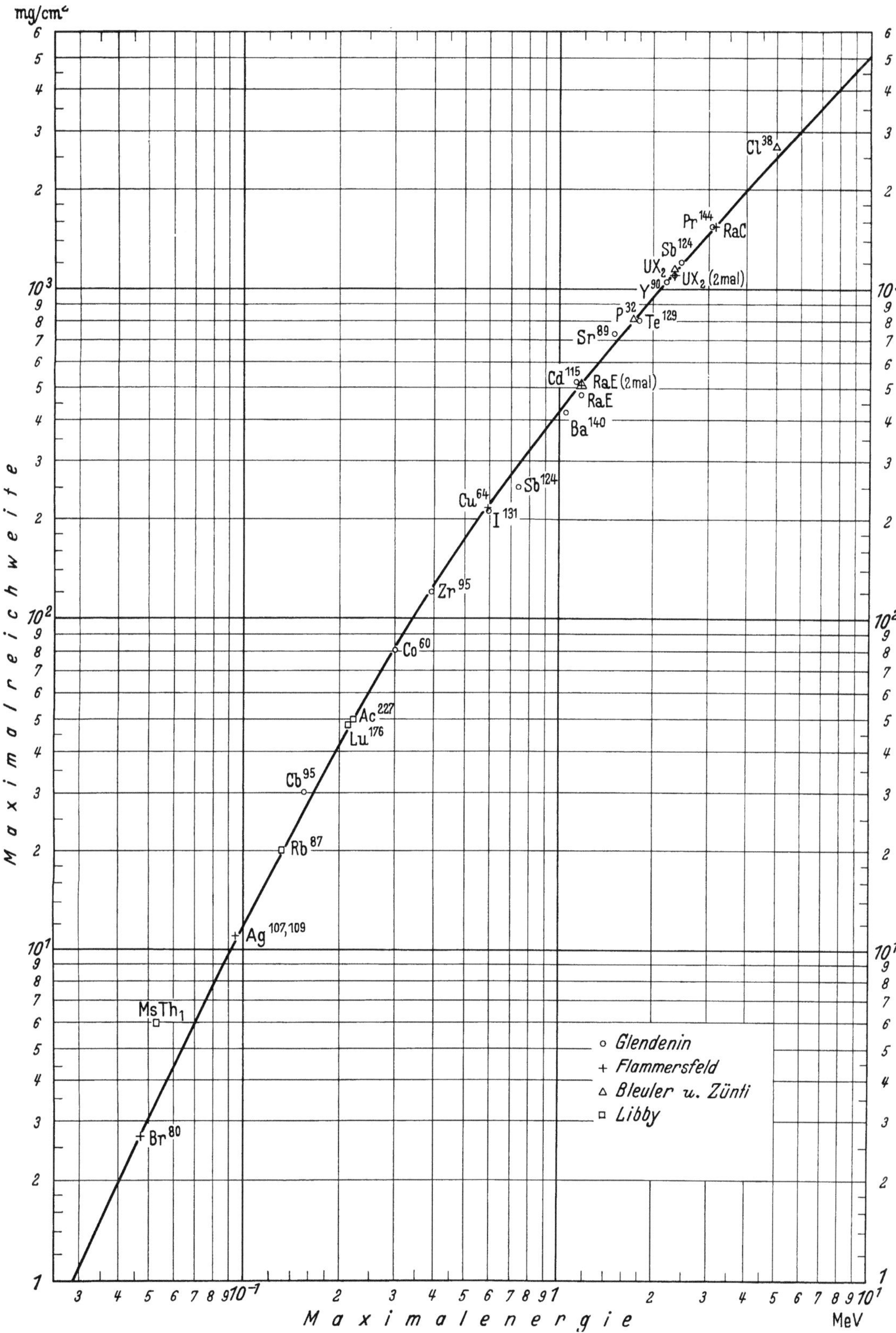

Abb. 15. Maximalreichweite verschiedener β-Strahler als Funktion ihrer Maximalenergie. (Entnommen aus: LANDOLT-BÖRNSTEIN, Bd. 1, Teil 5, Beitrag von L. MEYER-SCHÜTZMEISTER und D. VINCENT 1952.)

3. Absorption von γ-Quanten.

a) Absorptionsgesetz.

Ein γ-Strahl, welcher γ-Quanten derselben Energie enthält, wird in einem Absorber nach einem Exponentialgesetz absorbiert. Dies lautet:

$$I = I_0 \cdot e^{-\mu_0 \times x}$$

oder auch

$$I = I_0 \cdot e^{-\mu \times d.}$$

Dabei bedeutet:

I_0 = Zahl der (senkrecht) auf den Absorbern auftreffenden γ-Quanten,
I = Zahl der den Absorber unbeeinflußt verlassenden γ-Quanten,
μ_0 = Linearer Absorptionskoeffizient (Dimension = cm^{-1}),
x = Dicke des Absorbers in cm,
μ = Massenabsorptionskoeffizient (Dimension = cm^2/g),
d = Dicke des Absorbers in g/cm^2,
e = Basis der natürlichen Logarithmen = 2,718.

Zwischen μ_0 und μ besteht die Beziehung $\frac{\mu_0}{\varrho} = \mu$, wobei ϱ gleich dem spezifischen Gewicht des Absorbers ist. Zwischen der sog. Halbwertsdicke $D_{1/2}$, durch welche der γ-Strahl auf die Hälfte reduziert wird, und den oben definierten Absorptionskoeffizienten besteht folgende Beziehung:

$$D_{1/2} = \frac{\ln 2}{\mu_0} = \frac{0,693}{\mu_0} \text{ in cm oder}$$

$$= \frac{\ln 2}{\varrho \cdot \mu} = \frac{0,693}{\varrho \cdot \mu} \text{ in cm } \varrho = \text{ Spezifisches Gewicht des Absorbers } (g/cm^3).$$

Aus den Absorptionskoeffizienten kann die Halbwertsdicke berechnet werden und umgekehrt. Beispiele siehe am Ende dieses Abschnittes.

Die Größe der Absorption ist einmal von der Energie der γ-Quanten und zum anderen von der Art des Absorbers abhängig.

Die Absorption kann durch 3 verschiedene Prozesse zustande kommen, und zwar durch

1. Photoeffekt,
2. COMPTON-Effekt und
3. Paarbildung.

Der relative Beitrag der einzelnen Absorptionsprozesse zur Gesamtabsorption hängt von der Energie der γ-Quanten und von der Art des Absorbers ab.

Die Absorption nach den verschiedenen Teilprozessen verläuft gleichfalls nach einem Exponentialgesetz und kann durch entsprechende Absorptionskoeffizienten gekennzeichnet werden. Es bedeutet:

τ = Massenabsorptionskoeffizient für Photoeffekt,
σ = Massenabsorptionskoeffizient für COMPTON-Effekt,
$\varkappa$ = Massenabsorptionskoeffizient für Paarbildung.

Die Dimension ist in allen drei Fällen cm^2/g. Die Summe dieser Teilabsorptionskoeffizienten ist gleich dem Gesamtabsorptionskoeffizienten:

$$\mu = \tau + \sigma + \varkappa .$$

b) Absorption durch Photoeffekt (s. auch Abb. 16).

Hierbei wird ein γ-Quant von der Elektronenhülle eines Absorber-Atoms vollständig absorbiert. Seine Energie wird zur Ablösung eines Hüllenelektrons verwandt. Nach dem Photoeffekt ist das γ-Quant verschwunden, und es ist ein positiv geladenes Restatom (Ion) und ein schnelles freies Elektron entstanden.

Die Energie des Elektrons ist gleich der γ-Quanten-Energie vermindert um die Ablösearbeit aus der Elektronenhülle. Letztere beträgt z. B. für die K-Schale von Blei = 88,0 keV und für die L-Schale = 14,7 keV usw. Ein γ-Quant von 200 keV kann also *Photoelektronen* von 200—88,0 = 112 keV bzw.

von 200—14,7 = 185,3 keV usw. erzeugen. Absorption an der K-Schale von Blei kann nur stattfinden, wenn die γ-Quantenenergie größer als 88,0 keV ist *(K-Absorptionskante)*. Ähnliches gilt für Absorption an der L-Schale (L-Absorptionskante) usw. Oberhalb der Absorptionskante nimmt die Wahrscheinlichkeit für Absorption durch Photoeffekt mit der γ-Energie stetig ab.

In Abb. 17 ist der Verlauf des Massenabsorptionskoeffizienten τ in Abhängigkeit von der γ-Quantenenergie für Aluminium und Blei wiedergegeben worden. Die Wahrscheinlichkeit für photoelektrische Absorption steigt mit der Ordnungszahl Z sehr stark an. Sie ist deshalb für Blei erheblich größer als für Aluminium oder andere leichte Elemente. Der Photoeffekt ist bei Absorbern mit großer Ordnungszahl und bei kleinen γ-Energien der vorherrschende Teilprozeß.

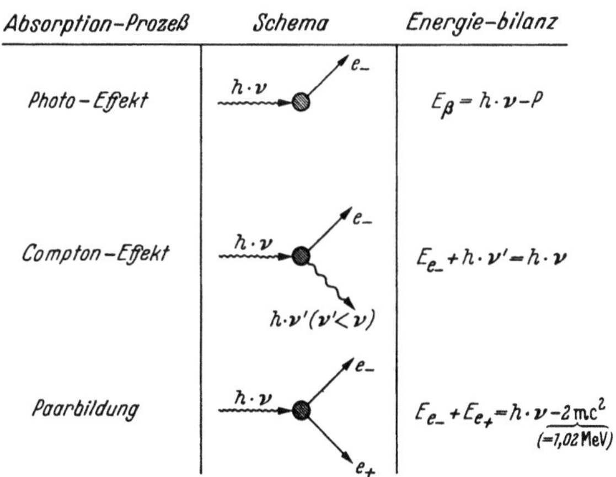

Abb. 16. Schematische Darstellung des Photoeffekts, des COMPTON-Effekts und der Paarerzeugung.

c) Absorption durch COMPTON-Prozeß (s. auch Abb. 16).

Der COMPTON-Prozeß kann als elastischer Stoß eines γ-Quants gegen ein Elektron der Elektronenhülle eines Absorbers-Atoms aufgefaßt werden. Die γ-Energie verteilt sich dabei auf das aus dem Atomverband hinausgestoßene Elektron und das gestreute γ-Quant. Die Energie des letzteren ist um die Bewegungsenergie des Elektrons kleiner als diejenige des primären, stoßenden γ-Quants. Das Streuquant hat eine dementsprechende größere Wellenlänge (weiche COMPTON-Streustrahlung).

In Abb. 17 ist der Massenabsorptionskoeffizient für COMPTON-Effekt in Abhängigkeit von der γ-Energie für Aluminium und Blei wiedergegeben worden. Da der Absorptionskoeffizient der Massenbelegung des Absorbers (g/cm²) ungefähr proportional ist, ist er bei bestimmter γ-Energie für verschiedene Materialien nur wenig verschieden. Absorption durch COMPTON-Prozeß ist bei Absorbern mit kleiner Ordnungszahl und bei mittleren γ-Energien um 1 MeV für alle Ordnungszahlen der vorherrschende Teilprozeß.

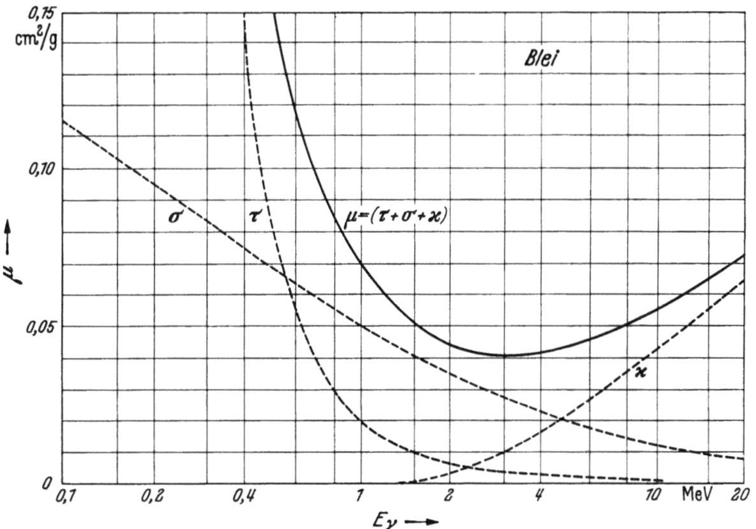

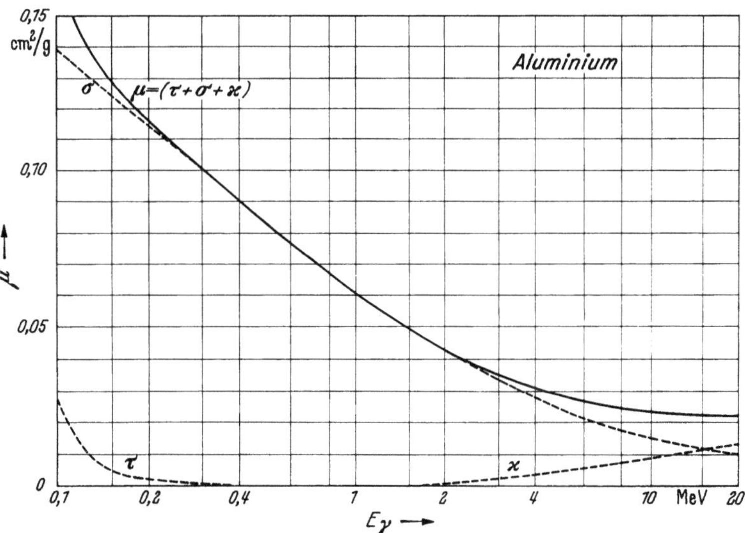

Abb. 17. Massenabsorptionskoeffizient als Funktion der γ-Energie für Photoeffekt (τ), COMPTON-Effekt (σ) und Paarerzeugung ($\varkappa$) in Aluminium und Blei. (Entnommen aus: E. BLEULER und G. J. GOLDSMITH, Experimental Nucleonics, New York 1952.)

d) Absorption durch Paarbildung (s. auch Abb. 16).

Oberhalb einer Energie der γ-Quanten von 1,02 MeV kann Absorption unter Bildung eines Elektronenpaares auftreten. Die Energie des γ-Quants wird dabei zur Erzeugung eines negativen und eines positiven Elektrons unter Verschwinden des γ-Quants verwandt. Nach dem EINSTEINschen Äquivalenzgesetz von Energie und Masse gilt:

$$E = m \cdot c^2.$$

Dabei bedeutet:

E = Energie des γ-Quants in Erg,
m = Masse eines Elektrons in g,
c = Lichtgeschwindigkeit = $3 \cdot 10^{10}$ cm/sec.

Ein Einsetzen der entsprechenden Werte in obige Beziehung ergibt, daß die Masse zweier Elektronen einer γ-Energie von 1,02 MeV äquivalent ist. Oberhalb dieser Energie kann Paarbildung erfolgen, wobei der Energieüberschuß des γ-Quants als kinetische Energie auf das negative und positive Elektron verteilt wird. Bei der Absorption eines γ-Quants von 2 MeV stehen also 2,00—1,02 = 0,98 MeV als Bewegungsenergie der beiden Elektronen zur Verfügung.

Paarerzeugung kommt also nur oberhalb 1,02 MeV vor. Der Massenabsorptionskoeffizient steigt mit der Ordnungszahl des Absorbers leicht an, wie aus einem Vergleich der Kurven für Aluminium und Blei in Abb. 17 folgt.

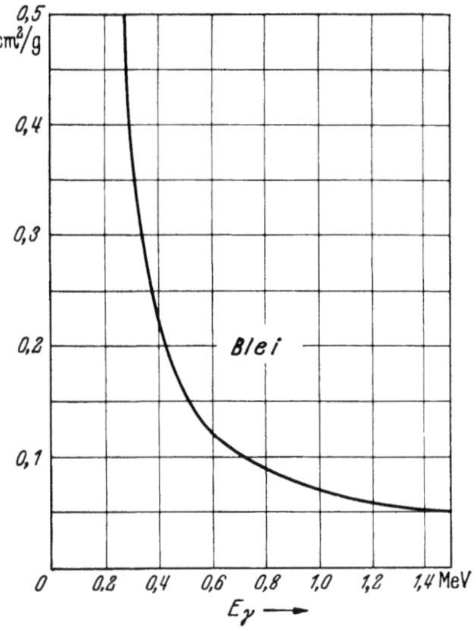

Abb. 18. Massenabsorptionskoeffizient für Blei (Gesamtabsorption). (Entnommen aus E. BLEULER und G. J. GOLDSMITH, Experimental Nucleonics, New York 1952.)

Tabelle 8 zeigt, mit welcher Häufigkeit die drei Absorptionsprozesse in Wasser bei verschiedenen γ-Energien auftreten. Bei Energien bis etwa 40 keV überwiegt der Photoeffekt, bei Energien von einigen Hundert keV bis etwa 1 MeV beruht die Absorption im wesentlichen auf COMPTON-Effekt, bei sehr großen γ-Energien gewinnt die Paarerzeugung in zunehmendem Maße an Bedeutung.

Beispiel zur Berechnung von Halbwertsdicken.

$\frac{1}{\mu}$ (μ = Massenabsorptionskoeffizient) bedeutet diejenige Absorberdicke in g/cm², durch welche ein paralleler γ-Strahl auf den e.ten Teil (e = 2,718..) geschwächt wird. Durch Multiplikation mit ln 2 (= 0,693..) erhält man die Halbwertsdicke in g/cm². Durch anschließende Division durch ϱ (= spezifisches Gewicht des Absorbers in g/cm³) erhält man die Halbwertsdichte in cm.

Tabelle 8. *Relative Wahrscheinlichkeit der verschiedenen Absorptionsprozesse in Wasser in Abhängigkeit von der Energie der γ-Quanten.*

Energie der γ-Quanten	Photoeffekt %	COMPTON-Effekt %	Paarbildung %
10 keV	100	0	
40 keV	75	25	
200 keV	1	99	
400 keV	0	100	
1 MeV		100	= 0 (Einsatz)
10 MeV		50	50
100 MeV		0	100

Tabelle 9. *Beispiele zur Berechnung von Halbwertsdicken aus den Massenabsorptionskoeffizienten der Abb. 17 und 18.*

Absorber	γ-Energie	μ in $\frac{cm^2}{g}$	ϱ in $\frac{g}{cm^3}$	$D_{1/2}$ in $\frac{g}{cm^2}$	$D_{1/2}$ in cm
Pb	280 keV	0,5	11,3	1,39	0,123
	1,5 MeV	0,05		13,9	1,23
Al	280 keV	0,103	2,7	6,73	2,5
	1,5 MeV	0,05		13,9	5,15

Aus Abb. 17 und 18 wurden für zwei γ-Energien von 280 keV bzw. 1,5 MeV die Massenabsorptionskoeffizienten μ entnommen und zwar für Blei und Aluminium als Absorber. Für 1,5 MeV beträgt dann die Halbwertsdicke $D_{1/2}$ eines Blei-Absorbers im g/cm²:

$$D_{1/2} \text{ in } \frac{g}{cm^2} = \frac{0{,}693}{0{,}05} = 13{,}9 \text{ g/cm}^2.$$

Unter Berücksichtigung des in Tabelle 9 angegebenen Wertes ϱ für das spezifische Gewicht von Blei findet man für $D_{1/2}$ in cm einen Wert von 13,9 : 11,3 = 1,23 cm Blei. In gleicher Weise wurden die übrigen Werte der Tabelle 9 berechnet. Man beachte, daß $D_{1/2}$ in g/cm² für Blei und Aluminium bei 1,5 MeV den *gleichen* Wert hat. Das hat seinen Grund darin, daß bei 1,5 MeV die Absorption überwiegend auf dem COMPTON-Prozeß beruht.

e) Absorptionskoeffizient für Erzeugung von Elektronenenergie.

Bei der Absorption von Röntgen- und γ-Strahlen wird nicht die gesamte im Gewebe absorbierte Energie als Elektronenenergie frei, wie aus der oben gegebenen Beschreibung der drei Absorptionsprozesse hervorgeht.

Lediglich beim Photoeffekt übernimmt das Sekundärelektron die *gesamte* Energie des absorbierten Quants. Beim COMPTON-Effekt wird nur ein *Teil* der Energie des primären Quants in Elektronenenergie verwandelt, ein anderer Teil wird von dem weichen

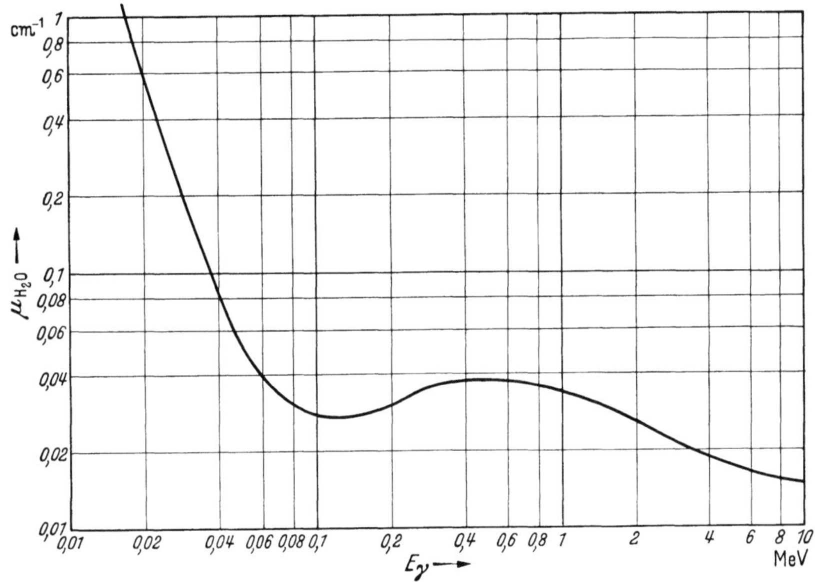

Abb. 19. Linearer Absorptionskoeffizient für Erzeugung von Elektronenenergie in Wasser als Funktion der Quantenenergie.

Streuquant fortgeführt. Bei der Paarerzeugung wird zunächst eine Energie von 1,020 MeV zur Erzeugung des Elektronenpaares benötigt. Nur die *hierüber hinausgehende* Quantenenergie steht als Elektronenenergie zur Verfügung.

Die im vorhergehenden Abschnitt besprochenen Absorptionskoeffizienten sagen also noch nichts über die bei der Quantenabsorption z. B. in biologischem Gewebe freiwerdende Elektronenenergie aus. Diese ist in jedem Fall kleiner als die gesamte absorbierte Quanten-Energie.

Unter Berücksichtigung der bekannten Eigenschaften des COMPTON-Effektes und der Paarerzeugung kann auch die freiwerdende Elektronenenergie berechnet werden. Das Ergebnis wird als „Absorptionskoeffizient für Erzeugung von Elektronenenergie μ_e" ausgedrückt. Dieser Absorptionskoeffizient setzt sich aus den entsprechenden Teil-Absorptionskoeffizienten wie folgt zusammen:

$$\mu_e = \tau + \sigma_e + \varkappa_e.$$

Dabei bedeutet:

τ = Absorptionskoeffizient für Photoeffekt.
σ_e = Absorptionskoeffizient zur Erzeugung von Elektronenenergie durch COMPTON-Effekt.
$\varkappa_e$ = Absorptionskoeffizient zur Erzeugung von Elektronenenergie durch Paarerzeugung.

Wenn Röntgen- oder γ-Strahlen bestimmter Wellenlänge absorbiert werden, so gilt:

$$E = E_0 \cdot e^{-\mu_e \cdot d}$$

E_0 = Energie der auffallenden γ-Quanten, E = Energie der auftretenden γ-Quanten, d = Dicke des Absorbers in cm.

Mittels μ_e kann also E und damit $(E_0—E)$ berechnet werden. Der Ausdruck $(E_0—E)$ ist gleich der absorbierten Elektronenenergie.

Wenn $\mu_e \cdot d$ kleiner als 1, d. h. wenn die Dicke d klein ist, (kleiner als etwa 1 cm) gilt:

$$\text{Absorbierte Elektronenenergie } (E_0—E) = E_0 \cdot \mu_e \cdot d.$$

Abb. 19 gibt μ_e für Wasser in Abhängigkeit von der Quantenenergie wieder. Danach hat μ_e für Quantenenergien zwischen etwa 0,080 MeV und 2 MeV einen mittleren Wert von 0,03 cm^{-1}. Nach obigem Ausdruck wird also in einer Wasserschicht von 1 cm Dicke der $1:0{,}03 = 33$. Teil der auffallenden Quantenenergie als Elektronenenergie frei.

VII. Gesetzmäßigkeiten des radioaktiven Zerfalls.

a) Begriff der Aktivität. Radioaktive Einheiten.

Unter der *Aktivität* eines radioaktiven Präparates versteht man diejenige Zahl von Kernen, welche in der Zeiteinheit zerfällt. Bei α- und β-Strahlern ist sie gleich der Zahl der je Zeiteinheit ausgesandten Zerfallspartikel und bei K-Strahlern gleich der Zahl der K-Einfangprozesse. Entsprechende Messungen zeigen, daß 1 g Radium in 1 sec $3{,}7 \cdot 10^{10}$ α-Teilchen emittiert.

Die Aktivität eines Präparates wird gewöhnlich in der Einheit *Curie* angegeben. Die Aktivität eines radioaktiven Präparates wird definitionsgemäß mit „1 Curie" bezeichnet, wenn es in 1 sec $3{,}7 \cdot 10^{10}$ Zerfallspartikel aussendet bzw. wenn in ihm in 1 sec $3{,}7 \cdot 10^{10}$ Kerne radioaktiv zerfallen (K-Strahler). Eine Menge von 1 g Radium hat also eine Aktivität von 1 Curie.

Weiterhin versteht man unter:

1 Milli-Curie (mC) $= 1 \cdot 10^{-3}$ Curie (C),
1 Mikro-Curie (μC) $= 1 \cdot 10^{-3}$ mC $= 1 \cdot 10^{-6}$ C,
1 Nano-Curie (nC) $= 1 \cdot 10^{-3}$ μC $= 1 \cdot 10^{-6}$ mC $= 1 \cdot 10^{-9}$ C.

b) Zerfallsgesetz. Zerfallskonstante. Halbwertzeit. Mittlere Lebensdauer.

Wenn man unter N die Zahl der in einem Präparat befindlichen radioaktiven Atome und unter $d\,N$ die Zahl der im Zeitelement $d\,t$ zerfallenden Atome versteht, so gilt erfahrungsgemäß die Beziehung:

$$d\,N = -\,\lambda \cdot N \cdot d\,t \quad \text{oder} \quad \frac{dN}{N} = \lambda \times d\,t. \tag{1}$$

Dabei ist λ eine für das betreffende radioaktive Isotop charakteristische Konstante. Sie wird die *Zerfallskonstante* des Isotops genannt. Aus der auf der rechten Seite von (1) stehenden Fassung des Zerfallsgesetzes folgt, daß die Zerfallswahrscheinlichkeit eines Kerns $\left(= \frac{dN}{N}\right)$ lediglich der Größe des betrachteten Zeitelementes proportional ist. Die Zerfallswahrscheinlichkeit ist *unabhängig* vom Alter des Kerns.

Durch Integration folgt aus (1):

$$\begin{aligned} N_t = N_0 \cdot e^{-\lambda \cdot t} &= N_0 \cdot e^{-\frac{t}{T_{1/e}}} \\ &= N_0 \cdot 2^{-\frac{t}{T_{1/2}}} = N_0 \cdot e^{-\frac{t \cdot \ln 2}{T_{1/2}}} \end{aligned} \tag{2}$$

Dabei bedeutet:

N_0 = Zahl der radioaktiven Kerne zur Zeit 0,
N_t = Zahl der radioaktiven Kerne zur Zeit t,
λ = Zerfallskonstante des Radio-Isotops,
e = Basis der natürlichen Logarithmen (= 2,718...),
t = Zeit,
$\ln 2$ = 0,693...,
$T_{1/e}$ = Zeitintervall, innerhalb dessen das Präparat auf $1/e$ des Anfangswertes abfällt,
$T_{1/2}$ = Halbwertszeit = Zeitintervall, innerhalb dessen das Präparat auf die Hälfte des Anfangswertes abfällt (= HZ).

Rechnerisch kann man zeigen, daß $T_{1/e}$ gleich der *mittleren Lebensdauer* (= *ML*) der Kerne eines radioaktiven Präparates ist. Hieraus und aus (2) folgen die Beziehungen:

$$ML = T_{1/e} = \frac{T_{1/2}\,(= HZ)}{\ln 2} = \frac{1}{\lambda}. \tag{3}$$

Bei bekannter Halbwertszeit (*HZ*) kann also die mittlere Lebensdauer (*ML*) und die Zerfallskonstante berechnet werden usw.

Da nach (1) die Aktivität eines radioaktiven Präparates der Zahl der in ihm enthaltenen radioaktiven Atome proportional ist, gelten die Beziehungen (2) nicht nur für die Zahl der radioaktiven Atome (= N), sondern auch für die Aktivität (Zahl der ausgesandten Partikel je Zeiteinheit). Bezeichnet man mit I_0 die Aktivität (= Zahl der ausgesandten Partikel je Zeiteinheit) zur Zeit 0 und mit I_t die Aktivität zur Zeit t, so gilt also:

$$I_t = I_0 \cdot e^{-\lambda \cdot t} \quad \text{usw. wie in (2);} \tag{4}$$

Durch Logarithmieren von (4) folgt:

$$\ln\left(\frac{I_t}{I_0}\right) = -\lambda \times t. \tag{5}$$

Der Logarithmus der Aktivität ($\ln I_t$) fällt also mit der Zeit linear ab. Die Abfallskurve eines radioaktiven Präparates ist bei graphischer Darstellung in halblogarithmischer Weise eine gerade Linie. Abb. 20 gibt die gemessene Abfallskurve des Radio-Isotops Cu^{64} in linearer und halblogarithmischer Darstellung wieder.

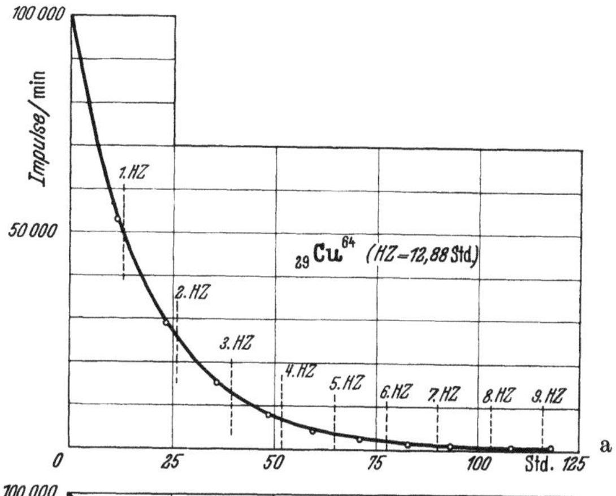

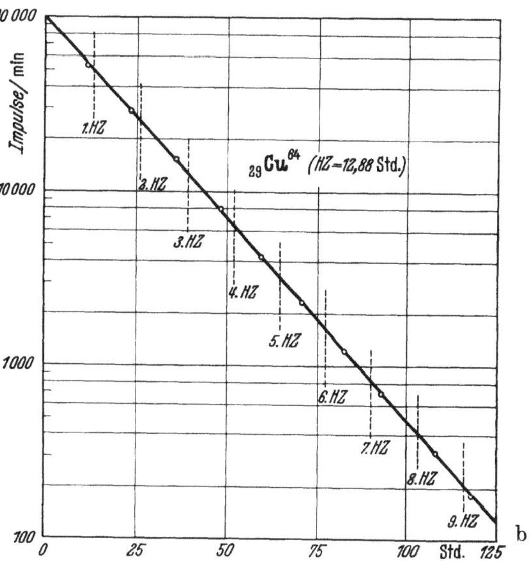

Abb. 20. Gemessene Abfallkurve eines Cu^{64}-Präparates (*HZ* = 12,88 Std) in a) linearer und b) halblogarithmischer Darstellung.

Beispiel. Aus der Messung der zeitlichen Abfallskurve von P^{32} ergibt sich für die Halbwertszeit von P^{32} ein Wert von *HZ* = 14,3 Tagen.

Nach (3) hat die Zerfallskonstante dann den Wert:

$$\lambda = \frac{\ln 2}{HZ} = \frac{0{,}693}{14{,}3 \cdot 24 \cdot 60 \cdot 60 \text{ sec}} = 5{,}62 \cdot 10^{-7} \text{ sec}^{-1}.$$

Als Zeiteinheit wurde hierbei 1 sec gewählt.

Von einem P^{32}-Präparat, welches z. B. $N = 6{,}58 \cdot 10^{13}$ P^{32}-Kerne enthält, zerfallen dann nach der Beziehung (1) $dN = -\lambda \cdot N \cdot dt$ in einem Zeitraum von 1 sec:

Zahl der je 1 sec zerfallenden P^{32}-Kerne $= 5{,}62 \cdot 10^{-7} \cdot 6{,}58 \cdot 10^{13} \cdot 1$
$= 3{,}7 \cdot 10^{7}$ je 1 sec.

Ein solches P^{32}-Präparat hat nach der unter a) gegebenen Definition eine Aktivität von 1 Milli-Curie (= 1 mC).

Die mittlere Lebensdauer der P^{32}-Kerne beträgt nach (3):

$$ML = \frac{HZ}{\ln 2} = \frac{14{,}3 \text{ Tage}}{0{,}693} = 20{,}6 \text{ Tage}.$$

c) Anzahl der von einem radioaktiven Präparat bis zum vollständigen Zerfall ausgesandten Zerfallspartikel.

Bei der Berechnung der Strahlungsdosis von inkorporierten Radio-Isotopen ist die Gesamtzahl der von einem radioaktiven Präparat bis zum vollständigen Zerfall ausgesandten Teilchen von Interesse. Diese Zahl (N_{gesamt}) kann aus der Anfangs-Aktivität I_0

und der Zerfallskonstanten λ bzw. der Halbwertszeit HZ des betreffenden Isotops berechnet werden. Das Ergebnis lautet:

$$N_{\text{gesamt}} = \frac{I_0}{\lambda} = I_0 \cdot \frac{HZ}{\ln 2} = I_0 \cdot ML. \tag{6}$$

Die Zahl N_{gesamt} ist natürlich identisch mit der Gesamtzahl der radioaktiven Kerne des Präparates zur Zeit Null.

Wenn das Präparat, ausgehend von einer Anfangs-Aktivität I_0, nicht vollständig sondern nur bis zu einer Aktivität I_1 abfällt, so beträgt die Gesamtzahl der bis dahin ausgesandten Partikel:

$$\left.\begin{aligned} &= I_0 \cdot \frac{HZ}{\ln 2} - I_1 \cdot \frac{HZ}{\ln 2} \\ &= (I_0 - I_1) \cdot \frac{HZ}{\ln 2}. \end{aligned}\right\} \tag{7}$$

In dem Zeitraum einer Halbwertszeit beträgt die Zahl der ausgesandten Teilchen wegen $I_1 = \frac{1}{2} I_0$:

$$\left.\begin{aligned} &= \left(I_0 - \frac{1}{2} I_0\right) \cdot \frac{HZ}{\ln 2} \\ &= \frac{1}{2} I_0 \cdot \frac{HZ}{\ln 2}. \end{aligned}\right\} \tag{8}$$

Tabelle 10.

Gewichte einiger reiner, trägerfreier Radio-Isotope.

Isotop	Halbwertszeit	Gewicht von 1 mc des reinen Isotops in g
^{212}Pb	$3 \cdot 10^{-7}$ sec	$5{,}7 \cdot 10^{-21}$ (= 15000 Atome)
^{131}J	8 Tage	$8{,}0 \cdot 10^{-9}$
^{32}P	14,2 Tage	$3{,}6 \cdot 10^{-9}$
^{35}S	87,1 Tage	$2{,}3 \cdot 10^{-8}$
^{106}Ru	1 Jahr	$3{,}0 \cdot 10^{-7}$
^{60}Co	5,3 Jahre	$8{,}9 \cdot 10^{-7}$
^{90}Sr	25 Jahre	$6{,}3 \cdot 10^{-6}$
^{14}C	5570 Jahre	$2{,}2 \cdot 10^{-4}$
^{36}Cl	1000000 Jahre	0,1

In der ersten Halbwertszeit wird also die Hälfte aller Zerfallspartikel frei. Die andere Hälfte verteilt sich über die *gesamte* übrige Zeit.

Beispiel. Wieviel β-Teilchen werden beim vollständigen Zerfall von 1 mC P^{32} ($I_0 = 3{,}7 \cdot 10^7$ β-Teilchen/sec) ausgesandt? Diese Anzahl beträgt nach (6):

$$N_{\text{gesamt}} = I_0 \cdot \frac{HZ}{\ln 2} = 3{,}7 \cdot 10^7 \cdot \frac{14{,}3^* \cdot 24 \cdot 60 \cdot 60}{0{,}693} = 6{,}58 \cdot 10^{13}\ \beta\text{-Teilchen.}$$

* (= HZ in Tagen)

Das bedeutet gleichzeitig, daß 1 mC P^{32} insgesamt $6{,}58 \cdot 10^{12}$ radioaktive Kerne enthält.

d) Gewicht trägerloser Präparate.

Das Gewicht eines trägerlosen Präparates ist gleich

$$N_{\text{gesamt}} \cdot \text{Gewicht eines Atoms} = N_{\text{gesamt}} \cdot \frac{\text{Atomgewicht } (= A)}{L}.$$

Dabei bedeutet L (LOSCHMIDTsche Zahl) die Anzahl der Atome in 1 Mol (= $6{,}0 \cdot 10^{23}$).

Beispiel. Ein trägerfreies Präparat von 1 mC P^{32} hat also ein Gewicht von:

$$N_{\text{gesamt}} \cdot \frac{A}{L} = 6{,}58 \cdot 10^{13} \cdot \frac{32\text{ g}}{6{,}0 \cdot 10^{23}} = 3{,}6 \cdot 10^{-9}\text{ g}.$$

Tabelle 10 gibt die Gewichte von 1 mC einiger trägerfreier Isotope wieder.

e) Ermittlung der Einzel-Aktivitäten aus der Abfallskurve eines Gemischs zweier Isotope.

Bei Untersuchungen mit *gleichzeitiger* Verwendung von zwei Isotopen des gleichen Elementes [z. B. J^{131} (HZ = 8 Tage) *und* J^{132} (HZ = 2,4 Std)] kann die Aufgabe vorliegen, in einem vorliegenden Gemisch beider Isotope deren Einzelaktivitäten zu bestimmen.

Es kann dann die zeitliche Abfallskurve des Gemisches gemessen werden [Kurve (A + B) in Abb. 21]. Der Verlauf der Abfallskurve bei genügend großen Zeiten entspricht dem Isotop mit der längeren Halbwertszeit. Eine Rückextrapolation dieses Verlaufs bis zum Zeitpunkt 0 liefert die Anfangsaktivität des Isotops mit der größeren HZ. (Kurve A in Abb. 21). Eine Subtraktion der Kurvenwerte von A von denen der gemessenen Kurve (A + B) liefert die zeitliche Abfallskurve der kürzeren Halbwertszeit und damit auch die Anfangsaktivität des Isotops mit der kürzeren Halbwertszeit.

f) Statistischer Charakter des radioaktiven Zerfalls.

Wegen des statistischen Charakters des radioaktiven Zerfalls folgen die einzelnen Zerfallsprozesse in einem Präparat in zeitlich ganz regelloser Weise aufeinander. Das hat zur Folge, daß bei wiederholten Messungen in gleichen Zeiten etwas schwankende

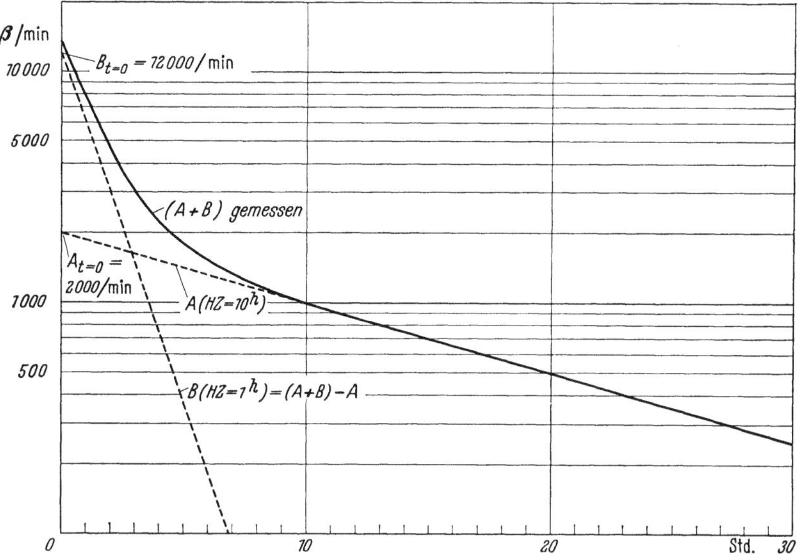

Abb. 21. Ermittlung der Einzelaktivitäten aus der Abfallskurve des Gemischs zweier Isotopen verschiedener Halbwertszeit.

Aktivitäten gemessen werden. Eine einzelne Messung der Aktivität ist also immer mit einer gewissen Unsicherheit behaftet. Wegen der Berechnung des sog. statistischen Fehlers siehe S. 604.

B. Meßgeräte zum Nachweis radioaktiver Isotope.

I. Übersicht über die verschiedenen Nachweismethoden und Geräte.

Der Nachweis und die Messung radioaktiver Isotope beruht auf dem experimentellen Nachweis der ausgesandten Zerfallsteilchen (α- oder β-Teilchen), der γ-Quanten oder bei K-Strahlern der charakteristischen Röntgenstrahlung des betreffenden Elementes. Die emittierten γ- und Röntgenquanten können nicht unmittelbar nachgewiesen werden, sondern erst nach ihrer Absorption in Materie. Wie auf S. 566ff. im einzelnen besprochen, entstehen bei der Absorption von elektromagnetischer Strahlung immer Sekundärelektronen. Mit Hilfe dieser Sekundärelektronen können γ-Quanten indirekt nachgewiesen werden. Unabhängig von der Natur der Zerfallsstrahlung liegt also immer die Notwendigkeit vor, elektrisch geladene, schnelle Partikel (α-Teilchen, β-Teilchen, Sekundärelektronen von elektromagnetischen Quanten) nachzuweisen.

Beim Durchgang geladener Teilchen durch Materie können die Atome des Absorbers ionisiert oder angeregt werden. Im ersteren Fall entstehen freie Elektronen und positiv geladene Ionen, und im zweiten Fall führt die Anregung anschließend zu einer Lichtemission. Je nachdem die Ionisation oder die Lichtanregung gemessen wird, kann man die Nachweisgeräte für radioaktive Isotope in zwei Gruppen einteilen, worüber im folgenden eine kurze Übersicht gegeben werden soll.

a) Meßgeräte beruhend auf dem Nachweis der erzeugten Ionisation.

Bei der *Ionisationskammer* wird die Menge der im Gas der Kammer erzeugten Ionen gemessen. Eine einfache Ausführungsform ist das *Elektroskop*.

Die Wirkungsweise der *Proportionalzähler* und der Geiger-Müller-*Zähler* beruht primär gleichfalls auf der Ionisation der Gasfüllung. Wegen der besonderen Bauart und Schaltung dieser Zähler erzeugen die primär entstandenen freien Elektronen weitere freie Elektronen, so daß insgesamt eine beträchtliche Verstärkung des Stromstoßes eintritt. Diese ist beim Proportionalzähler der primär erzeugten Ionenmenge proportional. Es können deshalb die viel stärker ionisierenden α-Teilchen an Hand der Größe des Stromstoßes von Elektronen unterschieden werden. Geiger-Müller-Zählrohre liefern unabhängig von der Art der Zerfallsstrahlung Stromstöße gleicher Größe *(Auslösezähler)*.

Mit Hilfe der Wilsonschen Nebelkammer können die von einem geladenen, schnellen Teilchen im Kammergas erzeugten Ionen sichtbar gemacht werden. Dabei dienen die längs der Bahnspur erzeugten Ionen als Kondensationskerne für übersättigten Wasserdampf. Abb. 3 S. 551 gibt eine Nebelkammeraufnahme von α-Teilchen wieder.

Da beim Durchgang von schnellen geladenen Teilchen durch photographische Emulsionen in den Silberbromid-Körnern latente, entwicklungsfähige Bilder entstehen, kann die Spur dieser Teilchen durch Entwicklung der Emulsion sichtbar gemacht werden. Die entstandenen Bilder ähneln denjenigen der Nebelkammer. Nur ist die Länge der Spuren wegen der in fester Materie viel größeren Absorption erheblich kleiner. Zur Beobachtung der aus Silber-Körnern bestehenden Spur ist ein Mikroskop erforderlich. Abb. 10 S. 562 gibt die Spuren mehrerer α-Teilchen und eines β-Teilchens wieder.

Eine sehr wichtige Anwendung haben photographische Emulsionen im Rahmen der *Autoradiographie* gefunden. Mit ihrer Hilfe kann die Mikro-Verteilung eines Radio-Isotops in organischem Gewebe bis herunter zur Dimension einer Zelle untersucht werden. Abb. 108—112 S. 654ff. geben einige Autoradiogramme histologischer Schnitte wieder.

Bei den *Kristall-Zählern* wird die Leitfähigkeit gemessen, welche beim Durchgang schneller, geladener Teilchen entsteht. Auch sie gestatten den Nachweis einzelner Teilchen. Die technische Entwicklung der Kristallzähler ist noch im Fluß.

b) Meßgeräte beruhend auf dem Nachweis der erzeugten Lichtanregung.

Beim Auftreffen z. B. von α-Teilchen auf Zinksulfid entstehen Lichtblitze, welche bei schwacher Vergrößerung mit dunkel adaptiertem Auge wahrgenommen werden können *(Szintillationen)*. Mit den in neuerer Zeit entwickelten Szintillationszählern können auch die Lichtblitze, welche von β-Teilchen und Sekundärelektronen von γ-Quanten herrühren, nachgewiesen werden. Im Gegensatz zu Geiger-Müller-Zählrohren und Proportionalzählern haben Szintillationszähler eine sehr große Nachweiswahrscheinlichkeit für γ-Quanten und gestatten eine Aussage über ihre Energie. Hierin liegt ihre große Bedeutung für die moderne Meßtechnik.

Im folgenden soll auf die im Rahmen dieses Berichtes wichtigen Geräte näher eingegangen werden. Ionisationskammern spielen eine Rolle bei der Dosimetrie radioaktiver Präparate und beim Strahlenschutz. Für den Nachweis von Radio-Isotopen kommen im wesentlichen Zählrohre und Szintillationszähler in Frage. Die Methode der Autoradiographie soll in einem besonderen Abschnitt beschrieben werden.

II. Ionisationskammern. Elektroskop.

Abb. 22 gibt zwei verschiedene Ausführungsformen von Ionisationskammern in schematischer Weise wieder. In beiden Fällen liegt zwischen der Sammelelektrode und dem Gehäuse eine elektrische Spannung von einigen Hundert Volt. In Abb. 22a entsteht dadurch zwischen der Sammelelektrode und der unteren, mit einem Fenster versehenen Begrenzung des Gehäuses ein homogenes elektrisches Feld mit parallelen Feldlinien. In Abb. 22b ist das elektrische Feld zylindersymmetrisch um die Sammelelektrode herum verteilt.

Die Gasfüllung der Kammer besteht aus Stickstoff oder einem Edelgas. Wenn die Gasfüllung durch α- oder β-Teilchen (Abb. 22a) oder durch die Sekundärelektronen von

γ-Quanten (Abb. 22b) ionisiert wird, fließt unter dem Einfluß des elektrischen Feldes ein Strom zur Sammelelektrode. Zu seiner Messung wird die Sammelelektrode mit einem empfindlichen Elektrometer oder einem Röhrenvoltmeter verbunden.

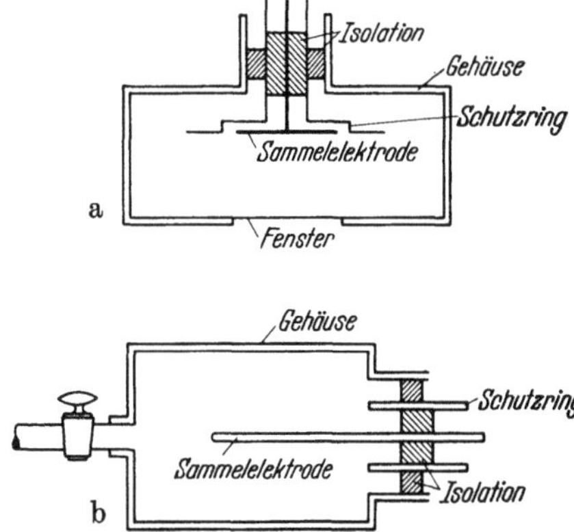

Abb. 22a u. b. Aufbau von Ionisationskammern (schematisch).

Abb. 23 gibt den zur Sammelelektrode hinfließenden Strom in Abhängigkeit von der an die Kammer angelegten Spannung wieder. Dieser erreicht bei einer bestimmten Spannung einen Sättigungswert. Es erreichen dann alle Ionen die Sammelelektrode (Sättigungsspannung, Sättigungsstrom). Bei kleinen Spannungen kann *Wiedervereinigung* der gebildeten freien Elektronen und positiven Ionen eintreten, wodurch der Strom kleiner wird.

Das in Abb. 24 in schematischer Darstellung wiedergegebene Elektroskop stellt eine konstruktive Vereinigung von Ionisationskammer und Elektrometer dar. Der wesentliche Teil des Meßinstrumentes besteht aus dem in der Kammer elektrisch isoliert befestigten Metallteil, an dem ein Goldblättchen befestigt ist. Wenn dieses System von außen elektrisch aufgeladen wird, spreizt sich das Goldblättchen wegen der elektrostatischen Abstoßungskräfte von der Metallplatte ab.

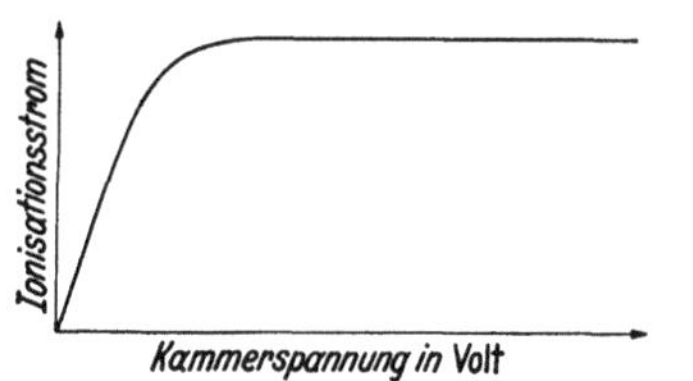

Abb. 23. Abhängigkeit des Ionisationsstromes von der Kammerspannung.

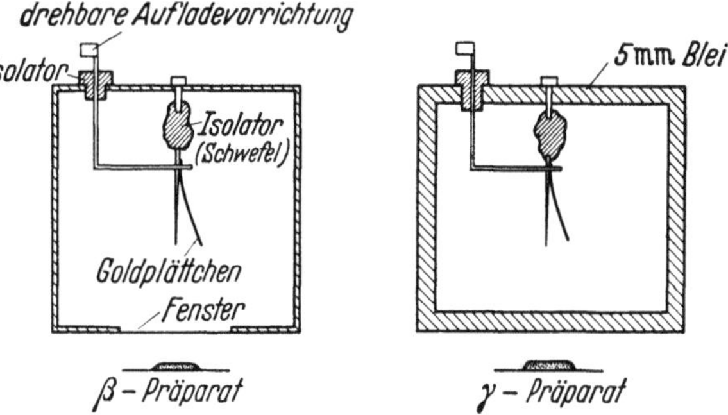

Abb. 24. Aufbau eines Elektroskops (schematisch).

Seine Stellung kann von vorne mit einem Mikroskop beobachtet werden. Durch eine Ionisation des Kammergases wird das System entladen, und das Goldblättchen kehrt in seine Ruhelage zurück. Die Geschwindigkeit dieser Bewegung ist ein Maß für die Stärke der Ionisation des Kammergases und damit für die radioaktive Strahlung. Elektroskope etwas anderer Konstruktion finden bei Strahlenschutz-Messungen Verwendung (s. z. B. Abb. 95 auf S. 642).

III. Zählrohre.

1. Wirkungsweise von Proportional- und GEIGER-MÜLLER-Zählrohren.

Abb. 25 gibt in schematischer Weise den Aufbau eines Zählrohres wieder. Der zylindrische Zählrohrmantel ist an beiden Enden mit elektrisch isolierenden Stoffen verschlossen. In der Symmetrielinie des Mantels befindet sich ein Draht von etwa 0,1 mm Stärke. Das Innere des Zählrohres wird mit einem Gas besonderer Zusammensetzung gefüllt.

Zwischen Zählrohrmantel und Zählrohrdraht liegt eine Spannung, und zwar ist der Mantel negativ geladen. Die elektrischen Feldlinien verlaufen senkrecht zum Zählrohrdraht in radialer Richtung. Dabei ist die Feldstärke an der Drahtoberfläche wesentlich größer als an der inneren Oberfläche des Zählrohrmantels. Für ein Zählrohr von 2 cm

Durchmesser ($2\,r_1 = 2$ cm) mit einem Draht von 0,1 mm Durchmesser beträgt die elektrische Feldstärke an der Drahtoberfläche = 37400 V/cm und an der inneren Manteloberfläche nur 187 V/cm. Unmittelbar am Draht ist die Feldstärke also 200mal größer.

Ein Zählrohr wie in Abb. 25 kann 1. als Ionisationskammer, 2. als Proportionalzähler und 3. als GEIGER-MÜLLER-Zähler verwandt werden. Maßgebend für die Wirkungsweise ist die angelegte Spannung.

Bei kleinen Spannungen einer Größenordnung von 100 V werden die von einem das Zählrohr passierenden β-Teilchen in der Gasfüllung erzeugten Elektronen zum Draht, die positiven Ionen zum Mantel hin beschleunigt. Das Gerät wirkt als *Ionisationskammer*. Die resultierende Spannungserhöhung am Zähldraht ist klein. Sie kann verstärkt und registriert werden.

Bei Spannungen von mehreren Hundert Volt nimmt die elektrische Feldstärke am Zähldraht so große Werte an, daß die auf den Zähldraht zulaufenden Elektronen in Zähldraht-Nähe genügend Energie gewinnen, um ihrerseits wieder durch Stoßionisation

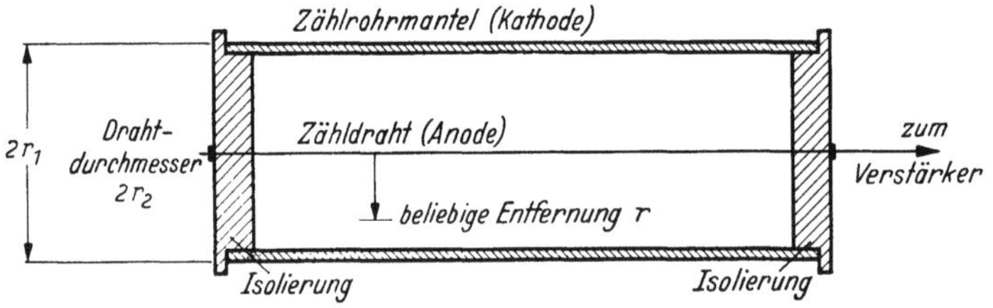

Abb. 25. Aufbau eines Zählrohres (schematisch).

von Atomen der Gasfüllung neue freie Elektronen und Ionen zu erzeugen. Dieser Vorgang wiederholt sich mehrmals und führt zur Bildung einer Elektronenlawine. Es findet eine *Verstärkung* des primären Elektronenstromes statt. In diesem Spannungsgebiet ist aber die Zahl der insgesamt den Zähldraht erreichenden Elektronen der Zahl der primär gebildeten Elektronen proportional *(Proportionalzähler)*. Da die stark ionisierenden α-Teilchen im Zählrohrgas sehr viel mehr Ionenpaare bilden als die schwach ionisierenden β-Teilchen, ist der Spannungsimpuls am Zähldraht bei α-Teilchen viel größer als bei β-Teilchen. Es können deshalb einzelne α-Teilchen in Gegenwart einer starken γ-Strahlung (viele Impulse durch Sekundärelektronen) gemessen werden.

Mit weiter zunehmender Spannung am Zählrohr steigt die Größe der Verstärkung des primären Elektronenstromes durch Stoßionisationen in der Nähe des Zählrohrdrahtes stark an und erreicht schließlich einen durch die Konstruktion des Zählrohres gegebenen Grenzwert. Jedes einzelne freie Elektron, welches durch eine beliebige radioaktive Strahlung in der Gasfüllung entsteht, löst dann eine Elektronenlawine von maximaler Größe aus. Bei so großen Spannungen am Zählrohr wirkt dieses als *GEIGER-MÜLLER-Zählrohr*. In diesem Spannungsgebiet lösen α-Teilchen und β-Teilchen sowie Sekundärelektronen von γ-Quanten gleichgroße Spannungsimpulse am Zählrohr aus *(Auslösezähler)*. Die Natur der einzelnen Teilchen kann nicht mehr unterschieden werden.

Die Eigenschaften von Proportionalzählern und GEIGER-MÜLLER-Zählrohren sind in einigen wesentlichen Punkten verschieden. Hierauf soll im folgenden kurz eingegangen werden.

2. Proportionalzähler.

Wegen der geringen „inneren“ Verstärkung im Proportionalzählrohr sind die Spannungsimpulse am Zähldraht mehrere Zehnerpotenzen kleiner als bei GEIGER-MÜLLER-Zählrohren. Sie liegen bei üblichen Schaltungen bei maximal etwa 10 mV. So kleine Impulse können mit den für GEIGER-MÜLLER-Zählrohren üblichen Impulsverstärkern (Eingangsempfindlichkeit etwa 0,1 V) nicht mehr registriert werden. Aus diesem Grunde ist ein besonderer Vorverstärker notwendig. An die Konstanz der Hochspannung müssen bei Proportionalzählern größere Anforderungen gestellt werden als bei GEIGER-MÜLLER-Zählrohren.

Gegenüber einem GEIGER-MÜLLER-Zählrohr hat der Proportionalzähler zwei wesentliche Vorteile:

1. Die Zeitdauer der einzelnen Stromimpulse beträgt beim Proportionalzähler etwa 10^{-6} sec, beim GEIGER-MÜLLER-Zählrohr dagegen etwa 10^{-3} sec. Mit einem Proportionalzählrohr können deshalb viel größere zeitliche Impulsdichten gemessen werden als mit einem GEIGER-MÜLLER-Zählrohr. Das *Auflösungsvermögen* des ersteren ist also viel größer.

2. Da bei jedem Impuls ein kleiner Teil des organischen Dampfzusatzes zum Zählgas chemisch verändert wird, tritt nach einer gewissen Zahl von Impulsen ein Verbrauch des Zählgases ein, wodurch der Zähler unbrauchbar wird. Wegen des kleinen Stromimpulses beim Proportionalzähler ist dieser Verbrauch relativ gering, so daß die *Lebensdauer* viel größer ist als beim GEIGER-MÜLLER-Zählrohr.

3. GEIGER-MÜLLER-Zählrohr.

a) Einsatzspannung.

Ein GEIGER-MÜLLER-Zählrohr in Verbindung mit einem Impulsverstärker spricht oberhalb einer bestimmten Spannung am Zählrohr auf radioaktive Strahlen an. Unterhalb dieser Spannung sind die entstehenden Spannungsimpulse so klein, daß sie vom Verstärker nicht registriert werden können. Diese *Einsatzspannung* hängt geringfügig von der Eingangsempfindlichkeit des verwandten Verstärkers ab. Bei intakten Zählrohren ist die Einsatzspannung jederzeit gut reproduzierbar. Mit dem langsamen Verbrauch der Gasfüllung ist ein Gang der Einsatzspannung verbunden.

b) Charakteristik.

In Abb. 26 ist für ein konstantes radioaktives Präparat die mit einem GEIGER-MÜLLER-Zählrohr gemessene Impulszahl/Sekunde bei verschiedenen Spannungen am Zählrohr aufgetragen worden. Diese Kurve wird die *Charakteristik* des GEIGER-MÜLLER-Zählrohres genannt. Unmittelbar oberhalb der Einsatzspannung steigt die gemessene Impulszahl steil an und erreicht nach wenigen Volt ein Gebiet, in dem sich die Impulszahl trotz weiterer Erhöhung der Zählrohrspannung nur unwesentlich ändert. Dieser *Zählbereich*, auch GEIGER-*Bereich* genannt, ist bei guten Zählrohren mindestens einige Hundert Volt lang. Die Steigung innerhalb des Zählbereiches sollte nicht mehr als einige Prozent je 100 V betragen. Als Arbeitspunkt des Zählrohres wird etwa die Mitte des Zählbereiches gewählt bzw. etwa 50—100 V oberhalb des Beginns des Zählbereiches. Auf die Gründe für das Ansteigen der gemessenen Impulszahlen am Ende des Zählbereiches kann hier nicht eingegangen werden.

c) Zeitlicher Verlauf des Spannungsimpulses am Zähldraht. Totzeit. Erholungszeit.

Nach dem Durchgang von einem β- oder α-Teilchen durch ein Zählrohr befinden sich in der Nähe des Zähldrahtes freie Elektronen und positive Ionen in etwa gleichmäßiger Verteilung. Unter dem Einfluß des elektrischen Feldes wandern die leichten und deshalb schnell beweglichen Elektronen in kürzester Zeit (rd. 10^{-6} sec) auf den Zähldraht ab. Da die viel schwereren positiven Ionen eine viel geringere Beweglichkeit haben, laufen sie während dieser 10^{-6} sec nur unwesentlich in Richtung auf die Zählrohr-Wand. Infolge des oben beschriebenen im Zählrohr sich abspielenden Verstärkungsmechanismus ist die räumliche Dichte der positiven Ionen in der unmittelbaren Umgebung des Zähldrahtes besonders groß. Der Zähldraht ist nach dem Abfluß der freien Elektronen von einem „Schlauch" positiver Ionen umgeben, welcher nur langsam zur Zählwand hin abwandert. Durch diesen Ionenschlauch werden die elektrischen Feldverhältnisse in der Umgebung des Zähldrahtes entscheidend verändert. Während zu Beginn des Impulses die elektrische Feldstärke an der Oberfläche des Zähldrahtes den größten Wert hat (= Ursache für sekundäre, tertiäre usw. Ionisationen und damit Ursache der inneren Verstärkung), wird die elektrische Feldstärke am Zähldraht unter dem Einfluß der sich dort ansammelnden positiven Ionen stark verkleinert. Damit schwindet die Ursache für den Verstärkungsmechanismus, es finden keine neuen Stoßionisationen mehr statt. Die bis dahin gebildeten Ionen fließen zur Zählrohrwand ab. Nach etwa 10^{-3} sec sind die ursprünglichen Verhältnisse wiederhergestellt.

Das Löschen des Stromes durch das Zählrohr wird durch Einbau eines hochohmigen Widerstandes zwischen Hochspannungsquelle und Zählrohrdraht unterstützt. Wenn durch das Zählrohr ein Strom fließt, wird dadurch die Spannung am *Zählrohr* kleiner und sinkt bis unter die Einsatzspannung. Mit dem langsamen Abfließen der positiven Ionen steigt sie dann im Laufe von rd. 10^{-3} sec wieder auf den Ausgangswert an. Diese Verhältnisse gibt Abb. 27 wieder. Das Zählrohr ist erst nach Erreichen der Einsatzspannung wieder für ein neues β-Teilchen empfindlich. Erst nach völliger Wiederherstellung der alten Spannungsverhältnisse haben die Impulse wieder eine normale Größe. Die Zeit zwischen Beginn der Zählrohr-Entladung und dem Wiedererreichen der Einsatzspannung (s. Abb. 27) wird die *Totzeit* genannt.

Während dieser Zeit ist das Zählrohr unempfindlich. Die Zeit bis zur Wiederherstellung der Ausgangsspannung am Zählrohr wird *Erholungszeit* genannt. Zwischen Ende der Totzeit und Ende der Erholungszeit sind die Impulse von unternormaler Größe. Die Größe der Totzeit bestimmt das *Auflösungsvermögen* des Zählrohres. Gute Zählrohre haben eine Totzeit von weniger als 10^{-3} sec. Die Größe von Totzeit und Erholungszeit hängt u.a. von der Gasfüllung ab.

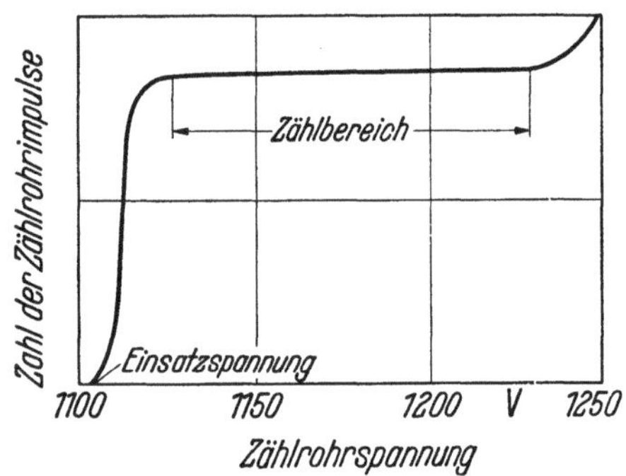

Abb. 26. Charakteristik eines Geiger-Müller-Zählrohres.

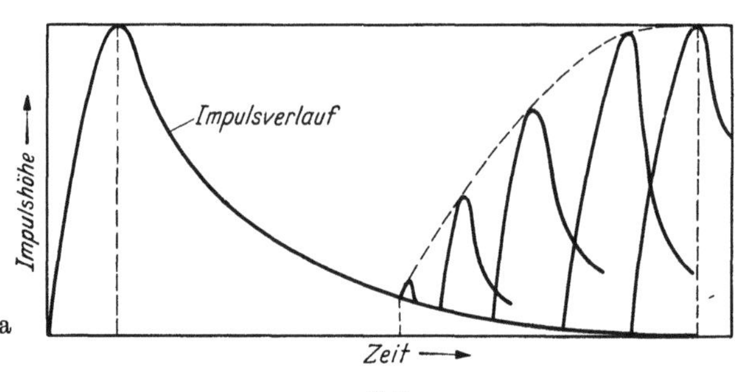

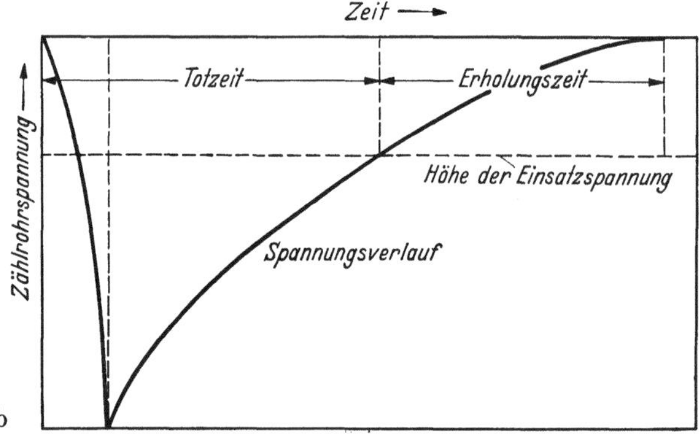

Abb. 27a u. b. Totzeit und Erholungszeit eines Geiger-Müller-Zählrohres. a Zeitlicher Verlauf eines Stromimpulses; b zeitlicher Verlauf der Zählrohrspannung.

d) Nachentladungen.

Aus verschiedenen Gründen können in Zählrohren nach einem Impuls „Nachentladungen" auftreten. Infolge dieser „falschen" Impulse werden zu hohe Impulszahlen gemessen. Insbesondere sind Verunreinigungen des Zählgases mit elektronegativen Gasen wie O_2, H_2O u. a. m. die Ursache von Nachentladungen. Nicht völlig dichte Zählrohre werden durch Lufteintritt unbrauchbar.

e) Verhinderung von Nachentladungen durch Zusatz von organischen Dämpfen zum Zählgas.

Wie zuerst Trost gezeigt hat, können Nachentladungen durch Zusatz von organischen Dämpfen zur Edelgasfüllung des Zählrohres weitgehend unterdrückt werden. Bei Zählrohren mit reiner Edelgasfüllung muß ein Abreißen der Entladung durch einen hochohmigen Widerstand zwischen Hochspannungsquelle und Zählrohr erzwungen werden (nicht selbstlöschende Zählrohre). Zählrohre mit Dampfzusatz löschen selbsttätig bereits bei viel kleinerem Hochohmwiderstand (selbstlöschende Zählrohre). Praktisch alle heute käuflichen Zählrohre haben eine Edelgasfüllung mit Dampfzusatz. Die Wahl der Zählrohrfüllung unterliegt rein empirischen Gesichtspunkten.

f) Lebensdauer von GEIGER-MÜLLER-Zählrohren.

Durch jede Entladung wird ein kleiner Teil des organischen Dampfzusatzes chemisch verändert. Mit üblichen GEIGER-MÜLLER-Zählrohren können maximal 10^9 Impulse gezählt werden. Man sollte deshalb Zählrohre nicht unnötig mit großen Teilchenzahlen belasten.

g) Nulleffekt von Zählrohren.

Jedes Zählrohr zeigt einen Nulleffekt. Er rührt im wesentlichen von der Höhenstrahlung her und beträgt bei einem ungepanzerten Zählrohr in 1 min etwa 2 Impulse je 1 cm^2 Querschnittsfläche. Ein Zählrohr von 2 cm Durchmesser und einer Länge des empfindlichen Volumens von 5 cm hat einen Nulleffekt von rund 20 Impulsen/min. Der Nulleffekt kann erhöht sein infolge radioaktiver Verseuchung der Umgebung oder des Materials der Zählrohre sowie durch technische Mängel des Zählrohres. Ein gutes Zählrohr hat innerhalb der statistischen Schwankungen einen völlig konstanten Nulleffekt. Der Anteil der Höhenstrahlung am Nulleffekt kann durch eine Bleipanzerung des Zählrohres auf etwa die Hälfte herabgesetzt werden. Eine weitergehende Herabsetzung des höhenstrahlbedingten Nulleffektes ist möglich, bedingt aber den Einsatz erheblicher verstärkertechnischer Mittel.

4. Szintillationszähler.

a) Aufbau und Wirkungsweise.

Abb. 28 gibt schematisch den Aufbau eines Szintillationszählers wieder. Abb. 29 zeigt eine technische Ausführungsform. Die auf den *Leuchtstoff K* in Abb. 28 auftreffenden α- oder β-Teilchen regen bei ihrer Absorption im Leuchtstoff dessen Moleküle zur Lichtemission an. Dasselbe gilt für die Sekundärelektronen, welche bei der Absorption von γ-Quanten im Leuchtstoff ausgelöst werden. Diese Lichtblitze haben je nach Material des Leuchtstoffes eine Dauer von 10^{-4} bis 10^{-8} sec.

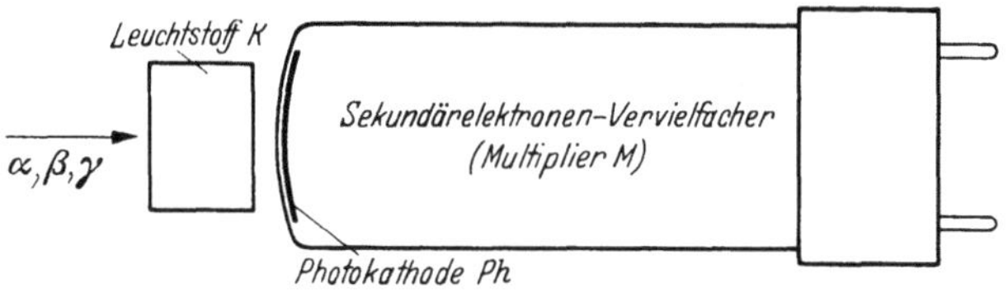

Abb. 28. Aufbau eines Szintillationszählers (schematisch).

Der zweite wesentliche Teil eines Szintillationszählers ist ein *Sekundärelektronen-Vervielfacher* mit eingebauter *Photokathode*. Dieser hat die Aufgabe, den Lichtblitz in einen Stromimpuls umzuwandeln. Abb. 30 gibt schematisch zwei Typen von *Photoelektronenvervielfachern* wieder. In Abb. 30b befindet sich innen, am Kopf des Glaskolbens, eine photoelektrisch wirksame Schicht. An dieser werden durch das einfallende Licht durch Photoeffekt Elektronen (Photoelektronen) ausgelöst. Die Röhre enthält weiter eine Reihe von Elektroden mit in Abb. 30b nach unten zunehmender positiver Spannung. Die von der Photokathode ausgehenden Photoelektronen werden durch das von der angelegten Spannung herrührende elektrische Feld auf die erste Elektrode hin beschleunigt und treffen dort mit einer Energie von etwa 100—200 eV auf. Beim Aufprall werden an der Metallelektrode Sekundärelektroden ausgelöst. Es sei angenommen, daß je 1 auftreffendes Elektron insgesamt 5 Elektronen die Elektrode verlassen. Dasselbe Spiel wiederholt sich zwischen der ersten und zweiten Elektrode. Von der zweiten Elektrode gehen also $5 \times 5 = 25$ Elektronen aus. Bei insgesamt 9 Stufen würde der *Verstärkungsfaktor* $= 5^9 =$ rd. 10^6 betragen. Da die Zahl der von einem Elektron ausgelösten Sekundärelektronen von der Spannung zwischen den Elektroden abhängt, kann der Verstärkungsfaktor durch eine Spannungsregelung am Sekundärelektronenvervielfacher in weiten Grenzen variiert werden. Der gesamte Verstärkungsmechanismus läuft innerhalb einer Zeit von rd. 10^{-9} sec ab. Der resultierende Stromimpuls wird einem Verstärker zugeführt und schließlich mit einem Addierwerk registriert.

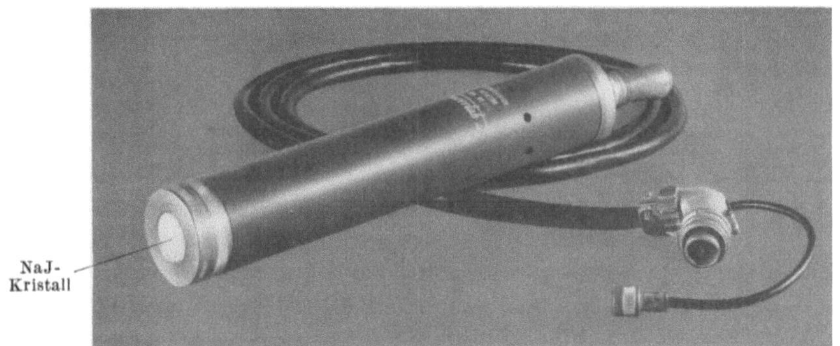

Abb. 29. Szintillationszähler. (Tracerlab, Boston.)

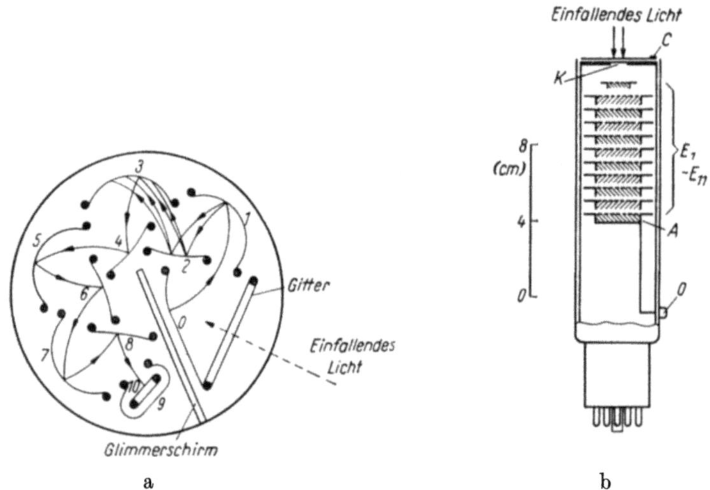

Abb. 30a u. b. Photoelektronenvervielfacher (schematisch). a RCA 931 A. 0 Photokathode, 1—9 Sekundärelektronen, 10 Anode. b E.M.I. 5000. *K* halbdurchlässige Photokathode mit Durchmesser von 10 mm E_1—E_{11} Sekundärelektroden, *A* Anode, *O* Ausgang, *C* Kontakt mit Photokathode. (Entnommen aus: E. FÜNFER und H. NEUERT, Zählrohre und Szintillationszähler, S. 87, Karlsruhe 1954.)

b) Leuchtstoffe.

Ein guter Leuchtstoff muß eine Reihe von Forderungen erfüllen: 1. Je absorbiertes α- oder β-Teilchen bzw. Sekundärelektron sollen im Leuchtstoff möglichst viele Lichtquanten entstehen. 2. Damit möglicht viele von diesen Lichtquanten die Photokathode des Sekundärelektronenvervielfachers erreichen, muß der Leuchtstoff eine hinreichend große optische Durchlässigkeit haben *(Transparenz)*. 3. Die spektrale Verteilung der Lichtemission des Leuchtstoffs sollte mit der spektralen Empfindlichkeit der Photokathode des Sekundärelektronenvervielfachers möglichst gut übereinstimmen, damit es zur Erzeugung einer maximalen Anzahl von Photoelektronen kommt. 4. Der Lichtblitz sollte zur Erzielung eines großen Auflösungsvermögens des Szintillationszählers möglichst kurz sein.

Als Leuchtstoffe werden eine Reihe von anorganischen und organischen Substanzen verwendet wie NaJ (Tl), ZnS (Ag), $CaWO_4$, Anthrazen, Stilben u. a. m. Es sind auch eine Reihe von Flüssigkeiten bekannt, welche sich als Leuchtstoffe eignen.

Die Abklingzeit der Lichtblitze beträgt für einen NaJ-Kristall (mit Thallium aktiviert) $2{,}5 \cdot 10^{-7}$ sec. Für organische Substanzen ist sie noch wesentlich kürzer. Die Größe der Abklingzeit bestimmt das *Auflösungsvermögen*. Bei zeitlich gleichmäßiger Verteilung der auf einen NaJ-Kristall auftreffenden Partikel sollte dieser bis zu $\frac{1}{2{,}5} \times 10^{-7} = 4 \cdot 10^{6}$ Impulse/sec registrieren können. Bei statistischer Verteilung ist diese Zahl geringer. Das Auflösungsvermögen von Szintillationszählern ist damit viel größer als dasjenige von GEIGER-MÜLLER-Zählrohren.

Zur Vermeidung von Lichtverlusten durch Reflexion muß der Leuchtstoff guten optischen Kontakt mit der Wand des Vervielfachers haben (Zwischenschicht aus einer Flüssigkeit mit ähnlichem Brechungskoeffizienten). Es sind auch Konstruktionen möglich, bei welchen der Leuchtstoff (Kristall) sich in einer gewissen Entfernung (bis etwa 1 m) von der Photokathode des Vervielfachers befindet. Kristall und Photovervielfacher werden dann durch einen sog. *Lichtleiter* verbunden. Es sind das kreisrunde Stäbe mit gut polierter Oberfläche und guter optischer Transparenz (Quarz, Leucit u. a. m.). Infolge dauernder Totalreflexion an der inneren Oberfläche des Stabes kann das Licht aus dem Stab nicht austreten und erreicht ohne große Verluste die Photokathode des Vervielfachers. Den Stäben kann auch eine gebogene Form gegeben werden. Eine solche Anordnung hat Vorteile, wenn eine Strahlung in Spalten, Körperhöhlen usw. gemessen werden soll.

Die Empfindlichkeit eines Szintillationszählers für γ-Strahlen kann durch eine zweckentsprechende Formgebung des Kristalls erheblich gesteigert werden, worauf auf S. 598 näher eingegangen werden soll.

c) Nulleffekt eines Szintillationszählers.

Jeder Szintillationszähler zeigt einen Nulleffekt. Dieser hat zwei verschiedene Ursachen:

1. Durch die Höhenstrahlung oder durch Strahlung aus der Umgebung des Zählers (radioaktive Verseuchungen, benachbarte Strahlenquellen usw.) werden im Leuchtstoff gleichfalls Lichtblitze ausgelöst. Diese „unechten" Lichtblitze können durch eine Panzerung des Kristalls mit Blei usw. stark reduziert werden. Die Zahl der durch Höhenstrahlung bedingten, unechten Lichtblitze beträgt bei Verwendung eines NaJ (Tl)-Kristalls von 25 mm Durchmesser und 25 mm Höhe ohne Panzerung etwa 1000 Impulse/min und mit 5 cm Blei-Panzerung etwa 100 Impulse/min. Der Nulleffekt nimmt natürlich mit dem Kristall-Volumen zu.

2. „Unechte" Impulse können auch im Photoelektronen-Vervielfacher entstehen. Auch ohne Belichtung emittiert die Photokathode spontan Elektronen. Ihre Zahl hängt sehr stark von der Temperatur ab und kann bei Zimmertemperatur einige Tausend thermische Elektronen je Sekunde und Quadratzentimeter betragen. Genau wie die durch Lichtblitze ausgelösten Photoelektronen lösen diese thermischen Elektronen im Sekundärelektronenvervielfacher Impulse aus. Es gibt mehrere Wege, um diesen *thermisch* bedingten Nulleffekt zu verkleinern:

1. Durch Kühlung des ganzen Photoelektronenvervielfachers mit flüssiger Luft kann der thermisch bedingte Nulleffekt praktisch zum Verschwinden gebracht werden. Doch ist das sehr umständlich und schränkt die Verwendungsmöglichkeit eines Szintillationszählers empfindlich ein.

2. Eine weitere Möglichkeit zur Reduzierung des thermischen Nulleffektes besteht in der Kombination eines Kristalls mit zwei Vervielfachern mittels einer Koincidenzschaltung. Registriert werden dabei nur solche Impulse, welche *gleichzeitig* in *beiden* Sekundärelektronenvervielfachern entstehen, was bei jedem vom Kristall ausgehenden Lichtblitz der Fall ist. Da die thermischen Elektronen in den beiden Sekundärelektronenvervielfachern nur in Ausnahmefällen, rein zufällig gleichzeitig entstehen, werden sie vom Koincidenzverstärker nicht registriert.

3. Eine dritte und heute allgemein übliche Herabsetzung des thermischen Nulleffektes beruht auf der Tatsache, daß von einem Lichtblitz immer eine ganze Reihe von Photoelektronen ausgelöst wird, während bei thermischer Emission im allgemeinen nur 1 Elektron entsteht. Dementsprechend sind die Stromimpulse am Ausgang des Sekundärelektronenvervielfachers bei Lichtblitzen größer als bei thermischen Elektronen.

Durch eine verstärkertechnische Maßnahme — Einbau einer *Diskriminatorstufe* — kann nun erreicht werden, daß nur solche Stromimpulse des Vervielfachers vom Verstärker registriert werden, welche eine einstellbare Größe übersteigen. Bei einer stetigen Erhöhung der *Diskriminatorspannung* (= notwendige Größe des Spannungsimpulses, wenn Registrierung erfolgen soll) nimmt die vom Verstärker registrierte Impulszahl je Minute für die Lichtblitze (herrührend von Präparat und Höhenstrahlung) und für den thermischen Nulleffekt in der in Abb. 31 wiedergegebenen Weise schnell ab. Nach Abb. 31 werden die relativ kleinen thermischen Impulse bereits von einer kleinen Diskriminatorspannung vom Eintritt in den Verstärker ferngehalten, während die Zahl der relativ großen lichtblitzbedingten Impulse erst bei größeren Diskriminatorspannungen langsam abnimmt. Bei einer passend gewählten Diskriminatorspannung kann bei geringer Schwächung der Lichtblitz-Impulse eine beträchtliche Schwächung der thermischen Impulse erreicht werden (s. etwa mittlere senkrechte Linie in Abb. 31).

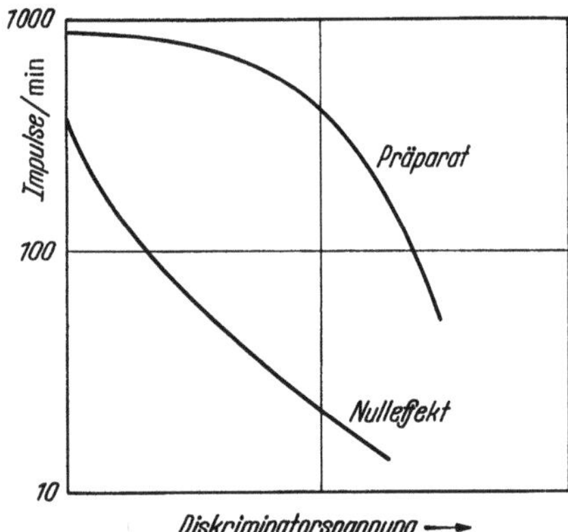

Abb. 31. Amplitudenverteilungskurven für Präparat und Nulleffekt.

4. Der Nulleffekt kann auch durch Verwendung von Impulshöhen-Analysatoren herabgesetzt werden. Impulshöhen-Analysatoren sind Spezial-Verstärker, welche nur dann ansprechen, wenn der vom Photoelektronenvervielfacher herkommende Spannungsimpuls zwischen zwei einstellbaren Spannungswerten liegt. Es werden dann nur Impulse einer bestimmten Größe gezählt.

Wenn die zu registrierende γ-Strahlung, wie z. B. bei Xe^{133}, aus nur einer Linie von 81 keV besteht, so haben die vom NaJ-Kristall (Verwendung eines sog. Spektrometer-Kristalls notwendig) ausgehenden Lichtblitze alle die gleiche Größe. Wenn der Impulshöhen-Analysator auf diese Impulsgröße eingestellt wird, werden also *alle* im Kristall durch Photoeffekt absorbierten γ-Quanten registriert, vom Nulleffekt dagegen nur derjenige kleine *Teil*, welcher im gleichen Impulshöhen-Intervall liegt.

d) Charakteristik eines Szintillationszählers.

Im Gegensatz zum GEIGER-MÜLLER-Zählrohr hat der Szintillationszähler keine eigentliche Einsatzspannung. Bei langsamer Erhöhung der Spannung am Photoelektronen-

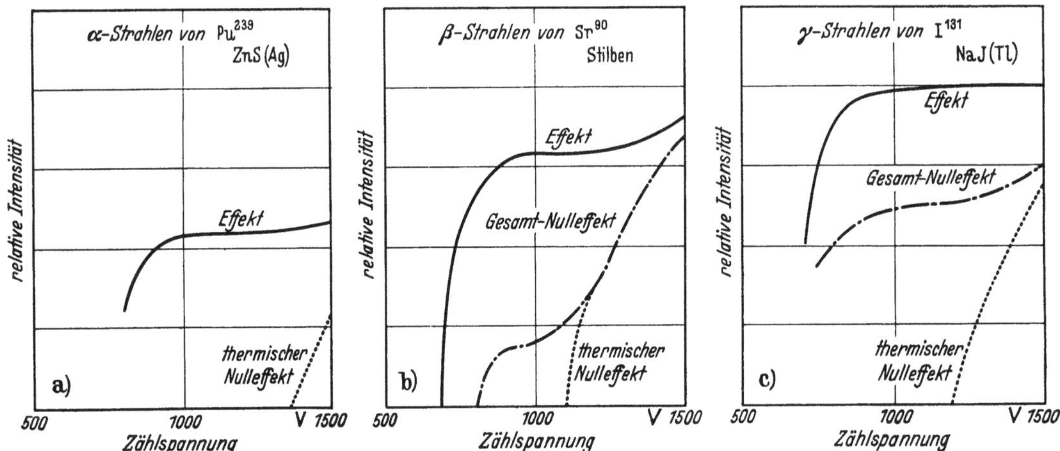

Abb. 32. Charakteristik eines Szintillationszählers für α-, β- und γ-Strahlung. (Tracerlab-Katalog P 20. Szintillation Detektor.)

vervielfacher nimmt die gemessene Impulszahl je Minute zunächst in einem größeren Spannungsbereich stetig zu. Bei geeigneter Einstellung der Diskriminatorspannung bleibt die Impulszahl je Minute dann in einem mehr oder weniger ausgedehnten Spannungsintervall (Plateau) konstant. Bei noch größerer Spannung erfolgt ein steiler Anstieg. Die Wahl der günstigsten Diskriminatorspannung hängt von der zu messenden radioaktiven Strahlung ab und muß für jedes Isotop empirisch ermittelt werden. Ob in einem bestimmten Fall ein einigermaßen ebenes Plateau durch Variation der Diskriminatorspannung hergestellt werden kann, hängt davon ab, ob sich die Stromimpulse der Lichtblitze genügend von denjenigen der thermischen Elektronen unterscheiden. Abb. 32 enthält Beispiele für eine α-, β- und γ-Messung. Das Ende des Plateaus kommt dadurch zustande, daß die thermischen Impulse mit wachsender Spannung am Vervielfacher immer größer werden und schließlich die Diskriminatorspannung überschreiten.

5. Verstärker. Untersetzer. Integratoren.

Es sollen an dieser Stelle nur einige Angaben über die Aufgabe der einzelnen Verstärker-Typen und ihrer Elemente gemacht werden. In klinischen Laboratorien wird man sich heute ganz überwiegend käuflicher Geräte bedienen und ihre Reparatur der Lieferfirma überlassen.

Zum Betrieb eines GEIGER-MÜLLER-Zählrohres braucht man einen Impulsverstärker mit einer Eingangsempfindlichkeit von etwa 0,1 V. Das Auflösungsvermögen sollte gleich dem des Zählrohres, d. h. etwa 10^{-3} sec sein. Die Hochspannung sollte mindestens auf 1 % stabilisiert sein.

Da Proportionalzähler viel kleinere Spannungsimpulse liefern, ist ein Verstärker mit einer Eingangsempfindlichkeit in der Größenordnung von Millivolt bzw. ein Vorverstärker in Verbindung mit einem für GEIGER-MÜLLER-Zählrohre üblichen Verstärker notwendig. Da das Auflösungsvermögen von Proportionalzählrohren etwa 1000mal größer ist als dasjenige von GEIGER-MÜLLER-Zählrohren, ist ein Verstärker mit entsprechend größerem Auflösungsvermögen erforderlich, wenn optimale Verhältnisse erreicht werden sollen. An die Spannungskonstanz des Hochspannungsteils müssen etwa 10mal größere Ansprüche als beim Betrieb von GEIGER-MÜLLER-Zählrohren gestellt werden. Die Höhe der notwendigen Spannung beträgt bis zu 5000 V, dagegen beim GEIGER-MÜLLER-Zählrohr nur 1000—2000 V.

Die üblichen Szintillationszähler enthalten — in *einem* Konstruktionselement — neben dem Kristall und dem angeschlossenen Photoelektronenvervielfacher einen Vorverstärker, mit welchem auch die Diskriminatorspannung reguliert werden kann. Die weitere Verstärkung erfolgt mit einem Impulsverstärker wie bei GEIGER-MÜLLER-Zählrohren. Die Ausnutzung des hohen Auflösungsvermögens von Szintillationszählern setzt einen Impulsverstärker mit einem Auflösungsvermögen von etwa 10^{-6} bis 10^{-8} sec voraus.

Die heute üblichen Verstärker besitzen durchweg sog. Untersetzerstufen. Von diesen wird jeweils nur der 10. eingehende Impuls (Dekaden-Untersetzer) oder nur der 2. eingehende Impuls (Dual-Untersetzer) weitergegeben. Von 3 hintereinandergeschalteten Dekaden-Untersetzern wird also nur der jeweils 1000. Impuls weitergegeben.

Schließlich erfolgt die Registrierung der ausgehenden Impulse mit einem mechanischen Addierwerk oder neuerdings mit elektronischen Hilfsmitteln (Elektronische Zähl-Dekaden, Philips). Mechanische Addierwerke haben den Nachteil einer großen Trägheit und wirken bei nicht genügender Untersetzung der Impulse auflösungsbegrenzend.

Integratoren gestatten eine unmittelbare Ablesung der zeitlichen Impulsdichte als Ausschlag eines Zeigergerätes. Sie eignen sich vor allem zur Messung großer Impulsdichten und gestatten in Verbindung mit einem Schreibgerät die Registrierung des zeitlichen Ablaufs der Impulsdichte. Abb. 63, S. 609 gibt ein Beispiel wieder. Wegen der statistischen Schwankungen bei Registrierungen mit Integratoren siehe S. 608.

In Verbindung mit Szintillationszählern sind Impulshöhen-Analysatoren von Bedeutung. Sie setzen die Verwendung besonderer Kristalle voraus, welche eine energieproportionale Lichtausbeute liefern. Ein Impulshöhen-Analysator gestattet eine Registrierung nur solcher Impulse am Ausgang des Vervielfachers, welche eine bestimmte Größe haben. Die Begrenzung der Höhe und Breite der Impulsgröße nach oben und unten ist beliebig einstellbar. Es sind Geräte auf dem Markt, welche mehrere 1 Kanal-Impulshöhen-Analysatoren in einem Gerät vereinigen. Das kann von Vorteil sein, wenn mehrere γ-Strahler nebeneinander beobachtet werden sollen.

IV. Zählverluste durch begrenztes Auflösungsvermögen der Zählanordnung.

Das Auflösungsvermögen einer Zählanordnung hängt von demjenigen des Zählers (GEIGER-MÜLLER-Zähler, Proportionalzähler oder Szintillationszähler) und dem des Verstärkers und Addierwerkes ab. Bei einem Gesamt-Auflösungsvermögen von z. B. 10^{-3} sec werden zwei Impulse, welche in einem zeitlichen Abstand von weniger als 10^{-3} sec aufeinanderfolgen, nur als *ein* Ereignis gezählt. Dadurch treten *Zählverluste* auf, welche berücksichtigt werden müssen. Da die Zerfallsprodukte innerhalb eines radioaktiven Präparates statistisch über die Zeit verteilt sind, können auch bei relativ schwachen Präparaten einzelne Ereignisse so dicht beieinanderliegen, daß infolge des begrenzten Auflösungsvermögens Zählverluste eintreten.

a) Einfluß von Untersetzern auf das Auflösungsvermögen.

Da die einzelnen Zerfallsprozesse wahllos über die Zeit verteilt sind, kann der zeitliche Abstand aufeinanderfolgender Ereignisse sehr unterschiedliche Werte haben. Es möge ein Präparat vorliegen, welches je Zeiteinheit *im Mittel* $n = 5$ β-Teilchen emittiert. Der *mittlere* zeitliche Abstand aufeinanderfolgender β-Teilchen beträgt dann $^1/_5$ Zeiteinheit. Tatsächlich ergibt sich experimentell (und theoretisch) eine Verteilung wie in Abb. 33a. Die Zeitintervalle sind um so häufiger, je kleiner sie sind. Bei einem Auflösungsvermögen der Zahlenordnung $= {}^1/_5$ Zeitintervall würden also viele β-Teilchen so dicht aufeinanderfolgen, daß sie nur als eins gezählt werden.

Anders liegen die Verhältnisse, wenn unter Verwendung eines 2fach Untersetzers (Dualuntersetzer, s. auch S. 583) nur jedes zweite β-Teilchen einen Impuls am Addierwerk hervorruft. Abb. 33b gibt die Häufigkeit der Zeitintervalle zwischen einem β-Teilchen und dem jeweils übernächsten wieder. Danach sind jetzt Zeitintervalle von etwa $^1/_5$ Zeiteinheit besonders häufig. Bei Verwendung von zwei hintereinander geschalteten Dualuntersetzern (= 4fach Untersetzer) ergibt sich die Häufigkeitsverteilung der Abb. 33c, welche ein Maximum bei etwa $^6/_{10}$ Zeiteinheiten zeigt. Nur wenige Impulse hinter dem 4fach Untersetzer liegen noch dichter beieinander als $^1/_5$ Zeiteinheit. Die meisten Impulse werden also von der Zählanordnung erfaßt. Bei einer 16fach Untersetzung (Abb. 33e) sind die Zählverluste bei dem angenommenen Auflösungsvermögen vernachlässigbar klein geworden.

Abb. 33f (100fach Untersetzung) zeigt sehr deutlich, daß bei hoher Untersetzung der zeitliche Abstand der vom Untersetzer *ausgehenden* Impulse sehr nahe *gleich* wird, ganz im Gegensatz zu den eingehenden Impulsen der einzelnen β-Teilchen (s. Abb. 33a). Gleichzeitig ist der Zeitabstand der ausgehenden Impulse um das Untersetzverhältnis größer als der mittlere zeitliche Abstand der einzelnen β-Teilchen.

Infolge der Verwendung eines Untersetzers wird das mechanische Addierwerk mit einer geringeren Impulshäufigkeit und mit mehr oder weniger regelmäßig aufeinanderfolgenden Impulsen belastet. Beides wirkt in Richtung auf eine Verminderung von Zählverlusten.

b) Berechnung der Zählverluste mittels der Totzeit.

Ähnlich wie beim Zählrohr soll unter der Totzeit τ einer Zählanordnung diejenige Zeit verstanden werden, welche nach der Registrierung eines Teilchens vergehen muß, bis die Zählanordnung auf ein neues Teilchen wieder anspricht.

Bezeichnet man mit N_0 die *wahre* Impulszahl je Sekunde und mit N die *gemessene* Impulszahl je Sekunde, so gilt angenähert die Beziehung:

$$N_0 = \frac{N}{1 - N \times \tau} \qquad \tau \text{ in Sekunden.}$$

Bei bekanntem τ läßt sich für ein gemessenes N die wahre Impulshäufigkeit N_0 ausrechnen. N sollte nicht größer sein als $\frac{1}{10\tau}$, da sonst obige Beziehung zu ungenau wird. Für $\tau = 10^{-3}$ sec sollten also keine Effekte N über 100 Teilchen je Sekunde gemessen werden.

Aus Abb. 34 können für verschiedene Totzeiten und für verschiedene gemessene Impulszahlen je Minute die zugehörigen Zählverluste $(N_0 - N)$ in Impulsen je Minute entnommen werden.

Beispiel. Totzeit τ sei gleich 1000 μsec, und es seien für ein Präparat $N = 5000$ β-Teilchen/min gemessen worden. Die Zählverluste betragen dann nach Abb. 34 $(N_0 - N) = 450$ β-Teilchen/min.

Der wahre Effekt beträgt also 5000 + 450 = 5450 β-Teilchen/min. Bei einer Totzeit von nur 10 μsec würde der Zählverlust nur 4 β-Teilchen/min betragen. In diesem Falle wäre der Zählverlust kleiner als 1‰.

c) Messung der Totzeit.

Zur Messung der Totzeit τ einer bestimmten Zählanordnung mißt man, wie in Abb. 35 wiedergegeben, zwei etwa gleichstarke Präparate P_1 und P_2, und zwar einmal jedes

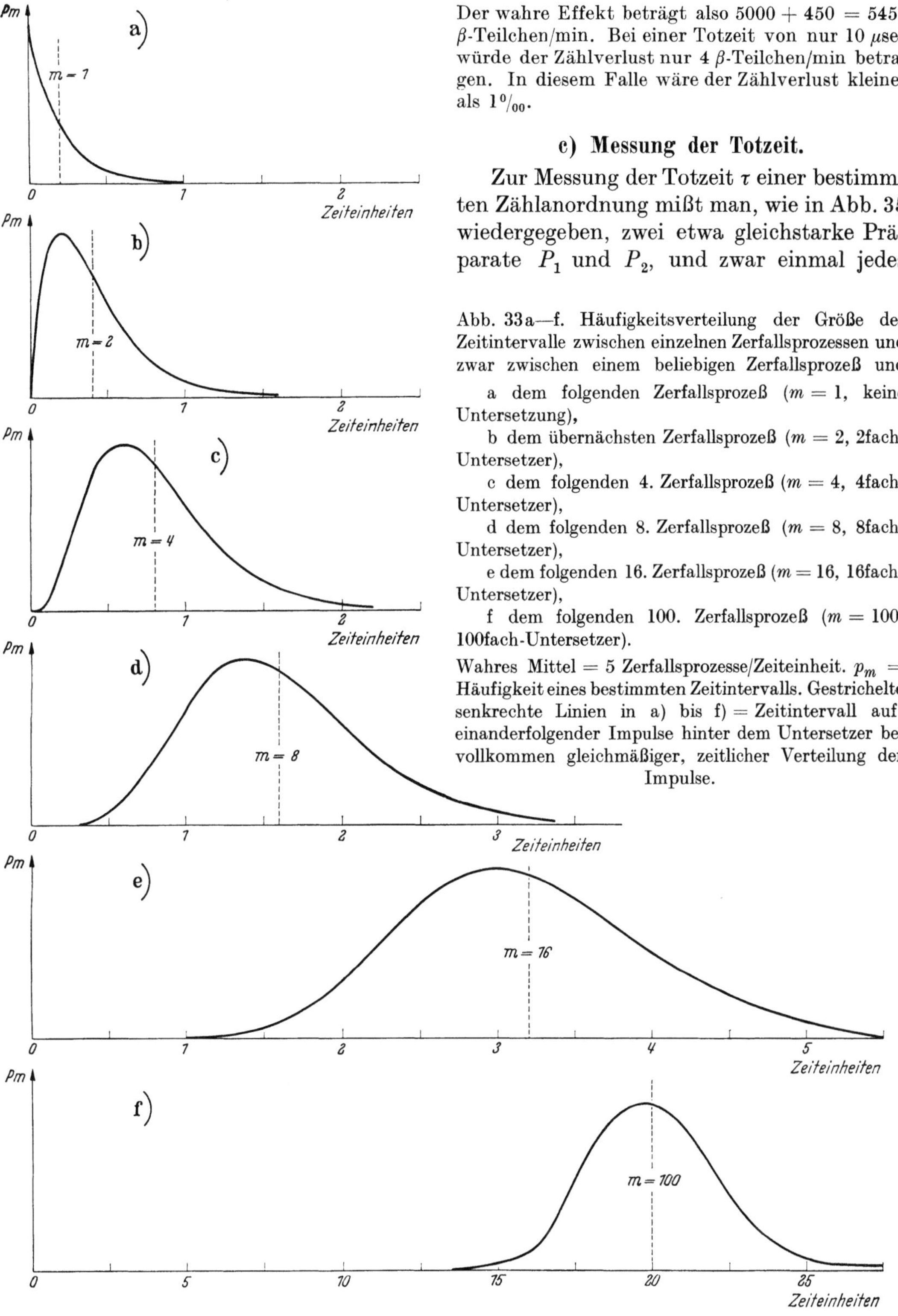

Abb. 33a—f. Häufigkeitsverteilung der Größe der Zeitintervalle zwischen einzelnen Zerfallsprozessen und zwar zwischen einem beliebigen Zerfallsprozeß und

a dem folgenden Zerfallsprozeß ($m = 1$, keine Untersetzung),

b dem übernächsten Zerfallsprozeß ($m = 2$, 2fach-Untersetzer),

c dem folgenden 4. Zerfallsprozeß ($m = 4$, 4fach-Untersetzer),

d dem folgenden 8. Zerfallsprozeß ($m = 8$, 8fach-Untersetzer),

e dem folgenden 16. Zerfallsprozeß ($m = 16$, 16fach-Untersetzer),

f dem folgenden 100. Zerfallsprozeß ($m = 100$, 100fach-Untersetzer).

Wahres Mittel = 5 Zerfallsprozesse/Zeiteinheit. p_m = Häufigkeit eines bestimmten Zeitintervalls. Gestrichelte senkrechte Linien in a) bis f) = Zeitintervall aufeinanderfolgender Impulse hinter dem Untersetzer bei vollkommen gleichmäßiger, zeitlicher Verteilung der Impulse.

einzeln und dann beide zusammen. Die beiden Präparate sollten so stark sein, daß für beide zusammen deutlich weniger als die Summe der Einzelmessungen von P_1 und P_2 gemessen wird. Es gilt dann die Beziehung:

$$\tau = \frac{N_1 + N_2 - N_{12} - NE}{N_{12}^2 - N_1^2 - N_2^2}.$$

Dabei bedeutet: τ = gesuchte Totzeit in Sekunden, N_1 = Impulszahl je Sekunde von P_1 allein, N_2 = Impulszahl je Sekunde von P_2 allein, N_{12} = Impulszahl je Sekunde von $(P_1 + P_2)$, NE = Nulleffekt je Sekunde. N_1, N_2 und N_{12} müssen mit sehr großer Genauigkeit (kleiner statistischer Fehler, s. S. 604) gemessen werden, damit die in den Zähler und Nenner des Ausdrucks eingehenden Differenzen hinreichend genau sind.

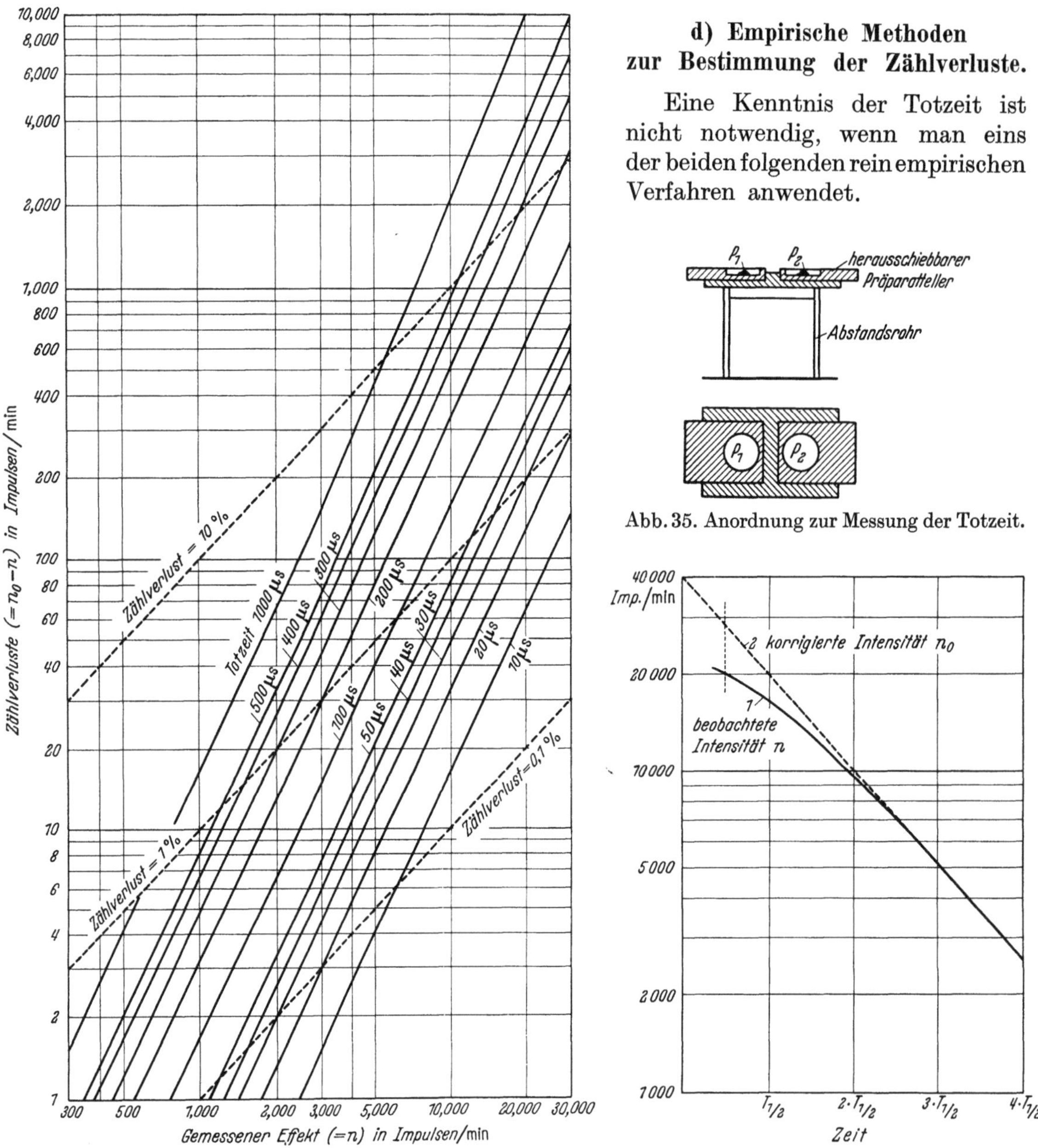

d) Empirische Methoden zur Bestimmung der Zählverluste.

Eine Kenntnis der Totzeit ist nicht notwendig, wenn man eins der beiden folgenden rein empirischen Verfahren anwendet.

Abb. 35. Anordnung zur Messung der Totzeit.

Abb. 34. Diagramm zur Ermittlung von Zählverlusten $(n_0 - n)$ bei verschiedener Größe des Effektes n bei bekannter Totzeit. (Entnommen aus: W. J. WHITEHOUSE und J. L. PUTMANN, Radioaktive Isotopes, S. 221, Oxford 1953.)

Abb. 36. Empirische Ermittlung von Zählverlusten aus dem Verlauf der Abfallkurve eines Isotopes bekannter Halbwertszeit.

1. Durch Verdünnung einer radioaktiven Ausgangslösung stellt man sich eine Reihe von Präparaten her, deren Aktivität von Präparat zu Präparat z. B. um den Faktor 3 größer wird. Die schwächsten Präparate sollten so geringe Aktivität haben, daß sicher keine Zählverluste eintreten. Auf Grund der Messungen für die schwachen Präparate

kann dann der zu erwartende Effekt für die starken ausgerechnet werden. Wird tatsächlich weniger gemessen, so ist die auftretende Differenz gleich den Zählverlusten bei der betreffenden Impulshäufigkeit.

2. Wenn irgendein reines radioaktives Präparat mit einer nicht zu kleinen, aber auch nicht zu großen Halbwertszeit zur Verfügung steht (z. B. ThC, $HZ = 60{,}5$ min), so können die Zählverluste sehr einfach wie folgt ermittelt werden. Die Anfangsaktivität sollte so groß sein, wie die stärksten bei späteren Messungen anfallenden Präparate. Die Aktivität des Präparates wird dann fortlaufend gemessen, bis der Nulleffekt erreicht ist.

Der Effekt vermindert um den Nulleffekt wird dann wie in Abb. 36 halblogarithmisch aufgetragen. Im Bereich kleiner Teilchenzahlen liegen die Meßpunkte auf einer Geraden, deren Neigung der bekannten Halbwertszeit des Präparates entspricht. Die Abweichungen der Meßpunkte von dieser Geraden bei großen Teilchenzahlen geben unmittelbar die Zählverluste an. Wichtig ist eine genaue Messung des geradlinigen Kurvenverlaufes bei kleinen Teilchenzahlen.

Aus der Auflösungskurve in Abb. 37 geht hervor, daß bei einem Meßwert von $N = 20000$ Impulse je Minute der Zählverlust $(N_0 - N) = 9000$ Impulse/min und damit der wahre Wert $N_0 = 29000$ Impulse/min betragen würde. Selbstverständlich sollten derartig große Korrekturen vermieden werden.

C. Methodisches zum Nachweis von β- und γ-Strahlung.

Im folgenden soll auf einige bei der Durchführung von Messungen der β- und γ-Strahlung zu beachtende Gesichtspunkte sowie auf die notwendigen speziellen Zählgeräte eingegangen werden.

Wenn z. B. bei diagnostischen Untersuchungen von dem zu markierenden Element nur ein reiner β-Strahler (oder ein nicht ausreichend starker γ-Strahler) zur Verfügung steht, muß der β-Effekt von Proben (Ausscheidungen, Punktionen, Gewebsproben usw.) gemessen werden. In vielen Fällen wird sich hierbei eine chemische Aufarbeitung der Proben nicht vermeiden lassen. Messungen des β-Effektes erfordern im allgemeinen mehr Arbeit und Zeit als Messungen des γ-Effektes. In Abschnitt II soll auf die Messung des β-Effektes von festen, flüssigen und gasförmigen Proben eingegangen werden.

Die Messungen gestalten sich in vielen Fällen relativ einfach, wenn für die Untersuchungen ein starker γ-Strahler verwandt werden kann. Das Verhalten der markierten Substanz im Organismus kann dann von außen an Hand der γ-Strahlung verfolgt werden. In Abschnitt III soll die Durchführung von γ-Messungen beschrieben werden.

Im Abschnitt I soll zunächst auf die Dosierung radioaktiver Präparate und auf die rechnerische Berücksichtigung des radioaktiven Abfalls eingegangen werden.

I. Dosierung von radioaktiven Präparaten. Korrektion auf radioaktiven Abfall.

a) Dosierung von radioaktiven Präparaten.

Jedes mit Radio-Isotopen arbeitende klinische Laboratorium sollte in der Lage sein, radioaktive Präparate mit genügender Genauigkeit zu dosieren. Wenn auch von den Isotopen-Verteiler-Zentren die Aktivität jeder einzelnen Sendung angegeben wird, so macht doch eine unter Umständen notwendige Aufteilung des Präparates eine Neu-Dosierung der abgeteilten Mengen notwendig. Diese Dosierung geschieht mittels einer Vergleichsmessung. Es können heute von den wichtigen Radio-Isotopen absolut geeichte Präparate käuflich bezogen werden. Durch eine Vergleichsmessung dieser Eichpräparate mit dem zu dosierenden Präparat läßt sich dann dessen absolute Aktivität angeben. Im allgemeinen wird man eine besondere Zählanordnung mit einem käuflich erworbenen absolut geeichten Präparat eichen. Mit einer so geeichten Zählanordnung können dann zu jeder Zeit andere Präparate desselben Isotops dosiert werden.

b) Korrektion auf radioaktiven Abfall.

Wenn im Rahmen einer Untersuchung Präparate verglichen werden müssen, welche zu verschiedenen Zeiten gemessen wurden, so muß der radioaktive Abfall berücksichtigt werden. Die Korrektion hängt von dem Zeitintervall zwischen den beiden Messungen ab. Beträgt dieses z. B. bei P^{32}-Präparaten (HZ = 14,3 Tage) 28,6 Tage, so ist das später gemessene Präparat mit dem Faktor 4,0 zu multiplizieren. Die notwendigen Abfallskorrekturen entnimmt man am einfachsten einer halblogarithmischen graphischen Darstellung des zeitlichen Abfalls wie in Abb. 20, S. 571. Man ersieht daraus z. B., daß ein Cu^{64}-Präparat in 1 Tag auf 0,28 des Anfangswertes abfällt. Im allgemeinen ist es zweckmäßig, das Dosierungspräparat und alle sonstigen anfallenden Präparate unmittelbar nacheinander zu messen. Ist dies nicht möglich, so werden alle Präparate auf einen festen Zeitpunkt (z. B. Beginn der Untersuchung) umgerechnet.

Damit radioaktive Messungen vergleichbar sind, müssen verschiedene Gesichtspunkte beachtet werden. Hierauf soll in den folgenden Abschnitten II und III eingegangen werden.

II. Nachweis von β-Strahlen.

Genaue β-Messungen sind nur möglich, wenn der β-Strahler in der zu messenden Probe homogen verteilt ist. Eine aus Intensitätsgründen notwendige Extraktion des Radio-Isotops geschieht nach üblichen chemischen Verfahren. Wenn das Isotop in chemisch nicht mehr faßbaren Spuren vorliegt (z. B. anorganisches Jod im Serum, markiert mit J^{131}), so kann vor der chemischen Abtrennung inaktives Material als „Träger" zugegeben werden. Auf die Methoden der chemischen Aufarbeitung soll hier nicht eingegangen werden.

1. Messung von Präparaten in fester Form.

a) Zählanordnungen. Zählrohrtypen.

Damit die β-Strahlen das Innere eines Zählrohres möglichst ohne Schwächung durch Absorption erreichen können, besitzen die heute gebräuchlichen Zählrohre ein dünnwandiges Fenster aus Glimmer. Abb. 37 zeigt zwei Ausführungsformen in schematischer Darstellung und Abb. 38 in photographischer Wiedergabe. Bei den sog. Stirnflächenzählrohren treten die β-Teilchen parallel zum Zähldraht ein, während bei der anderen Form der Eintritt von der Seite her erfolgt.

Stirnflächenzählrohre eignen sich vor allem zur Ausmessung kreisförmiger Präparate. Zählrohre mit seitlichem Fenster, welche im Prinzip auch wesentlich länger als in Abb. 37 und 38 hergestellt werden können, eignen sich für die Ausmessung von Chromatogramm- und Elektrophorestreifen.

Es sind Zählrohre im Handel mit Fensterdicken von weniger als 1 mg/cm² bei einem Durchmesser bis zu 3 cm.

Abb. 40 zeigt schematisch eine Meßanordnung für feste Präparate. Das radioaktive Präparat kann zur Erzielung eines Effektes passender Größe in verschiedenen Höhen unter dem Zählrohr montiert werden. Zählrohr und Präparatehalter befinden sich zur Herabsetzung des Nulleffektes in einem Bleipanzer von 3 bis 5 cm Dicke. Abb. 39 gibt eine Zählanordnung mit einem Geiger-Müller-Zähler wieder.

Für eine routinemäßige Ausmessung von gleichartigen Präparaten sind Zählanordnungen verbunden mit einem automatischen Probenwechsler in den Handel gebracht worden (Abb. 41). Der Probenwechsler kann eine große Zahl von Präparaten aufnehmen. Gemessen wird über eine vorgegebene Zeit, oder es wird die Zeit zur Erreichung einer vorgegebenen Gesamtimpulszahl bestimmt. Das Ergebnis wird mit einem Schreibgerät registriert.

Da die β-Strahlung bei weichen β-Strahlern wie bei S^{35}, C^{14} u. a. m. auch von sehr dünnwandigen Zählrohrfenstern bereits erheblich absorbiert wird, sind fensterlose Zählrohre entwickelt worden. Abb. 42 zeigt eine Ausführungsform. Das Zählrohr wird dauernd mit Helium (+ Zusatz von organischem Dampf) oder Methan von Atmosphärendruck durchströmt (Durchflußzähler, Flow-counter). Die Präparate werden mit einem Drehscheiben-Mechanismus in das Zählrohr (Stirnseite) eingeführt. In Abb. 43 ist ein Durchflußzähler mit eingebautem automatischem Probenwechsler wiedergegeben worden.

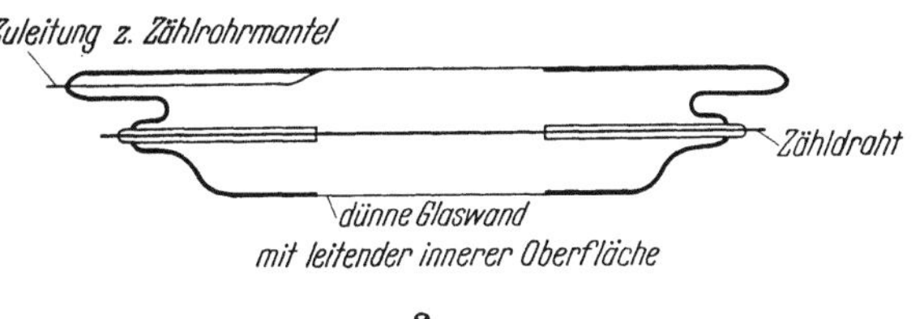

a

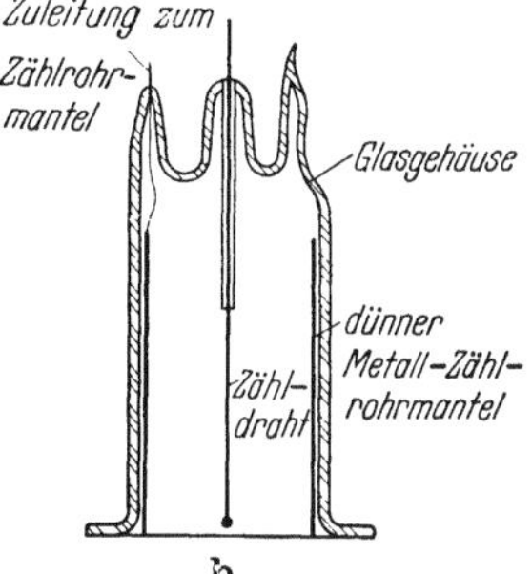

b

Abb. 37a u. b. Fenster-Zählrohr (schematisch). a Zählrohr mit seitlichem Fenster; b Stirnflächen-Zählrohr.

Auch zur Messung der Aktivitätsverteilung auf Chromatogramm- und Elektrophorese-Streifen sind vollautomatische Zählvorrichtungen im Handel. Die Aktivitätsverteilung wird dabei von einem Schreiber direkt als Kurve aufgezeichnet.

Für Diagnose von Hirntumoren sind sog. Nadel-Zählrohre entwickelt worden. Siehe Bd. IV/2, Beitrag MAURER und WILCKE.

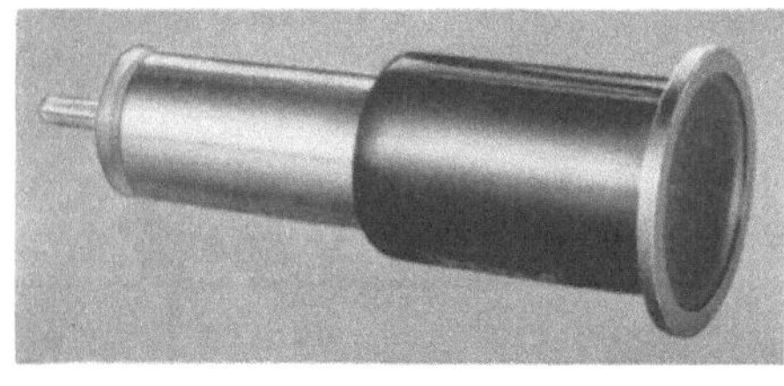

a

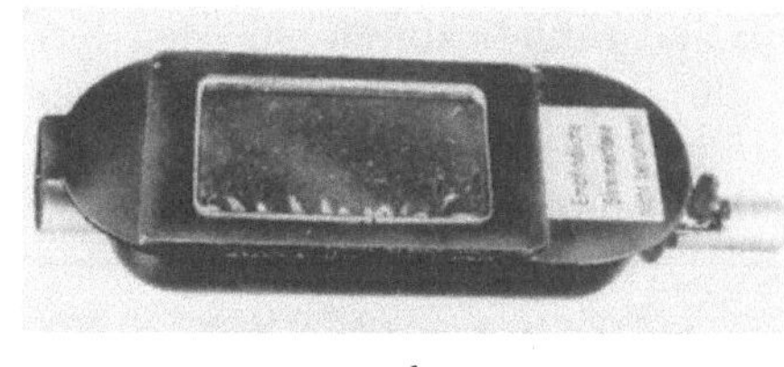

b

Abb. 38a u. b. Fensterzählrohr. a Stirnflächenzählrohr; b Zählrohr mit seitlichem Fenster. (Frieseke und Hoepfner, Erlangen.)

b) Gesichtspunkte bei der Herstellung und Messung fester Präparate.

Feste Präparate können vorliegen in Form von eingetrockneten Flüssigkeiten, als Gewebsproben u. a. m. Für genauere Untersuchungen und vor allem auch aus Intensitätsgründen ist eine chemische Extraktion des betreffenden Radio-Isotops und seine Fällung in irgendeiner Form notwendig. Die Größe des gemessenen Effektes eines Präparates ist meist erheblich kleiner als die Gesamtzahl der ausgesandten β-Teilchen. Man wird immer bestrebt sein, solche Meßbedingungen zu wählen, bei denen der Meß-Effekt möglichst groß wird, damit die applizierte Aktivität und demzufolge auch die Strahlenbelastung des Organismus möglichst klein gehalten werden kann. Im folgenden sollen einige diesbezügliche Gesichtspunkte besprochen werden.

α) Einfluß des Abstands Präparat—Zählrohr auf die Impulshäufigkeit.

Bei einem bestimmten Abstand werden nur diejenigen β-Teilchen gemessen, welche in den durch das Zählrohr-Fenster (bzw. die untere Begrenzungsfläche des empfindlichen Volumens) gegebenen Raumwinkel fliegen. Der *ausgenutzte Raumwinkel* nimmt mit zunehmender Entfernung des Präparates vom Zählrohrfenster ab. Bei Entfernungen, welche groß sind gegenüber den Ausdehnungen von Präparat und Fenster, erfolgt die Abnahme umgekehrt proportional zum Quadrat des Abstands, vorausgesetzt, daß die Absorption der β-Strahlung in der Luft noch keine Rolle spielt. Wenn man den Effekt eines Präparates bei verschiedenen Abständen mißt und das Ergebnis graphisch über der Entfernung aufträgt, erhält man eine Kurve, mittels der eine Messung auf einen anderen Abstand umgerechnet werden kann. Wenn möglich, sollten alle Präparate bei dem gleichen Abstand gemessen werden. Nur in Ausnahmefällen sollte man zu starke Präparate in größerem Abstand messen und das Meßergebnis umrechnen.

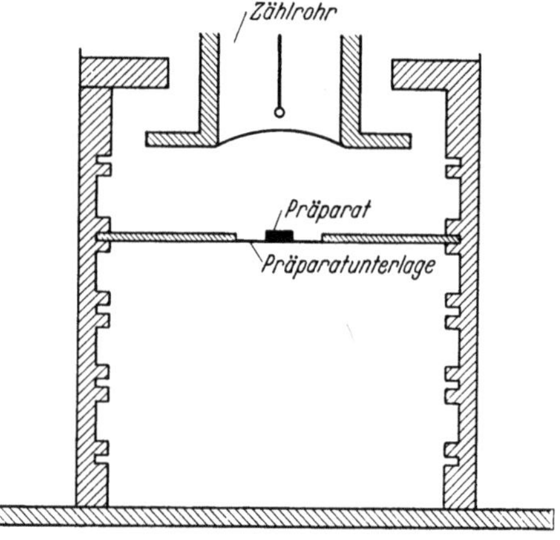

Abb. 39. Meßanordnung mit Stirnflächenzählrohr (schematisch).

β) Einfluß einer unsymmetrischen Lage des Präparates bei der Messung.

Wenn ein Präparat — es handelt sich im allgemeinen um kreisrund verteilte Niederschläge — nicht symmetrisch unter dem Zähler, sondern seitlich verschoben liegt, nimmt wegen der damit verbundenen Verkleinerung des Raumwinkels der gemessene Effekt ab. Das hat außerdem zur Folge, daß die Präparatbereiche in der Nähe der zentralen Symmetrielinie mit einem relativ größeren Nutzeffekt (größerer Raumwinkel!) gemessen werden. Die einzelnen Bereiche des Präparates tragen also in ungleicher Form zum gemessenen Effekt bei.

γ) Absorption der β-Strahlung in Zählrohrfenster und Luftschicht.

Die von einem Präparat ausgehende β-Strahlung wird durch das Zählrohrfenster (bei Szintillationszählern durch eine den Kristall lichtdicht abdeckende Aluminiumfolie) und durch die Luftschicht zwischen Präparat und Fenster durch Absorption geschwächt. Die Größe dieser Schwächung kann an Hand der Absorptionskurve (s. S. 564) des betreffenden Isotops bestimmt werden. Abb. 44 gibt den Anfangsverlauf der Absorptions-

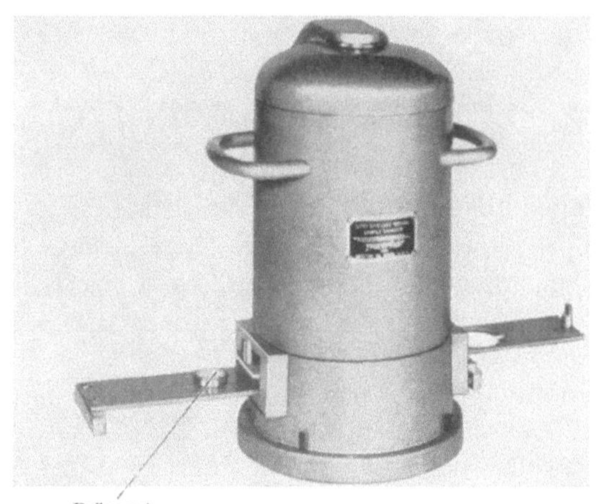

Abb. 40. Zählrohr mit Bleiabschirmung zur Ausmessung einzelner Präparate (Bleiabschirmung auch in Verbindung mit einem Szintillationszähler verwendbar). (Tracerlab, Boston.)

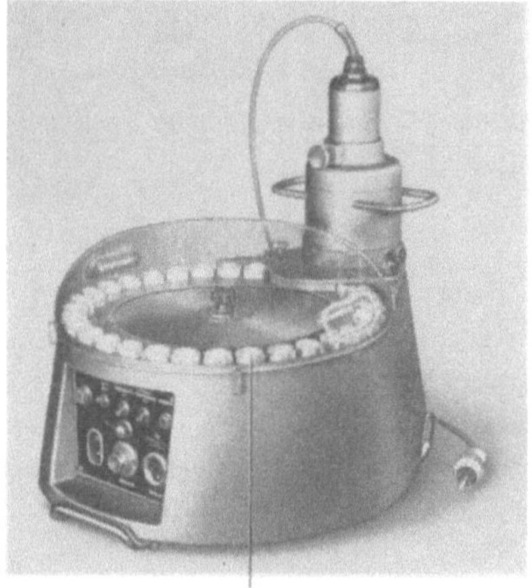

Abb. 41. GEIGER-MÜLLER-Zähler mit automatischem Probenwechsler. (Frieseke und Hoepfner, Erlangen.)

kurve einer Reihe von gebräuchlichen Isotopen wieder. Man entnimmt aus Abb. 44, daß die β-Strahlung von C^{14} durch 1 mg/cm² (= 8 mm Luft) bereits um 23% geschwächt wird, bei P^{32} beträgt die entsprechende Schwächung dagegen nur rd. 1%. Bei einer Luftschicht von 1 cm und einer Dicke des Zählrohrfensters von 2 mg/cm² (Gesamt-Absorberdicke = 3,2 mg/cm²) erreichen nur 45% der β-Teilchen von C^{14} das Innere des Zählrohres. Bei einem so harten β-Strahler wie P^{32} betragen die Absorptionsverluste nur wenige Prozent.

Bei Verwendung eines der früher gebräuchlichen Zählrohre mit einem Aluminiummantel von rd. 0,15 mm Dicke (= 40 mg/cm²) wird die β-Strahlung von P^{32} nach Abb. 44 auf 83 % herabgesetzt. Da die maximale Reichweite der β-Teilchen von S^{35} nur 31 mg/cm² ($E_{\beta\,max} = 0{,}169$ MeV, hierfür $R_{\beta\,max}$ aus Abb. 15, S. 565 zu entnehmen) beträgt, kann keines der S^{35}-β-Teilchen das Innere des Aluminiumzählers erreichen. Ein solcher Zähler ist für S^{35}-Messungen nicht geeignet.

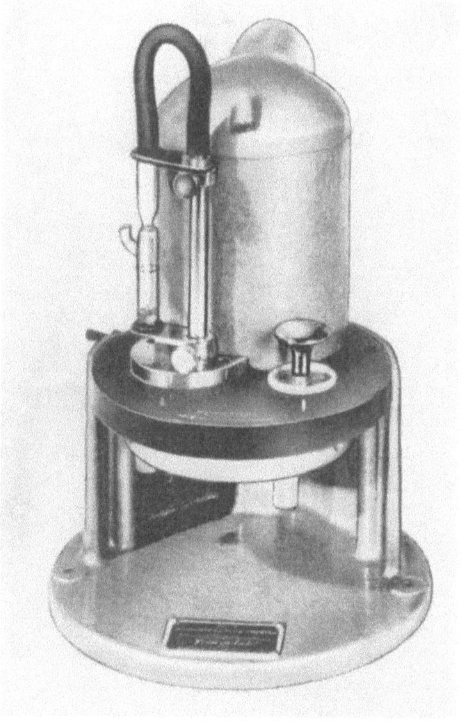

Abb. 42. Fensterloser Durchflußzähler. (Tracerlab, Boston).

Wegen des schrägen Durchgangs der β-Teilchen durch Luftschicht und Zählrohrfenster ist die mittlere Absorberdicke etwas größer als die Summe der beiden Schichtdicken.

δ) *Selbstabsorption der β-Strahlung im Präparat.*

Da ein Präparat immer eine gewisse Dicke hat, findet auch im Präparat selber eine Absorption der β-Teilchen statt. Die β-Strahlung aus tieferen Schichten des Präparates wird durch die darüberliegende Materie des Präparates absorbiert (*Selbstabsorption*).

Wenn man aus einer Substanz von *konstanter spezifischer Aktivität* (= Aktivität je Gramm) Präparate mit verschiedener Dicke herstellt, die zugehörigen Effekte mißt und über der jeweiligen Schichtdicke graphisch aufträgt, so erhält man Kurven wie in Abb. 45. Zunächst nimmt bei kleinen Schichtdicken der gemessene Effekt mit der Schichtdicke linear zu, nähert sich dann aber bei größeren Schichtdicken einem Grenzwert (Sättigungskurve). Sobald die Schichtdicke größer als die maximale Reichweite der betreffenden β-Strahlung wird, bleibt der gemessene Effekt bei weiterer Vergrößerung der Schichtdicke konstant. Zum gemessenen Effekt tragen jetzt nur solche Schichten bei, welche nicht tiefer als die maximale Reichweite $R_{\beta\,max}$ liegen. Die β-Strahlung noch tiefer liegender Präparatschichten wird im Präparat vollständig absorbiert.

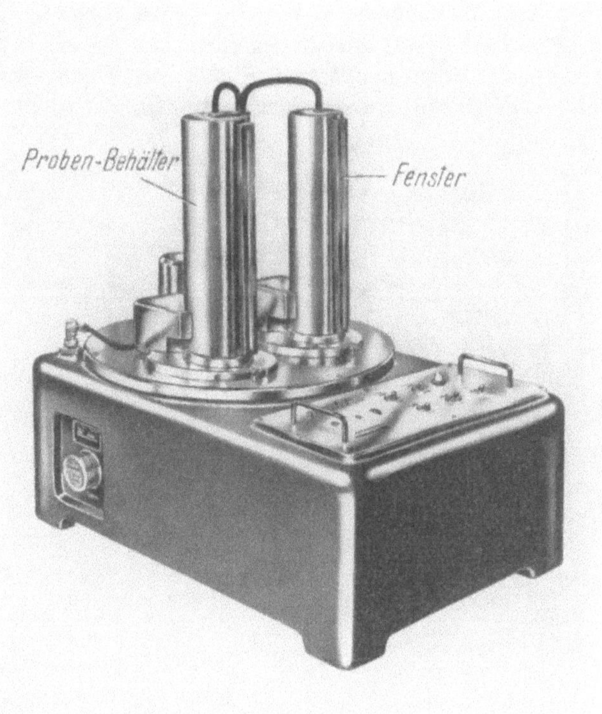

Abb. 43. Fensterloser Durchflußzähler mit automatischem Probenwechsler. (Tracerlab, Boston).

Bei Durchführung solcher Messungen mit einem Gemischtstrahler (β- + γ-Strahlung) erhält man Kurven wie in Abb. 46. Wegen der großen Durchdringungsfähigkeit der γ-Strahlung erhält man mit zunehmender Dicke keinen konstanten Meßwert wie bei einem reinen β-Strahler. Wenn die Schichtdicke größer als die maximale Reichweite der β-Strahlung des Gemischtstrahlers wird, steigt der Meßwert wegen der γ-Strahlung linear mit der Dicke an.

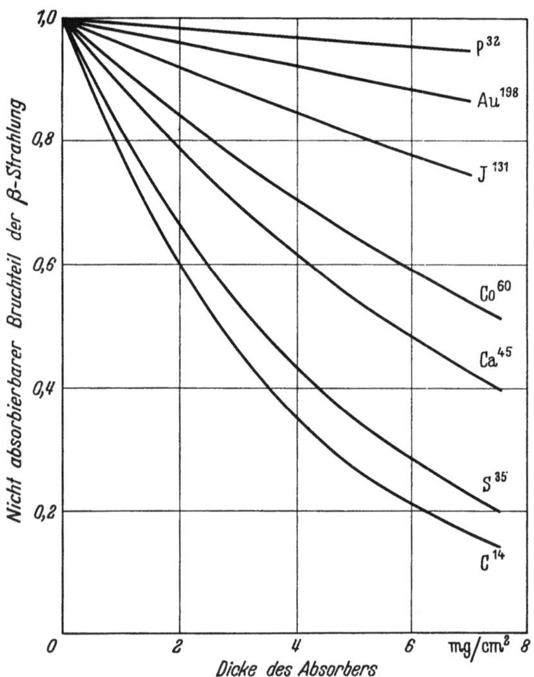

Abb. 44. Absorptionskurven der β-Strahlung verschiedener Isotope. (Entnommen aus: G. J. GLEASON, J. D. TAYLOR und D. L. TABERN, Nucleonics, Bd. 8, Nr 5, S. 12, 1951.)

Solche Messungen bei „dicker Schicht" haben bei reinen β-Strahlern den Vorteil, daß der gemessene Effekt unabhängig von der Menge des Präparates wird. Schwankungen in der örtlichen Dicke spielen keine Rolle mehr. Allerdings ist der Meß-Effekt erheblich kleiner als bei einer Messung derselben Gesamtaktivität in „dünner Schicht". In letzterem Fall wäre die Präparatschicht so dünn zu wählen, daß Selbstabsorption noch keine Rolle spielt. Das ist bei harten β-Strahlern wie P^{32} bei Schichten von einigen mg/cm² der Fall, keineswegs aber bei weichen β-Strahlern wie S^{35} und C^{14}. Damit der Einfluß der Selbstabsorption bei zu vergleichenden Präparaten der gleiche ist, müssen die Schichtdicken sehr genau gleich sein.

Abb. 47 zeigt, in welcher Weise der Meßeffekt abnimmt, wenn ein und dieselbe Aktivität — nach Zusatz unterschiedlicher Mengen von inaktivem Träger bei der Fällung — bei verschiedenen Schichtdicken gemessen wird. Bei einer Schichtdicke von 20 mg/cm² ist der für C^{14} gemessene Effekt 5mal kleiner als bei Messung derselben Aktivität in „dünner Schicht". Auf der anderen Seite können Kurven wie in Abb. 47 dazu benutzt werden, den Meßeffekt von Präparaten einer bestimmten Schichtdicke auf eine andere Schichtdicke umzurechnen. Das spielt dann eine Rolle, wenn Präparate verschiedener Schichtdicke miteinander verglichen werden müssen. Die Kurve des Selbstabsorptionsfaktors wie in Abb. 47 muß für jede Zählanordnung und hier wiederum für jede Geometrie gesondert gemessen werden. Man kann den Verlauf der Kurve dadurch ermitteln, daß man die *gleiche* Aktivität mehrmals unter Zugabe verschiedener Trägermengen fällt und die zugehörigen Meß-Werte über der Schichtdicke aufträgt.

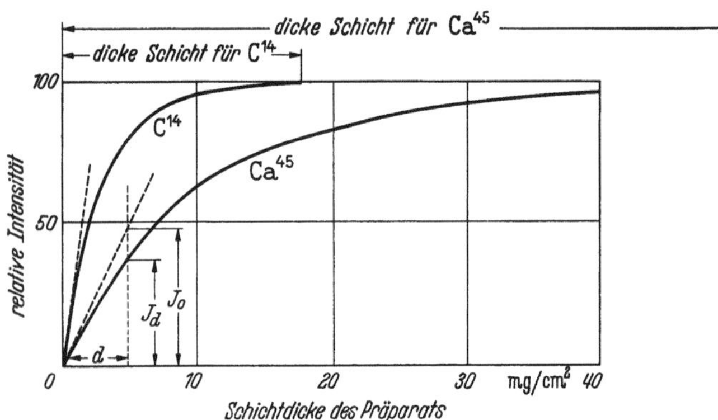

Abb. 45. Sättigungskurve für Präparate mit konstanter spezifischer Aktivität bei Variation der Schichtdicke. I_0 = Effekt ohne Selbstabsorption, I_d = Effekt mit Selbstabsorption und d = zugehörige Schichtdicke.

ε) *Selbststreuung im Präparat.*

Der Meßeffekt kann dadurch größer werden, daß β-Teilchen, welche auf Grund ihrer Anfangs-Flugrichtung den Zähler nicht erreichen würden, durch Streuung in der Materie des Präparates (= Selbststreuung) eine solche Richtungsänderung erfahren, daß sie in den Zählern eintreten können.

Unter dem Einfluß von Selbstabsorption *und* Selbststreuung kann eine Vergrößerung der Schichtdicke zunächst eine Zunahme des Meßeffektes zur Folge haben! Diese rührt von der Selbststreuung im Präparat her.

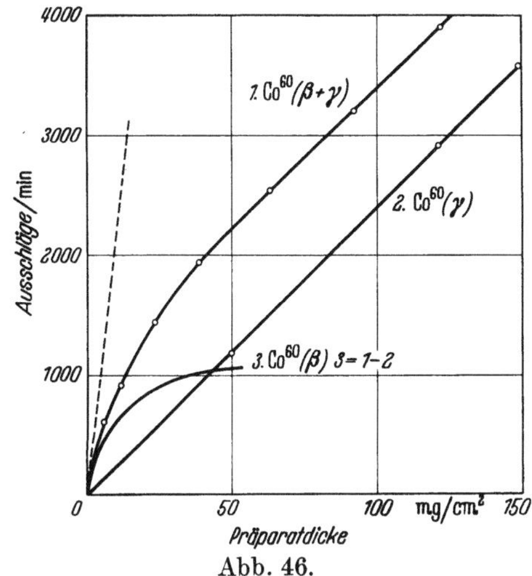

Abb. 46.

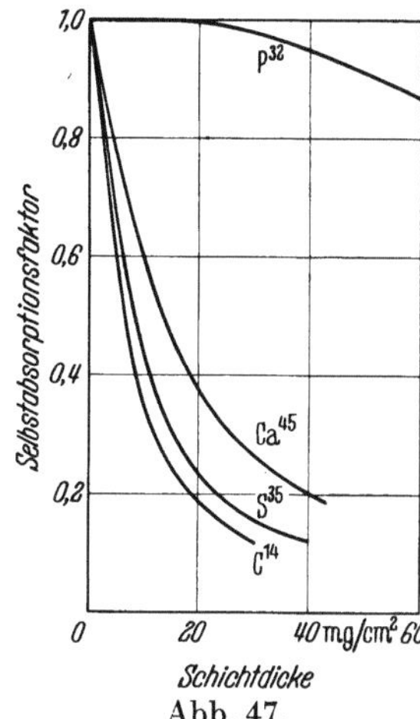

Abb. 47.

Abb. 46. Sättigungskurve für Co^{60} (Kurve 1 = gemessener $(\beta + \gamma)$-Effekt, Kurve 2 = γ-Effekt allein und Kurve 3 β-Effekt allein).

Abb. 47. Selbstabsorptionsfaktor als Funktion der Schichtdicke bei verschiedenen Isotopen.

ζ) *Rückstreuung an der Präparat-Unterlage.*

Durch Streuung eines β-Teilchens an der Unterlage eines Präparates kann eine solche Richtungsänderung eintreten, daß das β-Teilchen den Zähler erreicht. Das hat eine Erhöhung des Effektes um einen bestimmten Faktor *(Rückstreuungsfaktor)* zur Folge. Abb. 48 gibt den Verlauf des Rückstreuungsfaktors für einige Isotope in Abhängigkeit von der Schichtdicke des Präparates wieder. Abbildung 49 zeigt, daß der Einfluß der

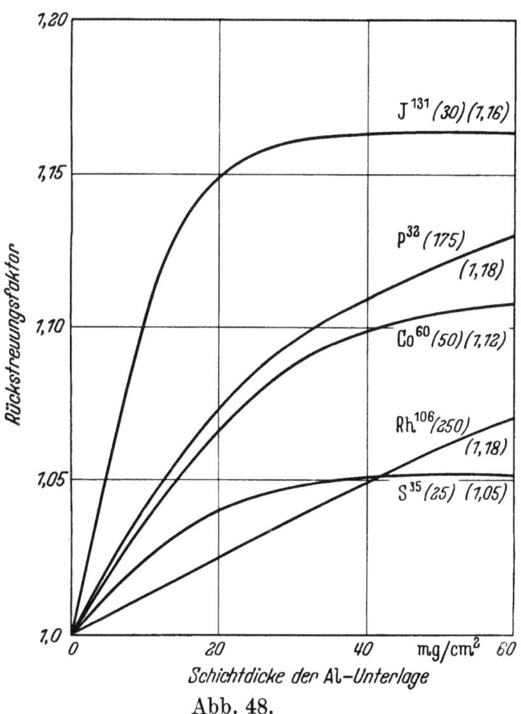

Abb. 48.

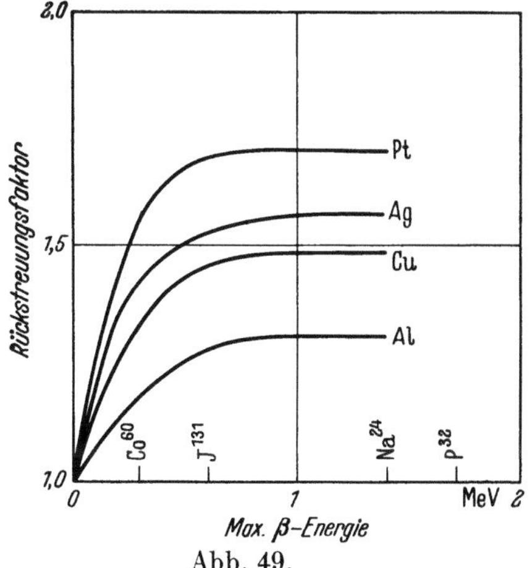

Abb. 49.

Abb. 48. Rückstreuungsfaktor als Funktion der Dicke der Aluminiumunterlage für verschiedene Isotope. (Erste Klammer enthält Sättigungsdicke für Rückstreuung in mg/cm²; zweite Klammer = Rückstreuungsfaktor bei Sättigungsdicke.) (Entnommen aus: L. JAFFÉ und K. M. JUSTUS, Chem. Soc. 1949, 341.)

Abb. 49. Sättigungsrückstreuung als Funktion der β-Grenzenenergie und für verschiedene Materialien. (Entnommen aus: L. JAFFÉ und K. M. JUSTUS, Chem. Soc. 1949, 341.)

Rückstreuung mit der Ordnungszahl des Materials der Präparatunterlage zunimmt. Wenn das Präparat als „dicke“ Schicht vorliegt, fällt der Einfluß der Rückstreuung fort. Zu vergleichende Präparate sollten immer auf *gleicher Unterlage* gemessen werden.

c) Standardpräparat zur Überwachung der Konstanz der Zählanordnung.

Keine Zählanordnung zeigt eine zeitlich absolut konstante Empfindlichkeit. Empfindlichkeits-Schwankungen können insbesondere durch Netzschwankungen und dadurch bedingte Schwankungen der Hochspannung (Arbeitsspannung des Zählrohres) eintreten. Eine Schwankung der Hochspannung von 1 %, d. h. von 10 V bei einer Arbeitsspannung des Zählrohres von 1000 V hat bei einer „Steilheit des Plateaus“ (s. S. 577) von 5 %/100 V eine 0,5 %ige Schwankung der Empfindlichkeit zur Folge. Bei Verwendung alter Zählrohre mit schlechter, d. h. steiler gewordener Charakteristik ist die Empfindlichkeitsschwankung größer. Empfindlichkeitsschwankungen können auch ihre Ursache im Verstärker haben.

Die Überwachung der Empfindlichkeit erfolgt mit einem sog. Standard-Präparat. Seine β-Strahlung sollte die gleiche Härte wie das zu messende Radio-Isotop haben. Am besten verwendet man ein genügend starkes Präparat desselben Isotops als „Standard“ und rechnet zeitlich auseinander liegende Messungen auf „konstanten Standard“ um. Bei einem solchen Verfahren wird gleichzeitig der radioaktive Abfall der Präparate mit berücksichtigt. Eine Korrektion auf radioaktiven Abfall ist dann nicht mehr notwendig.

Als Standard-Präparat eignen sich auch Isotope mit großer Halbwertszeit. Durch Mischungen verschiedener langlebiger Isotope mit verschieden harter β-Strahlung kann die Härte der β-Strahlung des Standards variiert und dem zu messenden Isotop angepaßt werden. Entsprechende Angaben findet man in den üblichen Isotopen-Katalogen der Isotopen-Verteilungszentren.

2. Messung flüssiger Präparate.

Bei der chemischen Aufarbeitung von Organproben u. a. m. fallen die Präparate zunächst meist in flüssiger Form an. Es bedeutet eine erhebliche Ersparnis an Arbeit und Zeit, wenn diese Präparate unmittelbar als Flüssigkeit gemessen werden können. Hierzu kann man sich einer Meß-Anordnung wie in Abb. 50 bedienen. Die Höhe der Flüssigkeitssäule wählt man am besten größer als die maximale Reichweite der β-Strahlung des betreffenden Isotops (= „dicke“ Schicht), damit die Messung unabhängig von kleinen Schwankungen der eingefüllten Flüssigkeitsmenge wird.

a) Flüssigkeitszählrohre.

Größere Zählausbeuten erzielt man mit *Flüssigkeits-Zählrohren* wie in Abb. 51 und 52. Die Flüssigkeit wird bis zu einer festen Marke eingefüllt. Bei reinen β-Strahlern ist das Meßergebnis von der Flüssigkeitsmenge fast unabhängig, wenn nur genügend Flüssigkeit eingefüllt wird. Bei γ-Strahlern muß eine konstante Menge eingehalten werden.

Mit Flüssigkeitszählrohren können sehr genaue Messungen ausgeführt werden, da die Meß-Geometrie automatisch immer exakt die gleiche ist. Außerdem fallen die bei einer chemischen Fällung sowie bei der Ausmessung fester Präparate möglichen Fehler fort. Da beim Flüssigkeitszähler das eigentliche Zählrohr allseitig vom radioaktiven Präparat umgeben ist, ist seine Empfindlichkeit größer als bei Verwendung einer Anordnung wie in Abb. 50.

Die zu vergleichenden Flüssigkeiten müssen die gleiche chemische Zusammensetzung, d. h. gleichen Salzgehalt usw., haben, damit die Selbstabsorption und Selbststreuung innerhalb der Flüssigkeitsschicht immer die gleiche ist.

b) Empfindlichkeit von Flüssigkeitszählrohren für verschiedene Radio-Isotope.

Da die Wandstärke des Zählrohres aus Gründen der mechanischen Stabilität nicht kleiner als etwa 0,1 mm (20—40 mg/cm²) genommen werden kann, eignet sich ein Flüssigkeitszählrohr nicht zur Messung weicher β-Strahlung. Die Nachweisempfindlichkeit ändert sich mit der Härte der β-Strahlung etwa wie in Abb. 53 (Wandstärke = etwa 30 mg/cm²). Der Verlauf der Kurve hängt natürlich von der Wandstärke des speziellen Flüssigkeitszählrohres ab. Ein Flüssigkeitszählrohr ist ungeeignet zur Messung von S^{35}- oder C^{14}-Präparaten.

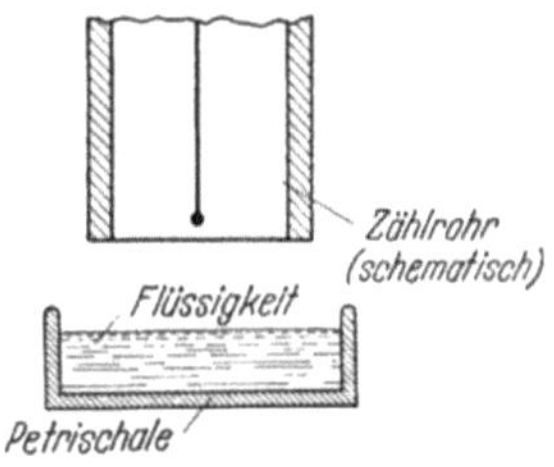

Abb. 50. Anordnung zur Ausmessung von Flüssigkeiten (schematisch).

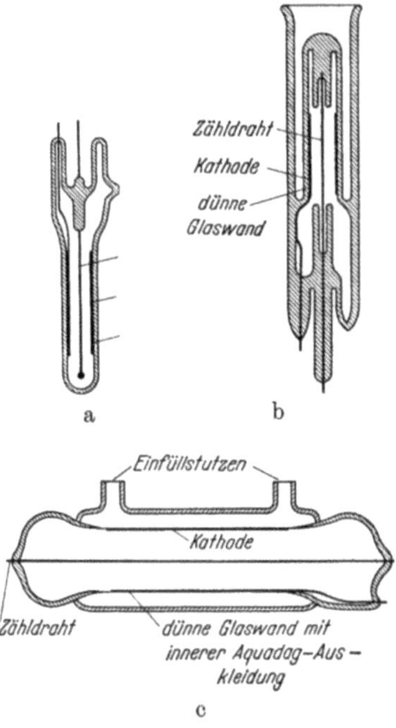

Abb. 51a—c. Flüssigkeitszählrohre (schematisch).

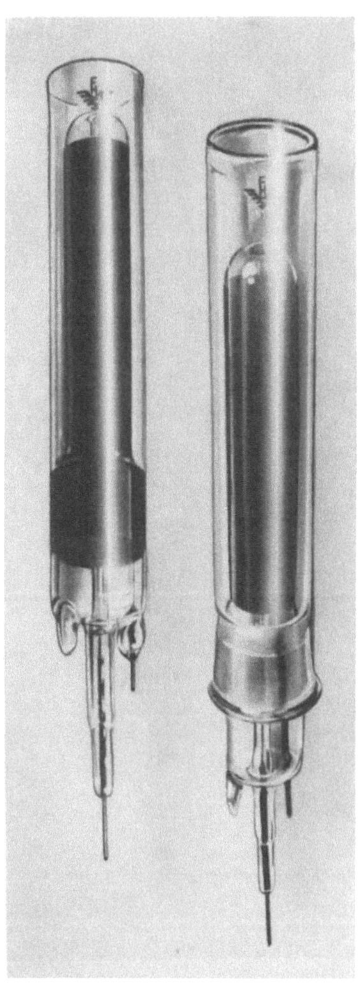

Abb. 52. Flüssigkeitszählrohre. (Frieseke und Hoepfner, Erlangen.)

c) Nulleffekt von Flüssigkeitszählrohren.

Es ist darauf zu achten, daß die zu messende Flüssigkeit kein Kalium enthält. Kalium enthält das natürlich radioaktive Kalium-Isotop K^{40} ($HZ = 1{,}4 \cdot 10^9$ Jahre, 0,012 Atom-% im natürlichen Kalium), welches β-Teilchen mit einer Grenzenergie von 0,8 MeV aussendet.

Da jedes Glas etwas Kalium enthält, rührt ein Teil des Nulleffektes vom Kaliumgehalt insbesondere des äußeren Glasmantels her. Nach Einfüllen von Flüssigkeit wird dieser letztere Beitrag zum Nulleffekt infolge Absorption durch die Flüssigkeit kleiner. Der Nulleffekt muß also immer bei *Füllung mit inaktiver Flüssigkeit* der gleichen Zusammensetzung wie das Präparat gemessen werden.

Nach einer Messung bereitet es oft Schwierigkeiten, die Glaswände von festhaftenden Aktivitätsresten zu säubern. Hier bewährt sich mehrmaliges Spülen, kurzes Stehenlassen mit Chromschwefelsäure und anschließendes langes Spülen unter fließendem Wasser. Bei genauen Messungen sollte der Nulleffekt nach jeder Messung kontrolliert werden.

d) Kontrolle der Empfindlichkeit.

Zur laufenden Kontrolle der Empfindlichkeit dienen wiederholte Messungen einer Eich-Lösung des betreffenden Isotops oder auch langlebige γ-Präparate in gut reproduzierbarer Geometrie.

e) Messung der Aktivität weicher β-Strahler mit flüssigen Szintillatoren.

Die auf S. 579ff. beschriebenen Szintillationszähler können auch mit flüssigen Leuchtstoffen (Szintillatoren) betrieben werden. Dabei wird die flüssige radioaktive Probe mit der Szintillator-Flüssigkeit vermischt. Die Methode ist sehr anpassungsfähig und gewinnt zunehmend an Bedeutung.

Auch extrem weiche β-Strahler, wie Tritium (H^3) können auf diesem Wege mit guter Zählausbeute gemessen werden.

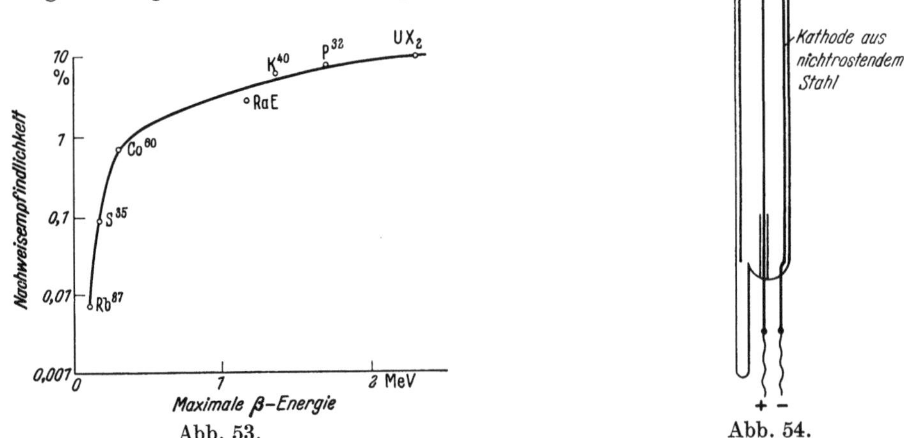

Abb. 53. Abb. 54.

Abb. 53. Nachweisempfindlichkeit eines Flüssigkeitszählrohres für verschiedene β-Grenzenergien. (Nach BERTHOLD.)

Abb. 54. Zählrohr für radioaktive Gase (schematisch). (Entnommen aus: R. F. GLASCOCK, Isotopic Gas Analysis for Biochemists, New York 1954.)

Wegen der sehr geringen β-Grenzenergie des H^3 von nur 18 keV und der demzufolge geringen Reichweite der β-Teilchen ist die Zählausbeute fester H^3-Präparate wegen der großen Selbstabsorption gering. Dazu kommt der Aufwand bei der Herstellung fester H^3-Präparate. Diese Schwierigkeiten fallen bei der Verwendung flüssiger Szintillatoren fort. Aus den gleichen Gründen werden flüssige Szintillatoren in neuerer Zeit auch für die Ausmessung des weichen β-Strahler C^{14} verwandt.

3. Messung gasförmiger Proben.

Diese Methode kommt vor allem für C^{14}- und H^3-Messungen in Frage. Das Isotop C^{14} wird in Form von $C^{14}O_2$ in eine Ionisationskammer oder als Zusatz zum Zählgas in ein Zählrohr (Abb. 54) eingebracht. Die Zählausbeute ist groß, weil praktisch jedes im empfindlichen Volumen freiwerdende β-Teilchen gezählt wird. Eine ausführliche Darstellung des Standes der gegenwärtigen Gas-Meß-Technik gibt GLASCOCK[1].

[1] GLASCOCK, R. F.: Isotopie gas analysis for biochemists. New York: Academic Press 1954.

III. Nachweis von γ-Strahlung.

1. Bedeutung von Messungen der γ-Strahlung für diagnostische Untersuchungen.

γ-Strahlen können wegen ihres großen Durchdringungsvermögens dicke Schichten von organischem Gewebe ohne wesentliche Absorption durchdringen. Ihre Anwesenheit bzw. ihr Weg im Organismus kann deshalb am intakten Organismus durch Messungen von außen nachgewiesen werden. Die Methode gestaltet sich besonders einfach, wenn nur qualitative Aussagen gesucht werden.

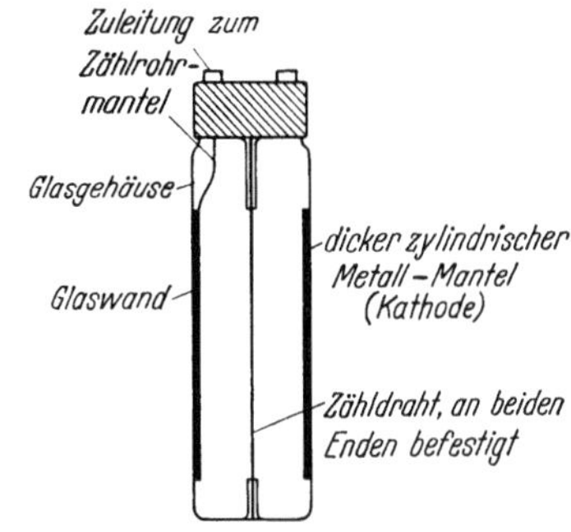

Abb. 55. Aufbau eines Zählrohres für γ-Strahlung (schematisch).

Von großer Bedeutung für eine einwandfreie quantitative Messung der γ-Strahlung ist die Berücksichtigung der bei der γ-Absorption im Organismus entstehenden weichen COMPTON-Streustrahlung. Ihre Elimination kann erhebliche Schwierigkeiten bereiten.

Da die β-Strahlung bereits in relativ dünnen Gewebsschichten (einige 0,1 bis einige Millimeter) absorbiert wird, muß ein β-Zähler unmittelbar an den Ort des inkorporierten Isotops gebracht werden. Es sind deshalb im Gegensatz zu γ-Messungen nur oberflächliche Messungen oder Messungen in Körperhöhlen bzw. die Untersuchung von Ausscheidungen, Punktaten usw. möglich.

2. Empfindlichkeit von GEIGER-MÜLLER-Zählrohren für γ-Strahlen.

Abb. 55 gibt schematisch den Aufbau eines γ-Zählrohres wieder. Der Zählrohr-Mantel besteht aus einem relativ dickwandigen Metallzylinder, im übrigen gleicht der Aufbau demjenigen von β-Zählern. Genau wie beim β-Zähler besteht die Gasfüllung aus einem Edelgas mit Zusatz von organischem Dampf (s. S. 578).

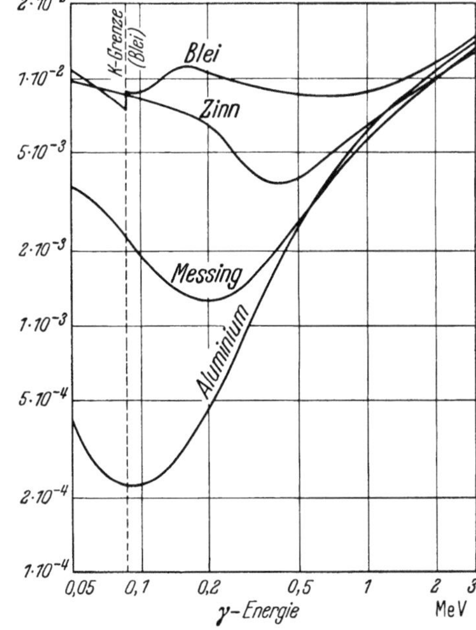

Abb. 56. Ansprechwahrscheinlichkeit von γ-Zählrohren aus Blei, Zinn, Messing und Aluminium als Funktion der γ-Energie. [Entnommen aus: H. MAIER-LEIBNITZ, Z. Naturforsch. 1, 244 (1946).]

Wenn die bei der Absorption von γ-Quanten im Zählrohrmantel freiwerdenden Sekundärelektronen das Innere des Zählrohres erreichen, spricht das Zählrohr genau wie ein β-Zählrohr an. Allerdings können nur solche Sekundärelektronen das Innere des Zählrohres erreichen, welche relativ nahe an der dem Zählrohr-Inneren zugewandten Mantel-Oberfläche entstehen. Alle Sekundärelektronen, welche näher an der inneren Manteloberfläche entstehen, als der maximalen Reichweite der Sekundärelektronen entspricht, und nach innen fliegen, werden gezählt. Alle übrigen werden im Mantel absorbiert und bleiben wirkungslos. Der Mantel sollte also zur Erreichung einer maximalen Empfindlichkeit mindestens eine Dicke haben, welche gleich der maximalen Reichweite der Sekundärelektronen der γ-Quanten ist.

Eine größere Dicke bringt keinen Zuwachs an Effekt, sondern bewirkt nur eine unerwünschte Schwächung der γ-Strahlen. Die maximale Reichweite von Sekundärelektronen einer Energie von z. B. 1 MeV beträgt rd. 400 mg/cm². Der Mantel eines Aluminium-γ-Zählrohres braucht also nicht dicker als 1,5 mm und derjenige eines γ-Zählers mit Blei-Mantel nicht dicker als 0,35 mm zu sein. Eine Unterschreitung dieser Dicken hat einen Verlust an Effekt zur Folge.

Nur ein kleiner Teil der auf das Zählrohr auffallenden γ-Quanten wird in dessen Mantel absorbiert, und außerdem erreichen nur wenige der entstehenden Sekundärelektronen das empfindliche Volumen. Insgesamt ist die Empfindlichkeit von Zählrohren für γ-Quanten sehr klein. Abb. 56 gibt die Empfindlichkeit von Zählrohren mit Aluminium-, Messing-, Zinn- und Blei-Mantel für γ-Quanten verschiedener Energie wieder. Unter der Empfindlichkeit (oder Ansprechwahrscheinlichkeit) versteht man die Wahrscheinlichkeit dafür, daß ein auf den Zähler auffallendes γ-Quant auch registriert wird.

Nach Abb. 56 registriert ein Blei-γ-Zählrohr fast unabhängig von der γ-Energie etwa $^1/_{100}$ aller auftreffenden γ-Quanten. Bei einer Quantenenergie von 100 keV wird von einem Aluminium-γ-Zählrohr nur jedes 5000. Quant nachgewiesen. Bei größeren γ-Energien von einigen MeV nähert sich die

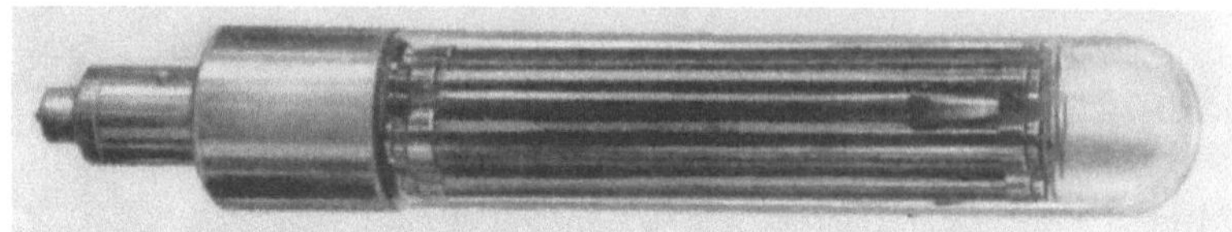

Abb. 57. Siebenfachzählrohr zur Messung von γ-Strahlung. [Entnommen aus: A. TROST, Z. Physik **117**, 257 (1940).]

Ansprechwahrscheinlichkeit derjenigen des Blei-Zählrohres von $1 \cdot 10^{-2}$. Für die γ-Strahlung von J^{131} (80% der γ-Quanten haben eine Energie von 364 keV, s. S. 559) sollte nach Abb. 56 ein Bleizählrohr eine 10mal größere Ansprechwahrscheinlichkeit haben als ein Aluminiumzählrohr.

Zur Erhöhung des Meß-Effektes sind Vielfachzählrohre, wie in Abb. 57, gebaut worden. Der Glaskolben in Abb. 57 enthält 7 gleichgebaute Zählrohre, welche elektrisch parallel geschaltet werden.

3. Empfindlichkeit von Szintillationszählern für γ-Strahlen.

Die Nachweisempfindlichkeit eines Szintillationszählers für γ-Quanten hängt von der Wahrscheinlichkeit der Absorption der γ-Quanten im Leuchtstoff ab. Praktisch jeder im

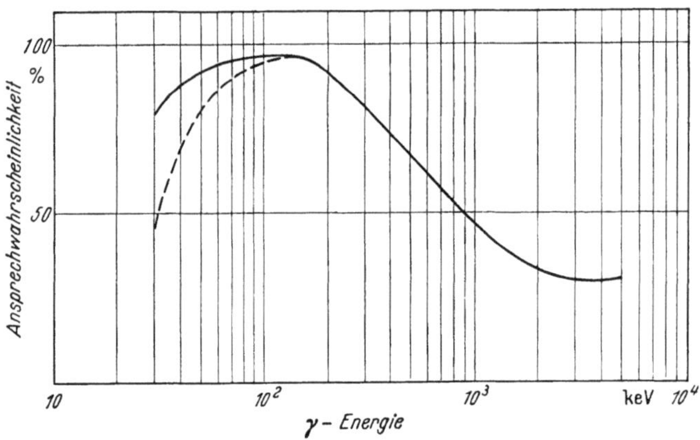

Abb. 58. Absorptionswahrscheinlichkeit für γ-Quanten als Funktion der Energie in einem 25 mm dicken NaJ (Tl)-Kristall. (Entnommen aus: Tracerlab-Katalog für P 20.)

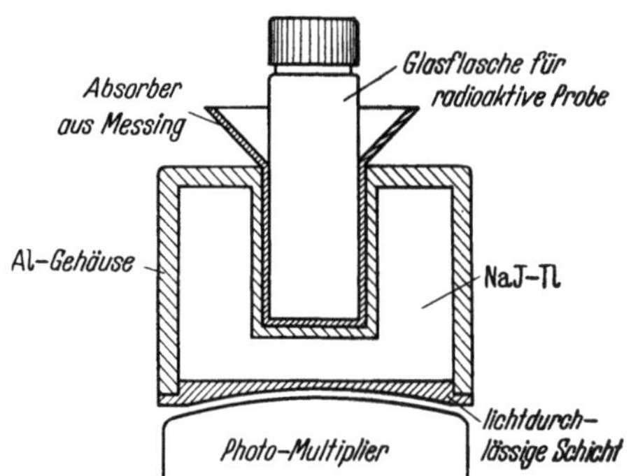

Abb. 59. Szintillationszähler mit großer Ansprechwahrscheinlichkeit (Bohrloch-Kristall, well-type-cristal) zum Ausmessen von festen und flüssigen Proben.

Leuchtstoff durch ein Sekundärelektron entstehende Lichtblitz führt zu einem Impuls. Zur Erzielung einer großen Absorption muß der Leuchtstoff einmal von großen Dimensionen sein und zum anderen Elemente mit großer Ordnungszahl enthalten (große Absorption für Photoeffekt, s. S. 566). Viel verwandt werden NaJ-Kristalle. Diese bestehen zu 85 Gew.-% aus Jod und lassen sich in genügender Größe herstellen, weiterhin haben sie in dem spektralen Wellenlängenbereich der Lichtblitze eine gute optische Transparenz.

Abb. 58 gibt für einen NaJ-Kristall von 25 mm Dicke an, welcher Bruchteil eines Strahls von γ-Quanten (senkrechter Einfall) bei verschiedenen γ-Energien im Kristall absorbiert wird. Danach werden γ-Quanten einer Energie von etwa 100 keV fast 100 %ig absorbiert, solche einer Energie von 1 MeV noch zu fast 50 %. Die absolute Nachweiswahrscheinlichkeit eines NaJ-Szintillationszählers ist also sehr groß. Sie ist größenordnungsmäßig 100mal größer als diejenige eines GEIGER-MÜLLER-Zählrohres.

Eine besonders große Empfindlichkeit hat die in Abb. 59 wiedergegebene Anordnung. In der Mitte eines großen NaJ-Kristalls befindet sich eine kreisrunde Bohrung (Bohrloch-Kristall, amer.: welltype cristal), in welche feste und flüssige Präparate hineingebracht werden können. Aus Raumwinkel-Gründen durchsetzt der größte Teil der ausgesandten γ-Quanten den Kristall. Die Wahrscheinlichkeit einer Absorption der γ-Quanten ist deshalb sehr groß.

Mit einem Bohrloch-Kristall mißt man für 1 μC J^{131} (= $2{,}4 \cdot 10^6$ β/min, Zahl der γ-Quanten etwa gleich groß) rd. $1 \cdot 10^6$ Impulse/min. Es wird also rd. die Hälfte aller γ-Quanten registriert. Das entspricht etwa der maximalen Zählausbeute des β-Effektes von festen Präparaten. Die Messung des γ-Effektes bietet aber eine Reihe von experimentellen Vorteilen. In den Bohrloch-Kristall können beliebige flüssige und feste Präparate eingebracht werden, insbesondere auch Zwischenprodukte, welche weiterverarbeitet werden sollen. Außerdem fällt der bei der Herstellung fester Präparate notwendige Arbeitsaufwand fort.

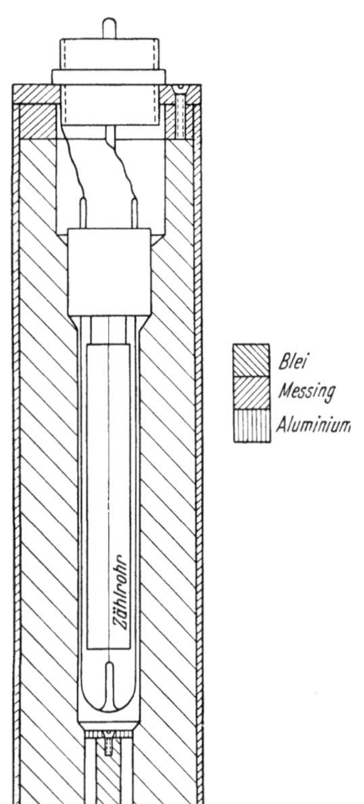

Abb. 60. Richtungsempfindliches GEIGER-MÜLLER-Zählrohr. [Nach N. VEALL, Brit. J. Radiol. **23**, 527 (1950).]

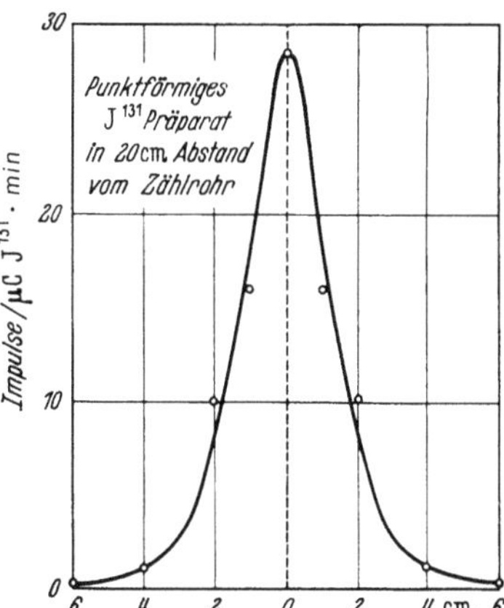

Abb. 61. Auflösungsvermögen des richtungsempfindlichen GEIGER-MÜLLER-Zählrohres nach VEALL (Abb. 60).

4. Richtungsempfindliche Zählanordnungen.

a) Anordnung. Auflösungsvermögen.

Mittels Bleiblenden kann jede Zählanordnung richtungsempfindlich gemacht werden. Die Bleiabschirmung des Zählrohres in Abb. 60 enthält (in der Zeichnung unten) einen zylindrischen Spalt, welcher genau in Richtung des Zählrohr-Mantels liegt. Wegen dieser geometrischen Verhältnisse können — bei relativ guter Ausbeute — nur γ-Quanten mit einer Flugrichtung längs des Bleispaltes gezählt werden.

Abb. 61 gibt die mit dieser Anordnung für J^{131} erreichbare Auflösung wieder. Es wurde die Aktivität eines punktförmigen Präparates in 25 cm Abstand vom Kopfende des richtungsempfindlichen Zählrohres gemessen, und zwar bei verschiedenen seitlichen Verschiebungen aus der Symmetrielinie. Da die Halbwertsbreite der Auflösungskurve etwa 2,8 cm beträgt, können mit der Anordnung zwei punktförmige Präparate im Abstand 2 cm unterschieden werden.

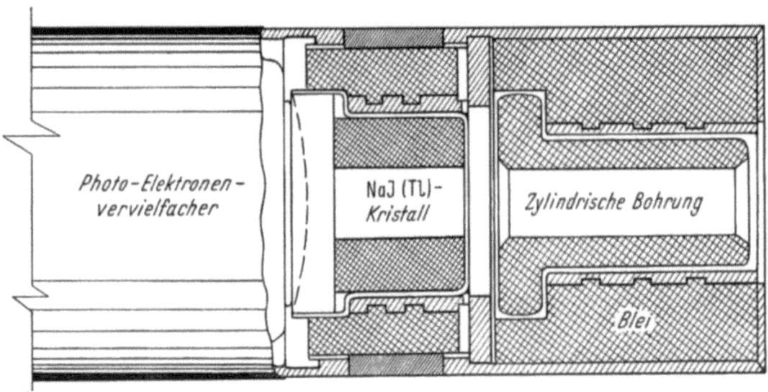

Abb. 62. Kopfteil eines richtungsempfindlichen Szintillationszählers mit NaJ (Tl)-Kristall. (Entnommen aus: Tracerlab-Katalog für P 20.)

Bei Isotopen, welche eine härtere γ-Strahlung als J^{131} haben, müssen die Bleidicken größer gewählt werden.

Mit der Bleiabschirmung ist in jedem Fall ein beträchtlicher Verlust an Effekt vorhanden. Wegen ihrer geringen Empfindlichkeit für γ-Quanten sind deshalb GEIGER-MÜLLER-Zählrohre für richtungsempfindliche Zählanordnungen wenig geeignet. Es empfiehlt sich unbedingt die Verwendung von Szintillationszählern. Abb. 62 zeigt den Kopfteil

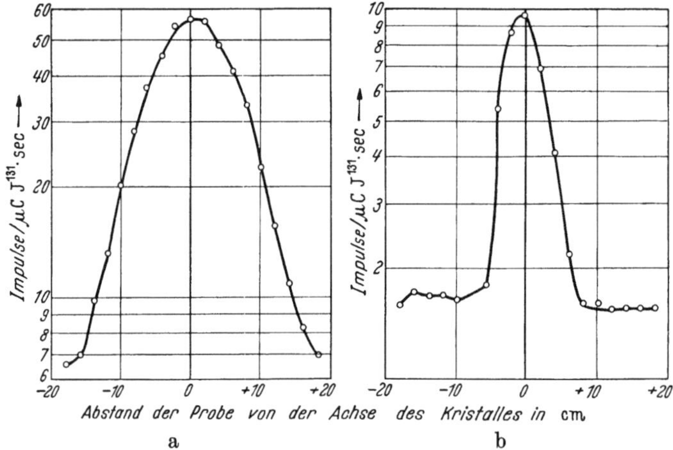

Abb. 63a u. b. Auflösungskurve eines Szintillationszählers wie in Abb. 62 für ein punktförmiges J^{131}-Präparat in 30 cm Abstand vom Kristall. a Länge des Kristalls 25 mm, Durchmesser 25 mm; b Länge des Kristalls 25 mm, Durchmesser 12 mm. (Entnommen aus: Tracerlab-Katalog für P 20.)

eines durch Bleiabschirmung richtungsempfindlich gemachten NaJ-Szintillationszählers, und Abb. 63 gibt die Auflösungskurven für zwei verschieden große NaJ-Kristalle wieder. Eine Anordnung wie in Abb. 62 ist zu einer groben Lokalisation eines γ-Strahlers im Organismus geeignet.

b) Registrierung der Verteilung eines γ-Strahlers im Organismus. Szintigraph. Szintigramme.

In letzter Zeit sind Geräte entwickelt worden, mit welchen die örtliche Verteilung eines γ-Strahlers im Organismus automatisch aufgezeichnet werden kann. Mit Hilfe des in Abb. 64 wiedergegebenen Transportmechanismus kann ein richtungsempfindlicher

Szintillationszähler (im Bilde über der Schilddrüse der Patientin) kontinuierlich über dem zu untersuchenden Objekt Zeile für Zeile verschoben werden *(Szintigraph)*. Jedesmal wenn eine vorgegebene Teilchenzahl gezählt worden ist, wird von einem mit dem Zähler mechanisch gekoppelten Schreibstift auf dem Registrierpapier automatisch eine Marke aufgedruckt. Starke örtliche Konzentration des γ-Strahlers führt zu *dicht beieinander* liegenden Marken auf dem Registrierpapier (Szintigramm).

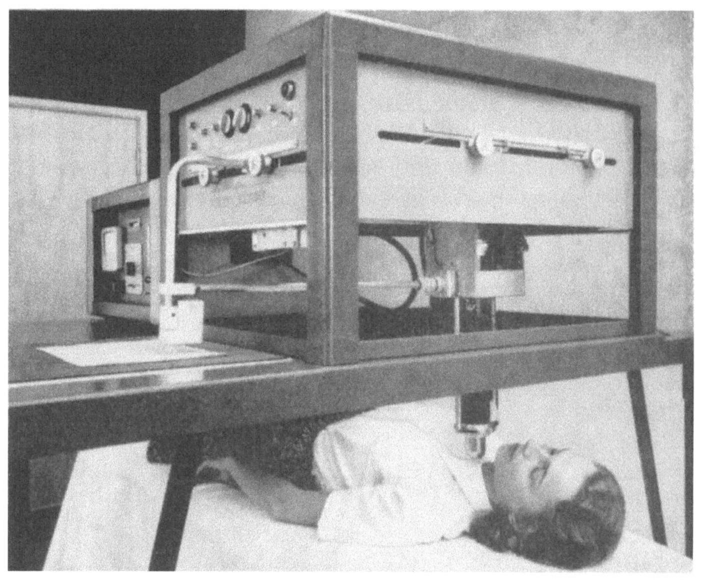

Abb. 64. Vorrichtung zur automatischen Registrierung der J^{131}-Verteilung in der Schilddrüse (Szintigraph). (Entnommen aus: Tracerlog Nr. 61.)

Abb. 65 zeigt das „Szintigramm" einer normalen Schilddrüse. Eine solche Registrierung kann mit einer Dosis von 100 μC in etwa $^1/_2$ Std durchgeführt werden. Beispiele von Szintigrammen von Hirntumoren u. a. m. finden sich in Bd. IV/2, MAURER u. WILCKE: Diagnose von Hirntumoren mit radioaktiven Isotopen.

5. Berücksichtigung der COMPTON-Streustrahlung bei γ-Messungen.

Die γ-Strahlung aller Radio-Isotope liegt in einem Energiebereich, in dem die Absorption überwiegend durch Photoeffekt und COMPTON-Effekt erfolgt. Absorption durch Paarbildung tritt erst oberhalb einer Quantenenergie von 1 MeV auf und liefert zunächst keinen ins Gewicht fallenden Beitrag zur Gesamtabsorption.

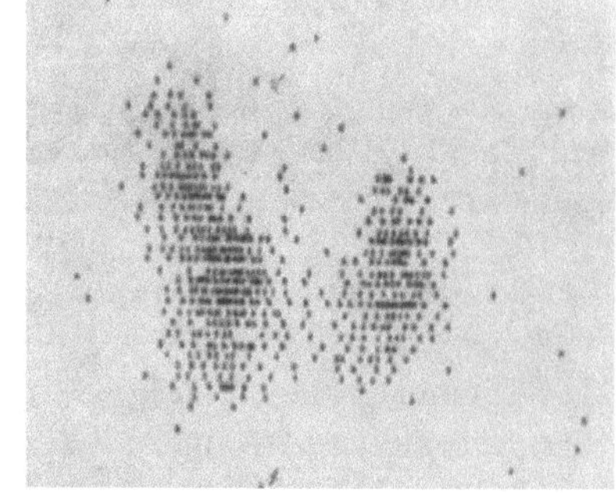

Abb. 65. Szintigramm einer Schilddrüse nach oraler Gabe von J^{131}. (Entnommen aus: H. C. ALLAN jr., J. R. RISSER, J. A. GREENE, Radioisotope Conference Oxford 1954, Bd. I, London 1954.)

Bei der Absorption durch COMPTON-Effekt entsteht eine intensive weiche Streustrahlung (COMPTON-Streustrahlung, s. S. 567). So werden die von biologischem Gewebe ausgehenden γ-Quanten in dem umgebenden Gewebe durch COMPTON-Effekt absorbiert. Ohne weitere Vorsichtsmaßnahmen wird diese weiche Streustrahlung mitgemessen.

Die Streustrahlung braucht nicht besonders berücksichtigt zu werden, wenn zwei γ-strahlende Präparate unter genau identischen Bedingungen gemessen werden. Der Einfluß der COMPTON-Streuung besteht dann bei jeder Messung in einer Erhöhung des Effektes um einen bestimmten, gleichbleibenden Faktor. Bei einem *Vergleich* der Präparate stört die Streustrahlung nicht.

Bei diagnostischen Untersuchungen am intakten Organismus liegen aber grundsätzlich andere Bedingungen vor. Man sieht sofort ein, daß es im allgemeinen kaum möglich ist, eine Testdosis vor der Applikation unter genau den gleichen Bedingungen zu messen, unter denen nach Applikation die Anreicherung im Organismus gemessen werden muß. Es ist schwer vermeidbar, daß beide Messungen unterschiedliche

Anteile an Streustrahlung enthalten. Ohne Berücksichtigung der Streustrahlung wird die Berechnung der J^{131}-Aufnahme z. B. in der Schilddrüse falsch. Die Streustrahlung ist im allgemeinen um so größer, je mehr Gewebe in der Umgebung des γ-Strahlers liegt. Im folgenden sollen zwei Wege zur Elimination der Streustrahlung besprochen werden.

a) Herabsetzung der Streustrahlung durch Absorber.

Aus zwei Gründen ist eine weitgehende Herabsetzung der Streustrahlung möglich. Einmal ist die Streustrahlung immer weicher (kleinere Quantenenergie) als die Primärstrahlung, und zum anderen nimmt der Absorptionskoeffizient von Absorbern, wie z. B. Blei, in dem hier interessierenden Energiebereich nach kleineren γ-Energien hin zu. Die Streustrahlung wird also stärker geschwächt als die Primärstrahlung.

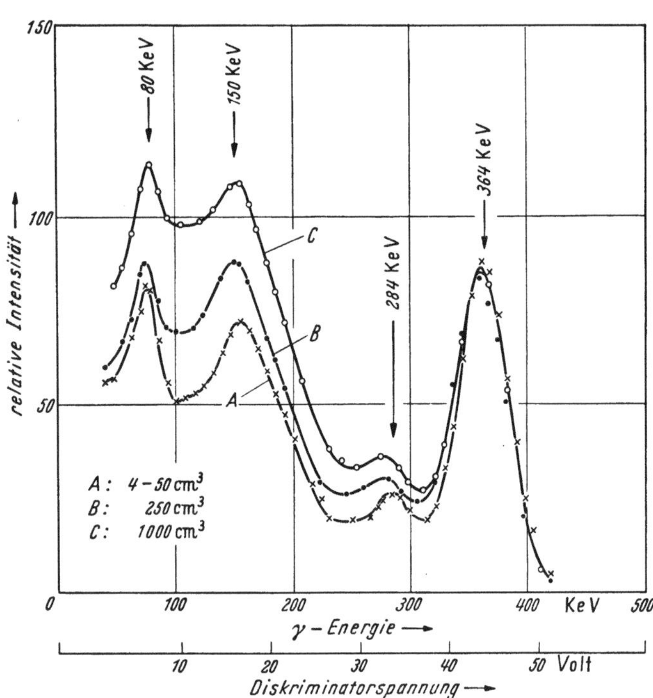

Abb. 66. Amplitudenverteilungskurven eines J^{131}-Präparates, umgeben mit *A* 4—50 cm³, *B* 250 cm³ und *C* 1000 cm³ Wasser. (Entnommen aus: Tracerlog Nr. 53, 1953.)

So nimmt z. B. für γ-Quanten von 364 keV (= stärkste γ-Linie von J^{131}) die Intensität eines γ-Strahls bei Absorption in 1,5 mm Blei von 100 % auf 63 % ab, während die von den primären 364 keV-γ-Quanten herrührende Streustrahlung durch 1,5 mm Blei von 100 % auf 3 % geschwächt wird. Angenommen, es bestehe bei einer Messung ohne Blei-Filterung $^1/_6$ des gemessenen γ-Effektes aus Streustrahlung. Aus obigen Zahlen folgt dann, daß der Anteil der Streustrahlung durch Filterung mit 1,5 mm Blei auf ungefähr $^1/_{200}$ des γ-Meßwertes herabgesetzt werden kann. Ähnlich liegen die Verhältnisse bei anderen Quantenenergien. Bei der Verwendung von Szintillationszählern muß berücksichtigt werden, daß ihre Empfindlichkeit mit abnehmender Quantenenergie *zunimmt* (s. Seite 589).

b) Elimination der Streustrahlung durch Verwendung von Impulshöhen-Analysatoren.

Bei Szintillationszählern mit geeignet gebautem NaJ-Kristall (sog. Spektrometer-Kristall) ist die Größe des Stromimpulses am Ausgang des Photoelektronenvervielfachers der im NaJ-Kristall absorbierten Energie eines Sekundärelektrons proportional. Sekundärelektronen großer Energie erzeugen große Impulse und umgekehrt. Soweit die Sekundärelektronen im NaJ-Kristall durch Photoeffekt entstehen, erzeugen also γ-Quanten *gleicher* Energie *gleich große* Impulse.

Durch Verwendung eines Spezial-Verstärkers, eines sog. Impulshöhen-Analysators, kann erreicht werden, daß nur Impulse einer bestimmten Größe vom Verstärker gezählt werden (1 Kanal-Impulshöhen-Analysator). Die untere und obere Begrenzung des durchlässigen „Kanals" kann beliebig eingestellt werden, außerdem kann der Kanal kontinuierlich durch das Impulsspektrum verschoben werden. Man erhält auf diesem Wege die Häufigkeit der einzelnen Impulsgrößen (Amplituden-Verteilungskurve).

Abb. 66 gibt die Amplituden-Verteilungskurve für die γ-Strahlung von J^{131}, gemessen mit einem NaJ-Szintillationszähler, wieder. Die γ-Strahlung des J^{131} besteht zu etwa 80 % aus Quanten einer Energie von 364 keV neben schwächeren γ-Linien von 0,284 MeV, 0,163 MeV, 80 keV u. a. m. Man erkennt in Abb. 66 deutlich die zugehörigen Maxima.

Der unterhalb von 364 keV vorhandene breite Untergrund besteht aus COMPTON-Streustrahlung, welche im wesentlichen von der stärksten γ-Linie von 364 keV herrührt. Wenn das J^{131}-Präparat einmal in wenig Wasser (*A* in Abb. 66) und dann in größeren Wassermengen von 250 cm³ (*B* in Abb. 66) bzw. in 1000 cm³ (*C* in Abb. 66) gelöst wird, nimmt der von der COMPTON-Streustrahlung im *Lösungswasser* herrührende Untergrund in den Amplituden-Verteilungskurven beträchtlich zu, während die Höhe des 364 keV-Maximums

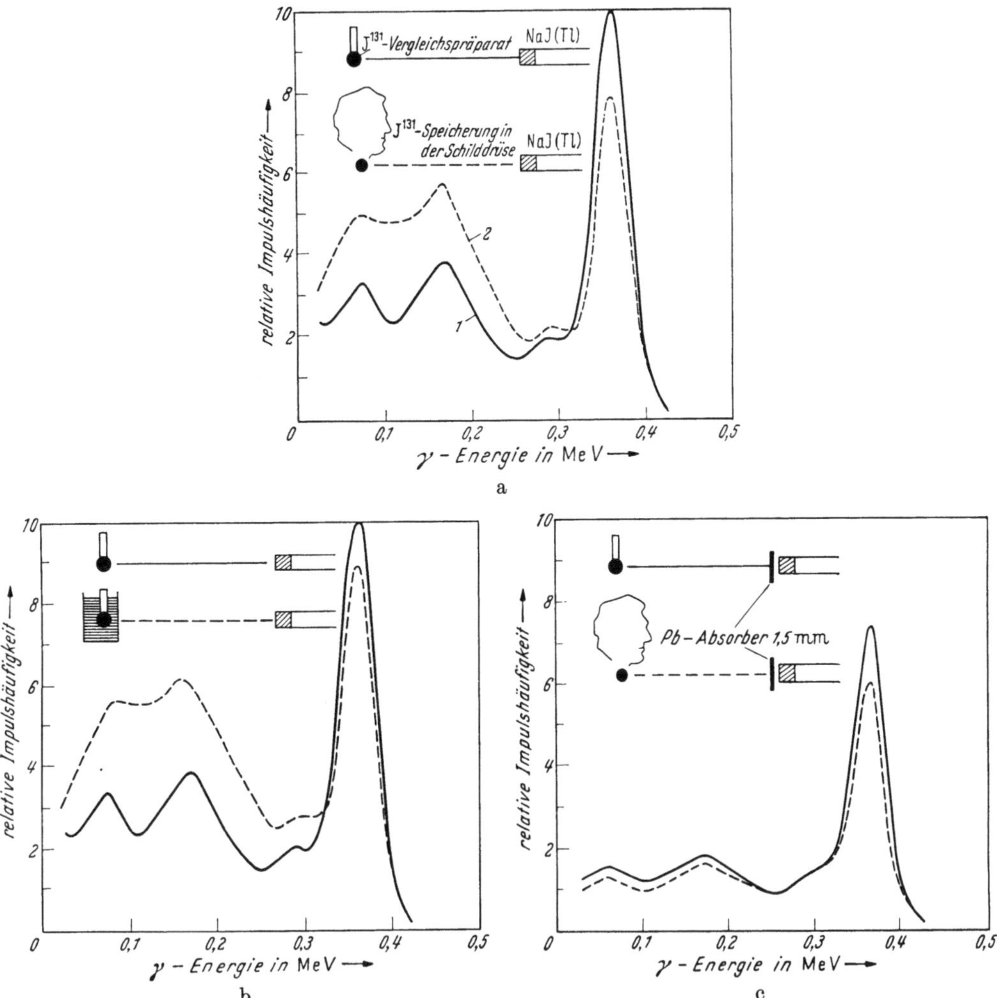

Abb. 67a—c. Amplitudenverteilungskurven von J^{131}-γ-Strahlung bei Untersuchungen der Schilddrüsenfunktion. a Vergleich zwischen J^{131}-Ausgangs-Präparat (ausgezogene Kurve) und γ-Strahlung aus Richtung Schilddrüse (gestrichelte Kurve); b J^{131}-Präparat allein (ausgezogene Kurve) und mit Wasserumhüllung (gestrichelte Kurve); c J^{131}-Präparat allein (ausgezogene Kurve) und γ-Strahlung aus Richtung Schilddrüse bei Abschirmung des Szintillationszählers mit 1,5 cm Blei. (Entnommen aus: Tracerlog Nr. 56, 1953.)

konstant bleibt. Da die Streustrahlung kleinere Impulse liefert als die sie auslösende primäre γ-Linie, können beide unterschieden werden.

Als Beispiel soll die Anwendung eines 1 Kanal-Impulshöhen-Analysators bei der Testung der Schilddrüse mit J^{131} besprochen werden. Abb. 67a (ausgezogene Kurve) zeigt die Amplituden-Verteilungskurve für das applizierte J^{131}-Präparat (bei Lösung in kleinem Wasservolumen).

Die gleiche Abbildung enthält die Amplituden-Verteilungskurve der von der Schilddrüse ausgehenden J^{131}-γ-Strahlung (gestrichelte Kurve in Abb. 67a). Man sieht, daß die gestrichelte Kurve bei kleinen Impulsgrößen bzw. Energien beträchtlich höher liegt als die ausgezogene Kurve. Diese Erhöhung kommt im wesentlichen durch die Streustrahlung der γ-Linie von 364 keV zustande. Das Maximum bei 364 keV rührt bei beiden Kurven lediglich von primären — nichtgestreuten — Quanten her. Aus einem Vergleich der Höhen des 364 keV-Maximums für das appl. Präparat bzw. für die

Schilddrüse kann die wahre, von Streustrahlung nicht verfälschte Anreicherungsrate der Schilddrüse entnommen werden. Letztere beträgt in Abb. 67a = 88 %.

Wenn mit einem üblichen Szintillationszähler alle Impulse ohne Berücksichtigung ihrer Größe gezählt worden wären, so würden sich für das appl. J^{131}-Präparat bzw. für die Schilddrüse Aktivitätswerte ergeben haben, welche der Fläche unter der ausgezogenen und gestrichelten Kurve in Abb. 67a proportional sind. Das würde zu einer 125 %igen Anreicherung (!), d. h. also zu einem sicher falschen Ergebnis geführt haben. Das hat seinen Grund in der starken Streustrahlung aus der Umgebung der Schilddrüse, welche vom üblichen Szintillationszähler mitgemessen wird.

Bei Filterung der γ-Strahlung mit 1,5 mm Blei zeigen nach Abb. 67c die Amplituden-Verteilungskurven des appl. J^{131} und der Schilddrüse den gleichen relativen Verlauf. Durch die Blei-Filterung ist die Streustrahlung praktisch beseitigt worden, wie auf Grund der weiter oben angegebenen Zahlen auch zu erwarten ist.

IV. Statistischer Fehler bei radioaktiven Messungen und seine Berechnung.

1. Statistischer Fehler einer Einzelmessung.

Da die einzelnen Zerfallsprozesse in einem radioaktiven Präparat zeitlich in ganz willkürlicher Weise aufeinanderfolgen, erhält man bei *wiederholten* Messungen über eine bestimmte Zeit etwas abweichende Impulszahlen. Das soll an Hand eines Beispieles näher erläutert werden.

Tabelle 11. *Häufigkeit verschiedener Impulszahlen n bei wiederholter Messung desselben Präparates.* (Wahres Mittel = 4,35 Impulse je Meß-Intervall).

n	Beobachtete Häufigkeit	p_n = Spalte 2:364	$p_n \frac{m^n}{n!} e^{-m}$ (POISSON)
0	5	0,014	0,0129
1	28	0,077	0,0561
2	42	0,116	0,1220
3	65	0,179	0,1770
4	67	0,184	0,1920
5	64	0,176	0,1670
6	42	0,116	0,1210
7	28	0,077	0,0750
8	10	0,028	0,0410
9	7	0,019	0,0200
10	5	0,014	0,0086
11	1	0,003	0,0034
12	0	0	0,0012
13	0	0	0,0004

364 = Zahl der Einzelmessungen
$m = 4{,}35$

Der β-Effekt eines langlebigen Präparates wurde 364mal je 10 sec lang gemessen. Anschließend wurde abgezählt, wie oft in dem Zeitintervall von 10 sec ein Effekt von $n = 0$, 1, 2, 3 usw. Imp. gemessen wurde. Die so ermittelten Häufigkeiten enthält Tabelle 11, Spalte 2. Wie man aus Tabelle 11 entnimmt, wurde in 10 sec 5mal kein Impuls beobachtet, 28mal 1 Imp./10 sec usw. In Abb. 68a wurden diese Häufigkeiten über n graphisch aufgetragen. Aus einer langzeitigen Messung ergab sich eine *mittlere* Impulszahl von $m = 4{,}35$ Imp./10 sec. Abb. 68a zeigt, daß die Häufigkeitsverteilung ein sehr breites Maximum in der Nähe von $m = 4{,}35$ Imp. hat. Die Abweichung einer Einzelmessung von dem gesuchten mittleren Aktivitätswert können nach Abb. 68a relativ groß sein. So wurde z. B. 5mal, d. h. in rd. 1,4 % aller Messungen, gar kein Impuls und 7mal, d.h. in rd. 2 % aller Messungen, der doppelte Wert der mittleren Impulszahl/10 sec gemessen.

Mit dem gleichen Präparat wurde ein zweiter ähnlicher Versuch durchgeführt, nur mit dem Unterschied, daß für die einzelnen Messungen eine 6mal größere Zeit, d. h. 1 min, genommen wurde. Die wahre *mittlere* Impulszahl betrug jetzt $m = 26{,}1$ Imp./1 min. Die gefundenen Häufigkeiten für Einzelmessungen mit einer bestimmten Impulszahl n gibt Abb. 68b wieder. Die Meßpunkte liegen auf einer Glockenkurve, deren Maximum etwa mit der wahren mittleren Impulszahl/1 min übereinstimmt. Man sieht sofort, daß die Häufigkeits-Verteilungskurve gegenüber Abb. 68a viel schmaler geworden ist. Die einzelnen Messungen weichen jetzt im Durchschnitt weniger stark vom wahren mittleren Wert ab.

Die in den Abb. 68a und b ausgezogenen Kurven sind die theoretisch aus Wahrscheinlichkeitsüberlegungen zu erwartenden Häufigkeits-Verteilungskurven (= POISSONsche Verteilungskurven).

Aus den Häufigkeits-Verteilungskurven in Abb. 68 und 69 geht insgesamt hervor, daß eine Einzelmessung nur innerhalb einer bestimmten Schwankungsbreite mit dem gesuchten mittleren Aktivitätswert übereinstimmt. Die Übereinstimmung ist im Durchschnitt um so besser, je größer die bei einer einzelnen Messung registrierte Impulszahl ist.

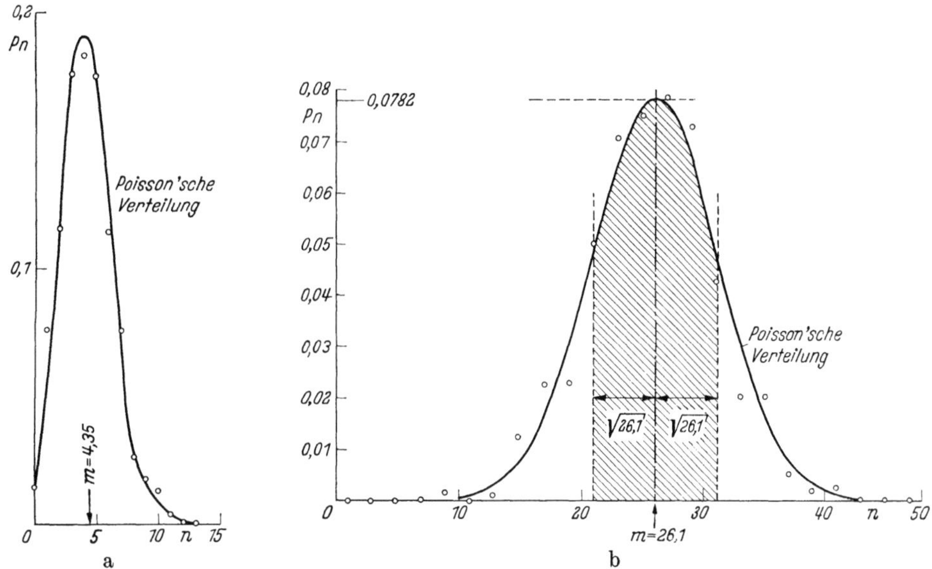

Abb. 68a u. b. POISSONsche Verteilungskurven. a Mittlere Aktivität $m = 4{,}35$ Impulse/Einzelmessung; b Mittlere Aktivität $m = 26{,}10$ Impulse/Einzelmessung; Kreise = Meßpunkte; ausgezogene Kurve = berechnete POISSONsche Verteilung (in b) praktisch identisch mit GAUSSscher Verteilung.

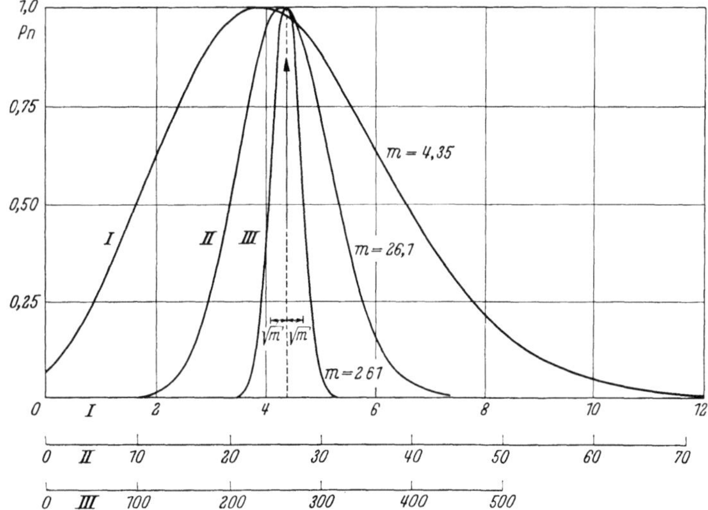

Abb. 69. POISSONsche Verteilungskurven. I. Wahres zeitliches Mittel $m = 4{,}35$ Impulse/Einzelmessung; II. $m = 26{,}1$ Impulse/Einzelmessung; III. $m = 210$ Impulse/Einzelmessung. (Die wahren zeitlichen Mittel wurden durch Wahl des Abszissen-Maßstabs zur Deckung gebracht.)

Unter Benutzung von Häufigkeitsverteilungskurven wie in Abb. 68 und 69 kann die *mittlere quadratische Abweichung* vom wahren mittleren Aktivitätswert berechnet werden. Für diesen im *Durchschnitt* zu erwartenden Fehler erhält man den Ausdruck

$$m = \pm \sqrt{n} \qquad n = \text{Gesamt-Impulszahl bei einer Messung.}$$

Dieser so definierte Fehler wird der *statistische Fehler* genannt. Er ist nur von der gemessenen Impulszahl und nicht von der Zeitdauer der Messung abhängig.

Es besteht lediglich eine gewisse *Wahrscheinlichkeit* dafür, daß der bei einer bestimmten Messung eintretende Fehler größer oder kleiner als der statistische Fehler ist. Man kann zeigen, daß der gesuchte wahre Aktivitätsmittelwert mit einer Wahrscheinlichkeit von 68,3% zwischen den Werten $(n - \sqrt{n})$ und $(n + \sqrt{n})$ liegt, wobei n die gemessene Impulszahl ist. In $^2/_3$ aller Messungen ist also die Abweichung vom wahren Aktivitätsmittelwert kleiner als der statistische Fehler und in $^1/_3$ aller Fälle größer.

Tabelle 12 gibt an, mit welcher Wahrscheinlichkeit die Abweichung einer Einzelmessung vom wahren Aktivitäts-Mittelwert größer als $k \cdot \sqrt{n}$ ist. Man entnimmt aus

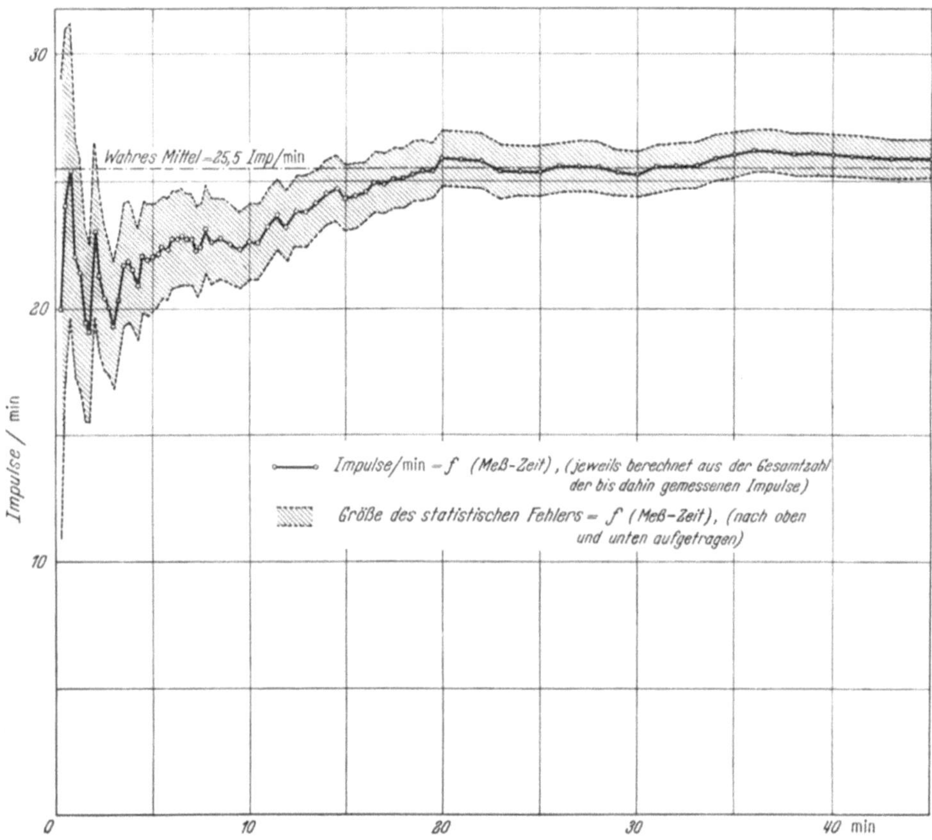

Abb. 70. Einfluß der Meßzeit auf den statistischen Fehler. (Ein konstantes Präparat von 25,5 Imp./min wurde fortlaufend gemessen. Die ausgezogene Kurve gibt den Verlauf der mittleren Impulszahl/min mit zunehmender Meßzeit wieder. Die schraffierte Fläche gibt die Größe des statistischen Fehlers mit zunehmender Meßzeit wieder.)

Tabelle 12, daß der tatsächliche Fehler in 4,55 Messungen von 100 Messungen größer ist als der zweifache statistische Fehler ($k = 2$) und in 2,7 Messungen von 1000 Messungen größer als der dreifache statistische Fehler ($k = 3$). Mit einer Wahrscheinlichkeit von 50% beträgt die Abweichung vom wahren Aktivitätsmittelwert $= 0{,}6745 \cdot \sqrt{n}$ (= *wahrscheinlicher Fehler*).

Wenn in der Zeit t min die Impulszahl n gemessen wurde, so beträgt der Effekt je Minute:

$$\text{Imp./min} = \frac{n}{t} \pm \frac{\sqrt{n}}{t}.$$

Drückt man den statistischen Fehler in Prozent des Meßwertes (prozentualer statistischer Fehler) aus, so erhält man:

$$\text{prozentualer statistischer Fehler} = \frac{\sqrt{n}}{n} \cdot 100\,\% = \frac{100}{\sqrt{n}}\,\%.$$

Der prozentuale statistische Fehler ist um so kleiner, je größer die gemessene Impulszahl n ist. Bei 4facher Meßdauer nimmt er z. B. um den Faktor 2 ab. Siehe auch Abb. 70.

Beispiel. In 15 min sind 4567 Impulse gezählt worden. Dann gilt:

$$\text{Imp./min} = \frac{4567}{15} \pm \frac{\sqrt{4567}}{15} = 304{,}5 \pm 4{,}5 \frac{\text{Imp.}}{\text{min}}.$$

$$\text{Prozentualer statistischer Fehler} = \frac{100}{\sqrt{4567}}\,\% = 1{,}48\,\%.$$

Aus Abb. 71 kann der prozentuale statistische Fehler für eine Impulszahl n entnommen werden. Er beträgt bei $n = 100$: 10%, bei $n = 1000$: 3,2%, bei $n = 10000$: 1%, bei $n = 100000$: 0,32%, bei n = 1000000: 0,1%.

Tabelle 12. *Prozentuale Wahrscheinlichkeit dafür, daß bei einer gemessenen Impulszahl n die Abweichung vom wahren Wert größer ausfällt als $k \cdot \sqrt{n}$.*

k	%
0,0000	100,00
0,6745	50,00
1,0000	31,73
1,6449	10,00
1,9600	5,00
2,0000	4,55
2,5758	1,00
3,0000	0,27
3,2905	0,10
3,8906	0,01
4,0000	0,006
4,4172	0,001
4,8916	0,0001
5,0000	0,00006

Statistischer Fehler bei wiederholten Messungen desselben Präparates.

Wenn *dasselbe* Präparat *mehrmals* gemessen wird, und zwar n_1 Impulse in t_1 min sowie n_2 Impulse in t_2 min usw., so können diese Messungen wie folgt zu einem Ergebnis zusammengefaßt werden:

$$\text{Imp./min} = \frac{n_1 + n_2 + \cdots}{t_1 + t_2 + \cdots} \pm \frac{\sqrt{n_1 + n_2 + \cdots}}{t_1 + t_2 + \cdots}.$$

2. Statistischer Fehler der Differenz zweier Messungen.

Bei jeder Aktivitätsmessung muß von dem Meß-Ergebnis für das Präparat der Nulleffekt abgezogen werden. Beide Messungen sind mit einem statistischen Fehler behaftet.

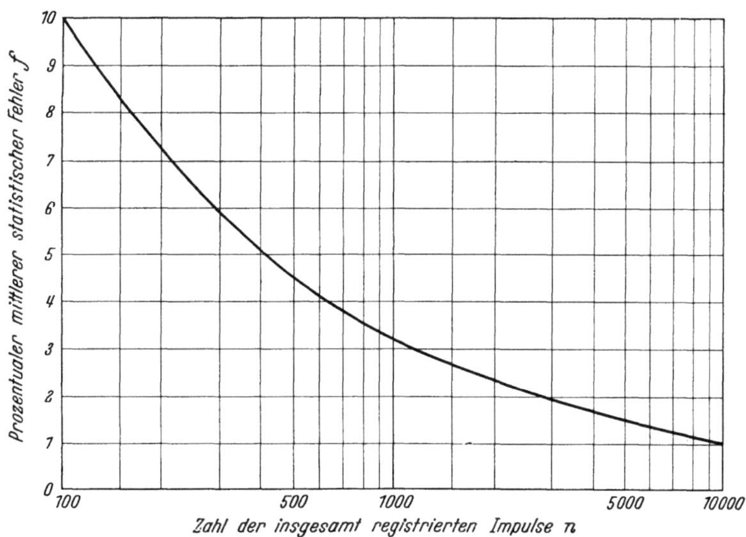

Abb. 71. Prozentualer statistischer Fehler als Funktion der Zahl der insgesamt registrierten Impulse n.

Wenn für das Präparat (+ Nulleffekt) in t_1 min n_1 Impulse gezählt wurden und für den Nulleffekt allein in t_2 min n_2 Impulse, so lautet das Ergebnis mit statistischem Fehler:

$$\frac{\text{Imp.}}{\text{min}}\,(\text{ohne Nulleffekt}) = \frac{n_1}{t_1} - \frac{n_2}{t_2} \pm \sqrt{\frac{n_1}{t_1^2} + \frac{n_2}{t_2^2}}\,.$$

Beispiel. Für das Präparat seien in 12 min 3578 Impulse gezählt worden und für den Nulleffekt in 20 min 427 Impulse. Die Aktivität des Präparates hat dann den Wert:

$$\frac{\text{Imp.}}{\text{min}} \text{ (ohne Nulleffekt)} = \left(\frac{3578}{12} - \frac{427}{20}\right) \pm \sqrt{\frac{3578}{12^2} + \frac{427}{20^2}} = 276{,}7 \pm 5{,}08 .$$

Wenn für die Messung eines radioaktiven Präparates nur eine bestimmte begrenzte Zeitdauer zur Verfügung steht, so empfiehlt es sich, diese Zeit in bestimmter Weise auf die Messung des Präparates und des Nulleffektes zu verteilen, damit der statistische Fehler der Differenz von Präparateffekt vermindert um den Nulleffekt möglichst klein wird. Die notwendige Aufteilung der Meßzeit kann dann aus dem Nomogramm in Abb. 72 entnommen werden. Es betrage z. B. der Effekt des Präparates auf Grund einer vorläufigen Messung = 1000 Imp./min und der des im allgemeinen von früheren Messungen her bekannten Nulleffektes = 10 Imp./min. Die entsprechenden Punkte auf der linken und rechten Skala des Nomogramms werden dann durch eine gerade Linie verbunden. Auf der mittleren Skala liest man darauf das günstigste Verhältnis von Präparat-Meßzeit zu Nulleffekt-Meßzeit ab. Dies beträgt bei den gewählten Zahlen = 10. Der Effekt sollte also 10mal länger als der Nulleffekt gemessen werden. Bei einer insgesamt zur Verfügung stehenden Meßzeit von 220 min sollte also der Effekt des Präparates 200 min lang und derjenige des Nulleffektes 20 min lang gemessen werden. Eine andere Verteilung führt zu einem größeren statistischen Fehler, wie man leicht auf Grund obiger Formel nachrechnen kann.

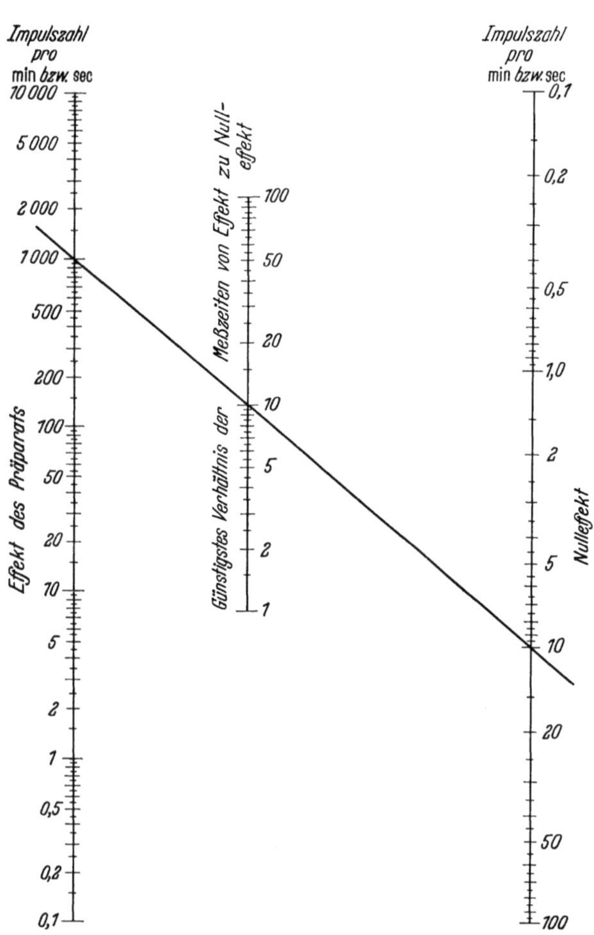

Abb. 72. Nomogramm zur Ermittlung der günstigsten Aufteilung der insgesamt zur Verfügung stehenden Meßzeit auf die Messung des Präparates und des Nulleffektes. (Entnommen aus: A. A. Jarett, US Atomic Energy Commission AECU 1946, 262.)

3. Registrierung und statistische Schwankungen bei Registrierung der Impulshäufigkeit mit Integratoren und Schreibgeräten.

Wenn die zu messende Aktivität sich zeitlich schnell ändert, wie z. B. bei Kreislaufuntersuchungen mit Na^{24}, J^{131}-Albuminen u. a. m., verwendet man Integratoren mit angeschlossenen Schreibgeräten zur *Registrierung* des zeitlichen Verlaufes der „momentanen" Impulsdichte. Solche Registrieranordnungen bestehen aus einem Geiger-Müller-Zählrohr oder einem Szintillationszähler mit einem üblichen Verstärker. An letzteren werden ein Integrator und ein Schreibgerät angeschlossen. Mit dem letzteren kann der zeitliche Verlauf der „momentanen" Impulsdienste registriert werden.

Abb. 73 gibt als Beispiel eine Herzfunktionsprüfung nach Prinzmetal und Mitarbeitern wieder. Im Zeitpunkt 0 wurde der γ-Strahler Na^{24} in die rechte Armvene injiziert.

Anschließend wurde die γ-Aktivität mit einem GEIGER-MÜLLER-Zählrohr über dem Herzen registriert. Die dünn ausgezogene Kurve in Abb. 73 ist die registrierte Kurve. Die stark ausgezogene Kurve wurde nachträglich eingezeichnet. Man erkennt deutlich den Durchfluß des Na^{24} durch das rechte (Maximum R) und anschließend durch das linke Herz (Maximum L).

Abb. 74 gibt Registrierungen eines zeitlich konstanten γ-Strahlers wieder und zwar für drei verschiedene experimentelle Bedingungen. Diese Kurven zeigen genau wie diejenige der Abb. 73 zeitliche Schwankungen. Diese sind ein unmittelbarer Ausdruck der statistischen Natur des radioaktiven Zerfalls. Die Größe dieser statistischen Schwankungen hängt einmal von der Größe der registrierten Aktivität und zwar der mittleren Impulsdichte ab. Zum anderen können sie schaltungstechnisch und zwar durch Wahl einer bestimmten „Zeitkonstanten" des Integrators beeinflußt werden.

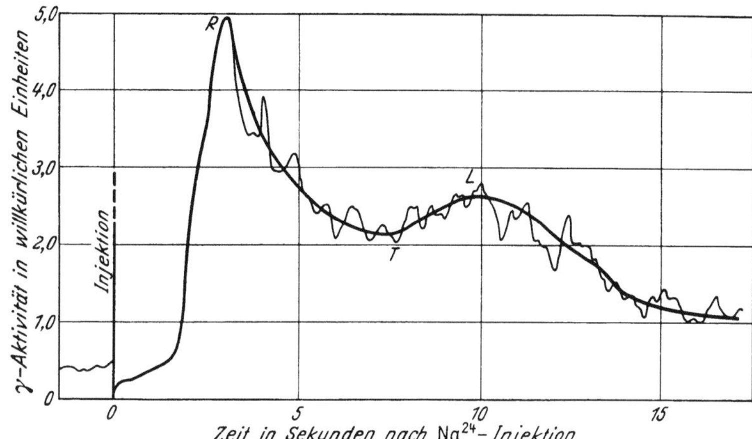

Abb. 73. Herzfunktionsprüfung nach PRINZMETAL. (Zur Zeit 0 Injektion von Na^{24} in eine Armvene, Registrierung mit einem γ-Zähler über dem Herzen.)

Unter der „Zeitkonstanten T" des Integrators (mit Einschluß des Schreibgerätes) versteht man diejenige Zeit, innerhalb welcher der Ausschlag des Schreibgerätes bei plötzlichem Abschalten des Integrators auf den e.ten Teil ($e = 2{,}718\ldots$) zurückgeht. Von den Zeitkonstanten hängt die Trägheit der Registriervorrichtung ab. Schnell veränderliche Vorgänge müssen mit kleiner Zeitkonstante gemessen werden. Die Größe der Zeitkonstanten kann mit schaltungstechnischen Mitteln verändert und am Integrator auf bestimmte Werte eingestellt werden.

Für eine Einzelablesung am Integrator kann ähnlich wie auf S. 604 ein „statistischer Fehler" angegeben werden[1]. Dieser hat den Wert:

$$F = \frac{100}{\sqrt{2n \cdot T}}\ \% \text{ (ausgedrückt in \% des Gesamtwertes).}$$

Dabei bedeutet n die mittlere Impulszahl/sec, T die Zeitkonstante der Registriervorrichtung in sec.

Der statistische Fehler einer Einzelablesung und damit auch die statistischen Schwankungen der Registrierkurve sind nach obigem Ausdruck um so kleiner, je größer die mittlere Impulsdichte n und die Zeitkonstante T sind. Mit einer Wahrscheinlichkeit von 68,3 % ist der statistische Fehler einer Einzelmessung kleiner als F, mit einer Wahrscheinlichkeit von 95,4 % kleiner als $2 \times F$ usw., genau wie in Tabelle 12 auf S. 607 angegeben.

Die Registrierkurven der Abb. 74 beziehen sich auf dasselbe γ-strahlende Präparat. Die Registrierungen erfolgten mit einem GEIGER-MÜLLER-Zählrohr + Verstärker + Integrator + Schreibgerät. Am Verstärker wurden in 60 min 18 864 Impulse abgelesen. Die

[1] SCHIFF, L. I., u. R. D. EVANS: Statistical analysis of the counting rate meter. Rev. Sci. Instrum. 4, 456—462 (1936).

mittlere Impulsdichte betrug also 18864:3600 = 5,24 Imp./sec. Während dieser Messung wurde der Ausschlag des Integrators registriert, und zwar mit den Zeitkonstanten $T = 3{,}5$ sec, $T = 10$ sec und $T = 40$ sec. Bei diesen Werten und für $n = 5{,}24$ Imp./sec beträgt nach obigem Ausdruck für F der statistische Fehler: $F = 16{,}7\,\%$ bzw. $F = 9{,}7\,\%$

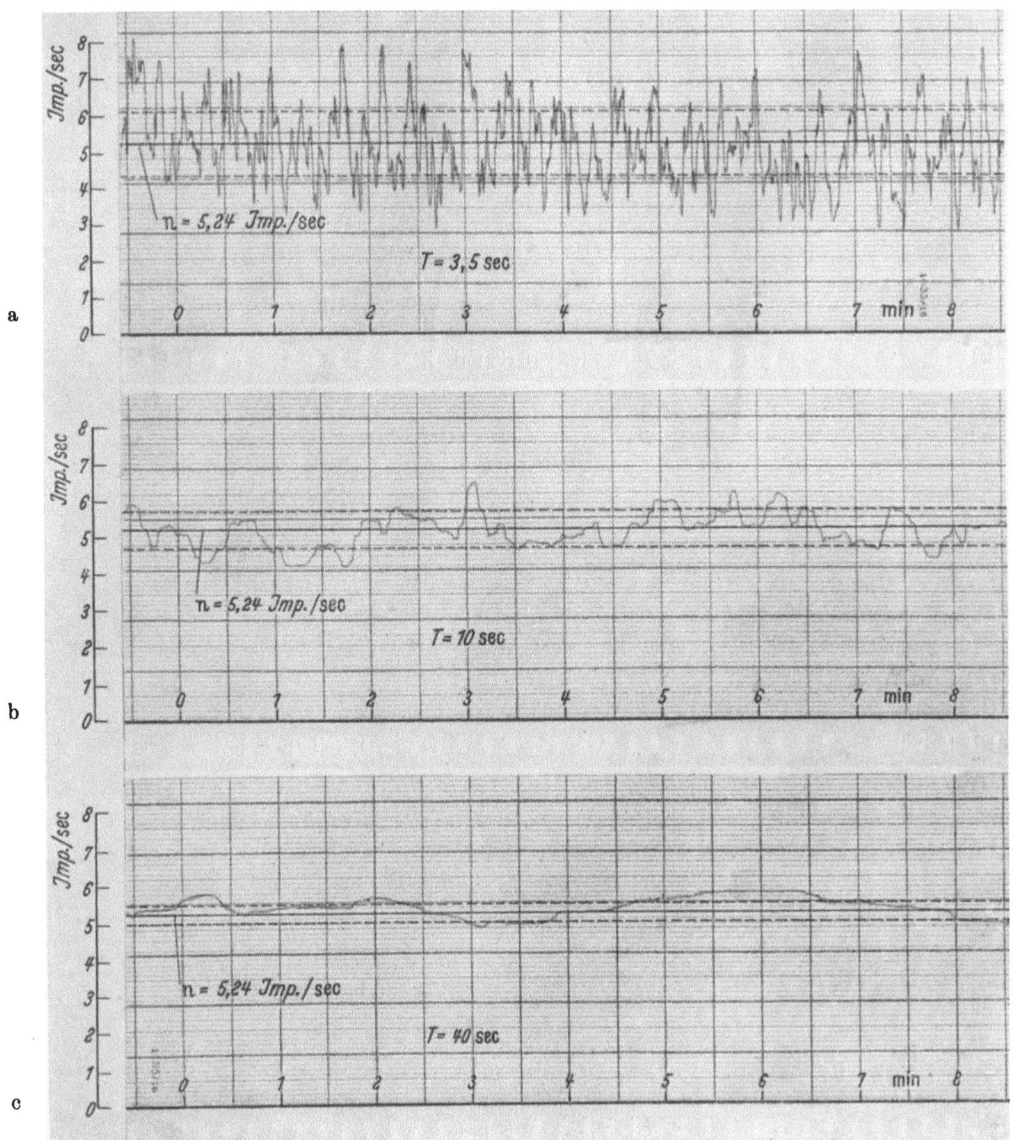

Abb. 74. Registrierungen eines γ-Effektes mit Integrator und Schreiber bei verschiedenen Zeitkonstanten. (Die mittlere Impulsdichte betrug $n = 5{,}24$ Imp./Sek.; die waagerechten, ausgezogenen Linien in a, b und c geben den zu dieser Impulsdichte gehörigen Ausschlag wieder; die waagerechten, punktierten Linien geben den berechneten statistischen Fehler wieder.)

bzw. $F = 4{,}8\,\%$. In Abb. 74 geben die waagerechten, ausgezogenen Linien die mittlere Impulsdichte von $n = 5{,}24$ Imp./sec und die waagerechten, gestrichelten Linien den nach obiger Formel berechneten — sich mit T ändernden — statistischen Fehler wieder. Die Registrierkurven sollten mit einer Wahrscheinlichkeit von 68,3 % innerhalb der beiden gestrichelten Linien in Abb. 74a, b und c verlaufen, was auch der Fall ist.

Wenn eine schnell veränderliche Aktivität registriert werden soll, wird man folgendermaßen vorgehen: Zunächst muß die Zeitkonstante T festgelegt werden. Wenn sich z. B.

die Aktivität im Laufe einer Sekunde stark ändert, so wird man am Integrator $T =$ 0,1 sec einstellen, damit die Verlaufskurve der Aktivität verzerrungsfrei wiedergegeben wird. Wenn außerdem die statistischen Schwankungen der Registrierkurve nicht größer als $F = 2\%$ sein sollen, muß die Impulsdichte n einen bestimmten Wert haben. Dieser Wert kann wie folgt berechnet werden:

Durch Umformung des Ausdrucks für den statistischen Fehler F ergibt sich für n der Ausdruck:

$$n = \frac{1}{2T}\left(\frac{100}{F}\right)^2 \text{Imp./sec} \quad (T \text{ in Sekunden}).$$

Für $T = 0{,}1$ sec und $F = 2\%$ ergibt sich $n = 12500$ Imp./sec. Das applizierte radioaktive Präparat muß so stark sein, daß bei der Untersuchung an der vermessenen Stelle eine Impulsdichte von $n = 12500$ Imp./sec ($= 750000$ Imp./min !) zustande kommt. In diesem Fall wird die Verlaufskurve der Aktivität verzerrungsfrei mit einem statistischen Fehler von $F = 2\%$ wiedergegeben. Wenn für die Registrierung eine Zeitkonstante von $T = 1$ sec und ein statistischer Fehler von $F = 10\%$ ausreicht, braucht die Impulsdichte nur $n = 50$ Imp./sec ($= 3000$ Imp./min) zu betragen.

Für eine genaue und verzerrungsfreie Registrierung schnell veränderlicher Transportvorgänge sind relativ große Impulsdichten erforderlich.

D. Berechnung der Strahlendosis bei Inkorporation von Isotopen. Dosisverteilung bei Bestrahlung mit β- und γ-Strahlung von außen.

I. Strahlendosis-Einheiten.

a) Das Röntgen (r-Einheit).

Die Dosiseinheit „1 Röntgen" (r-Einheit, r) ist definiert als diejenige Menge von Röntgen- oder γ-Strahlung, welche in 1 cm³ Normal-Luft (0° C, 760 mm) eine Elektrizitätsmenge beiderlei Vorzeichens von der Größe einer elektrostatischen Einheit ($= 2{,}1 \cdot 10^9$

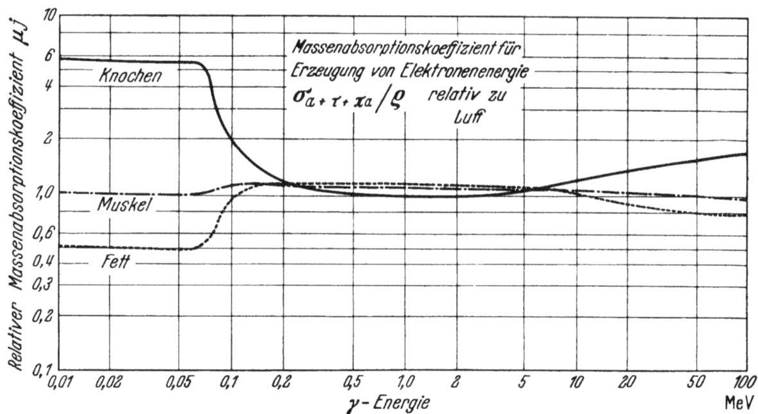

Abb. 75. Massenabsorptionskoeffizient von Knochen, Fett und Muskel relativ zu demjenigen von Luft für Erzeugung von Elektronenenergie. (Entnommen aus: J. S. LAUGHLIN, Nucleonics Bd. 8, Nr. 4, S. 5, 1951.)

Ionenpaare) frei macht. Die Definition ist unabhängig von der Wellenlänge und der Bestrahlungszeit.

Diese Definition berücksichtigt, daß die biologische Strahlenwirkung der elektromagnetischen Strahlung in erster Linie von der Zahl der pro Volumeinheit erzeugten Ionenpaare abhängt. Allerdings bezieht sich diese Dosiseinheit auf die Größe der Luft-Ionisation (im Dosimeter). Sie sagt unmittelbar nichts über die — eigentlich interessierende — Ionisation im bestrahlten Objekt aus.

Maßgebend für die im Gewebe freiwerdende Energie der Sekundärelektronen ist der Messenabsorptions-Koeffizient zur Erzeugung von Elektronenenergie (s. S. 569). Abb.75

gibt diesen Absorptionskoeffizienten für Knochen, Fett und Muskel relativ zu demjenigen von Luft wieder und zwar jeweils bezogen auf 1 g Substanz. Man sieht, daß im Gebiet der weichen Röntgenstrahlen (Diagnostik), im Gebiet der harten Röntgenstrahlen und γ-Strahlen (Radio-Isotope) und im Gebiet der ultraharten γ-Strahlen (Betatron, Linearbeschleuniger) typisch voneinander verschiedene Verhältnisse vorliegen.

Bei Quantenenergien bis zu etwa 70 keV ist die absorbierte Elektronenenergie in 1 g Knochen 5—6mal größer als in 1 g Luft. Muskel und Luft verhalten sich etwa gleich, während die Absorption in Fettgewebe nur etwa halb so groß wie in Luft ist.

Diese großen Unterschiede im Absorptionsvermögen beruhen darauf, daß in diesem Quantenenergie-Bereich der Photoeffekt von überwiegender Bedeutung ist. Da die Wahrscheinlichkeit für Photoeffekt sehr stark von der Ordnungszahl des Absorbers abhängt, absorbiert Knochen stärker als Muskelgewebe und letzteres wieder stärker als Fettgewebe. Das hat zur Folge, daß bei Bestrahlung mit z.B. 1 r in den genannten Geweben und Luft ganz unterschiedliche Beträge an Elektronenenergie frei werden.

Bei Quantenenergien zwischen etwa 200 keV und 2 MeV ist der Massenabsorptionskoeffizient zur Erzeugung von Elektronenenergie für Luft, Knochen, Muskel- und Fettgewebe praktisch gleich.

Das beruht darauf, daß in diesem Energiebereich die Absorption vorwiegend durch COMPTON-Effekt und in sehr viel geringerem Maße durch Photoeffekt oder durch Paarbildung (erst oberhalb 1 MeV möglich) zustande kommt. Der Massenabsorptionskoeffizient für COMPTON-Effekt hängt aber in Gegensatz zum Photoeffekt von der Ordnungszahl in nur sehr geringerem Maße ab. Bei Bestrahlung mit z.B. 1 r werden in Luft, Knochen, Muskel- und Fettgewebe je Gramm Gewebe etwa gleiche Beträge an Elektronenenergie frei.

Oberhalb 1 MeV gewinnt die Absorption durch Paarbildung mit zunehmender Quantenenergie langsam an Bedeutung. Da der Massenabsorptionskoeffizient für Paarbildung mit der Ordnungszahl des Absorbers zunimmt, ist die Absorption ultraharter γ-Strahlen (γ-Strahlung eines Betatrons) im Knochen stärker als in weichem Gewebe, wie im einzelnen aus Abb. 75 hervorgeht. Bei Quantenenergien von vielen MeV liegen in abgeschwächter Form die gleichen relativen Absorptions-Verhältnisse wie im Gebiet weicher Röntgenstrahlen vor.

Da der mittlere Energie-Aufwand zur Erzeugung eines Ionenpaares in Luft $= 32{,}5$ eV [1 eV $= 1{,}6 \cdot 10^{-12}$ Erg; 1 Erg = physikalische Einheit der Energie; 1 Erg = Arbeit der Kraft 1 Dyn (= 1/981 g) über den Weg 1 cm] beträgt, kann die der Dosis 1 r entsprechende Energie-Absorption je 1 g Luft berechnet werden. Sie ergibt sich zu 83,7 Erg/g Luft.

Tabelle 13 gibt die bei Bestrahlung mit 1 r in verschiedenen Geweben und in Luft absorbierte Elektronenenergie wieder und zwar für verschiedene Quantenenergien. Genau wie Abb. 75 zeigen diese Zahlen, daß die Kenntnisse der Strahlendosis in „Röntgen" ohne weiteres nichts über die im Gewebe freiwerdende Elektronenenergie aussagt. Auch bei ein und derselben Quantenenergie werden in den verschiedenen Geweben z. T. sehr unterschiedliche Elektronenenergien frei. Hier liegt die Schwäche der Dosiseinheit „Röntgen". Aus dieser Situation heraus sind die neuen Dosiseinheiten 1 rep bzw. 1 rad entwickelt worden.

b) rep-Einheit (roentgen equivalent physical).

Die Definition der Dosiseinheit 1 rep geht unmittelbar von der im Gewebe freigesetzten Elektronenenergie aus. Man versteht unter „1 rep" diejenige Menge an ionisierender Strahlung, welche in 1 g Gewebe zu einer Energieabsorption von 83,7 Erg führt. Die Definition ist so gewählt, daß in *Luft* 1 rep = 1 r wird, wie aus den oben genannten Zahlen hervorgeht. Im *Organismus* kann aber eine Bestrahlung mit 1 r ganz unterschiedliche rep-Dosen zur Folge haben, wie Tabelle 13 zeigt. Die Definition ist anwendbar auf Röntgen- und γ-Strahlung *und* auf die Strahlenwirkung der β-und γ-Strahlung inkorporierter Radio-Isotope.

c) rad-Einheit (radiation absorbed dose).

Unter der Strahlendosis 1 rad versteht man diejenige Menge an ionisierender Strahlung, welche in 1 g Gewebe eine Elektronenenergie von 100 Erg freisetzt. Diese Definition entspricht bis auf den Zahlenwert der Energie derjenigen des rep. Sie hat den Vorteil, daß die etwas willkürliche, rein historisch bedingte Zahl 83,7 nicht mehr auftritt.

d) rem-Einheit (roentgen equivalent man). Relative biologische Wirksamkeit (RBW).

Die Erfahrung zeigt, daß dicht ionisierende Strahlen, wie z. B. α-Strahlen und Neutronen biologisch sehr viel stärker wirksam sind als Röntgen-, γ- und β-Strahlen. So kann hinsichtlich einer bestimmten Strahlenreaktion $^1/_{20}$ rad bei α-Strahlung gleiche strahlenbiologische Wirkung haben wie 1 rad bei Röntgen- oder γ-Strahlung. Zur Kennzeichnung dieser Verhältnisse ist der Begriff der „*Relativen biologischen Wirksamkeit*" (RBW) eingeführt worden. Für obiges Zahlenbeispiel wäre die RBW = 20. Dabei wird die RBW für Röntgen-, γ- und β-Strahlung = 1 gesetzt. Unter der die biologische Wirkung kennzeichnenden Dosis-Einheit „1 rem" soll dann verstanden werden:

Tabelle 13. *Energieabsorption in verschiedenen Geweben und Luft bei Bestrahlung mit 1 r bei verschiedenen Quantenenergien.* [Entnommen aus: W. V. MAYNEORD, Brit. J. Radiol. Suppl. 2 (1950).]

Energie der Quanten keV	Im Gewebe frei werdende Energie von Sekundär-Elektronen in Erg bei Bestrahlung mit 1 r			
	Muskel Erg/g	Knochen Erg/g	Fett Erg/g	Luft Erg/g
825	95	157	89	84
124	94	245	84	84
12	87	883	42	84

Tabelle 14. *Beziehung zwischen den physikalischen Dosiseinheiten r und rep und der biologischen Dosiseinheit rem.*

Röntgenstrahlung (weiches Gewebe)	1 r = 1 rep ≡ 1 rem
γ-Strahlung	1 r = 1 rep ≡ 1 rem
β-Strahlung	1 rep ~ 1 rem
Neutronen	1 rep ~ 10 rem
Protonen	1 rep ~ 10 rem
Deuteronen	1 rep ~ 10—20 rem
α-Strahlung	1 rep ~ 10—20 rem
Schwere Rückstoßkerne	1 rep ~ 20 rem

$$\text{Dosis in rem} = \text{Dosis in rep} \times \text{RBW}.$$

Für Röntgen-, γ- und β-Strahlung ist die Dosis in rem gleich derjenigen in rep. Für dicht ionisierende Korpuskularstrahlung gelten angenähert die Beziehungen der Tabelle 14. Die Ermittlung der RBW-Werte für verschiedene strahlenbiologische Wirkungen und die verschiedenen Strahlenarten ist zur Beurteilung von Strahlenschutzfragen von größter Bedeutung.

e) Dosisleistung.

Unter der Dosisleistung versteht man die Dosis pro Zeiteinheit.

II. Berechnung der Strahlendosis bei Inkorporation von α-, β- und γ-Strahlern.

1. Dosisberechnung für inkorporierte β-Strahler.

Nach Inkorporation eines β-Strahlers werden im Gewebe β-Teilchen frei. Bei ihrer Absorption haben diese Ionisationen, Anregungen, Bildung von Radikalen zur Folge. Das sind die gleichen Verhältnisse wie bei Absorption von Röntgen- und γ-Strahlung.

Die Frage nach der Strahlendosis in rep ist also identisch mit der Frage nach der je Gramm Gewebe frei werdenden β-Energie. Letztere kann berechnet werden.

Im Innern eines gegenüber der Reichweite der β-Teilchen (= einige 0,1 mm bis einige Millimeter) großen Mediums, welches einen β-Strahler in homogener Verteilung enthält, wird je 1 g Gewebe genau soviel β-Energie absorbiert, wie je Gramm an β-Energie entsteht.

Bei homogener Verteilung des Isotops ist die Strahlendosis im Innern des Gewebes gleichfalls homogen. Zum Rande hin fällt sie in einem Bereich von der Größe der maximalen Reichweite der β-Strahlung ab, wie Abb. 76 schematisch wiedergibt. Bei harten bzw. weichen β-Strahlern hat die Randzone sowie die Schicht des mitbestrahlten umgebenden Gewebes eine Dicke von einigen Millimetern bzw. einigen 0,1 mm. Die Dosis hängt natürlich nur von der Konzentration des β-Strahlers im Gewebe und nicht von der Art des Gewebes ab.

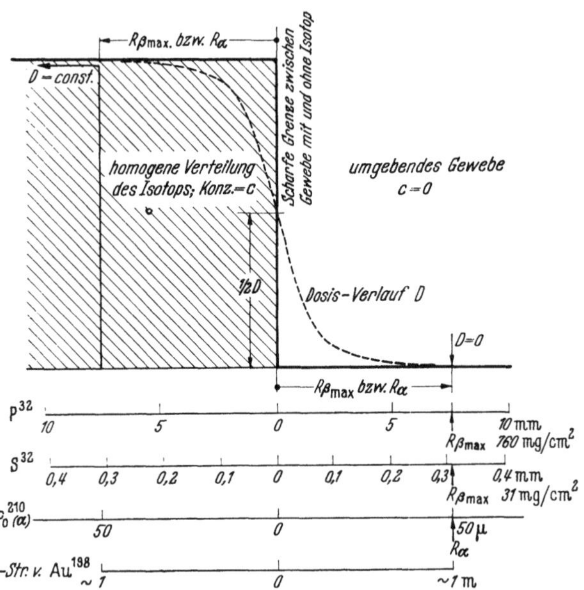

Abb. 76. Verlauf der Strahlendosis an der Grenze eines homogen erfüllten Mediums für α-, β- und γ-Strahler (schematisch nicht quantitativ). Links vom Nullpunkt: homogene Verteilung des Isotops, rechts vom Nullpunkt umgebendes Gewebe ohne Isotop. (Maßstäbe gelten für weiche Gewebe.)

Bei homogener Verteilung eines β-Strahlers mit einer Konzentration von 1 μC/g Gewebe kann die β-Strahlendosis, wie folgt, berechnet werden. Dabei sei angenommen, daß das Isotop im Gewebe vollständig, ohne Verlust durch Abtransport, zerfällt.

Die Gesamtzahl der beim vollständigen Zerfall von 1 μC frei werdenden β-Teilchen beträgt (s. S. 571):

Gesamtzahl der beim vollständigen Zerfall von 1 μC entstehenden β-Teilchen

$$= 3{,}7 \cdot 10^4 \cdot \frac{HZ\,(\text{sec})}{\ln 2}.$$

Eine Multiplikation dieses Ausdrucks mit der mittleren Energie der β-Teilchen liefert für die insgesamt frei werdende und vom Gewebe absorbierte Energie in MeV:

$$3{,}7 \cdot 10^4 \cdot \frac{HZ\,(\text{sec})}{\ln 2} \cdot E_{\beta\,\text{mittel}}\,(\text{MeV}).$$

Nach Umrechnung dieser Energie in Erg und Division durch 83,7 (1 rep = Absorption von 83,7 Erg/g Gewebe) erhält man die Dosis in rep. Diese beträgt:

$$K_\beta = 88{,}0 \cdot \text{HZ (Tage)} \cdot E_{\beta\,\text{mittel}}\,(\text{MeV}) \text{ in rep für } 1\,\frac{\mu\text{C}}{\text{g}}.$$

Dabei bedeutet:

HZ = Halbwertszeit in Tagen.

$E_{\beta\,\text{mittel}}$ = Mittlere Energie der β-Teilchen (Werte s. Tabelle 15).

Wenn die Konzentration des im Gewebe homogen verteilten und fest haftenden β-Strahlers nicht 1 μC/g, sondern c μC/g beträgt, hat die Dosis den Wert:

$$D_\beta = c \cdot K_\beta \text{ in rep}.$$

Beispiel. Der β-Strahler J^{131} sei mit einer Konzentration von 1 μC/g gleichmäßig im Gewebe verteilt. Die Halbwertszeit von J^{131} beträgt 8 Tage, und die mittlere Energie der β-Teilchen ist gleich 0,17 MeV (s. Tabelle 15). Beim vollständigen Zerfall des J^{131} im Gewebe hat (ohne Berücksichtigung der γ-Strahlung von J^{131}!) die β-Dosis in rep den Wert:

$$K_\beta = 88{,}0 \cdot 8 \cdot 0{,}17 = 120 \text{ rep für } 1\,\mu\text{C/g}.$$

Tabelle 15 gibt für eine Reihe von β-Strahlern die so berechneten K_β-Werte wieder. Bei einer Konzentration des β-Strahlers von c μC/g wird eine c mal größere β-Strahlendosis frei.

In allen praktisch vorkommenden Fällen liegt eine mehr oder weniger große Ausscheidung vor. Die im Gewebe frei werdende Strahlendosis wird dadurch kleiner. Es

Tabelle 15. Zur Berechnung der Strahlen-Dosis bei Inkorporation von Radio-Isotopen. [Daten zusammengestellt nach L. MEYER-SCHÜTZMEISTER, Naturwiss. **37**, 501 (1950); L. MEYER-SCHÜTZMEISTER u. H. HOUTERMANS, LANDOLT-BÖRNSTEIN Bd. 1, Teil 5, 6. Aufl. 1952 mit Ergänzungen.]

K_β bedeutet: Gesamte β-Dosis in rep, welche bei vollständigem Zerfall von 1 μC in 1 g Gewebe frei wird.
I_γ bedeutet: Dosisleistungskonstante = Dosis in r, welche in 1 cm Abstand von einem punktförmigen Präparat der Aktivität 1 mC in 1 Std in Luft frei wird.
K_γ bedeutet: Gesamte Dosis in r, welche beim vollständigen Zerfall eines punktförmigen Präparates von 1 mC im Abstand 1 cm in Luft frei wird.
Die Toleranz-Konzentrationen S_β, S_γ und $S_{\beta\gamma}$ geben diejenigen Aktivitäts-Konzentrationen in μC/kg Körpergewicht an, die innerhalb der ersten 24 Std nach Applikation eine β-, γ- oder Gesamt-Strahlendosis von 0,050 rep liefern.

1	2	3	4	5	6			7			8
Element	Symbol des Isotops	*HZ*	Art des Zerfalls	Mittlere β-Energie $E_{\beta\,\mathrm{mittel}}$ (MeV)	Dosis bzw. Dosisleistung			Toleranzdosen			Je 1 Tag zerfallender Bruchteil f_d
					K_β $\left(\frac{\mathrm{rep}\cdot\mathrm{g}}{\mu\mathrm{C}}\right)$	I_γ $\left(\frac{\mathrm{r}}{\mathrm{mC}\times\mathrm{Std}}\right)$ in 1 cm Abstand	K_γ $\frac{\mathrm{r}}{\mu\mathrm{C}}$ in 1 cm Abstand	S_β $\frac{\mu\mathrm{C}}{\mathrm{kg}}$	S_γ $\frac{\mu\mathrm{C}}{\mathrm{kg}}$	$S_{\beta\gamma}$ $\frac{\mu\mathrm{C}}{\mathrm{kg}}$	
Wasserstoff	${}_{1}H^{3}$	12,5 a	β^-	0,00567	2275	—	—	1,45	—	1,45	$1{,}52\cdot10^{-4}$
Kohlenstoff	${}_{6}C^{14}$	5570 a	β^-	0,05	$10{,}1\cdot10^{6}$	—	—	14,5	—	14,5	$3{,}4\cdot10^{-7}$
Natrium	${}_{11}Na^{22}$	2,60 a	β^+, γ	[0,18]	$[1{,}5\cdot10^{4}]$	13,0	430	[0,46]	0,09	[0,46]	$7{,}3\cdot10^{-3}$
	${}_{11}Na^{24}$	14,8 h	β^-, γ	0,54	29,4	19,6	0,42	2,5	0,92	0,67	0,68
Silicium	${}_{14}Si^{31}$	2,62 h	β^-	0,72	6,93	—	—	7,2	—	7,2	0,998
Phosphor	${}_{15}P^{32}$	14,3 d	β^-	0,685	856	—	—	1,15	—	1,15	0,050
Schwefel	${}_{16}S^{35}$	88 d	β^-	0,053	410	—	—	15	—	15	0,0079
Argon	${}_{18}Ar^{41}$	1,82 h	β^-, γ			7,5					
Kalium	${}_{19}K^{42}$	12,44 h	β^-, γ	1,40	63,9	1,3	0,023	1,05	21,3	1,0	0,74
Calcium	${}_{20}Ca^{45}$	152 d	β^-	0,09	1200	—	—	10,5	—	10,5	0,0039
Scandium	${}_{21}Sc^{46}$	85 d	β^-, γ	0,13	1000	11,6	34,1	6,25	1,0	0,86	0,008
Chrom	${}_{24}Cr^{51}$	27,8 d	K, γ	0,0054	10	$\approx 0{,}05$	$\approx 0{,}046$	200	≈ 250	≈ 111	0,025
Mangan	${}_{25}Mn^{56}$	2,586 h	β^-, γ	0,77	7,25	9,8	0,036	6,9	7,15	3,5	0,998
Eisen	${}_{26}Fe^{55}$	2,94 a	K	(0,0064)	(780)	(6,0)	(363)	(102)		(102)	$6{,}3\cdot10^{-4}$
	${}_{26}Fe^{59}$	45,1 d	β^-, γ	0,12	480	6,7	10,6	6,95	1,67	1,35	0,015
Kobalt	${}_{27}Co^{60}$	5,26 a	β^-, γ	0,099	16800	13,5	902	8,25	0,82	0,74	$3{,}6\cdot10^{-4}$

Tabelle 15 (Fortsetzung).

1	2	3	4	5	6			7			8
					Dosis bzw. Dosisleistung			Toleranzdosen			
Element	Symbol des Isotops	*HZ*	Art des Zerfalls	Mittlere β-Energie $E_{\beta\ \mathrm{mittel}}$ (MeV)	K_β $\left(\frac{\mathrm{rep}\cdot\mathrm{g}}{\mu\mathrm{C}}\right)$	I_γ $\left(\frac{\mathrm{r}}{\mathrm{mC}\times\mathrm{Std}}\right)$ in 1 cm Abstand	K_γ $\frac{\mathrm{r}}{\mu\mathrm{C}}$ in 1 cm Abstand	S_β $\frac{\mu\mathrm{C}}{\mathrm{kg}}$	S_γ $\frac{\mu\mathrm{C}}{\mathrm{kg}}$	$S_{\beta\gamma}$ $\frac{\mu\mathrm{C}}{\mathrm{kg}}$	Je 1 Tag zerfallender Bruchteil f_d
Nickel	$_{28}Ni^{65}$	2,564 a	β^-, γ			3,2					
Kupfer	$_{29}Cu^{64}$	12,88 h	$\beta^-, \beta^+, K, \gamma$	0,12	5,68	1,3 *a*	0,02	12	20,45	7,6	0,73
Zink	$_{30}Zn^{65}$	250 d	β^+, K, γ	0,01	220	3,1 *a*	26,0	75,5	3,4	3,2	0,003
	$_{30}Zn^{69*}$ $_{30}Zn^{69}$	13,8 h 57 m	I.Ü., K, γ	0,31	15,7	2,6	0,05	4,55	8,1	2,9	0,70
Gallium	$_{31}Ga^{72}$	14,1 h	β^-, γ	0,46	23,9	5,7	0,11	3,0	3,2	1,5	0,69
Arsen	$_{33}As^{76}$	26,8 h	β^-, γ	1,18	124	3,4	0,13	0,85	4,5	0,72	0,46
	$_{33}As^{77}$	40 h	β^-	0,24	35	—	—	4,2	—	4,2	
Brom	$_{35}Br^{82}$	35,9 h	β^-, γ			$> 15,9$ und $< 28,6$					
Rubidium	$_{37}Rb^{86}$	19,5 d	β^-, γ	0,63	1081	1,24	0,84	1,32	9,15	1,15	0,035
Strontium	$_{38}Sr^{89}$	53 d	β^-	0,58	2700	—	—	1,28	—	1,28	0,014
Yttrium	$_{39}Y^{90}$	2,54 d	β^-	0,97	217	—	—	0,95	—	0,95	0,239
Ruthenium	$_{44}Ru^{103}$	39,8 d	β^-, γ	0,09 *b*	356	2,7 (im Gleichgewicht mit $_{45}Rh^{103*}$)	4,2	9,36	4,6	3,1	0,015
Rhodium	$_{45}Rh^{105}$	36,5 h	β^-, γ	0,26	35			3,95			0,361
Palladium	$_{46}Pd^{109}$	13,6 h	β^-	0,35	17,6	—	—		—	4,0	0,705
Silber	$_{47}Ag^{110}$ m $\rightarrow {}_{47}Ag^{110}$	270 d 24,5 s	β^-, I. Ü. $\}\ \gamma$ β^-	0,23	5460	14,8	138	2,9	0,78	0,6	$2,57 \cdot 10^{-3}$
	$_{47}Ag^{111}$	7,5 d	β^-, γ	0,26	172	$\leqq 0,17$	$\leqq 0,04$	3,3	(80)	3,2	0,088
Indium	$_{49}In^{114\,m}$ $\rightarrow {}_{49}In^{114}$	49 d 72 s	I. Ü., γ $\beta^-, \beta^+, K, \gamma$			$\}$ 0,53					

Antimon	$_{51}Sb^{124}$	60 d	β^-, γ	0,45 *b*	2376	10,2	21,1	1,75	1,0	0,64	0,012
Tellur	$_{52}Te^{127\,m}$ $\leftarrow_{52}Te^{127}$	115 d 9,3 h	I. Ü., γ β^-	0,42 *b*	} 4250			} 2,0			0,006
Jod	$_{53}J^{131}$	8,0 d	β^-, γ	0,17	120	2,5	0,69	5	4,9	2,5	0,083
	$_{53}J^{132}$	2,4 h	β^-, γ	0,45	4,0	12,1	0,042	12,5	6,3	4,2	1,00
Xenon	$_{54}Xe^{133}$	5,27 d	β^-, γ	[0,17] *b*	[79]	$\sim$0,2	$\sim$0,037	[0,72]	$\sim$9,1	[$\sim$0,67]	0,877
Caesium	$_{55}Cs^{134}$	2,3 a	β^-, γ	0,16	11800	$\sim$9,1	264	5,3	$\sim$1,4	$\sim$1,1	0,0008
Lanthan	$_{57}La^{140}$	1,67 d	β^-, γ			$\sim$12,0					
Cer	$_{58}Ce^{141}$	33,1 d	β^-, γ			0,4					
Praseodym	$_{59}Pr^{142}$	19,2 h	β^-, γ	0,82	57,7	0,3	0,0083	1,5	52	1,46	0,577
Neodym	$_{60}Nd^{147}$	11,3 d	β^-, γ			1,1					
Gadolinium	$_{64}Gd^{153}$	236 d	K, γ			< 0,05					
Terbium	$_{65}Tb^{160}$	73,5 d	β^-, γ			$\sim$4,2					
Ytterbium	$_{70}Yb^{175}$	4,2 d	β^-, γ			< 3,9					
Hafnium	$_{72}Hf^{181}$	45 d	β^-, γ	0,2	827	2,8	4,5	4,0	4,0	2,0	0,015
Tantal	$_{73}Ta^{182}$	111 d	β^-, γ			6,0					
Wolfram	$_{74}W^{1\cdot5}$	73,2 d	β^-	0,13	837	—	—	6,35	—	6,35	0,0094
Rhenium	$_{75}Re^{186}$	3,87 d	β^-, γ	0,38 *b*	129	1,8	0,24	2,35	6,7	1,74	0,164
Osmium	$_{76}Os^{185}$	95 d	K, γ			4,0					
Iridium	$_{77}Ir^{192}$	74,37 d	β^-, γ			2,7					
Gold	$_{79}Au^{198}$	2,69 d	β^-, γ	0,34 *b*	80	2,3	0,21	2,7	5,9	1,85	0,23
Quecksilber	$_{80}Hg^{203}$	47,9 d	β^-, γ	0,11 *b*	460	1,2	2,0	7,5	9,3	4,15	0,0145
Thallium	$_{81}Tl^{204}$	4 a	β^-, K	0,28	36000	—	—	2,9	—	2,9	0,000475
Radium	$_{88}Ra^{226}$	1590 a				8,4	(im Gleichgewicht mit Folgeprodukten, gemessen)				

K: *K*-Einfang; I. Ü.: Isomerer Übergang; *a* enthält den Beitrag der Vernichtungsstrahlung; *b* enthält den Beitrag der Konversionselektronen; [ ]: $E_\beta = {}^1/_3\ E_{\beta\,\max}$ gesetzt.

sei angenommen, daß der Abtransport des Radio-Isotops aus dem Gewebe nach einer Exponentialfunktion mit einer Halbwertszeit HZ_{biol} erfolge. Die β-Dosisleistung klingt dann mit einer Halbwertszeit HZ_{eff} ab, welche, wie folgt, aus der physikalischen Halbwertszeit der Isotope HZ_{phys} und der biologischen Halbwertszeit HZ_{biol} berechnet werden kann:

$$HZ_{\text{eff}} = \frac{1}{\frac{1}{HZ_{\text{phys}}} + \frac{1}{HZ_{\text{biol}}}}.$$

Beispiel. J^{131} fällt mit einer Halbwertszeit von 8 Tagen ab, also $HZ_{\text{phys}} = 8$ Tage (s. Tabelle 15). In einem speziellen Fall betrage die biologische Halbwertszeit des organischen Jods in der Schilddrüse $HZ_{\text{biol}} = 4$ Tage. Die Strahlendosis klingt dann mit einer Halbwertszeit von

$$HZ_{\text{eff}} = \frac{1}{\frac{1}{8} + \frac{1}{4}} = 2{,}67 \text{ Tage}$$

ab. Wegen des Abtransports von J^{131} aus dem Schilddrüsengewebe nimmt also die „momentane" Dosisleistung nicht mit $HZ_{\text{phys}} = 8$ Tage, sondern viel schneller mit einer $HZ_{\text{eff}} = 2{,}67$ Tage ab.

Die gesamte im Gewebe frei werdende β-Strahlendosis $K_{\beta\,\text{eff}}$ ist dann um den Faktor $HZ_{\text{phys}}/HZ_{\text{eff}}$ kleiner als K_β.

$$K_{\beta\,\text{eff}} = 88{,}0 \cdot HZ_{\text{eff}}\,(\text{Tage}) \cdot E_{\beta\,\text{mittel}}\,(\text{MeV}) \frac{\text{rep}}{\mu\,\text{C/g}}.$$

Beispiel. Die Schilddrüse enthalte 1 μC J^{131}/g. Das organisch gebundene Jod werde mit einer HZ_{biol} von 4 Tagen abgegeben. Unter diesen Verhältnissen wird in der Schilddrüse die β-Strahlendosis frei:

$$K_{\beta\,\text{eff}} = 88{,}0 \cdot 2{,}67 \cdot 0{,}17 = 40{,}0 \frac{\text{rep} \cdot \text{g}}{\mu\text{C}}.$$

Wegen der Jod-Ausscheidung sinkt die β-Strahlendosis um den Faktor 3 ab.

Da der größte Teil der β-Teilchen des J^{131} bereits von etwa 100 mg/cm^2 absorbiert wird ($R_{\beta\,\text{max}} = 210$ mg/cm^2), fällt die Dosis innerhalb einer Randschicht von etwa 1 mm bis zur Oberfläche auf die Hälfte des Wertes $K_{\beta\,\text{eff}}$ ab und die biologische Wirkung reicht etwa 1 mm in das umgebende Gewebe hinein, wie in Abb. 76 schematisch angegeben.

2. Dosisberechnung für inkorporierte α-Strahler.

Die Rechnung verläuft analog derjenigen für β-Strahler, nur mit dem Unterschied, daß an Stelle von $E_{\beta\,\text{mittel}}$ der Wert der Energie der α-Teilchen E_α gesetzt werden muß.

Da die Reichweite der α-Teilchen zwischen etwa 40 und 70 μ beträgt, fällt die α-Strahlendosis an der Grenze eines Verteilungsbezirkes sehr scharf ab. Siehe schematische Darstellung in Abb. 76.

3. Dosisberechnung für inkorporierte γ-Strahler.

Während die Dosisberechnung für β-Strahler auf Grund einfacher Überlegungen durchgeführt werden kann, ist die entsprechende Rechnung für γ-Strahler viel umständlicher und mit gewissen Unsicherheiten behaftet. Das hängt einmal mit der großen Durchdringungsfähigkeit der γ-Strahlen zusammen und rührt zum anderen von der rechnerisch kaum erfaßbaren COMPTON-Streustrahlung her.

a) Dosis der β- und γ-Strahlung in einem ausgedehnten Medium. Randübergangseffekte.

Zunächst sollen wieder die Verhältnisse in einem *ausgedehnten* Medium, welches einen γ-Strahler in homogener Verteilung enthält, betrachtet werden. Im Innern eines ausgedehnten Mediums (z. B. Würfel aus Wasser mit vielen Metern Kantenlänge) liegt ein Strahlengleichgewicht zwischen der γ-Strahlung und der von ihr herrührenden COMPTON-Streustrahlung vor. Im Endeffekt wird die gesamte Energie der γ-Quanten in Elektronenenergie umgesetzt. Die von den γ-Strahlen herrührende Dosis verhält sich dann zu derjenigen der β-Teilchen wie die γ-Energie je 1 β-Zerfall zur mittleren β-Energie.

Bei homogener Verteilung von Au^{198} (1 γ-Quant von 0,411 MeV je 1 β-Zerfall; $E_{\beta\,\mathrm{mittel}} = 0{,}34$ MeV) in einem *ausgedehnten* Medium verhält sich die γ-Strahlendosis zur β-Strahlendosis wie

$$\gamma\text{-Dosis} : \beta\text{-Dosis} = 0{,}411 : 0{,}34 = 1{,}2.$$

Die γ-Strahlendosis würde 1,2mal größer sein als die β-Strahlendosis.

Da γ-Strahlung erst durch etwa 30 cm Wasser auf den e-ten Teil ($e = 2{,}718$) abgeschwächt wird, fällt die γ-Strahlendosis nach der Oberfläche hin in einer Zone von

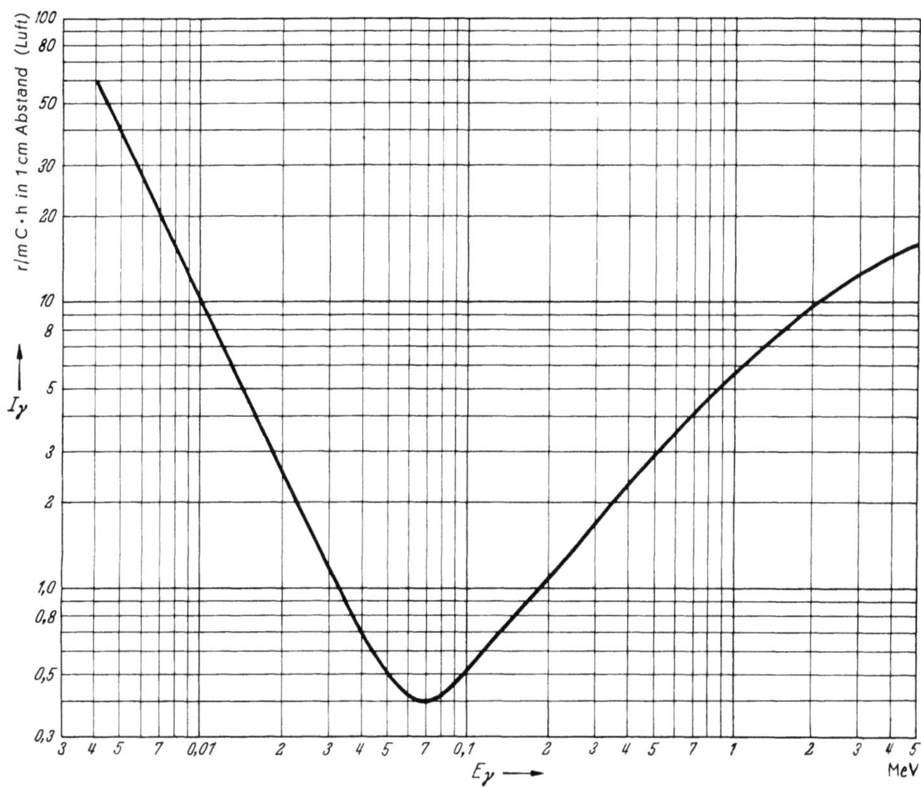

Abb. 77. Spezifische Dosisleistung I_γ in r/mC × Std in 1 cm Abstand von einem punktförmigen γ-Strahler (1 mC) und bei Emission von 1 γ-Quant je Zerfall als Funktion der γ-Energie. [Entnommen aus: L. D. MARINELLI, E. H. QUIMBY, G. J. HINE, Amer. J. Roentgenol. **59**, 260 (1948).]

etwa 1 m Dicke (!) ab und hat an der Oberfläche die Hälfte des Wertes im Innern. Siehe auch die schematische Darstellung in Abb. 76.

Diese Überlegungen zeigen, daß im menschlichen Organismus niemals ein Strahlungs-Gleichgewicht der eben beschriebenen Art zustande kommen kann. Die γ-Strahlendosen sind deshalb erheblich kleiner als im obigen Beispiel. Allerdings wird die rechnerische Behandlung der γ-Strahlendosis dadurch umständlicher.

b) Dosisleistung I_γ verschiedener γ-Strahler.

Es erweist sich als sehr praktisch, bei der Berechnung der γ-Strahlendosis von derjenigen Dosis auszugehen, welche ein punktförmiger γ-Strahler von 1 mC in 1 cm Abstand in *Luft* während einer Stunde hervorruft. Diese Dosisleistung soll mit I_γ (Dimension: r/mC × Std in 1 cm Abstand in Luft) bezeichnet werden. Sie kann bei bekanntem Termschema (s. S. 559) berechnet oder auch direkt gemessen werden. In einer Entfernung von r cm ist die Dosisleistung $= I_\gamma/r^2$ und in einem absorbierenden Medium in r cm

Entfernung $= I_\gamma \cdot e^{-\mu \cdot r}/r^2$, wobei μ den Absorptionskoeffizienten der γ-Strahlung bedeutet.

I_γ kann unter der Annahme, daß je 1 Zerfalls-Prozeß 1 γ-Quant der Energie E_γ emittiert wird, berechnet werden. Das Ergebnis zeigt Abb. 77.

Nach Abb. 77 ist für Au^{198} (1 γ-Quant von $E_\gamma = 0{,}411$ MeV je 1 β-Zerfall) $I_\gamma = 2{,}3$ r/mC × Std in 1 cm Abstand in Luft.

Wenn ein γ-Strahler mehrere γ-Quanten mit bekannter Wahrscheinlichkeit je Zerfall emittiert, kann I_γ als die Summe der Teildosisleistungen der einzelnen γ-Quanten berechnet werden. In Tabelle 15 sind die I_γ-Werte einer Reihe von Isotopen zusammengestellt worden. Man entnimmt daraus z. B. für den komplexen γ-Strahler J^{131} einen Wert $I_\gamma = 2{,}5$ r/mC × Std in 1 cm Abstand.

c) Berechnung der γ-Strahlendosis bei vollständigem Zerfall des γ-Strahlers im Gewebe.

Bei bekannter Dosisleistung I_γ kann auch die γ-Dosis berechnet werden, welche bei vollständigem Zerfall eines punktförmigen γ-Strahlers einer Aktivität von 1 μC in 1 cm Abstand in Luft frei wird. Man erhält:

$$K_\gamma = I_\gamma \cdot 10^{-3} \cdot \frac{HZ \text{ Std}}{\ln 2}$$

und nach Umrechnung

$$K_\gamma = 0{,}0346 \cdot I_\gamma \cdot HZ \text{ (Tage) in r pro } 1\,\mu\text{C in 1 cm Abstand.}$$

So wird z. B. bei vollständigem Zerfall von 1 μC Au^{198} ($HZ = 2{,}69$ Tage; I_γ nach Abb. 77 $= 2{,}3$) in 1 cm Abstand von einem punktförmigen Präparat die Dosis

$$K_\gamma = 0{,}0346 \cdot 2{,}3 \cdot 2{,}69 = 0{,}214 \text{ r}/\mu\text{C}$$

frei. In Tabelle 15 sind die K_γ-Werte für eine Reihe von γ-Strahlern zusammengestellt worden. Man entnimmt daraus z. B. für J^{131} ein $K_\gamma = 0{,}69$ r/μC in 1 cm Abstand (Luft).

Für den Fall, daß in einem Volumen V ein γ-Strahler mit einer konstanten Konzentration c in μC/g fest haftend verteilt ist, kann die beim vollständigen Zerfall des Isotops frei werdende γ-Strahlendosis D_γ mittels obiger K_γ-Werte berechnet werden.

Unter Berücksichtigung der γ-Absorption im Gewebe erhält man:

$$D_\gamma = K_\gamma \cdot c \cdot g \qquad \text{in r (Röntgeneinheiten).}$$

Dabei bedeutet:

$K_\gamma =$ s. oben, Zahlenwerte siehe Tabelle 15.
$c =$ Konzentration des γ-Strahlers im Gewebe in μC/g.
$g = \varrho \int\limits_V \frac{e^{-\mu r}}{r^2}\, dV =$ Geometriefaktor.

Im Integral über V bedeutet:

$\varrho =$ spezifisches Gewicht des Gewebes, für weiches Gewebe $= 1$.
$\mu =$ Linearer Absorptionskoeffizient der γ-Strahlung im Gewebe.
$r =$ Abstand in Zentimeter des Volumen-Elementes dV von dem Punkt, für den die Dosis berechnet werden soll.

Die Berechnung von D_γ ist jetzt gleichbedeutend mit der Berechnung des Geometriefaktors g. Dieser hat für *jeden* Punkt im Gewebe einen *anderen* Wert und muß von Ort zu Ort berechnet werden. In einzelnen Fällen läßt sich der Geometriefaktor explizite angeben. Zwei für die Anwendung wichtige Fälle sollen hier besprochen werden. Für andere Fälle findet man Angaben bei MAYNEORD (1945).

d) Spezieller Fall einer homogen erfüllten Kugel. Berechnung des Geometriefaktors.

Innerhalb einer Kugel vom Radius R cm sei der γ-Strahler homogen verteilt, außerhalb der Kugel sei die Konzentration = Null. *Für den Mittelpunkt der Kugel* hat g dann den Wert:

$$g = \frac{4\pi}{\mu}(1 - e^{-\mu \cdot R}) \text{ (für } \varrho = 1 \text{ gesetzt).}$$

Für große Werte von R ($\mu \times R = 3$; R etwa 1 m) nähert sich g asymptotisch dem Wert $4\pi/\mu$. Für therapeutische und diagnostische Anwendungen ist $\mu \times R$ immer kleiner als 1. Für g erhält man dann den Näherungswert:

$$g = 4\,\pi\,R.$$

Der Absorptionskoeffizient μ tritt rechnerisch nicht mehr in Erscheinung.

Für die γ-Strahlendosis D_γ, welche beim vollständigen Zerfall des homogen verteilten γ-Strahlers *im Mittelpunkt der Kugel* frei wird, erhält man:

$$D_\gamma = K_\gamma \cdot c \cdot 4\,\pi\,R$$

in r (Röntgeneinheiten).

(Spez. Gew. $\varrho = 1$ gesetzt.)

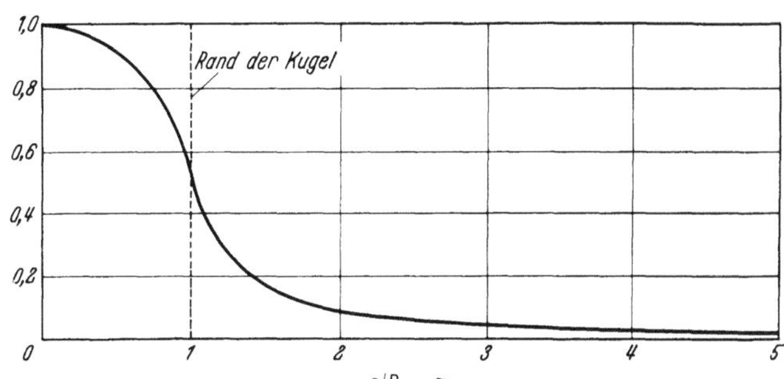

Abb. 78. Strahlendosis als Funktion des Abstandes c cm vom Mittelpunkt einer Kugel mit dem Radius R cm, welche homogen mit einem γ-Strahler erfüllt ist. (Strahlendosis an der Kugeloberfläche ($c/a = 1$) = 0,5 der Dosis im Mittelpunkt.) [Entnommen aus: W. V. MAYNEORD, Brit. J. Radiol., **18**, 12 (1945).]

Da γ-Quanten von mehr als etwa 150 keV in weichem Gewebe und auch im Knochen (s. Abb. 75) etwa so stark wie in Luft absorbiert werden, ist D_γ für nicht zu weiche γ-Strahlen gleichzeitig ungefähr gleich der Dosis in rep-Einheiten.

An der Oberfläche der Kugel ist g halb so groß wie im Kugel-Mittelpunkt. Das gleiche gilt für die Dosis. Die *mittlere* Dosis in der Kugel beträgt 0,75 von derjenigen im Mittelpunkt. Abb. 78 gibt nach MAYNEORD den Dosisverlauf in Richtung des Radius R wieder. Die Form der Kurve ist unabhängig von der Größe von R. Nicht berücksichtigt wurde in Abb. 78 die Absorption im Gewebe, was aber im allgemeinen nur wenig ausmacht.

1. Beispiel. J^{131} sei mit einer Konzentration von 1 μC/g einmal in einer Kugel von $R = 1$ cm und dann in einer Kugel von $R = 10$ cm homogen verteilt. Für die angegebene J^{131}-Konzentration wurde oben bereits die β-Strahlendosis zu $D_\beta = 120$ rep. berechnet. Für die γ-Strahlendosis im Kugelmittelpunkt erhält man mit einem $K_\gamma = 0{,}69$ aus Tabelle 15:

Für $R = 1$ cm: $D_\gamma = K_\gamma \cdot c \cdot 4\pi R = 0{,}69 \cdot 1 \cdot 4\pi \cdot 1 = 8{,}67$ r bzw. rep.
Für $R = 10$ cm: $D_\gamma = 0{,}69 \cdot 1 \cdot 4\pi \cdot 10 = 86{,}7$ r bzw. rep.
Nach S. 614: D_β (für $c = 1$ μC/g) = 120 rep.

Die γ-Strahlendosis im Kugel-Mittelpunkt nimmt proportional mit R zu und ist bei $R = 10$ cm annähernd so groß wie die β-Strahlendosis, während bei $R = 1$ cm die γ-Strahlendosis weniger als 10% der β-Strahlendosis ausmacht. Während die β-Strahlendosis bis auf etwa 1 mm zur Kugel-Oberfläche hin im Innern der Kugel konstant ist, nimmt die γ-Strahlendosis vom Mittelpunkt zur Oberfläche um den Faktor 2 (s. Abb. 78) ab. Die Gesamt-Strahlendosis ist gleich $(D_\beta + D_\gamma)$ rep.

2. Beispiel. Der γ-Strahler Na^{24} sei mit einer Konzentration von 1 μC/g in einer Kugel mit einem Radius von 1 cm bzw. 10 cm homogen und fest haftend verteilt. Unter Benutzung von Tabelle 15 erhält man für den Kugel-Mittelpunkt:

Für $R = 1$ cm: $D_\gamma = K_\gamma \cdot c \cdot 4\pi R = 0{,}42 \cdot 1 \cdot 4\pi \cdot 1 = 5{,}28$ r bzw. rep.
Für $R = 10$ cm: $D_\gamma = 0{,}42 \cdot 1 \cdot 4\pi \cdot 10 = 52{,}8$ r bzw. rep;
D_β [nach Tabelle 15 (wegen $c = 1$ μC/g)] = 29,4 rep.

Bei dem großen Radius $R = 10$ cm überwiegt die γ-Strahlendosis, während sie bei $R = 1$ cm im Kugel-Mittelpunkt nur etwa $^1/_5$ der β-Strahlendosis ausmacht. Abb. 79 gibt den Verlauf der β- und γ-Strahlendosis in Richtung des Kugel-Radius wieder.

Aus den beiden Beispielen geht hervor, daß beim Übergang von kleinen zu großen Organismen der relative Anteil der γ-Strahlendosis im Vergleich zur β-Strahlendosis zunimmt.

e) Spezieller Fall eines homogen erfüllten Zylinders. Geometriefaktor.

Ein γ-Strahler sei mit konstanter Konzentration in einem Zylinder verteilt. Die Höhe des Zylinders betrage 60 cm und der Durchmesser 40 cm, was etwa den Dimensionen

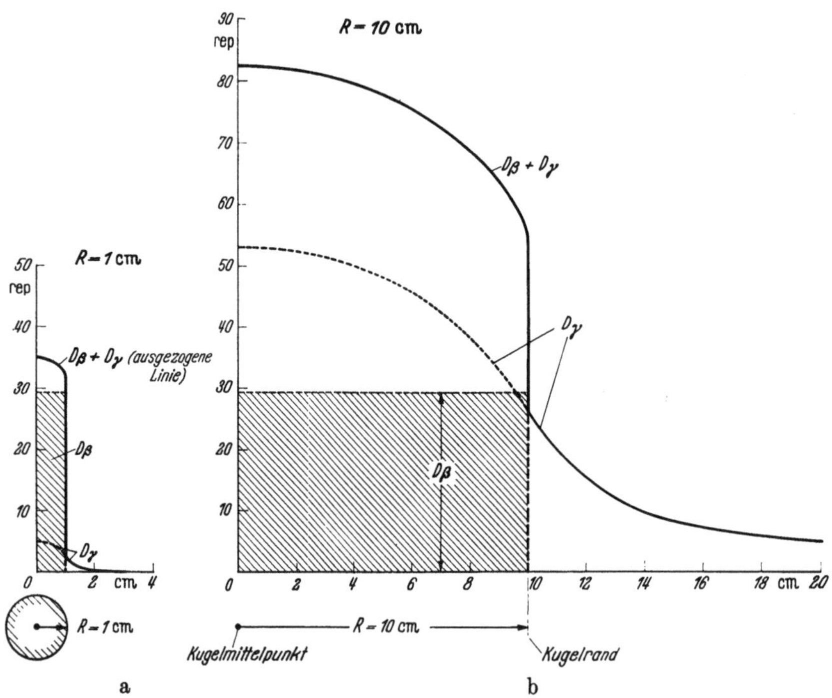

Abb. 79a u. b. Verteilung der Strahlendosis in Richtung des Radius einer Kugel, welche 1 μC Na^{24}/g Gewebe in homogener Verteilung enthält. a Radius = 1 cm; b Radius = 10 cm.

des menschlichen Rumpfes entspricht. Im geometrischen Mittelpunkt des Zylinders hat der Geometriefaktor g nach MARINELLI, QUIMBY und HINE dann den angenäherten Wert:

$$g = 314 - 4140 \cdot \mu.$$

Wegen des Beitrags der COMPTON-Streustrahlung besteht hinsichtlich der Größe von μ eine gewisse Unsicherheit. Eine gute Näherung sind die μ-Werte der Abb. 19.

Im geometrischen Mittelpunkt des Zylinders der angegebenen Dimensionen wird dann bei vollständigem Zerfall des homogen verteilten γ-Strahlers die Dosis D_γ frei:

$$D_\gamma = K_\gamma \cdot c \cdot g = K_\gamma \cdot c \cdot (314 - 4140 \cdot \mu) \text{ r bzw. rep.}$$

Die Konzentration c ist in μC/g einzusetzen.

Beispiel. Es ist bekannt, daß sich Na^{24} nahezu gleichmäßig im Organismus verteilt. Es liege eine Konzentration von 1 μC/g vor. Na^{24} emittiert je β-Zerfall 1 γ-Quant von 1,38 MeV und gleichzeitig ein zweites γ-Quant von 2,76 MeV. Aus Abb. 19 entnimmt man für diese γ-Energien ein mittleres μ von 0,031 cm^{-1}.

Dann wird

$$g = 314 - 4140 \cdot 0{,}031 = 186.$$

Im geometrischen Mittelpunkt des Zylinders erhält man damit für D_γ

$$D_\gamma = K_\gamma \times c \times g$$
$$= 0{,}42 \times 1 \times 186 \qquad = 78{,}1 \text{ r bzw. rep}$$
$$D_\beta = \text{nach Tabelle 15 (wegen } c = 1\ \mu\text{C/g)} = 29{,}4 \text{ rep}$$
$$D_\beta + D_\gamma \qquad = 107{,}5 \text{ rep}$$

Im geometrischen Mittelpunkt ist die γ-Strahlendosis also 2,6mal größer als die β-Strahlendosis. An der Oberfläche des Zylinders ist die γ-Dosis etwa halb so groß wie im geometrischen Mittelpunkt.

Auch beim Zylinder bleibt bei einer formgetreuen Verkleinerung der Dimensionen die β-Strahlendosis konstant, während die γ-Strahlendosis z. B. bei einem 10mal kleineren Zylinder etwa um den Faktor 10 abnimmt (MAYNEORD). Bei einem kleinen Versuchstier würde also die β-Strahlendosis von vorherrschender Bedeutung sein.

Zum Schluß sei noch einmal darauf aufmerksam gemacht, daß die Berechnung von γ-Strahlendosen immer mit einer gewissen Unsicherheit behaftet ist, was aber die praktische Brauchbarkeit der γ-Dosisberechnungen nicht wesentlich beeinträchtigt.

4. Bedeutung der Änderung des Elementcharakters beim radioaktiven Zerfall von Isotopen.

Die in den vorhergehenden Abschnitten 1, 2 und 3 durchgeführten Berechnungen der Strahlendosis berücksichtigen die biologische Wirkung der beim radioaktiven Zerfall

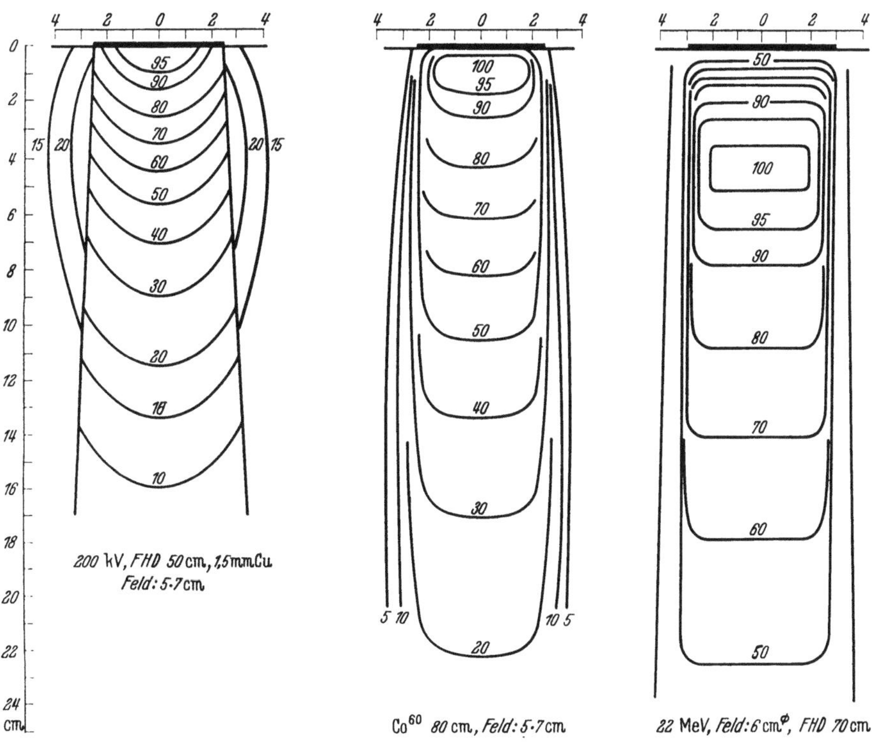

Abb. 80. Isodosenkurven für ähnliche Felder bei Bestrahlung mit 200 kV Röntgenstrahlung, Co^{60}-γ-Strahlen und ultraharten γ-Strahlen eines 22 MeV-Betatrons. [Entnommen aus: T. A. WATSON, H. E. JOHN, C. C. BURKELL, Radiology 62, 165 (1954).]

ausgesandten β- und γ-Strahlung. Darüber hinaus darf aber nicht unberücksichtigt bleiben, daß sich der Elementcharakter eines Atoms durch den radioaktiven Zerfall ändert. Das soll an zwei Beispielen erläutert werden.

Ein P^{32}-Atom sei nach Inkorporation in eine Nucleinsäure in einem Gen eingebaut worden. Der radioaktive Zerfall des P^{32} hat zweierlei Folgen. Einmal geht das P^{32}-Atom in ein inaktives

Schwefel-Atom über, und zum anderen fliegt dieses Schwefel-Atom wegen des Rückstoßes bei der Emission des β-Teilchens mit bis zu 26 eV Energie entgegengesetzt zum β-Teilchen aus dem Atomverband hinaus. Eine markierte Nucleinsäure erleidet damit eine irreversible Änderung. Das gleiche gilt für jede andere P^{32}-markierte Verbindung.

Nach Gabe von S^{35}-Methionin wird dieses in das Eiweiß der verschiedensten Zellen eingebaut. Durch den radioaktiven Zerfall geht ein S^{35}-Atom in ein — inaktives — Chlor-Atom über. Die entsprechenden Thioaminsäuren haben damit eine irreversible Änderung erfahren, was bei Fermenten u. a. m. durchaus von schwerwiegender Bedeutung für die Funktion des betreffenden Makro-Moleküls sein kann.

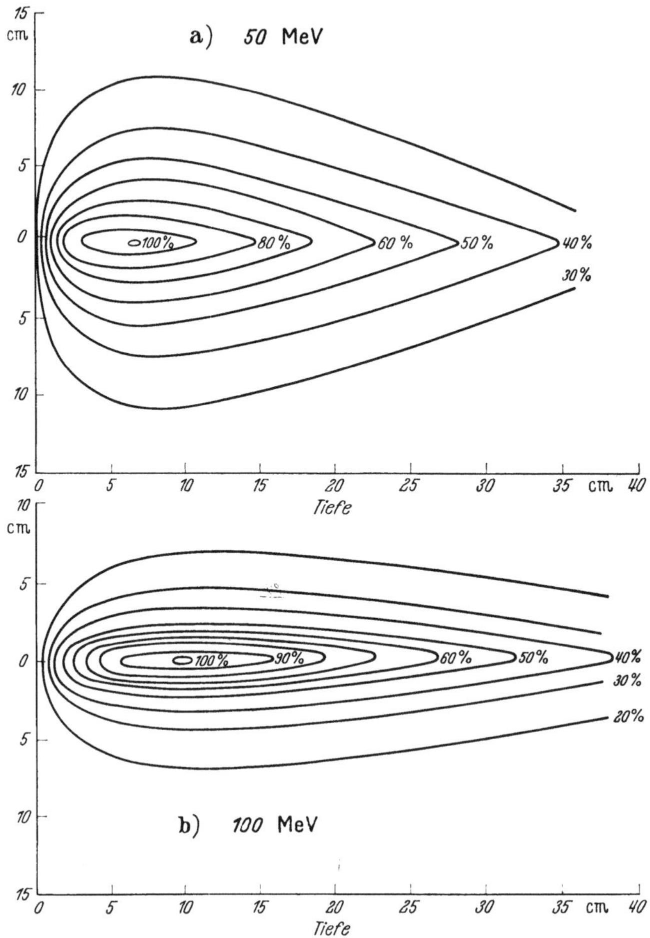

Abb. 81. Isodosenkurven für die Strahlung eines Betatrons bei a) 50 MeV und b) 100 MeV (Phantom-Messungen) in 132 cm Abstand.

Es muß darauf hingewiesen werden, daß biologische Wirkungen dieser Art durch die Dosisberechnungen in den vorhergehenden Abschnitten *nicht* mit erfaßt werden.

Über biologische Wirkungen als Folge der Elementänderung beim radioaktiven Zerfall ist wenig bekannt. Die hier vorliegende Schwierigkeit besteht darin zu entscheiden, ob eine beobachtete biologische Wirkung von der Zerfallsstrahlung oder der Elementänderung herrührt.

III. Dosisverteilung bei Bestrahlung mit γ-Strahlen von außen.

Einen Überblick über eine Reihe von γ-strahlenden Isotopen und der Energie der γ-Linien gibt Tabelle 4.

Die therapeutische Verwendung harter γ-Strahler hat gegenüber Röntgenstrahlen den Vorteil größerer Tiefenwirkung, was in Verbindung mit einer Tele-Technik zu einer Schonung der Haut bei gleicher Tiefendosis führt bzw. größere Tiefendosen zuläßt. Der weitere Vorteil harter γ-Strahlen besteht darin, daß sie im Gegensatz zu Röntgenstrahlen von z. B. 200 kV Anodenspannung im Knochen und Knorpel nicht stärker als in weichem Gewebe absorbiert werden, wie oben bereits an Hand der Abb. 75 gezeigt wurde.

Von besonderer therapeutischer Bedeutung ist das Isotop Co^{60}. Es emittiert je 1 β-Zerfall 2 γ-Quanten mit einer Energie von 1,17 MeV und 1,33 MeV. Das Isotop Co^{60} hat eine Halbwertszeit von 5,3 Jahren.

Abb. 80 gibt Isodosenkurven für 200 kV-Strahlung, für die γ-Strahlung von Co^{60} und für die ultraharte γ-Strahlung eines Betatrons bei 22 MeV wieder. Bei Co^{60} liegt das Ionisationsmaximum 4 mm unter der Oberfläche.

Auf die Verwendung von Kobalt^{60}-Perlen und -Drähten wird in Bd. IV/2, Beitrag MAURER und WILCKE eingegangen werden. Siehe dort auch Isodosenkurven.

Auch andere Isotope wie Ir^{192} (*HZ* = 74,4 Tage) und Cs^{134} (*HZ* = 2,3 Jahre) sind für Tele-Curie-Anlagen verwandt worden.

Ein noch günstigeres Verhältnis der Tiefen- zur Oberflächen-Dosis erreicht man mit der ultraharten γ-Strahlung eines Betatrons. Abb. 81 zeigt Isodosenkurven für 50 MeV und 100 MeV. Bei 50 MeV liegt das Dosismaximum in einer Tiefe von 7 cm. Abb. 81 entspricht dem γ-Strahl des Betatrons ohne Abblendung. Mit zunehmender Elektronenenergie werden die in der Wolframantikathode entstehenden γ-Strahlen bevorzugt in Richtung des Elektronenstrahls ausgesandt. Diese natürliche Bündelung hat bei einer Elektronenenergie von 30 MeV eine Halbwertsbreite von 6 Winkelgraden. Die Strahlung des Betatrons ist eine intermittierende mit 50 oder 500 Röntgenimpulsen/sec und einer Dauer eines einzelnen „Röntgenblitzes" von einigen µsec.

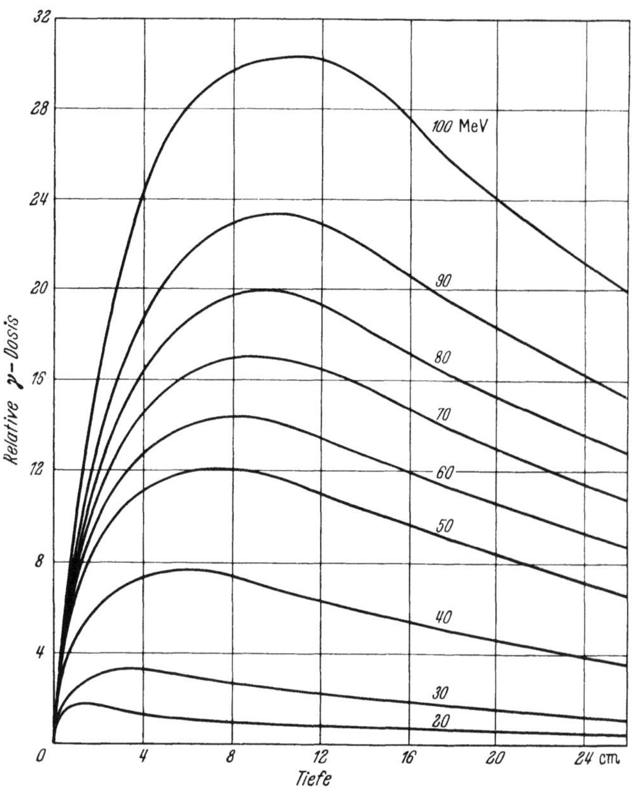

Abb. 82. Verteilung der relativen Tiefendosis bei Bestrahlung mit ultraharten γ-Strahlen in einem Phantom für gleiche Oberflächendosis (Betatron 20—100 MeV).

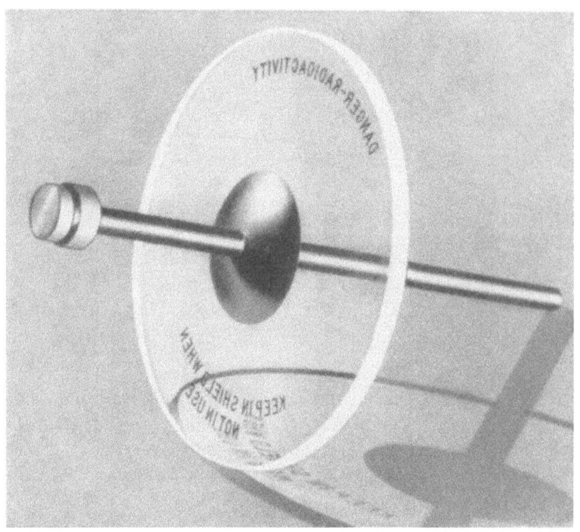

Abb. 83. Applikator für Strontium^{90}. (Tracerlab, Boston.)

Abb. 82 gibt die Tiefendosisverteilung ultraharter γ-Strahlung des Betatrons bei verschiedenen Energien wieder.

IV. Dosisverteilung bei Bestrahlung mit β-Strahlung von außen.

Bei äußerlicher Bestrahlung mit einem reinen β-Strahler ist die maximale Tiefenwirkung gleich der maximalen Reichweite der β-Strahlung. Der Verlauf der Dosis zur Tiefe hin hängt vom Verlauf der Absorptionskurve der β-Strahlung ab (s. S. 564). Der Maximalwert der Dosis liegt an der Oberfläche.

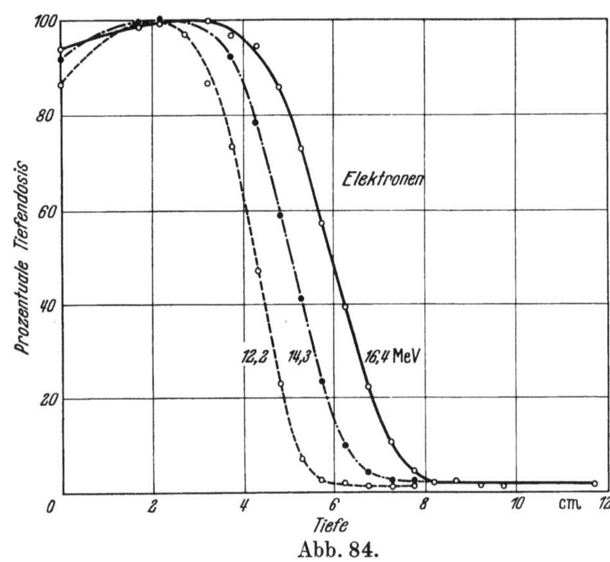

Abb. 84.

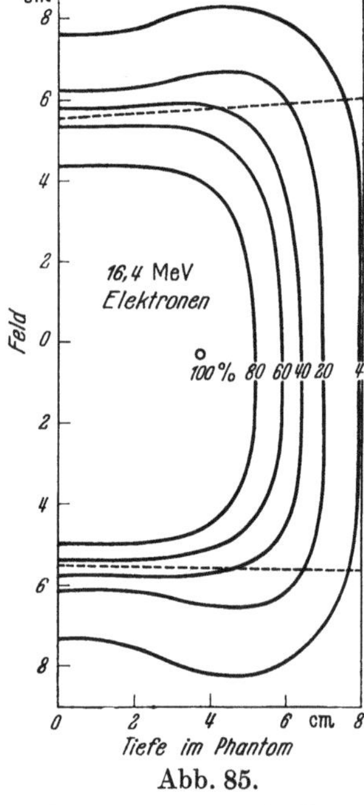

Abb. 85.

Abb. 84. Tiefendosisverteilung bei Bestrahlung mit schnellen Elektronen. (Entnommen aus: R. R. WILSON, in Symposium on Radiobiology. New York u. London 1952.)

Abb. 85. Isodosenkurven bei Bestrahlung mit Elektronen von 16,4 MeV. (Entnommen aus: R. R. WILSON, in Symposium on Radiobiology. New York u. London 1952.)

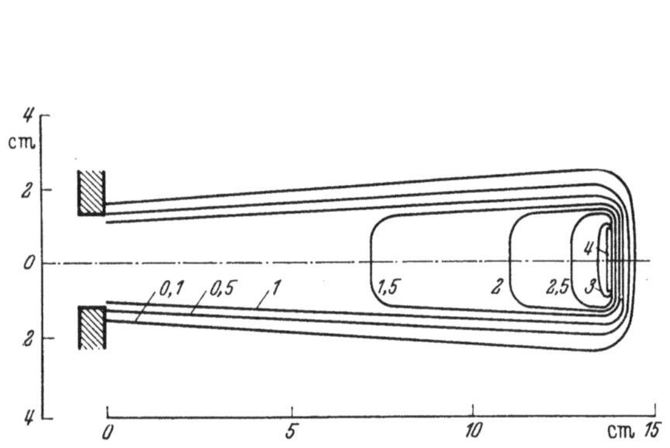

Abb. 86. Isodosenkurven bei Bestrahlung mit schnellen Deuteronen von 190 MeV. (Entnommen aus: R. R. WILSON, in Symposium on Radiobiology, New York u. London 1952.)

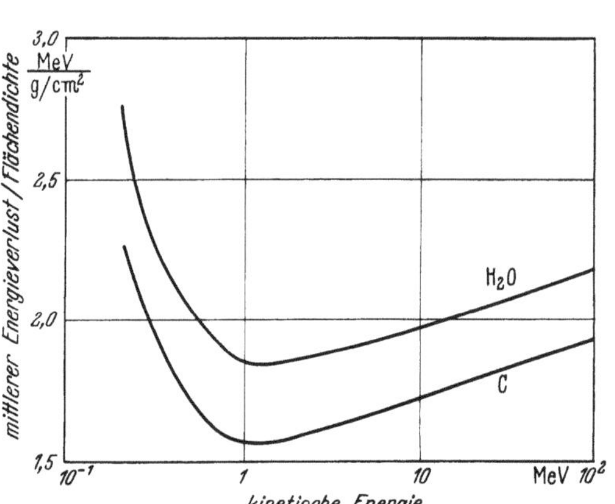

Abb. 87. Energieverlust von Elektronen als Funktion der Energie bei Absorption in Wasser und Kohlenstoff. Entnommen aus: LANDOLT-BÖRNSTEIN, Bd. 1, Teil 5, S. 341, 1952, Beitrag von W. PAUL u. H. REICH.)

Abb. 83 zeigt einen Applikator für Sr^{90}. Das Isotop Sr^{90} ist ein reiner β-Strahler mit einer β-Grenzenergie von 0,61 MeV und einer Halbwertszeit von 28 Jahren. Es befindet sich im Gleichgewicht mit Y^{90} ($E_{\beta\,\max} = 2{,}18$ MeV, $HZ = 61$ Std). Mit den käuflichen Applikatoren können Oberflächendosen von 100 rep/sec erreicht werden. Die maximale Reichweite ($R_{\beta\,\max}$) von Sr^{90} beträgt = 180 mg/cm² und diejenige des Y^{90} = 1100 mg/cm². Die verwandten Sr^{90}-Aktivitäten betragen bis zu 100 mC.

Eine wesentlich größere Tiefenwirkung kann mit den schnellen Elektronen eines Betatrons erzielt werden, wie Abb. 84 und 85 zeigen.

Abb. 86 gibt Isodosenkurven in Wasser für cyclotronbeschleunigte Deuteronen von 190 MeV Energie wieder. Hierbei liegt das Dosis-Maximum betont am Ende der Reichweite der Deuteronen und zwar in einer Tiefe von 14 cm. Von LAWRENCE, TOBIAS und BORN wurden Hypophysektomien mit schnellen Protonen beschrieben (1958)[1].

V. Abhängigkeit der spezifischen Ionisation im Gewebe von der Energie der γ-Quanten.

Bisher wurde lediglich auf die Größe der Strahlendosis, d. h. auf die Zahl der Ionisationen je 1 g Gewebe eingegangen. Hier soll auf die Frage nach der räumlichen Verteilung kurz eingegangen werden.

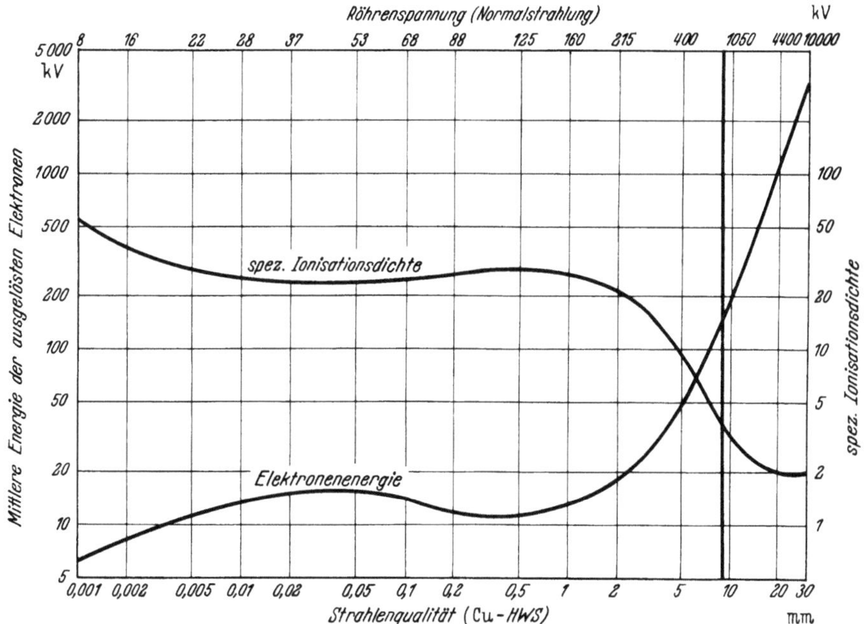

Abb. 88. Mittlere Energie der Sekundärelektronen und spezifische Ionisation in Wasser für Röntgenstrahlen als Funktion der Anodenspannung. (Entnommen aus: F. WACHSMANN, Beitrag in: Die Strahlentherapie, Stuttgart 1949.)

Unter der spezifischen Ionisation (s. auch S. 562) versteht man die Zahl der Ionenpaare, welche z. B. in Gewebe auf einem Weg von 1 μ von einem ionisierenden Teilchen erzeugt werden. Abb. 87 gibt die spezifische Ionisation für Elektronen in Wasser und Kohlenstoff in Abhängigkeit von der Elektronenenergie wieder. Danach hat die spezifische Ionisation bei etwa 1 MeV Elektronenenergie ein flaches *Minimum*. Nach kleineren Energien hin steigt sie schnell und nach größeren relativ langsam an.

Aus Abb. 87 folgt, daß die *mittlere* lineare Ionendichte je 1 μ Wasser bezogen auf die *gesamte* Bahnspur bis zur völligen Abbremsung von der Elektronen-Energie abhängt. Sie ist bei kleinen Elektronenenergien groß, nimmt dann mit wachsender Energie ab, erreicht bei einer Elektronenenergie von etwa 1 MeV ein Minimum und *steigt bei größeren Energien* langsam wieder an. Elektronen von 1 MeV erzeugen die kleinst-mögliche mittlere Ionendichte. Sie beträgt in Gewebe = 6,3 Ionenpaare/μ (s. auch Abb. 89). Bei kleineren *und* größeren Elektronenenergien ist die mittlere Ionendichte größer als 6,3 I.P./μ.

Abb. 88 zeigt für Bestrahlung von Wasser mit Röntgenstrahlen, wie sich die mittlere Energie der ausgelösten Sekundärelektronen mit der Anodenspannung ändert. Daß die

[1] Radioaktive Isotope in Klinik und Forschung, Bd. III. 1958. Verlag: Urban & Schwarzenberg.

mittlere Energie der Sekundärelektronen sich zwischen etwa 15 kV und 200 kV trotz erheblicher Erhöhung der Anodenspannung und damit der Quantenenergie kaum ändert, hängt damit zusammen, daß an der unteren Grenze dieses Spannungsgebietes die Absorption überwiegend durch Photoeffekt und bei 100—200 kV überwiegend durch COMPTON-Effekt erfolgt. Beim Photoeffekt wird praktisch die ganze Quantenenergie, dagegen beim COMPTON-Prozeß nur der kleinere Teil in Elektronenenergie verwandelt.

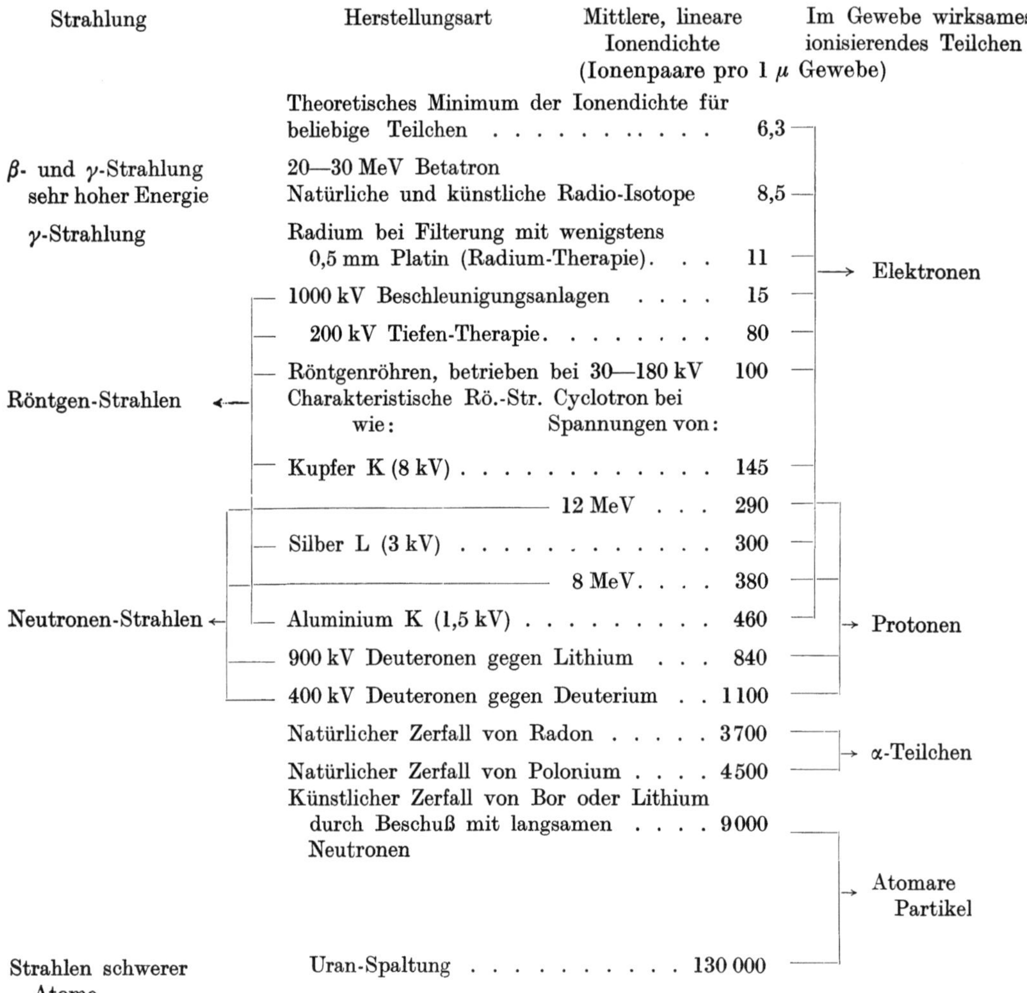

Abb. 89. Mittlere lineare Ionendichte für verschiedene ionisierende Partikel als Funktion der Energie. (Entnommen aus: GRAY, L. H.: Comparative studies on the biological effects of X-rays, neutrons and other ionizing radiations. In Applied biophysics. Herausgeb. N. HOWARD-JONES. Brooklin, N. Y.: Chemical Publ. 1949).

Trotz Erhöhung der Anodenspannung ändert sich deshalb die mittlere Energie der Sekundärelektronen nicht in einem entsprechenden Maße. Erst oberhalb etwa 400 kV Anodenspannung steigt die mittlere Elektronenenergie stark an und erreicht bei einer Anodenspannung von etwa 4 Millionen Volt mittlere Werte von 1 MeV.

Zu jeder mittleren Elektronenenergie gehört nach Abb. 87 eine mittlere lineare Ionisationsdichte. In Abb. 88 ist ihr Verlauf mit der Anodenspannung eingetragen worden. Sie bleibt bis etwa 200 kV ungefähr gleich hoch und fällt dann zu einem Minimum bei etwa 4 MeV ab. Bei größeren Anodenspannungen würde sie wieder ansteigen.

Harte γ-Strahlung und Röntgenstrahlung bei Anodenspannungen von einigen MeV erzeugen also die physikalisch kleinstmögliche spezifische Ionisation. Dasselbe gilt auch für die β-Strahlung harter β-Strahler wie z. B. P^{32} ($E_{\beta\,\max} = 1{,}701$ MeV).

Von einer beliebigen Steigerung der Anodenspannung (z. B. Betatron als Röntgenröhre) können aus physikalischen Gründen nach dem Gesagten kaum qualitativ neue biologische Wirkungen erwartet werden, da bei großer Quantenenergie die spezifische Ionisation wieder zunimmt. Das gilt in gleicher Weise für die *Elektronen*strahlung eines Betatrons. Der Hauptvorzug des Betatrons als Röntgenröhre oder als Quelle für sehr schnelle Elektronen ist in der günstigeren Dosisverteilung zu sehen.

Abb. 89 gibt eine Übersicht über die mittlere spezifische Ionisation in Gewebe bei Bestrahlung mit verschiedenen ionisierenden Strahlungen.

E. Maximal zulässige Isotopenmengen bei Inkorporation und ihre Berechnung. Praktischer Strahlenschutz.

I. Maximal zulässige Isotopenmengen bei Inkorporation.

1. Toleranzdosen für ionisierende Strahlung.

Die ständig zunehmende Anwendung von radioaktiven Isotopen in der Medizin und in allen Zweigen der reinen und angewandten Naturwissenschaften einschließlich der Technik hat in immer stärkerem Maße die Gefahr einer Schädigung durch ionisierende Strahlung zur Folge. Die Frage des Strahlenschutzes gewinnt dadurch immer mehr an Bedeutung.

Tabelle 16. *Toleranzdosen für verschiedene ionisierende Strahlenarten.* (Empfehlungen der internationalen Radiologen-Kongresse in London 1950 und Kopenhagen 1953.)

Strahlenart	Toleranzdosis
Röntgen- und γ-Strahlen:	
Bei Gesamtkörperbestrahlung von außen und innen	0,5 r/Woche (an der Oberfläche gemessen) oder 0,3 r/Woche (in Luft gemessen)
Bei Bestrahlung der Hände und Unterarme	1,5 r/Woche (an der Oberfläche gemessen)
β-Strahlen:	
Von innen	0,3 rep/Woche
Von außen	1,5 rep/Woche
Schnelle Neutronen:	
(Biologische Wirkung über die im Gewebe erzeugten Rückstoßprotonen)	
Von außen	0,03 rep/Woche
α-Strahlen:	
Von innen	0,03 rep/Woche

Die bisherigen Erfahrungen über Schädigungen durch ionisierende Strahlen haben zur Festsetzung von Toleranzdosen geführt. Die Geschichte dieser im Laufe der Zeit immer wieder herabgesetzten Toleranzdosen ist eng mit der Zunahme unserer Kenntnisse von der Art und Größe der Strahlenschäden verbunden. Bei der Festsetzung von Toleranzdosen ging man zunächst von den somatischen Strahlenschäden der unmittelbar Betroffenen aus. Somatische Zellen sind innerhalb eines gewissen Dosisbereiches regenerationsfähig. Völlig anders liegen die Verhältnisse hinsichtlich der Schädigungen genetischer Zellen. Diese sind nicht regenerationsfähig, sondern summieren sich während der ganzen Lebensdauer. Die Zahl der strahleninduzierten Genmutationen ist der insgesamt erhaltenen Strahlendosis proportional.

Da infolge der technischen Entwicklung der letzten Jahrzehnte die Zahl derjenigen, welche mit ionisierender Strahlung in Berührung kommen, immer mehr angewachsen ist und weiterhin anwachsen wird, haben die genetischen Gesichtspunkte bei der Festsetzung der Toleranzdosen immer mehr an Bedeutung gewonnen.

Tabelle 16 gibt die Toleranzdosen für verschiedene Strahlenarten nach den Empfehlungen der Internationalen Radiologen-Kongresse in London 1950 und Kopenhagen 1953 wieder. Diese Dosen sollen an *keiner* Zelle des Organismus überschritten werden. Die Tendenz geht dahin, die Werte dieser Toleranzdosen weiterhin zu senken.

Die Stellungnahme zu Toleranzdosen vom genetischen Standpunkt aus hängt wesentlich von der mittleren Strahlenbelastung der Gesamtbevölkerung durch die unvermeidbare Bestrahlung durch die Kosmische Höhenstrahlung, die Umgebungsstrahlung durch natürliche Radio-Isotope und den Gehalt des Menschen an Kalium-40 und Radium ab. Diese natürliche Strahlenbelastung wird zu etwa 3 r pro Jahr angenommen. Wenn man zunächst in Ermangelung besserer Kenntnisse annimmt, daß die gesamte spontane Mutationsrate nur von der natürlichen Belastung mit ionisierender Strahlung herrührt, so wäre die sog. „Verdoppelungs-Dosis" zu etwa 3 r/Jahr anzusetzen. Nach den derzeitigen internationalen Empfehlungen sollten unmittelbar mit ionisierender Strahlung Beschäftigte keiner größeren zusätzlichen Strahlenbelastung als 5 rem/Jahr (bis zum 30. Lebensjahr) ausgesetzt sein. Das entspricht einer Wochen-Dosis von 0,1 rem bzw. rep. Diese Wochen-Dosis kann kurzfristig überschritten werden, wenn anschließend bestrahlungsfreie Zeiten eingehalten werden. Wegen weiterer Einzelheiten muß auf das einschlägige Schrifttum verwiesen werden (Rajewsky 1957).

2. Berechnung von Toleranzkonzentrationen für inkorporierte Isotope. Abschätzung der Toleranz-Isotopen-Mengen bei einmaliger Inkorporation.

a) Gang der Überlegungen.

1. Schritt: Unter Benutzung der physikalischen Daten der einzelnen Radio-Isotope werden zunächst maximal zulässige Konzentrationen im Gewebe berechnet. Die Berücksichtigung des Anteils der β-Strahlung an der Gesamtdosis ist dabei relativ einfach, während die Berechnung der Anteile der γ-Strahlung an der Gesamtdosis bereits Annahmen über die allgemeine Verteilung im Organismus erfordert. Unter Berücksichtigung von biologischen Daten, und zwar des Verteilungsschemas eines dem menschlichen Organismus in bestimmter chemischer Form appl. Isotops können maximal zulässige Isotopen-Mengen angegeben werden, welche *dauernd* im Organismus *enthalten* sein dürfen, ohne daß an irgendeiner Stelle des Organismus die Toleranzdosis von 0,3 rep/Woche überschritten wird.

2. Schritt: Eine Frage ganz anderer Natur ist die Feststellung von maximal zulässigen Isotopen-Mengen, welche bei einmaliger Applikation gegeben werden können. Diese Mengen müssen unter Berücksichtigung der Aufnahme, Verteilung und Ausscheidung des Isotops so gewählt werden, daß an keiner Stelle des menschlichen Organismus zu irgendeiner Zeit eine größere Dosis als die Toleranzdosis frei wird. Die im 1. Schritt der Überlegungen berechneten Toleranzkonzentrationen bzw. dauernd im Organismus zulässigen Maximal-Mengen müssen dabei sinngemäß berücksichtigt werden. Der 2. Schritt einer Festlegung von zulässigen Isotopen-Mengen bei einmaliger Applikation enthält u. U. erhebliche Unsicherheiten, weil unsere Kenntnis des biologischen Verhaltens der einzelnen Isotope z. Z. noch lückenhaft ist.

b) Maximal zulässige Isotopen-Mengen, welche der gesamte menschliche Organismus dauernd enthalten darf. Erlaubte Isotopen-Menge bei einmaliger Applikation.

Wenn ein Radio-Isotop in einer bestimmten chemischen und physikalischen Form (z. B. als Aerosol) dem Organismus dauernd zugeführt wird, stellt sich nach einiger Zeit in allen Organen ein Gleichgewicht zwischen Aufnahme und Ausscheidung ein, welches

Tabelle 17. *Maximal zulässiger Gesamtgehalt des Körpers an Radio-Isotopen und maximal zulässige Konzentration in Wasser und Luft bei Dauerzufuhr.*

(Entnommen aus: RAJEWSKY, Strahlendosis und Strahlenwirkung, Stuttgart, Georg Thieme 1956.)

Isotop	Kritisches Organ	Maximal zulässige Menge im Gesamtkörper in μC	Maximal zulässige Konzentration	
			in Wasser in $\mu C/cm^3$	in Luft in $\mu C/cm^3$
$_1H^3$ (T)	Gesamtkörper	10^4	0,2	10^{-5}
$_4Be^7$	Knochen	725	1	$5 \cdot 10^{-6}$
$_6C^{14}$ (CO_2)	Fett	260	$3 \cdot 10^{-3}$	10^{-5}
$_9F^{18}$	Knochen	5	0,2	$3 \cdot 10^{-5}$
$_{11}Na^{24}$	Gesamtkörper	15	$8 \cdot 10^{-3}$	$2 \cdot 10^{-6}$
$_{15}P^{32}$	Knochen	10	$2 \cdot 10^{-4}$	10^{-7}
$_{16}S^{35}$	Haut	300	$5 \cdot 10^{-3}$	10^{-6}
$_{17}Cl^{36}$	Gesamtkörper	230	$4 \cdot 10^{-3}$	$6 \cdot 10^{-7}$
$_{18}A^{41}$	Gesamtkörper	33	$5 \cdot 10^{-4}$	$5 \cdot 10^{-7}$
$_{19}K^{42}$	Knochen	21	10^{-2}	$2 \cdot 10^{-6}$
$_{20}Ca^{45}$	Knochen	14	10^{-4}	$8 \cdot 10^{-9}$
$_{21}Sc^{46}$	Milz	6	0,4	$7 \cdot 10^{-8}$
	Leber	5	0,3	$5 \cdot 10^{-8}$
$_{21}Sc^{47}$	Milz	15	4	$9 \cdot 10^{-7}$
	Leber	11	3	$6 \cdot 10^{-7}$
$_{21}Sc^{48}$	Milz	5	3	$6 \cdot 10^{-7}$
	Leber	3	1	$3 \cdot 10^{-7}$
$_{23}V^{48}$	Knochen	10	0,3	$6 \cdot 10^{-7}$
$_{24}Cr^{51}$	Nieren	600	0,7	10^{-5}
$_{25}Mn^{56}$	Nieren	2	0,15	$4 \cdot 10^{-6}$
	Leber	8	0,4	$4 \cdot 10^{-6}$
$_{26}Fe^{55}$	Blut	10^{+3}	$5 \cdot 10^{-3}$	$7 \cdot 10^{-7}$
$_{26}Fe^{59}$	Blut	13	10^{-4}	$2 \cdot 10^{-8}$
$_{27}Co^{60}$	Leber	3	$2 \cdot 10^{-2}$	10^{-6}
$_{28}Ni^{59}$	Leber	42	0,3	$2 \cdot 10^{-5}$
$_{29}Cu^{64}$	Leber	120	$6 \cdot 10^{-2}$	$5 \cdot 10^{-6}$
$_{30}Zn^{65}$	Knochen	400	$6 \cdot 10^{-2}$	$2 \cdot 10^{-6}$
$_{31}Ga^{72}$	Knochen	3	3	10^{-6}
$_{32}Ge^{71}$	Nieren	72	10	$4 \cdot 10^{-5}$
$_{33}As^{76}$	Nieren	11	0,2	$2 \cdot 10^{-6}$
$_{37}Rb^{86}$	Muskulatur	64	$3 \cdot 10^{-3}$	$4 \cdot 10^{-7}$
$_{38}Sr^{89}$	Knochen	2	$7 \cdot 10^{-5}$	$2 \cdot 10^{-8}$
$_{38}Sr^{90} + {}_{39}Y^{90}$	Knochen	1	$8 \cdot 10^{-7}$	$2 \cdot 10^{-10}$
$_{39}Y^{91}$	Knochen	3	$4 \cdot 10^{-2}$	$9 \cdot 10^{-9}$
$_{40}Zr^{95}$	Knochen	10	0,4	$8 \cdot 10^{-8}$
$_{41}Nb^{95}$				
$_{41}Nb^{95}$	Knochen	44	$2 \cdot 10^{-3}$	$2 \cdot 10^{-7}$
$_{42}Mo^{99}$	Knochen	17	5	$6 \cdot 10^{-4}$
$_{43}Tc^{96}$	Nieren	5	$3 \cdot 10^{-2}$	$3 \cdot 10^{-6}$
$_{44}Ru^{106} + {}_{45}Rh^{106}$	Nieren	4	0,1	$3 \cdot 10^{-8}$
$_{45}Rh^{105}$	Nieren	9	0,4	$2 \cdot 10^{-6}$
$_{46}Pd^{103} + {}_{45}Rh^{103}$	Nieren	7	10^{-2}	$8 \cdot 10^{-7}$
$_{47}Ag^{105}$	Leber	19	2	10^{-5}
$_{47}Ag^{111}$	Leber	39	5	$3 \cdot 10^{-5}$
$_{48}Cd^{109} + {}_{47}Ag^{109}$	Leber	45	$7 \cdot 10^{-2}$	$7 \cdot 10^{-8}$
$_{50}Sn^{113}$	Knochen	84	0,2	$6 \cdot 10^{-7}$
$_{52}Te^{127}$	Nieren	4	$3 \cdot 10^{-2}$	10^{-7}
$_{52}Te^{129}$	Nieren	1,4	10^{-2}	$4 \cdot 10^{-8}$
$_{53}J^{131}$	Schilddrüse	0,6	$6 \cdot 10^{-5}$	$6 \cdot 10^{-9}$
$_{54}Xe^{133}$	Gesamtkörper	320	$4 \cdot 10^{-3}$	$4 \cdot 10^{-6}$
$_{54}Xe^{135}$	Gesamtkörper	100	10^{-3}	$2 \cdot 10^{-6}$
$_{55}Cs^{137} + {}_{56}Ba^{137}$	Muskulatur	98	$2 \cdot 10^{-3}$	$2 \cdot 10^{-7}$
$_{56}Ba^{140} + {}_{57}La^{140}$	Knochen	1	$5 \cdot 10^{-4}$	$2 \cdot 10^{-8}$
$_{57}La^{140}$	Knochen	7	0,3	$4 \cdot 10^{-7}$
$_{58}Ce^{144} + {}_{59}Pr^{144}$	Knochen	1	$8 \cdot 10^{-3}$	$2 \cdot 10^{-9}$
$_{59}Pr^{143}$	Knochen	6	$8 \cdot 10^{-2}$	$2 \cdot 10^{-7}$

Tabelle 17 (Fortsetzung).

Isotop	Kritisches Organ	Maximal zulässige Menge im Gesamtkörper in μC	Maximal zulässige Konzentration in Wasser in μC/cm³	Maximal zulässige Konzentration in Luft in μC/cm³
$_{61}Pm^{147}$	Knochen	25	0,2	$4 \cdot 10^{-8}$
$_{62}Sm^{151}$	Knochen	90	$5 \cdot 10^{-2}$	$3 \cdot 10^{-9}$
$_{63}Eu^{154}$	Knochen	7	10^{-2}	$2 \cdot 10^{-9}$
$_{67}Ho^{166}$	Knochen	4	5	$8 \cdot 10^{-7}$
$_{69}Tm^{190}$	Knochen	4	$6 \cdot 10^{-2}$	10^{-8}
$_{71}Lu^{177}$	Knochen	18	6	10^{-6}
$_{73}Ta^{182}$	Leber	6	0,1	$2 \cdot 10^{-8}$
	Lunge	1		$4 \cdot 10^{-8}$
$_{74}W^{181}$	Knochen	24	0,1	$5 \cdot 10^{-6}$
$_{75}Re^{183}$	Schilddrüse	37	$9 \cdot 10^{-2}$	$9 \cdot 10^{-6}$
	Haut	650	0,3	$3 \cdot 10^{-5}$
$_{77}Ir^{190}$	Nieren	23	10^{-2}	$8 \cdot 10^{-7}$
	Milz	21	0,2	10^{-6}
$_{77}Ir^{192}$	Nieren	3	$9 \cdot 10^{-4}$	$5 \cdot 10^{-8}$
	Milz	3	$6 \cdot 10^{-3}$	$3 \cdot 10^{-8}$
$_{78}Pt^{191}$	Nieren	2	$6 \cdot 10^{-3}$	$2 \cdot 10^{-7}$
$_{78}Pt^{193}$	Nieren	3	$5 \cdot 10^{-3}$	$2 \cdot 10^{-7}$
$_{79}Au^{196}$	Leber	8	$5 \cdot 10^{-2}$	$2 \cdot 10^{-7}$
	Nieren	32	$5 \cdot 10^{-3}$	$2 \cdot 10^{-7}$
$_{79}Au^{198}$	Leber	3	$4 \cdot 10^{-2}$	$2 \cdot 10^{-7}$
	Nieren	10	$3 \cdot 10^{-3}$	10^{-7}
$_{79}Au^{199}$	Leber	9	$9 \cdot 10^{-2}$	$4 \cdot 10^{-7}$
	Nieren	30	$8 \cdot 10^{-3}$	$3 \cdot 10^{-7}$
$_{81}Tl^{200}$	Muskulatur	40	$2 \cdot 10^{-2}$	$2 \cdot 10^{-6}$
$_{81}Tl^{201}$	Muskulatur	310	$8 \cdot 10^{-2}$	$7 \cdot 10^{-6}$
$_{81}Tl^{202}$	Muskulatur	230	$2 \cdot 10^{-2}$	$2 \cdot 10^{-6}$
$_{81}Tl^{204}$	Muskulatur	200	$8 \cdot 10^{-3}$	$2 \cdot 10^{-7}$
$_{82}Pb^{203}$	Knochen	61	0,1	$7 \cdot 10^{-6}$
$_{82}Pb^{210}$ (RaD) + Folgeprodukte	Knochen	0,2	$2 \cdot 10^{-6}$	$8 \cdot 10^{-11}$
$_{84}Po^{210}$ lösl.	Milz	0,04	$3 \cdot 10^{-5}$	$5 \cdot 10^{-10}$
$_{84}Po^{210}$ unlösl.	Lunge	$2 \cdot 10^{-2}$		10^{-10}
$_{85}At^{211}$	Schilddrüse	10^{-3}	$3 \cdot 10^{-6}$	$5 \cdot 10^{-10}$
Radon+ Folgeprodukte: $_{86}Rn^{220}$	Lungen			10^{-7}
Radon+ Folgeprodukte: $_{86}Rn^{222}$	Gesamtkörper	(10^{-2})	$4 \cdot 10^{-6}$	
Radon+ Folgeprodukte: $_{86}Rn^{222}$	Lungen			10^{-7}
$_{88}Ra^{226}$ + $^1/_2$ Folgeprodukte	Knochen	0,1	$4 \cdot 10^{-8}$	$8 \cdot 10^{-12}$
$_{89}Ac^{227}$ + Folgeprodukte	Knochen	0,01	$3 \cdot 10^{-6}$	$4 \cdot 10^{-12}$
$_{90}Th$ (nat.)	Knochen	0,01	$5 \cdot 10^{-7}$	$3 \cdot 10^{-11}$
$_{90}Th^{234}$ + $_{91}Pa^{234}$	Knochen	2	$5 \cdot 10^{-2}$	10^{-8}
Th nat. unlösl.	Lungen	$2 \cdot 10^{-3}$		$3 \cdot 10^{-11}$
$_{92}U$ nat. lösl.	Nieren	0,04	10^{-4}	$3 \cdot 10^{-11}$
$_{92}U$ nat. unlösl.	Lungen	0,01		$3 \cdot 10^{-11}$
$_{94}Pu^{239}$ lösl.	Knochen	0,04	$6 \cdot 10^{-6}$	$2 \cdot 10^{-12}$
$_{94}Pu^{239}$ unlösl.	Lungen	0,02		$2 \cdot 10^{-12}$
$_{95}Am^{241}$	Knochen	0,06	$2 \cdot 10^{-4}$	$4 \cdot 10^{-11}$
$_{96}Cm^{242}$	Knochen	0,06	10^{-3}	$2 \cdot 10^{-10}$
Mischung von α-Strahlern			10^{-7}	$5 \cdot 10^{-12}$

zu bestimmten, zeitlich konstanten Konzentrationsverhältnissen in den einzelnen Geweben des Organismus führt. Die Dosisleistung in den einzelnen Geweben ist dann gleichfalls zeitlich konstant und kann bei bekannter Konzentration (d. h. bekanntem Verteilungsschema) nach den Ausführungen auf S. 613ff. berechnet werden.

Dasjenige Organ mit der größten Konzentration und damit der größten Dosisleistung hinsichtlich der $(\beta + \gamma)$-Strahlendosis wird als das „kritische Organ" bezeichnet. Nach

Tabelle 16 darf in ihm keine Dosis von mehr als 0,3 rep/Woche frei werden. Daraus läßt sich eine maximal erlaubte Konzentration im „kritischen Organ“ ableiten. Wenn die biologische Gleichgewichtsverteilung eines Isotops bekannt ist, kann dann eine maximal zulässige Isotopen-Menge angegeben werden, welche der *gesamte* menschliche Organismus *dauernd* enthalten darf. In diesem Fall wird im „kritischen Organ“ die Toleranzdosis von 0,3 rep/Woche frei und in allen übrigen Organen weniger.

Tabelle 17 enthält für eine Reihe von Isotopen Angaben für die im menschlichen Organismus maximal *dauernd* erlaubten *Gesamt*mengen des Isotops. Zur Berücksichtigung einer nichthomogenen Verteilung des Isotops im „kritischen Organ“ enthalten die Angaben der Tabelle 17 bereits Sicherheitskoeffizienten in der Größe von 2 und mehr.

Nach Tabelle 17 darf der menschliche Organismus dauernd insgesamt z. B. 100 μC S^{35} enthalten.

In der Praxis interessiert natürlich diejenige Menge eines Isotops in bestimmter chemischer Form, welche bei *einmaliger Applikation* gegeben werden darf, ohne daß an irgendeiner Stelle des Körpers die Toleranzdosis von 0,3 rep/Woche überschritten wird. Diese ist natürlich keineswegs mit den maximalen Isotopen-Gesamtmengen der Tabelle 17 identisch. Sie muß vielmehr aus den Angaben der Tabelle 17 unter zusätzlicher Berücksichtigung der Aufnahme, Verteilung und Ausscheidung in jedem einzelnen Fall abgeschätzt werden. Hier liegen die wesentlichen Unsicherheiten. In Anbetracht dessen, daß das biologische Verhalten eines Isotops von seiner chemischen und physikalischen Form sowie von dem normalen oder variierenden pathologischen Verhalten abhängt, können einmalig zu applizierende „sichere“ Isotopen-Mengen nur durch eine Abschätzung ermittelt werden, welche die speziellen Bedingungen eines jeden einzelnen Falles berücksichtigt. Bei Untersuchungen mit markierten Verbindungen, deren biologisches Verhalten noch nicht oder nicht ausreichend bekannt ist, können eventuell Tierversuche weiterhelfen. Die Situation ist also z. Zt. so, daß in jedem einzelnen Fall aus der Tabelle 17 „sinngemäße“ Schlüsse zu ziehen sind.

Wenn z. B. nach Tabelle 17 der menschliche Organismus dauernd nur eine Menge von 100 μC S^{35} enthalten darf, so dürfte eine einmalige Gabe von 200 μC S^{35}-Methionin vertretbar sein, da die S^{35}-Ausscheidung im Laufe einer Woche relativ groß ist.

Tabelle 17 enthält Angaben über Toleranzkonzentrationen in Atemluft und Trinkwasser bei *dauernder* Zufuhr. Bei Einhaltung dieser Werte kann angenommen werden, daß an keiner Stelle des Organismus die Toleranzkonzentration von 0,3 r/Woche überschritten wird.

c) Toleranzkonzentration eines Isotops im Gewebe bei einmaliger Gabe, bei welcher am 1. Tage eine Dosis von 0,050 rep nicht überschritten wird.

Ausgehend von der speziellen Forderung, daß nach einmaliger Applikation eines Radio-Isotops an keiner Stelle des Organismus am 1. Tag nach Applikation eine Dosis von mehr als 0,050 rep frei wird, können unter Benutzung der auf S. 613ff. abgeleiteten Ausdrücke für D_β (= β-Strahlendosis) und D_γ (= γ-Strahlendosis) maximal zulässige Isotopen-Konzentrationen im Gewebe berechnet werden. Die am 2., 3. usw. Tag frei werdenden Strahlendosen sind in zunehmendem Maße kleiner als am 1. Tag.

Die im Folgenden auf der Basis einer Toleranzdosis von 0,05 rep/Tag durchgeführten Rechnungen können leicht auf jede andere Toleranzdosis übertragen werden.

Auf S. 614 wurde die bei vollständigem Zerfall eines im Gewebe homogen verteilten und fest haftenden Isotops frei werdende Dosis K_β der β-Strahlung berechnet, und zwar für eine Konzentration 1 μC/g Gewebe. Der am 1. Tag zerfallende Bruchteil des Isotops und damit der am 1. Tag frei werdende Bruchteil der Gesamtdosis K_β kann leicht berechnet werden. Er beträgt:

$$= K_\beta \left(1 - 2^{-\frac{1}{HZ_d}}\right) = K_\beta \cdot f_d \qquad HZ_d = \text{Halbwertszeit in Tagen.}$$

In Tabelle 15 wurden für die verschiedenen Isotope die zugehörigen f_d-Werte eingetragen. So zerfällt z. B. Na^{24} am 1. Tag zu 68% ($f_d = 0{,}68$).

Bei einer Konzentration von c μC/g wird dann nach S. 614ff. am 1. Tag die β-Strahlendosis frei:

$$K_\beta \cdot c \cdot f_d \qquad \text{rep/1. Tag nach Applikation.}$$

Bezeichnet man mit S_β diejenige Konzentration, bei welcher in dem betreffenden Gewebe eine β-Strahlendosis von 0,050 rep/1. Tag nach Applikation frei wird, so gilt:

$$K_\beta \cdot S_\beta \cdot f_d = 0{,}050\,\text{rep} \qquad S_\beta = \frac{0{,}05}{K_\beta \cdot f_d}\,\mu\text{C/g} = \frac{50}{K_\beta \cdot f_d}\,\mu\text{C/kg}.$$

Für P^{32} findet man z. B. unter Benützung der K_β- und f_d-Werte aus Tabelle 15 für die Toleranzkonzentration S_β:

$$S_\beta = \frac{50}{856 \cdot 0{,}05} = 1{,}15\,\mu\text{C/kg}.$$

In Tabelle 15 sind für eine Reihe von Isotopen die so berechneten S_β-Werte eingetragen worden.

Analog kann die Toleranzkonzentration S_γ eines γ-Strahlers (ohne Berücksichtigung der β-Strahlung!) unter Benutzung der Ausdrücke auf S. 620 angegeben werden. Die am 1. Tag nach Applikation des γ-Strahlers frei werdende γ-Strahlendosis beträgt:

$$K_\gamma \cdot c \cdot g \cdot f_d\,.$$

c = Konzentration in μC/g, g = Geometriefaktor, siehe S. 620.

Die Toleranzkonzentration S_γ hat dann den Wert:

$$S_\gamma = \frac{0{,}05}{K_\gamma \cdot g \cdot f_d}\,\mu\text{C/g} = \frac{50}{K_\gamma \cdot g \cdot f_d}\,\mu\text{C/kg}.$$

Bei der Berechnung der S_γ-Werte in Tabelle 15 wurde angenommen, daß der γ-Strahler einen Zylinder von 40 cm Durchmesser und 60 cm Höhe in homogener Verteilung erfüllt. Das würde etwa einer homogenen Verteilung des Isotops mit der Konzentration S_γ im *gesamten* Organismus ohne Ausscheidung entsprechen. Bei der Konzentration S_γ beträgt dann nach einmaliger Applikation am 1. Tag die γ-Strahlendosis im Körper-„Mittelpunkt“ 0,05 rep.

Bei gleichzeitigem Vorliegen von β- und γ-Strahlung sind die Toleranzkonzentrationen gleich den $S_{\beta\gamma}$-Werten der Tabelle 15. So hat eine gleichmäßige Konzentration von 0,65 μC Na^{24}/kg im „Körper-Mittelpunkt“ am 1. Tag eine Dosis von 0,05 rep zur Folge. An der Körperoberfläche würde die Strahlendosis etwas kleiner sein.

Wenn der γ-Strahler nur einen Teil des Organismus erfüllt, wie es meist der Fall ist, sind die frei werdenden maximalen Dosen kleiner als 0,05. Die $S_{\beta\gamma}$-Werte stellen insofern vorsichtige Schätzungen dar, als 1. eine ungünstige Verteilung angenommen und 2. eine Ausscheidung des Isotops nicht berücksichtigt wird. Bei Berücksichtigung der Ausscheidung nach einmaliger Applikation werden obige f_d-Werte kleiner und damit die S_β, S_γ und $S_{\beta\gamma}$-Werte entsprechend größer.

Ausgehend von den Werten S_β, S_γ und $S_{\beta\gamma}$ bleibt nunmehr die Frage zu beantworten, welche Isotopen-Menge einmalig in einem speziellen Fall appliziert werden kann. Hierzu muß das Verteilungsschema des Isotops in der benutzten chemischen und physikalischen Form bekannt sein. Bei Unkenntnis des betreffenden Verteilungsschemas können eventuell Tierversuche einen Schluß erlauben. Das soll an einem Beispiel erläutert werden.

Unter dem Anreicherungsfaktor einer markierten Verbindung in einem Organ sei das Verhältnis der in einem Organ gemessenen Konzentration zu der — sich bei homogener Verteilung des Isotops im Organismus rechnerisch ergebenden — mittleren Konzentration im ganzen Organismus verstanden.

$$\text{Anreicherungsfaktor} = \frac{\text{Konzentration in einem Organ}}{\text{Appl. Isotopen-Menge/Körpergewicht}}.$$

Das Organ mit dem größten Anreicherungsfaktor ist das „kritische Organ". In ihm liegt die größte Konzentration vor, und es wird dort demzufolge die größte Dosis frei. Die zu applizierende Isotopen-Menge ist deshalb so zu bemessen, daß im „kritischen Organ" die Konzentration nach Applikation höchstens $= S_\beta$, S_γ bzw. $S_{\beta\gamma}$ der Tabelle 15 wird.

Frage. Wieviel μC S^{35}-Methionin können einem Menschen von 70 kg einmalig injiziert werden? (S^{35} = reiner β-Strahler).

Um eine Auskunft über die biologische Verteilung zu erhalten, wurde S^{35}-Methionin Kaninchen injiziert. Als Mittel von vier Versuchen ergaben sich die Werte der Tabelle 18, und zwar für eine Zeit von 3 Std nach Injektion. Zu dieser Zeit ist nach anderen Versuchen das Maximum des S^{35}-Einbaus erreicht. Nach 3 Std fällt die S^{35}-Aktivität in

Tabelle 18. *S^{35}-Verteilung in den Organen des Kaninchens 3 Std nach intravenöser Gabe von S^{35}-Methionin.* (Mittel von 4 Versuchen.) (Mittleres Tier-Gewicht = 3,35 kg.)

1	2	3	4	5	6
Organ	Gesamt-Gewicht des Organs g	$\frac{\text{\% der injiz. Akt.}}{\text{Gesamt-Organ}}$	$\frac{\text{\% der injiz. Akt.}}{\text{g Organ}}$	Anreicherungs-faktor	*HZ* (biol.) in Tagen
Gesamt-Körper	3350	100,0	0,030	= 1,0 gesetzt	
Pankreas . .	1,24	0,40	0,3230	10,81	1,13
Milz	1,36	0,134	0,099	3,31	1,7
Dünndarm . .	90,0	7,480	0,083	2,78	1,7
Ovar	0,085	0,007	0,082	2,75	2,8
Nebenniere . .	0,29	0,021	0,072	2,42	1,4
Niere	14,9	1,055	0,071	2,38	2,8
Magen	35,7	2,480	0,069	2,33	2,4
Leber	80,6	5,150	0,064	2,14	4,0
Uterus	4,44	0,280	0,063	2,11	4,2
Dickdarm . .	88,8	4,330	0,049	1,64	3,5
Lunge	14,7	0,683	0,046	1,54	3,6
Gehirn . . .	9,0	0,22	0,0244	0,82	6,2
Hoden	6,4	0,152	0,0237	0,79	4,1
Herz	9,06	0,214	0,0236	0,79	7,8
Haut	377	2,255	0,0060	0,20	9,1
Muskulatur .	1650	9,86	0,0060	0,20	45,9

allen Organen ab. Spalte 4 gibt die Konzentration des S^{35} in einzelnen Organen wieder, und zwar in Prozent der injizierten S^{35}-Dosis je 1 g Organ, und Spalte 5 die Werte des oben definierten Anreicherungskoeffizienten.

Wie man sieht, hat das Pankreas den bei weitem größten Anreicherungskoeffizienten (= 10,8) und ist damit also das „kritische Organ". Nach Tabelle 15 beträgt die Toleranzkonzentration für S^{35}: $S_\beta = 15\ \mu\text{C/kg}$. Bei Einhaltung dieser Toleranzdosis dürfte das Pankreas (Gewicht = 1,24 g) des Kaninchens insgesamt enthalten:

$$\frac{15\ \mu\text{C}}{1000\ g} \cdot 1{,}24\ \text{g} = 0{,}019\ \mu\text{C im Gesamt-Pankreas.}$$

Da das Pankreas nach Tabelle 18 0,40% der injizierten S^{35}-Dosis enthält, ist bei einer Injektion von

$$\frac{0{,}019\ \mu\text{C} \cdot 100\%}{0{,}40\%} = 4{,}65\ \mu\text{C}$$

die sich im Pankreas nach 3 Std einstellende S^{35}-Konzentration gleich der Toleranzkonzentration S_β nach Tabelle 15. Je 1 kg Körpergewicht des Kaninchens (Gewicht betrug = 3,350 kg) können also 1,4 μC gegeben werden. Dabei ist noch nicht berücksichtigt, daß die S^{35}-Aktivität des Pankreas-Eiweißes ab 3 Std wieder abfällt. Es könnte also eine größere Dosis als 1,4 μC/kg gegeben werden, ohne daß im Pankreas mehr als 0,3 rep/Woche frei werden.

Wenn man die Verhältnisse der Tabelle 18 auf den Menschen (70 kg) überträgt, so bedeutet das, daß eine Dosis von $70 \times 1{,}4 = 100\ \mu C$ S^{35} als Methionin einmalig gegeben werden dürfte. Nun ist allerdings zu berücksichtigen, daß die biologische Halbwertszeit des Pankreas-Eiweißes relativ klein ist, und zwar beim Menschen unter Anlehnung an die Werte von Tabelle 18 etwa gleich einigen Tagen. Die S^{35}-Konzentration im Pankreas und damit die Dosisleistung nimmt also relativ schnell ab. Im Laufe der 1. Woche sollte sie etwa 0,150 rep, d. h. 2mal weniger als die Toleranzdosis betragen. Daraus folgt, daß bei einer einmaligen Gabe von $2 \cdot 100\ \mu C = 200\ \mu C$ im Pankreas die Toleranzdosis von 0,3 rep/Woche nicht überschritten werden sollte. Da auf Grund einer autoradiographischen Aufnahme des Pankreas des Kaninchens (NIKLAS, OEHLERT) die S^{35}-Aktivität

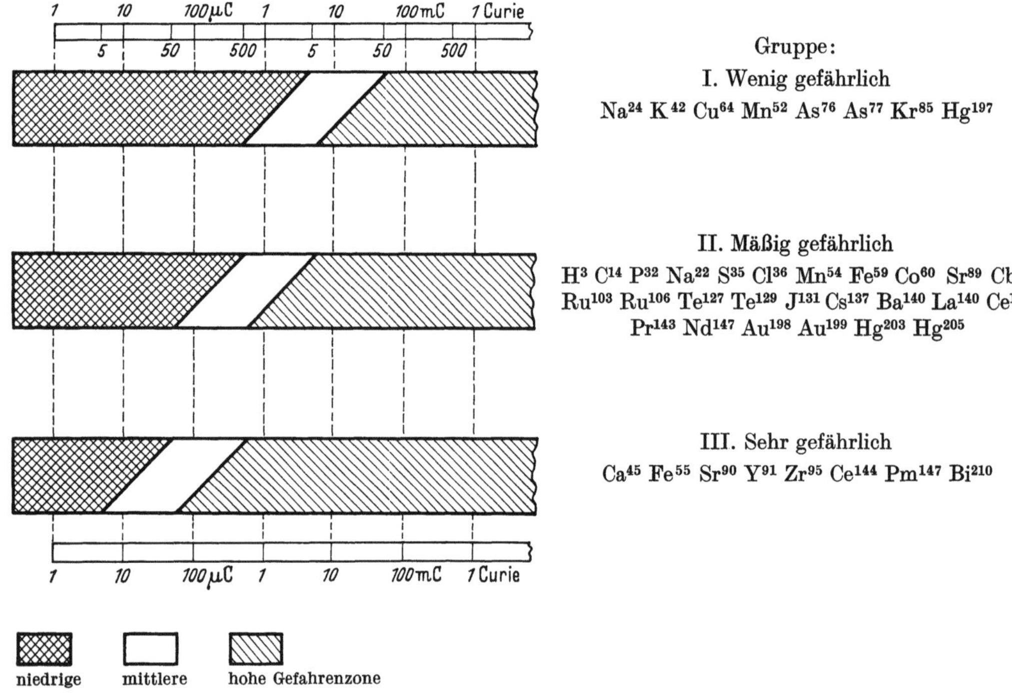

Abb. 90. Gefahrenstufen bei Verwendung von Radio-Isotopen. (Entnommen aus: Safe Handling of Radioactive Isotopes. National Bureau of Standards, Handbook 42, U.S. Department of Commerce 1949.)

im Pankreas fast homogen verteilt ist, braucht kein Sicherheitskoeffizient für inhomogene Verteilung angebracht zu werden.

Bei der erlaubten Dosis von $200\ \mu C$ S^{35}-Methionin wird im Organ mit dem zweitgrößten Anreicherungskoeffizienten, d. h. nach Tabelle 18 der Milz, nur $^1/_3$ der Toleranzdosis frei. Die dort nach autoradiographischen Aufnahmen für Kaninchen (NIKLAS, OEHLERT) gefundene inhomogene S^{35}-Verteilung braucht nicht mehr besonders berücksichtigt zu werden.

Dieses noch relativ einfache Beispiel (reiner β-Strahler!) sollte zeigen, welche Fragen bei der Abschätzung von Toleranz-Isotopen-Mengen bei einmaliger Applikation auftreten. Bei Verwendung eines γ-Strahlers können die Überlegungen u. U. viel umständlicher werden.

Wenn mehrere Isotope gleichzeitig gegeben werden, kann natürlich von jedem Isotop entsprechend weniger appliziert werden.

In solchen Fällen, bei denen von einer Diagnose viel abhängt, sind ähnlich wie in der Röntgen-Diagnostik größere Isotopen-Mengen vertretbar.

3. Einteilung der Isotope in verschiedene Gefahrenklassen.

Einen ungefähren Anhaltspunkt von dem Grade an notwendiger Vorsicht beim Arbeiten mit Präparaten, welche in einer solchen Form vorliegen, daß Inkorporation eintreten könnte, liefert Abb. 90. Die Isotope wurden in 3 Gruppen mit verschiedener

Gefährlichkeit eingeteilt. Am gefährlichsten sind diejenigen Isotope, welche sich bevorzugt im Skeletsystem ablagern und gleichzeitig eine lange Halbwertszeit haben. Je nach Größe der verarbeiteten Aktivität ist jede Gruppe wiederum in 3 Gefahrenklassen eingeteilt. Aktivitäten von mehr als 1 mC sind grundsätzlich als gefährlich anzusehen.

Bei der Einteilung wurden die physikalischen Eigenschaften der Isotope wie mittlere β-Energie und Halbwertszeit sowie das biologische Verhalten wie Verteilungsschema und biologische Halbwertszeit berücksichtigt.

II. Praktischer Strahlenschutz.

1. Schutzmaßnahmen gegen α, β- und γ-Strahlung von außen.

a) Schutz gegen α-Strahlung von außen.

Da α-Teilchen in Luft eine Reichweite von nur einigen Zentimetern haben, werden sie bereits von etwa 50 μ dicken Gewebeschichten, d. h. in der obersten Schicht der Hornhaut, absorbiert. Ein vollständiger Schutz ist durch eine Luftschicht von etwa 10 cm oder dünne Glasplatten u. a. m. gewährleistet. Für diagnostische und therapeutische Anwendungen sind α-Strahler z. Zt. von untergeordneter Bedeutung.

b) Schutz gegen β-Strahlung von außen.

Einen vollständigen Schutz gegen β-Strahlung liefern Materialschichten, deren Dicke (mg/cm²) größer als die maximale Reichweite $R_{\beta\,\max}$ der β-Strahlung ist. So wird z. B. die β-Strahlung des weichen β-Strahlers S^{35} ($R_{\beta\,\max} = 31$ mg/cm²) durch eine dünne Glasplatte von einigen 0,1 mm Dicke vollständig absorbiert. Bei dem harten β-Strahler P^{32} ($R_{\beta\,\max} = 760$ mg/cm²) reicht eine Glasplatte von 4 mm Dicke zur vollständigen Absorption der β-Strahlung aus.

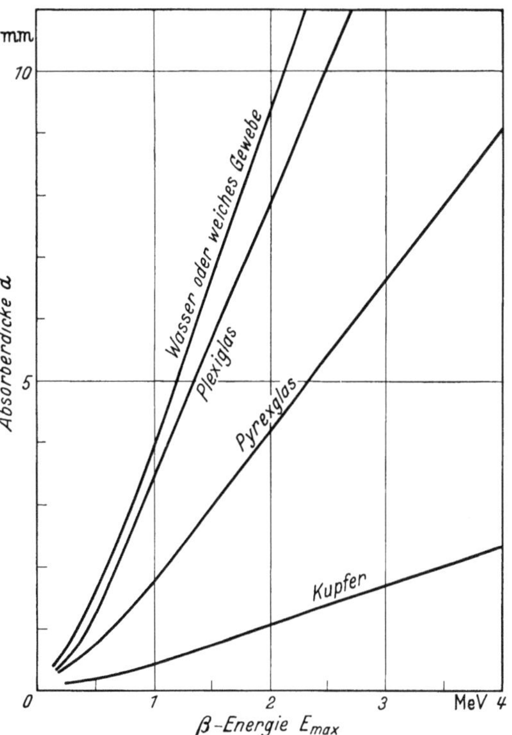

Abb. 91. Notwendige Absorberdicke d zur vollständigen Absorption von β-Strahlung einer Maximalenergie $E_{\max}$. (Entnommen aus: Safe Handling of Radioactive Isotopes, National Bureau of Standards, Handbook 42, U.S. Department of Commerce 1949.)

Genügende Entfernung von einem β-Strahler bietet wegen der Absorption in der Luft in vielen Fällen bereits ausreichenden Schutz. So beträgt z. B. für S^{35} $R_{\beta\,\max} = 31$ mg/cm² = 25 cm Luft.

Lösungen radioaktiver Präparate sind relativ sicher zu handhaben, wenn die Lösungen nicht zu konzentriert sind. Die meisten β-Teilchen werden dann bereits im Wasser absorbiert. Die Wandstärke der benutzten Bechergläser usw. sollte, wenn eben möglich, größer als $R_{\beta\,\max}$ sein. Bei weichen β-Strahlen (z. B. S^{35}, C^{14}) ist das bei Verwendung von üblichem Gerät der Fall. Die β-Strahlung eines harten β-Strahlers wie P^{32} durchdringt dagegen die Glaswand z. B. der üblichen Ampullen zu einem nicht unbeträchtlichen Ausmaße. Solche Glasgefäße sollten deshalb nicht mit den Fingern berührt werden. In derartigen Fällen bedient man sich geeigneter Fernbedienungsgeräte, wie unten näher beschrieben. Aus Abb. 91 kann für verschiedene Materialien die Schichtdicke in Millimeter entnommen werden, welche zur vollständigen Absorption einer beliebigen β-Strahlung ausreicht.

Hinsichtlich der Größe der oberflächlichen β-Strahlendosis sei angegeben, daß eine trockene Probe von 5 mC P^{32} auf dem Boden eines Becherglases üblicher Wandstärke in einer Höhe von 10 cm über der Becherglas-Öffnung eine Dosis von 4 r/Std, dicht unter dem Glasboden von 1,5 r/Std und 20 cm seitlich von der Becherwand von 60 mr/Std erzeugt. Bei Verdünnung der Probe auf 10 cm³ haben die entsprechenden Dosen die kleineren Werte 1 r/Std, 275 mr/Std und 7 mr/Std.

Eine Bestrahlung mit etwa 3000 β/min mittlerer Härte je 1 cm² entspricht einer oberflächlichen Dosisleistung von 10 mr/Std. Eine Verseuchung der Haut selbst mit kleinen Mengen eines β-Strahlers kann auf die Dauer also erhebliche Strahlungsdosen

Tabelle 19. *Effektive γ-Energie und Multiplikationsfaktor für die Aktivität einiger γ-Strahler.* [Nach L. MEYER-SCHUTZMEISTER, Naturwiss. **37**, 501 (1950).]

Radioaktives Isotop	Halbwertszeit	Effektive γ-Energie in MeV (abgerundet)	Multiplikationsfaktor für die Aktivität	Radioaktives Isotop	Halbwertszeit	Effektive γ-Energie in MeV (abgerundet)	Multiplikationsfaktor für die Aktivität
$^{22}_{11}$Na	2,60 *a*	1,5	2	$^{110}_{47}$Ag	24,5 s	—	—
$^{24}_{11}$Na	15,04 h	2,5	2	$^{124}_{51}$Sb	60 d	1,5	1
$^{41}_{18}$A	1,82 h	1,5	1	$^{131}_{53}$J	8,02 d	0,8	1
$^{42}_{19}$K	12,44 h	1,5	0,2	$^{134}_{55}$Cs	254 d	0,8	2
$^{46}_{21}$Sc	85 d	1,0	2	$^{140}_{56}$Ba	12,5 d	2,0	1,5
$^{56}_{25}$Mn	2,59 h	2,0	1,5	$^{140}_{57}$La	1,67 d		
$^{59}_{26}$Fe	46 d	1,5	1	$^{141}_{58}$Ce	35,5 d	0,2	0,6
$^{60}_{27}$Co	5,26 *a*	1,5	2	$^{142}_{59}$Pr	19,1 h	1,5	0,04
$^{65}_{28}$Ni	2,56 h	1,5	0,5	$^{147}_{60}$Nd	11,1 h	0,5	0,4
$^{64}_{29}$Cu	12,88 h	0,5	0,4	$^{154}_{63}$Eu	5,4 *a*	0,5	1,5
$^{65}_{30}$Zn	250 d	1,0	0,5	$^{153}_{64}$Gd	236 d	0,2	1
$^{69}_{30}$Zn*	13,8 h	0,5	1	$^{160}_{65}$Tb	71 d	1,0	0,7
$^{69}_{30}$Zn	57 m	—	—	$^{175}_{70}$Yb	4,2 d	0,5	2
$^{72}_{31}$Ga	14,08 h	2,0	0,6	$^{181}_{72}$Hf	45 d	0,5	2
$^{76}_{33}$As	1,19 d	2,0	0,3	$^{187}_{74}$W	24,1 h	0,8	0,7
$^{82}_{35}$Br	1,5 d	1,5	2	$^{186}_{75}$Re	3,87 d	0,2	2
$^{86}_{37}$Rb	19,5 d	1,0	0,2	$^{185}_{76}$Os	94,7 d	0,8	1
$^{99}_{43}$Tc*	6,6 h	0,2	0,9	$^{198}_{79}$Au	2,69 d	0,5	1
$^{103}_{44}$Ru	39,8 d	0,5	0,9	$^{203}_{80}$Hg	43,5 d	0,2	1
$^{110}_{47}$Ag*	270 d	1,0	2,5	$^{226}_{88}$Ra**	1590 *a*	2	1

* Metastabil. ** Im Gleichgewicht mit seinen Folgeprodukten bis RaC′, C″.

zur Folge haben. Gefährlich sind vor allem gewichtslose Präparate, weil sie in den Stoffwechsel der obersten Gewebsschichten eingehen und deshalb festhaften.

Zur Absorption von β-Strahlung sollten immer Absorber mit möglichst kleiner Ordnungszahl genommen werden, da sonst bei starken Präparaten im Absorber eine nicht zu vernachlässigende Bremsstrahlung (kontinuierliche Röntgenbremsstrahlung) entsteht.

Es ist zu beachten, daß Positronen-Strahler immer gleichzeitig auch starke γ-Strahler sind. Je emittiertes Positron werden 2 γ-Quanten von 510 keV (Vernichtungsstrahlung, s. S. 556) ausgesandt.

c) Schutz gegen γ-Strahlung von außen.

Gegenüber der γ-Strahlung von Isotopen ist ähnlich zu verfahren wie gegenüber der γ-Strahlung des Radiums oder anderer natürlicher γ-Strahler. Nur muß die von Isotop zu Isotop wechselnde Härte und Emissionswahrscheinlichkeit je β-Zerfall berücksichtigt werden.

Einen sehr wirksamen Schutz bietet die Einhaltung der größtmöglichen Entfernung. Wo das nicht möglich ist, müssen Absorber zu Hilfe genommen werden, deren Dicke nach Tabelle 19 und 20 berechnet werden kann.

Aus Tabelle 19 und 20 kann die notwendige Absorptionsdicke zur Herabsetzung der Dosis auf 0,050 r/8 Std, und zwar für verschiedene Präparatstärken und Quantenenergien, berechnet werden. Tabelle 20 gilt zunächst für den Fall, daß je 1 β-Zerfall auch 1 γ-Quant

Tabelle 20. *Zur Berechnung der Schutzdicken zur Abschirmung von γ-Strahlen für eine Dosisleistung von 50 mr/Tag.* [Nach L. MEYER-SCHUTZMEISTER, Naturwiss. **37**, 501 (1950).]

MeV	0,2	0,5	0,8	1,0	1,5	2	2,5	3,0	6,0
				a) Aktivität					
			Erforderliche Bleidicke in Zentimetern bei 1 m Luftabstand						
10 mC	−0,36	−0,44	−0,33	−0,14	+0,33	+0,76	+1,06	+1,36	+1,68
20 mC	−0,22	−0,02	+0,37	+0,77	+1,44	+2,12	+2,50	+2,83	+3,14
50 mC	−0,03	+0,50	+1,28	+1,95	+2,97	+3,92	+4,41	+4,79	+5,03
100 mC	+0,10	+0,91	+1,97	+2,85	+4,11	+5,27	+5,84	+6,26	+6,47
200 mC	+0,24	+1,33	+2,67	+3,76	+5,22	+6,63	+7,28	+7,73	+7,93
500 mC	+0,42	+1,86	+3,57	+4,94	+6,75	+8,43	+9,19	+9,69	+9,82
1 C	+0,56	+2,27	+4,27	+5,84	+7,87	+9,78	+10,63	+11,16	+11,25
2 C	+0,70	+2,69	+4,97	+6,75	+8,98	+11,14	+12,07	+12,63	+12,71
5 C	+0,89	+3,22	+5,87	+7,94	+10,52	+12,94	+13,98	+14,59	+14,60
10 C	+1,03	+3,63	+6,57	+8,84	+11,67	+14,31	+15,43	+16,08	+16,06
	+	+	+	+	+	+	+	+	+
				b) Abstand					
20 cm	+0,64	+1,90	+3,22	+4,19	+5,28	+6,31	+6,70	+6,86	+6,70
50 cm	+0,28	+0,83	+1,39	+1,83	+2,32	+2,76	+2,93	+3,00	+2,93
1 m	0,00	0,00	0,00	0,00	0,00	0,00	0,00	0,00	0,00
2 m	−0,28	−0,83	−1,39	−1,83	−2,32	−2,76	−2,93	−3,00	−2,93
5 m	−0,64	−1,90	−3,22	−4,19	−5,28	−6,31	−6,70	−6,86	−6,70
10 m	−0,92	−2,71	−4,60	−5,98	−7,55	−9,02	−9,57	−9,80	−9,57
	+	+	+	+	+	+	+	+	+
				c) Tägliche Arbeitszeit					
1 Std	−0,41	−1,22	−2,08	−2,69	−3,40	−4,06	−4,31	−4,41	−4,31
2 Std	−0,28	−0,81	−1,37	−1,79	−2,26	−2,70	−2,87	−2,94	−2,87
4 Std	−0,14	−0,41	−0,69	−0,90	−1,14	−1,35	−1,44	−1,47	−1,44
8 Std	0,00	0,00	0,00	0,00	0,00	0,00	0,00	0,00	0,00
24 Std	+0,22	+0,65	+1,10	+1,43	+1,81	+2,15	+2,29	+2,34	+2,29
	×	×	×	×	×	×	×	×	×
				d) Absorbermaterial					
Pb	1,00	1,00	1,00	1,00	1,00	1,00	1,00	1,00	1,00
Fe	4,75	2,68	2,11	1,75	1,51	1,53	1,53	1,53	1,77
Al*	17,23	7,71	5,43	5,13	4,70	4,25	4,81	5,22	6,01
H_2O	35,00	17,80	12,50	11,15	9,93	10,00	11,20	12,35	14,13

* Oder Beton

emittiert wird. Ist das nicht der Fall, so muß nach Tabelle 19 zunächst die „effektive" Präparatstärke berechnet werden. Das möge ein Beispiel erläutern:

Frage: Welche Bleidicke ist notwendig, wenn in 50 cm Entfernung von 100 mC Co^{60} in einem Zeitraum von 2 Std die Dosis 0,050 r nicht überschritten werden soll?

1. Berechnungsschritt: Aus Tabelle 19 entnimmt man für Co^{60} einen Multiplikationsfaktor = 2. Danach sind 100 mC Co^{60} = 2 · 100 = 200 mC_{eff}. Gleichzeitig entnimmt man aus Tabelle 19 für die effektive Quantenenergie des Co^{60} (komplexer γ-Strahler!) einen Wert von 1,5 MeV.

2. Berechnungsschritt: Aus Tabelle 20a entnimmt man für eine effektive Präparatstärke von 200 mC und für eine Quantenenergie von 1,5 MeV eine Bleidicke von: + 5,22

Da der Abstand vom Co^{60}-Präpaat 50 cm betragen soll, sind nach Tabelle 20b zu addieren: + 2,32

Da die Aufenthaltsdauer 2 Std betragen soll, sind nach Tabelle 20c zu addieren: — 2,26

Summe = + 5,28

Das bedeutet, daß die notwendige Bleidicke = 5,28 cm beträgt.

Wenn nicht Blei, sondern Beton als Absorber dienen soll, so ist nach Tabelle 20d die oben gewonnene Zahl 5,28 cm mit 4,70 zu multiplizieren. Ein Beton-Absorber müßte also eine Dicke von 5,28 · 4,70 = 24,8 cm haben.

Tabelle 21. *Halbwertsdicke von verschiedenen Absorbern in Abhängigkeit von der γ-Energie.* (Nach H. A. KÜNKEL, Dosimetrie und Strahlenschutz. In HOPPE-SEYLER/THIERFELDER, Bd. 2, 10. Aufl. 1955.)

E_γ (MeV)	Halbwertsdicke (cm)			
	Wasser	Beton	Eisen	Blei
0,2	5,1	2,1	0,66	0,138
0,5	7,8	3,0	1,11	0,42
1,0	10,2	4,5	1,56	0,9
1,5	12,0	5,1	1,74	1,2
2,0	14,4	5,9	2,10	1,35
2,5	16,5	6,9	2,12	1,47
3,0	18,3	7,8	2,31	1,47
4,0	21,0	8,4	2,55	1,47
5,0	23,1	9,9	2,88	1,47

Wenn bei einer Rechnung nach obigem Schema ein negatives Endergebnis herauskommt, so bedeutet das, daß bereits der Luftabstand ohne weiteren Absorber ausreichend ist. Hierfür ein Beispiel:

Frage: Mit wieviel Blei muß ein Au^{198}-Präparat von 10 mC abgeschirmt werden, wenn in einer Entfernung von 50 cm während 1 Std eine Dosis von 50 mr nicht überschritten werden soll?

Effektive Dosis (Tabelle 19) = 10 mC · 1 = 10 mC_{eff}.

Effektive γ-Energie (Tabelle 19) = 0,5 MeV.

Erforderliche Bleidicke nach

Tabelle 20a): — 0,44

b): + 0,83

c): — 1,22

Summe = — 0,83 cm, d. h. die Entfernung von 50 cm genügt bereits zur Unterschreitung einer Dosis von 50 mr in 1 Std.

Wenn etwa 5000 γ-Quanten einer Energie von 1 MeV/sec auf 1 cm^2 Gewebe auftreffen, wird in 1 Std eine Dosis von 10 mr frei. Bei Messung mit einem GEIGER-MÜLLER-Zählrohr würde das einem Effekt von etwa 40 Imp./sec oder 2400 Imp./min entsprechen.

Von OEFF wurde ein Nomogramm angegeben, mittels dessen für einen γ-Strahler mit bekanntem Zerfallsschema, bei verschiedener Präparatstärke, bei bestimmtem Arbeitsabstand und bestimmter Arbeitszeit die notwendigen Absorberdicken bei verschiedenen Materialien bestimmt werden können.

Tabelle 21 enthält Halbwertsdicken (s. auch S. 566) für verschiedene Quantenenergien und Materialien.

2. Strahlenschutz-Meßgeräte.

Jedes radioaktive Laboratorium sollte über Geräte zur Durchführung von Strahlenschutz-Messungen verfügen. Trotz aller Sorgfalt kann es vorkommen, daß beim Öffnen von Ampullen mit starken Präparaten, bei der Verarbeitung dieser Präparate usw. kleine

Mengen verlorengehen. Nach jeder Arbeit mit selbst schwachen Präparaten, und zwar vor allem bei gewichtslosen Präparaten, sollten trotz Tragens von Gummihandschuhen die Hände auf Radioaktivität untersucht werden. Das gleiche gilt für den Arbeitsplatz. Keine therapeutische Anwendung größerer Aktivitätsmengen darf ohne Strahlenschutz-

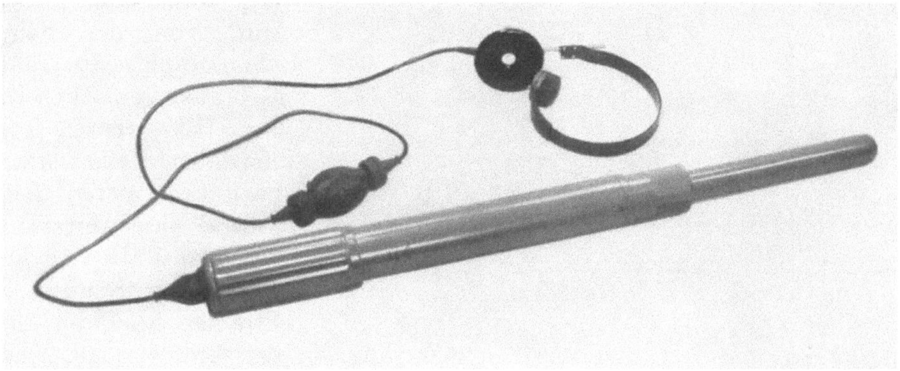

Abb. 92. Strahlenschutzgerät mit akustischer Anzeige für qualitative Strahlenschutz-Messungen. (Frieseke und Hoepfner, Erlangen.)

Messungen durchgeführt werden. Insbesondere muß auch die Strahlenbelastung des Pflegepersonals von Therapiefällen überwacht werden, da dessen Belastung oft größer ist als diejenige des Arztes.

Zur Durchführung von Strahlenschutz-Messungen eignen sich im Prinzip alle Geräte zum Nachweis von Radioaktivität, sofern sie die notwendige Empfindlichkeit und auch Beweglichkeit haben. Netzunabhängigen Geräten ist der Vorzug zu geben, da sonst leicht an einem unbequemen Ort eine Messung unterbleibt.

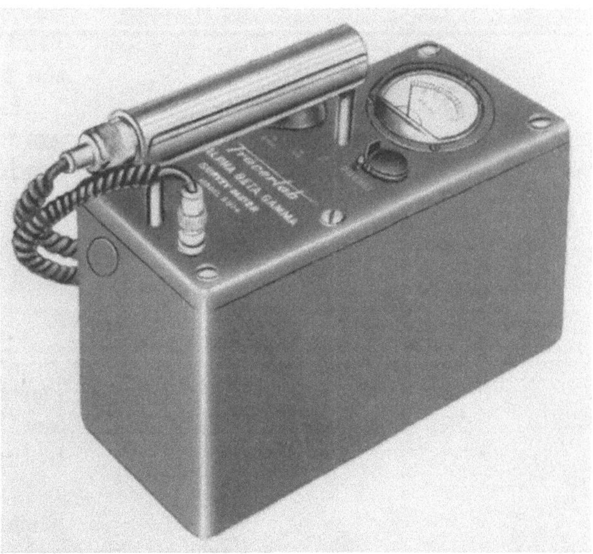

Abb. 93. Strahlenschutz-Meßgerät für quantitative Messungen. (Tracerlab, Boston.)

Abb. 92, 93 und 94 stellen Batterie-Geräte mit Geiger-Müller-Zählrohren dar, welche speziell für Strahlenschutz-Messungen entwickelt worden sind. Die Impulsdichte kann mit einem Kopfhörer abgehört werden bzw. ist an einem Zeigergerät mit verschiedenen Meß-Bereichen ablesbar. Bei diesen Geräten handelt es sich um Dosisleistungsmesser. Sie sind für γ- und β-Strahlenschutz-Messungen verwendbar und bei Benutzung von Zählrohren mit genügend dünnem Fenster auch für α-Messungen. Zwecks Bestimmung der von γ-Quanten herrührenden Strahlendosis müssen solche Geräte öfters nachgeeicht werden. Die Eichung muß mit γ-Quanten gleicher Härte, am besten mit demselben γ-Strahler erfolgen. Hierbei bedient man sich der $I\gamma$-Werte der Tabelle 15.

Abb. 95 gibt ein Ionisationskammer-Gerät zusammen mit der zugehörigen Aufladevorrichtung wieder. Von Vorteil ist, daß jederzeit die gesamte frei gewordene Dosis abgelesen werden kann. Diese Geräte sind wegen ihrer Kleinheit besonders bequem in der

Verwendung. Es sind auch größere Ionisations-Kammer-Geräte mit batteriebetriebenem Verstärker in den Handel gebracht worden (s. Abb. 96).

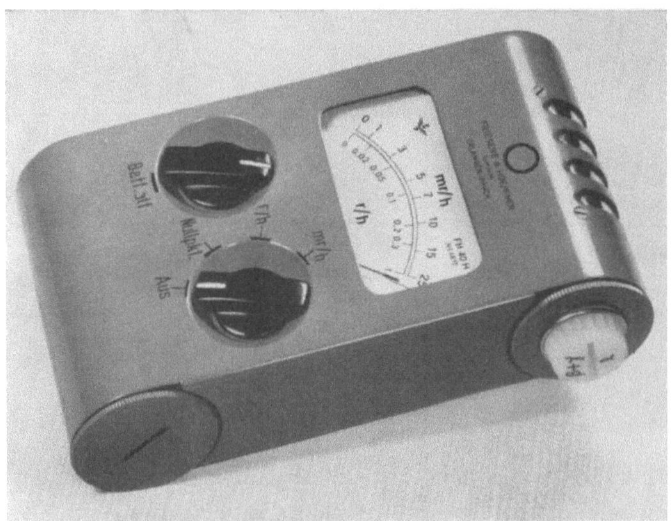

Abb. 94. Strahlenschutz-Meßgerät mit GEIGER-MÜLLER-Zählrohr für quantitative Strahlenschutz-Messungen. (Frieseke und Hoepfner, Erlangen.)

Vielseitig verwendbar sind Strahlenschutz-Messungen mit sog. Film-Plaketten. Hierbei wird von der Schwärzung photographischer Emulsionen Gebrauch gemacht. Die Film-Plaketten werden von einer zentralen Stelle versandt und nach bestimmten Zeiträumen zentral ausgewertet. Es können quantitative Angaben über Dosen von Röntgen- und γ-Strahlen bei Berücksichtigung der Strahlenqualität, von harten und weichen β-Strahlen und Neutronen gemacht werden. Die Methode ist sehr empfindlich, hat aber den Nachteil, daß beim Gebrauch keine zwischenzeitliche Ablesung möglich ist. Die Angaben beziehen sich auf die Gesamtdosis.

Mit dem gleichen Verfahren ist auch eine Messung der Dosis an einzelnen Fingern mittels Ringen mit Einlage eines Stücks Film oder auch an den besonders exponierten Fingerspitzen durchführbar.

Es sind auch Warngeräte entwickelt worden, welche z. B. bei Erreichung einer bestimmten Dosis in einem Raum ein Signal in Tätigkeit setzen.

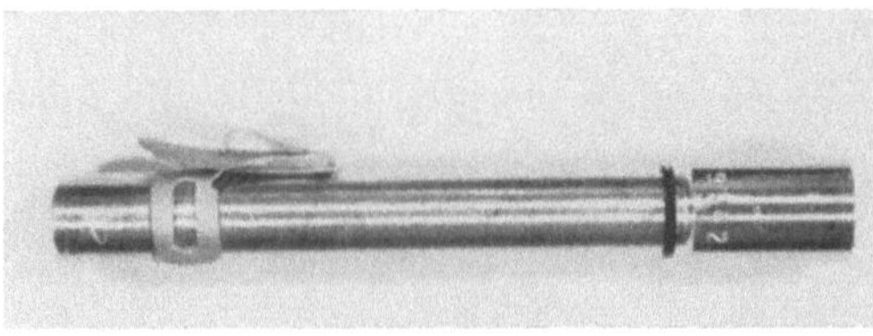

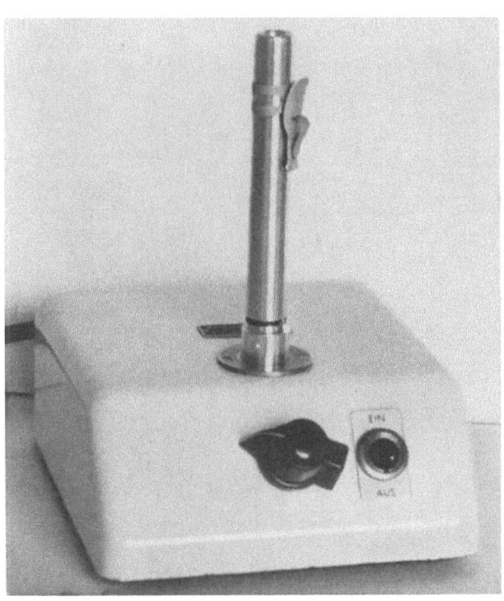

Abb. 95. Taschenionisationskammer (R. A. Stephen u. Comp. Ltd. Mitcham, London).

3. Spezielle Geräte für radioaktives Arbeiten.

Die Notwendigkeit einer dauernden Durchführung von Strahlenschutzmaßnahmen hat dem Arbeiten mit radioaktiven Isotopen ein charakteristisches Gepräge gegeben. Das äußert sich einmal in der Entwicklung spezieller Geräte und zum anderen in der Entwicklung besonderer Arbeitsmethoden.

Relativ einfach liegen die Verhältnisse hinsichtlich des Schutzes gegenüber Bestrahlung von außen und zwar insofern, als durch Schutzmaßnahmen und Strahlenschutz-Messungen bei richtigem Arbeiten die erhaltene Dosis jederzeit objektiv angebbar ist und durch geeignete Maßnahmen klein gehalten werden kann. Beim Arbeiten mit offenen, insbesondere staubförmigen Präparaten besteht immer die Gefahr einer Inkorporation.

Trotz aller apparativer und organisatorischer Maßnahmen ist letztlich das Sachverständnis und die Voraussicht eines jeden, der mit Isotopen arbeitet, von entscheidender Bedeutung.

Im folgenden soll ein Überblick über einige spezielle Geräte gegeben werden, soweit es sich um die Bedürfnisse einer kleineren Arbeitsgruppe handelt. Die notwendige Ausrüstung braucht in einem einzelnen Fall durchaus nicht den hier beschriebenen Umfang zu haben. Sie kann z. B. beim Arbeiten mit weichen reinen β-Strahlern entsprechend einfacher sein. Die umfangreichsten Vorkehrungen erfordert das Arbeiten mit harten γ-Strahlern größerer Aktivität.

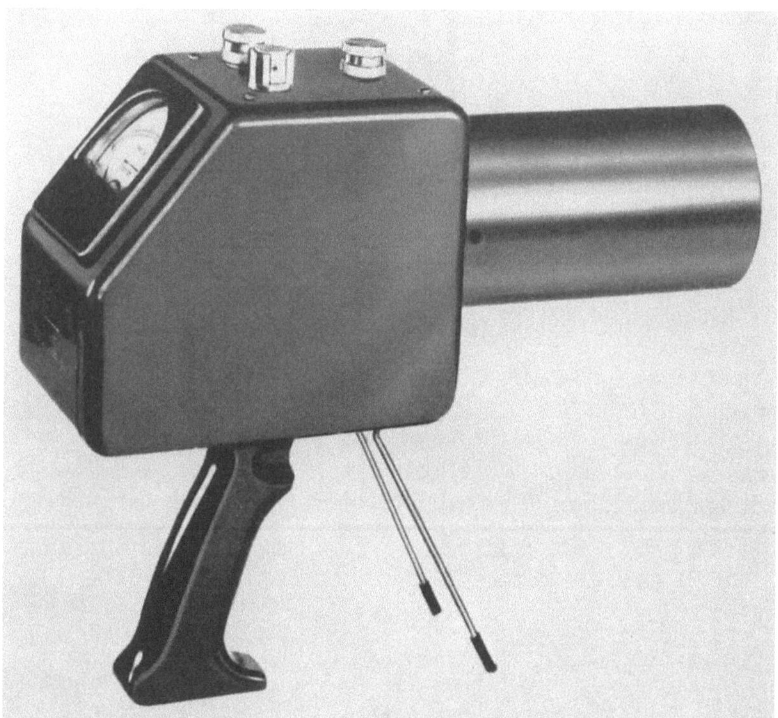

Abb. 96. Große Ionisationskammer für Strahlenschutz-Messungen. (Tracerlab, Boston.)

Transport. Für einen kurzzeitigen Transport eignen sich die für den Transport von Radium-Präparaten üblichen Bleibehälter mit Traggurt (Abb. 98, rechts). Bei stärkeren Präparaten reicht die Bleidicke im allgemeinen nicht aus, um die Strahlendosis an der äußeren Oberfläche auf eine Dosis von 0,050 r/8 Std herabzusetzen.

Lagerung. Radioaktive Präparate sollten immer in verschließbaren Räumen oder entsprechenden Wandbehältern gelagert werden, etwa wie in Abb. 97 angegeben. Die bei γ-Strahlern notwendigen Blei-Auskleidungen der einzelnen Kammern richten sich ganz nach der Stärke und Härte der γ-Strahlung des betreffenden Isotops.

Es sollte auf jeden Fall vermieden werden, daß Präparate in offenem Zustand (Lösungen, Pulver) aufbewahrt werden. Es empfiehlt sich, Glasbehälter, welche Lösungen oder Pulver enthalten, in größere Behälter aus bruchsicherem Material unter Einkleidung in z. B. Zellwolle hineinzustellen, damit bei Bruch keine Verseuchung des Aufbewahrungortes eintritt.

Strahlenschutztische. Für die Verarbeitung von geschlossenen und offenen Präparaten eignen sich Strahlenschutztische, wie sie in der Radiologie Verwendung finden. Bei Verarbeitung von offenen reinen β-Strahlern können die Materialstärken bzw. die Sichtglasplatten von geringen Dimensionen sein. γ-Strahler erfordern Bleiglasplatten von großer Dicke und eine Bleiarmierung, deren Bemessung nach Tabelle 19 und 20, S. 638 berechnet werden kann. Abb. 98 gibt einen Strahlenschutztisch zur Verarbeitung von γ-Strahlern wieder.

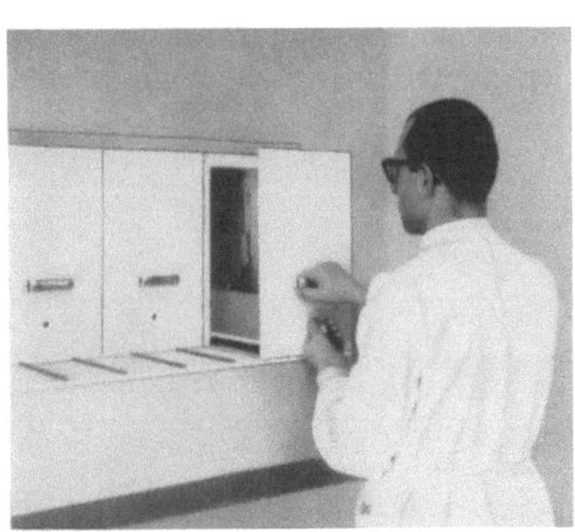

Abb. 97. Wandschrank zur Aufbewahrung radioaktiver Präparate. (Buchler, Braunschweig.)

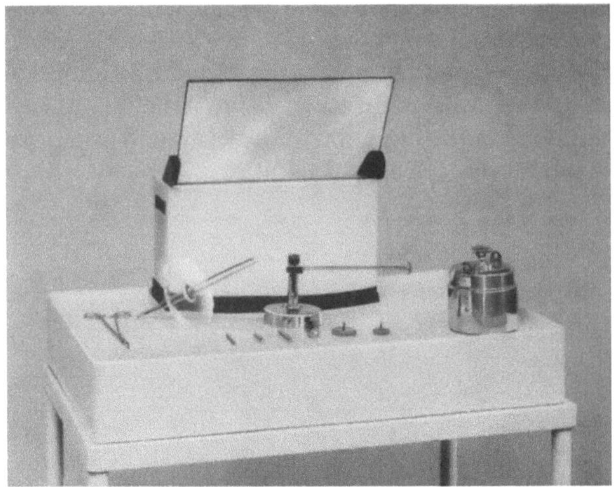

Abb. 98. Strahlenschutztisch zum Arbeiten mit γ-Strahlern. (Buchler, Braunschweig.)

Fernbedienungs-Zangen und Pinzetten. Zum Öffnen von Ampullen, Manipulationen mit geschlossenen γ-Strahlern (Co^{60}-Perlen z. B.) eignen sich Geräte, wie in Abb. 99 wiedergegeben. Oft leisten lange Pinzetten die gleichen Dienste.

Pipetten mit Fernbedienung. Ein Pipettieren von radioaktiven Lösungen mit dem Munde ist mehr als Leichtsinn. Für reine β-Strahler eignen sich sog. „Fortuna"-Pipetten

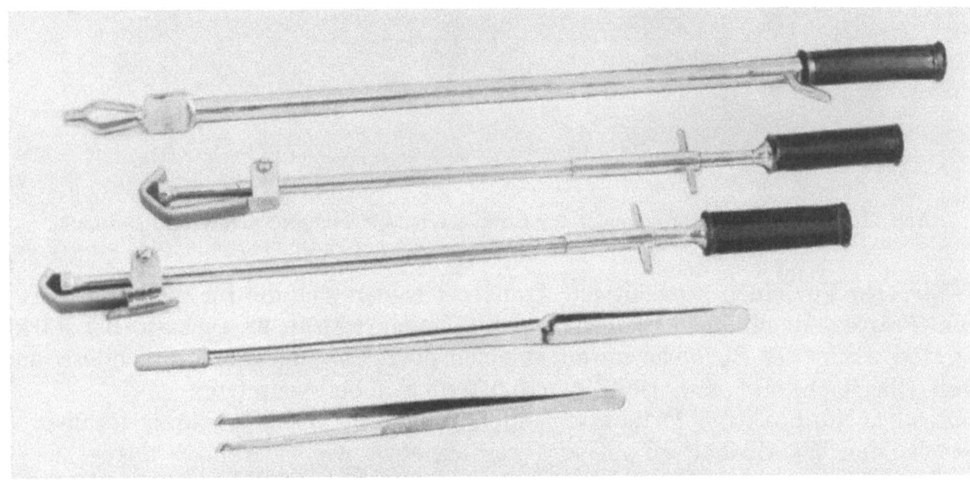

Abb. 99. Fernbedienungswerkzeuge: Ferngreifer, Ampullenhalter, Kreuzpinzette, Röhrchenpinzette. (Buchler, Braunschweig.)

mit angeblasenem Schliff. Zum Pipettieren von Lösungen eines γ-Strahlers, wie z. B. J^{131}, sind Fernbedienungs-Pipetten, wie in Abb. 100 wiedergegeben, entwickelt worden.

Bleiziegel. Bei der Verarbeitung von geschlossenen und offenen γ-Strahlern kann der Arbeitsplatz mit Bleiziegeln wie in Abb. 100 umbaut werden. Eine Kontrolle der Wirksamkeit des Bleischutzes mit einem Strahlenschutzgerät ist immer ratsam. An Stelle der relativ kostspieligen Bleiziegel können natürlich auch andere Materialien genommen werden. Hinsichtlich der Dimensionen ist Tabelle 19 und 20 S. 638 zu Rate zu ziehen. Es ist darauf zu achten, daß die Schutzumkleidung keine Spalte in Richtung auf das Präparat enthält.

Handschuh-Box. Wenn ein Verspritzen oder eine Entstehung von radioaktivem Staub zu befürchten ist, kann man sich einer Vorrichtung wie in Abb. 101 bedienen. Die Ent-

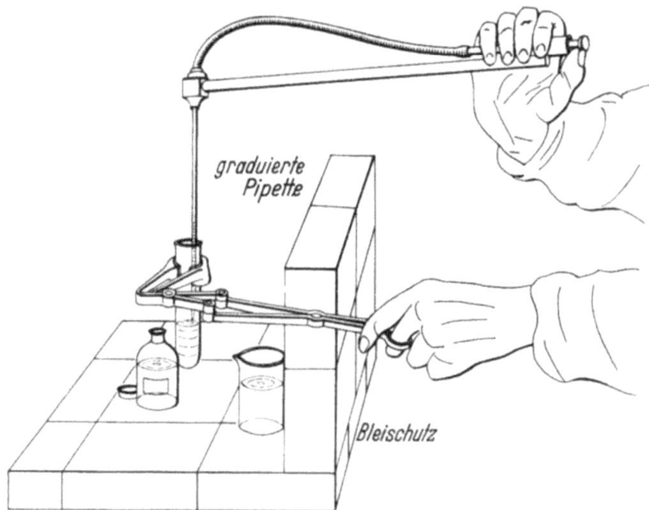

Abb. 100. Pipettieren von Lösungen von γ-Strahlern bei Schutz mit Bleiziegeln.

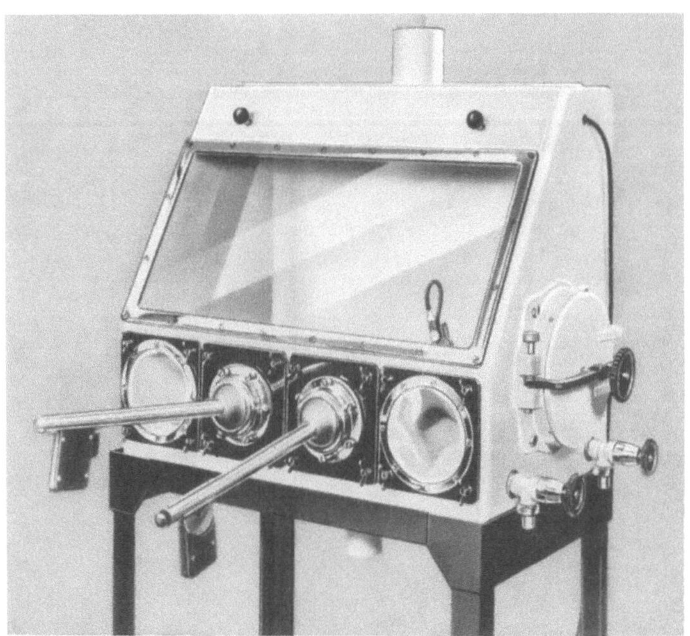

Abb. 101. Strahlenschutzkammer mit Entlüftung und Fernbedienungswerkzeugen. (Frieseke und Hoepfner, Erlangen.)

lüftung erfolgt mit einem Ventilator und die Bedienung mit Hebel und Greifern bzw. über fest eingebaute Handschuhe.

Abzüge. Es kann nicht genug auf die Notwendigkeit gut ziehender Abzüge hingewiesen werden. Abzüge mit sog. Lockflammen sind unzureichend. Jeder Abzug sollte einen *eigenen* Abzug *auf dem Dach* haben. Bei einer anderen Aufstellung des Ventilators besteht die Gefahr, daß die Abluft in andere Räume hineingepreßt wird. Das Material der Abzüge sollte aus porenfreiem, säure- und alkalibeständigem Stoff genommen werden. Gut eignet sich rostfreier Stahl. Aus Ersparnisgründen wird man in der Materialfrage im

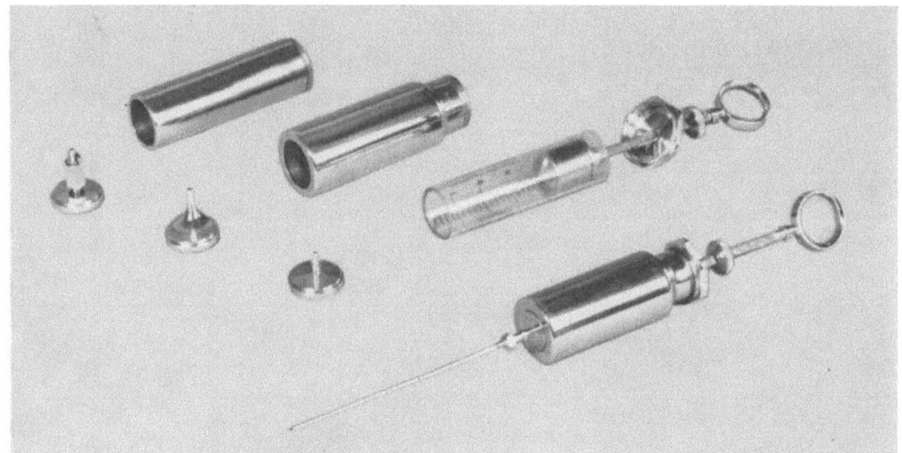

Abb. 102. Injektionsspritzen mit Strahlenschutz. (Buchler, Braunschweig.)

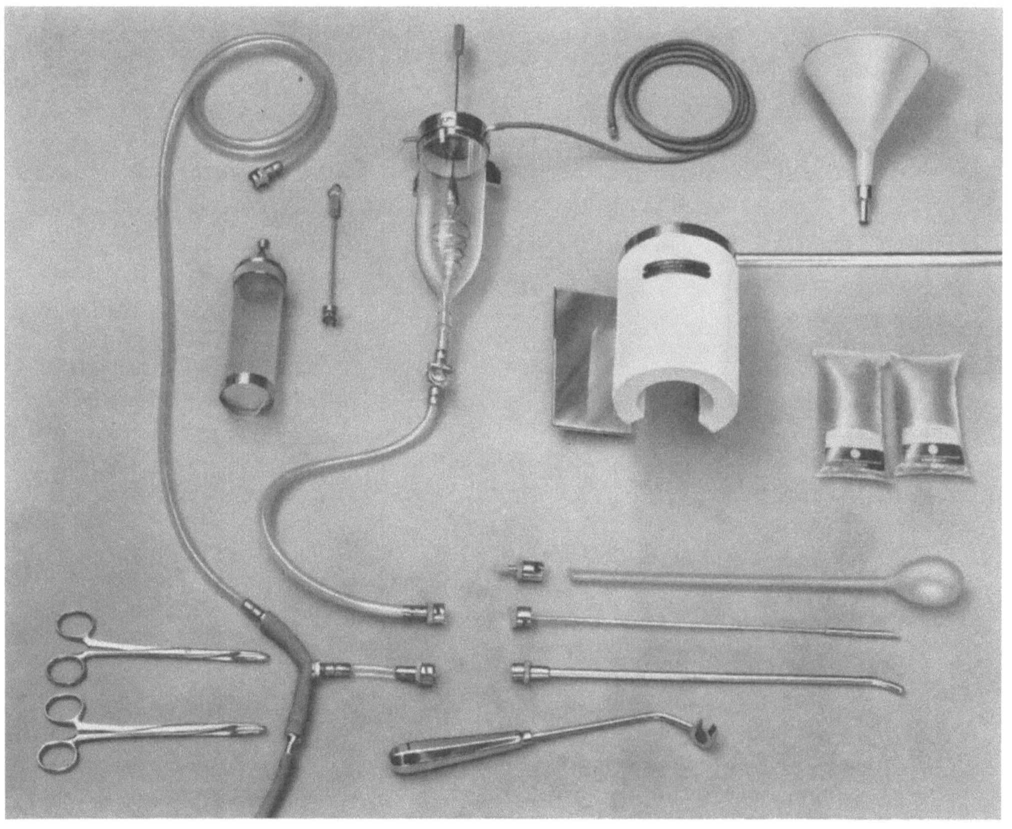

Abb. 103. Einzelteile einer Applikationsvorrichtung für Suspensionen wie Au^{198} u. a. m. (Buchler, Braunschweig.)

allgemeinen einen Kompromiß eingehen müssen. Ein normaler Abzug ist besser als gar keiner. Eine regelmäßige Säuberung und Überprüfung auf Verseuchung ist dringend zu empfehlen.

Applikationsgerät. Nicht immer wird sich der Arzt bei der Verabreichung usw. von radioaktiven Präparaten in idealer Weise schützen können. Ein reiner β-Strahler kann in einer normalen Injektionsspritze, wenn die β-Strahlung nicht zu hart ist, ohne Gefährdung gegeben werden. Es liegt auf der Hand, daß bei der Verabfolgung eines γ-Strahlers eine ausreichende Bleiarmierung unmöglich ist. Abb. 102 zeigt eine Injektionsspritze, welche mit und ohne Bleimantel verwandt werden kann. Abb. 103 gibt eine Infusionsvorrichtung mit Blei-Panzerung wieder. Die verwandten Schläuche usw. haben ein möglichst kleines Lumen, damit die nichtabgeschirmte Flüssigkeitsmenge dauernd möglichst klein bleibt.

4. Allgemeine Maßnahmen.

Der zur Verfügung stehende Arbeitsraum sollte aufgeteiltt werden für hochaktive, schwachaktive und inaktive Arbeiten. Wenn eben möglich, wählt man für die hochaktiven Arbeiten einen von den anderen Räumen etwas abgelegenen, gut lüftbaren und verschließbaren Raum. Die Zählgeräte sollten auf jeden Fall in einem Raum stehen, in dem nicht radioaktiv gearbeitet wird.

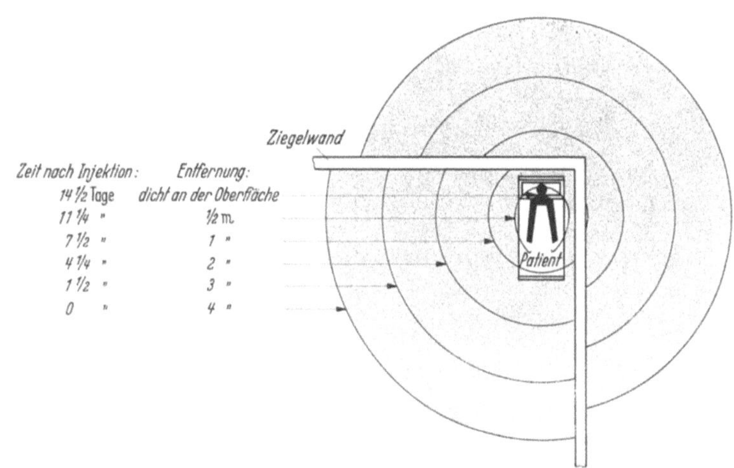

Abb. 104. Isodosenlinien für eine Dosisleistung von 6,25 mr/Std an verschiedenen Tagen nach Injektion von 200 mC Au^{198} in kolloidaler Form. (Entnommen aus: O. Hug u. H. Muth, Beitrag in Künstliche Radioaktive Isotope in Physiologie, Diagnostik und Therapie, Springer 1953.)

Bei der Wahl von Krankenräumen muß berücksichtigt werden, daß je nach den Umständen von einem Patienten eine erhebliche γ-Strahlung ausgehen kann. Das Pflegepersonal ist dieser oft mehr ausgesetzt als der Arzt. Auch darf nicht vergessen werden, daß die üblichen Zimmerwände keinen ausreichenden Schutz für andere Patienten in benachbarten Räumen bieten. Abb. 104 gibt Isodosenlinien zu verschiedenen Tagen nach Gabe von 200 mC Au^{198} wieder. Man beachte die geringe Absorption durch die Zimmerwand!

Zumindest bei hochaktiven Arbeiten sollte ein besonderer, oft zu wechselnder Kittel getragen werden. Wenn, wie immer bei hochaktiven gewichtslosen (trägerfreien) Präparaten, eine Verseuchung der Hände eintreten könnte, sind Gummihandschuhe zu tragen. Hinsichtlich einer Bestrahlung schützen sie aber nur gegenüber weichen β-Strahlern wie C^{14}, S^{35} usw. Die Handschuhe sind *vor* dem Ablegen zu säubern und womöglich zu messen.

Nie sollten Arbeiten mit *nicht sehr schwachen* Präparaten unmittelbar auf der Oberfläche von Arbeitstischen, gleich ob „hochaktiv" oder „schwachaktiv" durchgeführt werden, sondern immer auf einer Zwischenlage aus Glas, Zellstoff, Papier usw. Diese Unterlagen können notfalls bei jedem Arbeitsgang erneuert werden. Wenn Glasbruch zu befürchten ist, stellt man die betreffende Anordnung am besten in eine geeignete Wanne.

Eine notwendige und nicht immer leichte Aufgabe stellt die Inaktivierung von benutztem Gerät wie Injektionsspritzen, Glasgerät u. a. m. dar. Bei Glasgerät gelingt das im allgemeinen mit Chromschwefelsäure, welche einen großen Zusatz von *inaktivem* Material des betreffenden Isotops enthält. Zunächst sollte mechanisch gut gereinigt und mit viel fließendem Wasser gespült werden. Zwischen Räumen mit verschiedener

Aktivitätsstufe darf auf keinen Fall Gerät ausgetauscht werden. Aktive Injektionsspritzen sind als solche zu kennzeichnen und getrennt von anderen, verschlossen zu lagern. Niemals sollte man Flüssigkeitsreste in Injektionsspritzen und Glasgerät eintrocknen lassen!

Wenn eine Verseuchung der Arbeitsfläche oder der Hände eingetreten ist, muß sofort alles getan werden, um diese zu beseitigen. Das gilt vor allem bei Verseuchungen mit trägerfreien Lösungen. Letztere sind nach kurzer Zeit nicht mehr von der Haut zu entfernen, da sie in tieferen Schichten chemisch gebunden werden. Zunächst ist eine ausgedehnte mechanische Reinigung unter wiederholter Kontrolle vor dem Zähler durchzuführen. Darüber hinaus sind eine Reihe von chemischen Methoden der Entseuchung in der Literatur beschrieben worden. Entsprechende Mittel sind im Handel erhältlich. Verseuchte Stellen an Tischen oder Fußboden müssen eventuell mechanisch abgetragen und ersetzt werden.

Bei guter Arbeitsorganisation, welche keine Mühe scheut, sind die meisten Verseuchungen vermeidbar. Bemerkt sei noch, daß selbstverständlich auch sog. „aktive" Arbeitsplätze keine Verseuchungen aufweisen dürfen.

Ein besonders schwieriges Problem bietet die Beseitigung von Abfällen wie Präparatreste, aktive Waschwässer usw. Mit zunehmender Verbreitung der Anwendung von Isotopen gewinnen diese Fragen immer mehr an akuter Bedeutung. Feste radioaktive Abfälle sollten an einem geschützten Ort, wenn möglich bis zum Abklingen der Radioaktivität, aufbewahrt werden. Ein besonderes Problem bietet die Beseitigung von radioaktivem, organischem Material, z. B. bei Tierversuchen. Im Handel werden voll automatisch arbeitende Verbrennungsöfen angeboten, mit welchen auch radioaktive Abgase abgefiltert werden. Die Asche muß zunächst geeignet aufbewahrt werden. Flüssige Abfälle dürfen auf keinen Fall mit dem normalen Abwasser beseitigt werden, sondern es sind besondere Abwasserleitungen und Sammel-Tanks vorzusehen, welche eine längere Lagerung bzw. ausreichende Verdünnung gestatten. Die endgültige Beseitigung fester Abfälle ist nur im Rahmen einer größeren Organisation möglich. Insgesamt erfordert die sichere Beseitigung von radioaktiven Abfällen einen erheblichen Aufwand an Mitteln und Arbeit.

Hinsichtlich einer ärztlichen Überwachung gilt bei Verwendung von geschlossenen oder festen Präparaten dasselbe wie bei Radium. Je nach Umfang der Arbeiten, z. B. mit γ-Strahlern sind mehr oder weniger häufige Blutkontrollen durchzuführen. Bei Verdacht auf Inkorporation kann man u. a. versuchen, die inkorporierte markierte Verbindung durch Gabe von großen Mengen inaktiver Substanz zu verdünnen bzw. in einen unlöslichen Zustand zu überführen. Messungen der Blutaktivität und der Ausscheidungen können Aufschluß über die Größe der Inkorporation und damit über die notwendigen „ärztlichen" Maßnahmen geben.

F. Autoradiographie.

1. Autoradiographie und Histochemie.

Sowohl die Autoradiographie wie auch die Histochemie gestatten Aussagen bis herunter in subcelluläre Bereiche. Die beiden Methoden liefern aber Aussagen grundsätzlich verschiedener Art. Mit histochemischen Methoden kann — mehr oder weniger quantitativ — der *Gehalt* von Zellen und subcellulären Bereichen an bestimmten Stoffen, ermittelt werden. Das Ziel der Histochemie sind also *Mengenbestimmungen* im mikroskopischen Bereich.

Die Autoradiographie gestattet dagegen die *Umsatzrate* bestimmter Stoffe in einzelnen Geweben, Zellen und subcellulären Bereichen zu bestimmen. Die Bauelemente einer Zelle befinden sich bekanntlich in einem dauernden Ab- und Wiederaufbau. Die autoradiographische Methode liefert also Auskunft über die Größe des lokalen Stoff-*Umsatzes*.

2. Prinzip der autoradiographischen Methode.

Nach Verfütterung von radioaktiv markierten Substanzen werden diese in unterschiedlichem Ausmaße in die einzelnen Zellen und Zellstrukturen eingebaut. Das hat eine entsprechende radioaktive Markierung zur Folge. Diese kann mittels der autoradiographischen Methode nachgewiesen werden.

Abb. 105 gibt das Prinzip der Methode wieder. Einige Zeit nach Gabe radioaktiver Substanzen werden histologische Schnitte hergestellt und auf Objektträger aufgebracht. Dann wird der Schnitt zunächst mit einer Zwischenschicht (Dicke 1 μ und weniger) und anschließend mit einer photographischen Emulsion bedeckt. Die Zwischenschicht soll den direkten Kontakt zwischen Schnitt und photographischer Emulsion und damit eine rein chemische Einwirkung des Schnitts auf die Emulsion verhindern.

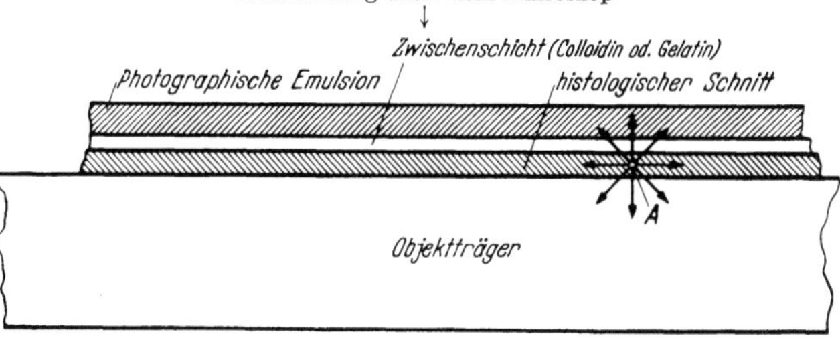

Abb. 105. Prinzip des autoradiographischen Verfahrens.

Von der z. B. in Punkt A der Abb. 105 eingebauten radioaktiven Substanz gehen nach allen Richtungen β-Teilchen aus und durchsetzen u. a. auch die benachbarten Stellen der Emulsion. Nach Belichtungszeiten von Tagen, Wochen oder auch Monaten wird die photographische Emulsion in der üblichen Weise entwickelt. Die Schwärzungsverteilung in der Emulsion gibt dann die lokale Verteilung der Radioaktivität im histologischen Schnitt wieder. Innerhalb gewisser Grenzen kann so ein Einblick in die Größe der lokalen Umsatzraten gewonnen werden. Nach der photographischen Entwicklung kann der histologische Schnitt durch die Emulsion hindurch in der üblichen Weise angefärbt werden. Dabei bleiben Schnitt und Emulsion dauernd in festem Kontakt. Bei mikroskopischer Beobachtung erhält man Bilder wie in Abb. 108—112. Bei den dort wiedergegebenen Autoradiogrammen blieben die Schnitte ungefärbt. Die Bilder geben ausschließlich die Silberkornverteilung in der photographischen Emulsion wieder.

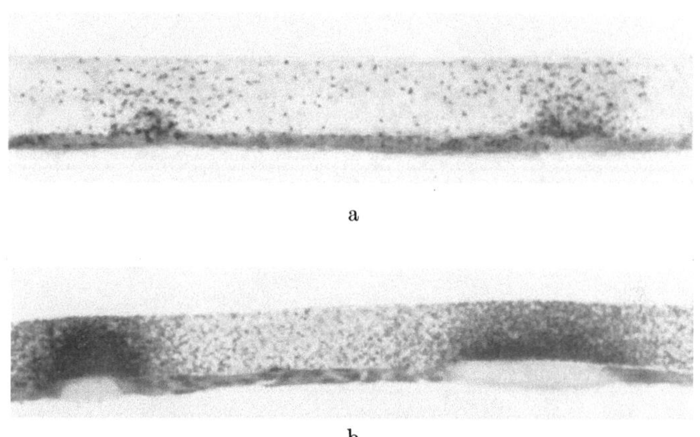

Abb. 106 a u. b. Schnitt durch ein Autoradiogramm senkrecht zur Emulsion. (Unten histologischer Schnitt von J^{131}-markiertem Schilddrüsengewebe der Ratte, darüber in festem Kontakt die photographische Emulsion.) a Optimale Belichtung; b überbelichtet. [Nach GROSS, BOGOROCH, NADLER u. LEBLOND: Amer. J. Roentgenol. **65**, 420 (1951).]

In der Literatur sind verschiedene Varianten der autoradiographischen Technik beschrieben worden. Siehe hierzu die zitierten zusammenfassenden Darstellungen.

3. Das Auflösungsvermögen der autoradiographischen Methode.

Bei der Autoradiographie liegt keine eigentliche Abbildung wie bei optischen Systemen vor. Eine punktförmige radioaktive Quelle erzeugt in der Emulsion nicht eine *punktförmige* Schwärzung sondern einen mehr oder weniger *ausgedehnten* geschwärzten Bereich. Abb. 106 gibt Querschnitte zweier Autoradiogramme wieder. Über dem dünnen histologischen Schnitt (unten) liegt die Emulsion, in welcher man deutlich einzelne Silberkörner erkennt. Ihre Dichte nimmt nach oben und rechts bzw. links von der radioaktiv markierten Stelle im Schnitt ab.

Abb. 107 gibt diese Verhältnisse schematisch wieder. Bei *1* und *2* mögen sich punktförmige radioaktive Quellen befinden. Die eingezeichneten Punkte geben die in der Emulsion von den nach allen Richtungen laufenden β-Teilchen erzeugten Silberkörner

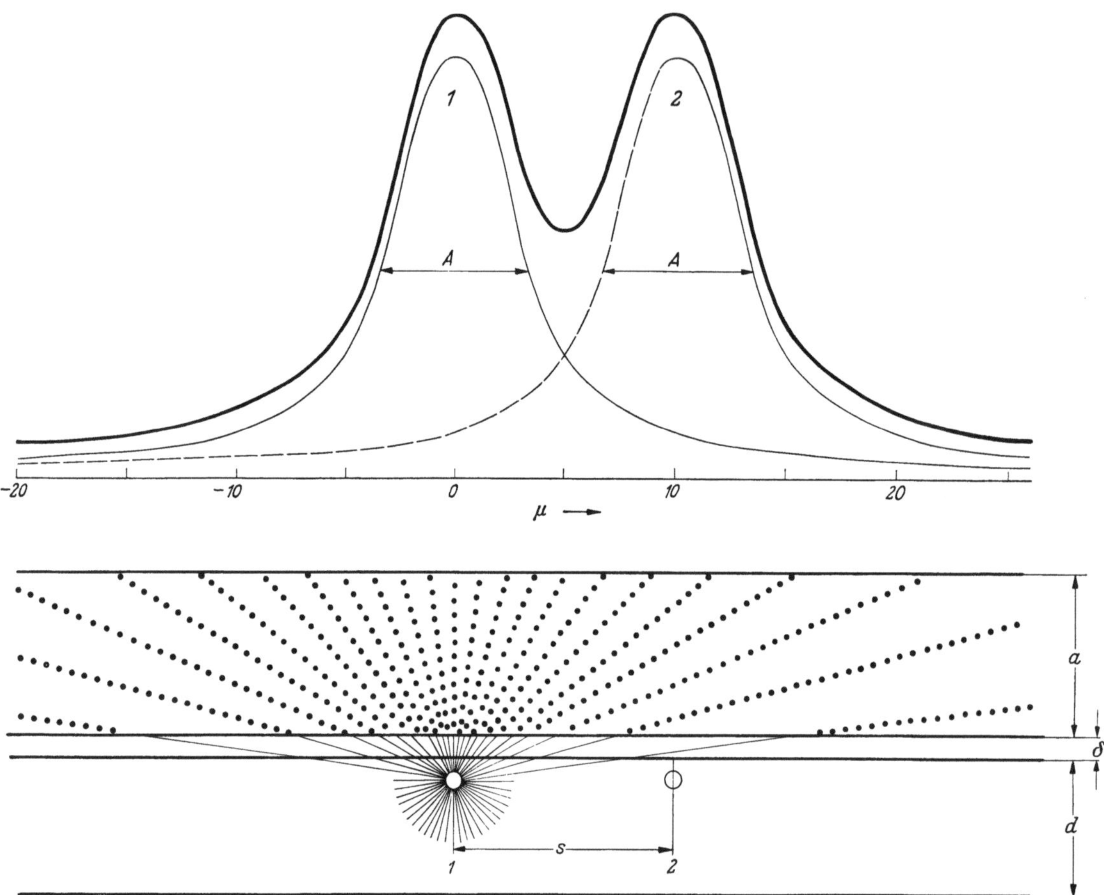

Abb. 107. Schematische Darstellung zum Auflösungsvermögen des autoradiographischen Verfahrens. *a* Dicke der photographischen Emulsion; *d* Dicke des histologischen Schnitts; δ Dicke der Zwischenschicht zwischen Schnitt und Emulsion; *s* Abstand von zwei punktförmigen Strahlungsquellen. Die von der Quelle 1 in der Emulsion hervorgerufene Schwärzung ist durch Punkte wiedergegeben worden. Die Glockenkurve 1 gibt die Dichteverteilung der Silberkörner für Quelle 1 bei senkrechter Aufsicht auf die Emulsion wieder. Die gestrichelte Kurve zeigt das Entsprechende für Quelle 2. Die stark ausgezogene Kurve ist die Summe von Kurve 1 und 2. Sie entspricht der Dichteverteilung der Silberkörner für beide Quellen 1 und 2 zusammen.

wieder. Der Einfachheit halber wurde angenommen, daß die β-Teilchen geradlinige Bahnen haben. Die dünn eingezeichneten Kurven 1 und 2 geben den Verlauf der Silberkorndichte bei senkrechter Aufsicht wieder. Die einer einzelnen punktförmigen radioaktiven Quelle entsprechende Verteilungskurve hat eine gewisse Halbwertsbreite A. Diese ist, wie man sofort sieht, um so kleiner, je dünner der Schnitt, die Zwischenschicht und die Emulsion sind.

Für zwei punktförmige Quellen im Abstand *s* erhält man die in Abb. 107 dick ausgezogene Silberkornverteilungskurve. Das Minimum verschwindet, wenn der Abstand der beiden Quellen kleiner als die Halbwertsbreite der Silberkornverteilung einer der beiden Quellen ist. Die beiden Quellen erscheinen im Autoradiogramm dann nicht mehr als getrennte Quellen. Die Halbwertsbreite A gibt also das *autoradiographische Auflösungsvermögen* wieder.

Das autoradiographische Auflösungsvermögen hängt insbesondere auch von der maximalen β-Energie des verwandten Radio-Isotops ab. Unter optimalen Bedingungen erreicht man für C^{14} und S^{35} ein Auflösungsvermögen von 2—3 μ. Wegen der extrem geringen β-Energie des Isotops Tritium ($E_{\beta\max}$ von $H^3 = 18$ keV) ist das Auflösungsvermögen für H^3 wesentlich größer und zwar besser als 1 μ. Das autoradiographische Auflösungsvermögen ist bei H^3 nur einige Male geringer als das optische. Hierin liegt die große Bedeutung der Verwendung H^3-markierter Verbindungen für autoradiographische Untersuchungen.

4. Empfindlichkeit des autoradiographischen Verfahrens.

Ein Nachteil des autoradiographischen Verfahrens ist seine relativ geringe Empfindlichkeit. Zur Erzielung einer auswertbaren Schwärzung müssen etwa 10^7 β-Teilchen auf 1 cm^2 Emulsion auftreffen. Der histologische Schnitt muß also einen entsprechend großen Gehalt an Radioaktivität enthalten. Aus Strahlenschutzgründen können autoradiographische Untersuchungen nur bei Tieren durchgeführt werden. Eine Ausnahme bildet die menschliche Schilddrüse nach therapeutischen Gaben von J^{131}.

5. Grenzen des autoradiographischen Verfahrens.

Jeder Nachweis von Radioaktivität hat den Charakter einer Elementaranalyse. Ohne weitere Versuche kann über die chemische Bindung des Radio-Isotops nichts ausgesagt werden. Zwischen P^{32}-markierten Phosphatiden und P^{32}-Nucleinsäuren kann also rein autoradiographisch nicht unterschieden werden. In günstigen Fällen gelingt es aber durch eine chemische Präparation des Schnittes entweder die störenden markierten Verbindungen oder auch die zu untersuchende herauszulösen. So kann zwischen Ribonucleinsäure (RNS) und Desoxyribonucleinsäure (DNS) mittels einer Behandlung des Schnittes mit Ribonuklease unterschieden werden.

Es existiert bisher noch keine befriedigende Technik zur autoradiographischen Darstellung von wasserlöslichen Substanzen. Im Prinzip können natürlich an Stelle von Paraffinschnitten auch Gefrierschnitte zur Autoradiographie verwandt werden. Das Verfahren wird dadurch aber sehr umständlich. Auch können Diffusionseffekte nicht ganz ausgeschlossen werden.

Eine quantitative Auswertung der Silberkorndichten zwecks quantitativer Angaben über Stoffwechselgrößen enthält besondere Probleme, auf welche hier im einzelnen nicht eingegangen werden kann. Die Autoradiographie ist eine semi-quantitative Methode.

6. Mikro-Verteilung der Strahlendosis im Gewebe nach Inkorporation von Radio-Isotopen.

Auf autoradiographischem Wege kann die lokale Strahlendosis im Gewebe nach Inkorporation von Radio-Isotopen bestimmt werden. Abb. 108a gibt ein Autoradiogramm des Magens einer Ratte nach Gabe von S^{35}-markierten Thio-Aminosäuren wieder. Innerhalb der Hauptzellen ist die Inkorporation wesentlich größer als im übrigen Gewebe. Das hat zur Folge, daß auch die lokale Strahlenbelastung innerhalb des Gewebes keineswegs gleich ist. Eine Berechnung der Strahlendosis aus dem *mittleren* Aktivitätsgehalt des Gewebes würde für die Hauptzellen erheblich zu kleine Strahlendosen liefern. Da die Toleranzdosen an jeder Stelle des Organismus eingehalten werden müssen, ist eine Kenntnis der lokalen Strahlendosen bei diagnostischen und therapeutischen Anwendungen von Radio-Isotopen von großer Bedeutung.

Die Verteilung der Strahlendosis innerhalb eines Organs oder Gewebes kann autoradiographisch bestimmt werden, wenn nicht dünne Schnitte verwandt werden, sondern solche mit einer Dicke, welche gleich der maximalen Reichweite der β-Teilchen des betreffenden Isotops ist. Diese beträgt z. B. für S^{35} 310 μ für nasses Gewebe. Abb. 108b gibt ein mit „dickem" Schnitt erhaltenes Autoradiogramm des Magens der Ratte nach

Gabe von S^{35}-Thio-Aminosäuren wieder. Wegen der endlichen Reichweite der β-Teilchen ist die durch Abb. 108b wiedergegebene Mikro-Dosisverteilung ein etwas „verwaschenes“ Bild der Verteilung des Isotops im Gewebe. Man erkennt deutlich die gegenüber Submukosa, Muskulatur und auch den Drüsenhälsen viel stärkere Strahlenbelastung der Hauptzellen.

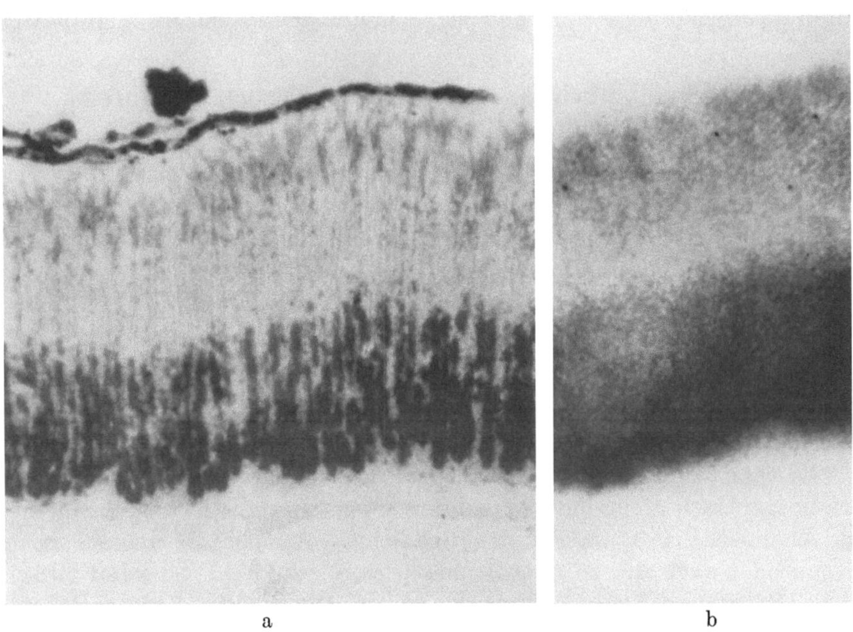

Abb. 108a u. b. Autoradiogramm des Magens einer Ratte 1,5 Std nach Applikation von S^{35}-markierten Thio-Aminosäuren. a Schnittdicke $= 5\,\mu$, starke Anreicherung der S^{35}-Aktivität im Bereich des Drüsengrundes, geringere Anreicherung im Oberflächenepithel und in den Foveae gasticae, fast keine Anreicherung im Bereich des Drüsenhalses. b Schnittdicke $= 300\,\mu$, bei dieser Schnittdicke entspricht die Schwärzungsverteilung der lokalen Strahlendosis.

7. Autoradiographische Stoffwechsel-Untersuchungen des ZNS.

Die Autoradiographie hat in den letzten Jahren in immer steigendem Maße Anwendung gefunden. Besonders aussichtsreich ist die Untersuchung von intracellulären Stoffwechselvorgängen mit H^3-markierten Substanzen. Hinsichtlich des Auflösungsvermögens steht das Isotop H^3 weitaus an der Spitze aller biologisch interessanten Radio-Isotope. Dazu kommt, daß H^3 mit sehr großer spezifischer Aktivität und zu geringem Preise hergestellt werden kann. Seine lange Halbwertszeit von 12,3 Jahren ermöglicht die bequeme Durchführung auch langfristiger Untersuchungen. Im Handel sind bereits eine Reihe von H^3-markierten Substanzen erhältlich, wie H^3-Aminosäuren, H^3-Thymidin (DNS-Stoffwechsel), H^3-Cytidin, H^3-Uridin (RNS-Stoffwechsel), H^3-Adenosin und anderes mehr. Wir stehen erst am Anfange dieser Entwicklung.

Das Literatur-Verzeichnis enthält eine Zusammenstellung der einschlägigen, autoradiographischen Arbeiten. Eine Besprechung dieser Arbeiten gehört nicht hierher. Hier soll lediglich die Leistungsfähigkeit der autoradiographischen Methode an Hand einiger Beispiele aufgezeigt werden.

Abb. 109 gibt ein Autoradiogramm des Gehirns einer Ratte nach oraler Gabe von S^{35}-Thioaminosäuren wieder. Der Schnitt war ungefärbt. Das Bild gibt die Schwärzungsverteilung in der Emulsion wieder. Man erkennt deutlich eine starke Schwärzung über den Ganglienzellen, der Epiphyse und dem Hypophysen-Vorderlappen. Über Glia und Mark sowie über dem Hypophysen-Hinterlappen ist die Schwärzung sehr viel geringer. Mit anderen markierten Aminosäuren wie C^{14}-Aminosäuren ($= C^{14}$-Algen-Eiweiß,

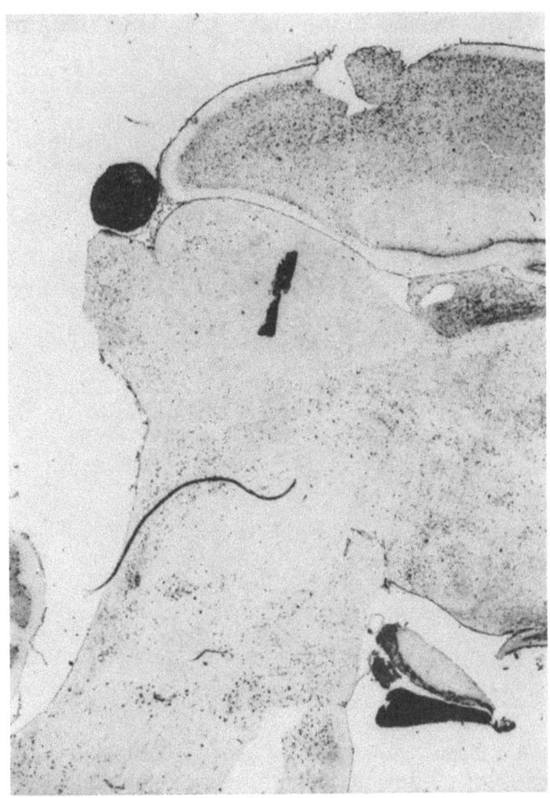

Abb. 109. Autoradiogramm des Gehirns einer Ratte nach oraler Gabe von S^{35}-Thioaminosäuren. (Tötung nach 3 Std; starke Schwärzung über den Ganglienzellen, dem Hypophysenvorderlappen und der Epiphyse viel geringere Schwärzung über Glia + Mark und Adenohypophyse.)

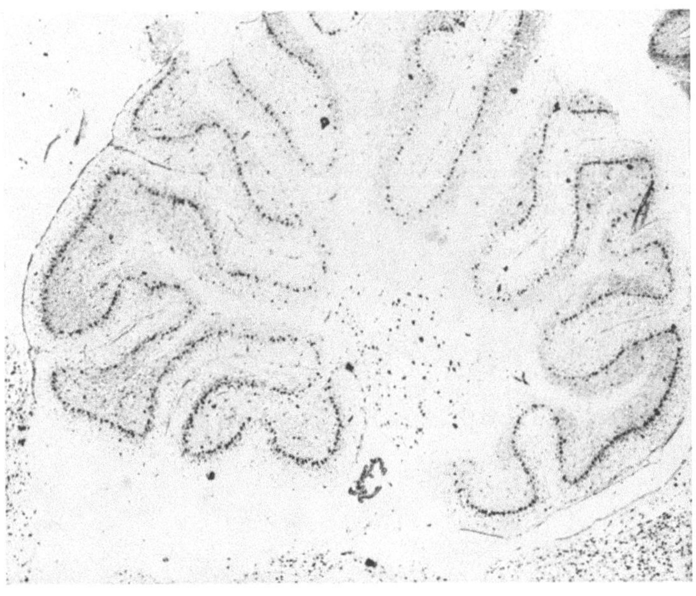

Abb. 110. Autoradiogramm des Kleinhirns einer Ratte nach intraperitonealer Gabe von H^3-Leucin. (Tötung nach 90 min; starke Schwärzung über den Purkinjeschen Zellen, geringere über der Körnerschicht, starke Schwärzung über dem Nucl. dent.)

gewonnen aus Algen nach Züchtung mit $C^{14}O_2$), H^3-Leucin und C^{14}-Lysin wurden Autoradiogramme erhalten, welche demjenigen der Abb. 109 zum Verwechseln ähnlich

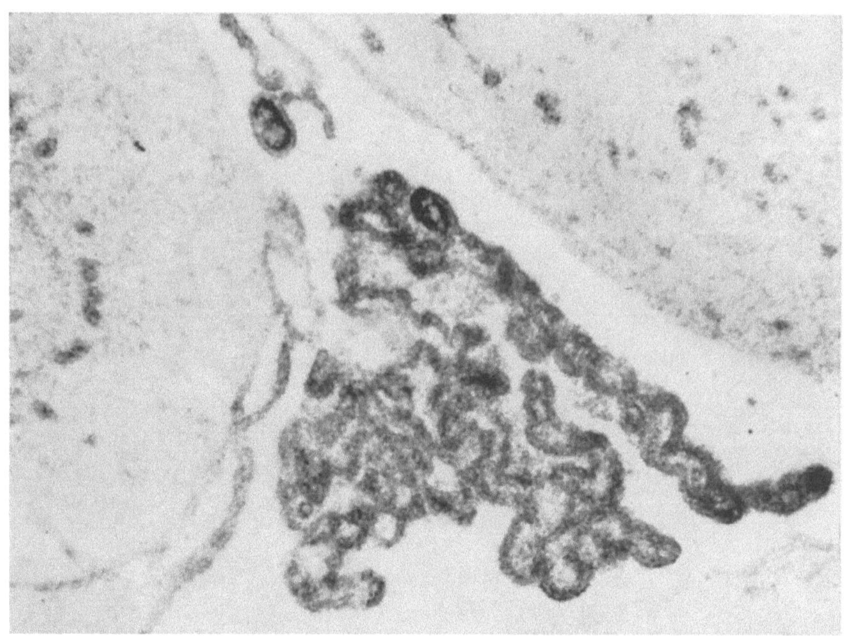

Abb. 111. Autoradiogramm des Plexus chorioideus der Ratte nach oraler Gabe von C^{14}-Aminosäuren (C^{14}-Algen-Eiweiß). (Schnitt ungefärbt.) (Tötung nach 3 Std, starke Schwärzung über den Plexus-Epithelien und den Ependymzellen sowie den Purkinjeschen Zellen.)

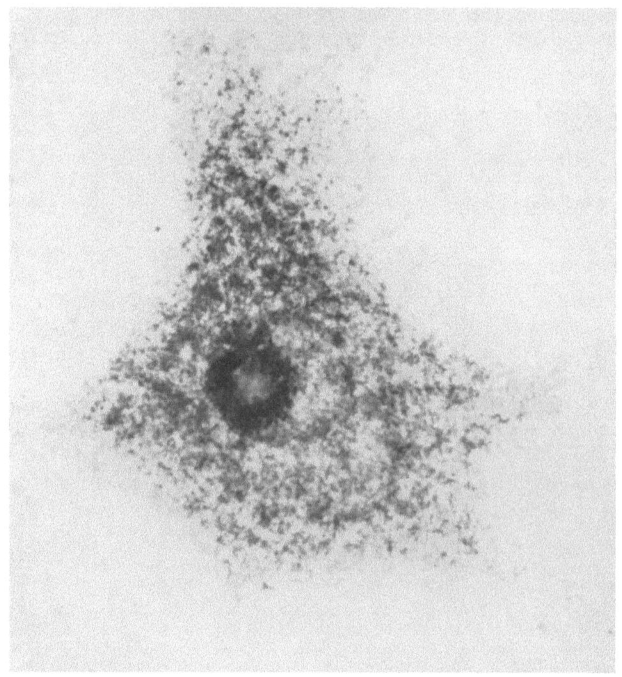

Abb. 112. Autoradiogramm einer einzelnen Ganglienzelle aus der Formatio reticularis des Kaninchens nach oraler Gabe von S^{35}-Thioaminosäuren. (Schnitt ungefärbt.) (Tötung nach 3 Std, flockige Schwärzung über dem Cytoplasma ähnlich der Verteilung der Nissl-Schollen, deutliche Schwärzung über der Kernmembran, starke Schwärzung in der Umgebung des Nucleolus.)

waren. Das spricht dafür, daß die Autoradiogramme die Größe des Eiweißstoffwechsels innerhalb des Gehirns wiedergeben. Ein Vergleich der Autoradiogramme verschiedener Organe bei Maus, Ratte und Kaninchen zeigte, daß die Ganglienzellen zu den Zellen mit dem größten Eiweißstoffwechsel im Organismus gehören. Nach Abb. 109 hat auch die Epiphyse einen sehr großen Eiweißstoffwechsel.

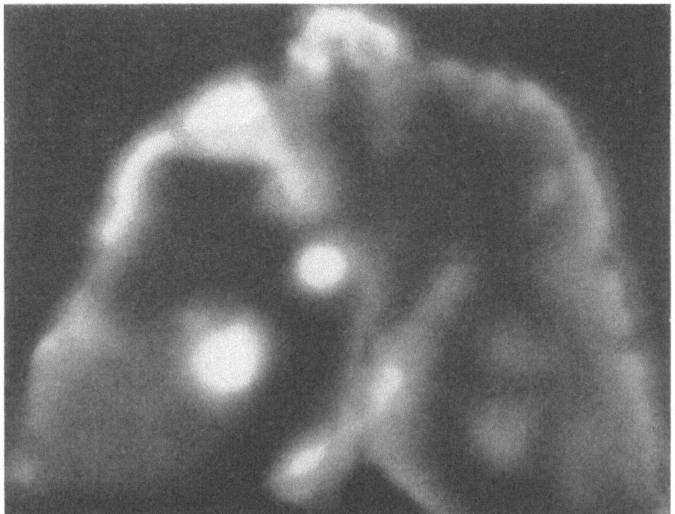

a

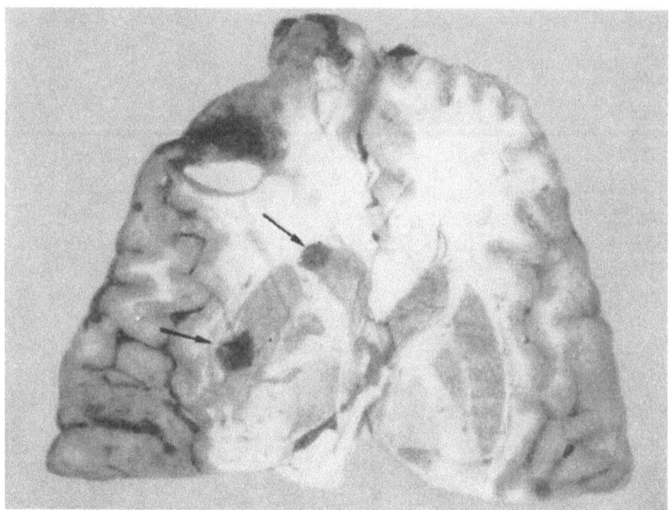

b

Abb. 113 a u. b. a Autoradiogramm eines horizontalen Hirnschnitts 8 Tage nach intramuskulärer Injektion von 2 mC P^{32}. (Die Kontusion des linken Frontallappens in b rührt von einem 3 Wochen zurückliegenden Eingriff her. Man beachte die starke P^{32}-Anreicherung an der entsprechenden Stelle des Autoradiogramms. Die Pfeile in b bezeichnen Melanome, das Autoradiogramm zeigt hier starke P^{32}-Anreicherung; Schnitt 3 mm dick, Belichtungszeit 48 Std.) (Nach BAKAY 1956.)

Abb. 110 gibt ein Autoradiogramm des Kleinhirns der Ratte nach Gabe von H^3-Leucin wieder. Andere markierte Aminosäuren lieferten gleiche Bilder. Die Purkinjeschen Zellen und die Zellen des Nucleus dentatus haben im Vergleich zu dem umgebenden Gewebe einen viel größeren Eiweißstoffwechsel.

Abb. 111 gibt ein Autoradiogramm des Plexus chorioideus der Ratte nach Gabe von C^{14}-Algen-Eiweiß wieder. Hinsichtlich der noch offenen Frage nach der Entstehung des Liquor-Eiweißes ist der große Eiweißstoffwechsel der Plexus-Epithelien von Interesse.

Abb. 112 gibt ein Autoradiogramm einer einzelnen Ganglienzelle aus der Formatio reticularis des Kaninchens nach Gabe von S^{35}-Thioaminosäuren wieder. Bei diesen großen Zellen (etwa 50 μ Durchmesser) reicht auch bei Verwendung von S^{35} das autoradiographische Auflösungsvermögen zur Erkennung von Einzelheiten innerhalb einer Zelle aus. Andere markierte Aminosäuren lieferten gleiche Bilder. Innerhalb des Cytoplasmas entspricht die Stärke und Verteilung der Eiweißsynthese der Menge und Verteilung der Nissl-Schollen, d. h. der Ribonucleinsäure. Eine starke Eiweißsynthese ist an der Stelle der Kernmembran sichtbar. Innerhalb des Kerns erkennt man eine starke Schwärzung in der unmittelbaren Umgebung des Nucleolus und zwar über dem sog. dem Nucleolus zugeordneten Chromatin. Innerhalb des Nucleolus ist, wie insbesondere Autoradiogramme mit H^3-Leucin zeigten, die Eiweißsynthese sicher sehr klein, wahrscheinlich gleich Null.

SCHULTZE, OEHLERT, MAURER (1958) wiesen darauf hin, daß dem im Vergleich zu Glia und Mark großen Eiweißstoffwechsel der Ganglienzellen ein großer Sauerstoffverbrauch, eine große Sauerstoffmangel-Empfindlichkeit und eine große Neigung zu Autolyse entspricht. Wegen weiterer Einzelheiten, auch im Zusammenhang mit den Abb. 108—112, siehe die zusammenfassende Darstellung von MAURER (1959).

Nützliche Dienste leistet die Autoradiographie auch, wenn lediglich ein allgemeinerer Überblick über die Verteilung eines inkorporierten Isotops in einem Organ angestrebt wird. Hierbei ist das Erreichen von größter Auflösung von untergeordneter Bedeutung. In Abb. 113 wurde ein horizontaler Gehirnschnitt nach vorheriger Injektion von P^{32}-Phosphat (zwecks Tumor-Diagnose mit einem Nadelzählrohr, siehe Beitrag MAURER, WILCKE in Bd. IV/2) mit einer photographischen Platte in Kontakt gebracht. Die photographische Platte (Negativ!) zeigt an der Stelle der beiden Melanome eine deutlich größere Schwärzung, d. h. P^{32}-Inkorporation, als in dem umgebenden Hirngewebe.

Literatur.

Abschnitte A—C.

BECHERT, K., u. C. GERTHSEN: Atomphysik I, Göschen 1009. Berlin 1938.

BLEULER, E., and G. L. GOLDSMITH: Experimental nucleonics. New York: Rinehart & Co. 1952.

CORK, J. M.: Radioactivity and nuclear physics. Toronto, New York u. London: D. von Nostrand & Co. 1950.

CURIE, Madam PIERRE: Radioactivité, Tome I u. II, p. 533. Paris: Hermann & Cie. 1935.

EBERT, M.: Allgemeine und chemische Grundlagen für das Arbeiten mit radioaktiven Isotopen. In Künstliche Radioaktive Isotope in Physiologie, Diagnose und Therapie. Herausgeb. H. SCHWIEGK. Berlin-Göttingen-Heidelberg 1953.

FASSBENDER, H.: Einführung in die Meßtechnik der Kernstrahlung und die Anwendung der Radioisotope. Stuttgart: Georg Thieme 1958.

FÜNFER, E., u. H. NEUERT: Zählrohre und Szintillationszähler. Karlsruhe 1959.

GLASSTONE, S.: Sourcebook on atomic energy, second edit. D. van Nostrand Company 1958.

GÖTTE, H. (zus. mit H. BECKER u. F. WEIGEL): Das Arbeiten mit radioaktiven Atomarten (chem. Teil). In HOPPE-SEYLER/THIERFELDER, 10. Aufl., Bd. II. 1955.

HANLE, W.: Künstliche Radioaktivität. Stuttgart: B. Braun 1952.

HEISENBERG, WERNER: Die Physik der Atomkerne. Die Wissenschaft, Einzeldarstellungen aus den Naturwissenschaften und der Technik, Bd. 100. Braunschweig: Friedrich Vieweg & Sohn 1947.

HERTZ, GUSTAV: Grundlagen und Arbeitsmethoden der Kernphysik. Berlin: Akademie-Verlag 1957

HEVESY, G. v.: Radioactive indicators. New York u. London: Interscience Publishers 1948.

MAURER, W., u. K. SCHMEISER: Das Arbeiten mit Isotopen. In HOPPE-SEYLER/THIERFELDER, Bd. II. 1955.

RIEZLER, W.: Einführung in die Kernphysik. München: R. Oldenbourg 1953.

SCHMEISER, K.: Nachweis radioaktiver Isotope. In Künstliche Radioaktive Isotope in Physiologie, Diagnostik und Therapie. Herausgeb. H. SCHWIEGK. Berlin-Göttingen-Heidelberg 1953.

— Radioaktive Isotope, Ihre Herstellung und Anwendung. Berlin-Göttingen-Heidelberg: Springer 1957.

SCHUBERT, G.: Kernphysik und Medizin. Göttingen: Muster-Schmitt 1947.

SEGRÉ, E.: Experimental nuclear physics. New York: John Wiley & Sons, London: Chapman & Hall 1952.

SIRI, W. E.: Isotopic tracers and nuclear radiations. New York 1949.
STARKE, K.: Aufarbeitung biologischer Gewebe und Flüssigkeiten zum Zwecke des Nachweises radioaktiver Isotope. In: Künstliche Radioaktive Isotope in Physiologie, Diagnose und Therapie. Herausgeb. H. SCHWIEGK. Berlin-Göttingen-Heidelberg 1953.
WHITEHOUSE, W. J., and J. L. PUTMAN: Radioactive isotopes. Oxford 1953.

Abschnitt D und E.

(Weitere Literatur siehe in den zitierten zusammenfassenden Darstellungen.)

BECK, H. R., H. DRESEL u. H. J. MELCHING: Leitfaden des Strahlenschutzes. Stuttgart: Georg Thieme 1959.
FASSBENDER, H.: Einführung in die Meßtechnik der Kernstrahlung und die Anwendung der Isotope. Stuttgart: Georg Thieme 1958.
GUSSEW, N. G.: Leitfaden für Radioaktivität und Strahlenschutz. Berlin: Verlag Technik 1957.
KÜNKEL, H. A.: Dosimetrie und Strahlenschutz. In HOPPE-SEYLER/THIERFELDER, 10. Aufl., Bd. II. 1955.
MARINELLI, L. D., E. H. QUIMBY and G. J. HINE: Dosage determinations with radioactive isotopes. I. Fundamental considerations and practical applications. Nucleonics Nr 4, 56 (1948).
— Dosage determinations with radioactive isotopes. II. Practical considerations in therapy and protection. Amer. J. Roentgenol. **59**, 260 (1948).
— Dosage determinations with radioactive isotopes. II. Biological considerations and practical applications. Nucleonics Nr 5, 44 (1948).
MAYNEORD, W. V.: Some applications of nuclear physics to medicine. Brit. J. Radiol., Suppl., No 2 (1950).
RAJEWSKY, B.: Strahlendosis und Strahlenwirkung. Stuttgart: Georg Thieme 1954, 2. Aufl. 1956. Siehe dort auch ausführliche Literaturangaben.
— Wissenschaftliche Grundlagen des Strahlenschutzes. Karlsruhe: G. Braun 1957.
SCHUBERT, G., u. G. HÖHNE: Toleranzdosen, Künstlich radioaktive Isotope in Physiologie, Diagnose und Therapie. Herausgeb. H. SCHWIEGK. Berlin-Göttingen-Heidelberg 1953.

Abschnitt F.

Zusammenfassende Darstellungen.

AXELROD-HELLER, D.: The autoradiographic technique. Advanc. biol med. Physics **2**, 133 (1951).
BOYD, G. A.: Autoradiography in biology and medicine. New York: Academic Press 1955.
DONIACH, J., A. HOWARD and S. R. PELC: Autoradiography in progress in biophysics and biophysical chemistry, S. 1ff. Herausgeb. J. A. V. BUTLER u. J. T. RANDALL. London: Pergamon Press 1953.
FITZGERALD, P. J.: Autoradiography in cancer. Cancer (Philad.) **5**, 165 (1952).
HARBERS, E.: Autoradiographie als histochemisches Untersuchungsverfahren. In Handbuch der Histochemie, S. 400ff. Herausgeb. W. GRAUMANN u. K. H. NEUMANN. Stuttgart: Gustav Fischer 1958.
LEBLOND, C. P., and J. GROSS: Autoradiography as a tool in medical research. A manual of artificial radioisotope therapy, S. 250ff. Herausgeb. P. F. HAHN. New York 1951.
NIKLAS, A., u. W. MAURER: Autoradiographie. In HOPPE-SEYLER/THIERFELDER, Bd. 2, S. 734. Berlin-Göttingen-Heidelberg: Springer 1955.
— — Methoden und Ergebnisse der Autoradiographie. Medizinische Grundlagenforschung. Herausgeb. BAUER. Stuttgart: Georg Thieme (in Vorbereitung).

Original-Arbeiten.

ARNOLD, O. H., G. HOFMANN u. H. LEUPOLD-LÖWENTHAL: Untersuchungen zum Schizophrenieproblem mit C^{14}-markiertem d-Lysergsäurediäthylamid und C^{14}-markierter Bernsteinsäure. In: Radioaktive Isotope in Klinik und Forschung, Bd. III. Herausgeb. K. FELLINGER. München u. Berlin: Urban & Schwarzenberg 1958.
BAKAY, L.: The blood brain barrier with special regard to the use of radioactive isotopes. Springfield, Ill.: Ch. C. Thomas 1956.
BARLOW, C. F., J. C. SCHOOLAR and L. J. ROTH: Distribution of carbon-14 labeled isoniazid in brain. Neurology (Minneap.) **7**, 820 (1957).
— — — An autoradiographic demonstration of the relative vascularity of the central nervous system of the cat with iodine 131-labeled serum albumin. J. Neuropath. exp. Neurol. **17**, 191 (1958).
BOSTRÖM, H., and E. ODEOLD: Autoradiographic observations on the uptake of S^{35}-labeled sodium sulphate in the nervous system of the adult rat. Acta psychiat. scand. **28**, 1 (1953).
CARNEIRO, J., and C. P. LEBLOND: Continuous protein synthesis in nuclei, shown by radioautography with H^3-labeled amino acids. Science **129**, 391 (1959).
DROZ, B., et J. VERNE: La synthèse des protéines dans les cellules ganglionnaires neurovégétatives. Étude autocytoradiographique. Vortr. IV. Internat. Kongr. für Biochemie 1.—6. Sept. 1958, Wien.

FISCHER, J., J. KOLOUSEK and Z. LODIN: Incorporation of methionine (sulphur-35) into the central nervous system. Nature (Lond.) **178**, 1122 (1956).

— Z. LODIN and J. KOLOUSEK: A histoautoradiographic study of the effect of section of the facial nerve on the uptake of methionin-S-35 by the cells of the facial nerve nucleus. Nature (Lond.) **181**, 341 (1958).

GOSLAR, H. G., u. B. SCHULTZE: Autoradiographische Untersuchungen über den Einbau von S^{35}-Thio-Aminosäuren im Zwischenhirn von Kaninchen und Ratte. Z. mikr.-anat. Forsch. **64**, 556 (1958).

KOLOUSEK, J., Z. LODIN and J. FISCHER: Metabolism of methionine in the central nervous system and relation of protein metabolism to the function of the CNS. II. Genfer Atom-Konf., Vortr. A/CONF. 15/P/2119, 1958.

LODIN, Z., and J. KOLOUSEK: Metabolism of methionine sulphoximine in relation to function of the central nervous system. Physiologia Bohemoslovenica **5**, 43 (1956).

MAURER, W.: Über die Größe des Umsatzes von Organ- und Plasmaeiweiß. 10. Colloquium der Ges. für Physiol. Chemie am 9. u. 11. April 1959 in Mosbach (Baden). Berlin-Göttingen-Heidelberg: Springer 1959.

NIKLAS, A., u. W. OEHLERT: Autoradiographische Untersuchungen über die Größe des Eiweißstoffwechsels verschiedener Organe, Gewebe und Zellen. Beitr. path. Anat. **116**, 92 (1956).

OEHLERT, W., B. SCHULTZE u. W. MAURER: Autoradiographische Untersuchung der Größe des Eiweißstoffwechsels der verschiedenen Zellen des Zentralnervensystems. Beitr. path. Anat. **119**, 343 (1958).

SCHULTZE, B., u. W. OEHLERT: Autoradiographische Untersuchung des Eiweißstoffwechsels in den Zellen des Zentralnervensystems des Kaninchens und der Ratte. Radioaktive Isotope in Klinik und Forschung, Bd. III, S. 68. Herausgeb. K. FELLINGER. München u. Berlin: Urban & Schwarzenberg 1958.

— — u. W. MAURER: Autoradiographische Untersuchung zum Mechanismus der Eiweißneubildung in Ganglienzellen. Beitr. path. Anat. **120**, 58 (1959).

SLOPER, J. C.: The application of newer histochemical and isotopes techniques for the localisation of protein-bound cystine or cysteine to the study of hypothalamic neurosecretion in normal and pathological conditions. II. Internat. Symposium über Neurosekretion, Lund 1.—6. July, 1957. Berlin-Göttingen-Heidelberg: Springer 1958.

STEINBERG, D., and B. SELVERSTONE: Radioautography of cerebral tumors employing P^{32}. Proc. Soc. exp. Biol. (N. N.) **74**, 304 (1950).

Namenverzeichnis.

Die *kursiv* gesetzten Seitenzahlen beziehen sich auf die Literatur.

Sachverzeichnis.

Subject Index.

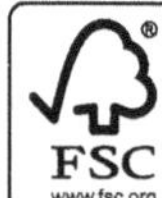
MIX
Papier aus verantwortungsvollen Quellen
Paper from responsible sources
FSC® C105338

If you have any concerns about our products,
you can contact us on
ProductSafety@springernature.com

In case Publisher is established outside the EU,
the EU authorized representative is:
Springer Nature Customer Service Center GmbH
Europaplatz 3, 69115 Heidelberg, Germany

Printed by Libri Plureos GmbH
in Hamburg, Germany